Auf einen Blick

#	Kapitel	Seite
1	Pharmakotherapie – Grundlage ärztlicher Tätigkeit	21
2	Grundlagen der Pharmakotherapie	27
3	Pharmakologisch relevante Transmittersysteme und Ionenkanäle	69
4	Antihypertensiva	107
5	Kardiaka	127
6	Gerinnungshemmer und andere Bluttherapeutika	153
7	Antiasthmatika	177
8	Diuretika und Urologika	197
9	Volumenersatz und Elektrolyte	217
10	Therapeutika am Gastrointestinaltrakt	223
11	Antidiabetika	243
12	Lipidsenker und Gichttherapeutika	267
13	Endokrine Systeme: Sexualhormone und ihre Modulatoren	285
14	Endokrine Systeme: Hypophyse, Schilddrüse und weitere	313
15	Antiosteoporotika	325
16	Vitamine	337
17	Grundlagen der Nozizeption und der Schmerztherapie	349
18	Cyclooxygenasen/COX-Inhibitoren	355
19	Opioide	375
20	Weitere Analgetika und Therapie spezifischer Schmerzformen	395
21	Therapie von Kopfschmerzen	403
22	Hypnotika und Anxiolytika	409
23	Anästhetika und Narkotika	425
24	Antikonvulsiva (Antiepileptika)	435
25	Antidepressiva und Psychostimulanzien	451
26	Neuroleptika	481
27	Anti-Parkinson-Therapeutika	499
28	Antidementiva	513
29	Glukokortikoide und Mineralokortikoide	523
30	Immunmodulatoren	539
31	Zytostatika	557
32	Antibiotika	579
33	Antimykotika	609
34	Antiprotozoika und Anthelminthika	617
35	Virustatika	631
36	Individualisierte Pharmakotherapie	649
37	Toxikologie	675

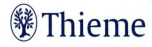

Kurzlehrbuch Pharmakologie und Toxikologie

Thomas Herdegen

Unter Mitarbeit von
Ruwen Böhm
Juraj Culman
Peter Gohlke
Gerd Luippold
Vicki Wätzig

4., vollständig überarbeitete Auflage

350 Abbildungen

Georg Thieme Verlag
Stuttgart · New York

Bibliografische Information der Deutschen Nationalbibliothek
Die Deutsche Nationalbibliothek verzeichnet diese Publikation in der Deutschen Nationalbibliografie; detaillierte bibliografische Daten sind im Internet über http://dnb.d-nb.de abrufbar.

Ihre Meinung ist uns wichtig! Bitte schreiben Sie uns unter:
www.thieme.de/service/feedback.html

Wichtiger Hinweis: Wie jede Wissenschaft ist die Medizin ständigen Entwicklungen unterworfen. Forschung und klinische Erfahrung erweitern unsere Erkenntnisse, insbesondere was Behandlung und medikamentöse Therapie anbelangt. Soweit in diesem Werk eine Dosierung oder eine Applikation erwähnt wird, darf der Leser zwar darauf vertrauen, dass Autoren, Herausgeber und Verlag große Sorgfalt darauf verwandt haben, dass diese Angabe **dem Wissensstand bei Fertigstellung des Werkes** entspricht.

Für Angaben über Dosierungsanweisungen und Applikationsformen kann vom Verlag jedoch keine Gewähr übernommen werden. **Jeder Benutzer ist angehalten,** durch sorgfältige Prüfung der Beipackzettel der verwendeten Präparate und gegebenenfalls nach Konsultation eines Spezialisten festzustellen, ob die dort gegebene Empfehlung für Dosierungen oder die Beachtung von Kontraindikationen gegenüber der Angabe in diesem Buch abweicht. Eine solche Prüfung ist besonders wichtig bei selten verwendeten Präparaten oder solchen, die neu auf den Markt gebracht worden sind. **Jede Dosierung oder Applikation erfolgt auf eigene Gefahr des Benutzers.** Autoren und Verlag appellieren an jeden Benutzer, ihm etwa auffallende Ungenauigkeiten dem Verlag mitzuteilen.

© 2020 Georg Thieme Verlag KG
Rüdigerstr. 14
70469 Stuttgart
Deutschland
www.thieme.de

Printed in Germany

1. Auflage 2008
2. Auflage 2010
3. Auflage 2014

Zeichnungen: Andrea Schnitzler, Innsbruck
Umschlaggestaltung: Thieme Gruppe
Umschlagfoto: AdobeStock©nik.bernadsky
Satz: L42 AG, Berlin
Druck: Westermann Druck Zwickau GmbH, Zwickau

Geschützte Warennamen (Warenzeichen ®) werden **nicht** immer besonders kenntlich gemacht. Aus dem Fehlen eines solchen Hinweises kann also nicht geschlossen werden, dass es sich um einen freien Warennamen handelt.

Das Werk, einschließlich aller seiner Teile, ist urheberrechtlich geschützt. Jede Verwendung außerhalb der engen Grenzen des Urheberrechtsgesetzes ist ohne Zustimmung des Verlages unzulässig und strafbar. Das gilt insbesondere für Vervielfältigungen, Übersetzungen, Mikroverfilmungen oder die Einspeicherung und Verarbeitung in elektronischen Systemen.

Um den Lesefluss zu erhalten, wird im Nachfolgenden in der Regel die maskuline Geschlechtsform verwendet. Sie bezieht alle Geschlechter gleichermaßen mit ein.

Wo datenschutzrechtlich erforderlich, wurden die Namen und weitere Daten von Personen redaktionell verändert (Tarnnamen). Dies ist grundsätzlich der Fall bei Patienten, ihren Angehörigen und Freunden, z.T. auch bei weiteren Personen, die z.B. in die Behandlung von Patienten eingebunden sind.

DOI 10.1055/b-006-163246

ISBN 978-3-13-241161-6   1 2 3 4 5 6

Auch erhältlich als E-Book:
eISBN (PDF) 978-3-13-241162-3
eISBN (epub) 978-3-13-241163-0

Vorwort zur 4. Auflage

Eine „Praktische Pharmakologie"

Innerhalb von nur etwas mehr als zehn Jahren erscheint bereits die 4. Auflage dieses Kurzlehrbuches, das nicht nur für Studenten der Medizin und Pharmazie, sondern auch für alle anderen interessierten Leser ein den grundlegenden Stoff umfassendes Lehrbuch sein möchte.

Die Pharmakotherapie und damit auch die Pharmakologie hat in der vergangenen Dekade nichts von ihrer Bedeutung verloren. Und die Pharmakotherapie ist nicht einfacher geworden. Sowohl die Fülle an Daten und Studien sowie eine Vielzahl von Reglementierungen erschweren die Transformation von Daten über Information in Wissen und damit auch die Bewertung von therapeutischen Effekten wie Nebenwirkungen.

Es ist ein wichtiges Bestreben und Ziel dieses Lehrbuches, immer wieder Hinweise für den praktischen Umgang mit Arzneimitteln zu geben und wenn möglich, therapeutische Effektivität, Nebenwirkungen und Arzneimittelinteraktionen zu bewerten. In diese Bewertungen sind zahlreiche Gespräche mit und Rückmeldungen von Kollegen ebenso eingeflossen wie Erfahrungen von Patienten.

Diese vollständig überarbeitete 4. Auflage war nur möglich mit Hilfe des exzellenten und kompetenten Teams des Thieme-Verlags. Besonderer Dank gilt Frau Dr. Bettina Horn-Zölch, die mit bester Professionalität sowie zugewandter Geduld und engagierter Sorgfalt das Projektmanagement verantwortete und gemeinsam mit Herrn Dr. Willi Kuhn die redaktionelle Kärrnerarbeit geleistet hat; Herrn Dr. Jochen Neuberger, der schon von der 2. Auflage an dieses Werk betreut; dem Hersteller, Herrn Michael Zepf sowie allen anderen involvierten Mitarbeitern. Zu danken ist zudem unseren zahlreichen interessierten Lesern für die Verbesserungshinweise.

Zum Schluss gilt wie immer der Wunsch der Autoren, die Studenten mögen mit Freude ihr pharmakologisches Wissen erwerben und zum Wohle des Patienten nutzen.

Kiel, August 2019
Thomas Herdegen

Vorwort zur 1. Auflage

Das Kurzlehrbuch Pharmakologie und Toxikologie möchte den Studenten der Humanmedizin, Zahnmedizin oder Pharmazie die wesentlichen Kenntnisse der komplexen Wirkungen, Nebenwirkungen und Interaktionen von Arzneistoffen vermitteln, die die Grundlage für das Verständnis einer rationalen Pharmakotherapie bilden. Wo immer möglich, wurde die Pharmakotherapie in den pathophysiologischen Kontext des Krankheitsgeschehens eingeordnet, in dem die Wirkstoffe verordnet werden oder in dem sie ein besonderes Risiko für schädigende Nebenwirkungen entfalten können. Das Kurzlehrbuch Pharmakologie und Toxikologie verzichtet bewusst auf die vollständige Darstellung aller pharmakokinetischen und -dynamischen Daten. Stattdessen sollen dem Leser – wo immer möglich – Wirkungen und klinischer Einsatz verständlich gemacht werden; dem Wirkprofil der Arzneimittel sollen die Anforderung einer Pharmakotherapie gegenübergestellt werden, die sich an der Evidence based Medicine (EbM) orientiert. Trotz des limitierten Umfanges lassen sich mit diesem Kurzlehrbuch die Fragen des IMPP beantworten bzw. pharmakologische Prüfungen und Examina erfolgreich bestehen. Oberstes Gebot war für alle Autoren das Bestreben nach Klarheit der Darstellung und soweit wie möglich deduzierbare Inhalte für den Leser transparent zu vermitteln; die Vermittlung eines soliden Grundwissens hatte stets Priorität gegenüber Informationsfülle.

Diesen Weg sind die Autoren immer wieder mit den Studenten gemeinsam gegangen; die konstruktive Kritik ganzer Semester hat seinen Eingang in dieses Buch gefunden. Daher soll der erste Dank den zahlreichen Studenten der Humanmedizin und Pharmazie der Universität Kiel gelten, die mit Enthusiasmus manchen Teil mitgestaltet und mit ihrer Freude immer wieder motiviert haben, wenn auf langer halber Strecke die Arbeit zu erlahmen drohte. Dank gilt auch den Arztkollegen des Kieler Universitätsklinikums, die mit Geduld zahlreiche Kapitel durchgesehen haben. Schließlich gebührt der Dank der Autoren der stets liebenswürdigen, nie versiegenden Freundlichkeit und Kompetenz der Mitarbeiter des Thieme-Verlages, allen voran Frau Dr. Christina Schöneborn und Frau Anja Renz, die mit großer Geduld die steten Versprechen der Autoren auf termingerechte Abgabe mit stets neuem Vertrauen hingenommen haben. Pharmakotherapie ist die faszinierende Herausforderung, ohne Gerätemedizin und operative Eingriffe zahlreiche Krankheiten bzw. Körperstörungen zu lindern oder zu heilen. Dieses Buch soll dazu beitragen, statt des horror pharmacologiae Freude an der Pharmakotherapie zu entwickeln, die eine wesentliche Grundlage medizinisch-pharmazeutischer Handlungskompetenz und damit der modernen Lebensqualität bildet.

Kiel, August 2008
Thomas Herdegen

Inhaltsverzeichnis

1 Pharmakotherapie – Grundlage ärztlicher Tätigkeit 21
Thomas Herdegen

1.1 Vorbemerkung 23
1.2 Zielsetzung des Buches 23
1.3 Das pharmakologische Denken – wichtige Grundlage im Umgang mit Medikamenten 24
1.3.1 Verordnung von Arzneistoffen entsprechend dem pathophysiologischen Kontext ... 24
1.3.2 ... und im Rahmen einer evidenzbasierten Medizin 24
1.3.3 Das Wissen über strukturchemische Eigenschaften 24
1.3.4 Die systemische Wirkung von Zielmolekülen 25
1.3.5 Keine Wirkung ohne Nebenwirkung – gilt auch für Phytopharmaka 25
1.3.6 Die Kunst der Dosierung 25

2 Grundlagen der Pharmakotherapie 27
Ruwen Böhm, Thomas Herdegen

2.1 Begriffe 28
2.2 Pharmakokinetik 29
2.2.1 Mathematische Grundlagen: Kinetik 0. und 1. Ordnung, Logarithmus 30
2.2.2 Molekularbiologische Grundlagen: Enzyme und ihre Regulation 31
2.2.3 Invasion: Liberation und Absorption 31
2.2.4 Distribution (Verteilung, V, Schranken) 33
2.2.5 Elimination: Metabolismus und Exkretion 38
2.2.6 Plasmakonzentration-Zeit-Kurven 44
2.3 Pharmakodynamik 49
2.3.1 Mathematische Grundlagen sowie Affinität und Aktivität als wichtigste Parameter 50
2.3.2 Affinität 51
2.3.3 Bindungsort und -art 52
2.3.4 Rezeptortheorien: Agonisten und Antagonisten 53
2.3.5 Zwei-Zustände-Modelle 54
2.3.6 Dosis-Wirkungs-Beziehungen 56
2.3.7 Phytopharmaka 58
2.3.8 Placeboeffekt 58
2.4 Stereoisomerie 59
2.5 Optimierung der Selektivität und neue Arzneistoffe 60
2.5.1 Optimierung der Selektivität von Pharmaka 60
2.5.2 Biologics 60
2.5.3 Gentherapie 63
2.6 Arzneimittelentwicklung und Pharmakovigilanz 64
2.7 Evidenzbasierte Medizin (EBM) 65
2.8 Nebenwirkungen von Arzneistoffen 66

3 Pharmakologisch relevante Transmittersysteme und Ionenkanäle 69
Ruwen Böhm, Thomas Herdegen

3.1 Transmittervermittelte Signaltransduktion 70
3.1.1 Ionenkanalgekoppelte Rezeptoren (ionotrope Rezeptoren) 70
3.1.2 Second-Messenger-gekoppelte Rezeptoren (metabotrope Rezeptoren) 71
3.1.3 Veränderung der Rezeptoraktivität 71
3.1.4 Toleranz 72
3.2 Vegetatives Nervensystem (VNS) 72
3.3 Cholinerges System 72
3.3.1 Synthese und Abbau 72
3.3.2 Acetylcholin-Rezeptoren 74
3.3.3 Stimulation der cholinergen Signaltransduktion 74
3.3.4 Hemmung der cholinergen Signaltransduktion 76
3.4 Adrenerges System 78
3.4.1 Synthese 78
3.4.2 Rezeptoren 79
3.4.3 Wiederaufnahme und Abbau 80
3.4.4 Stimulation des adrenergen Systems 81
3.4.5 Cholinerge und adrenerge Regulation des Augeninnendrucks 83
3.5 Dopaminerges System 84
3.5.1 Synthese, Wiederaufnahme und Abbau 84
3.5.2 Rezeptoren 84
3.5.3 Stimulation des dopaminergen Systems 85
3.5.4 Hemmung des dopaminergen Systems 86
3.6 Serotonerges System 86
3.6.1 Synthese und Abbau 86
3.6.2 Rezeptoren 87
3.6.3 Stimulation des serotonergen Systems 88
3.6.4 Hemmung des serotonergen Systems 88

3.7	**Histaminerges System**	88
3.7.1	Synthese und Abbau	88
3.7.2	Rezeptoren	89
3.7.3	Stimulation des histaminergen Systems	89
3.7.4	Hemmung des histaminergen Systems	89
3.8	**Gemeinsamkeiten der biogenen Amine**	90
3.8.1	Synthese	90
3.8.2	Abbau	90
3.8.3	Wiederaufnahme und Freisetzung	90
3.9	**Glutamaterges System**	92
3.9.1	Synthese	92
3.9.2	Abbau	92
3.9.3	Rezeptoren	92
3.9.4	Stimulation des glutamatergen Systems	93
3.9.5	Hemmung des glutamatergen Systems	93
3.10	**GABAerges System**	93
3.10.1	Synthese und Abbau	93
3.10.2	Rezeptoren	93
3.10.3	Stimulation des GABAergen Systems	94
3.10.4	Hemmung des GABAergen Systems	95
3.11	**Vegetative Beeinflussung durch Eingriff in Transmittersysteme**	95
3.12	**Purinerges System**	96
3.12.1	Synthese und Abbau	96
3.12.2	Rezeptoren	96
3.13	**Endocannabinoidsystem**	98
3.13.1	Synthese und Abbau	98
3.13.2	Rezeptoren	99
3.13.3	Stimulation der Cannabinoid-Rezeptoren	99
3.14	**Prostaglandine**	99
3.15	**Phosphodiesterasen und Second Messengers cAMP und cGMP**	100
3.15.1	cAMP und cGMP	100
3.15.2	Phosphodiesterasen	100
3.16	**Ionenkanäle**	101
3.16.1	Calcium-Ionenkanäle	102
3.16.2	Kalium-Ionenkanäle	103
3.16.3	Unspezifische Ionenkanäle	104
3.16.4	Natrium-Ionenkanäle	104
3.16.5	Chlorid-Ionenkanäle	104
3.17	**Enzyme und intrazelluläre Signalkaskaden**	104
3.18	**Weiterführende Informationen**	105

4	**Antihypertensiva**	107
	Peter Gohlke	
4.1	**Überblick**	109
4.1.1	Ursachen und Diagnostik	110
4.1.2	Allgemeine Behandlungsstrategien	110
4.1.3	Humorale, neurale und lokale Effektoren zur Regulation des Gefäßtonus	110
4.2	**Pharmakotherapie**	112
4.2.1	ACE-Hemmer	112
4.2.2	AT_1-Rezeptor-Antagonisten (Sartane)	116
4.2.3	Reninhemmstoffe	117
4.2.4	β-Adrenozeptor-Antagonisten (β-Blocker)	117
4.2.5	Calcium-Kanal-Blocker	119
4.2.6	Diuretika	121
4.2.7	Reserve-Antihypertensiva	121
4.3	**Pharmakologie in der Praxis: Antihypertensiva und Therapie des Hypertonus**	122
4.3.1	Therapiestrategien	122
4.3.2	Therapieresistenz	123
4.3.3	Differenzialtherapie der Hypertonie	124
4.3.4	Hypertensiver Notfall	125
4.3.5	Hypertonie in der Schwangerschaft	125
4.3.6	Praktischer Umgang mit Antihypertensiva	125
4.3.7	Weiterführende Informationen	125
5	**Kardiaka**	127
	Peter Gohlke, Thomas Herdegen	
5.1	**Koronare Herzkrankheit (KHK)**	128
5.1.1	Grundlagen	128
5.1.2	Therapieprinzipien	128
5.1.3	Wirkstoffe	129
5.2	**Akutes Koronarsyndrom**	132
5.2.1	STEMI	132
5.2.2	NSTEMI	132
5.2.3	Therapie des Myokardinfarkts	132
5.3	**Herzinsuffizienz**	133
5.3.1	Grundlagen	133
5.3.2	Therapieprinzipien	133
5.3.3	Wirkstoffe	135
5.4	**Herzrhythmusstörungen**	141
5.4.1	Grundlagen	141
5.4.2	Therapie bradykarder Rhythmusstörungen	141
5.4.3	Therapie tachykarder Rhythmusstörungen	142

5.5	**Pharmakologie in der Praxis: Herztherapeutika**	149	6.8	**Pharmakologie in der Praxis: Einsatz von Gerinnungshemmern**	172
5.5.1	Arzneimittelinduzierte Störungen der Herzfunktionen	149	6.8.1	Praktischer Umgang mit Hemmstoffen der Blutgerinnung	172
5.5.2	Praktischer Umgang mit Herzerkrankungen und Herztherapeutika	150	6.8.2	Bridging von Phenprocoumon	172
5.5.3	Tabellarische Übersicht über die klinischen Daten	150	6.8.3	Therapie und Prophylaxe von Gerinnungsstörungen	172
5.5.4	Weiterführende Informationen	150	6.8.4	Gerinnungshemmung in der Schwangerschaft	174
			6.8.5	Arzneimittelinteraktionen (AMI) von Gerinnungshemmern	175
6	**Gerinnungshemmer und andere Bluttherapeutika** *Thomas Herdegen*	**153**	6.8.6	Tabellarische Übersicht über die klinischen Daten	176
			6.8.7	Weiterführende Literatur	176
6.1	**Hemmstoffe der Blutgerinnung: Grundlagen und Prinzipien**	154	**7**	**Antiasthmatika** *Thomas Herdegen*	**177**
6.1.1	Physiologie der Blutgerinnung	154			
6.1.2	Prinzipien der Pharmakotherapie	157	7.1	**Obstruktive Atemwegserkrankungen**	178
6.2	**Hemmstoffe der Thrombozytenaggregation (TAH)**	157	7.1.1	Pathogenetische Grundlagen	178
6.2.1	Acetylsalicylsäure (ASS) und Hemmung von Thromboxan A_2	158	7.1.2	Inhalative Applikation	180
6.2.2	P_2Y_{12}-Antagonisten (ADP-Rezeptor-Antagonisten)	159	7.1.3	Bronchodilatatoren	180
6.2.3	Phosphodiesterase (PDE)-Hemmstoffe	160	7.1.4	Antiinflammatorisch wirksame Substanzen	184
6.2.4	GPIIb/IIIa-Inhibitoren	160	7.2	**Pharmakologie in der Praxis: Asthma und COPD**	187
6.3	**Parenterale Hemmstoffe der plasmatischen Gerinnung**	161	7.2.1	Pharmakotherapie des Asthma bronchiale	187
6.3.1	Heparine	161	7.2.2	Asthmatherapie in Kindheit und Schwangerschaft	191
6.3.2	Parenterale direkte Faktor-II-Hemmstoffe: Hirudin-Analoga	164	7.2.3	Pharmakotherapie der COPD	191
6.4	**Orale Hemmstoffe der plasmatischen Gerinnung (Hemmstoffe der Faktoren II und X, orale Antikoagulanzien)**	164	7.2.4	Vergleich der Pharmakotherapie von Asthma bronchiale und COPD	193
			7.3	**Pharmakotherapie der allergischen Rhinitis (AR)**	194
6.4.1	Vitamin-K-Hemmstoffe: Cumarine	164	7.4	**Weiterführende Informationen**	195
6.4.2	Nicht-Vitamin-K-antagonistische orale Antikoagulanzien (NOAK): direkte Hemmstoffe von Faktor II oder X	167	**8**	**Diuretika und Urologika** *Thomas Herdegen*	**197**
6.5	**Fibrinolytika und Antifibrinolytika**	169	8.1	**Überblick: physiologische Grundlagen**	199
6.5.1	Fibrinolytika	169	8.1.1	Durchblutung und glomeruläre Filtrationsrate	199
6.5.2	Hemmstoffe der Fibrinolyse (Antifibrinolytika)	170	8.1.2	Tubulussystem: Rückresorption und Diurese	199
6.6	**Förderung der Durchblutung**	170	8.1.3	Regulatoren der GFR und Diurese	201
6.6.1	Prostaglandin-Analoga	170	8.1.4	Macula densa und Renin-Angiotensin-Aldosteron-System (RAAS)	201
6.6.2	Hemmung der Phosphodiesterase	170			
6.6.3	Durchblutungsfördernde Wirkstoffe mit unklarem Wirkmechanismus	170	8.2	**Diuretika**	202
6.7	**Renale Anämie und Eisenmangelanämie**	171	8.2.1	Allgemeine Wirkungen	203
6.7.1	Eisen	171	8.2.2	Allgemeine Nebenwirkungen	203
6.7.2	Erythropoetin (EPO)	171			
6.7.3	Pharmakotherapie von Anämien	171			

8.2.3	Osmotisch wirksame Diuretika (Osmodiuretika)	205
8.2.4	Carboanhydrase-Hemmstoffe	205
8.2.5	Schleifendiuretika	206
8.2.6	Thiaziddiuretika (Benzothiadiazine)	207
8.2.7	Kaliumsparende Diuretika	208
8.2.8	Aldosteron-Antagonisten	208
8.2.9	Weitere diuretisch wirksame Wirkstoffe	209
8.2.10	Diuretika-Kombinationen	209
8.2.11	Übersicht über die verschiedenen Diuretika	210
8.2.12	Unterstützung der Nierenfunktion bei Niereninsuffizienz	210
8.3	**Urologika (Harninkontinenz und Blasenentleerungsstörungen)**	**210**
8.3.1	Grundlagen	210
8.3.2	Inkontinenztypen	210
8.3.3	Wirkstoffe	212
8.4	**Pharmakologie in der Praxis: Diuretika und Urologika**	**214**
8.4.1	Praktischer Umgang mit Diuretika und Urologika	214
8.4.2	Arzneimittelinteraktionen (AMI) von Diuretika	214
8.4.3	Besondere Lebenssituationen	214
8.4.4	Tabellarische Übersicht über die klinischen Daten	215
8.4.5	Weiterführende Informationen	215

9 Volumenersatz und Elektrolyte 217
Ruwen Böhm

9.1	**Volumenersatzmittel**	**218**
9.1.1	Grundlagen	218
9.1.2	Kristalloide Lösungen	218
9.1.3	Kolloidale Lösungen	219
9.1.4	Blutkomponenten	219
9.2	**Störungen des Wasser- und Säure-Basen-Haushalts**	**219**
9.2.1	Störungen des Wasserhaushalts	219
9.2.2	Störungen der pH-Regulation	220
9.3	**Störungen des Elektrolythaushalts**	**220**
9.4	**Pharmakologie in der Praxis: Infusionslösungen und Elektrolyte**	**222**
9.4.1	Praktischer Umgang mit Infusionslösungen und Elektrolyten	222
9.4.2	Tabellarische Übersicht über die klinischen Daten	222

10 Therapeutika am Gastrointestinaltrakt 223
Thomas Herdegen

10.1	**Magensäure- und Helicobacter-pylori-assoziierte Erkrankungen**	**224**
10.1.1	Grundlagen	224
10.1.2	Wirkstoffe zur Säuresekretionshemmung und Ulkusprotektion	226
10.2	**Gastrointestinale Motilitätsstörungen**	**231**
10.2.1	Physiologie der Magen- und Darmmotilität	231
10.2.2	Wirkstoffe (Prokinetika)	232
10.3	**Obstipation**	**233**
10.3.1	Grundlagen	233
10.3.2	Wirkstoffe (Laxanzien)	234
10.4	**Diarrhö**	**235**
10.4.1	Grundlagen	235
10.4.2	Wirkstoffe (Antidiarrhoika)	235
10.5	**Übelkeit und Erbrechen**	**236**
10.5.1	Grundlagen	236
10.5.2	Wirkstoffe (Antiemetika)	236
10.6	**Pharmakologie in der Praxis: Pharmakotherapeutika des GI-Trakts**	**238**
10.6.1	Pharmakotherapie ausgewählter gastrointestinaler Erkrankungen	238
10.6.2	Praktischer Umgang mit Pharmakotherapeutika am Gastrointestinaltrakt	240
10.6.3	Arzneimittelinteraktionen (AMI) von Magen-Darm-Therapeutika	241
10.6.4	Tabellarische Übersicht über die klinischen Daten	242

11 Antidiabetika 243
Thomas Herdegen

11.1	**Grundlagen und Überblick**	**245**
11.1.1	Insulin und Glukagon	245
11.1.2	Klassifikation und Klinik	246
11.1.3	Pathogenese	247
11.1.4	Allgemeine Grundlagen der Therapie	249
11.2	**Pharmakotherapie mit Insulin**	**249**
11.2.1	Überblick	249
11.2.2	Humaninsulin	250
11.2.3	Insulin-Analoga	251
11.2.4	Insulintherapie in der Praxis	252
11.3	**Nicht-insulinerge Antidiabetika**	**253**
11.3.1	Hemmung der Resorption von Kohlenhydraten durch α-Glucosidase-Hemmer	254

11.3.2	Verminderung der Glukoseproduktion durch Biguanide	254
11.3.3	Steigerung der Insulinsekretion	255
11.3.4	Insulinsensitizer (Glitazone)	258
11.3.5	SGLT-2-Hemmer (Gliflozine)	259
11.3.6	Übersicht über die Nicht-Insulin-Antidiabetika	260
11.4	**Therapie diabetischer Komplikationen und Folgeschäden**	**261**
11.4.1	Retinopathie	261
11.4.2	Diabetische Nephropathie	261
11.4.3	Diabetische Neuropathie	262
11.4.4	Hyperlipidämie	262
11.4.5	Arterielle Hypertonie	262
11.4.6	Hyperglykämie und Coma diabeticum	263
11.5	**Pharmakologie in der Praxis: Diabetes mellitus und Antidiabetika**	**263**
11.5.1	Arzneistoffe, die den Kohlenhydratstoffwechsel verändern	263
11.5.2	Diabetes mellitus im Alter und bei Niereninsuffizienz	264
11.5.3	Diabetes mellitus in der Schwangerschaft	264
11.5.4	Praktischer Umgang mit Diabetes und Antidiabetika	264
11.5.5	Hypoglykämie beim Typ-2-Diabetiker	265
11.5.6	Arzneimittelinteraktionen (AMI) von Antidiabetika	265
11.5.7	Tabellarische Übersicht über die klinischen Daten	266
11.5.8	Weiterführende Informationen	266

12	**Lipidsenker und Gichttherapeutika**	**267**
	Thomas Herdegen	
12.1	**Grundlagen des Fettstoffwechsels**	**268**
12.1.1	Lipoproteine	268
12.1.2	Rezeptoren	269
12.1.3	Stoffwechselwege der Blutfette	269
12.1.4	Dyslipoproteinämien	271
12.1.5	Pathogenese der Atherosklerose	271
12.2	**Lipidsenker**	**273**
12.2.1	Hemmung der Fettabsorption	274
12.2.2	Hemmung der Cholesterin-Synthese durch Statine	275
12.2.3	Stabilisierung der LDL-Rezeptoren	278
12.2.4	Senkung der Triglyzeride und der Fettsäuremobilisation	278
12.2.5	Pflanzliche und tierische Lipidsenker	279
12.3	**Pharmakotherapie der Adipositas (Antiadiposita, Anorektika)**	**279**
12.3.1	Lipasehemmer	280
12.3.2	Appetitzügler (Anorektika)	280
12.3.3	Inkretin-Mimetika	280
12.4	**Pharmakotherapie der Hyperurikämie (Gicht)**	**280**
12.4.1	Urikostatika	281
12.4.2	Urikosurika	282
12.4.3	Therapie des akuten Gichtanfalls	282
12.5	**Pharmakologie in der Praxis: Lipidsenker und Gichttherapeutika**	**283**
12.5.1	Praktischer Umgang mit Lipidsenkern und Gichttherapeutika	283
12.5.2	Arzneimittelinteraktionen (AMI) von Lipidsenkern und Gichttherapeutika	283
12.5.3	Tabellarische Übersicht über die klinischen Daten	284
12.5.4	Weiterführende Informationen	284

13	**Endokrine Systeme: Sexualhormone und ihre Modulatoren**	**285**
	Thomas Herdegen	
13.1	**Einführung**	**286**
13.2	**Estrogene**	**286**
13.2.1	Grundlagen	286
13.2.2	Estrogenartige Wirkstoffe	288
13.2.3	Natürliche Estrogene	288
13.2.4	Lang wirksame Estrogene	289
13.2.5	Indikationen	290
13.2.6	Applikation	290
13.2.7	Nebenwirkungen und Kontraindikationen	291
13.2.8	Arzneimittelinteraktionen	292
13.3	**Progesteron und Gestagene**	**292**
13.3.1	Progesteron	292
13.3.2	Gestagene	293
13.3.3	Indikationen	296
13.3.4	Nebenwirkungen und Kontraindikationen	296
13.3.5	Arzneimittelinteraktionen	296
13.3.6	Gestagene als Verhütungsmittel und Abortiva	296
13.4	**Kontrazeption**	**297**
13.4.1	Orale Kontrazeptiva	298
13.4.2	Parenterale Kontrazeptiva	299
13.4.3	Nebenwirkungen der Kontrazeptiva	300
13.5	**Hormonersatztherapie (HET)**	**301**
13.5.1	Indikationen	301
13.5.2	Wirkstoffe	301
13.5.3	Nebenwirkungen und Kontraindikationen	302
13.5.4	Nutzen einer Hormonersatztherapie	302
13.5.5	Risikoabwägungen einer HET	303

13.6 Fertilitätsstörungen ... 304
13.6.1 GnRH-Rezeptor-Agonisten ... 304
13.6.2 GnRH-Rezeptor-Antagonisten ... 304
13.6.3 Gonadotropine ... 304
13.6.4 Antiestrogene ... 304

13.7 Antiestrogene und Therapie von estrogensensitiven Tumoren ... 305
13.7.1 Selektive Estrogen-Rezeptor-Modulatoren (SERM) ... 305
13.7.2 Estrogen-Rezeptor-Antagonisten ... 306
13.7.3 Aromatasehemmer ... 306

13.8 Geburtshilfe ... 307
13.8.1 Stimulation der Wehentätigkeit ... 307
13.8.2 Tokolytika ... 308

13.9 Androgene und Antiandrogene ... 308
13.9.1 Synthese und Wirkungen ... 308
13.9.2 Testosteron ... 308
13.9.3 Antiandrogene ... 310
13.9.4 Anabolika ... 310

13.10 Pharmakologie in der Praxis: Estrogene und Gestagene ... 311
13.10.1 Einnahme von Hormonen in der Schwangerschaft ... 311
13.10.2 Pharmakotherapie der Endometriose ... 311
13.10.3 Pharmakotherapie von Androgenisierungserscheinungen ... 311
13.10.4 Arzneimittelinteraktionen (AMI) von Estrogenen ... 312
13.10.5 Weiterführende Informationen ... 312

14 Endokrine Systeme: Hypophyse, Schilddrüse und weitere ... 313
Ruwen Böhm, Thomas Herdegen

14.1 Grundlagen ... 314

14.2 Hypophysenhormone und ihre Analoga ... 315
14.2.1 Somatostatin, Somatoliberin und Somatropin (STH) ... 315
14.2.2 Prolaktin ... 316
14.2.3 Oxytocin und ADH ... 316

14.3 Schilddrüsenhormone und Erkrankungen der Schilddrüse ... 317
14.3.1 Grundlagen ... 317
14.3.2 Substitution mit Thyroxin und Iodsalz ... 319
14.3.3 Thyreostatika ... 321
14.3.4 Weitere endokrinologische Themengebiete ... 323
14.3.5 Weiterführende Informationen ... 323

15 Antiosteoporotika ... 325
Thomas Herdegen

15.1 Überblick über den Knochenstoffwechsel ... 326

15.2 Antiosteoporotika ... 328
15.2.1 Basistherapie mit Calcium und (aktiviertem) Vitamin D ... 328
15.2.2 Hemmung des Knochenabbaus ... 329
15.2.3 Steigerung des Knochenaufbaus ... 332
15.2.4 Pharmakotherapie der Osteoporose ... 332

15.3 Pharmakologie in der Praxis: Knochenstoffwechsel und Antiosteoporotika ... 334
15.3.1 Arzneimittelinteraktionen (AMI) von Antiosteoporotika ... 334
15.3.2 Pharmakotherapie von Knochenschmerzen ... 334
15.3.3 Praktischer Umgang mit Osteoporose und Antiosteoporotika ... 335
15.3.4 Tabellarische Übersicht über die klinischen Daten ... 335
15.3.5 Weiterführende Informationen ... 335

16 Vitamine ... 337
Ruwen Böhm

16.1 Grundlagen ... 338

16.2 Wasserlösliche Vitamine ... 339
16.2.1 Vitamin B_1 (Thiamin) ... 339
16.2.2 Vitamin B_2 (Riboflavin) ... 339
16.2.3 Vitamin B_3 (Niacin, Nikotinsäure) ... 339
16.2.4 Vitamin B_5 (Pantothensäure) ... 339
16.2.5 Vitamin B_6 (Pyridoxin) ... 339
16.2.6 Vitamin B_9 (Folsäure) ... 340
16.2.7 Vitamin B_{12} (Cobalamin) ... 341
16.2.8 Stoffwechselfunktionen der B-Vitamine ... 342
16.2.9 Vitamin C ... 342

16.3 Fettlösliche Vitamine ... 343
16.3.1 Vitamin A (Retinol) ... 343
16.3.2 Vitamin D (Calciferol) ... 344
16.3.3 Vitamin E ... 346
16.3.4 Vitamin K ... 346

16.4 Pharmakotherapie mit Vitaminen ... 347
16.4.1 Weiterführende Informationen ... 348

17 Grundlagen der Nozizeption und der Schmerztherapie — 349
Thomas Herdegen

17.1 Einführung — 351

17.2 Entstehung und Verarbeitung von Schmerzen — 351
17.2.1 Nozizeption und nozizeptive Schmerzen — 351
17.2.2 Neuropathische und chronische Schmerzen — 352
17.2.3 Endogene Schmerzhemmung — 353

17.3 Übersicht über pharmakologische Schmerztherapien — 353

18 Cyclooxygenasen/COX-Inhibitoren — 355
Thomas Herdegen

18.1 Überblick — 356
18.1.1 Begriffe und Einteilungen — 356
18.1.2 Wirkprofile der COX-Inhibitoren — 359
18.1.3 Organspezifische Nebenwirkungen — 361
18.1.4 Kontraindikationen — 364
18.1.5 Arzneimittelinteraktionen — 364

18.2 Wirkstoffe — 365
18.2.1 Antiinflammatorische COX-Inhibitoren — 366
18.2.2 Acetylsalicylsäure (ASS): ein Sonderfall der antiinflammatorischen COX-I — 367
18.2.3 Selektive COX-2-Inhibitoren (Coxibe) — 368
18.2.4 Atypische (nicht antiinflammatorische) COX-Inhibitoren: Paracetamol und Metamizol — 368

18.3 Pharmakologie in der Praxis: COX-Inhibitoren — 372
18.3.1 Praktischer Umgang mit COX-Inhibitoren — 372
18.3.2 COX-Inhibitoren in bestimmten Lebenssituationen — 373
18.3.3 Tabellarische Übersicht über die klinischen Daten — 374

19 Opioide — 375
Thomas Herdegen

19.1 Begriffsbestimmung und endogenes Opioidsystem — 376
19.1.1 Begriffsbestimmung — 376
19.1.2 Das endogene Opioidsystem — 376

19.2 Überblick über die pharmakologischen Opioide — 377
19.2.1 Pharmakodynamik — 377
19.2.2 Pharmakokinetik — 378
19.2.3 Therapeutische Wirkungen — 379
19.2.4 Nebenwirkungen — 380
19.2.5 Kontraindikationen — 383
19.2.6 Arzneimittelinteraktionen — 383

19.3 Nicht-BtM-pflichtige Opioide — 384

19.4 BtM-pflichtige Opioide — 386
19.4.1 Morphin, Referenzstandard der starken Opioide — 386
19.4.2 Schwächere BtM-pflichtige Opioide — 386
19.4.3 Starke BtM-pflichtige Opioide — 387

19.5 Opioide als Narkotika — 389

19.6 Opioid-Rezeptor-Antagonisten — 390

19.7 Pharmakologie in der Praxis: Opioide — 390
19.7.1 Verschiedene Applikationsformen — 390
19.7.2 BtM-Rezept — 392
19.7.3 Praktischer Umgang mit Opioiden — 392
19.7.4 Opioide in bestimmten Lebenssituationen — 393
19.7.5 Tabellarische Übersicht über die klinischen Daten — 394
19.7.6 Weiterführende Informationen — 394

20 Weitere Analgetika und Therapie spezifischer Schmerzformen — 395
Thomas Herdegen

20.1 Varia bzw. nichtklassifizierbare Analgetika — 396
20.1.1 Capsaicin — 396
20.1.2 Flupirtin — 396
20.1.3 Ketamin — 396
20.1.4 Lokalanästhetika — 396
20.1.5 Conotoxine — 396

20.2 Medizinische Cannabinoide — 396
20.2.1 Orale Fertigarzneistoffe — 397
20.2.2 Blüten und Extrakte — 397
20.2.3 Therapeutische Effekte — 397

20.3 Koanalgetika — 398
20.3.1 Antidepressiva als Koanalgetika — 398
20.3.2 α_2-Agonisten als Koanalgetika — 399
20.3.3 Antikonvulsiva als Koanalgetika — 399
20.3.4 Antiarrhythmika als Koanalgetika — 399

20.4 Überblick über Wirkprofile, Vor- und Nachteile — 400

20.5 Therapie bestimmter Schmerzformen — 400
20.5.1 Therapie von Tumorschmerzen — 400
20.5.2 Beispiel Pankreatitis: Nebenwirkungen als Indikationseinschränkung für Opioide — 401
20.5.3 Beispiel diabetische Neuropathie: WHO-Stufenschema wäre hier falsch gewesen — 401

21 Therapie von Kopfschmerzen 403
Thomas Herdegen

21.1 Überblick über die Kopfschmerzformen 404
- 21.1.1 Migräne 404
- 21.1.2 Spannungskopfschmerz 404
- 21.1.3 Clusterkopfschmerz 404

21.2 Kopfschmerztherapeutika 404
- 21.2.1 COX-Inhibitoren (COX-I) 404
- 21.2.2 Spezielle Migränetherapeutika 405
- 21.2.3 Antiemetika bei Kopfschmerzen 407
- 21.2.4 Prophylaxe von Kopfschmerzen 407

21.3 Pharmakologie in der Praxis: Kopfschmerztherapeutika 407
- 21.3.1 Praktischer Umgang mit Kopfschmerztherapeutika 407
- 21.3.2 Richtlinien für die Migränetherapie 408
- 21.3.3 Kopfschmerzen in der Schwangerschaft 408
- 21.3.4 Weiterführende Informationen 408

22 Hypnotika und Anxiolytika 409
Thomas Herdegen

22.1 Überblick: Hypnotika 410
- 22.1.1 Begriffsbestimmungen und Grundlagen 410
- 22.1.2 Indikationen von Hypnotika, Schlafstörungen 410
- 22.1.3 Allgemeine Wirkung und Nebenwirkungen von Hypnotika 410
- 22.1.4 Arzneimittelinteraktionen 411

22.2 GABA-A-Agonisten 411
- 22.2.1 Benzodiazepine (BDZ) 412
- 22.2.2 Z-Substanzen 416
- 22.2.3 Barbiturate 417
- 22.2.4 GABA-A-Rezeptor-Antagonisten 418

22.3 Weitere Hypnotika 418
- 22.3.1 H_1-Rezeptor-Antagonisten als Hypnotika 418
- 22.3.2 Stimulation des Melatonin-Systems 418
- 22.3.3 Clomethiazol 419
- 22.3.4 Chloralhydrat 419
- 22.3.5 Pflanzliche Präparate und Koffein 419
- 22.3.6 Sedierende Antidepressiva und Neuroleptika 419

22.4 Anxiolytika und Angststörungen 419
- 22.4.1 Überblick 419
- 22.4.2 Benzodiazepine (BDZ) als Anxiolytika 420
- 22.4.3 Antidepressiva als Anxiolytika 420
- 22.4.4 Weitere Anxiolytika 420

22.5 Pharmakologie in der Praxis: Hypnotika und Anxiolytika 420
- 22.5.1 Praktischer Umgang mit Schlafstörungen und Hypnotika 420
- 22.5.2 Hypnotika in besonderen Lebenssituationen 421
- 22.5.3 Praktischer Umgang mit Angststörungen und Anxiolytika 422
- 22.5.4 Tabellarische Übersicht über die klinischen Daten 423
- 22.5.5 Weiterführende Informationen 423

23 Anästhetika und Narkotika 425
Thomas Herdegen

23.1 Überblick 426

23.2 Injektionsnarkotika 426
- 23.2.1 Überblick 426
- 23.2.2 Benzodiazepine als Narkotika 426
- 23.2.3 $α_2$-Agonisten als Narkotika 427
- 23.2.4 Barbiturate als Narkotika 427
- 23.2.5 Etomidat 427
- 23.2.6 Gammahydroxybuttersäure (GHB) als Anästhetikum 428
- 23.2.7 Ketamin 428
- 23.2.8 Opioide als Anästhetika 428
- 23.2.9 Propofol 428

23.3 Inhalationsnarkotika 428
- 23.3.1 Überblick 428
- 23.3.2 Flurane 430

23.4 Lokalanästhetika 430
- 23.4.1 Überblick 430
- 23.4.2 Lokalanästhetika vom Ester-Typ 433
- 23.4.3 Lokalanästhetika vom (Säure-)Amid-Typ 433
- 23.4.4 Vasokonstriktoren bei Lokalanästhesie 434

24 Antikonvulsiva (Antiepileptika) 435
Thomas Herdegen

24.1 Überblick 436
- 24.1.1 Pathogenese und pharmakologische Angriffspunkte der Antikonvulsiva 437
- 24.1.2 Arzneimittelinteraktionen und Nebenwirkungen 438
- 24.1.3 Langsames Ein- und Ausschleichen 439
- 24.1.4 Resistenz und Therapieversagen 439

24.2 Antikonvulsive Wirkstoffe 439
- 24.2.1 Hemmung der neuronalen Erregung: Antikonvulsiva der 1. Wahl 440
- 24.2.2 Hemmung der neuronalen Erregung: Antikonvulsiva der 2. Wahl / mit speziellen Indikationen 442
- 24.2.3 Antikonvulsiva, die die neuronale Hemmung verstärken 444

24.3 Pharmakologie in der Praxis: Antikonvulsiva — 447
- 24.3.1 Praktischer Umgang mit Epilepsie und Antikonvulsiva — 447
- 24.3.2 Pharmakotherapie des Status epilepticus — 447
- 24.3.3 Antikonvulsiva in bestimmten Lebenssituationen — 448
- 24.3.4 Tabellarische Übersicht über die klinischen Daten — 449
- 24.3.5 Weiterführende Informationen — 449

25 Antidepressiva und Psychostimulanzien — 451
Thomas Herdegen

25.1 Überblick — 453
- 25.1.1 Pathogenese der Depression — 454
- 25.1.2 Eigenschaften von Antidepressiva — 455

25.2 Antidepressive Wirkstoffe (AD) — 460
- 25.2.1 Trizyklische Antidepressiva (TCA) — 460
- 25.2.2 α_2-Antagonisten — 461
- 25.2.3 Noradrenalin- und Serotonin-Reuptake-Inhibitoren (NSRI) — 462
- 25.2.4 Selektive Noradrenalin-Reuptake-Inhibitoren (NRI) — 462
- 25.2.5 Selektive Serotonin-Reuptake-Inhibitoren (SSRI) — 462
- 25.2.6 Monoaminoxidase(MAO)-Hemmstoffe — 464
- 25.2.7 Johanniskraut-Extrakte — 464
- 25.2.8 Weitere Antidepressiva — 465

25.3 Phasenprophylaktika und bipolare affektive Störungen — 466
- 25.3.1 Überblick über die Phasenprophylaktika — 466
- 25.3.2 Lithiumsalze — 466
- 25.3.3 Pharmakotherapie bipolarer Störungen — 468

25.4 Psychostimulanzien und ADHS — 468
- 25.4.1 Aufmerksamkeitsdefizit-Hyperaktivitätsstörung (ADHS) — 468
- 25.4.2 Psychostimulanzien — 469

25.5 Pharmakologie in der Praxis: Depression und Antidepressiva (AD) — 473
- 25.5.1 Klinische Wirkungen und Therapieerfolg — 473
- 25.5.2 Einsatz von Antidepressiva je nach Indikation — 475
- 25.5.3 Praktischer Umgang mit Antidepressiva (AD): — 475
- 25.5.4 Antidepressiva in bestimmten Lebenssituationen — 476
- 25.5.5 Tabellarische Übersicht über die klinischen Daten — 477
- 25.5.6 Weiterführende Informationen — 477

25.6 Pharmakologie in der Praxis: ADHS und Psychostimulanzien — 477
- 25.6.1 Tabellarische Übersicht über die klinischen Daten — 477
- 25.6.2 Weiterführende Informationen — 479

26 Neuroleptika — 481
Thomas Herdegen

26.1 Überblick über die Schizophrenie — 482

26.2 Überblick über die Neuroleptika — 484
- 26.2.1 Pharmakodynamik — 484
- 26.2.2 Indikationen — 485
- 26.2.3 Allgemeine Nebenwirkungen — 486
- 26.2.4 Kontraindikationen — 488

26.3 Konventionelle Neuroleptika — 489
- 26.3.1 Phenothiazine und Thioxanthene — 490
- 26.3.2 Butyrophenone und Diphenylbutylpiperidine — 490
- 26.3.3 Vergleich konventioneller und atypischer Neuroleptika — 490

26.4 Atypische Neuroleptika — 491

26.5 Pharmakologie in der Praxis: Neuroleptika und Schizophrenie — 494
- 26.5.1 Behandlung der Schizophrenie — 494
- 26.5.2 Neuroleptika in bestimmten Lebenssituationen — 495
- 26.5.3 Praktischer Umgang mit Neuroleptika — 495
- 26.5.4 Intramuskuläre Depotinjektion von Neuroleptika — 496
- 26.5.5 Differenzialtherapeutische Indikationen von Neuroleptika — 497
- 26.5.6 Tabellarische Übersicht über die klinischen Daten — 498
- 26.5.7 Weiterführende Informationen — 498

27 Anti-Parkinson-Therapeutika — 499
Thomas Herdegen

27.1 Überblick — 500
- 27.1.1 Pathogenese — 500
- 27.1.2 Parkinson-Symptome durch Medikamente — 502

27.2 Wirkstoffe zur Verstärkung der dopaminergen Transmission — 502
- 27.2.1 Möglichkeiten der Pharmakotherapie — 502
- 27.2.2 Ersatztherapie mit L-Dopa (Levodopa) — 503
- 27.2.3 D_2-Agonisten — 506
- 27.2.4 MAO-B-Hemmstoffe — 508
- 27.2.5 Muskarinerge ACh-Antagonisten — 508
- 27.2.6 Weitere Wirkstoffe — 509

27.3 Pharmakotherapie von motorischen und nichtmotorischen Parkinson-Symptomen — 510

27.4 Pharmakologie in der Praxis: Parkinson und Anti-Parkinson-Mittel — 511
- 27.4.1 Hinweise zur Anwendung von L-Dopa und D₂-Agonisten — 511
- 27.4.2 Praktischer Umgang mit Anti-Parkinson-Mitteln — 511
- 27.4.3 Tabellarische Übersicht über die klinischen Daten — 512
- 27.4.4 Weiterführende Informationen — 512

28 Antidementiva — 513
Thomas Herdegen

28.1 Überblick — 514
- 28.1.1 Pathogenese der Demenzerkrankungen — 514
- 28.1.2 Demenzielle Symptome durch Medikamente — 516

28.2 Antidementiva — 516
- 28.2.1 Neuroprotektion — 516
- 28.2.2 Cholinesterase-Hemmstoffe — 517
- 28.2.3 Weitere antidemenzielle Wirkstoffe — 518

28.3 Neuropsychiatrische Begleitsymptome von demenziellen Erkrankungen — 519

28.4 Therapie der Demenz mit Lewy-Körperchen (DLB) und der Parkinson-Krankheit mit Demenz (PDD) — 520

28.5 Pharmakologie in der Praxis: Demenz und Antidementiva — 521
- 28.5.1 Praktischer Umgang mit Demenzpatienten und mit Antidementiva — 521
- 28.5.2 Tabellarische Übersicht über die klinischen Daten — 521
- 28.5.3 Weiterführende Informationen — 522

29 Glukokortikoide und Mineralokortikoide — 523
Thomas Herdegen

29.1 Überblick und Grundlagen — 524
- 29.1.1 Begriffe und Definitionen — 524
- 29.1.2 Physiologie der Cortisol-Wirkungen — 524

29.2 Pharmakologische Glukokortikoide — 526
- 29.2.1 Gemeinsamkeiten bei Pharmakodynamik und -kinetik — 526
- 29.2.2 Potenz und Äquivalenzdosis — 528
- 29.2.3 Wirkstoffe: systemisch wirksame Glukokortikoide — 528
- 29.2.4 Nebenwirkungen: iatrogene Cushing-Symptome — 529
- 29.2.5 Kontraindikationen — 532
- 29.2.6 Besondere Applikationsformen — 532

29.3 Glukokortikoide: Substitution und Pharmakotherapie — 534
- 29.3.1 Substitutionstherapie — 534
- 29.3.2 Pharmakotherapie — 534

29.4 Mineralokortikoide — 535

29.5 Pharmakologie in der Praxis: Glukokortikoide — 536
- 29.5.1 Praktischer Umgang mit Glukokortikoiden — 536
- 29.5.2 Besondere Lebenssituationen: Schwangerschaft und Stillzeit — 536
- 29.5.3 Arzneimittelinteraktionen — 536

30 Immunmodulatoren — 539
Thomas Herdegen

30.1 Definitionen und Übersicht — 540

30.2 Wirkstoffe — 540
- 30.2.1 Hemmung der Purin- und Pyrimidin-Nukleotid-Synthese — 540
- 30.2.2 Immunophilin-Modulatoren — 543
- 30.2.3 TNFα-Antagonisten und weitere Biologics — 545
- 30.2.4 Immunmodulatoren mit unklarer Wirkung — 547
- 30.2.5 Interferone (IFN) — 549
- 30.2.6 H₁-Rezeptor-Antagonisten — 550

30.3 Pharmakologie in der Praxis: Immunmodulatoren und Immunsuppressiva — 551
- 30.3.1 Pharmakotherapie der rheumatoiden Arthritis (RA) — 551
- 30.3.2 Pharmakotherapie der chronisch-entzündlichen Darmerkrankung (CED) — 553
- 30.3.3 Pharmakotherapie der Multiplen Sklerose (MS) — 553
- 30.3.4 Arzneimittelinteraktionen — 555
- 30.3.5 Besondere Lebenssituationen — 555
- 30.3.6 Tabellarische Übersicht über die klinischen Daten — 555
- 30.3.7 Weiterführende Informationen — 555

31 Zytostatika — 557
Juraj Culman

31.1 Grundlagen — 558
- 31.1.1 Zellzyklus — 558
- 31.1.2 Kinetik des Tumorwachstums — 559
- 31.1.3 Resistenz gegenüber Zytostatika — 559
- 31.1.4 Nebenwirkungen — 560
- 31.1.5 Wirkprinzipien von Zytostatika — 561

31.2 Allgemein zytotoxisch wirksame Zytostatika — 561
- 31.2.1 Alkylierende Zytostatika — 561
- 31.2.2 Antimetaboliten — 564

31.2.3	Mitosehemmstoffe	567
31.2.4	Topoisomerase-Hemmstoffe	568
31.2.5	Zytostatisch wirksame Antibiotika	568
31.2.6	Sonstige zytostatisch wirksame Pharmaka und Enzyme	570
31.3	**Zielgerichtete onkologische Therapie**	**571**
31.3.1	Monoklonale Antikörper (mAK)	572
31.3.2	Inhibitoren von Tyrosinkinasen (TK)	575
31.3.3	Inhibitoren des MAPK-Signalweges	577
31.3.4	Inhibitoren der cyclinabhängigen Kinasen	578
31.3.5	Inhibitoren von Proteasomen	578
31.3.6	Immunmodulatoren (Thalidomid, Lenalidomid und Pomalidomid)	578

32 Antibiotika 579
Vicki Wätzig

32.1	**Grundlagen**	**581**
32.1.1	Mikrobiologische Grundbegriffe	581
32.1.2	Charakteristika von Infektionen	582
32.1.3	Pharmakologische Grundbegriffe der Antibiose	582
32.1.4	Merkmale von antibiotischen Wirkstoffen	583
32.2	**Hemmung der Zellwandsynthese**	**584**
32.2.1	β-Laktam-Antibiotika	585
32.2.2	Glykopeptidantibiotika	590
32.2.3	Fosfomycin	590
32.2.4	Bacitracin	591
32.3	**Störung der Integrität der Zytoplasmamembran**	**591**
32.3.1	Polymyxine	591
32.3.2	Lipopeptide	591
32.4	**Hemmung der Folsäuresynthese**	**592**
32.4.1	Sulfonamide	592
32.4.2	Diaminopyrimidine	592
32.4.3	Cotrimoxazol	593
32.5	**Die bakterielle DNA als Angriffspunkt für Antibiotika**	**593**
32.5.1	Fluorchinolone	593
32.5.2	Ansamycine	594
32.5.3	Makrozykline	595
32.5.4	Nitroimidazole	595
32.5.5	Nitrofurane	596
32.6	**Hemmung der bakteriellen Proteinsynthese**	**596**
32.6.1	Oxazolidinone	597
32.6.2	Aminoglykoside	597
32.6.3	Tetrazykline	598
32.6.4	Glycylcycline	599
32.6.5	Makrolide	599
32.6.6	Lincosamide	600
32.6.7	Streptogramine	600
32.6.8	Lokal wirksame Proteinsynthesehemmer	600
32.7	**Antituberkulotika**	**601**
32.7.1	Grundlagen	601
32.7.2	Erstrang-Antituberkulotika	601
32.7.3	Zweitrang-Antituberkulotika	602
32.8	**Pharmakologie in der Praxis: Antibiotika**	**603**
32.8.1	Praktischer Umgang mit Antibiotika	603
32.8.2	Antibiotika in der Schwangerschaft	603
32.8.3	Tabellarische Übersicht über die klinischen Daten	603
32.8.4	Weiterführende Informationen	603

33 Antimykotika 609
Vicki Wätzig

33.1	**Überblick über die Pilzinfektionen**	**610**
33.1.1	Aufbau und Lebensweise	610
33.1.2	Pilze als Krankheitserreger	610
33.2	**Antimykotika**	**610**
33.2.1	Hemmung der Ergosterol-Synthese	611
33.2.2	Polyene	612
33.2.3	Flucytosin	613
33.2.4	Griseofulvin	613
33.2.5	Echinocandine	614
33.2.6	Ciclopirox	614
33.3	**Pharmakologie in der Praxis: Antimykotika bei Pilzinfektionen**	**614**
33.3.1	Praktischer Umgang mit Antimykotika	614
33.3.2	Übersicht über die klinischen Daten	614
33.3.3	Weiterführende Informationen	614

34 Antiprotozoika und Anthelminthika 617
Vicki Wätzig

34.1	**Überblick über die Protozoeninfektionen**	**618**
34.1.1	Protozoenarten und durch sie verursachte Infektionen	618
34.1.2	Ektoparasiten als Überträger von Protozoen	618
34.2	**Therapie wichtiger Protozoeninfektionen**	**619**
34.2.1	Trichomoniasis	619
34.2.2	Giardiasis	620
34.2.3	Schlafkrankheit	620
34.2.4	Chagas-Krankheit	621
34.2.5	Leishmaniose	621
34.2.6	Amöbiasis	622
34.2.7	Balantidiose	623

34.2.8	Toxoplasmose	623	
34.2.9	Malaria	623	
34.3	**Helmintheninfektionen**	**627**	
34.3.1	Plathelmintheninfektionen	627	
34.3.2	Nemathelmintheninfektionen	629	

35 Virustatika 631
Juraj Culman

35.1	**Grundlagen**	**632**
35.1.1	Virusstruktur	632
35.1.2	Der virale Replikationszyklus	632
35.2	**Pharmakotherapie**	**633**
35.2.1	Wirkprinzipien von Virustatika	633
35.2.2	Probleme der antiviralen Therapie	633
35.2.3	Wirkstoffe zur Behandlung von Influenzaviren	633
35.2.4	Wirkstoffe zur Behandlung von Herpesviren	634
35.2.5	Wirkstoffe zur Behandlung des Human-immunodeficiency-Virus (HIV)	637
35.2.6	Wirkstoffe zur Behandlung von Hepatitis-Virus-Infektionen	643
35.2.7	Immunmodulatoren zur Behandlung von Virusinfektionen	647

36 Individualisierte Pharmakotherapie 649
Ruwen Böhm, Thomas Herdegen

36.1	**Einführung**	**651**
36.2	**Arzneimittelinteraktionen**	**652**
36.2.1	Pharmazeutische Interaktionen/Inkompatibilitäten	652
36.2.2	Pharmakokinetische Interaktionen durch Transporter/Enzyme	653
36.2.3	Pharmakodynamische Interaktionen an der Zielstruktur	654
36.2.4	Funktionelle Interaktionen	654
36.2.5	Therapeutisch erwünschte Interaktionen	655
36.3	**Dosisanpassung bei Leber- und Niereninsuffizienz**	**656**
36.3.1	Dosisanpassung bei Niereninsuffizienz	656
36.3.2	Dosisanpassung bei Leberinsuffizienz	657
36.4	**Chronopharmakologie**	**657**
36.5	**Pharmakogenetik**	**657**
36.5.1	Pharmakogenetik von arzneistoffmetabolisierenden Enzymen und Transportern	658
36.5.2	Pharmakogenetik von Rezeptoren und Zielstrukturen	658
36.6	**Therapeutisches Drug Monitoring (TDM)**	**658**
36.7	**Pharmakotherapie bei besonderen Lebensumständen**	**660**
36.7.1	Schwangerschaft und Teratogenität	660
36.7.2	Stillzeit	661
36.7.3	Säuglinge und Kleinkinder	663
36.7.4	Alter	664
36.8	**Informationsquellen zu Arzneimitteln**	**666**
36.8.1	Informationsquellen im Internet	666
36.8.2	Fachinformationen richtig lesen	666

37 Toxikologie 675
Gerd Luippold

37.1	**Grundlagen**	**677**
37.2	**Sachgebiete der Toxikologie**	**677**
37.2.1	Arzneimitteltoxikologie und toxikologische Prüfungen	677
37.2.2	Klinische und forensische Toxikologie	678
37.2.3	Gewerbetoxikologie	678
37.2.4	Umwelttoxikologie	679
37.3	**Allgemeines zu akuten Vergiftungen: Epidemiologie, Diagnostik und Maßnahmen**	**679**
37.3.1	Epidemiologie	679
37.3.2	Diagnostisches Vorgehen	679
37.3.3	Maßnahmen	680
37.3.4	Giftnotrufzentralen und Informationssysteme	684
37.4	**Vergiftungen durch Arzneimittel**	**685**
37.4.1	Acetylsalicylsäure	685
37.4.2	Trizyklische Antidepressiva	686
37.4.3	Atropin	686
37.4.4	Benzodiazepine	687
37.4.5	β-Blocker	687
37.4.6	Digitalis	688
37.4.7	Eisen	688
37.4.8	Lithium	688
37.4.9	Neuroleptika	689
37.4.10	Opioide	689
37.4.11	Paracetamol	690
37.5	**Vergiftungen durch Drogen**	**690**
37.5.1	Cannabinoide	691
37.5.2	Designer-Drogen (am Beispiel von Ecstasy)	691
37.5.3	Gammahydroxybutyrat („Liquid Ecstasy"/„K.-o.-Tropfen")	692
37.5.4	Kokain	692
37.5.5	Lysergsäurediethylamid (LSD)	692
37.5.6	Nikotin	693
37.5.7	Schnüffelstoffe	693

37.6	**Vergiftungen durch Schwermetalle**	693
37.6.1	Blei	693
37.6.2	Quecksilber	695
37.7	**Verätzungen durch Säuren und Laugen**	695
37.8	**Vergiftungen durch organische Lösungsmittel**	696
37.8.1	Methanol	696
37.8.2	Ethanol (Alkoholvergiftung)	697
37.8.3	Ethylenglykol	698
37.9	**Vergiftungen durch schaumbildende Tenside**	698
37.10	**Vergiftungen durch Gase und Atemgifte**	698
37.10.1	Blausäure	698
37.10.2	Kohlenmonoxid	699
37.10.3	Reizgase	700

37.11	**Vergiftung durch Methämoglobinbildner**	700
37.12	**Vergiftungen durch Pflanzen-, Tier- und Pilzgifte**	701
37.12.1	Strychnin	701
37.12.2	Knollenblätterpilz	701
37.12.3	Tetrodotoxin (Gift des Kugelfisches)	702
37.13	**Vergiftungen durch Pestizide**	702
37.13.1	Organophosphate	702
37.13.2	Carbamate	703
37.14	**Vergiftungen durch Bakterientoxine**	703

38	**Anhang**	705
38.1	**Abkürzungsverzeichnis**	706

Sachverzeichnis	709

Anschriften

Herausgeber

Prof. Dr. med. Thomas **Herdegen**
Institut für Experimentelle und
Klinische Pharmakologie
Universitätsklinikum Schleswig-Holstein
Campus Kiel
Hospitalstr. 4
24105 Kiel

Mitarbeiter

Dr. med. Ruwen **Böhm**
Institut für Experimentelle und
Klinische Pharmakologie
Universitätsklinikum Schleswig-Holstein
Campus Kiel
Hospitalstr. 4
24105 Kiel

Prof. Dr. med. Dr. Juraj **Culman**
ehem. Institut für Experimentelle und
Klinische Pharmakologie
Universitätsklinikum Schleswig-Holstein
Campus Kiel
Hospitalstr. 4
24105 Kiel

Prof. Dr. sc. hum. Peter **Gohlke**
Institut für Experimentelle und
Klinische Pharmakologie
Universitätsklinikum Schleswig-Holstein
Campus Kiel
Hospitalstr. 4
24105 Kiel

Prof. Dr. med. Gerd **Luippold**
Schwalbenweg 8
88447 Warthausen-Birkenhard

PD Dr. rer. nat. Vicki **Wätzig**
Institut für Experimentelle und
Klinische Pharmakologie
Universitätsklinikum Schleswig-Holstein
Campus Kiel
Hospitalstr. 4
24105 Kiel

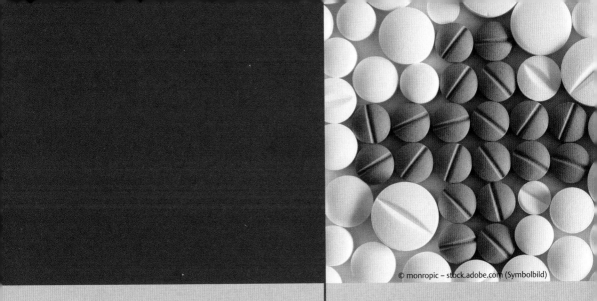
© monropic – stock.adobe.com (Symbolbild)

Kapitel 1

Pharmakotherapie – Grundlage ärztlicher Tätigkeit

Thomas Herdegen

1.1 **Vorbemerkung** 23

1.2 **Zielsetzung des Buches** 23

1.3 **Das pharmakologische Denken – wichtige Grundlage im Umgang mit Medikamenten** 24

Wunderbare Pharmakologie

„Stehe auf und wandle" – das Cortison-Wunder

Der 21. September 1948 war der Beginn des Cortison-Wunders. In der US-amerikanischen Mayo-Klinik (Rochester, Minnesota) wurde der schwerstkranken Rheumatikerin Mrs. G. die erste von täglich zwei Spritzen mit 50 mg Cortison verabreicht. Mrs. G. war bettlägerig, die schmerzhaften Entzündungen machten sie bewegungsunfähig. Am dritten Tag mit Cortison aber war Mrs. G. schmerzfrei, nach einer Woche konnte sie die Klinik verlassen und mit dem Taxi nach Hause fahren.

Diesem „Wunder" vorausgegangen war eine jahrzehntelange pharmakologische Forschungsarbeit, für die E. Kendall, P. Hench und T. Reichstein schon 1950 den Nobelpreis erhielten. Die Gewinnung von einem Gramm Reinsubstanz Cortisol erforderte zu Beginn der Cortison-Forschung fast eine Tonne Nebennieren von 20 000 Rindern. Vergleichbar dem spektakulären Durchbruch der Cortison-Therapie ist wohl nur noch die Herstellung von Insulin und die Entdeckung des Penicillins. Auch heute noch gehören die Glukokortikoide zu den wichtigsten Medikamenten.

Licht am Ende des Tunnels: Triptane nehmen der Migräne ihre Schärfe

Als sie an diesem Morgen aufwacht, spürt Frau M. sofort, dass dieser Tag sie wieder in den dunklen Tunnel einer schweren Migräneattacke schicken wird, mit stechenden Schmerzen hinter dem linken Auge. Und wirklich: Einige Zeit später entstehen schon gezackte Lichtblitze vor dem linken Auge, die sogenannte „Aura". Frau M. weiß jetzt sicher, dass in ungefähr einer halben Stunde der Kopfschmerz mit starker Übelkeit einsetzen wird. Schon jetzt schmerzt sie das beginnende Tageslicht und die Musik aus dem Zimmer ihres Sohnes. Zum Glück hat die Familie gelernt, mit der Krankheit der Frau und Mutter verständnisvoll umzugehen. Selbstversorgung ist angesagt und Ruhe im Haus, manchmal muss Frau M. das Schlafzimmer über Stunden vollständig abgedunkelt lassen, Lärm kann sie überhaupt nicht ertragen.

Frau M. wartet, bis die Kopfschmerzen beginnen, dann nimmt sie ein Triptan ein. Früher, als junge Frau, war sie der Migräne ausgeliefert – die COX-Inhibitoren, z.B. Acetylsalicylsäure oder Ibuprofen, die vielen anderen Betroffenen geholfen hatten, waren bei ihr nur mäßig wirksam. Seit 10 Jahren weiß sie, dass ihr im Gegensatz dazu aber Triptane meistens helfen – sozusagen therapeutisches Licht ins Schlafzimmerdunkel bringen können. Sie lindern den messerstichscharfen Schmerz hinter dem Auge und ermöglichen fast immer einen normalen Tagesablauf.

Triptane stehen für die Entwicklung unzähliger Wirkstoffe, die zwar weder Leben retten noch die Ursache einer Krankheit beseitigen, die aber für die betroffenen Menschen pures Glück – Schmerzfreiheit oder Lebensnormalität – bedeuten können.

Foto: © MATTHIAS BUEHNER – stock.adobe.com

1.1 Vorbemerkung

Key Point

Die Verordnung von Medikamenten ist Teil der ärztlichen Tätigkeit und leistet einen wesentlichen Beitrag zu einer erfolgreichen Therapie. Die Zunahme der Lebensqualität und -erwartung in den Ländern der ersten Welt beruht auch auf der stetigen Weiterentwicklung effizienter Medikamente. Jedoch können Interaktionen und unerwünschte Nebenwirkungen von Arzneimitteln klinisch relevante Störungen verursachen und selbst wiederum zu Arztbesuchen oder Krankhauseinweisungen führen. Das Nebenwirkungspotenzial und die hohen Kosten einer flächendeckenden Versorgung mit wirksamen Arzneimitteln erfordern daher auch die Fähigkeit, die (fehlende) Notwendigkeit und die (mangelnde) Wirksamkeit einer Verordnung abzuschätzen.

Mehr als 75 % aller Arztbesuche enden mit der Ausstellung eines Rezepts. Damit ist die Verordnung eines Arzneimittels die zahlenmäßig häufigste therapeutische Entscheidung des Arztes. Die Notwendigkeit, über die Wirkung von Arzneistoffen Bescheid zu wissen, geht weit über das eigene Fach(arzt)gebiet hinaus:
Patienten nehmen oft Medikamente, die andere Ärzte verschrieben haben, die keiner Rezeptpflicht unterliegen oder die gar nicht als Arzneimittel wahrgenommen werden, wie pflanzliche Präparate, Wirkstoffe für die Schilddrüse oder OTC-Schmerzmittel (*over the counter* = frei verkäuflich).
Mit steigender Zahl von Medikamenten erhöht sich das Risiko von Arzneimittelinteraktionen und damit auch von unerwünschten Nebenwirkungen. Gerade der letzte Aspekt gewinnt immer mehr an Bedeutung. Bis zu 20 % der Krankenhauseinweisungen auf internistisch-geriatrische Stationen werden auf unerwünschte Nebenwirkungen von Medikamenten zurückgeführt (einschließlich Applikations- und Übertragungsfehlern).
Bei aller Kritik und Vorsicht gegenüber Medikamenten darf dennoch nicht übersehen werden, dass die Weiterentwicklung und Neueinführung von Arzneistoffen bedeutend für eine wachsende Lebensqualität und in hohem Maße mitverantwortlich für unsere steigende Lebenserwartung sind.
Eine differenzierte Sicht bzw. ein solides pharmakologisches Wissen ist auch bei der Einschätzung neuer Medikamente gefordert: Ihre unbekannten Risiken stehen der angeblichen Sicherheit der „altbewährten" „verträglichen" und „preiswerteren" Medikamente gegenüber, die schon seit vielen Jahren auf dem Markt sind. Für diese älteren Medikamente liegen jedoch nicht immer kontrollierte klinische Verträglichkeitsstudien mit ausreichender statistischer „Power" und ausreichend langem Beobachtungszeitraum vor.
Die Nutzen-Risiko-Bewertung von Pharmaka muss deshalb so sachlich wie möglich durchgeführt werden: Eine „gefühlte" Sicherheit älterer Medikamente oder eine grundsätzliche Ablehnung von Neuerungen sind fehl am Platz, ebenso ein Generalverdacht gegen die forschende und produzierende Pharmaindustrie.

1.2 Zielsetzung des Buches

Zunehmende Bedeutung der Pharmakologie in der Ausbildung. Die aktuellen Approbationsordnungen für Mediziner und Pharmazeuten fordern eine auf die Klinik bzw. Praxis ausgerichtete, intensive Vermittlung von Lerninhalten. Diese klinische Ausrichtung des Faches wird besonders betont im Querschnittsbereich Klinische Pharmakologie und Therapie. Im sog. „Hammerexamen" haben viele Fragen eine pharmakologische Komponente. Bei den Pharmazeuten sind klinisch-pharmazeutische und pharmakologische Lerninhalte und Lehrveranstaltungen neu hinzugekommen oder wurden noch stärker auf die Praxis ausgerichtet.

Einbindung in den klinischen Kontext. Die Vermittlung von Wissen über pharmakologische Lehrinhalte muss immer auf die Einbindung in den klinischen Kontext abzielen. Es ist die bewusste Intention der Autoren, die über viele Jahrzehnte gelehrte Einteilung in eine allgemeine und spezielle Pharmakologie aufzubrechen. In den ersten Kapiteln werden die Grundlagen pharmakologischer Wirkungen von Arzneistoffen und deren systemische Effekte dargestellt. Die Wirkstoffe werden dann im Einzelnen entweder im Rahmen von klinischen Wirkungen (z. B. Schmerzhemmung, Immunsuppression, Sedierung), im Rahmen von Krankheitsentitäten (z. B. Hypertonie, Diabetes mellitus, Depression) oder orientiert am betroffenen System (z. B. Blut, Gastrointestinaltrakt) behandelt.

Einordnung in den pathophysiologischen Kontext und in klinische Therapieschemata. Das pharmakologische Therapiekonzept richtet sich nach der Pathophysiologie der Krankheit – diese Zusammenhänge aufzuzeigen ist ein wichtiges Ziel dieses Lehrbuches. Weiterhin wird versucht, Antworten auf die folgenden Fragen zu geben: Was muss ein Arzneistoff leisten, um klinisch relevante Verbesserungen zu erzielen? Was kann ein Arzneistoff mit seinem (möglichst selektiven) Angriffspunkt im Rahmen einer meist komplexen, multifaktoriellen Pathologie überhaupt leisten?

Chemische Grundlagen. Die strukturchemischen Grundlagen und Stoffwechselwege von Wirkstoffen sind bis auf das Notwendigste zurückgenommen. Chemische Reaktionen und Strukturformeln werden dann vorgestellt, wenn sich mit dem chemischen Wissen klinische Wirkungen oder Nebenwirkungen *prima vista* ableiten lassen bzw. pharmakologische Inhalte besser vermittelt werden können.

Auswahl von Arzneistoffen. Bei vielen Medikamentengruppen wurde eine Auswahl der Wirkstoffe getroffen, Auswahlkriterien waren Verordnungshäufigkeit, Bekanntheitsgrad oder bemerkenswerte Stoffeigenschaften. Pro Arzneistoff wird in der Regel neben dem wichtigen Freinamen (*international nonpropriety name, INN*) nur ein registrierter Handelsname angegeben (Auswahl nach Bekanntheitsgrad, Originalpräparat oder Verordnungshäufigkeit).

1.3 Das pharmakologische Denken – wichtige Grundlage im Umgang mit Medikamenten

1.3.1 Verordnung von Arzneistoffen entsprechend dem pathophysiologischen Kontext …

Die ärztliche Therapie handelt entweder **kausal** oder **symptomorientiert**. Dies gilt auch für die Pharmakotherapie. Die Auswahl eines Medikamentes sollte sich, sofern möglich, am pathophysiologischen Kontext orientieren, nicht nur an den Krankheitssymptomen. Obwohl die Behandlung von Symptomen die Lebensqualität erheblich verbessern und Krankenhauseinweisungen verhindern kann, bedeutet die Verbesserung der Symptome nicht automatisch die Linderung oder gar Heilung des Krankheitsprozesses bzw. der Krankheit. Dies gilt besonders für chronische Erkrankungen. Beispiele sind Antihypertensiva, orale Antidiabetika oder Lipidsenker, die zwar den Blutdruck, den Blutzucker oder die Blutfette verbessern oder normalisieren können, über diese Normalisierung einzelner Parameter hinaus aber nicht zwingend die Inzidenz von schweren Ereignissen und Krankenhauseinweisungen – oder gar die Letalität – senken. Auch bei der Abschätzung von möglichen **Nebenwirkungen** ist die **gesamte Krankheitssituation** jenseits des zu behandelnden Ziels zu berücksichtigen, da **unerwünschte Nebenwirkungen** von Medikamenten oft erst durch begleitende Krankheiten (Komorbidität) ausgelöst werden.

1.3.2 … und im Rahmen einer evidenzbasierten Medizin

Der Stellenwert einer Pharmakotherapie erschließt sich auch aus evidenzbasierten Studien am Menschen. Das **kritische** Verständnis von Studienergebnissen erfordert ein pharmakologisches Denken, das Studienziele, ausgewählte Kollektive und Interpretationen von Ergebnissen hinterfragt. Schließlich sollte der Arzt Medikamente nur für solche Indikationen verordnen, für die eine therapeutische Wirkung nachgewiesen wurde. Das vorliegende Lehrbuch verweist daher auf klinische Studien.

> **MERKE**
>
> Die evidenzbasierte Medizin ruht auf drei Säulen: der individuellen klinischen Erfahrung (Erfahrungsheilkunde), den Werten und Wünschen des Patienten und dem aktuellen Stand der klinischen Forschung.

Am Ende eines jeden Kapitels wird auf Empfehlungen von Fachgesellschaften und/oder der Arzneimittelkommission der deutschen Ärzteschaft (www.akdae.de) zur rationalen Pharmakotherapie verwiesen. Diese Empfehlungen helfen dabei, den Stellenwert und die Bedeutung der erlernten Wirkstoffe einzuschätzen. Weiterführende Hinweise auf Websites führen zu fachlich anerkannten Quellen, die auch an Leitlinien und sachlichen Informationen für Ärzte und Patienten beteiligt sind.

1.3.3 Das Wissen über strukturchemische Eigenschaften

Inwieweit sind für die ärztlichen Verordnungen Kenntnisse über die chemische Struktur von Arzneistoffen notwendig? Es ist nur selten möglich, von der chemischen Struktur und der Metabolisierung auf das pharmakodynamische Wirkprofil zu schließen. Wer kann z. B. aus den Strukturunterschieden der trizyklischen Antidepressiva Amitriptylin, Clomipramin oder Trimipramin deren individuelle molekulare Interaktion mit komplexen, über 600 Aminosäuren großen Molekülen wie dem Noradrenalin-Rücktransporter oder den muskarinergen Acetylcholin-Rezeptoren oder dem Dopamin-2-Rezeptor ableiten? Anders verhält es sich mit den für die Kinetik bestimmenden Eigenschaften wie Lipophilie, pKa, Metabolisierung (besonders durch CYP450-Enzyme), die zusammen mit weiteren kinetischen Größen den Zeitpunkt, die Dauer und den Ort der Medikamentenwirkung bestimmen. Gerade innerhalb einer Wirkstoffgruppe kann der klinisch relevante Wirkungsunterschied einzelner Gruppenmitglieder nur auf der individuellen Pharmakokinetik beruhen. Die Bedeutung der für die Pharmakokinetik relevanten Größen muss jedem Arzt geläufig sein. Die jeweilige numerische Größe kann in der Fachinformation nachgelesen werden, aber die interpretatorische Bedeutung für die Wirkung und Nebenwirkung muss der Arzt oder Apotheker selbst leisten können, um sich dann daraus das pharmakokinetische Profil abzuleiten. Die Kenntnis der Strukturformel ist dafür nicht/selten notwendig.

1.3.4 Die systemische Wirkung von Zielmolekülen

Arzneistoffe werden meistens mit einer Indikation verordnet, die auf eine bestimmte Organstörung abzielt. Die meisten Arzneistoffe wirken jedoch im ganzen Körper, die Zielstruktur ist ihrerseits oft über zahlreiche Organsysteme verteilt und kann in vielfältige Körperfunktionen involviert sein. Hier ist die Kenntnis der pathophysiologischen Bedeutung des Zielmoleküls für den gesamten Körper gefordert. Denn die Hemmung oder Verstärkung der Zielstruktur bestimmt die Gesamtwirkung eines Arzneistoffes über die spezielle Indikation hinaus.

1.3.5 Keine Wirkung ohne Nebenwirkung – gilt auch für Phytopharmaka

„Wer wirkt, wirkt neben." Diese alte Pharmakologenweisheit gilt für alle Medikamente. Aus dem Verständnis der Wirkmechanismen lassen sich mögliche Nebenwirkungen abschätzen, denen eventuell vorbeugend begegnet werden kann. Jede therapeutische Wirkung kann als Nebenwirkung imponieren (so kann z. B. die Senkung von Blutdruck oder Blutzucker, bei Patienten, die aufgrund von Volumenmangel oder Hunger besonders sensitiv reagieren, eine Hypotonie bzw. eine Unterzuckerung auslösen). Dies gilt auch für Wirkstoffe auf sog. pflanzlicher Basis. Der Körper erkennt nicht, ob chemische Strukturen aus der Fabrik oder aus dem Klostergärtlein stammen. Die Tatsache einer pflanzlichen Extrahierung sagt nichts über das Schadenspotenzial aus. Da fast alle körpereigenen Zielstrukturen auch physiologische Funktionen haben, führt eine substanzielle, nachweisbare Funktions- oder Strukturänderung der Zielmoleküle (Pharmakodynamik) durch sog. Naturheilstoffe zwangsläufig zu erwünschten wie unerwünschten Wirkungen. Auch solche Überlegungen gehören zum pharmakologischen Denken.

1.3.6 Die Kunst der Dosierung

„Die Dosis macht das Gift", eine der ältesten Grundregeln, sagt nichts anderes als eine Lebensweisheit: Zu viel des Guten ist oft schädlich. Die Kunst der Dosierung zielt zunächst darauf ab, mit einer notwendigen Dosis eines wirksamen Wirkstoffes Krankheit oder Symptome zu lindern. Das Spiel mit den Applikationsformen wie oral oder parenteral, wie schnell wirkend oder retardiert, wie kurz oder lang wirksam, ist der Schlüssel zu einer Maximierung des Therapieerfolges mit einer Minimierung der Nebenwirkungen.

> **MERKE**
> Immer daran denken, dass sich täglich die Rahmenbedingungen ändern können, die eine Anpassung der Dosierung erfordern.

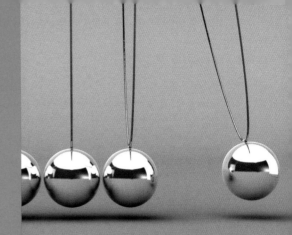

© Shutter81 – stock.adobe.com (Symbolbild)

Kapitel 2

Grundlagen der Pharmakotherapie

Ruwen Böhm, Thomas Herdegen

2.1 Begriffe 28

2.2 Pharmakokinetik 29

2.3 Pharmakodynamik 49

2.4 Stereoisomerie 59

2.5 Optimierung der Selektivität und neue Arzneistoffe 60

2.6 Arzneimittelentwicklung und Pharmakovigilanz 64

2.7 Evidenzbasierte Medizin (EBM) 65

2.8 Nebenwirkungen von Arzneistoffen 66

2.1 Begriffe

Key Point
In diesem Kapitel werden grundlegende Konzepte und Begriffe vorgestellt, auf die in den weiteren Kapiteln immer wieder verwiesen wird. Besonders wichtig sind „Pharmakokinetik" („Was macht der Körper mit dem Pharmakon?" bzw. „Wie gelangt ein Arzneistoff an den Wirkort, wie wird es verstoffwechselt und wie wird er ausgeschieden?") und „Pharmakodynamik" („Was macht das Pharmakon mit dem Körper?" bzw. „Wie wirkt ein Arzneistoff?"). Daraus ergeben sich der klinische Anwendungsbereich und die notwendigen Vorsichtsmaßnahmen und Kontraindikationen, die bei bestimmten Komorbiditäten/Komedikationen und auch bei speziellen Patientenpopulationen wie Kindern, Älteren, Niereninsuffizienten oder Schwangeren/Stillenden, beachtet werden müssen.

Ein **Arzneistoff** (engl. *drug,* syn. Pharmakon) ist ein Wirkstoff, der zur Therapie oder Prophylaxe von Krankheiten eingesetzt wird. Ein **Gift** (syn. Toxin) ist ein Wirkstoff, der eine schädliche biologische Wirkung hat. Ob eine Substanz als Arzneistoff, Gift, diätetisches Lebensmittel, Nahrungsergänzungsmittel, Medizinprodukt, Lebensmittel oder anders klassifiziert wird, hängt vom beabsichtigten Einsatzgebiet des Herstellers ab. Vertreter aller dieser „Stoffgruppen" unterliegen den Gesetzen der Pharmakologie („Funktionsarzneimittel").

Die **pharmazeutische Technologie** (**Galenik**) befasst sich mit der Herstellung von **Arzneimitteln** (engl. *medicinal product,* syn. Präparat), einer bestimmten Zubereitungsform eines oder mehrerer Arzneistoffe und meist mehrerer Hilfsstoffe (Arzneiformenlehre).
Die **Pharmakokinetik (PK)** ist die Lehre von den Metabolisierungs- und Transportvorgängen, die ein Pharmakon durchläuft. Die Pharmakokinetik eines Arzneistoffes lässt sich gut in Form einer **Plasmakonzentration-Zeit-Kurve** darstellen (**Abb. 2.1**, **Tab. 2.1**). Die von Galenik und Pharmakokinetik beschriebenen Teilbereiche werden auch im **LADME-Schema** (Liberation, Absorption, Distribution, Metabolismus, Exkretion) zusammengefasst (**Tab. 2.1**).
Die **Pharmakodynamik (PD)** ist die Lehre von den biochemischen Prozessen, mit denen ein Arzneistoff durch Bindung an Zielstrukturen („*drug targets*") seine Wirkung entfaltet. Die Pharmakodynamik lässt sich gut mit **Dosis-Wirkungs-Kurven** (S. 57) darstellen.

MERKE
- Das LADME-Schema beschreibt die Pharmakokinetik von Arzneistoffen.
- Halbwertszeit (HWZ), Verteilungsvolumen (V) und extrarenale Dosisfraktion (Q_0) sind die wichtigsten klinisch-pharmakokinetischen Kenngrößen von Arzneistoffen.
- Affinität und Aktivierung (Agonismus) bzw. Hemmung (Antagonismus) sind die wichtigsten klinisch-pharmakodynamischen Begriffe.

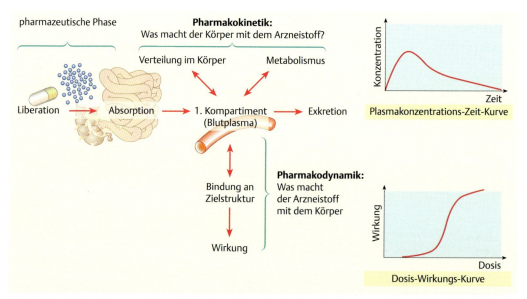

Abb. 2.1 Gegenüberstellung von Pharmakokinetik und -dynamik. Das Flussdiagramm zeigt den Weg, den ein Arzneistoff im Körper nehmen kann, bzw. wo der Körper den Arzneistoff verändert (Pharmakokinetik), sowie seine Pharmakodynamik. Die Kurven stellen eine Plasmakonzentration-Zeit-Kurve (S. 44) dar, mit der die Pharmakokinetik einer Substanz charakterisiert wird, und eine Dosis-Wirkungs-Kurve (S. 57), mit der die Pharmakodynamik einer Substanz charakterisiert wird.

Tab. 2.1

Gliederung von Pharmakokinetik und -dynamik

Bereich	Teilbereich		wichtige Parameter/Prozesse	Darstellung
Galenik	Invasion	**L**iberation	– Retardpräparation – Magensaft-Resistenz – ZOK (*zero order kinetics*)	Plasmakonzentration-Zeit-Kurven
Pharmakokinetik		**A**bsorption	– Applikationsorte – First-pass-Metabolismus – Depoteffekte	
	Invasion oder Elimination	**D**istribution	– (Verteilung) und Redistribution (Rückverteilung) – Membranpermeabilität – Verteilungsvolumen – pK$_a$-Wert, Ionenfalle	
	Elimination	**M**etabolismus	– Eliminationsgeschwindigkeit, z. B. HWZ, k$_e$, Cl – Entgiftung – Aktivierung (Prodrug)	
		Exkretion	– Clearance (renal/biliär)	
Pharmakodynamik (S. 29)	Affinität zur Zielstruktur		– Dissoziationskonstante – ortho-/allosterisch	Dosis-Wirkungs-Kurven
	Aktivität an der Zielstruktur		– Agonisten – Antagonisten – inverse Agonisten – partielle Agonisten – positive/negative Modulation	

Das **individuelle Ansprechen** eines Menschen auf eine bestimmte Dosis eines Arzneistoffs wird zusätzlich durch **arzneistoffunabhängige** Faktoren bestimmt wie Geschlecht, Alter, genetische Faktoren (Pharmakogenetik), Schwangerschaft/Stillzeit, Komorbiditäten (Begleiterkrankungen), Komedikation **(Arzneimittelinteraktionen)** oder Konsum von Suchtstoffen (v. a. Rauchen und Alkohol). Eine **individualisierte Pharmakotherapie** (S. 649) berücksichtigt diese Faktoren.

2.2 Pharmakokinetik

Key-Point
Was macht der Körper mit einem Arzneistoff? Die Pharmakokinetik befasst sich mit Aufnahme, Verteilung, Metabolismus und Ausscheidung eines Arzneistoffes. Diese Prozesse bestimmen entscheidend seine Wirkung und werden durch andere Pharmaka, Krankheiten oder physiologische Gegebenheiten (Schwangerschaft, Alter) verändert.

Arzneistoffe sollen nicht nur möglichst gut steuerbar sein, sondern auch den Wirkort in ausreichender Menge erreichen. Bei manchen Arzneimitteln, z. B. bei Inhalationsnarkotika, ist ein schnelles Anfluten am Wirkort wünschenswert; bei anderen wird ein langsames Anfluten gefordert, z. B. bei Opioiden zur Vermeidung der suchtauslösenden Euphorie (S. 382). Die pharmakokinetischen Parameter ermöglichen eine Aussage darüber, ob der Arzneistoff dem geforderten Profil gerecht wird.

Die Pharmakokinetik kann grob eingeteilt werden in
– Anfluten der Substanz im Zielgewebe (**Invasion**) und
– Abfluten der Substanz aus dem Blutplasma (**Elimination**).

Invasion und Elimination laufen gleichzeitig ab (**Abb. 2.2**).
Andere Betrachtungsmöglichkeiten pharmakokinetischer Prozesse sind: Welche Strukturen sind beteiligt (z. B. Transporter oder Enzyme) und wie können die Vorgänge mathematisch dargestellt werden (Kinetik 0. oder 1. Ordnung).

> **MERKE**
>
> Ein Arzneistoff muss in ausreichender Konzentration an den Zielort gelangen (Ortskonzentration), um wirken zu können.

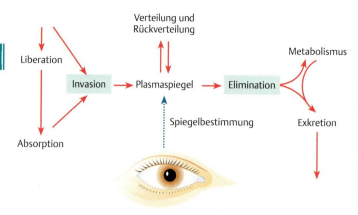

Abb. 2.2 **Invasion (Anfluten der Substanz in Blut oder Zielgewebe) und Elimination (Abfluten aus dem Zielgewebe oder dem Blut).** Da nur Messungen im bzw. aus dem Blutkompartment schnell und einfach durchgeführt werden können (symbolisiert durch das Auge), benutzt man die Blutplasmakonzentration, um die Menge eines Arzneistoffes im Körper annähernd zu beurteilen. Häufig liegt der Wirkort außerhalb des Gefäßsystems; hier wird näherungsweise die identische Konzentration im Blut und am Wirkort angenommen.

2.2.1 Mathematische Grundlagen: Kinetik 0. und 1. Ordnung, Logarithmus

Kinetik 0. Ordnung. Kinetik 0. Ordnung bedeutet, dass ein Transport- oder Verstoffwechslungsvorgang immer mit einer konstanten Geschwindigkeit abläuft. Dieser Fall tritt aber nur dann ein, wenn die beteiligten Strukturen (z. B. Transporter oder Enzym) gesättigt sind. Mathematisch reicht eine einfache lineare Funktion, diesen Fall zu beschreiben.

Kinetik 1. Ordnung. Überwiegend treten in Physiologie oder Pharmakologie jedoch Kinetiken 1. Ordnung auf: Die Transport-/Reaktionsgeschwindigkeit ist von der Konzentration/Menge der zu transportierenden/verstoffwechselnden Substanz abhängig: Bei viel Substanz wird schneller transportiert/umgesetzt, bei weniger Substanz weniger bzw. langsamer, da nun die Wahrscheinlichkeit sinkt, dass die Substanz auf den Transporter oder auf das Enzym trifft. Mathematisch wird dies dargestellt durch eine e-Funktion mit negativem Exponenten, der die abhängige Variable Zeit enthält.

Beide Kinetiken sind als Analogie in **Abb. 2.3** beschrieben.

> **BEACHTE**
>
> Kinetiken 1. Ordnung (aktuelle Geschwindigkeit ist abhängig von aktueller Konzentration) sind in der Pharmakologie die Regel.
> Ausnahmen (Kinetik 0. Ordnung) treten z. B. bei Sättigung von Abbauwegen auf, u. a. bei Vergiftungen oder beim Abbau von Alkohol.

Logarithmus. Die in der Pharmakologie verwendeten Konzentrationen erstrecken sich häufig über mehre-

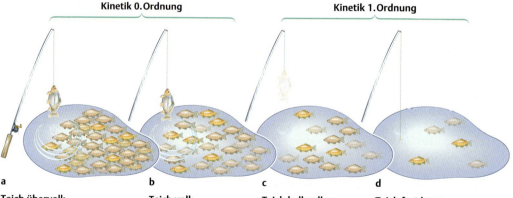

a Teich übervoll: Mit jeder Angelaktion wird nur 1 Fisch aus dem Teich gezogen, da die Angel voll ausgelastet ist.

b Teich voll: Mit jeder Angelaktion wird 1 Fisch aus dem Teich gezogen.

c Teich halbvoll: Alle 3–4 Angelaktionen kann nur noch 1 Fisch geangelt werden, da häufig keine Fische in der Nähe der Angel sind.

d Teich fast leer: Um den letzten Fisch im großen Teich zu fangen, braucht man u. U. sehr viele Angelaktionen.

Abb. 2.3 **Kinetiken 0. und 1. Ordnung.** Bei **a** und **b** (Kinetik 0. Ordnung) ist die „Angelkapazität" bestimmend dafür, wie viele Fische herausgezogen werden. Zwischen **b** und **c** erfolgt der Wechsel einer Kinetik 0. zu einer Kinetik 1. Ordnung: Bei **c** und **d** (Kinetik 1. Ordnung) ist die „Fischkonzentration" wichtiger als die „Angelkapazität".

re Zehnerpotenzen. Sowohl in der Pharmakokinetik (z. B. pH-Werte) wie auch in der Pharmakodynamik (z. B. pK_i-Werte) wird daher häufig der Logarithmus verwendet, um solche großen Zahlenbereiche sinnvoll numerisch anzugeben oder grafisch darzustellen. **p** steht hier jeweils für den negativen dekadischen Logarithmus.

2.2.2 Molekularbiologische Grundlagen: Enzyme und ihre Regulation

Enzyme, die Arzneistoffe transportieren oder verändern, sind essenziell für die meisten pharmakokinetischen Prozesse. Enzyme haben ein bestimmtes Substratspektrum und ihre Umsetzungsgeschwindigkeit kann zumeist gehemmt (**Inhibition**, klinische relevante Enzymhemmungen sind kompetitiv-irreversibel [„Suizid"], unkompetitiv oder nicht kompetitiv) und manchmal auch gesteigert (**Induktion** via Genexpression; allosterische/kooperative Effekte sind in vivo nicht relevant) werden. Wie bei allen Körperbestandteilen können genetische Varianten bei Enzymen (Polymorphismen) zu Varianten führen, die konstitutiv weniger oder stärker aktiv sind. **Tab. 2.4** und **Tab. 2.7** zeigen diese angeborenen oder erworbenen Veränderungen der Enzymgeschwindigkeit für die wichtigsten Transporter und arzneistoffmetabolisierenden Enzyme.

Pharmakokinetische Arzneimittelinteraktionen durch Enzyminhibition oder -induktion machen sich meist mit Verzögerung bemerkbar: Inhibitoren/Induktoren müssen erst in ausreichender Konzentration anfluten (abhängig von der Halbwertszeit des Inhibitors/Induktors) oder die betroffenen Enzyme müssen erst vermehrt synthetisiert oder abgebaut werden (i. d. R. 1–5 Tage).

> **BEACHTE**
> Effekte durch pharmakokinetische Arzneimittelinteraktionen via Enzym-Modulation können um Stunden bis Wochen verzögert auftreten!

2.2.3 Invasion: Liberation und Absorption

Das Anfluten eines Arzneistoffes im Blutplasma wird als **Invasion** bezeichnet. Beteiligte Prozesse sind **Liberation**, **Absorption** und in geringem Umfang auch **Rückverteilungsprozesse** sowie evtl. ein **aktivierender Metabolismus**. Beteiligte Strukturen sind Zellmembranen, Transporter und arzneistoffmetabolisierende Enzyme.

Je nach Applikationsort gibt es
- eine **kontinuierliche Invasion** (Kinetik 0. Ordnung), d. h., die Invasionsrate ist die gleiche wie bei intravenöser Infusion;
- eine **im Verlauf allmählich absinkende Invasion** (Normalfall, Kinetik 1. Ordnung), d. h., die Invasionsrate nimmt ab wie bei peroraler Verabreichung: Zuerst liegt eine hohe Arzneistoffkonzentration im Dünndarm vor, mit entsprechend hoher Absorptionsgeschwindigkeit, später verringert sich die Arzneistoffkonzentration mit entsprechend verlangsamter Absorptionsgeschwindigkeit, weil die Konzentrationsunterschiede geringer werden.

Liberation

Der erste Prozess nach Verabreichung eines Arzneimittels ist die **Freisetzung (Liberation)** des Arzneistoffes. Diese kann durch Arzneiformen mit kontrollierter Wirkstofffreigabe wie z. B. Retard- oder Depotpräparate **variiert werden.** Zusätzlich zur Liberation können auch die Absorption und die Verteilung in bestimmte Zielgewebe, z. B. in infizierte Zellen oder in Tumoren, beeinflusst werden (*drug targeting* via Antikörper oder pH-Wert, z. B. saure Antiphlogistika bei Entzündung).

Retardierte Arzneimittel (Retardpräparate, Retardarzneiformen, auch im Arzneimittelnamen als „long", „ZOK", „SR" = *sustained release*, „ER/XR" = *extended release*) verzögern die Abgabe eines Arzneistoffes, sodass die Wirkung über einen längeren Zeitraum anhält. Retardarzneiformen, deren verzögerte Wirkstofffreigabe durch einen Überzug oder ein osmotisches System (z. B. OROS, *osmotic-controlled release oral-delivery system*) sichergestellt wird, **dürfen nicht geteilt werden**, da sonst die gesamte Arzneistoffmenge freigesetzt wird *(dose dumping)*. Gleiches gilt für ältere **transdermale therapeutische Systeme** (TTS) wie Fentanyl-Reservoirpflaster (Durogesic®), die niemals durchgeschnitten werden dürfen.

Um unbeabsichtigtes *dose dumping* zu vermeiden, werden vermehrt Retardpräparate und TTS hergestellt, die – rein technisch betrachtet – auch geteilt werden könnten, wie z. B. Fentanyl-**Matrixpflaster** (Durogesic SMAT®). **ZOK** (z. B. Beloc ZOK®) steht für *zero order kinetics* und beschreibt eine gleichmäßige Abgabe des Arzneistoffes über die Zeit (Kinetik 0. Ordnung).

> **BEACHTE**
> Während normale Retardpräparate nur auf eine möglichst lange Liberationsphase ausgelegt sind, streben ZOK-Präparate neben einer möglichst gleichmäßigen Liberation auch eine möglichst konstante Plasmakonzentration an.

SL- (schnell/langsam) und **ID-Präparate (initial/Depot)** bieten eine 2-phasige Liberation: Nach initialer schneller Freisetzung mit rascher Aufsättigung erfolgt eine lange Freisetzungsphase. Insulinpräparate bestehen häufig aus einem verzögert wirksamen Insulin wie NPH-Insulin (S. 250) und einem schnell wirksamen Insulin wie Humaninsulin (z. B. Novolin® 70/30: 70 % NPH-Insulin + 30 % Insulin).

Multiple-Units-Pellet-Systeme (MUPS) zerfallen im sauren Magenmilieu in viele kleine Pellets, welche aufgrund ihrer geringen Größe selbst bei starken Pylorospasmen innerhalb kürzester Zeit den Magen verlassen und in den Darm gelangen. Dort lösen sich die Pellets auf und setzen den Wirkstoff frei. Da eine MUPS-Präparation langsam und schnell auflösende Pellets enthält, ist die Freisetzung gleichmäßig und lang anhaltend.

Schmelztabletten zerfallen bei Kontakt mit Speichel innerhalb weniger Sekunden. Sie eignen sich daher für Akutsituationen und Situationen, in denen die Einnahme des Arzneimittels sichergestellt werden soll (z. B. Risperidon-Schmelztabletten [Risperdal®] bei akuter Psychose oder Lorazepam-Schmelztabletten [Tavor Expidet®] bei Angstattacken).

Zerbeißkapseln wie nitrohaltige Kapseln werden im Mund zerkaut, sodass der Wirkstoff rasch bukkal oder sublingual aufgenommen wird.

Sondengängigkeit und Teilbarkeit von Arzneimitteln können in pharmazeutischen Datenbanken wie http://www.pharmatrix.de geprüft werden.

> **MERKE**
> Über die Liberation lassen sich Wirkeintritt und -dauer eines Arzneimittels regulieren.

Absorption

Die **Absorption** (syn.: Resorption, Aufnahme) ist definiert als die Passage der Wirksubstanz vom Ort der Applikation (Tab. 2.2) in das Blutplasma.

Nach **oraler Gabe** eines Arzneimittels kann dessen Absorption durch zahlreiche Faktoren limitiert sein, z. B. durch **seine Löslichkeit** (eingeschränkte Membranpermeabilität), **Influx-** und **Effluxtransporter** (bewirken Invasion in das bzw. Elimination aus dem Zielkompartiment via Transportproteine) sowie durch den **First-pass-Metabolismus** in der Leber:

Bei oraler enteraler Gabe werden nur minimale Mengen des Arzneistoffes im Mund oder Magen resorbiert, der überwiegende Teil wird im **Dünndarm** aufgenommen. Das venöse Blut aus dem Gastrointestinaltrakt (Ausnahmen: Mund und Rektum) wird komplett durch die **Pfortader** in die Leber geleitet, wo die aufgenommenen **Xenobiotika** (Fremdstoffe), zu denen auch die Arzneistoffe gehören, überwiegend metabolisiert werden. Etwa 65 % aller üblichen Arzneistoffe werden (zumindest anteilig) hepatisch

Tab. 2.2

Applikationswege und ihre Vor- und Nachteile

Applikationsweg	Vorteil	Nachteil
oral (p. o., peroral, enteral)	nichtinvasiv	nicht für alle Pharmaka geeignet (z. B. Peptide), First-pass-Effekt und andere Absorptionshindernisse im Gastrointestinaltrakt
nasal	nichtinvasive Möglichkeit, Peptide zu verabreichen (z. B. ADH, Insulin und andere Hormone)	schlecht dosierbar
rektal	nichtinvasive Möglichkeit, wenn eine orale Aufnahme nicht toleriert wird (z. B. Säuglinge, psychisch Kranke oder bei Übelkeit), kein First-pass-Effekt	schlecht dosier- und steuerbar
bukkal	nichtinvasiv, kein First-pass-Effekt, schnelle Resorption (z. B. im Notfall)	schlecht dosierbar
intramuskulär (i. m.)	Depoteffekt (z. B. für Impfungen oder Dauermedikation)	Muskelnekrosen, schlecht steuerbar, aus dem Depot nicht mehr entfernbar (lange HWZ)
subkutan (s. c.)	Depoteffekt (z. B. für Impfungen, Insulin)	Hämatombildung, lokale Unverträglichkeiten
intravenös (i. v.)	bestmögliche Steuerbarkeit	Verletzungs- und Infektionsgefahr, Akutreaktionen
inhalativ	gute Steuerbarkeit bei Gasnarkose	schlechte Steuerbarkeit bei Aerosolen oder Pulvern, Verschlucken des Wirkstoffs bei Sprays (z. B. Asthmasprays)
dermal, transdermal (TTS = transdermales therapeutisches System)	einfache Applikation, lokal wirksam (z. B. dermatologische Erkrankungen), systemisch wirksam mit Depoteffekt (z. B. Fentanylpflaster, postmenopausale Hormontherapie)	schlechte Resorption – daher muss die Gesamtmenge gegenüber oraler/i. v. Gabe stark erhöht werden, Wirkungseintritt erst nach lokaler Gewebesättigung, Allergien und Hautirritationen möglich, Beeinflussung der Liberation durch veränderte Durchblutung der Haut (z. B. bei Schwitzen oder Wärmflasche), Beschädigung des TTS oder Verletzung der Epidermis
in Nervenkompartimente (z. B. spinal, epidural, Plexusanästhesie)	Injektion direkt am Wirkort	schwierige Durchführung

eliminiert. Nach der ersten Leberpassage erreichen Xenobiotika den systemischen Kreislauf und werden nur noch im Rahmen des hepatischen Blutflusses (ca. 30 % des Herzzeitvolumens [HZV], z. B. 1,5–1,8 l/min hepatischer Blutfluss aus A. hepatica und V. portae bei insgesamt 5 l/min HZV) metabolisiert. Deshalb wird diese erste wichtige präsystemische Metabolisierung auch als **First-pass-Metabolismus** bezeichnet.

MERKE

- First-pass-Effekt: erste präsystemische Metabolisierung bei oraler Gabe.
- Durch parenterale Gabe (= nicht enteral) kann der First-pass-Metabolismus umgangen werden.
- Pharmakokinetische Arzneimittelinteraktionen oder pharmakogenetische Besonderheiten sind bei oraler Arzneimittelgabe stärker ausgeprägt als bei parenteraler Gabe.
- Der Magen ist kein Resorptionsorgan.

Der Anteil der Wirksubstanz im Plasma nach oraler Gabe entspricht der absoluten **oralen Bioverfügbarkeit F**, die sich als Quotient aus den Flächen unter der Plasmakonzentration-Zeit-Kurve (*area under the curve* = **AUC**, Integral der Plasmakonzentration über die Zeit = Korrelat für die Menge des Arzneistoffes im Körper) nach oraler bzw. intravenöser Gabe bei jeweils gleicher Dosis errechnet. Da man davon ausgeht, dass nach i. v. Gabe eines Arzneistoffes dessen maximale Bioverfügbarkeit erreicht wird, gibt der Quotient an, wie viel Arzneistoff durch einen anderen Applikationsweg **nicht absorbiert** bzw. – bei oraler Gabe – **durch First-pass-Metabolismus abgebaut** wird. Es gilt:

$$F_{abs,\,oral} = \frac{AUC_{oral}}{AUC_{i.v.}}$$

MERKE

Die AUC ist ein Korrelat für die Menge des Arzneistoffes im Körper. Ein ausgeprägter First-pass-Metabolismus in Darm und Leber (Pfortaderblut) senkt die orale Bioverfügbarkeit, sodass bei den meisten Medikamenten die empfohlene orale Dosierung höher ist als die parenterale.

Zwei Präparate (z. B. Original und Generikum) eines Arzneistoffes werden als **bioäquivalent** bezeichnet, wenn das eine Präparat eine Plasmakonzentration-Zeit-Kurve (S. 44) zeigt, deren Flächen unter der Kurve (**AUC**) liegen, und die Zeit bis zum Erreichen der maximalen Plasmakonzentration (t_{max}) und die maximale Plasmakonzentration (c_{max}) bei gleicher molarer Dosis im Bereich von **80–125 %** der entsprechenden **Werte des Vergleichspräparates liegt**. Ausgehend davon, dass bei ähnlicher Pharmakokinetik (Bioäquivalenz) auch eine identische Pharmakodynamik (= Wirkung) vorliegt, werden Generika zugelassen.
Bei Biologicals ist dieses Konzept aufgrund der unterschiedlichen Herstellungsprozesse und damit zusätzlich möglicher pharmakodynamischer Unterschiede nicht anwendbar, weshalb man hier von **Biosimilars** spricht.

Exkurs

Sonderfall Epileptiker
In einigen Situationen, z. B. bei antikonvulsiver Dauerprophylaxe, sind Schwankungen von –20 / + 25 % zwischen den definitionsgemäß „bioäquivalenten" Arzneimitteln nicht akzeptabel: Während üblicherweise die geringen Schwankungen in AUC, c_{max} und t_{max} nicht die Wirkung beeinflussen, ist bei Epileptikern ein Wirkungsverlust mit Wiederauftreten von Krämpfen beschrieben worden. Wenn der Patient erfolgreich eingestellt ist, sollte hier deshalb **kein Austausch** gegen ein anderes „bioäquivalentes" Präparat erfolgen. Aus diesem Grund werden bei Epileptikern ausnahmsweise auch Präparate erstattet, für die von der jeweiligen Krankenkasse kein Rabattvertrag ausgehandelt wurde. Inzwischen unterliegen zahlreiche Wirkstoffe nicht mehr der sog. „**Autidem**"-Regel.

2.2.4 Distribution (Verteilung, V, Schranken)

Key Point
pK_a-Wert und Verteilungsvolumen charakterisieren einige wichtige Verteilungseigenschaften von Arzneistoffen.

Die **Verteilung** (syn.: Distribution) ist definiert als ein reversibler Hin- und Rücktransfer der Wirksubstanz aus dem Plasma in verschiedene Organe und **Kompartimente** (= funktionell oder anatomisch getrennte Räume mit unterschiedlichen chemischen Milieus), z. B. durch

- Diffusion (v. a. relevant bei lipophilen Substanzen),
- passive (Kanäle),
- sekundär aktive (Symporter, Antiporter, häufig Na-abhängig = „SLC-Transporter") oder
- primär aktive Transportvorgänge (ATP-abhängige Pumpen = „ABC-Transporter").

Verteilungsprozesse bestimmen den Zusammenhang zwischen verabreichter initialer Dosis und zu erwartender Plasmakonzentration.
Der **Verteilungskoeffizient** (Abb. 2.4) ist der Quotient zwischen den Substanzkonzentrationen in der organischen (lipophilen) und wässrigen Phase eines Oktanol-Wasser-Gemischs, der damit **Lipophilie** und

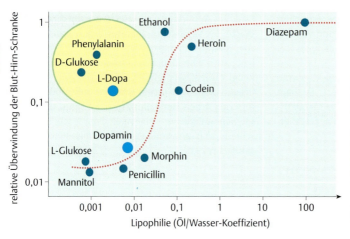

Abb. 2.4 Verteilungskoeffizient und Überwinden von biologischen Schranken. Der Verteilungskoeffizient, der die Lipidlöslichkeit von Substanzen charakterisiert, lässt eine ungefähre Korrelation zwischen Lipophilie und Eindringvermögen in fettreiche Kompartimente wie Fett, ZNS, Muskeln und Bindegewebe erkennen. Die im Kreis markierten Ausnahmen dringen trotz Hydrophilie z. B. gut ins ZNS ein, da sie über alternative aktive Transportwege die Blut-Hirn-Schranke penetrieren. Dies zeigt, dass der Verteilungskoeffizient als alleiniger Parameter nur unzureichend die Verteilung im Organismus vorhersagen kann.

Hydrophilie einer Substanz charakterisiert. Er ist eine physikochemische Größe und beschreibt die Verteilungseigenschaften, allerdings nicht für alle Arzneistoffe. Die Verteilungseigenschaften der meisten Arzneistoffe lassen sich präziser mit dem **Verteilungsvolumen V** (S. 35) beschreiben (**Abb. 2.7**), welches zusätzlich zu Membrandiffusionseigenschaften auch andere Substanzeigenschaften wie Transport via ABC/SLC-Transporter einbezieht.

Ionenfalle

Der Mechanismus der **Ionenfalle** ist für den diffusionsvermittelten Übertritt von schwachen Pharmakobasen und -säuren, zu denen die meisten Pharmaka zählen, in andere Kompartimente wichtig. Der **pK$_a$-Wert** (p = negativer dekadischer Logarithmus, K = Konzentration in mol, a = acid, dt. pK$_s$-Wert, s = Säure) eines sauren oder basischen Arzneistoffes gibt an, in welchen **pH-Bereichen** der Arzneistoff als geladenes Molekül (protoniert und damit ionisiert) vorliegt.
Es gilt für Pharmakosäuren:

$$\frac{[\text{nicht ionisiert}]}{[\text{ionisiert}]} = 10^{pK_a - pH}$$

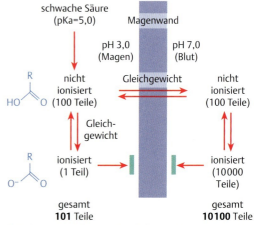

Abb. 2.5 Ionenfalle für schwache Pharmakosäuren und -basen im Magen. Eine schwache Säure mit einem pK$_a$-Wert von 5 liegt im Magen (hier pH 3) zu weiten Teilen nicht ionisiert und damit ungeladen vor. Der überwiegende Teil kann die Magenschleimhaut überwinden und ins Blutplasma gelangen (pH 7). Dort liegt das Gleichgewicht auf der Seite der nicht ionisierten Substanz, die nicht wieder zurückdiffundieren kann. Somit sammelt sich nach Einstellung beider Gleichgewichtsprozesse sehr viel nicht ionisierter Arzneistoff im Blut. Im Schema sind die endgültigen Gleichgewichte wiedergegeben. Ein Teil entspricht einem Molekül der Substanz. Üblicherweise werden Pharmaka jedoch erst im Dünndarm resorbiert.

und für Pharmakobasen:

$$\frac{[\text{nicht ionisiert}]}{[\text{ionisiert}]} = 10^{pH - pK_a}$$

Die **Ladung** behindert in der Regel Absorption und Transport durch biologische Membranen. Aufgrund der Fließgleichgewichte der Konzentration einer nicht ionisierten Substanz in den an die Membran angrenzenden beiden Kompartimenten sowie der ionisierten und nicht ionisierten Fraktionen bei spezifischen pH-Werten in einem Kompartiment kommt es so zum *ion trapping* (Ionenfalle): Es befindet sich ein großer Pool eines ionisierten Medikaments, das nicht membrangängig ist, in einem Kompartiment und kann nicht mehr durch die Membran hinaus diffundieren (**Abb. 2.5**).

Ion trapping spielt z. B. eine Rolle in der Pädiatrie bzw. in der Stillzeit. Neugeborene haben einen höheren Magen-pH als Erwachsene und resorbieren eine schwache Säure wesentlich besser. Stillende Frauen akkumulieren in der leicht sauren Muttermilch basische Substanzen (S. 662), z. B. β-Blocker oder Morphin.

> **MERKE**
> Polare Arzneistoffe können (wenn sie nicht Substrat von Influxtransportern sind) nur schlecht resorbiert und transportiert werden.

Schranken

Die Verteilung im Körper wird auch durch **Schranken** beeinflusst. Empfindliche Organe sind durch spezielle Gewebsschichten vom Blutkreislauf abgetrennt. Sie sollen ein Eindringen toxischer Substanzen minimieren. Die pharmakologisch wichtigsten Schranken sind Blut-Milch-, Blut-Harn-, Blut-Hirn-, Blut-Hoden- und Plazentaschranke (**Tab. 2.3**).

Die **Blut-Hirn-Schranke** (*blood-brain-barrier*, BBB), ein dichtes Netz von Endothelzellen und Gliazellen, die die Hirnkapillaren mit ihren *tight junctions* umgeben, schirmt das ZNS gegen hydrophile Substanzen ab. Diese Schranken können Nebenwirkungen am ZNS verhindern oder die Pharmakotherapie erschweren.

> **Praxistipp**
> Die Permeabilität einer Schranke kann sich verändern. So kann Penicillin zur Therapie einer Meningoenzephalitis eingesetzt werden, da die Blut-Hirn-Schranke unter pathologischen Bedingungen (z. B. bei Infektionen) wesentlich durchlässiger wird. Auch im Alter und bei neurodegenerativen Erkrankungen muss von einer durchlässigen Blut-Hirn-Schranke ausgegangen werden.

An diesen Gewebebarrieren sind zahlreiche aktive **Transporter** exprimiert. So wird die Aufnahme aus dem Darm, ins Zellinnere oder in Kompartimente v. a. durch die Familie der **SLC-Transporter** (*solute carriers*) realisiert, der Auswärtstransport (Efflux) aus Zellen heraus oder in das Lumen der Ausscheidungsorgane wie **Niere** oder **Leber** v. a. durch die Familie der **ABC-Transporter** (*ATP-binding cassette transporters*). Diese Transporter sind daher auch pharmakologisch relevante Zielstrukturen, die absichtlich oder als UAW beeinflusst werden und somit Aufnahme, Verteilung oder Ausscheidung von endogenen (z. B. Gallensäuren, Glukuronide) und exogenen (z. B. Arzneistoffe, Gifte) Substraten regulieren: Ihre Aktivität kann gehemmt (Inhibition) oder gesteigert (Induktion) werden. Ferner gibt es pharmakogenetische Besonderheiten: Einige Menschen verfügen über Gen-Polymorphismen, die eine Aktivitätsveränderung bedingen (**Tab. 2.4** und **Tab. 2.7**).

Verteilungsvolumen

Das absolute **Verteilungsvolumen V** [l], auch als relatives Verteilungsvolumen [l/kg] darstellbar, ist ein Proportionalitätsfaktor zwischen der im Organismus vorhandenen Menge eines Arzneistoffs (z. B. applizierte Dosis D [g]) und der Plasmakonzentration (z. B. die früheste messbare Plasmakonzentration C_0 [g/l]. Es gilt:

$$V[l] = \frac{\text{Dosis [g]}}{\text{Plasmakonzentration [g/l]}} = \frac{D}{C_0}$$

Durch Umformung erhält man

$$C_0 = \frac{D}{V}$$

und

$$C_0 \cdot V = D$$

Die dritte Umformung kann genutzt werden, um bei bekanntem V und gewünschter Anfangskonzentration C_0 die zur Aufsättigung benötigte Dosis zu berechnen.

Tab. 2.3

Schranken zwischen zwei Kompartimenten

Schranke	permeabel für	Bedeutung
Blut-Hirn-Schranke bzw. Blut-Liquor-Schranke	MW < 60–600 Da	– Schutz des Gehirns – Hindernis für polare Arzneistoffe
Blut-Hoden-Schranke		– Schutz vor mutagenen Xenobiotika (Fremdstoffen) – erschwerte zytostatische Therapie von Hodentumoren
Plazentaschranke	MW < 1000 Da	– nur unzureichender Schutz des Fetus vor den meisten üblichen Arzneistoffen
Blut-Milch-Schranke	basische oder lipophile Substanzen, Substanzen mit geringer Plasmaproteinbindung	– Anreicherung von Arzneistoffen in der Muttermilch (S. 661)
Blut-Harn-Schranke	basische Substanzen (bei normalem Urin-pH von ca. 6)	– forcierte Ausscheidung durch Ansäuern oder Alkalisieren des Urins

Tab. 2.4

Einige klinisch relevante Transporter mit ausgewählten Inhibitoren, Induktoren sowie pharmakogenetischen Besonderheiten

Name(n)	Substratspektrum (Auswahl)	Inhibitoren/Induktoren	Genetik
SLC21-Familie organic anion-transporting polypeptide (SLCO-Familie, OATP-Familie)	endogene und exogene organische Ionen, z. B. Gallensäuren, T_3/T_4, Pravastatin	Aufnahme des Pilzgiftes Amanitin in Leberzellen via SLC21A8 (= OATP1B3) kann durch Penicillin oder Mariendistel gehemmt werden.	Rhabdomyolyse nach Statingabe bei Polymorphismus von SLC21A6 (= OATP1B1)
SLC22-Familie organic anion/cation transporter (OAT/OCT-Familie)	endogene und exogene organische Ionen, z. B. Penicillin, Verapamil, Harnsäure, COX-Hemmer	Ausscheidung von Methotrexat via SLC22A6 (= OAT-1) kann durch COX-Hemmer herabgesetzt werden.	Polymorphismen von SLC22A12 (= hURAT 1) sind assoziiert mit Gicht und Veränderung der Pharmakokinetik einiger Arzneistoffe.
ABCB1 multiple drug resistance protein 1 (MDR1, P-Glykoprotein [P-gp])	zahlreiche exogene Substrate (S. 653)	siehe **Tab. 2.7**	Polymorphismen können zum Wirkverlust von Immunmodulatoren wie Tacrolimus führen.
ABCC1 multidrug resistance-associated protein 1 (MRP1)	endogene und exogene Substrate, z. B. Steroide oder Chemotherapeutika	Delavirdin (Inhibitor)	Polymorphismen sind mit veränderter Pharmakokinetik von Chemotherapeutika und Montelukast assoziiert.
ABCC2 multidrug resistance-associated protein 2 (MRP2)			
ABCG2 breast cancer resistance protein 1 (BCRP1)		Etravirin (Induktor und Inhibitor), Delavirdin (Inhibitor)	Polymorphismen sind mit Brustkrebs und veränderter Pharmakokinetik von Chemotherapeutika assoziiert.

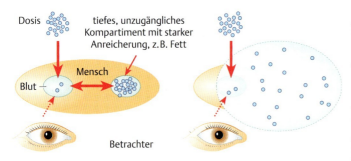

Abb. 2.6 Apparentes Verteilungsvolumen. Ein Arzneistoff mit einem hohen Verteilungsvolumen reichert sich in einem peripheren Kompartiment (z. B. Fett) in hoher Konzentration an. Daher findet sich im Blutplasma nur eine viel geringere Konzentration, als bei einer gleichmäßigen Verteilung der gegebenen Dosis auf die Gesamtplasmamenge zu erwarten wäre. Für den Betrachter ist aber nur das Blutkompartiment einsehbar und messbar (linker Abbildungsteil). Stellt man sich nun vor, welche Plasmamenge nötig wäre, um die gegebene Dosis so zu verdünnen, dass man genau die *gemessene Konzentration* erhielte (rechter Abbildungsteil), ergibt sich ein virtueller Raum, der als Verteilungsvolumen bezeichnet wird und sogar größer sein kann als alle anatomisch-physiologischen Volumina des Menschen.

Sammelt sich ein Pharmakon in einem Kompartiment an, so wird das berechnete Verteilungsvolumen größer als die real vorhandenen ca. 3–4 l Plasma. Man spricht daher vom **apparenten (scheinbaren) Verteilungsvolumen** (**Abb. 2.6**, **Tab. 2.5**).

Das initiale Verteilungsvolumen und das Verteilungsvolumen im Fließgleichgewicht (S. 47) können sich unterscheiden, wenn ein Medikament sich vor allem in tiefe Kompartimente, wie Fettgewebe, verteilt.

Tab. 2.5

Beispiele für absolute, apparente Verteilungsvolumina (V)

Substanz	V (für einen 70 kg schweren Menschen)	Interpretation
Heparin (S. 161)	4,2 l	nur im Gefäßsystem
Warfarin (S. 167)	8 l	überwiegend intravasale Anreicherung; hohe Plasmaproteinbindung
Theophyllin (S. 183), **Ethanol**	40 l	Verteilung im gesamten Körperwasser
Chloroquin (S. 625)	15 000 l	Anreicherung im Fettgewebe

MERKE

Das Verteilungsvolumen V ist ein Maß dafür, ob sich ein Arzneistoff nur im Plasma befindet, oder sich im Gewebe anreichert. Ein hohes Verteilungsvolumen zeigt meist an, dass die Substanz im Körper akkumuliert und schlecht steuerbar ist! Die erste Dosis (Aufsättigungsdosis) ist von V abhängig.

Plasmaproteinbindung (PPB). Arzneistoffe werden an **Plasmaproteine** gebunden und mit ihnen im Blut transportiert. Pharmakobasen binden meist an α_1-saures Glykoprotein, Pharmakosäuren an Albumin. An Transport- oder Speicherproteine gebundene Arzneistoffe nehmen weder an der Elimination teil, noch können sie einen pharmakodynamischen Effekt verursachen (**Abb. 2.7**, **Tab. 2.5** und **Tab. 2.6**). Im Laufe des Lebens ändern sich Wasser- und Fettanteil des Körpers und somit die PPB. Dies ist relevant für die Pädiatrie und Geriatrie (S. 664) sowie bei einigen Krankheitszuständen wie z. B. bei Urämie, bei der die Proteinbindungskapazität vermindert ist.

MERKE

An Plasmaproteine gebundene Arzneistoffe sind pharmakodynamisch inaktiv und können erst eliminiert werden, wenn sie sich aus der Bindung gelöst haben und frei zirkulieren.

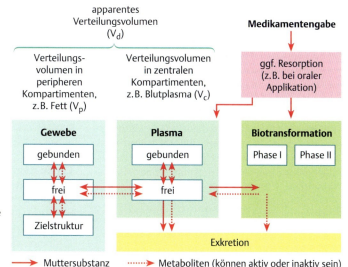

Abb. 2.7 Verteilung und Kompartimente. Arzneistoffe halten sich nach der Resorption in mehreren Kompartimenten auf, in denen sie auch jeweils an Zielstrukturen oder andere Strukturen (z. B. Plasmaproteine) binden. Gleichzeitig finden Eliminations- und Umverteilungsvorgänge des freien, nicht gebundenen Anteils statt. Gleiches gilt für die Metaboliten von Arzneistoffen.

Tab. 2.6

Einfluss des Löslichkeitsverhaltens auf die Verteilung

	stark lipophil	amphiphil	stark hydrophil
Verteilungskoeffizient	>>1	ca. 1	<<1
Resorption aus dem Gastrointestinaltrakt	+++ (in Gegenwart von Gallensäuren)	+++	+
Plasmaproteinbindung	+++	+	+ +++ für einige polare Arzneistoffe wie Penicillin, ASS oder Sulfonamide
Penetration durch Schranken (z. B. Liquor- oder ZNS-Gängigkeit, intrazelluläre Aufnahme)	+++	++	∅
renale Exkretion	+	++	+++
(hepatischer) Metabolismus	+++	+	∅
enterohepatischer Kreislauf	+++	+	∅

∅, +, ++, +++: nicht, wenig, mittel, stark; >>, <<: deutlich (mehrere Größenordnungen) größer bzw. kleiner als

2.2.5 Elimination: Metabolismus und Exkretion

Die Elimination ist pharmakologisch definiert als der irreversible **Verlust der Wirksubstanz aus dem Plasma**.
Beteiligte Prozesse sind
- die – meist renale – **Exkretion** (= Ausscheidung der Wirksubstanz) und
- der – meist hepatische – **Metabolismus** (= Verstoffwechslung).

Beteiligte Strukturen im Körper sind
- renale Filtration,
- Transporter,
- arzneistoffmetabolisierende Enzyme.

Eliminationsprozesse folgen i. d. R. einer **Kinetik 1. Ordnung**, d. h., die **Eliminationsrate E** hängt von der Restkonzentration ab. Sie ist damit proportional zur Menge des Arzneistoffs im Körper. Es gilt:

$$\text{Menge des Arzneistoffs im Körper [g]} \cdot k_e \text{ [1/h]} = E \text{ [g/h]}$$

(k_e: Eliminationskonstante, E: Eliminationsrate)
Die Halbwertszeit (HWZ, $t_{½}$) ist für Kinetiken 1. Ordnung eine **dosisunabhängige Größe**, die angibt, wann die Plasmakonzentration einer Substanz auf die Hälfte der Plasmakonzentration zum Ausgangszeitpunkt gesunken ist (**Abb. 2.11**).
Die **Clearance Cl** ist ein Maß dafür, wie viel Blutplasma pro Zeiteinheit von einer Substanz befreit wird. Sie ist ein Proportionalitätsfaktor zwischen der Eliminationsrate eines Arzneistoffs und seiner Plasmakonzentration. Es gilt:

$$Cl \text{ [l/h bzw. ml/min]} = \frac{\text{Eliminationsrate E [g/min]}}{\text{Plasmakonzentration C [g/l]}}$$

Clearance Cl, Eliminationskonstante k_e und Halbwertszeit HWZ lassen sich ineinander umrechnen:

$$k_e = \frac{\ln(2)}{HWZ} = \frac{Cl}{V}$$

Diese Größen können nur bei einer Eliminationskinetik **1. Ordnung** (Normalfall) sinnvoll angewendet werden. Die Plasmakonzentration zu einem beliebigen Zeitpunkt t nach intravenöser Einmalgabe eines Pharmakons errechnet sich somit aus:

$$C(t) = \frac{D}{V} \cdot \left(\frac{1}{2}\right)^{\frac{t}{HWZ}} = \frac{D}{V} \cdot e^{-k_e \cdot t}$$

Die Eliminationsrate ist bei einer Eliminationskinetik 0. Ordnung die beste Beschreibung der Kinetik (vgl. **Abb. 2.12**).

> **MERKE**
>
> Clearance Cl, Eliminationskonstante k_e und Halbwertszeit HWZ lassen sich ineinander umrechnen und beschreiben das Gleiche: wie schnell eine Substanz aus dem Blutplasma entfernt wird.

Die **Gesamtkörper-Clearance** eines Arzneistoffs, nach oraler Gabe modifiziert um die Bioverfügbarkeit F (S. 33), lässt sich errechnen aus:

$$Cl \text{ [l/h bzw. ml/min]} = \frac{F \cdot \text{Dosis [g]}}{AUC}$$

Die Elimination durch den hepatischen Metabolismus erfolgt durch Phase-I- und -II-Enzyme (S. 653). Viele dieser Enzyme können durch Pharmaka **inhibiert** oder via Agonismus an intranukleären Rezeptoren wie dem Pregnane-X-Rezeptor (PXR) oder dem Aryl-Hydrocarbon-Rezeptor (AHR) **induziert** werden, oder sie liegen als polymorphe Genprodukte vor, die sich in ihrer Aktivität (S. 653) unterscheiden. Für eine **individualisierte Pharmakotherapie** müssen daher auch Komedikation und Genotyp sowie die Leistungsfähigkeit von Leber und/oder Niere (S. 656) beachtet werden.

Eliminationsfraktionen

Die **Gesamt-Clearance** eines Xenobiotikums ergibt sich aus der renalen und der nicht renalen (i. d. R. hepatischen) Clearance. Sie umfasst Metabolismus (hepatisch oder intestinal oder anderer), die renale Clearance, die biliäre Clearance, die pulmonale Clearance und andere Ausscheidungswege (Atem, Speichel, Schweiß, Sperma etc.). Nieren und Leber sind i. d. R. die wichtigsten Eliminationsorgane, daher gilt:

$$Cl_{gesamt} = Cl_{renal} + Cl_{hepatisch}$$

Q_0 ist definiert als die **extrarenal eliminierte Fraktion**:

$$Q_0 = Cl_{hepatisch}/Cl_{gesamt}$$

Der Q_0-Wert macht also eine Aussage darüber, wie sich die Elimination eines Medikaments auf Leber oder Niere verteilt.
Überwiegend renale Elimination ($Q_0 \approx 0$). Hydrophile **Pharmaka** werden rein renal eliminiert. Die Leberfunktion spielt für sie keine Rolle. Verschlechtert sich

die Nierenfunktion, fällt die Elimination des renalen Anteils proportional zur Kreatinin-Clearance ab. Beispiele sind:
- Gentamicin ($Q_0 = 0{,}02$, nur 2 % extrarenal)
- Hydrochlorothiazid ($Q_0 = 0{,}05$, nur 5 % extrarenal)
- Penicillin G ($Q_0 = 0{,}08$, nur 8 % extrarenal)

Die renale Clearance kann durch die Kreatinin-Clearance abgeschätzt werden: Die Clearance hydrophiler Pharmaka ist proportional zur Kreatinin-Clearance.

Überwiegend extrarenale Elimination ($Q_0 \approx 1$). Xenobiotika dieses Typs werden nur extrarenal eliminiert. Sie werden in der Regel über die Leber verstoffwechselt und ihr Abbau ist daher von einer guten Leberfunktion abhängig. Beispiele sind:
- Phenprocoumon ($Q_0 = 1{,}0$)
- Irbesartan ($Q_0 = 1{,}0$)

Gemischte renale und extrarenale Elimination ($0 < Q_0 < 1$). Hier spielen beide Eliminationswege eine Rolle wie bei
- Felodipin ($Q_0 = 0{,}65$)
- Teicoplanin ($Q_0 = 0{,}47$)

> **MERKE**
>
> Die Gesamt-Clearance (Elimination) setzt sich aus der Exkretion (überwiegend renal) und der Metabolisierung (überwiegend hepatisch) zusammen. Der Q_0-Wert gibt an, über welchen Weg das Pharmakon eliminiert wird, und ist u. a. Grundlage für die Dosisanpassung bei Niereninsuffizienz.

Metabolismus

Lipophile Substanzen können im Gegensatz zu hydrophilen Substanzen nicht direkt renal ausgeschieden werden, sondern müssen zuerst in eine hydrophilere Form überführt werden. Die daran beteiligten Enzyme sind vor allem in der **Leber** und im **Darm** lokalisiert. Zuerst können die Fremdstoffe durch Einfügen einer funktionellen Gruppe (z. B. –OH) so verändert werden, dass sie leichter ausgeschieden werden (**Phase I**). Danach (oder stattdessen) können sie mit Verbindungen wie Glukuronsäure, Acetat oder N-Acetylcystein zu Glukuroniden, Mercaptursäuren etc. konjugiert werden (**Phase II**, **Abb. 2.8**), was ebenfalls die renale Exkretion vereinfacht.

Aufgrund ihres Substratspektrums, ihrer Induzierbarkeit und häufiger Polymorphismen stellen die Enzyme des **Cytochrom-P450-Systems (CYP)** besonders wichtige **Phase-I-Enzyme** (S. 653) dar. Ein und dieselbe Substanz kann gleichzeitig Substrat, Induktor und Inhibitor eines Enzyms sein. Üblicherweise überwiegt jedoch entweder Inhibition oder Induktion.

Exkurs

Wichtige evolutionäre Selektionsfaktoren für das ausgefeilte „Verteidigungssystem" des heutigen Menschen, das aus Transportern (**Tab. 2.4**) und arzneistoffmetabolisierenden Enzymen besteht, waren Fraßgifte aus Pflanzen, Tieren und Pilzen (**Abb. 2.9**).

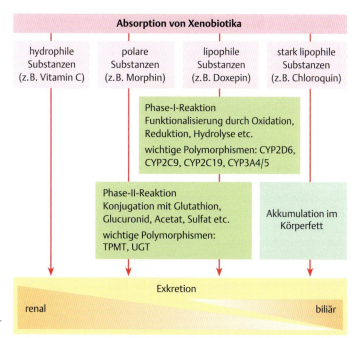

Abb. 2.8 Stoffwechsel der Xenobiotika (Fremdstoffe). Xenobiotika werden je nach ihrer Löslichkeit erst für eine Ausscheidung metabolisiert. Ziel ist die Erhöhung der Hydrophilie für die renale Ausscheidung. Die biliäre Ausscheidung spielt nur eine untergeordnete Rolle.

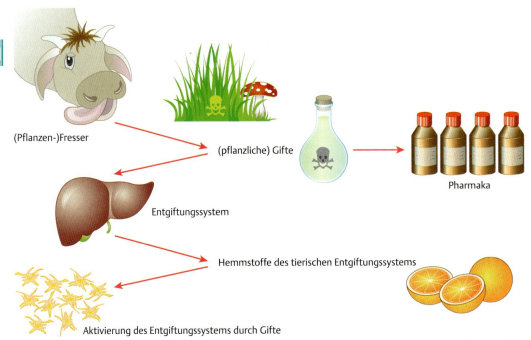

Abb. 2.9 Sekundäre Metaboliten dienen Pflanzen, Tieren und Pilzen als Fraßgifte gegen höhere Tiere. Diese Substanzen haben eine pharmakologisch-toxikologische Wirkung. So soll Morphin beispielsweise den Fressfeind desorientieren und zum Erbrechen zwingen und so vom weiteren Konsum des Schlafmohns abhalten. Viele dieser „Toxine" werden heute therapeutisch eingesetzt – wie z. B. Morphin gegen Schmerzen. Die Fressfeinde waren nun dem Selektionsdruck ausgesetzt, diese Toxine zu entgiften. Insbesondere die Leber, in der bereits diverse Stoffwechselvorgänge „ansässig" waren, wurde so zu einem leistungsfähigen Entgiftungsorgan umgestaltet. Die Beute reagierte nun ihrerseits mit Giften, die die entgiftenden Enzyme hemmen konnten (Inhibitoren). Die Jäger reagierten wiederum mit der Entwicklung von Rezeptoren, die Gifte und generell Fremdstoffe im Körper erkennen und dann die Entgiftungsmaschinerie vermehrt synthetisieren lassen (Induktoren).
Das vorher Beschriebene ist natürlich eine „Lüge für Kinder" – „... das sind vereinfachte Erklärungsmuster, die das Denken in die richtigen Bahnen lenken sollen. Eine Lüge für Kinder ist zum Beispiel, dass ein Regenbogen so aussieht, wie er aussieht, weil das Sonnenlicht durch Regentropfen in seine Spektralfarben zerlegt wird. Das erklärt aber nicht die Form [...] oder den Ort [...]. Man erzählt uns fast nur Lügen [...], aber nicht (immer) aus Böswilligkeit, sondern weil wir erst die Lügen kennen müssen, um die Wahrheit verstehen zu können. [...] Studenten kommen von der Schule im festen Glauben, dass sie nahezu alles wissen, und Jahre später gehen sie mit der Gewißheit ab, praktisch nichts zu wissen." (Pratchett 2000, Die Gelehrten der Scheibenwelt)

Unter den **Phase-II-Enzymen** sind vor allem die **UDP-Glucuronyl-Transferasen (UGT)** wie UGT2B7 von Bedeutung (**Tab. 2.7**).
Prodrugs. Das Entgiftungssystem dient aber nicht nur der Vorbereitung zur Ausscheidung von Xenobiotika. Manche Wirkstoffe werden durch den Lebermetabolismus erst **aktiviert (Prodrug)**: So wird z. B. Enalapril zum wirksamen Enalaprilat oder Parathion zum toxischen Paraoxon gegiftet (**Aktivierung**, Giftung) (**Tab. 2.8**). Prodrugs können den Vorteil eines besseren *drug targeting* bieten: Periphere DOPA-Decarboxylase-Inhibitoren verhindern die Umwandlung von L-DOPA in Dopamin in der Peripherie, sodass L-Dopa (S. 503) vermehrt im Gehirn anfluten und umgewandelt werden kann. So vermindern sich die Nebenwirkungen von Dopamin im übrigen Körper.
Eigenschaften der Metaboliten. Die PK/PD-Eigenschaften der Metaboliten eines Arzneimittels können sich von der Ausgangssubstanz stark unterscheiden (**Tab. 2.9**). Falls möglich, sollten daher immer Arzneimittel gewählt werden, die keine toxikologisch aktiven Metaboliten haben.

> **MERKE**
> - Metabolisierung eines Arzneistoffes bedeutet entweder Wirkverlust (Entgiftung) oder Wirkverstärkung (Giftung).
> - Metaboliten können andere PK/PD-, therapeutische und toxische Eigenschaften wie die Muttersubstanz besitzen.

Renale Exkretion
Hydrophile Substanzen werden direkt renal eliminiert. Die renale Clearance wird dabei durch 3 Prozesse bestimmt (**Tab. 2.10**):
- glomeruläre Filtration des Primärharns
- passive Rückresorption aus dem Primärharn
- aktive Sekretion oder Rückresorption

Die **passive Rückresorption** kann durch Alkalisieren (Gabe von schwachen Basen wie Kaliumzitrat oder

Tab. 2.7

Cytochrom-P450 und weitere pharmakokinetisch relevante Enzyme – eine Auswahl von Substraten, Induktoren, Inhibitoren und pharmakogenetischen Besonderheiten

Enzym/Transporter[1]	Substrate[2]	Induktoren[2] beschleunigte Substrat-Clearance = Abnahme der Wirkung[5]	Inhibitoren[2] verlangsamte Substrat-Clearance = Zunahme der Wirkung[5]	Pharmakogenetik[3] (Beispiel und Häufigkeiten)
CYP1A2	– Clozapin – Theophyllin, Koffein – Tizanidin	– (Tabak-)Rauch – gegrillte oder gebackene Nahrungsmittel	– Fluvoxamin – Ciprofloxacin	
CYP2C9	– Warfarin/Phenprocoumon – Losartan – Tolbutamid – Diclofenac	– Rifampicin – Carbamazepin	– Fluoxetin – Fluconazol – Sulfamethoxazol	– schnellere initiale Einstellung auf Warfarin, wenn CYP2C9-Genotyp bekannt ist – PM 2–3 %
CYP2C19	v. a. PPI und Antidepressiva – Omeprazol – Escitalopram – Cyclophosphamid – Clopidogrel*	– Rifampicin – Barbiturate	v. a. SSRI – Fluvoxamin – Cimetidin – Voriconazol	– Wirkungsverlust von Clopidogrel bei PM – PM 3–9 %
CYP2D6	v. a. SSRI-Neuropharmaka – Metoprolol – Flecainid – Amitriptylin, Fluoxetin – MDMA (Ecstasy) – Ondansetron – Haloperidol, Risperidon – Tramadol*, Codein*	nicht induzierbar v. a. SSRI (Autoinhibition) und Ritonavir alle SSRI (außer Citalopram)	– Bupropion, Duloxetin – Ritonavir – Cimetidin – Melperon – Amiodaron	– um den Faktor 1000 unterschiedliche Umsetzungsgeschwindigkeiten (PM bis UM) – PM: 7–9 %, UM: 1–3 % (Kaukasier)
CYP3A4, CYP3A5 und ABCB1 (P-gp)[4]	v. a. Calcineurin-Inhibitoren, Glukokortikoide, Antiinfektiva, Statine und Calcium-Kanal-Blocker – Ciclosporin – Clarithromycin, Saquinavir – Statine (wenig Pravastatin, nicht Fluvastatin) – Tacrolimus – Astemizol – Ethinylestradiol („Pille") – Midazolam – Nifedipin	v. a. Antikonvulsiva – Rifampicin – Carbamazepin – Barbiturate – Hyperforin (in Johanniskraut) – Modafinil	v. a. Azol-Antimykotika, Proteaseinhibitoren, Makrolide und bestimmte Nahrungsmittel – Boceprevir – Ketoconazol – Cimetidin – Verapamil – Ritonavir – Clarithromycin – Grapefruit, Bitterorangen	
UGT1A1	– Irinotecan – Ethinylestradiol	– Phenobarbital	– Ketoconazol	PM 10 %
UGT2B7	– Lamotrigin – Benzodiazepine – Opioide	– Phenobarbital – Rifampicin	– Valproinsäure	–
unspezifische Esterasen	– Succinylcholin – Mivacuronium – Lokalanästhetika vom Ester-Typ (z. B. Tetracain) – Enalapril*	–	–	PM < 0,1 %
TPMT	– Azathioprin – Mercaptopurin	–	–	PM 0,3–0,5 %
NAT-1/2	– Isoniazid	–	–	PM 60 %

[1] Abkürzungen: CYP = Cytochrom-P450-Isoenzym, NAT = N-Acetyl-Transferase, P-gp = P-Glykoprotein (ABCB1-Transporter), TPMT = Thiopurin-S-Methyltransferase, UGT = UDP-Glucuronosyl-Transferase
[2] Soweit möglich, wurden bei CYP2C19, -2D6 und -3A4 Arzneistoffe vereinfachend zu Gruppen zusammengefasst; Abkürzungen: PPI = Protonenpumpeninhibitoren, SSRI = selektive Serotonin-Reuptake-Inhibitoren.
[3] Abkürzungen: EM = Extensive (oder Normal-) Metabolizer, PM = Poor Metabolizer, UM = Ultra-rapid Metabolizer
[4] ABCB1 (P-gp) hat ähnliche Substrate und Inhibitoren und die gleichen Induktoren wie CYP3A4/5.
[5] „Zunahme/Abnahme der Wirkung" gilt nicht bei Prodrugs (Codein, Clopidogrel), hier tritt der entgegengesetzte Effekt ein, da keine aktiven Metaboliten gebildet werden können. Weiterführende Informationen: http://medicine.iupui.edu/clinpharm/ddis/. Für konkrete Fragestellungen müssen die juristisch verbindlichen Fachinformationen oder Arzneimittelinteraktionsdienste verwendet werden.
* Prodrug

Tab. 2.8

Beispiele für Prodrugs, die durch metabolisierende Enzyme erst aktiviert werden

Muttersubstanz	Enzym	aktiver Metabolit
Tramadol	CYP2D6 (S. 653)	O-Desmethyl-Tramadol
Codein	CYP2D6 (S. 653)	Morphin
Enalapril	Esterase (S. 114)	Enalaprilat
Prednison	11β-Hydroxysteroid-Dehydrogenase (S. 526)	Prednisolon
L-DOPA	DOPA-Decarboxylase (S. 503)	Dopamin
Valaciclovir	Esterase (S. 634)	Aciclovir

Tab. 2.9

Pharmakokinetik und -dynamik von Arzneistoffmetaboliten

Muttersubstanz	Q_0*	HWZ	aktiver Metabolit	Q_0	HWZ	Erklärung
Diazepam	1,0	30 h	Desmethyldiazepam	1,0	50 h	Diazepam wird zu Desmethyldiazepam demethyliert. Dieser aktive Metabolit hat eine wesentlich **längere HWZ**.
Methylphenidat	0,95	1 h	Ritalinsäure	0,1	7 h	Die Muttersubstanz wird fast vollständig **hepatisch** (95 %) eliminiert und hat eine kurze HWZ. Dagegen muss wegen des toxischen Metaboliten eine gute Nierenfunktion sichergestellt werden, da dieser zu 90 % **renal** eliminiert wird.

*Q_0 = extrarenale Dosisfraktion (S. 38)

Tab. 2.10

Renale Exkretion

Prozess	Arzneistoffe	Mechanismus	Veränderung durch
glomeruläre Filtration des Primärharns	alle hydrophilen Arzneistoffe bis ca. 50 kDa	Filtration	Nephritis, Alter
passive Rückresorption aus dem Primärharn	bei Urin-pH ungeladene Pharmakosäuren und -basen	Diffusion	Urin-pH, d. h. ion trapping (S. 34)
aktive Sekretion ins Tubuluslumen	ABC- bzw. SLC-Transporter-Substrate (**Tab. 2.4**)	Transporter	Sättigung und Konkurrenz

Natriumhydrogencarbonat) oder Ansäuern (Gabe von schwachen Säuren wie Ammoniumchlorid) beeinflusst werden. Dabei treten in Abhängigkeit vom pH folgende Veränderungen der Clearance auf:
- **Alkalisierung** beschleunigt die Elimination von sauren Substanzen wie Salicylsäure, Phenobarbital, Penicillin, Probenecid.
- **Ansäuerung** beschleunigt die Elimination von basischen Substanzen wie Amphetamin, Nikotin, Imipramin.

Je nach pK_a-Wert der Substanz ändert sich bei bestimmten pH-Werten des Urins die Ladung und damit die **Fähigkeit zur tubulären Rückresorption**, sog. ion trapping (S. 34).

Niereninsuffizienz

Die renale Clearance kann gut über die **glomeruläre Filtrationsrate** (GFR, normal ca. 90–130 ml/min/ 1,73 m² KOF) erfasst werden. Diese wiederum kann durch geeignete Formeln wie die Cockroft-Gault, MDRD (*modification of diet in renal disease*) oder CDK-EPI (*chronic kidney disease epidemiology collaboration*) abgeschätzt werden (eGFR, *estimated GFR*, **Tab. 2.11**).

Voraussetzung für die eGFR-Abschätzung ist eine konstante endogene Kreatininproduktion. **Im Alter** nimmt die **Kreatininproduktion** jedoch aufgrund der schwindenden Muskelmasse ab. Ein 20-jähriger Patient mit einem Serumkreatinin von 1,5 mg/dl gilt mit einer eGFR von 63 ml/min noch als (pharmakologisch) voll belastbar. Ein 80-jähriger Patient mit der gleichen Kreatininplasmakonzentration wäre dagegen mit einer eGFR von 48 ml/min bereits mittelschwer niereninsuffizient (**kreatininblinder Bereich**) (**Tab. 2.12**).

Im Zweifel kann die Nierenfunktion bei unauffälligem Kreatininwert mit einer **Cystatin-C-Bestimmung** besser beurteilt werden. Cystatin C ist ein Cystein-Proteasen-Inhibitor, der – im Gegensatz zu Kreatinin – von fast allen Körperzellen produziert

Tab. 2.11

Abschätzung der GFR durch Formeln

Name	Formel
Cockroft-Gault-Formel	$\text{eGFR} = \dfrac{(140 - \text{Alter [a]}) \cdot \text{Gewicht [kg]}}{\text{Kreatinin [mg/dl]} \cdot 72} \cdot (0{,}85 \text{ bei Frauen})$
MDRD-Formel (4-Parameter-Version)	$\text{eGFR} = 186 \cdot \text{Kreatinin [mg/dl]}^{-1{,}154} \cdot \text{Alter [a]}^{-0{,}203} \cdot (0{,}742 \text{ bei Frauen})$

Umrechnung der Einheiten: 1 mg/dl Kreatinin = 88,4 µmol/l.

Tab. 2.12

Abschätzung der Nierenfunktion (Cl_{Krea} [ml/min]) in Abhängigkeit von Kreatinin und Alter

Serumkreatinin (mg/dl)	Alter/Nierenfunktion*:				
	20 Jahre	40 Jahre	60 Jahre	70 Jahre	80 Jahre
1,0	101	88	81	79	76
1,5	63	55	51	49	48
2,0	46	40	36	35	34
2,5	35	31	28	27	27
3,0	**28**	**25**	**23**	**22**	**21**

*kursiv = Nierenfunktion mittelstark eingeschränkt; fett = starke Niereninsuffizienz

wird. Die Ausscheidung beruht hier ausschließlich auf der glomerulären Filtration.

> **MERKE**
> Ab dem 6. Lebensjahrzehnt nimmt die GFR stark ab. Die Dosis von Medikamenten ist entsprechend ihrer renalen Clearance (Q_0-Wert!) anzupassen.

Biliäre Exkretion und enterohepatischer Kreislauf

Lipophile Xenobiotika werden mit der in der Leber produzierten Galle ausgeschieden und können erneut resorbiert werden. Das gastrointestinale Mikrobiom deglukuronidiert über UGT verstoffwechselte Pharmaka (z. B. Estrogene), sodass diese wieder erneut resorbiert werden können (**enterohepatischer Kreislauf**). Dieser Kreislauf kann z. B. bei Diarrhö oder durch resorptionshemmende Pharmaka wie Colestyramin unterbrochen werden, wodurch sich die Wirkung von Arzneistoffen abschwächt.

 Praxistipp
Estrogene werden zum großen Teil im enterohepatischen Kreislauf wieder aufgenommen. So vermindern Durchfallerkrankungen den empfängnisverhütenden Schutz von Estrogen-Gestagen-Kombipräparaten. Anwenderinnen müssen darauf hingewiesen werden.

SLC- und ABC-Transporter wie v. a. der ABCB1-Transporter (= MDR1, P-Glykoprotein), leiten in der Leber aufgenommene Xenobiotika in die intrahepatischen Gallenkanäle weiter (**Tab. 2.7**). Der ABCB1-Transporter ist **induzierbar** und hat **nur exogene Substrate**. Er ist daher ein wirkungsvolles Verteidigungssystem gegen Xenobiotika und bereitet insbesondere bei der gleichzeitigen Verordnung mehrerer Medikamente (Polypharmazie) Probleme.

Leberinsuffizienz

Eine Leberinsuffizienz ist nur bedingt berechenbar, denn erst ab einer **Reduktion** der funktionellen Leberzellmasse auf **30–40 %** der Normalmasse sind Funktionseinschränkungen zu erwarten. Eine ungefähre Abschätzung erlaubt die Child-Pugh-Klassifikation. Bis einschließlich **Child A** ist mit keinem pharmakologisch relevanten Funktionsverlust zu rechnen. Letztendlich entscheidend sind das klinische Bild und eine **Kontrolle der Plasmakonzentrationen** (S. 658) von überwiegend hepatisch eliminierten Medikamenten (therapeutic drug monitoring, TDM).

 Praxistipp
Nicht alle chronischen Lebererkrankungen gehen mit einer eingeschränkten Metabolisierung von Arzneistoffen einher. Cholestatische Erkrankungen wie die primäre biliäre Zirrhose (PBC) zeigen sogar gesteigerte Eliminationskapazitäten.

Die belastenden oder toxischen Wirkungen von Medikamenten auf die Leber werden in **dosisabhängige** und **dosisunabhängige** Wirkungen unterteilt (**Tab. 2.13**); vgl. auch Kap. Nebenwirkungen von Arzneistoffen (S. 66).

Unter Behandlung mit potenziell lebertoxischen Medikamenten können Erhöhungen der sehr sensitiven ALT (= GPT), die vor allem im Zytoplasma der Leberzellen vorkommt, bis zum 5-Fachen des erhöhten Ausgangswertes toleriert werden (Normalwert: m < 50 U/l, w < 35 U/l). Dagegen ist die volatile γ-GT kein guter Parameter zur Kontrolle der Leberfunktion.

2.2.6 Plasmakonzentration-Zeit-Kurven

Die **Plasmakonzentration** eines Arzneistoffs über die Zeit wird bestimmt von
- **Invasion:** (S. 29) Liberation, Absorption und Rückverteilung
- **Elimination:** (S. 29) Verteilung, Metabolismus und Exkretion

Bei i. v. Gabe kann die extrem kurze Invasion vernachlässigt werden, da 100 % direkt ins Blutgefäß injiziert werden. Die beobachtete Plasmakonzentration-Zeit-Kurve entspricht ganz der Eliminationskinetik (**Abb. 2.16**).

Bateman-Funktion: perorale Einmalgabe

Bei einer fortdauernden Invasion muss dieser Prozess jedoch mit eingerechnet werden. Die **Bateman-Funktion** integriert diese beiden gleichzeitig ablaufenden Prozesse. Sie gibt die Plasmakonzentration in Abhängigkeit von der Zeit an. Sie ist die idealisierte Kurve, die man durch Interpolation von Einzelmesswerten erhält:

$$C = F \cdot \frac{D \cdot k_a}{V(k_a - k_e)} \cdot (e^{-k_e \cdot t} - e^{-k_a \cdot t})$$

C: errechnete Plasmakonzentration, V: Verteilungsvolumen, k_a: Geschwindigkeitskonstante der Invasion, k_e: Geschwindigkeitskonstante der Elimination, D: Dosis, F: Bioverfügbarkeit, e: Euler'sche Zahl = 2,718

Für die Bateman-Funktion wird eine Invasion 1. Ordnung angenommen (Term $e^{-k_a \cdot t}$), wie man sie z. B. bei oraler Gabe beobachtet: Das oral eingenommene Arzneimittel zerfällt und es liegt initial eine große Menge an freiem Arzneistoff zur Absorption vor. Mit sinkender Menge verlangsamt sich die Absorption. Die Elimination setzt sich zusammen aus der Verteilung in andere Kompartimente, dem abbauenden Metabolismus sowie der Exkretion und zeigt eine **Kinetik der 0. oder 1. Ordnung**. Für die Bateman-Funktion wird hier ebenfalls eine Kinetik der 1. Ordnung angenommen (Term $e^{-k_e \cdot t}$, **Abb. 2.10**). Grundsätzlich kann die Plasmakonzentration eines Pharmakons

Tab. 2.13

Unterteilung und Charakterisierung lebertoxischer Mechanismen

Typ	A (pharmakologische UAW)	B (Hypersensitivitäten)
Häufigkeit	90 %	10 %
Mechanismen	Belastung des Lebermetabolismus	unbekannt = „idiopathisch" oder allergisch
Charakteristika	dosisabhängig voraussagbar	dosisunabhängig (mit derzeitigem Wissen und derzeitigen Analysemethoden) nicht voraussagbar Wiederauftreten bei erneuter Exposition
Beispiele	Vitamin A Paracetamol	Isoniazid Diclofenac Furosemid

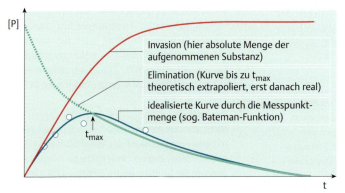

Abb. 2.10 Bateman-Funktion nach oraler Gabe. Die Bateman-Funktion gibt die Plasmakonzentration P in Abhängigkeit von der Zeit t an und ist eine idealisierte, durch echte Messpunkte gelegte Kurve. Sie setzt sich zusammen aus einer Eliminationskurve und einer Invasionskurve. Die Eliminationskurve gibt die Eliminationsrate, die Invasionskurve die aufgenommene Menge in Abhängigkeit von der Zeit an. Der Beginn der Eliminationskurve ist theoretisch extrapoliert (gestrichelte Linie). Real und klinisch relevant ist nur der spätere Kurvenverlauf nach Erreichen von t_{max}.

von unendlich vielen Aufnahme-, Verteilungs- und Eliminationsprozessen 0. oder 1. Ordnung (S. 30) abhängen, je nachdem, welche und wie viele Kompartimente betroffen sind.

Plasmakonzentration-Zeit-Kurven bei Kinetiken 0. und 1. Ordnung

Kinetik 0. Ordnung (*Zero-order*-Kinetik, Sättigungskinetik). Ist der Eliminationsweg sättigbar (siehe auch **Abb. 2.3**), liegt ab einer gewissen Substanzkonzentration eine konstante Eliminationsgeschwindigkeit (S. 38) vor. Die Eliminationsgeschwindigkeit ist dann unabhängig von der Menge der Substanz und nur eine Funktion der Zeit. Beispiele sind **Ethanol** oder hohe Dosen von Pharmaka, deren abbauende Enzyme gesättigt werden, wie z. B. **ASS** (S. 367) bei > 1 g pro Dosis oder **Phenytoin**.

Kinetik 1. Ordnung (*First-order*-Kinetik). Die meisten Arzneistoffe werden **proportional zu ihrer Plasmakonzentration** eliminiert. Somit ist die Eliminationsgeschwindigkeit initial hoch und nimmt dann im Laufe der Elimination ab (**Abb. 2.11**). Diese Kinetik 1. Ordnung wird mittels HWZ, Cl und k_e beschrieben.

> **BEACHTE**
> Das Konzept der HWZ ist nicht auf die *Zero-order*-Kinetik anwendbar! Alkohol wird beispielsweise immer gleich schnell eliminiert.

Die Halbwertszeit hat große Bedeutung für die Abschätzung der Elimination eines Arzneistoffs, z. B. im Rahmen einer Medikamentenumstellung.

> **MERKE**
> Faustregel: Nach 5 Halbwertszeiten ist ein Pharmakon zu über 95 % eliminiert.

Abb. 2.12 stellt die Plasmakonzentration-Zeit-Kurven beider Kinetiken einander gegenüber. Die semilogarithmische Darstellung der *First-order*-Kinetik ermöglicht einen guten Vergleich der Steigung verschiedener Geraden.

> **MERKE**
> Eliminationskinetiken sind meist Kinetiken 1. Ordnung.

Kompartimente

Wird ein Arzneistoff in mehrere **Kompartimente** aufgenommen, bestimmt die Verteilung dazwischen auch die Form der Eliminationskinetik (**Abb. 2.13**). Es gibt Arzneistoffe, die während der Verteilungsphase in ein lipophiles Kompartiment (z. B. Fettgewebe) aufgenommen und entsprechend langsamer eliminiert werden. Am Anfang scheint das Arzneimittel also schneller eliminiert zu werden, da es zusätzlich zur Elimination auch noch aus dem Blutplasma in ein Kompartiment verschwindet. Die terminale Halbwertszeit verlängert sich jedoch, da der Arzneistoff nun im Sinne eines Fließgleichgewichtes langsam aus dem speichernden Kompartiment freigesetzt wird.

Praxistipp
Lithium wird intrazellulär über lange Zeit gespeichert (HWZ 10 d). Der im Blutplasma nach Lithiumgabe vorhandene Anteil wird hingegen schnell renal eliminiert. Daher sollten Bestimmungen der Lithiumplasmakonzentration 12 h nach der letzten Tabletteneinnahme erfolgen. So ist das überschüssige, nicht intrazelluläre Lithium bereits eliminiert, und die Blutplasmakonzentration korreliert nun mit der intrazellulär gespeicherten und dort lang wirksamen Menge an Lithium (S. 466).

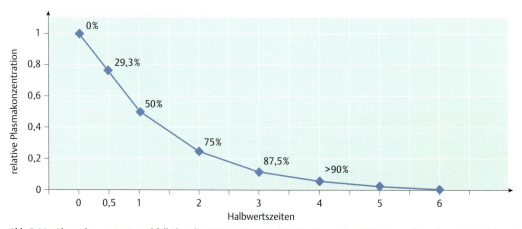

Abb. 2.11 Plasmakonzentrationsabfall über die Zeit. Die Prozentzahlen beziehen sich auf die Menge, die zu dem Zeitpunkt bereits ausgeschieden ist.

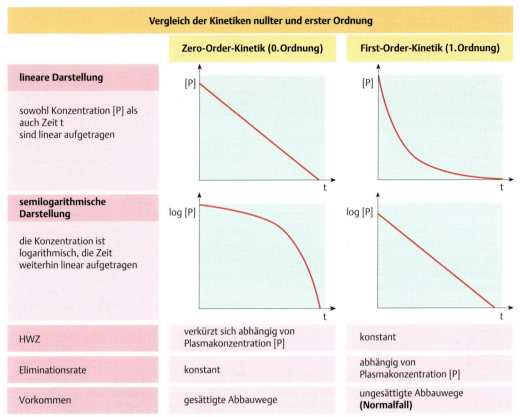

Abb. 2.12 Vergleich der Kinetiken 0. und 1. Ordnung.

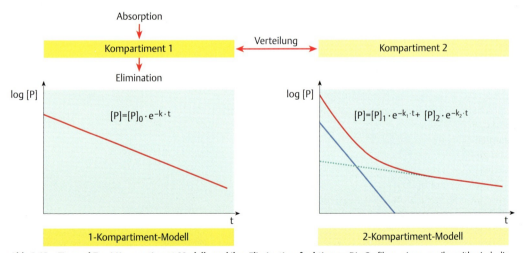

Abb. 2.13 **Ein- und Zwei-Kompartiment-Modelle und ihre Eliminationsfunktionen.** Die Grafiken zeigen semilogarithmisch die Kinetik im Ein- und Zwei-Kompartiment-Modell. Es ist der Logarithmus der Konzentration des Pharmakons P gegen die Zeit t aufgetragen. Die Elimination im Zwei-Kompartiment-Modell erfolgt erst schnell, was der Kinetik des primären Eliminationsweges entspricht (blaue Linie). Danach wird kontinuierlich Arzneistoff aus dem zweiten Kompartiment in das erste Kompartiment übertragen (gestrichelte Linie) und die Elimination verlängert sich (terminale Halbwertszeit).

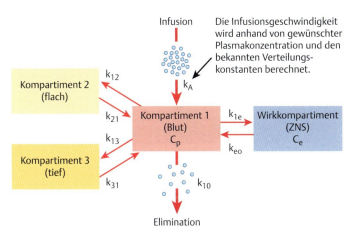

Abb. 2.14 Die Verteilungsvolumina der einzelnen Kompartimente sind abhängig von Patientenfaktoren wie Geschlecht, Alter und Gewicht, aber auch von der Komedikation. K_{xy} = Geschwindigkeitskonstante für den Transport von x nach y (wobei e für das Wirkkompartiment [*effective compartment*] und o für „other" [= nicht Wirkkompartiment] steht); C = Konzentration, p = Plasma.

Mehrkompartiment-Modell am Beispiel von Propofol. Das Injektionsnarkotikum Propofol kann pharmakokinetisch mit einem Mehrkompartiment-Modell beschrieben werden (**Abb. 2.13**, **Abb. 2.14**). Experimentell wurden Geschwindigkeitskonstanten für die Elimination und Verteilungs- und Umverteilungsvorgänge ermittelt (z. B. Marsh-Modell von 1991). Die zugrunde liegenden „echten", anatomisch-physiologischen Kompartimente sind nicht bekannt, sondern in 2 virtuellen Kompartimenten, einem „flachen" (schneller Substanzaustausch) und einem „tiefen" (langsamer Austausch), zusammengefasst. Da Propofol im ZNS wirkt, muss auch die (Um-)Verteilung dorthin und von dort zurück berücksichtigt werden. Mithilfe von computergesteuerten Infusionspumpen kann dann nach Eingabe von Patientencharakteristika wie Gewicht und Alter eine gewünschte (Plasma-)Konzentration vorgewählt werden (sog. PK/PD-Modelling). Die Pumpe passt dann entsprechend der vermuteten aktuellen Konzentration die Infusionsgeschwindigkeit an (Bolus, kontinuierlich, pausierend), um die angestrebte Konzentration zu erreichen (**Abb. 2.15**). Modernere PK/PD-Modellierungssysteme versuchen zunehmend, auch die echten anatomisch-physiologischen Kompartimente zu erfassen und im Modell mit zu berücksichtigen (sog. *physiology-based* PK/PD-Modelling). Damit kann die PK bei besonderen Subpopulationen (Kachexie, Adipositas, genetische Variante, Schwangerschaft, Dialyse etc.) abgeschätzt werden.

Aufsättigung

Bei wiederholten Medikamentengaben kommt es zur **Aufsättigung**, wenn noch Reste der vorherigen Gabe im Blutplasma vorhanden sind.
Eine Dosis D, die über ein Intervall τ gegeben wird, das der Halbwertszeit $t_{½}$ entspricht (τ = $t_{½}$), wird nach jeder Gabe zu 50 % abgebaut. Die restlichen 50 % akkumulieren, bis insgesamt ein Fließgleichgewicht (engl. *steady state*) von fast 200 % der Plasmakonzentration im Vergleich zur Gabe einer Einzeldosis erreicht ist (**Abb. 2.16**) welches sich nach ca. 5 HWZ bei stets gleicher Dosierung einstellt, wenn Invasion und Elimination sich exakt ausgleichen:

$$C_{ss} = \frac{k_0}{Cl} = \frac{F \cdot D}{Cl \cdot \tau}$$

(C_{ss}: Plasmakonzentration im Fließgleichgewicht, k_0: Infusionsgeschwindigkeit, τ: Applikationsintervall)
Dosis und Plasmakonzentration sind bei einer Invasionskinetik der 0. Ordnung (immer gleiche Dosierung) und einer Eliminationskinetik der 1. Ordnung somit **Dosis-linear**: Eine Verdopplung der Dosierung führt zu einer Verdopplung der Plasmakonzentration.
Um eine schnellere Aufsättigung zu erreichen, werden zuerst eine hohe **Aufsättigungsdosis** (Initialdosis, *loading dose*), die sich am Verteilungsvolumen orientiert, und dann niedrige **Erhaltungsdosen** *(maintenance dose)*, die sich an der Clearance orientieren, appliziert (**Abb. 2.17**). Die Geschwindigkeit der Aufsättigung muss an die Wirkung und UAW der jeweiligen Substanz angepasst werden. So werden einige nebenwirkungsreiche Pharmaka wie z. B. trizyklische Antidepressiva weder schnell noch langsam aufgesättigt, sondern langsam eingeschlichen. Umgekehrt sollen Antibiotika und Narkotika sofort wirken und werden i. d. R. mit einem initialen Bolus aufgesättigt.

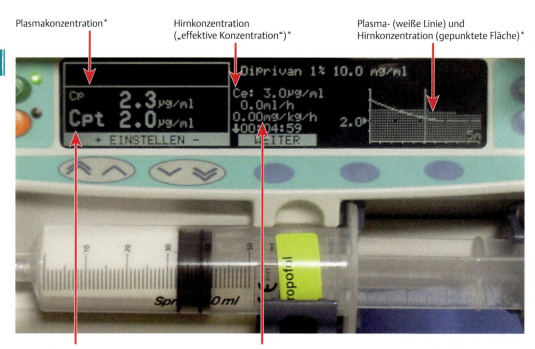

Abb. 2.15 Computergesteuerte Infusionspumpe. *Hirn- und Plasmakonzentration werden von der Infusionspumpe nach einem Multikompartimentenmodell berechnet und nicht gemessen.

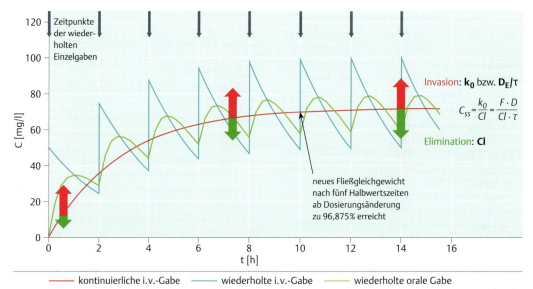

Abb. 2.16 Fließgleichgewicht bei kontinuierlicher oder wiederholter Gabe eines Arzneistoffes Bei kontinuierlicher Infusion (orange Linie) mit einer fixen Invasionsgeschwindigkeit (rote Pfeile) steigt die Plasmakonzentration an, bis die konzentrationsabhängige Eliminationsrate (grüne Pfeile) der Invasionsrate entspricht. Bei wiederholten intravenösen (blaue Linie) oder oralen (graue Linie) Einzelgaben schwanken die Plasmakonzentrationen (Berg und Tal) um die mittlere Plasmakonzentration.

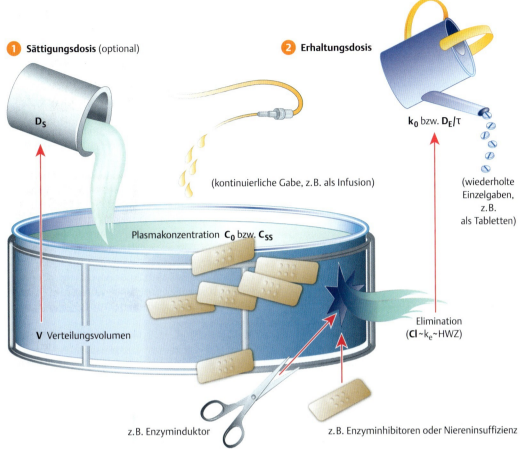

Abb. 2.17 **Wahl der Sättigungs- und Erhaltungsdosis.** Die erste Dosis (Sättigungsdosis D_S) orientiert sich am Verteilungsvolumen (und natürlich jeweils an der gewünschten Plasmakonzentration); alle nachfolgenden Dosierungen (Erhaltungsdosis D_E/τ) orientieren sich an der Clearance, welche v. a. durch Veränderung von Nierenfunktion oder Enzymaktivität beeinflusst wird.

Beispiel für eine mittelschnelle Aufsättigung
Das Antikoagulanz Phenprocoumon (S. 166), HWZ 6 d, wird typischerweise initial aufgesättigt (z. B. 1. Tag: 6–9 mg; 2. Tag: 6 mg; 3. Tag: 3 mg). Die erforderliche Erhaltungsdosis beträgt meist 1,5–4,5 mg, variiert jedoch individuell sehr stark (*Cave:* Komedikation!) und muss daher in Abhängigkeit vom beabsichtigten Ausmaß der Gerinnungshemmung gesteuert werden (nach INR).

| MERKE

Nach regelmäßiger Gabe eines Pharmakons über einen Zeitraum von ca. 5 Halbwertszeiten ist eine Plateauphase (*steady state*, C_{ss}) erreicht.

2.3 Pharmakodynamik

Key Point
**Was macht das Pharmakon mit dem Körper?
Die Pharmakodynamik beschreibt die Bindung und die Wirkung (syn. Effekt) von Arzneistoffen an molekularen Zielstrukturen oder Organen/Regelkreisen. Das Wissen über Zielstruktur (z. B. Rezeptor), Wirkmechanismus (Agonist/Antagonist) und Wirkung (Blutdruck, ZNS-Funktion etc.) ist relevant für die Beurteilung von pharmakodynamischen Arzneimittelinteraktionen und möglichen Kontraindikationen.**

Pharmakodynamik ist die Lehre von der **Wirkung** (syn. **Effekt**, *response*) eines Arzneistoffes. Dies betrifft das
- **Wie**: Reversible oder irreversible Bindung?
- **Wo**: An welchen körpereigenen (Proteine wie z. B. klassische Rezeptoren, Enzyme, Kohlenhydrate,

Fette, DNA/RNA) oder körperfremden (Bakterien, Viren) **Zielstrukturen**?
- **Was**: Welche Art der Wirkung (Agonismus/Antagonismus) oder anderweitige Form der Modulation?

Der Satz „Wenn behauptet wird, dass eine Substanz keine Nebenwirkungen hat, so besteht der dringende Verdacht, dass sie auch keine Hauptwirkung besitzt" von G. Kuschinsky zeigt, dass der intuitiv angenommene Fall **a** in **Abb. 2.18** i. d. R. nicht zutrifft. Und auch die Verwendung von hochselektiven Liganden kann nicht ausschließen, dass die pharmakologisch veränderte Zielstruktur eben auch Wirkungen generiert, die unerwünscht sind (**unerwünschte Arzneimittelwirkungen, UAW**, Fall b).

> **MERKE**
>
> Selektivität bedeutet i. d. R. verminderte Nebenwirkung. Selektivität kann aber auch den therapeutischen Effekt im Vergleich zu den Wirkstoffen verringern, die über mehrere Angriffspunkte wirken. Beispiel: Trizyklische Antidepressiva sind stärker antidepressiv wirksam als selektive Reuptake-Inhibitoren.

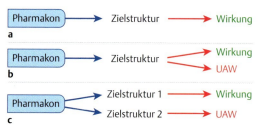

Abb. 2.18 Verhältnis von Pharmakon, Zielstruktur und Wirkung. Die in Teil **a** dargestellte Monokausalität ist selten gegeben. Zum einen vermittelt eine Zielstruktur häufig mehr als eine einzelne Wirkung (**b**), d. h. eine pluridimensionale Wirkung (S. 55), zum anderen sind viele Pharmaka „dirty drugs" und modulieren mehr als eine Zielstruktur mit entsprechend mehr als einer Wirkung (**c**). Wirkungen können erwünscht (therapeutische Wirkung) und unerwünscht (UAW) sein.

Die meisten Pharmaka aktivieren oder blockieren jedoch mehr als eine Zielstruktur (sog. „dirty drugs", Fall **c Abb. 2.18**, Beispiel Amitriptylin, s. **Abb. 2.19**), sodass auch darüber (teilweise unerwünschte) Wirkungen vermittelt werden.

2.3.1 Mathematische Grundlagen sowie Affinität und Aktivität als wichtigste Parameter

Die Bindungsstärke eines Arzneistoffs wird als **Affinität** für seine Zielstruktur bezeichnet. Neben der Quantifizierung der Affinität eines jeden Pharmakons kann auch die dadurch ausgelöste Wirkung quantifiziert werden. Häufig wird das Konzept der **intrinsischen Aktivität** gebraucht. Hierunter versteht man die maximale Wirkung eines Pharmakons an der Zielstruktur bezogen auf die maximal mögliche Wirkung an dieser Zielstruktur. Dabei muss klar angegeben werden, welche Messgröße (z. B. G-Protein-Aktivität, cAMP-Konzentration, Muskelkontraktion oder Blutdruckanstieg) für diese Quantifizierung herangezogen wird.

Die Pharmakodynamik nutzt zur Berechnung und Darstellung der Arzneimittelwirkung u. a. die Gesetze der Biochemie (z. B. Enzymkinetik), welche wiederum auf chemischen (z. B. Massenwirkungsgesetz) und mathematischen (z. B. hyperbole Funktionen) Konzepten beruhen.

Mathematisch gehorcht die Affinität dem **Massenwirkungsgesetz** der Chemie und Biochemie und kann durch eine hyperbole Funktion wie $y = x/(x+c)$ beschrieben werden, die sich semilogarithmiert S-förmig darstellt (vgl. Lehrbücher der Biochemie). Ausgenommen hiervon sind Zielstrukturen, die verschiedene Bindungsstellen besitzen, wie z. B. multimere Rezeptoren.

Die mathematischen Funktionen, die Bindung und Signalkaskade und Wirkung am Organ verknüpfen, können prinzipiell sehr unterschiedlich aussehen, sind jedoch meist **hyperbol**.

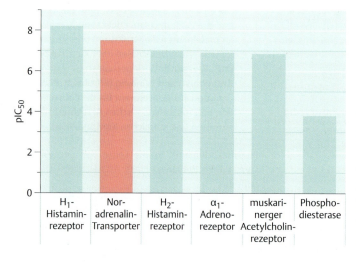

Abb. 2.19 Das Antidepressivum Amitriptylin hat vielfältige klinische (z. T. auch unerwünschte) Wirkungen, die sich z. T. dadurch erklären, dass es mit ähnlicher Affinität, mit der es an Transportern die Aufnahme von Noradrenalin und Serotonin hemmt (rote Balken), auch andere Zielstrukturen blockiert (pIC_{50}, neg. didaktische Logarithmus von IC_{50}). Eine kleine Auswahl pharmakodynamisch relevanter Zielstrukturen wird in Kap. Pharmakologisch relevante Transmittersysteme und Ionenkanäle (S. 69) vorgestellt.

Jede **Interaktion zwischen Ligand und Zielstruktur** kann also charakterisiert werden hinsichtlich der
- **Bindung**
  - Bindungsort an der Zielstruktur (ortho-/isosterisch oder allosterisch?)
  - Affinität (= Bindungsstärke, K_D-Wert)
  - Bindungsdauer (irreversibel oder reversibel?)
- **Wirkung**
  - Qualität der Wirkung (welche Signalkaskaden werden beeinflusst?)
  - Richtung und Stärke der Wirkung (Stimulation oder Hemmung? Quantifizierung z. B. via intrinsische Aktivität)
  - Veränderung der Affinität zu weiteren Liganden oder Proteinen (z. B. Kopplung an G-Proteine oder Oligomerisierung mit weiteren Rezeptoren)

BEACHTE

Liganden können sich in ihrer Affinität, in ihrer Wirkqualität und in ihrer maximalen Wirkung (bzw. in ihrer intrinsischen Aktivität) unterscheiden. Der physiologische, endogene Ligand muss dabei nicht unbedingt die stärkst mögliche Wirkung haben. So ist können z. B. Barbiturate eine tödliche Atemdepression verursachen, aber nicht das endogene GABA.

2.3.2 Affinität

Die Gesetzmäßigkeiten, nach denen ein Pharmakon an seine Zielstrukturen binden kann (Ligand-Zielstruktur-Bindung), sind die gleichen wie in der Chemie der **Enzymkinetik** (Substrat-Enzym-Bindung). Es existieren konkurrierende Konzepte dafür, wie Affinität molekular realisiert wird: Neben dem **Schlüssel-Schloss-Prinzip**, das eine vorbestehende Bindungstasche für den Liganden vorsieht, postuliert das **Induced-Fit-Prinzip**, dass der Ligand geringfügige Strukturänderungen der Zielstruktur bewirken kann (**Abb. 2.20**).

Der Bindungsprozess kann gesättigt werden, und es gibt Geschwindigkeitskonstanten für die Assoziation (Bindung, k_1) und Dissoziation (Trennung, k_2), welche die **Affinität** von Ligand L und Zielstruktur Z festlegen:

$$L + Z \underset{k_2}{\overset{k_1}{\rightleftharpoons}} LZ$$

Die **Dissoziationskonstante K_D** [mol/l oder M] ist definiert als Verhältnis zwischen freien Zielstrukturen [Z], Liganden [L] und gebundenen Ligand-Zielstruktur-Komplexen [LZ]:

$$k_D = \frac{k_2}{k_1} = \frac{[L] \cdot [Z]}{[LZ]}$$

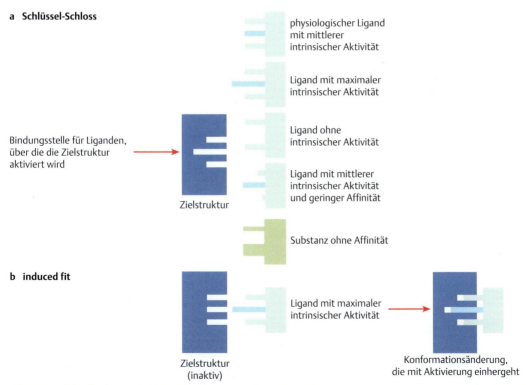

Abb. 2.20 Schlüssel-Schloss- und *Induced-Fit*-Prinzip. a Schlüssel-Schloss-Prinzip: Die Struktur des Liganden beeinflusst die Affinität zur Zielstruktur, aber auch die Affinität zu dem Bereich der Zielstruktur, die den Effekt vermittelt. **b** Beim *Induced-Fit*-Prinzip passt sich eine primär inaktive Zielstruktur durch eine Konformationsänderung an den Liganden an und wird so aktiviert.

Eine **hohe Dissoziationskonstante** (im µM-Bereich oder höher) bedeutet eine **niedrige Affinität,** denn es ist eine hohe Dosis/Konzentration eines Arzneistoffes erforderlich, um eine definierte Anzahl von wirksamen Ligand-Zielstruktur-Komplexen zu bilden. Eine **niedrige Dissoziationskonstante** (nM) bedeutet umgekehrt eine **hohe Affinität** für die Zielstruktur.

Diese Gleichung kann zu einer Funktion abhängig von der Konzentration des Liganden [L] umgeformt werden, die die Anzahl der besetzten Zielstrukturen [LZ] beschreibt (Langmuir-Hill-Gleichung):

$$[LZ] = [T] \cdot \frac{[L]}{[L] + k_D}$$

[T]: Gesamtanzahl aller Zielstrukturen [Z] + [LZ]

In semilogarithmischer Darstellung zeigt sich dabei ein sigmoidaler (= S-förmiger) Verlauf (**Abb. 2.21b**). Die semilogarithmische Darstellung besitzt gegenüber der linearen Darstellung den Vorteil, dass Veränderungen der Affinität einfach in Form einer Rechts- oder Linksverschiebung der Kurve abgelesen werden können.

MERKE
– Hoher K_D-Wert = Rechtsverschiebung der Kurve = niedrige Affinität.
– Niedriger K_D-Wert = Linksverschiebung der Kurve = hohe Affinität.

2.3.3 Bindungsort und -art

Ortho-/isosterische und allosterische Bindung

Ortho-/isosterische Bindung. Die Bindung eines Arzneistoffes an die Stelle, an welche auch der endogene, physiologische Ligand bindet, wird als orthosterische Bindung bezeichnet (gr. „ortho" = korrekt, richtig; „sterisch" = die Form, Struktur betreffend). Die Bindung von Arzneistoffen an das **aktive** Zentrum von Enzymen ist eine isosterische Bindung (gr. „iso" = gleich).

Allosterische Bindung. Eine allosterische Bindung findet an einer anderen Stelle als an der des natürlichen Liganden bzw. Substrates statt (gr. „allo" = anders). Eine Zielstruktur kann über mehrere pharmakologisch relevante ortho- und allosterische Bindungsstellen verfügen. Dementsprechend sind verschiedene Interaktionen zwischen endogenen und exogenen Liganden denkbar, wie am Beispiel des GABA-A-Rezeptors in **Tab. 2.14** dargestellt.

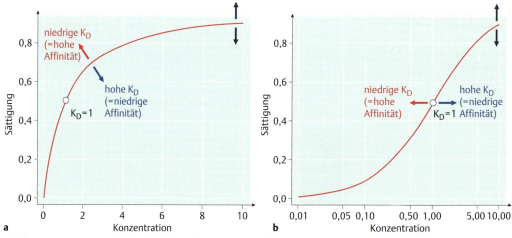

Abb. 2.21 Dosis-Bindungs-Kurve. Besetzte Bindungsstellen (Ligand-Rezeptor-Komplex, LR) in Abhängigkeit von der Konzentration eines Liganden. **a** Rein lineare Darstellung. **b** Semilogarithmische Darstellung. Andere KD-Werte resultieren in einer Rechts-links-Verschiebung der semilogarithmischen Kurve.

Tab. 2.14

Orthosterische und zwei unterschiedliche allosterische Bindungsstellen des GABA-A-Rezeptors

Position		Beispiel für Agonisten	Beispiel für Antagonisten
orthosterisch		GABA (endogener Ligand)	Bicucullin (Krampfgift)
allosterisch	Benzodiazepin-sensitive α-Untereinheiten	Benzodiazepine (Diazepam) Z-Substanzen (Zolpidem)	Flumazenil (Antidot gegen Benzodiazepine und Z-Substanzen)
	Barbiturat-sensitive β-Untereinheit	Barbiturate (Phenobarbital)	–

Kompetitive und nicht kompetitive Hemmung

Kompetitive Hemmung. Je größer die Dissoziationskonstante K_D und je niedriger damit die Affinität eines Liganden L zu seiner Zielstruktur Z ist, desto weiter verschiebt sich die Dosis-Bindungs-Kurve nach rechts (**Abb. 2.21**). Konkurrieren 2 Liganden um eine Bindungsstelle einer Zielstruktur, kommt es zur **kompetitiven** Hemmung. Es stehen weniger Zielstrukturen pro einzelnem Liganden zur Verfügung. Die Dissoziationskonstante der Liganden wird auch hier größer, und die Dosis-Bindungs-Kurven verschieben sich noch weiter nach rechts.

Nicht kompetitive Modulation. Arzneistoffe können allosterisch (= an anderer Stelle als endogene Bindungspartner) an der Zielstruktur angreifen und wirken so hemmend oder stimulierend. Das ist eine Form der nicht kompetitiven Modulation, da in der Regel keine Verdrängung des orthosterischen Liganden auftritt. Bei dieser allosterischen Modulation von Zielstrukturen kann der Ligand

- eine **eigene intrinsische Aktivität** aufweisen (allosterischer Agonist/Antagonist),
- die **Affinität** der Zielstruktur zum primären Liganden **verändern**, wie z. B. Benzodiazepine die Affinität von GABA zum GABA-A-Rezeptor erhöhen (allosterischer Modulator/Enhancer),
- die **Kopplung** an die nachgeschaltete Signalkaskade und damit die intrinsische Aktivität **verändern** (ebenfalls allosterischer Modulator/Enhancer genannt) oder
- sowohl intrinsisch als auch modulatorisch wirken (**agoallosterischer Modulator**).

In der Dosis-Bindungs-Kurve stellt sich die allosterische Modulation als **Veränderung der Potenz** (Rechts-links-Verschiebung) oder der **maximalen erreichbaren Wirkung** (Stauchung/Streckung der Kurve) dar, analog zum K-Typ oder V-Typ allosterischer Effektoren in der Enzymkinetik (s. Lehrbücher der Biochemie).

Dauer und Stabilität der Bindung: nicht kovalent oder kovalent

Die Bindung an die Zielstruktur ist üblicherweise eine **lockere, nicht kovalente** Bindung. Wenige Arzneistoffe, wie Penicillin, ASS, Tranylcypromin oder Phenoxybenzamin, können kovalent und damit **irreversibel** an ihre Zielstrukturen binden. Ihre Wirkung kann somit nur durch **Neusynthese** des Moleküls beendet werden! Sinkt die Anzahl der freien Rezeptoren, z. B. bedingt durch die irreversible Bindung an einen anderen Liganden, wird die Dosis-Bindungs-Kurve gestaucht.

Beispiele für erwünschte lockere Bindungen: In den meisten Fällen ist es wünschenswert, dass Wirkstoffe keine kovalente, starke Bindung eingehen, dies ist z. B. der Fall bei:

- **Ibuprofen** und anderen COX-Inhibitoren mit der Zielstruktur COX-1 (S. 356). **Vorteil:** keine erhöhte Blutungsneigung wie beim irreversiblen Inhibitor ASS
- **Physostigmin** mit der Zielstruktur AChE (S. 75). **Vorteil:** keine letale irreversible AChE-Hemmung wie bei Kampfstoffen (Sarin, Nowitschok).
- **Moclobemid** mit der Zielstruktur MAO-A (S. 464). **Vorteil:** kein Kreislaufsyndrom durch Tyramin wie beim irreversiblen MAO-A- und -B-Inhibitor Tranylcypromin

> **MERKE**
>
> - Arzneistoffe können orthosterisch oder allosterisch jeweils mit hoher oder niedriger Affinität an ihre Zielstruktur binden.
> - Nur Liganden, die den identischen Bindungsplatz der Zielstruktur nutzen, können einander kompetitiv verdrängen.

2.3.4 Rezeptortheorien: Agonisten und Antagonisten

Paul Ehrlich postulierte: „Corpora non agunt nisi fixata" – Körper (chemische Stoffe) wirken nicht, wenn sie nicht gebunden sind. Es existieren zahlreiche, teils widersprüchliche und teils aufeinander aufbauende Konzepte, wie die Arzneistoffwirkung molekular realisiert wird. Davon sollen die 3 nützlichsten vorgestellt werden (s. a. **Tab. 2.15**):

Okkupationstheorie. Nach der **Okkupationstheorie** (nach Clark aus den 1930er Jahren) bindet ein **Agonist** an einen Rezeptor und löst dadurch eine Wirkung aus (*induced fit*). **Antagonisten** binden lediglich, ohne aber eine Wirkung auszulösen.

Modifizierte Okkupationstheorie/operationales Modell. Die **modifizierte Okkupationstheorie** nach Ariens, Stephenson und Furchgott sowie das operationale Modell nach Black und Leff versuchen u. a., die Beziehung zwischen Affinität und Wirkung weiter zu beschreiben, da einige Liganden eine Wirkung („**intrinsische Aktivität**") zwischen dem Maximum und 0 auszulösen vermögen, die sog. **Partialagonisten** bzw. **Partialantagonisten** (**Abb. 2.22** und **Abb. 2.23**). Beispiele für Partialagonisten: Es ist manchmal wünschenswert, dass Wirkstoffe keine maximale Wirkung (= voller Agonismus) besitzen. Dies ist z. B. der Fall bei:

- **Buprenorphin** mit der Zielstruktur Opioid-Rezeptor (S. 376). Postulierter Vorteil: keine so starke Atemdepression wie bei anderen Opioiden.
- **Aripiprazol** (S. 491) mit der Zielstruktur D_2-Dopamin-Rezeptor. Postulierter Vorteil: weniger Dyskinesien oder Negativsymptomatik als bei anderen Neuroleptika.

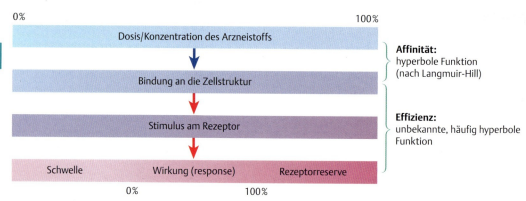

Abb. 2.22 Verhältnis zwischen Dosis und Wirkung. Jeder einzelne Schritt von der Anwesenheit eines Arzneistoffes bis zur Wirkung kann quantitativ durch mathematische Funktionen (üblicherweise hyperbol) beschrieben werden. Dementsprechend erzeugen lineare Veränderungen der Dosis keine proportionalen Veränderungen der Wirkung. Siehe hyperbole Zusammenhänge (S. 57).

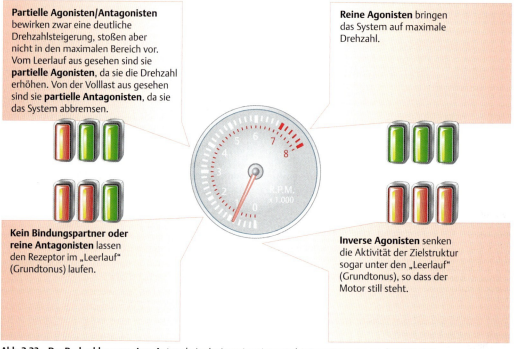

Abb. 2.23 Der Drehzahlmesser eines Autos als Analogie zu Agonisten und Antagonisten etc. im dC&K-Modell.

> **MERKE**
>
> Die Okkupationstheorie bietet zur Beschreibung der Wirkung am Rezeptor die Kategorien „Agonist" (Wirkung) und „Antagonist" (keine Wirkung). Für die meisten alltäglichen Vorgänge am Krankenbett und in der Apotheke ist sie vollkommen ausreichend. Die modifizierte Okkupationstheorie und das operationale Modell erklären Partialagonisten wie Buprenorphin oder Aripiprazol.

2.3.5 Zwei-Zustände-Modelle

Diese Modelle können allerdings nicht erklären, warum „Blocker" nicht nur keinen, sondern sogar – auch in Abwesenheit eines Liganden, z. B. in vitro – einen negativen Effekt zeigen (sog. **inverse Agonisten**); auch allosterische Interaktionen sind damit nicht zu erklären (**Tab. 2.15**). Hier setzt das Zwei-Zustände-Modell nach de Castillo & Katz (**dC&K-Modell**) an. Zielstrukturen liegen demnach in mindestens 2 verschiedenen Zuständen vor (aktiv und nicht aktiv), zwischen denen sie immer hin- und herwech-

Tab. 2.15

Vergleich der Enzymkinetik und der wichtigsten Rezeptortheorien

	Enzymkinetik	Okkupationstheorie	modifizierte Okkupationstheorie/operationale Theorie	dC&K-Modell* und Nachfolger
Bindungsmodus	induced fit	induced fit; Bindung löst eine Konformationsänderung und damit eine Wirkung aus		Schlüssel-Schloss; Zielstruktur liegt in verschiedenen Konformationen vor (thermodynamisches Gleichgewicht)
Bindungsstelle	Substrate immer isosterisch, Modulatoren auch allosterisch	orthosterisch	orthosterisch	orthosterisch und allosterisch
Quantifizierung der Bindung	K_M	K_D	K_D	nicht möglich („traditionelle" K_D als Näherung)
Quantifizierung der Wirkung	V_{max}	Agonist oder Antagonist	Antagonist, Partial(ant)agonist, Agonist	inverser Agonist, Antagonist, Partial(ant)agonist, Agonist
Qualifizierung der Wirkung	i. d. R. nur eine Qualität, nämlich eine chemische Reaktion	nur eine Qualität	nur eine Qualität	pluridimensionale Wirkungen

* Modell nach de Castillo & Katz

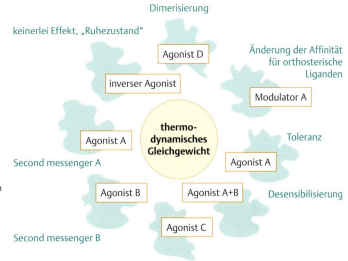

Abb. 2.24 Pluridimensionale Wirkung. Ein einzelner „G-Protein-gekoppelter" Rezeptor kann an mehrere G-Proteine und Nicht-G-Proteine koppeln. Abhängig vom thermodynamischen Gleichgewicht bzw. von der Konformationsstabilisierung durch einen Liganden sind so beim selben Rezeptor unterschiedliche nachgeschaltete Signalkaskaden aktiv.

seln. Dieses thermodynamische Gleichgewicht wird durch Liganden verschoben (**Abb. 2.23**).

Das dC&K-Modell kann dahingehend noch erweitert werden, dass eine Zielstruktur an verschiedene weitere Signalkaskaden koppeln und damit unterschiedlichste Wirkungen auslösen kann (**pluridimensionale Wirkung, Abb. 2.24**). Verschiedene Liganden aktivieren so die nachgeschalteten Signalkaskaden in unterschiedlichem Ausmaß (*agonist-directed trafficking*). Danach kann die Wirkung eines Liganden als ein Vektor in einem pluridimensionalen Raum dargestellt werden: Jede Dimension entspricht einem Messwert bzw. einer Wirkung (**Abb. 2.25**).

> **MERKE**
>
> Moderne Rezeptortheorien berücksichtigen allosterische Effekte und die differenzielle Aktivierung oder Hemmung von nachgeschalteten Signalkaskaden. Klinisch relevant sind sie bei Problemen in der Schmerztherapie (Opioid-Rezeptor), bei Sedierung/Anxiolyse (GABA-A-Rezeptor) oder bei Hormonersatztherapie (Estrogen-Rezeptor).

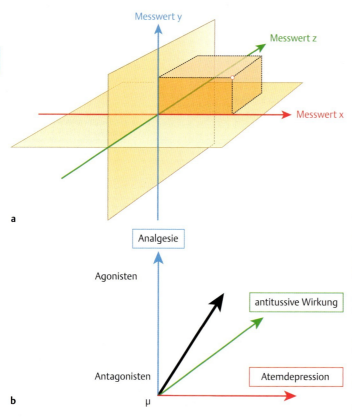

Abb. 2.25 Darstellung der Wirkung eines Liganden im pluridimensionalen Raum und am Beispiel der Opioide. a Die Wirkung eines Liganden an einer Zielstruktur kann als Vektor des pluridimensionalen Wirkqualitätenraums angegeben werden. b Pluridimensionale Wirkung am Beispiel von Opioiden: Opioide – obwohl meist μ-Rezeptor-Agonisten – sind in ihrem Wirkprofil unterschiedlich. So wirkt Morphin z. B. stark antitussiv – und Tilidin kaum antitussiv, obwohl ihre analgetische und obstipierende Wirkung ungefähr gleich ist. Auch die therapeutische Breite, also die Dosisrelation zwischen gewünschter Wirkung (z. B. Analgesie oder Hustenstillung) und letaler Wirkung (z. B. Atemdepression), unterscheidet sich stark. Vergleiche auch die unterschiedlichen Opioid-Rezeptoren (S. 376).

> **MERKE**
>
> Arzneistoffe können an der Zielstruktur einen positiven (Agonist), neutralen (Antagonist) oder negativen Effekt (inverser Antagonist) haben. Klinisch sind die Abschirmung der Zielstruktur vor natürlichen Liganden (Antagonismus) und ein echter inverser Agonismus nicht unterscheidbar.

2.3.6 Dosis-Wirkungs-Beziehungen

Key Point

Die therapeutischen und toxischen Wirkungen eines Arzneistoffes sind dosisabhängig und können grafisch veranschaulicht werden. Antagonisten und Agonisten können diese Kurven verschieben. Ebenso lässt sich die Letalität abbilden. Beide Informationen (Wirkung und Letalität bei einer bestimmten Dosis) erlauben es, die Verträglichkeit bzw. die Vorteile eines Arzneistoffes abzuschätzen.

Wichtige Begriffe

Maximale Wirkung. Der bei Sättigung erzielte Effekt (Wirkung, *response*) eines Arzneistoffes an einem Gewebe oder Organ bzw. die Wirkung an einem Kollektiv von Patienten wird als **maximale Wirkung** (*efficiacy*) bezeichnet. Zur Erinnerung: Die maximale Wirkung eines Arzneistoffes an einer einzelnen Zielstruktur wird – je nach verwendeter Rezeptortheorie – als intrinsische Aktivität (S. 50) bezeichnet. Die Güte der Kopplung zwischen Rezeptoraktivierung (Stimulus) und beobachteter Wirkung (flache oder steile Kurve) kann als **Effizienz** (*efficiency*) bezeichnet werden.

Potenz. Als **Potenz** (*potency*) wird die **auf die Dosis bezogene Wirkung** bezeichnet. Je geringer die Dosis eines Arzneistoffes ist, um die halbmaximale Wirkung (ED_{50} = effektive Dosis 50%; auch EC_{50} = effektive Konzentration 50%, siehe auch **Abb. 2.26a**) zu erreichen, desto höher ist die Potenz des Pharmakons. So ist es z. B. bei Steroiden üblich, die Potenzen der Einzelsubstanzen mit dem endogenen Glukokortikoid Hydrocortison oder Prednisolon als Standard zu vergleichen und sog. Hydrocortison- bzw. Prednisolon-Äquivalente anzugeben. Die Potenz ist demnach abhängig von der Affinität und der intrinsischen Aktivität/Effizienz, sie dient als grobe, aber praktische Größe zur Abschätzung der Pharmakodynamik.

***Ceiling*-Effekt.** Viele Arzneistoffe erreichen in therapeutischen Dosierungen eine Grenze, an der die maximale Wirkung trotz Dosiserhöhung nicht mehr zu

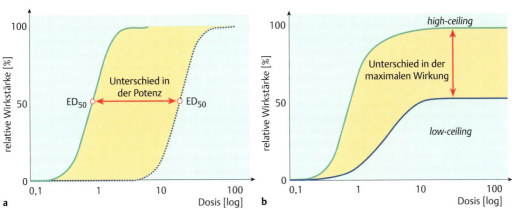

Abb. 2.26 Potenz, *ceiling* und maximale Wirkung. a Die Potenz beschreibt den Unterschied in der Dosis zweier Arzneistoffe, die benötigt wird, um den gleichen Effekt (hier ED$_{50}$) zu erzielen. **b** *Ceiling* beschreibt die fehlende Steigerung der maximalen Wirkung trotz Dosiserhöhung.

steigern ist. Diese Grenze wird als *ceiling* (engl. Dach) bezeichnet.
Pharmaka, die nicht die maximal mögliche Wirkung an der jeweiligen Zielstruktur erreichen, nennt man deshalb **Low-Ceiling-Pharmaka** (z. B. das Opioid Buprenorphin oder Thiaziddiuretika wie HCT). Pharmaka, welche die maximal mögliche Wirkung erreichen, heißen **High-Ceiling-Pharmaka** (z. B. das Opioid Morphin oder Schleifendiuretika wie Furosemid).

> **MERKE**
>
> Arzneistoffe unterscheiden sich untereinander in den Mengen, die man benötigt, um eine definierte Wirkung zu erreichen (Potenz, *potency*), und in ihrer maximalen Wirkung (*efficacy*).

Dosis-Wirkungs-Kurve, ED$_{50}$, LD$_{50}$

Die Beziehung zwischen Rezeptorbindung und Wirkung ist häufig hyperbol. Daher ähnelt die **Dosis-Wirkungs-Kurve** (**Abb. 2.27**) der Dosis-Bindungs-Kurve (**Abb. 2.21**), denn zwei verschachtelte hyperbole Funktionen ergeben eine hyperbole Funktion. Sie kann durch verschiedene Faktoren beeinflusst werden:

– Die Gabe von **kompetitiven Antagonisten** bewirkt eine Verschiebung der Dosis-Wirkungs-Kurve nach rechts. Der definierte Effekt tritt erst bei wesentlich höheren Konzentrationen ein, er erscheint daher als Potenzverlust.
– Eine **irreversible Bindung** an die Zielmoleküle des Arzneistoffes hat die Veränderung der maximalen Wirkung zur Folge.
– Eine **allosterische Modulation** kann sowohl die maximale Wirkung an dieser Zielstruktur als auch die Effizienz und Affinität des orthosterischen Liganden (und somit auch die Potenz) verändern.

ED$_{50}$ und LD$_{50}$. Die **ED$_{50}$** (*efficacy dose* 50 %) bezeichnet die Konzentration, die benötigt wird, um bei der Hälfte der Versuchspersonen oder -tiere einen **definierten** Effekt zu erzeugen, **LD$_{50}$** (*lethal dose* 50 %) bezeichnet dazu analog die **letale** Dosis, bei der 50 % der Versuchstiere versterben. Ebenfalls analog zur ED$_{50}$ spricht man bei Hemmstoffen von Enzymen, Rezeptoren etc. auch von ihrer **IC$_{50}$** (*inhibitory concentration* 50 %) und von K$_I$ statt K$_D$.
Der Quotient **LD$_{50}$/ED$_{50}$** wird als **therapeutischer Quotient** bezeichnet. Damit lässt sich die therapeutische Breite eines Pharmakons abschätzen. Da die Dosis-Wirkungs-Kurven jedoch auch unterschiedliche Steigungen haben können, sollte eher der **therapeutische Index**, der sich aus **LD$_5$/ED$_{95}$** ergibt (**Abb. 2.27**), berechnet werden, da er eine bessere Abschätzung des Toxizitätsrisikos bietet.

> **MERKE**
>
> Der Vergleich von LD$_{50}$/ED$_{50}$ (therapeutischer Quotient) oder LD$_5$/ED$_{95}$ (therapeutischer Index) erlaubt eine Abschätzung der therapeutischen Breite.

Hyperbole Zusammenhänge: Nichtlineare dosisabhängige Wirkung

Hyperbole Zusammenhänge bei pharmakodynamischen Prozessen führen zu einem **nichtlinearen Zusammenhang** von Dosis und Wirkung bei den meisten Pharmaka. So kann z. B. mit den ersten 100 µg des Bronchodilatators Salbutamol eine Verbesserung der forcierten Vitalkapazität (FVC) von 2,5 % erzielt werden. Wurden zuvor schon 700 µg gegeben, verbessern 100 µg Salbutamol die FVC hingegen nur um 0,5 %.
Beispiel für eine Ausnahme dieser Regel ist das Antidiabetikum Metformin: Zwischen 500 und 2000 mg/d verläuft die Dosis-Wirkungs-Kurve, bezogen auf den

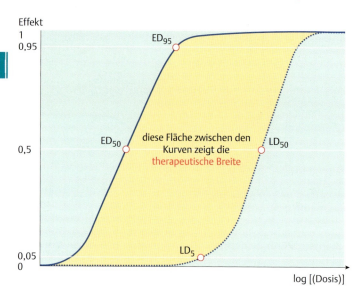

Abb. 2.27 **Wichtige Punkte in der Dosis-Wirkungs-Kurve.** Die linke Kurve stellt die relative Wirkung in Abhängigkeit von der Dosis dar. Die Punkte ED_{50} oder ED_{95} bezeichnen Dosen, bei denen 50 % bzw. 95 % des maximal erreichbaren Effekts erzielt werden. Die rechte Kurve stellt eine letale Wirkung in Abhängigkeit von der Dosis dar. LD_5 oder LD_{50} beschreiben Dosen, die mit 5- bzw. 50 %iger Wahrscheinlichkeit zum Tode führen. Damit wird von beiden Kurven ein Raum umschlossen, in dem die Anwendung des Arzneistoffes einen therapeutischen Effekt hat, aber keinen toxischen/letalen Effekt, die sog. therapeutische Breite.

Rückgang von HbA_{1c}, linear: Je 500 mg/d Dosis reduziert sich die HbA_{1c}-Menge um ca. 0,5 %.

2.3.7 Phytopharmaka

Phytopharmaka sind Arzneimittel, deren Wirkstoffe aus Pflanzen gewonnen werden. Viele heutzutage chemisch definierte Arzneistoffe leiten sich von Phytopharmaka ab oder enthalten sogar aufgereinigte Substanzen pflanzlicher Herkunft (z. B. Atropin, Morphin, Vinca-Alkaloide s. **Abb. 2.9**). Ähnliches gilt für Pilzsekrete wie Penicillin, Aminoglykoside oder Tacrolimus-Analoga. Sowohl für synthetisierte als auch für extrahierte Einzelsubstanzen gelten die gleichen Gesetzmäßigkeiten der PK/PD: Es gibt keinerlei Unterschied zu den Wirkstoffen der „klassischen" Arzneistoffe. Daher müssen Phytopharmaka als „normale" Arzneistoffe behandelt werden.

Trotzdem werden Phytopharmaka häufig als unschädlich, da „natürlich" betrachtet und nicht als Arzneistoffe wahrgenommen. Vergessen wird dabei, dass die Natur voller Gifte und Unverträglichkeiten ist: Bestes Beispiel dafür ist, dass viele Produkte aus Lebensmittelläden erst durch Kochen entgiftet und verträglich gemacht werden müssen.

 Praxistipp
Phytopharmaka enthalten je nach Präparat zahlreiche Einzelstoffe. Ein Vorteil kann eine umfassendere Wirksamkeit sein, ein Nachteil aber, dass es mehr Nebenwirkungen gibt.

> **MERKE**
> - Die Arzneistoffe der „Schulmedizin" sind oft identisch mit Substanzen aus Pflanzen, Pilzen oder Tieren oder orientieren sich an ihnen.
> - Auch Phytopharmaka haben teilweise erhebliche Nebenwirkungen und können Arzneimittelinteraktionen (S. 465) verursachen.
> - Die landläufige Meinung, dass „pflanzliche Präparate" generell besser verträglich seien, ist falsch und irreführend. Allenfalls rufen sie durch diese emotionale Bewertung bei vielen Laien einen zur biochemischen Wirkung zusätzlichen Placeboeffekt hervor.

2.3.8 Placeboeffekt

Placebos haben keine nachgewiesene biochemische Wirkung, können aber durchaus eine gute therapieunterstützende oder therapeutische Wirkung haben. Mit dem Wort „placebo" (lat. „ich werde gefallen") beginnt ein Psalm, der im Mittelalter zur Einleitung der Totenmesse gesungen wurde und später von Teilnehmern eines Trauerzuges, die gegen Geld lamentierten. Damit wurde ein Wehklagen vorgegeben, was gar nicht echt war. Noch später stand „Placebo" für Schmeichler und Heuchler, die anderen gefällig waren.

Die Wirkung des Placebos ist an das Bewusstsein und an eine Erwartung gekoppelt, denn der Placeboempfänger muss sich der Medikamentengabe und der damit verbundenen angeblichen Wirkung bewusst sein: Die unbewusste Gabe, z. B. im Schlaf, ist wirkungslos, ebenso bei Patienten ohne Erwartungshaltung wie bei schwerer Depression. Placebos entfalten bei jungen Kindern oder bei Tieren ihre Wirkung vermutlich indirekt über die Erwartungshaltung von Eltern bzw. Tierbesitzern. Biochemisch beruht der Placeboeffekt auf Stimulation des hoch suggestiblen dopaminergen Erwartungs-Belohnungs-Systems und des Endorphin-Systems.

Placebotabletten (z. B. Lichtenstein P Dragees Blau®) oder die Injektion von Kochsalzlösung können bei Schmerzen, Schlaflosigkeit, Depression und anderen Krankheiten mit psychosomatischer Komponente wirksame Effekte auslösen.

Bei vital gefährdenden Erkrankungen, bei denen eine kausale Therapie möglich ist (z. B. schwere bakterielle Infektion oder schwere Depression), ist primär die „schulmedizinische" Behandlung als wirksame therapeutische Komponente zu wählen.

In neuropharmakologischen Studien wurde der Placeboeffekt in den letzten Jahren immer stärker, was u. a. durch eine zunehmende Erwartungshaltung und den zunehmenden Umfang der Studienbetreuung bedingt ist.

> **MERKE**
>
> Placebos können eine therapeutische Wirkung haben. Sie setzen einen suggestiv-therapeutischen Kontext voraus.
> Placebo bedeutet nicht, nichts zu tun! Modernes Studiendesign fördert den Placeboeffekt.

In klinischen Studien werden Placebos eingesetzt, um einen über den Placeboeffekt hinausgehenden Effekt eines anderen Arzneistoffes zu erkennen.

Analog zum Placebo gibt es auch **Nocebos** (lat. „ich werde schaden"), also toxisch wirkende Medikamente ohne eine nachgewiesene biochemische toxische Wirkung. So kann allein das bloße Wissen um eine Nebenwirkung dazu führen, dass der Patient diese Nebenwirkung fühlt, entwickelt und darunter leidet.

Exkurs

In einer Studie wurden jungen männlichen Hypertonikern β-Blocker einmal ohne jede Kennzeichnung und Fachinformation (Gruppe 1), dann lediglich mit der Information des Namens der verabreichten Tabletten (Gruppe 2) und schließlich mit der Fachinformation, in der auch die sexuelle Funktionsstörung als Nebenwirkung aufgelistet war (Gruppe 3), gegeben. In Abhängigkeit vom Informationsgrad berichteten 5, 14 und 32 % der Probanden über sexuelle Funktionsstörungen. Das Wissen um UAW bzw. das Arzneimittelprofil erhöht also substanziell die Wahrnehmung bzw. Empfindlichkeit für Nebenwirkungen (nach Silvestri et al. 2003 und Cocco 2009).

2.4 Stereoisomerie

Key Point

Komplexere Arzneistoffe werden oft als Racemate (Gemisch von Enantiomeren) produziert, obwohl nur ein Enantiomer (Spiegelbild) wirksam ist. Das andere Enantiomer ist häufig weniger wirksam, unwirksam oder sogar schädlich.

Stereoisomere sind Moleküle, die an einem oder mehreren C-Atomen 4 unterschiedliche Substituenten tragen (asymmetrische C-Atome, Chiralitätszentren) und in verschiedenen Konfigurationen vorkommen. Verhalten sie sich wie Bild und Spiegelbild zueinander, werden sie **Enantiomere** genannt. Ein äquimolares Gemisch von Enantiomeren wird als **Racemat** bezeichnet. Chemisch verhalten sich Enantiomere oft gleich. In ihrer physikalischen oder biologischen Wirkung (Lichtdrehung bzw. Rezeptorbindung) können sie sich jedoch stark unterscheiden.

Enantiomere werden nach ihren lichtdrehenden Eigenschaften **(+/–)** oder nach der räumlichen Lage der Substituenten nach der **D/L-** bzw. **R/S-Nomenklatur** bezeichnet.

> **BEACHTE**
>
> Diese drei voneinander unabhängigen Nomenklaturprinzipien für Stereoisomere sind nicht ohne Weiteres auf alle Substanzen anwendbar und lassen sich auch nicht nach einer festen Regel konvertieren, z. B. ist (+) nicht immer gleich D oder R und (–) nicht immer gleich L oder S.

Für die Pharmakotherapie sind besonders die **unterschiedlichen biologischen Eigenschaften chiraler Verbindungen** von Bedeutung. Zielstrukturen, Transporter oder metabolisierende Enzyme sind in der Regel hochselektiv. Das kann so weit gehen, dass minimale Variationen des Moleküls zu anderen pharmakokinetischen und pharmakodynamischen Profilen führen **(stereoselektive PK/PD)**. So ist in manchen Fällen nur ein Enantiomer als Arzneistoff brauchbar, während das andere Enantiomer unwirksam oder sogar toxisch ist (**Tab. 2.16**). Daher wird teilweise nur ein Enantiomer eingesetzt.

Tab. 2.16

Biologisch aktive Stereoisomere

Racemat	aktives Enantiomer	Wirkungen der Enantiomere
Adrenalin	(R)-Adrenalin = L-(−)-Adrenalin	Das jeweils andere Enantiomer ist weniger potent, aber aufgrund fehlender UAW wird bislang das (preislich günstigere) Racemat eingesetzt.
Atropin (= R,S-Hyoscyamin)	(S)-Hyoscyamin = L-(−)-Hyoscyamin	
Metoprolol	(S)-Metoprolol	
Sotalol	beide	(R)-Sotalol = L-(−)-Sotalol: β-antagonistisch und Kalium-Kanalblockade (S)-Sotalol = D-(+)-Sotalol: nur Kalium-Kanalblockade
Amphetamin	(S)-Amphetamin = D-(+)-Amphetamin	Arzneistoffe, die zu den potenteren Amphetamin-Enantiomeren metabolisiert werden (z. B. Fenetyllin mit R/S-Amphetamin als Metaboliten), sind weitgehend vom Markt genommen worden zugunsten von Arzneistoffen mit geringerem Missbrauchspotenzial.
Methamphetamin	(S)-Methamphetamin = D-(+)-Methamphetamin	
Ibuprofen	Dexibuprofen = (S)-(−)-Ibuprofen	Trennung der Enantiomere ist hier irrelevant, da im Organismus eine Umwandlung vom inaktiven zum aktiven Enantiomer erfolgt (chirale Interkonversion). Die analgetische Wirkung tritt lediglich etwas schneller ein.
Omeprazol	Esomeprazol	Bei Einnahme des aktiven Enantiomers kann die Dosis reduziert werden, und die Substanzbelastung (Lebermetabolismus) und Nebenwirkungen (z. B. hERG-Blockade bei den Racematen Citalopram oder Ofloxacin) sind geringer.
Ofloxacin	Levofloxacin = (S)-Ofloxacin	
Citalopram	Escitalopram	
Ketamin	(S)-Ketamin = L-Ketamin	(R)-Ketamin führt vermehrt zu Halluzinationen und Albträumen; es wird daher fast nur noch (S)-Ketamin (Ketanest S®) eingesetzt.
Tramadol	beide	(+)-(R,R)-Tramadol: Agonist an µ-Opioid-Rezeptoren und Inhibitor der Serotonin-Wiederaufnahme (−)-(S,S)-Tramadol: Inhibitor der Noradrenalin-Wiederaufnahme
Methadon	beide	L- bzw. R-Methadon (L-Polamidon®) wirkt selektiv am Opioidrezeptor, D- bzw. S-Methadon hemmt NMDA-Rezeptoren (koanalgetische Wirkung); das Racemat hemmt den SERT (*Cave:* Serotoninsyndrom).

2.5 Optimierung der Selektivität und neue Arzneistoffe

Key Point
Die Entwicklung von rekombinanten Proteinen, Antikörpern, Aptameren und siRNA (*small interfering RNA*) zur Pharmakotherapie hat in den letzten Jahren zur Zulassung neuer Arzneistoffgruppen geführt, die insbesondere zur Therapie von Autoimmunerkrankungen und Krebserkrankungen eingesetzt werden. Hier ist die Zukunft der modernen Pharmakologie zu sehen.

2.5.1 Optimierung der Selektivität von Pharmaka

Viele Zielstrukturen von Arzneistoffen, wie Ionenkanäle oder GPCR-Oligomere (S. 71), bestehen aus verschiedenen Untereinheiten. Je nach Lokalisation im Körper und Funktion unterscheidet sich die Zusammensetzung dieser Oligomere. Selektive Liganden, die an die Zielstruktur nur dann binden, wenn sie eine bestimmte Untereinheit enthält bzw. aus einer bestimmten Kombination von Untereinheiten besteht, wirken somit nur in ausgewählten Geweben bzw. erzielen eine spezifische Wirkung (**Abb. 2.28**).

2.5.2 Biologics

Biologics *(biologicals)* sind nicht chemisch, sondern biologisch produzierte **Proteine, Nukleinsäuren** oder sogar **ganze Zellen**, die als Arzneimittel eingesetzt werden. Ihre Einsatzmöglichkeiten sind unbegrenzt. Schon heute werden sie als Antikörper, Enzyme, Gerinnungsfaktoren, Zytokine (Granulozyten-Kolonie-stimulierender Faktor G-CSF) oder Hormone (z. B. Insulin) eingesetzt.

Für viele Peptidhormon- und Zytokin-Rezeptoren stehen aufgrund der komplexen Affinitätserfordernisse zwischen Ligand und Rezeptor keine nicht proteinartigen *Small-Molecule*-Agonisten (Peptidomimetika) oder Antagonisten zur Verfügung, sodass hier auf Proteine ausgewichen wird.

Exkurs

Mit dem *Biological* und Thrombozyten-Aggregationshemmer Abciximab stand schon früh ein monoklonaler Antikörper gegen den auf Thrombozyten lokalisierten Glykoproteinrezeptor GPIIb/IIIa zur Verfügung. Da die Herstellung, Aufreinigung und Aufbewahrung von Abciximab aufwendig ist, haben sich im klinischen Alltag jedoch die weitaus günstigeren Fibane wie Tirofiban, ein synthetischer *Small-Molecule*-Antagonist, gegen GPIIb/IIIa, durchgesetzt.

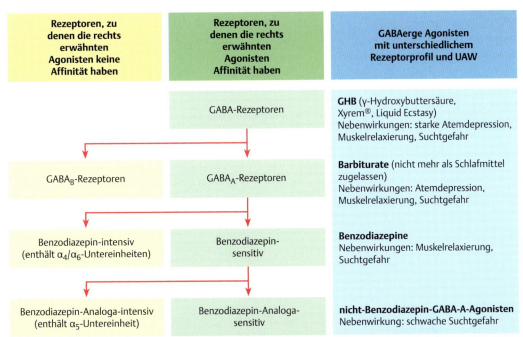

Abb. 2.28 Selektivität GABAerger Substanzen. Für die Indikation Schlafstörung stehen mit den Z-Substanzen Arzneistoffe zur Verfügung, die durch die selektive Bindung an die α_1-Untereinheit kaum noch die unerwünschten Arzneimittelwirkungen wie Atemdepression und Muskelrelaxierung (Sturzgefahr!) aufweisen. Auch das Suchtpotenzial wird dadurch deutlich verringert.

Herstellung. Die aufwendige Isolation humaner oder tierischer Proteine (z. B. Antikörper) wurde durch gentechnologische Methoden abgelöst: Das Gen des gewünschten Proteins wird in Bakterien (E. coli), Hefen (Saccharomyces cerevisiae) oder Zelllinien eingebracht (Rekombination oder *genetic engineering*) und dort überexprimiert (ektopische Expression). Mittlerweile gibt es auch transgene Tiere, z. B. Ziegen, die mit ihrer Milch rekombinante Proteine sezernieren.

Pharmakokinetik. Peptide werden bei oraler Aufnahme sofort zerstört (Ausnahme: pathogene Prionen). Um die intravenöse oder subkutane Verabreichung zu umgehen, wurden Präparate für alternative Applikationen, z. B. zur intranasalen oder inhalativen Einnahme entwickelt.

Entwicklung der Biologics.
— **1. Generation:** Während die ersten rekombinanten Arzneistoffe aufgrund technischer Probleme Unterschiede zum humanen natürlichen Protein aufwiesen (Generation 1a, z. B. Betaferon®), ist es nun möglich, in Eukaryonten auch komplexere Proteine mit entsprechender Glykosylierung und anderen **posttranslationalen Modifikationen** zu exprimieren. Die Biologics der 1b-Generation sind somit **human und naturidentisch**.
— **2. Generation:** Hier finden sich **Derivate humaner Proteine**, in denen z. B. Aminosäuren verändert oder andere posttranslationale Modifikationen durchgeführt wurden. Durch Austausch von Aminosäuren oder durch die Fusion des Peptids mit Kohlenhydraten wie Polyethylenglycol (PEG), Fettsäuren wie Myristinsäure oder Proteinen wie Albumin kann die **Pharmakokinetik stark beeinflusst** werden (**Tab. 2.17**). In einigen Fällen, wie beim ADH (S. 316), kann durch den Aminosäurenaustausch auch die Rezeptoraffinität und damit die Pharmakodynamik verändert werden.
— **3. Generation:** Diese Biologics orientieren sich nur noch teilweise an natürlichen Proteinen. Zu dieser Gruppe gehören u. a. **Chimären** (**Tab. 2.17**).

Antikörper

Antikörper sind Proteine, die als immunologische Reaktion auf normalerweise körperfremde Strukturen (Antigene) gebildet werden. Sie bestehen aus einem variablen F_{ab}-Teil, der dem Zielepitop angepasst ist und dieses hochspezifisch und irreversibel bindet (F: Fragment, ab: *antigen binding*), und einem F_c-Teil, der je nach Immunglobulinklasse und Spezies variiert (c: *crystallizable*).

Antikörper können aus einem einzelnen Zellklon gewonnen werden (**monoklonal**) und erkennen identische Epitope. Auch die Gewinnung aus verschiedenen Zellen ist möglich (**polyklonal**), dann erkennen sie unterschiedliche Epitope. Monoklonale Antikörper sind somit spezifischer und werden oft mit „-mab" (monoclonal antibody) als Suffix bezeichnet (**Tab. 2.18**).

Tab. 2.17

Biologics der 2. und 3. Generation

Arzneistoff*	Modifikation (2. Generation) bzw. Chimäre aus (3. Generation)	Ergebnis	Indikation
Biologics der 2. Generation: modifizierte Peptidhormone			
Insulin-Lispro	Austausch der Aminosäuren 28 und 29 gegen Lysin und Prolin	keine Bildung von Insulin-Hexameren, schnelle und kurze Wirkung	Diabetes mellitus (S. 245)
Insulin-Glargin	Einfügung von zwei Argininen und ein Aminosäurenaustausch	schwer löslich bei physiologischem pH, langsame Freisetzung	Diabetes mellitus (S. 245)
Insulin-Detemir	Konjugation mit Myristat („myristyliert")	protrahierter Abbau, lange HWZ	Diabetes mellitus (S. 245)
PEG-Interferon-α_{2a}	Fusion mit Polyethylenglycol (PEG, „pegyliert")	protrahierter Abbau, lange HWZ	Hepatitis C (S. 645)
Desmopressin	Desaminierung an Position 1 und Austausch von L-Arginin gegen D-Arginin an Position 8	protrahierter Abbau mit langer Wirkdauer Verschiebung der Affinität von V_1- zu V_2-Vasopressin-Rezeptoren	Diabetes insipidus centralis (S. 316)
Biologics der 3. Generation: Chimären			
Abatacept	CTL4 und F_c-Fragment	selektive Immunsuppression	rheumatoide Arthritis (S. 540)
Etanercept	TNFα-Rezeptor und F_c-Fragment	selektive Immunsuppression	rheumatoide Arthritis (S. 540)
Denileukin diftitox	IL-2 und Diphtherietoxin	selektiv zytotoxisch für T-Zellen	kutanes T-Zell-Lymphom
Gemtuzumab-Ozogamicin	Anti-CD33 und Ozogamicin	selektiv zytotoxisch für Leukämiezellen	akute myeloische Leukämie
Emicizumab	bispezifisch Antifaktor IXa und Antifaktor X	ersetzt Faktor VIIIa	Hämophilie A

Tab. 2.18

Nomenklatur der Antikörper und Fusionsproteine

Syntax		
beliebiges Präfix + Infix für Krankheit/Zielstruktur + Infix für Spezies + „mab/cept"-Suffix für Art des Moleküls		
Infixe für Krankheiten oder Zielstrukturen (Auswahl)		
-vir-	viral	
-bac-	bakteriell	
-lim-	Immunsystem	
-cir-	kardiovaskulär	
-col-	Kolontumor	
-tum-	nicht näher bestimmte Tumoren	
Infixe für die Spezies, aus der das Gen stammt (Auswahl)*		
-o-	Maus	
-xi-	Chimäre (z. B. Maus–Mensch)	
-zu-	humanisiert	
-u-	human	
Suffix		
-mab	monoklonaler Antikörper	
-cept	wie „Rezeptor" vom lat. recipere: erhalten, zurückholen; ein rekombinanter Rezeptor	
Beispiele		
dac + li (m) + zu + -mab	Daclizumab	humanisierter monoklonaler Antikörper gegen IL-2-Rezeptoren
Etaner-cept	Etaner-cept	Fusionsprotein gegen TNFα

* entfällt bei allen neuen Antikörpern seit 2019

Gewinnung von Antikörpern. Antikörper können aus **immunisierten Wirtsorganismen** (z. B. Maus) gewonnen werden. Alternativ können auch die antikörperproduzierenden B-Zellen mit Tumorzellen zu immortalisierten Hybridomzellen fusioniert werden. Schließlich werden auch **rekombinante Antikörper** hergestellt. Antikörper binden und **inaktivieren** (oder neutralisieren) beliebige Hapten-Carrier-Komplexe wie Diphtherie-, Tetanustoxin, Arzneistoffe (z. B. Digitalis) oder Proteine wie Zytokine oder Rezeptoren.

Exkurs

Antikörper zur Aktivierung von Rezeptoren des Immunsystems wie CD28, *toll-like receptor* 4 (TLR4) oder *death-receptor* 5 (DR5) stellen zwar interessante Wirkungsprinzipien dar, sind aber aufgrund unvorhersehbarer Folgen kritisch zu sehen. Der humanisierte monoklonale CD28-Antikörper TGN1412 ist ein starker Agonist am CD28-Rezeptor (Superagonist). CD28 trägt u. a. zur Aktivierung von T-Zellen bei. TGN1412 sollte bei Leukämie und Autoimmunerkrankungen zur Anwendung kommen und wurde im März 2006 an sechs Probanden getestet, die daraufhin durch eine unerwartete massive Freisetzung von Zytokinen (sog. „Zytokinsturm") schwer erkrankten.

Eine weitere Möglichkeit ist die **Gewinnung von unspezifischen IgG** aus großen Spenderpopulationen. Die so gewonnenen Immunglobuline können dann bei Antikörpermangel, erhöhtem Antikörperbedarf und bei manchen Erkrankungen des Immunsystems verabreicht werden.

Small-interfering-RNA (siRNA)

Nukleinsäuren können ebenfalls Zielstruktur oder Werkzeug sein. Die **Small-interfering-RNA** (**siRNA**) bindet komplementär an Messenger-RNA (mRNA) und verhindert so die Translation und damit die Biosynthese dieses Proteins (*gene silencing*).

Nachteilig ist, dass die siRNA mit der körpereigenen miRNA (micro-RNA) konkurriert, die physiologische Funktionen wie die Unterdrückung von Onkogenen ausübt. Daher muss die verabreichte siRNA-Dosis gering gehalten werden. Weiterhin weist siRNA eine sehr ungünstige Pharmakokinetik auf, da sie schlecht resorbiert und unmodifiziert schnell abgebaut wird. Zurzeit ist man bemüht, die Resorption und Verteilung zu optimieren.

Aptamere

Durch ein bestimmtes molekularbiologisches Verfahren (SELEX, dt: systematische Evolution von Liganden durch exponentielle Anreicherung) lassen sich gezielt DNA- und RNA-Moleküle, sog. **Aptamere**, synthetisieren, die spezifisch an beliebige Zielstrukturen wie Arzneistoffe oder Proteine binden können. Pegaptanib (Macugen®) ist ein solches Aptamer mit hoher Affinität und Selektivität für den *vascular endothelian growth factor* (VEGF-A$_{165}$-Isoform), das VEGF neutralisiert und topisch gegen alters- oder diabetesbedingte Neovaskularisierung der Makula eingesetzt wird.

Nebenwirkungen der Biologics

Der menschliche Organismus ist darauf ausgerichtet, fremde Proteine oder DNA/RNA effizient zu erkennen und durch eine entsprechende Immunantwort zu neutralisieren. Die Gabe größerer Mengen von körperfremden Proteinen, Antikörpern, DNA/RNA oder Aptameren ruft daher starke, grippeähnliche Immunreaktionen (Serumkrankheit, Anaphylaxie u. a.) hervor und kann mit dem Verlust der Wirkung des Präparates einhergehen. Daher werden Antikörper humanisiert (d. h. Austausch nicht menschlicher Peptidsequenzen gegen humane) und systemische Infusionen von Biologics oft zusammen mit COX-Inhibitoren, Antihistaminika oder Steroiden zur Abschwächung der Immunreaktion gegeben.

Gentechnisch modifizierte anabole Hormone (z. B. Insulin glargin) wurden mit einem erhöhten Risiko für die Bildung von Malignomen assoziiert. Größere Folgestudien konnten diesen Verdacht nicht bestätigen. Nach wie vor ist jedoch unbekannt, inwieweit der Austausch einzelner Aminosäuren in anabolen Hormonen möglicherweise Konsequenzen für die Signaltransduktion hat (z. B. durch Veränderung des Zellwachstums).

Exkurs

Die übermäßige Ablagerung von Amyloid-β (Aβ) im ZNS ist pathognomonisch für den Morbus Alzheimer (S. 514). Ein Ansatz zur Minimierung von Aβ-Ablagerungen bestand in der aktiven Immunisierung mit Aβ. Im Mausmodell wurde eine Aktivierung von Mikroglia beobachtet, die die Amyloid-Plaques phagozytierten und abbauten. Einige Patienten entwickelten jedoch in klinischen Studien eine Meningoenzephalitis. Die starke Immunreaktion auf die Impfung führte zur teilweisen Permeabilisierung der Blut-Hirn-Schranke und zur intrazerebralen Infiltration von Lymphozyten, die auch physiologisches nicht amyloidogenes Aβ- und Amyloid-Precursor-Protein (APP) angriffen. Dieser Zwischenfall einer unerwarteten Kreuzreaktion zeigt, dass pharmakotherapeutische Eingriffe ins Immunsystem immer mit unbekannten Risiken einhergehen.

2.5.3 Gentherapie

Gentherapie bietet erstmals die Möglichkeit einer kausalen statt nur symptomatischen Behandlung von chronischen Erkrankungen.

2012 wurde das erste Gentherapeutikum in Europa zugelassen. Glybera® (Alipogen Tiparvovec) enthält als Vektor ein Adenovirus, das das Lipoproteinlipase-Gen in Patienten, bei denen dieses Gen defekt ist, einschleust. Aus wirtschaftlichen Gründen (Behandlungskosten > 1 000 000 EUR) ist es wieder vom Markt genommen worden.

Im Rahmen einer klinischen Studie mit moderatem Erfolg wurde das defekte CFTR-Gen bei Mukoviszidosepatienten mithilfe eines Gen-Liposomen-Komplexes inhalativ in die Lungen eingebracht.

In den USA wurde 2017 mit Luxturna® (Voretigen neparvovec; „parvo" wie Parvovirus, „vec" wie Vektor) ein direktes Gentherapiesystem mit adenoviralem Vektor zugelassen, welches ein intaktes RPE65-Gen in das retinale Pigmentepithel von Patienten mit Netzhautdystrophie einbringt. Die Behandlungskosten für einen Patienten werden auf ca. 740 000 USD geschätzt. 2019 wurde ebenfalls in den USA Onasemnogen-Abeparvovec zur Behandlung der spinalen Muskelatrophie zugelassen (Kosten: 2 Millionen USD für eine Behandlung).

Ex vivo mit (viralem) Gentransfer generierte Zelltherapeutika sind Strimvelis® (retroviraler Vektor, Kosten ca. 500 000 EUR) gegen eine Form der Immundefizienz sowie Kymriah® (Tisagenlecleucel; „leu" wie Leukozyten und „cel" wie Zelltherapeutikum) und Yescarta® (Axicabtagen Ciloleucel) gegen lymphatische Zellen.

Die Entdeckung des CRISPR/Cas9-Systems zum *gene editing* wird zukünftige gentherapeutische Ansätze deutlich vereinfachen und beschleunigen.

2.6 Arzneimittelentwicklung und Pharmakovigilanz

Key Point

Die Entwicklung und Markteinführung eines neuen Arzneimittels gliedert sich in
- eine präklinische Phase im Labor (Zell- oder Tiermodelle),
- nachfolgende klinische Studien an gesunden und kranken Freiwilligen (Phasen I–III) sowie die
- laufende und systematische Überwachung nach der Marktzulassung (Phase IV, Pharmakovigilanz).

Die Entwicklung eines neuen Arzneistoffs ist ein langwieriger Prozess, für den heute Kosten von 300–500 Millionen EUR angegeben werden und der im Durchschnitt 12 Jahre dauert.

Präklinische Studien. Neue Arzneistoffe werden entweder zufällig im Screening gefunden oder durch Variation von bekannten Verbindungen, die auf alte und neue biologische (bzw. pharmakologische) Wirkungen geprüft werden. Diese präklinischen Studien führen zur Beantragung der Zulassung einer Substanz für eine Phase-I-Studie.

Phase-I-Studie. Sie ermittelt an i. d. R. gesunden Probanden das pharmakokinetische Verhalten der Substanz, ihre Verträglichkeit und die pharmakodynamischen Wirkungen (n = 30–100).

Wird die Substanz nur in geringsten Mengen appliziert (sog. Microdosing), bei denen keine pharmakodynamische Wirkung erwartet wird, spricht man auch von einer „Phase-0"-Studie.

Phase-II-Studie. Hier wird der Arzneistoff erstmalig Patienten gegeben mit dem Ziel der Dosisfindung (n = 100–3000).

Phase-III-Studie. Sie soll das Nebenwirkungsprofil dokumentieren und weitere Informationen zur therapeutischen Wirksamkeit liefern (n = 3000–15 000).

Phase-IV-Studie. Gemäß dem „Law of Three" sind 3-mal mehr Patienten als die reziproke Auftrittswahrscheinlichkeit einer unerwünschten Arzneimittelwirkung (UAW) notwendig, um eine UAW aufzudecken: Um eine UAW mit einer Wahrscheinlichkeit von 1:10 000 zu identifizieren, müssen mindestens 30 000 Patienten (3 × 10 000) mit dem Medikament behandelt werden. Daher gibt es große Phase-IV-Studien und Anwendungsbeobachtungen: Nach der Marktzulassung werden Arzneimittel weiter beobachtet, um seltene UAW zu erkennen (Pharmakovigilanz).

Klinische Studien sollen vorab in öffentlichen Registern wie drks.de oder clinicaltrials.gov registriert werden. Jede Studie mit Arzneimitteln benötigt außerdem eine EudraCT-Nummer und wird in einer europäischen Datenbank erfasst.

MERKE

Der Begriff „Nebenwirkungen" wurde 2012 neu definiert als schädliche und unbeabsichtigte Reaktionen auf ein Arzneimittel. Durch die Streichung des bisherigen Zusatzes „bei bestimmungsgemäßem Gebrauch" zählen nun auch solche Reaktionen als Nebenwirkungen, die beispielsweise auf Überdosierung, Fehlgebrauch, Missbrauch oder andere Medikationsfehler durch Arzt und Patient zurückzuführen sind.

Für die Zulassung in Europa ist die 1995 gegründete **European Medicines Agency** (EMA, www.ema.europa.eu/) verantwortlich.

Exkurs

Evidence of absence und absence of evidence – am Beispiel von Rofecoxib

2004 wurde Rofecoxib (Vioxx®) aufgrund kardiovaskulärer Nebenwirkungen vom Markt genommen. Man vermutete eine kardiovaskuläre Schädigung als Gruppeneffekt der neuen selektiven COX-2-Inhibitoren, der Coxiben (S. 356). Daher wurden Forderungen nach Rückkehr zu den alten „bewährten" und „sicheren" COX-Inhibitoren wie Diclofenac oder Ibuprofen geäußert. Die meisten der „altbewährten" COX-Inhibitoren wurden vor der u. a. wegen des Contergan®-Skandals (S. 422) eingeführten Zulassungsregelung von 1976 in den Markt eingeführt. Die längste Studie zur Erfassung von Nebenwirkungen von Diclofenac versus Placebo dauerte 24 Wochen und umfasste 144 Patienten, was ca. 70 Patientenjahren entspricht. Rofecoxib dagegen wurde bis zur Marktrücknahme gegenüber Placebo an tausenden Patienten in mehreren, bis zu 3 Jahren dauernden Studien getestet, mit weit über 5000 Patientenjahren. Die angebliche Sicherheit der alten unselektiven COX-Inhibitoren war nur eine emotional gefühlte. Wir wissen heute, dass die unselektiven „traditionellen" COX-Inhibitoren in äquianalgetischer Dosierung ein ähnliches, den Coxiben vergleichbares kardiovaskuläres Nebenwirkungsprofil haben. Die *evidence of absence* einer UAW wurde in diesem Fall mit der *absence of evidence* verwechselt, die auf dem Fehlen adäquater Studien beruhte.

Jede Pharmafirma, die jeweiligen nationalen Behörden (in Deutschland: Bundesinstitut für Arzneimittel und Medizinprodukte [**BfArM**] und Paul-Ehrlich-Institut [**PEI**]), auf internationaler Ebene die Europäische Arzneimittel Agentur (EMA) und das **Uppsala Monitoring Center (UMC) der WHO** sammeln Berichte über unerwünschte Ereignisse und zeitgleich applizierte Arzneimittel und werten diese aus. Mit qualitativen und quantitativen Methoden (z. B. Signal-

erkennungsalgorithmen) werden neue und alte Arzneimittel fortlaufend überwacht. Eine Liste möglicher Zugriffe auf Pharmakovigilanzdaten steht unter http://openvigil.sourceforge.net/ bereit.
Wichtig dafür ist vor allem die **Spontanberichterstattung:** Ärzte sind durch ihre Berufsordnung **verpflichtet,** bei vermuteten Interaktionen oder Nebenwirkungen eine Meldung einzureichen (www.akdae.de/Arzneimittelsicherheit/UAW-Meldung/index.html). So sollen bei neuen Medikamenten (< 2 Jahre zugelassen) alle unerwünschten Ereignisse, bei älteren Medikamenten v. a. schwere UAW gemeldet werden.

2.7 Evidenzbasierte Medizin (EBM)

Key Point
Die evidenzbasierte Medizin wird definiert als bewusste, ausdrückliche und wohlüberlegte Nutzung der besten Informationen für die Entscheidungsfindung für die Behandlung eines Patienten. Die EBM spielt in der Medizin heute eine grundlegende Rolle.

Die **EBM** überträgt wissenschaftliche Methoden auf die klinische Praxis. Studien zu Medikamenten werden in Bezug auf ihre Aussage und Aussagekraft miteinander verglichen, um eine Empfehlung zur Behandlung nach gegenwärtiger Studienlage zu geben. Die Aussagekraft von Studien oder Publikationen ist unterschiedlich, je nachdem, mit welcher Methodik gearbeitet und wie Daten erhoben wurden. Die EBM vergibt 5 verschiedene Klassen von Evidenzen (Tab. 2.19). Die höchste Evidenz hat die Kategorie 1a, das ist eine Meta-Analyse von randomisierten, kontrollierten, doppelblinden Studien, dem Goldstandard in der klinischen Forschung. EBM-Artikel sind in der **Cochrane Library** (www.cochrane.org/) einsehbar.
Die deutschen Leitlinien, systematisch entwickelte Aussagen zur Unterstützung der Entscheidungsfindung von Ärzten, arbeiten ebenfalls evidenzbasiert und sind unter https://www.awmf.org/leitlinien/leitlinien-suche.html einsehbar.
In manchen Situationen sind aber auch Expertenmeinungen sinnvoll und ausreichend, v. a. in Situationen, die nicht ohne Weiteres in kontrollierten Studien erfasst werden können; ein Beispiel ist die Medikamentenauswahl für die kardiopulmonale Reanimation.

MERKE
Goldstandard bei Studien ist die randomisierte, kontrollierte, doppelblinde Studie.

Tab. 2.19

\multicolumn{2}{l	}{Evidenzklassen}
Kategorie	Methodik bzw. Studientyp
1a	Meta-Analyse oder Übersicht randomisierter, kontrollierter Studien (Goldstandard)
1b	einzelne randomisierte, kontrollierte Studie (Follow-up* > 80 %)
2a	Meta-Analyse von Kohortenstudien
2b	individuelle Kohortenstudie oder randomisierte, kontrollierte Studie minderer Qualität (Follow-up < 80 %)
3a	Meta-Analyse von nicht experimentellen, deskriptiven Studien (z. B. Fall-Kontroll-Studien)
3b	Einzelne, nicht experimentelle, deskriptive Studie
4	Expertenmeinung
5	Fallbericht

Follow-up: Anteil der Studienteilnehmer, die an der Studie bis zum Ende teilgenommen haben und nicht vor Erreichen der definierten Endpunkte ausgeschieden sind.

Arzneistoffe werden im Vergleich mit anderen Arzneistoffen oder, soweit ethisch vertretbar, im Vergleich mit einem Placebo getestet. Es werden bestimmte Ereignisse als Endpunkte für die Studie festgelegt, wie Laborwerte (z. B. Blutzucker) oder Untersuchungsbefunde (z. B. Blutdruck) oder sog. „harte Endpunkte" wie Todesfälle oder Krankenhauseinweisungen. Für eine **Nutzen-Risiko-Bilanzierung** müssen adäquate, aussagekräftige Endpunkte gewählt werden (Tab. 2.20).

Exkurs

Absolute und relative Veränderungen und die *number needed to treat*
Gemfibrozil wurde im Vergleich zu einem Placebo auf seine cholesterinreduzierende Wirkung getestet. Endpunkt dieser Studie war das Auftreten von Todesfällen. In der Gemfibrozil-Gruppe starben 2,7 %, in der Placebogruppe 4,1 % der Patienten innerhalb der Studiendauer. Die absolute Risikoreduktion (ARR) errechnet sich nun aus der Differenz der Mortalitäten (4,1–2,7 %) und beträgt demnach 1,4 % ARR. Für die relative Risikoreduktion (RRR) muss diese Differenz noch durch die Mortalität in der Placebogruppe dividiert werden. Der Quotient (4,1–2,7 %)/4,1 % ergibt hier 34 % RRR.
Wie viele Menschen muss man also mit Gemfibrozil behandeln, um einen Endpunkt (hier Todesfall) zu verhindern? Die Antwort bietet die *number needed to treat* (NNT), die sich aus 1/ARR (1/1,4 %) berechnet, also 71 pro Studiendauer. Je niedriger die NNT, desto besser verhindert das Pharmakon den definierten Endpunkt.
Analog dazu kann man die *number needed to harm* (NNH) ermitteln, also das Risiko von Nebenwirkungen bzw. die Zahl von behandelten Patienten, bei denen eine Nebenwirkung auftritt. Je geringer die NNH, desto gefährlicher ist eine Behandlung mit diesem Pharmakon.

Tab. 2.20

Nutzen-Risiko-Abwägung

Größe und Berechnung	Aussage
EER (*experimental event rate*), prozentuale Anzahl der Ereignisse im Therapiearm **CER** (*control even rate*), prozentuale Anzahl der Ereignisse im Kontrollarm $$\text{EER bzw. CER} = \frac{\text{Anzahl Ereignisse}}{\text{Anzahl Patienten}}$$	Verglichen werden können erwünschte Ereignisse (z. B. Anzahl der schmerzfreien Patienten in den beiden Gruppen) oder unerwünschte Ereignisse (z. B. Mortalität in den Patientengruppen). Zu beachten ist, dass die Ereignisrate im Kontrollarm (CER) je nach Probandenselektion und zu untersuchendem Ereignis auch extreme Werte annehmen kann (0,1 %; 100 %), die die Aussagekraft der darauf basierenden folgenden Berechnungen minimieren.
ARR, absolute Risikoreduktion $$\text{ARR} = \text{CER} - \text{EER}$$	Wie viele Prozent der Ausgangsgruppe profitieren unter der neuen Behandlung weniger bzw. mehr?
RRR, relative Risikoreduktion $$\text{RRR} = \frac{\text{ARR}}{\text{CER}} = \frac{\text{CER} - \text{EER}}{\text{CER}}$$	Wie viele Prozent der Gruppe, die unter Kontrollbehandlung nicht profitiert hat, profitieren unter der neuen Behandlung weniger bzw. mehr?
NNT, *number needed to treat* **NNV**, *number needed to vaccinate* $$\text{NNT bzw. NNV} = \frac{1}{\text{ARR}} = \frac{\text{CER}}{\text{CER} - \text{ERR}}$$	Wie viele Menschen müssen mit dem Arzneistoff behandelt werden, um einen erwünschten Endpunkt (z. B. Schmerzfreiheit oder Überleben) zu erreichen bzw. um einen unerwünschten definierten Endpunkt (Todesfall, Verschlechterung des Zustandes) zu vermeiden? Die NNT sollte immer als NNT pro Zeitraum, z. B. NNT/Jahr, angegeben werden. Je geringer die NNT, desto besser erreicht man mit diesem Arzneistoff den erwünschten (bzw. verhindert den unerwünschten) Endpunkt. Für die Behandlung akuter Krankheitszustände (z. B. Schmerz) sind Pharmaka mit einer NNT von 1–2 erforderlich bzw. erwünscht; für eine Langzeitprophylaxe von Spätfolgen bei Volkskrankheiten werden manchmal noch NNT bis 100 akzeptiert.
NNH, *number needed to harm* (Formel s. NNT)	Wie viele Menschen müssen mit dem Arzneistoff behandelt werden, bis ein definierter Endpunkt (UAW, Todesfall) auftritt?

> **MERKE**
> - Das Verhältnis von NNH/NNT ist ein Maß für die therapeutische Breite.
> - Bei der Betrachtung eines neuen Pharmakons sollte immer der Grad der Evidenz der Studien geprüft und die NNT bzw. NNH in die Therapieüberlegungen einbezogen werden.
> - Man kann nur mit der Kenntnis der absoluten Zahlenwerte die Bedeutung einer Studie bewerten.
> - Das „Spiel" mit relativen Veränderungen dient allzu oft den eigenen Absichten (*pro domo*), seien es Angaben von Herstellern oder Gesundheitsorganisationen (Krankenkassen, Gesundheitsbehörden, Patientenverbände u. a.).

2.8 Nebenwirkungen von Arzneistoffen

Eine Arzneimitteltherapie führt häufig zu **unerwünschten Ereignissen** (UE, engl. *adverse event* [AE]). Dazu zählen u. a. Medikationsfehler, welche nicht das Arzneimittel selbst, sondern den Umgang damit betreffen, sowie **unerwünschte Arzneimittelwirkungen** (UAW, engl. *adverse drug reactions* [ADR], umgangssprachlich „**Nebenwirkungen**"), die sich aus den pharmakologischen Effekten des Arzneimittels ergeben. UAW werden in pharmakologisch bedingte „Typ A"-UAW („*augmentation*" einer normalen pharmakologischen [Neben-]Wirkung) sowie hypersensitivitätsbedingte „**Typ B**"-UAW („*bizarre*") unterteilt.

Typ-A-Nebenwirkungen können mitunter auch therapeutisch nützlich sein und zu neuen Indikationen führen (z. B. Minoxidil → Haarwuchs, Sildenafil → Erektionsstörungen, Duloxetin → Harninkontinenz, Loperamid → Diarrhö). In diesem Buch wird der Begriff „Nebenwirkungen" daher neutral gebraucht, da Nebenwirkungen auch erwünscht sein können.

Typ-A-Reaktionen sind weitgehend **dosisabhängig**; **Typ-B**-Reaktionen werden ab Überschreitung einer geringen Schwellendosis i. d. R. **dosisunabhängig** wahrgenommen. Ein bekanntes Beispiel für eine Typ-A-UAW ist der arzneimittelinduzierte Leberschaden, der z. B. als Folge einer Paracetamol-Überdosierung auftritt, während flucloxacillininduzierte Leberschäden HLA-assoziiert und somit ein Beispiel für eine Typ-B-UAW sind.

Sowohl klassische immunologische (sog. allergische) als auch nichtallergische (pseudoallergische) Hypersensitivitätsreaktionen führen bei Typ-B-Reaktionen zu einer Aktivierung des Immunsystems oder dessen Endstrecken wie Entzündungsreaktionen und Anaphylaxie durch Freisetzung von Histamin. So aktivieren beispielsweise Peptide wie Vancomycin, Curare-Derivate und Gyrasehemmer den mastozytären

MRGPRX2-Rezeptor, welcher die Degranulation einleitet. Klinisch werden **Sofortreaktionen** (Auftreten < 1 h nach Exposition) und **Spätreaktionen** (> 1 h) unterschieden. Die klassischen allergischen Reaktionen werden nach Coombs & Gell in vier Typen unterteilt, wobei die Typen I und IV die am häufigsten auftretenden Formen sind. Ein und dasselbe Medikament kann inter-, aber auch intraindividuell unterschiedliche Hypersensitivitätsreaktionen auslösen: Penicilline z. B. vermitteln nichtallergische Hypersensitivitäten und Allergien vom Typ I–IV. Diese Reaktionen können prinzipiell zeitgleich auftreten. Topische Penicillinzubereitungen sind wegen des hohen Kontaktallergierisikos (10 %) nicht mehr im Handel. In 75 % der Fälle sind Antikonvulsiva oder (β-Lactam-)Antibiotika Auslöser von Typ-B-UAW.

Typ-B-UAW haben eine starke genetische Komponente: Für einige Spätreaktionen wurden Biomarker, zumeist humane Leukozytenantigene (HLA), identifiziert. HLA kodieren für Proteine des *major histocompatibility complex* (MHC). HLA-A, HLA-B und HLA-C kodieren für MHC-Klasse-I-Proteine, während HLA-DM bis HLA-DR für MHC-Klasse-II-Proteine kodieren, die mit T-Zellen interagieren. Die Nomenklatur ist mindestens < HLA-Gen > * < Gruppe > : < Allel >, z. B. HLA-B*57:01. In Deutschland fordern bereits die Fachinformationen von Abacavir und Carbamazepin die vorherige Dokumentation des HLA-Status (für Carbamazepin nur bei Han-Chinesen und Thai). Das bedeutet, dass bei unbekanntem HLA-Status eine Geno- oder Phänotypisierung erforderlich ist, bevor das Medikament eingesetzt werden darf.

> **BEACHTE**
>
> In 75 % der Fälle sind Antikonvulsiva oder (β-Lactam-) Antibiotika die Auslöser von Typ-B-UAW (Hypersensitivitäten, Allergien). Insgesamt sind echte Allergien selten bis sehr selten (1:10000).

Weitere Möglichkeiten der Unterteilung unerwünschter Arzneimittelwirkungen sind u. a. „on-target" versus „off-target" sowie eine genauere Erfassung der begleitenden Umstände im DoTS-Schema („*dose relatedness*", „*time relatedness*", „*susceptibility*"). Das Typ A/B-Schema ist das am meisten verwendete (vgl. auch **Tab. 2.13**).

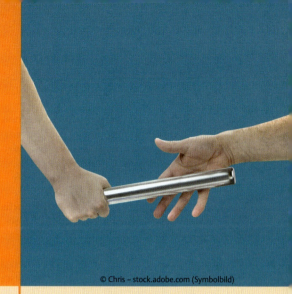

© Chris – stock.adobe.com (Symbolbild)

Kapitel 3

Pharmakologisch relevante Transmittersysteme und Ionenkanäle

Ruwen Böhm, Thomas Herdegen

3.1 Transmittervermittelte Signaltransduktion 70

3.2 Vegetatives Nervensystem (VNS) 72

3.3 **Cholinerges System** 72

3.4 **Adrenerges System** 78

3.5 **Dopaminerges System** 84

3.6 **Serotonerges System** 86

3.7 **Histaminerges System** 88

3.8 Gemeinsamkeiten der biogenen Amine 90

3.9 **Glutamaterges System** 92

3.10 **GABAerges System** 93

3.11 Vegetative Beeinflussung durch Eingriff in Transmittersysteme 95

3.12 **Purinerges System** 96

3.13 **Endocannabinoidsystem** 98

3.14 **Prostaglandine** 99

3.15 Phosphodiesterasen und Second Messengers cAMP und cGMP 100

3.16 **Ionenkanäle** 101

3.17 Enzyme und intrazelluläre Signalkaskaden 104

3.18 Weiterführende Informationen 105

3.1 Transmittervermittelte Signaltransduktion

Key Point
Wichtige Körperfunktionen werden über Transmitter wie Acetylcholin, Noradrenalin, Adrenalin, Dopamin, Serotonin, GABA, Glutamat oder Histamin und ihre Rezeptoren reguliert. Sie sind Bestandteile zahlreicher Regelkreisläufe und wesentliche pharmakologische Angriffspunkte. Jedoch verursachen pharmakologische Interventionen an diesen Systemen auch viele Nebenwirkungen.

Transmitter und ihre Rezeptoren dienen der **interzellulären Kommunikation**. Transmittersysteme bestehen aus dem freigesetzten endogenen **Liganden (Transmitter)** und ihren meist membrangebundenen **Rezeptoren**. Nach erfolgreicher Bindung verändern die Rezeptoren ihre Konformation und lösen so eine **Signalkaskade** aus. Viele Arzneistoffe stimulieren oder hemmen körpereigene Transmittersysteme. Anfangs wurden insbesondere Neurotransmitter (überwiegend biogene Amine) und Hormone (Peptide) identifiziert, mittlerweile sind jedoch auch Fettsäurederivate (z. B. Prostaglandine, Endocannabinoide), Gase (NO) und kleine Peptide (z. B. Neuropeptide) bekannt, die Transmitterfunktionen wahrnehmen und deren Funktionen pharmakologisch moduliert werden. Auch Licht (Rhodopsin), H^+-Ionen und elektrische Potenzialunterschiede (spannungsabhängige Ionenkanäle) können Signalkaskaden in Zellen starten.

Rezeptoren werden nach ihrer Struktur sowie nach der mit ihnen assoziierten Signalkaskade in mehrere Superfamilien eingeteilt (**Abb. 3.1**).

3.1.1 Ionenkanalgekoppelte Rezeptoren (ionotrope Rezeptoren)

An Ionenkanäle gekoppelte Rezeptoren heißen auch **ionotrope Rezeptoren** oder ligandengesteuerte Ionenkanäle (*ligand-gated ion channels*). Nach Bindung des Liganden an den Rezeptor wird ein Ionenkanal geöffnet, das **Membranpotenzial** und die intrazellulären Elektrolytkonzentrationen verändern sich und lösen so sekundäre Effekte aus (z. B. Freisetzung von Hormonen, Muskelkontraktion). Mit wenigen Ausnahmen gehören die ionotropen Rezeptoren zur selben Superfamilie und bestehen aus einem **Pentamer**, d. h. 5 Untereinheiten (**Abb. 3.1**). Die einzelnen Untereinheiten werden mit griechischen Buchstaben und Nummern bezeichnet. Die Rezeptoren besitzen je nach Expression ihrer Untereinheiten und je nach ihrer spezifischen Lokalisation verschiedene Funktionen im Körper.

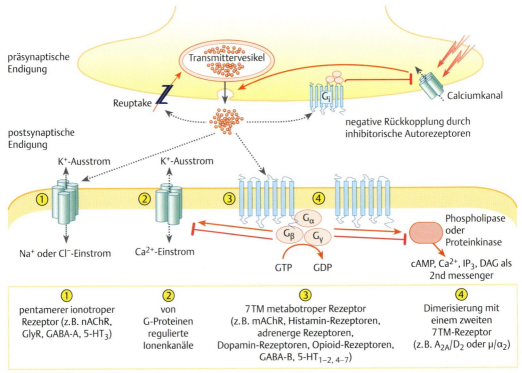

Abb. 3.1 Transmitterfreisetzung und membrangebundene Rezeptoren mit ihren Signalkaskaden.

> **MERKE**
>
> Die Affinität von Arzneistoffen zu bestimmten Untereinheiten oder Bindungsdomänen von oligomeren Zielstrukturen ermöglicht die gezielte Beeinflussung bestimmter Gewebe oder Organe.

3.1.2 Second-Messenger-gekoppelte Rezeptoren (metabotrope Rezeptoren)

Metabotrope Rezeptoren modulieren als Teil ihrer Signalkaskade die Aktivität membrangebundener oder intrazellulärer Enzyme (Kinasen, Phosphatasen) und/oder die intrazelluläre Konzentration von Signalmolekülen (*second messenger*: cAMP, cGMP, Ca^{2+}, IP_3). Die **G-Protein-gekoppelten Rezeptoren** sind die größte Gruppe unter den metabotropen Rezeptoren. Hiervon sind die kinasegekoppelten Rezeptoren wie der tyrosinkinasegekoppelte Insulin- oder VEGF-Rezeptor abzugrenzen, die überwiegend zelluläres Wachstum oder Proliferation stimulieren.

G-Protein-gekoppelte Rezeptoren. Die meisten membrangebundenen Rezeptoren verstärken unter GTP-Verbrauch das eingehende Signal. Diese **GPCR** (*G-protein-coupled receptor*) bestehen aus 7 transmembranalen Domänen (**7TM-Rezeptoren**) und sind in der Regel fest mit einem monomeren (= „kleinen") oder trimeren G-Protein assoziiert. G-Protein-gekoppelte Rezeptoren können miteinander dimerisieren, d. h. sich zusammenlagern (z. B. Opioid-Rezeptor-Heterodimere). Dadurch verändern sie ihre G-Protein-Kopplung und Funktion (**Abb. 3.1**, **Abb. 3.2** und **Tab. 3.1**).

Die **α-Untereinheit** bestimmt, an welche weiteren Mediatoren die Signalkaskade gekoppelt ist, und gibt dem G-Protein seine genaue Bezeichnung. Mittlerweile sind zahlreiche α-Untereinheiten bekannt. Unter pharmakologischen Gesichtspunkten können sie in **drei Familien** (G_s, G_q, G_i) zusammengefasst werden. Die β- und γ-Untereinheiten können auch über Öffnen von K^+-Kanälen (*G-protein-coupled inwardly rectifying K^+-channels*, GIRK), Schließen von Ca^{2+}-Kanälen und Aktivierung von Kinasen selbst weitere Signalkaskaden aktivieren. Die Antwort der postsynaptischen Effektorzelle kann sofort erfolgen (z. B. Änderung des Aktionspotenzials) oder erst nach Stunden bis Tagen (z. B. Veränderung der Genexpression).

3.1.3 Veränderung der Rezeptoraktivität

Alle Rezeptoren besitzen einen gewissen **Grundtonus** ihrer Aktivität. Bei ionotropen Rezeptoren ist dies ein Ruhestrom an Ionen, bei metabotropen Rezeptoren eine spontane, nicht durch Transmitter induzierte Selbstaktivierung.

Tab. 3.1

Beispiele für metabotrope Rezeptoren (vgl. Abb. 3.2)

G_q ①	G_s ②	G_i ③
adrenerger $α_1$-Rezeptor H_1-Histamin-Rezeptor $mAChR_1$-Familie 5-$HT_{2A,2B,2C}$-Serotonin-Rezeptoren Orexin-Rezeptoren	adrenerge β-Rezeptoren H_2-Histamin-Rezeptor D_1-Dopamin-Rezeptor-Familie 5-HT_4-Serotonin-Rezeptoren A_2-Adenosin-Rezeptoren	adrenerger $α_2$-Rezeptor $mAChR_2$-Familie (M_2, M_4) D_2-Dopamin-Rezeptor-Familie (D_2, D_3, D_4) μ, δ, κ-Opioid-Rezeptoren 5-$HT_{1,2A,2C}$-Serotonin-Rezeptoren $A_{1,3}$-Adenosin-Rezeptoren Cannabinoid-Rezeptoren
	Toxinsensibilität	
	Choleratoxin hält G_s im aktiven Zustand	Pertussistoxin hält G_i im inaktiven Zustand.

G_q, G_s, G_i: trimere G-Proteine, PLC: Phospholipase C, DAG: Diacylglycerol, IP_3: Inositoltriphosphat, PKC: Proteinkinase C, AC: Adenylatcyclase, cAMP: cyclisches AMP, PKA: Proteinkinase A, EPAC: *exchange protein directly activated by cAMP*.

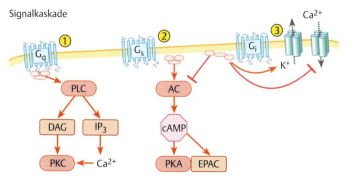

Abb. 3.2 Metabotrope Rezeptoren verändern nicht direkt die Membranleitfähigkeit, sondern aktivieren membrangebundene oder intrazelluläre Enzyme, die Teil einer Signalkaskade sind.
G_q, G_s, G_i: trimere G-Proteine, **PLC**: Phospholipase C, **DAG**: Diacylglycerol, IP_3: Inositoltriphosphat, **PKC**: Proteinkinase C, **AC**: Adenylatcyclase, **cAMP**: cyclisches AMP, **PKA**: Proteinkinase A, **EPAC**: *exchange protein directly activated by cAMP*.

Inverse Agonisten (S. 54) können diesen Grundtonus herabsetzen und den Kanal komplett schließen bzw. den Rezeptor in der inaktiven Konformation „gefangen" halten.

Änderungen der Rezeptor-Expression können ebenfalls zu veränderten Rezeptorwirkungen beitragen. Die Bindungsstellen für D$_2$-Rezeptoren sind bei Suchtkrankheiten oder unter dopaminerger Therapie bei Morbus Parkinson stark reduziert. Die restlichen D$_2$-Rezeptoren können dies mit einer Supersensitivität, d. h. massiv verstärkter intrinsischer Rezeptoraktivität, kompensieren. β-Rezeptoren sind bei Herzinsuffizienz vermindert und das Therapieprinzip der β-Blocker beruht u. a. auf einer Hochregulation der β-Bindungsstellen auf Kardiomyozyten. Schließlich können Glukokortikoide die Expression von Cannabinoid-Rezeptoren supprimieren.

3.1.4 Toleranz

Die Transmission kann durch maximale Stimulation oder bei Dauerstimulation erschöpft werden. Bei einer schnellen Toleranzentwicklung spricht man von **Tachyphylaxie**, bei der langsamen Entwicklung der Resistenz von **Habituation** (**Tab. 3.2**). Diese Habituation kann unterschiedlich schnell und stark für die einzelnen Wirkkomponenten eines Arzneistoffes erfolgen: So verschwindet z. B. nach längerer Opioidgabe die initiale Übelkeit, aber die Obstipation bleibt als hartnäckigste Nebenwirkung während der gesamten Therapiedauer bestehen.

> **MERKE**
>
> Arzneistoffe können die Transmitterkonzentration, Rezeptoren und/oder die Signalkaskade therapeutisch beeinflussen.

Tab. 3.2

Pharmakologische Toleranzentwicklung

Toleranzentwicklung	Mechanismus
schnell	**Tachyphylaxie,** z. B. durch Entleerung der Vesikel mit nachfolgend fehlender Transmission (z. B. Amphetamine) → Durchbruch der Resistenz nicht möglich
langsam	**Desensibilisierung/Habituation,** z. B. bei Opioiden durch Phosphorylierung und damit Inaktivierung von G-Proteinen (GPCR-Kinasen) sowie Internalisierung von Rezeptoren mit nachfolgend verringerter Rezeptordichte → Durchbruch mittels Dosiserhöhung möglich

3.2 Vegetatives Nervensystem (VNS)

Key Point
Sympathikus und Parasympathikus lassen sich sowohl funktionell als auch unter anatomischen Gesichtspunkte unterscheiden. Transmitter sind Acetylcholin, Noradrenalin und Adrenalin.

Der postganglionäre Transmitter des Parasympathikus ist **Acetylcholin (ACh),** der wichtigste postganglionäre Transmitter des Sympathikus ist **Noradrenalin.** Beide regulieren gemeinsam vegetative Funktionen, mit Ausnahme von Herzventrikeln, des M. dilatator pupillae und von Haarfollikeln, die nur vom Sympathikus innerviert werden, sowie des M. sphincter pupillae, der nur vom Parasympathikus versorgt wird.

Das **Nebennierenmark** ist ebenfalls Teil des sympathischen Nervensystems, produziert aber vor allem **Adrenalin,** welches als Hormon direkt ins Blut abgegeben wird.

Arzneistoffe, die in die Transmission eines dieser Transmitter eingreifen, bewirken Funktionsveränderungen des vegetativen Nervensystems und – bei Gehirngängigkeit – des Gehirns: Acetylcholin und Noradrenalin sind auch pharmakotherapeutisch bedeutsame **Transmitter im ZNS**, ihre Wirkungen oberhalb des Hirnstammes gehören nicht zum Sympathikus bzw. Parasympathikus.

3.3 Cholinerges System

Key Point
Acetylcholin ist ein Neurotransmitter an den cholinergen Synapsen des Parasympathikus, an allen präganglionären Sympathikusfasern sowie an allen motorischen Endplatten. Im ZNS ist es u. a. involviert in Lernen, Aufmerksamkeit und Gedächtnisbildung.

Abb. 3.3, **Tab. 3.3**.

3.3.1 Synthese und Abbau

Cholinerge Rezeptoren kommen ubiquitär vor. Aus pharmakologischer Sicht sind besonders die Rezeptoren
- im vegetativen Nervensystem (**Abb. 3.4**, **Tab. 3.4**),
- im zentralen Nervensystem und
- an der motorischen Endplatte

interessant.

Der einzige endogene Transmitter ist das **Acetylcholin (ACh)**. Es wird durch das für cholinerge Neuronen spezifische Enzym Cholinacetyltransferase aus Acetyl-CoA und Cholin synthetisiert.

Tab. 3.3

Cholinerges System

Vorkommen	Rezeptoren	pharmakologische Angriffspunkte
– Synthese: ubiquitär – Rezeptoren: ubiquitär	– nikotinerge ACh-Rezeptoren (nAChR) – muskarinerge ACh-Rezeptoren (mAChR, M-Rezeptor)	– Rezeptoren – Esterasen

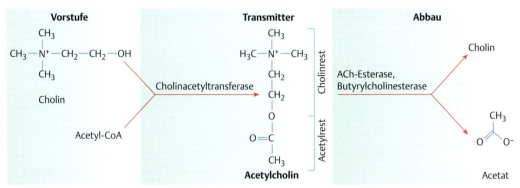

Abb. 3.3 Cholinerges System

Tab. 3.4

Physiologische Bedeutung der Acetylcholin-Rezeptoren und Auswirkung ihrer pharmakologischen Hemmung

Typ	Subtyp	Lokalisation			physiologische Funktion	Auswirkung einer Hemmung
mAChR	M_1-Familie	ZNS			kognitive Funktionen, Gedächtnis	Gedächtnis- und Konzentrationsstörungen, Verwirrtheit
		sekretorische Drüsen	Tränendrüsen		Tränenfluss	trockene Augen
			Speicheldrüsen		Speichelfluss	Mundtrockenheit
			Drüsen des Verdauungstrakts		Freisetzung von Galle und Pankreasenzymen	Verdauungsstörungen
			Lunge, Bronchien		Sekretbildung	
			Parietalzellen		Magensäuresekretion	Achlorhydrie
			Schweißdrüsen		Transpiration	trockene Haut, Hyperthermie
		glatte Muskulatur	Auge	M. ciliaris	Nahakkommodation, Kammerwasserabfluss	Akkommodationsstörungen, Engwinkelglaukom
				M. sphincter pupillae	Miosis	Mydriasis, Lichtempfindlichkeit
			Bronchien		Bronchokonstriktion	Bronchodilatation, Bronchospasmolyse
			Blase (M. detrusor vesicae)		Miktion	Harnverhalt
			Darmmuskulatur		Steigerung der Darmmotilität	Darmatonie, Obstipation
			M. sphincter ani internus		Defäkation	
			Gefäße		Gefäßdilatation via NO aus Endothel	
	M_2-Familie	Herz			negativ chronotrop, dromotrop, bathmotrop und lusitrop	Tachykardie, supraventrikuläre Arrhythmien
		Merke: kein Einfluss auf Inotropie oder ventrikulären Eigenrhythmus, da die Ventrikel nicht parasympathisch innerviert sind				
nAChR	N_N	erstes Neuron des VNS			Aktivierung der vegetativen Ganglien	
		ZNS			Belohnung/Sucht, Motorik	
	N_M	motorische Endplatte des Skelettmuskels			Muskelkontraktion	Muskelrelaxierung

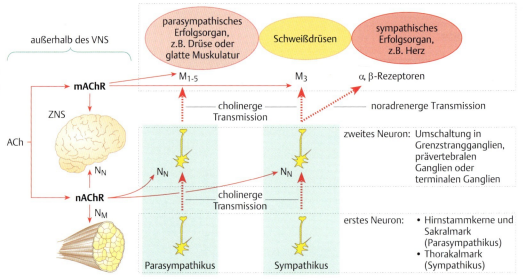

Abb. 3.4 Verteilung der cholinergen Rezeptoren. Die erste Umschaltung des Parasympathikus und Sympathikus (neuronaler nikotinerger ACh-R, N_N) erfolgt mittels cholinerger Transmission. Parasympathische Erfolgsorgane werden cholinerg, sympathische Erfolgsorgane hingegen noradrenerg (Ausnahme: Schweißdrüsen) innerviert.

> **MERKE**
>
> Acetylcholin tritt nur als Neurotransmitter und Neuromodulator auf, niemals als Hormon, da es schnell im Blut oder im synaptischen Spalt außerhalb der Zellen abgebaut wird. Deshalb kann es auch nicht als Arzneistoff eingesetzt werden.

Acetylcholin wird im Blut und im synaptischen Spalt durch die spezifische **Acetylcholinesterase** (AChE) und weitere unspezifische Esterasen wie **Butyrylcholinesterase** (BChE, syn. Pseudocholinesterase) in Acetat und Cholin gespalten. Beide kommen in unterschiedlichen Isoformen vor und lassen sich therapeutisch unselektiv (Physostigmin) oder selektiv (Rivastigmin als Hemmstoff der G1-Isoform des AChE) hemmen.

3.3.2 Acetylcholin-Rezeptoren

Es gibt zwei Rezeptorfamilien (**Tab. 3.4**). Die metabotrope, muskarinerge, G-Protein-gekoppelte **Rezeptorfamilie M** (mAChR) ist durch das Pilzgift Muskarin erregbar (Name!) und wird unterteilt in:
- **M_1-Familie:** M_1, M_3 und M_5 sind an **stimulierende G_q-Proteine** gekoppelte Rezeptoren.
- **M_2-Familie:** M_2 und M_4 sind an **inhibitorische G_i-Proteine** gekoppelte Rezeptoren.

Vorkommen: ZNS, Parasympathikus, sympathisch innervierten Schweißdrüsen.

Weiterhin gibt es **nikotinerge, ionenkanalgekoppelte Rezeptoren N** (nAChR):
- neuronaler Subtyp N_N im VNS und ZNS (daher „N")
- motorischer Subtyp N_M an der motorischen Endplatte (daher „M")

Der nikotinerge Rezeptor (nAChR) ist ein Pentamer, das aus **verschiedenen Untereinheiten (α, β, γ, δ, ε)** besteht. So sind mehrere Kombinationen mit unterschiedlicher Wirkspezifität möglich. Nikotin ist der bekannteste spezifische Ligand für diese Rezeptorfamilie und hat ihr seinen Namen gegeben. Der Rezeptor ist ionotrop, d. h., bei Aktivierung öffnet sich ein Na^+/K^+-Kanal, und ist hauptsächlich an der motorischen Endplatte, im ZNS und auf dem postganglionären Neuron von Parasympathikus und Sympathikus lokalisiert.

> **MERKE**
>
> Beide Rezeptorfamilien binden Acetylcholin, unterscheiden sich jedoch deutlich in ihrer Affinität zu Arzneistoffen.

3.3.3 Stimulation der cholinergen Signaltransduktion

Das cholinerge System lässt sich folgendermaßen stimulieren:
- **direkt** durch Agonisten von Acetylcholin-Rezeptoren (im Parasympathikus auch als direkte Parasympathomimetika bezeichnet),
- **indirekt** durch Blockade des Acetylcholinabbaus mittels Hemmung der Acetylcholinesterase (im Parasympathikus auch als indirekte Parasympathomimetika bezeichnet).

Agonisten von Acetylcholin-Rezeptoren

ACh-Rezeptor-Agonisten sind vor allem für die Ophthalmologie (topische Gabe) und die experimentelle Physiologie von Bedeutung. Unspezifische Agonisten werden gar nicht, selektive nur selten (z. B. Bethanechol als Mittel gegen Blasen- und Darmatonien) systemisch eingesetzt, da sie das cholinerge System unspezifisch stimulieren und viele Nebenwirkungen wie Muskelkrämpfe (via nAChR) oder cholinerge Symptome (via mAChR) verursachen (**Tab. 3.6**).

Exkurs

Nikotin ist ein Alkaloid (stickstoffhaltige organische Verbindung) der Tabakpflanze. Durch Rauchen oder Kauen von Tabak aufgenommen, stimuliert es über nAChR mit $\alpha_4\beta_2$-Untereinheiten das dopaminerge Belohnungssystem mit Entwicklung einer Sucht. Nikotin ist das Suchtgift mit dem stärksten Abhängigkeitspotenzial bezogen auf die geringe Prozentzahl erfolgreicher Entwöhnungsversuche. Toxische Dosen (ab 50 mg = ca. 50 *gleichzeitig geräuchte* Zigaretten) führen zur Dauerdepolarisation und Ganglienblockade.

Hemmung der Acetylcholinesterase

Durch Hemmung der Acetylcholinesterase (AChE) und Butyrylcholinesterase (BChE) werden die **Acetylcholinkonzentration im synaptischen Spalt erhöht** und die cholinergen Wirkungen verstärkt. Es gibt eine zentralnervöse Wirkkomponente bei den ungeladenen Esterasehemmstoffen wie Rivastigmin (S. 517), die die Blut-Hirn-Schranke überwinden können und bei der Behandlung des M. Alzheimer genutzt werden. Andere Hemmstoffe, wie die geladenen quartären und damit nicht ZNS-gängigen Amine Neostigmin und Pyridostigmin, werden gegen Myasthenia gravis und zur Antagonisierung nicht depolarisierender Muskelrelaxanzien eingesetzt. **Physostigmin**, ein tertiäres und damit gehirngängiges Amin aus der Kalabar-Bohne, kann als Antidot gegen atropinerge Substanzen sowie gegen andere Toxine wie Sedativa und Ethanol verwendet werden (**Tab. 3.5**).

Exkurs

Organophosphatvergiftung

Im August 2013 wurden im syrischen Bürgerkrieg hunderte von Menschen mit einem Organophosphatgiftgas getötet und tausende verwundet. Zu den Vergiftungssymptomen zählen cholinerge Effekte wie Miosis, Hypersalivation, Übelkeit, Harn- und Stuhlabgang, Krämpfe und schließlich Lähmung der Atemmuskulatur. Die einzig effektive Therapie gegen die geruchlosen Organophosphate, die innerhalb von wenigen Minuten durchgeführt werden muss, ist die Gabe von Atropin.
Eine wirksame Atropinisierung ist dann erreicht, wenn die Pupillen dilatieren und die Salivation sistiert. Da die Hemmung der AChE durch Giftgase nahezu irreversibel ist, kann die Enzymaktivität nur durch Neusynthese der AChE nach mehreren Tagen bzw. Wochen wiederhergestellt werden. Nach Atropingabe kann zumindest bei einigen Giftgasen innerhalb von 24 h versucht werden, mit Obidoxim oder Pralidoxim die Cholinesterase durch Ablösen des Alkylphosphates und Dephosphorylierung des Enzyms zu reaktivieren.
Die Gabe von Serum-Cholinesterase ist ebenfalls möglich.

Tab. 3.5

ZNS-Gängigkeit und Esterasespezifität von Arzneistoffen und Giften

Penetrationsvermögen	Hemmung von	
	AChE	AChE und BChE
ungeladen und ZNS-gängig	– Physostigmin – Donepezil – Galantamin	– Rivastigmin – Nervengase VX, Sarin u. a. – Insektizid Parathion (E605)
geladen und nicht ZNS-gängig	– Neostigmin – Pyridostigmin – Edrophonium	

Tab. 3.6

Stimulatoren der cholinergen Signaltransduktion und ihr klinisches Einsatzgebiet

Arzneistoff	Zielstruktur/Mechanismus	Indikation
Amifampridin	Hemmung von präsynaptischen Kalium-Kanälen	verbesserte ACh-Freisetzung bei Muskelschwäche
Carbachol	AChR-Agonisten (mAChR >> nAChR)	Glaukom
Bethanechol		Blasen-/Darmatonie
Pilocarpin		Glaukom, Sjögren-Syndrom
Rivastigmin	AChE- und BChE-Inhibitoren	Demenz
Donepezil	AChE-Inhibitoren	
Physostigmin		Antidot gegen Atropin
Neostigmin		Myasthenia gravis, Glaukom, Antidot, Beendigung einer Muskelrelaxation mit nicht depolarisierenden Relaxanzien
Edrophonium		

3.3.4 Hemmung der cholinergen Signaltransduktion

Antagonisten von muskarinergen Acetylcholin-Rezeptoren

Scopolamin und **Atropin** sind die klassischen Hemmstoffe des mACh-Rezeptors und seit Jahrhunderten in Form von heilenden oder berauschenden Pflanzen bekannt. **Atropin**, auch (R,S)-DL-Hyoscyamin, ist Bestandteil der Schwarzen Tollkirsche (*Atropa belladonna*, **Abb. 3.5**). Das (S)-L-Enantiomer ist die pharmakodynamisch aktive Substanz. Es wird heute zu medizinischen Zwecken als Antidot, als Spasmolytikum, zur Verminderung der Speichel- und Magensäureproduktion während der Narkoseeinleitung und als Mydriatikum (wegen langer Wirkung zur Therapie, nicht zur Diagnostik) eingesetzt (s. **Tab. 3.7**).

> **Praxistipp**
> Beim Einsatz von Atropin gegen Bradykardie, AV-Block oder zur Reanimation ist zu beachten, dass zu niedrig dosiertes Atropin über Hemmung sympathischer Ganglien bradykardisierend wirkt (paradoxe Bradykardie). Dann muss die Dosis erhöht werden.

Das chemisch und pharmakologisch sehr eng mit Atropin verwandte, jedoch besser ZNS-gängige **Scopolamin**, auch (S)-L-Hyoscin (**Abb. 3.6**), ist ein Alkaloid des Bilsenkrauts (*Hyoscyamus niger*). Es diente früher der Asthmabehandlung, als berauschender Bierzusatz (Bilsenkraut als mögliche Wortwurzel von „Pils") und als „Wahrheitsserum" für Geheimdienste. Scopolamin blockiert die mACh-Rezeptoren im Brechzentrum und im Vestibularapparat und wird niedrig dosiert als Pflaster gegen Schwindel, Übelkeit und Erbrechen bei **Kinetosen** eingesetzt.

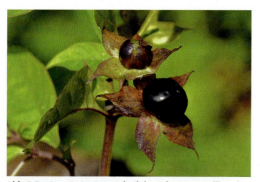

Abb. 3.5 Atropin ist Bestandteil der Schwarzen Tollkirsche (*Atropa belladonna*). „Bella donna" heißt italienisch „schöne Frau". Die durch die Anwendung am Auge induzierte Pupillendilatation verlieh der Trägerin dunkle, glänzende Augen, die dem allgemeinen weiblichen Schönheitsideal entsprachen – und provozierte darüber hinaus Sehstörungen wie eine erhöhte Lichtempfindlichkeit. (© JRG – stock.adobe.com)

Falls eine zentrale Wirkkomponente nicht erwünscht ist, können quartäre Amine wie N-Butylscopolamin z. B. als nebenwirkungsärmere **Spasmolytika** verwendet werden. Aufgrund ihrer geringen Lipophilität sind bei oraler Gabe jedoch hohe Dosen erforderlich.

> **MERKE**
>
> Das muskarinerg-cholinerge System (≈ Parasympathikus*) bewegt Organinhalte und setzt „Flüssigkeiten" frei. So werden Nahrungsbestandteile (Speisebrei, Fäzes) bewegt und Tränen, Speichel, Bronchialschleim, Schweiß*, Urin und Sperma (parasympathisch stimulierte Erektion und Sekretbereitstellung) nach „draußen" befördert!
> Anticholinerge (= antimuskarinerge = atropinerge = parasympatholytische*) Pharmaka bewirken also trockene Augen, Mundtrockenheit, Dyskrinie, trockene Haut, Harnverhalt und Obstipation.
> * Die Schweißdrüsen gehören zwar anatomisch-physiologisch zum Sympathikus, werden jedoch cholinerg innerviert.

Agonisten und Antagonisten von nikotinergen Acetylcholin-Rezeptoren

nAChR-Agonisten und -Antagonisten mit Präferenz für den N_M-Rezeptor werden primär als **Muskelrelaxanzien** eingesetzt (**Tab. 3.7**). Die Muskelkontraktion kann gehemmt werden durch
- Besetzung des Rezeptors durch einen Agonisten mit nachfolgender Dauerdepolarisation und Inaktivierung von spannungsabhängigen Natrium-Kanälen, sog. voltage-dependent sodium channels, VDSC (S. 104), die keine für eine geordnete Muskelkontraktion notwendigen Aktivierungen zulässt **(depolarisierende Muskelrelaxanzien)**, oder
- Blockade des Rezeptors durch einen Antagonisten **(nichtdepolarisierende Muskelrelaxanzien)**.

Succinylcholin (syn. Suxamethonium) ist ein depolarisierendes Muskelrelaxans und wirkt als **Agonist** am N_M-Rezeptor. Nach anfänglichen Faszikulationen führt es zu einer Dauerdepolarisation. Nebenwirkungen sind ein durch die **dauerhafte Depolarisation** mit offenen Kalium-Kanälen verursachter **Anstieg der Plasmakonzentration von Kalium (Gefahr der Asystolie!)**, eine Steigerung des Augeninnendrucks und in seltenen Fällen eine **maligne Hyperthermie** (S. 429). Oft klagen die Patienten über muskelkaterartige Schmerzen. Weitere Nebenwirkungen sind Tachykardie durch Stimulation vegetativer Ganglien oder Asystolie durch Blockade kardialer mAChR.

Bei einigen Patienten (1 : 2 500) liegen aufgrund eines genetischen Defekts eine zu geringe Menge oder inaktive Formen von Butyrylcholinesterasen vor, die Succinylcholin abbauen. Hier darf kein Succinylcholin zur Muskelrelaxierung gegeben werden, im Vergiftungs-

Tab. 3.7

Inhibitoren der cholinergen Signaltransduktion und ihr klinisches Einsatzgebiet

Arzneistoff	Zielstruktur/Mechanismus	Indikation
Pirenzepin	M_1-Antagonist	gastrointestinale Ulzera
Darifenacin	M_3-Antagonist	Blaseninkontinenz
Tiotropium		Bronchodilatation, Asthma, COPD
Tropicamid	M_4-Antagonist	Augentropfen zur Induktion von Zykloplegie, Mydriasis
Atropin	zentral und peripher wirkende unselektive mAChR-Antagonisten	Antidot, Augentropfen zur Mydriasis
Scopolamin		Kinetosen
Cyclopentolat		Augentropfen zur Mydriasis
Biperiden		gegen Tremor bei M. Parkinson
Ipratropium	nur peripher wirkende mAChR-Antagonisten	Bronchodilatation, Asthma, COPD
N-Butylscopolamin		Spasmolyse
Succinylcholin	nAChR-Agonist (!)	Muskelrelaxierung (depolarisierend)
Rocuronium	nAChR-Antagonist	Muskelrelaxierung (nicht depolarisierend)
Clostridium-botulinum-Toxin Typ A	Spaltung von SNAP-25 (Hemmung der ACh-Freisetzung)	Spasmen, Dystonien, Hyperhidrosis u. v. a.

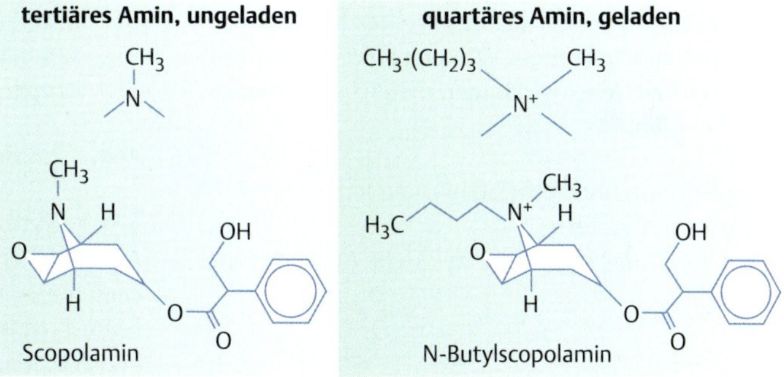

Abb. 3.6 ZNS-Gängigkeit von mAChR-Antagonisten. Butylscopolamin ist im Gegensatz zum ungeladenen tertiären Amin Scopolamin ein polares quartäres Amin und kann somit die Blut-Hirn-Schranke schlechter überwinden.

tertiäres Amin, ungeladen — Scopolamin

quartäres Amin, geladen — N-Butylscopolamin

fall ist **Serum-Cholinesterase i. v.** indiziert. Aufgrund dieser gravierenden Nebenwirkungen wird Succinylcholin in der Anästhesie nur zur *rapid sequence induction (RSI)* eingesetzt, z. B. bei nicht nüchternen Patienten mit hohem Aspirationsrisiko. Der sehr schnelle Wirkungseintritt von Succinylcholin (30–60 Sekunden) erleichtert die rasche Intubation erheblich.

Die **nicht depolarisierenden Muskelrelaxanzien** haben einen langsameren Wirkungseintritt als Succinylcholin (3–5 Minuten) und können nach Wirkdauer in 3 Gruppen eingeteilt werden:
- kurz wirksame (15–30 Minuten) wie Mivacurium
- mittellang wirksame (30–60 Minuten) wie Rocuronium (Wirkeintritt schon nach 60–90 Sekunden, daher auch für RSI geeignet) oder Cisatracurium (z. T. leber- und esteraseunabhängige Elimination via Spontanzerfall)
- lang wirksame (60–120 Minuten) wie Pancuronium

UAW sind Blutdruckabfall und Reflextachykardie. Sie können gut mit dem nAChR-Agonisten **Neostigmin** antagonisiert werden. γ-Cyclodextrine wie **Sugammadex** werden zur Absorption von Rocuronium im Blutplasma eingesetzt.

Exkurs

Botulinumtoxin

Das Toxin des Bakteriums **Clostridium botulinum** ist eines der stärksten bekannten Gifte. Intramuskulär verabreichtes Toxin A (Botox®) wird selektiv von cholinergen Nervenendigungen der peripher-motorischen Efferenzen bzw. autonomen Efferenzen durch aktiven Transport aufgenommen. In den Nervenendigungen spaltet Botulinum-Toxin SNAP-25 *(synaptosome-associated protein of 25 kDa)*, das für die Freisetzung von Acetylcholin notwendig ist. Innerhalb von 2–3 Tagen zeigt sich klinisch eine Paralyse und Atrophie der vom betroffenen Nerv versorgten Muskelfasern, die nach 5–6 Wochen ihr Maximum erreicht und ungefähr 12 Wochen andauert.

Indikationen für Botulinustoxin A sind u. a. muskuläre Tonussteigerungen, Spasmen, Dystonien sowie eine schwere Hyperhidrosis. Die Indikationen werden immer weiter ausgeweitet, z. B. benigne Prostatahyperplasie, Migräne oder Schönheitschirurgie („Sorgenfalten"). Nebenwirkungen sind Immunreaktionen und zu starke lokale Deinnervation der Muskeln.

Tab. 3.8

Anticholinerge Symptome

Symptome durch Parasympathikolyse	zerebrale Störungen: zentrales anticholinerges Syndrom (ZAS)
– Mundtrockenheit (erstes Symptom bei ca. 0,5 mg Atropin bei Erwachsenen) – supraventrikuläre Tachykardie (bei ca. 0,5–1 mg Atropin) – Mydriasis (Erschlaffung des M. sphincter pupillae) – Akkommodationsstörungen, Engwinkelglaukom (Verlegung des Kammerwasserabflusses) – trockene, überwärmte Haut – eingeschränkte Motilität in Magen und Verdauungstrakt (Völlegefühl, Obstipation) – Harnretention	– Gedächtnisstörungen – Sedierung (niedrige Dosis) oder Delirium – Unruhe (hohe Dosis)

Anticholinerge Nebenwirkungen

Durch Hemmung der ACh-Transmission kommt es zu starken Nebenwirkungen, die oft zum Absetzen des Arzneistoffes führen (**Tab. 3.8**).

Praxistipp
Besonders in der Geriatrie sollten Substanzen mit anticholinerger Wirkung aufgrund der zahlreichen Nebenwirkungen möglichst gemieden werden!

Vergiftungen und Antidottherapie am cholinergen System

Siehe Vergiftungen durch trizyklische Antidepressiva (S. 686).

3.4 Adrenerges System

Key Point
Noradrenalin (internationaler Freiname: Norepinephrin) und Adrenalin (Epinephrin) sind Transmitter des adrenergen Systems und vermitteln die Funktionen des Sympathikus. Zusammen mit Dopamin (S. 84) gehören sie zur Gruppe der Katecholamine.

Abb. 3.7, **Tab. 3.9**.

3.4.1 Synthese

Adrenalin und **Noradrenalin** werden wie alle Katecholamine ausgehend von der aromatischen Aminosäure Tyrosin synthetisiert (S. 84). Nur Zellen mit der entsprechenden Enzymausstattung können Katecho-

Tab. 3.9

Adrenerges System

Vorkommen	Rezeptoren	pharmakologische Angriffspunkte

– Synthese:
  • VNS (v. a. Sympathikus und Nebennierenmark)
  • ZNS (v. a. Locus coeruleus und Formatio reticularis)
– Rezeptoren: ubiquitär
	– $\alpha_{1,2}$
	– $\beta_{1,2,3}$
		– Rezeptoren
		– Abbauwege (MAO, COMT)
		– Wiederaufnahme in die Präsynapse (NET) und die Speichervesikel (VMAT-2)

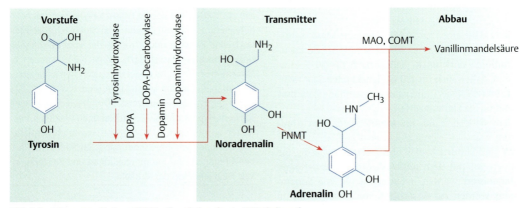

Abb. 3.7 **Adrenerges System.** PNMT = Phenylethanolamin-N-Methyltransferase.

lamine synthetisieren. Die meisten dieser Zellen sind Neurone des Sympathikus (einschließlich des Nebennierenmarks) oder befinden sich in wenigen Kerngebieten des ZNS.

3.4.2 Rezeptoren

Adrenalin und Noradrenalin vermitteln ihre Wirkung über **adrenerge Rezeptoren,** die sich in Rezeptorprofil (**Tab. 3.10**) und Vorkommen (**Tab. 3.11**) unterscheiden. Sie können in α- und β-Rezeptorfamilien unterteilt werden. Vereinfacht ausgedrückt ist

Tab. 3.10

Effekte der Katecholamine auf α- und β-Rezeptoren

Rezeptorsubtyp		G-Protein	Noradrenalin	Adrenalin*	Dobutamin	Dopamin*
α	$α_1$	$G_{q/11}$	+++	++/+++	++	+/++
	$α_2$	$G_{i/o}$	+++	++/+++	0	+/++
β	$β_1$	G_s	++	++	+++	++
	$β_2$	G_s	+	+++	++	+
	$β_3$	G_s	+	+	+	+

* Das Wirkprofil kann dosisabhängig variieren. 0, +, ++, +++: keine, schwache, mittlere, starke rezeptorvermittelte Wirkung

Tab. 3.11

Pharmakologische Bedeutung der adrenergen Rezeptoren und Rezeptoren für Imidazolin-Derivate

Typ	Subtyp	Lokalisation	physiologische Funktion	Wirkung bei Hemmung
α	$α_1$	Auge (M. dilatator pupillae)	Mydriasis	
		Gefäße	Vasokonstriktion und Blutdruckanstieg	Hypotonie
		Blase (M. sphincter internus)	Kontraktion (Harnkontinenz)	Erleichterung der Miktion (v. a. bei Prostatahyperplasie)
		Uterus	Kontraktion	
	$α_2$	pankreatische β-Zellen	verminderte Insulinfreisetzung	
		postsynaptisch N. vagus	Parasympatholyse	
		präsynaptischer Hetero- und Autorezeptor in ZNS und PNS	Hemmung der Freisetzung von Transmittern im ZNS/PNS mit Sedierung, Analgesie und Blutdruckabfall (Sympatholyse)	Erhöhung des Sympathikotonus, Antriebssteigerung, Atemstimulation
I_1-Imidazolin-Rezeptoren		Rückenmark, Medulla oblongata		
β	$β_1, β_2$	Herz	positiv bathmotrop positiv lusitrop positiv chronotrop positiv dromotrop positiv inotrop	Ökonomisierung der Herzarbeit, negativ chrono-, bathmo-, lusi-, dromo- und inotrop
		ZNS		Dysphorie
		Niere	Reninfreisetzung	verminderte Reninfreisetzung, Diurese
	$β_2, (β_3)$	glatte Muskulatur		
		– Gefäße	Dilatation der Haut- und Skelettmuskelgefäße	periphere Vasokonstriktion (kalte Akren)
		– Ziliarmuskel	Relaxation (Fernakkommodation)	Kontraktion (verbesserter Kammerwasserabfluss)
		– Uterus	Tokolyse	Wehen
		– Blase (M. detrusor vesicae)	Relaxation (Harnkontinenz)	Kontraktion (Harndrang)
		– Gallenblase, Darm	Tonussenkung	gastrointestinale Störungen
		– Bronchialmuskulatur	Bronchodilatation	Bronchospasmus
		Leber	Lipolyse, Glykogenolyse	
		pankreatische β-Zellen	Insulinproduktion	
		Skelettmuskulatur	Tonuserhöhung mit Tremor	Verminderung des Tremors
		Fettzellen		
		– weißes Fettgewebe	Lipolyse, Umwandlung in braunes Fettgewebe	
		– braunes Fettgewebe	Thermogenese	Umwandlung in weißes Fettgewebe

- **Noradrenalin** der wichtigere Agonist von α-Rezeptoren und dient zumeist als Neurotransmitter (sympathonerval), während
- das im Nebennierenmark gebildete **Adrenalin** an **α- und β-Rezeptoren** wirkt, und zwar überwiegend als Hormon, d. h. via Blutzirkulation, (sympathoadrenal).

Alle adrenergen Rezeptoren sind an **Gq/s gekoppelt** (S. 71) und bewirken eine Stimulation. Ausnahme ist der überwiegend G_i-gekoppelte und damit inhibitorische, oft präsynaptisch lokalisierte $α_2$-Rezeptor.

Die **I_1-Imidazolin-Rezeptoren** ähneln strukturell und funktionell den $α_2$-Rezeptoren. Manche Imidazolin-Derivate wie Clonidin binden daher an beide Rezeptoren und vermitteln im Hirnstamm eine Sympatholyse.

3.4.3 Wiederaufnahme und Abbau

Noradrenalin und Adrenalin werden ebenso wie Dopamin oder Serotonin von **Monoamintransportern (MAT)** der **Zellmembran**, z. B. DAT für Dopamin-, NET für Noradrenalin/Adrenalin- und SERT für Serotonintransporter (S. 86), aus dem synaptischen Spalt zumeist in die präsynaptische Zelle wieder aufgenommen, wo sie von **vesikulären Monoamintransportern** (VMAT-1, VMAT-2) in die Vesikel zurücktransportiert werden (**Abb. 3.8**, **Tab. 3.12**). Die In-vitro-Substratspezifität der MAT ist nicht sehr hoch; wichtig für ihre Wirkungsspezifität ist das neurobiologische Umfeld (**Tab. 3.28**, s. auch Kap. 3.8.2).

Der Abbau erfolgt über die **Catechol-O-Methyl-Transferase (COMT)** und die **Monoaminooxidasen, MAO** (S. 90).

Phenylethylamin ist das Grundgerüst der meisten Adrenorezeptorliganden. **Substitution** an verschiedenen Stellen dieses Moleküls verändert die Lipophilie und die Affinität zu Rezeptoren oder abbauenden Enzymen. **Abb. 3.9** zeigt die wichtigsten **Substitutionen am Grundgerüst**:

1. **OH-Gruppen am Phenylring:**
   - steigern die Adrenorezeptoraffinität (keine OH-Gruppen = keine direkte Rezeptorinteraktion)
   - vermindern die intestinale Resorption und die Penetration der Blut-Hirn-Schranke (sowie anderer Barrieren für hydrophile Substanzen)
   - OH-Gruppen können von COMT methyliert und inaktiviert werden (starke Metabolisierung)
2. **Substitution am Stickstoff**
   - verschiebt Affinität zur β-Selektivität
   - weitere Substitution fördert die $β_2$-Selektivität

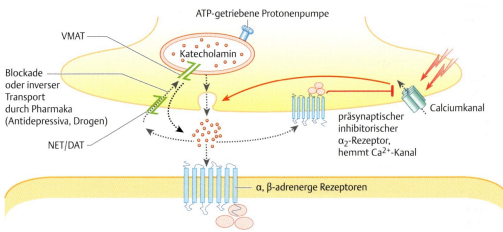

Abb. 3.8 Zusammenspiel von Wiederaufnahme und Freisetzung. Die protonierten Katecholamine sind im Vesikel gefangen, das durch ATP-abhängige Protonenpumpen angesäuert ist. Nach Stimulation der Zelle und Verschmelzung der Vesikel mit der Zellmembran werden die Katecholamine freigesetzt und über zwei nachgeschaltete Transporter wieder präsynaptisch in neu gebildete Vesikel aufgenommen (NET: Noradrenalintransporter, DAT: Dopamintransporter, VMAT: vesikulärer Monoamintransporter).

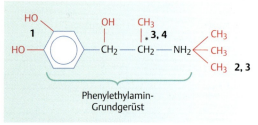

Substituierungen (Effekt):
1 OH-Gruppen am Phenylring (Affinität, Gewebegängigkeit)
2 Substitution am Stickstoff (β-Selektivität)
3 Substitution an der Methylgruppe oder am Stickstoff (Abbauhemmung)
4 Chiralität (Potenz)

Abb. 3.9 Substitution am Phenylethylamin-Grundgerüst.

Tab. 3.12

Monoamintransporter

Zielstruktur	Wirkmechanismus	Beispielsubstanzen	Wirkung
DAT, NET, SERT	Blockade	Antidepressiva und Kokain	Transmitter im synaptischen Spalt ↑: antriebssteigernd, stimmungsaufhellend, appetitsenkend
	Blockade, teilweise kompetitiv; bei hoher Dosis Umkehr des Transports	Amphetamin	
VMAT-1, VMAT-2	Blockade	Reserpin Tetrabenazin	fehlende Vesikelbeladung und gesteigerter zytoplasmatischer Transmitterabbau: antipsychotisch, antihypertensiv
	Umkehr des Transports	Amphetamin (hohe Dosis)	Transmitter im synaptischen Spalt ↑: stark antriebssteigernd, Euphorie, paranoide Psychosen
Vesikel-Membran-Verschmelzung	Blockade	Guanethidin	Blutdrucksenkung

NET: Noradrenalin-Transporter, DAT: Dopamin-Transporter, SERT/5-HTT: Serotonin-Transporter, VMAT: vesikulärer Monoamintransporter

3. **Substitution an der α-Methylgruppe oder am Stickstoff verhindert** oxidative Desaminierung durch MAO.
4. **R-Enantiomere** vieler chiraler Katecholamine sind potenter als S-Enantiomere.

3.4.4 Stimulation des adrenergen Systems

Das **adrenerge System** lässt sich **stimulieren** durch:
- Agonisten von adrenergen Rezeptoren (im Sympathikus auch als direkte Sympathomimetika bezeichnet),
- Blockade des Katecholaminabbaus (S. 90) via Hemmung der Catechol-O-Methyltransferase (COMT) oder der Monoaminooxidasen (MAO) und
- Erhöhung der Transmitter im synaptischen Spalt via Hemmung der Monoamintransporter für Noradrenalin (NET) (im Sympathikus auch als indirekte Sympathomimetika bezeichnet) oder Hemmung des präsynaptischen $α_2$-Autorezeptors.

Agonisten adrenerger Rezeptoren und ihr therapeutischer Einsatz

Adrenalin, **Noradrenalin** und das an α- und β-Rezeptoren bindende synthetische Katecholamin **Dobutamin** werden in der Intensivmedizin (Blutdruckabfall) und Notfallmedizin (anaphylaktischer Schock) eingesetzt.

Exkurs

Auch Dopamin wurde früher beim Schock eingesetzt, denn neben der Förderung der Nierendurchblutung via D_1-Rezeptor aktiviert Dopamin auch $β_1$- und in höheren Dosen α-Rezeptoren. Da es jedoch auch eine Koronarkonstriktion bewirkt, wurde es weitgehend aus der Intensivmedizin verdrängt.

Adrenalin wirkt im **niedrigen** Dosisbereich (1–2 µg/min) überwiegend β-adrenerg. Es steigert das **Herzzeitvolumen** und damit den systolischen Blutdruck. Durch Weitstellung peripherer Gefäße via $β_2$-Rezeptoren nimmt der diastolische Blutdruck ab. Im **mittleren** Dosisbereich (2–10 µg/min) gleichen sich durch den $α_1$-Rezeptor vermittelte Vasokonstriktion und durch den $β_2$-Rezeptor vermittelte Vasodilatation aus, im **Hochdosis**bereich überwiegen die Vasokonstriktion und die damit verbundene Erhöhung des **peripheren Widerstands**. Daraus ergeben sich die je nach Indikation unterschiedlichen Adrenalindosierungen.

Durch Vorbehandlung mit α-Blockern kann diese Vasokonstriktion verhindert werden und Adrenalin senkt den mittleren Blutdruck **(Adrenalinumkehr)** infolge der $β_2$-vermittelten Vasodilatation.

Die Kombination von α-Agonisten (z. B. Theodrenalin) und NET-Inhibitoren (z. B. Cafedrin) wirkt synergistisch und steigert den Blutdruck und das HZV.

Als Zusatz zu Lokalanästhetika begrenzt Adrenalin durch seine α-Rezeptor-vermittelte Vasokonstriktion den Abfluss des Lokalanästhetikums (S. 430).

Die $β_1$-sympathomimetische Wirkkomponente von Dobutamin, Noradrenalin und Dopamin wird für die Therapie von Herzrhythmusstörungen in der Intensivmedizin genutzt. β2-Sympathomimetika (S. 180) wie Fenoterol oder Salbutamol werden zur Notfalltokolyse oder als Bronchodilatatoren eingesetzt.

Hemmung des Monoamintransporters

Der membranäre Noradrenalintransporter **NET** (*norepinephrine transporter*) und in geringerem Umfang auch der membranäre Dopamintransporter **DAT** (*dopamine transporter*) nehmen Noradrenalin und Adrenalin wieder in die Zelle auf. Therapeutisch steht bei Hemmstoffen des NET ihre Wirkung auf das ZNS im Vordergrund (**Tab. 3.13**).

Vertreter der pharmakologisch inhomogenen Gruppe der **Amphetamine** (S. 469) interagieren mit NET/DAT, VMAT-2, MAO und/oder Rezeptoren. Es kommt zu einer vermehrten Monoaminwirkung mit **Antriebssteigerung** und **Appetitminderung**.

Tab. 3.13

Stimulatoren der adrenergen Transmission und ihre klinischen Einsatzgebiete

Arzneistoff		Zielstruktur/Mechanismus	Indikation
Dobutamin		präferenzieller β-Rezeptor-Agonist ($β > α$)	Steigerung des HZV, Herzinsuffizienz
Adrenalin	niedrige Dosis		
	hohe Dosis	präferenzieller α-Rezeptor-Agonist ($α > β$)	lokal als Vasokonstriktor
			kardiopulmonale Reanimation
Noradrenalin			Erhöhung des peripheren Widerstands bei anaphylaktischem oder septischem Schock
Ergotamin		präferenzielle $α_1$-Rezeptor-Agonisten ($α_1 > α_2 >> β$)	Migräne, Hypotension
Oxymetazolin Xylometazolin			Abschwellung der Nasenschleimhaut
Mirtazapin		$α_2$-Rezeptor-Antagonist (!)	Stimmungsaufhellung bei Depression
Orciprenalin		präferenzieller $β_2$-Rezeptor-Agonist ($β_2 > β_1$)	Antidot gegen β-Blocker, Bradykardie, Status asthmaticus
Fenoterol Salbutamol		$β_2$-Rezeptor-Agonisten ($β_2 >> β_1$)	Bronchodilatation bei Asthma oder COPD
Mirabegron		$β_3$-Rezeptor-Agonist	Dranginkontinenz
Moclobemid		Hemmung von MAO-A	Stimmungsaufhellung bei Depression
Amphetamine wie **Methylphenidat** SSRI-Derivate wie **Atomoxetin**		Hemmung von NET (neben der Hemmung des SERT und DAT)	ADHS
Amfepramon			Appetitzügler
Kokain			lokal als Mydriatikum
trizyklische Antidepressiva wie **Nortriptylin**			Depression
Dipivefrin		Adrenalinvorstufe	Glaukom
Theodrenalin + Cafedrin (Akrinor®)		$α_1$-Agonismus durch Theodrenalin und NET-Hemmung durch Cafedrin	akute Hypotonie

>>: deutlich mehr als (mehr als 2 Größenordnungen)

Tab. 3.14

Inhibitoren der adrenergen Signaltransduktion und ihr klinisches Einsatzgebiet

Arzneistoff	Zielstruktur/Mechanismus	Indikation
Phenoxybenzamin	unselektiver α-Rezeptor-Antagonist ($α_1 = α_2$)	neurogene Blasenentleerungsstörung, α-Blockade bei Phäochromozytom-OP
Prazosin Doxazosin Urapidil	selektive $α_1$-Rezeptor-Antagonisten ($α_1 >> α_2$)	Hypertonie, Morbus Raynaud, Blasenentleerungsstörungen aufgrund von BHP
Clonidin	$α_2$-Rezeptor-Agonist (!)	Hypertonie, Unruhe, Opioidentzug
α-Methyl-DOPA		Schwangerschaftshypertonus
Tizanidin		Muskelrelaxierung
Dexmedetomidin		lang anhaltende Sedierung auf Intensivstation
Propranolol	unselektiver β-Rezeptor-Antagonist ($β_1 = β_2$)	essenzieller Tremor
Metoprolol	präferenzieller $β_1$-Rezeptor-Antagonist ($β_1 > β_2$)	Blutdrucksenkung, Herzentlastung
Guanethidin	Hemmung der Verschmelzung der Noradrenalinvesikel mit der Membran	Hypertonie

>>: deutlich mehr als (mehr als 2 Größenordnungen)

Hemmung des adrenergen Systems

Das **adrenerge System** lässt sich **hemmen** durch
- Antagonisten von adrenergen Rezeptoren (außer $α_2$, **Tab. 3.14**)
- selektive Stimulation des präsynaptischen inhibitorischen $α_2$-Autorezeptors, der die Katecholaminfreisetzung autoinhibitorisch bremst (Antisympathikotonika)
- Depletion der Monoaminspeichervorräte im Neuron durch Blockade von vesikulären Monoamintransportern (VMAT) (Reserpin).

Antagonisten von adrenergen Rezeptoren

Die wichtigsten Antagonisten von adrenergen Rezeptoren sind **β$_1$-präferenzielle β-Blocker** (S. 117), die bei Herzinsuffizienz, KHK oder Hypertonus eingesetzt werden. β$_2$-selektive Blocker werden nicht therapeutisch verwendet.

Antagonisten an **α$_1$-Rezeptoren** werden vor allem zur Behandlung von Hypertonie, Morbus Raynaud und bei urologischen Indikationen wie Miktionsstörungen genutzt.

Nicht selektive α-Rezeptoren-Blocker werden präoperativ bei Phäochromozytom (S. 122) eingesetzt, um die kardiovaskulären Auswirkungen eventueller bolusartiger Adrenalinfreisetzungen während der Operation zu verhindern.

Agonisten des α$_2$-Autorezeptors

Der **α$_{2A}$-Rezeptor** ist ein präsynaptischer Autorezeptor, der die Freisetzung von Katecholaminen und anderen Transmittern vermindert. Daher führt seine Stimulation zu einer Hemmung der adrenergen Transmission. **Clonidin** und **α-Methyl-DOPA** sind α$_2$-Agonisten und wirken sympatholytisch. Der aktivierte Autorezeptor hemmt als Teil einer negativen Rückkopplung die Ausschüttung von Katecholaminen: Im Hirnstamm sinkt die Aktivität des Sympathikus. Folgen sind Blutdruckabfall, Sedierung, aber auch Analgesie, da α$_2$-Rezeptoren die Weiterleitung von nozizeptiven Impulsen hemmen.

Blockade von vesikulären Monoamintransportern

Reserpin blockiert die vesikulären Monoamintransporter, dadurch verbleiben die Monoamine ungeschützt im Zytosol und werden über die Monoaminooxidase (MAO) abgebaut. Somit gelangen weniger Transmitter in die Speichervesikel. Reserpin wurde früher als Antihypertonikum (Verringerung der Katecholaminmenge im synaptischen Spalt) und als Antipsychotikum (Verringerung der Dopamin- und Serotoninmenge) eingesetzt, bis nebenwirkungsärmere Medikamente zur Verfügung standen.

3.4.5 Cholinerge und adrenerge Regulation des Augeninnendrucks

Unter physiologischen Bedingungen wird das Kammerwasser im Ziliarkörper durch dopaminerge oder β-adrenerge Stimulation gebildet. Es gelangt durch die Pupille in die vordere Augenkammer und wird dort bei offenem Kammerwinkel vom Trabekelwerk und vom Schlemm-Kanal wieder aufgenommen. Arzneistoffe, die in die cholinerge oder adrenerge Transmission eingreifen, beeinflussen den Augeninnendruck (**Tab. 3.15**).

Tab. 3.15

Arzneistoffe, die den Augeninnendruck beeinflussen

Wirkmechanismus	Substanzgruppe
Augeninnendruck ↑	
Anticholinergika und Arzneistoffe mit anticholinerger Wirkung als Nebenwirkung führen zur Relaxation des M. ciliaris mit nachfolgendem vermindertem trabekulärem Abfluss.	– Mydriatika der okulären Diagnostik (Atropin, Tropicamid) – Antidepressiva und Neuroleptika – Antihistaminika – Grippemittel – Antivertiginosa
Starke Mydriatika und Miotika wie Anticholinergika, Cholinergika oder Sympathomimetika können über andauernde Kontraktion des M. dilatator pupillae oder M. sphincter pupillae den Kammerwinkel bei entsprechender Prädisposition (z. B. Hyperopie, höheres Alter) verlegen und zum Pupillarblock führen.	– in der Intensivmedizin eingesetzte Sympathomimetika (z. B. Noradrenalin) – inhalative Betamimetika, die versehentlich ins Auge gelangen (z. B. Salmeterol) – schwefelhaltige Medikamente (Hydrochlorothiazid, Sulfonamide)
Augeninnendruck ↓	
Cholinergika verbessern den Abfluss durch Kontraktion des M. ciliaris.	– Pilocarpin, Carbachol
β-Blocker, Sympatholytika oder präferenzielle α-Adrenorezeptor-Agonisten hemmen die Kammerwasserproduktion.	– β-Blocker (z. B. Timolol) – Sympatholytika (z. B. Clonidin)
weitere Therapeutika	– Carboanhydrasehemmer (Acetazolamide) – Prostaglandine (Latanoprost)

3.5 Dopaminerges System

Key Point
Dopamin gehört zusammen mit Adrenalin und Noradrenalin zur Gruppe der Katecholamine und hat somit ähnliche Freisetzungs- und Abbauwege. Es ist ein Hauptangriffspunkt in der Therapie neurologischer und psychiatrischer Erkrankungen sowie bei gastrointestinalen Störungen.

Abb. 3.11, Tab. 3.16.
Dopamin ist ein wichtiger Transmitter für die Motorik und die Bewertung von Wahrnehmungen. Darüber hinaus werden auch Prozesse im peripher-vegetativen Nervensystem wie die Hemmung der Magenperistaltik (bis hin zum Erbrechen, D_2-vermittelt), sexuelle Funktionen (Erektion) oder die renale Vasodilatation (D_1-vermittelt) über Dopamin gesteuert.

3.5.1 Synthese, Wiederaufnahme und Abbau
Dopamin wird in wenigen Kerngebieten im Stammhirn (Substantia nigra, ventrales Tegmentum) aus der Aminosäure **Tyrosin** über das Zwischenprodukt **L-DOPA** synthetisiert. Aus den Kerngebieten projizieren dopaminerge Bahnen in andere Hirnbereiche (**Abb. 3.10**). Im übrigen Körper wird Dopamin vor allem von sympathischen Nervenfasern und anderen katecholaminergen Zellen synthetisiert. Der Rücktransport aus dem synaptischen Spalt in die Zelle erfolgt über den **DAT** (S. 80), dessen Expression mit dem dopaminergen Phänoptyp korreliert. Dopamin wird vor allem über **MAO-B** abgebaut (S. 90).

Exkurs

Dopamin als „Sucht-Transmitter"
Dopamin vermittelt **Glücks- und Belohnungsgefühle**. Alle Drogen, die angenehme oder euphorische Rauschzustände auslösen, beeinflussen direkt oder indirekt das dopaminerge Belohnungssystem (S. 382). Drogen, die keine starke Dopaminfreisetzung erzeugen, wie LSD (partiell serotonerg) und PCP (antiglutamaterg), fehlt die euphorisierende und suchtauslösende Wirkung. Sie erzeugen daher eher einen „Horrortrip".
Ein Dopaminmangel geht mit Anhedonie, d. h. der Unfähigkeit, Freude und Lust zu empfinden, einher.

3.5.2 Rezeptoren
Dopamin-Rezeptoren lassen sich in zwei Gruppen mit unterschiedlichen Funktionen unterteilen (**Tab. 3.17**):
– Gruppe der stimulatorischen G_s-gekoppelten **D_1-Familie** (D_1, D_5)
– Gruppe der inhibitorischen G_i-gekoppelten **D_2-Familie** (D_2, D_3, D_4)

Der **D_2-Rezeptor** ist die klinisch relevante Zielstruktur für die meisten dopaminmodulierenden Arzneistoffe. Zwar spielt im ZNS der Synergismus zwischen D_1- und D_2-Rezeptoren eine große physiologische Rolle, aber unter pathophysiologischen Bedingungen sind D_1-Liganden als Neuropharmakotherapie nicht geeignet.

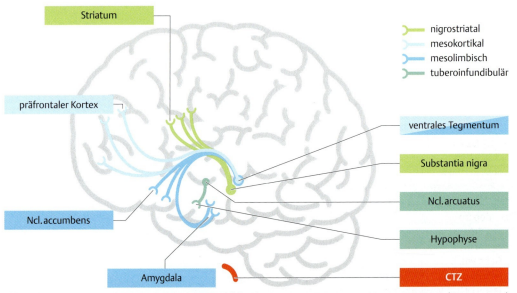

Abb. 3.10 Dopaminerge Projektionsbahnen im ZNS und die Chemorezeptor-Triggerzone. Von wenigen Kerngebieten aus moduliert Dopamin zahlreiche Gehirnfunktionen. Die Chemorezeptor-Triggerzone (CTZ) und die hypophysären Rezeptoren, die das Ende der tuberoinfundibulären Bahn darstellen, liegen außerhalb der Blut-Hirn-Schranke und sind damit für mehr Medikamente erreichbar als die intrazerebralen Rezeptoren.

Tab. 3.16

Dopaminerges System

Vorkommen	Rezeptoren	pharmakologische Angriffspunkte
– Synthese • ZNS (v. a. Substantia nigra und ventrales Tegmentum) • VNS (v. a. sympathische Fasern) – Rezeptoren: ubiquitär	– D_1-Familie – D_2-Familie	– Synthese (Dopamindecarboxylase) – Rezeptoren – Abbauwege (MAO-B, COMT)

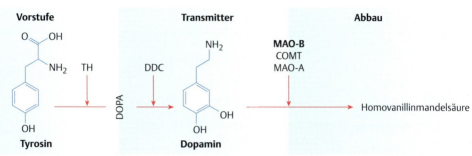

Abb. 3.11 Dopaminerges System

Tab. 3.17

Physiologische und pharmakologische Bedeutung der dopaminergen Rezeptoren

Rezeptor	Lokalisation		physiologische Funktion	Wirkung bei Inhibition
D_1-Familie (D_1, D_5)	Nierengefäße		Vasodilatation	
	Herz		positiv inotrop	
D_2-Familie (D_{2-4})	Magen-Darm-Trakt		Hemmung der Darmperistaltik, Erbrechen	beschleunigte Magen-Darm-Passage (Antiemesis)
D_1- und D_2-Familie	ZNS	Kortex, limbisches System	kognitive Funktionen, Emotionen	antipsychotisch, Einschränkung kognitiver Funktionen und affektiver Schwingungsfähigkeit
		Area postrema	Übelkeit	Antiemesis
		Adenohypophyse	Hemmung der Prolaktinfreisetzung	Hyperprolaktinämie
		Basalganglien	Motorik	parkinsonartige Störungen
		Ncl. accumbens	Belohnungsgefühle, Triebkontrolle	Anhedonie, Antriebslosigkeit

MERKE

Der D_2-Rezeptor ist die klinisch relevante Zielstruktur für die meisten dopaminmodulierenden Arzneistoffe.

3.5.3 Stimulation des dopaminergen Systems

Das dopaminerge System lässt sich stimulieren durch (**Tab. 3.18**):
- Agonisten von dopaminergen Rezeptoren
- Gabe von L-DOPA (Vorstufe des Dopamins)
- Hemmung der peripheren Dopamindecarboxylase (DDC), wodurch im ZNS mehr L-DOPA zur Verfügung steht
- Blockade des Dopaminabbaus durch Hemmung der Catechol-O-Methyltransferase (COMT) oder der Monoaminooxidasen (MAO-B > MAO-A)
- Hemmung des Dopamintransporters (DAT)

 Praxistipp

Die Aktivierung der dopaminergen Transmission kann zu Übelkeit, Erbrechen und psychotischen Symptomen bzw. Impulskontrollstörungen führen.

Tab. 3.18

Stimulatoren der dopaminergen Signaltransduktion und ihr klinisches Einsatzgebiet

Arzneistoff	Zielstruktur/Mechanismus	Indikation
L-DOPA (S. 503) + **Carbidopa**	Vorstufe des Dopamins / peripherer Inhibitor der DDC	Morbus Parkinson
Cabergolin	$D_{2/3}$-Rezeptor-Agonisten	Morbus Parkinson, **Restless Legs Syndrome** (S. 508)
Pramipexol		Prolaktinom (S. 316), Abstillen
Apomorphin (S. 507)	präferenzieller und starker D_2-Rezeptor-Agonist	Morbus Parkinson, erektile Dysfunktion, Induktion von Erbrechen
Rasagilin (S. 508)	MAO-B-Inhibitor	Morbus Parkinson
Entacapon	Hemmung von COMT	
Bupropion (S. 466)	Hemmung von DAT/NET	Raucherentwöhnung, Depression

Tab. 3.19

Inhibitoren der dopaminergen D_2-Signaltransduktion und ihr klinisches Einsatzgebiet

Arzneistoff	Zielstruktur/Mechanismus	Wirkung
Neuroleptika, z. B. Haloperidol	D_2-Rezeptor-Antagonismus in ZNS und PNS	antipsychotisch, antiemetisch-prokinetisch
Metoclopramid		antiemetisch-prokinetisch
Domperidon	D_2-Rezeptor-Antagonismus nur im PNS	

Dopamin-Rezeptor-Agonisten

D_2-**Agonisten** werden bei Morbus Parkinson eingesetzt. Da Dopamin ein Inhibitor der Prolaktin-Synthese ist, sind D_2-Agonisten auch bei übermäßiger, unerwünschter Prolaktinsekretion wie beim Prolaktinom oder zum Abstillen indiziert.

Gabe von L-DOPA und Hemmung der Dopamindecarboxylase

Die **Vorstufe L-DOPA** (S. 503) wird therapeutisch zur Parkinson-Behandlung eingesetzt, weil Dopamin selbst sehr instabil und schlecht gehirngängig ist. Nicht gehirngängige Hemmstoffe der Dopamindecarboxylase wie Benserazid oder Carbidopa verhindern die Dopaminbildung aus L-DOPA außerhalb des ZNS.

3.5.4 Hemmung des dopaminergen Systems

Bei der Hemmung des dopaminergen Systems steht der D_2-**Antagonismus** (inkl. Hemmung der D_3- und D_4-Rezeptoren) im Vordergrund (**Tab. 3.19**).
Nebenwirkungen sind vor allem **motorische Störungen,** die durch die D_2-Rezeptor-Blockade der nigrostriatalen Projektionsbahn entstehen. Durch Blockade des tuberoinfundibulären Systems (**Abb. 14.1**) kommt es außerdem zur **Hyperprolaktinämie** mit Gynäkomastie und Libidoverlust.
Da die **Chemorezeptor-Triggerzone** außerhalb der Blut-Hirn-Schranke liegt, können auch Dopamin-Antagonisten wie Domperidon, welche die Blut-Hirn-Schranke nicht penetrieren, als **Antiemetika** wirken.

Praxistipp
Metoclopramid und Domperidon sind zwei prokinetische D_2-Antagonisten. Domperidon ist nicht ZNS-gängig (im Gegensatz zu Metoclopramid) und sollte daher bevorzugt als Antiemetikum bei Dyskinesien oder Morbus Parkinson eingesetzt werden.

3.6 Serotonerges System

Key Point
Serotonin reguliert zahlreiche vegetative und neuronale Funktionen. Störungen der serotonergen Transmission sind nicht nur mit den psychischen Erkrankungen Depressionen, Angst- und Zwangsstörungen oder Essstörungen verbunden, sondern auch mit Migräne, Fibromyalgie, Übelkeit und Erbrechen oder einem Colon irritabile. Mehr als 90 % des gesamten Serotonins befinden sich außerhalb des ZNS.

Abb. 3.12, Tab. 3.20.

3.6.1 Synthese und Abbau

Serotonin (5-Hydroxytryptamin, 5-HT) gehört zusammen mit den Katecholaminen zur Gruppe der Monoamine (S. 90). Vorstufe des Serotonins ist das **Tryptophan,** welches v. a. durch das Schlüsselenzym

3 Transmittersysteme und Ionenkanäle — Serotonerges System

L-Tryptophanhydroxylase umgesetzt wird. Serotoninproduzierende Zellen finden sich vor allem unter den **enterochromaffinen Zellen des Gastrointestinaltraktes** und zu einem kleinen Teil in den **hinteren Raphekernen des ZNS** (S. 454) – nur von hier aus wird das gesamte ZNS mit Serotonin versorgt. Serotonin ist auch ein Vorläufermolekül von **Melatonin** (S. 418). Der membranäre **Serotonin-Transporter (SERT)** nimmt Serotonin wieder in die Neuronen oder in die Zelle auf. Der Abbau erfolgt überwiegend über die MAO-A (S. 90).

3.6.2 Rezeptoren

Serotonin-Rezeptoren finden sich in vielen Organsystemen, u. a. im:
- Nervensystem
- Magen-Darm-Trakt
- Herz
- Blutgefäßen und Blutzellen
- Knochen

Aktuell sind 7 Rezeptorsubtypen bekannt, von klinischer Bedeutung sind vor allem die **Subtypen 1–4** (**Tab. 3.21**). Bis auf den an einen Ionenkanal gekoppelten 5-HT$_3$-Rezeptor sind alle Serotonin-Rezeptoren an G-Proteine (S. 71) gekoppelt. Die Rückkopplung bzw. autogene Hemmung der 5-HT-Freisetzung erfolgt durch die inhibitorischen, präsynaptischen 5-HT$_1$-Rezeptoren analog zur Autoinhibition der D$_2$-

Tab. 3.20

Serotonerges System

Vorkommen	Rezeptoren	pharmakologische Angriffspunkte
Synthese: ubiquitär, v. a. enterochromaffine Zellen des GIT; Ncl. raphe Rezeptoren: ubiquitär	5-HT$_{1-7}$	Rezeptoren Wiederaufnahme (SERT) Abbauwege (MAO-A)

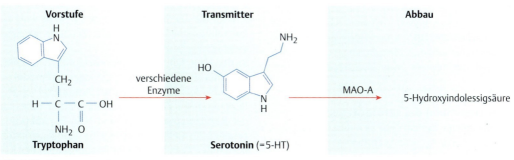

Abb. 3.12 Serotonerges System

Tab. 3.21

Physiologische und pharmakologische Bedeutung der serotonergen Rezeptoren

Typ		Lokalisation	physiologische Funktion		Wirkung bei Hemmung
5-HT$_1$	A	ZNS	inhibitorische präsynaptische Hetero- und Autorezeptoren	→ Schlaf, Angst, Aggression	gestörte Thermoregulation
	B			→ Vasokonstriktion	
	D			→ verminderte Neuropeptidfreisetzung	
5-HT$_2$	A	ZNS	Wahrnehmungsverarbeitung, Träume		antipsychotisch, anxiolytisch, schlaffördernd, appetitsteigernd
		Hypothalamus/Hypophyse	CRF-/ACTH-Freisetzung		
		Thrombozyten	Gerinnung		Gerinnungshemmung
		Gefäße	Vasokonstriktion		
	B	Magen	Hemmung der Magenperistaltik		antiemetisch
		Herzklappen	Fibrose, Valvulopathie		
		Endothel	NO-Freisetzung	→ Vasodilatation	
	C	ZNS	Träume, Regulation des Ess- und Sexualverhaltens		antipsychotisch
5-HT$_3$	A	Magen-Darm-Trakt, Chemo-Trigger-Zone	Übelkeit, Erbrechen		antiemetisch
5-HT$_4$		Magen-Darm-Trakt	Acetylcholin-Ausschüttung	→ Steigerung der Peristaltik	Erbrechen
		Herz	positiv inotrop und chronotrop		

oder α_2-Rezeptoren. 5-HT$_{2-4}$-Rezeptoren stimulieren zelluläre Signalkaskaden.

3.6.3 Stimulation des serotonergen Systems

Das **serotonerge System** lässt sich **stimulieren** durch (**Tab. 3.22**):
- Agonisten serotonerger Rezeptoren
- Hemmung des Serotonin-Transporters (SERT)
- Hemmung der Monoaminooxidase (MAO-A)
- vermehrte Freisetzung mittels Antagonisten präsynaptischer Hetero- oder Autorezeptoren (α_2- bzw. 5-HT$_1$-Rezeptoren).

Exkurs

In den letzten Jahren wurden von europäischen Zollbehörden häufig „traditionell-chinesische" Schlankheitsmittel wie „LiDa Daidaihua" beschlagnahmt. Diese – laut Eigenwerbung – rein pflanzlichen Präparate sind mit dem Amphetamin-Derivat Sibutramin angereichert, und zwar in einer weitaus höheren und damit wirksameren Dosierung, als sie seinerzeit in Deutschland zugelassen war. Die Zulassung von Sibutramin ruht zurzeit aufgrund gravierender UAW: Insbesondere bei Hochdosistherapie treten kardiovaskuläre Probleme wie Tachykardien und Palpitationen sowie Myokardveränderungen auf.

3.6.4 Hemmung des serotonergen Systems

Das **serotonerge System** lässt sich durch Antagonisten oder inverse Agonisten serotonerger Rezeptoren **hemmen** (**Tab. 3.23**).

3.7 Histaminerges System

Key Point
Histamin spielt eine zentrale Rolle im Immunsystem, bei allergischen Reaktionen, im Magen-Darm-Trakt bei der Säureproduktion und der Motilität sowie im ZNS bei der Steuerung des Schlaf-wach-Rhythmus und der Appetitkontrolle.

Abb. 3.13, **Tab. 3.24**.

3.7.1 Synthese und Abbau

Histamin ist ein **biogenes Amin,** das aus der Aminosäure **Histidin** gebildet wird. Es kommt ubiquitär im Körper vor, aber vor allem in
- Immunzellen (basophile Granulozyten, Mastzellen),
- enterochromaffinen Zellen des Magens und
- in Neuronen des ZNS.

Histamin spielt eine zentrale Rolle im Immunsystem, z. B. für die Chemotaxis der Leukozyten. Es wird als Entzündungsmediator von Mastzellen nach IgE-Aktivierung freigesetzt.

In der Haut führt Histaminfreisetzung zu Juckreiz. Histamin steigert außerdem die Magensaftproduktion und induziert Brechreiz über Stimulation von H$_1$-Rezeptoren im ZNS. Als Neurotransmitter ist es an der Regulation von Schlaf und Nahrungsaufnahme beteiligt. An Gefäßen ruft es eine Vasokonstriktion der großen Gefäße und eine Vasodilatation der Kapillargefäße hervor.

Histamin wird primär über das Enzym **Diaminooxidase (DAO)** abgebaut. Enzymmangel führt zur **Histaminintoleranz**, einer generellen Neigung zu Über-

Tab. 3.22

Stimulatoren der serotonergen Signaltransduktion und ihr klinisches Einsatzgebiet

Arzneistoff	Zielstruktur/Mechanismus	Indikation
Buspiron (S. 420)	u. a. partieller 5-HT$_{1A}$-Agonismus	Augmentation bei antidepressiver Therapie, Anxiolyse
Triptane, z. B. Sumatriptan	5-HT$_{1B/D}$-Agonismus	Migräne (S. 404)
Prucaloprid	5-HT$_4$-Agonist	chronische Obstipation
MAO-A-Hemmer (S. 464), z. B. Moclobemid	MAO-A-Hemmung	Depression
Antidepressiva (S. 462) wie SSRI, NSRI, TCA	v. a. Inhibition von SERT	Depression
Sibutramin (S. 280), Zulassung ruht	u. a. Inhibition von SERT	Adipositas, Appetitzügler

Tab. 3.23

Inhibitoren der serotonergen Signaltransduktion und ihr klinisches Einsatzgebiet

Arzneistoff	Wirkung	Indikation
atypische Neuroleptika (S. 491), z. B. Clozapin	5-HT$_2$-Antagonismus oder inverser 5-HT$_2$-Agonismus	Psychosen, Erbrechen
klassische Neuroleptika, z. B. Levomepromazin		
Ondansetron	5-HT$_3$-Antagonist	Erbrechen (S. 236)

Tab. 3.24

Histaminerges System

Vorkommen	Rezeptoren	pharmakologische Angriffspunkte
Synthese: ubiquitär Rezeptoren: ubiquitär	H_{1-4}	Rezeptoren

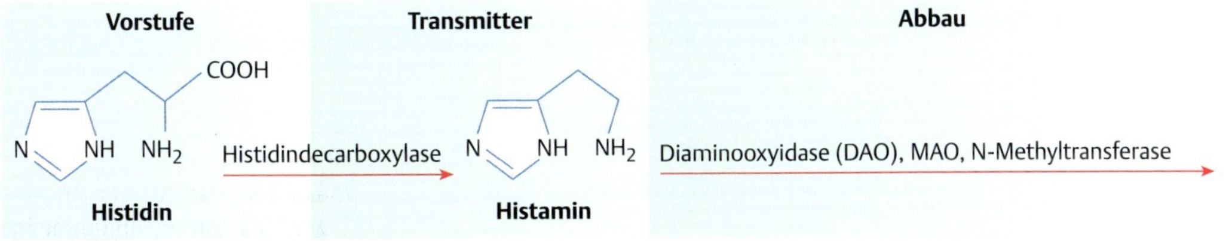

Abb. 3.13 Histaminerges System

Vorstufe: Histidin → (Histidindecarboxylase) → Transmitter: Histamin → Abbau: Diaminooxydase (DAO), MAO, N-Methyltransferase

Tab. 3.25

Physiologische und pharmakologische Bedeutung der histaminergen Rezeptoren (ohne H_{3-4})

Typ	Lokalisation	physiologische Funktion	Wirkung bei Hemmung
H_1	Immunzellen: Mastzellen, basophile Granulozyten	Immunreaktion	antiallergen
	ZNS	Schlaf- und Wachzyklus, Sättigungsgefühl	Sedierung, Appetitsteigerung
		Brechzentrum	antiemetisch
H_2	Magen	Säureproduktion	Hemmung der Säureproduktion
H_3	ZNS	Freisetzung von Histamin und Steigerung der Wachheit	Agonismus(!): Therapie der Narkolepsie

empfindlichkeitsreaktionen auf histaminhaltige Nahrungsmittel (z. B. Rotwein, geräucherter Schinken, reifer Käse).

3.7.2 Rezeptoren

Es sind **4 Histamin-Rezeptoren** bekannt. Pharmakologisch bedeutsam ist die Blockade der G_q-gekoppelten H_1- und der G_s-gekoppelten H_2-Rezeptoren (**Tab. 3.25**).

3.7.3 Stimulation des histaminergen Systems

Diagnostisch kommt Histamin zur **Provokation allergischer und atopischer Reaktionen** und als Positivkontrolle bei Intrakutantests zum Einsatz. Viele Pharmaka wie z. B. Opioide (Morphin, Fentanyl) oder Vancomycin können Histamin freisetzen. Diese **pseudoallergische Reaktion** ist keine klassische Arzneimittelallergie, da die Histaminfreisetzung unabhängig von IgE erfolgt.
Betahistin (Aequamen®) ist ein H_1/H_3-Rezeptor-Agonist, der als Antivertiginosum bei Morbus Menière eingesetzt wird. Der partielle H_3-Agonist Pitolisant (Wakix®) setzt vermehrt Histamin frei, das einer Narkolepsie entgegenwirkt.

3.7.4 Hemmung des histaminergen Systems

H_1-**Antihistaminika** werden vorwiegend als **Antiallergika** eingesetzt (**Tab. 3.26**). Außerdem waren sie Ausgangspunkt für die Synthese zahlreicher Antiemetika und Psychopharmaka, wie z. B. klassischer Neuroleptika und trizyklischer Antidepressiva als Derivate des Antihistaminikums Promethazin. Die enge Verwandtschaft der Substanzen macht sich heute noch bei den antihistaminergen Nebenwirkungen vieler Neuropharmaka bemerkbar. H_1-Antihistaminika (S. 236) werden auch als Schlafmittel oder Antiemetika eingesetzt.

H_2-**Antihistaminika,** wie Ranitidin, werden heute nach den PPI (S. 226) als Antazida (S. 230) der 2. Wahl eingesetzt.

Tab. 3.26

Inhibitoren der histaminergen Signaltransduktion und ihr klinisches Einsatzgebiet

Arzneistoff	Zielstruktur/Mechanismus	Indikation
Diphenhydramin* (S. 418)	inverse H_1-Rezeptor-Agonisten	Sedierung, Schlaf
Clemastin*		Allergie, Juckreiz
Dimenhydrinat*		Übelkeit, Erbrechen, Kinetosen (S. 237)
Fexofenadin**		allergische Hautreaktionen, allergische Rhinitis (S. 194)
Ranitidin	inverser H_2-Rezeptor-Agonist	Magenschutz, Ulkustherapie (S. 226), zur Aspirationsprophylaxe vor endotrachealer Intubation bei Risikopatienten
Cromoglicat (S. 186)	Blockade des IgE-gesteuerten Calcium-Kanals mit nachfolgend verminderter Freisetzung von Histamin	Asthma bronchiale

* ZNS-gängig (Antihistaminika der 1. Generation)
** nicht ZNS-gängig

3.8 Gemeinsamkeiten der biogenen Amine

Key Point
Aufgrund identischer oder ähnlicher Transport- und Abbauwege verändert die Pharmakotherapie eines Systems der biogenen Amine auch den Stoffwechsel anderer biogener Amine und bietet somit Potenzial für Arzneimittelinteraktionen.

3.8.1 Synthese

Die Katecholamine Noradrenalin, Adrenalin und Dopamin werden mit dem Indolalkylamin Serotonin zu den **Monoaminen** gezählt. Die Monoamine bilden unter anderem mit Histamin und vielen anderen Substanzen die Gruppe der **biogenen Amine:** stickstoffhaltige Verbindungen, die ausgehend von den Aminosäuren Tyrosin, Tryptophan oder Histidin synthetisiert werden. Katecholamine werden durch aufeinanderfolgende Reaktionen aus **Levodopa** (L-DOPA) synthetisiert. Das erste Enzym, die **Tyrosinhydroxylase,** ist dabei der geschwindigkeitsbestimmende Schritt.

Exkurs

Patienten mit einem **Tyrosinhydroxylasemangel** entwickeln ein frühkindliches Parkinson-Syndrom und dystone Bewegungsstörungen. Diese Patienten können durch L-DOPA-Substitution gut behandelt werden.

MERKE

Die Enzymausstattung der katecholaminergen Neurone bestimmt ihren Phänotyp, d. h. ob sie dopaminerg, noradrenerg oder adrenerg sind.

3.8.2 Abbau

Das Enzym **Monoaminooxidase (MAO)** liegt an der äußeren Mitochondrienmembran in den beiden Isoformen **MAO-A** und **MAO-B** vor, die sich in ihrer Substratspezifität und ihrer Empfindlichkeit für Inhibitoren unterscheiden.
MAO bauen die nicht in Vesikeln gespeicherten, freien Monoamine ab. Katecholamine werden zusätzlich über die Catechol-O-Methyltransferase (COMT) abgebaut (**Abb. 3.14**). Diese Abbauwege lassen sich spezifisch hemmen (**Tab. 3.27**).

Exkurs

Tyramin
Das Spurenamin Tyramin entsteht bei der Zersetzung von Eiweißen und ist häufig natürlicher Begleitstoff von Nahrungsmitteln, zu deren Fertigung Schritte wie Gärung oder Fermentation gehören, so z. B. vielen Käsesorten, Rotwein oder Schokolade. Es wirkt als indirektes Sympathomimetikum, wird jedoch durch Monoaminooxidasen rasch abgebaut, sodass im Normalfall bei oraler Aufnahme keine Kreislaufwirkung beobachtet werden kann. Bei einer gleichzeitig vorliegenden Medikation mit unspezifisch wirkenden MAO-Hemmern wie Tranylcypromin kann die Ingestion im Zuge der Hemmung seines Abbaus zu einer Anreicherung des Tyramins mit katecholaminartig ggf. stark ausgeprägter Kreislaufwirkung führen.

3.8.3 Wiederaufnahme und Freisetzung

Die Wirkung von biogenen Aminen wird von Autorezeptoren, membranären und vesikulären Wiederaufnahme-Transportern sowie abbauenden Enzymen kontrolliert.
Die membranären MAT sind nicht immer substratspezifisch: NET und DAT können beide Noradrenalin und Dopamin aufnehmen (**Tab. 3.28**). Die Wirkungsspezifität wird durch die neuronale Expression des

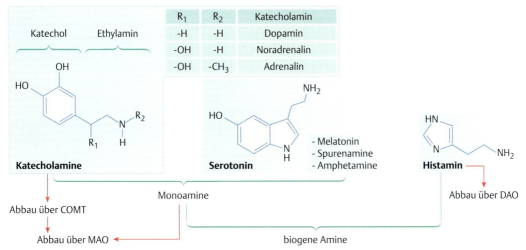

Abb. 3.14 Pharmakologisch relevante biogene Amine und ihre Abbauwege.

Tab. 3.27

MAO und COMT und der therapeutische Einsatz ihrer Hemmung

Isoform	Lokalisation	Substrate (Auswahl)	Inhibitoren spezifisch	Inhibitoren unspezifisch	Indikation
MAO-A	ubiquitär, v. a. in Leber, katecholaminergen Neuronen, Plazenta	– Serotonin – Noradrenalin – Dopamin	Moclobemid (reversibel)	Tranylcypromin (irreversibel)	Depression (S. 464)
MAO-B	ubiquitär, v. a. in Thrombozyten, Lymphozyten, Astrozyten, serotonergen Neuronen	– Phenylethylamin – Dopamin	Rasagilin, Selegilin (beide irreversibel)		M. Parkinson (S. 508)
COMT	ubiquitär, v. a. Leber, Niere	– Katecholamine	Entacapon, Tolcapon		M. Parkinson (S. 508)

Tab. 3.28

Freisetzung, Rücktransport und Abbau der biogenen Amine

Vergleichskriterium		Noradrenalin/Adrenalin	Serotonin (5-HT)	Dopamin	Histamin
Wiederaufnahme in die präsynaptische Zellendigung	NET	++		++	
	DAT	++		++	
	SERT		+++		
	EMT				+++
Aufnahme in Vesikel	VMAT-1	+++	+++	+++	+
	VMAT-2	+++	+++	+++	+++
Abbau	MAO-A	+++	+++	++	
	MAO-B			++	
	COMT	+++		+++	
	DAO				+++
präsynaptische Hemmung	Autorezeptor	$\alpha_{2a/c}$	5-HT$_{1A}$	D$_{2S}$	H$_3$
	Heterorezeptor		$\alpha_{2a/c}$		

+, ++, +++ = schwacher, mittlerer, starker Effekt

Transporters reguliert: NET wird in noradrenergen und DAT in dopaminergen Neuronen exprimiert.

Dopamin stellt eine sehr reaktive ROS (*reactive oxygen species*)-produzierende und dadurch **intrazellulär toxische Verbindung** dar, die über die vesikulären Monoamintransporter **VMAT-1** und **VMAT-2** sehr schnell in Vesikel aufgenommen oder durch Enzyme umgewandelt werden muss. Da Dopamin, wie auch die anderen Katecholamine, in den Vesikeln protoniert wird, kann es als geladene Verbindung das Vesikel nicht mehr verlassen (**Abb. 2.5**) und somit der Zelle nicht schaden.

Ist dieser Transport gehemmt, z. B. durch eine Genmutation des VMAT-2-Gens, oder läuft der Transporter „rückwärts", z. B. durch MDMA (Ecstasy) oder Amphetamine, kommt es zur Zerstörung von dopaminergen und noradrenergen Neuronen. Darüber hinaus können Metaboliten der Amphetamin-Derivate auch selbst toxisch wirken (z. B. Neuritendegeneration serotonerger Neurone durch MDMA).

> **MERKE**
>
> Hemmstoffe von Monoamintransportern sind nicht immer selektiv, sie können auch mehrere Monoamintransporter hemmen.

3.9 Glutamaterges System

Key Point
Die Aminosäure Glutamat ist ein Neurotransmitter, der an kognitiven Funktionen wie Gedächtnis und Lernen beteiligt ist. Viele Krankheiten wie Epilepsie, Schmerzsyndrome oder Schizophrenie gehen mit Änderungen der Glutamat-Übertragung einher.

Abb. 3.15, Tab. 3.29.

3.9.1 Synthese
Glutamat ist der wichtigste **exzitatorische Neurotransmitter** im ZNS und kann durch verschiedene Stoffwechselwege synthetisiert werden (z. B. α-Ketoglutarat aus dem Zitratzyklus).

Glutamat liegt ebenso wie z. B. Aspartat oder Glycin im Blut in einer etwa 1000-mal höheren Konzentration als im ZNS vor. Die Blut-Hirn-Schranke verhindert den Übertritt des peripher gebildeten Glutamats in Gehirn oder Rückenmark und stellt so sicher, dass es nicht zu einem Überangebot an Glutamat kommt.

3.9.2 Abbau
Glutamat wird durch Umkehr der Synthesewege wieder abgebaut. Der Metabolit Aspartat kann ebenfalls als Neurotransmitter fungieren. Das Decarboxylierungsprodukt **γ-Aminobuttersäure (GABA)** ist der wichtigste inhibitorische Neurotransmitter (S. 93).

3.9.3 Rezeptoren
Für Glutamat existieren zahlreiche verschiedene Rezeptoren im ZNS. Pharmakologisch relevant sind die ionotropen, exzitatorischen N-Methyl-D-Aspartat-Rezeptoren **(NMDA-Rezeptoren)** und α-Amino-3-Hydroxy-5-Methyl-4-Isoxazolpropionat-Rezeptoren **(AMPA-Rezeptoren)** (**Tab. 3.30**).

Diese Rezeptoren sind tetramere Ionenkanäle. Sie sind wichtig für Langzeitpotenzierung, Neuroplastizität und Lernen, aber auch für die Nozizeption. Sie können durch Liganden oder Aktionspotenziale aktiviert werden und öffnen dann einen Ionenkanal für Na^+, K^+ und Ca^{2+}.

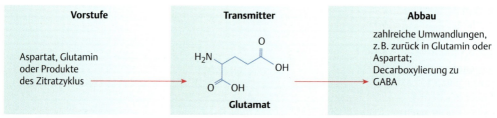

Abb. 3.15 Glutamaterges System

Tab. 3.29		
Glutamaterges System		
Vorkommen	**Rezeptoren**	**pharmakologische Angriffspunkte**
– Synthese: ubiquitär – Rezeptoren: ubiquitär	– NMDA-Rezeptor – AMPA-Rezeptor – Kainat-Rezeptor – metabotrope Glutamat-Rezeptoren	– NMDA-Rezeptoren – AMPA-Rezeptoren

Tab. 3.30

Physiologische und pharmakologische Bedeutung der glutamatergen Rezeptoren

Typ	Kopplung	Lokalisation	physiologische Funktion	Wirkung bei Hemmung
NMDA	ionotrop	ZNS, v. a. Kortex und Thalamus	kognitive Funktionen, Erregungsweiterleitung von sensorischen Informationen und Schmerz	Analgesie, Anästhesie, Neuroprotektion, Antikonvulsion, psychotische Symptome
AMPA	ionotrop			

Tab. 3.31

Inhibitoren der glutamatergen Signaltransduktion und ihr klinisches Einsatzgebiet

Arzneistoff	Zielstruktur/Mechanismus	Indikation
Ketamin (S. 428)	u. a. allosterischer inverser NMDA-Rezeptor-Agonismus (Kanalblocker)	Anästhesie und Analgesie
Amantadin (S. 509)		Morbus Parkinson
Memantin (S. 516)		Demenz
Topiramat (S. 443), **Perampanel** (S. 443)	u. a. allosterischer inverser AMPA-Rezeptor-Agonismus (Kanalblocker)	Epilepsie, Migräne, affektive Störungen

3.9.4 Stimulation des glutamatergen Systems

Eine Stimulation des glutamatergen Systems wird **therapeutisch nicht genutzt**.

3.9.5 Hemmung des glutamatergen Systems

Die klinisch eingesetzten **allosterischen NMDA-Antagonisten** blockieren die Pore des Calcium-Kanals des NMDA-Rezeptors (**Tab. 3.31**). Ihre Wirkung ist ladungsabhängig und erfordert eine vorherige Öffnung des Kanals durch Agonisten wie Glutamat.

Ein NMDA-vermittelter exzessiver Einstrom von Calcium in die Nervenzellen ist **neurotoxisch** (exzitatorische Toxizität = Exzitotoxizität). Daher gelten **schwache NMDA-Blocker** wie Magnesium, Memantin oder Amantidin als neuroprotektiv.

Stärkere NMDA-Blocker wie das dissoziative Anästhetikum und Analgetikum Ketamin unterbrechen die Erregungsfortleitung im ZNS. Folgen sind Analgesie, Anästhesie und eine Beeinträchtigung kognitiver Funktionen. Außerdem treten psychotische Symptome auf, die bei der Vorgängersubstanz Phenylcyclidin (PCP, *angel dust*) noch ausgeprägter waren. Störungen des glutamatergen Systems sind auch an der Pathobiochemie der Schizophrenie beteiligt. Ketamin zeigt eine **neuroprotektive** Wirkung nach Schlaganfall oder Trauma (z. B. Brandopfer). Gleichzeitig erhöht es aber auch das Risiko für **psychische Störungen** wie dissoziative Störungen (S. 428).

Praxistipp
Ketamin sollte zur Vermeidung akuter und chronischer psychischer Störungen nach Möglichkeit mit einem Benzodiazepin kombiniert werden.

3.10 GABAerges System

Key Point
Die γ-Aminobuttersäure (GABA) ist das biogene Amin der Glutaminsäure und der wichtigste inhibitorische Neurotransmitter im ZNS. Sie vermittelt u. a. Schlaf und Muskelrelaxation und unterdrückt Krampfaktivitäten.

Abb. 3.16, **Tab. 3.32**.

3.10.1 Synthese und Abbau

Die γ-Aminobuttersäure (GABA) wird durch die **Glutamatdecarboxylase** aus Glutamat (S. 92) synthetisiert und durch die GABA-Transaminase abgebaut.

Praxistipp
Da die Glutamatdecarboxylase Vitamin B_6 als Kofaktor benötigt, kann ein Vitamin-B_6-Mangel zu epileptischen Anfällen führen.

3.10.2 Rezeptoren

Für GABA gibt es 2 Rezeptoren (**Tab. 3.33**, vgl. **Abb. 22.1**):
– den an einen Chlorid-Ionenkanal gekoppelten **GABA-A-Rezeptor** und
– den G-Protein-gekoppelten **GABA-B-Rezeptor**.

GABA-A

Wie die meisten **ionotropen Rezeptoren** besteht auch der **GABA-A-Rezeptor** aus 5 Untereinheiten, die sich aus mindestens 7 verschiedenen Klassen von möglichen Untereinheiten rekrutieren. Die Affinität zu seinen Liganden und die Lokalisation des Rezeptors im Körper sind von der Zusammensetzung des Rezeptors abhängig. Der Rezeptor weist verschiede-

Tab. 3.32

GABAerges System

Vorkommen	Rezeptoren	pharmakologische Angriffspunkte
– Synthese: ubiquitär – Rezeptoren: ubiquitär	– GABA-A – GABA-B	– allosterisch an Rezeptoren – Abbauweg

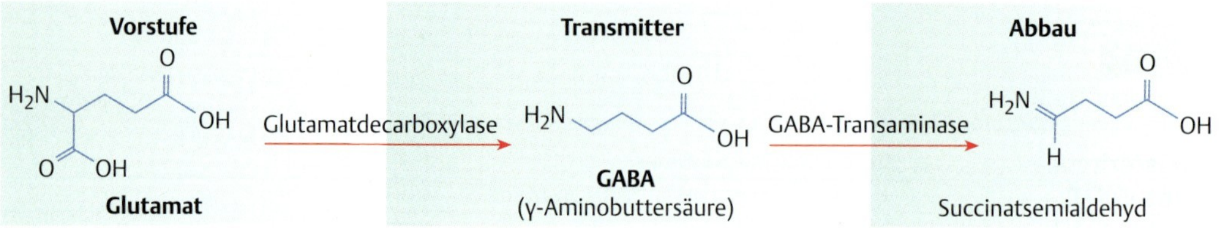

Abb. 3.16 GABAerges System

Tab. 3.33

GABAerge Rezeptoren im ZNS

Typ	physiologische Funktion	Wirkung bei Hemmung
GABA-A	– Sedierung (α_1-Untereinheit-vermittelt) – Anxiolyse (α_2-Untereinheit-vermittelt) – Antikonvulsion ($\alpha_{1/5}$- und β-Untereinheit-vermittelt) – Aggressionshemmung – Muskelrelaxierung ($\alpha_{2/3}$-Untereinheit-vermittelt)	Unruhe, Krampfanfälle, Halluzinationen
GABA-B	u. a. Muskelrelaxierung	Krampfanfälle

ne Bindungsstellen für Liganden auf, die sich in ihrer Wirkung gegenseitig beeinflussen können.

Fallbeispiel

Ein aggressiver, offensichtlich angetrunkener 32-jähriger Patient wird von der Polizei zur unfallchirurgischen Ambulanz gebracht. Der diensthabende Assistenzarzt verabreicht ihm 5 mg Diazepam. Daraufhin beginnt der Patient verwaschen zu sprechen, schläft ein, erleidet einen kurz andauernden Atemstillstand und muss beatmet werden. Was ist passiert? Beide Substanzen, Ethanol und Diazepam, binden allosterisch an den GABA-A-Rezeptor, verstärken die Affinität von GABA zum GABA-A-Rezeptor und erhöhen damit gegenseitig ihre Potenz. Daher sollten Benzodiazepine bei alkoholintoxikierten Patienten sehr zurückhaltend eingesetzt werden, bzw. es sollte auf eine andere Arzneistoffgruppe ausgewichen werden, z. B. niederpotente Neuroleptika.

MERKE

Benzodiazepine sind bei alkoholisierten Patienten zu vermeiden, da Alkohol wie die Benzodiazepine an den GABA-A-Rezeptor bindet und sich ihre Wirkungen addieren.

GABA-B

Der **GABA-B-Rezeptor** ist ein $G_{i/o}$-gekoppelter **7TM-Rezeptor** (S. 71), der als Heterodimer (GABA-B-R1 und GABA-B-R2) vorliegen kann. Seine Aktivierung führt zur Öffnung eines Kalium-Kanals. Der GABA-B-Rezeptor vermittelt ähnliche physiologische Funktionen wie der GABA-A-Rezeptor und ist u. a. an der Schmerzwahrnehmung beteiligt. Die Drogen Ethanol und γ-Hydroxybuttersäure (GHB, *liquid-ecstasy*) binden zusätzlich an den GABA-B-Rezeptor.

3.10.3 Stimulation des GABAergen Systems

Das **GABAerge System** lässt sich **stimulieren** durch (**Tab. 3.34**):
– allosterische und agoallosterische Enhancer von GABA-A-Rezeptoren (vereinfacht auch „allosterische Agonisten")
– orthosterische Agonisten von GABA-B-Rezeptoren
– Hemmung der GABA-Transaminase

Allosterische und agoallosterische Enhancer des GABA-A-Rezeptors

Barbiturate erhöhen als agoallosterische Enhancer sowohl die Potenz als auch die Wirksamkeit des orthosterischen Agonisten GABA, zusätzlich besitzen sie eine eigene intrinsische Aktivität (S. 50). Alle anderen GABA-A-Agonisten, wie die **Benzodiazepine**

oder die **Z-Substanzen** (S. 416), sind nur allosterische Enhancer ohne eigene intrinsische Aktivität. Orthosterische Agonisten wie das Pilzgift Muscimol werden nicht therapeutisch eingesetzt.

> **Praxistipp**
> Drogen wie Ethanol, γ-Hydroxybuttersäure, sog. *liquid-ecstasy* (S. 692) und „Schnüffelstoffe" (S. 693) wie Toluol sind allosterische GABA-A-Rezeptor-Agonisten und können die Wirkung anderer GABAerger Substanzen potenzieren.

Orthosterische Agonisten des GABA-B-Rezeptors

Klinische Bedeutsamkeit hat am GABA-B-Rezeptor nur das als Agonist wirkende Muskelrelaxans **Baclofen**. Es vermindert Spastiken vor allem durch Stimulation der hemmenden Renshaw-Interneurone im Rückenmark.

Hemmung der GABA-Transaminase

Eine generelle Steigerung des GABAergen Tonus erreicht **Valproinsäure**, die die GABA-Transaminase hemmt.

3.10.4 Hemmung des GABAergen Systems

Eine Hemmung des GABAergen Systems wird therapeutisch nicht genutzt, mit Ausnahme der **Antagonisierung von Benzodiazepinen** durch **Flumazenil**, Anexate® (S. 687), welches ursprünglich als Ethanolantagonist konzipiert wurde. GABA-A-Inhibitoren wie die Pflanzengifte Picrotoxin oder das in Absinth enthaltene Thujon lösen Halluzinationen, Angst und Krämpfe aus.

Exkurs

Von klinischer Bedeutung sind u. a. folgende Zusammenhänge:
Opioide hemmen GABAerge Neurone und senken daher auch die Krampfschwelle. Unter Opioiden können die GABAergen Interneurone auch nicht mehr die dopaminergen Neurone hemmen (Disinhibition), die Folgen sind Übelkeit und Erbrechen.
Penicillin blockiert den GABA-A-Chlorid-Kanal und ist daher im Hochdosisbereich (> 20 Mio. IE) bei Patienten mit erhöhter Krampfneigung (Epilepsie, Tetanus) und/oder beschädigter Blut-Hirn-Schranke (Meningitis, Urämie) nur mit Vorsicht einzusetzen.

3.11 Vegetative Beeinflussung durch Eingriff in Transmittersysteme

Klinisch häufig eingesetzte Gruppen von Modulatoren der vorgenannten Transmittersysteme zeigen unterschiedliche Beeinflussungen des Vegetativums (**Tab. 3.35**). Dieses Wissen kann insbesondere zur schnellen Erkennung einer verstärkten Wirkung oder Intoxikation und anschließend zur Therapie eingesetzt werden.

Tab. 3.34

Stimulatoren der GABAergen Signaltransduktion und ihr klinisches Einsatzgebiet

Arzneistoff	Zielstruktur/Mechanismus	Indikation
Barbiturate (S. 444), z. B. Phenobarbital	agoallosterische GABA-A-Enhancer	Epilepsie, Anästhesie
Benzodiazepine (S. 444), z. B. Diazepam	allosterische GABA-A-Enhancer	Schlafstörung, Angststörung (S. 419), Epilepsie, Anästhesie, Myotonolyse, Suizidgefährdung
Z-Substanzen (S. 416), z. B. Zolpidem		Schlafstörung
Inhalationsanästhetika (S. 428), z. B. Isofluran		Narkose
Clomethiazol (S. 419)		Sedierung bei Delir und hirnorganischem Psychosyndrom
Baclofen	GABA-B-Agonist	Muskelrelaxation bei Spastik/multipler Sklerose
Valproinsäure (S. 442)	u. a. GABA-Transaminase-Inhibitor	Epilepsie

Tab. 3.35

Pharmakologische Modulation des Vegetativums

Gruppe	Blutdruck	Herzfrequenz	Temperatur	Pupillengröße	Darmperistaltik	Schwitzen
Anticholinergika	0/+	+	+	+	–	–
Cholinergika	0	0/–	0	–	+	+
Opioide	–	–	–	–	–	–
Sympathomimetika	+	+	+	+	+	+
Sedativa/Hypnotika	–	–	–	0	–	–

+ Verstärkung; – Abschwächung; 0 keine Änderung

3.12 Purinerges System

Key Point

Adenosin blockiert die Ausschüttung von Transmittern, wie Dopamin, Acetylcholin oder Noradrenalin. Antagonisten der Adenosin-Rezeptoren wie Koffein bewirken eine Stimulation von Herz, ZNS und anderen Organen. ADP aktiviert synergistisch wie Thromboxan A_2 die Blutgerinnung.

Abb. 3.17, Tab. 3.36.
Die Purin-Nukleoside **Adenosin** und **Uridin** sowie ihre Di- und Triphosphate (= Nukleotide) binden an **Adenosin-Rezeptoren** (P_1-Purinorezeptoren) und **P_2-Purinorezeptoren**.

Das purinerge System spielt eine wichtige Rolle u. a. für
- die ADP-abhängige Thrombozytenaggregation und
- die Modulation anderer Transmitter, z. B. Katecholamine und darüber indirekt die Kontrolle von Schlaf-wach-Rhythmus, die Motorik im extrapyramidalen System und die Herzfrequenz und -kraft.

3.12.1 Synthese und Abbau

Purine wirken als **autokrine** und **parakrine** Transmitter. Die räumliche Beziehung zwischen Transmitterfreisetzung und Purinorezeptoren ist essenziell. **Adenosin** hat eine HWZ von weniger als 10 s und wirkt bei systemischer Gabe maximal 20 s. Es diffundiert kontinuierlich in den Extrazellularraum und dient als **Neuromodulator**. UDP, UTP, ADP und ATP hingegen, die endogenen Liganden von P_2-Purinorezeptoren, sind vesikulär gespeichert. ATP ist Kotransmitter cholinerger Synapsen bzw. Monotransmitter im enterischen Nervensystem.

> **MERKE**
>
> Adenosin und ATP nehmen zwei Funktionen ein: Sie transportieren Energie und wirken als Transmitter. Das hochenergetische ATP aktiviert dabei andere Rezeptoren als das energiearme Adenosin.

3.12.2 Rezeptoren

Die Purinorezeptoren unterscheiden sich in ihren Funktionen und physiologischen Liganden (**Tab. 3.37**). Sie werden daher im Folgenden getrennt betrachtet.

Adenosin-Rezeptoren (P_1-Purinorezeptoren)

Die **Adenosin-Rezeptoren** A_1, A_{2A}, A_{2B} und A_3 kommen ubiquitär vor und vermitteln zahlreiche physiologische Funktionen. A_1 und A_3 sind i. d. R. an inhibitorische G_i-Proteine, A_2-Rezeptoren überwiegend an stimulatorische Gs/Olf-Proteine (S. 71) gekoppelt. Abhängig vom Liganden können Adenosin-Rezeptoren ihre Rezeptorkopplung ändern, sog. *agonist-directed trafficking* (S. 55).

Alle Adenosin-Rezeptoren **unterdrücken die Transmission** von Acetylcholin, Noradrenalin, Serotonin oder Dopamin. Die A_1- und A_3-Rezeptoren hemmen die Freisetzung aus entsprechenden Neuronen, während die A_{2A}-Rezeptoren im Striatum mit D_2-Rezeptoren heterodimerisieren und dort die postsynaptische Wirkung von Dopamin verhindern.

Am Ende der Wachperioden steigt die Adenosinkonzentration im frontalen Kortex und verursacht das Gefühl der **Müdigkeit** durch die Hemmung der cholinergen und noradrenergen Transmission.

Tab. 3.36		
Purinerges System		
Vorkommen	Rezeptoren	pharmakologische Angriffspunkte
– Synthese: ubiquitär – Rezeptoren: ubiquitär	– Adenosin-Rezeptoren (P_1-Purinorezeptoren) – P_2-Purinorezeptoren	kompetitiv an Rezeptoren

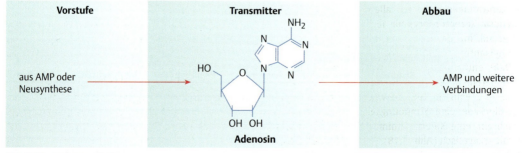

Abb. 3.17 Purinerges System

Tab. 3.37

Physiologische und pharmakologische Bedeutung der Adenosin- und P$_2$-Purinorezeptoren (Auswahl)

Typ	Lokalisation	physiologische Funktion	Wirkung bei Hemmung
A$_1$	Bronchien	Bronchokonstriktion	Bronchodilatation
	Gefäße	Vasokonstriktion	Vasodilatation
	ZNS (prä- und postsynaptisch)	Schlaf durch Inhibition cholinerger Neurone	Aufmerksamkeitssteigerung, psychomotorische Aktivierung
	Niere	Freisetzung von Renin	Diurese
A$_{2A}$	Basalganglien	Inhibition von Dopamin im Striatum	Normalisierung der motorischen Störungen bei Chorea Huntington oder Morbus Parkinson
		Kontrolle von glutamaterger Transmission und damit von Exzitotoxizität	Neuroprotektion bei Morbus Parkinson oder Morbus Alzheimer
	Leukozyten	antiinflammatorisch	stärkere Entzündungsreaktion nach initialer Gewebeschädigung
	Gefäße	Vasodilatation	Vasokonstriktion
A$_{2B}$, A$_3$	Leukozyten	Aktivierung der Immunantwort (Chemotaxis, Degranulation)	antiallergisch
A$_1$, A$_3$	Herz	Bradykardie	Tachykardie
P$_2$Y$_{1,12}$ (= „ADP-Rezeptoren")	Thrombozyten	Förderung der Thrombozytenaggregation	Hemmung der Thrombozytenaggregation

Adenosin findet sich ebenfalls in hohen Konzentrationen in entzündetem Gewebe, wo es aus nekrotischen Zellen austritt. A$_1$- und A$_2$-Rezeptoren vermitteln Bronchokonstriktion, A$_{2B}$-Rezeptoren Mastzelldegranulation und A$_3$-Rezeptoren die Chemotaxis von eosinophilen Granulozyten. Eine Hemmung aller drei Rezeptoren wirkt dementsprechend **antiasthmatisch**.

Stimulation der Adenosin-Rezeptoren

Adenosin wird in der Kardiologie gegen paroxysmale AV-junktionale (Reentry-)Tachykardien oder zur koronaren Vasodilatation bei Herzkatheteruntersuchungen eingesetzt. Die antiinflammatorischen, analgetischen oder antikonvulsiven Eigenschaften sind bislang aufgrund der kardiovaskulären Wirkung nicht nutzbar.

Hemmung der Adenosin-Rezeptoren

Die **Methylxanthinderivate** Koffein, Theophyllin und Theobromin sind kompetitive Hemmstoffe der Phosphodiesterasen (S. 100), Öffner von ryanodinsensitiven, sarkoplasmatischen Calcium-Kanälen, GABA-Rezeptor-Blocker und auch Adenosin-Rezeptor-Antagonisten (Tab. 3.38). Bei therapeutischen Plasmakonzentrationen steht vor allem die **unspezifische Adenosin-Rezeptor-Blockade** als Wirkprinzip im Vordergrund, mit der jedoch nicht alle Wirkungen der Methylxanthine erklärt werden können.

Koffein, enthalten in Kaffee, Guarana und anderen stimulierenden Getränken und Pflanzenextrakten (z. B. als „Teein" in Tee), bewirkt über die A$_1$- und A$_{2A}$-Blockade eine Stimmungsaufhellung, erhöhtes Wachsein, eine Katecholaminfreisetzung und wirkt damit analgetisch (Abb. 3.18). Durch seine anregende Wirkung kann es die Krampfschwelle senken und epileptische Anfälle auslösen. Koffein wird in **analgetischen Kombinationspräparaten** zusammen mit NSAR wie Ibuprofen, ASS und Paracetamol eingesetzt, deren Wirkung nachweislich substanziell beschleunigt und verstärkt wird.

Theophyllin (S. 183) verhindert wahrscheinlich durch Blockade des A$_{2B}$-Rezeptors und Inhibition von Phosphodiesterasen (PDE) die Bronchokonstriktion und begrenzt über die Blockade von A$_{2B}$- und A$_3$-Rezeptoren die Immunreaktion bei Asthma.

P$_2$-Purinorezeptoren

Zu der P$_2$-Purinorezeptor-Familie gehören die
- trimeren ionotropen **P$_2$X-Rezeptoren** und die
- G$_{q/i}$-Protein-gekoppelten **P$_2$Y-Rezeptoren.**

Von besonderer Bedeutung sind **ADP-Rezeptoren (P$_2$Y$_1$, P$_2$Y$_{12}$):** Bei Kontakt mit Kollagen, vWF oder Thrombin setzen Thrombozyten Thromboxan A$_2$ frei, welches über den Thromboxan-Rezeptor zur Degranulation von thrombozytären ADP-Vesikeln führt. Der P$_2$Y$_1$- und der G$_i$-gekoppelte **P$_2$Y$_{12}$-Rezeptor** führen durch diese auto- und parakrine Stimulation zur Aktivierung von Glykoprotein IIb/IIIa (GPIIb/IIIa) und vermitteln so die **Thrombozytenaggregation** (Abb. 6.1).

Stimulation der P$_2$-Purinorezeptoren

Derzeit werden nicht alle denkbaren therapeutischen Möglichkeiten klinisch genutzt.

Hemmung des P$_2$Y$_{12}$-Rezeptors (ADP-Rezeptor)

Einzige im Moment zugelassene Anwendung ist die Hemmung der Thrombozytenaggregation: Der thrombozytäre ADP-Rezeptor kann durch **Prasugrel** und **Clopidogrel** gehemmt werden (Tab. 3.39).

Tab. 3.38

ED$_{50}$-Werte von Theophyllin und Koffein für verschiedene Zielstrukturen, vgl. Theophyllin (S. 183)

Zielstruktur	Mechanismus	Theophyllin [µM]	Koffein [µM]
A$_{2A}$-Rezeptor	Inhibition	2	2
A$_1$-Rezeptor		7	12
Phosphodiesterasen		400	700
GABA-Rezeptoren		1000	1000
ryanodinsensible Calcium-Kanäle	Aktivierung	3000	3000
Typische Blutplasmakonzentrationen nach Konsum/Aufnahme der angegebenen Substanzmenge			
Einnahme von		Theophyllin [µM]	Koffein [µM]
1 Tasse Kaffee (ca. 100 mg reines Koffein)		–	2–10
600 mg Theophyllin (empfohlene Tagesdosis bei Asthma)		50–100	–

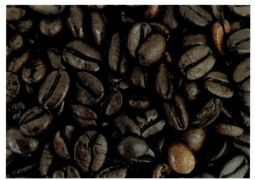

Abb. 3.18 Coffea arabica. Xanthinderivate aus *Coffea arabica* (im Kaffee), *Camellia sinensis* (im Tee), *Cola nitida* (in Coca-Cola®) oder *Theobroma cacao* (in Schokolade) gehören zu den am meisten konsumierten psychoaktiven Substanzen. Bei bestimmungsgemäßem Gebrauch besitzt Koffein eine große therapeutische Breite und erfahrbare bzw. gut dokumentierte „koanalgetische" Wirkungen; es ist nicht organtoxisch (keine Langzeitschäden) und hat kein Abhängigkeitspotenzial. Entzugssymptome treten nur bei Hochdosis-Koffeinkonsum auf.

Tab. 3.39

Hemmung der Purinorezeptoren

Arzneistoff	Zielstruktur/Mechanismus	Indikation
Koffein	u. a. Adenosin-Rezeptor-Antagonist	in Kombinationspräparaten von COX-Inhibitoren
Theophyllin		Asthma, COPD
Clopidogrel, Prasugrel	P$_2$Y$_{12}$-Rezeptor-Antagonist	Thrombozytenaggregationshemmung

3.13 Endocannabinoidsystem

Key Point
Das Endocannabinoidsystem, benannt nach den an Cannabinoid-Rezeptoren (CB) bindenden Wirkstoffen aus Cannabis-Pflanzen (meist Cannabis indica oder Cannabis sativa), ist ein wichtiges neuromodulatorisches System, das u. a. die synaptische Plastizität (Lernen) mitreguliert. Die CB-Rezeptoren gehören zu den am zahlreichsten exprimierten G-Protein-gekoppelten Rezeptoren im Gehirn.

Abb. 3.19, Tab. 3.40.

3.13.1 Synthese und Abbau
Ausgangssubstanz für die **Endocannabinoide**, die körpereigenen Liganden der CB, ist die **Arachidonsäure**. Aus ihr entstehen amidierte Fettsäurederivate, die **Anandamide** (nach dem Sanskritwort für „Glückseligkeit"). Sie binden an die G$_i$-Protein-gekoppelten, membranständigen CB$_1$- und CB$_2$-Rezeptoren, an die auch das THC (Δ^9-Tetrahydrocannabinol, INN: **Dronabinol**), der wesentliche psychotrope Inhaltsstoff der Cannabispflanze, andockt. Ähnlich wie Adenosin werden auch die Anandamide nicht in Vesikeln gespeichert, sondern über Transporter an ihren Wirkort transportiert (meist Präsynapse) und wirken als parakrine und autokrine Neuromodulatoren.

Die **Endocannabinoide** werden sehr schnell über die **FAAH** (*fatty acid-amidohydrolase*) abgebaut. **Exogen zugeführte Cannabinoide,** wie das sehr lipophile THC, werden nur sehr langsam metabolisiert und ausgeschieden. Sie **reichern sich im Fettgewebe an** und werden im enterohepatischen Kreislauf rückresorbiert. Das Anästhetikum Propofol (S. 428) und die COX-Inhibitoren wie Paracetamol, Ibuprofen und Indometacin (S. 366) hemmen die FAAH bzw. verstärken das Endocannabinoid-System. Der damit verbundene Anstieg von Endocannabinoiden wirkt sedierend bzw. analgetisch.

Tab. 3.40		
Endocannabinoidsystem		
Vorkommen	Rezeptoren	pharmakologische Angriffspunkte
– Synthese: ubiquitär – Rezeptoren: v. a. Neurone, Adipozyten und Immunzellen	– CB_1-Cannabinoid-Rezeptoren – CB_2-Cannabinoid-Rezeptoren	kompetitiv an Rezeptoren

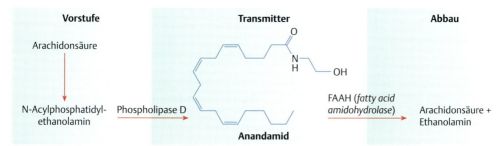

Abb. 3.19 Endocannabinoidsystem

3.13.2 Rezeptoren

Der G_i-gekoppelte **CB_1-Rezeptor** wird von Neuronen, Adipozyten und zahlreichen anderen Geweben exprimiert und beeinflusst u. a. Nahrungsaufnahme, Fettstoffwechsel, gastrointestinale Motilität, Schmerzempfinden, Konzentrationsvermögen, Wahrnehmung, Herzfrequenz und Angstempfinden. Der **CB_2-Rezeptor** wird besonders auf Immunzellen exprimiert, die genaue Funktion ist jedoch noch ungeklärt.
Endocannabinoide **wirken retrograd,** d. h., sie melden der „feuernden" präsynaptischen Zelle eine ausreichende postsynaptische Aktivierung zurück und unterbinden die weitere Transmitterfreisetzung. Endocannabinoide hemmen aber nur die suprabasale Entladung, nicht den neuronalen Grundtonus.

Exkurs

Ein überaktives Endocannabinoidsystem oder die exogene Zufuhr von Cannabinoiden wirkt im ZNS wahrscheinlich auf zellulärer Ebene neuroprotektiv, führt jedoch zu massiven funktionellen Störungen, wie der Hemmung der Langzeitpotenzierung (*long-term potentiation LTP*), der zellulären Grundlage von Lernen und Erinnern. Die Langzeitpotenzierung ist ein Phänomen, das an Synapsen von Nervenzellen beobachtet werden kann. Man versteht hierunter eine lang andauernde Verstärkung der synaptischen Übertragung.

3.13.3 Stimulation der Cannabinoid-Rezeptoren

THC (INN: **Dronabinol**) ist ein Partialagonist beider Cannabinoid-Rezeptoren und der psychotrope und medizinisch verwertbare Hauptinhaltsstoff der Hanfpflanze (v. a. in *Cannabis sativa* und *C. indica*) und der illegalen Drogen Haschisch und Marihuana. Pharmakotherapeutisch wird insbesondere der **appetitsteigernde** und **antiemetische** Effekt bei kachektischen AIDS- oder Tumorpatienten genutzt. Darüber hinaus werden die medizinischen Cannabinoide in zunehmendem Maße zur Therapie **chronischer Schmerzen** und **spastischer Syndrome** eingesetzt, dies gilt auch für Kinder.
THC sowie Extrakte aus der Hanfpflanze werden erst durch Erhitzen wirksam (Rauchen, Backen), da das aktive THC eine über 150 °C heiße Decarboxylierung erfordert. Das psychotrope Risiko von THC hängt fast ausschließlich von der schnellen Anflutung mit hohen Blut- und Gewebekonzentrationen von THC ab (10–20-mal höher bei inhalativer als bei oraler Zufuhr).
Neben THC, das auch synthetisch hergestellt werden kann, gibt es THC-Analoga wie **Nabilon**, das 7-mal stärker als THC wirkt. Cannabidiol ist ein natürliches nicht psychotropes **Cannabinoid**, das an CB-Rezeptoren partial-antagonistisch wirkt und mit vielen anderen Rezeptoren interagiert.

3.14 Prostaglandine

Prostaglandine sind wie Endocannabinoide und Leukotriene Fettsäurederivate und aktivieren spezifische G-Protein-gekoppelte Rezeptoren. Therapeutisch wird die Synthesehemmung von Prostaglandinen (S. 201) durch COX-Inhibitoren genutzt.

3.15 Phosphodiesterasen und Second Messengers cAMP und cGMP

 Key Point

Phosphodiesterasehemmer greifen in intrazelluläre Signalkaskaden ein und reduzieren den Abbau der beiden Second Messenger cAMP und cGMP. Die verstärkte Wirkung der cAMP und cGMP führt an glatten Muskelzellen (Blutgefäße, Bronchialmuskulatur, Muskeln des GIT) immer zu einer Relaxierung.

3.15.1 cAMP und cGMP

cAMP wird durch G-Protein-gekoppelte Rezeptoren über Aktivierung der **Adenylatcyclase** synthetisiert, **cGMP** von intrazellulären, löslichen (*soluble*, daher sGC) oder membranständigen **Guanylatcyclasen** (mGC). Die lösliche Guanylatcyclase wird durch Stickstoffmonoxid (NO) aktiviert, die membranständige Form ist an spezielle Rezeptoren, wie den ANF-Rezeptor (atrialer natriuretischer Faktor) gekoppelt. Adenylatcyclase und Guanylatcyclase sowie ihre Produkte cAMP und cGMP kommen ubiquitär vor. cAMP und cGMP aktivieren ihrerseits viele Ionenkanäle und/oder Enzyme (**Tab. 3.41**).

Wie kann der gleiche Mediator so unterschiedliche zelluläre Reaktionen einleiten? Die gewebespezifischen Reaktionen sind von der **enzymatischen Ausstattung der Zelle** und der **Lokalisation der beteiligten Enzyme** und Ionenkanäle abhängig. So gibt es verschiedene G-Protein-gekoppelte Rezeptoren sowie Isoformen von Guanylatcyclase und Phosphodiesterase. Außerdem existieren je nach Gewebe unterschiedliche Zielmoleküle für cAMP und cGMP, wie Kationenkanäle, Proteinkinasen oder Transkriptionsfaktoren. In Muskelzellen vermittelt die Proteinkinase A beispielsweise eine Kontraktion oder Relaxation, abhängig davon, welche Zielstruktur durch die Proteinkinase A phosphoryliert wird. Aufgrund anderer enzymatischer Ausstattung und Morphologie wirkt cAMP im Herzmuskel und in der glatten Muskulatur genau entgegengesetzt (**Abb. 3.20**).

| MERKE

cAMP wirkt am Herzen vor allem durch Öffnung von L-Typ-Calcium-Kanälen positiv inotrop und chronotrop (Kontraktion). Auf glatte Muskulatur (Gefäße, Lunge) wirkt cAMP hingegen relaxierend (Relaxation). Dies erklärt die durch β-Rezeptoren vermittelten, unterschiedlichen Reaktionen wie die positive Inotropie (Kontraktion) am Herzen und die Dilatation der Blutgefäße in Haut und Muskulatur (Relaxierung).

3.15.2 Phosphodiesterasen

Phosphodiesterasen (PDE) sind Enzyme, die cAMP und cGMP spalten und damit inaktivieren. Die verschiedenen Phosphodiesterasen (PDE 1–11) liegen jeweils als spezielle **Isoformen** vor, die eine gewisse **Organspezifität** aufweisen. Die gezielte Hemmung einer PDE-Isoform kann daher zur Therapie verschiedener Krankheiten eingesetzt werden (**Tab. 3.42**).

Exkurs

Auch eine angeblich „selektive" Hemmung einzelner Isoformen geht mit einer gewissen Hemmung anderer Isoformen einher. So inhibiert **Sildenafil** (Viagra®) mit nur 10-mal geringerer Potenz als PDE_5 auch PDE_6. Das erklärt die Sehstörungen als Nebenwirkung. Andererseits muss aber, um die PDE_3-kontrollierte Herzkontraktion mit Sildenafil zu beeinflussen, immerhin eine 4000-mal höhere Dosis gewählt werden als für die PDE_5-vermittelte Gefäßregulation in den Corpora cavernosa.

PDE_5-Inhibitoren und **Stickstoffmonoxid (NO)**, das durch Nitrate freigesetzt wird, steigern beide durch unterschiedliche Mechanismen die intrazelluläre cGMP-Konzentration. Zusammen verabreicht, verursachen sie einen starken Blutdruckabfall. Daher sollte routinemäßig vor einer Behandlung mit NO oder Nitraten nach der Einnahme von PDE_5-Inhibitoren (Viagra®, Cialis®, Levitra®) gefragt werden.

| Tab. 3.41 |

Zelluläre Reaktionen auf cAMP-Anstieg

Zelltyp	cAMP-Anstieg durch	zelluläre Reaktion
Skelettmuskulatur	Adrenalin	Abbau von Glykogen zu Glukose
glatte Muskelzelle	Adrenalin via $β_2$-Rezeptor	Vasodilatation, Bronchodilatation
Herzmuskelzellen	Adrenalin via $β_1$-Rezeptor	positiv ino- und chronotrop
Fettzellen	Adrenalin, ACTH, Glucagon	Abbau von Triglyzeriden
Gastrointestinaltrakt	Adrenalin	Flüssigkeitssekretion
Niere	Vasopressin	Wasserresorption
NNR	ACTH	Bildung und Freisetzung von Cortison
Schilddrüse	TSH	Freisetzung von Thyroxin
Osteoblasten	PTH	Knochenabbau und Freisetzung von Calcium
Thrombozyten	Prostazyklin (PG-I_2)	Vasodilatation und Hemmung der Thrombozytenaggregation

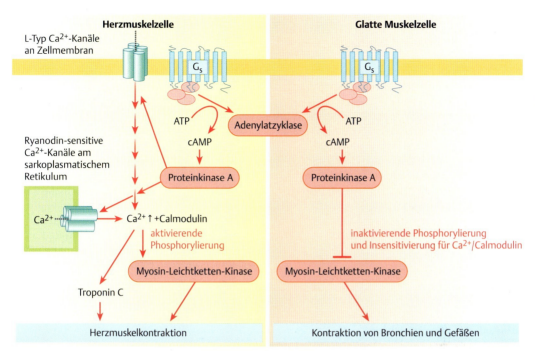

Abb. 3.20 Zelltypabhängige Wirkung von cAMP. Die β-Rezeptoren sind alle an das gleiche G-Protein (Gs) gekoppelt und erhöhen durch die Aktivierung der Adenylatcyclase die intrazelluläre cAMP-Konzentration. Während cAMP in der glatten Muskelzelle Proteinkinase-A-vermittelt die Myosin-Leichtketten-Kinase (MLCK) phosphoryliert und dadurch inaktiviert bzw. eine Kontraktion verhindert, löst es in der Herzmuskelzelle durch Öffnung sarkoplasmatischer Calcium-Kanäle mit nachfolgender Aktivierung der MLCK eine Kontraktion aus.

Tab. 3.42		
Pharmakotherapeutische Inhibition der Phosphodiesterase (PDE)		
Arzneistoff	**Zielstruktur/Mechanismus**	**Indikation**
Theophyllin	u. a. unselektive PDE-Inhibition	Bronchodilatation
Sildenafil	PDE$_5$-Inhibition (cGMP-spezifisch)	erektile Dysfunktion, pulmonale Hypertonie
Roflumilast	PDE$_4$-Inhibition	schwere COPD
Enoximon Milrinon	PDE$_3$-Inhibition	akute und schwere Herzinsuffizienz
Cilostazol		Claudicatio intermittens (pAVK), Hemmung der Thrombozytenaggregation
Dipyridamol	unspezifische PDE-Inhibition	Hemmung der Thrombozytenaggregation

3.16 Ionenkanäle

Key Point

Zahlreiche, meist spannungsabhängige Ionenkanäle werden auch pharmakologisch zur Behandlung von kardialen Arrhythmien, Hypertonie, Epilepsie, Schmerzen oder Diabetes mellitus moduliert. Eine versehentliche Beeinflussung kardialer und zentralnervöser Ionenkanäle, z. B. durch zu hohe Dosierungen oder einen falschen Applikationsweg, muss unbedingt vermieden werden.

Ionenkanäle werden entweder direkt durch **Liganden** (wie cAMP oder Calcium), **β- und γ-Untereinheiten von G-Proteinen** oder das **Membranpotenzial** (engl. *voltage gated* oder *voltage dependent*) reguliert. Die Bindung von Liganden ist meist auf bestimmte Untereinheiten angewiesen. So können für bestimmte Untereinheiten spezifische Arzneistoffe synthetisiert werden.

Nomenklatur. Ionenkanäle werden mit dem **Kanalproteinnamen** (Ionenselektivität und tiefer gestellter Regulator, z. B. K$_{Ca}$1.3: ein calciumregulierter Kalium-Kanal, Familie 1, Typ 3) oder dem **Gennamen** (z. B. KCNN4) bezeichnet. Die resultierenden Ströme eines oder mehrerer Ionenkanäle werden mit einem

I und einer tiefer gestellten Erklärung des jeweiligen Ionenstroms bezeichnet (z. B. I_K: ein Kaliumstrom). Pharmakologisch relevante Ionenkanäle sind in **Tab. 3.43** aufgeführt.

Viele Ionenkanal-Blocker sind **unselektiv**:
- Das Herzmedikament **Amiodaron** (S. 146) blockiert u. a. Kalium-Kanäle mit der Gefahr von ventrikulären Tachyarrhythmien. Trotz dieser Eigenschaft wirkt es über die Blockade weiterer Kanäle und Adrenorezeptoren i. d. R. antiarrhythmisch.
- Lokalanästhetika wie **Bupivacain** (S. 433) blockieren nicht nur Natrium-Kanäle, sondern in höheren Dosierungen auch repolarisierende Kalium-Kanäle (bei Intoxikation: Krämpfe).

3.16.1 Calcium-Ionenkanäle

Calcium ist der wichtigste **intrazelluläre Botenstoff** und Aktivator für zahlreiche Enzyme. Das endoplasmatische Retikulum, das sarkoplasmatische Retikulum und in geringerem Umfang auch die Mitochondrien stellen das Reservoir für Calcium dar. Der Second Messenger **Inositoltriphosphat (IP$_3$)** öffnet spezielle ryanodinsensitive Kanäle am endoplasmatischen Retikulum und steigert so schnell die intrazelluläre, zytosolische Calcium-Konzentration. Calcium bindet intrazellulär u. a. an Calmodulin. Dieser Komplex aktiviert Ca^{2+}/calmodulinabhängige Kinasen (CaM-Kinasen), die je nach Zelltyp spezifische Reaktionen auslösen.

Zahlreiche Pharmaka verändern die intrazelluläre Calcium-Konzentration, indem sie Calcium-Kanäle beeinflussen (**Tab. 3.44**). N-Typ-, L-Typ- und T-Typ-Calcium-Kanäle gehören zu den *voltage-dependent*

Tab. 3.43

Pharmakologisch relevante Ionenkanäle

Ion	Kanalbezeichnung (x = Platzhalter für verschiedene Isoformen)			Indikationen
Calcium	*voltage-dependent calcium channel* (VDCC)	HVA (*high voltage activated*)	L-Typ (Ca_v1.x) mit $α_2δ$-Untereinheit	Epilepsie
			L-Typ (Ca_v1.x) ohne $α_2δ$-Untereinheit	kardiale Arrhythmie, Hypertonie (S. 119)
			N-Typ (Ca_v2.2)	Schmerz
		LVA (*low voltage activated*)	T-Typ (Ca_v3.x)	Epilepsie (S. 437), Schmerz (S. 396)
	ryanodinsensitiver Rezeptor (RyR)			Muskelspasmen, maligne Hyperthermie
Kalium	ATP-abhängiger Kalium-Kanal (K_{ATP}, Tetradimer aus SUR1 + K_{ir}6.2)			Diabetes mellitus Typ 2 (verminderte Sekretion von Insulin), Insulinom (Hypersekretion von Insulin), Hypertonie (S. 255)
	G-protein-coupled inward rectifying K^+-Channel (GIRK, K_{ir}3.x)			Schmerz
	spannungsabhängiger Kalium-Kanal (*human ether-a-go-go-related gene*: hERG, KCNH2, K_v11.1), vermittelt am Herzen den I_{Kr}-Strom, eine Komponente von I_K			Arzneistoffe, die hERG blockieren (**Tab. 3.46**), verursachen **QT-Zeit-Verlängerungen** (S. 148) und/oder Torsades de pointes und werden oft vom Markt genommen
Natrium, Kalium	cAMP-abhängiger kardialer Kalium- und Natrium-Kanal (I_f-Strom, HCN4-Kanal)			Angina pectoris, Sinustachykardie
Natrium	*voltage-dependent sodium channel* (VDSC, Na_v)			Epilepsie (S. 399), Schmerz, Muskelrelaxierung (S. 437), Angina pectoris (S. 148)

Tab. 3.44

Pharmakologische Beeinflussung der intrazellulären Ca^{2+}-Konzentration

Arzneistoff	Zielstruktur/Mechanismus	Indikation
Digitalis-Glykoside	Inhibition der Na^+/K^+-Pumpe, dadurch Inhibition des Na^+/Ca^{2+}-Antiports	Herzinsuffizienz
Verapamil	Inhibition der L-Typ-Kanäle	Arrhythmie, Hypertonie
Nifedipin	Inhibition der L-Typ-Kanäle, gefäßprävalent	Hypertonie
Ziconotid	Hemmung von N-Typ-Kanälen	intrathekale Analgesie
Gabapentin	Inhibition v. a. von L-Typ-Kanälen, über Hemmung der akzessorischen $α_2δ$-Untereinheit	Epilepsie, Schmerz
Ethosuximid	Inhibition der T-Typ-Kanäle, an $α_{1G}$-Untereinheit	
Dantrolen	ryanodinsensitive Calcium-Kanäle	Muskelspasmen, maligne Hyperthermie

calcium channels (VDCC, Ca$_v$). Sie werden durch Depolarisationen aktiviert und verstärken diese:

- Der **L-Typ** *(long lasting activation)* kommt fast ubiquitär im Körper vor; pharmakologisch relevant ist die Hemmung an Herz und Gefäßsystem. L-Typ-Kanäle mit α_2- und δ-Untereinheiten sind Zielstrukturen von Antikonvulsiva und Stimmungsstabilisatoren.
- Der **T-Typ** *(transient activation)* kommt am Sinusknoten und im Nervensystem vor.
- Der **N-Typ** *(neither L nor T)* findet sich ebenfalls im Nervensystem und ist Angriffspunkt für das analgetisch wirkende Conotoxin Ziconotid (S. 396).

3.16.2 Kalium-Ionenkanäle

Kalium ist ein Kation, welches für die Aufrechterhaltung des Ruhepotenzials und für die **Hyperpolarisation** essenziell ist. Bei Öffnung von Kalium-Kanälen wird die elektrische Erregbarkeit der Zelle gehemmt (**Tab. 3.45**).

Eine pharmakotherapeutisch wichtige Zielstruktur von Antidiabetika (S. 255) ist der **ATP-abhängige Kalium-Kanal** (K_{ATP}), ein Tetradimer aus dem eigentlichen Kanal ($K_{ir}6.2/6.1$) und dem Sulfonylharnstoffrezeptor (SUR1/2).

Eine Komponente (I_{Kr}) des repolarisierenden Kalium-Einstroms in Kardiomyozyten (I_K) wird über **hERG-Kalium-Kanäle (KCNH2, K$_v$11.1)** vermittelt. Diese können durch zahlreiche Pharmaka (**Tab. 3.46**) blockiert werden. Damit verzögert sich die kardiale Repolarisation, und die T-Welle, die das Ende der kardialen Repolarisation abbildet, erscheint später im EKG (sog. QT-Zeit-Verlängerung). Kommt es zu einem „R-auf-T"-Phänomen, entsteht eine lebensbedrohliche polymorphe Kammertachyarrhythmie (Torsade-de-pointes-Arrhythmie).

Die Hemmung von hERG ist aber nicht identisch mit der QT-Zeit-Verlängerung. Oft kommen noch weitere pharmakodynamische Effekte wie die gleichzeitige Inhibition anderer, exzitatorischer Ionenkanäle zum Tragen. Die Website http://crediblemeds.org bietet eine Übersicht, wie stark das Risiko einer QT-Zeit-Beeinflussung bei unterschiedlichen Arzneistoffen zu bewerten ist (**Tab. 3.46**). Niedriges Serumkalium und -magnesium, weibliches Geschlecht, Long-QT-Syndrom und hohes Alter sind beispielsweise zusätzliche Risikofaktoren für QT-Zeit-Verlängerungen.

> **MERKE**
>
> QT-Zeit-verlängernde Pharmaka sollten nicht gemeinsam appliziert werden. Insbesondere bei selektiven hERG-Blockern wie den Antibiotika (**Tab. 3.46**) ist die QT-Zeit-Verlängerung dosisabhängig.

Tab. 3.45

Pharmakologische Beeinflussung von Kalium-Kanälen

Arzneistoff	Zielstruktur/Mechanismus	Indikation
Diazoxid	Öffnung von K_{ATP}	insulinbedingte Hypoglykämie (z. B. Insulinom)
Minoxidil		Hypertonie
Sulfonylharnstoffe und **Glinide** wie Glibenclamid, Glimepirid, Repaglinid	Hemmung von K_{ATP}	Diabetes mellitus Typ 2
Flupirtin	Öffnung von G-Protein-gekoppelten Kalium-Kanälen (GIRK)	Schmerzen (u. a. Tumorschmerzen, Spannungskopfschmerz), Myotonolyse
4-Aminopyridin	Hemmung diverser *voltage-dependent potassium channels* (VDPC)	multiple Sklerose
Vernakalant	Hemmung von $K_v1.5$	Vorhofflimmern

Tab. 3.46

Blocker des hERG-Kalium-Kanals und daraus resultierende QT-Zeit-Verlängerung

Wirkstoff		Bewertung
SSRI-Antidepressiva	(Es-)Citalopram	bekanntes Risiko, dosisabhängig
	Fluoxetin	konditionales Risiko (= nur bei Kofaktoren)
Kardiaka	Amiodaron	bekanntes Risiko, vermutlich nicht dosisabhängig
	Sotalol	bekanntes Risiko, dosisabhängig
	Verapamil	kein Risiko
Antipsychotika	Haloperidol	bekanntes Risiko, nicht dosisabhängig
Antibiotika	Erythromycin	bekanntes Risiko, dosisabhängig
	Moxifloxacin	bekanntes Risiko, dosisabhängig

3.16.3 Unspezifische Ionenkanäle

Der **I$_f$-Strom** (f für *funny*) an den Schrittmacherzellen am Sinusknoten läuft durch einen **Na$^+$/K$^+$-Kanal (HCN4)**, der die langsame diastolische Depolarisation und damit Ausbildung eines neuen Aktionspotenzials bewirkt. Hemmstoffe wie **Ivabradin**, Procorolan® (S. 148), hemmen den Kanal, reduzieren so die spontane Depolarisation und senken damit die Herzfrequenz ohne Änderung der Inotropie.

3.16.4 Natrium-Ionenkanäle

Spannungsgesteuerte Natrium-Kanäle (*voltage-dependent sodium channels*, VDSC) sind für die Ausbreitung von Membrandepolarisationen in allen erregbaren Zellen wie Neuronen, Muskelzellen und neuroendokrinen Zellen wichtig. Es werden mindestens 9 Subtypen (Na$_V$1.1 bis Na$_V$1.9) unterschieden. Eine Blockade der Natrium-Kanäle führt im Nervensystem zu einer Leitungsblockade. Dies wird in der Schmerztherapie genutzt (Lokalanästhetika, Antikonvulsiva als Koanalgetika) (**Tab. 3.47**). Am Herzen wird durch Na$_V$1.5 der späte Natriumeinstrom (I$_{Na,late}$) vermittelt. Ranolazin ist ein selektiver Hemmstoff dieses Kanals und ökonomisiert so die Herzarbeit.

3.16.5 Chlorid-Ionenkanäle

Neben den GABA-gesteuerten Chlorid-Kanälen (S. 411) existieren weitere, die zum Teil pharmakotherapeutisch genutzt werden. **Ivacaftor** stabilisiert defekte Chlorid-Kanäle (sog. *cystic fibrosis transmembrane conductance regulator protein*, **CFTR-Protein**) bei Mukoviszidosepatienten und lindert so die Erkrankung.

3.17 Enzyme und intrazelluläre Signalkaskaden

Gezielte Inhibition bestimmter Enzyme hat sich als wirkungsvolles pharmakodynamisches Prinzip erwiesen. Weidenrinde (enthält Salicylsäure, welche COX inhibiert) und rot fermentierter Reis (enthält Lovastatin, welches die HMG-CoA-Reduktase inhibiert) sind Beispiele für altbekannte Enzyminhibitoren. Neuere Enzyminhibitoren sind an der Endung „-ib" (wie Imatinib oder Ezetimib) erkennbar.

Eine besonders wichtige Rolle zur Beeinflussung der Zellproliferation, -differenzierung und -apoptose kommt im Rahmen einer zielgerichteten Krebstherapie der Hemmung **intrazellulärer Signalkaskaden** zu (**Abb. 3.21**). Hier werden Tyrosinkinasen gehemmt, die durch Phosphorylierung weitere Kinasen aktivieren sollen. Die derzeit verfügbaren Tyrosinkinase-Inhibitoren sind daher ATP-Analoga, weil das zu übertragende Phosphat aus ATP stammt. Daher ist die Spezifität begrenzt. Imatinib hemmt beispielsweise neben BCR-ABL auch Abl, c-kit und PDGFR.

Am Ende einer solchen Signalkaskade steht zumeist eine Veränderung der Genexpression, z. B. eine vermehrte Synthese von Cyclin D, welches wiederum zur Proliferation der Zelle beiträgt.

Substanzen können auch direkt über intranukleäre Rezeptoren wie den Peroxisom-Proliferator-aktivierten Rezeptor (PPAR) (S. 258) oder den Pregnan-X-Rezeptor (PXR, syn. SXR und NR1I2, u. a. relevant für die Induktion von Cytochrom-P450-Isoform 3A4) wirken oder Nebenwirkungen/Arzneimittelinteraktionen verursachen. Sämtliche Steroide wirken beispielsweise hauptsächlich über intranukleäre Rezeptoren (S. 285), s. auch Kap. 16.3.2.

Tab. 3.47

Pharmakologische Beeinflussung der intrazellulären Na$^+$-Konzentration durch Hemmung von spannungsgesteuerten Natrium-Kanälen (VDSC)

Arzneistoff	Indikation
Amitriptylin (S. 398), **Carbamazepin**	neuropathischer Schmerz
Lokalanästhetika (S. 430), z. B. Lidocain	Lokalanästhesie
Topiramat (S. 443)	Epilepsie, Phasenprophylaxe bei bipolaren affektiven Störungen
Tolperison	Myotonolyse
Antiarrhythmika der Klasse I (S. 142) wie Chinidin	Herzrhythmusstörungen
Ranolazin (S. 132)	Angina pectoris

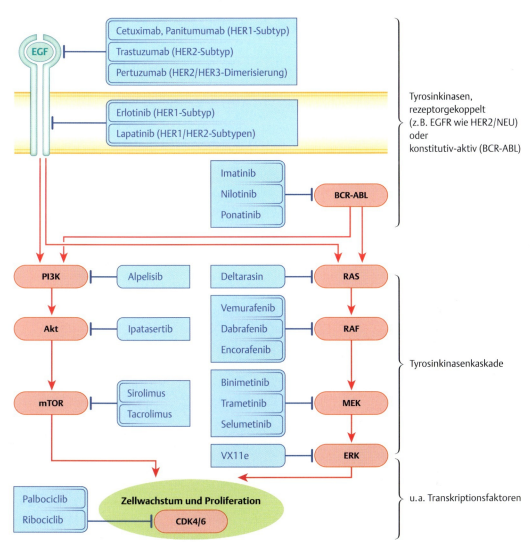

Abb. 3.21 Enzyminhibitoren bei onkologischen Erkrankungen. BCR-ABL: Fusionsprotein bei chromosomaler Translokation; EGF: *epidermal growth factor*; PI3K: Phosphoinositid-3-Kinase; RAS: *rat sarcoma*; RAF: *rapidly accelerated fibrosarcoma*; ERK: *extracellular signal-regulated kinase*; mTOR: *mammalian target of rapamycin*; Akt: Proteinkinase B; MEK: Mitogen-aktivierte Proteinkinase-Kinase; ERK: *extracellular-signal regulated kinase*; CDK: *cyclin-dependent kinase*.

3.18 Weiterführende Informationen

- www.guidetopharmacology.org *(official database of the IUPHAR Committee on Receptor Nomenclature and Drug Classification)*
- www.drugbank.ca/
- www.crediblemeds.org (Liste QT-Zeit-verlängernder Medikamente)

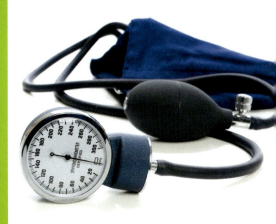

© R. Gino Santa Maria – stock.adobe.com (Symbolbild)

Kapitel 4

Antihypertensiva

Peter Gohlke

4.1 Überblick 109

4.2 Pharmakotherapie 112

4.3 Pharmakologie in der Praxis: Antihypertensiva und Therapie des Hypertonus 122

Zu viel Druck

Doch lieber mal zum Arzt

Herrn T. geht es richtig schlecht. Er ist Koch und mag seinen Beruf eigentlich sehr; selbst zu Hause kocht er mit Leidenschaft, trinkt gerne einen guten Rotwein und gönnt sich, wann immer es seine intensive Arbeitsbelastung zulässt, eine Zigarre. Jetzt muss er aber doch zum Arzt, es geht nicht mehr so weiter.

Dr. B. betrachtet aufmerksam seinen neuen Patienten: Der 45-Jährige wiegt 98 kg bei 172 cm Länge, hat ausgeprägte Beinödeme, die nicht nur vom vielen Stehen kommen, ist körperlich erschöpft. Sorgen macht Dr. B. vor allem das Herz: Die Herzfrequenz liegt bei 123/min, der Puls ist völlig unregelmäßig; der Blutdruck liegt bei 210/100 mmHg. Alles in allem eine ausgeprägte absolute Arrhythmie mit Beinödemen als Zeichen einer funktionellen Herzinsuffizienz. Die Arrhythmie wurde wahrscheinlich ausgelöst durch Stress und den ungesunden Lebensstil.

Dr. B. verordnet den β-Blocker Bisoprolol zur Stabilisierung des Herzrhythmus und zum Schutz des gestressten Herzens, das Schleifendiuretikum Torasemid kurzfristig für 5 Tage zur Ausschwemmung der Ödeme. Zur Senkung des Blutdruckes wird mit dem ACE-Hemmer Ramipril und dem Calcium-Kanal-Blocker Amlodipin begonnen. Weil bei einer absoluten supraventrikulären Arrhythmie ein hohes Risiko für einen Schlaganfall besteht und der Patient einige Risikofaktoren vorweist, beginnt Dr. B. auch sofort mit der Gabe des direkten oralen Antikoagulanz Rivaroxaban.

Wie geht es nun weiter?

Nach 2 Tagen kommt Herr T. zur Kontrolle. Es geht ihm viel besser, der Blutdruck sinkt, Ödeme sind deutlich zurückgegangen und sein Herz schlägt nicht mehr so schnell. Nur das „Herzstolpern" ist kaum verändert. Nach 4 Wochen, der Zeit, die mögliche instabile Thromben brauchen, um sich zu organisieren, unterzieht sich Herr E. einer elektrischen Kardioversion, die erfolgreich die Herzaktivität in einen Sinusrhythmus überführt.

Medikamente: notwendig aber nicht genug

Nach ein paar Monaten stellt Dr. B. erfreut fest, dass dieser Patient mit der empfohlenen Änderung des Lebensstils ernst gemacht hat: nur noch selten Wein und Zigarren, Disziplin beim Essen und mehr Bewegung, Verlängerung der Schlafzeit. Damit erreicht er eine kontinuierliche Gewichtsabnahme bis 76 kg, gleichzeitig normalisiert sich der Blutdruck. Parallel dazu werden die Medikamente ausgeschlichen: zuerst der Calcium-Kanal-Blocker, dann der ACE-Hemmer. Nach 6 Monaten kann auch das Antikoagulanz abgesetzt werden, nachdem durch wiederholte Langzeit-EKGs festgestellt wurde, dass der Sinusrhythmus stabil geblieben ist. Nur der β-Blocker bleibt als Wächter für immer wiederkehrende stressvolle Episoden, die Herr T. inzwischen ganz gut abfangen kann.

4.1 Überblick

Key Point
Bluthochdruck ist eine Volkskrankheit und ein wesentlicher Risikofaktor für kardiovaskuläre Erkrankungen wie Schlaganfall, Herzinfarkt, Herzinsuffizienz sowie Nieren- und Gefäßerkrankungen. Da Bluthochdruck lange Zeit keine Beschwerden verursacht, wird die Erkrankung meist erst spät entdeckt.

Es besteht ein linearer Zusammenhang zwischen der Höhe des Blutdrucks und dem kardiovaskulären Gesamtrisiko. Daher ist jede Definition der Hypertonie willkürlich und orientiert sich am individuellen Gesamtrisiko eines Patienten. In **Tab. 4.1** ist die Definition der Hypertonie entsprechend den Leitlinien wiedergegeben. Danach ist ein Blutdruck von ≥ 140/ ≥ 90 mmHg als Hypertonie definiert, wobei je nach Höhe des Blutdruckes 3 Schweregrade unterschieden werden. Eine isolierte systolische Hypertonie liegt bei einem Blutdruck von ≥ 140/ < 90 mmHg vor. Im normotensiven Blutdruckbereich wird weiter in „hochnormal", „normal" und „optimal" unterschieden. Danach ist für einen Patienten mit einem niedrigen Risikoprofil ein hochnormaler Blutdruck akzeptabel, während ein Patient mit hohem kardiovaskulärem Risiko bereits behandlungsbedürftig ist.

> **MERKE**
>
> Sowohl diastolischer als auch systolischer Blutdruck sind unabhängige Prädiktoren für Schlaganfall und koronare Herzkrankheit (KHK).

Das Risikoprofil eines Hypertoniepatienten wird anhand der verschiedenen Risikofaktoren, Endorganschäden sowie Folge- und Begleiterkrankungen erstellt (**Tab. 4.2**, **Abb. 4.1**).

Tab. 4.1

Definition der Hypertonie*

Klassifikation	systolisch	diastolisch
optimal	< 120	< 80
normal	120–129	80–84
hochnormal	130–139	85–89
leichte Hypertonie (Schweregrad 1)	140–159	90–99
mittelschwere Hypertonie (Schweregrad 2)	160–179	100–109
schwere Hypertonie (Schweregrad 3)	≥ 180	≥ 110
isolierte systolische Hypertonie	≥ 140	< 90

* nach WHO, European Society of Hypertension und Deutscher Hochdruckliga

Tab. 4.2

Prognosebestimmende Faktoren für kardiovaskuläre Erkrankungen

prognosebestimmende Faktoren	
kardiovaskuläre Risikofaktoren	– Schweregrad der Hypertonie – Rauchen – Dyslipoproteinämie – Diabetes mellitus – Harnsäure – erhöhter Bauchumfang (Männer ≥ 94 cm, Frauen ≥ 80 cm) – genetische Faktoren – positive Familienanamnese – Alter: Männer > 55 Jahre, Frauen > 65 Jahre
Endorganschäden	– Linksherzhypertrophie – arterielle Gefäßsteifigkeit – arteriosklerotische Plaques – Mikroalbuminurie – leichte Kreatininerhöhung
Begleiterkrankungen	– koronare Herzkrankheit – Herzinsuffizienz – TIA, Schlaganfall – chronische Nierenerkrankung – periphere arterielle Verschlusskrankheit – Retinopathie – Vorhofflimmern

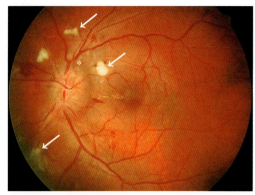

Abb. 4.1 Fundus hypertonicus. Auch die Gefäße in der Netzhaut werden bei arterieller Hypertonie in Mitleidenschaft gezogen. Hier das Bild eines Augenhintergrunds im Stadium IV. Typisch sind u. a. die gut sichtbaren Blutungen, Cotton-Wool-Herde (→) und ein Papillenödem (*). (Lang G. Hrsg. Augenheilkunde. Thieme; 2019)

4.1.1 Ursachen und Diagnostik

In über 90 % der Fälle liegt eine **essenzielle bzw. primäre Hypertonie** vor, d. h., die Ursache ist nicht eindeutig erkennbar. Bestimmte Risikofaktoren begünstigen die Entstehung der Hypertonie. Dazu gehören unter anderem eine familiäre Neigung zu erhöhtem Blutdruck, Übergewicht, Bewegungsmangel, Stress, Rauchen und hoher Kochsalzkonsum. Überdurchschnittlich oft tritt die essenzielle Hypertonie in **Zusammenhang mit anderen Erkrankungen** wie Übergewicht, Typ-2-Diabetes, hohen Blutfettwerten und Gicht auf.

Die **sekundäre Hypertonie** ist Folge einer anderen Erkrankung (ca. 5–10 % der Patienten). Am häufigsten sind Erkrankungen der Nieren der Grund (Verengungen an den Nierenarterien oder chronische Nierenleiden) sowie Veränderungen im Hormonhaushalt, z. B. Phäochromozytom oder Cushing-Syndrom. Auch durch Schlafapnoe oder bestimmte Medikamente kann eine Hypertonie induziert werden.

Für die Diagnose einer Hypertonie ist eine **mehrfache Messung erhöhter Blutdruckwerte unter standardisierten Bedingungen** notwendig.

> **Praxistipp**
>
> Bei Verdacht auf eine „Weißkittelhypertonie" (erhöhte Blutdruckwerte nur bei Messung in der Arztpraxis), eine „verdeckte Hypertonie" (normale Blutdruckwerte bei Messung in der Arztpraxis, hohe Blutdruckwerte bei Selbstmessung) oder eine nächtliche Hypertonie ist eine ambulante 24-h-Blutdruckmessung sinnvoll.

Zielblutdruck. Der Blutdruck sollte bei allen Patienten generell unter 140/90 mmHg liegen. Bei guter Verträglichkeit können – altersabhängig – niedrigere Blutdruckzielbereiche angestrebt werden. Der systolische Blutdruck sollte aber nicht unter 120 mmHg (< 65 Jahre) bzw. unter 130 mmHg (> 65 Jahre) abgesenkt werden. Beim diastolischen Blutdruck sind Absenkungen unter 70 mmHg zu vermeiden.

> **BEACHTE**
>
> Hypertoniebedingte Erkrankungen des Herz-Kreislauf-Systems bilden die häufigste Ursache für Morbidität und Mortalität in Deutschland. Dennoch ist bei mehr als 50 % aller Hypertoniepatienten der Blutdruck unzureichend kontrolliert!

4.1.2 Allgemeine Behandlungsstrategien

Neben der medikamentösen Therapie der Hypertonie ist eine Behandlung eventueller Begleiterkrankungen, wie Diabetes mellitus oder Dyslipidämien, notwendig. Außerdem sollten einige wichtige **Allgemeinmaßnahmen** eingeleitet werden, die manchmal allein schon ausreichen, um den Blutdruck zu normalisieren:
– Gewichtsreduktion (bei Übergewicht)
– Senkung des Alkoholkonsums (Männer < 30 g/d, Frauen < 15 g/d)
– regelmäßige körperliche Aktivität
– kochsalzarme Kost (< 5 g/d)
– Nikotinverzicht

4.1.3 Humorale, neurale und lokale Effektoren zur Regulation des Gefäßtonus

Der Blutdruck wird vom Herzzeitvolumen und dem peripheren Widerstand bestimmt. Dabei spielt der Gefäßradius eine entscheidende Rolle, da sich der Widerstand umgekehrt proportional zur vierten Potenz des Gefäßradius verhält. Kleine Änderungen im Gefäßradius haben folglich einen erheblichen Einfluss auf den Widerstand und damit auf den Blutdruck. Der arterielle Gefäßtonus wird daher über ein komplexes Zusammenspiel von vasodilatatorisch und vasokonstriktorisch wirksamen Effektorsystemen reguliert. Die Effektorsubstanzen können über die Blutbahn (humoral) herantransportiert, neuronal freigesetzt oder lokal gebildet werden.

Vasodilatation. Verschiedene **lokal gebildete Mediatoren** wie Bradykinin, Acetylcholin oder Endothelin bewirken durch Stimulation ihrer **endothelialen** Rezeptoren (B_2-, M_3- oder ET_B-Rezeptor) eine vermehrte Bildung von **Stickstoffmonoxid (NO) und Prostazyklin (PGI_2),** die eine Dilatation glatter Gefäßmuskelzellen verursachen (**Abb. 4.2**). Außerdem hem-

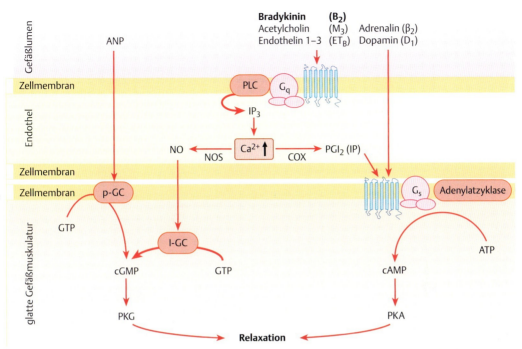

Abb. 4.2 Vasodilatation. Die Stimulation endothelialer B_2-, M_3- oder ETB-Rezeptoren bewirkt eine G_q-vermittelte Aktivierung der Phospholipase C (PLC) mit nachfolgender Bildung von Inositol-1,4,5-triphosphat (IP_3), Erhöhung von intrazellulärem Calcium und Aktivierung der Stickstoffmonoxid(NO)-Synthase (NOS). Das gebildete NO aktiviert die lösliche Guanylatcyclase (l-GC) und führt über die Synthese von cGMP und Aktivierung der Proteinkinase G (PKG) zur Vasodilatation. Die Bildung von cGMP wird auch durch das atriale natriuretische Peptid (ANP) über die Stimulation einer membrangebundenen, partikulären Guanylatcyclase (p-GC) gefördert. Die Aktivierung des Prostazyklin(PGI_2)-Rezeptors IP, von $β_2$-Rezeptoren durch Adrenalin oder D_1-Rezeptoren durch Dopamin an der Zellmembran glatter Gefäßmuskelzellen führt über eine Stimulation der Adenylatcyclase, Bildung von cAMP und Aktivierung der Proteinkinase A (PKA) zur Vasodilatation. cGMP = zyklisches Guanosinmonophosphat, GTP = Guanosintriphosphat, cAMP = zyklisches Adenosinmonophosphat, ATP = Adenosintriphosphat, COX = Cyclooxygenase.

men sie die Thrombozytenaggregation und das Zellwachstum.
Bei Vorliegen bestimmter Risikofaktoren wie z. B. Rauchen, Hypertonie, Diabetes mellitus oder Hyperlipidämie kann es zu einer **Endotheldysfunktion** kommen. Damit vergesellschaftet ist eine vermehrte Plaquebildung, die ein hoher Risikofaktor für die Entstehung eines Thrombus ist.

> **MERKE**
>
> Das Gefäßendothel spielt als Produktionsstätte von Stickstoffmonoxid und Prostazyklin eine herausragende Rolle für kardiovaskuläre Regulationsvorgänge.

Vasokonstriktion. An glatten Gefäßmuskelzellen bewirken verschiedene Mediatoren wie Angiotensin II, AVP, Adrenalin, Thromboxan A_2 oder Endothelin eine rezeptorvermittelte Vasokonstriktion (**Abb. 4.3**). Die Gefäßkonstriktion wird durch Erhöhung des intrazellulären Calciums nach Stimulation der Phospholipase C und nachfolgender Bildung von Inositoltriphosphat erreicht.

> **MERKE**
>
> Die Erhöhung der intrazellulären Calcium-Konzentration sowie die Aktivierung der Proteinkinase C führen zu Vasokonstriktion und Zellwachstum.

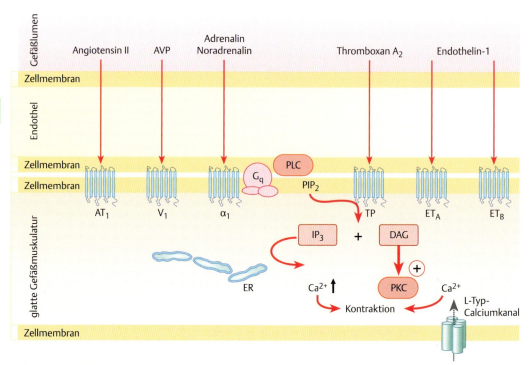

Abb. 4.3 Vasokonstriktion. Die Stimulation von AT$_1$-Rezeptoren durch Angiotensin II, V$_1$-Rezeptoren durch Arginin-Vasopressin (AVP), α$_1$-Rezeptoren durch Adrenalin oder Noradrenalin, TP-Rezeptoren durch Thromboxan A$_2$ und ETA- oder ETB-Rezeptoren durch Endothelin-1 an der Zellmembran der glatten Gefäßmuskulatur bewirkt eine G$_q$-vermittelte Aktivierung der Phospholipase C (PLC) mit Bildung von Inositol-1,4,5-triphosphat (IP$_3$) und Diacylglycerol (DAG). IP$_3$ bewirkt eine Freisetzung von Calcium aus dem endoplasmatischen Retikulum (ER). DAG aktiviert die Proteinkinase C (PKC). Calcium aus ER und via L-Typ-Calciumkanal aktiviert Calmodulin und startet die Kontraktion.

4.2 Pharmakotherapie

Key Point

Ziel einer antihypertensiven Therapie ist die Senkung des Blutdrucks und somit der hypertoniebedingten Morbidität und Mortalität. Die Auswahl des Mittels richtet sich nach der individuellen Verträglichkeit und den Begleiterkrankungen. Da die medikamentöse Therapie in der Regel eine Dauertherapie über Jahre bedeutet, ist eine ausreichende Compliance ausgesprochen wichtig.

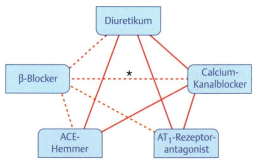

Abb. 4.4 Antihypertensiva der ersten Wahl. * = nur für Dihydropyridine (S. 120) sinnvoll; rote Linie = synergistisch; gestrichelte Linie = möglich.

Abb. 4.4 zeigt die **Antihypertensiva der ersten Wahl** sowie Kombinationsmöglichkeiten. Reserve-Antihypertensiva sind in **Tab. 4.11** aufgeführt. Siehe Therapiestrategien (S. 122).

4.2.1 ACE-Hemmer

Wirkmechanismus. Der Wirkmechanismus basiert auf einer Hemmung des Angiotensin-Converting-Enzyms (ACE) im Gefäßendothel der Lunge und anderer Organe mit nachfolgender **Verminderung der Angiotensin-II-Bildung** und des **Bradykinin-Abbaus** (**Abb. 4.5**). Hierdurch werden folgende Wirkungen erreicht:
- Aufhebung der Angiotensin-II-vermittelten Vasokonstriktion
- Hemmung des Remodelings am Myokard (S. 135)
- Hemmung der Angiotensin-II-vermittelten Katecholaminfreisetzung und dadurch Senkung des Sympathikotonus

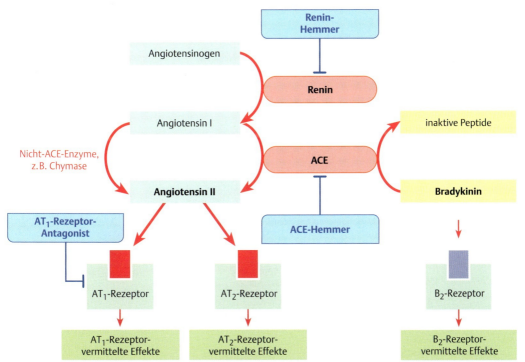

Abb. 4.5 Das Renin-Angiotensin-System und seine Hemmstoffe. In einer enzymatischen Kaskade wird aus Angiotensinogen das inaktive Angiotensin I und nachfolgend das aktive Angiotensin II gebildet. Reninhemmer blockieren die Bildung von Angiotensin I, ACE-Hemmer die Bildung von Angiotensin II. Damit steht weniger Angiotensin II für die Stimulation der AT_1- und AT_2-Rezeptoren zur Verfügung. AT_1-Rezeptor-Antagonisten hemmen spezifisch den AT_1-Rezeptor und führen indirekt zu einer verstärkten Stimulation des AT_2-Rezeptors. Eine ACE-Hemmung führt zu einem verminderten Abbau von Substraten des ACE (z. B. Bradykinin), das durch vermehrte Stimulation des Bradykinin-B_2-Rezeptors zum Wirkmechanismus der ACE-Hemmer beiträgt.

- Vermehrter Anfall von Bradykinin führt zur vermehrten Bildung der vasodilatatorisch wirksamen Substanzen Prostazyklin und NO (S. 135).
- Abnahme der Aldosteron- und ADH-Produktion, Folge ist eine leichte Diurese.
- Erhöhung der Reninaktivität durch Aufhebung der Angiotensin-II-vermittelten Hemmung der Reninfreisetzung.

Angiotensin II wird zu aktiven Metaboliten wie Angiotensin III, Angiotensin IV und Angiotensin-(1–7) abgebaut. Angiotensin III hat vergleichbare Wirkungen wie Angiotensin II. Für Angiotensin IV und Angiotensin-(1–7) wurden eigene Rezeptoren (Mas-Rezeptor für Angiotensin-[1–7]) beschrieben, die kardio- und nephroprotektive Effekte vermitteln können. Die Bildung von Angiotensin-(1–7) wird vom ACE-2, das nicht von ACE-Hemmern inhibiert wird, katalysiert. Insgesamt ist die klinische Bedeutung dieser aktiven Metaboliten noch unklar.

> **MERKE**
>
> ACE ist eine unspezifische Protease mit einer Vielzahl von Peptidsubstraten. Neben dem Angiotensin I, das zu Angiotensin II abgebaut wird, hydrolisiert ACE eine Reihe weiterer Peptide wie Bradykinin und Substanz P. Diese können zur therapeutischen Wirkung der ACE-Hemmer beitragen, aber auch für unerwünschte Arzneimittelwirkungen verantwortlich sein.

Unklar ist noch die Bedeutung bestimmter Enzyme, wie der Chymase, die ACE-unabhängig Angiotensin II bilden können und nicht von ACE-Hemmern inhibiert werden.

Die Wirkungen von Angiotensin II werden vorwiegend über zwei Rezeptoren vermittelt: **den AT_1- und den AT_2-Rezeptor.** Die Mehrzahl der bekannten Effekte von Angiotensin II, wie Vasokonstriktion, Herz- und Gefäßhypertrophie oder Aldosteronfreisetzung, wird über den AT_1-Rezeptor vermittelt (**Abb. 4.6**, vgl. **Tab. 4.4**).

Der **AT_2-Rezeptor** wird hauptsächlich fetal exprimiert und kurz nach der Geburt herunterreguliert. Er vermittelt eine **Bradykinin- und NO-abhängige Vasodilatation** sowie **antiproliferative Effekte.** Interessanterweise erfolgt eine Reexpression des Rezeptors

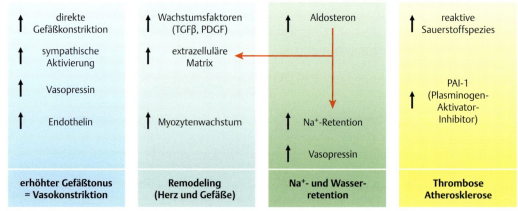

Abb. 4.6 AT$_1$-Rezeptor-vermittelte Wirkungen von Angiotensin II.

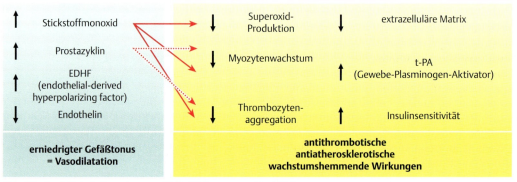

Abb. 4.7 Bradykinin B$_2$-Rezeptor-vermittelte Wirkungen von Bradykinin.

unter pathophysiologischen Bedingungen, wie nach Schlaganfall oder Myokardinfarkt.
Die durch ACE-Hemmer induzierte **lokale Erhöhung der Bradykininkonzentration** ist wesentlich für die kardioprotektiven Wirkungen. Das ACE ist zum überwiegenden Teil an der luminalen Seite des Gefäßendothels lokalisiert und kann lokal gebildetes Bradykinin zu inaktiven Peptidfragmenten abbauen. Die endothelabhängige Bildung von NO und PGI$_2$ bewirkt nicht nur eine Gefäßdilatation und damit eine Blutdrucksenkung, sondern trägt über die Hemmung der Thrombozytenaggregation und des Zellwachstums wesentlich zur **herz- und gefäßprotektiven Wirkung** der ACE-Hemmer bei (Abb. 4.7).

> **MERKE**
>
> ACE-Hemmer haben einen dualen Wirkmechanismus, der auf einer Hemmung der Angiotensin-II-vermittelten Effekte und einer Verstärkung der bradykininvermittelten Wirkungen basiert.

Indikationen. ACE-Hemmer gehören zu den Mitteln der ersten Wahl bei der Behandlung von Patienten mit Hypertonie. Weitere Indikationen für ACE-Hemmer sind die chronische Herzinsuffizienz (S. 135), die Postinfarktphase mit Therapiebeginn 2–9 Tage nach akutem Myokardinfarkt (S. 132) und die diabetische Nephropathie (S. 261).

Wirkstoffe. ACE-Hemmer binden mittels einer Sulfhydrylgruppe (Captopril), einer Phosphinylgruppe (Fosinopril) oder einer Carboxylgruppe an das Zink im aktiven Zentrum des ACE (Abb. 4.8, Tab. 4.3). ACE-Hemmer sind **Prodrugs**, mit Ausnahme von Captopril und Lisinopril. Die Carboxylgruppe, die als Zinkligand an das ACE bindet, ist mit einer Ethylgruppe verestert (Ausnahme Lisinopril) und erhöht die Bioverfügbarkeit. Nach der Resorption aus dem Darm erfolgt eine schnelle Aktivierung durch Esterasen im Blut und vor allem in der Leber.

Pharmakokinetik. ACE-Hemmer unterscheiden sich in terminaler Halbwertszeit (HWZ) und Elimination. Die **terminale HWZ** gibt die Affinität und die Stärke der Bindung eines ACE-Hemmers am ACE wieder und ist für die Wirkdauer mit entscheidend. Daher

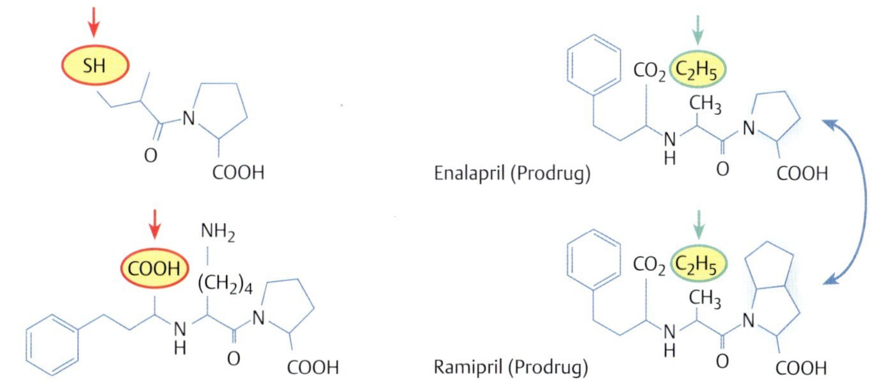

Abb. 4.8 Strukturformeln einiger ACE-Hemmer. Über die Sulfhydril (SH)-Gruppe bzw. die Carboxyl (COOH)-Gruppe interagieren Captopril und Lisinopril mit dem Zink im aktiven Zentrum des ACE (rote Pfeile). Mit Ausnahme von Captopril und Lisinopril sind alle anderen ACE-Hemmer Prodrugs, die durch Esterspaltung in die aktiven Substanzen umgewandelt werden (grüne Pfeile). Die meisten ACE-Hemmer sind vom Enalapril abgeleitet und unterscheiden sich durch Substitutionen am Prolinring (blauer Pfeil).

Tab. 4.3

Pharmakokinetische Eigenschaften von ACE-Hemmern

ACE-Hemmer	Prodrug	Elimination renal/hepatisch	HWZ (h)	Anzahl der täglichen Einnahmen
Benazapril (Cibacen®)	ja	renal/(hepatisch)	10–11	1
Captopril (Lopirin®)	nein	renal	2	2–3
Cilazapril (Dynorm®)	ja	renal	9	1
Enalapril (Xanef®)	ja	renal	11	1–2
Fosinopril (Fosinorm®)	ja	renal/hepatisch (50/50)	12	1
Lisinopril (Acerbon®)	nein	renal	10–13	1
Moexipril (Fempress®)	ja	hepatisch/(renal)	10	2
Perindopril (Coversum®)	ja	renal	7–9	1
Quinapril (Accupro®)	ja	renal	3	2
Ramipril (Delix®)	ja	renal/(hepatisch)	13–17	1
Spirapril (Quadropril®)	ja	hepatisch/(renal)	30	1
Trandolapril (Udrik®)	ja	hepatisch/(renal)	16–24	1

müssen ACE-Hemmer mit einer sehr kurzen terminalen HWZ und einer schwachen Bindung an das ACE wie Captopril 2–3-mal täglich appliziert werden, während ACE-Hemmer mit einer langen terminalen Halbwertszeit und einer starken Bindung an das ACE wie Ramipril oder Trandolapril nur 1-mal täglich gegeben werden können. Die **Elimination** erfolgt renal und/oder hepatisch (**Tab. 4.3**).

Praxistipp
Die Kenntnis der Elimination ist für die Behandlung von Patienten mit Leber- oder Nierenerkrankungen wichtig. Ramipril, Trandolapril und insbesondere Fosinopril werden sowohl renal als auch hepatisch eliminiert. Überwiegend hepatisch eliminiert werden Spirapril, Moexipril und Temocapril. Diese Wirkstoffe sind gut geeignet bei Patienten mit Niereninsuffizienz.

Nebenwirkungen. ACE-Hemmer sind gut verträgliche Medikamente mit insgesamt eher geringen Nebenwirkungen. Häufig ist das Auftreten eines **trockenen Reizhustens,** der nicht selten zum Therapieabbruch zwingt. Verantwortlich ist die Hemmung des Abbaus von **Bradykinin** und insbesondere von **Substanz P.**

Eine gefährliche, aber seltene Nebenwirkung (< 0,1 %) ist das **angioneurotische Ödem.** Antidot: Bradykinin-B$_2$-Rezeptor-Antagonist Icatibant (Firazyr®, 30 mg/ 3 ml Injektionslösung langsam s. c. injizieren).

Arzneimittelinteraktionen. Durch die Hemmung der Aldosteronfreisetzung kann es unter ACE-Hemmern zu einer **Hyperkaliämie** kommen, die insbesondere bei Kombination mit kaliumsparenden Diuretika, beispielsweise im Rahmen der Behandlung einer Herzinsuffizienz, zu beachten ist.

Praxistipp
Bei der Hypertoniebehandlung sollte eine Kombination von ACE-Hemmer und kaliumsparendem Diuretikum wegen der Gefahr einer Hyperkaliämie vermieden werden. Ausnahme: therapieresistente Hypertonie.

Kontraindikationen. Patienten mit einseitiger **Nierenarterienstenose** reagieren aufgrund des aktivierten Renin-Angiotensin-Systems sehr sensibel auf ACE-Hemmer und können schnell einen starken Blutdruckabfall erleiden. Eine **beidseitige Nierenarterienstenose** ist eine absolute Kontraindikation, da unter diesen Bedingungen die glomeruläre Filtration über eine Angiotensin-II-abhängige Vasokonstriktion der efferenten Arteriole aufrechterhalten wird. Darüber hinaus sind ACE-Hemmer bei **Schwangerschaft**, in der **Stillzeit** und einem **angioneurotischen Ödem** in der Anamnese kontraindiziert.

4.2.2 AT$_1$-Rezeptor-Antagonisten (Sartane)
Wirkmechanismus. Der Wirkmechanismus beruht auf einer **selektiven Blockade der AT$_1$-Rezeptoren** und indirekt auf einer Stimulation von AT$_2$-Rezeptoren. Die Blockade von AT$_1$-Rezeptoren im juxtaglomerulären Apparat der Niere unterdrückt die physiologische, über Angiotensin II vermittelte Hemmung der Reninfreisetzung (vgl. **Tab. 8.3**). Die daraus folgende Erhöhung der Reninaktivität im Plasma führt zu einer gesteigerten Bildung von Angiotensin II und einer Stimulation der nicht blockierten AT$_2$-Rezeptoren (**Tab. 4.4**):
- AT$_1$-Rezeptor-Antagonisten erhöhen die Reninaktivität durch Aufhebung der AT$_1$-Rezeptor-vermittelten Hemmung der Reninfreisetzung.
- Das nachfolgend verstärkt gebildete Angiotensin I wird unter AT$_1$-Rezeptor-Blockade weiter in Angiotensin II umgewandelt, da das ACE nicht gehemmt ist.
- Über eine AT$_2$-Rezeptor-vermittelte Bildung von Bradykinin kann es lokal zu erhöhten Bradykininkonzentrationen kommen.

Der erste oral bioverfügbare AT$_1$-Rezeptor-Antagonist war **Losartan**, das in der Leber überwiegend über CYP2C9 (S. 653) zu dem noch aktiveren und länger wirksamen Metaboliten EXP3174 (etwa 14 %) metabolisiert wird (**Abb. 4.9**).

Candesartan cilexetil, **Olmesartan** medoxomil und **Azilsartan** medoxomil sind echte Prodrugs. Der cilexetil- bzw. medoxomil-Rest wird während der Resorption in der Darmwand abgespalten, sodass nur die aktiven Antagonisten Candesartan, Olmesartan und Azilsartan in die Blutbahn gelangen (**Tab. 4.5**).

Alle AT$_1$-Rezeptor-Antagonisten sind **kompetitive Hemmstoffe**, unterscheiden sich aber zum Teil deutlich in der Affinität zum Rezeptor und der Dissoziationshalbwertszeit. Candesartan bindet mit sehr hoher Affinität an den AT$_1$-Rezeptor und dissoziiert ähnlich wie Azilsartan nur langsam vom Rezeptor ab. Die langsame Dissoziation vom Rezeptor bedingt eine sichere 24-Stunden-Wirksamkeit bei 1-mal täglicher Applikation. Beide Substanzen werden aufgrund dieser Eigenschaft auch als *„insurmountable antagonists"* („unüberwindbare Antagonisten") bezeichnet.

Indikationen. Arterielle Hypertonie, chronische Herzinsuffizienz, Typ-2-Diabetes mit diabetischer Nephropathie, Postinfarktphase, gute Alternative bei ACE-Hemmer-Unverträglichkeit.

Pharmakokinetik. Die orale Bioverfügbarkeit ist sehr unterschiedlich. Die Eliminations-Halbwertszeiten sind ausreichend lang, um eine 24-h-Wirksamkeit und damit eine 1-mal tägliche Gabe zu ermöglichen. Eine Ausnahme ist Losartan mit einer kurzen Eliminations-HWZ von 2–3 h. Obwohl Losartan zu etwa 14 % zu dem länger und stärker wirkenden EXP3174 metabolisiert wird, ist dennoch eine 2-mal tägliche Gabe nötig.

Wirkstoffe. Siehe **Tab. 4.5**.

Nebenwirkungen. AT$_1$-Rezeptor-Antagonisten sind sehr gut verträglich. Insbesondere der bei ACE-Hemmern häufig auftretende Reizhusten wird nicht beobachtet, auch das angioneurotische Ödem ist seltener.

Kontraindikationen. Siehe ACE-Hemmer (S. 112), jedoch kein angioneurotisches Ödem in der Anamnese.

Arzneimittelinteraktionen. Siehe ACE-Hemmer (S. 112).

Tab. 4.4

Einfluss der Hemmer des Renin-Angiotensin-Systems (RAS) auf Parameter des RAS

	Renin	Angiotensin I	Angiotensin II	Bradykinin	ACE
ACE-Hemmer	↑↑	↑↑↑	↓	↑↑↑	↓↓
AT$_1$-Antagonisten	↑↑	↑	↑↑	↑	∅
Reninhemmer	↓↓*	↓↓	↓↓	∅	∅

* Hemmung der Aktivität, nicht der Freisetzung;
↑, ↑↑, ↑↑↑ bzw. ↓, ↓↓, ↓↓↓ = schwache, mittlere, starke Zunahme bzw. Abnahme von Aktivität oder Expression
∅ = kein Einfluss

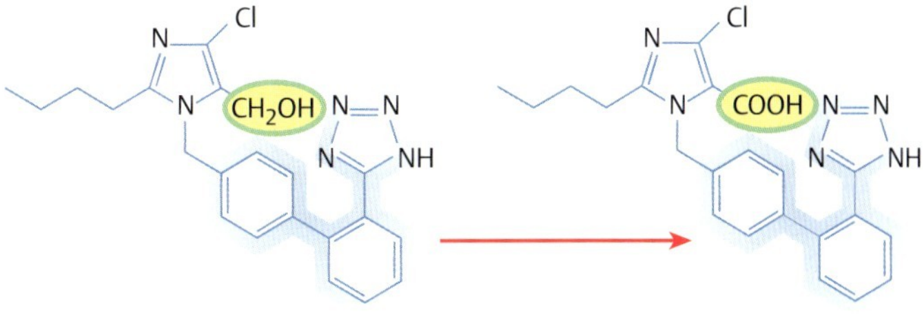

Abb. 4.9 AT$_1$-Rezeptor-Antagonisten. Strukturformel von Losartan mit der Biphenyl-Tetrazol-Grundstruktur. In der Leber erfolgt die Umwandlung in den aktiveren Metaboliten EXP3174 (etwa 14 %), der eine längere HWZ hat und stärker wirksam ist.

Tab. 4.5

Pharmakokinetische Eigenschaften von AT$_1$-Rezeptor-Antagonisten

AT$_1$-Rezeptor-Antagonist	Prodrug	HWZ (h)	Anzahl der täglichen Einnahmen
Candesartan cilexetil (Atacand®, Blopress®)	+	9–13	1
Eprosartan (Teveten®)	–	5–9	2
Irbesartan (Aprovel®)	–	11–15	1
Losartan (Lorzaar®)	(+)	2–3	2
Olmesartan medoxomil (Olmetec®)	+	10–15	1
Telmisartan (Micardis®)	–	24	1
Valsartan (Diovan®)	–	6–7	1
Azilsartan-medoxomil (Edarbi®)	+	12	1

4.2.3 Reninhemmstoffe

Reninhemmstoffe hemmen direkt die Reninaktivität und deshalb werden alle weiteren Schritte der RAS-Kaskade gehemmt (**Tab. 4.4**). Ein Vertreter ist der Wirkstoff Aliskiren (Rasilez®). Aliskiren weist eine sehr geringe Bioverfügbarkeit von nur 2–3 % auf. Dennoch werden aufgrund der langen Halbwertszeit von 23,5 Stunden ausreichend hohe Plasmaspiegel erreicht. Aliskiren senkt effektiv den Blutdruck und ist gut verträglich. Der Stellenwert dieser Substanz in der Hochdrucktherapie ist nicht zuletzt aufgrund fehlender Endpunktstudien im Vergleich zu anderen Hemmstoffen des RAS fraglich. Die zusätzliche Gabe von Aliskiren zu ACE-Hemmstoffen oder AT$_1$-Rezeptor-Antagonisten brachte in einer Langzeitstudie bei 8 561 Patienten mit Typ-2-Diabetes und hohem kardiovaskulärem Risiko (ALTITUDE-Studie 2012) keine therapeutischen Vorteile im Vergleich zur Monotherapie mit RAS-Hemmstoffen, führte aber zu erhöhten Nebenwirkungen (Hyperkaliämie, renale Komplikationen und erhöhte Schlaganfallhäufigkeit). Die Studie wurde aus Sicherheitsgründen vorzeitig abgebrochen. Aliskiren ist seitdem bei Patienten mit Diabetes mellitus oder Nierenfunktionsstörungen – bei gleichzeitiger Therapie mit ACE-Hemmstoffen oder AT$_1$-Rezeptor-Antagonisten – kontraindiziert.

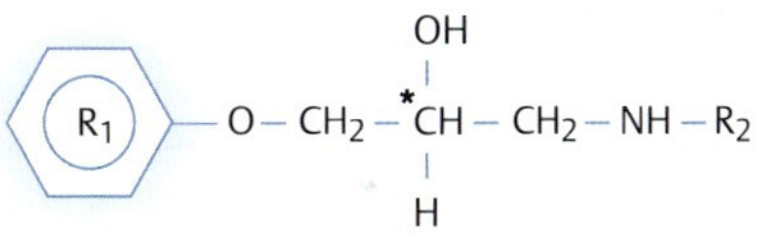

Abb. 4.10 Grundstruktur der β-Blocker. Wegen des chiralen Zentrums (*) sind alle β-Blocker optisch aktiv. Lediglich das (–)-Enantiomer ist für die Rezeptorblockade wichtig. Substitutionen an R$_1$ und R$_2$ bestimmen die pharmakologischen Eigenschaften.

4.2.4 β-Adrenozeptor-Antagonisten (β-Blocker)

Wirkmechanismus. Die blutdrucksenkende Wirkung von β-Blockern beruht auf mehreren Mechanismen, wenngleich die genaue Wirkung nach wie vor unklar ist. Initial stehen die kardialen Wirkungen der β-Blocker im Vordergrund.
- **Blockade von β$_1$-Rezeptoren** im Herzen: negativ chronotrop (Herzfrequenz ↓), dromotrop (Leitungsgeschwindigkeit ↓), inotrop (Kontraktilität ↓) und bathmotrop (Erregbarkeit des Herzens ↓).
- Längerfristig tragen die **Hemmung der Sympathikusaktivität** sowie eine durch **Hemmung der Reninsekretion** bedingte, partielle Hemmung des Renin-Angiotensin-Systems zur blutdrucksenkenden Wirkung bei.

Die meisten β-Blocker weisen strukturelle Gemeinsamkeiten auf (**Abb. 4.10**).
Durch Einführung verschiedener Substituenten entstanden β-Blocker, die sich in mehreren Eigenschaften unterscheiden.

Intrinsische sympathomimetische Aktivität (ISA): β-Blocker mit ISA sind partielle Antagonisten am Betarezeptor, die noch eine adrenerg stimulierende Wirkung aufweisen. Diese Eigenschaft scheint für die Behandlung der chronischen Herzinsuffizienz problematisch zu sein, da die Arrhythmieneigung, bedingt durch die Aktivierung kardialer β1-Rezeptoren (S. 145), erhöht ist. Ihre Bedeutung bei der Hypertoniebehandlung ist unklar. Generell sollten daher β-Blocker mit ISA gemieden werden.

$β_1$-Selektivität: Die $β_1$-selektiven β-Blocker zeigen eine gewisse Präferenz für den $β_1$-Rezeptor. Dennoch muss auch bei $β_1$-selektiven β-Blockern mit $β_2$-blockierenden Effekten gerechnet werden, da die Selektivität nur begrenzt ist (10- bis 80-fach). Zu den Effekten am $β_1$- und $β_2$-Rezeptor vgl. Rezeptoren (S. 79) und Tab. 3.11.

Lipophilie: Positive Effekte bezüglich der Prognoseverbesserung bei Herzinsuffizienz zeigen bislang nur lipophile β-Blocker. Möglicherweise trägt die Dämpfung zentraler sympathischer Impulse durch lipophile β-Blocker wesentlich zur Gesamtwirkung bei.

Membranstabilisierende Eigenschaften: Die Membranstabilisierung hat keine Bedeutung, da die hierfür notwendigen Konzentrationen therapeutisch kaum erreicht werden.

Zusätzliche vasodilatierende Eigenschaften: Die vasodilatierende Eigenschaft einiger β-Blocker wird über eine
- $α_1$-Blockade (Carvedilol),
- $β_2$-Stimulation (Celiprolol) und/oder
- NO-Freisetzung (Nebivolol)

vermittelt und verstärkt die Senkung des Blutdrucks. Außerdem verringert sich das Auftreten von unerwünschten Wirkungen wie Potenzstörungen (NO-Freisetzung durch Nebivolol) oder Asthmaanfällen ($β_2$-Stimulation durch Celiprolol; Asthma ist dennoch kontraindiziert!) (Tab. 4.6).

> **Praxistipp**
> Generell sollten lipophile β-Blocker mit einer relativen $β_1$-Selektivität bevorzugt und β-Blocker mit ISA gemieden werden.

Exkurs

Sind β-Blocker nicht mehr 1. Wahl bei Hypertonie?
Die Bedeutung der β-Blocker als Antihypertensiva der 1. Wahl wurde kürzlich infrage gestellt. So empfehlen die Leitlinien der britischen und amerikanischen Hochdruckgesellschaften β-Blocker nicht mehr routinemäßig als Antihypertensiva der 1. Wahl. In klinischen Vergleichsstudien schnitten β-Blocker im Vergleich zu neueren Antihypertensiva schlechter ab. In diesen Studien wurde überwiegend der hydrophile β-Blocker Atenolol, der nicht ZNS-gängig ist, verwendet. Die Frage, ob diese Ergebnisse auch auf lipophile β-Blocker übertragbar sind, ist bislang offen. Bei Hypertonikern mit kardialen Begleiterkrankungen wie chronische Herzinsuffizienz, Zustand nach Myokardinfarkt oder koronare Herzkrankheit sind β-Blocker nach wie vor wichtige Therapieoptionen.

Indikationen. β-Blocker kommen bei folgenden **Indikationen** zur Anwendung: bei der arteriellen Hypertonie, der koronaren Herzkrankheit (S. 128), den tachykarden Rhythmusstörungen (S. 145), beim Tremor, bei der Migräneprophylaxe (S. 408), der Senkung des Augeninnendrucks (S. 83), der chronischen Herzinsuffizienz (S. 133), der Hyperthyreose (S. 321), Hämangiomen bei Kindern.

Wirkstoffe. Tab. 4.6.

Pharmakokinetik. Einige **lipophile β-Blocker** wie Metoprolol, Carvedilol oder Nebivolol unterliegen einem ausgeprägten First-pass-Effekt in der Leber (Tab. 4.6). Daher ist bei diesen Substanzen die Bioverfügbarkeit trotz nahezu vollständiger Resorption aus dem Darm deutlich reduziert. In diesem Zusammenhang sind Polymorphismen im CYP2D6-Gen

Tab. 4.6

Pharmakologische Eigenschaften von β-Blockern

Substanz	$β_1$-selektiv	ISA	lipophil (L)/ hydrophil (H)	periphere Vasodilatation	First-pass (%)	HWZ (h)
Bisoprolol (Concor®)	+++	0	L	0	10	10–12
Metoprolol *ZOK (Belok-Zok®)	+	0	L	0	60	3–4 retardiert 24
Carvedilol (Dilatrend®)	–	0	L	$α_1$- Blockade	60–70	6–7
Nebivolol (Nebilet®)	++	0	L	NO-Freisetzung	80–90	17–31
Celiprolol (Selectol®)	++	+	L	$β_2$-Stimulation	10	5
Betaxolol (Kerlone®)	++	0	L	0	10	14–22
Propranolol (Dociton®)	–	0	L	0	60	2–5
Atenolol (Tenormin®)	+	0	H	0	0	6–9

*ZOK = zero-order-Kinetik

(S. 658) zu beachten, denn bei einem Gendefekt im CYP2D6-Gen *(poor metabolizer)* kommt es zu einer relativen Überdosierung der betroffenen β-Blocker aufgrund des verminderten hepatischen Abbaus.
β-Blocker besitzen – mit Ausnahme von Carvedilol und Propranolol – eine lange HWZ, die für eine 1-mal tägliche Applikation ausreicht. Für die Hypertoniebehandlung wird Metoprolol ausschließlich in retardierter Formulierung als Tartrat oder Succinat eingesetzt, um eine 24-Stunden-Wirksamkeit zu ermöglichen.
Für die Behandlung der Herzinsuffizienz ist die Galenik von Metoprolol bedeutsam, da nur für Metoprololsuccinat in einer **Zero-order-Kinetik (ZOK)**, nicht aber für Metoprololtartrat (S. 136) eine Mortalitätssenkung nachgewiesen wurde. Für die Behandlung der Hypertonie ist dieser Vorteil nicht nachgewiesen.
Nebenwirkungen. Wichtige unerwünschte Wirkungen von β-Blockern sind:
- Bradykardie (negativ chronotrop)
- Herzinsuffizienz (negativ inotrop)
- Überleitungsstörungen (negativ dromotrop)
- Auslösung von Asthmaanfällen
- Verstärkung einer Hypoglykämieneigung (Verschleierung der Symptome)
- zentralnervöse Störungen (Müdigkeit, depressive Verstimmung, Albträume; vor allem bei lipophilen β-Blockern)
- Potenzstörungen
- Parästhesien und Kältegefühl in den Extremitäten, Verstärkung peripherer Durchblutungsstörungen

Die unerwünschten Nebenwirkungen wie **Sinusbradykardie und AV-Überleitungsstörungen** am Herzen leiten sich von den negativ chronotropen und dromotropen Wirkungen der β-Blocker ab (Tab. 3.11).
Asthmaanfälle können über eine Bronchokonstriktion, bedingt durch eine Blockade von β$_2$-Rezeptoren, ausgelöst werden.
Ebenso verstärkt die Hemmung der Glykogenolyse über eine Blockade von β$_2$-Rezeptoren in der Leber die **Hypoglykämiegefahr** bei Diabetikern, die mit Insulin oder Sulfonylharnstoffen behandelt werden. Zudem bleiben einige Warnsymptome einer Hypoglykämie wie Tachykardie oder Tremor durch die Sympathikushemmung aus, darüber hinaus ist der Wiederanstieg des Blutzuckerspiegels verzögert. Dem Diabetiker bleibt jedoch noch das Warnsymptom Schwitzen – das 2. Neuron der sympathischen Schweißdrüsen ist cholinerg innerviert!

> **MERKE**
>
> Die unerwünschten Wirkungen durch β$_2$-Rezeptor-Blockade sind auch mit β$_1$-selektiven β-Blockern aufgrund der unzureichenden Selektivität, insbesondere bei höherer Dosierung, nicht ausgeschlossen.

Tab. 4.7

Absolute und relative Kontraindikationen für β-Blocker

absolut	relativ
- Asthma bronchiale	- COPD
- akute Herzinsuffizienz	- AV-Block I. Grades
- Bradykardie (< 50/min)	- periphere arterielle Verschlusskrankheit (pAVK)
- AV-Block II. und III. Grades	

Bei lipophilen β-Blockern werden **zentralnervöse unerwünschte Wirkungen** wie Müdigkeit und depressive Verstimmung beobachtet.
β-Blocker können durch Blockade der β$_2$-Rezeptor-vermittelten Vasodilatation **periphere Durchblutungsstörungen** verstärken und ein Kältegefühl in den Gliedmaßen erzeugen. Auch **Potenzstörungen** können auftreten, Ausnahme ist Nebivolol, bei dem diese Nebenwirkung aufgrund der zusätzlichen NO-Freisetzung seltener vorkommt.
Eine länger anhaltende Therapie mit β-Blockern sollte nicht abrupt beendet werden, da die **Gefahr eines Rebound-Effektes** mit Blutdruckanstieg, Tachykardie und Angina pectoris besteht. Als Ursachen gelten eine Zunahme der β-Rezeptoren und eine erhöhte Katecholaminempfindlichkeit unter β-Blocker-Therapie.

> **Praxistipp**
>
> Nach einer länger andauernden Therapie müssen β-Blocker ausschleichend abgesetzt werden, um einen Rebound-Effekt zu vermeiden.

Kontraindikationen. In **Tab. 4.7** sind die wichtigsten Kontraindikationen für β-Blocker aufgelistet.

4.2.5 Calcium-Kanal-Blocker

Wirkmechanismus. Die alte Bezeichnung „Calciumantagonisten" wird dem Wirkmechanismus nicht gerecht. Zutreffender ist der Begriff **Calcium-Kanal-Blocker:** Sie hemmen den Calcium-Einstrom in die glatten Muskelzellen von Herz und Gefäßen über eine **reversible Blockade spannungsabhängiger L-Typ-Calcium-Kanäle** (Abb. 4.3) und vermindern dadurch die intrazelluläre Calcium-Konzentration. Die folgende arterielle Gefäßdilatation senkt den peripheren Widerstand.
Am Herzen führt die Calcium-Kanal-Blockade zu einer Abnahme der Kontraktionskraft, der AV-Überleitung und der Herzfrequenz. Es bestehen jedoch deutliche Unterschiede zwischen den verschiedenen Gruppen von Calcium-Kanal-Blockern hinsichtlich der kardialen Wirkungen.
Nach der chemischen Grundstruktur unterscheidet man 3 Gruppen:
- **Dihydropyridine (Nifedipin-Typ)**
- **Phenylalkylaminderivate (Verapamil-Typ)**
- **Benzothiazepinderivate (Diltiazem-Typ)**

Tab. 4.8

Kardiovaskuläre Wirkungen der Calcium-Kanal-Blocker

	Nifedipin-Typ	Verapamil- und Diltiazem-Typ
Koronarwiderstand	↓↓↓↓	↓↓
peripherer Widerstand	↓↓↓↓	↓↓
Blutdruck	↓↓↓	↓↓↓
Herzfrequenz	– ↑ *	↓↓
AV-Überleitung	–	↓↓
Kontraktilität	– ↓	↓↓

*Reflextachykardie bei nicht retardierten Dihydropyridinen

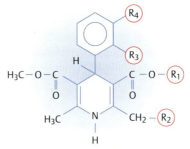

Abb. 4.11 Grundstruktur der Dihydropyridine.

Calcium-Kanal-Blocker vom Verapamil- und Diltiazem-Typ sind hinsichtlich ihrer kardiovaskulären Wirkung vergleichbar (**Tab. 4.8**). Neben den vaskulären Wirkungen, die schwächer als bei den Dihydropyridinen ausgeprägt sind, weisen beide Substanzgruppen direkte negativ chronotrope, inotrope und dromotrope Wirkungen am Herzen auf.

> **MERKE**
>
> Dihydropyridine wirken vor allem an den peripheren Gefäßen (arteriell > venös), Verapamil und Diltiazem wirken zusätzlich am Herzen.

Alle **Dihydropyridine** sind chemische **Modifikationen von Nifedipin** (**Abb. 4.11**) und unterscheiden sich im Wesentlichen in der Schnelligkeit des Wirkeintritts, der Wirkdauer sowie in der relativen Selektivität von Calcium-Kanälen in der glatten Gefäßmuskulatur. Der Prototyp der Dihydropyridine, das Nifedipin, hat einen schnellen Wirkeintritt und eine kurze Wirkdauer. Diese Substanz ist daher in ihrer nicht retardierten Form zur Therapie einer chronischen arteriellen Hypertonie ungeeignet.

Zu beachten ist die **sympathische Gegenregulation:** Vor allem die nicht retardierten Dihydropyridine steigern die Herzfrequenz, da die kardialen Wirkungen gering, die gefäßerweiternden Wirkungen jedoch stark ausgeprägt sind. In Abhängigkeit vom Wirkungseintritt und von der Stärke der Blutdrucksenkung kann es dann zur Aktivierung des Barorezeptorenreflexes mit nachfolgendem Anstieg der Herzfrequenz kommen (Reflextachykardie).

Die Dihydropyridine der 2. und insbesondere der 3. Generation sind für die Hypertoniebehandlung aufgrund der längeren Wirkdauer und des langsameren Wirkungseintritts besser geeignet (**Tab. 4.9**). Sie ermöglichen eine konstante Blutdrucksenkung über 24 h, ohne eine klinisch relevante sympathische Gegenregulation auszulösen.

Tab. 4.9

Pharmokokinetische Eigenschaften von Calcium-Kanal-Blockern

Substanzen	Bioverfügbarkeit (%)	HWZ (h)
Dihydropyridine		
1. Generation		
Nifedipin (Adalat®)	50–65	2
2. Generation		
Nitrendipin (Bayotensin®)	25	8–12
Isradipin (Lomir®)	15	9
Felodipin retard (Modip®)	15	15
3. Generation		
Amlodipin (Norvasc®)	70	40
Lacidipin (Motens®)	10	13–19
Lercanidipin (Carmen®)	10	8–10
Phenylalkylamine		
Verapamil retard (Isoptin®)	15	4
Benzothiazepine		
Diltiazem retard (Dilzem®)	50	4–5

> **Praxistipp**
>
> Zur Vermeidung von Reflextachykardien sollten nur Dihydropyridine mit langsamem Wirkungseintritt und langer Wirkdauer oder retardierte Formulierungen zum Einsatz kommen.

Indikationen. Calcium-Kanal-Blocker kommen bei folgenden Indikationen zum Einsatz: arterielle Hypertonie, hypertensiver Notfall (S. 125), koronare Herzkrankheit (Anfallsprophylaxe bei stabiler und vasospastischer Angina), Raynaud-Syndrom, tachykarde Rhythmusstörungen (S. 147) (nur Diltiazem und Verapamil).

Wirkstoffe. Häufig verwendete Wirkstoffe und wichtige pharmakokinetische Eigenschaften sind in **Tab. 4.9** zusammengefasst.

Nebenwirkungen. Calcium-Kanal-Blocker sind insgesamt gut verträglich. Schwindel, Kopfschmerzen und Flush können als Folge der Vasodilatation auf-

Tab. 4.10
Vergleich von unerwünschten Arzneimittelwirkungen (UAW) von Calcium-Kanal-Bockern

UAW	Dihydropyridine	Verapamil/Diltiazem
Knöchelödeme	++	+
Gesichtsröte (Flush)	++	+
Schwindel, Kopfschmerzen	+	+
Hautreaktionen	+	+
Gingivahyperplasie	+	+
Obstipation	+	++
Herzklopfen (reflektorische Tachykardie)	+	Ø
Bradykardie, AV-Block	Ø	++

Ø, +, ++ = nicht, häufig, sehr häufig

treten (**Tab. 4.10**). Häufig sind Knöchelödeme („Schuhe passen nicht mehr"), die nicht durch Diuretika ausgeschwemmt werden können. Bei Calcium-Kanal-Blockern vom Nifedipin-Typ kann es zu Herzklopfen, beim Verapamil-Typ zu Bradykardie und AV-Block sowie zu Obstipation kommen.

Kontraindikationen. Calcium-Kanal-Blocker sind bei instabiler Angina pectoris (nur Dihydropyridine), schwerer Hypotonie und in den ersten 4–8 Wochen nach einem Herzinfarkt kontraindiziert. Bei der Therapie der Herzinsuffizienz (S. 133) sollten Calcium-Kanal-Blocker (außer Amlodipin) gemieden werden. Bei AV-Block II. und III. Grades verbietet sich wegen der kardiodepressiven Wirkungen die Anwendung von Verapamil und Diltiazem.

Arzneimittelinteraktionen. Viele Calcium-Kanal-Blocker sind Substrate von Cytochrom-P450 3A4 (CYP3A4) und unterliegen daher einem ausgeprägten First-pass-Metabolismus (S. 39) in der Leber. Daher ist bei gleichzeitiger Anwendung von Enzyminduktoren auf eine mögliche Wirkungsabschwächung zu achten. Bei gleichzeitiger Anwendung von Enzymhemmern oder Arzneimitteln, die ebenfalls über CYP3A4 metabolisiert werden, muss mit einer Wirkverstärkung und erhöhten Nebenwirkungen gerechnet werden. Verapamil ist sowohl Substrat wie auch Hemmstoff von CYP3A4 und hemmt zusätzlich das p-Glykoprotein.

Praxistipp
β-Blocker dürfen aufgrund der kardiodepressiven Wirkung nicht mit Calcium-Kanal-Blockern vom Verapamil- und Diltiazem-Typ kombiniert werden. Die Kombination mit Dihydropyridinen kann hingegen zur Vermeidung einer Reflextachykardie geeignet sein.

4.2.6 Diuretika
Ausführliche Informationen siehe Kap. Diuretika (S. 202).

Diuretika sind für die Therapie der Hypertonie (s. u.) unverzichtbar. Dabei kommen wegen der langen Wirkdauer bevorzugt **Thiazide** (z. B. Indapamid, Hydrochlorothiazid) **und Thiazid-Analoga** (z. B. Chlortalidon) zum Einsatz. Schleifendiuretika sind aufgrund des schnell einsetzenden und nur kurz anhaltenden diuretischen Effektes weniger für eine Dauertherapie der Hypertonie geeignet und müssen zudem mehrfach täglich appliziert werden.

Diuretika haben ihren besonderen Stellenwert in der **Kombinationstherapie** der Hypertonie, da sie synergistisch wirken und mit nahezu jedem Antihypertensivum kombiniert werden können.

Eine typische unerwünschte Arzneimittelwirkung der Diuretika ist die Hypokaliämie, die effektiv durch die Kombination mit einem kaliumsparenden Diuretikum (z. B. Amilorid) oder mit einem Hemmstoff des Renin-Angiotensin-Systems (ACE-Hemmer oder AT_1-Rezeptor-Antagonist) verhindert werden kann.

Ein diuretikainduzierter Anstieg der Serum-LDL-Konzentration und eine verminderte Glukosetoleranz können das Risikoprofil eines Hypertoniepatienten verschlechtern. Der diuretikainduzierte Anstieg der Serum-LDL-Konzentration ist jedoch dosisabhängig und hält sich mit den heute üblichen niedrigen Tagesdosen in Grenzen. Bedenklich ist das in klinischen Studien beobachtete Auftreten neuer Diabetes-mellitus-Fälle. Daher werden Thiazide von der Britischen Hypertoniegesellschaft frühestens für eine 3-fach-Kombination empfohlen und spielen in der Monotherapie keine Rolle mehr.

4.2.7 Reserve-Antihypertensiva

Key Point
Reserve-Antihypertensiva werden bei therapieresistenter Hypertonie, hypertensiven Notfällen oder bei Schwangerschaftshypertonie eingesetzt.

Reserve-Antihypertensiva werden aufgrund ihres ungünstigen Nebenwirkungsprofils nicht mehr in der Monotherapie eingesetzt, spielen aber als Kombinationspartner bei der Behandlung einer schwer einstellbaren Hypertonie oder bei Zusatzindikationen eine Rolle (**Tab. 4.11**).

Tab. 4.11

Reserve-Antihypertensiva

Substanz	Wirkprinzip	Nebenwirkungen	Besonderheit
α_1-Blocker – Doxazosin (Diblocin®) – Prazosin (Minipress®) – Terazosin (Heitrin®)	– Blockade von α_1-Rezeptoren – Dilatation des arteriellen Gefäßsystems	– orthostatische Dysregulation – Kopfschmerzen – Müdigkeit	– Indikation bei Prostatahyperplasie – günstige Wirkung auf Lipidstoffwechsel (Triglyzeride, Cholesterin) – Verbesserung der Glukosetoleranz
Urapidil (Ebrantil®)	– α_1-Blocker – zusätzlich Stimulation zentraler $5HT_{1A}$-Rezeptoren	– s. o.	– langsame i. v. Gabe beim hypertensiven Notfall
α_2-Agonisten – Clonidin (Catapresan®) – α-Methyl-Dopa (Presinol®) – Moxonidin (Cynt®)	– Stimulation zentraler α_2-Rezeptoren – Stimulation zentraler Imidazolin-Rezeptoren (Moxonidin > Clonidin)	– Sedierung – Mundtrockenheit – orthostatische Dysregulation – Rebound bei plötzlichem Absetzen – Obstipation	– Clonidin zur Behandlung von Entzugssyndromen – α-Methyl-DOPA Mittel der Wahl bei Hypertonie in der Schwangerschaft
Dihydralazin (Depressan®)	– Dilatation von Arteriolen und kleinen Arterien – Mechanismus unbekannt	Sympathikus und RAS werden aktiviert → Herzfrequenzanstieg	Kombinationspartner in Dreierkombinationen mit Diuretikum und β-Blocker
Kalium-Kanal-Öffner: Minoxidil (Lonolox®)	– Öffnung von Kalium-Kanälen – K^+-Austrom mit Hyperpolarisation und Dilatation von Arteriolen	– Steigerung des Haarwuchses – Reflextachykardie – Na^+- und Wasserretention – Kopfschmerz – Perikarditis	– Kombination mit Diuretikum wegen Na^+- und Wasserretention – topische Anwendung als Haarwuchsmittel
Reserpin (S. 83): Inhaltsstoff von Briserin® + Clopamid	– bindet irreversibel an Vesikelmembran – hemmt vesikulären Monoamintransport – senkt die Speicherung von Noradrenalin, Dopamin und Serotonin	– Depression – Sedierung – orthostatische Dysregulation – Parkinsonismus	Fixkombination mit Thiaziddiuretika

Exkurs

Phäochromozytom

Phäochromozytome sind katecholaminproduzierende Tumoren, die sowohl intraadrenal im Nebennierenmark als auch extraadrenal im Bereich der Paraganglien lokalisiert sein können. Typisches Symptom ist ein sekundärer Hypertonus. Therapeutisch steht an erster Stelle die operative Therapie. Vor der Operation müssen die Patienten ausreichend lange mit α_1-Blockern vorbehandelt werden, um intraoperative Blutdruckkrisen zu vermeiden.

4.3 Pharmakologie in der Praxis: Antihypertensiva und Therapie des Hypertonus

4.3.1 Therapiestrategien

Die Therapie sollte **einschleichend beginnen,** um die Zielblutdruckwerte innerhalb mehrerer Wochen zu erreichen. Im Einzelfall ist es nicht möglich vorherzusagen, auf welches Antihypertensivum ein Patient anspricht, da die Regulation des Blutdrucks sehr komplex ist und die Ursachen der primären Hypertonie in der Regel nicht bekannt sind (**Abb. 4.12**). Die Monotherapie hat als Erstlinientherapie ausgedient. Sie sollte nur noch bei älteren Patienten (> 80 Jahre), gebrechlichen Patienten oder Patienten mit niedrigem kardiovaskulären Risiko und Grad-1-Hypertonie erwogen werden. Ansonsten sollte die Initialbehandlung einer arteriellen Hypertonie mit einer **2-fach-Kombination** aus ACE-Hemmer oder AT_1-Rezeptor-Antagonist und Calcium-Kanal-Blocker oder Diuretikum in Fixkombination erfolgen. Das Ziel ist eine Verbesserung der Compliance und eine bessere Blutdruckkontrolle. Bei Nichterreichen des Zielblutdrucks ist eine **3-fach-Kombination** aus ACE-Hemmer oder AT_1-Rezeptor-Antagonist plus Calcium-Kanal-Blocker plus Diuretikum bevorzugt in Fixkombination notwendig (**Abb. 4.13**). Bei einem Beginn der Behandlung mit einer **Kombinationstherapie** ist die Responderrate erhöht, aber auch die Gefahr einer unnötigen Medikamentenbelastung.

> **MERKE**
>
> Die medikamentöse Therapie der Hypertonie soll primär als Kombinationstherapie aus ACE-Hemmer oder ARB und Calcium-Kanal-Blocker oder Diuretikum erfolgen.

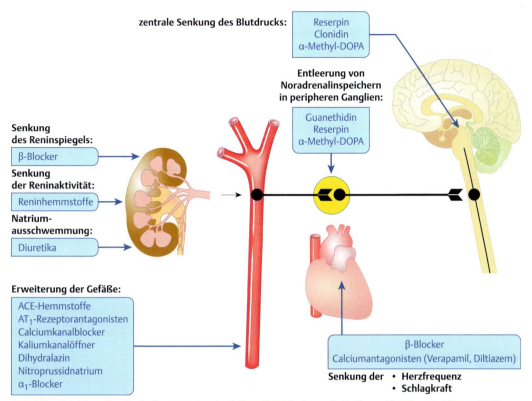

Abb. 4.12 Angriffspunkte der Antihypertensiva. (nach Kretz FJ, Reichenberger S. Medikamentöse Therapie. Thieme; 2007)

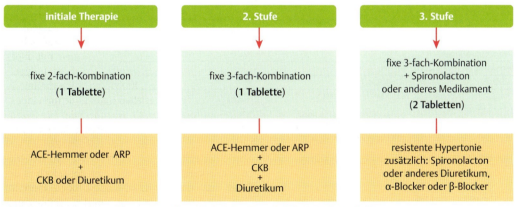

Abb. 4.13 Schema der medikamentösen Hypertoniebehandlung (ESH/ESC-Leitlinien 2018). ACE-H = ACE-Hemmer; ARB = AT$_1$-Rezeptor-Antagonist; CKB = Calcium-Kanal-Blocker (Daten aus ESC-Leitlinie).

4.3.2 Therapieresistenz

Wird der Zielblutdruck trotz medikamentöser 3-fach-Therapie nicht erreicht, liegt eine **therapieresistente Hypertonie** vor. Hierfür können zahlreiche Gründe wie mangelnde Compliance, nicht erkannte sekundäre Hochdruckformen, inadäquate medikamentöse Therapie, pharmakologische Interaktionen u. a. verantwortlich sein (**Tab. 4.12**).

Liegt keiner dieser Gründe vor, sollte ein viertes Antihypertensivum kombiniert werden. Hier scheint Spironolacton die effektivste Therapieoption zu sein. Bedingung ist jedoch eine sorgfältige Überwachung der Nierenfunktion und der Serumkalium-Konzentration.

Für bestimmte Patientengruppen mit therapieresistenter Hypertonie stehen invasive Verfahren zur

Tab. 4.12

Ungenügende Blutdrucksenkung

Ursachen	Beispiele
mangelnde Compliance	
unerkannte sekundäre Hochdruckursache	
Wasser- und Natriumretention	− zu hohe Natriumzufuhr − unzureichende Diuretikabehandlung − zunehmende Niereninsuffizienz
inadäquate medikamentöse Therapie	− z. B. Unterdosierung − irrationale Kombinationstherapie − Substanzen mit zu kurzer HWZ − Substanzen mit gleichem Wirkmechanismus
pharmakologische Erhöhung des Blutdruckes bzw. der Vorlast	− Sympathikomimetika − Antidepressiva − Appetitzügler − orale Kontrazeptiva, Steroide − COX-Inhibitoren − Erythropoetin
weitere Ursachen für Therapieresistenz	− progressive Gewichtszunahme − überhöhter Alkoholkonsum − Schlafapnoe − chronische Schmerzen − organische zerebrale Syndrome − Lakritze (Glycyrrhizinsäure)
gegenregulatorische Mechanismen	− Diuretika: sekundärer Hyperaldosteronismus − Vasodilatatoren: Reflextachykardie und Flüssigkeitsretention

Tab. 4.13

Differenzialtherapie: Hypertonie + Begleiterkrankungen bzw. Zusatzkriterien

Begleiterkrankung oder Zusatzkriterium	ACE-Hemmer	AT$_1$-Antagonisten	β-Blocker	Calcium-Kanal-Blocker	Diuretika
ältere Patienten (> 65 Jahre)				+	+
Linksherzhypertrophie	+	+		+	
koronare Herzkrankheit			+		
nach Myokardinfarkt	+	+	+	− *	
Herzinsuffizienz	+	+	+	−	+
Nierenerkrankungen	+	+			−
obstruktive Atemwegserkrankungen			−		
diabetische Nephropathie bei Diabetes Typ 2	+	+			

+ = aufgrund der Studienlage besonders gut geeignet
− = nicht geeignet
* = bis 4 Wochen nach einem Myokardinfarkt kontraindiziert

Blutdrucksenkung wie die Barorezeptorstimulation und die renale Denervation zur Verfügung.

4.3.3 Differenzialtherapie der Hypertonie

Bei Hypertoniepatienten mit bestehenden Begleiterkrankungen ist die Auswahl des Antihypertensivums durchaus bedeutsam (**Tab. 4.13**). So profitieren Hypertoniker nach einem Herzinfarkt von der Gabe eines β-Blockers und eines ACE-Hemmers.
Bei Diabetikern mit Nephropathie ist ein ACE-Hemmer oder ein AT$_1$-Rezeptor-Antagonist anderen Antihypertensiva überlegen, für einen Hypertoniker mit benigner Prostatahyperplasie eignet sich die Gabe eines α$_1$-Blockers, sofern keine Herzinsuffizienz vorliegt.

Mittel der ersten Wahl bei Hypertonikern mit Nierenerkrankung sind ACE-Hemmer, die jedoch in der Regel mit Calcium-Kanal-Blocker oder Diuretika kombiniert werden müssen, um den Zielblutdruck zu erreichen.
Bei Herzinsuffizienz ist die antihypertensive Therapie mit ACE-Hemmern bzw. AT$_1$-Rezeptor-Antagonisten, Diuretika und β-Blockern im Prinzip vorgegeben.

Exkurs

Unzureichend diagnostiziert und therapiert
Obwohl das Langzeitrisiko einer arteriellen Hypertonie bekannt ist und geeignete Medikamente zur Blutdrucksenkung zur Verfügung stehen, erreicht nur etwa jeder zweite Hypertoniepatient den Zielblutdruck. Entweder wissen also über 50 % aller Hypertoniker nichts von ihrer Erkrankung (fehlende Diagnose) oder werden nicht bzw. nur unzureichend antihypertensiv behandelt. Ein mangelndes Problembewusstsein bei Arzt und Patient, fehlende Compliance sowie nicht vorhandene Krankheitsbeschwerden bei gleichzeitig auftretenden Nebenwirkungen durch die Medikamente sind nur einige Gründe für dieses Problem. Ein einfaches Therapieschema unter Verwendung von lang wirksamen Medikamenten mit einer 24-Stunden-Wirksamkeit (1-mal tägliche Einnahme), Fixkombinationen bei Kombinationsbehandlung und Nutzung von nebenwirkungsarmen Medikamenten können die Gesamtsituation verbessern.

4.3.4 Hypertensiver Notfall

Von einem **hypertensiven Notfall** spricht man, wenn stark erhöhte Blutdruckwerte zu einer **vitalen Gefährdung** durch Organkomplikationen führen. Abhängig von der begleitenden Symptomatik muss der Blutdruck sofort und konsequent behandelt und der Patient in eine Klinik eingewiesen werden. Eine Blutdrucksenkung von 20–25 % innerhalb von 2 Stunden ist meist ausreichend. Zum Erreichen dieses Behandlungsziels können in Abhängigkeit von den Begleitsymptomen folgende Arzneimittel eingesetzt werden:

– **Glyceroltrinitrat**: bei Lungenödem, instabiler Angina pectoris, Myokardinfarkt
– **Nifedipin** oder **Nitrendipin** (KI: instabile Angina pectoris, Myokardinfarkt)
– **Urapidil**: bei Phäochromozytom, Schwangerschaft
– **Clonidin**
– **Furosemid**: bei Niereninsuffizienz, Hirnödem (Cave: Volumenmangel)
– **Dihydralazin**: bei Schwangerschaft
– **Natriumnitroprussid**

Anders als bei der Behandlung der chronischen arteriellen Hypertonie werden Nifedipin und Nitrendipin in einer schnell resorbierbaren Form gegeben. Die weiteren Arzneimittel werden sublingual, z. B. Glyceroltrinitrat (S. 129), subkutan (Clonidin) oder intravenös (Clonidin, Urapidil, Dihydralazin, Furosemid, Natriumnitroprussid) appliziert. Bei allen genannten Arzneimitteln ist eine wiederholte Applikation möglich.

4.3.5 Hypertonie in der Schwangerschaft

Da die meisten Antihypertensiva bei einer vorliegenden Schwangerschaft kontraindiziert sind, kommt das ansonsten obsolete Antisympathotonikum **α-Methyl-DOPA als Mittel der Wahl** in Betracht, vgl. Reserve-Antihypertensiva (S. 121). Eingeschränkt geeignet sind:

– **β-Blocker** (Metoprolol)
– **Calcium-Kanal-Blocker**
– Urapidil
– Dihydralazin (nur wenn der Blutdruck mit anderen Therapieoptionen nicht kontrolliert werden kann)

> **MERKE**
>
> α-Methyl-DOPA ist das Mittel der Wahl zur Behandlung einer Hypertonie in der Schwangerschaft.

4.3.6 Praktischer Umgang mit Antihypertensiva

– Vor Beginn einer medikamentösen Therapie Allgemeinmaßnahmen anstreben. Hierzu gehören mehr Bewegung, gesunde Ernährung (Obst und Gemüse, wenig tierische und gesättigte Fettsäuren und wenig Salz) und Gewichtsabnahme.
– Antihypertensive Behandlung langsam einschleichen (insbesondere bei älteren Patienten)
– Antihypertensive Therapie mit einer Kombinationstherapie aus ACE-Hemmer oder ARB und Calcium-Kanal-Blocker oder Diuretikum beginnen.
– Zur Verbesserung der Compliance ein einfaches Therapieschema anwenden:
  - eine 1-mal tägliche Gabe anstreben
  - bei Kombinationstherapie möglichst eine Fixkombination verwenden.
– Lang wirksame Substanzen bevorzugen.
– Nebenwirkungsarme Substanzen bevorzugen.
– Differenzialtherapeutische Aspekte (kardiovaskuläres Risikoprofil, vorhandene Endorganschäden, renale und metabolische Störungen) berücksichtigen.
– Bei Diabetes mellitus β-Blocker und Diuretika möglichst vermeiden.

4.3.7 Weiterführende Informationen
– www.hochdruckliga.de

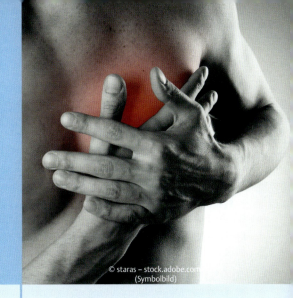
© staras – stock.adobe.com
(Symbolbild)

Kapitel 5

Kardiaka

Peter Gohlke, Thomas Herdegen

5.1 **Koronare Herzkrankheit (KHK)** 128

5.2 **Akutes Koronarsyndrom** 132

5.3 **Herzinsuffizienz** 133

5.4 **Herzrhythmusstörungen** 141

5.5 **Pharmakologie in der Praxis: Herztherapeutika** 149

5.1 Koronare Herzkrankheit (KHK)

Key Point

Bei der Langzeittherapie der koronaren Herzkrankheit steht die Vermeidung von Angina-pectoris-Anfällen und des Myokardinfarkts im Vordergrund. In der Akuttherapie kommt es vor allem auf eine schnelle Kupierung des Anfalls und die Vermeidung myokardialer Nekrosen an.

5.1.1 Grundlagen

Bei der KHK besteht ein Missverhältnis zwischen Sauerstoffangebot und -bedarf im Myokard. Häufigste Ursache ist eine **Atherosklerose** (S. 271), gefolgt von tachykarden Rhythmusstörungen und Koronarspasmen (**Abb. 5.1**). Mit zunehmender Gefäßeinengung kommt es dann zur Minderdurchblutung und zu Ischämien am Herzmuskel. Leitsymptom der KHK ist die **Angina pectoris (AP)**, die typischerweise mit einem retrosternalen oder linksthorakalen Schmerz einhergeht und durch körperliche oder psychische Belastung ausgelöst wird. Man unterscheidet zwei Verlaufsformen:
- **stabile Angina pectoris:** regelmäßig z. B. durch Belastung auslösbar, Besserung in Ruhe, nitratsensibel
- **instabile Angina pectoris (akutes Koronarsyndrom):** jede erstmalig auftretende AP, AP in Ruhe, zunehmende Häufigkeit, Dauer und Intensität der AP-Schmerzen.

5.1.2 Therapieprinzipien

Ziel der Behandlung ist die Beseitigung des Missverhältnisses zwischen Sauerstoffangebot und -bedarf (**Tab. 5.1**, **Abb. 5.1**). Dies kann durch Steigerung des Sauerstoffangebots und durch Senkung des Sauerstoffbedarfs erreicht werden.

Präventive Maßnahmen umfassen neben der **Änderung des Lebensstils** (Anpassung der Ernährung,

Tab. 5.1

Koronare Herzkrankheit

Problem	Missverhältnis O_2-Angebot/O_2-Verbrauch
Ursache	Koronarsklerose Thrombose Gefäßspasmen enddiastolischer Druck ↑ Tachykardie Myopathie
Therapieprinzip	O_2-Angebot ↑ : Herzfrequenz ↓ O_2-Verbrauch ↓ : Vorlast/Nachlast ↓
Substanzen	– **Nitrate:** Vorlast ↓ – **β-Blocker:** Herzfrequenz ↓, Kontraktilität ↓, Blutdruck ↓ – **Calcium-Kanal-Blocker:** DHP: Nachlast ↓, Koronarspasmen ↓, Verapamil/Diltiazem: Nachlast ↓, Kontraktilität ↓, Herzfrequenz ↓ – **Ivabradin:** Herzfrequenz ↓ – **Ranolazin:** Calcium-Akkumulation ↓, Energieverbauch ↓

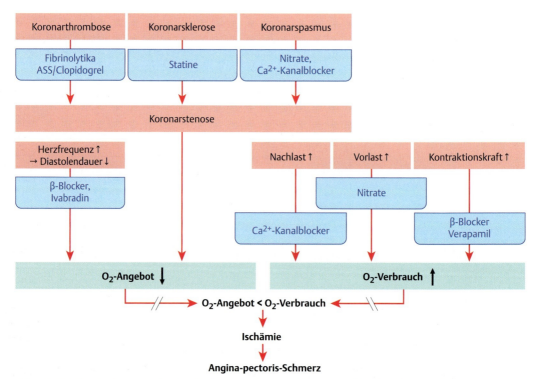

Abb. 5.1 Ursachen der koronaren Herzkrankheit (rot unterlegt) und Therapiemöglichkeiten (blau unterlegt).

mehr Bewegung, Rauchen einstellen, Gewichtsreduktion) vor allem die **Behandlung von Begleiterkrankungen,** wie Fettstoffwechselstörungen, Bluthochdruck und Diabetes mellitus. Zielwerte:
- LDL-Cholesterin: < 100 mg/dl (< 2,6 mmol/l)
- HDL-Cholesterin: > 40 mg/dl (> 1 mmol/l)
- Triglyzeride: < 150 mg/dl (< 1,70 mmol/l)
- Blutdruck: < 140/ < 90 mmHg
- HbA_{1C}: < 6,5 %

Glyceroltrinitrat und Isosorbitdinitrat sind im Anfall schnell wirksam. In der Langzeittherapie kommen Nitrate (Vorlast ↓), β-Blocker (Herzfrequenz ↓, alternativ Ivabradin) oder Calcium-Kanal-Blocker zum Einsatz (Nachlast ↓).

Zur Hemmung der Thrombozytenaggregation wird Acetylsalicylsäure/ASS (S. 158), z. B. 100 mg, oder Clopidogrel (S. 159) verabreicht, zur Cholesterinsenkung Statine (S. 275). Nachfolgend sind die wichtigsten **antianginös wirkenden Pharmaka** aufgeführt.

5.1.3 Wirkstoffe

Nitrate und Molsidomin bei KHK

Wirkmechanismus. Nitrate dilatieren vorwiegend **venöse Kapazitätsgefäße** und **epikardiale Koronararterien** sowie myokardiale Kollateralgefäße. Arterielle Widerstandsgefäße werden dagegen erst in höheren Dosierungen erweitert. Das venöse Pooling reduziert das venöse Blutangebot an das Herz, **senkt die Vorlast** und verbessert durch Verminderung des linksventrikulären enddiastolischen Druckes den koronaren Perfusionsdruck. Dadurch werden der myokardiale Sauerstoffverbrauch vermindert und die koronare Blutversorgung verbessert. In höheren Dosierungen sinkt der Blutdruck durch zusätzliche Dilatation arterieller Widerstandsgefäße. Dadurch sinken die Nachlast und der Sauerstoffbedarf des Herzens.

Alle organischen Nitrate und Molsidomin aktivieren durch die Freisetzung von NO die lösliche Guanylatcyclase in den glatten Gefäßmuskelzellen. Die darauffolgende **Bildung von cGMP** führt über eine Senkung der intrazellulären Ca^{2+}-Konzentration zur Gefäßrelaxation (S. 100). Die **Freisetzung von NO** aus Glyceroltrinitrat (GTN), Isosorbitdinitrat (ISDN) und Isosorbitmononitrat (ISMN) erfolgt enzymatisch, bei Molsidomin spontan. Für die enzymatische Freisetzung von NO müssen Sulfhydril (SH)-Gruppen von endogenen SH-Donatoren (Glutathion, Cystein) bereitgestellt werden.

> **MERKE**
>
> Nitrate substituieren einen endogenen NO-Mangel, der durch eine Schädigung des Endothels bei atherosklerotischen Veränderungen verursacht wird. Langfristig führen Nitrate wie ISDN, ISMN und GTN jedoch zu Gefäßschäden, da sie den oxidativen Stress erhöhen.

Indikation. Kupierung und Prophylaxe von Angina-pectoris-Anfällen.

Wirkstoffe. Glyceroltrinitrat, besser bekannt als „Nitroglycerin", ist das Mittel der Wahl zur Kupierung eines Angina-pectoris-Anfalls. Aufgrund der guten Gewebepenetration wird es nach sublingualer (Zerbeißkapseln) oder bukkaler (Spray) Applikation schnell resorbiert und wirkt innerhalb von 1–2 min. Zur Anfallsprophylaxe kann Glyceroltrinitrat als Pflaster mit kontinuierlicher Freisetzung des Wirkstoffes eingesetzt werden. Hierbei ist auf eine Abnahme des Pflasters während der Nacht zu achten, um eine Toleranzentwicklung zu verhindern (**Abb. 5.2**).

Isosorbitdinitrat (ISDN) kann sowohl im akuten Anfall als auch zur Anfallsprophylaxe eingesetzt wer-

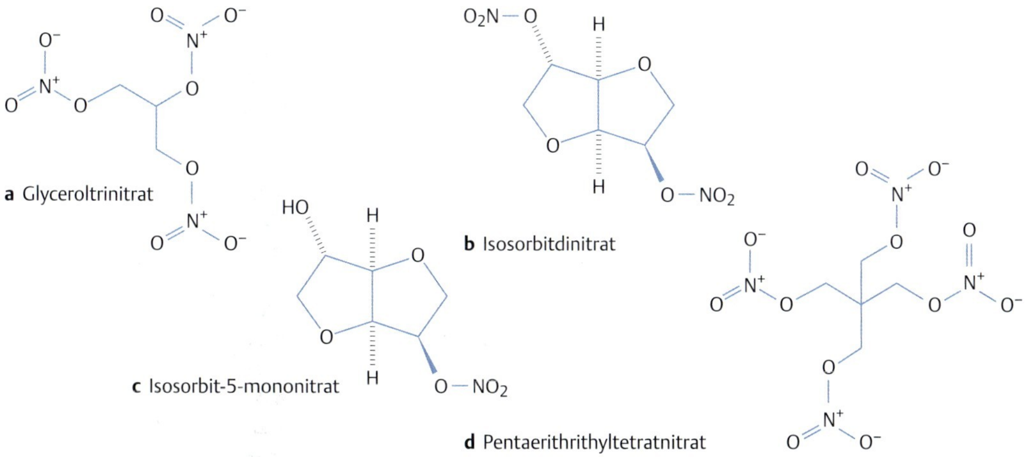

Abb. 5.2 Strukturformeln von NO-Donoren. ISDN wird hepatisch zu den ebenfalls wirksamen Metaboliten Isosorbit-2-Mononitrat (15–20 %) und Isosorbit-5-Mononitrat metabolisiert.

a Glyceroltrinitrat
b Isosorbitdinitrat
c Isosorbit-5-mononitrat
d Pentaerithrithyltetratnitrat

den. Dagegen eignet sich **Isosorbit-5-Mononitrat (5-ISMN)** aufgrund des langsamen Wirkungsbeginns ausschließlich für die Anfallsprophylaxe. ISDN wird in der Leber zu 5-ISMN und 2-ISMN abgebaut.

> **MERKE**
>
> Im akuten Angina-pectoris-Anfall sind nur Wirkstoffe mit schnellem Wirkungsbeginn wie Glyceroltrinitrat und ISDN geeignet.

Pentaerithrityltetranitrat (PETN) hat eine große strukturelle Ähnlichkeit mit Glyceroltrinitrat (**Abb. 5.2**). Da die Wirkung erst nach 1–2 h einsetzt, wird es ausschließlich für die **Anfallsprophylaxe** eingesetzt. Die NO-Freisetzung erfolgt deutlich langsamer als bei den anderen Nitraten. Gleichzeitig besitzt PETN antioxidative Eigenschaften. Diese Eigenschaften erklären die im Vergleich zu anderen Nitraten deutlich schwächer ausgeprägten Nebenwirkungen und die geringere Toleranzentwicklung. PETN verschlechtert als einziges Nitrat bei der Langzeitbehandlung nicht die Prognose von KHK-Patienten und ist daher das **Langzeitnitrat** der Wahl.

Molsidomin wird zur Prophylaxe der Angina pectoris angewendet, wenn andere Mittel nicht ausreichen. Aufgrund der fehlenden Toleranzentwicklung kann es auch zur Überbrückung einer nächtlichen Nitratpause eingesetzt werden. Es wird in der Leber zu Linsidomin (SIN-1) abgebaut, welches weiter zum labilen SIN-1A zerfällt und nicht enzymatisch und ohne Vermittlung von SH-Gruppen NO freisetzt (**Abb. 5.3**), vgl. auch Nitrattoleranz (S. 131).

Zubereitung und Pharmakokinetik. Tab. 5.2.

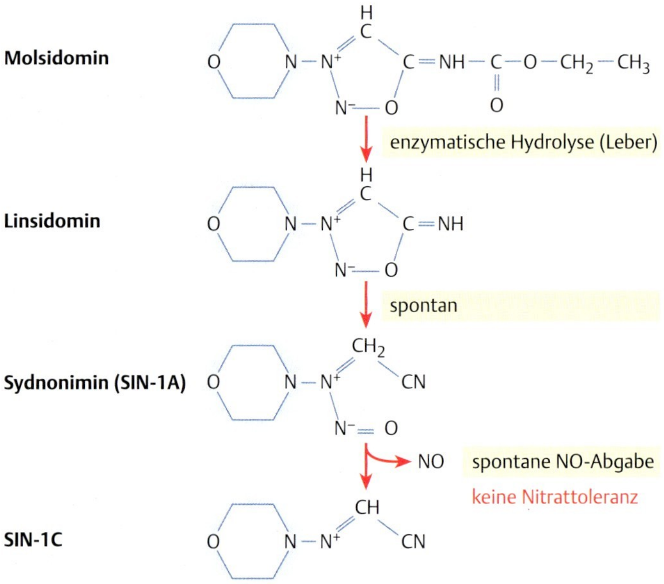

Abb. 5.3 Strukturformel von Molsidomin und nicht enzymatische Abgabe von NO.

Tab. 5.2

Zubereitung und Pharmakokinetik von organischen Nitraten und Molsidomin

Wirkstoff	Zubereitung	Wirkbeginn nach	Wirkdauer
Glyceroltrinitrat	Spray (Corangin Nitrospray®)	1 min	0,5 h
	Zerbeißkapsel (Nitrolingual®)	1 min	0,5 h
	transdermales Pflaster (Nitroderm®)	–	24 h
Isosorbitdinitrat (Isoket®)	Sublingualtablette	1–2 min	1 h
	Spray	1–2 min	0,5 h
	Retardkapsel	10–30 min	8–10 h
Isosorbitmononitrat (Coleb Duriles®)	Tablette	30–60 min	8–10 h
Pentaerithrityltetranitrat (Pentalong®)	Tablette	60–120 min	4–8 h
Molsidomin (Corvaton®)	Tablette	60–120 min	3–4 h, retardiert 10–15 h

Praxistipp
Konstant hohe Blutspiegel von Glyceroltrinitrat, ISDN und ISMN über 24 h führen zum Wirkverlust. Daher sollte eine Therapie mit diesen Substanzen intermittierend unter Einhaltung von Nitratpausen erfolgen.

Nebenwirkungen. Typische unerwünschte Wirkungen der Nitrate sind Kopfschmerzen („Nitratkopfschmerz"), Schwindel, Übelkeit und Hautrötung (Flush). Der **Kopfschmerz** wird durch die nitratinduzierte Dilatation der zerebralen Blutgefäße verursacht und tritt besonders zu Beginn der Therapie häufig auf. Die Nebenwirkungen sind dosisabhängig und gehen meist unter fortgesetzter Anwendung zurück.

Kontraindikationen. Akutes Kreislaufversagen, ausgeprägte Hypotonie, gleichzeitige Einnahme von Phosphodiesterasehemmern. In Verbindung mit dem Phosphodiesterase-5-Hemmstoff Sildenafil (Viagra®) und ähnlichen Mitteln kann es zu starken Blutdrucksenkungen und als Folge zu Durchblutungsstörungen des Herzens einschließlich Herzinfarkt kommen.

Praxistipp
Langzeitnitrate dürfen nicht abrupt abgesetzt werden, um ein Entzugssyndrom mit Angina-pectoris-Beschwerden zu vermeiden.

Exkurs

Nitrattoleranz
Bei der Dauerbehandlung mit organischen Nitraten kommt es schnell zu einem Wirkungsverlust, der nach Absetzen des Wirkstoffes **reversibel** ist. Der zugrunde liegende Mechanismus für diese Toleranzentwicklung ist noch nicht vollständig aufgeklärt, schließt aber folgende Möglichkeiten ein:
– verminderte enzymatische Freisetzung von NO durch Depletion von SH-Donatoren
– reflektorische Aktivierung des Renin-Angiotensin-Systems
– Inaktivierung von NO durch vermehrte Bildung von freien Sauerstoffradikalen

Bei Molsidomin findet keine Toleranzentwicklung statt, vermutlich weil NO hier nicht enzymatisch freigesetzt wird. Auch unter PETN wird im empfohlenen Dosierungsbereich keine Toleranzentwicklung beobachtet.

β-Blocker bei KHK

Auch β-Blocker, vgl. β-Adrenozeptor-Antagonisten (S. 117) und β-Blocker bei Herzinsuffizienz (S. 136), werden bei der KHK zur Prävention von Angina-pectoris-Anfällen eingesetzt. Sie sind Mittel der ersten Wahl bei der Behandlung der stabilen Angina pectoris, wirken antianginös und senken die kardiovaskuläre Ereignisrate. Im Vordergrund steht die Senkung der Herzfrequenz, die über eine Verlängerung der Diastolendauer das Sauerstoffangebot zum Herzen erhöht.

Wirkungen der β-Blocker bei KHK:
– Senkung der Herzfrequenz mit Verlängerung der Diastolendauer (O_2-Angebot ↑)
– Senkung des Blutdrucks (O_2-Verbrauch ↓)
– Senkung der Kontraktionskraft des Herzens (O_2-Verbrauch ↓)

Praxistipp
Zur Vermeidung eines „Entzugssyndroms" darf eine Langzeittherapie mit β-Blockern nicht abrupt abgebrochen werden. Ein langsames Ausschleichen über 1–2 Wochen ist notwendig.

Calcium-Kanal-Blocker bei KHK

Calcium-Kanal-Blocker (S. 119) wirken über die **Senkung der Nachlast** (alle) sowie der Kontraktilität des Myokards und der Frequenz (Verapamil und Diltiazem) antianginös und werden zur Anfallsprophylaxe der Angina pectoris eingesetzt. Die Mortalität wird durch Therapie mit Calcium-Kanal-Blockern jedoch nicht vermindert.

Zur Vermeidung von **Reflextachykardien** dürfen schnell freisetzende Formulierungen mit Dihydropyridinen in der Langzeittherapie der KHK nicht eingesetzt werden. In Verbindung mit β-Blockern verstärken Verapamil und Diltiazem die negativ inotrope, chronotrope und dromotrope Wirkung, siehe auch Kontraindikation (S. 121).

Wirkungen der Calcium-Kanal-Blocker bei KHK:
– Senkung der Nachlast (O_2-Verbrauch ↓)
– Verhinderung von Koronarspasmen (DHP > Verapamil/Diltiazem)
– Senkung der Kontraktionskraft des Herzens (O_2-Verbrauch ↓); bei DHP nur schwacher Effekt
– Senkung der Herzfrequenz (nur Verapamil und Diltiazem) mit Verlängerung der Diastolendauer (O_2-Angebot ↑)

Ivabradin bei KHK

Ivabradin (Procorolan®) reduziert spezifisch die Herzfrequenz über eine Blockade der *Funny*-Ionenkanäle, sog. If-Kanäle (S. 104), in den kardialen Schrittmacherzellen. Durch die Senkung der Herzfrequenz wird die Diastolendauer verlängert und damit das Sauerstoffangebot erhöht sowie der myokardiale Sauerstoffbedarf vermindert. Ivabradin ist bei Patienten mit stabiler Angina pectoris zugelassen, die β-Blocker nicht tolerieren oder wegen Kontraindikationen nicht einnehmen dürfen. Da Ivabradin keine blutdrucksenkende Wirkung ausübt, ist auch ein Einsatz bei KHK-Patienten mit **niedrigem Blutdruck** möglich.

Ranolazin bei KHK

Das Piperazin **Ranolazin** (Ranexa®) hemmt den Na_V-1.5-Kanal und damit den späten Natrium-Einstrom (I_{Na}-late), der im ischämisch geschädigten Herzen erhöht ist. Dadurch vermindert sich die Akkumulation von Calcium, welche zu einer erhöhten Wandspannung und einem vermehrten Energieverbrauch führt. Die Myokardperfusion verbessert sich. Ranolazin ist ein CYP3A4-Substrat und ein Hemmstoff von CYP3A4 und P-Glykoprotein (Komedikation von CYP3A4-Hemmern, z. B. Verapamil, ist kontraindiziert). Aufgrund der geringen therapeutischen Breite, des hohen Interaktionspotenzials und einer eher negativen Nutzen-Schaden-Bilanz ist Ranolazin allenfalls Mittel der 2. Wahl bei der Therapie einer Angina pectoris.

5.2 Akutes Koronarsyndrom

Key Point
Das Leitsymptom des akuten Koronarsyndroms ist der akute Thoraxschmerz. Anhand des ST-Streckenverlaufs im EKG wird das akute Koronarsyndrom in einen ST-Hebungsinfarkt (STEMI) und einen Nicht-ST-Hebungsinfarkt (NSTEMI) unterteilt.

5.2.1 STEMI

Der STEMI (ST-Hebungsinfarkt) ist gekennzeichnet durch persistierende ST-Hebungen, lange ausgeprägte Troponin-Erhöhungen und i. d. R. einem kompletten Verschluss einer Koronararterie.

5.2.2 NSTEMI

Der NSTEMI (Nicht-ST-Hebungsinfarkt) ist eine instabile koronare Erkrankung, die zu rezidivierenden Ischämien bis hin zum Myokardinfarkt führen kann. Er ist gekennzeichnet durch ST-Strecken-Senkungen und geringere transiente Troponin-Erhöhungen. Das Koronargefäß ist nicht vollständig verschlossen.

Primäres Ziel der Pharmakotherapie ist die **Verhinderung des Übergangs in einen STEMI**. Für die antiischämische Therapie stehen zur Verfügung:
- Nitrate zur symptomatischen Behandlung
- β-Blocker bei linksventrikulärer Dysfunktion, Hypertonie oder Tachykardie
- Calcium-Kanal-Blocker:
  - Dihydropyridine zusätzlich zu Nitraten und β-Blockern
  - Verapamil oder Diltiazem bei Patienten mit Kontraindikationen für β-Blocker

Zur **Thrombozytenaggregationshemmung** und zur **Antikoagulation** werden eingesetzt:
- ASS (Erhaltungsdosis 75–100 mg) auf Dauer
- P2Y12-Inhibitoren (Ticagrelor, Prasugrel oder Clopidogrel) über 12 Monate beibehalten (Blutungsrisiko beachten!)
- Fondaparinux (günstige Balance zwischen Effektivität und Sicherheit), alternativ Enoxaparin, Heparin oder Bivalirudin

5.2.3 Therapie des Myokardinfarkts

Jeder Myokardinfarkt ist eine Notsituation und erfordert schnelles Handeln, denn: *„Time is muscle"* (**Abb. 5.4**). Im Vordergrund der Therapie steht eine **frühzeitige Revaskularisation**. Therapie der Wahl ist die primäre **perkutane Koronarintervention (PCI)**, d. h. eine mechanische Öffnung des Gefäßes mit anschließender Ballondilatation und Stentimplantation mittels Herzkatheter. Wenn diese Möglichkeit nicht besteht, sollte möglichst noch prästationär eine **Lysetherapie**, z. B. mit Alteplase (t-PA) oder Streptokinase, zur Auflösung des Thrombus eingeleitet werden (Kontraindikationen beachten!).

Zusätzlich müssen zur Vermeidung thromboembolischer Komplikationen **Gerinnungshemmer** wie Heparin, Bivalirudin, Enoxaparin oder Fondaparinux und **Thrombozytenaggregationshemmer** wie ASS, Clopidogrel oder GP IIb-/IIIa-Inhibitoren gegeben werden (Beachte: Blutungsgefahr!). Die Auswahl der Präparate und die Dosierungen sind davon abhängig, ob die Reperfusionstherapie mit einer primären PCI, einer fibrinolytischen Therapie oder gar nicht erfolgte. Bei einer primären PCI wird die antithrombozytä-

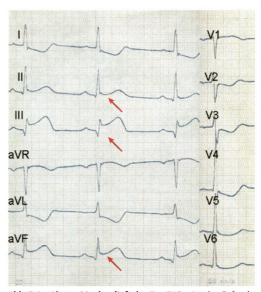

Abb. 5.4 Akuter Myokardinfarkt. Das EKG zeigt den Befund eines akuten Hinterwandinfarkts mit ST-Hebungen in Ableitung II, III und aVF (Pfeile) und spiegelbildlichen ST-Senkungen in V2–V6. (Baenkler HW, Goldschmidt H, Hahn JM et al. Kurzlehrbuch Innere Medizin. Thieme; 2015)

Tab. 5.3	
Therapeutisches Vorgehen bei Myokardinfarkt	
therapeutisches Vorgehen	
Problem	Untergang von Herzmuskelgewebe
Ursache	z. B. Verschluss einer Koronararterie
Therapie-prinzipien	– PCI oder Fibrinolyse – Antikoagulation – Thrombozytenaggregationshemmung – Sedierung – Schmerzbekämpfung – Arrhythmiebehandlung – hämodynamische Entlastung
Substanzen	**akut:** – Fibrinolytika (Alteplase, Streptokinase) – Antikoagulanzien (Heparin, Bivalirudin, Enoxaparin oder Fondaparinux) – Thrombozytenaggregationshemmer (ASS, Clopidogrel oder GP IIb/IIIa-Inhibitoren) – Tranquillanzien (Diazepam) – Opioide (Morphin) – Antiarrhythmika (Lidocain, Amiodaron) – Nitrate (Glyceroltrinitrat) **post Infarkt:** – ACE-Hemmer oder AT_1-Rezeptor-Antagonisten – β-Blocker – ASS oder Clopidogrel – Statine

re Begleittherapie mit ASS (150–325 mg oral oder 250–500 mg i. v.), Clopidogrel (initial 600 mg) und ggf. Abciximab, die Antithrombin-Begleittherapie mit Heparin (i. v.) oder Bivalirudin (i. v.) durchgeführt.
Wichtige Begleitmaßnahmen umfassen außerdem eine ausreichende **Schmerztherapie** durch Opioide (i. v.), Sauerstoff bei Atemnot, eine **Ruhigstellung** des Patienten durch Tranquilizer (z. B. Diazepam) und eine Entlastung des Myokards durch Vor- und Nachlastsenkung mit Nitraten (z. B. Glyceroltrinitrat). Weiterhin müssen **ventrikuläre Arrhythmien** möglichst frühzeitig z. B. mit Lidocain oder Amiodaron abgefangen werden (**Tab. 5.3**).
Für die Sekundärprävention kommen ASS (75–100 mg täglich, alternativ Clopidogrel), β-Blocker, ACE-Hemmer (alternativ AT_1-Rezeptor-Antagonisten) und Statine zum Einsatz (**Tab. 5.3**).

5.3 Herzinsuffizienz

Key Point
Die Herzinsuffizienz beeinträchtigt die Lebensqualität und die Lebenserwartung der Betroffenen beträchtlich. Trotz neuer therapeutischer Ansätze und Erfolgen bei der Senkung der Gesamtmortalität ist die Prognose mit einer durchschnittlichen 5-Jahres-Überlebensrate von unter 50 % immer noch schlecht.

5.3.1 Grundlagen
Bei der Herzinsuffizienz besteht ein mehr oder weniger stark ausgeprägtes Unvermögen des Herzens, die Gewebe mit genügend Blut und damit genügend Sauerstoff zu versorgen. Häufigste Ursachen einer Herzinsuffizienz sind ein arterieller Hypertonus und eine koronare Herzkrankheit. Neben gemeinsamen Symptomen wie Leistungsminderung, Nykturie, sympathikotoner Überaktiviät und einer Vergrößerung des Herzens treten je nach betroffenem Ventrikel weitere typische Symptome auf:
– **Linksherzinsuffizienz:** Dyspnoe, Orthopnoe, Lungenödem (**Abb. 5.5**)
– **Rechtsherzinsuffizienz:** Halsvenenstauung, Ödeme, Stauungsleber, Stauungsgastritis, Proteinurie
– **Globalherzinsuffizienz**

Nach Vorschlägen der New York Heart Association (NYHA) wird die Herzinsuffizienz in **4 Stufen** unterteilt, die sich an der Leistungsfähigkeit des Patienten orientieren:
– **NYHA I:** eingeschränkte Ventrikelfunktion, keine Einschränkung der körperlichen Leistungsfähigkeit.
– **NYHA II:** leichte Einschränkung der körperlichen Leistungsfähigkeit, keine Beschwerden in Ruhe, Symptome bei ungewohnten körperlichen Aktivitäten.
– **NYHA III:** erhebliche Einschränkung der körperlichen Leistungsfähigkeit, keine Beschwerden in Ruhe, Symptome bei gewohnten körperlichen Aktivitäten.
– **NYHA IV:** Beschwerden in Ruhe.

5.3.2 Therapieprinzipien
Die Therapieprinzipien haben sich in den letzten 20 Jahren grundlegend gewandelt. Während früher die Stärkung der Herzkraft durch Einsatz positiv inotroper Substanzen und die symptomatische Behandlung der Ödeme im Vordergrund standen, liegt das Hauptaugenmerk der modernen Herzinsuffizienztherapie auf der **Unterbrechung der neuroendokrinen Aktivierung.** Zur Aufrechterhaltung der Organperfusion bei Herzinsuffizienz erfolgt eine kompensatorische Aktivierung des Sympathikus und des Renin-Angiotensin-Systems (**Abb. 5.6**), vgl. Kap. Macula densa und RAAS (S. 201). Die langfristigen Folgen wie Zunahme der Herzfrequenz, Vasokonstriktion, Salz- und Wasserretention und Verstärkung des kardialen Remodelings starten einen pathophysiologischen Teufelskreis, der mitverantwortlich für die schlechte Prognose ist.

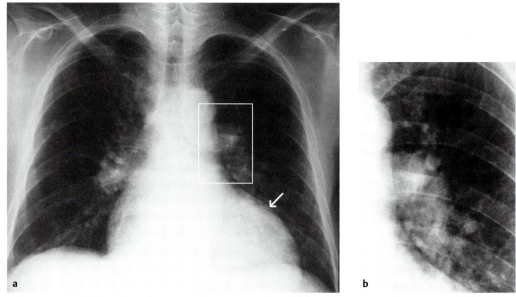

Abb. 5.5 Röntgenbild bei chronischer Herzinsuffizienz. a Deutlich nach links verbreiterte Herzsilhouette (↓) als Ausdruck der linksventrikulären Dilatation. **b** Die Ausschnittvergrößerung zeigt eine vermehrte Gefäßzeichnung im Hilusbereich.
(Reiser M, Kuhn FP, Debus J. Duale Reihe Radiologie. Thieme; 2018)

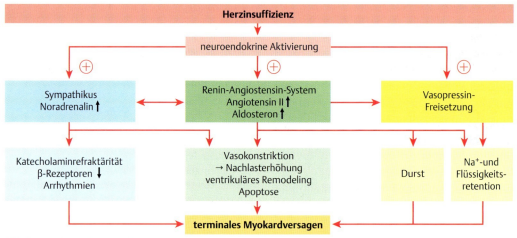

Abb. 5.6 Pathomechanismen der Herzinsuffizienz.

> **MERKE**
>
> Die Herzinsuffizienz geht mit einer Aktivierung des Sympathikus und des Renin-Angiotensin-Systems einher. Ein wichtiges Therapieziel ist daher die Unterbrechung dieser neuroendokrinen Aktivierung.

Ziel der Therapie ist die Verbesserung der Prognose und der Lebensqualität, die Senkung der Mortalität und der Hospitalisierungsrate sowie eine Hemmung der Progression der kardialen Dysfunktion. In großen prospektiv-randomisierten Studien wurde eine Senkung der Mortalität bislang für **ACE-Hemmer**, **AT$_1$-Rezeptor-Antagonisten**, **Aldosteron-Antagonisten**, **β-Blocker**, **Ivabradin** und den **Angiotensin-Rezeptor-Neprilysin-Inhibitor** (ARNI) nachgewiesen. **Diuretika** (S. 138) haben ihren Stellenwert bei der symptomatischen Behandlung von Ödemen, während **Herzglykoside** (S. 139) zur Frequenzkontrolle bei tachyarrhythmischem Vorhofflimmern eingesetzt werden. Herzglykoside verbessern die Lebensqualität bei schwerer Herzinsuffizienz, senken aber nicht die Mortalität.

Kausale Therapieansätze. Kausale Therapieansätze richten sich nach der Ätiologie der Herzinsuffizienz. Hierzu zählen die Kontrolle und Einstellung von Blutdruck, Blutzucker und Blutfettwerten, die Behandlung endokriner Störungen (z. B. Hyperthyreose), die Therapie von Herzrhythmusstörungen sowie operative Eingriffe, z. B. Bypassoperation bei koronarer Herzkrankheit mit Myokardischämie, oder die Beseitigung von Klappenfehlern.

Medikamentöse Therapie. Die medikamentöse Therapie der chronischen Herzinsuffizienz basiert auf folgenden Prinzipien (**Tab. 5.4**):
- Verminderung der neurohumoralen Aktivierung durch ACE-Hemmer, AT_1-Rezeptor-Antagonisten, Aldosteron-Antagonisten, ARNI sowie β-Blocker
- Senkung der Vor- und Nachlast des Herzens mit ACE-Hemmern, AT_1-Rezeptor-Antagonisten, ARNI und Diuretika
- Steigerung der Kontraktionskraft mit Herzglykosiden
- Senkung der Herzfrequenz mit Ivabradin und β-Blockern

Abb. 5.16 zeigt das empfohlene therapeutische Vorgehen bei symptomatischer chronischer Herzinsuffizienz (ESC-Guidelines 2016).

5.3.3 Wirkstoffe

ACE-Hemmer bei Herzinsuffizienz

ACE-Hemmer (S. 112) bewirken über die Hemmung der Angiotensin-II-Bildung und des Bradykinin-Abbaus eine **Senkung der Vor- und insbesondere der Nachlast**. Hinzu kommen die Hemmung der Wasser- und Salzretention durch Verminderung der Aldosteron- und Vasopressin-Synthese sowie eine Senkung des Sympathikotonus. Bedeutsam ist außerdem der langfristige Einfluss auf das **kardiale Remodeling**, d. h. die Verhinderung oder Verzögerung ungünstiger Umbau- und Anpassungsvorgänge am Herzen.
In der CONSENSUS-I-Studie konnten eine Mortalitätssenkung und eine Verbesserung der Lebensqualität bei Patienten mit schwerer Herzinsuffizienz nach Behandlung mit **Enalapril** nachgewiesen werden. Zahlreiche Nachfolgestudien mit verschiedenen ACE-Hemmstoffen zeigten eine Senkung der Mortalität, Verbesserung der Symptomatik und Reduktion der Krankenhauseinweisungen auch bei allen anderen Schweregraden der chronischen Herzinsuffizienz, sodass **ACE-Hemmer bei jeder Form der manifesten Herzinsuffizienz indiziert** sind (**Tab. 5.4**). Die Therapie sollte vorsichtig mit kleinen Dosen begonnen und langsam (Dosisverdopplung etwa alle 2 Wochen) bis zu den in den Herzinsuffizienzstudien verwendeten Zieldosen gesteigert werden.

> **MERKE**
>
> ACE-Hemmer sind bei jeder Form der manifesten Herzinsuffizienz indiziert.

Bei der Herzinsuffizienzbehandlung ist insbesondere bei gleichzeitigem Einsatz von Aldosteron-Antagonisten auf die erhöhte **Gefahr einer Hyperkaliämie** (S. 203) zu achten.
Einen wesentlichen Beitrag zu den kardioprotektiven Wirkungen der ACE-Hemmer leisten die endothelialen Mediatoren **NO und Prostazyklin**. Daher kann die **gleichzeitige Gabe von** COX-Inhibitoren die Wirkung der ACE-Hemmer auf die Koronarperfusion abschwächen. Dies gilt nicht für ASS in niedriger Dosierung zur Thrombozytenaggregationshemmung.

Tab. 5.4

Medikamentöse Stufentherapie der Herzinsuffizienz bei systolischer linksventrikulärer Dysfunktion (EF < 40 %)

	NYHA I	NYHA II	NYHA III	NYHA IV
ACE-Hemmer	+	+	+	+
β-Blocker (ohne ISA)	nach Myokardinfarkt bei Hypertonie	+[1]	+[1]	+[1]
Thiaziddiuretika	bei Hypertonie	bei Flüssigkeitsretention	+	+
Schleifendiuretika	∅	bei Flüssigkeitsretention	+	+
Aldosteron-Antagonisten	nach Myokardinfarkt	+	+	+
AT_1-Rezeptor-Antagonisten	+[2]	+[2]	+[2]	+[2]
ARNI	∅	+[4]	+[4]	+[4]
Ivabradin	–	+[3]	+[3]	+[3]
Herzglykoside	bei tachyarrhythmischem Vorhofflimmern	bei tachyarrhythmischem Vorhofflimmern	bei tachyarrhythmischem Vorhofflimmern	+

[1] nur bei stabilen Patienten, langsam einschleichend
[2] bei ACE-Hemmer-Intoleranz
[3] wenn EF < 35 %; bei Sinusrhythmus und Herzfrequenz ≥ 70 Schläge/min trotz β-Blocker
[4] als Ersatz für ACE-Hemmer bei Symptomen trotz optimaler Behandlung mit ACE-Hemmer, β-Blocker, Aldosteronantagonist und ggf. Diuretikum

AT$_1$-Rezeptor-Antagonisten bei Herzinsuffizienz

Für den Wirkmechanismus der **AT1-Rezeptor-Antagonisten** (S. 116) ist neben der im Vergleich zum ACE-Hemmer effektiveren Blockade der Angiotensin-II-Wirkungen am AT$_1$-Rezeptor die verstärkte Stimulation des AT$_2$-Rezeptors und die darüber vermittelte lokale Bradykininbildung im Herzen möglicherweise von zusätzlicher Bedeutung. In einigen klinischen Studien konnte die Effektivität der AT$_1$-Rezeptor-Antagonisten bei der Behandlung der chronischen Herzinsuffizienz aufgezeigt werden.

Im direkten Vergleich mit einem ACE-Hemmer erwies sich der AT$_1$-Rezeptor-Antagonist Losartan in der ELITE-II-Studie als gleichwertig. Die CHARM-Alternative-Studie mit Candesartan verdeutlicht, dass AT$_1$-Rezeptor-Antagonisten eine geeignete **Alternative bei ACE-Hemmer-Unverträglichkeit** darstellen. Durch eine zusätzliche Gabe eines AT$_1$-Rezeptor-Antagonisten zu einem ACE-Hemmer kann zwar eine weitere leichte Reduktion der Gesamtmortalität (CHARM-added-Studie) und eine weitere Verbesserung der Lebensqualität (ValHeFT-Studie) erreicht werden. Diese Maßnahme sollte aber nur in Betracht gezogen werden, wenn Aldosteronantagonisten nicht gegeben werden können.

Die **Nebenwirkungen** der ACE-Hemmer, wie trockener Reizhusten und angioneurotisches Ödem, treten bei der Anwendung von AT$_1$-Rezeptor-Antagonisten nicht auf. Die über eine Stimulation des AT$_2$-Rezeptors erhöhte lokale Bradykininbildung ist in der Regel nicht ausreichend, um ein angioneurotisches Ödem auszulösen, wenngleich Einzelfälle berichtet wurden. Dagegen muss bei **gleichzeitiger Gabe von Cyclooxygenase-Hemmstoffen** mit einer Hemmung der bradykinininduzierten Prostazyklinbildung gerechnet werden.

Ein erhöhtes Auftreten von Hypotonie und Hyperkaliämie ist bei gleichzeitigem Einsatz von AT$_1$-Rezeptor-Antagonisten und ACE-Hemmstoffen oder Aldosteron-Antagonisten zu erwarten.

> **MERKE**
>
> AT$_1$-Rezeptor-Antagonisten sind eine geeignete Alternative bei Patienten mit ACE-Hemmer-Unverträglichkeit.

β-Blocker bei Herzinsuffizienz

Bezüglich der Anwendung von **β-Blockern** (S. 117) **bei der Herzinsuffizienz** hat sich ein Paradigmenwechsel ereignet. Waren sie bei der stabilen Herzinsuffizienz wegen ihrer negativ inotropen Wirkung vor Jahren noch absolut kontraindiziert, sind sie mittlerweile **essenzieller Bestandteil der Basismedikation**.

Bei der Herzinsuffizienz werden β-Blocker **ergänzend** ab NYHA-Stadium II gegeben (**Tab. 5.4**). Dabei sollten β-Blocker **ohne ISA** zum Einsatz kommen wie Carvedilol, Bisoprolol, Metoprololsuccinat (nicht Metoprololtartrat!), Nebivolol.

> **MERKE**
>
> Bei der Therapie der Herzinsuffizienz sollten die in klinischen Studien erfolgreich eingesetzten β-Blocker verabreicht werden und insbesondere auf Substanzen mit ISA verzichtet werden.

Voraussetzung für die Therapie ist eine stabile Herzinsuffizienz ohne Flüssigkeitsretention. Ein vorsichtiger **Start der Therapie mit sehr niedrigen Dosen** (etwa $1/10$ der Zieldosis) und eine langsame Dosissteigerung (mindestens 2-wöchige Intervalle) bis zur Zieldosis ist sehr wichtig.

Exkurs

Die Gründe für die günstigen Effekte der β-Blocker bei der chronischen Herzinsuffizienz sind noch nicht vollständig geklärt. Infrage kommen:
- Stabilisierung des Herzrhythmus → Häufigkeit des plötzlichen Herztodes ↓.
- Senkung der Herzfrequenz mit Verminderung des Energieverbrauchs = Ökonomisierung.
- Abschirmung des Herzens gegen einen überaktivierten Sympathikus (**Abb. 5.7**): Als Folge der Dauerstimulation des Sympathikus kommt es zu einer Abnahme der myokardialen β-Rezeptoren. β-Blocker verbessern durch eine Erhöhung der Dichte der β-Rezeptoren und Resensitivierung der β-adrenergen Signalkaskade die Ansprechbarkeit des Myokards auf endogene Katecholamine.

Generell ist eine klinische Besserung nicht vor Ablauf von 3 Monaten zu erwarten (**Abb. 5.8**). Bei der Anwendung von Metoprolol, Carvedilol und Nebivolol muss die hepatische Metabolisierung über CYP2D6 (S. 653) berücksichtigt werden. Insbesondere bei Langsam-Metabolisierern ist deren Abbau herabgesetzt und die Plasmaspiegel sind bis auf das 5-Fache erhöht. In diesen Fällen kann auf Bisoprolol, das kaum hepatisch metabolisiert wird, zurückgegriffen werden.

> **Praxistipp**
>
> Aufgrund der kardiodepressiven Wirkungen kann es bei Therapiebeginn trotz niedriger Anfangsdosen zu einer Verschlechterung der Symptomatik bis hin zu einer kardialen Dekompensation kommen. Die Therapie einer Herzinsuffizienz mit β-Blockern muss daher vorsichtig und einschleichend unter engmaschiger Kontrolle begonnen werden.

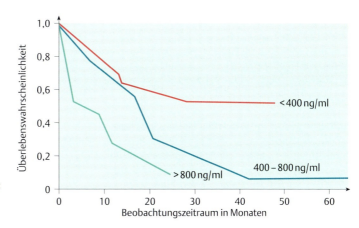

Abb. 5.7 Überlebenswahrscheinlichkeit von Patienten mit chronischer Herzinsuffizienz in Abhängigkeit von der Plasma-Noradrenalin-Konzentration (ng/ml).

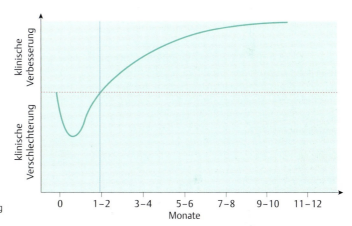

Abb. 5.8 Wirkungen der β-Blocker bei Herzinsuffizienz. Eine klinische Verbesserung ist erst nach 2–3 Monaten zu erwarten.

Angiotensin-Rezeptor-Neprilysin-Inhibitor (ARNI) bei Herzinsuffizienz

Der Angiotensin-Rezeptor-Neprilysin-Inhibitor (ARNI) ist eine Wirkstoffkombination aus **Valsartan** und **Sacubitril**. Das Wirkprinzip des ARNI bei der Herzinsuffizienz basiert daher zum einen auf der **Hemmung des RAAS** durch den AT_1-Rezeptor-Antagonisten Valsartan und zum anderen auf der **Hemmung von Neprilysin** durch Sacubitril. Die Peptidase Neprilysin baut natriuretische Peptide (ANP und BNP) und Bradykinin ab. Durch Hemmung des Enzyms werden sowohl die vasodilatatorischen und natriuretischen Wirkungen von ANP und BNP als auch die kardioprotektiven Wirkungen von Bradykinin – vergleichbar der Wirkung von ACE-Hemmern – verstärkt. In der PARADIGM-HF-Studie war der ARNI hinsichtlich kardiovaskulärer Todesfälle und herzinsuffizienzbedingter Klinikeinweisungen dem ACE-Hemmer Enalapril überlegen. Die Substanz wird als Ersatz für einen ACE-Hemmer bei Herzinsuffizienzpatienten empfohlen, die trotz optimaler Behandlung mit einem ACE-Hemmer, β-Blocker und Aldosteronantagonisten symptomatisch bleiben. Mit erweiterten Indikationen für den ARNI ist in Zukunft zu rechnen.

Die **Nebenwirkungen und Kontraindikationen** entsprechen jenen der Sartane. Zusätzlich können aufgrund des verminderten Bradykininabbaus angioneurotische Ödeme auftreten. ACE-Hemmer und ARNI dürfen wegen der stark erhöhten Inzidenz von angioneurotischen Ödemen nicht gemeinsam gegeben werden. Da Sacubitril durch Hemmung des Abbaus von natriuretischen Peptiden die Konzentration von cGMP erhöht, muss bei gleichzeitiger Anwendung von Phosphodiesterase-5-Hemmern wie Sildenafil mit einer starken Blutdrucksenkung gerechnet werden. Weiterhin besteht die theoretische Möglichkeit, dass bei längerfristiger Einnahme Demenzen begünstigt werden, da Neprilysin auch β-Amyloid-Peptide abbaut und als Zielmolekül für Antidementiva getestet wird.

Die üblicherweise empfohlene Zieldosis beträgt 97 mg Neprilysin/103 mg Valsartan zweimal täglich (eine Tablette morgens und eine Tablette abends).

MERKE

ARNI und ACE-Hemmer hemmen beide den Abbau von Bradykinin. Die Häufigkeit für das Auftreten von angioneurotischen Ödemen ist bei beiden Substanzklassen vergleichbar. ARNI und ACE-Hemmer dürfen daher nicht gemeinsam gegeben werden.

Aldosteron-Antagonisten bei Herzinsuffizienz

Aldosteron-Antagonisten (S. 208) verhindern durch kompetitive Hemmung des Mineralokortikoid-Rezeptors die Wirkungen des Aldosterons wesentlich effektiver als ACE-Hemmer und AT_1-Rezeptor-Antagonisten. Für **Spironolacton** und **Eplerenon** konnte eine Reduktion der Gesamtmortalität und der Hospitalisierungshäufigkeit bei Patienten mit Herzinsuffizienz von NYHA II–IV belegt werden (RALES-Studie 1999; EPHESUS-Studie 2003; EMPHASIS-Studie 2010). Beide werden für die Behandlung der chronischen Herzinsuffizienz in einer niedrigen Dosierung eingesetzt. Die schwache diuretische Wirkung dieser kaliumsparenden Diuretika scheint allerdings von untergeordneter Bedeutung zu sein, im Vordergrund steht die Hemmung der aldosterongetriggerten myokardialen Fibrose und damit des kardialen Remodelings (S. 133).

MERKE

Niedrig dosierte Aldosteron-Antagonisten vermindern bei Herzinsuffizienz zusätzlich zum ACE-Hemmer und β-Blocker die Mortalität und die Zahl der Krankenhauseinweisungen.

Der kaliumsparende Effekt der Aldosteron-Antagonisten ist für das erhöhte Hyperkaliämierisiko (S. 203) verantwortlich, das vor allem bei Kombination mit ACE-Hemmern und AT_1-Rezeptor-Antagonisten zu beachten ist. Spironolacton führt aufgrund seiner geringen Selektivität bei bis zu 10 % der Patienten zu einer Gynäkomastie.

> **Praxistipp**
>
> Bei gleichzeitiger Gabe von Aldosteron-Antagonisten und ACE-Hemmern/AT_1-Rezeptor-Antagonisten ist wegen der erhöhten Gefahr einer Hyperkaliämie eine regelmäßige Kontrolle der Plasma-Kalium-Spiegel notwendig.

Diuretika bei Herzinsuffizienz

Diuretika (S. 202) haben ihren besonderen Stellenwert in der **Therapie von Ödemen**. Sie vermindern das zirkulierende Blutvolumen und führen bei Dauertherapie zusätzlich zu einer Senkung der Nachlast (**Abb. 5.9**). Im Gegensatz zu den vorherigen Substanzgruppen existieren für die Diuretika keine klinischen Studien zur Beeinflussung der Gesamtmortalität.

MERKE

Wegen der Abnahme des zirkulierenden Volumens kommt es unter Diuretika zu einer Aktivierung des Renin-Angiotensin-Systems. Deshalb sollten bei der Behandlung der Herzinsuffizienz Diuretika nur gemeinsam mit ACE-Hemmern oder AT_1-Rezeptor-Antagonisten gegeben werden.

Bei schwerer Herzinsuffizienz (NYHA III–IV) zählen die Diuretika zur Standardtherapie. Dagegen ist in frühen Stadien der Herzinsuffizienz der Einsatz von Diuretika nur bei Ödemen sinnvoll. Die **Indikationen** für den Einsatz von Diuretika bei chronischer Herzinsuffizienz sind in **Tab. 5.5** aufgeführt.

MERKE

Eine einfache Verlaufskontrolle für eine erfolgreiche Diuretikabehandlung ist die tägliche Gewichtsbestimmung.

Tab. 5.5

Einsatz von Diuretika bei chronischer Herzinsuffizienz

Wirkstoff	Indikation
Thiazide	geringgradige Flüssigkeitsretention, normale Nierenfunktion
Schleifendiuretika	schwere Herzinsuffizienz, eingeschränkte Nierenfunktion
Thiazide + Schleifendiuretika	therapieresistente Ödeme, sequenzielle Nephronblockade*
Aldosteron-Antagonisten	Postinfarktphase oder NYHA II–IV (Prognoseverbesserung)

* Auftretende Resistenz gegen Schleifendiuretika (S. 209), die durch kompensatorische Steigerung der Natrium-Rückresorption im distalen Tubulus erklärt wird.

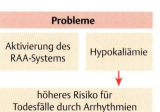

Abb. 5.9 Vorteile und Probleme der Herzinsuffizienztherapie mit Thiazid- und Schleifendiuretika.

Eine durch Thiazide oder Schleifendiuretika induzierte **Hypokaliämie** erhöht das Risiko für kardiale Arrhythmien. Häufig ist die Kombination mit einem ACE-Hemmer oder einem AT_1-Rezeptor-Antagonisten bereits ausreichend zur Vermeidung einer Hypokaliämie. Ansonsten sollte zusätzlich ein kaliumsparendes Diuretikum eingesetzt werden (Beachte: Gefahr einer Hyperkaliämie). Bei Herzinsuffizienz (NYHA II – IV) sind Aldosteron-Antagonisten wegen der Verbesserung der Prognose vorzuziehen.

Positiv inotrope Substanzen: Herzglykoside

Positiv inotrope Substanzen haben ihren Stellenwert bei der Behandlung der **akuten Herzinsuffizienz**. Bei der Therapie der chronischen Herzinsuffizienz haben sie an Bedeutung weitgehend verloren, da sie – mit Ausnahme der Herzglykoside – zu einer Übersterblichkeit führen. Zu den positiv inotropen Substanzen zählen u. a.:

- **Phosphodiesterase-III-Hemmstoffe** (Milrinon, Enoximon): Sie vermindern den Abbau von cAMP durch Blockade der Phosphodiesterase III (S. 100).
- **Katecholamine** (S. 79), z. B. Dobutamin: Sie üben ihre positiv inotrope Wirkung durch Stimulation kardialer β-Rezeptoren mit nachfolgender Aktivierung der Adenylatcyclase und vermehrter Bildung von cAMP aus.
- **Herzglykoside** (Digoxin, Digitoxin).

Herzglykoside kommen in verschiedenen Pflanzen vor. Die bekanntesten und therapeutisch bedeutsamsten sind **Digoxin** und **Digitoxin**, die im Roten und Wolligen Fingerhut (Digitalis purpurea und lanata) gefunden werden. Sie bestehen aus einem Steroidgrundgerüst mit einem ungesättigten Lactonring in 17-Stellung (Genin) und einem oder mehreren Zuckerresten (**Abb. 5.10**). **Pharmakokinetische Unterschiede** zwischen Digitoxin und Digoxin erklären sich durch eine zusätzliche OH-Gruppe in Stellung 12 des Steroidgerüsts von Digoxin (**Abb. 5.10**), die der Substanz eine höhere Polarität verleiht. Digitoxin wird teilweise (ca. 8 %) zu Digoxin metabolisiert, was die renale Ausscheidung verbessert (**Tab. 5.6**). Durch Acetylierung oder Methylierung der OH-Gruppen der endständigen Zuckerreste erhält man halbsynthetische Herzglykoside (β-Acetyldigoxin und β-Methyldigoxin), die aufgrund der höheren Lipophilie besser enteral resorbiert werden als Digoxin. Die **pharmakodynamischen Eigenschaften** von Digoxin und Digitoxin sind gleich.

Indikationen. Chronische Herzinsuffizienz ab NYHA III (**Tab. 5.4**) und Tachyarrhythmia absoluta (Konversion in den Sinusrhythmus wird meist nicht erreicht).

Wirkmechanismus. Herzglykoside wirken **positiv inotrop und bathmotrop** sowie **negativ chronotrop und dromotrop**. Die positiv inotrope Wirkung ist Folge der Hemmung der Na^+-K^+-ATPase in der Myozytenmembran. Dadurch wird der aktive Auswärtstransport von Na^+ verhindert, was indirekt zu einer Verminderung des Auswärtstransports von Ca^{2+} über den Na^+-Ca^{2+}-Austauscher führt: Die Zunahme der intrazellulären Ca^{2+}-Konzentration bewirkt eine Steigerung der Kontraktionskraft.

Durch die **Zunahme des Schlagvolumens** wird die Empfindlichkeit der Barorezeptoren gesteigert, was zu einer Abnahme des Sympathikotonus und zu einem erhöhten Tonus des Parasympathikus führt. Zusätzlich erfolgt eine direkte Erregung zentraler Vaguskerne. Diese Effekte werden bereits im niedrigen Dosisbereich der Herzglykoside beobachtet und sind maßgeblich für ihre negativ chronotropen und dromotropen Wirkungen verantwortlich. Sie werden einerseits zur Behandlung von tachykarden supraven-

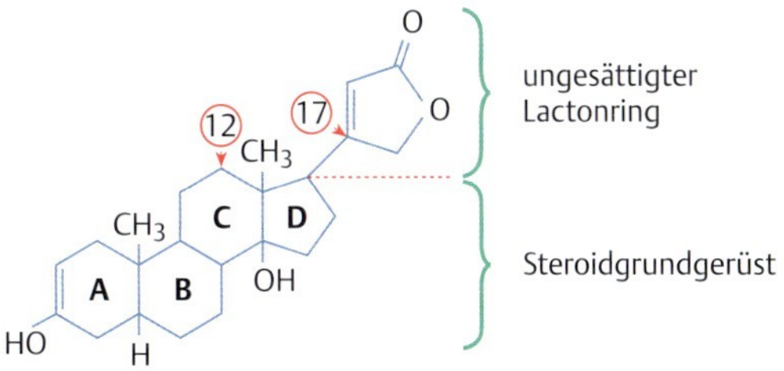

Abb. 5.10 Strukturformel des Digitoxigenins.

Tab. 5.6

Vergleich der Pharmakokinetik von Digoxin und Digitoxin

Parameter	Digoxin (Lanicor®)	Digitoxin (Digimerck®)
Bioverfügbarkeit	70–80 %	90–100 %
Elimination bzw. Metabolismus (überwiegend)	renal	70 % hepatisch metabolisiert
Plasmaproteinbindung	20–30 %	95 %
tägliche Abklingquote	20 %	7 %
tägliche orale Erhaltungsdosis	0,15–0,3 mg	0,07–0,1 mg
therapeutische Plasmakonzentration	0,5–0,8 ng/ml	10–20 ng/ml
HWZ	1–2 d (abhängig von GFR)	6–8 d (unabhängig von GFR)
Gewebeverteilung	hoch	gering

trikulären Rhythmusstörungen (S. 142) genutzt, andererseits sind sie aber auch für unerwünschte Wirkungen wie AV-Blockierung verantwortlich.

> **MERKE**
>
> Wirkungen der Herzglykoside:
> - Steigerung der Kontraktionskraft (positiv inotrop)
> - Senkung der Herzfrequenz (negativ chronotrop)
> - Verzögerung der atrioventrikulären Erregungsleitung (negativ dromotrop)
> - Erhöhung der Erregbarkeit des Herzens (positiv bathmotrop)

Exkurs

Herzglykoside hatten in der DIG (Digitalis Investigation Group)-Studie keinen Einfluss auf die Gesamtmortalität. Subgruppenanalysen lassen jedoch vermuten, dass mit niedrigen Plasmakonzentrationen von Digoxin (0,5–0,8 ng/ml) eine Prognoseverbesserung erreicht werden kann, während hohe, aber noch im therapeutischen Bereich liegende Plasmakonzentrationen (bis 1,2 ng/ml) die Gesamtmortalität erhöhen.

Nebenwirkungen. Herzglykoside weisen eine extrem geringe therapeutische Breite von 1,5–2,5 auf, d. h., unerwünschte Wirkungen treten relativ häufig auf. Sie betreffen in erster Linie das Herz (70 %), den Gastrointestinaltrakt und das ZNS (**Tab. 5.7**).

Tab. 5.7

Unerwünschte Wirkungen von Herzglykosiden

Organsystem	unerwünschte Wirkungen
Herz	– AV-Überleitungsstörungen – Vorhofflimmern – ventrikuläre Extrasystolen – ventrikuläre Tachykardien – Kammerflimmern – Bradykardie
Magen-Darm-Trakt	– Übelkeit – Erbrechen – Appetitlosigkeit – Bauchschmerzen
ZNS	– Kopfschmerz – Müdigkeit – Schlaflosigkeit – Verwirrtheit – Halluzinationen – Grün-Gelb-Sehen – Skotome
andere	– Gynäkomastie

Exkurs

Therapie der Herzglykosidvergiftung

Bei einer Herzglykosidvergiftung mit Digitoxin kann unter Ausnutzung des enterohepatischen Kreislaufs die Glykosidmenge im Körper durch **Aktivkohle** oder Colestyramin gesenkt werden. Kalium kann bei tachykarden Rhythmusstörungen zum Einsatz kommen, sofern keine Hyperkaliämie oder ein AV-Block vorliegt. In diesen Fällen kann Lidocain verwendet werden. Bradykarde Rhythmusstörungen werden mit Atropin behandelt, ggf. wird ein temporärer Schrittmacher notwendig. Bei schweren Herzglykosidvergiftungen (S. 688) kann der Einsatz von **Digitalisantikörpern** (Digitalisantidot BM®) lebensrettend sein.

Kontraindikationen. Ventrikuläre Tachyarrhythmien, AV-Block 2. und 3. Grades, ausgeprägte Hypokaliämie, Hyperkalzämie, obstruktive Kardiomyopathie, WPW-Syndrom.

 Praxistipp

> Einem digitalisierten Patienten nie Calcium i. v. geben!

Arzneimittelinteraktionen. Aufgrund der geringen therapeutischen Breite müssen Interaktionen vermieden werden. Da Digoxin ein Substrat des P-Glykoproteins (S. 653) ist, steigern Hemmstoffe des P-Glykoproteins wie Verapamil, Chinidin und Ciclosporin den Plasmaspiegel. Andererseits können Induktoren des P-Glykoproteins die Digoxinspiegel senken und einen Wirkverlust induzieren. Auch Änderungen der Plasma-Kalium-Konzentration haben entscheidenden Einfluss auf die Herzglykosidwirkung (**Tab. 5.8**).

Ivabradin bei Herzinsuffizienz

In den Leitlinien der Europäischen Gesellschaft für Kardiologie von 2012 wurde Ivabradin (S. 131) als neues Therapieprinzip für die Behandlung einer chronischen Herzinsuffizienz aufgenommen. Diese erweiterte Indikation für Ivabradin ist der SHIFT-Studie (2010) zu verdanken, an der 6 558 Patienten mit chronischer Herzinsuffizienz teilnahmen. In der Studie führte die zusätzliche Gabe von Ivabradin zu einer Reduktion der Zahl der Todesfälle und insbesondere der Klinikeinweisungen. Wichtige Einschlusskriterien waren eine Ruhefrequenz von ≥ 70 Schlägen/min und Sinusrhythmus.

Tab. 5.8

Wichtige Arzneimittelinteraktionen von Herzglykosiden

Substanzen	Mechanismus der Interaktion	Auswirkung auf Herzglykoside
Verstärkung der Wirkung (Intoxikation)		
Verapamil, Chinidin, Ciclosporin	Hemmung von P-Glykoprotein	Plasmaspiegel ↑ Auswärtstransport im Intestinaltrakt ↓
Thiazide Schleifendiuretika β$_2$-Sympathomimetika Glukokortikoide Laxanzien	Hypokaliämie	verstärkte Bindung an die ATPase mit Wirkungsverstärkung
Abschwächung der Wirkung (Wirkungsverlust)		
Johanniskraut Rifampicin	Induktion von P-Glykoprotein	Plasmaspiegel ↓ Auswärtstransport ins Intestinum ↑
ACE-Hemmstoffe/Sartane Aldosteron-Antagonisten kaliumsparende Diuretika COX-Inhibitoren	Hyperkaliämie	abgeschwächte Bindung an die ATPase mit Wirkungsverlust

5.4 Herzrhythmusstörungen

Key Point

Herzrhythmusstörungen treten bei zahlreichen, vor allem kardiovaskulären, endokrinen und entzündlichen Erkrankungen auf und können als potenziell lebensbedrohliche Ereignisse das Krankheitsbild dominieren. Antiarrhythmika sind neben dem Einsatz eines Herzschrittmachers und kardiochirurgischen Eingriffen eine wichtige Therapieoption, ihre Wirkungen werden aber durch proarrhythmogene oder das Herz belastende Effekte begrenzt.

5.4.1 Grundlagen

Herzrhythmusstörungen entwickeln sich als Folge von kardialen, endokrinen und entzündlichen Erkrankungen, Elektrolytstörungen, nach Einnahme von Medikamenten, Genussmitteln u.v.m. Die Symptome variieren erheblich. Oft haben die Betroffenen subjektiv keine Beschwerden, teilweise werden Palpitationen (Herzklopfen) oder Herzstolpern wahrgenommen. Es können aber auch akut bedrohliche Symptome entstehen, verstärkt durch Atemnot, Unruhe oder Stressreaktionen. Lebensbedrohlich sind ventrikulären Arrhythmien. Die pharmakologische Therapie wird zunehmend von elektronischen Schrittmachern und interventionellen Eingriffen ergänzt bzw. abgelöst.

MERKE

Zusätzlich zur antiarrhythmischen Therapie müssen die Grunderkrankung optimal versorgt und Risikofaktoren ausgeschaltet werden.

Herzrhythmusstörungen werden **eingeteilt** in:
- bradykarde Herzrhythmusstörungen
- tachykarde Herzrhythmusstörungen
  - supraventrikuläre Rhythmusstörungen
  - ventrikuläre Rhythmusstörungen

Antiarrhythmika sollen die pathologische Schlagfrequenz normalisieren; sie können prinzipiell
- die Herzfrequenz steigern oder senken,
- die ektope Erregungsbildung unterdrücken und
- die Überleitung beschleunigen oder verzögern.

Antiarrhythmika sind potenziell **proarrhythmogen**, d. h., sie fördern selbst die Entstehung von Arrhythmien (das liegt in der Natur der Sache). Es ist schwierig, proarrhythmogene Effekte von mangelnder Wirksamkeit zu unterscheiden.

5.4.2 Therapie bradykarder Rhythmusstörungen

Zur Langzeittherapie bradykarder Rhythmusstörungen (HF < 60/min) oder Rhythmusstörungen mit langen Pausen ist der **Herzschrittmacher das Mittel der Wahl**. Für eine **akute Intervention**, z. B. als überbrückende Maßnahme bis zum Einsatz eines Schrittmachers, stehen zwei Wirkstoffgruppen zur Verfügung: Parasympatholytika und β-Rezeptor-Agonisten.

Parasympatholytika (Vagolytika). Hier kommen **Atropin** oder das nicht ZNS-gängige **Ipratropium** (Itrop®; i. v., endotracheal oder oral) zum Einsatz. Im Gegensatz zu den β-Rezeptor-Agonisten wirken die Parasympatholytika nicht auf die Herzkammern und verursachen daher keine ventrikulären Rhythmusstörungen. Die Nebenwirkungen ergeben sich aus den gehemmten Funktionen des Parasympathikus (S. 74).

β-Rezeptor-Agonisten (Sympathomimetika). Orciprenalin (Alupent®; mäßige β$_2$- > β$_1$-Präferenz) oder

Adrenalin steigern u. a. die Erregungsfrequenz (beschleunigter Anstieg des Aktionspotenzials) und die Inotropie (vermehrter Calcium-Einstrom).

Praxistipp
Wegen der Gefahr von Tachyarrhythmien, ektopen Schrittmacheraktivitäten sowie Nebenwirkungen wie Unruhe und Angstzuständen sollten Sympathomimetika grundsätzlich so niedrig und kurz wie möglich eingesetzt werden.

5.4.3 Therapie tachykarder Rhythmusstörungen

Bei ventrikulären tachykarden Rhythmusstörungen kommen immer mehr die Katheterablation und der implantierbare Kardioverter-Defibrillator (ICD) zum Einsatz. Dennoch sind Antiarrhythmika (AA) in der Kardiologie essenzielle Therapeutika. AA gegen tachykarde Rhythmusstörungen werden auch heute noch nach der **Klassifikation von Vaughan-Williams** in die Klassen I–IV eingeteilt. Sie orientieren sich am Wirkmechanismus, wobei sich die Wirkungen überlappen können (**Tab. 5.10**):
- I Natrium-Kanal-Blocker
- II β-Blocker
- III Kalium-Kanal-Blocker
- IV Calcium-Kanal-Blocker

Diese Einteilung ist insofern problematisch, als sie die neuen spezifischen Kanal- und Rezeptorblocker nicht berücksichtigt.

Die meisten Antiarrhythmika sind **amphiphil**, ähnlich den Lokalanästhetika (S. 430). Sie erreichen den Kanal durch die Lipidmembran (lipophiler Anteil) und blockieren in der wässrigen Phase (hydrophiler Anteil) den Durchtritt des jeweiligen Ions.

Fast alle Antiarrhythmika haben selbst **arrhythmogene Nebenwirkungen**. Sie interferieren mit der elektrophysiologischen Aktivität und können **lebensgefährliche Rhythmusstörungen** auslösen. Daher müssen sie immer mit größter Sorgfalt (Beachtung der täglichen Höchstdosis etc.) und unter regelmäßiger EKG-Kontrolle verordnet werden. Zu beachten sind folgende unerwünschte Effekte:
- **tachykarde Rhythmusstörungen:** durch stimulierende Wirkstoffe wie Katecholamine oder Parasympatholytika
- **frühe Nachdepolarisationen:** alte Infarktnarben, z. B. durch Klasse-III-Antiarrhythmika (**Abb. 5.11**)
- **späte Nachdepolarisationen:** durch (diastolische) Calcium-Überladung provoziert, z. B. unter Stimulation mit Sympathotonika oder Herzglykosiden
- **Torsade-de-pointes-Arrhythmien (TDP):** mit einer hohen Letalität behaftet und daher besonders gefährlich. Es kommt zur völligen Instabilität ventrikulärer Erregungen, die im EKG als ständige Wechsel des Erregungsvektors imponiert. TDP-Arrhythmien werden nicht nur durch Antiarrhythmika, sondern auch durch andere Wirkstoffe ausgelöst und führen immer wieder zur Marktrücknahme von Medikamenten.
- **negative Inotropie:** meist keine direkte Folge der Rhythmusveränderung, aber eine klinisch relevante Nebenwirkung, die ihrerseits Rhythmusstörungen begünstigen kann. Rhythmusstörungen treten oft gemeinsam mit eingeschränkter Schlagkraft auf!

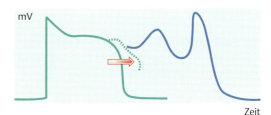
Abb. 5.11 Frühe Nachdepolarisation. Elektrophysiologische Instabilität (blaue Kurve) durch Verlängerung des Aktionspotenzials (roter Pfeil an gestrichelter Kurve) unter Klasse III-AA. Je länger das Aktionspotenzial, desto höher das Risiko für frühe ektope Erregungen wie Nachdepolarisationen.

> **MERKE**
> - Beim Einsatz von Antiarrhythmika ist auf mögliche Herzrhythmusstörungen durch proarrhythmische Effekte zu achten.
> - Je länger das Aktionspotenzial oder die relative Refraktärphase, desto höher das Risiko ektoper Erregungen.
> - Antiarrhythmika können die Schlagkraft herabsetzen (negativ inotrop).

Klasse-I-AA: Hemmung der Natrium-Kanäle

Natrium-Kanal-Blocker wirken **membranstabilisierend,** indem sie die Leitungsfähigkeit des Natrium-Kanals blockieren (**Abb. 5.12**), vgl. Lokalanästhetika (S. 430). Als Folge nehmen die Anstiegssteilheit des Aktionspotenzials und die Leitungsgeschwindigkeit ab, die Repolarisation wird verlängert. Da sich die Erholung der Natrium-Kanäle verzögert, sinkt das Risiko für früh einfallende Extrasystolen.

Zu achten ist auf die *use dependence:* Klasse-I-Antiarrhythmika binden den Natrium-Kanal im offenen oder inaktiven Zustand, wobei Häufigkeit und Dauer dieser Zustände von der Frequenz und Erregungsstörung abhängen. Sie binden individuell mit unterschiedlicher Affinität und Dauer. Substanzen mit **kurzer Bindungszeit** wie Lidocain, die schnell wegdissoziieren, sind nur bei **hoher Frequenz** wirksam und damit stark *use-dependent*. Im Gegensatz dazu wirken Substanzen mit langer Bindungszeit wie Propafenon auch bei niedriger Frequenz (**Abb. 5.13**).

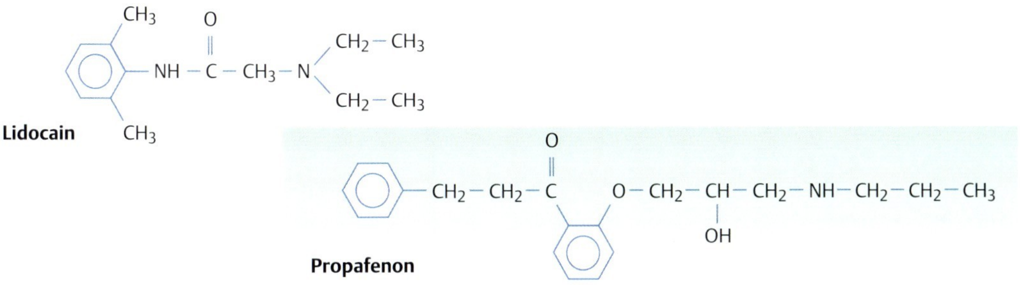

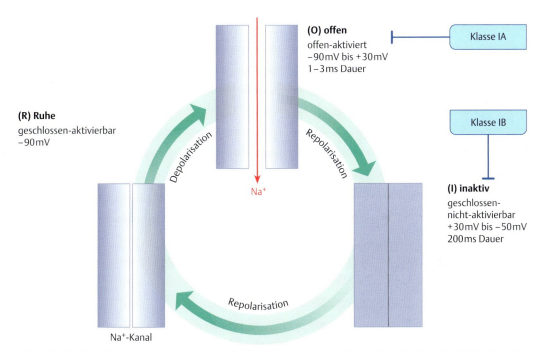

Abb. 5.12 Strukturformeln Klasse-I-AA. Einige Klasse-I-AA wie Propafenon besitzen Strukturähnlichkeiten mit Lokalanästhetika wie Lidocain.

Abb. 5.13 Use dependence. Der Natrium-Kanal durchläuft die 3 Stadien Ruhe, geschlossen (R), offen (O) und inaktiv (I), die durch Depolarisation und Repolarisation ineinander übergehen. Klasse-I-AA blockieren den Natrium-Kanal im Offen- oder im Inaktivzustand in Abhängigkeit von der Frequenz bzw. Öffnungswahrscheinlichkeit.

Natrium-Kanal-Blocker werden nach ihrer verzögerten **Erholungszeit des Natrium-Kanals** in die Unterklassen **IA, IB und IC** unterteilt (**Abb. 5.14**).
Als **Indikationen** für Klasse-I-Antiarrhythmika gelten im Prinzip nur noch supraventrikuläre Arrhythmien (**Tab. 5.9**).
Als **Nebenwirkungen** sind vor allem proarrhythmogene Effekte und die negative Inotropie zu beachten. Generell sind Klasse-I-Antiarrhythmika bei Herzinsuffizienz sowie innerhalb der ersten 3 Monate nach einem Herzinfarkt **kontraindiziert,** da in der frühen Postinfarktphase das Risiko für iatrogene Rhythmusstörungen besonders groß ist.

Klasse-IA-Antiarrhythmika

Klasse-IA-Antiarrhythmika vom Chinidintyp (nach dem Prototyp Chinidin benannt) blockieren den schnellen Natrium-Einstrom und **verlängern das Aktionspotenzial**. Als besondere Eigenschaft besitzen sie zusätzlich eine **anticholinerge Komponente**, die die antiarrhythmogene Wirkung erschwert und das Nebenwirkungsprofil verschlechtert. Dies erklärt die „paradoxe" Beobachtung, dass infolge einer beschleunigten Überleitung (= anticholinerge Wirkung) mehr Aktionspotenziale zur Kammer weitergeleitet werden, obwohl die Frequenz am Sinusknoten (Klasse-IA-Wirkung) reduziert wurde.

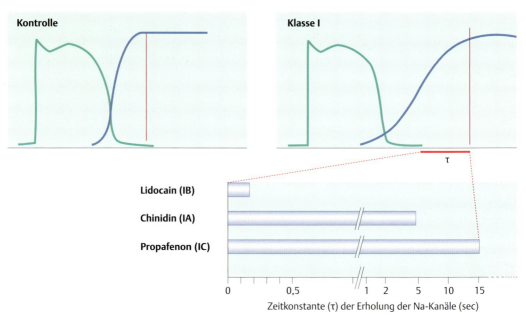

Abb. 5.14 Wirkung von Klasse-I-Antiarrhythmika. Die Hemmung des Natrium-Kanals durch Klasse I verzögert das Aktionspotenzial (Verschiebung der roten Linie nach rechts). Die Vertreter der unterschiedlichen Klasse-I-Untergruppen sind durch unterschiedliche Erholungszeiten τ charakterisiert (untere Hälfte bzw. τ im EKG), nach denen der Natrium-Kanal wieder voll erregbar ist. Die kurze bzw. lange Bindung der Klasse IB bzw. IC erklärt, warum IB, aber nicht IC use-dependent wirken.

Tab. 5.9

Klasse-I-Antiarrhythmika

INN (Handelsname)	Eigenschaften/Besonderheiten	Indikationen
Klasse IA	Blockade des offenen Na-Kanals, anticholinerg, use-dependent, negativ inotrop	supraventrikuläre Tachykardie, Vorhofflimmern
Ajmalin (Gilurytmal®)	früher auch als IC klassifiziert	Mittel der Wahl bei paroxysmalen Tachykardien, bei Präexzitationssyndromen (WPW-Syndrom)
Chinidin (Chinidin-Duriles®)	UAW paradoxe Tachykardien, Cinchonismus, TDP-Arrhythmien	Vorhofflimmern, Mittel der 2. Wahl
Klasse IB	Blockade des inaktiven Na-Kanals, use-dependent	ventrikuläre Tachykardien und Extrasystolen
Mexiletin (Mexitil®)	orale Gabe	Test bei neuropathischen Schmerzen
Phenytoin (Phenhydan®)	klassisches Antiepileptikum	Digitalis-Intoxikation
Klasse IC	langsame Wirkung auf Na-Kanal, nicht use-dependent, am stärksten proarrhythmogen	supraventrikuläre Arrhythmien, WPW-Syndrom, ventrikuläre Arrhythmien
Propafenon (Rytmonorm®) Flecainid (Tambocor®)	bei langsamer Frequenz wirksam	

Praxistipp

Auf diesen Zusammenhang ist bei einer Komedikation mit anticholinergen Wirkstoffen wie Antidepressiva, Neuroleptika etc. unbedingt zu achten.

Indikationen: Tab. 5.9.

Ajmalin (Gilurytmal®) wird als Klasse-IA-Antiarrhythmikum der Wahl langsam intravenös unter EKG-Kontrolle bei **supraventrikulären** und bei lebensbedrohlichen ventrikulären Tachykardien appliziert. Oral wird es als **Prajmaliumbitartrat** (Neo-Gilurytmal®) bei ventrikulären Tachykardien eingesetzt. Als Nebenwirkungen treten supra- und ventrikuläre Tachyarrhythmien auf. Kontraindikationen sind eine dekompensierte Herzinsuffizienz und Bradykardie.

Chinidin (Chinidin-Duriles®) ist ein Stereoisomer des Malariamittels Chinin und blockiert neben den Natrium-Kanälen zusätzlich auch Kalium-Kanäle. Dadurch verlängert sich die Refraktärzeit. Aufgrund der zahlreichen Neben- und Wechselwirkungen ist Chinidin Mittel der zweiten Wahl und seit 2018 in Deutschland nicht mehr im Handel. Überdosierungen verursachen den sog. **Cinchonismus**, eine Mischung aus **atropinergen** Nebenwirkungen, Seh- und Hörstörungen und Delir.

Chinidin verursacht ausgeprägte **Wechselwirkungen** wie Wirkungsverstärkung von Digoxin (via Hemmung des P-Glykoproteins) und von CYP2D6-Substraten wie Metoprolol oder Propafenon. Außerdem können Torsade-de-pointes-Arrhythmien ausgelöst werden.

Klasse-IB-Antiarrhythmika

Klasse-IB- (lokalanästhetische) Antiarrhythmika vom Lidocaintyp greifen v. a. an den Herzkammern an. Sie beeinflussen weniger die Dauer des Aktionspotenzials, vielmehr verlängern sie (relativ kurz) die Erholungszeit der Natrium-Kanäle bei hohen Frequenzen und senken dadurch die Erregungshäufigkeit.

Indikationen. Tab. 5.9.
Wirkstoffe.
- **Mexiletin** (Mexitil®) ist quasi ein „oral verfügbares Lidocain". Es wird auch bei neuropathischen Schmerzen eingesetzt, um die Ansprechbarkeit auf Natrium-Kanal-Blocker wie z. B. Antiepileptika zu testen.
- Das Antiepileptikum **Phenytoin** (Phenhydan®) kommt nur noch bei **Digitalis-Intoxikation** zum Einsatz, da es über eine zusätzliche Hemmung der Natrium- und Calcium-Ströme die Leitfähigkeit für Kalium und damit die Repolarisation verstärkt bzw. das Ruhemembranpotenzial stabilisiert.

Nebenwirkungen. In hoher Dosierung sind zentralnervöse Störungen wie Erregung und Krämpfe möglich (entsprechend den Wirkungen als Lokalanästhetika bzw. Antiepileptika).
Kontraindikationen. Nicht in den ersten 3 Monaten nach Herzinfarkt, bei Herzinsuffizienz und AV-Block.

Klasse-IC-Antiarrhythmika

Substanzen der **Klasse IC** blockieren infolge ihrer langen Bindung und sehr verzögerten Erholungszeit (**Abb. 5.13**) den Natrium-Kanal auch in Ruhe (d. h. nicht *use-dependent*), was im Ruhe-EKG zu einem breiten QRS-Komplex führt. In einigen Studien wiesen IC-Antiarrhythmika eine erhöhte Letaliät auf, daher gilt diese Gruppe als besonders risikobehaftet.

Indikationen. Hauptindikation sind supraventrikuläre Tachykardien und ventrikuläre Rhythmusstörungen, die auf supraventrikulären Rhythmusstörungen beruhen (**Tab. 5.9**).
Wirkstoffe.
- **Propafenon** (Rytmonorm®), das chemisch mit β-Blockern verwandt ist, besitzt chinidin- und lidocainartige Eigenschaften und hemmende Wirkungen auf den β- und Calcium-Rezeptor.

Nebenwirkungen. Arrhythmische Veränderungen, vor allem bradykarde Rhythmusstörungen, Verschlechterung einer Herzinsuffizienz, Allergien, Übelkeit, Schwindel, Kopfschmerzen, Sehstörungen. Da das (−)-Enantiomer mit seiner β-Rezeptor-Blockade einem ausgeprägten CYP2D6-Abbau (S.658) unterliegt, besteht bei Patienten mit langsamer hepatischer Metabolisierung die Gefahr der Intoxikation.

Kontraindikationen. Herzinsuffizienz, schwere tachykarde und bradykarde Herzrhythmusstörungen.

Flecainid (Tambocor®) ist wegen seiner zahlreichen Anwendungsbeschränkungen nur noch Mittel der 2. Wahl.

> **MERKE**
>
> Von den Klasse-I-Antiarrhythmika kommen vor allem Ajmalin, Lidocain und Propafenon zum Einsatz. Hauptindikation sind ventrikuläre Tachykardien.

Klasse-II-AA: β-Blocker

$β_1$-Blocker (S.118) sowie der unselektive β-Blocker Propranolol hemmen die Erregungen am Sinusknoten, erhöhen die Filterwirkung am AV-Knoten und erschweren das Auftreten kreisender Erregungen am Vorhof. Je höher die Frequenz, desto ausgeprägter die β-Blockade. Daher eignen sich β-Blocker gut bei Sinustachykardien, **supraventrikulären Tachykardien** sowie ventrikulären Extrasystolen. Unter Beachtung ihrer Nebenwirkungen und Kontraindikationen gelten β-Blocker (S.117) als gut verträglich. Für β-Blocker konnte im Gegensatz zu den Klasse-I-AA eine **Reduktion der Mortalität** nachgewiesen werden.

Grundsätzlich kommen alle β-Blocker infrage, die auch bei Hypertonus (S.117) oder Herzinsuffizienz (S.137) eingesetzt werden. **Esmolol** (Brevibloc®) ist ein kurz wirksamer (HWZ 10 min) und gut steuerbarer $β_1$-Blocker, der i. v. appliziert und rasch durch Esterasen im Blut abgebaut wird. Er kommt bei Operationen zum Einsatz, um ein vorgeschädigtes Herz vor stressbedingter Hyperaktivität zu schützen (therapeutischer Nutzen unklar).

Da β-Blocker die **AV-Überleitung verzögern,** ist bei der Komedikation Vorsicht geboten. Die Gefahr eines AV-Blocks wird vor allem verstärkt durch
- Digitalis-Glykoside
- kardiodepressive Calcium-Kanal-Blocker wie Verapamil oder Diltiazem
- Parasympathomimetika bzw. AChE-Hemmstoffe

> **MERKE**
>
> β-Blocker dämpfen effektiv die kardiale Erregung, jedoch müssen die negative Inotropie und Dromotropie beachtet werden.

Klasse-III-AA: Kalium-Kanal-Blocker

Kalium-Kanal-Blocker blockieren den IK-Kanal (S. 103), der den für die Repolarisation verantwortlichen K-Strom leitet. Der Anteil des I_K-Kanals an der Repolarisation steigt mit **abnehmender Frequenz**, sodass die Klasse-III-Antiarrhythmika besonders bei **niedrigen** Frequenzen wirksam sind (*reverse use dependence*). Amiodaron ist nicht nur der wichtigste Klasse-III-Wirkstoff, sondern das wichtigste Antiarrhythmikum überhaupt.

Durch Hemmung der Kalium-Leitfähigkeit wird die Repolarisation verzögert und damit die **absolute Refraktärzeit** in allen Herzabschnitten **deutlich verlängert**. Nicht verlangsamt wird hingegen die Leitungsgeschwindigkeit, sodass die gefürchteten „kreisenden Erregungen" unterbrochen und ektope Erregungen vermieden werden. Auch die Schlagkraft wird nicht vermindert, im Gegenteil: Durch die Verlängerung des Aktionspotenzials kann mehr Calcium einströmen.

> **MERKE**
> Kalium-Kanal-Blocker haben insgesamt weniger proarrhythmogene Effekte als Klasse-I-Antiarrhythmika.

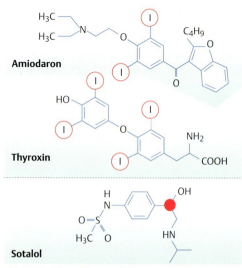

Abb. 5.15 Klasse-III-Antiarrhythmika. Amiodaron trägt nicht nur zwei Iodatome, sondern weist auch strukturelle Ähnlichkeiten mit dem Schilddrüsenhormon Thyroxin (S. 318) auf. Sotalol ist durch ein chirales Zentrum (roter Kreis) charakterisiert, seine Enantiomere besitzen verschiedene antiarrhythmische Effekte (Tab. 2.16).

Indikationen sind therapierefraktäre, schwere supraventrikuläre und ventrikuläre Tachykardien, auch bei bestehender Herzinsuffizienz.

Amiodaron

Amiodaron (Cordarex®) ist das am häufigsten verordnete Antiarrhythmikum, das – ebenso wie β-Blocker – nachweislich die Mortalität senkt. Amiodaron blockiert Kalium-, Natrium- und Calcium-Kanäle, es verlängert also die Repolarisation und senkt damit auch die Frequenz am Sinusknoten (Bradykardie). Zusätzlich werden durch eine α-Rezeptor-Blockade die Koronararterien dilatiert.

Amiodaron trägt **zwei Iodatome** (**Abb. 5.15**), die schwere Störungen der Schilddrüsenfunktion hervorrufen können (s. u.). Die Iodierung kann aber nicht entfernt werden, denn deiodiertes Amiodaron verliert seinen antiarrhythmogenen Effekt! Eventuell ist die veränderte Funktion von Schilddrüsenhormonen sogar an der antiarrhythmischen Wirkung von Amiodaron beteiligt. So kann die verminderte Wirkung des peripheren Schilddrüsenhormons T_3 zur Bradykardie beitragen.

Pharmakokinetik. Die positiven Therapiewirkungen von Amiodaron werden durch komplexe Kinetik, Nebenwirkungen und Arzneimittelinteraktionen limitiert. Infolge seiner geringen Wasserlöslichkeit bzw. **hohen Lipophilie** bildet Amiodaron Komplexe mit polaren Lipiden. Diese Komplexe reichern sich in den sauren Organellen wie Endosomen und Lysosomen an, was die **monatelange Eliminations-HWZ** (20–100 Tage) von Amiodaron erklärt. Diese kinetische Besonderheit erfordert eine entsprechende Dosierung: Zuerst wird über 8–10 Tage mit 600–1000 mg/d aufgesättigt, danach wird auf eine Erhaltungsdosis von 100–200 mg/d reduziert, wobei nach 5 Tagen eine 2-tägige Pause (z. B. am Wochenende) eingelegt werden muss. Die lange Gewebebindung wird bei älteren Patienten mit ihrem altersbedingten relativ erhöhten Fettanteil noch verstärkt. Darauf ist bei der Dosierung zu achten.

> **MERKE**
> – Amiodaron wird immer öfter bei Vorhofflimmern verordnet, da es auch bei strukturellen Herzschäden nicht negativ inotrop wirkt.
> – Die lange Halbwertszeit erfordert regelmäßige Kontrollen der Serumspiegel und sorgfältige monatelange Nachbeobachtung nach dem Absetzen.

Nebenwirkungen. Die Nebenwirkungen sind zahlreich. Bei bis zu 20 % der Patienten wird die **Schilddrüsenfunktion** gestört, überwiegend als Hyperthyreose. 40 % des Molekulargewichtes von Amiodaron macht organisches Iod aus, das sind 75 mg bei einer 200-mg-Tablette! Bei einer täglichen Aufnahme von 100 mg bzw. 600 mg Amiodaron gelangen 3,5 bzw. 22 mg ungebundenes Iod ins Blut, was dem 20- bis 100-Fachen des täglichen Bedarfs von 100–200 µg Iod entspricht.

Amiodaron hemmt allerdings auch direkt die T_3-Bindung an den T_3-Rezeptor sowie die periphere Deiodase und damit die Konversion von T_4 zu aktivem T_3. Stattdessen wird vermehrt unwirksames rT_3 gebildet mit der Folge einer Hypothyreose.

Praxistipp
Die Hyperthyreose wird nicht sofort symptomatisch manifest, da Amiodaron über die Bradykardie die typischen Symptome von Hyperaktivität, Nervosität und Sympathikusverstärkung abschwächt.

Vor einer Therapie mit Amiodaron sollte immer eine **Schilddrüsendiagnostik** durchgeführt werden. Nach dem Absetzen muss noch monatelang auf die Symptome einer Hyperthyreose geachtet werden. Am **Herzen** tritt häufig eine QT-Zeit-Verlängerung auf (Dosisreduktion bei QT > 550 ms), Bradykardie und selten auch Torsade-de-pointes-Tachykardien. Bei fast allen Patienten lagern sich Amiodaron-Lipid-Komplexe in der **Kornea** ab (Rückbildung 6–12 Monate nach dem Absetzen) und in Alveolarmakrophagen ein, wo sie die Proliferation von Bindegewebszellen stimulieren. Bei ersten Anzeichen einer **Lungenfibrose** bzw. einer atypischen Pneumonie sollte Amiodaron sofort abgesetzt werden (evtl. mit Glukokortikoiden behandeln). Bei 5–30 % der Patienten wird zudem von Polyneuropathien, Schlafstörungen oder Ataxien berichtet. Die **Lichtempfindlichkeit** ist gesteigert.

MERKE
Nebenwirkungen betreffen zahlreiche Organe wie die Schilddrüse (Über- und Unterfunktion), Lunge (Fibrose), Kornea (Sehverminderung) oder das Herz (Bradykardie, QT-Zeit-Verlängerung).

Kontraindikationen. Bradykardie, verzögerte Leitungsgeschwindigkeit, QT-Zeit-Verlängerung bzw. Komedikation mit anderen QT-verlängernden Wirkstoffen, Hypokaliämie (Vorsicht bei Komedikation mit Laxanzien, Diuretika, Glukokortikoiden).
Arzneimittelinteraktionen. Amiodaron wird ausschließlich mittels CYP3A4 in der Leber metabolisiert. CYP3A4-Hemmstoffe (z. B. Simvastatin, Azol-Antimykotika) verstärken die antiarrhythmische Wirkung. Seinerseits verstärkt Amiodaron über die Hemmung von CYP3A4, CYP2C9 und CYP2D6 die Wirkung von Phenprocoumon, Phenytoin, β-Blockern, ASS, Statinen u. a. Da eine Dosisreduktion aus kardialen Gründen oft nicht möglich ist, muss im Zweifel das CYP-Substrat gewechselt werden.
Dronedaron (Multaq®), ein neues Derivat von Amiodaron, enthält kein Iod, ist weniger lipophil, interferiert schwächer mit CYP-Enzymen und seine HWZ beträgt nur 24 h. Der Vorteil von weniger Störungen der Schilddrüse wird durch gastrointestinale Unverträglichkeiten, Leberfunktionsstörungen und v. a. Anwendungsbeschränkungen (u. a. permanentes Vorhofflimmern und Herzinsuffizienz sind Kontraindikationen) aufgehoben. Leider ist auch sein therapeutischer Effekt deutlich geringer (u. a. bedingt durch das Fehlen von Iod).

Sotalol
Sotalol (Sotalex®) ist ein Racemat, das sowohl unselektiv β-Rezeptoren als auch Kalium-Kanäle hemmt. Diese Wirkungen sind enantiomerspezifisch:
– R-Sotalol bzw. L-(−)Sotalol: Blockade von Kalium-Kanälen und β-Rezeptoren
– S-Sotalol bzw. D-(+)Sotalol: Blockade nur von Kalium-Kanälen

Da S- bzw. D-(+)Sotalol (überraschenderweise) nicht antiarrhythmisch wirkt, wird Sotalol immer als Racemat appliziert. Nebenwirkungen umfassen die für β-Blocker typischen Störungen einschließlich AV-Verzögerung sowie Torsade-de-pointes-Tachykardien.

Klasse IV: Calcium-Kanal-Blocker
Wirkmechanismus. Calcium-Antagonisten (S. 119): Calcium-Kanal-Blocker wie **Verapamil, Gallopamil** oder **Diltiazem** hemmen den langsamen, spannungsabhängigen L-Typ-Calcium-Kanal und verzögern damit die Depolarisationsgeschwindigkeit im Sinus- und AV-Knoten sowie die AV-Überleitung. Außerdem unterdrücken sie die späten (slow response) Nachpotenziale, die oft in älteren Infarktgebieten generiert werden. Ähnlich den Natrium-Kanal-Blockern binden Calcium-Kanal-Blocker den Kanal im O- und I-Zustand (Abb. 5.13).
Im Gegensatz dazu binden Dihydropyridine an andere Domänen der $α_1$-Untereinheit. Ihre Wirkung ist von anderen Erregungseigenschaften abhängig, die sich zwischen Herzmuskelzellen und glatten Muskelzellen unterscheiden.
Indikationen. Supraventrikuläre Tachykardien.
Nebenwirkungen (S. 120). Bei zu schneller i. v. Injektion kann ein Herzstillstand ausgelöst werden.
Kontraindikationen (S. 121). Manifeste Herzinsuffizienz, Präexzitationssyndrom, AV-Block u. a.

MERKE
Verapamil und Diltiazem sind bei supraventrikulären Tachykardien indiziert.

Weitere Antiarrhythmika
Herzglykoside: Stimulation des Parasympathikus
Die Herzglykoside **Digoxin** (Lanicor®) und **Digitoxin** (Digimerck®) entfalten ihre antiarrhythmische

Wirkung nicht über die Hemmung der kardialen Na$^+$-K$^+$-ATPase, sondern über eine Stimulation des Vaguskerns und eine Sensitivierung des Barorezeptorreflexes (S. 139). Aufgrund dieser Erregungsdämpfung sind sie bei **supraventrikulären** Tachykardien und **Vorhofflimmern** mit schneller AV-Überleitung indiziert. Dagegen sind Herzglykoside bei **ventrikulären Arrhythmien** wegen der Gefahr eines Kammerflimmerns **kontraindiziert** (außerdem innerviert der Parasympathikus nicht die Herzkammern).

Hemmstoffe des HCN-Kanals im Schrittmacher

Ivabradin (Procoralan®) ist ein neues Antiarrhythmikum, das den **HCN-Kanal** des Sinusknotens hemmt (HCN = *hyperpolarisation-activated cyclic nucleotide gated*). Die Blockade dieses Schrittmacherkanals, der K wie Na durchlässt (sog. I$_f$-Strom, f = *funny*, daher werden HCN-Inhibitoren auch I$_f$-Hemmstoffe genannt), verzögert die spontane diastolische Depolarisation bzw. die Schrittmacherfrequenz, ohne aber die Erregungsleitung und die Schlagkraft zu verändern. Indiziert ist Ivabradin aber zur Ökonomisierung der Herzarbeit bei stabiler Angina pectoris und Herzinsuffizienz, wenn β-Blocker (S. 131) nicht vertragen werden oder kontraindiziert sind oder, wenn trotz des β-Blockers, die Herzfrequenz bei ≥ 70 Schlägen pro min persistiert.

Stimulation des Adenosin-Rezeptors 1 (A1)

Adenosin (Adenoscan®) kommt bei **paroxysmalen supraventrikulären Tachykardien** zum Einsatz. Durch Stimulation des A$_1$-Rezeptors werden spezifische Kalium-Kanäle (GIRK) am Sinusknoten geöffnet und das Ruhepotenzial stabilisiert (Hyperpolarisation). Zusätzlich wird am AV-Knoten die Leitungsfähigkeit herabgesetzt, da auch noch Calcium-Kanäle blockiert werden. Wegen seiner sehr kurzen HWZ (< 10 s) wird Adenosin als Bolus injiziert. Unspezifische **Nebenwirkungen** sind Übelkeit und Flush. Entsprechend seiner Wirkung ist Adenosin bei **AV-Blöcken kontraindiziert**.

Magnesium

Magnesium (Magnesium Diasporal®) hemmt in hoher Dosierung die Erregungsfortleitung am AV-Knoten und verlängert die Erholungszeit am Sinusknoten. Hoch dosiertes Magnesium i. v. ist erste Wahl bei **Torsade-de-pointes-Arrhythmien** (S. 142).

Übersicht über die wichtigsten Antiarrhythmika

Eine **Übersicht über die wichtigsten Antiarrhythmika** und ihre Angriffspunkte bzw. Indikationen ist in **Tab. 5.10** dargestellt.

Vorgehen bei tachykarden Rhythmusstörungen

Das Vorgehen bei tachykarden Rhythmusstörungen ist im Gegensatz zu vielen anderen Erkrankungen nicht standardisiert. Die Empfehlungen beruhen meist auf einem Expertenkonsens, d. h., wesentliche Qualitätsmerkmale wie „level of evidence" (S. 65) fehlen.

Herzrhythmusstörungen durch Arzneistoffe

Viele Medikamente interferieren mit dem kardialen Erregungsleitungssystem. Besonders relevant ist dies bei vorgeschädigtem Herzen bzw. Komedikation mit anderen kardial wirksamen Arzneistoffen.

Hemmung der Frequenz, Überleitung oder Schlagkraft.
- Parasympathomimetika (AChE-Hemmstoffe bei Demenz)
- β-Blocker
- kardiodepressive Calcium-Kanal-Blocker (Verapamil, Diltiazem)
- Klasse-I- und -III-Antiarrhythmika

Steigerung der Erregbarkeit.
- Reflextachykardie durch Antihypertensiva (α$_1$-Blocker, Calcium-Kanal-Blocker vom Dihydropyridin-Typ, Antidepressiva und Neuroleptika mit α$_1$-Hemmung)
- sympathomimetische Wirkstoffe (Betamimetika, MAO-Hemmer, Antidepressiva)
- Parasympatholytika und Hemmstoffe der muskarinergen ACh-Rezeptoren

QT-Zeit-Verlängerung. Eine Reihe von Medikamenten kann die QT-Zeit im EKG verlängern. Da die daraus entstehenden Rhythmusstörungen sich ggf. nur als Schwindelzustände oder Synkopen bemerkbar machen, sollte bei diesen Symptomen eine **Medikamentenanamnese** durchgeführt werden. Ein wichtiger Prädiktor ist die **Verlängerung der QT-Zeit** bzw. der frequenzkorrigierten QT-Zeit (QTc, je niedriger die Frequenz, desto länger das QTc-Zeit-Intervall). Ein QTc > 500 ms gilt als eindeutig pathologisch.

Allgemeine Risikofaktoren für eine QT-Zeit-Verlängerung und Torsade-de-pointes-Arrhythmien (S. 142):
- Hypokaliämie (Laxanzien, Diuretika), Hypomagnesiämie, Hypokalzämie
- Sinusbradykardie und AV-Blockierungen
- KHK, Herzinsuffizienz, linksventrikuläre Hypertrophie

Wirkstoffe, die die QT-Zeit verlängern bzw. Torsade-de-pointes-Arrhythmien auslösen können:
- Antiarrhythmika Klassen I und III
- Chinolone (Grepafloxacin und Sparfloxacin)
- Antimykotika (Ketokonazol)
- H$_1$-Blocker (Terfenadin)
- trizyklische Antidepressiva
- Neuroleptika (Haloperidol, Thioridazin, Sulpirid)
- Antimalaria-Mittel

Tab. 5.10

Angriffspunkte und Indikationen von Antiarrhythmika

Wirkstoff-gruppe	Wirkstoffe	Angriffspunkt	kardiale Effekte	Indikationen
Antiarrhythmika Klassen I–IV				
Klasse I*	Ajmalin	Natrium-Kanal ↓	– verzögertes AP – verlängerte Repolarisation – negativ inotrop	– supraventrikuläre Tachykardie – ventrikuläre HRS
Klasse II	typische β-Blocker Esmolol, Propranolol	β-Rezeptoren ↓	– Hemmung des Sinusknotens – erhöhte Siebwirkung am AV-Knoten – Hemmung ventrikulärer Erregung – negativ inotrop	– supra- und ventrikuläre Tachykardien – ventrikuläre ES
Klasse III	Amiodaron, Sotalol	Kalium-Kanal (I_K) ↓ Ca-Na-Kanäle ↓ β-Rezeptoren ↓	– verzögerte Repolarisation – Dromotropie und Inotropie unverändert	– supra- und ventrikuläre HRS – Reentry-Tachykardie – Vorhofflimmern
Klasse IV	Verapamil, Diltiazem	L-Typ-Calcium-Kanal ↓	– verzögerte Depolarisation am Sinus- und AV-Knoten – negativ inotrop	supraventrikuläre, faszikuläre Tachykardien
weitere antiarrhythmische Wirkstoffe				
Herzglykoside	Digitoxin, Digoxin	Parasympathikus ↑	Hemmung der supraventrikulären Erregung	supraventrikuläre Tachykardien
Adenosin-Agonisten	Adenosin	A_1-Rezeptoren	– Aktivierung von Kalium-Kanälen – Siebwirkung im AV-Knoten	supraventrikuläre Tachykardien
Elektrolyte	Magnesium		– verlängerte Erholungszeit am SK – verzögerte AV-Überleitung	Torsade-de-pointes-Arrhythmien
Sympathomimetika	Orciprenalin	β-Rezeptoren ↑	Aktivierung der Erregung	Bradykardie
Parasympatholytika	Ipratropium	muskarinerge ACh-Rezeptoren	Aktivierung der Erregung	Bradykardie

↑ bzw. ↓ = Öffnung/Aktivierung bzw. Hemmung/Blockade
* Einzelheiten zu Klasse I (S. 142)
AP = Aktionspotenzial, ES = Extrasystole, HRS = Herzrhythmusstörung, SK = Sinusknoten

> **MERKE**
>
> Wirkstoffe mit QT-Zeit-verlängerndem Potenzial sollten nach Möglichkeit nicht gleichzeitig gegeben werden.

Exkurs

Plötzlicher Herztod

In den 50er Jahren wurde eine norwegische Familie mit vier taubstummen Kindern beschrieben, die unter rezidivierenden Schwindelattacken bzw. Synkopen litten. Die Symptome wurden zunächst als Epilepsie fehlgedeutet. Alle Kinder zeigten eine erheblich verlängerte QT-Zeit und drei von ihnen verstarben an einem plötzlichen Herztod. Ursache dafür waren Mutationen bestimmter Kalium-Kanäle, die über veränderte Kalium-Ströme Taubheit und schwere TDP-Arrhythmien verursachen.

5.5 Pharmakologie in der Praxis: Herztherapeutika

5.5.1 Arzneimittelinduzierte Störungen der Herzfunktionen

Minderung der Koronarperfusion.
– PDE-5-Hemmstoffe (Sildenafil u. Ä.): *Steal*-Phänomen mit Perfusionsabfall, verstärkt durch NO-Donoren
– COX-Inhibitoren: Hemmung der Prostazyklinsynthese.

Hemmung der Schlagkraft (negativ inotrop).
– β-Blocker und Calcium-Kanal-Blocker vom Verapamil-Typ
– Antiarrhythmika, v. a. Klasse I
– Metformin: Verschiebung von der aeroben zur anaeroben Energiegewinnung mit Minderung der Energiegewinnung.

Änderung der Frequenz.
– **bradykarde Störungen:**
  - β-Blocker
  - kardiodepressive Calcium-Kanal-Antagonisten wie Verapamil
  - Parasympathomimetika
  - Herzglykoside
  - Lokalanästhetika (Intoxikation)

- **tachykarde Störungen:**
  - reflektorische Tachykardie durch Blockade von α_1-Adrenozeptoren, z. B. α-Blocker, Antidepressiva (TCA, α_2-Antagonisten), Neuroleptika sowie Vasodilatatoren (Dihydropyridine)
  - Hemmung der inhibitorischen M2/4-Acetylcholin-Rezeptoren wie z. B. Antidepressiva (TCA), Neuroleptika, Amantadin und Memantin, H_1-Blocker
  - Sympathomimetika wie β_2-Mimetika oder MAO-A-Hemmstoffe
  - Hemmstoffe des Noradrenalin-Transporters (NRI) wie Antidepressiva (NRI, SNRI) und Amphetamine
  - Hemmstoffe des Katecholaminabbaus wie COMT- und MAO-Hemmstoffe

Störung der Rhythmogenese. Medikamente können komplexe supra- und ventrikuläre Rhythmusstörungen wie ektopische Erregungen und Extrasystolen provozieren. Dazu gehören:
- Antiarrhythmika
- Wirkstoffe, die QT-Zeit-Verlängerungen bzw. Torsades-de-pointes (S. 142) provozieren

5.5.2 Praktischer Umgang mit Herzerkrankungen und Herztherapeutika

Langzeittherapie der koronaren Herzkrankheit (KHK)
- **pektanginöse Beschwerden:** systemische NO-Donoren (Spray) zur akuten Vorlastsenkung; nicht mehr als 3 Dosierungen in 1 Stunde
- **β-Blocker** und **ACE-Hemmer;** langsam einschleichen. Sekundärprävention nach Myokardinfarkt, β-Blocker sind Mittel der Wahl für die Langzeittherapie der KHK
- **Aldosteron-Antagonisten** nach Infarkt und als add-on zu β-Blockern und ACE-Hemmern (Cave: Hyperkaliämie, Niereninsuffizienz)
- **Statine** zur Cholesterin-Senkung (maximales Ziel LDL < 70 mg/dl)
- konsequente **Therapie des metabolischen Syndroms**
- **ASS** bei Risikopatienten bzw. nach Herzinfarkt

Herzinsuffizienz (HI)
- **begleitende Maßnahmen:** Gewichts- und Trinkmengenkontrolle, Pneumokokken- und Grippeimpfungen, Schlafapnoe therapieren (evtl. mit spezieller Maske), Bewegungstraining und regelmäßige Arbeit (bei stabiler HI)
- adäquate **Therapie von Hypertonus** (1. Wahl ACE-/AT_1-Rezeptor-Antagonisten)
- **Abschwächung der neurohumoralen Stressreaktion** mit β-Blockern, ACE-/AT_1- und Aldosteron-Hemmstoffen
- **Diuretika** gegen Flüssigkeitsretention
- Nach Myokardischämie sind **β-Blocker** indiziert; bei Herzinsuffizienz besonders langsam ein- und ausschleichen.
- **Herzglykoside** hemmen den Sympathikus, verstärken den Parasympathikus und ökonomisieren so die Herzarbeit. Die klassische positiv inotrope Wirkung ist eher sekundär.

Abb. 5.16 zeigt das praktische Vorgehen bei chronischer symptomatischer Herzinsuffizienz nach den ESC-Guidelines 2016.

Vorhofflimmern
- Vorhofflimmern ist die **häufigste Herzrhythmusstörung** (HRS) mit erhöhtem Risiko für kardiale Thromboembolien.
- **Frequenzkontrolle** für einen stabilen Kammerrhythmus mit negativ dromotropen Wirkstoffen wie β-Blockern, kardiodepressiven Calcium-Kanal-Blockern und Herzglykosiden
- **Rhythmuskontrolle** für einen stabilen Sinusrhythmus mit Antiarrhythmika der Klasse I wie Propafenon bzw. der Klasse III wie Amiodaron und Ibutilid
- **risikoabhängige Gerinnungshemmung** (nach CHADSS-Score o. Ä.) mit ASS oder Vitamin-K-Antagonisten
- Herzglykoside wirken über eine supraventrikuläre Erregungshemmung bradykard.

5.5.3 Tabellarische Übersicht über die klinischen Daten
Tab. 5.11.

5.5.4 Weiterführende Informationen
- www.dgk.org/ (Leitlinie Herzinsuffizienz der Deutschen Gesellschaft für Kardiologie)
- www.awmf.org (Leitlinien der Arbeitsgemeinschaft der Wissenschaftlichen Medizinischen Fachgesellschaften e. V.)

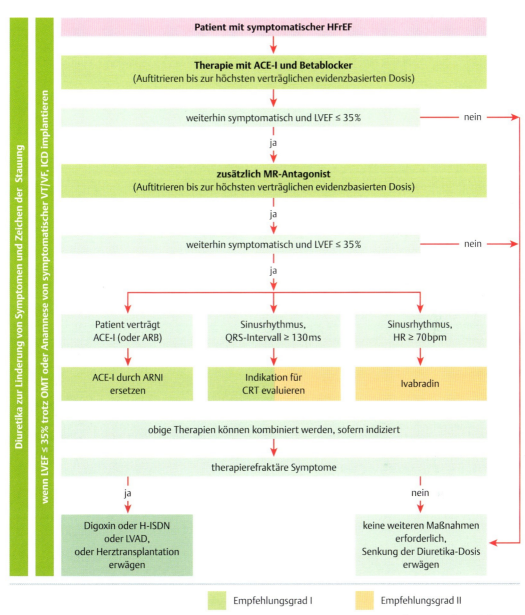

Abb. 5.16 Behandlungsalgorithmus für Patienten mit symptomatischer Herzinsuffizienz mit reduzierter Ejektionsfraktion (HfrEF) LVEF = linksventrikuläre Ejektionsfraktion, MR-Antagonist = Mineralokortikoid-Rezeptor-Antagonist, ARB = Angiotensin-Rezeptor-Blocker (AT_1-Blocker), ACE-I = ACE-Inhibitor, HR = Herzfrequenz (Heart Rate), ARNI = Angiotensin-Rezeptor-/Neprilysin-Inhibitor, CRT = kardiale Resynchronisationstherapie, H-ISDN = Hydralazin-Isosorbiddinitrat, LVAD = linksventrikuläres Herzunterstützungssystem (*left ventricular assist device*), OMT = optimale medikamentöse Therapie, VT = ventrikuläre Tachykardie, VF = ventrikuläre Fibrillation (Kammerflimmern), ICD = implantierbarer Kardioverter-Defibrillator. (Deutsche Gesellschaft für Kardiologie – Herz- und Kreislaufforschung e.V. (2017) ESC Pocket Guidelines. Herzinsuffizienz, Version 2016; Börm Bruckmeier Verlag GmbH, Grünwald. Kurzfassung der „ESC Guidelines for the Diagnosis and Treatment of Acute and Chronic Heart Failure" European Heart Journal 2016)

Tab. 5.11

Klinische Daten von Herztherapeutika

Wirkstoff	Plasma-HWZ[1] (Metabolit)	Dosierung[2] (mg)	Metabolisierung/Ausscheidung[3]	Dosis bei Niereninsuffizienz[4]
Nitrate und Molsidomin				
Glyceroltrinitrat	2–4 min	1 × 0,8	hepatisch, renal	
Isosorbitdinitrat	0,5–1 h, (2–6 h)	1–3 × 20–80, hauptsächl. retard	hepatisch, renal	
Isosorbitmononitrat	4–5 h	1–3 × 20–100, hauptsächl. retard	hepatisch; renal	
Pentaerithrityltetranitrat	3 h, (10 h)	2–3 × 50–80	intestinal, hepatisch; renal	
Molsidomin	1–2 h, (5 h)	2 × 8 (retard)	hepatisch; renal	anpassen
ARNI				
Sacubitril/Valsartan	1–2 h Sacubitril	2 × 97/103	I: OATP1B Sacubitril	anpassen
Herzglykoside				
Digoxin	40 h	1 × 0,25–0,375	hepatisch; renal	anpassen
Digitoxin	7–8 d	1 × 0,07–1	hepatisch; renal	anpassen
Antiarrhythmika				
Ivabradin	11 h	2 × 5–7,5	S: CYP3A4; renal, intestinal	<15 anpassen
Klasse IA				
Ajmalin	1,5 h	10–50 i. v.	hepatisch	anpassen
Klasse IC				
Propafenon	3–17 h	2–3 × 150–300	S: CYP1A2, CYP2D6, CYP3A4	anpassen
Flecainid	20 h	2 × 50–100	S: CYP2D6; renal	anpassen
Klasse III				
Amiodaron	20–100 d	1 × 200 an 5 d/Wo	S: CYP3A4 H: CYP2D6, CYP3A4, CYP2C9	
Dronedaron	25–30 h	2 × 400	S: CYP3A4	KI < 30
Sotalol	7–18 h	2–3 × 80–160	renal	anpassen

[1] wenn nicht anders vermerkt: Tablette p. o. (nicht retardiert, keine schnell wirksame Formulierung)
[2] durchschnittliche Gabe einer durchschnittlichen Einzeldosis (1-mal die Höchstdosis oder mehrmals täglich die niedrige Dosierung)
[3] Nur die Metabolisierungen/Ausscheidungswege/CYP-Enzyme werden aufgelistet, die pharmakologisch relevant sind.
I = Induktor; H = Hemmstoff; S = Substrat
[4] Kreatinin-Clearance in ml/min; KI = Kontraindikation

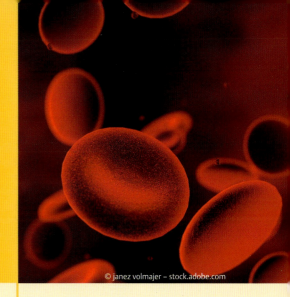

Kapitel 6

Gerinnungshemmer und andere Bluttherapeutika

Thomas Herdegen

6.1 Hemmstoffe der Blutgerinnung: Grundlagen und Prinzipien 154

6.2 Hemmstoffe der Thrombozytenaggregation (TAH) 157

6.3 Parenterale Hemmstoffe der plasmatischen Gerinnung 161

6.4 Orale Hemmstoffe der plasmatischen Gerinnung (Hemmstoffe der Faktoren II und X, orale Antikoagulanzien) 164

6.5 Fibrinolytika und Antifibrinolytika 169

6.6 Förderung der Durchblutung 170

6.7 Renale Anämie und Eisenmangelanämie 171

6.8 Pharmakologie in der Praxis: Einsatz von Gerinnungshemmern 172

6.1 Hemmstoffe der Blutgerinnung: Grundlagen und Prinzipien

 Key Point
Die Bildung von Thromben und die dadurch verursachten Organinfarkte gehören zu den häufigsten Krankheits- und Todesursachen. Metabolische Störungen führen u. a. über die Zerstörung des Endothels zu Gerinnungsstörungen. Die Intaktheit der Blutgefäße („Endothelpflege!") und des Gerinnungssystems spiegelt unseren Gesundheitszustand wider und gehört zu den wichtigsten Zielen für ein gesundes und langes Leben.

6.1.1 Physiologie der Blutgerinnung

Endothel und Thrombozyten – die festen Komponenten der Gerinnung
Das einzellige **Endothel** und die subendothelialen Schichten produzieren gerinnungsfördernde und -hemmende Faktoren und entsprechende Rezeptoren. Unter normalen Bedingungen halten die negativen Außenladungen des Endothels und der zirkulierenden Thrombozyten diese von der Gefäßwand fern und sichern einen reibungsfreien laminaren Blutfluss (**Abb. 6.1**).

Nach **Gefäßverletzungen** wird das Endothel permeabel (u. a. getriggert durch Thrombin, Serotonin, Bradykinin) und Wasser strömt ins Gewebe (Gewebsödem). Mit Verlust der Elektronegativität setzen sich die aktivierten Thrombozyten an der Gefäßwand fest. Aus den subendothelialen Schichten und dem Gewebe drängen aktivierende Faktoren wie vWF sowie Kollagen hervor.

Die kernlosen **Thrombozyten** stehen im Zentrum des Gefäßverschlusses. Pro Stunde (!) werden 250 Milliarden im Knochenmark produziert. Sie besitzen eine heterogene Form und speichern in Granula (α-Granula, elektronendichte Granula, Lysosomen) verschiedene Gerinnungsaktivatoren (**Tab. 6.1**). Demgegenüber stehen wiederum verschiedene gerinnungshemmende Aktivitäten des Endothels (**Tab. 6.1**).

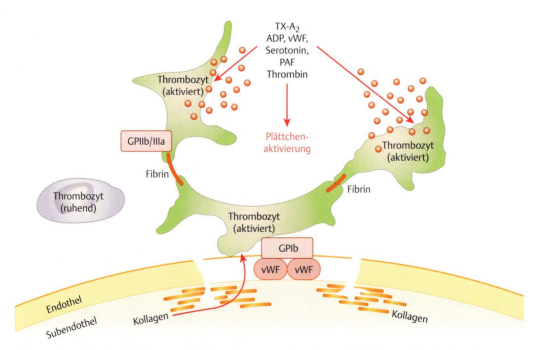

Abb. 6.1 Darstellung der Thrombozytenadhäsion und -aggregation. Nach einer Gefäßverletzung haften die Thrombozyten an der Gefäßwand (Adhäsion). Ursache ist z. B. die Bindung von thrombozytären Glykoproteinen (GP) an den vWF oder ans Kollagen im Subendothel. Die Vernetzung von Thrombozyten (Aggregation) wird durch Fibrinogenbrücken zwischen den GPIIb/IIIa-Rezeptoren der Thrombozyten vermittelt sowie durch die Freisetzung von verschiedenen Molekülen aus Thrombozyten, die weitere Thrombozyten aktivieren. ADP = Adenosindiphosphat, PAF = plättchenaktivierender Faktor, TX-A$_2$ = Thromboxan-A$_2$, vWF = Von-Willebrand-Faktor.

Tab. 6.1

Aktivatoren und Inhibitoren der Thrombozytenaggregation bzw. Moleküle, die aus Thrombozyten freigesetzt werden

Faktoren	Funktion
Gerinnungsaktivatoren	
Fibrin	Vernetzung der Thrombozyten
Fibronektin	Phagozytose von Gewebetrümmern und geschädigten Zellen
vWF (Von-Willebrand-Faktor)	fixiert die Bindung von Thrombozyten ans Endothel
PDGF *(platelet-derived growth factor)*	Reparaturfaktor für Fibroblasten und Muskelzellen
Faktor V	Aktivator des Thrombins
Thrombospondin	schweißt als finaler Kleber vWF, Fibrinogen, Kollagen und Thrombozyten zum festen Aggregat zusammen
ATP	Energiequelle für die Thrombozytenaggregation
Serotonin	wird über den Serotonin-Transporter (SERT) aufgenommen und aktiviert indirekt den GPIIb/IIIa-Rezeptor. **Cave:** Hemmung der Thrombozytenaggregation durch SSRI (S. 462)
Plättchenfaktoren, plättchenaktivierender Faktor und Thromboxan-A_2 (TX-A_2)	katalysieren Aggregation und Enzymreaktionen und hemmen u. a. Heparin
Gerinnungsinhibitoren	
NO (Stickstoffmonoxid)	neutralisiert mit PG-I_2 die Adhäsion und Aggregation der Thrombozyten sowie die Vasokonstriktion
t-PA *(tissue plasminogen activator)*	aktiviert das fibrinolytische Plasmin
ADPase	schaltet die ADP-Energiezufuhr in Thrombozyten ab
Thrombomodulin	Aktivator von Protein C und Protein S, beide Gegenspieler des Faktors V, vgl. APC-Resistenz (S. 291)

Ablauf der Blutgerinnung und lösliche Faktoren

Die Prozesse der primären und sekundären Blutstillung laufen gleichzeitig und interaktiv ab (**Abb. 6.2**).
Primäre Hämostase. Die zelluläre primäre Hämostase führt zur Bildung eines instabilen **weißen Thrombus** (thrombozytenreich, erythrozytenarm). Dieser Prozess (1–4 min) wird mit der **Blutungszeit** erfasst.
Sekundäre Hämostase. Das Ziel der plasmatischen Gerinnung ist die **Fibrin-Vernetzung**. Fibrin wird aus Fibrinogen unter Einwirkung von Thrombin abgespalten bzw. aktiviert (**Abb. 6.2**). Es vernetzt neben Thrombozyten auch Erythrozyten – aus dem weißen wird ein **roter Thrombus**.
Die **Gerinnungsfaktoren** sind meist hochspezifische **Serinproteasen,** die durch molekulare Spaltung mit Freilegung des reaktiven Zentrums aktiviert werden. Erst wenn davon eine kritische Menge produziert ist, größer als die der Gegenspieler, setzt sich die Gerinnungskaskade in Gang.
Abb. 6.3 zeigt klinische Befunde bei Störungen der Hämostase.

Hemmung der Blutgerinnung und Fibrinolyse

Antithrombin III. AT-III ist ein α_2-Globulin aus der Leber, das alle Serinproteasen hemmt. Der Komplex aus Thrombin und AT-III ist u. a. bei venösen Thrombosen, Lungenembolien, Myokardinfarkt und Gefäßverschlusskrankheiten vermehrt nachweisbar.
Protein C und S. Die Vitamin-K-abhängig aktivierte Serinprotease **Protein C** zerstört Faktor Va und VIIIa und hemmt PAI-1 (Plasminogen-Aktivator-Inhibitor 1). **Protein S** unterstützt als Kofaktor die Protein-C-Aktivierung. Ein Mangel oder Funktionsdefizit an Protein C erhöht das Thromboserisiko, vgl. APC-Resistenz (S. 291).
Plasmin und fibrinolytisches System. Die Fibrinolyse wird durch Plasminogen bzw. Plasmin und ihre Aktivatoren realisiert. Plasmin spaltet die Arginin- und Lysinbindungen des Fibrins und des Fibrinogens, es entstehen zahlreiche Fibrinspaltprodukte. Diese D-Fragmente oder **D-Dimere** sind klinische Marker für die Gerinnungsaktivität.

Hemmung der Gerinnungshemmung

Der **Plasminogen-Aktivator-Inhibitor 1 (PAI-1)** ist der wichtigste Inhibitor der Gerinnungshemmung. Er wird in vielen Geweben exprimiert, wo er die fibrinolytisch wirkenden t-PA und Urokinase inhibiert.

Exkurs

PAI-1 und metabolisches Syndrom

Erhöhte **PAI-1**-Spiegel bei Hyperglykämie, Hyperlipidämie und neurohumoraler Stressreaktion mit vermehrter Ausschüttung von Katecholaminen und Angiotensin II sind ein klassisches Beispiel dafür, wie das metabolische Syndrom auch die systemische Gerinnungsfähigkeit pathologisch verändert. Umgekehrt senken Bewegung, Normalisierung des Stoffwechsels und eine konsequente Pharmakotherapie beim metabolischen Syndrom die PAI-1-Spiegel.

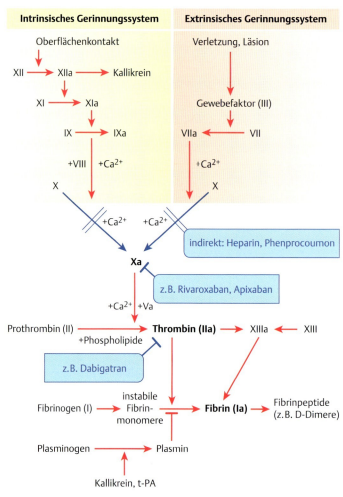

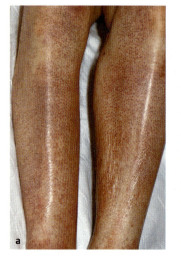
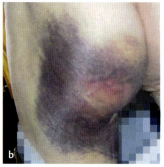

Merke:
Faktor I = Fibrinogen
Faktor II = Prothrombin
Faktor II = Gewebsthromboplastin
Faktor IV = Ca^{2+}

Abb. 6.2 Gerinnungskaskade. Für die Pharmakotherapie von Gerinnungsstörungen ist nur die Hemmung von Faktor X und/oder Faktor II (Thrombin) relevant, die Unterteilung in das extrinsische und intrinsische System hat für die Alltagspharmakologie keine Bedeutung.

Abb. 6.3 Klinische Befunde bei Störungen der Hämostase. a Petechien an den Unterschenkeln eines Patienten, bei dem die Thrombozytenzahl auf 0 abgefallen ist. (Neurath L, Lohse A. Checkliste Anamnese und Klinische Untersuchung. Thieme; 2018). **b** Schwere Gesäßeinblutung bei Hämophilie A. (Lingohr P, Goldmann G, Horneff S et al. Perioperatives Management bei Patienten mit Hämophilie A und B sowie Von-Willebrand-Syndrom. Allgemein- und Viszeralchirurgie up2date 2013; 7(05): 391–407)

6.1.2 Prinzipien der Pharmakotherapie

Key Point
Grundlage für die Pharmakotherapie der Gerinnungsstörungen und für die Prophylaxe von Thromboembolien ist die Abklärung, in welchem Teil des Gefäßsystems die Störung auftritt. Als Richtlinie gilt: Venöse Störungen werden mit Hemmstoffen von Gerinnungsfaktoren, arterielle Störungen mit Hemmstoffen der Thrombozytenaggregation behandelt.

Diagnose vor Therapie: Wo entsteht der Thrombus?

Jedes Gefäßsystem entwickelt seine charakteristischen Gerinnungsstörungen und erfordert seine spezifische Pharmakotherapie:

Arterielles System. Hier sind Blutdruck, Fließgeschwindigkeit und der auf die korpuskulären Teile wirkende Scher-Stress hoch, die endothelisierten Gefäßwände sind glatt und ohne Gefäßklappen. Die plasmatischen Gerinnungsfaktoren können hier nicht aktiv werden. Die Arterien sind die Bühne für die **Thrombozytenaggregation**: Hypertonie, Hyperlipidämie, Hyperglykämie u. Ä. schädigen das einschichtige Endothel. In den Koronarien kommt es im Rahmen der Atherosklerose (S. 271) zur thromboembolischen Thrombozytenaggregation.

Venöses System. In den venösen klappenreichen Gefäßen sind Blutdruck und Fließgeschwindigkeit niedrig. Im Liegen (Bettruhe) sinkt die Strömungsgeschwindigkeit weiter und das langsam zirkulierende Blut kommt hinter den Venenklappen zum Stehen (Hämostase). Dies erlaubt die Aktivierung der plasmatischen **Gerinnungsfaktoren** mit der Bildung von **fibrinreichen** Thromben.

Vorhofflimmern. Bei VHF entwickelt sich eine „venöse Gerinnungspathologie": Thromben im linken Vorhof entstehen als Folge der unregelmäßigen Vorhofkontraktionen bei relativ langsamer Fließgeschwindigkeit, niedrigem Druck und Hämostase hinter der Mitralklappe.

Indikationsgebiete von Gerinnungshemmern und Ausnahmen von der Regel

Eine Übersicht über die Indikationsgebiete gibt **Tab. 6.2**.

MERKE

Thromboembolien
- in arteriellen Gefäßen: Therapie mit Hemmstoffen der Thrombozytenaggregation (TAH)
- in venösen Gefäßen: Therapie mit Hemmstoffen der Gerinnungsfaktoren
- bei nichtvalvulärem Vorhofflimmern: Thrombenbildung ähnlich wie in venösen Gefäßen, daher Therapie mit Hemmstoffen der Gerinnungsfaktoren.

6.2 Hemmstoffe der Thrombozytenaggregation (TAH)

Key Point
TAH werden fast ausschließlich bei arteriellen Gerinnungsstörungen eingesetzt. Bei einem akuten Koronarsyndrom mit oder ohne Myokardinfarkt, nach Schlaganfall sowie zur Sekundärprophylaxe arterieller Thromboembolien sind sie die Therapie der Wahl.

Tab. 6.2
Übersicht über die wesentlichen Indikationsgebiete von Hemmstoffen der Blutgerinnung. Die Indikation kann innerhalb einer Gruppe variieren.

Wirkstoffgruppe und Vertreter	arterielle Thromboembolien[1]	Vorhofflimmern	venöse Thromboembolien[2]
COX-1-Inhibitor: ASS	+		
P$_2$Y$_{12}$-R-Antagonist: Clopidogrel	+		
PDE-Inhibitor: Dipyridamol	+		
GPIIb/IIIa-Inhibitoren: Abciximab	+		
niedermolekulare Heparine: Enoxaparin			+
Heparinoide: Danaparoid			+
Fondaparinux			+
Hirudine: Bivalirudin			+
Vit.-K-Antagonisten: Phenprocoumon u. a.		+	+
Faktor-II-Hemmstoff: Dabigatran		+	+
Faktor-X-Hemmstoffe: Rivaroxaban u. a.		+	+

[1] akute Therapie sowie Primär- und/oder Sekundärprophylaxe bei Myokardinfarkt, akutem Koronarsyndrom, Schlaganfall, pAVK, interventioneller Kardiologie u. Ä.
[2] akute Therapie sowie Primär- und/oder Sekundärprophylaxe bei Beinvenenthrombose, Lungenembolie u. Ä.

6.2.1 Acetylsalicylsäure (ASS) und Hemmung von Thromboxan A_2

Thromboxan A_2 (TX-A_2), das wie die Prostaglandine zu den Eicosanoiden zählt, stimuliert über seinen TX-Rezeptor sowohl die Thrombozytenaggregation als auch die synergistische Gefäßkonstriktion. Es wird über die COX-1 gebildet und aktiviert parakrin weitere Thrombozyten.

Wirkmechanismus. ASS (Aspirin®) hemmt irreversibel die COX-1. Davon sind die kernlosen Thrombozyten besonders betroffen, weil sie kein Thromboxan-A_2 (TX-A_2) bilden können. Für eine klinisch relevante, kardioprotektive Hemmung der Thrombozytenaggregation müssen konstant ca. 95 % der COX-1 geblockt werden; dies leistet von den COX-Inhibitoren (COX-I) nur ASS bzw. dessen Acetyl-Gruppe. Der Salicylsäure-Rest ist (wie die anderen COX-I) nur ein reversibler transienter TAH.

Pharmakokinetik. ASS wird im Gastrointestinaltrakt und Pfortaderkreislauf durch Hydrolyse schnell deacetyliert. Die HWZ der ASS beträgt deshalb nur 15 min (zur Erinnerung: Die HWZ der Salicylsäure beträgt 2–3 h). Diese Zeit reicht jedoch aus, um die TX-A_2 in der Pfortader irreversibel zu blockieren.

Dosis-Wirkungs-Beziehung und erhöhtes Gewicht. Prinzipiell genügen schon 30–50 mg/d für eine maximal dauerhafte ASS-Wirkung. Die Gabe von 100 mg ist der magensaftresistenten Galenik geschuldet. Dosen > 100 mg/d wie die in den USA übliche Tagesdosierung von 325 mg erhöhen grundsätzlich nur das Risiko für Nebenwirkungen, nicht die Kardioprotektion. Jedoch zeigen neuere Untersuchungen, dass ab einem höheren Gewicht > 70 kg die Wirkung der Normaldosis abnimmt (jedoch keine Korrelation mit hohem BMI).

> **Praxistipp**
> Zur Kardioprotektion reichen theoretisch 30–50 mg/d ASS aus, magensaftresistente Formulierungen müssen höher dosiert werden, daher beträgt die Normdosis 100 mg/d. Bei einem Gewicht über 80 kg ist nach neuesten Studiendaten eine höhere Dosis an ASS zu erwägen.

Wirkdauer und Ende der Gerinnungshemmung. Jeden Tag werden 10–15 % der Thrombozyten neu gebildet, und nach **48 h** ist die TX-vermittelte Thrombozytenaggregation wieder normalisiert. Jedoch verursacht ASS noch andere pleiotrope Effekte und bei Atherosklerose oder dem metabolischen Syndrom ist die Gerinnungsphysiologie vielfältig verändert – die Wirkung von ASS kann unabhängig von TX-A_2 verstärkt sein. Große Eingriffe sollten daher v. a. bei lang dauernder ASS-Einnahme erst 5 Tage nach dem Absetzen von ASS durchgeführt werden.

> **MERKE**
> Die bloße Hemmung der TX-Bildung durch ASS ist nicht gleichbedeutend mit Hemmung der Blutgerinnung. Letztere kann sich mit der langen Einnahmedauer durch häufig begleitende Gerinnungsstörungen verstärken. Eine einmalige Einnahme von ASS in analgetischer Dosierung (500 oder 1000 mg) beim Gerinnungsgesunden bleibt ohne große Auswirkung auf die Blutgerinnung.

> **Praxistipp**
> Bei chronischer kardioprotektiver ASS-Gabe sind magensaftresistente Formulierungen nützlich. Bei einmaliger Einnahme von 500–1000 mg gegen Schmerzen sind dagegen schnell lösliche Formulierungen sinnvoll.

Nebenwirkungen. Es muss sorgfältig zwischen einer (lebens-)langen Einnahme von „Baby-ASS" (irreversible COX-1-Hemmung) und einer gelegentlichen Bedarfsmedikation (z. B. bei Kopfschmerz, zusätzlich reversible COX-2-Hemmung) unterschieden werden. Die wichtigsten Nebenwirkungen (S. 367) bei lang dauernder Einnahme sind Gefäß- und Magenblutungen.

Wirkverlust von ASS. Ibuprofen (sowie evtl. auch **andere COX-I** wie Metamizol; s. u.) kann den Zugang der Acetylgruppe zum katalytischen COX-1-Zentrum blockieren; dies ist eine individuelle physikochemische Eigenschaft von Ibuprofen. Um dem entgegenzuwirken, sollten bei gelegentlicher oder 1-mal täglicher Ibuprofen-Einnahme 100 mg ASS 6–8 h nach oder 1 h vor Ibuprofen-Einnahme erfolgen.

Bei 3-mal täglicher Einnahme von Ibuprofen kann 100 mg ASS dem Ibuprofen „nicht entkommen", ASS verliert seine kardioprotektive Wirkung. Der Wechsel auf einen anderen COX-I kann dann Probleme bereiten: Naproxen verstärkt das Risiko von GIT-Blutungen, Diclofenac ist bei KHK und anderen arteriellen Durchblutungsstörungen kontraindiziert.

Metamizol bzw. sein Metabolit 4-Methylaminoantipyrin (MAA) vermindert ebenfalls die ASS-vermittelte Blockade von COX-1. Maßnahmen zum Erhalt der ASS-Wirkung sind:
- Einnahme von ASS 45 min vor Metamizol,
- Erhöhung der ASS-Dosis oder
- Reduktion derjenigen Metamizol-Dosis auf maximal 750 mg, die dem ASS vorangeht.

Im Zweifelsfall muss von ASS auf ADP-Inhibitoren gewechselt werden.

ASS und Ibuprofen bei analgetischer Indikation (hypothetischer Fall: Entwickelt ein Patient trotz Ibuprofen (2–3 × 400 mg/d, z. B. gegen Arthrose) Kopfschmerzen, hilft die Einnahme von 1000 mg ASS, da bei Schmerzen bzw. Entzündung das Zielmolekül die COX-2 ist. COX-2 wird von der Salicylsäure der ASS

Tab. 6.3

Indikationen von TAH

Indikation	ASS	P_2Y_{12}-R-Antagonisten	Dipyridamol + ASS	GPIIb/IIIa-Inhibitoren
ACS: Akuttherapie				
– akuter Myokardinfarkt	+	+		+
– instabile Angina pect.	+	+		
– PCI	+	+		+
ACS: Sekundärprophylaxe				
– Stent	+	+		
– KHK, Myokardinfarkt	+	+		
– Schlaganfall	+	+	+	
Vorhofflimmern				
pAVK	+	+		

ACS = akutes Koronarsyndrom; PCI = perkutane Koronarintervention

gehemmt und die Salicylsäure wird nicht von Ibuprofen an der COX-2 verdrängt.

Indikationen. Tab. 6.3. ASS ist
- die erste Akutmedikation (nach Gabe eines beruhigenden Opioids) bei **akutem Myokardinfarkt** (ASS i. v.)
- Therapie der 1. Wahl zur Reinfarktprophylaxe beim ACS
- Basismedikation bei **Stent**

Cave: Eine ASS-Primärprophylaxe gegen Myokardinfarkt oder Schlaganfall **ohne Risikofaktoren** ist sinnlos und schadet mehr, als sie nutzt (u. a. Destabilisierung von Plaques, die sich auch beim Gesunden bilden).

Bei **tiefen venösen Thromboembolien** (VTE, v. a. Beinvenen) kann nach Ablauf von 3 Monaten ASS eine Rezidiv-Thrombose bei denjenigen Patienten reduzieren, die kein Phenprocoumon einnehmen möchten oder können. ASS ist dabei halb so wirksam wie Phenprocoumon. Evtl. ist ASS statt OAK als postoperative venöse Prophylaxe indiziert (sog. Hybridstrategie).

6.2.2 P_2Y_{12}-Antagonisten (ADP-Rezeptor-Antagonisten)

Thrombozyten exprimieren 3 ADP-Rezeptoren (S. 97), P_2X_1, P_2Y_1 und P_2Y_{12}. Ihre Stimulation durch ADP erhöht das intrazelluläre Calcium und reduziert cAMP (**Abb. 6.4**). Beides führt zur Aggregation, Adhäsion und zu Änderungen der Morphologie von Thrombozyten.

Wirkstoffe, Wirkmechanismus und Wirkdauer. **Clopidogrel** (Plavix®) und **Prasugrel** (Effient®) sind **Thienopiperidine,** die **irreversibel** den P_2Y_{12}-R-Rezeptor antagonisieren (**Tab. 6.4**). Beim Gerinnungskranken normalisiert sich die Aggregationsfähigkeit **erst 3–4 Tage** nach dem Absetzen durch Neusynthese der Thrombozyten (wie beim ASS). ADP-R-Antagonisten hemmen die TAH so stark wie ASS, zusammen haben sie einen additiven Effekt.

Beide Wirkstoffe sind Prodrugs: 10 % von Clopidogrel werden v. a. über CYP2C19 in die aktive Wirkform überführt, daher ist es anfällig für Wirkungsverlust durch CYP2C19-Inhibitoren. Im Gegensatz dazu wird Prasugrel über Esterasen und mehrere verschiedene CYP aktiviert – CYP-Hemmstoffe haben hier keine Auswirkung.

Exkurs

Clopidogrel-Resistenz

Unter Clopidogrel wurden immer wieder Therapieversager beobachtet, für die es mehrere Erklärungen gibt:
1. CYP2C19-Hemmer wie Omeprazol mindern die Aktivierung.
2. Bei einigen Patienten besteht ein inaktivierender CYP2C19-Polymorphismus (2 % sind homozygot, 25 % heterozygot für dieses Allel).

Ticagrelor (Brilique®) gehört nicht zu den Thienopiperidinen und ist ein direkter **reversibler** P_2Y_{12}-Antagonist. Seine Wirkdauer entspricht seiner Plasma-HWZ von 10–15 h. Hier ist auf eine gute Compliance zu achten (2-mal tägliche Einnahme!), da eine Einnahmepause zum sofortigen Ende der Thrombozytenaggregationshemmung führt. Ticagrelor blockt auch die Aggregation von transfundierten Thrombozytenkonzentraten, sodass bis zu 36 h nach Ticagrelor-Gabe nicht operiert werden sollte. Eine häufige Nebenwirkung sind Dyspnoen, evtl. durch eine adenosinartige Wirkung.

Vorteile der neuen P_2Y_{12}-Antagonisten. Prasugrel und noch ausgeprägter Ticagrelor erreichen eine **stärkere Aggregationshemmung** als Clopidogrel. Ticagrelor wirkt am schnellsten, was bei akuter PCI (perkutaner Koronarintervention) von Bedeutung sein kann. Die Variabilität der Wirkung ist außerdem geringer.

Indikationen. Indikationsgebiete sind zerebrale Ischämie, KHK, pAVK, Vorhofflimmern, PCI oder Stent (**Tab. 6.3**). Generell sind ADP-Rezeptor-Antago-

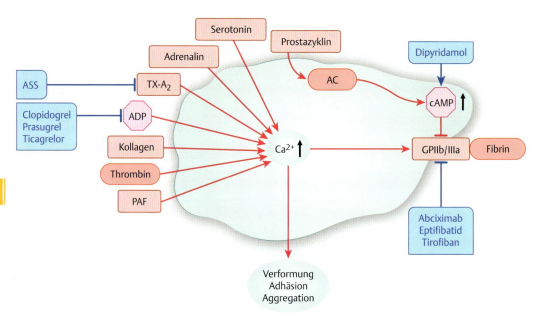

Abb. 6.4 Hemmstoffe der Thrombozytenaggregation. Zahlreiche Moleküle stimulieren spezifische Signalwege, die letztlich alle den GPIIb/IIIa-Komplex aktivieren. Die Hemmung der TX-A$_2$-Kaskade durch ASS oder die Hemmung der P$_2$Y$_{12}$-Rezeptoren sind die stärksten ambulanten Prinzipien der TAH, Hemmstoffe des GPIIb/IIIa sind die stärksten TAH überhaupt. Dipyridamol erhöht das cAMP über eine Hemmung der Phosphodiesterase.

Tab. 6.4

Wirkprofil von P$_2$Y$_{12}$-Antagonisten (ADP-Rezeptor-Antagonisten)

Wirkstoff	Prodrug-Aktivierung	ADP-R-Hemmung	Plasma-HWZ	Wirkungsdauer
Clopidogrel	überwiegend CYP2C19	irreversibel	8 h	abhängig von Thrombozyten-Neubildung (3–4 d)
Prasugrel	überwiegend Esterasen, verschiedene CYP	irreversibel	8 h	abhängig von Thrombozyten-Neubildung (3–4 d)
Ticagrelor	∅	reversibel	10–12 h	entspricht Plasma-HWZ

nisten nur als **Komedikation mit ASS** oder bei **ASS-Unverträglichkeit** indiziert. Bei **Myokardinfarkt** gehört Clopidogrel mit einer Aufsättigungsdosis (*loading dose*) von 600 mg zur Akutmedikation.

Nebenwirkungen und Interaktionen. Thienopiperide erhöhen deutlich die Blutungskomplikationen, wenn sie mit ASS oder Phenprocoumon komediziert sind. Prasugrel und Ticagrelor werden nicht empfohlen bei Patienten > 75 Jahre oder < 60 kg KG. Bei Clopidogrel ist die Komedikation von CYP2C19-Inhibitoren wie Omeprazol zu vermeiden.

6.2.3 Phosphodiesterase (PDE)-Hemmstoffe

Dipyridamol gibt es nur als Kombinationspräparat mit ASS (Aggrenox®), verordnet wird es zur Sekundärprophylaxe nach Schlaganfall. Es hemmt unspezifisch PDE und erhöht damit cAMP, was – u. a. in den Thrombozyten – die Bereitstellung von ADP und die Freisetzung von Calcium reduziert (**Abb. 6.4**). Häufige Nebenwirkungen sind Kopfschmerzen und andere unspezifische Störungen. Zur Erinnerung: PDE-Hemmer sind auch Vasodilatatoren – Dipyridamol ist sozusagen ein „Viagra" gegen den Schlaganfall.

6.2.4 GPIIb/IIIa-Inhibitoren

Die reversible Hemmung des GPIIb/IIIa-Integrinkomplexes ist das **stärkste Prinzip der TAH.** Der Proteinkomplex dient als Widerlager oder „Brückenpfeiler" für die Fibrinbrücken, seine Hemmung führt zur vollständigen Blockade der Thrombozytenaggregation. Die chemisch heterogenen GPIIb/IIIa-Inhibitoren werden i. v. appliziert, meist als 1-malige Gabe zusammen mit ASS + Clopidogrel bei kardiointerventionellen Eingriffen. Wirkstoffe sind

- **Abciximab** (ReoPro®), ein Fab-Fragment eines monoklonalen AK
- **Eptifibatid** (Integrilin®), ein Peptid-Inhibitor
- **Tirofiban** (Aggrestat®), ein Nicht-Peptid-Inhibitor.

6.3 Parenterale Hemmstoffe der plasmatischen Gerinnung

Key Point
Hemmstoffe der plasmatischen Gerinnung sind die effektivsten Wirkstoffe zur Prophylaxe von venösen und intrakardialen Thromboembolien. Sie blockieren Gerinnungsfaktoren entweder direkt oder indirekt via Aktivierung von AT-III bzw. via Hemmung von Vit.-K-abhängigen Enzymen.

Es spielt nach gegenwärtigem Wissen für die Effektivität der Gerinnungshemmung und/oder das Blutungsrisiko keine Rolle, ob AT-III aktiviert wird oder ob der Faktor X und/oder Thrombin (Faktor II) direkt gehemmt werden. Wesentlich für das Wirkprofil sind die Eigenschaften des Wirkstoffes (**Tab. 6.5**) wie Applikation (oral, i.v., s.c.), Akkumulationsrisiko, Halbwertszeit, Steuerbarkeit, Arzneimittelinteraktion, Dosis-Wirkungs-Korrelation, Monitoring, Antagonisierbarkeit und die Indikation.

6.3.1 Heparine

Heparine sind sofort wirksame und gut steuerbare Hemmstoffe der Blutgerinnung. Sie **aktivieren AT-III**, der Heparin-AT-III-Komplex hemmt dann je nach Größe des Heparins den Faktor Xa und/oder den Faktor II. Heparine sind also „Bremskraftverstärker".

Haupteinsatzgebiet von Heparinen ist die Prophylaxe venöser Gerinnungsstörungen (**Tab. 6.6**). Das niedermolekulare Heparin (NMH) hat das unfraktionierte Heparin (UFH) v. a. im ambulanten Bereich abgelöst.

Physiologie. Das saure Mucopolysaccharid Heparin findet sich bei allen Vertebraten in zahlreichen Organen wie Leber (lat. *hepar*), Lunge, Darmschleimhaut und in Immunzellen (v. a. Mastzellen oder basophile Leukozyten). Die physiologische Bedeutung der Heparine und Heparinoide ist noch immer nicht geklärt.

Herstellung. Heparine sind ein Gemisch von unverzweigten Polysacchariden, die in Fertigarzneimitteln meist als Natrium-Salze (Ausnahme: Nadroparin-Calcium) vorliegen. Sie müssen immer noch aufwendig und teuer aus Schweinedarmmukosa (seit dem „Rinderwahn" nicht mehr aus Rinderlunge) gewonnen werden. Aus der Darmmukosa eines Schweines lassen sich 270 mg UFH = 45.000 IE gewinnen, die weltweite Produktion von 35 Tonnen erfordert den Darm von ca. 150 Millionen Schweinen.

Wirkmechanismus. Mit ihrer spezifischen **Pentasaccharid**-Sequenz binden Heparine direkt an Lysin-Reste des AT-III und **steigern die Aktivität von AT-III um das 1000-Fache**. AT-III seinerseits hemmt nun direkt Thrombin und/oder Faktor Xa (**Abb. 6.5**). Die Hemmung von Thrombin erfordert ein langkettiges **unfraktioniertes** Heparin-Monomer (> 18 Saccharide), das Thrombin dem AT-III „zuführt". Der Anteil

Tab. 6.5

Übersicht über die Pharmakodynamik und Applikation von Hemmstoffen der plasmatischen Gerinnung

Zielmolekül	indirekte Hemmung	Wirkstoff	Applikation
AT-III	F-X und F-II	unfraktioniertes Heparin	s. c., i. v.
	F-X > F-II	niedermolekulares Heparin	s. c., i. v.
	F-X >> F-II	Heparinoide	s. c., lokal (Salbe)
	F-X	Fondaparinux	s. c.
Vit.-K-Epoxid-Reduktase	F-II, VII, IX, X	Cumarine	oral
F-II		Dabigatran	oral
F-X		Rivaroxaban, Apixaban, Edoxaban	oral
		Hirudin	i. v.

Tab. 6.6

Indikationen von parenteral applizierbaren Hemmstoffen der plasmatischen Gerinnung

Indikation		NMH[1]	Fondaparinux	Danaparoid[1]	Hirudine
VTE	Primärprophylaxe	+		+	
	Therapie, Rezidivprophylaxe	+	+		
LE	Primärprophylaxe	+			
	Therapie, Rezidivprophylaxe	+	+		
ACS, PCI nach akutem Myokardinfarkt		+	+		+
HIT-2			+	+	+

VTE = venöse Thromboembolien; LE = Lungenembolie; ACS = akutes Koronarsyndrom; PCI = perkutane Koronarintervention; HIT = heparininduzierte Thrombopenie
[1] auch in Schwangerschaft und Stillzeit anwendbar

der wirksamen Pentasaccharid-Sequenz beträgt je nach Heparin nur 20–50 % des Gesamtmoleküls. Weitere Wirkungen von Heparin sind
- Blockade von Serinproteasen im intrinsischen System
- Suppression der Freisetzung von Gerinnungsfaktoren aus Thrombozyten
- Induktion der Synthese von antikoagulatorischen Molekülen wie t-PA oder Thrombospondin
- in hohen Dosen: Hemmung der Thrombozytenaggregation bzw. der Stabilisierung eines frischen noch nicht organisierten Thrombus.

> **MERKE**
>
> Alle Heparine und Heparinoide sind direkte Aktivatoren von AT-III. Heparine verhindern das Größenwachstum und die Stabilisierung von frischen Thromben, lösen aber bestehende Thromben nicht auf.

Pharmakokinetik und Applikation. Alle Heparine müssen subkutan oder i. v. verabreicht werden, da sie wegen der Molekülgröße und der negativen Ladung nicht resorbiert werden. Die Wirkung setzt unmittelbar ein und erreicht nach 2–4 Stunden das Maximum. Abgebaut werden Heparine durch Heparinasen und Hydrolyse in Leber und Niere. Je nach Größe werden die teilweise noch aktiven Heparin-Fragmente renal ausgeschieden, v. a. die niedermolekularen (= „kleineren") Heparine. Bei Niereninsuffizienz ist die Dosierung der Heparine individuell anzupassen. Dabei gilt: Je größer das Molekül, desto geringer die Akkumulation bei Niereninsuffizienz.

Dosierung. Heparine besitzen einen variablen Anteil der AT-III-bindenden Pentasaccharid-Sequenz und hemmen variabel Thrombin, daher wird ihre Dosierung in **IE** angegeben. Dabei wird für jedes NMH individuell die Hemmung einer bestimmten Menge von aktiviertem Faktor X als **IE** (= Anti-Xa-IE/mg) definiert. Im Gegensatz dazu wird UFH in von der WHO standardisierten IE dosiert (**Tab. 6.7**).

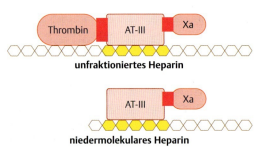

Abb. 6.5 Inaktivierung von Thrombin und Faktor Xa durch hoch- und niedermolekulares Heparin. Die Hemmung von Thrombin erfordert die „Hinführung" von Thrombin zum AT-III, wie sie das längere UFH besser leistet als das kurze NMH. Die Hemmung von Faktor II und Faktor X wird ausschließlich durch die Aktivierung von AT-III vermittelt.

Tab. 6.7

Vergleich unfraktioniertes (UFH) und niedermolekulares Heparin (NMH)

	NMH	UFH
Molekulargewicht (kDa)	2–9, durchschnittlich 5	3–30, durchschnittlich 15
Zuckereinheiten	≤ 18	> 18
Anteil der Moleküle mit AT-III-Domäne einer Heparinpräparation	20 %	30–50 %
Quotient F-Xa/IIa-Hemmung	> 1,5	1
Bioverfügbarkeit	85–95 %	10–30 % (dosisabhängig)
therapeutische Breite	breiter	geringer
Wirksamkeit	dosisabhängig gleich	dosisabhängig gleich
Monitoring, Dosisadjustierung	keine	immer; individuelle Dosierung
HWZ (nach s. c. Gabe)	3–5 h	1–4 h (sehr variabel)
Low-Dose zur Prophylaxe (d)	1-mal 750–5000 aXa-IE	2–3-mal 5000–7500 IE
Hochdosis	5000–8000 aXa-IE	Bolus: 5000–12 000 IE Infusion: 1000 IE/h
Inzidenz HIT-1	1 %	10 %
Inzidenz HIT-2	< 0,1 %	0,5–1 %
Gerinnungsmonitoring	Anti-F-Xa-Test (teuer) nur in Ausnahmen nötig	aPTT
Protamin-Antagonisierung	37–81 %	vollständig
wesentliche Vorteile	– geringeres Osteoporoserisiko – 10–100-mal geringeres HIT 1/2-Risiko (S. 163) – bessere Bioverfügbarkeit – schnellere s. c. Wirkung – sicherere therapeutische Breite – Gabe nur 1–2-mal tägl – individuelle Adjustierung nicht nötig bzw. ohne klinischen Nutzen	– geringeres Akkumulationsrisiko bei Niereninsuffizienz – gute Steuerbarkeit i. v.

UFH und NMH. Es gibt 2 Gruppen von Heparinen (**Tab. 6.7**).
- Das **niedermolekulare** Heparin (**NMH**) ist maximal 18 Saccharid-Reste lang. Es hat das ältere UFH außerhalb von Intensivstation und Operationssaal abgelöst.
- Das **unfraktionierte** Heparin (**UFH**), auch **Standard-Heparin** genannt, umfasst mehr als 18 Saccharidmoleküle (MG bis zu 30 kDa).

Unfraktionierte Heparine (UFH, Standard-Heparine). UFH sind Calcium- oder Natrium-Salze wie Heparin-Calcium (Calciparin®). UFH sind kurzlebig, nach 60–90 min ist die Hälfte abgebaut, was 2–3-mal pro Tag eine Injektion erfordert. Die Bioverfügbarkeit nach s.c. Gabe ist niedrig und schwankt dosisabhängig, außerdem gilt: Je länger die Heparinmoleküle, desto langsamer der Wirkbeginn. Die Dosis ist individuell anzupassen. Weltweit werden UFH immer noch wegen ihrer guten intravenösen Steuerbarkeit und ihrer geringeren Akkumulation bei Niereninsuffizienz auf der Intensivstation oder bei PCI eingesetzt; und bei gewissen Indikationen wie dem kardiopulmonalen Bypass (Herz-Lungen-Maschine) sind nur UFH zugelassen.

Niedermolekulare Heparine (NMH). NMH sind Heparingemische aus maximal 18 Polysacchariden, die aus UFH mittels enzymatischer Spaltung gewonnen werden. NMH hemmen den Faktor X mindestens 1,5-mal stärker als den Faktor II (Thrombin). Relativ zur kleineren Molekülgröße ist der Anteil der wirkungsrelevanten Pentasaccharidkette höher und damit die Wirkung (verglichen mit UFH) besser vorhersehbar. **Tab. 6.7** zeigt die Vorteile gegenüber den UFH im Überblick. Die einzelnen NMH unterscheiden sich in Indikation, Molekulargewicht, gewichtsadaptierter Dosierung und renaler Ausscheidung (**Tab. 6.8**). NMH werden fast immer s.c. gegeben, aber auch die i.v.-Gabe ist möglich.

> **MERKE**
> - NMH: Gabe nur 1–2-mal/d, viel weniger HIT, s.c. Bioverfügbarkeit höher, therapeutische Breite sicherer.
> - UFH: i.v. besser steuerbar, kaum Akkumulation bei Niereninsuffizienz.

Nebenwirkungen. Wichtigste Nebenwirkung der Heparine sind die **heparininduzierten Thrombozytopenien (HIT)**. UFH, wesentlich seltener auch NMH, triggern 2 Typen von HIT:

HIT-1 tritt unter UFH innerhalb von 48 h **dosisabhängig** bei 10 % der Anwender auf. Dabei lagert sich das negativ geladene Heparin an positiv geladene Oberflächenproteine der Thrombozyten an (sog. nicht immunologische HIT). Die Zahl der Thrombozyten sinkt auf 100 000–150 000/µl, es gibt jedoch kaum Blutungskomplikationen. Eine spezifische Therapie ist nicht erforderlich, da sich die Blutgerinnung schnell spontan wieder normalisiert.

HIT-2 tritt unter UFH bei 0,5–1 % der Anwender **dosisunabhängig** auf. Die Patienten bilden IgG-Antikörper gegen **Heparin-PF4-Komplexe**, wobei PF4 (Plättchenfaktor 4) als Antigen wirkt. Bei erstmaliger Exposition tritt die HIT-2 frühestens nach 7 Tagen auf (Latenzzeit der AK-Bildung!), bei Reexposition jedoch binnen weniger Stunden. Es kommt zum Abfall der Thrombozyten bis auf 10 000/µl, klinisch stehen Hautnekrosen und „paradoxe" **thromboembolische** Komplikationen im Vordergrund: ⅓ als arterielle und ⅔ als venöse Thromben, davon wiederum die Hälfte als Lungenembolien. Die Letalität beträgt bis zu 10 %. Das Risiko ist für Patienten auf Intensivstation, mit Niereninsuffizienz oder unter Dialyse erhöht, ebenso bei Patienten, die bereits eine HIT-2 entwickelt haben oder schon einmal UFH erhalten ha-

Tab. 6.8

Übersicht über die niedermolekularen Heparine (NMH)

Wirkstoff	Quotient F-Xa/IIa-Hemmung	Molekulargewicht (kDa) (mittlerer Bereich)	Neutralisierung durch Protamin (%)	Besonderheiten
Certoparin (Sandoparin®)	1,5–2,5	5	k.A.	
Dalteparin (Fragmin®)	2–3,2	6	59	möglich bei schwerer Niereninsuffizienz
Enoxaparin (Clexane®)	3,3–5,3	4,5 *	46	Indikation bei ACS
Nadroparin (Fraxiparin®)	2,5–4	4,5 *	51	
Reviparin (Clivarin®)	3,6–6,3	4,2 *	37	
Tinzaparin (Innohep®)	1,5–2,5	6,5	81	Indikation: TE-Prophylaxe bei Tumorerkrankung; möglich bei schwerer Niereninsuffizienz

* je kleiner die Heparine und die wirksamen Fragmente, desto höher das Akkumulationsrisiko bei Niereninsuffizienz
ACS = akutes Koronarsyndrom, TE = Thromboembolie

ben. **Maßnahmen bei HIT-2:** Heparin wird sofort abgesetzt, die Antikoagulation ist unbedingt mit anderen Faktor II-/Faktor X-Inhibitoren fortzuführen (**Tab. 6.6**), um die weitere Bildung von Thromben zu verhindern.

Weitere Nebenwirkungen sind andere allergische Reaktionen, Osteoporose (S. 325), reversibler Haarausfall (bei bis zu 20 %) oder Hautnekrosen an der Injektionsstelle.

Kontraindikationen. Neben den allgemeinen Kontraindikationen für Gerinnungshemmer (Blutungen, Magen-Darm-Ulzera sowie schwere Leber-, Nieren- und Pankreaserkrankungen) ist die **intramuskuläre Gabe** wegen schmerzhafter und intramuskulärer Blutungen kontraindiziert.

Antagonisierung bei Blutungen. Heparine sind starke Säuren und Polyanionen, deren Wirkung durch Polykationen wie das basische **Protamin** rasch abgeschwächt wird. 1 mg bzw. 1 IE Protamin neutralisiert 1 mg bzw. 170 IE Heparin. Während die Faktor-II-Aktivität vollständig aufgehoben wird, wird die Faktor-X-Aktivität unterschiedlich beeinflusst. Deshalb antagonisiert Protamin das KFH ganz, aber NMH nur zu 50 %.

Danaparoid (Heparinoide)

Heparinoide sind wie NMH/UFH natürliche Heparine. **Danaparoid** (Orgaran®) ist ein Gemisch aus 3 Heparinoiden, überwiegend mit Heparansulfat. Es wird in der Klinik nur noch s.c. bei HIT-2 eingesetzt, da Heparinoide von den heparininduzierten Antikörpern nicht erkannt werden.

Fondaparinux

Das vollsynthetische **Fondaparinux** (Arixtra®) bindet selektiv an AT-III und verstärkt so (etwa 300-fach) die Hemmung von Faktor Xa. Es hat eine definierte Pentasaccharid-Sequenz mit einem Molekulargewicht von 1 728 Da. Deshalb kann seine Dosis in Milligramm angegeben werden. Nach s.c. Gabe wird es schnell und vollständig resorbiert, die HWZ beträgt 15–20 h. Die renale unveränderte Ausscheidung erfordert die Dosisanpassung an die Nierenfunktion, Niereninsuffizienz < 20 ml/min GFR ist eine Kontraindikation. Vorteilhaft gegenüber NMH ist das fehlende HIT-Risiko (**Tab. 6.6**).

> **MERKE**
>
> Das vollsynthetische Fondaparinux ist kein Heparin. Seine Kinetik und Wirkung lässt sich gut berechnen.

6.3.2 Parenterale direkte Faktor-II-Hemmstoffe: Hirudin-Analoga

Hirudin, der stärkste direkte Thrombin-Hemmstoff, ist ein 65 Aminosäuren großes Protein, das lösliches sowie fibringebundenes Thrombin irreversibel hemmt. Benannt wurde es nach seiner Herkunft (*hirudo* = lat. für „Blutegel", die Gerinnungshemmung erleichtert dem Tier das Blutsaugen). Wegen ihres erhöhten Blutungsrisikos werden Hirudine bei PCI und nur als Alternative bei HIT-2 angewendet. Ihre Wirkung lässt sich mit dem sog. Ecarin-Test (*ecarin clotting time;* ECT) überwachen.

Bivalirudin (Angiox®), ein 20 Aminosäuren langes Polypeptid, besitzt nur eine kurze HWZ (20–30 min), da sich Thrombin wegen der reversiblen Bindung schnell regeneriert. Bivalirudin i. v. eignet sich für interventionelle Eingriffe am Herzen.

Argatroban (Argatra®), das sich vom L-Arginin ableitet, wird zur **Akuttherapie bei HIT-2** gegeben. Bei Leberinsuffizienz, nicht aber bei Niereninsuffizienz ist die Dosis zu reduzieren.

Exkurs

Heparin- und Hirudin-Salben sind sinnvoll bei oberflächlichen Thrombophlebitiden oder Verletzungen mit Blutungen, sie erreichen auch die tieferen Hautschichten. Ausschlaggebend für ihre Effektivität ist die **regelmäßige** Applikation, z. B. alle 4 Stunden.

6.4 Orale Hemmstoffe der plasmatischen Gerinnung (Hemmstoffe der Faktoren II und X, orale Antikoagulanzien)

Die oralen Antikoagulanzien (OAK) sind die wichtigsten ambulanten Gerinnungshemmstoffe gegen venöse Thromboembolien (tiefe Beinvenenthrombose, Lungenembolie) und bei Vorhofflimmern.

6.4.1 Vitamin-K-Hemmstoffe: Cumarine

Wirkmechanismus. Die Gerinnungsfaktoren II, VII, IX und X werden in der Leber gebildet und aktiviert, bevor sie ins Blut sezerniert werden. Die Aktivierung vollzieht sich in 2 Schritten (**Abb. 6.6**), ausgehend vom fettlöslichen Vitamin K. Das Vit.-K-Hydrochinon ist der Elektronendonor für die γ-Glutamyl-Carboxylase (GGCX), die aus Glutaminsäure die γ-Carboxyglutaminsäure katalysiert. Das oxidierte Vit.-K-oxid wird durch die Vit.-K-Epoxidreduktase regeneriert, bis zu 1000-mal kann ein Vit.-K-Molekül diesen Zyklus durchlaufen. Diese Vit.-K-abhängigen Gerinnungsfaktoren zeichnen sich durch eine hohe Strukturhomologie aus, ebenso wie der funktionelle Gegenspieler, Protein C, der auch Vit.-K-abhängig aktiviert wird. Nur die γ-carboxylierten Faktoren kön-

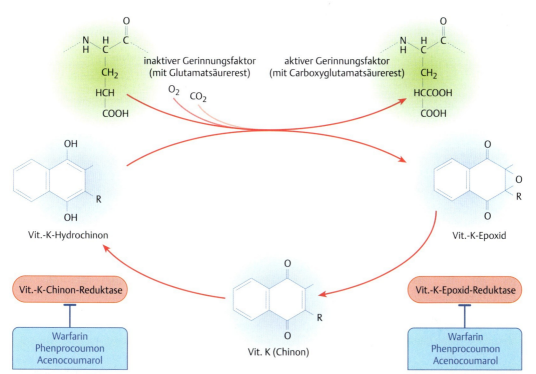

Abb. 6.6 Wirkmechanismus der Vitamin-K-Antagonisten. Die Komponenten dieses Zyklus, Vitamin K und seine Enzyme, sind an der Membraninnenseite des rauen ER in der Leberzelle (*Cave:* Leberfunktionsstörungen!) lokalisiert. Cumarine hemmen dosisabhängig die Enzyme, die Vitamin K regenerieren, und damit auch die Aktivierung der zentralen Gerinnungsfaktoren F-II und F-X.

nen durch Calcium aktiviert bzw. an den aggregierten Thrombozyten konzentriert werden. Dieser Effekt wird durch Cumarine blockiert, deren Grundgerüst 4-Hydroxycumarin strukturelle Ähnlichkeiten mit Vitamin K aufweist. **Cumarine hemmen irreversibel die Vit.-K-Epoxid-Reduktase** (VKORC1), das geschwindigkeitsbestimmende Enzym zur Bildung des Kofaktors Vit.-K-Hydrochinon, sowie die **Vit.-K-Chinon-Reduktase** (Abb. 6.6).

 Praxistipp
Vitamin K und seine Reduktasen aktiveren die Gerinnungsfaktoren überwiegend in der Leber – auch deshalb sind Störungen der Leberfunktion auch immer Störungen der Gerinnung.

Exkurs

Vitamin K, das Koagulationsvitamin
1929 beobachtete der dänische Physiologe Henrik Dam, dass Hühner durch ein bestimmtes Futter Blutungen entwickelten. Zunächst wurde Skorbut als Ursache vermutet, die Gabe von Vitamin C war jedoch wirkungslos. Erst Hanfsamen stoppten die Blutungsneigung, woraufhin Henrik Dam die wirksame Substanz „**K**oagulationsvitamin" nannte, also Vitamin K!

Kinetik und Genomik. Die Bioverfügbarkeit von Cumarinen ist sehr gut, ihr Metabolismus jedoch ist komplex und störanfällig. Cumarine besitzen eine hohe Plasmaeiweißbindung. Ihre S- und L-Enantiomere haben unterschiedliche antikoagulatorische Wirksamkeit und unterschiedliche Halbwertszeiten und werden durch CYP2C9 und/oder CYP3A4 metabolisiert. Die Gene für CYP2C9 und die Vitamin-K-Epoxidreduktase (VKORC1) unterliegen einem **genetischen Polymorphismus**. Der Austausch einer Aminosäure kann zu einer nahezu kompletten Resistenz der Vitamin-K-Epoxidreduktase gegen Cumarine führen (*vitamin K clotting factor deficiency 2*, VKCFD2).

Wirkdauer und Einflüsse auf die Wirksamkeit. Die **therapeutische Wirkung** der Cumarine beginnt erst nach **etwa 2–3 Tagen**, die volle Wirkung ist nach **5 Tagen** erreicht: Durch die Blockierung der Vitamin-K-Epoxid-Reduktase wird nur die Neubildung der Gerinnungsfaktoren gestoppt – bevor eine Wirkung eintritt, müssen die noch vorhandenen aktiven Faktoren abgebaut werden.
Die **Wirkdauer** (biologische HWZ) der Cumarine ist länger als die Plasma-HWZ, nach dem Absetzen vergehen es 1–2 Tage, bis neue aktive Vit.-K-abhängige Enzyme gebildet werden. Nach Einnahme der letzten

Tab. 6.9

Wirkprofil der Cumarine

	Phenprocoumon	Warfarin
Eliminations-HWZ	4–6 d (100–150 h)	40–50 h
Normalisierung der Gerinnung nach der letzten Einnahme	7–14 d	3–5 d
Lebermetabolisierung	CYP3A4 > CYP2C9	CYP2C9 > CYP3A4
Plasmaproteinbindung	99 %	90 %
Elimination	hepatisch + renal	hepatisch
Muttermilch	10 % Übertritt	kein Übertritt
länderspezifischer Einsatz (Beispiele)	Deutschland	USA

Dosis dauert es bei Phenprocoumon eine Woche und mehr, bis die Gerinnung normalisiert ist (**Tab. 6.9**). Die Wirksamkeit ist zahlreichen **Störfaktoren** ausgesetzt:

Verstärkung der Wirkung
– Vit.-K-Mangel (häufigste Ursache für eine Überfunktion)
– CYP2C9 *poor metabolizer*
– verminderter Abbau durch CYP3A4- und/oder -2C9-Inhibitoren
– Verdrängung von Cumarinen aus der hohen Plasmaproteinbindung

Verminderung der Wirkung
– vermehrte Vit.-K-Zufuhr (z. B. Vit.-K-reiches Gemüse)
– verstärkter Abbau durch CYP3A4- und/oder -2C9-Induktoren
– erhöhter Umsatz (z. B. Fieber oder Hyperthyreose)

Die vielfältigen Arzneimittelinteraktionen der Cumarine sind in **Tab. 6.15** zusammengefasst.

> **MERKE**
>
> Unter Cumarinen muss regelmäßig die INR (*international normalized ratio*) bestimmt werden.

Exkurs

Schwankungen der Vitamin-K-Konzentration
Änderungen des Vitamin-K-Spiegels bei Cumarin-Gabe können innerhalb von wenigen Tagen die INR messbar beeinflussen. Das lipophile Vitamin K wird mit pflanzlichen Ölen oder Gemüse aufgenommen sowie endogen durch Darmbakterien gebildet. **Vitamin-K-Mangel** tritt auf bei Unterernährung oder gemüsearmer Ernährung, Malabsorption (CED, Sprue, Mukoviszidose), unter Antibiotikagabe oder bei parenteraler Ernährung (Störung der Darmflora), bei Leberzirrhose oder nach Entfernung der Gallenblase (enterohepatischer Kreislauf↓). **Vitamin-K-Überschuss** ist meist die Folge einer übermäßigen Zufuhr von Vit.-K-haltiger Nahrung.

Wirkstoffe. Das in Deutschland fast ausschließlich verordnete **Phenprocoumon** (Marcumar®) hat eine HWZ von 4–6 Tagen. Es wird v. a. durch CYP3A4 und CYP2C9 metabolisiert, deren Induktoren oder Hemmstoffe die Wirkung entsprechend abschwächen oder verstärken (**Tab. 6.15**). Weniger als 15 % werden unverändert renal ausgeschieden, bei Niereninsuffizienz muss die Dosis vermindert werden. Zusammenfassend sind die **Probleme von Phenprocoumon**:
– schmale therapeutische Breite mit einer INR 2–3
– hohe Plasmaproteinbindung
– CYP3A4- und CYP2C9-Metabolisierung
– VKORC1-Polymorphismus
– VKORC1-Unterfunktion: weniger exprimierte und schwächer aktive Vitamin-K-Epoxidreduktase, die eine niedrigere Phenprocoumon-Dosis erfordert. Diese Veränderung liegt bei über 90 % der Asiaten vor (Dosis vermindern), bei 40 % der weißen Bevölkerung Europas (Syn.: Kaukasier) und beispielsweise nur bei bei 2–3 % der afrikanischen Bevölkerung (Dosis erhöhen). Bei 20 % der der weißen europäischen Bevölkerung (Kaukasier) ist eine höhere Dosis als Folge einer Cumarin-Resistenz erforderlich.
– schwankender Vit.-K-Gehalt der Nahrung
– Arzneimittelinteraktionen (s. auch **Tab. 6.15**): Über Interaktionen mit dem hepatischen CYP-System, dem enterohepatischen Kreislauf, Verdrängung aus der Plasmaproteinbindung, Blutungsgefahr, pharmakodynamische Konkurrenz kann die Wirkung von Phenprocoumon (wie der anderer Cumarine auch) verstärkt oder abgeschwächt werden.

Praxistipp
Die INR-Selbstmessung (Schulung erforderlich) ist eine effiziente sinnvolle Maßnahme zur Erhöhung der Sicherheit im Umgang mit Phenprocoumon.

Warfarin (Coumadin®) ist mit einer HWZ von 2–3 Tagen kürzer wirksam. Es wird überwiegend via CYP2C9 metabolisiert (**Tab. 6.15**). Studien aus Ländern wie den USA, in denen meist Warfarin, aber nicht Phenprocoumon verwendet wird, können nicht einfach auf die Therapie mit Phenprocoumon übertragen werden. Kaukasier haben öfters als Asiaten eine reduzierte CYP2C9-Aktivität – die Dosis ist dann zu reduzieren.

Acenocoumarol (Sintrom®) nimmt pharmakokinetisch eine Mittelstellung zwischen Warfarin und Phenprocoumon ein. Es ist in Deutschland nicht im Handel, wird aber in Österreich oder der Schweiz verordnet.

Cumarinspezifische Nebenwirkungen. Die wichtigste Nebenwirkung der Cumarine ist das wie bei allen Antikoagulanzien **erhöhte Blutungsrisiko**.

Eine seltene, aber gefürchtete Nebenwirkung ist die sog. **Cumarin-Nekrose:** Zu Beginn einer Marcumarisierung kommt es zu einem relativen Mangel an den kurzlebigen Proteinen C und S (Gerinnungsantagonisten, HWZ 6 und 10 h), während die stabileren Gerinnungsfaktoren noch aktiv sind (HWZ von Faktor II ist 60 h, von Faktor X ist 48 h). Dies führt zu einer Hyperkoaguabilität und nachfolgenden Hautnekrosen. Davon sind besonders adipöse Frauen betroffen.

Weiterhin können ein **reversibler Haarausfall** und **Osteoporose** auftreten: Vit.-K-abhängige Enzyme spielen auch beim Knochenstoffwechsel eine Rolle.

Antagonisierung von Cumarinen. Bei einer INR > 5 ohne Symptomatik wird Vitamin K oral gegeben, bei Blutungen erfolgt die Vit.-K-Gabe intravenös. Da die Wirkung nur langsam, mit einer Latenz von 12 h, aufzuheben ist (so lange dauert es, bis neue aktive Enzyme gebildet wurden), wird im Notfall mit **Prothrombinkomplex (PPSB)** oder **Frischplasma (FFP)** substituiert.

> **MERKE**
>
> Cumarine erreichen erst nach 5 Tagen ihre volle Wirkung. Deshalb und wegen der Gefahr einer initialen Marcumar-Nekrose wird eine Marcumar-Therapie immer überlappend mit Heparin (ca. 2–5 Tage) eingeleitet.
> Cumarine eignen sich nicht zur Akuttherapie. Sie sind eine typische „Entlassungstherapie" am Ende eines Krankenhausaufenthaltes.

Schwangerschaft und Stillzeit. Cumarine sind teratogen und streng kontraindiziert (seltene Ausnahme: mechanische Herzklappe). Bei Schwangerschaft wird alternativ Heparin gegeben. Bei notwendiger Indikation kann eine Stillende marcumarisiert werden.

Kontraindikationen. Cumarine sind kontraindiziert bei Erkrankungen mit erhöhter Blutungsbereitschaft, therapierefraktärer Hypertonie (> 200/105 mm Hg) oder Läsionen des GIT.

6.4.2 Nicht-Vitamin-K-antagonistische orale Antikoagulanzien (NOAK): direkte Hemmstoffe von Faktor II oder X

Die neuen OAK und spezifischen oralen Hemmstoffe von Faktor II oder Faktor X zeichnen sich gegenüber den Cumarinen durch eine einfache Handhabung und Pharmakokinetik aus. Wirksamkeit und Blutungsrisiken sind grundsätzlich gleich (Ausnahmen s. Text). Eine Übersicht über die NOAK bietet **Tab. 6.10**.

Direkter Hemmstoff von Faktor II: Dabigatran

Siehe auch **Tab. 6.10**.

Wirkmechanismus. Dabigatran (Pradaxa®) war das erste, auch heute noch einsetzbare NOAK. Es wird nach oraler Gabe als Dabigatran-etexilat (zur verbesserten Resorption) mittels Hydrolasen und Esterasen in Leber und Plasma zum Dabigatran aktiviert. Es **hemmt direkt, selektiv** und **kompetitiv** sowohl **freies** als auch **fibringebundenes aktives Thrombin (F-IIa)**. Seine antikoagulatorische Wirkung ist dosisabhängig, 1–2-mal tägliche Gabe bei einer HWZ von 12–14 h.

Pharmakokinetik. Die Bioverfügbarkeit von Dabigatran beträgt 6,5 %. Bereits mäßige Änderungen führen zu Schwankungen des Plasmaspiegels.

Die unveränderte Ausscheidung von Dabigatran über Niere (80 %) und Galle (20 %) erfordert eine Dosisreduktion v. a. bei renalen Erkrankungen.

Kontraindikationen und Arzneimittelinteraktionen. Dabigatran ist bei Niereninsuffizienz kontraindiziert (< 30 mg/ml GFR, Dosisreduktion ab 50 mg/ml).

Dabigatran-etexilat (nicht das aktive Dabigatran!) ist ein Substrat von P-gp (P-Glykoprotein): P-gp-Inhibitoren wie Amiodaron, Verapamil, Clarithromycin oder Ketoconazol erhöhen die Plasmaspiegel, Induktoren wie Rifampicin und Johanniskraut erniedrigen sie (**Tab. 6.11**).

Dabigatran ist kein CYP3A-Substrat. Dies ist nur ein relativer Vorteil gegenüber CYP3A4-Substraten, da CYP3A4-Inhibitoren oft auch P-gp-Inhibitoren sind.

Bei einem Körpergewicht < 50 kg bzw. > 110 kg ist die Dosis anzupassen.

Direkte Hemmstoffe von Faktor X: die Xabane

Hemmstoffe von Faktor X, die sog. **Xa**bane, vermindern die Bildung von Thrombin, bereits vorhandenes Thrombin bleibt weiterhin wirksam. **Rivaroxaban** (Xarelto®), ein oral verfügbares Oxazolidinon-Derivat, ist ein hochselektiver, direkter Hemmstoff des Faktors Xa mit einer HWZ von 5–9 h bei jüngeren und 11–13 h bei älteren Erwachsenen. Die Bioverfügbarkeit ist hoch. Da es zu ⅓ renal unverändert ausgeschieden wird, muss im Alter und bei Niereninsuf-

Tab. 6.10

Übersicht über die NOAK (Auswahl)

	Dabigatran	Rivaroxaban	Apixaban
gehemmter Gerinnungsfaktor	IIa	Xa	Xa
Bioverfügbarkeit	6 %	80 %	50 %
Halbwertszeit	15 h	10–15 h	8–15 h
renale Ausscheidung	80 %	33 %	25 %
P-gp-Substrat	+	+	+
CYP3A4-Substrat	Ø	+	+
PPB	niedrig (dialysierbar)	92–95 %	87 %
Vorteile	dialysefähig kein CYP-Substrat	nicht dialysierbar	nicht dialysierbar
Indikationen			
– VTE/LE: Prophylaxe und Akuttherapie	+	+	+
– nicht valvuläres Vorhofflimmern:	+	+	+
Kontraindikationen			
– Niereninsuffizienz	< 30 ml/min	< 15 ml/min	< 15 ml/min
– Leberinsuffizienz		Child-Pugh C	Child-Pugh C
Absetzen vor einem Eingriff (abhängig von Nierenfunktion)	1–4 d	1–2 d	1–2 d
Einnahme	unabhängig vom Essen	bis 10 mg unabhängig vom Essen 15–20 mg zum Essen	unabhängig vom Essen

VTE = venöse Thromboembolie; LE = Lungenembolie

Tab. 6.11

Arzneimittelinteraktionen der NOAK und entsprechende Kontraindikationen

Anwendungseinschränkung	Dabigatran	Rivaroxaban, Apixaban, Edoxaban
Anwendung kontraindiziert	**starke P-gp-Inhibitoren** wie Ketoconazol, Itrakonazol, Ciclosporin, Tacrolimus, Dronedaron, Chinin, Ritonavir u. ä.	
Anwendung nicht empfohlen bzw. mit Vorsicht anwenden	**P-gp-Inhibitoren** wie Amiodaron, Verapamil 2 h nach der Einnahme von Dabigatran	**starke CYP3A4-Inhibitoren** wie systemische Azolantimykotika, Dronedaron, Verapamil
Anwendung soll vermieden werden	**starke P-gp-Induktoren** wie Rifampicin, Johanniskraut (Hypericum perforatum), Phenobarbital, Carbamazepin, Phenytoin	**starke CYP3A4-Induktoren** wie Rifampicin, Johanniskraut (Hypericum perforatum), Phenobarbital, Carbamazepin, Phenytoin

fizienz die Dosis reduziert werden. Ca. ⅔ werden hepatisch metabolisiert, als CYP3A4-Substrat ist mit entsprechenden Veränderungen durch starke CYP3A4-Modulatoren zu rechnen; die Interaktion via P-gp-Modulatoren ist weniger relevant (**Tab. 6.11**). Kontraindikation sind u. a. schwere Leberfunktionsstörungen mit Koagulopathien.

Apixaban (Eliquis®) ist ebenfalls ein hochselektiver direkter Faktor-Xa-Inhibitor mit einer Bioverfügbarkeit von 50 %, einer HWZ von 12 h und einer renalen Ausscheidung von ca. 25 %. Apixaban besitzt keinen aktiven Metaboliten und ist wie Rivaroxaban ein CYP3A4- und P-gp-Substrat (**Tab. 6.11**).

Edoxaban (Lixiana®) hat ein ähnliches Profil wie die anderen Xabane mit einer komplexeren Kinetik. Hier muss nur auf Interaktion mit starken P-gp-Inhibitoren geachtet werden.

Monitoring und Antagonisierung der NOAK

Plasmakonzentration und Gerinnungshemmung. Bei den NOAK gilt eine positive **Beziehung** zwischen **Plasmakonzentration** und Gerinnungshemmung. Die Plasmakonzentration kann aber durch einige Faktoren verändert werden: Leber- und Niereninsuffizienz, CYP- und P-gp-Modulatoren. Bereits ein höherer Spitzenwert (c_{max}) geht vorübergehend mit einer höheren antithrombotischen Wirksamkeit und höherem Blutungsrisiko einher. Dazu kommt der Einfluss der Gerinnungsstörung bzw. Krankheit auf das endogene Gerinnungssystem.

Monitoring. Gegenwärtig gibt es keine Möglichkeit eines zuverlässigen Monitorings, die INR ist nicht verwertbar. PT (Prothrombinzeit) und aPTT (aktivierte partielle Thromboplastinzeit) unterliegen zahlreichen Variabilitäten. Wegen der relativ kurzen Wirkdauer ist eine Gerinnungskontrolle außerdem selten sinnvoll. Bei den meisten Patienten darf davon ausgegangen werden, dass die therapeutische Breite relativ groß ist und die fixe Dosierung daher kein Gerinnungsmonitoring erfordert. *Cave:* beim Umstellen von Phenprocoumon auf ein NOAK kann die INR supraadditiv auf bis zu 10 steigen.

Antagonisierung. Inzwischen stehen für alle NOAK neutralisierende Antikörper zur Verfügung, die jedoch sehr teuer sind (zwischen ca. 10000 und 50000 €). Im klinischen Alltag werden bei Blutungen Frischplasma oder Prothrombinkonzentrate transfundiert.

Absetzen. Es reicht, die neuen OAK 24 h vor leichten und 48 h vor schweren Eingriffen abzusetzen.

Dosierung der NOAK. Venöse und arterielle Thromben wachsen unterschiedlich schnell. Es ist noch unklar, wann – im Hinblick auf die therapeutische Wirkung wie das Risiko für Blutungen – eine einmal und wann eine zweimal tägliche Gabe von Vorteil ist.

Exkurs

Vergleich Marcumar und neue OAK

Bei 10–15 % der **Marcumar-Patienten** muss im Laufe der Behandlung mit einer Blutungskomplikation gerechnet werden, bei 2–5 % der Patienten ist eine Krankenhauseinweisung notwendig, bei 0,5–1 % der Patienten sind die Blutungen letal. Die Komedikation mit ASS oder COX-I etc. erhöht das gastrointestinale Blutungsrisiko deutlich. In Bezug auf die **NOAK** liegen inzwischen umfangreiche Daten für **Vorhofflimmern** und VTE/LE vor. Wirksamkeit und Blutungsrisiken sind ähnlich; unter NOAK treten eindeutig weniger Hirnblutungen (hämorrhagische Infarkte) auf, da Cumarine auch den F-VII hemmen, der v. a. in den Hirngefäßen hoch exprimiert ist. Andererseits sind GIT-Blutungen unter NOAK etwas erhöht.

NOAK sind eine (zwingende) Option für die Patienten, die kein Marcumar nehmen (Marcumarangst), aber eine Antikoagulation benötigen.

Der **grundsätzliche Vorteil** der NOAK ist ihre **gute Steuerbarkeit**: Nach einer Halbwertszeit ist die Wirkung bereits abgeschwächt, nach 24–36 h ist die Gerinnung wieder normalisiert. Nachteilig sind die höheren Kosten gegenüber Cumarinen, aber nicht gegenüber Heparinen. Bei mechanischen Herzklappen sind bis auf Weiteres die NOAK nicht zugelassen. In den Leitlinien gelten die NOAK bei Neueinstellung gegenüber Cumarinen als erste Wahl.

Umstellen von Phenprocoumon auf NOAK

Phenprocoumon wird abgesetzt und bei einer INR von 2 wird das NOAK eingenommen.

Absetzen und Restwirkung

Zwei bzw. 4 Halbwertszeiten nach Absetzen beträgt die antikoagulatorische Restwirkung 20 % bzw. 5 %, und damit gilt das Blutungsrisiko als hoch bzw. niedrig.

MERKE

- Sind Patienten gut und stabil auf Phenprocoumon eingestellt, ist ein Wechsel auf ein neues OAK nicht indiziert.
- Bei Patienten, bei denen eine Marcumarisierung indiziert ist, aber nicht durchgeführt wird, ist die Vorordnung von NOAK zu erwägen.
- Der große Vorteil der NOAK liegt in der einfachen Handhabung und damit auch in ihrer Akzeptanz bei Ärzten und Patienten.

6.5 Fibrinolytika und Antifibrinolytika

Key Point

Fibrinolytika lösen Gerinnsel auf und hemmen die Fibrinisierung bzw. die Bildung neuer Thromben. Dazu wird Plasmin mittels Aktivatoren wie *tissue-plasminogen activator* (t-PA) oder Urokinase aus Plasminogen abgespalten. Die Gabe sollte möglichst zeitnah erfolgen. Antifibrinolytika können bei übermäßiger Fibrinolyse als Antidot gegeben werden.

6.5.1 Fibrinolytika

Fibrinolytika werden bei Myokardinfarkt, Apoplex, Verschlüssen von Extremitätenarterien, Lungenembolien oder venösen Thrombosen (v. a. Bein- und Beckenvenenthrombose) unter strenger Indikationsstellung eingesetzt. Je nach Gefäßsystem bzw. Organ gibt es definierte therapeutische Fenster, innerhalb deren eine Fibrinolyse sinnvoll ist:

- Gehirn: 4,5 h („*time is brain*")
- Herz: 6 h („*time is muscle*")
- Beinarterien: 72 h
- Beinvenen: 7 Tage

MERKE

Je **früher** die Lyse, desto **besser** die Postinfarkt-Prognose.

Gewebsplasminogen-Aktivatoren (t-PA)

Alteplase ist der rekombinante, 527 Aminosäuren große *tissue-plasminogen activator* (**rt-PA**) (Actilyse®), der der körpereigenen Serinprotease t-PA aus dem Endothel entspricht. Erst nach der Bindung an Fibrin erreicht er seine maximale Affinität bzw. Aktivität und zeichnet sich daher durch eine besondere Thrombusselektivität aus. Die HWZ beträgt 5 min.

Reteplase (Rapilysin®) (**r-PA**) ist eine rekombinante, 335 AS lange Variante des rt-PA mit längerer HWZ von 18 min, die renal ausgeschieden wird.

Tenecteplase (Metalyse®), ebenfalls eine rekombinante Variante des rt-PA mit einer längeren HWZ, zeichnet sich durch eine hohe Resistenz gegen PAI-1 (Plasminogen-Aktivator-Inhibitor Typ 1) aus.

Weitere Fibrinolytika

Anistreplase (Eminase®), ein Komplex aus Streptokinase und Plasminogen für eine erhöhte Fibrinspezifität, besitzt eine längere Halbwertszeit (1–1,5 h) und kann als Bolus innerhalb von 5 min appliziert werden.

Streptokinase (Streptase®), die aus β-hämolysierenden Streptokokken gewonnen wird (HWZ 20 min), baut zusätzlich zur Plasmin-Freisetzung auch Gerinnungsfaktoren ab und reduziert das zirkulierende Fibrin um 80 %. Nach Streptokokkeninfektionen werden Antikörper gebildet, die mit der Streptokinase kreuzreagieren und zum Wirkverlust führen: Zwischen 2 Streptokinase-Applikationen sollte eine 9–12-monatige Pause liegen.

Urokinase (Actosolv®), die erstmals im Urin nachgewiesen wurde, provoziert als körpereigene Serinprotease keine Immunreaktionen (HWZ 20 min).

6.5.2 Hemmstoffe der Fibrinolyse (Antifibrinolytika)

Bei zu starker Gerinnungshemmung durch Fibrinolytika besteht das Risiko unstillbarer Blutungen. Als Gegenmaßnahmen (Antidot) stehen Antifibrinolytika zur Verfügung. Daneben werden sie bei herabgesetzter Gerinnungsfähigkeit eingesetzt, z. B. bei operativen Eingriffen bei Patienten mit Leberzirrhose oder Tumoren. Gegenwärtig steht in Deutschland nur die **Tranexamsäure** (Cyclokapron®) als Antifibrinolytikum zur Verfügung. Sie blockiert das Andocken von Plasminogen an das Fibrin, kann aber bereits gebildetes Plasmin nicht inaktivieren.

6.6 Förderung der Durchblutung

Key Point

Bei Gefäßverschlüssen, v. a. bei der peripheren arteriellen Verschlusskrankheit (pAVK), werden zusätzlich zu Gerinnungshemmern auch Vasodilatatoren und durchblutungsfördernde Wirkstoffe eingesetzt.

6.6.1 Prostaglandin-Analoga

Alprostadil (Caverject®), ein PG-E1-Analogon, wirkt als Vasodilatator und Inhibitor der Thrombozytenaggregation. Es kommt bei schwerer pAVK und notfallmäßig bei vorzeitigem Verschluss des Ductus arteriosus Botalli in der Spätschwangerschaft zum Einsatz.

Iloprost (Ilomedin®), ein PG-I$_2$-(Prostazyklin-)Analogon, erweitert die Arterien (S. 359). Neben der pAVK wird es bei Gefäßspasmen und -nekrosen, z. B. im Rahmen einer Sklerodermie, oder bei Morbus Raynaud eingesetzt. Typische Nebenwirkungen eines Gefäßdilatators sind Kopfschmerz, Blutdruckabfall und Tachykardie.

6.6.2 Hemmung der Phosphodiesterase

Cilostazol (Pletal®), ein Hemmstoff der Phosphodiesterase 3 (PDE 3), relaxiert die glatte Gefäßmuskulatur und ist bei Claudicatio intermittens indiziert (Verlängerung der Gehstrecke um 30–40 m). Als Nebenwirkungen können durch die verlängerte Aktivität von cAMP mit Gefäßdilatation Kopfschmerz und Durchfall auftreten. Am Herzen führt die positive Inotropie zu Tachykardie und erhöhtem Energieverbrauch (*Cave:* KHK; außerdem steigt das Blutungsrisiko).

Sildenafil und **Tadalafil**, Hemmstoffe der PDE-5 (S. 149) sind als spezielle Präparate (z. B. Adcirca®) in hoher Dosis auch für die pulmonale Hypertension zugelassen, wo sie signifikant den Widerstand im Lungenkreislauf senken.

6.6.3 Durchblutungsfördernde Wirkstoffe mit unklarem Wirkmechanismus

Naftidrofuryl (Dusodril®) ist ein 5-HT$_2$-Rezeptor-Antagonist, der den Muskelstoffwechsel verbessern soll und die Aggregationsbereitschaft von Thrombozyten senkt. Es wird noch häufig unspezifisch bei Durchblutungsstörungen (Gehirn, Hörsturz etc.) eingesetzt.

Pentoxifyllin (Trental®) wirkt gefäßerweiternd und senkt die Blutviskosität sowie den Fibrinogen-Spiegel. Es soll die Fließeigenschaften des Blutes verbessern (Rheologikum). Es wird als generelle (placeboartige) Maßnahme bei Durchblutungsstörungen eingesetzt (v. a. bei Durchblutungsstörungen des Gehirns und der Retina, bei pAVK sowie bei Erkrankungen des Innenohrs wie Hörsturz oder Tinnitus). Es werden immer wieder klinisch fassbare Verbesserungen der Hirnleistung berichtet. Nebenwirkungen sind gastrointestinale Beschwerden, Schwindel, Kopfschmerzen und Gesichtsrötung (Flush) sowie ein Blutungsrisiko an der Netzhaut.

Praxistipp

Aufgrund seiner Nebenwirkungen und seiner fraglichen Wirksamkeit sollte die Verordnung von Pentoxifyllin zurückhaltend erfolgen.

6.7 Renale Anämie und Eisenmangelanämie

Key Point
Anämien (Blutarmut) beschreiben einen Mangel an Erythrozyten bzw. einen generellen Mangel an Blutvolumen. Die häufigsten Ursachen sind Mikroblutungen, Eisenmangel oder ein Mangel an Erythropoetin.

6.7.1 Eisen
Physiologie. Ein Erwachsener verfügt über 4–5 g Eisen. Davon sind 60–70 % im **Hämoglobin** gebunden (bei Männern mehr als bei Frauen), 3–5 % im **Myoglobin**. Der Rest ist im **Ferritin** deponiert, woraus sich laborchemisch das Gesamteisen messen lässt. Lösliches Eisen ist in geringen Mengen im Plasma an **Transferrin** gebunden.
Pro Tag müssen beim Mann 1 mg, bei der gebärfähigen Frau 2 mg ersetzt werden. Da die Resorption von Eisen normalerweise mit 10 % begrenzt ist, muss die tägliche Mindestaufnahme 10–20 mg betragen. Bei Eisenmangel kann die Resorption jedoch auf bis zu 50 % steigen, wie z. B. in der Schwangerschaft oder bei körperlichem Wachstum.
Eisen-Arzneimittel. Der Dünndarm kann nur 2-wertiges Eisen (Fe^{2+}), aber kein 3-wertiges Eisen (Fe^{3+}), über den DMT 1-Transporter in die Dünndarmzellen aufnehmen. Fe^{2+}-Präparationen erfordern daher Stabilisatoren, die die Oxidation zu Fe^{3+} verhindern. Solche Stabilisatoren sind z. B. Gluconat bei Vitaferron® oder Glycinsulfat bei Ferro-sanol®.
Eisen wird normalerweise peroral gegeben. Die intravenöse Gabe von Fe^{3+} (!) (langsam) ist nur in Ausnahmefällen indiziert, wie bei chronisch-entzündlichen Darmerkrankungen, wo Schädigungen der entzündeten Darmwand durch das luminale Eisen befürchtet werden. Eisen wird langsam aufdosiert.
Indikationen. Hämoglobinabfall < 12 g/dl.
Nebenwirkungen. Sehr häufig treten gastrointestinale Störungen wie Übelkeit, Erbrechen oder Obstipation auf. Bei chronischer Überdosierung lagert sich Eisen ins retikuloendotheliale System ein (Hämosiderose, Organsiderosen).
Eisenintoxikation. Wird akut die Transferrin-Bindungskapazität überschritten, kann sich eine hypotensive Krise oder eine hämorrhagische Gastroenteritis entwickeln. Besonders bei Kindern ist die Eisenintoxikation eine lebensbedrohliche Komplikation. Das Antidot der Wahl ist der Komplexbildner **Deferoxamin** (S. 688).
Arzneimittelinteraktionen. Die Eisenresorption wird durch gleichzeitige Einnahme von **PPI**, **Colestyramin** oder ionenhaltigen **Antazida** gehemmt. Umgekehrt verhindert Eisen durch Komplexbildung die Resorption von **L-Dopa** und von **Antibiotika** wie Tetrazyklinen oder Gyrasehemmern.

6.7.2 Erythropoetin (EPO)
Physiologie. Erythropoetin wird zu 90 % in den peritubulären Zellen in den distalen Nierentubuli und zu 10 % in der Leber gebildet. Es ist ein 165 Aminosäuren großes Glykoprotein, das als Zytokin zur Familie der *colony-stimulating factors* (CSF) gehört. EPO wird bei Hypoxie durch Aktivierung des Transkriptionsfaktors *hypoxia-inducing factor* (HIF) stimuliert und regt durch Bindung an seinen EPO-Rezeptor auf den Knochenmark-Stammzellen v. a. die Bildung von Erythrozyten an.
Substitution mit Erythropoetin. Substituiert wird mit humanem, rekombinantem Erythropoetin wie **Epoetin alpha** (Erypo®) oder **Epoetin beta** (NeoRecormon®) im Abstand von 2–3 Tagen. Die Halbwertszeit beträgt i. v. 4–12 h, s. c. 12–24 h. Die Dosierung orientiert sich am Hämatokrit. **Darbepoetin alpha** (Aranesp®) ist ein durch Sialinsäurereste stabilisiertes lang wirksames Erythropoetin (HWZ 24 h, nur 1-mal wöchentliche Gabe nötig).
Indikationen. Mangel an Erythrozyten, z. B. bei Niereninsuffizienz und bei Dialyse.
Nebenwirkungen. Häufig sind grippale Symptome, dazu Hypertonie und Kopfschmerz aufgrund einer gefäßaktiven Wirkung von EPO, selten treten noch thromboembolische Ereignisse auf.
Kontraindikation. Schwere Hypertonie.

Praxis
Bei Erythropoetin-Gabe muss immer ausreichend mit Eisen substituiert werden (eine Analogie zur Gabe von Calcium und Vitamin D).

6.7.3 Pharmakotherapie von Anämien
Zahlreiche Ursachen kommen als Grund einer Anämie infrage wie Mikroblutungen (Menstruation, Magen-Darm-Ulzera), Mangel an Erythropoetin oder Eisen. Hier kann meist kausal therapiert werden.
Eisenmangelanämie. Die Eisenmangelanämie, die häufigste Anämie, ist charakterisiert durch die Abnahme von Hämoglobin in den Erythrozyten sowie von Serumferritin. Therapie der Wahl ist die Substitution mit Fe^{2+}.
Renale Anämie. Mit Verlust von Nierenparenchym z. B. bei Niereninsuffizienz gehen auch die renalen Produktionszellen verloren. Therapie der Wahl ist rekombinantes EPO. Es wird ein erniedrigter Hämatokrit von 30–35 % angestrebt (normalerweise 40–45 %), denn durch die hypertensive und vasokonstriktorische Nebenwirkung von EPO besteht die Gefahr von Thromboembolien.

> **MERKE**
> Eine Eisenmangelanämie wird mit Fe^{2+} peroral, eine renale Anämie mit rekombinantem EPO i. v. behandelt.

6.8 Pharmakologie in der Praxis: Einsatz von Gerinnungshemmern

Der Einsatz von Gerinnungshemmern erfordert immer ein sorgfältiges Abwägen des therapeutischen Nutzens (Vermeidung von Infarkten und Thromboembolien) und der Nebenwirkungen (Blutungsrisiko).

6.8.1 Praktischer Umgang mit Hemmstoffen der Blutgerinnung

Grundsätzlich gilt für die Indikationen:
- arterielle Thromboembolien: Hemmstoffe der Thrombozytenaggregation; (Rezidiv-)Prophylaxe bei KHK/ACS: ASS; 2. Wahl ist Clopidogrel.
- venöse Thromboembolien und Vorhofflimmern: Hemmstoffe der Gerinnungsfaktoren Faktor II und Faktor X

Ausnahme:
- Wenn Phenprocoumon und teilweise (*off-label*) NOAK z. B. gegen Vorhofflimmern verordnet wird, kann ASS bei stabiler KHK abgesetzt werden.

6.8.2 Bridging von Phenprocoumon

Über 70 % der Patienten unterbrechen eine Cumarintherapie oder brechen sie ab. 50 % der Todesfälle ereignen sich in der **cumarinfreien Phase**, v. a. in den ersten 90 Tagen. Wann soll für einen Eingriff Phenprocoumon abgesetzt und wie mit Heparin überbrückt werden (sog. *bridging*)? Das Blutungsrisiko des Eingriffes und das thromboembolische (TE) Risiko bestimmen die Entscheidung für oder gegen das Absetzen; für beide Risiken gibt es Listen, welche Eingriffe bzw. Blutungen welches Risiko tragen.
Blutungsrisiko:
- niedrig: Phenprocoumon weiter geben
- hoch: Phenprocoumon absetzen mit oder ohne Bridging (abhängig vom TE-Risiko)

TE-Risiko:
- niedrig: nicht oder nur für 2–3 d unterbrechen (ohne Heparin)
- hoch (und Blutungsrisiko hoch): Phenprocoumon unterbrechen für 5–7 d, bei INR 1,5 Heparin bis zum Eingriff geben.

6.8.3 Therapie und Prophylaxe von Gerinnungsstörungen

Venöse Thrombosen und Lungenembolie

Unter strikter Bettlägerigkeit erleiden bis zu 13 %, unter Intensivbehandlung mit Beatmung bis zu 18 % der Patienten eine Thrombose. Operative Eingriffe, internistische Erkrankungen sowie Tumorerkrankungen sind ebenfalls mit erhöhtem Risiko verbunden.

Allgemeine stationäre und postoperative Antikoagulation, Primärprophylaxe. Heparine sind sichere und effektive Prophylaktika gegen Thrombosen. Die Gabe von **niedermolekularen Heparinen (NMH)** senkt die allgemeine Thromboserate um 50–60 % gegenüber Nichtbehandlung. Die NOAK bieten den Vorteil der oralen Einnahme und der fehlenden HIT und sie sind billiger. Die **poststationäre Prophylaxe** wird in Abhängigkeit von der Dauer, dem Rezidivrisiko und der Notwendigkeit weiterer Eingriffe mit Heparin oder Phenprocoumon durchgeführt. Bei **Kindern** ist eine VTE-Prophylaxe nur in Ausnahmefällen notwendig.

Rezidivprophylaxe. NOAK sind inzwischen Mittel der Wahl, die Einnahmedauer ist abhängig von Ort und Auftreten der Thrombose: bei VTE nach Erstthrombose 3–6 Monate, nach Rezidivthrombose 6–12 Monate; bei Lungenembolie nach Erstthrombose 6–24 Monate. Heparin wie Tinzaparin ist zur Thromboseprophylaxe bei Patienten mit **Krebserkrankung** die erste Wahl.

Akuttherapie einer VTE oder Lungenembolie. Beginn im Krankenhaus mit NMH i. v., alternativ mit Fondaparinux s. c. oder UFH i. v. Nach 24–48 h frühzeitiger Beginn einer überlappenden Marcumarisierung. Alternativ kann sofort mit einem neuen OAK begonnen werden. Bei schwerer Niereninsuffizienz wird mit UFH begonnen und möglichst rasch auf Phenprocoumon umgestellt.

> **MERKE**
> - Die Häufigkeit der VTE steigt ohne Thromboseprophylaxe von 0,1 % in der Normalbevölkerung auf 10–80 % je nach Krankheit und operativen Eingriffen.
> - Physikalische Maßnahmen wie Kompressionsstrümpfe müssen immer die medikamentöse Therapie ergänzen.
> - Zur Primärprophylaxe werden kurzfristig NMH oder NOAK, zur Sekundärprophylaxe langfristig NOAK verordnet.

Akutes Koronarsyndrom (ACS)

Akuttherapie. Bereits im Notarztwagen werden 1 g **Lysin-ASS** i. v. (enthält 500 mg ASS) und 300–600 mg **Clopidogrel p. o.** als *loading dose* gegeben. Dazu kommt optional einmalig **NMH** i. v., das in hoher Dosis das Reinfarktrisiko senkt, sowie ggf. noch GPIIb/IIIa-Inhibitoren i. v. Eine Alternative zu Heparin/GPIb/GPIIIa-Inhibitoren ist das Hirudin Bivalirudin i. v. Diese Maßnahmen dienen zur Vermeidung sowohl von spontanen Koronarthromben als auch von Mikrothromben durch die perkutane Koronarintervention (PCI, Ballondilatation mit oder ohne Stent).

Rezidivprophylaxe und perkutane Koronarintervention (PCI). Nach 24–48 h wird, sofern keine (weitere) PCI vorgesehen ist, auf 100 mg ASS p. o. zur Lebens- bzw. **Langzeitprophylaxe** umgestellt. Die Weiterführung einer **dualen** TAH (ASS zusammen mit einem P_2Y_{12}-R-Antagonisten) hängt vom Ergebnis der PCI ab, die in Deutschland meist zum Einsatz eines Stents führt. Nach alleiniger Ballondilatation kommt es in 30–40 % der Fälle zur Re-Stenose, bei unbeschichteten Stents (BMS) in 15–30 % und bei beschichteten Stents (DES) in < 10 % der Fälle. 5–10 % der Restenosen führen zum Herzinfarkt. Unbeschichtete Stents erfordern eine duale TAH (ASS + P_2Y_{12}-Rezeptor-Antagonist) nur für 4–6 Wochen, beschichtete Stents für 3–12 Monate je nach Risikofaktoren.

Nicht valvuläres Vorhofflimmern

Bei 60 % der Patienten mit TIA (transitorischer ischämischer Attacke) oder Schlaganfall findet sich ein nicht valvuläres Vorhofflimmern (atriale Arrhythmie bei intakten Herzklappen). 10 % der über 80-Jährigen leiden an Vorhofflimmern, das das Risiko für einen Schlaganfall um das 5-Fache erhöht.

Schlaganfallprophylaxe. Therapie der 1. Wahl bei dieser „venösen Gerinnungspathologie" (s. o.) sind die NOAK.

Wann verordnen, wann nicht verordnen – CHADS- und HAS-Bled-Scores. Bei Vorhofflimmern sollte ein OAK verordnet werden, wenn die **Gesamtpunktzahl** beim **$CHADS_2$-Score ≥ 2** beträgt (**Tab. 6.12**). Der CHA_2DS_2-VASc-Score, eine Erweiterung der Kriterien, senkt die Schwelle für eine Antikoagulation. Die Indikation zur OAK wird ebenfalls bei ≥ 2 gestellt.

Das Blutungsrisiko bei Gefäßerkrankungen/Gerinnungsstörungen für die gerinnungshemmende Therapie wird mit dem **HAS-BLED-Score** abgeschätzt (**Tab. 6.13**); bei ≥ 2 besteht z. B. für eine Triple-Therapie (ASS, Clopidogrel o. Ä. und NOAK/Phenprocoumon) ein hohes Blutungsrisiko.

> **MERKE**
>
> Bei Vorhofflimmern sind OAK (NOAK oder Cumarine) ab einem $CHADS_2$-Score bzw. einem CHA_2DS_2-VASc-Score von ≥ 2 indiziert.

Zerebrovaskulärer thromboembolischer Insult (Schlaganfall)

80 % der jährlichen 250000 Schlaganfälle werden durch ein thromboembolisches Gerinnsel verursacht.

Vor dem Einsatz von Fibrinolytika und Gerinnungshemmern ist immer ein hämorrhagischer Insult (ca. 15–20 % der Infarkte) auszuschließen. Aktuell erfolgt als Mittel der 1. Wahl die mechanische Thrombektomie, mit der 90 % der größeren Gefäße wiedereröffnet werden, evtl. vorausgehend eine Lysetherapie

Tab. 6.12

$CHADS_2$-Score und CHA_2DS_2-VASc-Score

Abkürzung	Kriterien	Punktzahl $CHADS_2$-Score	Punktzahl CHA_2DS_2-VASc-Score
C	*congestive heart failure* (Herzinsuffizienz)	1	1
H	*hypertension* (Hypertonie)	1	1
A	*age* (Alter > 75 Jahre)	1	2
D	*diabetes*	1	1
S 2	*stroke* (Schlaganfall, TIA)	2	2
V	*vascular disease* (Gefäßerkrankung)		1
A	*age* (Alter 65–74 Jahre)		1
Sc	*sex* (weibliches Geschlecht)		1

Tab. 6.13

HAS-BLED-Score

Abkürzung	Kriterien	Punktzahl
H	*hypertension* (Hypertonie)	1
A	*abnormal liver function* (Leberinsuffizienz)	1
	abnormal kidney function (Niereninsuffizienz)	1
S	*stroke* (Schlaganfall)	1
B	*bleeding history* (Blutungsanamnese)	1
L	*labile INR* (schwankende INR-Werte)	1
E	*elderly* (Alter > 65 Jahre)	1
D	*drugs*: regelmäßiger Alkoholkonsum	1
	regelmäßiger Drogenkonsum	1

mit rt-PA, wenn die Thrombektomie vor Ort nicht durchgeführt werden kann („drip-and-ship").

Lysetherapie und Sekundärprophylaxe. Eine Lysetherapie mit rt-PA ist bis 4,5 h nach einem Schlaganfall indiziert. Nach diesem Zeitfenster gibt es nur noch die schwach wirksame Sekundärprophylaxe mit **ASS**. Eine Rezidivprophylaxe für einen Schlaganfall ist keine Indikation für NOAK.

> **MERKE**
>
> **Therapie eines Schlaganfalles**
> - Bei akutem Schlaganfall hängt der Erfolg der Lysetherapie bzw. Thrombektomie von der unverzüglichen Alarmierung des Rettungsdienstes ab sowie von der Behandlung in einer Stroke Unit.
> - Die i. v. Lyse ist nur innerhalb von 4,5 h nach Symptombeginn indiziert. rt-PA (Alteplase) u. a. lösen organisierte Thromben mittels Plasminaktivierung auf. Aber nur bei maximal 20 % der Patienten kann eine Lyse durchgeführt werden.
> - Vor einer Lyse sollte die Gabe von ASS unterbleiben.
> - Zur Prävention eines Reinfarktes sind ASS, ASS + Dipyridamol oder Clopidogrel indiziert, ASS ist als Primärprävention gegen Schlaganfall nicht wirksam.

Periphere arterielle Verschlusskrankheit (pAVK)

Die pAVK ist die Atherosklerose der Extremitäten, in 90 % sind Bein- oder Beckenbereich betroffen. Diese Erkrankung muss wegen ihrer erhöhten Mortalität genauso so ernst genommen werden wie KHK, Myokardinfarkt oder Schlaganfall. Die Prävalenz beträgt bei den über 60-Jährigen 10–15 % und bei über 70-Jährigen 15–20 %. Da sie lange Zeit asymptomatisch verläuft, wird sie wahrscheinlich unterdiagnostiziert.

Verlauf und Folgen. Die pAVK verläuft in ¾ der Fälle progressiv bis zur Amputation der betroffenen Extremität. Sind die Symptome manifest, schreitet die Krankheit schnell voran: 58 von 100 symptomatischen Patienten erleiden eine schwere Progression in den nächsten 5 Jahren, davon 25 im Bereich der Extremitäten und 33 im kardialen bzw. zerebralen Gefäßgebiet. Davon versterben 30 % in dieser Zeit, die Hälfte an einem Myokardinfarkt.

Pharmakotherapie. Die Therapie wird entsprechend den Stadien I–IV nach Fontaine durchgeführt (**Tab. 6.14**).

6.8.4 Gerinnungshemmung in der Schwangerschaft

Thromboserisiko, akute Schwangerschaftsthrombose. Schwangere mit Risikofaktoren für eine Thrombose (z. B. angeborene Gerinnungsstörung plus Nikotinabusus oder bereits durchgemachte Thrombose, Alter > 35 Jahre) sollten eine Prophylaxe mit **niedermolekularem Heparin** erhalten, das die Plazentaschranke nicht passiert. Dabei gilt: Je höher das Risiko, desto höher die Dosierung. Die Antikoagulation ist über die gesamte Schwangerschaft bis 6 Wochen post partum fortzuführen. Bei einer akuten Schwangerschaftsthrombose wird **NMH i. v. infundiert.**

Die begleitende Gabe von Calcium und Vit. D ist bei NMH nicht regelhaft nötig.

Gerinnungshemmung bei Entbindung. Schwangere mit NMH werden kurz vor der Entbindung auf das besser steuerbare UFH umgestellt. Bei niedrigerem Thromboserisiko wird Heparin 10–12 h vor der Geburt abgesetzt und 4–6 h post partum weitergegeben. Das Risiko für schwere Blutungen unter Heparin liegt peripartal bei 1–2 %. Diesem Risiko stehen die Vorteile einer Thromboseprophylaxe gegenüber: Man darf davon ausgehen, dass Heparin neben den Thrombosen bei Risikopatientinnen auch die intrauterine Wachstumsretardierung, das Risiko eines intrauterinen Fruchttods sowie die Abortrate senkt.

Tab. 6.14

pAVK: Stadien I–IV nach Fontaine

Stadium	Klinik	Therapie*
I	asymptomatisch	Ausschaltung der Risikofaktoren (Antihypertensiva, Lipidsenker, Nikotinabstinenz). ASS 100 mg mit wahrscheinlicher Wirkung.
II	Claudicatio intermittens	ASS 100 mg, bei Unverträglichkeit z. B. 75 mg Lopidogrel. Evtl. orale Therapie mit den Vasodilatatoren Naftidrofuryl oder Cilostazol.
III	Ruheschmerzen	verschiedene Optionen: invasive Revaskularisierung, Fibrinolyse mit rt-PA oder Streptokinase, Iloprost (Prostaglandin-Analogon), i. v., Heparin bei Bettruhe, OAK bei arterieller Emboliegefahr.
IV	Nekrose oder Gangrän	

*Nicht aufgeführt sind hier physikalische Basismaßnahmen wie konsequentes Gehtraining.

6.8.5 Arzneimittelinteraktionen (AMI) von Gerinnungshemmern

Tab. 6.15

Arzneimittelinteraktionen (AMI) von Gerinnungshemmern: Wirkungen, die durch komedizierte Arzneimittel verändert werden

betroffene Gerinnungshemmer	auslösende Komedikation und Mechanismus	Wirkung
grundsätzlich alle	SSRI, COX-Inhibitoren: Gerinnungshemmung	Blutungsrisiko ↑
Thrombozytenaggregationshemmer		
ASS 100 mg	Ibuprofen, Metamizol: Zugangsblockade zur COX-1-Domäne	Wirkung ↓
	Glukokortikoide, Alkohol: Schleimhautschäden	Magen-Darm-Blutungen ↑
Clopidogrel	Omeprazol: CYP2C19-Hemmung, Aktivierung ↓	Wirkung ↓
Dipyridamol	Calcium-Blocker, NO-Donoren: Gefäßdilatation	Kopfschmerz
Heparine und parenterale Hemmstoffe von F-X und F-II		
Heparine	Glukokortikoide	Osteoporose ↑
Cumarine		
Phenprocoumon	CYP3A4->CYP2C9-Hemmer: Abbau ↓	Wirkung ↑
	Vit.-K-Mangel	Wirkung ↑
	Antibiotika: Minderung des enterohepatischen Kreislaufs und der enteralen Vit.-K-Produktion	Wirkung ↑
	Paracetamol	Wirkung ↑
	CYP3A4->CYP2C9-Induktoren: Abbau ↑	Wirkung ↓
	Vit.-K-reiche Nahrung	Wirkung ↓
	Colestyramin: Hemmung der Resorption	Wirkung ↓
orale Hemmstoffe von F-II (Tab. 6.11)		
Dabigatran	P-pg-Hemmer: höhere Blutspiegel	Wirkung ↑
	P-pg-Induktoren: niedrigere Blutspiegel	Wirkung ↓
orale Hemmstoffe von F-X (Tab. 6.11)		
Apixaban	wie Rivaroxaban	
Rivaroxaban	starke CYP3A4-Hemmer: Abbau ↓, Blutspiegel ↑	Wirkung ↑
	starke CYP3A4-Induktoren: Abbau ↑, Blutspiegel ↓	Wirkung ↓

6.8.6 Tabellarische Übersicht über die klinischen Daten
Tab. 6.16.

Tab. 6.16

Klinische Daten von Antikoagulanzien (Erwachsene)

Wirkstoff	Plasma-HWZ (h)[1] (Metabolit)	Dosierung (mg)[2]	Metabolisierung/ Ausscheidung[3]	Dosis bei Nieren- insuffizienz[4]
Thrombozytenaggregationshemmer				
Acetylsalicylsäure	15 min	1 × 75–300		
Dipyridamol + ASS	10	2 × 200	intestinal; biliär	
P₂Y₁₂-R-Antagonisten				
Clopidogrel	8	1 × 75	S (prodrug): CYP2C19	anpassen
Prasugrel	7	1 × 10		
Ticagrelor	7	2 × 90	S: CYP3A4	
GPIIb/IIIa-Inhibitoren				
Abciximab	10–30 min	0,125 µg/kg/min i. v.		anpassen
Eptifibatid	2	2 µg/kg/min i. v.		KI < 30
Tirofiban	2	0,1–0,4 µg/kg/min i. v.	renal	anpassen
Standard-Heparin				
Calciparin	2	2–3 × 5000–7500 IE s. c.		
Niedermolekulare Heparine				
Certoparin	4	1 × 3000 IE sc		KI < 30
Dalteparin	2–5	1– 2 × 2500–15 000 IE s. c.		Dosisanpassung
Enoxaparin	5–7	1 × 20–80 s. c.	hepatisch; renal	Dosisanpassung
Nadroparin	3,5	1–2 × 2 850–5700 IE s. c.		KI < 30
Reviparin	3	1 × 1 750 IE s. c.	renal	KI < 30
Tinzaparin	3	1 × 3 500–12 250 IE sc	hepatisch, renal	KI < 30
Fondaparinux	17–21	1 × 2,5–7,5 s. c.		KI < 20
Hirudine				
Bivalirudin	13–37 min	0,25 mg/kg/h i. v.		KI < 30
Cumarine				
Phenprocoumon	150	1 × 1,5–4,5	S: CYP3A4 > CYP2C19	
Warfarin	35–45	1 × 2,5–10	S: CYP2C9	
orale F-X und F-II-Inhibitoren				
Apixaban	12	2 × 2,5	hepatisch	KI < 15
Dabigatran	12–14	2 × 150	renal	KI < 30
Rivaroxaban	7–11	1–2 × 10–20	hepatisch	KI < 15

[1] wenn nicht anders vermerkt: Tablette (nicht retardiert, keine schnell wirksame Formulierung)
[2] durchschnittliche Gabe einer durchschnittlichen Einzeldosis (1-mal die Höchstdosis oder mehrmals täglich die niedrige Dosierung)
[3] Nur die Metabolisierungen/Ausscheidungswege/CYP-Enzyme werden aufgelistet, die pharmakologisch relevant sind.
[4] Kreatinin-Clearance in ml/min; KI = Kontraindikation
I = Induktor; H = Hemmstoff; S = Substrat

6.8.7 Weiterführende Literatur
— www.awmf.org/leitlinien/ (Leitlinien Vorhofflimmern)
— www.awmf.org/leitlinien/detail/ll/065-002.html (Venenthrombose und Lungenembolie)
— Maegele et al. Direkte orale Antikoagulanzien in der traumatologischen Notaufnahme. Dt. Ärzteblatt 2016, 35–36: 575–582

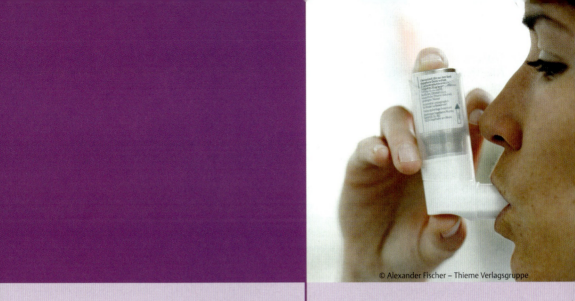

Kapitel 7

Antiasthmatika

Thomas Herdegen

7.1 **Obstruktive Atemwegserkrankungen** 178

7.2 **Pharmakologie in der Praxis: Asthma und COPD** 187

7.3 **Pharmakotherapie der allergischen Rhinitis (AR)** 194

7.4 **Weiterführende Informationen** 195

7.1 Obstruktive Atemwegserkrankungen

Key Point

Obstruktive Atemwegserkrankungen wie das Asthma bronchiale und die COPD sind durch eine reversible oder irreversible Einengung der Atemwege gekennzeichnet. Es handelt sich um schwere Atemwegserkrankungen, die im Falle der COPD auf dem Vormarsch sind und mit einer eingeschränkten Lebenserwartung einhergehen. Sie werden durch inhalative oder systemisch wirksame Wirkstoffe behandelt, die die Bronchialmuskulatur relaxieren (Bronchodilatation) und die zugrunde liegenden inflammatorisch-destruktiven Prozesse bekämpfen (Entzündungshemmung).

7.1.1 Pathogenetische Grundlagen

Asthma bronchiale

10 % der Kinder und 5 % der Erwachsenen leiden an Asthma, bei ¾ der Patienten beginnt die Erkrankung im Kindesalter. Beim Asthma unterscheidet man grundsätzlich zwischen zwei Formen:

- **allergisches** (**extrinsischen**) **Asthma**: Das allergische Asthma wird durch Allergene (z. B. Pollen, Hausstaub) aus der Umwelt verursacht, die im Körper eine IgE-vermittelte Überempfindlichkeitsreaktion auslösen. Das allergische Asthma tritt oft zusammen mit anderen atopischen Erkrankungen wie dem atopischen Ekzem (Neurodermitis) und der allergischen Rhinitis auf (Th 2-Zellen-initiierte Immunreaktionen).
- **nichtallergisches** (**intrinsisches**) **Asthma**: Auslöser des nichtallergischen Asthmas sind unterschiedliche unspezifische Reize wie z. B. kalte Luft, körperliche Belastung, sog. Anstrengungsasthma, Luftverschmutzung, z. B. Zigarettenrauch oder Ozon, psychische Belastung, Atemwegsinfektionen durch Rhinoviren, Schwangerschaft oder bestimmte Medikamente, z. B. β-Blocker, ASS sowie COX-Inhibitoren → „Analgetika-Asthma" (S. 363), und Agonisten der muskarinergen ACh-Rezeptoren.
- Als weitere Unterform wurde das **eosinophile Asthma** definiert, da 50 % der Patienten erhöhte eosinophile Granulozyten im Sputum und Blut aufweisen. Diese Gruppe spricht besonders auf ICS, IgE- und IL-5-Antikörper an.

Häufiger als ein „rein" allergisches oder nichtallergisches Asthma sind „**Asthma-Mischformen**", die sich meistens im Verlauf aus einem allergischen Asthma entwickeln. Pathogenetisch (**Abb. 7.1**) liegt dem Asthma bronchiale eine **Fehlregulierung** des **Immunsystems** zugrunde, an der verschiedene Faktoren wie eine genetische Disposition und eine Hyperreaktivität des Immunsystems mit Dominanz der proallergischen Th 2-Antwort beteiligt sind. Die Asthmagenese beginnt mit einer chronischen Atemwegsentzündung, die durch verschiedene exogene Faktoren wie Allergene, Virusinfekte oder inhalative Reizstoffe ausgelöst wird und durch Mastzellen, CD4-positive T-Lymphozyten vom Th 2-Typ, eosinophile Granulozyten und verschiedene Entzündungsmediatoren (Leukotriene, Prostaglandine, Histamine, IL-4, -5, -13, eosinophiles kationisches Peptid) vermittelt wird. Im Verlauf des chronischen Entzündungspro-

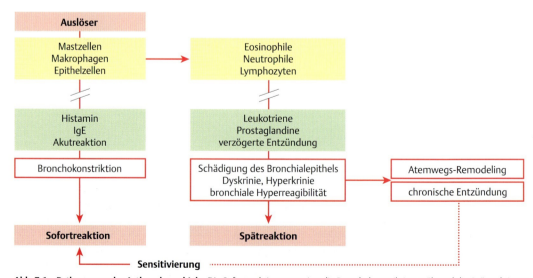

Abb. 7.1 Pathogenese des Asthma bronchiale. Die Sofortreaktion provoziert die Bronchokonstriktion, während die Spätreaktionen zu den chronischen Veränderungen der Lungenmorphologie und -funktion führen. Mit zunehmenden chronischen Veränderungen wird die Auslösung der akuten Bronchokonstriktion (Asthmaanfall) erleichtert (Sensitivierung). Der Übergang von Sofort- zu Spätreaktion ist fließend.

zesses nimmt die Empfindlichkeit der Bronchialschleimhaut gegen exogene bronchokonstriktorische Reize (z. B. kalte Luft, Anstrengung, Rauch oder Ozon) deutlich zu. Auf dem Boden dieser zunehmenden **bronchialen Hyperreagibilität** führen immer häufiger immer geringere Dosen eines Reizes, eines Allergens oder Irritans zu einer akuten **Bronchokonstriktion**. Diese akute Einengung der Atemwege und die daraus folgende Beeinträchtigung des Atemflusses beruht im Wesentlichen auf
- einer **entzündlichen Schleimhautinfiltration** und **ödematösen Atemwegsschwellung,**
- einer **spastischen Kontraktion** der Bronchialmuskulatur → **Bronchospasmus** durch Stimulation muskarinerger Rezeptoren (S. 73) und
- einer verstärkten Sekretion (**Hyperkrinie**) eines zähen Schleimes (**Dyskrinie**).

Die typischen **klinischen Symptome** sind erschwerte Ausatmung (Giemen), Kurzatmigkeit (Luftnot) und trockener Husten. Die körperliche Leistungsfähigkeit ist oft eingeschränkt. Die Häufigkeit der Anfälle bestimmt nicht nur den **Schweregrad**, sondern auch die Pharmakotherapie, die sich am **Schweregrad** (vgl. **Tab. 7.7**) und der **Kontrollierbarkeit** (vgl. **Tab. 7.8**) orientiert. Da die bronchodilatatorisch wirksamen Katecholamine und das Cortisol am frühen Morgen gegen 4 Uhr noch ihr zirkadianes Minimum haben, während das bronchokonstriktorische Acetylcholin und Histamin noch zirkadian erhöht ist, kommt es immer wieder zu nächtlichen oder frühmorgendlichen Dyspnoe-Anfällen. Unter bestimmten Bedingungen kann das Asthma exazerbieren, z. B. bei Schwangerschaft oder Infektionen.

Chronisch-obstruktive Lungenerkrankung (COPD)

Die COPD ist die **häufigste chronische Lungenerkrankung**. Ihre Inzidenz nimmt mit steigendem Lebensalter zu, Männer sind etwa doppelt so häufig betroffen wie Frauen. Insgesamt ist die COPD die vierthäufigste Todesursache weltweit.

Die mit Abstand häufigste Ursache der COPD ist der **jahrelange Zigarettenkonsum**, dazu kommen rezidivierende bronchiale Infekte (v. a. in der Kindheit) und andere Schadstoffe in der Atemluft (z. B. Feinstaub oder eine Schadstoffbelastung am Arbeitsplatz. Die inhalative Schadstoffbelastung führt zu einer chronischen Entzündung der Bronchialschleimhaut, die bei anhaltender Noxeneinwirkung im Verlauf zu einer dauerhaften Atemwegsschädigung mit einer narbigen, irreversiblen Bronchialobstruktion führt. Während beim Asthma bronchiale eine allergische eosinophile Grundkomponente mit IgE-Überproduktion dominiert, imponiert bei der COPD eine eher infiltrierend-destruktive Entzündung, die v. a. von neutrophilen Granulozyten getragen wird (**Tab. 7.1**). In seltenen Fällen wird die Erkrankung durch einen genetischen Mangel an α_1-**Antitrypsin** ausgelöst. Diese physiologische Antiprotease schützt das Lungengewebe normalerweise vor einer Gewebedestruktion durch Lungenproteasen. Schließlich stimuliert Acetylcholin als endogener Triggerfaktor die Freisetzung von Entzündungsmediatoren, wie Histamin und Leukotrienen.

> **MERKE**
>
> Das entscheidende Problem der COPD ist die Zerstörung des Lungenparenchyms mit alveolärer Hypoventilation sowie Kollaps der Bronchiolen. Die COPD-Pathologie ist permanent, progredient und irreversibel.

Zu den **typischen Symptomen** der COPD zählen chronischer Husten mit einer exzessiven Schleimproduktion und Atemnot. Die COPD geht mit zahlreichen **Komorbiditäten** wie Depression, KHK, Herzinsuffizienz, Diabetes, Kachexie und Osteoporose einher. Diese müssen v. a. bei der Komedikation berücksichtigt werden, z. B. keine Inkretin-Mimetika bei kachektischen Diabetespatienten oder kein Theophyllin bei Herzinsuffizienz oder KHK.

Tab. 7.1

Vergleich der Pathogenese und Klinik von Asthma bronchiale und COPD

Parameter	Asthma bronchiale	COPD
allergische Komponente	häufig	kein direkter Zusammenhang
vorherrschende Granulozyten	Eosinophile	Neutrophile
T-Zellen	Th 2	Th 1
Mastzellen	+ +	∅
Rolle von mACh-Rezeptoren	+	+ +
Rolle von β_2-Rezeptoren	+ +	∅ / +
Zerstörung der Alveolen	v/ +	+ +
Emphysem	∅	+ +
Fibrosierung	∅ / +	+ +
Husten	trocken, nachts	produktiv, schon morgens
exspiratorische Atemnot	anfallsweise	permanent, bei Belastung
Bronchokonstriktion	vollständig reversibel	nicht reversibel, progredient
Alter	meist Kindesalter	meist ab dem 40. Lebensjahr
Rauchen	Risikofaktor	oft Ursache
Atemwegsobstruktion	variabel, reversibel	persistierend, nur teilw. reversibel
Verlauf	variabel, episodisch	progredient
Ansprechen auf Glukokortikoide	regelhaft	nur bei Exazerbation
Diffusionskapazität	normal	erniedrigt
Bluteosinophilie	häufig erhöht	meist normal

∅ keine Bedeutung; + mäßige Bedeutung; + + starke Bedeutung

Die **Morbidität** und **Mortalität** werden von der Compliance, der Belastungsfähigkeit, prophylaktischen Maßnahmen wie Impfungen und der Exazerbationsfrequenz (akute Verschlechterungen, häufig ausgelöst durch virale oder bakterielle Atemwegsinfekte) bestimmt.

> **BEACHTE**
> Asthma und COPD treten oft als Mischform auf.

7.1.2 Inhalative Applikation

Die inhalative Applikation von Medikamenten bei obstruktiven Atemwegserkrankungen erreicht eine **hohe Konzentration** am Wirkort bei **geringen systemischen Nebenwirkungen**. Sie setzt die Lösung von komplizierten pharmazeutisch-technischen Problemen voraus: Partikel > 50 µm Durchmesser gelangen nicht in die Bronchien, zu kleine Partikel < 2 µm Durchmesser verlassen die Lunge mit der Atemluft. Nur Partikel mit einem Durchmesser von ca. 5 µm werden in den distalen Bronchien deponiert.

Pulverinhalatoren (Turboinhaler) haben die früher gängigen Dosieraerosole weitgehend abgelöst. Der Wirkstoff liegt bereits in der erforderlichen Partikelgröße als Pulver vor und wird durch Vibration oder Rotation (Propeller) freigesetzt. Dabei gelangen bis zu 80 % in die Lunge. Pulverinhalatoren erfordern Training, „geistige" Mitarbeit sowie einen ausreichend großen Atemfluss (der Patient saugt das Pulver durch eine tiefe Inhalation aus dem Gerät). Bei Kleinkindern und alten Menschen sind sie nicht oder nur schwer applizierbar.

Die passive Aufnahme durch Treibgas bei den Dosieraerosolen ist einfacher, es gelangen aber nur 10–20 % des Wirkstoffes in die Lunge, der Rest verbleibt in einer Vorschaltkammer (sog. *spacer*), im Mund-Rachen-Raum oder wird verschluckt. **Cave:** Nebenwirkungen bei Wirkstoffen mit systemischer Bioverfügbarkeit.

Bei **Verneblern** wird der Wirkstoff in ein inhalierbares Aerosol umgewandelt, das über ein Mundstück oder eine Maske eingeatmet wird. Hierbei sind höhere Konzentrationen erforderlich. Vernebler werden bei Patienten eingesetzt, die nur über eine eingeschränkte Inspiration verfügen (Säuglinge, schwere COPD).

Nebenwirkungen ergeben sich aus dem Ausmaß der **Resorption außerhalb der Lunge**, z. B. über den Mund-Rachen-Raum oder das Verschlucken des Wirkstoffs sowie durch eine Diffusion in die pulmonalen Blutgefäße. Das ideale inhalative Antiasthmatikum sollte daher bei systemischer Resorption inaktiviert und nur in der Lunge aktiviert werden (***On-Site-Aktivierung***). Bei den modernen Antiasthmatika ist nur bei dauernder Anwendung sehr hoher Dosierungen mit relevanten Nebenwirkungen zu rechnen.

> **MERKE**
> Bei inhalativer Zufuhr gelangen immer substanzielle Anteile des zugeführten Wirkstoffes in den Gastrointestinaltrakt oder den Lungenkreislauf. Daher spielen die On-Site-Aktivierung, eine geringe Bioverfügbarkeit, ein hoher First-pass-Effekt sowie extrapulmonale Inaktivierungen eine wichtige Rolle bei der Vermeidung von Nebenwirkungen (S. 31).

7.1.3 Bronchodilatatoren

$β_2$-Sympathomimetika ($β_2$-Mimetika)

Wirkmechanismus. Alle $β_2$-Mimetika leiten sich vom **Isoprenalin** (syn. Isoproterenol) ab, einem unselektiven Agonisten der $β_1$- und $β_2$-Rezeptoren (**Abb. 7.2**). Die Hauptwirkung von $β_2$-Rezeptoren besteht in der Relaxierung der Bronchialmuskulatur (**Bronchodilatation**). $β_2$-Rezeptoren stimulieren in den glatten Muskelzellen der Bronchien via G_s-Proteine und Adenylatcyclase die **Bildung von cAMP.** Wie in den glatten Muskelzellen der Blutgefäße hemmt cAMP (S. 100) in der Bronchialmuskulatur die Aktivität der *myosin light chain kinase* (MLCK) und öffnet calciumabhängige Kalium-Kanäle. Zur Erinnerung: An der Herzmuskulatur bewirken $β_2$-Rezeptoren – ebenfalls via G_s-Proteine, Adenylatcyclase und cAMP – eine Kontraktion. Im Gegensatz zu den glatten Muskelzellen bewirkt cAMP (S. 100) im Kardiomyozyten einen schnellen Einstrom von Calcium aus dem sarkoplasmatischen Retikulum.

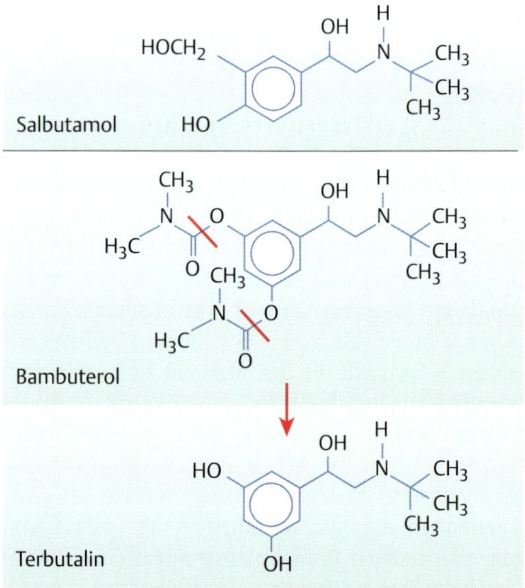

Abb. 7.2 Stukturformeln von $β_2$-Mimetika. $β_2$-Mimetika sind Weiterentwicklungen des Isoprenalins. Bambuterol wird als unwirksames Prodrug in der Lunge durch Gewebsesterasen (rot markierte Schnittstellen) in das wirksame Terbutalin umgewandelt.

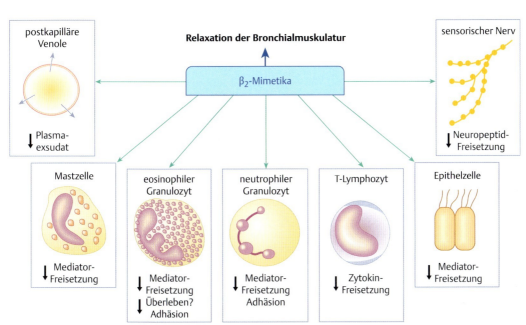

Abb. 7.3 Antiinflammatorische Wirkungen der β_2-Mimetika. Neben der Bronchodilatation besitzen β_2-Mimetika verschiedene antiinflammatorische Wirkungen, die sich aber mit der Anwendungsdauer abschwächen.

β_2-Mimetika besitzen durch eine direkte Hemmung von Immun- und Gefäßzellen auch eine **antiinflammatorische Komponente** (**Abb. 7.3**), die Flimmerbewegung der Zilien wird angeregt, neben der Verminderung von Extravasation und Ödembildung wird die mukoziliäre Clearance verstärkt. Diese Wirkungen sind auf die Sofortreaktion beschränkt, unterliegen einer Toleranz und sind klinisch eher zweitrangig.

Zu beachten ist eine **Toleranz:** β-Rezeptoren entziehen sich einer permanenten Stimulation durch Verminderung ihrer Expression oder Entkopplung der Signaltransduktion von der Rezeptor-Liganden-Bindung wie bei der Herzinsuffizienz (S. 137). Dabei muss von einer **Kreuztoleranz** innerhalb aller β_2-Mimetika ausgegangen werden. Die Toleranz erklärt, dass unter einer Monotherapie mit β_2-Mimetika verglichen mit Placebo mehr Exazerbationen und Todesfälle auftraten.

Praxistipp
Werden zusätzlich zu lang wirksamen β_2-Mimetika kurz wirksame β_2-Mimetika als Bedarfsmedikation eingesetzt, so kann als Zeichen einer Toleranz eine Dosiserhöhung der kurz wirksamen β_2-Mimetika erforderlich werden.

Präparate und Applikation. β_2-Sympathomimetika werden bevorzugt **inhalativ verabreicht**, die orale Applikation ist grundsätzlich nicht wirksamer (Ausnahmen: siehe **Tab. 7.2**). Die orale Einnahme mit ihrem erhöhten Nebenwirkungsrisiko ist bei Patienten indiziert, bei denen die inhalative Applikation unzuverlässig oder unmöglich ist. Inhalative β_2-Mimetika werden in Abhängigkeit von ihrer Wirkdauer in die sog. **kurz und lang wirksamen β_2-Mimetika** (SABA bzw. LABA) unterteilt (**Tab. 7.2**). Es gibt zahlreiche **Kombinationspräparate** mit Glukokortikoiden, z. B. Salmeterol + Fluticason (Viani®) oder Formoterol + Budesonid (Symbicort®).

Indikationen.
- **Asthma bronchiale**: Kurz wirksame β_2-Sympathomimetika sind Wirkstoffe der ersten Wahl als Bedarfsmedikamente, sog. Reliever (S. 187), bei drohendem oder bereits akut aufgetretenem Asthmaanfall. Lang wirksame β_2-Sympathomimetika werden ab Stufe 3 zur Langzeitkontrolle, als sog. Controller (S. 187), eingesetzt.
- **COPD**: Bei akuter Atemnot kommen kurz wirksame β_2-Sympathomimetika als Bedarfsmedikation zum Einsatz. Lang wirksame β_2-Sympathomimetika gehören zu den Basismedikamenten in der Langzeittherapie der COPD.
- **Wehenhemmung**: β_2-Sympathomimetika werden in der Geburtsmedizin als Tokolytika (S. 308) bei vorzeitiger Wehentätigkeit eingesetzt.

Komedikation mit Glukokortikoiden beim Asthma bronchiale. Anders als kurz wirksame β_2-Mimetika müssen die lang wirksamen β_2-Mimetika bei Patienten mit **Asthma bronchiale immer** zusammen mit **Glukokortikoiden** (S. 184) inhalativ oder oral eingesetzt werden. Dies liegt daran, dass die rein sympto-

Tab. 7.2

Überblick über kurz und lang wirksame β₂-Sympathomimetika

Wirkstoff	Wirkdauer (h) (immer länger als die Plasma-HWZ)	Applikation	Besonderheiten
SABA (short acting β₂-agonists = kurz wirksame β₂-Mimetika): Bedarfsmedikamente bei akuter Atemnot			
Fenoterol (Berotec®)	4–5	inhalativ, oral nur zur Wehenhemmung	Fenoterol, Salbutamol und Terbutalin sind die stärksten sofort wirksamen bronchodilatierenden Bedarfstherapeutika (S. 187) mit einer Wirkdauer von 4–6 h. Da ihre Einnahme auch die pulmonale Resorption von Glukokortikoiden verbessert, sollten diese 5–10 min nach den β₂-Mimetika inhaliert werden. Terbutalin wirkt als Retardtablette (Bricanyl-Duriles®) länger. Im Notfall kann es auch i. v. appliziert werden.
Salbutamol (Sultanol®)	4–5	inhalativ, oral	
Terbutalin (Bricanyl®)	3	inhalativ, oral, i. v.	
Reproterol (Bronchospasmin®)	1,5	i. v., inhalativ nur mit Cromoglycinsäure	Monotherapie nur i. v. Applikation, wird inhalativ nur in Kombination mit Cromoglycinsäure (Aarane®) gegeben (Asthma).
LABA (long acting β₂-agonists = lang wirksame β₂-Mimetika): Langzeittherapie			
Bambuterol (Bambec®)	20	Prodrug für Terbutalin, nur oral	Orales β₂-Mimetikum, wird erst in der Lunge aktiviert: Gewebespezifische Esterasen spalten einen Carbaminsäure-Rest ab, der die phenolische –OH-Gruppe maskiert. Dabei entsteht das kurz wirksame Terbutalin.
Clenbuterol (Spiropent®)	12–15	nur oral	U.a. in Hustentropfen hilfreich bei spastischer Bronchitis. Kommt immer wieder in die Schlagzeilen als illegales Dopingmittel und Anabolikum in der Schweinemast. Es bewirkt eine β₂-vermittelte Hemmung von atrophischen Proteinen bzw. anabolen Signalwegen mit Muskelhypertrophie.
Formoterol (Foradil®)	5–15	inhalativ, auch im Anfall schnell wirksam	Der volle β₂-Agonist Formoterol und der Partialagonist Salmeterol reichern sich im Gegensatz zu den kurz wirksamen β₂-Mimetika in der Nähe der Rezeptoren an, was ihre 10–12 h lange Wirkung erklärt. Formoterol mit seinem schnellen Wirkeintritt nach 5 min (Salmeterol erst nach 20–30 min) eignet sich **auch zur Bedarfsmedikation** bei akuter Atemnot. Die Fixkombination mit Glukokortikoiden ändert nicht den Wirkungsbeginn.
Salmeterol (Aeromax®)	10	inhalativ	
Indacaterol (Onbrez®)	24	inhalativ	Für die COPD zugelassenes, lang wirksames β₂-Mimetikum, das täglich nur 1-mal inhaliert wird. Seine Wirkung beginnt nach 5 min und hält 24 h an.
Vilanterol	24	inhalativ	nur in der Fixkombination mit Fluticason und/oder Umclidinium (ANORO®, Tregely Ellipta®)

matisch-bronchodilatierende Wirkung einer β₂-Mimetika-Monotherapie die Progression der Inflammation verdeckt. Exazerbationen sind dann schwieriger zu behandeln, letztendlich steigt die Letalität. Glukokortikoide schwächen auch die Toleranz der β₂-Mimetika ab.

> **MERKE**
> Lang wirksame β₂-Mimetika eignen sich gut bei nächtlichem Asthma. Sie sollten nie ohne Glukokortikoide eingenommen werden.

Nebenwirkungen. Sie ergeben sich aus der systemischen Bioverfügbarkeit und nachfolgenden Stimulation der β₂-Rezeptoren: **Tachykardie**, **Rhythmusstörungen**, **Blutdruckanstieg** und **Tremor**. In sehr hohen Dosierungen senken β₂-Mimetika die Kaliumkonzentration im Blut, da Kalium in die Muskelzellen verschoben wird. Durch eine Stimulierung der Glukoneogenese steigt der Blutzuckerspiegel. In der Schwangerschaft relaxieren β₂-Mimetika den Uterus und werden vor der Geburt abgesetzt.

Kontraindikationen. Sie lassen sich aus der allgemeinen Stimulation des Sympathikus ableiten, z. B. Phäochromozytom (S. 122), Hyperthyreose, obstruktive Kardiomyopathie, Tachyarrhythmien.

> **MERKE**
> – β₂-Mimetika sind die wirksamsten Bronchodilatatoren, aber sie reduzieren nicht die Entzündungspathologie.
> – Die Mortalität ist unter β₂-Mimetika erhöht, wenn sie als Monotherapeutika oder erst verspätet zusammen mit Glukokortikoiden eingesetzt werden (*Cave*: Toleranz). Der Einsatz von lang wirksamen β₂-Mimetika erfordert unbedingt die antiinflammatorische Unterstützung mit Glukokortikoiden.

Anticholinergika

Wirkmechanismus. Die beiden **quartären Anticholinergika Ipratropium** und **Tiotropium** sind Atropinderivate, die ihre parasympatholytische Wirkung über eine Blockade muskarinerger M₃-Acetylcholin-Re-

Tab. 7.3

Anticholinergika

Präparat	Wirkmechanismus	Halbwertszeit	Indikation
SAMA (short acting muscarinergic antagonists = kurz wirksame Anticholinergika)			
Ipratropium (Atrovent®)	unspezifischer Hemmstoff der mACh-Rezeptoren	4–6 h	Bedarfsmedikation bei Asthma bronchiale und COPD
LAMA (long acting muscarinergic antagonist = lang wirksame Anticholinergika)			
Tiotropium (Spiriva®)	präferenzieller M_3-Antagonist	15–20 h (1-mal tägliche Gabe)	COPD (*off-label* beim Asthma[1])
Aclidiniumbromid (Eklira®, Genuair®)	präferenzieller M_3-Antagonist	mittellange Wirkdauer (2-mal tägliche Gabe)	COPD
Glycopyrronium (Seebis®, Breezhaler®)	unselektiver Hemmstoff der mACh-Rezeptoren	30–40 s	COPD; als Robinol® i. v. und i. m. Einsatz in der Anästhesie (Aufhebung muskarinerger Wirkungen)

[1] Viele Asthmatiker weisen Anteile einer COPD-Pathologie auf.

zeptoren entfalten und zu einer Relaxation der glatten Bronchialmuskelzellen führen.
Wirkstoffe und Applikation. Quartäre Anticholinergika werden ausschließlich inhalativ appliziert. Die wichtigsten Präparate zeigt **Tab. 7.3**.
Indikationen.
- **Asthma bronchiale**: Für die Pathogenese des Asthmas ist der Einfluss des Acetylcholins vergleichsweise gering. Da die Wirksamkeit der Anticholinergika nur mäßig und träge ist, kommen sie ausschließlich bei **leichtem Asthma** zum Einsatz. Zusätzlich wird ihre Anwendung durch ihre hemmende Wirkung auf die Bronchialsekretion begrenzt, da auf diese Weise die Expektoration abgeschwächt wird. Die eigentliche Bedeutung der Anticholinergika liegt in ihrem Einsatz als Kombinationspartner, da sie helfen, β₂-Mimetika und Glukokortikoide einzusparen.
- **COPD**: Da der COPD eine permanente cholinerg vermittelte Bronchokonstriktion zugrunde liegt, sind Anticholinergika neben β₂-Mimetika die Bronchodilatatoren der ersten Wahl in der Therapie der COPD.

Nebenwirkungen. Ein Vorteil der inhalativen Anticholinergika ist ihr geringes Nebenwirkungspotenzial. Mit Ausnahme einer unangenehmen Mundtrockenheit treten keine schwerwiegenden Nebenwirkungen auf.
Kontraindikationen. Besondere Vorsicht gilt bei Engwinkelglaukom und Miktionsstörungen (benigne Prostatahyperplasie, BPH).

Theophyllin

Wirkmechanismus. Das Methylxanthin **Theophyllin** (Euphyllin®) wirkt bronchodilatatorisch, antiinflammatorisch und mindert die bronchiale Hyperreagibilität. Seine bronchodilatatorische Wirkung entfaltet Theophyllin über eine Hemmung verschiedener Phosphodiesterasen. Durch die PDE-Hemmung wird der Abbau von cAMP verhindert und die intrazelluläre cAMP-Konzentration steigt. Unterstützt wird die bronchodilatatorische Wirkung über die Blockade von Adenosin-Rezeptoren, z. B. A2B, A3 (S. 97), deren Stimulation durch endogenes Adenosin normalerweise eine Kontraktion der Bronchialmuskulatur bewirkt. Seine Wirkung als Adenosin-Rezeptor-Antagonist erklärt auch die antiinflammatorische Wirkung von Theophyllin, das die adenosinvermittelte Histaminfreisetzung aus Leukozyten hemmt.

Praxistipp
Auch Koffein gehört zu den Methylxanthinen. Auch wenn es nur schwach wirksam ist, kann Kaffeekonsum die Asthma-Symptome lindern.

Applikation. Theophyllin wird oral oder i. v. appliziert, eine inhalative Applikation ist nicht möglich.
Pharmakokinetik. Theophyllin besitzt eine sehr **enge therapeutische Breite**. Diese wird durch eine komplexe Kinetik noch kritischer, da die Plasma-HWZ in Abhängigkeit von verschiedenen Faktoren eine ausgeprägte interindividuelle Variabilität zeigt, u. a. bedingt durch CYP1A2-Metabolisierung (Raucher!!) (**Tab. 7.4**).
Indikationen. Das wichtigste (letzte) Einsatzgebiet von Theophyllin ist der **Status asthmaticus** (S. 190), wenn β₂-Mimetika nicht helfen. Nach i. v. Injektion tritt die Wirkung nach 3–5 Minuten ein. In der Dauertherapie des Asthma bronchiale und der COPD wird es wegen seiner engen therapeutischen Breite nicht mehr eingesetzt. Durch Verwendung retardierter Theophyllin-Präparate werden Konzentrationsspitzen, die z. B. nach Gabe der rasch wirksamen Theophyllin-Tropfen auftreten, vermieden.

Tab. 7.4
Änderungen der Plasma-Halbwertszeit von Theophyllin und entsprechende Dosisanpassung, Vergleichsstandard ist die Plasma-HWZ bei Erwachsenen von 7–9 h

	verkürzte HWZ	verlängerte HWZ
Änderung der Eliminationshalbwertszeit bei	– Kindern > 1 Jahr: 3–5 h – erwachsenen Rauchern: 4–5 h	– Frühgeborenen und Kindern < 1 Jahr: > 24 h – Erwachsenen > 65 Jahre: 10–15 h – Herz- oder Leberinsuffizienz: > 24 h
Dosisanpassung	erhöhen	erniedrigen

Praxistipp

Im schweren Status asthmaticus hilft i. v. Theophyllin bei Patienten, bei denen β$_2$-Mimetika nicht mehr greifen, vgl. Status asthmaticus (S. 190). Bevor den Patienten Theophyllin appliziert wird, müssen sie unbedingt danach gefragt werden, ob sie dieses Medikament als Dauertherapie einnehmen. Wenn ja, muss die Theophyllin-Dosis entsprechend reduziert werden. Sonst droht die Gefahr einer Theophyllin-Intoxikation.

In der modernen Asthma/COPD-Therapie hat Theophyllin nur noch einen Reservestatus.

Nebenwirkungen. Ab 20 μg/ml Blut (regelmäßige Blutspiegelbestimmungen) ist mit schweren Nebenwirkungen zu rechnen, die sich vom gesteigerten cAMP-Spiegel sowie von der Blockade der Adenosin-Rezeptoren ableiten lassen:
- **ZNS:** Unruhe, Kopfschmerz, Erniedrigung der Krampfschwelle (zur Erinnerung: Adenosin-Rezeptoren dämpfen die neuronale Erregung)
- **Herz:** Tachykardien, Tachyarrhythmien
- **Verdauungstrakt:** Übelkeit, Erbrechen, Durchfall, gastroösophagealer Reflux mit Oberbauchschmerzen
- **Niere:** gesteigerte Diurese

Kontraindikationen. Epilepsie, Hyperthyreose und Herzerkrankungen.

7.1.4 Antiinflammatorisch wirksame Substanzen

Inhalative Glukokortikoide

Wirkmechanismus. Glukokortikoide besitzen eine ausgesprochene antiinflammatorische Wirkung. Da sie ihre Funktionen in normalen Dosierungen über die Gentranskription entfalten, greifen sie nur verzögert und eignen sich nicht für die Behandlung der akuten Atemnot im Anfall. Bei **intravenöser Gabe** (schwerer Anfall oder Status asthmaticus) kommen jedoch die **nichtgenomischen** Effekte mit schnellem Wirkungsbeginn zum Tragen. Beim Asthma bronchiale vermindern Glukokortikoide die entzündlichen Reaktionen, die Schleimbildung und die Zerstörung des Lungenepithels. Da sie außerdem die Expression und Empfindlichkeit von β$_2$-Rezeptoren steigern, verstärken sie die Wirkung von β$_2$-Mimetika (β-permissiver Effekt) und schwächen auf diese Weise deren Toleranzentwicklung ab.

Die **Wirksamkeit** ist **dosisabhängig**. Da die Dosis-Wirkungs-Kurve **flach** verläuft, muss die Tagesdosis zwischen den Schweregraden bzw. Stufen jeweils verdoppelt werden (**Tab. 7.5**). Die **Wirklatenz** beträgt 4–7 Tage, u. U. bis zu 2 Wochen.

Praxistipp

Wenn ein (erhöhter) Bedarf vorhersehbar ist (Prüfungsstress, Grippewelle, Schwangerschaft), sollte rechtzeitig mit der Einnahme bzw. Dosiserhöhung von inhalativen Glukokortikoiden begonnen werden.

BEACHTE

Inhalative Glukokortikoide wirken per se nicht broncholytisch und eignen sich nicht zur Anfallstherapie. Jedoch beschleunigt sich ihre pulmonale Wirkung, wenn sie 5–10 min nach Bronchodilatatoren eingenommen werden, vgl. Medikamentöse Stufentherapie des Asthma bronchiale (S. 188).

Pharmakokinetik. Um die systemischen Nebenwirkungen (S. 529) zu vermindern, wurden Glukokortikoide mit einer geringen Bioverfügbarkeit entwickelt, die bei inhalativer Applikation überwiegend oder ausschließlich lokal in der Lunge wirken. Dieses Ziel kann auf zwei Wegen erreicht werden:
1. **On-Site-Aktivierung:** Die Substanz wird ausschließlich im Lungengewebe aktiviert.
2. **Geringe Bioverfügbarkeit:** Inhalative Glukokortikoide, die durch Verschlucken oder Resorption aus dem Respirationstrakt systemisch aufgenommen werden, werden durch strukturelle Modifikation nur schlecht gastrointestinal resorbiert und/oder in der Leber rasch metabolisiert. Alle inhalativen Glukokortikoide werden durch einen schnellen systemischen Abbau, der dem hepatischen Blutfluss entspricht, inaktiviert. Dennoch muss bei hohen Dosierungen von systemisch aktiven Glukokortikoiden (Budesonid, BDP) mit einer Suppres-

sion des endogenen Plasma-Cortisols und Cushing-Symptomen gerechnet werden. Außerdem kann sich durch Mehrfachapplikation (z. B. bei Mometason) die Bioverfügbarkeit erhöhen.

> **BEACHTE**
> Systemische Verfügbarkeit ist auch ein therapeutischer Nutzen: Bei ausgeprägter Dyskrinie ist die inhalative Wirkung erschwert. Dann ist die Verabreichung per os (als Tablette) oder i.v. (bei Exazerbation) von Vorteil, da der Wirkstoff das Bronchialgewebe vom Blutweg aus erreichen kann.

Pharmakodynamik. Alle inhalativen Glukokortikoide besitzen eine hohe Affinität zum Glukokortikoid-Rezeptor. Sie sind 10- bis 20-mal affiner als das stärkste orale Glukokortikoid, Dexamethason (S. 528). Dies erklärt, warum trotz der relativ geringen Bioverfügbarkeit systemische Wirkungen auftreten können.

Wirkstoffe mit On-Site-Aktivierung: Beclometason und Ciclesonid. Nach hydrolytischer Spaltung durch gewebespezifische Esterasen in der Lunge werden **Beclometasondipropionat** (BDP, vereinfachend als **Beclometason** bezeichnet; Ventolair®) und **Ciclesonid** (Alvesco®) in ihre aktiven Metaboliten umgewandelt (**Abb. 7.4**). Während das aktive Beclometason noch eine substanzielle Bioverfügbarkeit mit entsprechendem Risiko für Nebenwirkungen besitzt, zeichnet sich das neuere Ciclesonid durch eine minimale Bioverfügbarkeit und fehlende Nebenwirkungen aus (**Tab. 7.5**). Dies wird unter anderem durch eine besonders schnelle systemische Clearance sowie eine ausgeprägte Lipidkonjugation in der Lunge erreicht. Das nach der Esterspaltung am C_{21} hydroxylierte Ciclesonid wird mit Fettsäuren konjugiert und intra-

Tab. 7.5

Inhalative Glukokortikoide

Wirkstoff	Rezeptoraffinität (1 = Dexamethason)	orale Bioverfügbarkeit (%)	Eigenschaften
Beclometasondipropionat[1]	13[1]	40[1]	kürzeste Eliminations-HWZ von 3 h
Budesonid	10	10	systemische Nebenwirkungen
Ciclesonid*	12[1]	< 1[1]	wird nur in der Lunge aktiviert, kein Mundsoor
Fluticason	18	< 1	längste Eliminations-HWZ von 8 h
Mometason	22	1–10	systemische Bioverfügbarkeit bei repetitiver Gabe

[1] aktiver Metabolit

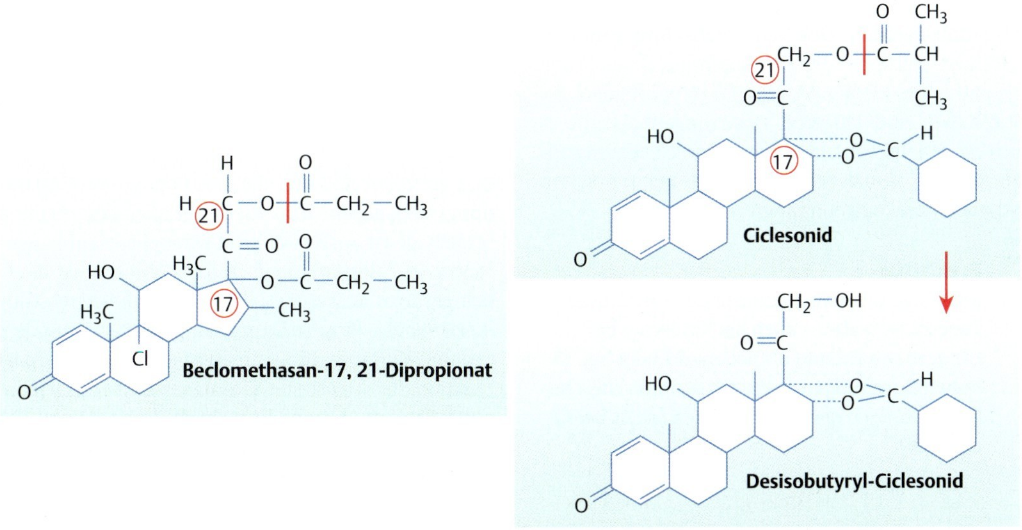

Abb. 7.4 Strukturformeln von inhalativen Glukokortikoiden. Die roten Linien markieren die Esterbindungen am C_{21} Kohlenstoff, nach deren Abspaltung in der Lunge die aktiven Verbindungen Beclometason-Monopropionat und Desisobutyryl-Ciclesonid entstehen. Die anderen Verbindungen werden bereits als aktive Wirkstoffe inhaliert, mit einem veresterten C_{17} und einem nicht veresterten „freien" C_{21}, das eine starke Rezeptorverbindung ermöglicht.

zellulär als „Depot" gespeichert. Dies erfordert nur eine 1-malige Gabe pro Tag. Schließlich hat Ciclesonid, das als Prodrug nur eine schwache Rezeptoraffinität besitzt, keine lokalen oropharyngealen Nebenwirkungen (kein Mundsoor).

Wirkstoffe mit mehr oder weniger systemischer Bioverfügbarkeit. Budesonid (Budecort®), **Fluticason** (Flutide®) und **Mometason** (Asmanex®) werden präsystemisch eliminiert. Dennoch besitzt besonders Budesonid mit 10 % eine **substanzielle** orale Bioverfügbarkeit, die einerseits zu systemischen Nebenwirkungen führen kann, andererseits aber auch den therapeutischen Effekt unterstützt. Fluticason ist besonders lipophil und reichert sich in der Lunge an (Depotbildung).

> **MERKE**
>
> Durch Kombinationstherapie mit anderen inhalativen Antiasthmatika kann die Dosis der inhalativen Glukokortikoide reduziert werden.

Indikationen.
- **Asthma bronchiale:** Inhalative Glukokortikoide gehören zur Gruppe der Controller (S. 187) und bilden als am stärksten wirksame Antiphlogistika die Basis der Asthmatherapie. Glukokortikoide haben die Asthmasterblichkeit deutlich vermindert.
- **COPD:** Bei der COPD werden Glukokortikoide erst im fortgeschrittenen Stadium bei Patienten mit rezidivierenden Exazerbationen zur Senkung der Exazerbationsfrequenz eingesetzt.

Nebenwirkungen. Lokal schwächen die aktiven Glukokortikoide die physiologische Bakterienflora. Daher muss nach jeder Inhalation sorgfältig der Mund ausgespült werden, um **Soor**, **Halsschmerzen** und **Heiserkeit** (Atrophie der Kehlkopfmuskulatur durch Myopathie des kleinen M. vocalis) zu vermeiden. Bei sehr hohen und längeren Dosierungen kommt es auch zu den bekannten **systemischen** Nebenwirkungen (S. 529), zumal Glukokortikoide bei schwerem Asthma oft oral eingenommen werden.

> **Praxistipp**
>
> Inhalative Glukokortikoide in einer mittleren Tagesdosis gelten – auch bei Kindern – bei Langzeitanwendung als nebenwirkungsfrei. In hohen Dosierungen muss mit systemischen Nebenwirkungen gerechnet werden (nicht bei Ciclesonid).

> **MERKE**
>
> **Keine Angst vor Wachstumshemmung**
> Inhalative hoch dosierte Glukokortikoide (ICS) vermindern nach jahrelanger Einnahme das Körperwachstum um ca. 1 cm (Jungen 0,8 cm, Mädchen 1,3 cm). Aber: Kinder mit schwerem Asthma ohne Cortison zeigen schwere Entwicklungsstörungen (körperlich und psychosozial), die weit über eine geringe Längenminderung hinausgehen.

Leukotrienhemmstoffe

Leukotriene wie LTD4 (S. 359) sind starke Entzündungsmediatoren und Bronchokonstriktoren. Sie werden bei Asthma von Mastzellen und eosinophilen Granulozyten freigesetzt und **aktivieren Leukotrien-Rezeptoren** (LT). Besonders die Stimulation von LT_1-Rezeptoren durch LTD4 provoziert Bronchokonstriktion, Ödem- und Schleimbildung sowie Schädigung des Bronchialepithels. Mit der Schwere des Asthmas steigt auch die Leukotrien-Konzentration im Sputum. Leukotriene und LT-Rezeptoren vermitteln auch das sog. Analgetika-Asthma (S. 363), eine pseudoallergene Reaktion auf die Hemmung der COX-1.

Montelukast (Singulair®) ist ein oral verfügbarer selektiver LT_1-Rezeptor-Antagonist, der antiinflammatorisch und schwach bronchospasmolytisch wirkt und als mäßig effektives Kombinationstherapeutikum bei Stufe 2–4 sowie bei analgetikainduziertem Asthma und Anstrengungsasthma eingesetzt wird. Es ist hilfreich bei mildem Asthma und viraler Bronchiolitis bei Kindern (hier als Monotherapie) sowie bei allergischer Rhinokonjunktivitis. Montelukast wird durch CYP3A4 abgebaut. Bei erhöhten Blutspiegeln, z. B. durch CYP3A4-Hemmstoffe (S. 653), verstärken sich die unspezifischen Nebenwirkungen wie Kopfschmerzen, Diarrhö oder allergische Reaktionen.

Cromone (Mastzellstabilisatoren)

Cromoglicinsäure (Cromohexal®) und **Nedocromil** (Tilade®-Augentropfen) stabilisieren die Mastzellen und vermindern damit die Freisetzung von Entzündungsmediatoren. Für die Therapie des Asthma bronchiale ist ausschließlich Cromoglicinsäure zugelassen. Ihre antiinflammatorische Wirkung ist deutlich geringer ausgeprägt als die der inhalativen Glukokortikoide. Prophylaktisch eingesetzt, vermindert Cromoglicinsäure die asthmatische Sofort- und Spätreaktion. Ihr wichtigstes Einsatzgebiet ist das leichte persistierende Asthma bronchiale (Stufe II) und die Prophylaxe des belastungsinduzierten Asthmas. Wegen ihrer lipophilen Struktur wird die Substanz intestinal nicht resorbiert und kann ausschließlich inhalativ appliziert werden. Deshalb kommt Cromoglicinsäure auch als orale, nicht bioverfügbare Formulierung bei Nahrungsmittelallergien zum Einsatz.

Praxistipp
Cromone wirken u. U. verzögert erst nach 2–6 Wochen. Bei einem zu erwartenden allergischen Asthma infolge Pollenfluges sollte also bereits im Januar mit der Einnahme begonnen werden. Sie wirken auch bei leichtem exogenem Asthma bronchiale und sind für Kinder gut verträglich.

Phosphodiesterase (PDE)-Inhibitoren
Roflumilast (Daxas®) hemmt die Phosphodiesterase-4, das vorwiegende PDE-Isoenzym in den Entzündungszellen und blockiert dort den cAMP-Abbau. Durch die hohe intrazelluläre cAMP-Konzentration wird die Ausschüttung von Entzündungsmediatoren vermindert und die Einwanderung von Neutrophilen und Eosinophilen in die Atemwege gehemmt. Roflumilast wird bei schwerer COPD mit häufigen Exazerbationen eingesetzt, da es die jährliche Exazerbationsrate verringert (von 1,4 auf 1,1 pro Jahr). Es wird in der Leber via CYP verstoffwechselt und ist bei Patienten mit schwerer Leberinsuffizienz kontraindiziert. Zu den wichtigsten Nebenwirkungen zählen Diarrhö, Übelkeit, Gewichtsverlust und Kopfschmerzen (Vasodilatation!). CYP1A2-Hemmer wie Fluvoxamin oder Cimetidin hemmen den Roflumilast-Abbau (Nebenwirkungen!).

IgE-Antikörper
Omalizumab (Xolair®) ist ein humanisierter monoklonaler Antikörper gegen **freies IgE**. Bereits an Mastzellen gebundenes IgE kann durch Omalizumab nicht mehr „weggefangen" werden. Omalizumab wird alle 2 oder 4 Wochen in Abhängigkeit vom IgE-Spiegel bei **schwerem allergischem Asthma** s. c. injiziert, das trotz hoch dosierter Gabe von $β_2$-Mimetika und Glukokortikoiden persistiert. Immerhin 30–60 % dieser Patienten sprechen mit einer Asthma-Stabilisierung darauf an, die Effektivität kann aber erst nach 12–16 Wochen beurteilt werden. Nachteile sind der hohe Preis, die Notwendigkeit der IgE-Bestimmung und die Unsicherheit bezüglich IgE-abhängiger Abwehrreaktionen, wie z. B. Wurmerkrankungen und Tumorbildung. Es wurden schwere Allergien beschrieben, die noch Monate nach der Einnahme von Omalizumab auftraten.

IL-5-Antikörper
Mepolizumab (Nucala®) und **Reslizumab** (Cinqaero®) bzw. **Benralizumab** (Fasenra®) sind Antikörper gegen IL-5, dessen Hemmung eine effektive (wenn auch teure) Option bei Eosinophilie ist. Die Antikörper werden i. v. bzw. s. c. im Abstand von mehreren Wochen verabreicht.

7.2 Pharmakologie in der Praxis: Asthma und COPD

7.2.1 Pharmakotherapie des Asthma bronchiale
Das Asthma bronchiale ist eine sehr häufige chronisch-entzündliche Erkrankung der Atemwege mit anfallsweise auftretender Atemnot. Im Zentrum der Therapie steht die Kontrolle der inflammatorischen bzw. allergischen Pathogenese.

Therapieziele
Die beiden primären Therapieziele beim Asthma bronchiale umfassen
- die Unterbrechung der akuten Atemwegsobstruktion im „Asthmaanfall" und
- die langfristige Suppression der zugrunde liegenden Atemwegsentzündung und Verminderung der bronchialen Hyperreagibilität.

Einteilung der „Antiasthmatika" – Reliever, Controller und SMART
Grundsätzlich unterscheidet man bei der Behandlung des Asthma bronchiale zwischen der bedarfsorientierten Akuttherapie mit den sog. Relievern und der langfristigen Dauertherapie mit den sog. Controllern (**Tab. 7.6**), die über ihre antiinflammatorische Wirkung in das zugrunde liegende entzündlich-immunologische Geschehen der Erkrankung eingreifen. Die Verminderung der entzündlichen Hyperreagibilität schwächt auch die Akutreaktionen ab.
Reliever und Controller verstärken sich gegenseitig in ihrer Wirkung und überlappen sich in ihrem Wirkspektrum (**Abb. 7.5**).
Die **SMART** (*single inhaler maintenance and reliever therapy*) ist eine fixe Kombinationstherapie aus Formoterol und Budesonid oder Beclometason, die sowohl zur Bedarfs- als auch zur Erhaltungstherapie eingesetzt wird. Das Exazerbationsrisiko wird mit dem schnellen Wirkungseintritt von Formoterol gesenkt, es profitieren die Patienten mit nicht vollständig kontrolliertem Asthma.

Prävention und nicht medikamentöse Maßnahmen
Es gibt keine kausale Therapie des Asthmas. Eine konsequente Pharmakotherapie kann das Fortschreiten der Krankheit jedoch abschwächen und die Letalität reduzieren. Einige wichtige allgemeine Maßnahmen sind immer zu berücksichtigen, vor allem beim extrinsisch-allergischen Asthma:
- **Allergenkarenz** wie Beseitigung von Hausstaub und Milben, Ortswechsel bei bestimmten Allergenen (Pollen, Blüten).
- **Hyposensibilisierung** gegen definierte Allergene. Leider profitieren nur ca. 10–15 % der Patienten

Tab. 7.6

Einteilung der Antiasthmatika

Wirkstoffe	Reliever	Controller	Applikation		
			inhalativ	oral	parenteral
kurz wirksame β_2-Mimetika	+	∅	+	+	i. v.
lang wirksame β_2-Mimetika	+	+	+	+	i. v.
Anticholinergika	+	∅	+	∅	∅
Theophyllin	+	+	∅	+	i. v.
Glukokortikoide	∅	+	+	+	i. v.
Leukotrienhemmstoffe	∅	+	∅	+	∅
Cromone	∅	+	+	∅	∅
IgE-Antikörper	∅	+	∅	∅	s. c.
IL-5-Antikörper	∅	+	∅	∅	i. v. oder s. c.

+ = ja, ∅ = nein

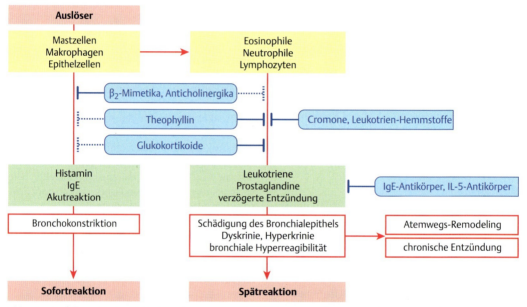

Abb. 7.5 **Angriffspunkte der Antiasthmatika.** Antiasthmatika (blau) greifen in die Sofort- und/oder Spätreaktion ein. Dabei markieren die durchgezogenen Linien die therapeutisch relevante Wirkung; die gestrichelten Linien zeigen weitere schwächere Wirkungen.

eindeutig von dieser aufwendigen Therapie, die so früh wie möglich begonnen werden sollte.
- **Meiden der Triggerfaktoren** wie Luftschadstoffe oder Tabakrauch
- **spezielle Atmungstechniken, autogenes Training** u. Ä.

Medikamentöse Stufentherapie des Asthma bronchiale

Nach der Diagnosestellung orientiert sich der Einsatz der Antiasthmatika an der Kontrollierbarkeit des Asthmas (**Tab. 7.7**, **Abb. 7.6**).
Bedarfstherapie (Reliever). Bedarfsmedikamente (Reliever) werden in jeder Stufe der Asthmatherapie eingesetzt (**Abb. 7.6**). Mittel der ersten Wahl sind die inhalativen kurz wirksamen β_2-Sympathomimetika. Alternativ kann auch das kurz wirksame inhalative Anticholinergikum **Ipratropium** eingesetzt werden.
Dauertherapie (Controller). Mit einer Dauerbehandlung wird auf Stufe II der Asthmatherapie begonnen. Grundlage jeder Basistherapie bildet die **Gabe inhalativer Glukokortikoide**. Sie werden abhängig vom Schweregrad der Erkrankung auf den Stufen II–V in steigender Dosierung eingesetzt. Ab Stufe V (schweres, therapieresistentes Asthma) werden sie auch systemisch (oral) angewendet. Auf Stufe III können, ab Stufe IV müssen zusätzlich **lang wirksame inhalative β_2-Sympathomimetika** kombiniert werden. Lassen sich die Beschwerden unter dieser inhalativen Kombinationsbehandlung nicht ausreichend beherr-

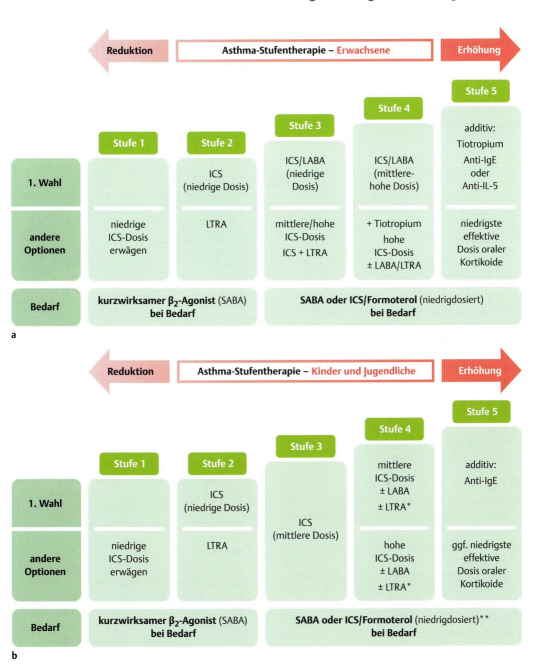

Abb. 7.6 **Stufen der Asthmatherapie.** Die neue Stufentherapie beim Asthma ist sowohl bei Erwachsenen als auch bei Kindern um die Glukokortikoide als „Therapiezentrum" aufgebaut. **a** Asthma-Stufentherapie für Erwachsene. ICS: inhalative corticosteroid; LTRA: leukotrien receptor antagonist; SABA: short acting β-agonist, LABA: long acting β-agonist. **b** Asthma-Stufentherapie für Kinder und Jugendliche. ICS: inhalative corticosteroid; LTRA: leukotrien receptor antagonist; SABA: short acting β-agonist, LABA: long acting β-agonist. * Montelukast ist in Deutschland nur für leichtes bis mittelschweres Asthma zugelassen ** bei Jugendlichen > 12 Jahre. (Buhl R. et al. S 2k-Leitlinie zur Diagnostik und Therapie von Patienten mit Asthma. Pneumologie 2017; 71: 849–919)

Tab. 7.7

Grad der Asthma-Kontrolle (nach GINA 2017 und Sk2-Leitlinien 2017)

Kriterium	Erwachsene	Kinder und Jugendliche
– Symptome tagsüber	> 2-mal	+
– nächtliches Erwachen	+	+
– Gebrauch von Bedarfsmedikation	> 2-mal in der Woche	+
– Aktivitätseinschränkung durch Asthma	+	+
Grad der Kontrolle bezogen auf die Kriterien		
gut kontrolliert	keine Kriterien	keine Kriterien
teilweise kontrolliert	1–2 Kriterien	1–2 Kriterien
unkontrolliert	3–4 Kriterien	3–4 Kriterien

+ Kriterium erfüllt

schen, stehen orale Zusatzpräparate wie der Leukotrienhemmer **Montelukast** (LTRA, Einsatz in Kombination mit inhalativen Glukokortikoiden auf den Stufen II–V) und **retardiertes Theophyllin** (Einsatz in Kombination mit inhalativen Glukokortikoiden auf den Stufen III–V) zur Verfügung. Bei Kindern kann Montelukast auch als Monotherapie eingesetzt werden. Patienten mit leichtem persistierendem Asthma (Stufe II) profitieren ggf. von einer prophylaktischen Gabe von **Cromoglicinsäure** (v. a. Kinder). Bei schwerem, therapieresistentem allergischem Asthma (Stufe V), v. a. bei eosinophilem Asthma, ist der Einsatz von **IgE- und IL-5-Antikörpern** indiziert.

> **MERKE**
>
> Glukokortikoide und Asthma
> - Inhalative Glukokortikoide sind der Goldstandard in der Asthma-Dauertherapie.
> - Grundsätzlich gilt: Glukokortikoide sollten so früh wie möglich eingesetzt werden. Der verzögerte Einsatz verschlimmert die Entzündungspathologie und die Exazerbationen und erhöht damit auch die Sterblichkeit.
> - Die Angst vor Glukokortikoiden bei Patienten und Angehörigen ist oft ein erhebliches Therapiehindernis. Gerade bei der inhalativen Aufnahme der modernen Glukokortikoide ist die Cortison-Angst unbegründet.

> **MERKE**
>
> Lang wirksame β$_2$-Mimetika müssen bei Asthmapatienten immer in Kombination mit inhalativen Glukokortikoiden gegeben werden, da ihre rein symptomatisch-bronchodilatierende Wirkung die Progression der Inflammation verdeckt und Exazerbationen dann schwieriger zu behandeln sind!

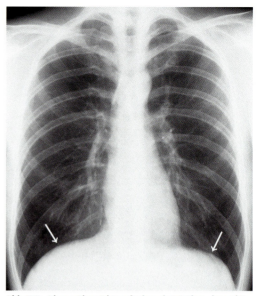

Abb. 7.7 Thoraxübersichtsaufnahme bei Asthma bronchiale mit beidseits überblähter Lunge und tief stehendem Zwerchfell (Pfeile). (Krug K. Hrsg. Thoraxdiagnostik. Thieme; 2004)

Status asthmaticus

Der Status asthmaticus ist ein lebensbedrohlicher, oftmals nachts auftretender, Stunden andauernder **Notfall** mit schwerer Atemwegsobstruktion und Erstickungsängsten (**Abb. 7.7**). Die Therapie umfasst:
- **Sauerstoffsonde** (2–4 l/min)
- **β$_2$-Mimetika** inhalativ oder i. v. als erste Wahl bei drohendem oder akutem Status asthmaticus. Oft greifen jedoch β$_2$-Mimetika nicht mehr, da die Patienten schon selbst größere Mengen inhaliert haben. Dann wirken noch Glukokortikoide und Theophyllin.
- **Glukokortikoide** oral oder i. v. (Prednisolon) tragen zur Beendigung des Anfalls bzw. zur Stabilisierung der Lungenfunktion bei.
- **Theophyllin** oral oder langsam i. v. Davon profitieren besonders Patienten, die wegen des Anfalls wiederholt β$_2$-Mimetika inhaliert haben und bei denen diese keine Besserung mehr bringen.
- **Ultima Ratio**: Adrenalin i. v., Magnesiumsulfat i. v. Dosislimitierend für β$_2$-Mimetika und Theophyllin kann die Tachykardie sein, das Herz schlägt jedoch infolge der Erstickungsangst und Unruhe bei vielen Patienten bereits maximal tachykard.

 Praxistipp

Bei Sedierung mit Benzodiazepinen (Diazepam i. v.) oder Neuroleptika (Promethazin i. v.) im schweren Asthmaanfall muss auf die Gefahr einer Atemdepression (Patient erhält Sauerstoff!) geachtet werden.

Wichtig im Umgang mit Antiasthmatika

- Das **nächtliche Asthma** ist ein wesentlicher Indikator für den Schweregrad.
- Bei einem gut eingestellten Asthma ist nur manchmal eine **Bedarfsmedikation** notwendig.
- **Lang wirksame β_2-Mimetika** werden immer mit **inhalativen Glukokortikoiden** gegeben.
- **Step-up und Step-down:** Sowohl bei Therapiebeginn als auch in der langfristigen Dauertherapie gibt es eskalierende Step-up-Optionen und deeskalierende Step-down-Optionen.
  - **Step-up:** Die eskalierende Step-up-Option orientiert sich am tatsächlichen Schweregrad. Prinzip ist die dosiserhöhende Anpassung bei Mehrbedarf. Bei Exazerbation wird eskalierend die Dosis von inhalativen Glukokortikoiden vervierfacht oder mit einer systemischen Komedikation begonnen. Anschließend wird die Langzeittherapie intensiviert.
  - **Step-down:** Die Therapie orientiert sich am jeweils höheren Schweregrad und wird bei rascher Besserung dem aktuellen Schweregrad reduzierend angepasst. Besteht eine gute Asthmakontrolle von > 3 Monaten, können die inhalativen Glukokortikoide (ICS) um 50 % vermindert werden; bei Kombinationstherapie kann dann noch zusätzlich das lang wirksame β_2-Mimetikum (LABA) abgesetzt werden. Die Fixkombination Budesonid + Formoterol kann von 2-mal auf 1-mal täglich reduziert werden.
- Wesentliche **Gründe für Non-Compliance** sind eigenmächtiges Absetzen, v. a. in symptomfreien Zeiten, unbegründete Cortison-Angst und falsche Anwendung der Inhalatoren.
- **COX-1-Inhibitoren** können bei Asthmatikern die Symptome verschlechtern.
- Bei **Nasensprays** muss unbedingt eine Gewöhnung vermieden werden.
- **β-Blocker** können die Symptome verschlechtern.

Exkurs

Antibiose und Asthma bronchiale

Bei einer nachgewiesenen oder vermuteten Exazerbation durch eine bakterielle Infektion kommen häufig Clarithromycin oder Amoxicillin zum Einsatz.
Es gibt keine Beweise dafür, dass bei Kleinkindern eine frühe Gabe von Antibiotika das Risiko erhöht, später an Asthma zu erkranken. Umgekehrt gilt aber: Kinder mit Asthma bronchiale benötigen häufiger Antibiotika.

7.2.2 Asthmatherapie in Kindheit und Schwangerschaft

Schwangerschaft. Einsatz von Glukokortikoiden in der Schwangerschaft: Inhalative und systemische Glukokortikoide sind stets indiziert. Bei ⅓ der Patientinnen verschlechtert sich das Asthma während der Schwangerschaft, vor allem im 3. Trimenon. Das akute Asthma ist infolge der Hypoxie gefährlich für den Fetus und muss unbedingt vermieden werden, wenn nötig mit oralen Glukokortikoiden oder einer i. v. verabreichten Hochdosis-Stoßtherapie. Eine konsequente, während der gesamten Schwangerschaft durchgeführte Therapie mit Glukokortikoiden vermindert die Inzidenz von akuten Anfällen verglichen mit Patientinnen ohne Glukokortikoide.

> **MERKE**
>
> β_2-Mimetika hemmen die Wehentätigkeit.

Kindesalter. Die Asthmatherapie bei Erwachsenen und Kindern unterscheidet sich kaum. Cromoglicinsäure und Montelukast besitzen im Kindesalter einen etwas höheren Stellenwert.

Einsatz von Glukokortikoiden bei Kindern: Da ein nicht oder nur ungenügend behandeltes Asthma die Entwicklung eines Kindes beeinträchtigt, sollte so früh wie möglich mit Glukokortikoiden therapiert werden. Die Eltern befürchten meist die Nebenwirkungen, vor allem eine Wachstumsretardierung. Diese Befürchtungen sind meist unbegründet. Unter langjähriger Gabe von Budesonid, das die höchste systemische Bioverfügbarkeit unter den inhalativen Glukokortikoiden aufweist, wurde eine Wachstumsminderung von ca. 1 cm festgestellt. Ohne Glukokortikoide muss bei Kindern mit schwerem Athma mit ebenso schweren körperlichen, psychischen und sozialen Entwicklungsstörungen gerechnet werden.

7.2.3 Pharmakotherapie der COPD

Therapieziele

Die wichtigsten Therapieziele bei Patienten mit COPD sind die Verlangsamung der Erkrankungsprogression, die Vermeidung von Exazerbationen und die Steigerung der körperlichen Belastbarkeit. Die Therapie ist rein symptomatisch, Anticholinergika und Sauerstoff sind die wirksamsten Maßnahmen.

Nicht medikamentöse Maßnahmen

Da die medikamentöse Therapie der COPD ausschließlich symptomatisch wirkt und keinen Einfluss auf die Entwicklung schwerer bzw. letaler Folgeerkrankungen nimmt, kommt den nicht medikamentösen Therapieansätzen eine entscheidende Bedeutung zu. Zu den wichtigsten Maßnahmen zählen:

- **Nikotinkarenz**: Die mit Abstand wirksamste Therapie der COPD ist der Verzicht aufs Rauchen, der den progredienten Verlust der Lungenfunktion aufhalten kann.
- **Sauerstoff-Langzeittherapie** (über mindestens 15 h täglich): Bei chronischer Hypoxämie und einer persistierenden Sauerstoffsättigung < 55 mmHg wird die Sauerstoffversorgung des Körpers durch eine Sauerstoff-Langzeittherapie verbessert.
- **Regelmäßige Impfungen** (Grippeschutz- und Pneumokokken-Impfung) zur Reduktion der Infektexazerbationsfrequenz.
- Teilnahme an **Lungensportgruppen** und **Atemphysiotherapie** zur Steigerung der körperlichen Leistungsfähigkeit.

BEACHTE

Nikotinkarenz ist der einzig kausale Behandlungsansatz! Durch die Sauerstoff-Langzeittherapie wird die Mortalität gesenkt und die Lebensqualität der Patienten nachweislich verbessert.

Medikamentöse Stufentherapie der COPD

Die Medikamente erleichtern dem Patienten zwar das Alltagsleben, verhindern aber nicht die Entwicklung schwerer bzw. letaler Folgeerkrankungen bei kontinuierlicher Noxen-Exposition.

MERKE

Die Pharmakotherapie verbessert oft die Symptome und damit das alltägliche Befinden (bessere Werte in der Spirometrie). Verglichen mit Placebo mindert die Pharmakotherapie aber nur mäßig die Inzidenz von Exazerbationen und die Letalität.

Der Einsatz der Medikamente orientiert sich am Schweregrad der Erkrankung. Maßgeblich für die Schweregradeinteilung der COPD nach der aktuellen **GOLD-Klassifikation** (GOLD = *global initiative for obstructive lung disease*) sind der **aktuelle Obstruktionsgrad** (FEV_1), das **Ausmaß** der **Dyspnoe** und die **jährliche Exazerbationsfequenz**. In Abhängigkeit von diesen Parametern werden die Patienten einer entsprechenden „Risikogruppe" (A–D) zugeteilt (**Abb. 7.8**), nach der sich auch die Therapie richtet.
Tab. 7.8 zeigt das entsprechende **Stufenschema** der **COPD-Langzeittherapie**.
Die Basistherapie umfasst die **lang wirksamen inhalativen Bronchodilatatoren** der **Anticholinergika** und **β$_2$-Sympathomimetika**, die ggf. kombiniert werden. Kurz wirksame Arzneistoffe werden grundsätzlich nur im Stadium A eingesetzt.

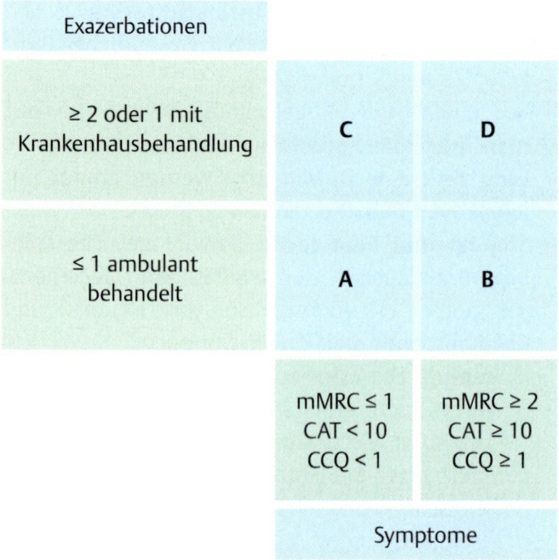

Exazerbationen		
≥ 2 oder 1 mit Krankenhausbehandlung	C	D
≤ 1 ambulant behandelt	A	B
	mMRC ≤ 1 CAT < 10 CCQ < 1	mMRC ≥ 2 CAT ≥ 10 CCQ ≥ 1
	Symptome	

Abb. 7.8 Einteilung der COPD in Schweregrade nach GOLD (*global initiative for chronic obstructive lung disease*; 2017). Das Risiko bzw. der Schweregrad wird von A–D eingeteilt; bestimmend dafür sind zwei Dimensionen: das klinische Bild und das Exazerbationsrisiko, beurteilt anhand von exazerbationsbedingten Krankenhausaufenthalten und Fragebögen (mMRC, CAT und CCQ). mMRC = *modified medical research council*, CAT = *COPD assesment test*, CCQ = *COPD control questionaire* (Vogelmeier C et al. Leitlinie zur Diagnostik … Pneumologie 2018; 72: 253–308)

Tab. 7.8

Medikamentöse Stufentherapie der COPD

Risikogruppe	Wirkstoffe
A	– kurz wirksame Anticholinergika *und* kurz wirksame β$_2$-Sympathomimetika – lang wirksame Anticholinergika *oder* lang wirksame β$_2$-Sympathomimetika
B	– Mono- oder Kombinationstherapie mit lang wirksamen Anticholinergika und/oder lang wirksamen β$_2$-Sympathomimetika
C und D	– nicht vorbehandelt: – lang wirksame Anticholinergika mit/ohne lang wirksame β$_2$-Sympathomimetika – vorbehandelt: – lang wirksame Anticholinergika und lang wirksame β$_2$-Sympathomimetika – Eskalation – + ICS und/oder – + Roflumilast

MERKE

In der Behandlung der COPD besitzen die Anticholinergika einen deutlichen höheren Stellenwert als in der Asthmatherapie, da sie der zugrunde liegenden permanenten cholinergen Bronchokonstriktion entgegenwirken und die Atemfunktionen und Blutgase stabilisieren.

Inhalative Glukokortikoide werden in der Langzeittherapie der COPD – anders als beim Asthma bronchiale – nur bei Patienten mit rezidivierenden Infektexazerbationen (Risikogruppe C und D) eingesetzt. Ihr therapeutischer Effekt auf die Entzündungshemmung ist nur schwach ausgeprägt. Ihr Nutzen liegt in einer mäßigen Reduktion der Exazerbationsfrequenz.

Praxistipp
Eine Osteoporoseprophylaxe mit Vitamin D und Calcium unter Glukokortikoiden ist besonders bei COPD notwendig, da diese Patienten als Raucher und mit Untergewicht weitere Risikofaktoren für eine Osteoporose (S. 325) aufweisen.

Bei schwerer COPD mit häufigen Exazerbationen (Risikogruppe D) steht als Alternativsubstanz der PDE-Hemmstoff **Roflumilast** zur Verfügung. **Retardiertes Theophyllin** ist auch bei der COPD lediglich Mittel der 2. Wahl.

Exkurs
α₁-Antitrypsin bei COPD
Das teure $α_1$-Antitrypsin ist ausschließlich bei jungen COPD-Patienten mit $α_1$-Antitrypsinmangel indiziert. Es schützt das Lungengewebe vor den aus neutrophilen Granulozyten freigesetzten Proteasen (z. B. Elastase).

Therapie der akuten COPD-Exazerbation
Akute Exazerbationen werden zu je 30 % durch virale oder bakterielle Tracheobronchitiden ausgelöst, die Beschwerden wie Atemnot, Husten und Auswurf nehmen drastisch zu. Hinweise auf bakterielle Infektion sind das Abhusten eines gelblich-grünlichen Sputums und Fieber. Zu den wichtigsten therapeutischen Maßnahmen zählen:
- **Sauerstoffgabe über eine Nasensonde** (2–4 l/h) für ≥ 15 h/d
- **Systemische Glukokortikoidgabe**: Der kurzzeitige Einsatz (max. 14 Tage, evtl. reichen schon 5 d) hoch dosierter Glukokortikoide (z. B. 30–50 mg Prednisolon/Tag) verkürzt die Dauer der Exazerbation.
- **Antibiotikatherapie**: Bei V. a. eine bakterielle Genese – d. h., bei Purulenz, aber nur dann – sollte sofort mit einer kalkulierten Antibiose für 5–7 Tage begonnen werden. Zu den häufigsten bakteriellen Erregern zählen Streptococcus pneumoniae, Haemophilus influenzae und Moraxella catarrhalis. Hier sind Aminopenicilline (S. 587) oder Makrolide (S. 599) indiziert. Bei Patienten mit schlechter Lungenfunktion überwiegen gramnegative Erreger. In diesen Fällen sollten immer eine Erregerdiagnostik und Resistenzbestimmung durchgeführt werden.

MERKE
Jede Exazerbation zeigt die COPD-Progression an und verkürzt die Lebenserwartung. 5 Jahre nach einer schweren Exazerbation sind 55 % der Patienten verstorben!

Wichtig im Umgang mit COPD-Therapeutika
- **Therapieziele** sind die Vermeidung von Exazerbationen, Verlangsamung der Progression und Steigerung der körperlichen Belastbarkeit.
- Wichtig sind die **Nikotinkarenz** und das **Atemtraining**.
- **β-Blocker** verschlechtern nicht die COPD; im Gegenteil, die kardiovaskuläre Mortalität sinkt.
- Bei Gabe von Glukokortikoiden sollte an eine **Osteoporoseprophylaxe** gedacht werden (Vitamin D)

7.2.4 Vergleich der Pharmakotherapie von Asthma bronchiale und COPD
Tab. 7.9 zeigt die **unterschiedliche Wirksamkeit** der verschiedenen Therapeutika gegen Asthma und COPD.

Tab. 7.9
Unterschiedliche Wirksamkeit von Therapeutika gegen Asthma und COPD

Substanzen		Asthma bronchiale	COPD
β₂-Mimetika		++	+
Anticholinergika		+	++
Theophyllin		+	+
Glukokortikoide	inhalativ	++	+, variabler Einsatz
	systemisch	++	nur bei Exazerbation
Cromone		+	∅
Leukotrien-Hemmstoffe		+	∅
IgE-Antikörper		+	∅
IL-5-Antikörper		+	∅
Sauerstoff		nur im Anfall	++
Phosphodiesterase-4-Hemmstoffe		∅	bei schwerer COPD

∅, +, ++ = nicht, mäßig, stark wirksam

> **MERKE**
>
> Was bei Asthma hilft, hilft wenig bei COPD. Umgekehrt sind COPD-Therapien bei Asthma eher zweitrangig. Während β-Blocker aufgrund ihrer bronchokonstriktorischen Wirkung beim Asthma kontraindiziert sind, verschlechtern sie eine COPD nicht. Im Gegenteil: die erhöhte kardiovaskuläre Mortalität der Patienten sinkt.

7.3 Pharmakotherapie der allergischen Rhinitis (AR)

Die allergische Rhinitis ist eine meist **chronische Entzündung der Nasenschleimhaut**, die in ein **allergisches Asthma bronchiale** übergehen kann. Mit einer Prävalenz von 10–20 % ist sie eine häufige Erkrankung mit zunehmender Tendenz. Ungefähr 10 % der unter 18-Jährigen leiden unter einer allergischen Rhinitis (Heuschnupfen). Pathogenetische Grundlage der AR bildet eine IgE-vermittelte Entzündung der Nasenschleimhaut im Rahmen einer Typ-I-Allergie („Sofort-Typ-Reaktion"), die am häufigsten durch Pollen, Rauch, Hausstaub, Duftstoffe etc. ausgelöst wird. Damit gehört die allergische Rhinitis zum Formenkreis der atopischen Erkrankungen und ist häufig mit einem Asthma bronchiale (80 % aller Asthmatiker leiden gleichzeitig an einer AR, **Abb. 7.9**), einer allergischen Rhinosinusitis und allergischer Konjunktivitis vergesellschaftet.

Um Spätschäden und einen Übergang in ein allergisches Asthma („Etagenwechsel") zu vermeiden, sollte die allergische Rhinitis konsequent behandelt werden. Wichtigste Maßnahme ist die Allergenkarenz. In der Pharmakotherapie stehen Wirkstoffe zur Verfügung, die systemisch und topisch **nasal bzw. am Auge** (bei begleitender Konjunktivitis) appliziert werden können.

H$_1$-Rezeptor-Antagonisten (H$_1$-Blocker, Antihistaminika). Basis der **Selbstmedikation** sind die H$_1$-Blocker (S. 550). Die lokale und systemische Applikation sind gleich effektiv, die Wirkung beginnt nach 15 bzw. 60 min. Bei systemischer Gabe wirkt Cetirizin stärker sedierend als Loratadin, Letzteres kann allerdings bei Kindern nicht gut dosiert werden. Mit Azelastin und Levocabastin (zugelassen ab dem 1. Lj.) stehen auch Augentropfen zur Verfügung. Der H$_1$-Blocker **Rupatadin** (Rupafin®) hemmt zusätzlich den plättchenaktivierenden Faktor (PAF) aus den Mastzellen und ist evtl. den anderen H$_1$-Blockern überlegen.

Glukokortikoide. Glukokortikoide sind die stärksten Wirkstoffe bei AR und unterdrücken alle nasalen Symptome. Als Spray bewirken sie eine Tonisierung der Gefäße und Rückbildung der ödematösen Schleimhaut-Aufquellungen. Der Patient sollte aber unbedingt auf den **verzögerten Wirkeintritt** hinge-

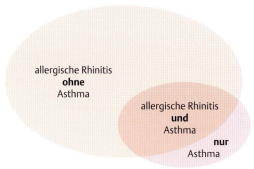

Abb. 7.9 Zusammenhang zwischen der allergischen Rhinitis und Asthma: 80 % aller Asthma-Patienten leiden auch unter einer allergischen Rhinitis.

wiesen werden. Der spürbare Wirkbeginn tritt frühestens nach 24 h ein, das Wirkmaximum wird nach 3–5 Tagen erreicht. In der Schwangerschaft und bei Kleinkindern können Glukokortikoide ohne Risiko eingesetzt werden.

α$_1$-Adrenomimetika (Vasokonstriktoren). α-Agonisten wie **Oxymetazolin** (Nasivin®), **Xylometazolin** (Otriven®) oder **Naphazolin** (Privin®) führen über eine Vasokonstriktion zu einer Abschwellung der Nasenschleimhaut. Ihr wichtigstes Einsatzgebiet sind kurz dauernde Erkältungskrankheiten und die Sinusitis (4–6-mal pro Tag) für eine Verbesserung des Sekretabflusses). Vorsicht wegen der Missbrauchsgefahr (Rhinitis medicamentosa, s. Exkurs)! Zugelassen bei der AR ist nur Oxymetazolin mit seiner antiviralen Wirkkomponente. Eine Abgabe als Augentropfen zur begleitenden Konjunktivitis ist für Vasokonstriktoren unproblematisch.

Pseudoephedrin (z. B. in ASS complex®) ist ein Phenylethylamin-Derivat (S. 80) und indirektes Sympathomimetikum aus der Ephedra-Pflanze. Es ist schwächer schleimhautabschwellend als die α$_1$-Vasokonstriktoren, aber es werden auch hier systemische UAW wie Tachykardie oder Unruhe beobachtet.

> **BEACHTE**
>
> Der Einsatz schleimhautabschwellender α$_1$-Adrenomimetika ist wegen ihrer rein symptomatischen Wirkung und ihres Missbrauchspotenzials bei der allergischen Rhinitis problematisch!

Exkurs

Missbrauch und Abhängigkeit von Nasentropfen (Rhinitis medicamentosa, Privinismus)

Die längere Gabe von α-Agonisten (meist > 3 Wochen) induziert eine reaktive, nichtallergische Schwellung der Nasenschleimhaut, die eine weitere Applikation erfordert. Neben einer Toleranzentwicklung der α-Adreno-Rezeptoren wird auch die Stimulation von β-Adreno-Rezeptoren diskutiert, die länger als die Vasokonstriktion anhält. Es entwickelt sich ein Circulus vitiosus, der zur irreversiblen Schädigung der Nasenschleimhaut führen kann. Die frühere Bezeichnung **Privinismus** leitet sich von Privin® ab, einem Handelsnamen von Naphazolin. Viele Menschen missbrauchen α-Agonisten zur Beseitigung einer psychogenen bzw. als störend empfundenen Luftnot. Das Absetzen kann sich sehr schwierig gestalten. Maßnahmen sind:
— Am besten der „kalte Entzug", d. h. das sofortige Absetzen.
— Cortison (lokal, u. U. auch kurzfristig systemisch) hilft als Mittel der 1. Wahl gegen die Abschwellung.
— Nasenspülung mit hyper- oder isotonischen Meersalz- oder Kochsalzlösungen
— Applikation in nur ein Nasenloch (1-Loch-Methode)
— Abklären von möglichen anatomischen Veränderungen (Verengung der Nasenmuschel, Polypen); Ausschluss von Irritationen wie einer zu fest/schlecht sitzende Brille oder Klimaanlagen
— Sesamöl lindert das subjektive Trockenheitsgefühl.

Weitere Substanzen. **Cromoglicinsäure** (S. 186) muss als Mastzellstabilisator (Spray, Augentropfen) mindestens 2 Wochen vor dem Allergenkontakt eingenommen werden. Sie ist nur mäßig wirksam. Auch **Leukotrien-Rezeptor-Antagonisten** wie Montelukast mildern die konjunktivalen wie bronchialen Symptome.

MERKE
— Glukokortikoide (lokal, systemisch) sind die wirksamsten Antiallergika bei allergischer Rhinitis, sie können auch bei Kleinkindern und Schwangeren eingesetzt werden.
— Bei oralen H_1-Rezeptor-Antagonisten ist immer auf eine mögliche Sedierung zu achten.
— Adrenerge Vasokonstriktoren ohne Zulassung sind zu vermeiden; hier ist immer auf die Entwicklung einer Rhinitis medicamentosa zu achten.

Praxistipp
Die Zilien könne durch Benzalkonium, ein Konservierungsmittel in Nasensprays, geschädigt werden. Präparate mit besonderen Sprühaufsätzen mit Silberring oder speziellen Sprühsystemen, die das Einsaugen des Nasenschleims in das Fläschchen verhindern, machen Benzalkonium überflüssig.

7.4 Weiterführende Informationen

— www.awmf.org/leitlinien/detail/ll/020–009.html (Leitlinien Asthma)
— www.awmf.org/leitlinien/detail/ll/020–006.html (Leitlinie COPD)
— Feldmeier et al. Angemessenheit von Antibiotikaverordnungen in der Primärversorgung akuter Atemwegsinfekte. Arzneiverordnung in der Praxis 2018, 45: 109–115

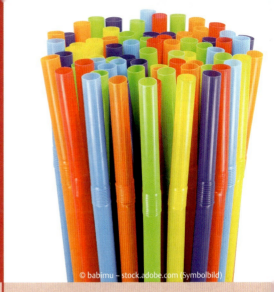

Kapitel 8

Diuretika und Urologika

Thomas Herdegen

- 8.1 Überblick: physiologische Grundlagen 199
- 8.2 **Diuretika** 202
- 8.3 **Urologika (Harninkontinenz und Blasenentleerungsstörungen)** 210
- 8.4 **Pharmakologie in der Praxis: Diuretika und Urologika** 214

Unterstützung fürs Herz

Brötchen für den Doktor

Schwer atmend schleppt sich Frau M. die Treppe hinauf zu ihrem Hausarzt. In einer weißen Leinentasche trägt sie Brötchen aus ihrer eigenen Bäckerei – für den Doktor. Dieser lächelt ihr zu, als er sie im Wartezimmer empfängt. Dr. S. betreut Frau M. schon seit Jahren und kennt nur zu gut ihre chronische Herzinsuffizienz, die sich als Folge eines Herzinfarktes eingestellt hat. Doch diesmal scheint die Sache irgendwie akuter zu sein als sonst. Bereits die wenigen Schritte aus dem Wartezimmer in den Untersuchungsraum machen der 72-jährigen Patientin Beschwerden. Sie atmet schwer. Ihre Lippen verfärben sich bläulich, als sie mit Mühe versucht, auf die Untersuchungsliege zu klettern.

Dyspnoe bei Lungenstauung

Dr. S. hört das Herz ab, misst den Blutdruck und lässt ein EKG schreiben. Er hört weder ein pathologisches Herzgeräusch noch sieht er im EKG Zeichen eines akuten kardialen Geschehens. Was er allerdings hört, sind beidseits grobblasige Rasselgeräusche in der Lunge. Auch der Blutdruck ist mit 180/100 mmHg viel zu hoch. Als die Patientin ihre Unterschenkel und Füße präsentiert, steht die Diagnose, denn die Beine sind genauso gestaut wie die Lunge: Frau M. hat eine dekompensierte Herzinsuffizienz.

Diuretikatherapie

Dr. S. spritzt der älteren Dame Furosemid, ein starkes Schleifendiuretikum i.v. für eine rasche Entwässerung, die ihr das Atmen erleichtern wird. Für die Therapie zu Hause stellt Dr. H. für die nächste Zeit von dem Thiaziddiuretikum auf Torasemid um, ein gut wirksames Schleifendiuretikum, das 1-mal täglich morgens eingenommen wird. Frau M. lässt sich nach einer längeren Beobachtung in der Praxis und einer spürbaren Diurese von ihrer Tochter abholen, der Arzt überzeugt sich abends bei einem Kontrollanruf vom verbesserten Zustand der Patientin. Nach Bestimmung der Nierenfunktion und der Elektrolyte bespricht er bei der baldigen Wiedervorstellung nochmals die aktuelle Medikation der Herzinsuffizienz und des Blutdruckes sowie die Bilanzierung der täglichen Trinkmenge und die halbjährliche Kontrolle der Elektrolyte.

Fazit - die richtige Medikamentenkombination ist entscheidend

Diuretika reduzieren effektiv die Vorlast und erleichtern so die Herzarbeit und senken den Blutdruck. Eine Verschlechterung der Nierenfunktion erfordert den Wechsel auf ein Schleifendiuretikum. Immer müssen Flüssigkeitshaushalt und Elektrolyte (v.a. Kalium) im Auge behalten werden.

8.1 Überblick: physiologische Grundlagen

Key Point
Die Pharmakotherapie der Nierenfunktion dient hauptsächlich der Senkung der kardialen Vorlast und des Blutdruckes, der Korrektur von Elektrolytveränderungen, der Stimulation der glomerulären Filtration sowie der Ausscheidung körpereigener oder körperfremder Substanzen.

Die Niere bildet pro Tag durchschnittlich 180 l Primärharn, das Plasmavolumen von 3 l wird also täglich 60-mal in der Niere filtriert und einem Klärungsprozess unterworfen. Davon werden nur etwa 1% als Endharn (also 1–2 l) ausgeschieden, woraus sich weitreichende Konsequenzen ergeben:
– Eine zusätzliche Ausscheidung von nur weiteren 1–2% des Primärharns bedeutet einen zusätzlichen Flüssigkeitsverlust von 2–4 l/d, was zur lebensbedrohlichen Exsikkose führt bzw. zur entsprechend kompensatorischen Flüssigkeitszufuhr (Polydipsie = „Vieldurstigkeit").
– Mit dem Harn gehen auch Elektrolyte verloren. Dies begünstigt z. B. die Entstehung von Herzrhythmusstörungen, Osteoporose oder neurologischen Symptomen.

8.1.1 Durchblutung und glomeruläre Filtrationsrate

Der **Blutfluss durch die Niere** erfüllt 2 Aufgaben:
– Ernährung und Sauerstoffversorgung des Organs
– „Dienstleistung" für den gesamten Körper, d. h. die Entsorgung harnpflichtiger Substanzen und Fremdstoffe.

In der Niere sind beide Funktionen hintereinandergeschaltet: Zuerst wird das zellfreie Plasma in den Glomeruli in das tubuläre System „gedrückt", die sog. (passive) **glomeruläre Filtration**. Moleküle über 60 kDa werden ebenso wie die Blutzellen zurückgehalten. Da sich der Sauerstoffgehalt kaum ändert, fließt das sauerstoffreiche Blut aus den Nierenkörperchen weiter und gibt dann im arteriovenösen Kapillarnetz des Nierenparenchyms Sauerstoff und Nährstoffe ab (**Abb. 8.1**).
Die **glomeruläre Filtrationsrate (GFR)** ist das Flüssigkeitsvolumen, das von allen Glomeruli der Nieren pro Zeiteinheit filtriert wird, normal ca. 120 ml/min. Sie wird im klinischen Alltag als Kenngröße zur **Beurteilung der Nierenfunktion** herangezogen.
Neben der passiven glomerulären Filtration gelangen einige Moleküle wie organische Säuren (z. B. Harnsäure) durch **aktive tubuläre Sekretion** in den Primärharn. Auch Medikamente werden mit dem Säu-

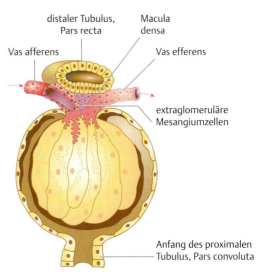

Abb. 8.1 Glomeruläre Perfusion und GFR. Die Blutzufuhr über die dilatierten Vasa afferentia und die Vasokonstriktion der Vasa efferentia bilden den Druck für die glomeruläre Filtration. Die Reduktion dieses Drucks, z. B. bei einer Stenose der zuführenden Nierenarterien oder bei verminderter Prostaglandin-Bildung unter COX-Inhibitoren, senkt die GFR. Beachte die Vernetzung von distalem Tubulussystem bzw. Macula densa und Vas afferens, die als Rückkopplung die GFR an die distale Rückresorption anpasst.

retransport in den Primärharn sezerniert, z. B. Penicilline, saure COX-Inhibitoren oder Probenecid. Die Kompetition dieser Wirkstoffe am Säuretransporter vermindert ihre Sekretion und die Substanzen können akkumulieren.

Praxistipp
Die GFR funktioniert nach dem „Gartenschlauchprinzip": Wenn man möglichst weit spritzen möchte, muss
– der Wasserhahn ganz aufgedreht werden (prostaglandinvermittelte Vasodilatation im Vas afferens),
– die Schlauchspitze ziemlich weit zugedreht werden (Angiotensin-II-vermittelte Vasokonstriktion im Vas efferens).
So entsteht ein Druck im Schlauch, der das Wasser weit hinaustreibt = das Plasma aus den Blutgefäßen in den proximalen Tubulus drückt.

8.1.2 Tubulussystem: Rückresorption und Diurese

Im Tubulussystem werden schrittweise 98–99% des Primärharns (Flüssigkeit und Elektrolyte) in die Tubuluszellen rückresorbiert. Von dort werden sie ins Interstitium ausgeschleust und vom Blut aufgenommen. Der Rest wird als **Endharn** ausgeschieden (**Abb. 8.2**, **Tab. 8.1**).

Tab. 8.1

Mechanismen der Rückresorption bzw. der Diurese und Angriffspunkte von Diuretika

Tubulusabschnitt	beteiligte Proteine der Rückresorption	Hemmung durch
proximal	Carboanhydrase	Carboanhydrase-Hemmstoffe
Henle-Schleife	Na^+-K^+-$2Cl^-$-Carrier	Schleifendiuretika
frühdistal	Na^+-Cl^--Kotransporter	Thiaziddiuretika
spätdistal	Mineralokortikoid-Rezeptor	Antagonisten wie Eplerenon oder Spironolacton
	Natrium-Kanäle	Natrium-Kanal-Hemmstoffe (kaliumsparende Diuretika)

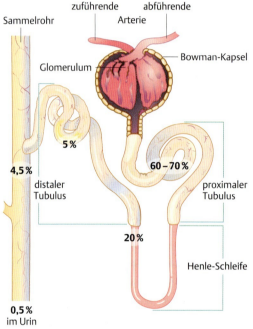

Abb. 8.2 Aufbau des Tubulussystems. Die Resorptionskraft nimmt mit zunehmender Entfernung vom Glomerulus ab – erkennbar am prozentualen Anteil des rückresorbierten Natriums (zu Beginn ist die filtrierte Menge 100%). Aus Gründen der Übersichtlichkeit ist die Macula densa nicht eingezeichnet.

Proximaler Tubulus. Hier werden 60% des Primärharns rückresorbiert. Diuretika, die hier angreifen, bewirken die stärkste Diurese. Die **proximale Rückresorption** geschieht durch einen aktiven Natriumtransport mittels Na^+-K^+-ATPasen, wobei Natrium Wasser mitzieht (*solvent drag*). Im Austausch von Na^+ wird H^+ unter Beteiligung der Carboanhydrase ins Tubuluslumen ausgeschleust (Angriffspunkt der Carboanhydrase-Hemmstoffe), vgl. Carboanhydrase-Hemmstoffe (S. 205). Auch niedermolekulare Moleküle wie Glukose, Aminosäuren oder Harnsäure werden im proximalen Abschnitt durch spezifische Transporter **aktiv rückresorbiert**. Peptide und kleinere Proteine werden durch Endozytose in die Tubuluszelle aufgenommen.

Henle-Schleife. Im aufsteigenden, wasser**un**durchlässigen dicken Teil der Schleife wird Natrium ohne Wasser mit einem Na^+-K^+-$2Cl^-$-Kotransport rückresorbiert (Angriffspunkt der Schleifendiuretika), vgl. Schleifendiuretika (S. 206). Als Sekundäreffekt erhöht sich die osmotische Konzentration im Nierenmark, die als treibende Kraft für die Rückresorption aus den Sammelrohren wirkt.

Frühdistaler Tubulus. Hier wird mit einem Na^+-Cl^--Kotransport (Angriffspunkt der Thiaziddiuretika) nochmals Na^+ rückresorbiert, vgl. Thiaziddiuretika (S. 207). Die Ausscheidung von Flüssigkeit und Elektrolyten wird durch die Messung der Natriumkonzentration in der Macula densa (S. 201) kontrolliert.

Spätdistaler Tubulus. Die letzten Abschnitte des Tubulussystems stehen unter hormoneller Kontrolle. Aldosteron aus der NNR kontrolliert die Expression von Natrium-Kanal-Proteinen, die Natrium gegen Kalium oder Wasserstoff rückresorbieren. Gelangen große Mengen an Natrium in den distalen Tubulus, werden sie im Austausch gegen Kalium rückresorbiert.

Sammelrohr. Die finale Feinregulation wird durch das aus dem Hypophysenhinterlappen freigesetzte **antidiuretische Hormon (ADH, Vasopressin)** vorgenommen. Die Bedeutung von ADH ergibt sich aus der immer noch großen Menge von 10–20 l Harn, die täglich im letzten Tubulusabschnitt auf 1–2 l Endharn reduziert werden. ADH erhöht die Permeabilität des Sammelrohrepithels. Fehlt ADH oder ist seine Wirkung neutralisiert, wird das Sammelrohr wasserundurchlässig und es geht **massiv** Flüssigkeit verloren (Diabetes insipidus renalis). Die Wirkung bzw. Freisetzung von ADH kann pharmakologisch verändert werden (**Tab. 8.2**).

MERKE

Je weiter distal ein Diuretikum angreift, desto schwächer ist seine diuretische Wirkung.

Tab. 8.2

Pharmaka mit Einfluss auf ADH

ADH-Veränderung	relevante Wirkstoffe
Abnahme von ADH → Zunahme der Diurese	– **Lithium** (S. 466) schwächt die intrazelluläre Wirkung von ADH ab. – **ACE-** bzw. **AT₁-Hemmstoffe** (sowie Alkohol) reduzieren die Freisetzung von ADH.
Zunahme von ADH → Abnahme der Diurese	– **SSRI-Antidepressiva** steigern die ADH-Freisetzung, es kommt zur Verdünnungshyponatriämie oder SIADH, dem Syndrom der inadäquaten ADH-Freisetzung (Schwartz-Bartter-Syndrom).

Tab. 8.3

Freisetzung von Renin

Richtung	Einflussfaktoren

Stimulation	– erhöhte Natrium-Konzentration an der Macula densa bei
	  • Volumenmangel oder -verlust (Schwitzen, Dehydratation, Blutverlust)
	  • Ödemen (Abnahme des effektiv zirkulierenden Volumens)
	  • proximal wirkenden Diuretika wie Schleifendiuretika oder Osmodiuretika
	– Sympathikusaktivierung via β₁-Rezeptoren bei Volumenmangel, Herzinsuffizienz (S. 133)
	– Einschränkung der Nierendurchblutung bei Nierenarterienstenose
	– Prostaglandine, NO, ACE-Hemmstoffe (S. 112), Sartane

Hemmung	– Angiotensin II via AT₁-Rezeptor – β-Blocker (S. 117) via β₁-Rezeptor – COX-Inhibitoren (S. 372) v. a. durch Hemmung der COX-2

8.1.3 Regulatoren der GFR und Diurese

Angiotensin II

Über AT₁-Rezeptoren reguliert **Angiotensin II** (S. 113) auf vier Ebenen die Nierenfunktion (**Tab. 8.3**):
– Vasokonstriktion der Vasa efferentia mit Erhöhung des glomerulären Filtrationsdrucks. So wird die GFR auch bei Volumenmangel aufrechterhalten.
– Freisetzung von ADH aus dem Hypothalamus.
– Freisetzung von Aldosteron aus der NNR.
– Hemmung der Freisetzung von Renin im Sinne eines negativen Feedbacks.

Aldosteron

Aldosteron induziert in spätdistalen Tubuluszellen die Expression der Na⁺-K⁺-ATPase. Der wichtigste direkte Stimulator der Aldosteron-Produktion bzw. -Freisetzung ist Angiotensin II. Auch Katecholamine und Elektrolyte erhöhen die Aldosteron-Sekretion, ANP und Dopamin hemmen sie.

> **MERKE**
>
> Angiotensin II sichert das Flüssigkeitsvolumen durch Freisetzung von ADH und Aldosteron. Beide stimulieren die Rückresorption von Wasser, ADH zusätzlich die Aufnahme von Wasser (Durst).

Prostaglandine

Prostaglandine (S. 357) modulieren überwiegend COX-2-abhängig die Nierenfunktion. Die durch sie hervorgerufene Vasodilatation sichert den glomerulären Perfusionsdruck; darüber hinaus fördern sie die distale Ausscheidung von Wasser und Natrium und führen zur Freisetzung von Renin. Vor allem bei aktiviertem RAAS (d. h. bei Volumenmangel, s. u.) sind Prostaglandine für die Aufrechterhaltung der Nierenfunktion notwendig. Die **Hemmung der Prostaglandin-Synthese durch COX-Inhibitoren** schwächt die GFR bis zur Anurie ab, durch die Hemmung der Renin-Freisetzung sinkt auch die Aldosteron-abhängige Kaliumausscheidung (**Cave:** Hyperkaliämie).

> **Praxistipp**
>
> Prostaglandine unterstützen die GFR und die Diurese. COX-Inhibitoren schränken die Ausscheidung bis zur Anurie ein, besonders bei älteren Patienten (Niereninsuffizienz!) und bei aktiviertem RAAS (Volumenmangel).

8.1.4 Macula densa und Renin-Angiotensin-Aldosteron-System (RAAS)

Als **Macula densa** bezeichnet man eine Ansammlung spezialisierter Zellen im distalen Tubulus, die dem Vas afferens anliegen. Sie sind Teil des juxtaglomerulären Apparats und dienen als Chemorezeptoren zur **Bestimmung des Natriumgradienten** zwischen dem arteriellen Blut im Vas afferens und dem Harn im Tubulus. Hohe Natriumkonzentrationen werden von der Macula densa als Volumenverlust interpretiert und führen über die Freisetzung von **Adenosin** zur Vasokonstriktion des Vas afferens, wodurch Körper-

Tab. 8.4

Veränderung der GFR und Diurese durch physiologische Faktoren und Arzneistoffe

			Mechanismus	Auswirkung auf	
				GFR	Diurese
physiologische Regulation					
RAAS (vgl. **Abb. 4.5**)	Renin		Bildung von Angiotensin II	∅	∅
	Angiotensin II		erhöhter glomerulärer Perfusionsdruck via Vasokonstriktion im Vas efferens	↑	∅
			distale Na$^+$-Rückresorption	∅	↓
			ADH-Freisetzung	∅	↓
			Aldosteron-Freisetzung	∅	↓
	Aldosteron		distale Rückresorption von Natrium und Wasser	∅	↓
Prostaglandine			Vasodilatation am Vas afferens	↑	∅
			distale H$_2$O-Diurese	∅	↑
ANP, BNP			GFR	↑	∅
			Na$^+$- und H$_2$O-Ausscheidung	∅	↑
pharmakologische Wirkungen					
ACE- (S. 112) und AT 1-Hemmstoffe (S. 116)			Abnahme des Perfusionsdruckes	↓	∅
			verminderte ADH-Freisetzung	∅	↑
COX-Inhibitoren (S. 368)			Vasokonstriktion am Vas afferens	↓	∅
			verminderte Wasserdiurese	∅	↓
Methylxanthine (S. 97)			Hemmung von Adenosin mit Vasodilatation und verminderter Markkonzentrierung	∅	↑
Hydrocortison, Prednisolon (S. 526)			Aktivierung des Mineralokortikoid-Rezeptors	∅	↓
Lithium (S. 466)			verminderte Verfügbarkeit von Aquaporin-2-Kanälen	∅	↑
Alkohol			verminderte Freisetzung von ADH	∅	↑

↓, ↑ =Abnahme bzw. Zunahme, ∅ keine bzw. keine direkte Wirkung

flüssigkeit zurückgehalten wird (umgekehrt, wie jeder weiß: Der kompetitive Adenosin-Rezeptor-Antagonist **Koffein** „treibt"). Darüber hinaus wird Renin durch Stimulation der juxtamedullären β$_1$-Rezeptoren freigesetzt – der erste Schritt zur Angiotensin-II-Bildung, das seinerseits Aldosteron und ADH freisetzt (**Tab. 8.4**).

8.2 Diuretika

Key Point
Menge und Zusammensetzung des durch Diuretika vermehrt ausgeschiedenen Harns werden maßgeblich durch den intrarenalen Angriffspunkt der Diuretika bestimmt. Dabei gehen mit zunehmender Harnmenge auch vermehrt Elektrolyte verloren.

Diuretika erhöhen die Flüssigkeits- und Elektrolytausscheidung und vermindern so das zirkulierende Volumen. Daraus ergeben sich die wesentlichen **Indikationen:**
- Reduktion der Vorlast bei Bluthochdruck (S. 121) und Herzinsuffizienz (S. 138).
- Aktivierung der Diurese bei eingeschränkter Nierenfunktion (Niereninsuffizienz) oder drohendem Nierenversagen.

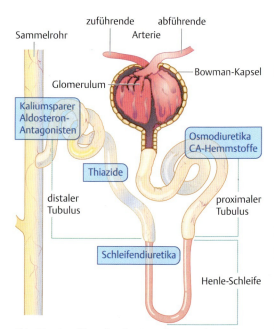

Abb. 8.3 Angriffspunkte der Diuretika. Diuretika werden entsprechend ihren Angriffspunkten klassifiziert. Aus Gründen der Übersichtlichkeit ist die Macula densa nicht eingezeichnet.

- Korrektur von pathologisch veränderten Elektrolytkonzentrationen (S. 220) oder pH-Änderungen (S. 220) bei metabolischen Störungen.
- Ausscheidung körpereigener Stoffe wie Kreatinin oder Harnsäure und körperfremder Substanzen wie Arzneistoffe.

8.2.1 Allgemeine Wirkungen

Diuretika teilen eine Reihe von Eigenschaften. **Alle Diuretika** gelangen durch **glomeruläre Filtration** bzw. **tubuläre Sekretion** in den Tubulus. Dadurch werden sie verglichen mit dem Blut 10- bis 100-mal höher in der Tubulusflüssigkeit angereichert. Vom Tubuluslumen aus greifen sie an verschiedenen Stellen Elektrolyt- und Wasser-Transporter und -Kanäle an (**Abb. 8.3**).

> **MERKE**
>
> Mit einem zunehmenden Funktionsverlust der Niere verlieren auch die Diuretika ihre Wirkung.

Wirksamkeit. Man unterscheidet *High-* und *Low-Ceiling*-Diuretika (**Abb. 8.4**):
- *High-Ceiling*-Diuretika wie die **Schleifendiuretika** zeigen eine lineare Dosis-Wirkungs-Beziehung.
- Bei *Low-Ceiling*-Diuretika wie Thiaziden oder kaliumsparenden Diuretika flacht die Dosis-Wirkungs-Kurve rasch ab, eine Dosissteigerung bleibt ohne Wirkung.

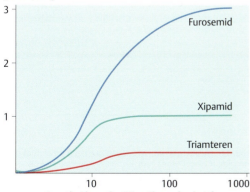

Abb. 8.4 High- und Low-Ceiling-Diuretika. Vergleich der Natriumausscheidung (mmol/min) bezogen auf die im Urin wiedergefundene Menge (μg/min) eines Schleifendiuretikums wie Furosemid, des am stärksten wirksamen Thiazides Xipamid und des kaliumsparenden Diuretikums Triamteren. Die Menge des im Urin gefundenen Diuretikums entspricht der wirksamen Menge im Tubulussystem und korreliert mit der diuretischen Wirksamkeit. Xipamid erreicht schon in relativ niedriger Konzentration bereits 80 % seiner maximalen Diurese *(low ceiling)* im Gegensatz zum High-Ceiling-Effekt des Furosemids (nach Knauf und Mutschler).

Diuretika erweitern die **Kapazitätsgefäße** (venöses Pooling), was u. a. zur **Ödemausschwemmung** bzw. (schnellen) Entlastung des Herzens bei Herzinsuffizienz (S. 138) genutzt wird.

Diuretika senken auf längere Sicht den Blutdruck (**Abb. 8.5**). Initial erhöhen sie allerdings via Aktivierung von Katecholaminen den Gefäßwiderstand, der nach ca. 3–4 Wochen wieder abnimmt. Bei einem verminderten arteriellen Blutvolumen (Herzinsuffizienz, Leberzirrhose, nephrotisches Syndrom) sind Diuretika, einschließlich der Schleifendiuretika, weniger antihypertensiv wirksam.

Rebound und Escape. Typisch für Diuretika ist der *rebound*, zu dem es nach dem Absetzen kommt: Die Rückresorption des Primärharns wird vorübergehend über den Ausgangswert vor der Diuretikagabe erhöht. Diuretika verlieren zudem mit der Zeit ihre diuretische Wirksamkeit *(escape)*, u. a. durch eine reaktive Aktivierung des RAAS (**Abb. 4.5**). Aufgrund der Vasodilatation bleibt die blutdrucksenkende Wirkung aber erhalten.

> **Praxistipp**
>
> Die Ausschwemmung von Ödemen und der Einsatz bei Niereninsuffizienz erfordern höhere Dosierungen von Diuretika als bei antihypertensiver Therapie.

> **MERKE**
>
> Diuretika unterscheiden sich in
> - ihrem Angriffspunkt am tubulären System
> - ihrer Effektivität
> - der Elektrolytausscheidung (**Tab. 8.5**)
> - ihrer Wirksamkeit bei Niereninsuffizienz
> - den Indikationen

8.2.2 Allgemeine Nebenwirkungen

Verlust von Flüssigkeit und Elektrolyten. Hauptproblem der Diuretikatherapie ist der Verlust von Flüssigkeit und Elektrolyten (**Tab. 8.5**) mit schwerwiegenden Nebenwirkungen wie
- orthostatischer Hypotonie mit Reflextachykardie
- Exsikkose mit Verwirrtheitszuständen, Zunahme der Blutviskosität mit Gefahr der Thrombenbildung
- Hypokaliämie, Hyponatriämie
- Osteoporose durch den Verlust von Calcium, der durch Glukokortikoide verstärkt werden kann.

> **Praxistipp**
>
> Die Einnahme von Diuretika erfordert eine ausreichende, evtl. bilanzierte Flüssigkeitszufuhr.

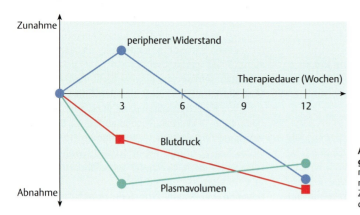

Abb. 8.5 **Hämodynamische Veränderungen unter Diuretika.** Änderungen hämodynamischer Parameter im Rahmen einer Therapie mit Thiazid- und Schleifendiuretika. Die Zunahme des Plasmavolumens deutet bereits den *escape* an.

Tab. 8.5

Elektrolytverluste durch Diuretika

Wirkstoffgruppe	Ausscheidung			
	H_2O	K^+	Na^+	weitere Elektrolyte
Osmodiuretika	+++	∅	∅	
Carboanhydrase-Hemmstoffe	+++	+	+	Bikarbonat
Schleifendiuretika	+++	+++	+++	Ca^{2+}, Mg^{2+}
Thiazide	++	+++	++	
kaliumsparende Diuretika	+	∅	+	
Aldosteronantagonisten	+	∅	+	

∅, +, ++, +++ = *keine, schwache, mittlere und ausgeprägte Verluste*

Hyperglykämie. Thiazide, weniger Schleifendiuretika, können den Blutzuckerspiegel erhöhen bzw. das Auftreten eines Typ-2-Diabetes beschleunigen, da sie die Insulinfreisetzung aus den β-Zellen des Pankreas hemmen:
a) durch die (leichte) extrazelluläre Hypokaliämie, die die Depolarisation verändert (siehe Nernst-Gleichung).
b) Die sulfonamidartigen Diuretika (**Abb. 8.6**) vermögen die Kalium-Kanäle direkt zu öffnen, die Zellen werden unerregbar.

Dazu können Thiazide die hepatische Glukoneogenese und die Bildung freier Fettsäuren erhöhen.

Hyperurikämie. Die Sekretion der Harnsäure wird durch Diuretika vermindert, da beide Substanzen um den Säuretransporter konkurrieren. Zusätzlich wird die Harnsäure-Rückresorption im distalen Tubulus verstärkt. Das Risiko für akute Gichtanfälle unter Diuretika steigt mit zunehmendem Alter an. Vergleiche Pharmakotherapie der Hyperurikämie (S. 280).

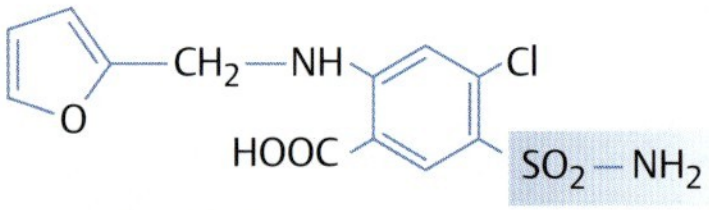

Abb. 8.6 **Acetazolamid, Schleifendiuretika (Furosemid) und Thiazide (Chlortalidon)** besitzen eine Sulfonamidstruktur.

> **MERKE**
>
> Die wesentlichen allgemeinen Nebenwirkungen von Diuretika sind der Verlust von Flüssigkeit (Exsikkose) und Elektrolyten. Diuretika können den Blutzucker- und den Harnsäurespiegel erhöhen.

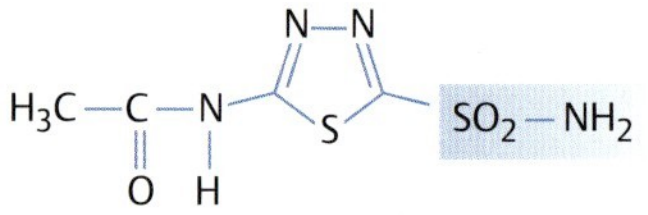

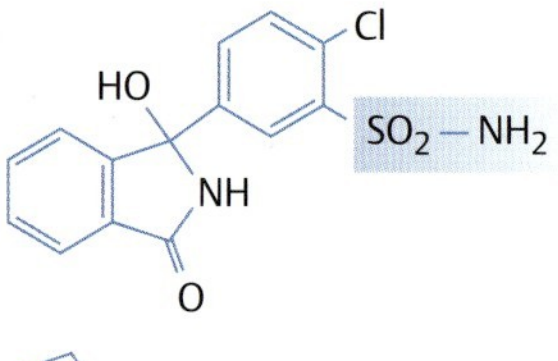

Tab. 8.6

Ursachen und Folgen von Hypo- und Hyperkaliämie

	Ursachen	Folgen
Hypokaliämie	Verlust durch – Diuretika, evtl. Laxanzien – Hydrocortison und Prednisolon via Aktivierung des Mineralokortikoid-Rezeptors – Darmerkrankungen	– verstärkte Herzglykosid-Wirkung (Toxizität ↑) – Schläfrigkeit, körperliche Schwäche – Brechreiz (**Cave**: Exsikkose und weiterer Kaliumverlust) – Obstipation (**Cave**: Laxanzienabusus mit weiterem Kaliumverlust) – (tachykarde) Herzrhythmusstörungen (Extrasystolen)

Hyperkaliämie	– verminderte Ausscheidung:
	  • kaliumsparende Diuretika
	  • ACE-Hemmstoffe/AT$_1$-Blocker, COX-Inhibitoren
	– verminderte Aldosteron-Sekretion (NNR-Insuffizienz)
	– ausgeprägte Niereninsuffizienz und Azidose
		– verminderte Wirksamkeit von Herzglykosiden
		– Herzrhythmusstörungen mit Kammertachykardie, Herzstillstand
		– Nervensystem: Parästhesien und schlaffe Lähmungen

8.2.3 Osmotisch wirksame Diuretika (Osmodiuretika)

Wirkmechanismus. **Mannit** (Osmofundin®) und **Sorbit** (Sorbitol®) sind intravenös applizierbare Zuckeralkohole, die im Extrazellularraum große Mengen an Wasser binden – ganz in Analogie zum Diabetes mellitus (S. 247), bei dem die Glukose im Tubulussystem Wasser bindet und damit zu dessen erhöhter Ausscheidung führt (Polyurie mit Polydipsie).

Osmodiuretika „nehmen" ihr Wasser nach ungehinderter Filtration ins Tubulussystem „mit". Verstärkt wird dieser Effekt durch eine verminderte osmotische Konzentration im Nierenmark, die die Rückresorption abschwächt. Im Gegensatz zu anderen Diuretika werden relativ weniger Elektrolyte ausgeschieden (hypotoner Harn), dennoch ist der absolute Verlust von Elektrolyten hoch. Infolge der massiven Flüssigkeitsverluste eignen sich Osmodiuretika zur akuten Ausschwemmung von Ödemen.

Indikationen. Hirnödem (nur in den ersten 48 h), akuter Glaukomanfall (S. 83), drohendes Nierenversagen, Intoxikationen zur forcierten Ausscheidung (S. 682).

Nebenwirkungen. Volumenbelastung des Kreislaufs, da das Wasser aus dem Extrazellularraum zunächst mit den Osmodiuretika ins Blut gelangt.

Kontraindikationen. Herzinsuffizienz und Lungenödem sowie renale Ischämie und intrakraniale Blutungen.

> **MERKE**
>
> Mit Osmodiuretika lassen sich schnell große Flüssigkeitsmengen ausscheiden. Besondere Vorsicht erfordert die Volumenerhöhung im Blut mit der Gefahr von Lungenödem oder Herzinsuffizienz.

8.2.4 Carboanhydrase-Hemmstoffe

Wirkmechanismus. Die **Carboanhydrase (CA)** katalysiert im **proximalen Tubulus** das Reaktionsgleichgewicht

$$H_2O + CO_2 \rightleftharpoons H_2CO_3 \rightleftharpoons H^+ + HCO_3^-$$

Für die Niere ist die Ausscheidung von H$^+$ wesentlich, das im Austausch gegen Natrium aus der Tubuluszelle ins Tubuluslumen abgegeben wird. Natrium seinerseits gelangt durch einen Natriumtransporter in die Tubuluszelle und wird dann wie HCO$_3^-$ ins Interstitium abgegeben. Auf diese Weise werden im proximalen Tubulus 60 % des Primärharns (Natrium und Flüssigkeit) rückresorbiert und saure Endprodukte der Zellatmung ausgeschieden.

Der Verlust von Bikarbonat kann bis zur metabolischen Azidose führen. Es werden auch Carboanhydrasen anderer Organe gehemmt. Inwieweit diese extrarenale Wirkung zum therapeutischen Effekt bei Ödemen oder Glaukom beiträgt, ist unklar.

Wirkstoffe. **Acetazolamid** (Diamox®) ist ein Sulfonamid (**Abb. 8.6**), das die Carboanhydrase im Tubuluslumen hemmt. Wegen der ausgeprägten Elektrolyt- und Bikarbonatverluste findet Acetazolamid kaum noch Anwendung als Diuretikum, sondern bei
- Glaukom: Die Carboanhydrase im Ziliarkörper ist an der Kammerwasserproduktion beteiligt
- Höhenkrankheit: Hier wird die durch Hyperventilation verursachte respiratorische Alkalose durch die Ausscheidung von Bikarbonat normalisiert.

Das verwandte **Dorzolamid** (Trusopt®) wird lokal als Augentropfen beim Glaukom (S. 83) appliziert.

Nebenwirkungen. Metabolische Azidose, Hypokaliämie.

8.2.5 Schleifendiuretika

Wirkmechanismus. Schleifendiuretika hemmen den **Na^+-K^+-$2Cl^-$-Kotransporter** im aufsteigenden Teil der Henle-Schleife. So können bis zu 25 % des filtrierten Natriums und eine entsprechende Wassermenge ausgeschieden werden. Diese massive Wirkung kann nicht durch verstärkte Rückresorption kompensiert werden, da Schleifendiuretika auch die „Salzbremse" in der Macula densa (S. 201) blockieren, die ebenfalls ein Na^+-K^+-$2Cl^-$-Kotransporter ist. Die Niere wird damit „blind", d. h., sie kann den Salzverlust am Ausgang zum distalen Tubulus nicht mehr kontrollieren. Daher sind Schleifendiuretika die am **stärksten wirksamen Diuretika,** die außerdem auch noch bei eingeschränkter Nierenfunktion (GFR < 30 ml/min) wirken. Wasser- und Elektrolytverlust müssen regelmäßig überwacht werden, zumal auch noch Magnesium und Calcium ausgeschieden werden (vgl. **Tab. 8.7**).

> **MERKE**
>
> Schleifendiuretika sind auch noch bei eingeschränkter Nierenfunktion wirksam.

Pharmakokinetik. Die sulfonamidartigen Schleifendiuretika (**Abb. 8.6**) werden glomerulär filtriert und aktiv tubulär sezerniert. Ihre Sekretion kann durch andere Substrate des Säuretransporters wie Probenecid oder COX-Inhibitoren blockiert werden. Die Dosis-Wirkungs-Kurve (S. 57) ist über weite Dosisbereiche linear (**Abb. 8.4**).

Indikationen.
- Ausschwemmung **kardialer Ödeme**: Durch die Diurese sinkt der linksventrikuläre Füllungsdruck relativ schnell als Folge eines venösen Poolings sowie eines renokardialen Reflexes, der durch Prostaglandine und Angiotensin II vermittelt wird. Bei chronischer Herzinsuffizienz sollten Schleifendiuretika erst bei Wirkungsverlust von Thiaziden verordnet werden.
- Ausschwemmung **hepatischer Ödeme (Aszites)**, v. a. in Kombination mit Aldosteron-Antagonisten wie Spironolacton (S. 208).
- Akutes **Lungen- und Hirnödem.**
- **Niereninsuffizienz und Nierenversagen,** da Schleifendiuretika selbst bei fortgeschrittener Oligurie noch wirksam sind und die Diurese stimulieren.
- Hyperkalzämie (S. 221).

Wirkstoffe. **Furosemid** (Lasix®) ist ein kurz wirksames Schleifendiuretikum (HWZ 1 h) mit sehr variabler Bioverfügbarkeit (10–90 %). Im Gegensatz dazu sind die Furosemid-Derivate **Piretanid** (Arelix®) und **Torasemid** (Torem®) länger wirksam (HWZ 4 h) und besser bioverfügbar (80–90 %). Sie werden nur 1- bis 2-mal am Tag gegeben.

Nebenwirkungen. Allgemeine Nebenwirkungen (S. 203). Spezifische Nebenwirkungen der Schleifendiuretika:
- Kalium-Verlust: Zusammen mit Natrium geht auch Kalium verloren, was durch die reaktive Aktivierung des RAAS noch verstärkt wird.
- Verlust von Calcium mit erhöhtem Risiko für Osteoporose.
- Verlust von Magnesium mit Muskelverspannungen und -krämpfen.
- Reversible Ototoxizität durch eine veränderte Zusammensetzung der Elektrolyte in der Endolymphe des Innenohrs (v. a. bei i. v. Bolusinjektion).

Tab. 8.7

Vergleich von Thiaziddiuretika mit Schleifendiuretika

	Thiazide	Schleifendiuretika
Dosis-Wirkungs-Kurve	low ceiling	high ceiling
Effizienz	mäßig, 5 % des filtrierten Natriums	hoch, 30 % des filtrierten Natriums
Diurese	mäßig	sehr hoch (dosisabhängig)
Elektrolytverlust	Kalium, Natrium	Kalium, Natrium, Calcium, Magnesium
Elektrolytretention	Calcium, Phosphat	
Absetzen bei Niereninsuffizienz	GFR < 30 ml/min	ermöglichen forcierte Diurese bei Nierenversagen
Krankheitsprozesse	chronisch	akut, chronisch
Hyperglykämie	+	(+)
Rebound (RAAS-Aktivierung)	+	++
Escape	++	+
erektile Dysfunktion	+	–
Indikationen	– Hypertonie – Herzinsuffizienz – mäßige Niereninsuffizienz	– (akute) Ödem-Ausschwemmung – Hypertonie und Herzinsuffizienz (nach Wirkungsverlust von Thiaziden) – fortgeschrittene Niereninsuffizienz

Praxistipp
Keine Komedikation von Schleifendiuretika und ototoxischen Antibiotika.

Kontraindikationen. Anurie und Nierenerkrankungen. Vorsicht bei Diabetes mellitus und Gicht sowie bei eingeschränkter Leberfunktion.

> **MERKE**
> - Schleifendiuretika sind potente und effektive Diuretika, die besonders zur schnellen Ausschwemmung von Ödemen geeignet sind und auch noch bei Oligurie wirken.
> - Bei langfristiger Gabe (Hypertonie, Herzinsuffizienz) sollten sie erst nach Wirkungsverlust der Thiazide eingesetzt werden, dann aber als Retardpräparat.

8.2.6 Thiaziddiuretika (Benzothiadiazine)

Wirkmechanismus. Auch Thiazide sind Sulfonamide (S. 592). Sie werden glomerulär filtriert und tubulär sezerniert. Im distalen Tubulus blockieren sie den Na$^+$-Cl$^-$-Kotransporter, und – nur in hohen Dosierungen – die Carboanhydrase, sodass der Harn durch das Bikarbonat alkalisiert wird. Thiazide verursachen eine **mäßige Diurese**, die durch Dosiserhöhung nicht gesteigert werden kann, sog. *Low-Ceiling*-Diuretika (S. 203). Sie verlieren ihre Wirkung bei eingeschränkter Nierenfunktion (GFR < 30 ml/min, vgl. Tab. 8.7), deshalb – und nicht wegen einer Akkumulationsgefahr etc. – sind sie bei Niereninsuffizienz kontraindiziert.

Zu beachten ist der **Kaliumverlust**, da im distalen Nephron mehr Natrium für den Austausch gegen Kalium bereitsteht. Im Gegensatz zu den Schleifendiuretika reduzieren Thiazide aber die Calcium-Ausscheidung (Rückresorption im spätdistalen Tubulus), sodass ihre Anwendung bei Patienten mit Osteoporose sinnvoll ist.

Thiazide besitzen zudem **direkte Wirkungen an Blutgefäßen**, die wesentlich für ihre Blutdrucksenkung (S. 121) sind. Wahrscheinlich öffnen sie Kalium-Kanäle an der Gefäßmuskulatur und diese verzögerten, gefäßabhängigen Wirkungen der Thiazide kompensieren wahrscheinlich den diuretischen Wirkungsverlust (*escape*).

Indikationen. Hypertonie, Herzinsuffizienz, chronische kardial und renal bedingte Ödeme, Sekundärprophylaxe calciumhaltiger Harnsteine. Thiazide eignen sich gut zur Kombination mit Antihypertensiva (S. 122).

Praxistipp
Bei Hypertonie sollte den Thiaziden der Vorzug gegeben werden, deren Wirkstoffspiegel konstanter und bei denen der Rebound (S. 203) weniger ausgeprägt ist. Bei Herzinsuffizienz werden oftmals die stärkeren Schleifendiuretika erforderlich.

Wirkstoffe. **Hydrochlorothiazid** (HCT) (Esidrix®) ist der Prototyp der Thiaziddiuretika. **Chlortalidon** (Hygroton®; HWZ 50 h) besitzt infolge seiner langsamen Resorption und Freisetzung aus Proteinkomplexen eine lange Wirkung, die jedoch auch ein besonderes Akkumulationsrisiko birgt. **Xipamid** (Aquaphor®, HWZ 7 h) nimmt chemisch eine Mittelstellung zwischen Thiaziden und Schleifendiuretika ein, was seine Wirkung bei eingeschränkter Nierenfunktion und seine höhere Effizienz im Vergleich zu den anderen *Low-Ceiling*-Thiaziden erklärt (**Abb. 8.4**). **Indapamid** (Natrolix®, HWZ 15 h) ist als Retardform oder in Kombination mit ACE-Hemmern verfügbar. Bei älteren Patienten mit isolierter systolischer Hypertonie wirkt es gut, bei Leberinsuffizienz ist es kontraindiziert.

Nebenwirkungen. Allgemeine Nebenwirkungen (S. 203). Spezifische Nebenwirkungen sind:
- relativ hoher **Kaliumverlust,** der eine Anwendung von Thiaziden bei hepatisch bedingten Ödemen verbietet
- **Dyslipoproteinämie** mit transienter LDL-Erhöhung
- erektile Dysfunktion (Achtung bei Komedikation mit β-Blockern)
- Hyperkalzämie

Kontraindikationen bzw. Vorsicht bei. Hypotonie, KHK, Diabetes mellitus, eingeschränkte Leberfunktion.

Praxistipp
Hauttumoren unter Hydrochlorothiazid (HCT)
HCT erhöht dosisabhängig bzw. kumulativ das Risiko für sog. weißen Hautkrebs (Basal- und Plattenepithelkarzinome), ca. 10 % dieser Tumoren sind auf die Einnahme von HCT zurückzuführen. Es ist aber noch unklar, welches Risiko familiäre Disposition und Sonnenexposition spielen. Eine generelle Umstellung von HCT auf andere Diuretika ist nicht indiziert, Patienten sollen die Haut regelmäßig inspizieren und ggf. UV-Licht bzw. Sonnenexposition meiden.

Praxistipp

Hydrochlorothiazid oder Chlortalidon?
Beide sind wahrscheinlich therapeutisch gleichwertig, entsprechende kontrollierte Studien fehlen. Das länger wirksame Chlortalidon hat eine stabilere Wirkung, aber auch ein höheres Risiko für Hypokaliämien, v. a. bei Älteren mit eingeschränkter Nierenfunktion.

8.2.7 Kaliumsparende Diuretika

Die Konzentration von Kalium im Blut ist relativ niedrig (3,5 mmol/l), weshalb über die renale Ausscheidung von Kalium seine Blutkonzentration signifikant verändert werden kann. Dies gilt auch für andere Elektrolyte, die in ähnlicher Menge zirkulieren (z. B. Calcium). Im Gegensatz dazu ist es viel schwieriger, die hohen Blutspiegel von Natrium (140 mmol/l) über die Niere signifikant zu beeinflussen. **Kaliumsparende Diuretika** (Kaliumsparer) können eine Hypokaliämie normalisieren, aber auch eine **Hyperkaliämie** verursachen.

Wirkmechanismus. Im distalen Tubulus und im Sammelrohr blockieren Kaliumsparer direkt den **Natrium-Kanal**, der in Abhängigkeit von Aldosteron exprimiert wird (vgl. **Tab. 8.8**). Dadurch wird mehr Natrium ausgeschieden und für eine ausgeglichene Ladungsbilanz die Kalium-Sekretion vermindert.

Gemäß dem Grundsatz, dass mit zunehmender Entfernung vom Glomerulus die diuretische Wirkung abnimmt, sind Kaliumsparer sehr schwache Diuretika, die nur wegen der Kalium-Rückresorption verordnet werden. Die Kalium-Rückresorption steigt mit dem spätdistalen Angebot von Natrium (z. B. nach Thiazidgabe) und der Aldosteron-Aktivität.

> **MERKE**
>
> Diuretikainduzierte Kaliumverluste werden durch kaliumsparende Diuretika besser ausgeglichen als durch Kaliumsubstitution.

Indikationen. In Kombination mit Thiaziden oder Schleifendiuretika bei Hypertonie, Herzinsuffizienz und Ödemen kardialer bzw. hepatischer Genese.

Wirkstoffe. Triamteren (in Dytide H®) und **Amilorid** (in Diursan®) werden nur noch **in Kombination mit HCT** eingesetzt. Der Kaliumverlust wird kompensiert und die Natriurese verstärkt.

Nebenwirkungen. Hyperkaliämie mit der Gefahr von kardialen (bradykarden) Arrhythmien. **Risikofaktoren für eine Hyperkaliämie** bei Therapie mit kaliumsparenden Diuretika sind:
– Komedikation von ACE-Hemmern, Sartanen und COX-Inhibitoren
– kaliumhaltige Nahrungsmittel (Bananen, getrocknete Früchte)
– Mikroalbuminurie bei Diabetes
– zunehmendes Alter
– nachlassende Nierenfunktion (Niereninsuffizienz)
– azidotische Stoffwechsellage wie bei Leberzirrhose und Hyperglykämie, wo zum Ausgleich der erhöhten Protonenausscheidung Kalium retiniert wird.

Weitere Nebenwirkungen sind unspezifische Störungen am Magen-Darm-Trakt und die Ausbildung einer megaloblastären Anämie durch Folsäureantagonismus – Kaliumsparer haben strukturelle Ähnlichkeit mit Folsäure und hemmen deren Funktion (S. 340).

Kontraindikationen. Niereninsuffizienz.

8.2.8 Aldosteron-Antagonisten

Wirkmechanismus. Das Mineralokortikoid **Aldosteron** induziert die Expression von Na^+-Kanal-Proteinen und einer Na^+-K^+-ATPase im spätdistalen Tubulus. Dadurch wird Natrium und begleitend Wasser im Austausch gegen Kalium und Protonen rückresorbiert (vgl. **Tab. 8.8**). Aldosteron-Antagonisten **binden kompetitiv an den Mineralokortikoid-Rezeptor (MR**, daher wäre der korrekte Name Mineralokortikoid-Rezeptor-Antagonisten**) und verhindern in der Folge die Expression der Na^+-Kanäle und somit indirekt die Na^+-Resorption und K^+-Sekretion. Die **Wirkung** ist **verzögert**, denn trotz der raschen Expressionshemmung verschwinden die noch vorhandenen, vom MR induzierten Kanalproteine erst nach Tagen.

Wirkstoffe, Indikationen und Nebenwirkungen.
– **Spironolacton** (Aldactone®; HWZ 1,5 h, aktive Metaboliten 15 h) ist ein synthetisches Aldosteron-Derivat (**Abb. 8.7**). Es wird ebenso wie das primär unwirksame, aber wasserlösliche und inji-

Tab. 8.8

Unterschiede zwischen Aldosteron-Antagonisten und kaliumsparenden Diuretika		
	Aldosteron-Antagonisten	kaliumsparende Diuretika
Angriffsort	Mineralokortikoid-Rezeptor	Natrium-Kanal
Diurese	schwach	schwach
Indikation	Spironolacton: Hyperaldosteronismus, Leberzirrhose mit Aszites Eplerenon: Herzinsuffizienz nach Infarkt	Kalium-Retention, Kombination mit anderen Diuretika
Hyperkaliämie	++	++

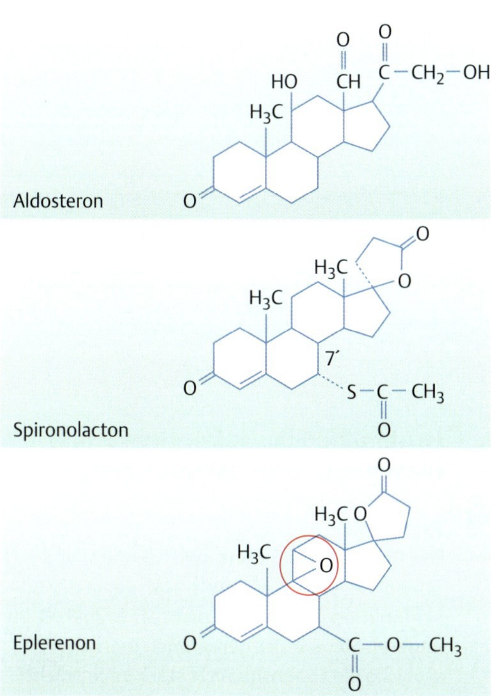

Abb. 8.7 Aldosteron-Antagonisten. Spironolacton ist ein Derivat des Aldosterons. Eplerenon besitzt eine zusätzliche Epoxidgruppe (Kreis), die eine Interferenz mit Sexualhormon-Rezeptoren verhindert.

ron ist bei Herzinsuffizienz erhöht und verstärkt die kardiale Fibrosierung. Daher vermindern Aldosteron-Antagonisten auch das kardiale Remodeling (S. 135).

Kontraindikationen. Hyperkaliämie, Hyponatriämie, Niereninsuffizienz, Schwangerschaft.

> **MERKE**
>
> Aldosteron-Hemmstoffe sollten nur bei Störungen eingesetzt werden, die durch vermehrte Aldosteron-Effekte verursacht werden. Es ist auf die Hyperkaliämie und (transiente) Senkung der GFR zu achten.

Exkurs

Nutzen und Risiko von Aldosteron-Antagonisten
Der Nutzen neuer Therapiestrategien kann durch ein „Zuviel des Guten" ins Gegenteil verkehrt werden, wie die RALES-Studie (1999) zeigt: Die zusätzliche Gabe von Spironolacton zur Basistherapie (inkl. ACE-Hemmstoffen) bei Herzinsuffizienz reduzierte die Mortalität um 30 %. Daraufhin stieg die Verordnung von Spironolacton rasant an mit der Folge, dass sich die Inzidenz der mit der Hyperkaliämie assoziierten Krankenhauseinweisungen und Todesfälle um das 4- bzw. 6-Fache erhöhte. Es wurde also eine sinnvolle Kombination verordnet, aber ihre Nebenwirkung wurde nicht kontrolliert und ihre spezifische Indikationsstellung nicht beachtet, sodass viele Patienten davon nicht profitierten. Verordnungen nach dem „Gießkannenprinzip" sind immer der Feind einer sinnvollen Pharmakotherapie.
Die EPHESUS-Studie (2003) bewies, dass Patienten mit fortgeschrittener Herzinsuffizienz von der frühen Gabe von Eplerenon nach einem Herzinfarkt profitieren (3–7 Tage nach dem Infarkt). Beide Studien belegen die Bedeutung des erhöhten Aldosterons für die Pathogenese der Herzinsuffizienz und des kardialen *Remodelings*.

8.2.9 Weitere diuretisch wirksame Wirkstoffe
Dopamin (S. 84).

8.2.10 Diuretika-Kombinationen
Schleifendiuretika + Thiazide. Diese **sequenzielle Nephronblockade** bewirkt eine additive Diurese bzw. Natriurese, die der monotherapeutischen Dosissteigerung überlegen ist. Thiazide vermindern dabei die kompensatorische Na^+-Rückresorption der Schleifendiuretika und deren *escape*. Wegen der starken Wirksamkeit müssen die Elektrolytwerte sorgfältig überprüft werden.

ACE-Hemmstoffe + Aldosteron-Antagonisten. Diese Kombination ist besonders wirksam bei Herzinsuffizienz, da sie neben der Vorlast- und Nachlastsenkung auch das kardiale *Remodeling* durch erhöhte Al-

zierbare **Kalium-Canrenoat** (Aldactone® Amp.) in das lang wirksame Canrenon umgewandelt. Spironolacton wird gegen den Aszites bei Leberzirrhose oder einen Hyperaldosteronismus verordnet (bis 300 mg/d) (**Tab. 8.8**). Spironolacton wird noch bei endokrinen Störungen eingesetzt, da es **Androgen-Rezeptoren hemmt** und Progesteron-Rezeptoren stimuliert. Spironolacton hemmt auch den hepatischen **Estradiol-Metabolismus** mit Anstieg der Estradiol-Konzentration. Dies erklärt seine Nebenwirkungen wie Gynäkomastie und Potenzstörungen bzw. Amenorrhö oder selten auch Stimmveränderungen. Besonders bei der Leberzirrhose, wo Spironolacton in hoher Dosierung eingesetzt wird, mit ihrem gestörten Metabolismus der Sexualhormone sind diese Veränderungen ausgeprägt. Dosierung bei Herzinsuffizienz 1 × 12,5–25 mg/d.

- **Eplerenon** (Inspra®) besitzt gegenüber Spironolacton ein Epoxid an den C-Atomen 9 und 11 und kann damit nicht mehr mit den Sexualhormon-Rezeptoren interferieren. Die entsprechenden Nebenwirkungen (s. o.) fallen weg, aber auch die mineralokortikoide Wirkung ist im Vergleich zu Spironolacton geringer. Eplerenon ist gegenwärtig zur Therapie einer Herzinsuffizienz mit akutem Herzinfarkt zugelassen (**Tab. 8.7**), denn Aldoste-

Tab. 8.9

Klinische Wirkungen von Diuretika

Wirkstoffgruppe	Indikation/Vorteil	spezifische Nebenwirkungen
Osmodiuretika	Hirnödem, Glaukomanfall, schnelle Ausschwemmung, forcierte Diurese bei Intoxikation	Hypervolämie mit Überlastung
Carboanhydrase-Hemmstoffe	Glaukom, Höhenkrankheit bzw. Ausgleich einer respiratorischen Alkalose	Verlust alkalischer Valenzen
Schleifendiuretika	(akute) Ödeme (Herz, Leber, Gehirn), Niereninsuffizienz, Hyperkalzämie	Ototoxizität, Calciumverlust
Thiazide	Hypertonie, Herzinsuffizienz	Hyperglykämie, Hyperlipidämie, Potenzstörungen
kaliumsparende Diuretika	Kombination mit anderen Diuretika	Hyperkaliämie
Aldosteron-Antagonisten	Hyperaldosteronismus, Herzinsuffizienz	Hyperkaliämie

dosteron- und Angiotensin-II-Spiegel reduzieren. *Cave:* Hyperkaliämie!

Thiazide + kaliumsparende Diuretika. Eine effiziente Möglichkeit, einer Hypokaliämie vorzubeugen.

Schleifendiuretika + Aldosteron-Antagonisten. Wirksam bei Leberzirrhose.

8.2.11 Übersicht über die verschiedenen Diuretika

Eine Übersicht über die klinischen Wirkungen und spezifischen Nebenwirkungen der Diuretika zeigt **Tab. 8.9**. Wichtige Arzneimittelinteraktionen sind in **Tab. 8.14** aufgeführt.

8.2.12 Unterstützung der Nierenfunktion bei Niereninsuffizienz

Siehe hierzu auch das Kapitel Dosisanpassung bei Leber- und Niereninsuffizienz (S. 656).

Bei chronisch eingeschränkter Nierenfunktion können Arzneistoffe die Restfunktion der Niere unterstützen:

– **ACE-Hemmstoffe** oder **Sartane** verzögern das renale Remodeling und schwächen die Proteinurie ab. Kreatinin (v. a. initial) und Kalium können dabei deutlich ansteigen.
– **Schleifendiuretika** unterstützen die Diurese.
– **Calciumcarbonat** wirkt gegen Hyperphosphatämie bzw. sekundären Hyperparathyreoidismus (evtl. Vitamin-D-Supplementierung).
– **Bisphosphonate** erhöhen die Calcium-Ausscheidung; Einsatz bei renaler Hyperkalzämie.

Generell ist die verminderte Ausscheidung von Arzneistoffen zu beachten (→ Dosisreduktion).

8.3 Urologika (Harninkontinenz und Blasenentleerungsstörungen)

Key Point

Der Begriff „Harninkontinenz" umfasst verschiedene, weit verbreitete Störungen der Blasenfunktion, die oftmals nicht als Krankheit im engeren Sinne ernst genommen werden, obwohl sie die Lebensqualität stark beeinträchtigen. Die pharmakotherapeutischen Optionen sind meist nur mäßig wirksam.

8.3.1 Grundlagen

In Deutschland sind schätzungsweise mehr als 4 Millionen Menschen von Kontinenzproblemen betroffen. Im jüngeren Lebensalter sind es v. a. Frauen, da Schwangerschaften einen **Tonusverlust des Beckenbodens** nach sich ziehen. Später auch Männer, meist als Folge der **Prostatahyperplasie**.

Es gibt aber auch zahlreiche **Arzneistoffe**, die allein oder in Kombination die Blasenfunktion negativ beeinflussen. Manche kommen auch in der Geriatrie zum Einsatz und müssen deshalb sorgfältig im Hinblick auf ihren Einfluss auf die Blasenfunktion überprüft werden (**Tab. 8.10**).

Eine Inkontinenz sollte immer therapiert werden, um belastende Folgen wie Nykturie (nächtliches Wasserlassen), Pollakisurie (häufiges Wasserlassen) oder Infektionen zu vermeiden.

Die **Anatomie und Innervation der Blase** ist in **Abb. 8.8**, die neuronale Koordination zwischen Detrusor und Sphinkter in **Tab. 8.11** dargestellt.

8.3.2 Inkontinenztypen

MERKE

Da jede Inkontinenzform ihre eigene Pharmakotherapie erfordert, muss die Diagnose präzise gestellt werden.

Tab. 8.10

Arzneistoffe mit Einfluss auf eine (bestehende) Inkontinenz

Wirkstoff	Indikation	Wirkung
anticholinerge Wirkung		Hemmung des M. detrusor vesicae → Restharn, Pollakisurie
– Antidepressiva	Depression (S. 457)	
– Neuroleptika	Psychosen (S. 486)	
– Biperiden u. ä.	extrapyramidalmotorische Störungen, Morbus Parkinson (S. 486)	
– Chinidin	kardiale Arrhythmien (S. 144)	
– Amantadin	Morbus Parkinson (S. 509)	
– Memantin	Demenz (S. 516)	
α_1-Rezeptoren-Blocker	Hypertonie (S. 122)	Hemmung des M. sphincter vesicae → Inkontinenz
α_1-Rezeptoren-Agonist	Depression	Stimulation des M. sphincter vesicae → Verbesserung der Inkontinenz
Diuretika	Hypertonie (S. 121) Herzinsuffizienz (S. 138)	Verstärkung der Pollakisurie und Nykturie
Opioide	Schmerzen (S. 381)	Aktivierung des M. sphincter vesicae → Harnverhalt
Antidiabetika – Gliflozine	Diabetes	erhöhte Harnausscheidung

Tab. 8.11

Neuronale Koordination der Blasenfunktion

Muskel	Funktion	neuronale Aktivität des Parasympathikus	Sympathikus
M. detrusor vesicae	Relaxierung: Füllung der Blase	∅	Inhibition
	Kontraktion: Entleerung der Blase	Aktivierung	∅
M. sphincter vesicae	Kontraktion: Verschluss des Blasenausgangs	∅	Aktivierung
	Relaxierung: Entleerung der Blase	schwache Hemmung	∅

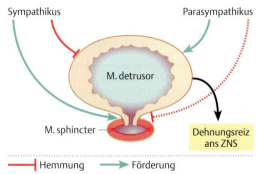

Abb. 8.8 Anatomie und Innervation der Blase. Die Blase ist ein aus glatter Muskulatur gebildeter, elastischer Hohlraum (M. detrusor vesicae). Während der Füllung schließt der M. sphincter vesicae den Blasenausgang ab. Sympathikus und Parasympathikus sind Gegenspieler bei Blasenfüllung und Miktion. Der hemmende Einfluss des Parasympathikus auf den M. sphincter ist nur schwach ausgeprägt (gestrichelte Linie).

Belastungs- oder Stressinkontinenz

Hiervon sind fast ausschließlich Frauen betroffen. Es kommt zum unwillkürlichen Harnabgang, wenn bei körperlicher Aktivität oder erhöhtem intraabdominellem Druck (Lachen, Niesen) der Druck in der Harnblase den Verschlussdruck des Sphinkters übersteigt.

Therapie. Am wichtigsten sind Übungen zur Kräftigung der Beckenbodenmuskulatur und Biofeedback. Auf diese Maßnahmen sprechen ca. 70 % der betroffenen Frauen an, wenn die Inkontinenz nicht zu stark ausgeprägt ist. Hilfreich ist evtl. die pharmakotherapeutische Abschwächung der normalen Detrusoraktivität (**Tab. 8.12**).

 Praxistipp
Bei Belastungs- bzw. Stressinkontinenz ist das körperliche Training der Pharmakotherapie mindestens gleichwertig und sollte dieser vorausgehen.

Tab. 8.12

Pharmakotherapie der Harninkontinenz

Inkontinenztyp	Ursache (Auswahl)	Pharmakotherapie*
Belastungs- oder Stressinkontinenz	– körperliche Aktivität – erhöhter intraabdomineller Druck (Niesen, Lachen) – v. a. Frauen betroffen	– Anticholinergika – Noradrenalin-Mimetika wie der SNRI Duloxetin – Estrogene
Dranginkontinenz	Detrusorhyperaktivität bei neurologischen Störungen wie Querschnittslähmung	– Anticholinergika – α_1-Blocker – trizyklische Antidepressiva
Überlaufblase (Detrusor-Erschlaffung)	Prostatahyperplasie; neurologische Erkrankungen (Polyneuropathien, Läsionen lumbosakraler Nerven, kleines Becken)	α_1-Blocker

* in absteigender Reihenfolge ihrer klinischen Bedeutung; SNRI = serotonin-norepinephrine reuptake inhibitors

Dranginkontinenz (überaktive Blase, Urge-Inkontinenz)

Hier dominiert ein unwillkürlicher Harnverlust mit zwingendem Harndrang, bedingt durch unwillkürliche Kontraktionen des M. detrusor vesicae (Detrusorhyperaktivität bzw. -hypersensitivität, sog. Drang- oder *Urge*-Inkontinenz). Bei neurogenen Blasenentleerungsstörungen (z. B. nach Schlaganfall, multipler Sklerose, Querschnittslähmung) entwickelt sich eine Reflexinkontinenz mit Detrusorhyperreflexie bzw. einer gestörten Synchronisation von Detrusor und Sphinkter (sog. Detrusor-Sphinkter-Dyssynergie).

Therapie. Neben dem Beckenboden- und Toilettentraining besitzt die Pharmakotherapie einen hohen Stellenwert, die dabei v. a. auf eine Erschlaffung der Blasenmuskulatur zielt (**Tab. 8.12**).

Überlaufblase

Bei Abflussbehinderungen wie Prostatahyperplasie oder bei einem schlaffen hypokontraktilen M. detrusor (z. B. bei neurologischen Störungen) läuft die volle Blase unter ständigem Harnträufeln über. Bei Prostatahyperplasie sind α_1-Rezeptor-Antagonisten indiziert, sonst (Dauer-)Katheter.

DIAPPERS

Das Wort **DIAPPERS** (engl.: diapers = Windeln) steht hier für wichtige, nicht blasenspezifische Ursachen einer Harninkontinenz: **D**elir oder Verwirrung, **I**nfekt der Harnwege, **A**trophie der Harnröhre, **P**harmaka, **p**sychische Probleme (Depression), **e**xzessive Urinausscheidung (Herzinsuffizienz), **r**eduzierte Bewegung und **S**tuhlgangsbehinderung (Obstipation). Diese Diagnose ist pharmakologisch von Bedeutung, da Wirkstoffe gegen die unter DIAPPERS zusammengefassten Krankheiten auch die Blasenfunktion hemmen können.

> **MERKE**
> – Bei der Therapie der Harninkontinenz kommen Anticholinergika, α_1-Blocker und Noradrenalin-Mimetika zum Einsatz.
> – Als Nebenwirkungen können wiederum urologische Störungen provoziert werden.

Exkurs

Enuresis nocturna

Die Enuresis nocturna betrifft 15–20 % aller 5-jährigen und immerhin noch 3 % aller 12- bis 14-jährigen Kinder. Neben psychotherapeutischen Hilfestellungen ist der Agonist des Vasopressin-Rezeptors V_2 Desmopressin (Minirin®) eine pharmakologische Option (S. 317). Dabei muss die seltene, aber bedrohliche Wasserintoxikation mit Hyponatriämie, sog. Verdünnungsnatriämie (S. 317), beachtet werden, die mit Übelkeit und Kopfschmerzen beginnt und bis zu Krampfanfällen führt. Alternativen sind die Anticholinergika Oxybutinin und Propiverin (Mictonetten®), das auch bei Kindern zugelassen ist.

8.3.3 Wirkstoffe

Anticholinergika: Entspannung des Blasenmuskels

Anticholinergika entspannen den M. detrusor und steigern somit das Füllungsvolumen (Indikationen s. **Tab. 8.12**). Der Einsatz wird prinzipiell durch die umfangreichen **Nebenwirkungen** einschließlich der ZNS-Gängigkeit limitiert, die besonders beim älteren Patienten zu klinisch relevanten Symptomen (S. 457) führen. Die neueren M_3-Anticholinergika sind selektiver und besitzen den Vorteil, dass sie nur einmal täglich gegegeben werden müssen. Auch die Applikation als Pflaster oder retardierte Zubereitungen älterer Anticholinergika verursachen weniger Nebenwirkungen, da die mehrmaligen Konzentrationsspitzen, zu denen es nach oraler Einnahme kommt, vermieden werden. Da Patienten individuell auf Anti-

cholinergika ansprechen, lohnt es sich, innerhalb dieser Gruppe zu wechseln.
Der **Morbus Parkinson** wird häufig von urologischen Problemen begleitet. Werden dann D$_2$-Agonisten mit Anticholinergika kombiniert, verbessern sich die motorischen Symptome (Tremor) und die Inkontinenz, aber die Nebenwirkungen wie Übelkeit, Appetitlosigkeit oder Obstipation werden verstärkt. Die Anwendung von Anticholinergika ist kontraindiziert bei Patienten mit Engwinkelglaukom, Prostatahyperplasie, Tachyarrhythmien und Stenosen im Magen-Darm-Trakt.

Praxistipp
Vor allem bei geriatrischen Patienten muss auf die anticholinergen Nebenwirkungen (S. 505) geachtet werden. M$_3$-Selektivität, Pflaster oder retardierte Wirkstoffe vermindern die anticholinergen Nebenwirkungen. Auszuschließen ist immer eine Abflussstörung der Harnwege (z. B. durch benigne Prostatahyperplasie) oder Pollakisurie bzw. Nykturie infolge kardialer oder renaler Erkrankungen.

Oxybutynin (Dridase®) gilt als Goldstandard der urologischen tertiären Anticholinergika. Als Pflaster (Kentera®, 2-mal wöchentlich) ist es besser verträglich (**Tab. 8.13**). **Propiverin** (Mictonetten®) hemmt nicht nur die muskarinergen Rezeptoren, sondern blockiert auch die Calcium-Kanäle an der Blase. Dies mag seine etwas bessere Verträglichkeit gegenüber Oxybutynin erklären. Propiverin ist bei Kindern nach dem 1. Lebensjahr zugelassen.
Tolterodin und **Fesoterodin** sind Prodrugs (CYP2D6-abhängige Metabolisierung).
Die neueren Anticholinergika **Solifenacin** (Vesikur®) und **Darifenacin** (Emselex®) sind kompetitive selektive M$_3$-Hemmstoffe, die in der Leber verstoffwechselt werden (CYP3A4 und CYP2D6). Vorsicht bei entsprechenden CYP-Hemmstoffen! Dosisabhängig werden aber auch bei diesen modernen Wirkstoffen anticholinerge Nebenwirkungen beobachtet.

Trospiumchlorid (Spasmex®) besitzt 2 Vorteile gegenüber den anderen Anticholinergika: Es ist wegen seines quartären N-Atoms nicht ZNS-gängig, ähnlich dem Ipra- und Tiotropium (S. 182), und unterliegt nicht dem CYP3A4- und CYP2D6-Metabolismus. Es hat wohl die wenigsten anticholinergen Nebenwirkungen.

α$_1$-Blocker: Senkung des Sphinktertonus
Bei benigner Prostatahyperplasie oder neurogen **erhöhter Sphinkteraktivität** kommen **α$_1$-Blocker Terazosin** (Flotrin®), **Doxazosin** (Uriduct®) oder **Tamsulosin** (Omnic®) zum Einsatz. Die ersten beiden sind Derivate des Antihypertensivums Prazosin. Nebenwirkungen sind Blutdruckabfall mit Reflextachykardie und Schwindel. Eine Inkontinenz wird durch Retardierung abgeschwächt.
Trizyklische Antidepressiva blockieren in niedriger Dosierung den α$_1$-Rezeptor und die mACh-Rezeptoren, die noradrenerge Komponente durch NET-Inhibition kommt noch nicht zum Tragen. Darüber hinaus ist die sedierende und schlaffördernde Wirkung bei Nykturie entspannend.

Noradrenalin-Mimetika: Zunahme des Sphinktertonus
Das Antidepressivum **Duloxetin** ist als Yentreve® zur Therapie der Belastungsinkontinenz zugelassen, vgl. auch Antidepressiva als Koanalgetika (S. 398). Als Hemmstoff der Noradrenalin-Wiederaufnahme verstärkt Duloxetin den noradrenergen Tonus am Sphinkter. Aus der Nebenwirkung „Harnverhalt" infolge der noradrenergen α$_1$-Stimulation wurde eine Indikation. Zur Erinnerung: Bei Männern, die im Rahmen einer Depression mit Duloxetin (S.) behandelt werden, kann ein Harnverhalt zum Absetzen zwingen.

Tab. 8.13

Anticholinergika in der urologischen Anwendung

Wirkstoff	PK/PD	Besonderheiten
Oxybutynin	oral (Dridase®)	Goldstandard; oft Wirkstoff der 1. Wahl
	Pflaster (Kentera®)	weniger Nebenwirkungen
Darifenacin (Emselex®)	M$_3$-selektiv	weniger Nebenwirkungen, Gabe 1-mal/d
Propiverin (Mictonetten®)	Calcium-Kanäle	für Kinder zugelassen
Solifenacin (Vesikur®)	M$_3$-selektiv	weniger Nebenwirkungen, Gabe 1-mal/d
Tolterodin (Detrusitol®)	Retardpräparat	
Trospiumchlorid (Spasmex®)	quartärer Stickstoff, kein CYP-Substrat	
Imipramin (Tofranil®)	siehe Imipramin (S. 460)	Antidepressivum mit anticholinerger Wirkung bei geringer Sedierung

Exkurs

Botulinum-Toxin A

Direkt in die Harnblase injiziert, lähmt Botulinum-Toxin die Blasenmuskulatur und reduziert eine Pollakisurie für bis zu 8 Monate. Indikationen sind Reflexblase und Dranginkontinenz. Eine weitere Erfolg versprechende Indikation ist die benigne Prostatahyperplasie. 1–4 Wochen nach Injektion in die Prostata schrumpft diese, die Wirkung hält bis zu 9 Monate an. Gerade bei älteren Patienten kann das Toxin eine Alternative zur belastenden Operation bieten.

8.4 Pharmakologie in der Praxis: Diuretika und Urologika

8.4.1 Praktischer Umgang mit Diuretika und Urologika

– Bei einer Diuretikatherapie ist immer auf eine **ausreichende Flüssigkeitszufuhr** zu achten.
– Bei Volumenverlust oder verminderter Flüssigkeitsaufnahme (Diarrhö, Erbrechen, Übelkeit) sollten Diuretika (wie auch Antihypertonika) ggf. **vorübergehend abgesetzt** werden.
– Nykturien vermeiden: deshalb **keine abendliche Einnahme**.
– **Thiaziddiuretika:** Sie verlieren ihre Wirksamkeit mit abnehmender Nierenfunktion; Hyperglykämie, erektile Dysfunktion und Hyperkaliämie sind zu beachten.
– Eine medikamenteninduzierte **Funktionsminderung der Niere** muss beachtet werden:
  • Verminderung der GFR und/oder der renalen Perfusion: COX-Inhibitoren, ACE-Hemmer/AT_1-Antagonisten
  • Konkurrenz um den Säuretransporter: Methotrexat (MTX), Säuren (COX-Inhibitoren, Probenecid, 5-ASA)
  • nierentoxische Wirkstoffe: Ciclosporin, Tacrolimus, COX-Inhibitoren, Goldpräparate
– Urologika: Bei (drohender) Harninkontinenz zu **Beckenbodentraining** motivieren.

8.4.2 Arzneimittelinteraktionen (AMI) von Diuretika

Bei der Therapie mit Diuretika müssen Interaktionen mit anderen Arzneimitteln beachten werden (**Tab. 8.14** und **Tab. 8.15**).

8.4.3 Besondere Lebenssituationen

Alter. Im Alter muss die Nierenfunktion berücksichtigt werden, die einen Einsatz von Thiaziddiuretika begrenzt. Die Flüssigkeitsaufnahme sollte bilanziert werden: Zu wenig bewirkt eine Exsikkose, zu viel eine Überlastung (*Cave*: Herzinsuffizienz). Eine Nykturie ist so weit wie möglich zu vermeiden, zumal eine erhöhte Sturzgefahr unter Sedativa/Hypnotika, Opioiden und sedierenden bzw. anticholinergen Wirkstoffen besteht.

Schwangerschaft. Eine Diuretikatherapie ist grundsätzlich möglich, jedoch müssen Elektrolyte und Gewicht sorgfältig kontrolliert werden.

Tab. 8.14

Arzneimittelinteraktionen von Diuretika: Wirkungen von Diuretika, die durch komedizierte Arzneimittel verändert werden

betroffenes Diuretikum	auslösende Kombination und Mechanismus	Wirkung
alle Diuretika	Alkohol, Lithium: Hemmung von ADH	Diurese ↑
Thiazide	COX-Inhibitoren: GFR ↓, renale Perfusion ↓	Diurese ↓
	Laxanzien: Kaliumverlust	Hypokaliämie
	Glukokortikoide: diabetogen	diabetogener Stoffwechsel ↑
Schleifendiuretika	Glukokortikoide: Osteoporose	Osteoporose ↑
kaliumsparende Diuretika	COX-Inhibitoren, ACE-Hemmer, Sartane: verminderte Kalium-Ausscheidung	Hyperkaliämie

Tab. 8.15

Arzneimittelinteraktionen von Diuretika: Diuretika verändern die Wirkungen von anderen Arzneistoffen

Diuretikum	betroffenes Arzneimittel und Mechanismus	Folgen
Thiazide	β-Blocker: erektile Dysfunktion	erektile Dysfunktion ↑
Schleifendiuretika	Methotrexat (MTX), 5-ASA, Probenecid: Konkurrenz am Säuretransporter, Ausscheidung ↓	Akkumulation
	Aminoglykosid-Antibiotika: Ototoxizität	Ototoxizität ↑
Thiazide und Schleifendiuretika	Lithium: erhöhte Rückresorption	Akkumulation von Lithium

8.4.4 Tabellarische Übersicht über die klinischen Daten
Tab. 8.16.

Tab. 8.16

Übersicht über die klinischen Daten von Diuretika

Wirkstoff	Plasma-HWZ (h)[1] (Metabolit)	Dosierung (mg)[2]	Metabolisierung/ Ausscheidung[3]	Dosis bei Niereninsuffizienz[4]
Osmodiuretika				
Mannit	2	50–200 g/24 h i. v.	renal	anpassen
Sorbit (Osmotherapie zur Hirndrucksenkung)	2	3–5 × 0,6–0,75 g/kg KG i. v.	renal	
Carboanhydrase-Hemmstoffe				
Acetazolamid	2–6	1 × 250–375	renal	anpassen
Schleifendiuretika				
Furosemid	1	1 × 40	renal	anpassen
Piretanid	1–2	1 × 6	renal	anpassen
Torasemid	3–4	1 × 2,5	hepatisch	
Thiazide				KI: < 30 (Wirkverlust)
Chlortalidon	50	1 × 50	renal	
Hydrochlorothiazid	6–8	1–4 × 12,5–25	renal	
Indapamid	14–18	1 × 2,5	hepatisch	
Xipamid	7	1 × 10–20	renal	
kaliumsparende Diuretika				
Amilorid (+ HCT)	16–20	1 × 5–10	renal	KI: < 30
Triamteren (+ HCT)	4–7	1 × 25–50	hepatisch	KI: < 30
Aldosteron-Antagonisten				
Eplerenon	3–5	1 × 25–50	S: CYP3A4	KI: < 30
Spironolacton	1–2 (20)	1 × 12,5–25	hepatisch; renal	KI: < 30
Anticholinergika als Urologika				
Darifenacin	13–16 (retard)	7,5	S: CYP3A4, CYP2D6	
Oxybutynin	2–3	3 × 2,5–5	S: CYP3A4	anpassen
Propiverin	4	2 × 15	renal	anpassen
Solifenacin	45–68	1 × 5	S: CYP3A4	anpassen
α₁-Blocker				
Doxazosin	13–22	1 × 2–4	hepatisch	Ø
Tamsulosin	10 (retard)	1 × 0,4	S: CYP3A4, CYP2D6; renal	Ø
Terazosin	8–14	1 × 2–10	hepatisch	Ø

[1] wenn nicht anders vermerkt: Tablette (nicht retardiert, keine schnell wirksame Formulierung)
[2] durchschnittliche Gabe einer durchschnittlichen Einzeldosis (1-mal die Höchstdosis oder mehrmals täglich die niedrige Dosierung)
[3] Nur die CYP-Enzyme werden aufgeführt, deren Hemmung oder Induktion klinisch relevant sind; nur renale/hepatische Ausscheidung.
[4] Kreatinin-Clearance in ml/min; KI = Kontraindikation
I = Induktor; H = Hemmstoff; S = Substrat

8.4.5 Weiterführende Informationen
- www.awmf.org (Leitlinie Harninkontinenz)
- www.dggeriatrie.de (Harninkontinenz in der Geriatrie)

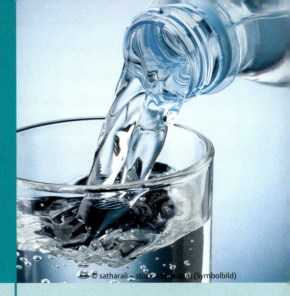

Kapitel 9

Volumenersatz und Elektrolyte

Ruwen Böhm

9.1 **Volumenersatzmittel** 218

9.2 **Störungen des Wasser- und Säure-Basen-Haushalts** 219

9.3 **Störungen des Elektrolythaushalts** 220

9.4 **Pharmakologie in der Praxis: Infusionslösungen und Elektrolyte** 222

9.1 Volumenersatzmittel

Key Point
Bei Notfällen, perioperativ und in der Intensivmedizin muss ein ausreichendes Plasmavolumen sichergestellt werden. Neben dem reinen Volumen müssen jedoch auch spezifische Blutbestandteile wie Proteine oder Blutkörperchen bei Verlusten ersetzt werden.

9.1.1 Grundlagen

Abb. 9.1 zeigt die physiologische Verteilung des Körperwassers. Zu beachten ist, dass dem intravasalen Volumen 3-mal mehr extravasales, interstitielles Volumen gegenübersteht. Diese Verteilung erklärt die **Volumeneffekte** von Volumenersatzmitteln. Der Volumeneffekt bezeichnet die wirkliche **Steigerung des intravasalen Volumens** in Relation zur gegebenen Menge Volumenersatzmittel.

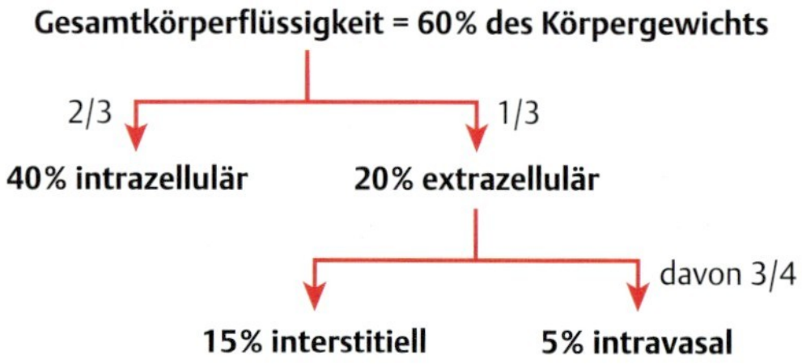

MERKE
Nur ca. $1/12$ der Gesamtkörperflüssigkeit liegt intravasal vor.

Je nach **Ursache des Volumenmangels** fehlen bestimmte Blutbestandteile, die ersetzt werden müssen (**Tab. 9.1**). Es stehen drei große Gruppen von **Volumenersatzmitteln** zur Verfügung, die jeweils Vor- und Nachteile aufweisen (**Tab. 9.2**): Kristalloide, Kolloide und Blutkomponenten.
Der Volumenverlust kann durch direkte oder indirekte Messung des Venendrucks (z. B. ZVK oder Betrachtung des Jugularispulses) oder durch den Schockindex (Quotient Herzfrequenz/systolischer Blutdruck; Normwert 0,5) beurteilt werden.
Je nach Größe des Volumenverlusts werden die aufgeführten Volumenersatzmittel nach dem in **Tab. 9.3** gezeigten Stufenschema eingesetzt.

9.1.2 Kristalloide Lösungen

Kristalloide Lösungen sind **Elektrolytlösungen.** Sie können keinen onkotischen Druck aufbauen und werden deshalb rasch nach extravasal umverteilt. Ihr Volumeneffekt beträgt nur 25 %. Häufig verwendete Kristalloide, z. B. zum Ausgleich der Flüssigkeitsverluste – während der Patient nüchtern bleiben muss – oder bei Operationen, sind Natriumchloridlösungen oder Vollelektrolytlösungen wie die **Ringer-Laktat-Lö-**

Abb. 9.1 Physiologie des Wasserhaushalts (die Prozentangaben beziehen sich auf das Körpergewicht).

Gesamtkörperflüssigkeit = 60 % des Körpergewichts
- 2/3 → 40 % intrazellulär
- 1/3 → 20 % extrazellulär
  - davon 3/4: 15 % interstitiell
  - 5 % intravasal

Tab. 9.1 Ursachen eines Volumenmangels

Verlust von	Ursachen
Blut	– traumatisch – bei Operationen – physiologisch (Menstruation, Geburt) – chronische Blutungsquellen (Ulzera, Wurmbefall, Gerinnungsstörungen)
Plasma	– Verbrennung – Peritonitis
Wasser und Elektrolyte	– endokrine Erkrankungen – renale Erkrankungen – Diarrhö – starkes Schwitzen – Diuretika, Laxanzien, Steroide

Tab. 9.3 Stufenschema bei Blutverlust

Blutverlust von	Ersatz mit
10–20 %	Kristalloide
20–30 %	zusätzlich Kolloide
30–40 %	zusätzlich Erythrozytenkonzentrate
40–60 %	zusätzlich Frischplasma
60–80 %	zusätzlich Thrombozytenkonzentrate

Tab. 9.2 Vor- und Nachteile von Volumenersatzmitteln

Volumenersatzmittelgruppe	Arzneimittel	Vorteile	Nachteile
kristalloide Lösungen (isoton, hypoton und hyperton)	– NaCl 0,9 % – Vollelektrolytlösungen – Glukoselösungen	kostengünstig, niedriges Allergierisiko	nur geringer Volumeneffekt durch Wasserverlust ins Interstitium
kolloide Lösungen	– Stärkederivate – Gelatinederivate – Humanalbumin	guter und lang anhaltender Volumeneffekt	allergen, Hemmung der Thrombozytenaggregation (v. a. Dextrane), teuer, Höchstmenge ca. 1,5 l
Blutkomponenten	– Erythrozytenkonzentrate – Thrombozytenkonzentrate – Frischplasma	Ersatz von Proteinen und Zellen	Infektions- und Transfusionsrisiko

sung nach Hartmann (enthält Ca^{2+}, K$^+$, Na$^+$, Mg^{2+}, Laktat, Cl$^-$). Da einfache NaCl-Lösungen unphysiologisch hohe Chloridmengen enthalten, die zur Suppression des Renin-Angiotensin-Aldosteron-Systems und hyperchlorämischer metabolischer Azidose führen, werden sie heute nur noch als Trägerlösungen für Medikamente und nicht mehr zum Volumenersatz eingesetzt. Vollelektrolytlösungen, die Säuresalze wie Laktat, Acetat oder Malat enthalten, minimieren die Gefahr einer Verdünnungsazidose mit nachfolgender Rebound-Alkalose. Da Laktat allerdings in der Leber unter hohem Sauerstoffverbrauch verstoffwechselt wird und die Laktatdiagnostik stört, werden acetat- oder malathaltige Vollelektrolytlösungen bevorzugt. Glukoselösungen werden bei hypertoner Dehydratation eingesetzt, da Glukose zu H$_2$O verstoffwechselt wird. Sie eignen sich auch zur Therapie der Hypernatriämie, müssen hier aber zur Vermeidung von Hirnödemen oder einer zentralen pontinen Myelinolyse, die beim schnellen Abfall der Natriumkonzentration möglich sind, vorsichtig eingesetzt werden. Neugeborene verfügen über verminderte Glykogenreserven und neigen daher v. a. während Operationen zu Hypoglykämien, weshalb auch hier Glukoselösungen eingesetzt werden. Eine 5%ige Glukoselösung wird auch häufig als Trägerlösung für Medikamente eingesetzt.

9.1.3 Kolloidale Lösungen
Kolloidale Lösungen besitzen langkettige, osmotisch aktive Verbindungen wie Protein- oder Stärkederivate, die Wasser binden und das Gefäßlumen nicht verlassen können. Nach der Marktrückname von **Dextranen** und von **Hydroxyethylstärke (HES oder HAES)** aufgrund **anaphylaktischer Reaktionen** stehen nun nur noch die ebenfalls stark allergenen **Gelatinelösungen** und die teuren **Albuminlösungen** zur Verfügung. Derzeit kommen somit v. a. kristalloide Lösungen und nur noch sehr selten Kolloide zum Einsatz.

9.1.4 Blutkomponenten
Blutkomponenten werden bei besonders großen Blutverlusten oder zur Substitution, z. B. bei Gerinnungsstörungen, eingesetzt. Vollblut wird üblicherweise in **Erythrozytenkonzentrate** (EK, ca. 250 ml), **gefrorenes Frischplasma** (FFP [*fresh frozen plasma*], ca. 200 ml, 1 ml entspricht hier 1 Einheit aller Gerinnungsfaktoren) und **Thrombozytenkonzentrate** (TK, 60 ml) aufgeteilt. In allen Fällen muss AB0- und rhesuskompatibel transfundiert werden.

> **MERKE**
> Volumenersatzmittel unterscheiden sich in ihrem Volumeneffekt, also der tatsächlichen Steigerung des intravasalen Volumens.

9.2 Störungen des Wasser- und Säure-Basen-Haushalts

Key Point
Störungen in der Regulation des Wasserhaushalts können sowohl das gesamte Flüssigkeitsvolumen (Hyper- und Dehydratation) als auch die Osmolarität (hyper-, iso-, hypoton) betreffen. Verschiebungen des pH-Werts (Azidosen, Alkalosen) gehen immer auch mit Verschiebungen von Kalium zwischen Intra- und Extrazellulärraum einher.

9.2.1 Störungen des Wasserhaushalts
Wasserverlust (Dehydratation) und Wasserüberschuss (Hyperhydratation) können je nach Osmolarität des Blutes weiter unterteilt werden (**Tab. 9.4**). Jeder dieser möglichen Entgleisungen liegen besondere Ursachen zugrunde, die spezifische therapeutische Interventionen erfordern. So können z. B. Ödeme auf einen Volumenüberschuss bzw. eine -verschiebung hinweisen (**Tab. 9.5**). Eine Pharmakotherapie kann unterstützend angewandt werden.

Tab. 9.4 Therapie der De- und Hyperhydratation

Zustand	Therapie
Dehydratation	
– hypoton	hypertone NaCl-Lösung
– isoton	isotone kristalloide Lösungen
– hyperton	Glukose 5 %
Hyperhydratation	
– hypoton	Diuretika (S. 202) + NaCl
– isoton	Diuretika
– hyperton	Diuretika Glukose 5 %

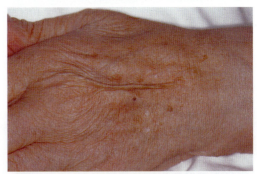

Abb. 9.2 Stehende Hautfalten bei Exsikkose. (Füeßl H, Middeke M. Duale Reihe Anamnese und klinische Untersuchung. Thieme; 2018)

Tab. 9.5

Pharmakotherapie ausgewählter Ödeme

Ödemform	Therapie
kardial oder renal bedingte Ödeme	Schleifendiuretika (S. 206), Thiaziddiuretika (S. 207)
Leberinsuffizienz/Aszites	ACE-Hemmer (S. 112), Aldosteron-Antagonisten (S. 208)
Gehirnödem	Mannit

Tab. 9.6

Therapie von Azidosen und Alkalosen

Zustand		Therapie
Azidose	metabolisch	– Natriumhydrogencarbonat (= Natriumbicarbonat) – Tris-(Hydroxymethyl-)aminomethan (TRIS, Trometamol) – K^+-Gabe gegen die unter Behandlung auftretende Hypokaliämie
	respiratorisch	– Stimulation der Atmung z. B. Doxapram (Dopram®) als Chemorezeptor-Stimulans am Glomus caroticum
Alkalose	metabolisch	– K^+-Gabe (gegen die begleitende Hypokaliämie) – Salzsäure (nur verdünnt)
	respiratorisch	– Sedierung – Carboanhydrasehemmer (z. B. Acetazolamid)

9.2.2 Störungen der pH-Regulation

Als **Azidose** bezeichnet man einen Abfall des pH-Werts im Plasma unter 7,37, als **Alkalose** einen Anstieg über 7,43. Je nach Ursache spricht man von respiratorischen oder metabolischen Alkalosen bzw. Azidosen.

Die Therapie erfolgt möglichst kausal, in manchen Fällen müssen jedoch unterstützend Arzneimittel gegeben werden (**Tab. 9.6**).

Die Plasmakonzentration von Kalium und der Blut-pH korrelieren negativ miteinander (**Abb. 9.3**). Insbesondere bei der **Hypokaliämie**, die im Rahmen einer metabolischen Alkalose oder während der Behandlung einer metabolischen Azidose auftreten kann, muss durch Kaliumsubstitution (z. B. i. v. Infusion von KCl oder oral Kalinor®-Brausetabletten) gegengesteuert werden (Störungen des Kaliumhaushalts); vgl. Hypokaliämie (S. 205). Eine Alkalose fördert die Bindung von Calcium an Plasmaproteine und kann so auch zu einer Hypokalzämie führen, wie z. B. bei Hyperventilation (**Tab. 9.7**).

> **MERKE**
>
> Bei allen Störungen des Wasser- oder Säure-Basen-Haushalts muss immer eine Therapie der Grunderkrankung erfolgen. Die in **Tab. 9.6** aufgeführten Optionen werden nur unterstützend angewandt.

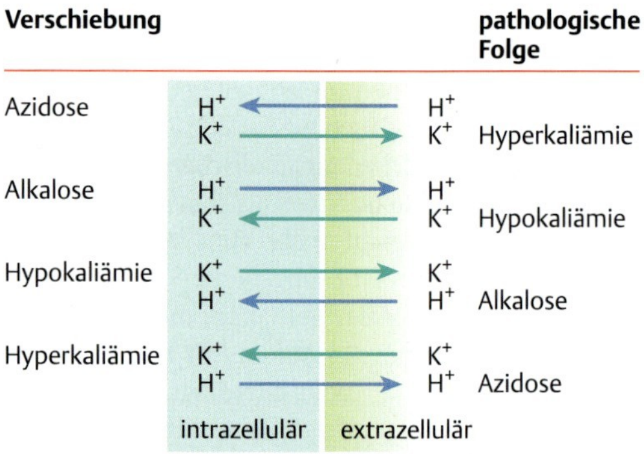

Verschiebung			pathologische Folge
Azidose	H^+ ←	H^+	
	K^+ →	K^+	Hyperkaliämie
Alkalose	H^+ →	H^+	
	K^+ ←	K^+	Hypokaliämie
Hypokaliämie	K^+ →	K^+	
	H^+ ←	H^+	Alkalose
Hyperkaliämie	K^+ ←	K^+	
	H^+ →	H^+	Azidose
	intrazellulär	extrazellulär	

Abb. 9.3 Korrelation von H^+ und K^+ im Blutplasma. Zellen nehmen bei niedrigem pH (Azidose) H^+-Ionen auf und setzen kompensatorisch K^+ frei. Somit geht eine Azidose immer mit einer Hyperkaliämie einher. Die anderen Verschiebungen von Ladungen ergeben sich analog zu diesem Elektrolytaustausch.

Tab. 9.7

Symptome bei Elektrolytstörungen

Elektrolytstörung	Symptome
akuter Calcium-Mangel	Pfötchenstellung, Tetanie, positives Chvostek-Zeichen*
Magnesium-Mangel	Wadenkrämpfe, kardiale Arrhythmien, Hypokaliämie, Anfälligkeit für das metabolische Syndrom bzw. dessen Verstärkung
Kalium-Mangel oder -Überschuss	kardiale Arrhythmien (S. 203)
Natrium-Mangel	zerebrale Störungen, Koma

* Man prüft das Chvostek-Zeichen durch Beklopfen des Stammes des N. facialis 1–2 cm ventral des Ohrläppchens. Bei anschließender Kontraktion der Gesichtsmuskulatur ist das Chvostek-Zeichen positiv.

9.3 Störungen des Elektrolythaushalts

Key Point
Elektrolyte sind für viele Körperfunktionen und die Wirkung einiger Pharmaka wichtig. Andererseits können Pharmaka Elektrolytkonzentrationen mit schwerwiegenden Folgen verändern.

Die Elektrolyte **Natrium, Kalium, Calcium** und **Magnesium** sind für Bildung, Aufrechterhaltung und Veränderungen des Membranpotenzials wichtig. Veränderungen in der Plasmakonzentration zeigen sich in Form spezifischer Symptome (**Tab. 9.7**).

Pharmaka beeinflussen die Elektrolytaufnahme, z. B. Hemmung der Magnesium-Resorption durch Protonenpumpenhemmer oder z. B. erhöhte Elektrolytausscheidung unter Diuretikatherapie. Die Effekte können sich aufsummieren oder kompensieren und sind am Beispiel des Kaliums in **Tab. 8.6** aufgeführt.

Tab. 9.8

Therapie von Elektrolytstörungen

Störung	Therapie*	Wirkprinzip
Natrium (Referenzwert 135–145 mmol/l): wichtig für Blutdruck, sekundär aktive Transporte (Niere) und Erregungsweiterleitung		
Hyponatriämie (< 135 mmol/l)	unterstützend isotone Kochsalzlösung	Ausschwemmung von Wasser und dadurch Konzentrierung von Natrium im Körperwasser
	Notfall: Kombination von isotonem 0,9 % NaCl–1,8 % hypertonem NaCl, ggf. mit Furosemid **Beachte:** Natriumplasmakonzentration langsam auf ca. 125 mmol/l erhöhen (Gefahr der zentralen pontinen Myelinolyse bei zu schneller Erhöhung)	
Hypernatriämie (> 152 mmol/l)	H_2O oral	Verdünnung der Natriumkonzentration im Körperwasser
	5 % Glukose i. v.	
Kalium (Referenzwert 3,8–5,2 mmol/l): wichtig für Zellvolumen, Erregungsweiterleitung, Regulation Blut-pH		
Hypokaliämie (< 3,5 mmol/l)	Kaliumchlorid (nach Möglichkeit p. o., i. v. nur unter EKG-Monitoring)	Kaliumsubstitution
Hyperkaliämie (> 5,5 mmol/l)	Calciumsalze	funktionelle Antagonisierung der Kaliumwirkung
	orale Kaliumaustauscher (Antikalium®)	Bindung von Kalium
	Glukose-Insulin-Infusion	intrazelluläre Aufnahme von Kalium
	Natriumbikarbonat	indirekt intrazelluläre Aufnahme von Kalium
	Kationenaustauscher	Bindung von Kalium
Calcium (Referenzwert 2,2–2,6 mmol/l): wichtig für Erregungsweiterleitung, Knochenstruktur, pH-abhängig an Plasmaproteine gebunden; vgl. Regulation des Calciumhaushalts (**Abb. 15.3**)		
Hypokalzämie	Calciumgluconat	Calciumsubstitution (S. 328)
	Calcium p.o	
	Vitamin D	Verbesserung der Calciumaufnahme
Hyperkalzämie	NaCl + Furosemid	Ausschwemmung von Calcium
	K^+-Substitution	Antagonisierung von Calcium
	Calcitonin	Aufnahme von Calcium in den Knochen
Magnesium (Referenzwert 0,66–1,1 mmol/l): wichtig für Erregungsweiterleitung		
Hypomagnesiämie	Magnesium p. o.	Magnesiumsubstitution
Hypermagnesiämie	Calcium	Antagonisierung von Magnesium
	Schleifendiuretika (z. B. Furosemid)	Ausschwemmung von Magnesium

* wenn nicht anders angegeben i. v.

Magnesium ist ein Kofaktor für die Na^+-K^+-ATPase. Ein Magnesiummangel führt daher zu einer Hypokaliämie und ubiquitären Störungen des Membranpotenzials, insbesondere in Neuronen, Muskelzellen und Pankreas.

Elektrolyte können problemlos mit Infusionen oder **Brausetabletten substituiert** werden, wie
- Kalinor®-Brausetabletten
- Magnesium Verla®-Brausetabletten
- Calcium Sandoz® forte-Brausetabletten

Zur **Senkung erhöhter Elektrolytplasmakonzentrationen** sind in der Regel Pharmaka erforderlich, die dafür sorgen, dass der betroffene Elektrolyt
- **intrazellulär aufgenommen** wird, z. B. Insulin bei Hyperkaliämien (S. 245) oder
- über die **Niere ausgeschieden** wird, z. B. Schleifendiuretika bei Hyperkalzämien (S. 206).

Tab. 9.8 zeigt die **Therapie von Elektrolytstörungen**. Abgesehen von der Korrektur entgleister Elektrolytkonzentrationen werden einige **Elektrolyte auch therapeutisch** eingesetzt (**Tab. 9.9**).

Tab. 9.9

Therapeutischer Einsatz von Elektrolyten

Elektrolyt	Indikation	Symptome bei zu schneller Injektion
Magnesium	– (Prä-)Eklampsie – kardiale Arrhythmien, Herzinfarkt – Status asthmaticus – arterielle Hypertonie – Muskelkrämpfe (z. B. Wadenkrämpfe)	Juckreiz, Reflexlosigkeit
Calcium	– Arrhythmien – Osteoporose, Osteomalazie – Allergien, Quincke-Ödem	Bradykardie, Erythem, Schmerzen, periphere Vasodilatation
Kalium	– QT-Zeit-Verlängerung; Prophylaxe von Torsade-de-pointes-Arrhythmie	Arrhythmien, Parästhesien

9.4 Pharmakologie in der Praxis: Infusionslösungen und Elektrolyte

9.4.1 Praktischer Umgang mit Infusionslösungen und Elektrolyten

Mögliche **Inkompatibilitäten** und Instabilitäten zwischen verschiedenen Infusionen müssen beachtet werden. Informationen dazu liefern die Fachinformationen (http://www.fachinfo.de) und die Krankenhausapotheke oder Datenbanken wie http://www.stabilis.org/.

Blutverdünnende Effekte wie Hämoglobinabfall bei massiven Infusionen (mehrere Liter pro Stunde) oder der (Miss-)Erfolg einer Elektrolytkorrektur können schnell mit einer **Blutgasanalyse** erfasst werden.

9.4.2 Tabellarische Übersicht über die klinischen Daten

Siehe **Tab. 9.10**.

Tab. 9.10

Klinische Daten von Infusionslösungen und Elektrolyten

Wirkstoff	Plasma-HWZ[1]	Dosis[2]	Metabolisierung/ Ausscheidung[3]	Dosis bei Niereninsuffizienz[4]
acetathaltige Vollelektrolytlösung (Sterofundin ISO®)	30 min (i.v.)	nach Flüssigkeitsverbrauch, ZVD und Blutdruck	renal	
Kalium (Kaliumchlorid)	k.A.	als Kurzinfusion 20 mmol/h (ohne Monitoring), 40 mmol/h (mit Monitoring)	renal	immer angepasst an die aktuellen Plasmakonzentrationen
Magnesium (Mg-5-Sulfat 10%)	4 h (i.v.)	4–8 mmol	renal	
Calcium (Calciumgluconat 10%)	k.A.	2,26 mmol	renal	

[1] wenn nicht anders vermerkt: Tablette (nicht retardierte, keine schnell wirksame Formulierung)
[2] durchschnittliche Gabe einer durchschnittlichen Einzeldosis
[3] Nur die CYP-Enzyme werden aufgeführt, deren Hemmung oder Induktion klinisch relevant sind.
[4] Kreatinin-Clearance in ml/min

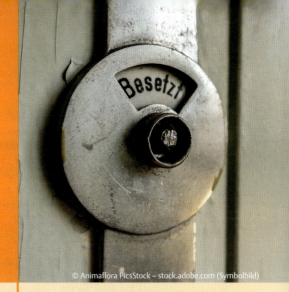

Kapitel 10

Therapeutika am Gastrointestinaltrakt

Thomas Herdegen

10.1 Magensäure- und Helicobacter-pylori-assoziierte Erkrankungen 224

10.2 Gastrointestinale Motilitätsstörungen 231

10.3 **Obstipation** 233

10.4 **Diarrhö** 235

10.5 **Übelkeit und Erbrechen** 236

10.6 **Pharmakologie in der Praxis: Pharmakotherapeutika des GI-Trakts** 238

10.1 Magensäure- und Helicobacter-pylori-assoziierte Erkrankungen

Key Point
Zu den magensäure- und Helicobacter-pylori-assoziierten Erkrankungen zählen die gastroösophageale Refluxkrankheit, die Gastritis und die peptischen Ulzera. Sie gehören zu den Volkskrankheiten, die nicht nur die Lebensqualität beeinträchtigen, sondern auch zu schweren, u. U. letalen Komplikationen (gastrointestinale Blutung, Magenperforation mit akutem Abdomen) führen können. Die effektivsten Hemmstoffe der Magensäuresekretion sind die Protonenpumpen-Inhibitoren (PPI), ihr oft jahrelanger und unnötiger Gebrauch ist aber mit Nebenwirkungen behaftet. Im klinischen Alltag sind auch noch die rezeptfreien magensäurebindenden Antazida und H_2-Rezeptor-Blocker von Bedeutung.

10.1.1 Grundlagen

Bestandteile des Magensafts
Die Magenschleimhaut produziert täglich 2–3 l (!) Magensaft, der sowohl **schleimhautaggressive Substanzen** wie Salzsäure und Verdauungsenzyme (Pepsinogene) als auch **Schutzfaktoren** wie Bicarbonat und Muzine enthält.
Salzsäure (HCl). Nach Nahrungszufuhr wird ein stark saures Sekret mit pH 0,8–1,5 gebildet. Der Hauptbestandteil ist die Salzsäure. Sie wird von den **Belegzellen** (syn. Parietalzellen) produziert und mithilfe der **Protonenpumpe** (H^+/K^+-ATPase) in der Belegzellmembran in feine Canaliculi (Einbuchtungen der luminalen Membran) durch die Schleimschicht hindurch in das Magenlumen sezerniert. Dort erreicht sie eine bis zu 10^6-fach höhere Konzentration als im Blut. HCl aktiviert die Pepsinogen-Verdauungsenzyme, tötet Mikroorganismen ab und setzt z. B. Calcium, Eisen oder Vitamin B_{12} aus den Nahrungsproteinen frei. *Cave:* Chelatbildung mit Medikamenten.
Pepsinogen. Pepsinogen wird von den Hauptzellen der Magenschleimhaut produziert und im sauren Milieu des Magenlumens in seine aktive Wirkform Pepsin umgewandelt. Pepsine sind die wichtigsten Proteasen.
Magenschleim und Muzine. Normalerweise schützt eine 0,5 mm dicke viskose Magenschleimschicht den Magen vor der sauren Magensäure. Der Magenschleim wird durch eine kontinuierliche Produktion von Bikarbonat und Muzinen (= saccharidhaltige Glykoproteine aus den Oberflächen- und Nebenzellen der Magenwanddrüsen) gebildet. Diese Schutzschicht generiert einen pH-Gradienten zwischen 7 an den Magenwandzellen und 0,5–2 im Magenlumen nach Nahrungszufuhr. Bikarbonat gelangt über Kapillarschlingen zum Magenepithel. Diese zuführenden Gefäße werden v. a. durch Prostaglandin-E_2 offen gehalten. Die Sekretion des protektiven **bikarbonathaltigen Magenschleims** wird durch PG-E_2 (via EP-Rezeptor auf Nebenzellen) und Acetylcholin (über M-Rezeptoren der Belegzellen) gefördert.

Regulation der Magensaftsekretion
Die Sekretion der Magensäure (HCl) aus den Belegzellen (syn. Parietalzellen) und von Pepsinogen aus den Hauptzellen unterliegt einem komplizierten Regelkreis, an dem das enterische Nervensystem sowie eine Vielzahl gastrointestinaler Hormone und Transmitter mitwirken (**Abb. 10.1**).
Stimulation:
- **Acetylcholin**: direkt über den M_3-Rezeptor der Belegzellen und indirekt über eine M_1-Rezeptor-vermittelte Stimulierung der Histaminfreisetzung
- **Gastrin**: direkt über den Cholezystokinin-Rezeptor vom Typ CCK_2 auf den Belegzellen und indirekt über eine CCK_2-Rezeptor-vermittelte Stimulierung der Histaminfreisetzung
- **Histamin**: über H_2-Rezeptoren auf der Belegzelle.

Hemmung:
- **Somatostatin**: Hemmung der Gastrinausschüttung aus den G-Zellen
- **Prostaglandin-E_2**: über den EP-Rezeptor auf den Belegzellen
- **Sekretin** und **Neuropeptide** aus dem Duodenum (s. auch **Tab. 10.1**)

> **MERKE**
>
> Stress, Aggressionen, Schmerz oder Angst sind starke Stimulatoren der HCl-Sekretion. Wir erfreuen uns an der angenehmen Seite der emotionalen HCl-Stimulation, wenn uns beim Anblick von Essen oder feinem Bratengeruch nicht nur das Wasser im Mund zusammenläuft, sondern auch appetitanregend die Säure im Magen.

Zirkadianer Rhythmus der Magensäuresekretion. Die **basale** Sekretion, stimuliert von **Histamin**, folgt einem zirkadianen Rhythmus mit Maximum zwi-

Tab. 10.1

Stimulation und Hemmung der Magensäureproduktion

Stimulation	Hemmung
– Dehnungsreiz (Essen), Dehnung des Duodenums – ACh, Gastrin, Histamin – Alkohol (schwach), Koffein (Röststoffe)	– Somatostatin, PG-E_2 – Sekretin und Neuropeptide aus dem Duodenum

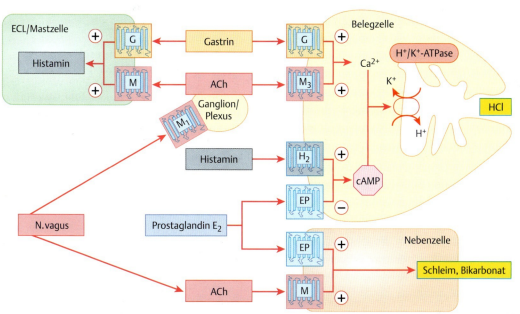

Abb. 10.1 Die Regulation der Säure- und Schleimsekretion im Magen. Die Sekretion im Magen wird vielfältig reguliert. Gastrin, Acetylcholin (ACh) und Histamin stimulieren die Säuresekretion der Belegzellen (Parietalzellen). Gastrin und ACh stimulieren zusätzlich die Freisetzung von Histamin (nächtliches Maximum) aus enterochromaffinen Zellen (ECL) und Mastzellen. Schließlich fördert ACh aber auch die Schleim- und Bikarbonat (HCO_3)-Sekretion der Nebenzellen. Dagegen hemmen Prostaglandine die HCl-Sekretion der Belegzellen und aktivieren die Sekretion von Schleim und Bikarbonat der Nebenzellen (H_2 = Histamin-2-Rezeptor, G = Gastrin-Rezeptor [syn. CCK-B-Rezeptor], M = muskarinerger ACh-Rezeptor, EP = PG-E-Rezeptor).

schen 22 und 24 Uhr und morgendlichem Minimum um 7 Uhr. Bei der **stimulierten** Sekretion durch Essen stammen 15 % der HCl-Freisetzung aus der basalen Sekretion, während 30 bzw. 50 % in der kephalen (Vorfreude, Hunger via Parasympathikus) bzw. gastralen Phasen (Verdauung) freigesetzt werden. Dies erklärt, warum Hemmstoffe der basalen Sekretion wie H_2-Rezeptor-Antagonisten schwächer wirken als PPI.

Akute und chronische Gastritis

Akute Entzündungen der Magenschleimhaut entstehen häufig durch Einwirkung exogener Noxen wie Alkohol oder die Einnahme von COX-Inhibitoren (S. 355). Mit Ausschaltung der Ursache (Noxenkarenz!) heilt eine **akute Gastritis** i. d. R. spontan aus. **Chronische Gastritiden** lassen sich in **80 %** der Fälle auf eine Infektion der Magenschleimhaut mit dem Bakterium **Helicobacter pylori** (H. p.) zurückführen (sog. **B-Gastritis**; „B" für Bakterien). H. p. residiert in der Tiefe der Magengrübchen, aber nicht in Zellen der Magenwand. Dank seiner Ureaseproduktion kann der Erreger im niedrigen pH des Magensaftes überleben, da das ihn umgebende Ammoniak die HCl neutralisiert. Die Ammoniakproduktion wird auch zum Keim-Nachweis im ^{13}C-Harnstoff-Atemtest herangezogen. Die **C-Gastritis** („C" für Chemie) ist die Folge einer chronischen Einwirkung chemischer Noxen wie Alkohol, Nikotin oder COX-Inhibitoren. Ihre Pathologie entspricht der der akuten Gastritis, nur chronifiziert. Gastritiden können in ein Ulkus übergehen.

Peptische Ulzera

Grundlage peptischer Ulzera ist ein **Ungleichgewicht** zwischen **schleimhautaggressiven** und **-protektiven Faktoren** (**Tab. 10.2**). Abhängig von der zeitlichen Entwicklung unterscheidet man das akute und chronische Ulkus, die gastroduodenale Ulkuserkrankung im eigentlichen Sinne. Der mit Abstand wichtigste **endogene Risikofaktor** für die Entstehung von Läsionen tiefer Wandschichten im Ösophagus (ulzerative Refluxösophagitis), Magen (Ulcus ventriculi) und Duodenum (Ulcus duodenum) ist der **magensäure- und pepsinhaltige Magensaft.** Noch immer gilt der alte Spruch: „Ohne Säure kein Ulkus."

Tab. 10.2

Schleimhautaggressive und -protektive Faktoren

aggressive Faktoren	protektive Faktoren
– Magensäure	– Magenschleimproduktion
– Helicobacter pylori	– Bikarbonatsekretion
– ulzerogene Medikamente (COX-Inhibitoren)	– regelmäßige Regeneration der Epithelzellen
– Alkohol- und Nikotinabusus	– Schleimhautdurchblutung
– Stress	

Akute Ulzera. Ein akutes Ulkus entwickelt sich am häufigsten infolge einer **massiven Stresseinwirkung** (sog. Stressulkus), die zu einer Störung der Mikrozirkulation mit konsekutiver Mukosa-Ischämie und einem akutem Zusammenbruch der Schleimhautbarriere führt. Typische Auslöser sind große Operationen, schwere Erkrankungen, Polytrauma, Verbrennungen oder Langzeitintubation.

Chronische Ulzera. Die beiden wichtigsten exogenen Risikofaktoren für die Entwicklung chronischer Ulzera sind die **Helicobacter-pylori-Infektion** (S. 238) der Magenschleimhaut, die sog. Typ-B-Gastritis (S. 225), und die längerfristige Einnahme von **COX-Inhibitoren**.

Helicobacterpositives Ulkus: Eine H.-p.-Infektion lässt sich bei **> 90 %** der **duodenalen** und etwa **70 %** der **Magenulzera** nachweisen. Ca. 10 % aller Patienten mit chronischer Typ-B-Gastritis erkranken im Verlauf an einem Ulkus. H. p. fördert die Säuresekretion (Zerstörung somatostatinproduzierender Zellen) und setzt schleimhauttoxische Proteasen und Toxine frei.

COX-Inhibitor-assoziiertes Ulkus: Die langfristige Einnahme von COX-Inhibitoren (z. B. ASS, Diclofenac und Naproxen) führen über eine Hemmung der Cyclooxygenase zu einer verminderten Synthese der für die protektive Schleimhautdurchblutung und Magenschleimbildung wichtigen Prostaglandine (S. 361). Wurden 1000 Patienten 1 Jahr lang mit der Höchstdosis von COX-Inhibitoren behandelt, treten in der Ulkus-Hochrisikogruppe 4–16 zusätzliche Fälle auf. Glukokortikoide sind nicht per se ulzerogen, hemmen aber die Abheilung von Ulzera oder Erosionen.

> **MERKE**
>
> Die Schwere von Schleimhautschäden korreliert nicht mit der klinischen Symptomatik. Für viele Beschwerden des Oberbauches (Dyspepsie bei Reizmagen) fehlen die entsprechenden pathologischen Korrelate. Dies ist heimtückisch: Blutungen können symptomlos, intensive schmerzhafte Dyspepsien können „funktionell" ohne Krankheitswert sein.

Gastroösophageale Refluxkrankheit (GERD)

Beim gastroösophagealen Reflux fließt Magen- bzw. Duodenalinhalt in den Ösophagus zurück, v. a. die Magensäure. Ursache sind eine Insuffizienz des unteren Ösophagussphinkters oder eine Überproduktion von Magensäure, begünstigt von Adipositas bzw. Nikotin- und Alkoholkonsum sowie von Medikamenten, die den Druck im unteren Ösophagussphinkter senken wie Nitrate, Anticholinergika und Calciumantagonisten. **Leitsymptom** der Refluxkrankheit sind brennende retrosternale Schmerzen („**Sodbrennen**"). Erreicht die zurückfließende Magensäure die Stimmbänder oder den Mundraum, leiden die Patienten an Heiserkeit, einer Leukoplakie oder Erosionen des Zahnschmelzes (*Cave:* Kinder).

10.1.2 Wirkstoffe zur Säuresekretionshemmung und Ulkusprotektion

Die Magensäureproduktion und ihre Wirkung auf die gastrointestinale und ösophageale Schleimhaut lässt sich durch verschiedene pharmakotherapeutische Ansätze vermindern (**Tab. 10.3**).

Protonenpumpeninhibitoren (PPI)

Wirkmechanismus. Der zentrale Prozess der Magensäuresekretion ist der energieabhängige, durch die membranäre H^+-K^+-ATPase (sog. Protonenpumpe) katalysierte Transport von H^+-Ionen (im Austausch gegen K^+) aus den Belegzellen in die Kanalikuli. Alle PPI sind **Prodrugs**, die aus dem Blut über die basolaterale Membran in die Belegzellen diffundieren. Nach ihrer Aktivierung zur eigentlichen Wirkform im sauren Milieu der Kanalikuli (s. u.) binden sie an Cystein-Reste der Protonenpume und hemmen das Enzym **irreversibel**. PPI entfalten ihre maximale säuresekretionshemmende Wirkung bei nahrungsabhängiger Pumpenaktivität (*use dependence*).

> **MERKE**
>
> PPI sind die wirksamsten Säuresekretionshemmer! PPI wirken aber nur da, wo es Protonenpumpen gibt und wo die PPI-Prodrugs säureabhängig aktiviert werden können: nämlich im Magen. Bei magensäureunabhängigen Schleimhautläsionen im gesamten Darm sind PPI wirkungslos.

Pharmakokinetik und Pharmakodynamik. PPI sind als Benzimidazol-Derivate schwache Basen (pKa 4–5), die nur bei einem niedrigen pH säureabhängig durch Protonierung aktiviert werden (Sulfenamid-Kation, **Abb. 10.2**). Diese Voraussetzung ist in den Kanalikuli der Belegzellen während und nach dem Essen gegeben. Nach der Protonierung sind die PPI nicht mehr membrangängig und können die Kanalikuli nicht mehr verlassen.

Tab. 10.3

Pharmakotherapeutische Wirkprinzipien zur Verminderung der Magensäureproduktion und -wirkung

Wirkprinzip	Wirkstoffklassen
Hemmung der Magensäureproduktion	– Protonenpumpeninhibitoren – H₂-Rezeptor-Antagonisten – (Muskarin-Rezeptor-Antagonisten)
Pufferung der produzierten Magensäure	– Antazida
Schleimhautprotektion	– Sucralfat – Prostaglandin-Analoga – Bismutsalze

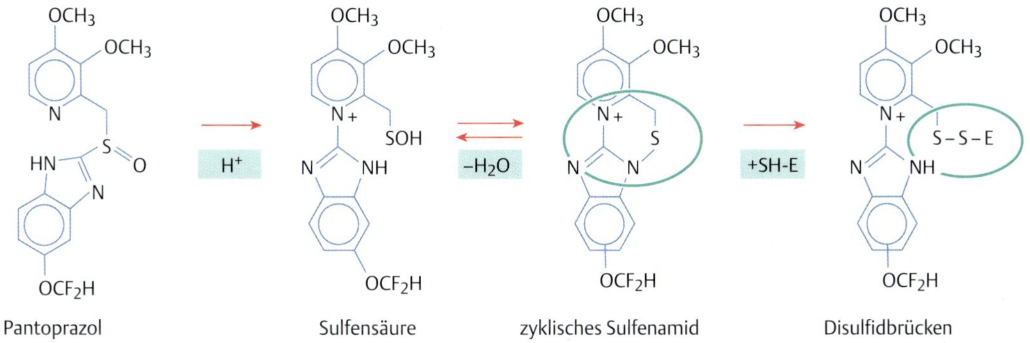

Abb. 10.2 **Säureinduzierte Aktivierung der PPI am Beispiel von Pantoprazol.** Im sauren pH der Kanalikuli der Belegzelle bilden PPI nach einer Protonierung ihrer Sulfensäure anschließend durch Ringschluss zum zyklischen Sulfenamid ihre aktive Form. Die **irreversible** Bindung an die Protonenpumpe erfolgt durch Öffnung dieser Ringstruktur und Bildung von Disulfidbrücken mit dem Enzym E, sprich der Protononpumpe (H^+/K^+-ATPase).

> **MERKE**
>
> Die säureabhängige Aktivierung im Magensaft (nur hier im Körper herrscht ein pH < 4) zu einem nicht membrangängigen Sulfenamid-Kation garantiert eine spezifische lokale Präsenz mit Akkumulation und lokaler Aktivierung.

PPI dürfen nicht in direkten Kontakt mit dem sauren Magensaft gelangen, da sie sonst bereits im Magenlumen aktiviert werden und nicht mehr in die Belegzellen eindringen können. Daher werden PPI als **magensaftresistente Formulierung** eingenommen. Die Freisetzung der inaktiven PPI-Vorstufen im alkalischen pH des Dünndarms kann zu einer gewissen Latenz des Wirkungsbeginns führen (C_{max} erst nach 2–3 h), die von der Dauer der Magenpassage bestimmt wird.

PPI sind Racemate, Esomeprazol ist das S-Enantiomer von Omeprazol. Die Dauer der pharmakodynamische Wirkung der aktiven PPI-Form liegt bei einem pH von 1 zwischen 1 und 5 min, bei einem pH von 5 zwischen 7 min (Rabeprazol), 90 min (Ome-, Esome- und Lansoprazol) und 5 h (Pantoprazol). Dies hat vor dem Hintergrund einer irreversiblen Wirkung nur eine beschränkte klinische Relevanz. Die Plasma-HWZ der PPI von 0,5–2 h gibt nicht die Dauer der Wirkung wieder.

(**Beschränkte**) **Dauer der Säurehemmung**: Von der irreversiblen Protonenpumpenhemmung darf nicht auf eine Gastroprotektion „rund um die Uhr" geschlossen werden. Bei 1-maliger morgendlicher Gabe wird der pH nur für 15–18 h auf das therapeutische Ziel von pH 3 oder 4 angehoben (maximal 70 % der 24 Tagesstunden). Hinzu kommt das **Problem des (nächtlichen) Wirkverlustes**, das durch folgende Faktoren verursacht wird:

- erhöhte nächtliche Expression der Protonenpumpen
- Protonenpumpen „leben" 50–55 h. Da PPI bei saurem pH weniger als 1 Stunde in den Kanalikuli präsent und aktiv sind, werden bereits nach 1–2 h die ersten neu synthetisierten und nicht gehemmten Protonenpumpen in den Belegzellen auftauchen.
- Nach 15 h sind bereits 25–30 % der Pumpen durch Neusynthese ersetzt, nach 24 h fast die Hälfte.

Daher ist in der **Eradikations**- oder **Refluxbehandlung** (Problem: nächtlicher Reflux) eine **zweite abendliche PPI-Gabe** erforderlich. Allerdings erreicht auch diese nicht immer die frühmorgendlich exprimierten Pumpen.

> **Praxistipp**
>
> Bei nächtlichem Reflux sollte abends eine zweite Tablette PPI oder ein H_2-Blocker vor dem Schlafengehen eingenommen werden. Mit Antazida lassen sich Wirklatenzen überbrücken.

Arzneimittelinteraktionen. PPI werden in der Leber überwiegend via CYP3A4 und CYP2C19 abgebaut. Omeprazol ist nicht nur Substrat, sondern auch Inhibitor von CYP2C19. Es hemmt u. a. die Aktivierung von **Clopidogrel** (gerinnungshemmende Wirkung ↓) und vermindert den Abbau von **Warfarin, Phenytoin** und **Diazepam** (Wirkung ↑).
PPI beeinträchtigen die Resorption von **Calcium, Magnesium** und **Vitamin B_{12}**, sodass bei längerer Einnahme mit entsprechenden Mangelerscheinungen gerechnet werden muss.

Wirkstoffe. Gegenwärtig sind in Deutschland 6 PPI zugelassen, die sich nur wenig unterscheiden (**Tab. 10.4**).

Tab. 10.4

Übersicht über Protonenpumpen-Inhibitoren (PPI)

Wirkstoff	Eigenschaften, Besonderheiten
Lansoprazol (Agopton®)	CYP2C19-Inhibitor; verfügbar als MUPS-Galenik (S. 32), geringe renale Exkretion
Deslansoprazol (Dexilant®)	länger wirksames Enantiomer von Lansoprazol; lange Wirkung
Omeprazol (Antra®)	rezeptfrei erhältlich (empfohlene Einnahmedauer max. 14 d); CYP2C19-Inhibitor
Esomeprazol (Nexium®)	rezeptfrei erhältlich; wird in das gleiche Omeprazol-Sulfenamid wie Omeprazol umgewandelt, stärker wirksam als Omeprazol, schwächerer CYP2C19-Inhibitor; verfügbar als MUPS-Galenik (S. 32)
Pantoprazol (Pantozol®)	rezeptfrei erhältlich (empfohlene Einnahmedauer max. 14 d); wenige Interaktionen
Rabeprazol (Pariet®)	jüngster PPI; schnellere Wirkung, da das Prodrug schon bei höherem basischem pH 4,9 in den Belegzellen in seine Wirkform umgewandelt wird; geringe renale Exkretion, lange Wirkung

Tab. 10.5

Dosierung und Einnahmezeitpunkt von PPI bei verschiedenen Indikationen

Indikation	Dosierung	Einnahmezeitpunkt
Dyspepsie	einfache Standarddosis*	morgens
Ulkusprophylaxe bei Einnahme von COX-Inhibitoren bzw. Blutungsprophylaxe bei Antikoagulanzien	einfache Standarddosis	morgens
H.-p.-negatives Ulkus	einfache Standarddosis	morgens und evtl. abends
Säurereflux, GERD	einfache Standarddosis	abends und evtl. zusätzlich morgens
Eradikationstherapie	doppelte Standarddosis	morgens und abends
Gastrointestinalblutung	i. v. Hochdosis	

* Standarddosen PPI: 10 mg Rabeprazol; 15 mg Lansoprazol, 20 mg Omeprazol, Esomeprazol, Pantoprazol.

Indikationen. Zu den wichtigsten Indikationen für den Einsatz von PPI zählen:
- H.-p.-Eradikation (S. 238)
- gastroösophageale Refluxkrankheit
- Zollinger-Ellison-Syndrom
- Ulkusprophylaxe bei Einnahme von COX-Inhibitoren
- akute Ulzera: Die hoch dosierte i. v. Gabe von PPI stabilisiert die Blutgerinnsel auf einem blutenden Ulkus. Ohne PPI würden die Gerinnsel bei niedrigem pH durch Pepsin aufgelöst und das Ulkus blutet weiter.

Dosierung und Einnahmemodus. Je nach Indikation werden PPI 1- oder 2-mal täglich, morgens und/oder abends, kurz- oder langfristig gegeben. Die täglich 2-malige oder eine 1-malige abendliche Einnahme erscheint vor dem Hintergrund einer irreversiblen Hemmung der Protonenpumpe nicht angebracht, ist aber aus klinischer Erfahrung der morgendlichen Einmalgabe oft überlegen (z. B. bei nächtlichem Reflux).

Bei starker nächtlicher essensunabhängiger Säuresekretion kann die **zusätzliche Gabe** eines **H$_2$-Blockers** sinnvoll sein, der, spätabends eingenommen, mit einer HWZ von 2–3 h eine Wirkdauer von 3–5 h erreicht. Eine maximale Säurehemmung bzw. ein *steady state* zwischen Neusynthese und PPI-Wirkung wird nach 3–5 Tagen erreicht. **Tab. 10.5** gibt die Dosierung und den Einnahmezeitpunkt von PPI bei verschiedenen Indikationen an.

Praxistipp
Ideal ist die nüchterne Einnahme mit 200 ml Wasser (zur Stimulation der Öffnung des Pylorus) 30–60 min vor dem Essen. Das Essen steigert die Pumpenaktivität und erhöht die Bindungswahrscheinlichkeit der PPI (*use dependence*). Die neueren PPI wie Lansoprazol oder Rabeprazol können aber auch unabhängig vom oder zum Essen eingenommen werden.

Nebenwirkungen. Bei langem Gebrauch machen sich die unphysiologische Achlorhydrie bzw. der höhere Magen-pH bemerkbar. Neben **Resorptionsstörungen bei Elektrolyten und Medikamenten** (s. o.) ändert sich durch die Magensäurereduktion die bakterielle Flora (verändertes Bakterienwachstum durch Säureblockade). Dies kann insbesondere bei Risikopatienten zu **Diarrhö** und **gastrointestinalen Infektionen** (bei immunschwachen Patienten, z. B. auf der Intensivstation) bzw. einem **erhöhten Pneumonierisiko** (Beatmungspatienten) führen. Durch die reaktive Hyperplasie der ECL- und Belegzellen kommt es nach Absetzen der PPI zu einer gesteigerten Säuresekretion (**Rebound-Phänomen**). Weitere Nebenwirkungen sind:

- **gastrointestinale Störungen**: Dyspepsie, Übelkeit, Obstipation, Meteorismus
- reversibler **Anstieg** der **Leberenzyme**
- vorübergehende **Seh- und Hörstörungen** nach i. v. Gabe hoher Dosierungen (selten): wahrscheinlich die Folge einer Blockade von H^+/K^+-ATPasen durch die PPI, die evtl. in hoher Dosis Protonenpumpen trotz niedriger (Prodrug-)Affinität hemmen.
- **Osteoporose**: Das geringfügig erhöhte Osteoporoserisiko nach mehr als 5- oder 10-jähriger Dauereinnahme ist auf die Calcium- und Vitamin-B_{12}-Malabsorption sowie die Hypergastrinämie mit Serotonin-Freisetzung und Hyperplasie der PTH-produzierenden Zellen zurückzuführen. Die klinische Relevanz ist aber eher schwach, betroffen sind v. a. (ehemalige) Raucherinnen.
- **idiosynkratische akute interstitielle Nephritis** (sehr selten, geringstes Risiko unter Rabeprazol).
- **Demenz**: Die Datenlage ist widersprüchlich, PPI sind mit mehr und auch mit weniger Demenz-Erkrankungen assoziiert.

Kontraindikationen. Schwere Leberfunktionsstörungen.

> **MERKE**
> **PPI können Leben retten**
> Bei der Diskussion um die „Gefährlichkeit" von PPI ist das therapeutische Potenzial ein wenig aus den Augen geraten: Bei Älteren verhindern PPI tatsächlich effektiv Blutungen durch Antikoagulanzien und ASS. Durch eine Abnahme der PPI-Verordnungen stieg die Zahl der letalen Blutungen unter ASS und Antikoagulanzien. Bei Blutungsrisiko im Zweifel immer „pro PPI".

Praxistipp
Die maximale Hemmung der Magensäureproduktion ist nicht immer wünschenswert. Die regelmäßige Senkung des pH auf 1–2 ist physiologisch sinnvoll. Bei prophylaktischer Langzeiteinnahme (geringes Ulkus- bzw. Blutungsrisiko) sollten immer wieder Pausen eingelegt oder PPI nur jeden zweiten Tag eingenommen werden.

Histamin-Rezeptor-2-Antagonisten (H$_2$-Blocker)

Wirkmechanismus. Histamin wird von den ECL-Zellen sezerniert und stimuliert über seine H_2-Rezeptoren auf den Belegzellen (Parietalzellen, **Abb. 10.1**) hauptsächlich die basale Säurefreisetzung mit ihrem von der Nahrung unabhängigen nächtlichen Maximum. Histamin triggert dabei den Transport der Protonenpumpe aus dem Zytoplasma an die Zellmembran zu den Kanalikuli.

H_2-Rezeptor-Antagonisten hemmen kompetitiv, **reversibel** und **selektiv** den H_2-**Rezeptor** der Belegzelle. Neben der Magensäure wird auch die Pepsin-Freisetzung vermindert. Die Wirkung ist nicht so stark wie die der PPI, da die Magensäuresekretion noch alternativ über Gastrin, Acetylcholin u. a. Mediatoren stimuliert wird. Die basale Säuresekretion wird zu 90 %, die stimulierte Säuresekretion (z. B. durch Essen) nur zu 50 % reduziert.

Pharmakokinetik. Die kurze Halbwertszeit von 2–3 h erfordert eine **Einnahme mehrmals täglich**. Je nach Ausmaß der renalen Ausscheidung des unveränderten Wirkstoffes muss die Dosis bei Niereninsuffizienz reduziert werden.

Wirkstoffe. Die einzelnen H_2-Blocker unterscheiden sich v. a. in ihrem Interaktionspotenzial und ihrer Lebertoxizität (**Tab. 10.6**). Hinsichtlich ihres antaziden Effekts sind sie vergleichbar.

Indikationen. H_2-Blocker werden als säuresekretionshemmende **Medikamente** der **2. Wahl** bei Unverträglichkeit, ungenügender Wirkung bzw. Kontraindikation für/gegen PPI eingesetzt.

Nebenwirkungen. Bei längerer Einnahme kommt es durch **Toleranzentwicklung** zu einem Wirkungsverlust (Tachyphylaxie). Nach abruptem Absetzen wird eine **Rebound**-Säurehypersekretion beobachtet.

Praxistipp
Die maximale Produktion der Magensäure sowie ihre Stimulation durch H_2-Rezeptoren wird abends zwischen 20 und 24 Uhr erreicht. H_2-Blocker werden daher abends genommen.

Muskarin-Rezeptor-Antagonisten

Acetylcholin ist ein starker Aktivator gastrointestinaler Funktionen einschließlich der Magensäureproduktion (via M_3-Rezeptor). Muskarinerge ACh-Rezeptoren (M-R) befinden sich auf Ganglien-, Beleg-, Neben- und Mastzellen (**Abb. 10.1**).

Pirenzepin (Gastrozepin®) ist ein peripher wirksamer muskarinerger Antagonist mit einer besonders starken Affinität zu M_1-**Rezeptoren**. Pirenzepin, das heute als Antazidum obsolet ist, hat noch eine Indikation

Tab. 10.6

Übersicht über H$_2$-Rezeptor-Antagonisten (H$_2$-Blocker)

Wirkstoffe	Besonderheiten
Cimetidin (Tagamet®)	zentralnervöse UAW, Interaktion mit Sexualhormon-Rezeptoren, Interaktion mit CYP; obsolet
Famotidin (Pepdul®)	–
Ranitidin (Zantic®)	rezeptfrei erhältlich; Hemmung der Alkohol-Dehydrogenase, Hirndrucksenkung (i. v.) und Aspirationsprophylaxe

am oberen Verdauungstrakt gegen die Hemmung einer exzessiven **Speichelproduktion** (Hypersialorrhö), wie sie z. B. unter dem atypische Neuroleptikum **Clozapin** immer wieder zu beobachten ist.
Butylscopolamin erreicht wegen seiner niedrigen Resorption eine hohe spasmolytische Ortskonzentration, die beim Reizdarmsyndrom genutzt wird.

Antazida

Wirkmechanismus. Antazida binden bzw. puffern die bereits freigesetzte Magensäure. Die meisten der verfügbaren Antazida sind Verbindungen mit mehrwertigen Calcium-, Aluminium- oder Magnesiumionen (**Tab. 10.7**), die mit den Wasserstoffionen der Magensäure Komplexe bilden und diese damit „wegfangen". Zusätzlich hemmen sie die Pepsinfreisetzung und fördern die Bikarbonat- und Schleimsekretion aus den Nebenzellen, u. a. über eine erhöhte Prostaglandin-Freisetzung.

Die Pufferkapazität der Antazida ist allerdings begrenzt. Ihre Effektivität wird über die sog. **Neutralisationskapazität** definiert. Sie beschreibt diejenige Menge eines Antazidums, die 50 mmol HCl bindet (entspricht ungefähr der Sekretionsrate/h nach einer Testmahlzeit). Die durchschnittliche Neutralisationskapazität der Antazida liegt zwischen 10 und 30 mmol HCl.

Indikationen. Antazida werden ausschließlich bei Patienten mit milder gastroösophagealer Refluxkrankheit (Sodbrennen ohne Nachweis entzündlicher Schleimhautveränderungen) oder dyspeptischen Beschwerden ohne fassbares organisches Korrelat eingesetzt. Sie werden als Suspension eingenommen, die die Magenwand auskleidet; ihr großer Vorteil liegt im raschen Wirkungseintritt. Aufgrund ihrer begrenzten Pufferkapazität, ihrer kurzen Halbwertszeit und der Dominanz der PPI haben sie sehr an Bedeutung verloren. Die kurze Halbwertszeit erfordert eine häufige Einnahme und provoziert damit auch das Risiko für permanente Arzneimittelinteraktionen, z. B. durch Komplexbildungen mit Wirkungsverlust oder Resorptionsstörungen.

> **MERKE**
> Antazida spielen nur noch als Ergänzung zu den ebenfalls frei verkäuflichen PPI eine Rolle bzw. als Akutmedikation.

Praxistipp
Antazida sollten 1–2 h nach dem Essen eingenommen werden, wenn die säurepuffernde Wirkung der Nahrung abgeklungen ist.

Nebenwirkungen. Antazida werden nicht mehr so hoch und so lange dosiert wie früher. Die Kombination von aluminium- und magnesiumhaltigen Verbindungen neutralisiert das Risiko der Obstipation (Al) und Diarrhö (Mg). Intoxikationen sind nicht mehr zu beachten. Das potenzielle Nebenwirkungsrisiko (v. a. bei überhöhter Dosis) ist trotzdem in **Tab. 10.8** noch einmal zusammengefasst.

Tab. 10.8

Nebenwirkungen aluminium-, magnesium- und calciumhaltiger Antazida

Metallion	Nebenwirkungen
Aluminium	– Verzögerung der Magenentleerung durch Relaxation der glatten Muskulatur des Magens – Obstipation durch Absorption laxierend wirkender Gallensäuren – Aluminium-Intoxikation nach langer Einnahme großer Mengen mit Entwicklung einer Aluminium-Enzephalopathie (Al^{3+}-Ablagerungen im ZNS), Osteopathie (Al^{3+}-Ablagerungen im Knochen und Phosphatbindung im Dünndarm)
Magnesium	– Beschleunigung der Magen-Darm-Passage und laxierende Wirkung (Diarrhö) – Hypermagnesiämie mit Muskelschwäche, Somnolenz, Hypotonie
Calcium	– Hyperkalzämie – Nephrokalzinose – langsamer Wirkungsbeginn

Tab. 10.7

Übersicht über die Antazida

INN	Wirkstoff	Eigenschaften
Algeldrat (Maaloxan®)	Aluminium-/Magnesiumhydroxid	schnelle und lange Wirkung, höchste Neutralisationskapazität
Magaldrat (Riopan®)	Aluminium-/Magnesium-Schichtgitter	schnelle und lange Wirkung, höchste Neutralisationskapazität
Hydrotalcit (Talcit®)	Aluminium-/Magnesium-Carbonathydrat	schnelle und lange Wirkung
Ca-Mg-Carbonat (Rennie®)	Calcium-/Magnesium-Carbonat	rasche Wirkung
Natriumalginat (Gaviscon®)	Natriumalginat	bildet unter Reaktion mit Magensäure einen neutralen Gelschaum, der bei Reflux die Ösophagusschleimhaut schützt

Bismut

Die **antibakteriell** wirksamen Bismut (veraltet: Wismut)-Verbindungen sind **Reserve-Antibiotika**, die zur **Eradikation** von **Helicobacter pylori** (H. p.) eingesetzt werden.

Unter Bismutverbindungen heilen peptische Ulzera ähnlich gut ab wie unter H_2-Blockern. Bismutverbindungen verstärken die Magenschleimhaut, binden Gallensäuren, fördern die Prostaglandin-Freisetzung und hemmen die Helicobacter-pylori-Vermehrung. Da ihre Wirkung in der Monotherapie zu schwach ausgeprägt ist, werden sie ausschließlich in **Kombination** angewendet. Zu den typischen Nebenwirkungen zählen Übelkeit, Erbrechen und eine Schwarzfärbung des Stuhles durch Bismutsulfid.

Protektiva der gastrointestinalen Schleimhaut

> **MERKE**
>
> Die Verstärkung der defensiven Faktoren ist am Magen der Wirksamkeit der Säurehemmer unterlegen. Am Darm jedoch ist es das einzige protektive Wirkprinzip.

Sucralfat

Sucralfat (Ulcogant®) ist ein Komplex aus dem basischen Aluminiumsalz des Saccharosesulfats und Aluminiumhydroxid. Wegen seiner schweren Löslichkeit wird es kaum resorbiert, seine pH-abhängige Wirkung ist auf Gebiete mit niedrigem pH beschränkt. Es schützt die Magenschleimhaut vor dem sauren pH, induziert die Freisetzung von Prostaglandinen, Magenschleim sowie Bikarbonat und neutralisiert Pepsin und Gallensäuren.

Sucralfat wird v. a. bei unspezifischen **dyspeptischen Beschwerden** und **Gallensäurenreflux** (Bindung der Gallensäuren) als Bedarfstherapie eingesetzt.

> **Praxistipp**
>
> Sucralfat verliert seine Wirkung in Gegenwart von PPI, da diese den Magen-pH anheben. Abstand zur letzten PPI-Einnahme halten!

Prostaglandin-Analoga

Misoprostol (Cytotec®) ist ein Prostaglandin-E-Analogon. Prostaglandine hemmen nicht nur die gastrale Säuresekretion, sondern fördern am gesamten GIT die Schleimbildung und den Aufbau der Schleimhaut. Misoprostol ist das **einzige Protektivum** am **Darm**. Seine HWZ beträgt nur 30 min. Leider wird der Einsatz durch starke Nebenwirkungen wie Flatulenz, Spastik und Diarrhö (prostaglandinmimetisch!) limitiert. In der Schwangerschaft ist Misoprostol wegen seiner kontraktionsfördernden Wirkung (**Weheninduktion**!) kontraindiziert.

10.2 Gastrointestinale Motilitätsstörungen

Key Point

Die Magen-Darm-Peristaltik wird durch ein komplexes Zusammenspiel gesteuert, an dem das vegetative Nervensystem sowie humorale und lokale Faktoren beteiligt sind. Verschiedene Krankheitsbilder wie die funktionellen Motilitätsstörungen (Reizmagen und -darm), die diabetische Gastropathie, die postoperative Magen-Darm-Atonie, der paralytische Ileus oder auch Medikamentennebenwirkungen können zu einer Fehlfunktion der gastrointestinalen Peristaltik bzw. Sensorik führen. Hier stellt die Steigerung der Motilität durch Prokinetika ein wichtiges Therapieprinzip dar. Die wichtigsten Prokinetika sind die D_2-Rezeptor-Antagonisten.

10.2.1 Physiologie der Magen- und Darmmotilität

Neurotransmitter und Hormone. Die Magen-Darm-Peristaltik wird über das das **vegetative Nervensystem** sowie **humorale** und **lokale Faktoren** in Abhängigkeit von der Nahrung, dem Ernährungszustand und der aktuellen Homöostase wie z. B. Stress, Hunger oder körperliche Arbeit reguliert (**Tab. 10.9**). Pharmakologisch von Interesse sind:

Acetylcholin: Der Parasympathikus ist der wichtigste Aktivator der intestinalen Peristaltik. Die Längsmuskulatur wird durch stimulierende $M_{1,3,5}$-Rezeptoren aktiviert, die Sphinkteren werden gehemmt. Auch die bei ausgeprägtem Stress und Todesangst auftretende Stuhlinkontinenz ist wahrscheinlich durch eine cholinerge Hyperaktivität bedingt. Anticholinergika und Opioide (μ-Rezeptor-vermittelte Hemmung des Parasympathikus) können daher eine Obstipation auslösen.

Adrenalin: Der Sympathikus führt über seine α-Adreno-Rezeptor-vermittelte Sphinkterkontraktion (Kontrolle der Defäkation!) und die Hemmung der Dünn-

Tab. 10.9

Modulatoren der gastrointestinalen Peristaltik (Auswahl)

	neuronal	humoral
Aktivierung	– Acetylcholin – Serotonin	– Cholezystokinin – Gastrin – Motilin
Hemmung	– ATP – NO – Dopamin – vasointestinales Peptid (VIP) – Katecholamine – Serotonin	– gastroinhibierendes Peptid (GIP) – Glukagon-like Peptid (GLP-1) – Sekretin

darmperistaltik zu einer Abnahme der GIT-Motorik. Schließlich wird die Defäkation durch einen hohen sympathischen α_1-Adreno-Rezeptor-Tonus kontrolliert. Daher provozieren noradrenerge Wirkstoffe (z. B. NSRI-Antidepressiva) eine Obstipation.

Serotonin: 90 % des körpereigenen Serotonins befinden sich im vegetativen Nervensystem, im Darm und im Blut. Besonders die enterochromaffinen Zellen (ECL) der Darmmukosa setzen viel Serotonin frei. Über seine verschiedenen Rezeptoren entfaltet Serotonin unterschiedliche Effekte, bei denen insgesamt die prokinetische Wirkung durch eine 5-HT$_4$-Rezeptor-vermittelte Motilitätssteigerung überwiegt.

Dopamin: Hemmung der intestinalen Propulsion via Stimulation inhibitorischer D$_2$-Rezeptoren.

Magen-Darm-Propulsion und Arzneistofftransport. Der Vagus ist auch für die **Magenperistaltik** der **wichtigste Aktivator**. Seine Aktivität wird durch gastrointestinale Hormone und die Zusammensetzung des Speisebreies (Chymus) moduliert.
– beschleunigte Magenentleerung: Parasympathikus, Motilin
– Hemmung der Entleerung: Sekretin; fettreicher, hyperosmolarer, eiweißreicher Chymus

Flüssigkeiten verlassen den Magen relativ schnell, da sie auch den geschlossenen Pylorus passieren können. Feste Bestandteile müssen erst auf eine Partikelgröße von < 2 mm zerkleinert werden. Die Inhalte des GIT, seien es Nahrung oder Medikamente, verweilen für 1–5 h im Magen, 2–5 h im Dünndarm und 5–70 h im Kolon.

> **MERKE**
> Die Verweildauer des Chymus im Magen beträgt 1–5 h. Unverdaute Nahrungsteile und feste Arzneiformen wie monolithische magensaftresistente Tabletten werden durch kräftige Antrumkontraktionen ins Duodenum gedrückt.

Praxistipp
Generell ist es ratsam, zumindest monolithische Arzneimittel mit ausreichend (ca. 200 ml) Wasser einzunehmen, da hiermit die Öffnung des Pylorus angeregt wird.

10.2.2 Wirkstoffe (Prokinetika)

D$_2$-Rezeptor-Antagonisten
Wirkmechanismus. Dopamin führt über seinen inhibitorischen D$_2$-Rezeptor zu einer verzögerten Magen- und Dünndarmpropulsion und einer Relaxierung des Ösophagussphinkters.

D$_2$-Rezeptor-Antagonisten beschleunigen die Nahrungsbreipassage durch den Pylorus in den Dünndarm und die duodenale Kinetik; das Kolon exprimiert keine D$_2$-Rezeptoren. Über eine Hemmung des Brechreizes im Hirnstamm wirken sie zusätzlich antiemetisch (S. 236).

Praxistipp
Die prokinetischen Effekte von D$_2$-Rezeptor-Antagonisten können Diarrhöen und Bauchschmerzen provozieren.

Indikationen. Funktionelle gastrointestinale Motilitätsstörungen (Dyspepsie, Reizdarmsyndrom), diabetische Gastropathie, Obstipationsprophylaxe unter Opioiden, Erbrechen und Übelkeit unter Einnahme von L-Dopa/D$_2$-Agonisten oder Opioiden.

Wirkstoffe. Die beiden verfügbaren Wirkstoffe **Domperidon** und **Metoclopramid** unterscheiden sich v. a. hinsichtlich ihrer **ZNS-Gängigkeit**. Gelangen D$_2$-Rezeptor-Antagonisten ins ZNS, sind sie durch den Angriff an der Area postrema und der Chemotriggerzone (S. 86) stärker wirksam als beim alleinigen peripheren Angriff am GIT. Andererseits provoziert die Penetration ins ZNS besonders bei älteren Patienten und Kindern auch zentrale dopaminantagonistische (parkinsonoide bzw. EPS-artige) Effekte, die unbedingt zu vermeiden sind.

> **MERKE**
> Bei der Auswahl der D$_2$-Rezeptor-Antagonisten ist unbedingt ihre ZNS-Gängigkeit zu beachten.

Domperidon (Motilium®) ist ein rein **peripher** wirksamer D$_2$-Rezeptor-Antagonist, der nicht ZNS-gängig ist und daher bevorzugt bei Kindern, Älteren und Parkinson-Patienten eingesetzt wird. Die Substanz stimuliert ausschließlich die Magenmotilität. Der exakte Wirkmechanismus ist noch unklar, neben der D$_2$-Rezeptor-Blockade müssen noch weitere Effekte einen Einfluss haben. Da Domperidon die **QT-Zeit verlängert** (relativ um 50 % erhöhtes Risiko für schwerwiegende ventrikuläre Herzrhythmusstörungen und plötzlichen Herztod) darf die Dosis bei Risikopatienten (vorbestehendes QT-Syndrom, Herzerkrankungen oder Elektrolytstörungen) 30 mg/d nicht übersteigen. Kontraindikationen sind schwere Lebererkrankungen sowie komedizinierte starke CYP3A4-Hemmstoffe.

Metoclopramid (Paspertin®) überwindet die Blut-Hirn-Schranke und wirkt über seinen zentralnervösen Angriff stärker als Domperidon. Neben seiner D$_2$-Rezeptor-antagonistischen Wirkung stimuliert es den 5-HT$_4$-Rezeptor und hemmt den 5-HT$_3$-Rezeptor. Durch diese breite Pharmakodynamik steigert es nicht nur die Propulsion an Magen und Dünndarm, sondern auch die magenwärts gerichtete Peristaltik des Ösophagus und erhöht den Tonus des Ösophagussphinkters. Aus diesem Grund wirkt Metoclopramid auch bei **Refluxösophagitis**. Beim Einsatz von Metoclopramid muss besonders auf die **parkinsonartigen motorischen Störungen** geachtet werden, für die Kinder besonders empfindlich sind (Antagonisierung mit Anticholinergika). Die Resorption komedizinierter Wirkstoffe kann als Folge des beschleunigten Magentransits erhöht sein.

5-HT$_4$-Rezeptor-Agonisten
5-HT$_4$-Rezeptor-Agonisten stimulieren aktiv die Propulsion und sind stärker prokinetisch als D$_2$-Antagonisten, die „nur die Bremse lösen". Das früher häufig eingesetzte Cisaprid wurde wegen QT-Zeit-Verlängerung vom Markt genommen. Das verwandte **Prucaloprid** (Resolor®) ist primär zur Behandlung der **Obstipation** zugelassen. *Off-label* bietet es eine Option bei **diabetischer Gastroparese**.

Motilin-Rezeptor-Agonisten
Makrolid-Antibiotika mit einer 14-Ring-Rtruktur wie Erythromycin oder Clarithromycin (nicht aber die 16-Ring-Makrolide), fördern über ihre agonistische Wirkung am **Motilin-Rezeptor** die gastrointestinale Peristaltik ähnlich den kräftigen Hungerkontraktionen. Das erklärt makrolidinduzierte Bauchschmerzen (S. 599). Erythromycin ist *Off-label* bei **diabetischer Gastroparese** hilfreich.

Parasympathomimetika
Parasympathomimetika stimulieren die gastrointestinale Peristaltik entweder direkt über ihre agonistische Wirkung an muskarinergen Rezeptoren (**Carbachol**) oder indirekt durch Hemmung der Cholinesterase (**Neostigmin**). Indiziert sind sie v. a. zur Behandlung der **postoperativen Magen-Darm-Atonie**, zu beachten sind die systemischen parasympathomimetischen Nebenwirkungen (S. 74).

Cholezystokininmimetika
Ceruletid (Takus®) hat strukturelle Ähnlichkeiten mit Cholezystokinin und entfaltet seine prokinetische Wirkung über einen Agonismus am Cholezystokinin-Rezeptor im Dünn- und Dickdarm. Die Stimulation dieses Rezeptors verstärkt die Freisetzung von Acetylcholin. Ceruletid wird v. a. bei Patienten mit **postoperativer Darmatonie** und **paralytischem Ileus** eingesetzt. Da die Substanz zusätzlich den M. sphinkter Oddi relaxiert, ist es auch bei Patienten mit **Pankreatitis** indiziert. Zu den wichtigsten Nebenwirkungen zählen Übelkeit, Erbrechen und Hitzewallungen.

10.3 Obstipation

Key Point
Die Ursachen einer Obstipation sind vielfältig. Ballaststoffarme Ernährung, Bewegungsmangel und eine unzureichende Flüssigkeitsaufnahme sind an leichten Obstipationen beteiligt, die schweren Formen beruhen wohl auf Störungen der Anatomie und Innervation des Kolons. Laxanzien sind effektive und hilfreiche Maßnahmen, Befürchtungen vor Abusus und Gewöhnung sind unbegründet.

10.3.1 Grundlagen
Als Obstipation gilt eine Stuhlfrequenz von < 3 Stühlen pro Woche oder ein harter Stuhlgang (verminderter Wassergehalt < 75%), der mit schmerzhafter oder subjektiv unvollständiger Defäkation verbunden oder nur mit starkem Pressen möglich ist.

> **MERKE**
>
> Die tägliche Stuhlmenge beträgt „nur" 100–150 g, das entspricht einem kleinen Joghurtbecher. Bei sehr faserstoffhaltiger Nahrung kann die Menge auf 500 g ansteigen. Die normale Defäkationssfrequenz schwankt zwischen 3-mal pro Tag und 3-mal pro Woche. Anders gesagt: Eine Defäktion „nur" alle 2–3 Tage ist noch keine Obstipation.

Die mit Abstand häufigste Form ist die sog. **chronisch-habituelle Obstipation**, die durch die Lebensgewohnheiten (falsche Ernährung mit ballaststoffarmer Kost, Bewegungsmangel, ungenügender Flüssigkeitsaufnahme) in den Industrienationen gefördert, aber dadurch allein nicht verursacht wird. Zu den weiteren Ursachen (Beispiele) zählen:
— **Immobilisation**: Operationen, Bettruhe
— **Medikamente** (Tab. 10.10)
— **Elektrolyt- und Hormonstörungen**: Hypokaliämie, Hypothyreose
— **neurologische Erkrankungen** mit gestörtem Entleerungsreflex oder verzögerter Darmpassage, z. B. diabetische Neuropathie oder multiple Sklerose
— **Einengung des Darmlumens**: Stenosen bei Tumoren oder chronisch-entzündlichen Darmerkrankungen
— **Schmerzen** bei der **Defäkation** wie bei Analfissuren oder Anismus bei jungen Frauen

Viele Menschen beklagen eine Obstipation, die *per definitionem* keine ist. Gerade im Alter ist eine gewisse Fixierung auf die Stuhlgewohnheiten zu beobachten, die zu häufigem Laxanziengebrauch oder sogar -abusus führt. Das Wohlgefühl eines unbehinderten Stuhlganges beschreibt der alternde französische Schrift-

Tab. 10.10

Arzneimittel als Ursachen der Obstipation

Wirkstoffgruppe	Verminderung der gastrointestinalen Peristaltik durch
D_2-Rezeptor-Agonisten, L-Dopa	Verstärkung der dopaminergen Motilitätshemmung
trizyklische Antidepressiva, Neuroleptika, H_1-Rezeptor-Antagonisten	Hemmung des mACh-Rezeptors
NSRI-Antidepressiva	Stimulation des α_1-Rezeptors
Clonidin	Stimulation des α_2-Rezeptors (Sympatholyse)
Inkretin-Mimetika (nicht Gliptine)	Stimulation des GLP-1-Rezeptors
Calcium-Kanal-Blocker	Hemmung der neuronal-vegetativen Erregung
Opioide	MOR-Rezeptor-induzierte Hemmung der mACh-Rezeptoren
Laxanzien, Diuretika	Kalium-Verluste
basische Anionenaustauscherharze	Bindung von Gallensäuren

steller Denis Diderot (1713–1784) in *Rameaus Neffe*: „Ein Tag weniger im Leben oder ein Taler mehr ist genau das Gleiche. Die Hauptsache ist, alle Abend frei, leicht, angenehm und ausführlich auf den Lokus zu gehen – *o stercus pretiosum* [*oh wertvoller Dünger*]!"

10.3.2 Wirkstoffe (Laxanzien)

Wirkmechanismus und Indikationen. Laxanzien sind Wirkstoffe gegen Verstopfung, die meistens rezeptfrei erhältlich sind und die Stuhlkonsistenz aufweichen bzw. die Peristaltik chemomechanisch anregen. Zu den wichtigsten Indikationen zählen:
- Obstipation (S. 233)
- Darmreinigung bzw. -entleerung vor diagnostischen oder operativen Darmeingriffen
- Senkung des intraabdominellen Drucks (z. B. nach abdominellen Eingriffen, bei Hernien, Z. n. Lungenarterienembolie, Herzinfarkt oder Apoplex)
- Stuhlregulierung bei Divertikulose
- Prävention einer medikamenteninduzierten Obstipation (z. B. bei Opiattherapie)
- chronisches Analleiden

Nebenwirkungen. Laxanzien sind sichere Arzneistoffe. Ihre möglichen Risiken lassen sich gut einschätzen: Eine Hypokaliämie tritt bei Einnahme normaler Dosen nicht auf. Es gibt keine Sucht im Sinne einer „Abhängigkeit", Gewöhnung und Toleranz kommen ebenfalls nicht vor – es gibt allerdings anatomisch-neurologische Veränderungen, die die Obstipation verschlimmern und zur Dosiserhöhung führen können. Ein Krebsrisiko besteht definitiv nicht. Grundsätzlich gibt es keinen Grund, die Einnahme von Laxanzien zeitlich zu beschränken, zumal wenn der Stuhl nicht fest geformt ist.

Kontraindikationen. Zu den wichtigsten Kontraindikationen zählen der paralytische und mechanische Ileus, chronisch entzündliche Darmerkrankungen sowie Störungen der Wasser- und Elektrolythomöostase.

Füll- und Quellstoffe

Füll- oder Quellstoffe wie **indischer Flohsamen** (weist die größte Quellzahl auf), **Leinsamen, Weizenkleie** oder **Carboxymethylzellulose** sind Ballaststoffe, die im Darmlumen Wasser binden und so das Stuhlvolumen vergrößern. Füll- und Quellmittel werden bei leichter Obstipation oder bei Divertikulose eingesetzt.

Praxistipp

Füll- oder Quellstoffe benötigen für ihre Wirkung Wasser und müssen mit ausreichend Flüssigkeit eingenommen werden. Cave: nicht über das Normalmaß trinken (Vorlasterhöhung!); zu viel Flüssigkeit hilft bei Obstipation nicht. Blähungen können die Verwendung von Quellstoffen limitieren.

Sekretagoge/hydragoge Laxanzien

Bisacodyl (Dulcolax®) hemmt die intestinale Wasserresorption und steigert die Wasser- und Elektrolytsekretion in das Darmlumen. Dadurch wird der Stuhl aufgeweicht, das Stuhlvolumen nimmt zu und die Darmperistaltik wird angeregt. Nach Resorption im Dünndarm gelangt Bisacodyl über den enterohepatischen Kreislauf in das Kolon, seinen eigentlichen Wirkort. Dort wird es durch bakterielle Spaltung in seine Wirkform umgewandelt. Dies erklärt die Latenzzeit zwischen Einnahme und Wirkbeginn von 6–10 Stunden. Nach rektaler Applikation setzt die Wirkung bereits nach 30 Minuten ein. Bisacodyl ist für die kurzfristige orale oder rektale Anwendung (max. 7–10 Tage) bei ausgeprägter Obstipation sowie zur Darmentleerung vor therapeutischen und diagnostischen Eingriffen geeignet.

Natriumpicosulfat (Laxoberal®) wird zum gleichen aktiven Wirkstoff wie Bisacodyl verstoffwechselt, es wird aber kaum resorbiert und benötigt nicht den Umweg des enterohepatischen Kreislaufes.

Praxistipp

Sekretagoge/hydragoge Laxanzien können lange angewendet werden. Mögliche Wasser- und Elektrolytverluste, die die Obstipation verstärken könnten, sind erst in sehr hohen Dosen zu erwarten.

Osmotische Laxanzien

Lactulose (Bifiteral®) ist ein Disaccharid aus D-Galaktose und Fruktose. Diese Zucker werden nicht resorbiert und im Darmlumen durch Bakterien in osmotisch wirksame saure Metaboliten (Laktat, Acetat) umgewandelt, die das Wasser im Darmlumen zurückhalten. Das Stuhlvolumen nimmt zu und die Darmperistaltik wird angeregt, ebenso wie das Wachstum der Bakterien im Kolon (sog. bifidogener oder probiotischer Effekt). Indiziert ist Lactulose auch zur Prophylaxe einer hepatischen Enzephalopathie. Da die Substanz den pH-Wert im Darmlumen senkt (eine Folge seiner Umwandlung in saure Metaboliten), wird das bei Leberzirrhose vermehrt anfallende neurotoxische Ammoniak (NH_3) im Darmlumen zu schwer resorbierbaren Ammoniumionen (NH_4^+) entgiftet. Schließlich wird Lactulose als Sanierungsversuch bei Salmonellen-Dauerausscheidern eingesetzt. Häufige Nebenwirkungen sind abdominale Schmerzen, Meteorismus und Flatulenz.

Polyethylenglykole wie **Macrogol** (Laxofalk®) besitzen mit einem mittleren Molekulargewicht von 3–4 kDa eine hohe Wasserbindungskapazität. Die Bildung von Darmgas (und damit Blähungen) sind seltener als unter Lactulose.

Ausblick: Sekretionssteigerung von Bicarbonat

Linaclotid (Constella®) ist ein 14 Aminosäuren langer Agonist der Guanylatcyclase C, der in der Darmschleimhaut den *cystic fibrosis transmembrane conductance regulator* aktiviert. Dadurch werden Chlorid und Bicarbonat sezerniert, die Natrium und Wasser nachziehen. Linaclotid ist für das Reizdarmsyndrom mit Obstipation zugelassen.

Keine oder geringe Verwendung

Nicht mehr verwendet werden mineral- oder paraffinölhaltige Laxanzien wie Rizinusöl. Auch Antrachinone haben wegen ihres (unklaren) Risikoprofils an Bedeutung verloren.

10.4 Diarrhö

Key Point
Eine beschleunigte Darmaktivität macht sich als Diarrhö bemerkbar. Aber auch Infektionen, Entzündungen, postoperative Zustände (*dumping*) und funktionelle Störungen (Reizdarm) führen mehrmals täglich zu weichen Stühlen. Als wichtigstes Antidiarrhoikum wird der μ-Opioid-Rezeptor-Agonist Loperamid eingesetzt.

10.4.1 Grundlagen

Kennzeichen der Diarrhö sind **zu häufige** Stuhlgänge (Stuhlfrequenz > 3/d), **zu voluminöse** Stühle (> 250 ml/d) und Stuhlgänge mit einer **verminderten Stuhlkonsistenz** aufgrund eines erhöhten Wassergehalts (> 75 %).

Die häufigsten **Auslöser** sind infektiöse Gastroenteritiden, Lebensmittelintoxikationen und arzneimittelinduzierte Durchfälle (**Tab. 10.11**). Zu den weiteren Ursachen zählen:

- gastrointestinale Erkrankungen: z. B. Malassimilationssyndrom, chronisch-entzündliche Darmerkrankungen, ischämische Kolitis
- Nahrungsmittelintoleranzen
- intestinale Motilitätssteigerung bei Reizdarmsyndrom, Hyperthyreose, Karzinoid-Syndrom, Addison-Krise, Angst und Stress.

10.4.2 Wirkstoffe (Antidiarrhoika)

Opioid-Rezeptor-Agonisten

Loperamid entfaltet seine motilitätshemmende Wirkung über eine **agonistische Wirkung** am **μ-Opioid-Rezeptor** (S. 376). Es wirkt nur peripher, weil es nach der Penetration durch die Blut-Hirn-Schranke sofort

Tab. 10.11

Arzneimittel mit Steigerung der Motilität bzw. als Ursache einer Diarrhö

Wirkstoffgruppe	Mechanismus
Steigerung der Motilität	
Schilddrüsenhormone	Stimulation des Parasympathikus
AChE-Inhibitoren	indirekte Stimulation des mACh-Rezeptors
COX-Inhibitoren	Hemmung der prostaglandinabhängigen ileozökalen Bremse
Prucaloprid	Stimulation des 5-HT_4- Rezeptors
Neuroleptika, Domperidon, Metoclopramid	Hemmung des D_2- Rezeptors
Erythromycin	Stimulation des Motilin-Rezeptors
PPI, Antibiotika	Störung der bakteriellen Besiedlung im GIT
Misoprostol	Stimulation der Prostaglandin-Rezeptors
Störungen der Resorption	
α-Glucosidase	Hemmung der Kohlenhydratresorption
Mannit, Sorbit	osmotischer Effekt
Steigerung der Sekretion	
Methylxanthine	Stimulation des Nervensystems und des Sympathikus
Laxanzien	Aufweichung der Stuhlkonsistenz bzw. chemomechanische Stimulation der Peristaltik

und effektiv durch P-Glykoprotein-Transporter „herausgeworfen" wird. Loperamid darf rezeptfrei (OTC) nur 2 d eingenommen werden.

Kontraindiziert ist es bei
- schweren, fieberhaften Darminfektionen mit blutigem Stuhlgang, da die Hemmung der intestinalen Peristaltik die Ausscheidung der Erreger und Enterotoxine über den Stuhl verzögert
- Subileus und Ileus
- Kindern < 2 Jahren
- Schwangerschaft und in der Stillzeit

> **VORSICHT**
>
> **Loperamid als Opioid-Stimulans**
> Loperamid wird als P-GP-Substrat sofort aus der Blut-Hirn-Schranke ins periphere Blut transportiert. P-GP-Hemmstoffe wie Verapamil verhindern diesen „Rauswurf". Durch die missbräuchliche Einnahme eines P-GP-Hemmstoffs zusammen mit Loperamid lassen sich zentralnervöse Opioid-Effekte erzielen.

Hemmung der Enkephalinasen

Racecadotril (Tiorfan®) wird nach Aktivierung durch Esterasen in Thiorphan umgewandelt. Thiorphan hemmt die Enkephalinase, eine Zellmembran-Peptidase, die u. a. das Endorphin Enkephalin abbaut. Im Unterschied zu Loperamid wirkt Racecadotril schnell (nach 30 min). Racecadotril ist nicht verschreibungspflichtig und bereits ab dem 3. Lebensmonat zugelassen.

10.5 Übelkeit und Erbrechen

Key Point

Mehrere Organe bzw. neuronale Kerngebiete schützten den Körper mittels Erbrechen vor der Aufnahme von potenziell schädlicher Nahrung, infektiösen Erregern und Ähnlichem. Im ZNS exprimieren das Brechzentrum, der Ncl. tractus solitarii und das Vestibularorgan ein individuelles Muster von proemetischen D_2-, H_1-, mACh-, 5-HT_3- und NK_1-Rezeptoren, deren spezifische Hemmung eine spezifische antiemetische Pharmakotherapie ermöglicht.

10.5.1 Grundlagen

Der Brechreflex ist primär ein Schutzreflex, der den Körper vor der Resorption oral aufgenommener, potenziell schädlicher Stoffe oder Erreger schützt. Erbrechen wird durch eine Reizung des im Hirnstamm gelegenen funktionellen Brechzentrums ausgelöst. An diesem Netzwerk sind vagale Afferenzen aus dem Gastrointestinaltrakt (über den Ncl. tractus solitarii) und die außerhalb der Blut-Hirn-Schranke (am Boden des 4. Ventrikels) gelegenen Chemorezeptor-Triggerzone (CTZ) in der Area postrema beteiligt, weitere Afferenzen kommen aus dem Vestibularorgan und höheren Hirnzentren.

Übelkeit und Erbrechen können durch eine Vielzahl verschiedener Erkrankungen ausgelöst werden. Unterschieden werden:
- **peripheres Erbrechen**, das durch Reizung gastrointestinaler Chemorezeptoren und afferenter Nervenfasern ausgelöst wird (z. B. bei Appendizitis, Pankreatitis, Gallenkolik oder Ileus)
- **vestibuläres Erbrechen**, ausgelöst durch die Aktivierung von Afferenzen im Innenohr (z. B. Kinetosen, Morbus Menière)
- **zentrales Erbrechen** durch direkte Stimulation der chemosensiblen Triggerzone, z. B. durch Zytostatika, β-HCG (Schwangerschaftserbrechen), Toxine, Pharmaka

> **MERKE**
>
> Da die Blut-Hirn-Schranke im Bereich der chemosensiblen Triggerzone (Area postrema) fenestriert und damit durchgängig ist, können auch nicht ZNS-gängige Substanzen Erbrechen auslösen bzw. als Antiemetika eingesetzt werden.

10.5.2 Wirkstoffe (Antiemetika)

Die am Brechreflex beteiligten speziellen Kerngebiete und peripheren Organe exprimieren einen spezifischen Rezeptorbesatz (**Abb. 10.3**). Die pharmakologisch relevanten Rezeptoren sind H_1-, D_2-, mACh-, µ-, 5-HT_3- und NK_1-Rezeptoren, die mit unterschiedlichen Indikationen spezifisch gehemmt werden können (**Tab. 10.12**).

D_2-Rezeptor-Antagonisten

D_2-Rezeptor-Antagonisten entfalten ihren antiemetischen Effekt über eine **D_2-Rezeptor-Blockade** im **Brechzentrum** und in der **chemosensiblen Triggerzone**. Über ihren peripheren dopaminantagonistischen Effekt fördern sie zusätzlich die Magenentleerung und die intestinale Peristaltik (S. 231). Außer bei Kinetosen sind D_2-Rezeptor-Antagonisten bei fast **allen Emesisformen** indiziert. Besonders gut wirksam sind sie bei Übelkeit, das durch L-Dopa/D_2-Agonisten oder durch Opioide provoziert wird. Zu den wichtigsten Wirkstoffen zählen:
- Metoclopramid (S. 232) und Domperidon (S. 232)
- Neuroleptika, *Cave:* Parkinsonoid (S. 487), v. a. bei Kindern oder Parkinson-Patienten

5-HT_3-Rezeptor-Antagonisten: „Setrone"

Bei Bestrahlungen und unter Zytostatikatherapie wird massiv Serotonin aus den ECL-Zellen im Gastrointestinaltrakt und den Brechzentren des Hirnstammes freigesetzt. Serotonin wirkt über seinen

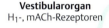

Tab. 10.12

Angriffspunkte und Indikationen von Antiemetika (ausgewählte Beispiele)

Rezeptor	Expression in Brechzentrum	Vestibularorgan	Antiemetika	Indikationen
D_2	+	∅	D_2-Antagonisten: Metoclopramid, Domperidon	alle Emesisformen außer Kinetosen; besonders gut bei Übelkeit/Erbrechen durch Opioide und L-Dopa/D_2-Agonisten
H_1	+	+	H_1-Antagonisten: Diphenhydramin, Dimenhydrinat	Kinetosen; Opioid-Erbrechen (2. Wahl)
mACh-R	+	+	muskarinerge Antagonisten: Scopolamin	Kinetosen
5-HT_3	+	∅	5-HT_3-Antagonisten: Ondansetron	zytostatikainduziertes Erbrechen
NK_1	im Ncl. tractus solitarii		NK_1-Antagonisten: Arepripant	zytostatikainduziertes Erbrechen (Tripletherapie)
Glukokortikoide	unklar		Dexamethason	zytostatikainduziertes und postoperatives Erbrechen
Cannabinoid (CB_1)	supraspinal, PNS		THC/Dronabinol	zytostatikainduziertes Erbrechen, Kachexie

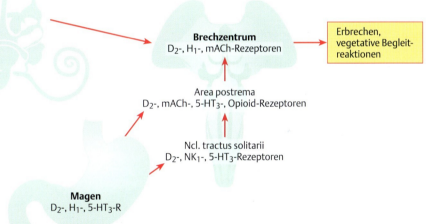

Abb. 10.3 Übelkeit und Erbrechen. Periphere Reize werden über afferente Fasern des N. vagus oder humoral an die Area postrema sowie den Ncl. tractus solitarii weitergeleitet. Diese Triggerzonen stimulieren das Brechzentrum in der Formatio reticularis lateralis. Das Vestibularorgan vermittelt seine emetischen Reize über den N. vestibularis und den Ncl. vestibularis direkt an das Brechzentrum. Die lineare Anordnung der Kerngebiete in der Abbildung ist nur schematisch und entspricht nicht der anatomischen Wirklichkeit. Die wesentlichen Rezeptoren der Verarbeitung und Verstärkung von emetischen Afferenzen sind die Rezeptoren für Dopamin (D_2-R), Histamin (H_1-R), Serotonin (5-HT_3-R), Acetylcholin (mACh-R), Endorphine (Opioid-R) und Substanz P (NK_1-R).

pentameren 5-HT_3-Rezeptor emetisch. Dieser wird nicht nur im Brechzentrum (**Abb. 10.3**), sondern auch im enterischen Nervensystem und Darmparenchym exprimiert. Außerdem fördert er die Weiterleitung von viszeralen Schmerzen über die vagalen Afferenzen. Seine Stimulation durch Gasnarkotika erklärt auch die häufige postoperative Übelkeit.

Mit Ausnahme von Palonosetron sind alle „Setrone" selektive **kompetitive Antagonisten** des **5-HT_3-Rezeptors**, die sich nur geringfügig unterscheiden (**Tab. 10.13**). Sie sind zumeist Strukturverwandte des Serotonins mit verschiedenen Seitenketten. Ihr wichtigstes Einsatzgebiet ist das **akute zytostatikainduzierte** und **postoperative Erbrechen**. Die antiemetischen Wirkungen halten 12–24 h an, die **Kombination** mit **Glukokortikoiden** verlängert ihre Wirkung. Die Bioverfügbarkeit und die therapeutische Breite sind hoch.

H_1-Rezeptor-Antagonisten

Zu den zentral verfügbaren H_1-Rezeptor-Antagonisten zählen **Dimenhydrinat** (Vomex®), **Diphenhydra-**

Tab. 10.13

Hemmstoffe des 5-HT$_3$-Rezeptors („Setrone")

Wirkstoff	Besonderheiten
Granisetron (Axigran®)	–
Ondansetron (Zofran®)	Toleranzentwicklung möglich, geringere Effektivität, QT-Zeit-Verlängerung
Palonosetron (Aloxi®)	nur i. v. verfügbar, höchste Affinität zum 5-HT$_3$-Rezeptor, lange HWZ, nicht kompetitive Hemmung
Tropisetron (Navoban®)	–

min (Emesan®) und die **konventionellen Neuroleptika** z. B. **Promethazin** (Atosil®). Sie entfalten ihre antiemetische Wirkung über eine kompetitive Hemmung zentraler und peripherer H$_1$-Rezeptoren. Auch eine teilweise antimuskarinerge Wirkung trägt vermutlich substanziell zur Antiemesis bei. H$_1$-Rezeptor-Antagonisten werden bei **schwangerschaftsinduziertem Erbrechen** und **Kinetosen** eingesetzt. Zu beachten ist die **Sedierung**, vgl. Kap. Hypnotika und Anxiolytika (S. 409).

Muskarinerge ACh-Rezeptor-Antagonisten

Der wichtigste Vertreter zentral wirksamer M$_1$-Rezeptor-Antagonisten ist das **Scopolamin**. Die antiemetische Wirkung wird durch kompetitive Hemmung von M$_1$-Rezeptoren im Bereich des Ncl. vestibularis, der Area postrema und des Brechzentrums vermittelt. Sein wichtigstes Einsatzgebiet ist die **Prophylaxe** von **Kinetosen**. Da die orale Einnahme nebenwirkungsreich und nur kurz wirksam ist, wurde ein Scopolamin-Membranpflaster (Scopoderm TTS®) entwickelt, bei dem 1 mg Scopolamin über einen Zeitraum von 3 Tagen freigesetzt wird.

> **Praxistipp**
> Scopolamin-Pflaster sollen 5–6 h vor Reiseantritt aufgeklebt werden. Bei bereits eingetretener Übelkeit sind sie wirkungslos.

NK$_1$-Rezeptor-Antagonisten

Aprepitant (Emend®) ist ein sehr wirksames Antiemetikum, das als selektiver Antagonist des im Ncl. tractus solitarii exprimierten Neurokinin-Rezeptors-1 wirkt. Zugelassen ist es in Kombination mit einem 5-HT$_3$-Antagonisten und einem Glukokortikoid zur **Emesis-Prophylaxe** bei **hochemetogenen Chemotherapeutika**. Diese Triplekombination wirkt auch gegen das **verzögerte Erbrechen**.

Glukokortikoide (GK)

Der genaue antiemetische Wirkmechanismus der Glukokortikoide ist noch immer unklar. In Kombination z. B. mit 5-HT$_3$-Rezeptor-Antagonisten sind GK sehr effektiv bei **verzögertem Erbrechen** und **hochemetogener Chemotherapie**.

Cannabinoide

Dronabinol (ist der internationale Freiname von Δ9-Tetrahydrocannabinol [THC]) hat u. a. seinen Platz in der **Palliativmedizin**. Es wird zur Appetitanregung bei Kachexie und als Antiemetikum bei mittelschwerer Emesis (S. 382) eingesetzt (S. 396).

10.6 Pharmakologie in der Praxis: Pharmakotherapeutika des GI-Trakts

10.6.1 Pharmakotherapie ausgewählter gastrointestinaler Erkrankungen

Helicobacter-pylori-Eradikationstherapie

1983 gelang die Isolation des gramnegativen Bakteriums Helicobacter pylori (H. p., **Abb. 10.4**) und die Identifikation als Erreger der chronischen Typ-B-Gastritis, auf deren Boden sich ein gastroduodenales Ulkus bilden kann. In westeuropäischen Ländern beträgt die Prävalenz der H.-p.-Infektion 5–15 %. Allerdings können bei bis zu 50 % der Menschen Antikörper gegen diesen Erreger nachgewiesen werden. Für einige Erkrankungen gilt eine pathogenetische Beteiligung dieses Erregers als gesichert. Hierzu zählen:

- chronische Typ-B-Gastritis
- gastroduodenale Ulkuskrankheit (Duodenalulkus > Magenulkus)
- Neoplasien des Magens: Adenokarzinom des Magens, MALT-Lymphom (*mucosa-associated lymphoid tissue*; hier gilt H. p. sogar als Karzinogen)
- Riesenfaltengastritis

Korrelationen, aber ohne nachgewiesene Kausalitätsbeziehung, liegen für Helicobacter pylori und kolorektale Karzinome, Diabetes mellitus, Eisenmangelanämie und Vitamin-B$_{12}$-Mangel sowie die funktionelle Dyspepsie vor.

Durchführung der Eradikationstherapie. Die Eradikationstherapie wird in der Regel als **Tripletherapie** durchgeführt, bei der 2 Antibiotika mit einem Protonenpumpenhemmer (PPI) kombiniert werden. Ziel der H.-p.-Antibiose ist die komplette Erregereradikation (*eradicare*, lat. mit der Wurzel herausreißen). Dazu müssen die Antibiotika in den Bereich der Magensäure eindringen, wo H. p. in einem von der Urease gebildeten basischen Schutzraum überlebt. Durch die zusätzliche PPI-Gabe wird der gastrale pH-Wert angehoben und die Wirksamkeit der Antibiotika gesteigert. Mit den First-Line-Standardtherapie-Schemata (**Tab. 10.14**) werden bei 7–14-tägiger Therapiedauer Eradikationsraten von ca. 90 % erzielt. Kürzere Anwendungszeiten mit geringerer Tablet-

Tab. 10.14

First-Line-Standardtherapie zur Helicobacter-pylori-Eradikation (Dauer 7–14 Tage)

italienisches Tripleschema		französisches Tripleschema	
Wirkstoff	Tagesdosis	Wirkstoff	Tagesdosis
PPI	2-mal Standarddosis*	PPI	2-mal Standarddosis*
Clarithromycin (S. 599)	250–500 mg 2-mal/d	Clarithromycin (S. 599)	500 mg 2-mal/d
Metronidazol (S. 595)	400–500 mg 2-mal/d	Amoxicillin (S. 587)	1000 mg 2-mal/d

* siehe **Tab. 10.5**

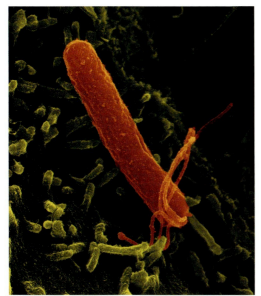

Abb. 10.4 Helicobacter pylori. Elektronenmikroskopische Aufnahme. (MPI für Infektionsbiologie, Berlin; Fotografie: Max-Planck-Institut für Infektionsbiologie)

tenlast sind noch nicht etabliert. Bleibt die Tripletherapie erfolglos, sollte zunächst eine Resistenzbestimmung für Clarithromycin und Metronidazol durchgeführt werden. Ampicillin (S. 587) kann durch Levofloxacin (S. 602) ersetzt werden. Eine weitere Alternative bildet das sog. **Quadrupel-Schema**, in dem ein PPI in 2-facher Standarddosierung mit Bismut, Clarithromycin oder Metronidazol und einem Tetrazyklin kombiniert wird. Die hohe Erfolgsrate von 85 % ist wahrscheinlich sogar unabhängig von einer vorliegenden Clarithromycin- oder Metronidazol-Resistenz. In Pylera® sind Metronidazol, Bismut und Tetrazyklin in einer Kapsel kombiniert. Nachteilig ist dabei die Einnahme von je 3 Kapseln 4-mal pro Tag (12 Kapseln pro Tag).

Ulkusprophylaxe

Eine Ulkusprophylaxe ist in ausgeprägten Stresssituationen (sog. Stressulkusprophylaxe, z. B. bei Intensivpatienten) und bei notwendiger längerfristiger Einnahme von COX-Inhibitoren indiziert.

- **Stressulkusprophylaxe**: Gabe von Protonenpumpeninhibitoren
- **Prophylaxe des COX-Inhibitor-assoziierten Ulkus**: Da die lang wirksamen sauren hochaffinen COX-1-Inhibitoren wie Naproxen oder Indometacin die mit Abstand höchste Ulkus-Inzidenz aufweisen, sollte in einem ersten Schritt auf ein COX-2-selektives Coxib umgestellt werden. Diese senken die Inzidenz um ca. 50 %, was der Einnahme eines unselektiven COX-Inhibitors mit einem PPI entspricht. Die wirkungsvollste Prophylaxe (S. 361) wird durch die kombinierte Gabe eines Coxibs mit einem PPI erreicht.

> **MERKE**
>
> Das Ulkusrisiko ist besonders hoch, wenn COX-Inhibitoren in Kombination mit Cortison (häufig bei rheumatischen Erkrankungen) verabreicht werden.

Therapie der Obstipation

Die Therapie der Obstipation kann sich nur teilweise an den Ursachen orientieren. Die **Prävention** (Maßnahmen der Stufe I) ist nur bei leichter Obstipation wirksam.

- Stufe I: ausreichende Bewegung, ballaststoffreiche Ernährung und Steigerung (Normalisierung) der Flüssigkeitszufuhr
- Stufe II: Laxanzien (Macrogol, Bisacodyl, Natriumpicosulfat); Lactulose und Anthrachinone als 2. Wahl
- Stufe III: Prokinetika wie Prucaloprid
- Stufe IV: Klysmen, Lavage und bei opioidinduzierter Obstipation Opioidrezeptor-Antagonisten wie Methylnaltrexon (S. 390).

Praxistipp

Vorsicht bei der Empfehlung, viel zu trinken. Patienten mit Herz- oder Niereninsuffizienz müssen sorgfältig bilanzieren; eine zu große Trinkmenge provoziert Vorlasterhöhung sowie Nykturie mit Sturzrisiko.

Therapie der Diarrhö

Eine Diarrhö wird symptomatisch behandelt. Da schwere Diarrhöen durch die massiven Wasser- und Elektrolytverluste akut lebensbedrohlich sein können, ist die mit Abstand wichtigste Maßnahme die **Rehydratation** und **Elektrolytsubstitution**. Im Alltag praktikabel ist die Zufuhr glukosehaltiger Lösungen und von Kochsalz („Cola und Salzstangen"). Dabei wird Natrium im Kotransport mit Glukose aktiv resorbiert. Natrium zieht das Wasser mit (*solvent drag*) und mindert so die Wasserverluste. In schwereren Fällen werden kaliumhaltige Glukose-Salz-Lösungen (sog. Rehydratationslösungen) zugeführt. Antidiarrhoika wie Loperamid zur Hemmung der Darmmotilität sollten nur kurzfristig und unter Beachtung der Kontraindikationen (S. 235) angewendet werden.

> **MERKE**
>
> Die Flüssigkeitsverluste, zumal kombiniert mit Erbrechen, führen zur Exsikkose und machen die Niere anfällig für Funktionsstörungen (*Cave:* COX-Inhibitoren).

Therapie bei Reizdarmsyndrom (Colon irritabile)

Beim Reizdarmsyndrom handelt es sich – ähnlich wie beim Reizmagen – um eine **funktionelle Störung im Bereich des Kolons**, für die sich kein organisches Korrelat nachweisen lässt. Das Syndrom tritt sehr häufig (Prävalenz 3–20%) auf. Betroffen sind überwiegend Frauen im mittleren Lebensalter. Leitsymptome sind Abdominalschmerzen, die sich nach der Defäkation bessern, Druck- und Völlegefühl, Obstipation und Diarrhö (häufig im Wechsel), Blähungen sowie Schleimabgang mit dem Stuhl. *Cave:* Blutbeimengungen, Fieber, nächtliche Diarrhö, B-Symptomatik und erhöhte Entzündungsparameter schließen ein Reizdarmsyndrom aus! Auch wenn der Allgemeinzustand der Patienten i. d. R. nicht beeinträchtigt ist, ist die Erkrankung häufig mit einem erheblichen Leidensdruck und einer stark eingeschränkten Lebensqualität verbunden. Nicht selten leiden die Patienten unter begleitenden somatoformen und psychischen Störungen. Die Ursachen bzw. Auslöser der Störung sind unklar, vermutet werden Störungen der intestinalen Barrierefunktion, des enteralen Immungleichgewichts und der serotonergen Transmission. Auch eine erhöhte Innervation der Darmschleimhaut, eine veränderte Darmflora, eine viszerale Hypersensitivität mit einer erniedrigten Schmerzschwelle, enterale Infekte sowie traumatische Belastungsreaktionen kommen als Auslöser in Betracht.

Therapie. Im Vordergrund der Behandlung stehen **nicht pharmakologische Therapieansätze**, zu denen v. a. die ärztliche Aufklärung und Beruhigung, Entspannungsverfahren, Nahrungsumstellung, sportliche Aktivität und psychotherapeutische Verfahren zählen. Die **medikamentöse** Therapie ist rein symptomatisch und orientiert sich an den dominierenden Symptomen:

- überwiegend **obstipative Beschwerden**: Ballaststoffe, osmotische Laxanzien (Macrogol), Prokinetika wie Prucaloprid, Probiotika, 5-HT$_4$-Agonisten, Spasmolytika, SSRI (nicht TCA)
- überwiegend **Diarrhö** und **Schmerzen**: Spasmolytika (nicht: COX-Inhibitoren, Opioide), 5-HT$_3$-Antagonisten, Loperamid, Ballaststoffe, SSRI oder TCA (niedrig dosiert), Racecadotril
- **Probiotika**: Hier ist zu beachten, dass nur bestimmte Probiotika für bestimmte Patienten wirksam sind.
- **Antidepressiva**: Trizyklische Antidepressiva (TCA) und SSRI helfen bei psychischen Störungen gegen die dysfunktionale Verdauung.

10.6.2 Praktischer Umgang mit Pharmakotherapeutika am Gastrointestinaltrakt

Zu Magensäure- und Helicobacter-pylori-assoziierten Erkrankungen:

- Die Magensäure ist der **entscheidende endogene Risikofaktor** für peptische Ulzera, aber auch für die chronische Gastritis und die gastroösophageale Refluxkrankheit. Zu den wichtigsten exogenen Risikofaktoren zählen die Helicobacter-pylori-Besiedlung und die chronische Einnahme von COX-Inhibitoren.
- Die **Reduktion** der **Magensäureproduktion** und die Neutralisierung bereits gebildeter Magensäure sowie die **Eradikation** von Helicobacter pylori gehören zu den wichtigsten pharmakotherapeutische Ansätzen am Gastrointestinaltrakt!
- **Protonenpumpeninhibitoren** sind die stärksten Säureblocker. Da die Pumpen relativ schnell neusynthetisiert werden, kann trotz irreversibler Hemmung der H$^+$/K$^+$-ATPase eine 2-malige Gabe (nachts) nötig sein. Ideal ist die nüchterne Einnahme 30 min vor dem Essen.
- **Histamin$_2$-Rezeptor-Antagonisten** stellen v. a. bei nächtlicher Säureproduktion eine Alternative oder Ergänzung dar.
- **Aluminium-** und **magnesiumhaltige Antazida** beeinflussen die Resorption anderer Arzneimittel, die innerhalb von 2 h nach den Antazida eingenommen werden.
- Nur bedingt schleimhautprotektiv wirken Sucralfat (Magenschleimhaut) und Misoprostol (Magen- und Darmschleimhaut).
- Die **Helicobacter-Eradikation** wird i. d. R. als Tripletherapie mit einer Kombination aus zwei Antibiotika und einem Protonenpumpeninhibitor

über einen Zeitraum von 7–14 Tagen durchgeführt.

Zu Obstipation, Diarrhö, Übelkeit und Erbrechen:
- Zahlreiche **Medikamente** können eine **Obstipation** auslösen. Dies gilt insbesondere für Arzneimittel, die muskarinerge Acetylcholin-Rezeptoren hemmen (auch Opioide).
- **Laxanzien** dürfen in der normalen Dosierung auch über längere Zeit als sicher gelten.
- **Antidiarrhoika** sollten nur **kurzfristig** eingesetzt werden.
- **D$_2$- und H$_1$-Rezeptor-Antagonisten** sind starke Antiemetika im Praxisalltag, bei opioidbedingter Übelkeit sind H$_1$-Rezeptor-Antagonisten nur 2. Wahl (*Cave:* Sedierung, Obstipation).
- Beim Einsatz von **Metoclopramid** (ZNS-gängiger D$_2$-Rezeptor-Antagonist) muss auf das Auftreten **parkinsonoidartiger** motorischer Störungen geachtet werden. Kinder sind hierfür besonders empfindlich.

10.6.3 Arzneimittelinteraktionen (AMI) von Magen-Darm-Therapeutika

Tab. 10.15.

Tab. 10.15

Arzneimittelinteraktionen von Magen-Darm-Therapeutika: Veränderung der Wirkungen anderer Arzneistoffen

Magen-Darm-Therapeutikum	betroffenes Arzneimittel + Mechanismus	Folgen
Omeprazol	Clopidogrel: Aktivierung via CYP2C19 ↓	Gerinnungshemmung ↓
	Warfarin, Phenytoin, Diazepam: Abbau via CYP2C19 ↓	Wirkung ↑
andere PPI	Calcium, Vitamin B$_{12}$: verminderte Resorption	Mangelsymptome
Antazida	generell: Komplexierung von Wirkstoffen	Resorption ↓
Laxanzien	Herzglykoside: Hypokaliämie	Wirkung ↑, Herzrhythmusstörungen

10.6.4 Tabellarische Übersicht über die klinischen Daten

Tab. 10.16.

Tab. 10.16

Klinische Daten von Therapeutika am Gastrointestinaltrakt (Erwachsene)

Wirkstoff	Plasma-HWZ (h)[1] (Metabolit)	Dosierung (mg)[2]	Metabolisierung/Ausscheidung[3]	Dosis bei Niereninsuffizienz[4]
Antazida				
Protonenpumpeninhibitoren (PPI)				
Esomeprazol	1,5	1 × 20–40	hepatisch	
Lansoprazol	1,5	1 × 15–30	S: CYP2C19	
Omeprazol	1,5	1 × 20–40	S: CYP2C19, H: CYP2C19	
Pantoprazol	1	1 × 20–40	hepatisch	
Rabeprazol	1–2	1 × 10–20	S: CYP2C19, CYP3A4	
H$_2$-Rezeptor-Antagonisten				
Famotidin	3–4	1 × 20–40	hepatisch; renal	anpassen
Ranitidin	2,5	1–2 × 150–300	S: CYP	anpassen
weitere Antazida und Gastroprotektiva				
Misoprostol	0,5	2–4 × 200 µg		
Pirenzepin	10–12	2–3 × 50		anpassen
Sucralfat		2–4 × 1 g		KI bei dialysepfl. NI
Prokinetika				
D$_2$-Rezeptor-Antagonisten				
Domperidon	7–9	3–4 × 10–40	hepatisch	anpassen
Metoclopramid	2,5–5	3–4 × 10	hepatisch; renal	anpassen
5-HT$_4$-Rezeptor-Agonisten				
Prucaloprid	24	1 × 2	renal	anpassen
Laxanzien				
Bisacodyl		1 × 5–10		
Lactulose		1–2 × 5–10 g		
Macrogol		1–2 × 10–14 g		
Antiemetika				
5-HT$_3$-Rezeptor-Antagonisten				
Granisetron	9	1 × 2	hepatisch	
Ondansetron	3	1–2 × 4–8	S: CYP2D6	
Palonosetron	40	1 × 500	S: CYP2D6; renal	
Tropisetron	8	1 × 5	hepatisch; renal	
NK$_1$-Rezeptor-Antagonisten				
Aprepitant	9–13	1 × 80–125	S,H: CYP3A4	

[1] wenn nicht anders vermerkt: Tablette (nicht retardiert, keine schnell wirksame Formulierung)
[2] durchschnittliche Gabe einer durchschnittlichen Einzeldosis (1-mal die Höchstdosis oder mehrmals täglich die niedrige Dosierung)
[3] Nur die Metabolisierungen/Ausscheidungswege/CYP-Enzyme werden aufgelistet, die pharmakologisch relevant sind.
[4] Kreatinin-Clearance in ml/min; KI = Kontraindikation
I = Induktor; H = Hemmstoff; S = Substrat

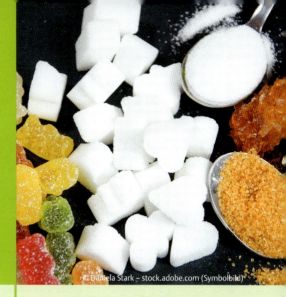
© Daniela Stark – stock.adobe.com (Symbolbild)

Kapitel 11

Antidiabetika

Thomas Herdegen

11.1 **Grundlagen und Überblick** 245

11.2 **Pharmakotherapie mit Insulin** 249

11.3 **Nicht-insulinerge Antidiabetika** 253

11.4 **Therapie diabetischer Komplikationen und Folgeschäden** 261

11.5 **Pharmakologie in der Praxis: Diabetes mellitus und Antidiabetika** 263

Ich muss schon wieder ...

Süße Träume

Der Zug Zürich–Stuttgart rollt an. Das Abteil ist fast leer. Anna winkt ihrem Freund Johannes noch einmal zum Abschied zu. Dann macht sie es sich bequem, schließt die Augen, legt die Hände auf ihren Unterbauch und träumt: Davon, wie es sein wird, wenn das Baby da ist. Bestimmt werden Johannes und sie wunderbare Eltern sein. Sie wird nach Zürich ziehen, wo er jetzt seinen neuen Job angetreten hat. Die Schwangerschaft verändert Annas Körper von Tag zu Tag. Sie hat in den vergangenen 2 Monaten einige Kilogramm zugenommen und ist ein wenig schwerfälliger und müder als sonst. Besonders fällt ihr auf, dass sie seit etwa 2 Wochen häufiger Wasser lassen muss als sonst, oft Bauchschmerzen hat und ihr immer wieder schlecht ist. Ihr Hausarzt sagte, er wolle beim nächsten Termin ihren Nüchternblutzuckerspiegel messen. Morgen geht sie in seine Sprechstunde.

Diagnoseweisend: Nüchternblutzucker

„Haben Sie heute Morgen auch wirklich nichts gegessen?" fragt der Hausarzt. Der Nüchternblutglukosespiegel beträgt bei Anna 130 mg/dl. Definitionsgemäß ist damit die Diagnose Diabetes mellitus gestellt. Da Anna schwanger ist und bei ihr vorher kein Diabetes bekannt war, handelt es sich um einen Gestationsdiabetes. Die Klinik, die Anna präsentiert, passt dazu: Müdigkeit und Muskelschwäche, Polyurie, unspezifische Oberbauchschmerzen und Übelkeit.

Wichtig: regelmäßige Blutzucker-Kontrollen

Der Arzt klärt die Patientin zunächst über mögliche Komplikationen für den Fetus durch einen erhöhten Blutzuckerspiegel auf und rät Anna, mindestens 4-mal täglich ihren Blutzucker zu messen: einmal nüchtern und jeweils 1 Stunde nach jeder Mahlzeit. Er schickt sie weiterhin zu einer professionellen Diätberaterin, die ihren Kalorienbedarf ausrechnet und sie über die richtige Ernährung aufklärt. Anna muss sich wenn möglich ausreichend bewegen. Weiterhin soll sie ihren Blutdruck und ihre Blutfette überwachen: sie müssen im niedrig-normalen Bereich gehalten werden.

Im Zweifel Insulin

Übersteigt trotz all dieser Maßnahmen ihre Nüchternblutglukose-Konzentration 90 mg/dl oder die Blutglukose-Konzentration 1 Stunde nach dem Essen 120 mg/dl bei zwei oder mehr Messungen in der Woche, wird Anna Insulin spritzen müssen. Denn orale Antidiabetika (ausgenommen Metformin) sind während der Schwangerschaft verboten: Sie können für den heranwachsenden Fetus schädlich sein und mit ihnen lässt sich der Blutzucker nicht gut steuern. Insulin dagegen überschreitet die Plazentaschranke nicht und der Blutzucker lässt sich viel besser kontrollieren.

Fazit

Eine möglichst frühzeitige Diagnose und Therapie des Schwangerschaftsdiabetes sind wichtig, weil diese Erkrankung Schwangerschaftskomplikationen wie Präeklampsie und Polyhydramnion begünstigt und das Risiko für metabolische Entgleisungen des Neugeborenen sowie für die Entstehung von sog. big babies birgt.

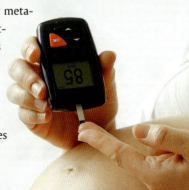

Foto: © fovito – stock.adobe.com / Symbolbild

11.1 Grundlagen und Überblick

Key Point

Der Diabetes mellitus wird durch einen angeborenen Insulinmangel oder eine erworbene fehlende bzw. fehlerhafte Sekretion von Insulin bzw. ungenügende Wirkung von Insulin verursacht. Die Pharmakotherapie des Diabetes mellitus reduziert nicht nur den erhöhten Blutzucker, sondern auch die schweren Organ- und Gefäßschäden wie Retinopathie oder Nephropathie. Die Lebenserwartung eines schlecht eingestellten Diabetikers ist um Jahre herabgesetzt, besonders gefürchtet sind die Amputationen von Füßen und Beinen sowie die Erblindung und die Niereninsuffizienz.

Beim **Diabetes mellitus** handelt es sich um eine heterogene Gruppe von Stoffwechselstörungen mit Erhöhung der Blutzuckerkonzentration bzw. einer Verwertungsstörung zugeführter Kohlenhydrate infolge eines **relativen oder absoluten Insulinmangels**.
Bei einem manifesten Diabetes mellitus ist der erhöhte Blutzucker bereits nüchtern nachweisbar, beim Prä-Diabetes erst nach Glukosebelastung, z. B. nach dem Essen oder nach einem oralen Glukosetoleranztest (oGTT, **Tab. 11.1**).
Die Diagnose Diabetes mellitus wird auch über den Nachweis einer chronischen Hyperglykämie erbracht. Dafür eignet sich das **glykierte Hämoglobin (HbA$_{1c}$):** Glukose lagert sich konzentrationsabhängig an zahlreiche Proteine, wobei in einem letzten, irreversiblen Schritt Ketoamine entstehen. Auch das langlebige Hämoglobin wird durch Glukose verändert, sodass sich im Blut neben mehr als 90% nicht glykiertem HbA (HbA$_0$) auch glykiertes HbA$_1$ findet. Hiervon stellt das HbA$_{1c}$ mit ca. 6% die größte Untergruppe. Ein Anstieg auf 8 oder gar 10% bedeutet einen mittleren Blutzuckerwert von 200 bzw. 275 mg/dl und eine dramatische Zunahme der diabetischen Spätschäden.

Praxistipp

Der HbA$_{1c}$ dient in der Praxis als Kontrollinstrument für die Effektivität und Compliance einer eingeleiteten Therapie. Damit lässt sich eine Aussage über die Blutzuckereinstellung der letzten 8–10 Wochen treffen. So deutet z. B. ein gut eingestellter BZ bei deutlich erhöhtem HbA$_{1c}$ darauf hin, dass der Patient sich nur anlässlich des Arztbesuches kurzfristig therapiegerecht verhalten hat.

11.1.1 Insulin und Glukagon

Insulin

Synthese und Freisetzung. Insulin ist ein Peptidhormon, das in den **β-Zellen (B-Zellen) des Pankreas** aus dem Vorläufermolekül Proinsulin durch proteolytische Abspaltung eines Zwischenstücks, des sog. **C-Peptids** *(connecting peptide)* gebildet wird.
Der physiologische Stimulus für die **Insulinsekretion** aus der β-Zelle ist der **erhöhte Blutzuckerwert** nach Nahrungsaufnahme. Die Freisetzung von Insulin ist die Folge einer Depolarisation nach Verschluss des Kalium-Kanals (K$_{ATP}$-Kanal). Der Kalium-Kanal wird durch 2 Signalwege geschlossen (**Abb. 11.1**):
- **direkte Wirkung der Glukose:** In Abhängigkeit von ihrer Blutkonzentration wird Glukose in die β-Zelle aufgenommen, wo sie die Produktion von ATP stimuliert. ATP bindet dann an seine **ATP-Bindungsstelle am Kalium-Kanal** und verschließt ihn.
- **Inkretin- bzw. GLP-1-abhängiger Verschluss:** Oral zugeführte Glukose setzt viel mehr Insulin frei als i. v. verabreichte Glukose, selbst wenn die Blutzuckerkonzentration gleich ist. Ursache dafür ist die glukoseabhängige Freisetzung von Hormonen aus dem **Intestinaltrakt**, v. a. des *Glucagon-like Peptide 1* (GLP-1), das in Zellen des Jejunums vom Proglukagon-Protein abgespalten wird. GLP-1 aktiviert in der β-Zelle des Pankreas die Proteinki-

Tab. 11.1

Diagnostische Kriterien des Diabetes mellitus anhand der Blutzuckerwerte (aus Hahn, Checkliste Innere Medizin, Thieme, 2018)

	nüchtern[1]		beliebiger Zeitpunkt		2-h-Wert im oGTT[2]	
	mg/dl	mmol/l	mg/dl	mmol/l	mg/dl	mmol/l
Normalbefund	<100	<5,6			<140	<7,8
gestörte Glukose-Homöostase[3]	100–125	5,6–6,9			140–199	7,8–11,0
Diabetes mellitus	≥126 (≥110)	≥7,0 (≥6,1)	≥200[4] (≥200)	≥11,1[4] (≥11,1)	≥200 (≥200)	≥11,1 (≥11,1)

angegebene Werte = Plasma-Glukose (in Klammern = Werte im kapillären Vollblut)

[1] nüchtern = keine Kalorienzufuhr in den letzten 8 h
[2] oGTT = oraler Glukosetoleranztest (Durchführung in unklaren Fällen): über 3 Tage Ernährung mit mehr als 150 g Kohlenhydraten/d, dann nach 12 h Nüchternheit morgens (Zeitpunkt 0) Einnahme von 75 g Glukose oder Oligosaccharidgemisch in 250–300 ml H$_2$O innerhalb von 5 min. Blutzuckerbestimmung zu den Zeitpunkten 0 und nach 2 h (= 2-h-Wert)
[3] = impaired fasting glucose bzw. bei pathologischem 2-h-Wert im oGTT = pathologische Glukosetoleranz
[4] + klassische Symptome wie Polyurie, Polydipsie, Gewichtsverlust

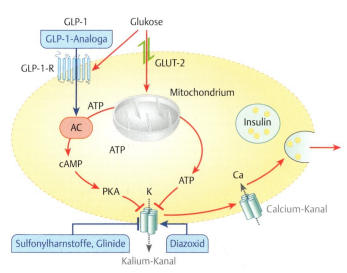

Abb. 11.1 Insulinfreisetzung aus dem Pankreas. Für die Freisetzung von Insulin (z. B. nach kohlenhydrathaltigem Essen) muss die β-Zelle depolarisiert werden. Dazu wird zunächst Glukose über den Glukosetransporter 2 (GLUT-2) insulinunabhängig in die β-Zelle aufgenommen. Dies führt u. a. zu einer vermehrten Bildung von ATP, das direkt den Kalium (KATP)-Kanal verschließt. In der Gegenwart von Glukose aktiviert GLP-1 (bzw. GLP-1-Analoga) seinen Rezeptor und stimuliert G-Protein-gekoppelt via Adenylatcyclase (AC) die PKA, die ebenfalls direkt den Kalium-Kanal schließt. Durch die Depolarisation strömt Calcium in die Zelle und schließlich wird Insulin nach Verschmelzung der Speichervesikel mit der Zellmembran freigesetzt. Sulfonylharnstoffe und Glinide schließen (**Abb. 11.11**), Diazoxid öffnet direkt den Kalium-Kanal (S. 103).

nase A (PKA), die den Kalium-Kanal verschließt. Diese blockierende Wirkung der PKA ist abhängig von **niedrigen ADP-Spiegeln**, die im Nüchternzustand sehr hoch sind (ADP besitzt wenig Energie), aber unter Glukose auf ein Minimum fallen, wenn sie in energiereiches ATP umgewandelt wurden.

> **MERKE**
>
> - Die Freisetzung von Insulin durch Blockade der hyperpolarisierenden Kalium-Kanäle und Öffnung der spannungsabhängigen Calcium-Kanäle erfolgt analog der Freisetzung von Transmittern aus der präsynaptischen Nervenendigung.
> - Glukose führt über die Bildung von ATP oder die Freisetzung von GLP-1 zum Verschluss der Kalium-Kanäle.

Funktionen des Insulins. Die wichtigste Aufgabe von Insulin ist die **Senkung des Blutzuckerspiegels** und der anabole Aufbau von Energiereserven. Insulin
- induziert Enzyme der Glykolyse und Glykogenese und hemmt Enzyme der Glukoneogenese
- wirkt ausschließlich über seinen **Insulin-Rezeptor**, einen tyrosinkinasegekoppelten Rezeptor. **Achtung:** nicht mit dem *insulin-like growth factor-receptor* verwechseln, der ebenfalls an die Tyrosinkinase gekoppelt ist und durch den Wachstumsfaktor *insulin-like growth factor* (IGF) stimuliert wird
- fördert die Speicherung von energiereichen Substraten (Glukose, Fettsäuren und Aminosäuren) v. a. in Muskel-, Fett- und Leberzellen
- fördert die Glukoseaufnahme in Muskel- und Fettzellen über erleichterte Diffusion, indem es die Synthese und den Einbau insulinabhängiger Glukose-Transporter (**GLUT-4**) induziert. Beachte: In anderen Geweben wie Leber, Erythrozyten, ZNS erfolgt die Glukoseaufnahme jedoch **unabhängig** von Insulin.
- wirkt proteinanabol (positive Stickstoffbilanz)
- hemmt die Lipolyse und fördert die Lipogenese
- fördert die intrazelluläre K^+-Aufnahme durch Stimulation der Na^+-K^+-ATPase.

> **MERKE**
>
> Insulin hält als anaboles Hormon die Fette in den Depots und baut aus Glukose den Energiespeicher Glykogen auf.

Glukagon

Glukagon wird aus den **α-Zellen (A-Zellen)** des Pankreas freigesetzt und ist der **wichtigste Gegenspieler von Insulin**. Stimulus für seine Freisetzung ist ein niedriger Blutzuckerspiegel. Glukagon
- hemmt die Glykolyse,
- steigert die Glukoneogenese,
- verstärkt die Lipolyse
- und erhöht so den Blutzuckerspiegel.

> **MERKE**
>
> Glukagon ist der wichtigste katabole Gegenspieler von Insulin. Es bildet Glukose, erhöht den Blutzuckerspiegel und setzt Fettsäuren aus den Fettdepots frei.

11.1.2 Klassifikation und Klinik

Klassifikation. Die aktuelle Klassifikation des Diabetes mellitus beruht auf den Kriterien der Amerikanischen Diabetes-Gesellschaft:
- **Typ-1-Diabetes:** absoluter Insulinmangel durch Versagen bzw. Zelltod der insulinsezernierenden β-Zellen in den Langerhans-Inseln des Pankreas.

(Achtung: Auch beim späten Typ 2 kann die Gabe von Insulin erforderlich sein).
- **Typ-2-Diabetes (häufigste Form):** beginnt meist erst im höheren Lebensalter. Ursächlich besteht hier ein Missverhältnis zwischen der Insulinsekretion, die relativ zu niedrig ist, und einer zunehmend schlechter werdenden peripheren Insulinwirkung, vgl. Insulinresistenz (S. 248).
- **Andere spezifische Typen:** z. B. medikamentös induzierter Diabetes mellitus, Diabetes im Rahmen endokrinologischer oder neurologischer Erkrankungen (z. B. Cushing-Syndrom) oder dominant vererbter MODY-Formen (*maturity-onset diabetes of the young*). Wird die Klinik der β-Zell-Zerstörung erst im Alter manifest, spricht man vom *latent autoimmune diabetes of the adult* (LADA).
- **Gestationsdiabetes:** Blutzuckererhöhung in der Schwangerschaft bei vorher nicht bekanntem Diabetes mellitus.

> **MERKE**
> Die alte Regel „jung = Typ 1, alt = Typ 2" gilt nicht mehr. 40 % aller Typ-1-Patienten erkranken erst nach dem 20. Lebensjahr und immer mehr Jugendliche erkranken vor dem 20. Lebensjahr an einem Typ 2.

Klinik. Klassische Symptome des Diabetes mellitus sind **Polyurie, Polydipsie** und **Gewichtsverlust.** Als weitere Symptome treten, vor allem beim Typ 1, folgende Symptome auf: allgemeine Leistungsminderung, Muskelschwäche durch katabole Proteolyse, Inappetenz, Heißhunger (passagere Hypoglykämie infolge einer Hyperinsulinämie im Frühstadium des Typ-2-Diabetes), Zunahme der Infektanfälligkeit, gehäufte Hautinfektionen mit schlechter Heilungstendenz, Pruritus, Sehstörungen, nächtliche Wadenkrämpfe, Nachlassen von Libido und Potenz, Amenorrhö. Bei älteren Patienten kommt es vermehrt zu Verwirrtheitszuständen, Schwindel und Stürzen. Es besteht eine Dyslipidämie mit Anstieg der freien Fettsäuren und nachfolgend gesteigerter Produktion von Ketonkörpern bis zur Ketoazidose (S. 263).

11.1.3 Pathogenese

Pathogenese des Typ-1-Diabetes
Beim **immunologisch** vermittelten **Typ A** lassen sich inselzellspezifische **Autoantikörper** nachweisen (Insulin-Autoantikörper, zytoplasmatische Inselzellantikörper, Antikörper gegen Glutamatdecarboxylase [GAD] oder Antikörper gegen Tyrosinphosphatase [IA2]), was beim **idiopathischen Typ B** nicht gelingt.

Exkurs

Immunsuppression bei Typ-1-Diabetes
Zahlreiche Immunsuppressiva wie Ciclosporin A, Tacrolimus, Steroide oder Zytostatika wurden bei Typ-1-Diabetikern eingesetzt. Im besten Fall ergab sich ein Stillstand des β-Zell-Todes, der nach Absetzen der Immunsuppressiva jedoch unvermindert fortschritt. Die intravenöse Gabe von α-CD3-Antikörpern (Teplizumab) gegen T-Lymphozyten verzögert bei adulten Typ-1-Diabetikern (LADA) die Progression des Zelltodes. Dennoch gilt: Die Substitution mit Insulin ist die viel bessere Alternative als eine (lebens-)lange Einnahme von Immunsuppressiva.

Pathogenese des Typ-2-Diabetes
Die überwiegend im höheren Alter auftretende Störung der Insulinfunktion wird maßgeblich von einem ungesunden Lebensstil beeinflusst. Vor allem das Übergewicht und die mangelnde Bewegung spielen eine große Rolle, sodass entsprechende Änderungen im Lebensstil eine wesentliche therapeutische Hilfe darstellen. Da sich Störungen des Kohlenhydrat- und Fettstoffwechsels sowie Angiopathien gegenseitig verstärken (**Abb. 11.2**), verbessert eine konsequente Therapie des Diabetes auch das begleitende metabolische Syndrom (S. 249).
Ein Diabetes mellitus **verstärkt die Atherosklerose** u. a. durch die **erhöhte Expression von TNFα.** Das aus Fettzellen freigesetzte TNFα wirkt katabol auf den Fettstoffwechsel (Zunahme freier Fettsäuren), hemmt die Informationsübermittlung am Insulin-Rezeptor (Insulinresistenz) und verstärkt die entzündlich-oxidative Pathologie des Gefäßendothels (Plaquebildung). Der Diabetes besitzt also eine we-

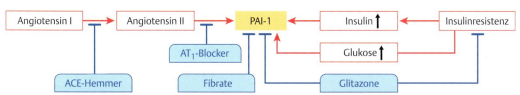

Abb. 11.2 Beziehung zwischen kardiovaskulären – hier beispielhaft prothrombotischen – Störungen und diabetischen Veränderungen. Der Plasminogen-Aktivator-Inhibitor 1 (PAI-1) verstärkt nicht nur die Gerinnungsneigung infolge seiner Hemmung von Plasminogen, dem wichtigsten Gegenspieler des Thrombins, sondern auch die Proliferation glatter Gefäßmuskelzellen (Folge: Hypertonie!). PAI-1 wird in seiner Bildung (u. a. im Fettgewebe) und Aktivität von prodiabetischen Faktoren verstärkt (Katecholamine, Angiotensin II, Hyperinsulinämie, Hyperglykämie), andererseits durch kardiovaskulär protektive bzw. antidiabetische Therapeutika abgeschwächt (ACE-Hemmstoffe, AT1-Blocker, Fibrate, Glitazone). Sein Expressionsmaximum am Morgen trägt zur zirkadianen Häufung der Herzinfarkte am Morgen bzw. Vormittag bei.

sentliche entzündliche Komponente. Insulinmangel bzw. -resistenz beeinträchtigen zudem die **Lipoproteinlipase-Aktivität (LPL),** sodass stark atherogene Fette wie VLDL und LDL (S. 271) akkumulieren. Der Diabetes **vermindert auch die Synthese von Adiponectin**, das neben der peripheren Insulinwirkung auch für die Differenzierung von „guten" Fettzellen verantwortlich ist.

Insulinresistenz beim Typ-2-Diabetes
Vier **Charakteristika** prägen den **Typ-2-Diabetes:**
- Insulinresistenz
- gestörte Kinetik der Insulinsekretion
- postprandiale Hyperglykämie
- Verlust der β-Zellen nach Jahren und Entdifferenzierung zu Vorläuferzellen (therapeutische Chance: Re-Programmierung)

Die **Insulinresistenz** beschreibt die Unfähigkeit des zunächst **ausreichend** vorhandenen Insulins, die Glukose in die Muskel-, Fett- und Leberzellen zu transportieren (**Abb. 11.3**). Ursachen dafür sind:
- **gestörte Signaltransduktion** am Insulin-Rezeptor-Komplex, z. B. durch TNFα oder freie Fettsäuren, die beide bei Adipositas und metabolischem Syndrom erhöht sind
- **Bewegungsmangel** mit reduziertem Glukosetransport in die Muskelzellen (verminderte Expression von GLUT-4)
- verminderte Expression/Aktivität der **AMP-aktivierten Proteinkinase** (S. 254), die den Muskelmetabolismus an die körperliche Aktivität anpasst
- **Adipositas und freie Fettsäuren:** Aus dem **Fettgewebe** werden freie Fettsäuren durch die lipolytische Wirkung des Sympathikus (z. B. bei Stress, Hypertonie, Herzinsuffizienz) freigesetzt. Dies wird durch die fehlende Antipolyse des Insulins verstärkt (Insulinresistenz des Fettgewebes). Freie Fettsäuren hemmen zudem die Insulinwirkung am Insulin-Rezeptor (Zunahme der Insulinresistenz) und wirken dem Insulineffekt in der Leber entgegen.

> **MERKE**
> Die Normalisierung des Fettstoffwechsels reduziert die antiinsulinergen und proatherogenen Effekte von freien Fettsäuren und von proinflammatorischen Molekülen wie TNFα aus dem Fettgewebe.

Auch die **Kinetik der Insulinsekretion** ist gestört: Im Vergleich zu Gesunden steigt die Insulinfreisetzung beim Typ-2-Diabetes nach Glukose-Aufnahme **langsamer** an und bleibt stattdessen **länger** erhöht (**Abb. 11.4**). Die absolute Menge des freigesetzten Insulins ist zwar annähernd gleich, aber die veränderte Kinetik hat zwei klinisch relevante Konsequenzen:
- Durch die initiale Verzögerung bleibt der **postprandiale Blutzucker** länger erhöht. Er gilt als eigenständiger pathogenetischer Faktor für den Diabetes mellitus.
- Durch die prolongierte Freisetzung kommt es zu einem relativen Überschuss an dem anabolen Insulin. Hyperinsulinämie führt zur **Gewichtszunahme.**

> **MERKE**
> Die Insulinresistenz einschließlich der abgeschwächten Inkretin-Wirkung lässt sich zumindest zu Beginn der Erkrankung durch Bewegung und Gewichtsabnahme durchbrechen.

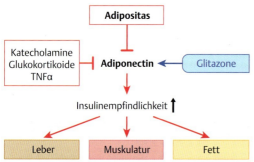

Abb. 11.3 Insulinresistenz, Stresshormone und Fettstoffwechsel. Adiponectin ist ein proinsulinogener und antilipidämischer Faktor aus Fettzellen. Stresshormone wie Katecholamine und Glukokortikoide sowie proinflammatorische Faktoren wie TNFα vermindern die Wirkung von Adiponectin, während Glitazone die Freisetzung von Adiponectin erhöhen.

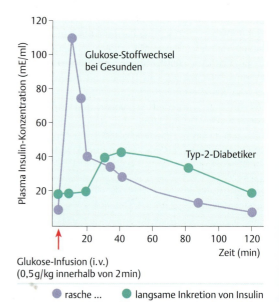

Abb. 11.4 Beim Typ-2-Diabetes verzögert sich die erste, schnelle, u. a. durch GLP-1 vermittelte Phase der Insulinfreisetzung (Folge: erhöhter postprandialer Blutzuckerspiegel), während die zweite Phase verlängert ist (Folge: vermehrte anabole Wirkung mit Gewichtszunahme).

11.1.4 Allgemeine Grundlagen der Therapie

Therapieziele sind Symptomfreiheit sowie Vermeidung von Stoffwechselentgleisungen (v. a. Hyperglykämie) und Spätkomplikationen. Die Pharmakotherapie richtet sich nach der Diabetesform:
- **Typ-1-Diabetes:** Substitution von Insulin als ausschließliche Pharmakotherapie.
- **Typ-2-Diabetes:** Hier bilden Ernährungsumstellung, Gewichtsreduktion und körperliche Aktivität die Grundlage der Therapie. Wenn diese Basismaßnahmen nicht greifen, erfolgt die Verordnung von oralen Antidiabetika (S. 253) und/oder Insulin. Besonders wichtig ist die konsequente Therapie des oft begleitenden **metabolischen Syndroms,** das zusätzlich zum Diabetes ein Cluster von kardiovaskulären Risikofaktoren wie stammbetonter abdominaler Adipositas, Dyslipoproteinämie, arterieller Hypertonie und Gerinnungsstörungen umfasst.

11.2 Pharmakotherapie mit Insulin

Key Point
Für den korrekten Umgang mit Insulin bedarf es einer intensiven Schulung des Patienten, sowohl im Hinblick auf eine optimale Blutzuckereinstellung als auch zur Vermeidung von Hypoglykämien.

Insulin ist bei folgenden Erkrankungen indiziert:
- **Typ-1-Diabetes**
- **Typ-2-Diabetes:** Insulingabe, wenn Diät + andere Antidiabetika nicht (mehr) zu einer normalen Blutzuckereinstellung führen, oder bei bestimmten Kontraindikationen für orale bzw. nicht insulinerge Antidiabetika (z. B. Schwangerschaft).

11.2.1 Überblick

Die exogene Insulinzufuhr sollte idealerweise die **körpereigene Kinetik** (möglich durch sensorgesteuerte Abgabe) und die **körpereigene Insulinwirkung** abbilden. Dieses zweite Ziel wird nicht wirklich erreicht, da das Insulin aus der Pfortader zuerst bedarfsgerecht in der Leber wirkt und dort die Glykogenolyse hemmt. Das s. c. applizierte Insulin wirkt jedoch sofort in der Peripherie. Wir können nicht mit den Augen der Leber sehen; die periphere venöse Blutzuckermessung ähnelt der antiken Küstenschifffahrt: am Ufer entlang ohne Kenntnis des Landesinneren.

Kinetik. Insulin kann nur als **Monomer** die Kapillarmembran der Blutgefäße penetrieren und seinen Rezeptor stimulieren. Insulinlösungen, die unmittelbar Insulin als Monomere freisetzen, wirken daher **schnell**. Umgekehrt kann durch geeignete Zusätze die Neigung von Insulin verstärkt werden, zu nicht resorbierbaren **Hexamer**-Kristallen zu aggregieren. Damit **verzögern** sich die Freisetzung aus dem subkutanen Depot und die Penetration in die Blutgefäße (**Abb. 11.5**). Als **Zusätze** kommen das stark basische **Protamin** (Gewinnung aus dem Sperma oder Rogen bestimmter Lachsarten), welches das saure Insulin neutralisiert, oder **Zinkionen**, welche die Bildung von Hexameren unterstützen, zum Einsatz.

Applikation. Insulin wird als Proteinhormon nach oraler Gabe intestinal degradiert. Daher werden alle Insuline normalerweise **subkutan** appliziert.
Die üblichen **Injektionsstellen** sind das **subkutane Gewebe** von Oberschenkel und Bauch. Da Insulin bei einer Injektion in die Bauchhaut schneller resorbiert wird als am Oberschenkel, sollten kurz wirksame Insuline in den Bauch und Verzögerungs- oder Basalinsuline in den Oberschenkel gespritzt werden. Üblich sind Injektionshilfen in Form von nachfüllbaren **Pens**. Der Patient sollte möglichst nicht in dieselbe Stelle applizieren, da sonst die Gefahr einer Lipodystrophie besteht. **Intravenös** können z. B. im Notfall bei Hyperglykämie Normalinsulin und die kurz wirksamen Insulin-Analoga injiziert werden.

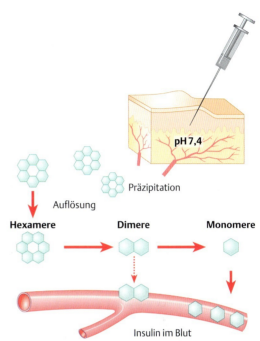

Abb. 11.5 Kinetik der Freisetzung aus dem Hautdepot.
In Abhängigkeit von pH und Stabilisatoren wie Protamin aggregiert Insulin zu Hexameren, die sich in der Gewebsflüssigkeit mehr oder weniger schnell in Dimere und Monomere auflösen. Nur das Monomer kann die Kapillarmembran penetrieren.

Praxistipp
Wegen des Risikos von Embolien dürfen nur die Insuline i.v. injiziert werden, die dafür ausdrücklich zugelassen sind. Eine intramuskuläre Injektion von Insulinen kann Gewebsnekrosen provozieren.

Lagerung von Insulin. Angebrochenes Insulin ist bei Umgebungstemperatur bis zu 28 Tage applizierbar (Herstellerangaben). Lange Lagerung über 2 Jahre bzw. bei hohen Temperaturen (Mittelmeer- oder Tropenländer) beschleunigt die **Desamidierung** des Aspargins in Position 21 (Desamidoinsulin) mit Wirkungsverlust.

Dosierung und Bedarf an Insulin. Der **Tagesbedarf** eines Erwachsenen an **Insulin** beträgt 0,5–1,0 IE/kg KG.
- 1 IE Insulin entspricht ungefähr 0,04 mg Insulin bzw. 1 mg Insulin entspricht 25 IE.
- 1 IE Insulin senkt den Blutzucker um 30–40 mg/dl. Morgens ist der Insulinbedarf bei gleicher Zufuhr von Kohlenhydraten höher als abends, da Cortisol dem Insulin entgegenwirkt.

Nebenwirkungen und Kontraindikationen. Nebenwirkungen betreffen neben der Hypoglykämie (S. 253) Unverträglichkeiten an der Injektionsstelle und selten eine Antikörperbildung gegen das zugeführte Insulin. **Kontraindikationen** gegen die Gabe von Insulin gibt es nicht, da Insulin essenziell ist und bei einem Mangel zwingend zugeführt werden muss. Bei **Niereninsuffizienz** wird die Insulin-Dosis reduziert.

MERKE
Die Freisetzung und Wirksamkeit von Insulinen unterliegt sehr starken inter- und intraindividuellen Schwankungen.

11.2.2 Humaninsulin
Humaninsuline werden **gentechnisch** aus E. coli oder S. cerevisiae oder **semisynthetisch** aus Schweineinsulin mit Austausch-Aminosäuren (Transpeptidierung) (**Abb. 11.7**) gewonnen.

Normalinsulin
Normalinsulin, auch Altinsulin genannt, ist das unveränderte Humaninsulin. Es wird durch Zinkionen in einer klaren Lösung als Hexamere stabilisiert, die sich durch die Gewebeflüssigkeit relativ schnell in Monomere auflösen (**Tab. 11.2**). Mit **intravenösem Normalinsulin** wird ein erhöhter Blutzucker korrigiert, wie z. B. im Notfall beim diabetischen Koma (S. 263). Trotz seiner leicht verzögerten Wirkung braucht beim Normalinsulin kein Spritz-Ess-Abstand eingehalten zu werden.

Verzögerungsinsulin
Das **Neutrale-Protamin-Hagedorn (NPH)-Insulin** ist das einzige humane Verzögerungsinsulin. Die Beimischung von Protamin und Zink fördert die Aggregation und verzögert damit die Insulinfreisetzung. NPH-Insulin wirkt als **Basalinsulin** gegen die basale Glukose-Produktion (**Tab. 11.2**). Problematisch ist dabei die **ungleichmäßige Freisetzung**, denn initial wird deutlich mehr Insulin freigesetzt als nach 15 h (**Abb. 11.6**). Dies

Tab. 11.2

Insulin-Präparate

	Wirkung		Eigenschaften
	Beginn (min)	Dauer (h)	
Humaninsulin			
Normalinsulin (Altinsulin)	30–45	6–8	auch i.v. applizierbar kein Spritz-Ess-Abstand nötig
NPH-Insulin	60–120	8–12	– durch Protamin verzögerte Freisetzung – mischbar mit Normalinsulin – Problem: ungleichmäßige Freisetzung
Insulin-Analoga			
schnell wirkende Analoga			mit dem Essen einnehmen Zulassung*: i.v., mischbar mit Humaninsulin und lang wirksamen Insulinen, Schwangerschaft
Insulin Lispro	15–30	1–2	
Insulin Aspart	15–30	1–2	
Insulin Glulisin	15–30	1–2	
lang wirkende Analoga			verzögerte Freisetzung Zulassung*: mischbar mit Humaninsulin und lang wirksamen Insulinen
Insulin degludec	120–180	30–40	Konjugation mit einer C_{16}-Fettsäure
Insulin Detemir	60–120	12–16	bindet an Albumin oft 2-malige Gabe pro Tag notwendig
Insulin Glargin	120–180	20–30	nicht mischbar wegen seines sauren pH

* individuelles Zulassungsprofil für die einzelnen Mitglieder der Insulin-Gruppe

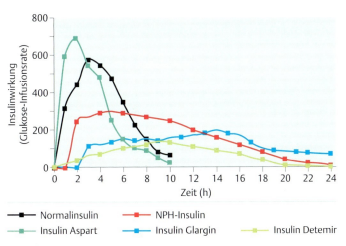

Abb. 11.6 **Kinetik von Human- und Analoginsulinen.** Mit der Clamp-Technik wird die Menge an Glukose bestimmt, die zur Aufrechterhaltung eines bestimmten Blutzuckerspiegels notwendig ist. Damit lässt sich das Wirkprofil bzw. die Potenz von Insulin vergleichen. So besitzt NPH-Insulin initial eine höhere Wirkung als am Ende; Insulin Detemir ist schwächer wirksam als NPH, während Insulin Glargin eine relativ gleichmäßige Wirkung zeigt. Insulin Aspart erreicht nach 1 h bereits sein Maximum, während Normalinsulin (Altinsulin) als unverändertes Humaninsulin etwas langsamer wirkt.

kann bei vorheriger Gabe von kurz wirksamen Insulinen zur Hypoglykämie führen (**Peak-Wirkung**). Außerdem ist nach 20 h keine ausreichende Senkung des Nüchternblutzuckers gewährleistet.
NPH-Insulin und Normalinsulin (z. B. in Actraphane®) können in zahlreichen Verhältnissen gemischt werden, wobei die Wirkverläufe der einzelnen Komponenten erhalten bleiben. Diese fixen Mischungen kommen v. a. bei der **konventionellen Therapie** (S. 252) zum Einsatz.

> **MERKE**
> NPH-Insulin darf nicht intravenös appliziert werden.

11.2.3 Insulin-Analoga
Insulinanaloga sind in ihrer Primärstruktur in der Abfolge von wenigen Aminosäuren gegenüber dem Insulin verändert. Sie sollen eine möglichst schnelle oder lang dauernde Wirkung erreichen (**Abb. 11.6**, **Abb. 11.7**). Im Vergleich zu den Normalinsulinen verbessern Insulin-Analoga zwar nicht die Stoffwechsellage (HbA_{1c}, Hypoglykämien), aber sie sind **besser steuerbar**. Trotz der veränderten Primärstruktur provozieren Insulin-Analoga keine nennenswerte Bildung von Antikörpern, was bei den Humaninsulinen etwas häufiger vorkommt.

Schnell wirksame Insulin-Analoga
Insulin Lispro (Humalog®), **Insulin Glulisin** (Apidra®) und **Insulin Aspart** (NovoRapid®) sind schnell wirkende Insuline (**Tab. 11.2**), die sich besonders gut für die kontinuierliche Applikation mittels einer tragbaren Insulinpumpe eignen. Der schnelle Wirkungseintritt infolge eines Aminosäureaustausches (Namensgebung, **Abb. 11.7**) ermöglicht auch eine Injektion noch während oder nach dem Essen. Bei hohem Blutzucker sollte jedoch ein ausreichender Spritz-Ess-Abstand mit höherer Dosis eingehalten werden.

Die schnellen Insulin-Analoga können auch als i. v. Injektion sowie als Mischinsulin mit NPH-Insulin eingesetzt werden.
Wegen des raschen Wirkungseintritts muss die Verfügbarkeit von Kohlenhydraten bei Applikation der schnell wirksamen Insulinanaloga sichergestellt sein, damit es nicht zu einer Hypoglykämie kommt. Die schnellen Insulinanaloga ermöglichen ein Höchstmaß an Flexibilität beim Essen (Zahl der Mahlzeiten, Art der Nahrung) und bei körperlicher Betätigung. Ihr Einsatz erfordert eine intensivierte Schulung, sie sind auch in der Schwangerschaft zugelassen.

Verzögernde Insulin-Analoga
Die **Verzögerungsanaloga** besitzen gegenüber dem NPH-Insulin den Vorteil des fehlenden initialen Peaks (**Tab. 11.2**). Wie bei dem NPH-Insulin kann eine zweite Injektion pro Tag erforderlich sein.
Insulin Glargin (Lantus®) erhält durch einen Aminosäureaustausch einen isoelektrischen Punkt nahe am physiologischen pH, sodass es weniger geladen ist als Insulin und sich in der neutralen Subkutis schwerer bzw. später löst. Dadurch entfällt der Zusatz von Verzögerungsstoffen. Weiterhin wird durch den Austausch von Asparagin in Position 21 (**Abb. 11.7**) die Bildung von Desamidoinsulin erheblich vermindert (bessere Haltbarkeit). Insulin Glargin zeigt eine relativ gleichmäßige Freisetzung.
Insulin Detemir (Levemir®) trägt am Lysin in Position 29 der B-Kette eine Myristinsäure. Über diese Fettsäure wird Insulin Detemir reversibel an das Albumin der Spritzstelle und des Blutes gebunden. Daher liegt nur 1 % des im Blut befindlichen Insulins Detemir frei vor. Nachteilig ist die schwache Bindung an den Insulin-Rezeptor, die eine höhere Konzentration im Vergleich zu anderen Insulinen notwendig macht. Außerdem ist oft eine 2-malige Gabe notwendig, wenn nach 20 h die effektive Konzentration zu niedrig ist.

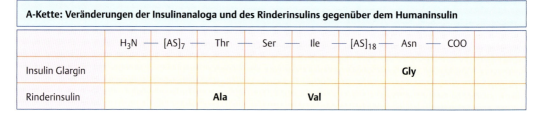

Abb. 11.7 Veränderungen der Insulinstruktur bei Insulin-Analoga und tierischen Insulinen. Die fettgedruckten Aminosäuren (AS) geben Veränderungen gegenüber dem Humaninsulin wieder. [AS]₁₈ bzw. [AS]₂₄ stehen für eine Folge von 18 bzw. 24 Aminosäuren.

Insulin degludec (Tresiba®) unterscheidet sich von Humaninsulin durch eine fehlende Aminosäure am Ende der B-Kette und durch die Konjugierung mit einer C_{16}-Fettsäure, ähnlich dem Liraglutid (S. 258). Dies führt zu einer langsamen, aber gleichmäßigen Freisetzung aus dem subkutanen Depot mit einer Wirkdauer von 30–40 Stunden; dennoch ist auch hier evtl. eine 2-mal tägliche Injektion notwendig. Insulin degludec soll die nächtlichen Hypoglykämien vermeiden helfen und eignet sich für Diabetiker mit unregelmäßigem Tagesrhythmus (Schichtarbeit, Fernreisen). Eine Mischung mit kurz wirksamen Insulin-Analoga ist ebenfalls möglich.

> **MERKE**
>
> Insulin-Analoga sind besser steuerbar als Humaninsuline und erhöhen dadurch die Lebensqualität. Im Hinblick auf die Vermeidung von Spätschäden sind sie jedoch nicht wirksamer. Die schnell wirksamen Analoga werden zum Essen, die verzögernden Analoga meist 1-mal täglich gespritzt.

11.2.4 Insulintherapie in der Praxis

Formen der Insulintherapie

Konventionelle Therapie. Starres Applikationsschema mit morgendlicher und abendlicher Gabe eines Mischinsulins (Normalinsulin + Verzögerungsinsulin, **Abb. 11.8**). Diese Therapieform kommt nur noch bei eingeschränkt schulbaren Typ-2-Diabetikern zum Einsatz. Eine strenge Diät muss eingehalten werden.

Intensivierte Therapie. Kurz wirksame Insuline werden als Bolus zum Essen gegeben; davon getrennt wird das basale Verzögerungsinsulin injiziert **(Basis-Bolus-Prinzip).** Diese Therapie erfordert eine intensive Schulung.

Insulinpumpen-Therapie. Bei schwer steuerbarem Diabetes mellitus können Normalinsulin oder schnell wirksame Insulin-Analoga mittels programmierbarer Pumpen appliziert werden. Lange, subkutane Sensornadeln messen den Blutzucker und bestimmen den Insulinbedarf. Zu achten ist auf eine Reduktion der Dosis bei geringer Nahrungsaufnahme oder bei Unterzuckerung.

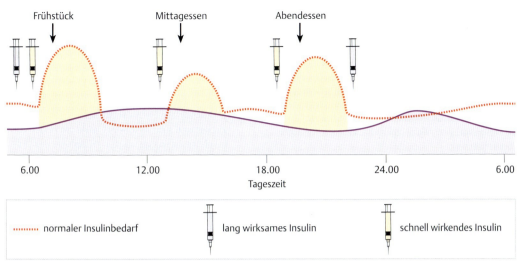

Abb. 11.8 **Intensivierte konventionelle Insulintherapie.** Die lang wirksamen Insuline (lila) wirken gegen die basale Glukoneogenese, das schnelle Insulin (gelb) bei Bedarf wie beim Essen. (Bald M, Biberthaler P, Blattmann C et al. Kurzlehrbuch Pädiatrie. Thieme; 2012)

Hypoglykämie beim Typ-1-Diabetiker

Hypoglykämien sind besonders schwer, wenn sie durch Insulininjektion ausgelöst werden. Beim Typ-1-Diabetiker sind die Gegenregulationen wie die Glukagon- oder Adrenalinantwort sowie die Wahrnehmung der Hypoglykämie-Symptome gestört, wahrscheinlich bedingt durch die „Gewöhnung" an die stete exogene Insulingabe. Typ-1-Diabetiker müssen daher die **frühen Warnsymptome** kennen (Zittern, Herzklopfen, Hunger, Ängstlichkeit, Schwitzen) und immer rasch resorbierbare Kohlenhydrate mit sich führen. In der Regel genügen 30–50 g Traubenzucker bei einer beginnenden Hypoglykämie. Angehörige von insulinpflichtigen Diabetikern (z. B. Eltern von insulinpflichtigen Kindern) können **Glukagon-Kits** (0,5–1 mg s. c.) verabreichen. Am stärksten und schnellsten wirkt die i. v. Infusion von 20–40 ml einer **40 %igen Glukoselösung**. Siehe auch Hypoglykämie beim Typ-2-Diabetiker (S. 265).

Praxistipp
Glukagon s. c. oder Glukose i. v. normalisieren am schnellsten eine manifeste Hypoglykämie. Da Fett die Resorption von Glukose verzögert, ist Schokolade nicht als schnelle Glukosequelle geeignet.
β-Blocker schwächen die adrenerge Stressreaktion wie Tachykardie oder Zittern ab, nur der Schweißausbruch bleibt als Warnsignal (cholinerge Innervation der Schweißdrüsen!).

Exkurs
Sport und körperliche Belastung
Körperliche Aktivität erfordert vom Patienten entweder die Reduktion von Insulin oder eine vermehrte Zufuhr von Kohlenhydraten, da durch die verbesserte Durchblutung das injizierte Insulin schneller resorbiert wird. Bei morgendlicher sportlicher Betätigung wird mehr Glukose verbrannt als abends; der Bedarf an Insulin ist hier im Vergleich zum Abendsport geringer. Generell gilt aber: morgens ist der physiologische Insulinbedarf höher als Abends.

11.3 Nicht-insulinerge Antidiabetika

Key Point
Die Nicht-insulinergen Antidiabetika umfassen alle oralen Antidiabetika und die parenteral applizierten Inkretin-Mimetika. Sie wirken nicht kausal und haben verschiedene Angriffspunkte: Resorption von Kohlenhydraten, Insulinresistenz, Insulinsekretion oder Glukoseverwertung.

Die medikamentöse Senkung des Blutzuckers sollte vor allem beim Typ-2-Diabetes immer von **diätetischen Maßnahmen** und **Änderungen des Lebensstils** (körperliche Bewegung, Stressreduktion) begleitet werden. Ebenso müssen die Begleiterkrankungen, wie metabolisches Syndrom oder kardiovaskuläre Risikofaktoren, konsequent therapiert werden.

Nicht-insulinerge Antidiabetika

> **MERKE**
> - Änderungen des Lebensstils bei Prädiabetes bzw. Risikopatienten für Diabetes mellitus sind jeder frühzeitigen Pharmakotherapie überlegen.
> - Der Typ-2-Diabetes ist meistens eine Wohlstandskrankheit und daher vermeidbar.

Nicht-Insulin-Antidiabetika lassen sich nach ihrer **Wirkung** einteilen, wobei sich die Wirkprofile überlappen können:
- Hemmung der Resorption von Kohlenhydraten im Darm
- Verminderung der Glukoseproduktion bzw. Verbesserung der Glukoseverwertung
- Steigerung der Insulinsekretion
- Verminderung der Insulinresistenz
- Hemmung der Reabsorption von Glukose in der Niere

11.3.1 Hemmung der Resorption von Kohlenhydraten durch α-Glucosidase-Hemmer

Wirkmechanismus. **Acarbose** (Glucobay®) und **Miglitol** (Diastabol®) sind Oligosaccharide, die infolge ihrer Ähnlichkeit mit den natürlichen Oligosacchariden zahlreiche intestinale **α-Glucosidasen** hemmen (**Abb. 11.9**). α-Glucosidasen spalten Disaccharide wie Maltose oder Trehalose in ihre Einzelzucker auf. α-Glucosidase-Hemmer sind besonders in der **Frühphase** des Diabetes effektiv. Mit abnehmender Insulinsekretion lässt aber ihre Wirkung nach. Bei insulinpflichtigen Typ-2-Diabetikern senkt Acarbose den Bedarf an Insulin um 10–25 %, vermindert die Inzidenz für Myokardinfarkte und bessert die Blutfettwerte. Die Entwicklung eines manifesten Diabetes mellitus bei adipösen Patienten mit gestörter Glukosetoleranz kann durch Acarbose hinausgezögert werden. Nach dem Absetzen ist jedoch mit einem Rebound zu rechnen, d. h. einer beschleunigten Manifestation des Diabetes.
Indikationen. **Tab. 11.4**.

Praxistipp
α-Glucosidase-Hemmstoffe senken den Blutzucker und sind besonders wirksam in der von Insulinresistenz geprägten Frühphase des Diabetes mellitus mit postprandialer Hyperglykämie. Langsames Einschleichen reduziert deutlich die Unverträglichkeit.

Nebenwirkungen. Acarbose wird nicht resorbiert. Der vermehrte intestinale Ballast durch nicht resorbierte Kohlenhydrate führt zu Darmkrämpfen, Flatulenz, Durchfall etc., was viele Patienten zum Absetzen zwingt. Diese Nebenwirkungen lassen sich durch langsames Einschleichen vermindern: Beginn mit 1 × 50 mg/d, pro Woche 50 mg/d mehr bis nach 6 Wochen die Zieldosis von 3 × 100 mg/d erreicht ist.
Kontraindikationen. Chronisch-entzündliche Darmerkrankungen, schwere Niereninsuffizienz.

11.3.2 Verminderung der Glukoseproduktion durch Biguanide

Wirkmechanismus. **Metformin** (Glucophage®), das einzig verfügbare Biguanid, ist ein wirksamer **Hemmstoff der hepatischen Glukoneogenese** (**Abb. 11.10**). Es wird gut von Hepatozyten aufgenommen; dort lagert es sich in die Mitochondrienmembran ein und blockiert die Atmungskette. Als Folge kommt es zur Verschiebung von der aeroben zur anaeroben Energiegewinnung. Durch vermehrt anfallendes Adenosin-Monophosphat (AMP) wird die **AMP-abhängige Proteinkinase (AMPK)** aktiviert. Diese Kinase ist ein Energiesparenzym, das Enzyme hemmt, die an der Produktion von Glukose, Triglyzeriden sowie Lipiden

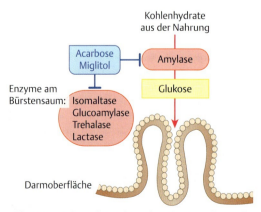

Abb. 11.9 Wirkung der α-Glucosidase-Hemmstoffe. Durch Hemmung der α-Glucosidasen wird der Abbau und damit die Resorption von komplexen Kohlenhydraten wie Haushaltszucker (Rohrzucker) aus der Nahrung verzögert bzw. eingeschränkt. Bei einer Hypoglykämie muss Traubenzucker gegessen werden, das unabhängig von α-Glucosidasen resorbiert wird.

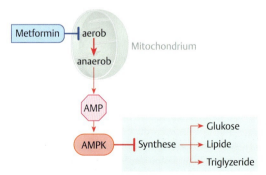

Abb. 11.10 Wirkung von Metformin. Metformin schwächt die aerobe Energiegewinnung in den Mitochondrien ab. Dadurch verstärkt sich die anaerobe Energiegewinnung, nachfolgend wird die AMP-Kinase (AMPK) aktiviert, welche zelluläre Energie einspart und die Synthese von Glukose und Fetten vermindert.

beteiligt sind. Neben der Glukoseabgabe aus der Leber vermindert Metformin auch die **Insulinresistenz**, indem es ebenfalls AMPK-abhängig die **Glukoseaufnahme** bzw. -verwertung in Muskel- und Fettgewebe fördert. Schließlich besitzt Metformin ein **antiatherogenes Potenzial,** da es Triglyzeride senkt, HDL erhöht und indirekt die Fibrinbildung abschwächt. Metformin wird überwiegend **renal ausgeschieden.** Bis zu einer Tagesdosis von 3000 mg ist die Dosis-Wirkungs-Kurve linear, darüber flacht sie ab.

Metformin senkt den Blutzucker nur bei Diabetikern, nicht bei Stoffwechselgesunden, mit **Verzögerung** von einigen Tagen. Im Gegensatz zu den Sulfonylharnstoffen treten weder Gewichtszunahme noch Hypoglykämien auf.

> **MERKE**
> - Metformin ist die **1. Wahl bei Typ-2-Diabetikern.**
> - Die nächtliche Gabe von Metformin als „Bettformin" wirkt der nächtlichen Glukoneogenese in der Leber entgegen.

Indikation. Tab. 11.4.

Nebenwirkungen, Kontraindikationen. Eine sehr seltene, aber schwere Nebenwirkung ist die **Laktatazidose** mit 3 Fällen auf 100 000 Patientenjahre. 2011 wurden dem BfArM immerhin 11 Fälle gemeldet, davon endeten 5 tödlich. Die Laktatazidose entwickelt sich bei hohen Konzentrationen von Metformin, wenn die Mitochondrienfunktion gehemmt und über den anaeroben Stoffwechsel mit glykolytischem Abbau von Glukose vermehrt Laktat gebildet wird. Aufgrund dieses verstärkten anaeroben Stoffwechsels ist Metformin bei allen ischämisch-hypoxischen Gewebeschäden kontraindiziert, wie pAVK, KHK, Myokardinfarkt und Linksherzinsuffizienz, sowie bei Kachexie und Leberfunktionsstörungen einschließlich Alkoholabusus. Zur Vermeidung der Laktatazidose wird Metformin 48 h vor großen operativen Eingriffen und Kontrastmittelgabe abgesetzt.

Risikofaktoren einer metformininduzierten Laktatazidose sind Zustände, die die Säurelast des Körpers erhöhen, wie Kachexie oder schwere Infektionen (Sepsis). Weitere Nebenwirkungen sind unspezifische gastrointestinale Beschwerden sowie eine Verminderung der Vitamin-B_{12}-Resorption (S. 341). Wegen der **Gefahr der Akkumulation** ist Metformin bei einer **Niereninsuffizienz** mit einer GFR < 30 ml/min kontraindiziert.

11.3.3 Steigerung der Insulinsekretion
Wirkstoffe, die die **Freisetzung von Insulin** aus dem endokrinen Pankreas fördern, werden auch als **insulinotrope** Antidiabetika bezeichnet (**Tab. 11.3**).

Der ATP-sensitive Kalium-Kanal als Angriffspunkt für Sulfonylharnstoffe und Glinide
Wirkmechanismus. Die Hemmung des K_{ATP}-Kanals der β-Zelle steigert ATP-abhängig die Insulinfreisetzung (**Abb. 11.11**, **Abb. 11.12**). Die Wirksamkeit der

Tab. 11.3

Insulinotrope Antidiabetika			
	Zielstruktur	Hypoglykämie	Gewichtsveränderung
Sulfonylharnstoffe	K_{ATP}-Kanal	+++	↑↑
Glinide	K_{ATP}-Kanal	++	↑
Inkretin-Mimetika	GLP-1-Rezeptor	∅	↓
Gliptine	DPP-4	∅	∅

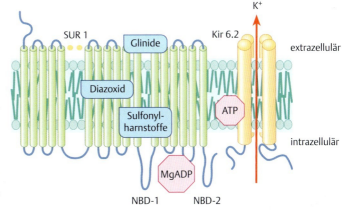

Abb. 11.11 Der K_{ATP}-Kanal. Vier Kir6.2-Proteine bilden die Pore, deren Öffnung von vier umgebenden SUR reguliert wird. Die endogenen und xenobiotischen Liganden haben individuelle Bindungsstellen am SUR1 und/oder SUR2: MgADP an den nucleotidbindenden Domänen, Sulfonylharnstoffe im intrazellulären Bereich, ATP am Kir 6.2, Glinide und der Kalium-Kanal-Öffner Diazoxid im extrazellulären Bereich.

Sulfonylharnstoffe (gemessen an der Senkung des HbA$_{1c}$) ist ähnlich stark wie bei Metformin.
Indikation. **Tab. 11.4.**
Nebenwirkungen. Sulfonylharnstoffe (SH) binden lange an den K$_{ATP}$-Kanal, daher besteht immer das Risiko einer (langen) **Hypoglykämie.** Dieser Effekt lässt sich pharmakodynamisch als **inverser Agonismus** (S. 54) begreifen, da der Kalium-Kanal über seinen durch den Blutzucker regulierten Ruhezustand hinaus blockiert wird. Begünstigt wird eine SH-induzierte Hypoglykämie bei Erst- oder Neueinstellung sowie durch höheres Lebensalter, unregelmäßiges Essen, eingeschränkte Nierenfunktion und die abendliche Gabe. Die verstärkte Freisetzung des anabolen Hormons Insulin führt zur **Gewichtszunahme.**

Sulfonylharnstoffe (SH)

Sulfonylharnstoffe haben ihre frühere große Bedeutung verloren.
Glimepirid (Amaryl®) gilt als **Goldstandard** bei den antidiabetischen Sulfonylharnstoffen. Ob es im Vergleich zum jahrzehntealten länger wirksamen **Glibenclamid** (Euglucon®) tatsächlich weniger und leichtere Hypoglykämien sowie eine geringere Gewichtszunahme verursacht, ist umstritten.
Gliquidon (Glurenorm®) wird im Gegensatz zu den anderen Sulfonylharnstoffen nur zu 5 % renal ausgeschieden und darf bei Niereninsuffizienz und diabetischer Nephropathie eingesetzt werden.
Spezielle **Nebenwirkungen** sind v. a. allergische Reaktionen (typisch für Sulfonylstrukturen). **Kontraindikationen** sind schwere Leber- und Nierenfunktionsstörungen sowie eine Überempfindlichkeit gegen Sulfonamide (S. 592).

> **MERKE**
>
> Die biologische Wirkung von Sulfonylharnstoffen am K$_{ATP}$-Kanal ist länger als die Plasma-HWZ. Durch Sulfonylharnstoffe induzierte Hypoglykämien halten lange an (24–72 h), daher muss bei Hypoglykämie eine entsprechende lange Glukosezufuhr und Überwachung sichergestellt sein.

Glinide

Glinide wirken nur gegen den **postprandialen Blutzuckeranstieg.** Sie blockieren den Kalium-Kanal (**Tab. 11.3**), aber im Gegensatz zu den Sulfonylharnstoffen glukoseabhängig.
Wegen ihrer **kurzen Wirkdauer** von 3 h werden Glinide zum Essen eingenommen, um den postprandialen Blutzuckeranstieg zu vermindern, der als eigenständige Komponente der Diabetespathologie gilt (**Abb. 11.14**). Jedoch muss auch bei Gliniden mit Hypoglykämien gerechnet werden, die Folgen von längeren Bindungen an den Kalium-Kanal.
Glinide sind bei älteren Diabetikern vorteilhaft, die nicht regelmäßig essen („keine Mahlzeit – keine Tablette, eine Mahlzeit – eine Tablette") und daher keine klassischen Sulfonylharnstoffe einnehmen dürfen. Glinide erhöhen auch das Gewicht, ein weiteres Zeichen einer Hyperinsulinämie.

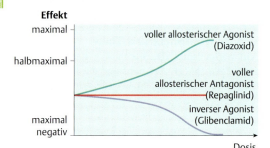

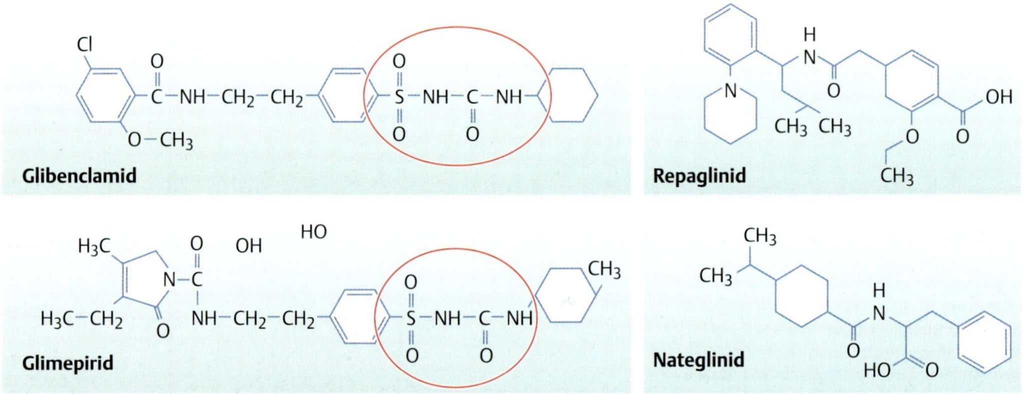

Abb. 11.12 Pharmakodynamik der K$_{ATP}$-Liganden. Physiologisch limitiert die Blutglukose die Insulinfreisetzung. Sulfonylharnstoffe setzen als inverse Agonisten des Kalium-Kanals das Insulin auch bei Hypoglykämie weiter frei. Glinide dagegen hemmen den Kalium-Kanal glukoseabhängig. Diazoxid öffnet den Kalium-Kanal.

Abb. 11.13 Struktur von oralen insulinotropen Arzneistoffen. Bei Glibenclamid und Glimepirid ist die Struktur des Sulfonylharnstoffes (roter Kreis) erkennbar, bei den Gliniden nicht mehr.

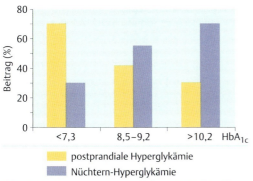

Abb. 11.14 Beitrag der postprandialen und Nüchtern-Hyperglykämie. Je höher der HbA$_{1c}$, desto höher ist der Beitrag der verminderten Insulinsekretion zum Blutzuckerwert. Bei schwach ausgeprägtem bzw. beginnendem Typ-2-Diabetes bestimmt der postprandiale Blutzuckerwert den HbA$_{1c}$.

MERKE

- Glinide normalisieren nur die postprandiale Hyperglykämie.
- Repaglinid, weniger Nateglinid, verursacht Hypoglykämien, wenn auch schwächer als Sulfonylharnstoffe.

Repaglinid (NovoNorm®) lässt noch die chemische Grundstruktur des Glimepirids erkennen, dies erklärt sein erhöhtes Hypoglykämierisiko. Unter **Nateglinid** (Starlix®), das sich vom D-Phenylalanin ableitet (**Abb. 11.13**), kommt es dagegen selten zu Hypoglykämien (nur noch in Kombination mit Metformin). Repaglinid wird kaum renal ausgeschieden und wird bei eingeschränkter Nierenfunktion eingesetzt, während bei Nateglinid der aktive Metabolit M1 akkumulieren kann.

Die Kombination mit Metformin senkt den HbA$_{1c}$-Wert deutlich stärker als die Monotherapie. Vorsicht bei gleichzeitiger Gabe von Gemfibrozil, einem Vertreter der Fibrate (S. 278): Es hemmt den Repaglinid-Abbau via CYP2C8 → Hypoglykämiegefahr.

Praxistipp
Die Kombination von Metformin und Gliniden ist effektiv, aber teuer und erfordert eine gewisse Compliance (5–6 Tabletten/d).

Nebenwirkungen und **Kontraindikationen** entsprechen denen der Sulfonylharnstoffe (S. 256).

GLP-1-Rezeptor-vermittelte Insulinsekretion: Inkretin-Mimetika und Gliptine

Wirkmechanismus. Das 30 Aminosäuren lange **Glucagon-like Peptide 1** (**GLP-1**, Aminosäuren 7–36 des Präglukagonproteins) ist der wichtigste endokrine Mediator der Insulinfreisetzung. Seine Abspaltung vom Proglukagonmolekül mittels gewebespezifischer Prohormon-Convertasen (PC 1–3) in zahlreichen Organen erklärt den irreführenden Namen, obwohl GLP-1 ein Gegenspieler von Glukagon ist. GLP-1 triggert 70 % der postprandialen Insulinfreisetzung und hat weitere wichtige Wirkungen:

- **Freisetzung von Insulin** durch Stimulation des GLP-1-Rezeptors auf den β-Zellen des Pankreas mit streng **glukoseabhängiger** Insulinsekretion (**Abb. 11.1**)
- **Hemmung der Glukagonsekretion** und damit Hemmung der Glukoneogenese in der Leber
- **Zunahme der β-Zell-Masse** und verbesserte Funktionalität der β-Zellen
- **Verstärktes Sättigungsgefühl** durch verzögerte Magenentleerung. Mit der Vorbereitung der Verdauung wird gleichzeitig die Sättigungsbremse aktiviert, damit die Nahrungsaufnahme begrenzt bleibt. Dies ist entwicklungsgeschichtlich bedeutsam, damit die kostbaren Vorräte bei einer Essattacke nicht zu rasch dezimiert werden.
- **Senkung des Körpergewichts** durch die Gastroparese und Auslösung des Sättigungsgefühls im ZNS
- **Verbesserung von kardiovaskulären Funktionen** durch Gefäßdilatation, positive Inotropie und Reduktion von atherosklerotischen Plaques

Bei einem Typ-2-Diabetes ist die Synthese von GLP-1 vermindert und eine (begleitende) Adipositas führt zur Resistenz des GLP-1-Rezeptors gegen GLP-1.

Störungen des Pankreas. Sowohl unter Inkretin-Mimetika als auch unter Gliptinen wurden vermehrt Entzündungen und neoplastische Veränderungen des Pankreas beobachtet, die aber auch durch Diabetes und Adipositas induziert werden. Das Risikopotenzial ist noch unklar.

MERKE

GLP-1 ist der wichtigste endogene Mediator der postprandialen Insulinfreisetzung und Teil der „Sättigungsmaschinerie" mit Beendigung der Nahrungsaufnahme. Die pleiotropen Effekte von GLP-1 schützen auch das kardiovaskuläre System vor diabetischen Schäden.

Indikation. Tab. 11.4.

Inkretin-Mimetika (IM)

Inkretin-Mimetika sind **Peptidanaloga des GLP-1**, die subkutan appliziert werden und durch Aminosäureaustausch gegen den Abbau durch körpereigene Dipeptidylpeptidasen (DPP) resistent sind. Ihre Rezeptorwirkung ist bis zu 5000-mal stärker als die des endogenen GLP-1 und streng glukoseabhängig. Unter Inkretin-Mimetika wird bei niedrigem Blutzucker (< 70 mg/dl) kein Insulin mehr freigesetzt, bei < 50 mg/dl wird die Glukagonsekretion nicht mehr gehemmt.

Wirkstoffe. Exenatid (Byetta®, Bydureon®) ist das 39 Aminosäuren lange Peptid Exendin-4 aus der Krustenechse *Heloderma suspectum* (dort Teil des Echsengiftes), das zu 50 % homolog mit GLP-1 ist. Das nicht retardierte Exenatid Byetta® ist nach s. c. Gabe 4–6 h wirksam (Plasma-HWZ: 2–3 h) und wird 2-mal täglich 30–60 min vor dem Essen injiziert.

Bydureon® enthält 2 mg Exenatid in sog. Mikrosphären verpackt, mit dem Abbau der Mikrosphären (nach 8–10 Wochen vollständige Auflösung) wird das Exenatid freigesetzt. Das mehrphasige Konzentrationsprofil erreicht bei einer 1-mal wöchentlichen Injektion seinen *steady state* nach 6–8 Wochen, die therapeutische spürbare Wirkung beginnt nach 2 Wochen.

Liraglutid (Victoza®) wird 1-mal täglich s. c. gespritzt. Ein 16-C-langer Fettsäurerest erleichtert – ähnlich dem Insulin Determir – die Albuminbindung in Körperflüssigkeiten sowie die Selbstassoziation in Heptameren und verlängert die HWZ (12 h). Da Liraglutid zu 97 % homolog mit GLP-1 ist, sind die Nebenwirkungen wie Übelkeit und Antikörperbildung geringer als beim zu 50 % homologen Exenatid.

Dulaglutid (Trucility®) wird 1-mal wöchentlich s. c. injiziert.

Nebenwirkungen. Die **verzögerte Magenpassage** bedingt Übelkeit und Erbrechen, eine diabetische **Gastroparese** wird verstärkt.

Nur in Kombination mit Sulfonylharnstoffen, Metformin oder Insulin können Hypoglykämien entstehen, die dem Kombinationspartner geschuldet sind.

Die Resorption anderer Medikamente kann beeinträchtigt werden; diese sollten daher mindestens 1 h vor oder 4 h nach den Inkretinen eingenommen werden. **Beispiel ASS:** Der Transport durch den Magen von nicht magensaftresistentem ASS kann sich verlängern, die Wirkung (z. B. bei Kopfschmerzen) wird verzögert und der Zerfall der Tablette im Magen kann die Magenschleimhaut schädigen, vgl. Ionenfalle (S. 34).

> **MERKE**
>
> Inkretin-Mimetika senken effektiv den Blutzucker und den HbA_{1c} sowie das Körpergewicht. Sie verursachen keine Hypoglykämie oder Hyperinsulinämie.

DPP-4-Hemmer (Gliptine)

GLP-1 wird durch das Enzym **Dipeptidylpeptidase 4 (DPP-4)** abgebaut. Deren Hemmung durch **Gliptine** verstärkt die Präsenz und damit die Wirkung von GLP-1. Da jedoch GLP-1 bei Diabetes vermindert ist, ist eine Erhöhung der Plasmakonzentration weniger antidiabetisch effektiv als die direkte Stimulation des GLP-1-Rezeptors durch Inkretin-Mimetika.

Gliptine sind eine chemisch inhomogene Gruppe. Trotz individueller Unterschiede ist ihre klinische Wirksamkeit ebenso vergleichbar wie ihre Nebenwirkungen. Im Gegensatz zu Inkretin-Mimetika werden sie oral gegeben. Alle Gliptine (außer Linagliptin) werden renal zu 75–85 % ausgeschieden. Dosierung und Indikationen sind wirkstoffspezifisch. Eine Kombination mit Metformin und Insulin ist möglich.

Sitagliptin (Januvia®) und **Saxagliptin** (Onglyza®) werden 1-mal täglich per os eingenommen. Ein weiteres Präparat ist **Linagliptin** (Trajenta®), das nur zu 5 % renal ausgeschieden wird. Es ist aber in Deutschland nicht auf dem Markt.

Nebenwirkungen und Kontraindikationen. Gliptine sind eigentlich nebenwirkungsfrei. Sie verursachen kaum Übelkeit und keine Gastroparese, senken aber auch nicht das Körpergewicht. Bei schwerer Niereninsuffizienz sind sie wegen fehlender Erfahrungen kontraindiziert, ein mögliches Risiko ist die Pankreatitis.

> **Exkurs**
>
> **Stellenwert von Inkretin-Mimetika und Gliptinen**
> Die Verstärker des endogenen GLP-1-Systems sind eine zwingende Alternative zu den Sulfonylharnstoffen (SH). Es gibt keinen Grund, bei der Ersteinstellung SH statt Inkretin-Mimetika/Gliptine zu verordnen. Sind Patienten gut mit SH eingestellt, kann diese Medikation natürlich beibehalten bleiben. Andererseits leben β-Zellen unter Inkretin-Mimetika/Gliptinen länger als unter SH, was eine Umstellung rechtfertigt. Bei fortschreitendem β-Zell-Untergang verlieren Inkretin-Mimetika/Gliptine ihre insulinotrope Wirkung, dies gilt aber ebenso für SH.

> **MERKE**
>
> Inkretin-Mimetika oder Gliptine sollten bei der Ersteinstellung anstelle der Sulfonylharnstoffe verordnet werden. Ihre Vorteile sind: Gewichtsabnahme bzw. -neutralität, keine Hyperinsulinämie und keine Hypoglykämie, Protektion von β-Zellen und positive Effekte auf das kardiovaskuläre System.

11.3.4 Insulinsensitizer (Glitazone)

Wirkmechanismus. Agonisten des PPAR-Rezeptors (*peroxisomal proliferator-activated receptor complex*) vermindern die Insulinresistenz und sensitivieren die Zelle für Insulin. PPAR regulieren die Expression zahlreicher Enzyme und Vorgänge im Kohlenhydrat- und Fettstoffwechsel sowie **Immunreaktionen**. Die Mitglieder dieser Rezeptorfamilie (PPARα, PPARβ und PPARγ) binden als **Transkriptionsfaktoren** im Zellkern an den *retinoic acid receptor* (RXR). Der Komplex aus PPAR-RXR assoziiert mit spezifischen DNA-Sequenzen im Promotor und Enhancer zahlrei-

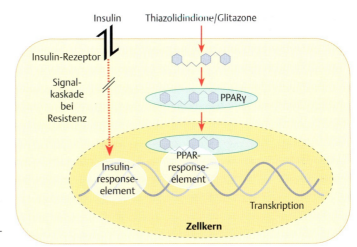

Abb. 11.15 Wirkung der PPAR. Bei Insulinresistenz ist die insulinabhängige Transkription eingeschränkt (gestrichelter Pfeil). Dies kann durch die Stimulation von PPARγ teilweise ausgeglichen werden, da PPARγ auch Zielgene des Insulin-Signalweges reguliert.

cher Gene und aktiviert oder hemmt deren Transkription (**Abb. 11.15**).

PPARγ-Agonisten verändern als intelligentes antidiabetisches Wirkprinzip den Glukosemetabolismus im Sinne einer Insulinsensitivierung und antidiabetischen Stoffwechsellage. Sie vermindern im Fettgewebe die Insulinresistenz und bewirken:

— Differenzierung von Fettzellen, d. h. vermehrte Bildung reifer Adipozyten mit
  • Hemmung der Lipolyse im Fettgewebe und geringeren Freisetzung von freien Fettsäuren (FFS)
  • Speicherung der freien Fettsäuren im subkutanen Fettgewebe und nicht im „schlechten", viszeralen Fettgewebe
  • Unterdrückung der Synthese der **Insulinresistenzfaktoren Leptin und TNFα** sowie von **PAI-1** (**Abb. 11.2**).
— Bildung von **Adiponectin**, das die Insulinresistenz abschwächt
— Transkription von **insulinabhängigen Genen** wie des Glukosetransporters GLUT-4 in Leber und Skelettmuskel
— Verminderung **kardiovaskulärer** bzw. **atherosklerotischer Risikofaktoren** wie Dyslipidämie oder Hypertonie, verbesserte Fibrinolyse durch Hemmung von PAI-1, Anstieg des HDL, Verlangsamung der Atherosklerose
— Hemmung von **inflammatorisch-immunologischen** Prozessen, da PPAR Gegenspieler von proinflammatorischen Transkriptionsfaktoren sind
— **Neuroprotektion** im ZNS.

Indikation. Tab. 11.4.

Wirkstoffe. Pioglitazon (Actos®) und das in Deutschland vom Markt genommene **Rosiglitazon** (Avandia®; in den USA werden die strikten Anwendungsbeschränkungen wieder gelockert) sind selektive PPARγ-Agonisten. Sie sind besonders effektiv bei übergewichtigen Diabetikern. Ihre Wirkung manifestiert sich erst nach 8–12 Wochen, Frauen sprechen besser darauf an als Männer. Der HbA$_{1c}$ sinkt dosisabhängig um bis zu 1,2 %.

Nebenwirkungen. Der Einsatz von Glitazonen ist durch kardiovaskuläre Nebenwirkungen kompromittiert:

— **Gewichtszunahme** (bis zu 6 kg) infolge von Wassereinlagerung (periphere Ödeme bei ca. 3–4 % der Diabetiker) und Speicherung der Fettsäuren im „guten" Fettgewebe (Hüftbereich).
— **Ödeme** erhöhen die Vorlast des Herzens (**Cave:** Herzinsuffizienz).
— erhöhtes Risiko für **Knochenfrakturen** bei Frauen: zwei Frakturen statt einer pro 100 Patientenjahre (PPARγ reguliert die Differenzierung von Stammzellen in Osteoblasten)
— Exophthalmus durch Zunahme des Fettkörpergewebes im Auge.

Kontraindikationen. Herzinsuffizienz, Leber- und Nierenfunktionsstörungen.

 Praxistipp
Bei der Verordnung von Pioglitazon muss die mögliche Belastung des Herzens gegen die Abschwächung des atherosklerotischen Risikos abgewogen werden.

11.3.5 SGLT-2-Hemmer (Gliflozine)

Leber und Nieren bringen als einzige Organe die Glukose in den Blutkreislauf: die Leber aus Eigenproduktion sowie aus dem Pfortaderblut mit der Nahrungsglukose; die Niere mit der Rückresorption der glomerulär filtrierten Glukose. 20 % des nächtlichen Nüchternblutzuckers stammt aus der Niere. Ungefähr 180 g Zucker zirkulieren täglich im Primärharn. Davon werden 90 % mit dem Natrium-Glukose-Kotransporter 2 (*sodium glucose-linked transporter 2*,

SGLT-2) rückresorbiert. Beim Diabetiker wird bei Hyperglykämie > 140 mg/dl die sog. **Nierenschwelle** überschritten, es kommt zur Ausscheidung des Blutzuckers mit osmotischer Diurese und zu Durstgefühl. Zur Erinnerung: auf den süßen Harn bezieht sich die Namenserweiterung „mellitus"!

Wirkmechanismus. Gliflozine hemmen reversibel und selektiv SGLT-2, sodass Diabetiker vermehrt Glukose in den Harn ausscheiden. Die Hemmung der renalen Zuckerausscheidung erfolgt unabhängig von der Insulinproduktion der β-Zellen und einer Insulinresistenz. Da mit dem Zucker auch Kalorien verloren gehen (ca. 300 kcal/d), kommt es unter Gliflozinen auch zu einer Gewichtsabnahme. Darüber hinaus reduzieren sie unabhängig von Gewicht bzw. HbA_{1c} den Blutdruck, da sie zusätzlich eine osmotische Diurese von ca. 400 ml/d verursachen. Hypoglykämien werden unter Dapagliflozin nicht beobachtet. Indiziert sind Gliflozine als Monotherapie bei Metformin-Unverträglichkeit/Kontraindikation und/oder als *add-on*.

Wirkstoffe. Dapagliflozin (Forxiga®), **Ertugliflozin** (Steglujan®) und **Empagliflozin** (Jardiance®) werden einmal täglich p. o. eingenommen.

Nachteile und Nebenwirkungen. Die Hemmung von SGLT-2 ist von der Nierenfunktion abhängig und unter 60 ml/min Kreatinin-Clearance limitiert (KI: Alter > 75 Jahre). Die gesteigerte Diurese führt zu einem Flüssigkeitsverlust, der bei älteren Patienten (Exsikkose!) oder bei Volumenmangel das RAAS-System aktiviert bzw. die Nierenfunktion verschlechtert und damit auch die Zuckerausscheidung reduziert. Weitere Nebenwirkungen sind Genital- und Harnwegsinfektionen.

> **MERKE**
>
> Halten Sie die antidiabetischen „Gli-Substanzen" auseinander: Glinide, Gliptine, Glitazone und Gliflozine!

11.3.6 Übersicht über die Nicht-Insulin-Antidiabetika

Tab. 11.4 fasst noch einmal die Indikationen, Wirkmechanismen und Nebenwirkungen dieser Wirkstoffe zusammen.

Tab. 11.4

Übersicht über die nicht insulinergen Antidiabetika (NIAD)

Wirkstoffgruppe mit Beispiel	Indikationen	Wirkmechanismus	Nebenwirkungen, Kontraindikationen (KI)
α-Glucosidase-Hemmstoffe Acarbose	Frühphase mit Insulinresistenz	α-Glucosidase-Hemmung	gastrointestinale Störungen KI: chronisch-entzündliche Darmerkrankungen, Meteorismus
Biguanide Metformin	Mittel der 1. Wahl; bei Übergewicht	Aktivierung der AMPK, Hemmung der hepatischen Glukoneogenese	Laktatazidose KI: ischämische Gewebeschäden, Leber- und Herzkrankheiten, Niereninsuffizienz
Sulfonylharnstoffe Glimepirid	bei Normalgewichtigen	Hemmung des K_{ATP}-Kanals mit langer Insulinfreisetzung	Hypoglykämien, allergische Reaktionen, Gewichtszunahme KI: Niereninsuffizienz (außer Gliquidon)
Glinide Repaglinid	bei Normalgewichtigen, bei postprandial erhöhten Blutzuckerwerten, bei unregelmäßigem Essen	Hemmung des K_{ATP}-Kanals mit mittellanger Insulinfreisetzung	Hypoglykämien, Gewichtszunahme
Inkretin-Mimetika Exenatid	ungenügende Wirksamkeit bzw. Unverträglichkeit von oralen Antidiabetika	Stimulation des GLP-1-Rezeptors mit Insulinsekretion und Sättigungsgefühl (Gewicht ↓)	Übelkeit, Gastroparese, Pankreatitis Niereninsuffizienz, Gastroparese
Gliptine Sitagliptin	wie Inkretin-Mimetika	Hemmung von DPP-4	wie Inkretin-Mimetika
Glitazone Pioglitazon	Verbesserung der Insulinresistenz, Übergewicht	PPARγ-Agonismus, Verbesserung der Insulinresistenz und des Fettstoffwechsels	Gewichtszunahme, Ödeme und Herzbelastung, Knochenbrüche bei Frauen KI: Herz-, Leber-, Niereninsuffizienz
Gliflozine Dapagliflozin	bei ungenügender Wirksamkeit/ Unverträglichkeit oraler Antidiabetika	Hemmung des SGLT-2-Transporters mit Erhöhung der renalen Glukoseausscheidung	Urogenitalinfekte, Volumenverlust, Hypotonie KI: Wirkungsverlust bei Kreatinin-Clearance < 60 ml/min

11.4 Therapie diabetischer Komplikationen und Folgeschäden

Key Point

Das bedrohliche Krankheitspotenzial des Diabetes mellitus liegt in den sich Jahre später manifestierenden Organschäden bzw. der Verstärkung von kardiovaskulären Störungen. Auch akute Komplikationen wie diabetisches Koma haben lebensbedrohliche Folgen.

Zu den **chronischen Komplikationen** zählen:
- **diabetische Mikroangiopathie:** vor allem an Auge, Niere und Nerven
- **Verstärkung der arteriellen Makroangiopathie:** KHK, pAVK, arterieller Verschluss der zerebralen Arterien
- Retinopathie
- Nephropathie (Glomerulosklerose)
- Neuropathie (sensomotorische Polyneuropathie, autonome diabetische Neuropathie)
- **diabetisches Fußsyndrom** (Abb. 11.16).

Zu den **akuten Komplikationen** gehören vor allem hyperglykämische Entgleisungen, die typischerweise durch eine ungenügende Insulintherapie, Infektionen oder als Erstmanifestation des Diabetes mellitus auftreten.

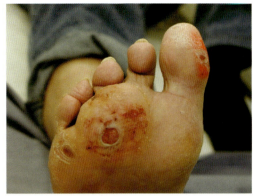

Abb. 11.16 **Diabetisches Fußsyndrom.** Neuropathische Ulzera. (Baenkler HW, Goldschmidt H, Hahn JM et al. Kurzlehrbuch Innere Medizin. Thieme; 2015)

Exkurs

Zielwerte: Zu gut ist schlecht

Jahrzehntelang wurde die strenge Blutzuckerkontrolle als lebensverlängernd propagiert. Jüngere Studien mahnen bei zu ehrgeiziger Einstellung zur Vorsicht: orale Antidiabetika bzw. Insulin erhöhen bei einem $HbA_{1c} < 7{,}0$ bzw. 7,5 % die Mortalität. Daher gilt: In jungen Jahren und ohne ischämische Organschäden sollte der Ziel-HbA_{1c} weiterhin 6,5 % sein. Nach Herzinfarkt und Schlaganfall sowie im Alter steigt jedoch das Schadenspotenzial einer Hypoglykämie ebenso wie das Risiko einer Demenz. Hier sollten Hypoglykämien unbedingt vermieden werden. Bei Diabetes Typ 1 und Typ 2 mit Niereninsuffizienz gilt immer noch: Je niedriger der HbA_{1c}, desto später entwickelt sich die Niereninsuffizienz.

11.4.1 Retinopathie

Pro Jahr erblinden 6000 Patienten mit Diabetes, d. h., alle 90 min verliert jemand das Augenlicht. Die Retinopathie ist keine Spätfolge, erste Schäden sind bei 30 % der Patienten bereits bei der Diagnosestellung nachweisbar (Abb. 11.17). Spezifische ophthalmologische Therapien sind gegenwärtig nicht verfügbar, jedoch laufen umfangreiche Studien zum Einsatz von
- Somatostatin-Analoga wie Octreotid (S. 315)
- intravitrealer Gabe von Kortikoiden

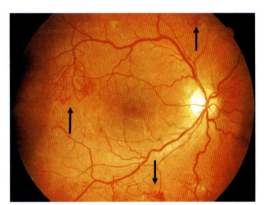

Abb. 11.17 **Proliferative diabetische Retinopathie.** Typisch sind die präretinalen Neovaskularisationen, siehe Pfeile (Lang G. Hrsg. Augenheilkunde. Thieme; 2019)

- evtl. Hemmung der gefäßproliferativen Wachstumsfaktoren VEGF bzw. Erythropoetin
- ACE-Hemmern (S. 112), die unabhängig von der Blutdrucksenkung protektiv wirken

Diabetiker mit einer Retinopathie sind eine Subgruppe, die im Alter von strenger Blutzuckereinstellung (HbA_{1c} bis 6,2) und maximaler Blutdrucksenkung profitiert.

11.4.2 Diabetische Nephropathie

Die Therapie einer **diabetischen Nephropathie** erfordert neben einem scharf eingestellten Blutzuckerwert:
- einen engmaschig kontrollierten Blutdruck (RR < 140/80 mmHg): Je niedriger der Blutdruck, desto langsamer entwickeln sich die Komplikationen; bei Proteinurie sollte < 125/75 mmHg angestrebt werden.
- eine eingeschränkte Eiweiß- und Kochsalzzufuhr
- die Gabe von ACE- und AT_1-Hemmstoffen, die zusätzlich zur Blutdrucksenkung das lokale Renin-Angiotensin-System, renale Entzündungsprozesse

sowie die Proteinurie abschwächen (Organprotektion)
– Calcium-Kanal-Blocker vom Verapamil-Typ, die einem intraglomerulären Hochdruck vorbeugen, da sie im Gegensatz zu den Dihydropyridinen die afferenten Gefäße dilatieren (S. 119).
– evtl. Erythropoetin bei renaler Anämie (S. 171)

Bei Vorliegen einer diabetischen Nephropathie dürfen zudem nur noch bestimmte Antidiabetika verabreicht werden wie Gliquidon, Repaglinid und Insulin.

11.4.3 Diabetische Neuropathie

Eine **Mikroangiopathie** sowie erhöhter Blutzucker per se schädigen periphere Nervenfasern mit dem Bild einer diabetischen Polyneuropathie. Typisch für einen **neuropathischen Schmerz** sind Parästhesien wie Kribbeln oder einschießende brennende Schmerzen.

Die Behandlung erfolgt mit **Koanalgetika** (S. 398) wie den Antidepressiva Duloxetin oder Amitriptylin (S. 398) und den Antiepileptika Gabapentin, Pregabalin (S. 399); α-Liponsäure und B-Vitamine können unterstützend wirken. COX-Inhibitoren sind bei diabetischer Neuropathie kontraindiziert, da sie die diabetische Niere weiter schädigen. Außerdem spricht der diabetische Schmerz nicht oder nur schlecht auf eine Cox-Hemmung an. Die diabetische Neuropathie führt außerdem häufig zu Störungen des autonomen Nervensystems, z. B. einer erektilen Dysfunktion (hier Gabe von PDFE-5-Hemmern wie Sildenafil oder Tadalafil).

Besteht eine diabetische Gastroparese, erfordert dies einen verlängerten Spritz-Ess-Abstand, v. a. bei Kurzinsulinen. Unbedingt ist die Gastroparese durch Inkretin-Mimetika zu beachten. D_2-Antagonisten wie Domperidon oder Metoclopramid sowie das motilinstimulierende Erythromycin sind dabei als Prokinetika (S. 232) hilfreich.

11.4.4 Hyperlipidämie

LDL wirkt bei Diabetikern stärker atherogen als bei Nichtdiabetikern. Zahlreiche Studien belegen, dass **lipidsenkende Medikamente** bei diesen Patienten die Rate schwerer oder tödlicher kardiovaskulärer Ereignisse signifikant vermindern (S. 278). Zielwerte sind daher: LDL < 100 mg/dl, HDL > 40 mg/dl, Triglyzeride < 150 mg/dl. Erste Wahl sind Statine (S. 278).

11.4.5 Arterielle Hypertonie

Mehr als die Hälfte der Diabetiker hat einen **erhöhten Blutdruck** (S. 109), der unter Berücksichtigung kardialer Komorbiditäten ebenfalls eng eingestellt werden sollte:

Zielblutdruck: < 140/80 mmHg; bei Mikroalbuminurie/Proteinurie < 125/75 mmHg.

Eine medikamentöse Hochdrucktherapie senkt die kardiovaskuläre Morbidität und Mortalität.

– **ACE-Hemmstoffe und AT_1-Blocker** sind besonders gut geeignet, da die Blutdrucksenkung mit Hemmung des vaskulären Remodelings und einer Nephroprotektion einhergeht.
– **B-Blocker**: evtl. ist Carvedilol vorteilhaft. Nachteil aller B-Blocker sind die Verschlechterung der Insulinsensitivität, die mögliche Gewichtszunahme sowie Potenzstörungen.
– **Calcium-Kanal-Blocker**: evtl. Nephroprotektion durch Verapamil.

Tab. 11.5 gibt einen Überblick über die Vor- und Nachteile verschiedener Wirkstoffe im Hinblick auf diabetische Komplikationen.

Tab. 11.5

Vor- und Nachteile von Arzneistoffen für diabetesassoziierte Symptome einschließlich des metabolischen Syndroms

Wirkstoff	Vorteil	Nachteil
Metformin (S. 254)	keine Gewichtszunahme	nicht indiziert bei pAVK und ischämischen Organschäden, absetzen bei größerer Operationen und Niereninsuffizienz
Glitazone (S. 258)	Senkung der Insulinresistenz	verursachen Ödeme und Herzinsuffizienz
Inkretin-Mimetika (S. 257)	Gewichtsabnahme	Gastroparese
Gliptine	keine Gewichtszunahme	
Gliflozine	kardioprotektiv, Gewichtsreduktion	Urogenitalinfektionen, Volumenverlust
β-Blocker (S. 117)		Potenzstörungen, leichte Erhöhung des Blutzuckerspiegels, Unterdrückung von hypoglykämischen Warnsymptomen
ACE-Hemmer (S. 112)	gut wirksam gegen kardiovaskuläres Remodeling, Proteinurie und Nephropathie	
Calcium-Kanal-Blocker (S. 119)	Verbesserung der Proteinurie bei Nephropathie	
Thiaziddiuretika (S. 207)		wirksam nur bis zu einer GFR von 30 ml/min, Erhöhung des Blutzuckers
Schleifendiuretika (S. 206)	auch bei GFR < 30 ml/min noch wirksam	

11.4.6 Hyperglykämie und Coma diabeticum

Beim **Coma diabeticum** kommt es zu einer Störung des Bewusstseins als Folge einer schweren Stoffwechseldekompensation bei Diabetes mellitus. Man unterscheidet zwei Formen:
- **ketoazidotisches Koma**: bei Typ-1-Diabetikern als Folge eines Insulinmangels
- **hyperosmolares Koma**: bei Typ-2-Diabetikern mit erhaltener Insulinsekretion und starkem Flüssigkeitsverlust (**Tab. 11.6**)

Prodromi sind Übelkeit, Erbrechen, Schwäche, Polyurie, Polydipsie, trockene Haut mit reduziertem Turgor sowie starke Bauchschmerzen. Zeichen einer manifesten Ketoazidose ist die Kußmaul-Atmung mit Acetongeruch. Im fortgeschrittenen Stadium kommt es zu zunehmender Bewusstseinstrübung bis hin zum Koma.

Therapie der Hyperglykämie. Grundsätzlich ist für eine schnellstmögliche Hospitalisierung und Volumensubstitution zu sorgen, später sollte dann **langsam** der Blutzucker normalisiert werden. Die Therapie lässt sich in folgende Phasen einteilen:

1. **Rehydrierung und Elektrolytkorrektur:** Am Anfang steht die schnelle Rehydratation (1–3 l physiologische NaCl- oder Ringer-Lösung). Dadurch verbessern sich Nierenfunktion und Kreislauf, die insulinantagonistischen Faktoren werden vermindert und der BZ sinkt um 40–70 mg/dl. *Cave:* Ein zu großes Volumen erhöht das Risiko für ein Hirnödem! Wichtig ist außerdem die Korrektur der Elektrolyte Natrium und Kalium.
2. **Insulin-Gabe:** In den ersten Stunden wird der Blutzucker langsam und kontrolliert mit i. v. Insulin (initialer Bolus 10–20 IE, danach 2–5 IE/h) um 40–50 mg/dl pro Stunde gesenkt. Insulin stoppt die Ketogenese und fördert die Rückbildung der Ketoazidose. Ringer-Laktat oder Bikarbonat korrigieren die Azidose. Insulin führt über die Induktion einer Na^+-K^+-ATPase zu einer Erhöhung des intrazellulären Kaliums und damit zur Hypokaliämie. Daher immer Kalium substituieren!
3. **Langsame Normalisierung des Blutzuckers:** Wenn der Blutzuckerwert auf 200 mg/dl abgesenkt wurde, kann die weitere Absenkung (v. a. bei Begleiterkrankungen und körperlichem Stress) Tage dauern oder der Blutzucker sogar mittels Glukoseinfusionen künstlich erhöht bleiben.
4. **Allgemeine Maßnahmen:** Thromboseprophylaxe mit Heparin, bei drohendem Hirnödem Mannit-Lösung.

> **MERKE**
> - Die zu schnelle Senkung des Blutzuckerspiegels provoziert Komplikationen wie Hirnödem oder Krampfanfälle.
> - Bei ausreichender Rehydrierung und intensivmedizinischer Kontrolle ist ein erhöhter Blutzuckerwert für kurze Zeit gut tolerierbar.
> - Insulininfusion erfordert Kaliumsubstitution.

11.5 Pharmakologie in der Praxis: Diabetes mellitus und Antidiabetika

11.5.1 Arzneistoffe, die den Kohlenhydratstoffwechsel verändern

Einige Arzneistoffe interferieren mit dem Kohlenhydratstoffwechsel und reduzieren oder verstärken damit die Wirkung von Antidiabetika (**Tab. 11.5**).

Wirkstoffe, die den Blutzucker erhöhen.
- **Glukokortikoide:** Steroiddiabetes (S. 530), evtl. schwierig einzustellen.
- **Clozapin** und andere Neuroleptika: Hyperglykämie und metabolisches Syndrom, Gewichtszunahme.
- **Thiaziddiuretika** (S. 207): vermindern u. a. über die Hypokaliämie die Insulinfreisetzung.
- **Estrogen** (S. 286): schwächt die Wirkung von Insulin ab.
- **Gewichtssteigerung** durch Antidepressiva oder Neuroleptika verschlechtert eine diabetogene Stoffwechsellage.
- **Sympathomimetika** wie $β_2$-Mimetika (hohe orale Dosis) oder Antidepressiva verstärken die Glukoneogenese in der Leber.
- **Diazoxid**, ein K_{ATP}-Kanal-Öffner, reduziert die Freisetzung von Insulin. Indikation: Insulinom.

Wirkstoffe, die den Blutzucker senken.
- **L-Thyroxin** (S. 319) kann die Wirkung von Antidiabetika verstärken oder vermindern.
- **β-Blocker** (S. 117) hemmen die Glukoneogenese, verzögern den Blutzuckeranstieg nach Hypoglykämien und kupieren die Warnsymptome.
- **Salicylate** wie ASS können Sulfonylharnstoffe aus ihrer hohen Plasma-Eiweiß-Bindung verdrängen und damit deren insulinotrope Wirkung verstärken.

Tab. 11.6

Laborwerte bei diabetischer Ketoazidose und hyperosmolarem Koma

	diabetische Ketoazidose	hyperosmolares Koma
Diabetes-Typ	Typ 1	Typ 2
Insulinmangel	absolut	relativ
Glukose (mg/dl)	> 250	> 600
pH	< 7,3	> 7,3
Osmolarität	< 320	> 330
Ketonkörper (Urin)	> +3	negativ oder wenig
Anionenlücke	> 12	< 12

- **Alkohol** hemmt die Gluconeogenese in der Leber und wirkt über eine GlUT 4-Induktion insulinogen. Darauf beruht evtl. die ausgeprägte antidementive Wirkung (Senkung des Risikos um 25–30 % bei 20–30 g/d Alkoholkonsum).
- **Fibrate** (S. 278) verbessern die Insulinwirkung.

11.5.2 Diabetes mellitus im Alter und bei Niereninsuffizienz

Im Alter ist grundsätzlich eine Hypoglykämie zu vermeiden, die oft zu Krankenhauseinweisungen führt. Die Therapie richtet sich v. a. nach der Compliance und dem Essverhalten. Die Niere baut Insulin ab und ist an der Gluconeogenese beteiligt: Mit zunehmender Niereninsuffizienz **sinkt** daher der **Insulinbedarf**: bis zur Dialysepflichtigkeit bei Typ 1 um 40 % und bei Typ 2 um 50 %.

11.5.3 Diabetes mellitus in der Schwangerschaft

2500–4000 aller Schwangeren in Deutschland sind manifeste Diabetikerinnen und 6 % aller Schwangeren entwickeln einen Diabetes mellitus. Die Komplikationen betreffen hier das Ungeborene (Risiko für Frühgeburt, Anomalien, verzögerte Organreifung etc.) sowie die Mutter (Risiko für Gestose und Eklampsie; die perinatale Mortalität beträgt noch immer 1–2 %). Generell muss der Blutzucker bei Schwangerschaftsdiabetes mit Insulin streng eingestellt und mehrfach täglich kontrolliert werden.

Der **Gestationsdiabetes** wird als Hyperglykämie definiert, die sich **erstmals** in der Schwangerschaft einstellt. Dabei passiert der erhöhte mütterliche Blutzucker, nicht aber das maternale Insulin, die Plazentaschranke, was beim Fetus eine erhöhte Insulinfreisetzung provoziert (der Pankreas produziert Insulin ab dem 7. Monat). Die mütterliche Plazenta synthetisiert außerdem Insulinantagonisten, damit vermehrt Glukose für das Kind bereitsteht.

Beim **Kind** führt die Hyperinsulinämie zu einem starken Wachstum (Insulinmast, *big baby*) mit erhöhtem Geburtsgewicht, eventuell mentaler Retardierung sowie einem erhöhten Risiko für einen späteren Typ-2-Diabetes.

Die **Mutter** hat ein erhöhtes Risiko für Infektionen, Störungen der Plazenta, Entbindung mittels Kaiserschnitt, Schwangerschaftshochdruck oder die Manifestation eines Typ-2-Diabetes. Bei 4 % der Frauen mit Gestationsdiabetes persistiert der Diabetes mellitus nach der Geburt des Kindes bzw. entwickelt sich vorzeitig ein Typ-2-Diabetes.

Therapieziel bei Gestationsdiabetes ist ein postprandialer Blutzucker von < 120 mg/dl sowie ein Nüchternblutzucker von 60–90 mg/dl. Neben strikter Diät kommen **Insuline** und *off-label* Metformin zum Einsatz. Bei Neueinstellung Normalinsulin; handelt es sich um eine Diabetikerin, die auf Insulinanaloga eingestellt ist, besteht kein Anlass zur Änderung. Der Insulinbedarf ist im 1. Trimenon vermindert, bei Komedikation mit Kortikosteroiden oder β-Mimetika (Tokolyse) erhöht.

> **MERKE**
>
> Frauen mit Gestationsdiabetes sowie schwangere Diabetikerinnen werden grundsätzlich mit Insulin (Ersteinstellung: Normalinsulin) behandelt. Eine Umstellung von Insulinanaloga auf Normalinsulin ist nicht erforderlich. Mit Ausnahme von Metformin (*off-label*) sind orale Antidiabetika kontraindiziert.

11.5.4 Praktischer Umgang mit Diabetes und Antidiabetika

- Eine **gesunde Lebensweise** (Bewegung, Gewichtsabnahme, vernünftiges Essen) verhindert am effektivsten die Entstehung und das Fortschreiten eines Diabetes.
- Grundsätzlich gilt ein **HbA_{1c}-Zielwert von < 6,5 %**. Jedoch müssen Hypoglykämien und ausgeprägte Gewichtszunahmen unbedingt vermieden werden. Daher im Alter vorsichtig therapieren.
- Die effektivste Senkung des Blutzuckers bei Typ-2-Diabetikern ist die Kombination aus **Metformin und Insulin**, die bei einem HbA_{1c} von > 7,5 % dann indiziert ist, wenn andere orale Therapien nicht greifen.
- Die **Inkretin-Mimetika** bzw. **Gliptine** eignen sich für die Kombination und sind den Sulfonylharnstoffen bezüglich der Nebenwirkungen deutlich überlegen. Inkretin-Mimetika und Gliptine lösen initial eine vorübergehende Übelkeit aus; Obstipation oder Diarrhö (Colon irritabile) können sich vorübergehend verschlechtern. Schnell wirksame oder magenreizende Arzneistoff-Tabletten sollten 1 h vor oder 4 h nach Inkretin-Mimetika eingenommen werden.
- **Gliflozine:** Sowohl Männer als auch Frauen sind auf Harnwegs- bzw. Urogenitalinfekte hinzuweisen. Information über vorbeugende Maßnahmen. Auf ausgeglichenen Flüssigkeitshaushalt achten, bei Herzinsuffizienz nicht zu viel trinken!
- Bei **jüngeren Typ-2-Diabetikern** bzw. bei guter Compliance sollte immer eine (frühzeitige) Insulin-Gabe erwogen werden.
- In der **Schwangerschaft** sind Insulin oder Metformin indiziert.
- Bei der Manifestation von **diabetischen** (mikroangiopathischen) **Organschäden** (Niere, Auge, Nervensystem) müssen Blutzucker und Blutdruck besonders gut eingestellt werden (Cave: Hypoglykämien).

- Orale Antidiabetika und Insulin erfordern immer die Zufuhr von Kohlenhydraten, d. h. **regelmäßiges Essen!**
- Eine **intensivierte Insulintherapie** ermöglicht einem Typ-1-Diabetiker eine **maximale Flexibilität** hinsichtlich Essen und Bewegung einschließlich Leistungssport.
- **Diabetikerbier und -wein** besitzen weniger Kalorien, aber teilweise mehr Alkohol als normale Vergleichsgetränke.

11.5.5 Hypoglykämie beim Typ-2-Diabetiker

Hypoglykämien verlaufen beim Typ-2-Diabetes meist leichter als beim Typ-1-Diabetes. Gerade bei älteren Diabetikern führen Hypoglykämien zu zerebralen Schädigungen, Koma oder Krämpfen. Risikofaktoren sind höheres Alter, längere Erkrankungsdauer, vorangegangene Hypoglykämien. Verstärkt wird das Risiko durch Niereninsuffizienz (Wirkungsverlängerung von Insulin und Sulfonylharnstoffen) und Hypoglykämie-Wahrnehmungsstörung z. B. bei nächtlichen Episoden (zirkadianes Minimum von Adrenalin!). Vorbeugende und therapeutische Maßnahmen sind:
- Umstellen von NPH-Insulin auf lang wirksame Insulin-Analoga mit weniger nächtlichen Hypoglykämien
- zusätzliche späte Einnahme von Kohlenhydraten
- Der Blutzucker sollte vor dem Schlafengehen 120 mg/dl nicht unterschreiten.

Außerdem gilt:
- **Übelkeit nach Tabletteneinnahme** ist meistens **kein** Hinweis auf eine Hypoglykämie.
- **Alkohol** blockiert die Glukoneogenese und erhöht das Risiko für Hypoglykämien durch Antidiabetika. Dies gilt v. a. für die nächtliche Hypoglykämie. Gleichzeitig müssen aber die Kalorien des Alkohols abgefangen werden.
- **Sulfonylharnstoffe** verursachen lange Hypoglykämien.
- **α-Glucosidase-Hemmstoffe** erfordern die Bereitstellung von Traubenzucker, der unabhängig von Glucosidasen resorbiert wird.

Bei Verzehr **fetthaltiger** Süßigkeiten (Schokolade) wird die Glukoseresorption durch das Fett verzögert (daher geringer Nutzen bei Hypoglykämie).

11.5.6 Arzneimittelinteraktionen (AMI) von Antidiabetika

Tab. 11.7 und Tab. 11.8.

Tab. 11.7

Arzneimittelinteraktionen von Antidiabetika: Wirkungen von Antidiabetika, die durch komedizinierte Arzneimittel verändert werden.

betroffene Antidiabetika	auslösende Komedikation und Mechanismus	Wirkung
Acarbose	Ezetimib: Hemmung der Fettresorption	Diarrhö, Spasmen, Übelkeit
	SSRI, NSRI, COX-Inhibitoren: Darmpropulsion ↑	Diarrhö
	Metformin: Hemmung der Kohlenhydratresorption	Diarrhö
Metformin	SSRI, NSRI, COX-Inhibitoren: Darmpropulsion ↑	Diarrhö
	hepatotoxische Wirkstoffe: pH-Veränderungen	Laktatazidose
Repaglinid	Gemfibrozil: Abbau via CYP2C 8 blockiert	Hypoglykämien
Pioglitazon	Glukokortikoide: Osteoporoserisiko ↑	Frakturen
	COX-Inhibitoren: Nierenfunktion ↓	Vorlasterhöhung, Herzinsuffizienz
	Calcium-Blocker: Vasodilatation	Ödeme ↑
Sulfonylharnstoffe	Neuropharmaka: H_1-Blockade	Gewichtszunahme
Inkretin-Mimetika	L-Dopa, Dopamin-Agonisten: Gastroparese	Magen-Darm-Atonie ↑
Gliflozin	Diuretika: vermehrte Ausscheidung	Exsikkose, Hypotonie

Tab. 11.8

Arzneimittelinteraktionen von Antidiabetika: Antidiabetika verändern die Wirkungen von anderen Arzneistoffen

Antidiabetika	betroffenes Arzneimittel	Folgen
Inkretin-Mimetika	schnell wirksame Arzneimittel	Wirkungsverzögerung
	magensaftresistente Arzneimittel	Auflösung im Magen mit Magenschädigung oder Wirkungsverlust

11.5.7 Tabellarische Übersicht über die klinischen Daten
Tab. 11.9.

Tab. 11.9

Klinische Daten von Antidiabetika (Erwachsene)

Wirkstoff		Plasma-HWZ[1]	Dosierung[2]	Metabolisierung/Ausscheidung[3]	Dosis bei Niereninsuffizienz[4]
Insuline					
Humaninsulin		6–8 h	abhängig vom BZ (s. c.)		anpassen
schnell wirkende Analoga (Insulin aspart)		2–3 h	abhängig vom BZ (s. c.)		anpassen
lang wirkende Analoga		24–36 h	abhängig vom BZ (s. c.)		anpassen
α-Glucosidase-Hemmer					
Acarbose		10–14 h	2–3 × 100–200 mg	intestinal	KI < 25
Miglitol		2–3 h	3 × 50–100 mg		KI < 25
Biguanide					
Metformin		6,5 h	2–3 × 500–1000 mg	renal	KI < 30
Sulfonylharnstoffe					
Glibenclamid		5–9 h	1–2 × 1,75–5 mg	S: CYP3A4	anpassen
Glimepirid		3–6 h	1 × 1–4 mg	hepatisch; renal	KI < 30
Gliquidon		4–6 h	1–2 × 15–60 mg	hepatisch	KI < 5
Glinide					
Repaglinid		1 h	3–4 × 0,5–4 mg	S: CYP3A4, CYP2C8	anpassen
Nateglinid		2 h	3 × 60–120 mg	S: CYP2C9, CYP3A4	KI < 30
Glitazone					
Pioglitazon		5 h	1 × 15–45 mg	renal, hepatisch	
Inkretin-Mimetika					
Exenatide	nicht retardiert	2,5 h	2 × 5–10 μg s. c.	renal	KI < 30
	retardiert	2,5 h	1 × 2 mg/Wo s. c.	renal	KI < 50
Liraglutid		13 h	1 × 1,2 mg s. c.	renal	KI < 60
Gliptine					
Saxagliptin		3 h	1 × 5 mg	S: CYP3A4, CYP3A5	anpassen
Sitagliptin		12,5 h	1 × 100 mg	renal; S: CYP3A4	KI < 50
Gliflozine					
Dapagliflozin		13 h	1 × 10 mg	hepatisch	KI < 60 (Wirkverlust)
Empagliflozin		12 h	1–3 × 10 mg	hepatisch	anpassen
Ertugliflozin		12 h	1 × 5 mg	hepatisch	KI < 45

[1] wenn nicht anders vermerkt: Tablette p. o. (nicht retardiert, keine schnell wirksame Formulierung)
[2] durchschnittliche Gabe einer durchschnittlichen Einzeldosis (1-mal die Höchstdosis oder mehrmals täglich die niedrige Dosierung)
[3] Nur die Metabolisierungen/Ausscheidungswege/CYP-Enzyme sind gelistet, die pharmakologisch relevant sind.
[4] Kreatinin-Clearance in ml/min; KI = Kontraindikation
I = Induktor; H = Hemmstoff; S = Substrat

11.5.8 Weiterführende Informationen
- www.deutsche-diabetes-gesellschaft.de
- www.diabetes.versorgungsleitlinien.de/
- www.awmf.org

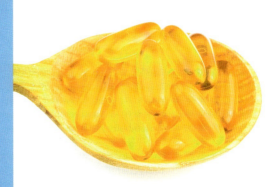

© O. Farion – stock.adobe.com (Symbolbild)

Kapitel 12

Lipidsenker und Gichttherapeutika

Thomas Herdegen

12.1 **Grundlagen des Fettstoffwechsels** 268

12.2 **Lipidsenker** 273

12.3 **Pharmakotherapie der Adipositas (Antiadiposita, Anorektika)** 279

12.4 **Pharmakotherapie der Hyperurikämie (Gicht)** 280

12.5 **Pharmakologie in der Praxis: Lipidsenker und Gichttherapeutika** 283

12.1 Grundlagen des Fettstoffwechsels

Key Point
Hypercholesterinämie und Hypertriglyzeridämie sind Risikofaktoren für Atherosklerose, koronare Herzkrankheit und Organinfarkte. Neben Gewichts- und Kalorienreduktion gehört die Pharmakotherapie von erhöhten Blutfettwerten zur modernen Basistherapie kardiovaskulärer und metabolischer Krankheiten.

Übergewicht, hyperkalorische Ernährung oder genetische Defekte des Fettstoffwechsels führen zu erhöhten Blutfetten, die schwere gesundheitliche Schäden verursachen können wie
- atherosklerotische Veränderungen,
- thrombotische Gefäßverschlüsse mit Organinfarkten (Herzinfarkt, Schlaganfall, pAVK),
- Gerinnungsstörungen,
- die Entwicklung eines (Prä-)Diabetes und metabolischen Syndroms.

Nach der Veränderungen der Lebensführung (Bewegung, Reduktion der Kalorienzufuhr, gesunde Ernährung) gehört die pharmakologische Senkung der Blutfettwerte zur Basistherapie von kardiovaskulären Erkrankungen.

12.1.1 Lipoproteine

Zellen können weder ihren Energiebedarf selbst decken noch Membranbausteine aus Fett generieren. Sie müssen Fette über den Blutweg zuführen und bei einem Überangebot abtransportieren. Die wasserunlöslichen Fette einschließlich der Nahrungsfette werden dafür in wasserlösliche Molekülformen verpackt. Dazu werden sie an spezifische Proteine gekoppelt, die **Apolipoproteine (ApoLP)**. Die Komplexe aus Fett und Apolipoproteinen, die sog. **Lipoproteine (LP)**, sind höchst dynamisch, denn in diesen Komplexen ändert sich ständig die Zusammensetzung der Fettmoleküle, welche abgegeben oder aufgenommen werden. Gleichzeitig werden auch die ApoLP ausgetauscht. Die LP werden so den funktionellen Bedürfnissen des Energiestoffwechsels der Zielzellen bzw. Zielorgane angepasst (**Tab. 12.1**).

Lipoproteine lassen sich nach ihrer Dichte in mehrere Hauptfraktionen mit unterschiedlichen Eigenschaften auftrennen (**Tab. 12.2**). Von besonderer Bedeutung sind:
- **LDL (*low density lipoprotein*)**, das mehrere Tage im Blut verweilt. Die LDL-Partikel transportieren ungefähr 70% des Plasmacholesterins. In kleiner und dichter Form sind LDL **atherogen**, da sie nur eine geringe Affinität zum LDL-Rezeptor haben – sie bleiben dann noch länger im Plasma und in Gefäßwänden und werden leichter oxidiert. Etwa ⅔ der LDL-Partikel werden rezeptorabhängig aus

Tab. 12.1

Plasmalipide und ihre Funktionen

Lipid	Funktion
Glyzeride	Energieversorgung
Cholesterinester	Transportform des Cholesterins
Cholesterin	zellulärer Baustein, Vorstufe für Gallensäuren und Steroide
Phospholipide	Emulgatoren, Oberflächenlipide (Lecithin, Sphingomyelin u. a.)
freie Fettsäuren	Energieversorgung, zusammengesetzte Lipide
Vitamine A, D, E, K	lipophile Vitamine (S. 343)

Tab. 12.2

Zusammensetzung von Lipoproteinen

Lipoprotein	Herkunft	Anteil (%)		Funktion
		Triglyzeride	Cholesterin	
Chylomikronen	Darm	88	3	Transport vom Darm zur Leber; fehlen im Nüchternzustand
VLDL (*very low density lipoprotein*)	Leber	55	15	Transport der in der Leber synthetisierten TG; Vorstufen von LDL
IDL (*intermediate density lipoprotein*)	Übergangsform aus VLDL u. Chylomikronen			VLDL-Remnants; Rücktransport zur Leber
LDL (*low density lipoprotein*)	Chylomikronen	10	35–45	Cholesterintransport im Plasma und zur Leber
HDL (*high density lipoprotein*)	Leber, VLDL, Chylomikronen	15	30	reverser Transport von Cholesterin zur Leber

dem Blut wieder in die Leber, 30 % in andere Organe aufgenommen.
- **HDL** (*high density lipoprotein*), das Cholesterin aus den Zellen zur Leber zurücktransportiert und die LDL-Oxidation hemmt. Besonders bei Frauen korreliert die Abnahme des HDL mit dem Auftreten von KHK-Ereignissen.

Die mehr als 20 ApoLP sind notwendig für die zelluläre Aufnahme bzw. Ausschleusung von Lipiden, die Aktivität von Enzymen des Fettstoffwechsels sowie für die intestinale Resorption von Nahrungsfetten.

> **MERKE**
> In den Lipoproteinen findet ein ständiger Austausch von Fetten und Proteinen statt.

Im Plasma bzw. in den Zielorganen spielen einige **Enzyme** für den Fettmetabolismus eine wichtige Rolle:
- **Lipoproteinlipasen (LPL)** bauen Triglyzeride in Chylomikronen ab. Bei einem Mangel kommt es zur massiven Hypertriglyzeridämie. Insulin und Glukokortikoide steigern die Synthese der LPL.
- **Lecithin-Cholesterin-Acyltransferasen (LCAT)** synthetisieren Cholesterinester aus Cholesterin und freien Fettsäuren. Cholesterinester sind die Transportform für Cholesterin im Blut.
- **Cholesterinester-Transferprotein (CETP)** vermitteln den Transfer von Cholesterinestern und den Austausch von Lipiden in den Lipoproteinen.
- **Cholesterin-Acyltransferasen (ACAT)** bauen verestertes Cholesterin und Triglyzeride in Chylomikronen ein.

Die **Leber** ist das zentrale Organ für Aufbau und Abbau der Blutfette, sie
- ist alleiniger bzw. wichtigster Syntheseort für VLDL bzw. LDL,
- ist alleiniger bzw. wichtigster Abbauort für Chylomikronen bzw. LDL,
- bildet und sezerniert wichtige Enzyme wie die LPL und LCAT.

12.1.2 Rezeptoren

Nur mit der Hilfe von **Lipoprotein-Rezeptoren** auf der Oberfläche von Zellen können Lipoproteine intrazellulär aufgenommen werden (**Tab. 12.3**). Der **LDL-Rezeptor** ist der wichtigste Lipoprotein-Rezeptor. Er wird auf allen Zellen exprimiert (Fibroblasten besitzen 70 000 LDL-Rezeptoren pro Zelle!) und sorgt für die Aufnahme von LDL-Partikeln aus dem Plasma. Defekte des LDL-Rezeptors führen zur Akkumulation von LDL im Blut und damit zur familiären Hypercholesterinämie.

Das *LDL-Receptor-related* Protein *(LRP)* bindet zahlreiche Lipoproteine, Proteasen, Virenpartikel etc. und ist wesentlich für die Aufnahme der Chylomikronen-**Remnants**, der energiearmen Reste der Chylomikronen.

Scavenger-Rezeptoren sind eine Gruppe von Oberflächenproteinen, die unabhängig von einem Sättigungsprozess normale und veränderte Lipoprotein-Partikel wie oxidiertes LDL aufnehmen. Oxidiertes LDL verliert nach zu langer Zirkulation im Blut seine Affinität zum nativen LDL-Rezeptor, kann aber noch durch den Scavenger-Rezeptor entsorgt werden. Scavenger-Rezeptoren sind v. a. auf Makrophagen und Zellen des retikulohistiozytären Systems exprimiert und schützen den Körper vor der Überladung mit modifiziertem Lipoprotein. Ungefähr ⅓ des LDL wird unabhängig vom LDL-Rezeptor abgebaut.

> **MERKE**
> Die übermäßige Aufnahme von Lipoproteinen durch Scavenger-Rezeptoren führt zur Überladung von Makrophagen und fördert ihre Umwandlung in Schaumzellen und damit die Atherogenese (S. 272).

12.1.3 Stoffwechselwege der Blutfette

Bei der Lipidverdauung werden die wasserunlöslichen Lipide in amphiphile und damit transportfähige Lipoprotein-Komplexe umgewandelt. Dafür sind aufwendige **Transportsysteme** notwendig. Im venösen Blut findet ein Umbau bzw. Austausch von Lipoproteinen sowie Fetten statt, die energieärmeren Reste (Remnants) werden durch Remnant-Rezeptoren aufgenommen. Es gibt 3 Stoffwechselwege (**Abb. 12.1**):
- exogener Weg: Resorption von Nahrungsfetten
- endogener Weg: Synthese im Hungerzustand
- reverser Cholesterintransport.

Tab. 12.3

Expression und Funktionen von Lipoprotein-Rezeptoren

Rezeptor	Expression	Funktion
LDL-R	alle Zellen	Aufnahme von LDL
LRP	Leber u. a.	Clearance von Chylomikronen-Remnants und Apo-LP
HDL-R	Leber, Immunzellen, Endothel u. a.	Aufnahme von HDL
VLDL-R	Endothel	Transfer von Triglyzeriden
Scavenger-R	Makrophagen, retikulohistiozytäres System	Entsorgung von unverändertem LP und oxidiertem LDL

R = Rezeptor, LP = Lipoprotein

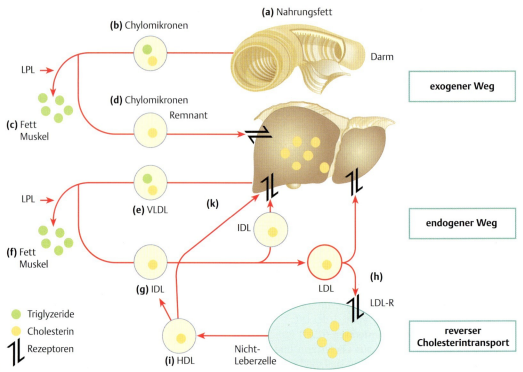

Abb. 12.1 Wege des Fetttransportes im Blut und Abgabe der energiereichen Triglyzeride. Der reverse Cholesterintransport bezeichnet den Rücktransport der cholesterinreichen Lipoproteine zur Leber. Die mit (a) bis (k) bezeichneten Schritte sind im Text beschrieben.

> **MERKE**
>
> Cholesterin ist für jede Zelle essenziell. Überschüssiges Cholesterin muss zur Leber zurücktransportiert werden, da hohe Konzentrationen zelltoxisch sind.

Exogener Lipidstoffwechsel

Triglyzeride bilden mit ungefähr 50–150 g den größten Teil der täglichen Nahrungsfette. Mit zunehmendem Gesamtfett in der Nahrung steigt auch die Cholesterinresorption. Mittels ACAT wird Cholesterin zusammen mit den Triglyzeriden in die Chylomikronen eingebaut. **Abb. 12.1**, auf die sich die Abschnitte (a) bis (k) beziehen, zeigt die einzelnen Schritte:

(a) Zuerst werden die Nahrungsfette im Dünndarm durch die Pankreaslipasen in **Mono- und Diglyzeride** sowie **freie Fettsäuren** zerlegt. In den Darmenterozyten werden die Fettteile wieder zu Triglyzeriden, der wichtigsten Transportform von Fettsäuren, zusammengesetzt und an ApoLP als transportfähige Lipoprotein-Komplexe angekoppelt.

(b) Diese Lipoproteine gelangen als Chylomikronen (hoher Gehalt an Triglyzeriden) über die Lymphe unter Umgehung der Leber in den venösen Kreislauf.

(c) Die langkettigen Fettsäuren werden von den Triglyzeriden durch die Lipoproteinlipasen im Gefäßendothel des Fettgewebes und der Muskulatur abgespalten und intrazellulär aufgenommen.

(d) Die übrigen cholesterinreichen Überreste werden in den Chylomikronen-Remnants weitertransportiert und können mittels Lipoprotein-Rezeptoren in der Leber aufgenommen werden.

> **MERKE**
>
> Triglyzeride sind die hauptsächliche Transportform von Nahrungsfetten.

Endogener Lipidstoffwechsel

Der endogene Weg stellt im Hungerzustand Triglyzeride und Cholesterin zur Energiegewinnung bereit.

(e) Die Leber nimmt nicht nur Cholesterin aus den Cholesterin-Remnants auf, sondern sezerniert auch endogen synthetisiertes Cholesterin zusammen mit Triglyzeriden als VLDL.

(f) Dann werden die Triglyzeride (wie beim exogenen Weg **[c]**) durch die endothelständigen Lipoproteinlipasen herausgelöst bzw. mittels Cholesterinester-Transferprotein gegen Cholesterin ausgetauscht.

(g) Die cholesterinreichen VLDL-Reste werden in IDL- oder LDL-Partikel umgewandelt und von der Leber via LDL-Rezeptoren aufgenommen. Die Zufuhr von Fettsäuren, Kohlenhydraten oder Alkohol steigert die VLDL-Produktion in der Leber, während Insulin diese hemmt.

HDL und der reverse Cholesteroltransport
Nur die Leber kann Cholesterin in größerem Umfang direkt oder indirekt als Gallensäuren ausscheiden. **(h)** Dazu wird Cholesterin im reversen Cholesterintransport in die Peripherie transportiert, **(i)** wobei Cholesterin auf HDL übertragen wird, das dann **(k)** über IDL oder direkt an die Leber zurücktransportiert wird (Aufname durch hepatozytäre Scavenger-Rezeptoren SR-B1). Eine hohe HDL-Konzentration ermöglicht also eine **gesteigerte Clearance** von Blut- und Gewebefetten und reduziert die Entzündungsprozesse.

12.1.4 Dyslipoproteinämien
Zahlreiche, meist genetisch bedingte Erkrankungen führen zur Akkumulation von Cholesterin bzw. Triglyzeriden. In vielen Fällen erhöht dies das Risiko für atherosklerotische Ereignisse. Hierzu zählt beispielsweise die **familiäre Hypercholesterinämie:** Bei dieser Erbkrankheit sind Cholesterin und LDL massiv erhöht, was zu einem sehr hohen Atheroseserisiko führt. Meist ist der LDL-Rezeptor defekt. Deshalb sind Statine, die über eine Hochregulation der LDL-Rezeptoren das Plasma-LDL wegfangen, bei der familiären Hypercholesterinämie nur schwach oder gar nicht wirksam (S. 275).

Eine **Hypertriglyzeridämie** ist für die Entstehung einer Atherosklerose von Bedeutung, wenn sie zusammen mit einer Hypercholesterinämie oder mit einem metabolischen Syndrom auftritt. Isoliert ist sie klinisch wenig riskant.

Das „gute" **HDL** korreliert eng mit dem Risiko für die Entstehung einer KHK. Das HDL verhindert die Oxidation von LDL, stimuliert die NO-Freisetzung und die Prostazyklinaktivität (S. 110). Ein niedriges HDL wirkt daher proatherogen und wird oft bei sekundären Dyslipoproteinämien beobachtet. Bei einem HDL < 35 mg/dl erleiden innerhalb von 10 Jahren 3-mal mehr Männer einen Herzinfarkt als Männer mit höherem HDL-Wert. Dies bedeutet jedoch nicht, dass die alleinige Erhöhung von HDL (z. B. durch Medikamente) das Risiko wesentlich vermindert! Tatsächlich hat eine isolierte HDL-Zunahme durch Fibrate, Nikotinsäure u. a. Wirkstoffe keine Auswirkung auf kardiovaskuläre Ereignisse oder Mortalität gezeigt.

> **MERKE**
>
> Patienten mit hohem LDL bzw. niedrigem HDL besitzen ein erhöhtes Risiko für atherosklerotische Ereignisse. Ein erhöhtes Lipoprotein A markiert ein besonderes Risiko. Eine isolierte Erhöhung der Triglyzeride ist dagegen klinisch wenig relevant.

Sekundäre Dyslipoproteinämien können durch Erkrankungen und Medikamente verursacht werden. Ungefähr die Hälfte aller Dyslipoproteinämien sind darauf zurückzuführen (**Tab. 12.4**).

12.1.5 Pathogenese der Atherosklerose
Atherosklerose beschreibt die **Verfettung der Gefäßintima**, die eine Verhärtung (Sklerose) der Gefäße auslöst oder begleitet. Die Verfettung der Gefäßintima durch **Einlagerung von oxidiertem LDL** ist ein zentraler pathologischer Prozess für die Entwicklung einer KHK, d. h., erhöhte Blutfettwerte sind besonders für die Koronarien schädlich (**Tab. 12.5**). Atherosklerose und die damit verbundenen kardiovasku-

Tab. 12.5

Risikofaktoren für Gefäßerkrankungen

Risikofaktor	Koronarien	Beinarterien	Gehirnarterien
Cholesterin	+++++	∅	∅
Zigaretten	++++	++	∅
arterielle Hypertonie	+++	∅	+++++
Diabetes	++	++++	++++
Adipositas	+	∅	+++

+ bis +++++ = schwaches bis starkes Risiko, ∅ = kein Risiko

Tab. 12.4

Dyslipoproteinämien durch Arzneimittel

Ursache	Lipidveränderung			Mechanismus
	Triglyzeride	LDL	HDL	
B-Blocker	↑	∅	↓	Lipoproteinlipasen (LPL) ↓, LCAT ↓
Glukokortikoide	∅	↑	↑	VLDL-Synthese ↑, Umwandlung in LDL ↑
Thiaziddiuretika	↑	↑	↓	VLDL-Synthese ↑
atypische Neuroleptika, v. a. Clozapin, Olanzapin	↑	↑	∅	
Carbamazepin	∅	↑	↑	
Gestagene	↓	↑	↓	
Estrogene			↑	

↑ = Zunahme, ∅ = keine Änderung, ↓ = Abnahme des Serumspiegels

lären Erkrankungen stellen die häufigsten Todesursachen dar. Bei den 35- bis 75-Jährigen bedingt die Atherosklerose 20 bzw. 13 % aller Todesfälle bei Männern bzw. Frauen.

Exkurs

Stress und Blutfette
Auch Stress verursacht Dyslipidämien. Katecholamine erhöhen die Blutfettwerte, indem sie freie Fettsäuren durch Lipolyse aus Adipozyten mobilisieren und die HMG-CoA-Reduktase zur vermehrten Bildung von Cholesterol aktivieren. Katecholamine beschleunigen auch die Oxidation von LDL und stimulieren die Fibrinpolymerisierung, was die Bildung von Thromben begünstigt. Durch Katecholamine werden dazu die endogenen Glukokortikoide stimuliert, die ebenfalls zu einem metabolischen Syndrom mit Dyslipoproteinämie beitragen.

Makrophagen (Schaumzellen) und oxLDL/eLDL

Eine wichtige Rolle in der Atherogenese spielen die **Makrophagen,** die über ihre Scavenger-Rezeptoren modifizierte Partikel mitsamt **oxidiertem LDL** entsorgen:
- Zuerst lagert sich minimal verändertes LDL (verändert durch Rauchen, Bewegungsmangel, Diabetes u. a.) in der Gefäßwand ab, wo es über proinflammatorische Zytokine auch **Makrophagen** anlockt. NO schützt vor diesen ersten und auch späteren LDL-Veränderungen, solange das Endothel noch intakt ist.
- Makrophagen akkumulieren nun in der Intima.
- Dann modifizieren Makrophagen die Fettpartikel und ApoLP im LDL so, dass oxidiertes LDL nicht mehr vom LDL-Rezeptor erkannt wird.
- Oxidiertes LDL wird jetzt nur noch über den Scavenger-Rezeptor entsorgt. Makrophagen werden also mit LDL-Lipid „vollgestopft" und verändern sich zu **Schaumzellen,** die die Intima nicht verlassen können. Sie triggern weitere proinflammatorische und atherosklerotische Reaktionen. Oxidiertes LDL stimuliert zudem im Endothel die Expression von Adhäsionsmolekülen und Chemokinen und es werden weitere entzündliche Prozesse in der Intima aktiviert.
- Die fetthaltigen Makrophagen sterben und die intrazellulären Fette lagern sich als **Lipidkern** ab.

Alternatives Modell eLDL. Ein alternatives Modell geht von enzymatisch verändertem LDL aus: Als Folge eines zu hohen LDL und der Überschreitung der Transportkapazität wird das LDL enzymatisch verändert, wodurch Immunzellen aktiviert werden. Rauchen und andere Schadensfaktoren sind in diesem Modell zweitrangig. Tatsächlich ist oxLDL nur in geringer in Menge in Plaques nachweisbar und es ist im Ggs. zu eLDL nicht immunogen.

> **MERKE**
>
> **Oxidiertes LDL** bindet nicht an den LDL-Rezeptor und kann nur über den Scavenger-Rezeptor von Makrophagen aus dem Blut entfernt werden.

Lipidkern und Plaqueruptur

Zusammen mit T-Lymphozyten bilden die Schaumzellen im Inneren des Atheroms den **Lipidkern** (*lipid core*). Er enthält v. a. Cholesterin und Sphingomyelin. Dazu kommen noch die Lipidablagerungen aus den abgestorbenen Makrophagen im Kernzentrum. Nach außen wird der Lipidkern durch eine fibröse Kappe abgegrenzt, die von eingewanderten und proliferierten glatten Gefäßmuskelzellen gebildet wird.

Mit Vergrößerung des Lipidkerns und Schwund der stabilisierenden fibrosierten Hülle kommt es zum komplizierten Atherom bzw. zur **Plaqueruptur,** wenn die fibröse Kappe reißt (**Abb. 12.2**).

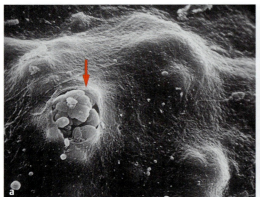
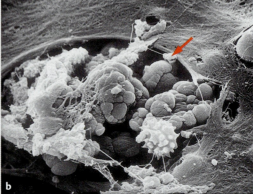

Abb. 12.2 Atherosklerotische Plaqueruptur. a Oberflächlicher Einriss (Pfeil) der ins Lumen vorgebuckelten Lipidplaque (REM, Vergr. 1:1000). (Riede UN et al. Allgemeine und spezielle Pathologie. Thieme; 2004) **b** Aus der rupturierten Plaque (Pfeil) entleert sich atheromatöses Material (REM, Vergr. 1:1000). (Riede UN et al. Allgemeine und spezielle Pathologie. Thieme; 2004)

An den Herzkranzgefäßen müssen 2 Prozesse unterschieden werden:
- **Stenosierende Infarkte.** Hier wächst das Lumen langsam zu, jedoch kann sich das Herzgewebe an die zunehmende Hypoxie gewöhnen (**konditionierende Ischämie**). Der Patient verspürt belastungsabhängige Schmerzen (**stabile Angina pectoris**).
- **Nicht stenosierende Infarkte.** Nahe einer Plaqueruptur lösen sich Mikrothromben, die an anderer Stelle bis dahin gesunde Gefäße verlegen. Dieses akute belastungsunabhängige Ereignis macht sich als instabile Angina pectoris bemerkbar.

Endotheliale Dysfunktion
Erhöhtes Cholesterin und LDL sowie niedriges HDL verursachen **Dysfunktionen des arteriellen Endothels**, das durch die Atherosklerose zerstört wird. Darunter leidet auch die Dilatationsfähigkeit: Unter normalen Umständen führt Acetylcholin über endotheliale muskarinerge Rezeptoren zur Freisetzung von NO aus dem Endothel mit nachfolgender Vasorelaxation (S. 110). Fehlt jedoch im atherosklerotisch veränderten Gefäß das Endothel, werden muskarinerge Rezeptoren auf den **glatten Gefäßmuskelzellen** freigelegt, die eine **Kontraktion** bewirken.

> **MERKE**
>
> Dyslipoproteinämien betreffen besonders die Koronarien (**Tab. 12.5**).

Exkurs

Hormone und Atherosklerose
Kardiovaskuläre Erkrankungen entwickeln sich bei Frauen 10–15 Jahre später als bei Männern. Den endogenen **Estrogenen** wird dabei eine kardioprotektive Wirkung zugesprochen, da sie
- die Expression des LDL-Rezeptors hochregulieren,
- die Lipid-Clearance steigern,
- die Lipidsynthese reduzieren und
- HDL erhöhen.

Diese Wirkungen setzen die Expression der Estrogen-Rezeptoren voraus, die postmenopausal verschwinden. Eine frühe Estrogen-Ersatztherapie kann evtl. diesen Verlust abschwächen (sog. „timing hypothesis").
Gestagene können gegenteilige Effekte entfalten, dies hängt jedoch vom Gestagen und der Dosis ab. Auch eine **Hypothyreose** kann Ursache einer Hyperlipidämie sein, da Schilddrüsenhormone die Expression von LDL-Rezeptoren steigern. Durch Substitution mit Schilddrüsenhormonen normalisieren sich die Blutfettwerte.
Therapieziele der Dyslipidämien:
- primäre Ziele: LDL < 70 mg/dl bei sehr hohem bis 160 mg/dl bei fehlendem kardiovaskulärem Risiko; werden die Zielwerte nicht erreicht, ist zumindest eine Halbierung des überhöhten Istwertes anzustreben.
- Hypertriglyzeridämie: < 150 mg/dl (spezifische Therapie nur bei > 500 mg/dl)
- sekundäres Ziel: HDL > 35 mg/dl
- Gesamtcholesterin und Homocysteinspiegel: keine primären Zielgrößen

12.2 Lipidsenker

Key Point
Neben der Änderung der Ernährungsgewohnheiten ist die pharmakologische Senkung der Blutfette eine wichtige therapeutische Maßnahme bei kardiovaskulären und endokrinen Erkrankungen. Für eine ausreichende Wirksamkeit müssen Lipidsenker oft kombiniert werden.

Zwischen der Zunahme des Gesamt- oder LDL-Cholesterins bzw. der Abnahme des HDL und der Inzidenz für eine KHK besteht eine enge Korrelation. Eine Senkung des LDL und der Triglyzeride ist im Prinzip bei Risikopatienten immer klinisch wirksam, d. h., es gibt keinen unteren Grenzwert. Aber: Je höher die Blutfettwerte, desto wirksamer ist die Pharmakotherapie, und umgekehrt erhöht sich die Zahl der zu Behandelnden, d. h. die *number needed to treat* (S. 65), zur Vermeidung eines Ereignisses mit der Normalisierung der Ausgangswerte. Vor allem bei der Primärprävention stellt sich dann die Frage nach der Wirtschaftlichkeit.

> **MERKE**
>
> Die Senkung von LDL und Triglyzeriden reduziert immer das kardiovaskuläre Risiko. Der individuelle Therapieerfolg ist aber schwer vorhersehbar. Eine pharmakologische Erhöhung von HDL ist bisher nicht wirksam.
> Die Zielwerte für Blutfette richten sich nach dem kardiovaskulären Risiko.

Tab. 12.6 gibt einen Überblick über die Wirkungen der Lipidsenker.

Tab. 12.6

Wirkungen von Lipidsenkern

Wirkstoff/-gruppe	Mechanismus	Veränderung von			
		Chol	LDL	TG	HDL
Anionenaustauscherharze	Absorption von Gallensäuren	↓↓	↓↓	–	–
Ezetimib	Hemmung der Resorption	–	↓	↓	↑
Statine	Hemmung der HCR*	↓↓	↓↓	↓	↑
Fibrate	Aktivierung PPARα	–	↓	↓↓↓	↑↑
Nikotinsäure	Hemmung der Lipase	–	↓↓	↓↓↓	↑↑
Omega-3-Fettsäuren	Senkung der Triglyzeride	–	–	↓↓	–
PCSK9-Hemmer Evolocumab	Hemmung der Internalisierung von LDL-R	↓	↓	–	–

↑, ↑↑, ↑↑↑ bzw. ↓, ↓↓, ↓↓↓ = Zunahme bzw. Abnahme um 5–10 %, 15–25 %, 30–50 % Chol = Gesamtcholesterin, TG = Triglyzeride.
* HCR = HMG-CoA-Reduktase

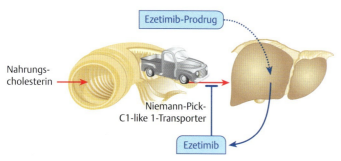

Abb. 12.3 Wirkmechanismus von Ezetimib. Nach seiner Aktivierung in der Leber blockiert Ezetimib den NPC 1L 1-Transporter und die Resorption von Cholesterin nimmt ab.

12.2.1 Hemmung der Fettabsorption

Hemmung des Cholesterin-Transporters

Wirkmechanismus. **Ezetimib** (Ezetrol®) verhindert die Absorption von Sterinen im oberen Dünndarm. Es **blockiert** den Niemann-Pick-C 1-like-1 (NPC 1L 1)-Transporter, der wesentlich für die **Resorption von Cholesterin** und pflanzlichen Sterinen ist. Ezetimib wird als Prodrug schnell resorbiert, in Darmenterozyten und Leber durch Glukuronidierung aktiviert und schließlich biliär in den enterohepatischen Kreislauf sezerniert (**Abb. 12.3**).
Als Monotherapie ist Ezetimib kaum wirksam, u. a. weil die HMG-CoA-Reduktase kompensatorisch ansteigt. Die Erhöhung von HDL ist nur marginal. In Kombination mit Statinen kann Ezetimib das LDL verglichen mit der Statinmonotherapie zusätzlich um 20–25 % senken, die Statindosis kann damit auch vermindert werden. Eine Ezetimib-Kombination ist effektiv bei hohem kardialem Risiko mit akuter KHK.
Indikationen. Indiziert ist Ezetimib bei Hypercholesterinämie sowie bei Phytosterinämie, einer erblichen Erkrankung, bei der die Ausschleusung von Sterinen aus den Darmenterozyten vermindert ist.
Nebenwirkungen. Übelkeit, Fettstuhl (Steatorrhö), Krämpfe und Flatulenz. Vorsicht bei fortgeschrittenem Diabetes mellitus mit Gastroparese. Sehr selten sind Myopathien durch Ezetimib.

Arzneimittelinteraktionen. Ezetimib ist gut verträglich. Im Gegensatz zu Anionenaustauscherharzen interferiert es nicht mit der Resorption von Medikamenten und fettlöslichen Vitaminen (S. 343). Vorsicht bei starken CYP3A4-Inhibitoren (Erhöhung der AUC).

Basische Anionenaustauscherharze (Gallensäurebinder)

Wirkmechanismus. Basische Anionenaustauscherharze sind lipophile, nicht resorbierbare Kohlenwasserstoffe (Kunststoffharze), die eine hohe Affinität zu Gallensäuren besitzen und diese irreversibel im Darmlumen binden. Dadurch gehen dem enterohepatischen Kreislauf 10-mal mehr Gallensäuren als normal verloren. Diese müssen in der Leber unter **Verbrauch von Cholesterin** und **gesteigerter Expression von LDL-Rezeptoren** nachsynthetisiert werden. Außerdem wird die Fettresorption durch das Fehlen der Gallensäuren vermindert.
Colestyramin (Quantalan® 10–30 g/d) und das neue **Colesevelam** (Cholestagel®, 2,5 g/d) senken dosisabhängig und verzögert nach 2 Wochen das LDL um 15–25 %.
Indikationen. Erhöhte LDL- und Cholesterin-Werte, heterozygot familiäre Hypercholesterinämie (hier ist der LDL-Rezeptor defekt) und chologene Diarrhö sowie Pruritus und Ikterus. Mittel der Wahl bei Unverträglichkeit von Statinen.

Kontraindikationen. Schwere Stoffwechselstörungen (hereditäre Fruktoseintoleranz, Glukose-Galaktose-Malabsorption), Hypertriglyzeridämie, Gallengangsverschluss.

Arzneimittelinteraktionen. Unter Colestyramin, weniger unter Colesevelan, wird auch die Resorption verschiedener Arzneistoffe und Vitamine vermindert, wie z. B. von:
- Cumarinen
- fettlöslichen Vitaminen
- L-Dopa
- Kontrazeptiva
- Schilddrüsenhormonen
- Tetrazyklinen
- Thiaziddiuretika

Praxistipp
Die Hemmung der Fettresorption bzw. der Gallensäuren vermindert auch die Resorption zahlreicher Medikamente. Grundsätzlich müssen Medikamente daher entweder 1 h vor oder 4 h nach Einnahme der Anionenaustauscherharze eingenommen werden.

Hemmung der Lipase (Antiadiposita)
Siehe Lipasehemmer (S. 280).

12.2.2 Hemmung der Cholesterin-Synthese durch Statine
Statine sind selektive Hemmstoffe der 3-Hydroxy-3-Methyl-Glutarat-CoA-Reduktase (**HMG-CoA-Reduktase**), auch **CSE-Hemmstoffe** (*cholesterol synthetizing enzymes*) genannt (**Abb. 12.4**).

Gruppenspezifische Eigenschaften
Pharmakodynamik. Die **HMG-CoA-Reduktase** ist ein Schlüsselenzym der Cholesterol-Synthese in der Leber. Sie katalysiert die Reduktion von HMG-CoA zu Mevalonat. Statine ähneln der HMG-CoA (**Abb. 12.4**) und hemmen reversibel den limitierenden Schritt in der Cholesterinbiosynthese (**Abb. 12.5**). Diese Hemmung führt im Sinne eines negativen Feedbacks zur **vermehrten Expression von LDL-Rezeptoren**, wodurch LDL aus dem Blut „weggefangen" und der Abbau von LDL sowie seiner Vorläufer VLDL und IDL beschleunigt wird. Zusätzlich wird die Bildung von **HDL erhöht**. Die maximale LDL-Senkung von 30–50 % wird nach 7–10 Tagen erreicht, die Triglyzeride nehmen um 5–10 % ab.

Praxistipp
Da die Expression der HMG-CoA-Reduktase einem zirkadianen Rhythmus mit einem mitternächtlichen Maximum unterliegt, wird die stärkste Wirkung der Statine bei abendlicher Einnahme erzielt.

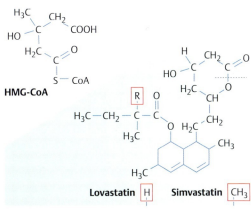

Abb. 12.4 Strukturformel von Statinen und HMG-CoA. Statine ähneln der HMG-CoA (links) und binden statt an HMG-CoA ans katalytische Zentrum der HMG-CoA-Reduktase. Rechts sind 2 Statine zu sehen, die sich durch ihren Rest (R-) unterscheiden. Die gestrichelte Linie rechts zeigt an, wo der Ring bei Statinen geöffnet sein kann.

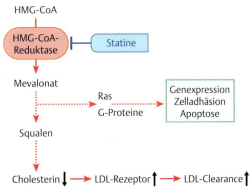

Abb. 12.5 Wirkung von Statinen. Statine blockieren die HMG-CoA-Reduktase (HMG-CoA-R) und somit die Bildung der Mevalonsäure. Die nachfolgenden Schritte werden eingeschränkt, einschließlich der Bildung von Cholesterin. Die Leber reagiert mit einer Steigerung der Produktion von LDL-Rezeptoren, die vermehrt LDL aus dem Blut aufnehmen, das Plasma-LDL sinkt. Zusätzlich werden weitere Stoffwechselwege eingeschränkt, die von Vorstufen der Cholesterin-Synthese abhängen (das regulatorische Protein Ras ist spielt eine zentrale Rolle bei verschiedenen Signaltransduktionswegen).

> **MERKE**
>
> Statine hemmen nicht die Synthese von Cholesterin, sondern provozieren die Expression von LDL-Rezeptoren in der Leber, die das LDL aus der Zirkulation entfernen.

Pharmakokinetik. Statine werden in der Leber metabolisiert und unterliegen so einem ausgeprägten First-pass-Effekt (Bioverfügbarkeit nur 5–20 %). Einerseits ist diese Beschränkung erwünscht, da die Hemmung der HMG-CoA-Reduktase allein in der Leber für die LDL-Senkung ausreicht.

> **MERKE**
>
> Die ideale Bioverfügbarkeit von Statinen für die LDL-Senkung ist null.

Andererseits sollten Statine für ihre pleiotropen Effekte ausreichend hohe periphere Wirkspiegel erreichen, was jedoch wiederum vor allem das Risiko für das Auftreten von Myopathien erhöht.

In unterschiedlichem Ausmaß sind an der Metabolisierung CYP-Enzyme beteiligt (**Tab. 12.8**), in Gegenwart von CYP-Hemmstoffen (S. 41) kann sich die Bioverfügbarkeit und damit das Risiko für Nebenwirkungen erhöhen (**Abb. 12.6**). Die Statine werden zu 70–95 % mit der Galle ausgeschieden.

Pleiotrope Effekte. Die Mevalonsäure dient als Ausgangsprodukt für mehrere Stoffwechselwege wie z. B. für Isoprenoide, die unterschiedlichen zellulären Prozessen dienen. Auch diese Vorgänge werden durch Statine gehemmt. Klinisch relevant sind folgende Effekte:

- **Verbesserung der endothelialen Dysfunktion:** Aktivierung der endothelialen NO-Synthase, Stimulierung der endothelialen Stammzellen, Gefäßneubildung, Senkung des Vasokonstriktors ET-1
- **Entzündungshemmung:** Abnahme des C-reaktiven Proteins um 15–50 %, Verminderung der LDL-Oxidation und der NADPH-Oxidase, Zunahme von antiinflammatorisch wirksamen Zytokinen
- **Herz:** Verbesserung des Remodelings (S. 133); Stabilisierung von Koronarthromben, daher Einsatz in der Akuttherapie des Koronarsyndroms
- **ZNS:** eventuell Hemmung von neurodegenerativen Prozessen

> **MERKE**
>
> Die pleiotropen Effekte der Statine korrelieren nicht mit ihrer LDL-Senkung.

Nebenwirkungen. Unspezifisch und häufig sind Kopfschmerzen, die Erhöhung von Leberwerten und gastrointestinale Beschwerden.

Statine erhöhen außerdem den Blutzucker bzw. die Inzidenz eines Diabetes mellitus. Trotzdem profitieren Diabetiker von Statinen besonders.

Sehr selten, aber schwerwiegend sind Myopathie und Rhabdomyolyse. Die **statinassoziierte Myopathie** reicht vom leichten Muskelschmerz mit oder ohne erhöhte Kreatinkinase (CK) bis zur tödlichen Rhabdomyolyse, einem schweren Muskelzellzerfall mit massiver Myoglobinurie (rotbrauner Urin) und finalem Nierenversagen.

Ursache für die per se reversiblen Myopathien sind neben Störungen der mitochondrialen Atmungskette (Koenzym-Q_{10}-Senkung) in den Muskelzellen auch komplexe Interaktionen von Grunderkrankung, Genetik, Begleitmedikation, Lebensalter und begleitenden Organerkrankungen. Patienten geben häufig Myopathie-Symptome an, das Risiko ist aber viel geringer (statistisch 1 Todesfall pro 7 Millionen Statin-Verschreibungen). Bei Monotherapie ist das Risiko gegenüber Placebo nicht erhöht, steigt aber in Kombination mit anderen Arzneistoffen.

Als **Risikofaktoren** gelten:

- **erhöhte Statin-Serumspiegel** entweder durch hohe Dosierung oder verminderte (hepatische) Metabolisierung mit vermehrter Bioverfügbarkeit (**Abb. 12.6**)
- **Komedikation:** Hemmstoffe von statinabbauenden Enzymen, z. B. CYP-Enzyme, Phase-II-Enzyme (S. 39), erhöhen die Bioverfügbarkeit und damit die Konzentration im Muskelgewebe. Dies gilt vor allem für die Komedikation von Statinen mit
  - Lipidsenkern (Fibrate, Nikotinsäure, evtl. Ezetimib),
  - Ciclosporin A (Niereninsuffizienz), vgl. Ciclosporin (S. 543),
  - Clarithromycin und anderen Makroliden (S. 599).
  - Sacubitril oder Rifampicin sind starke OATP1B-Inhibitoren, die die Aufnahme von Statinen in die Leberzelle hemmen.

Kontraindikationen. Schwere Niereninsuffizienz und Stoffwechselerkrankungen, Komedikation mit CYP3A4-Hemmstoffen.

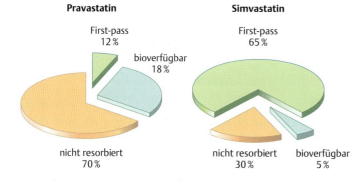

Abb. 12.6 Bioverfügbarkeit und hepatische Metabolisierung von Statinen. Pravastatin besitzt eine höhere Bioverfügbarkeit als Simvastatin (18 % vs. 5 %), da Simvastatin einem stärkeren First-pass-Effekt unterliegt. Wird jedoch die Metabolisierung in der Leber vollständig blockiert (CYP-Hemmstoffe etc.), erhöht sich bei Pravastatin die Bioverfügbarkeit nur um das 1,7-Fache (von 18 auf 30 %), aber bei Simvastatin um das 14-Fache (von 5 auf 70 %), damit steigt das Risiko für Nebenwirkungen.

> **MERKE**
>
> Eine erhöhte Bioverfügbarkeit von Statinen steigert das Risiko für Myalgien, aber auch ihre pleiotropen bzw. gefäßprotektiven Wirkungen. Bei ständiger Statingabe und Muskelschmerzen sollten Leber- und Muskelenzyme kontrolliert werden.
> Bei kurzzeitiger Komedikation eines starken CYP-Hemmstoffes werden die Satine reduziert oder vorübergehend abgesetzt.

Individuelles Wirkprofil der Statine

Statine sind prinzipiell wirkungsgleich. Sie unterscheiden sich (**Tab. 12.7**):
- in der Fähigkeit, neben LDL auch noch andere Lipide zu verändern (klinische Relevanz unklar);
- bei Interaktionen und Nebenwirkungen in Kombination mit anderen Lipidsenkern (klinisch relevant);
- in ihrem Sicherheitsprofil (klinisch relevant bei Arzneimittelinteraktionen);
- in ihrer Potenz: Die lipidsenkende Wirkung ist durch Dosiserhöhung zu steigern. So entsprechen 10 mg Rosuvastatin ungefähr 40 mg Atorvastatin bzw. 80 mg Simvastatin. Das Maximum der LDL-Senkung bei Höchstdosis ist aber individuell: 30–45 % bei Fluvastatin, Lovastatin und Pravastatin; 45–60 % bei Atorvastatin, Rosuvastatin und Simvastatin.

> **MERKE**
>
> - Faustregel (sog. „6er-Regel"): Verdoppelung der Statindosis senkt das LDL um weitere ca. 6 %.
> - Es ist fraglich, ob die Unterschiede im individuellen Wirkprofil der Statine von klinischer Relevanz sind.

Statine senken LDL und Gesamtcholesterin und erhöhen HDL umso mehr, je schlechter die Ausgangswerte sind. Auch relativ niedrige Blutfettwerte werden unter Statinen weiter abgesenkt bzw. HDL weiter erhöht. Damit wird die Verordnung von Statinen bei definierten kardiovaskulären Erkrankungen gerechtfertigt. Statine reduzieren die relative KHK-Mortalität bzw. die Inzidenz von nicht tödlichen Herzinfarkten um 20–30 %. Je nach Studie und Risikofaktoren müssen ca. 15–40 Patienten über 5 Jahre mit Statinen behandelt werden, um ein schweres Ereignis zu vermeiden. Statine vermindern außerdem das Volumen der atherosklerotischen Plaques.

Da viele Menschen mit hohem LDL jedoch keine kardiovaskulären Ereignisse erleiden und die therapeutische Wirkung von Statinen nicht eng mit der LDL-Absenkung korreliert, sind die Indikationsbereiche von Statinen – und die Ausweitungen der Indikationsbereiche – immer noch umstritten.

Indikationen

Statine sind indiziert bzw. wirksam
- bei erhöhtem LDL,
- bei akutem Koronarsyndrom,
- nach frischem Herzinfarkt: Unter Statinen bessern sich Auswurfleistung und Überlebensrate. Je früher die Behandlung einsetzt (wenn möglich innerhalb der ersten 24 h), desto wirksamer sind Statine durch ihre pleiotropen Effekte (S. 276);
- zur sekundären Prophylaxe nach Hirninfarkt, bei Patienten mit instabiler Angina pectoris oder nach Herzinfarkt.

> **MERKE**
>
> Statine sind bei familiärer Hypercholesterinämie kaum effektiv, da die mutierten und funktionell unwirksamen LDL-Rezeptoren nur wenig LDL aus dem Plasma sequestrieren können.

Tab. 12.7

Individuelle Eigenschaften von Statinen

Wirkstoff	HWZ (h)	Abbau durch CYP	besondere Eigenschaften
Atorvastatin (Sortis®)	14	3A4	
Fluvastatin (Cranoc®)	3	2C9	
Lovastatin (Mevinacor®)	3	3A4	erstes Statin; Einnahme mit dem Essen
Pitavastatin	10	gering 2C9	
Pravastatin (Pravasin®)	2	Ø	hydrophil
Rosuvastatin (Crestor®)	19	gering 2C9	potentestes Statin; hydrophil; schwache Lebermetabolisierung; hochaffines OATP1B-Substrat
Simvastatin (Zocor®)	2	3A4	Einnahme essensunabhängig; Höchstdosis in der Polypharmakologie vermeiden

Exkurs

Hirninfarktprävention durch Statine (Sekundärprävention)

In der SPARCL(*stroke prevention by aggressive reduction in cholesterol levels*)-Studie wurde die Wirkung von 80 mg Atorvastatin auf die Inzidenz von Hirninfarkten bei Patienten nach TIA oder Hirninfarkt, aber ohne KHK untersucht. Bereits 4 Wochen nach Einnahme war das LDL um 50 % niedriger als in der Placebogruppe. Nach 5 Jahren betrug die relative Risikoreduktion 16 % für das Auftreten eines erneuten Hirninfarkts unter Atorvastatin (absolutes Risiko gegenüber Placebo war 11,2 % vs. 13,1 %), auch das Risiko für KHK-Ereignisse wurde gesenkt – jedoch war die Sterblichkeit gleich und das Risiko für Hirnblutungen sogar erhöht.

Fazit: In 5 Jahren erleiden von 100 Patienten ohne KHK unter 80 mg Atorvastatin 1–2 einen Hirninfarkt weniger. Bei Jahrestherapiekosten von 500–700 € pro hoher Statindosis müssen also 250 000–500 000 € zusätzlich zur Basismedikation (z. B. Antihypertensiva, Thrombozytenaggregationshemmer) aufgewendet werden, um 0,7 tödliche und 1,4 nicht tödliche Hirninfarkte zu verhindern. Die Wirkung von Statinen ist bei Patienten ohne Risikofaktoren begrenzt und kritisch zu hinterfragen – Bewegung bzw. Änderung des Lebensstils sind zunächst effektiver.

Kritische Diskussion zum Einsatz von Statinen

- Trotz des weit verbreiteten Einsatzes von Lipidsenkern, v. a. von Statinen, sind zahlreiche Fragen offen:
- Erhöhte Blutfette korrelieren relativ eng mit dem Risiko für kardiovaskuläre Erkrankungen. Umgekehrt korreliert die Senkung von Blutfetten nicht eng bis gar nicht mit der Vermeidung kardiovaskulärer Ereignisse. So konnte studienabhängig auf der einen Seite schon mit gering dosierten Lipidsenkern eine erhebliche Verringerung kardialer Ereignisse erreicht werden – auf der anderen Seite blieb trotz hoher Statindosierung der therapeutische Erfolg aus.
- Eine absolute Risikoreduktion von 5 % für kardiale Ereignisse in 5 Jahren beträgt einerseits rein rechnerisch nur 1 % pro Jahr (das wäre vernachlässigbar gering), andererseits in 15 Jahren rein rechnerisch 15 % – das ist viel.
- Die Senkung von 100 auf 80 mg/dl LDL reduziert die Zahl der kardiovaskulären nicht tödlichen Ereignisse absolut um 1–2 % bzw. relativ um 20 %, die Anzahl der tödlichen Ereignisse bleibt gleich. Es stellt sich die Frage, ob dies eine Senkung der Blutfette im Normbereich rechtfertigt.
- Beträgt die Lebenserwartung nur noch ein Jahr, dürfen Statine gefahrlos abgesetzt werden.
- Es ist immer noch unklar, ob eine an einem LDL-Zielwert orientierte Therapie einer Fixdosis überlegen ist. Unklar ist auch der Vorteil einer Hochdosis vs. Standarddosis.
- Bei älteren (geriatrischen) multimorbiden Patienten können Statine für längere Zeit abgesetzt werden.

> **MERKE**
> - Das Risiko für kardiovaskuläre Ereignisse korreliert eng mit erhöhten Blutfetten. Dies bedeutet jedoch nicht, dass mit der Senkung nur der Blutfette auch das Krankheitsrisiko abnimmt. Dies gilt für viele (Surrogat-)Parameter im Blut.
> - Der sinnvolle Einsatz von Statinen erfordert die Definition von Risikogruppen und nicht nur die Diagnose erhöhter Blutfettwerte.

12.2.3 Stabilisierung der LDL-Rezeptoren

Das Enzym Proproteinkonvertase-Subtilisin/Kexin-Typ 9 (*proprotein convertase subtilisin/kexin type 9*, PCSK9) bindet an LDL-R und verstärkt deren Internalisierung bzw. Abbau. Hemmstoffe der PCSK9 wie die monoklonalen Antikörper **Alirocumab** oder **Evolocumab** erhöhen die Präsenz der LDL-R auf der Zellmembran. Trotz ihrer guten Wirkung dürfen PCSK9-Inhibitoren u. a. wegen ihres hohen Preises nur als 2. Wahl bei hohem Atheroskleroserisiko und hoher Therapieresistenz von bestimmten Fachärzten verordnet werden.

12.2.4 Senkung der Triglyzeride und der Fettsäuremobilisation

Fibrate

Wirkmechanismus. Fibrate reduzieren den Plasmaspiegel der **Triglyzeride**. Sie aktivieren den PPARα-Rezeptor (S. 258) (*Cave*: nicht mit dem PPARγ-Rezeptor und Glitazonen verwechseln) und induzieren dadurch die **Synthese der Lipoproteinlipase**, die den Abbau von Triglyzeriden und LDL beschleunigt. Außerdem steigern Fibrate über PPARα die Expression der HDL-Lipoproteine. Dies führt zur
- deutlichen Senkung erhöhter Triglyzeridspiegel,
- Senkung des LDL,
- Erhöhung des HDL und
- abgeschwächten Gerinnungsneigung, da PPARα die Expression des PAI-1 reduziert (**Abb. 11.2**).

Ähnlich den Statinen werden auch unter Fibraten pleiotrope Wirkungen beobachtet wie
- verminderte Expression von proinflammatorischen Zytokinen und COX-2,
- verzögerte Progression des Plaque-Wachstums,
- verbesserte Endothelfunktion.

Indikationen. Fibrate kommen bei primärer familiärer Hypertriglyzeridämie oder beim metabolischen Syndrom zum Einsatz.

Wirkstoffe. Gemfibrozil (Gevilon®), **Bezafibrat** (Lipox®) und **Fenofibrat** (Lipanthyl®) sind Derivate des Clofibrats, das wegen Nebenwirkungen aus dem Handel genommen wurde.

Nebenwirkungen. Muskelschwäche, Myopathien, gastrointestinale Störungen.

Kontraindikationen. Gallenblasen- und Lebererkrankungen, Niereninsuffizienz.

> **MERKE**
>
> Da auch Fibrate schwere Myopathien und Rhabdomyolysen verursachen können, dürfen sie nur mit Vorsicht zusammen mit Statinen verordnet werden (Fenofibrat hat das geringste Myopathie-Risiko).

Nikotinsäure

Nikotinsäure ist ein wichtiger Baustein verschiedener Koenzyme (NAD, NADP) und im Zusammenspiel mit B_6-Vitaminen von zentraler Bedeutung für den Stoffwechsel von Eiweißen, Fetten und Kohlenhydraten.

Wirkmechanismus. Nikotinsäure reduziert die Mobilisation der **freien Fettsäuren** aus den peripheren Depots, sodass in der Leber weniger Triglyzeride gebildet werden können. Darüber hinaus hemmt sie die Aktivität der hepatischen Triglyzerid-Lipase und schwächt die Wirkung bzw. Bildung proatherogener Moleküle ab. Um eine lipidsenkende Wirkung zu erreichen, sind Dosierungen von 2–3 g/d nötig. Dies deutet auf einen Vitamin-B-unabhängigen Mechanismus hin, da Nikotinsäureamid im Vitamin-B-Komplex bereits mit 30–40 mg/d, d. h. in 100-mal niedrigerer Dosis, wirksam ist. Dosisabhängig und je nach Ausgangswert senken Nikotinsäure und ihre Derivate Cholesterin und LDL um 5–15 %, Triglyzeride um 15–30 %. Nikotinsäure erhöht von allen Lipidsenkern am stärksten das **HDL**, um 15–30 % (**Tab. 12.6**). Allerdings ist eine HDL-Erhöhung ohne größeren Nutzen und Studien mit Nikotinsäure zusätzlich zu Statinen erbrachten keinen klinischen Nutzen. Nikotinsäure ist 2. Wahl bei gemischten Dyslipoproteinämien oder wenn Statine nicht gegeben werden können.

Wirkstoffe und Nebenwirkungen. Retardierte **Nikotinsäure** (Niaspan®) und das Nikotinsäure-Analogon **Acipimox** (Olbemox®) werden schnell und gut resorbiert.

Kontraindikationen. Nikotinsäuren sollten nicht bei akuter Kreislaufinsuffizienz, Blutungen oder gastrointestinalen Ulzera eingenommen werden.

12.2.5 Pflanzliche und tierische Lipidsenker

Omega-3-Fettsäuren

Omega-3-Fettsäuren umfassen eine Gruppe von ungesättigten Fettsäuren aus Fischen und Pflanzen. Die entscheidenden Bestandteile sind **Eikosapentaensäure** (EPA), **Dokosahexaensäure** (DHA) und **α-Linolensäure**. Da die Umwandlung zwischen diesen Fettsäuren beschränkt ist, muss v. a. auf eine gemeinsame Präsenz von EPA und DHA geachtet werden, wie sie in Fisch und Fischöl vorkommt. Möglicherweise ist auch der Gehalt an **Furansäuren** von Bedeutung für die Wirksamkeit von Omega-3-Fettsäuren. Metaanalysen von 2018 zeigen keinen Nutzen von Fischöl-Kapseln, jedoch von Omega-3-reicher Ernährung. Die α-Linolensäure allein ist wahrscheinlich nur schwach bzw. nicht wirksam. In der Schwangerschaft sollen Omega-3-Fettsäuren das Auftreten der EPH-Gestose vermindern und die Hirnreifung des Kindes verbessern. Positive Studien gibt es in Bezug auf Patienten mit Depression: In den Leitlinien sind sie als Alternative bei affektiven Störungen aufgenommen.

Hoch dosierte Omega-3-Fettsäuren sind im verschreibungspflichtigen Omacor® enthalten. Als Nebenwirkungen wurden eine Verlängerung der Blutungszeit und gastrointestinale Beschwerden berichtet.

Aktuelle Studien zeigen, dass nicht die Omega-3-Fettsäuren per se, sondern modifizierte Formen vaso- und kardioprotektiv sind.

Pflanzliche Sterine

Sterinester und **Stanolester** sind strukturell mit Cholesterin verwandt und verdrängen im Intestinaltrakt Cholesterin aus den Mizellen. Die Zufuhr von 2–3 g/d (höhere Dosierungen haben keinen Nutzen) reduziert das Gesamtcholesterin und LDL geringfügig um 10 %.

12.3 Pharmakotherapie der Adipositas (Antiadiposita, Anorektika)

> **Key Point**
>
> Die Verminderung des Appetits durch Appetitzügler (Antiadiposita, Anorektika) ist eine pharmakologische Ultima Ratio bei Adipositas. Die auf die Dauer der Einnahme begrenzte Wirksamkeit sowie die erheblichen Nebenwirkungen limitieren den Einsatz.

Die Pharmakotherapie kann nur eine begleitende (initiale) Maßnahme beim Übergewicht sein, welche die Veränderungen des Lebensstils und eine hypokalorische Ernährung unterstützt. Gegenwärtig sind noch keine Substanzen zugelassen, die spezifisch an dem neuronalen Netzwerk angreifen, das Sättigung und Appetit kontrolliert. Über 100 antiorexigene (appetitzügelnde; orexigen = appetitanregend) Substanzen sind in der klinischen Erprobung, z. B. Modulatoren von Ghrelin (von *growth hormone release inducing*; orexigenes Hormon), Leptin (antiorexigenes Hormon aus Adipozyten) oder NPY (Neuropeptid Y, adipositasfördernd).

12.3.1 Lipasehemmer

Orlistat (Xenical®) hemmt die Pankreaslipase, sodass bis zu 30 % des Nahrungsfettes, überwiegend Triglyzeride, unverdaut ausgeschieden werden. Mit zunehmendem Fettkonsum steigt die Masse der fetthaltigen Stühle (Steatorrhö), sodass der Patient seine Fettaufnahme reduzieren muss. Im Gegenzug werden dafür mehr Kohlenhydrate aufgenommen, was dem Therapiekonzept im Grund widerspricht.

Orlistat ist als Antiadipositum zur Verminderung der schweren Fettsucht mit einem Body-Mass-Index (BMI) > 30 zugelassen, sofern die Basistherapie versagt hat. Nebenwirkungen sind Schmierstühle u. Ä.

12.3.2 Appetitzügler (Anorektika)

Die Idee, Adipositas bzw. unkontrollierte Fresssucht durch Blockade des hypothalamischen „Appetitzentrums" bzw. durch Blockade der Fettaufnahme therapeutisch zu kontrollieren, ist verlockend. Jedoch gibt es eine Reihe von offenen Fragen oder Problemen, die die klinische Bedeutung diese Strategie minimieren:

Nebenwirkungen: Appetitzügler sind in der Vergangenheit immer wieder wegen Schädigungen des Herzmuskels und pulmonaler Hypertonie vom Markt genommen worden (z. B. Dexfenfluramin, Fenfluramin).

Missbrauch: Appetitzügler werden von vielen Menschen missbraucht, die nur leichtes oder gar kein Übergewicht haben. Hier werden ohne therapeutischen Nutzen Nebenwirkungen provoziert und in Kauf genommen.

Rebound: Werden Appetitzügler abgesetzt, nehmen die Patienten oft schnell wieder zu (Jo-Jo-Effekt). Bei längerer Einnahme habituiert die Wirkung.

Mäßige Wirksamkeit: Innerhalb von 6–12 Monaten werden unter der Therapie mit Antiadiposita durchschnittlich 3–7 kg verloren, was z. B. bei einem BMI von > 30 sowie im Vergleich zur Änderung des Lebensstils keinen echten therapeutischen Gewinn darstellt.

Zeitliche Beschränkung: Aufgrund des Nebenwirkungsprofils sollten Anorektika zeitlich nur sehr begrenzt eingesetzt werden. Die manifeste Adipositas ist jedoch eine chronische Erkrankung.

Verstärker der biogenen Amine

Die **Wirkungsverstärkung bei Noradrenalin, Dopamin und Serotonin** im ZNS ist ein unspezifischer Ansatz, der über eine allgemeine psychische Stimulierung (Motivierung), ein Gefühl geistiger Wachheit und des besseren Wohlbefindens wirkt. Steigerung der Konzentration und Wachheit (z. B. durch Noradrenalin) geht mit einer Unterdrückung des Appetits einher, eine sinnvolle physiologische Kopplung: Bei erhöhter Aufmerksamkeit oder körperlicher Anstrengung sollte man keinen Hunger verspüren. Umgekehrt kann eine Sedierung mit vermehrtem Appetit verbunden sein, wie bei Blockade der zentralen H_1-Rezeptoren (Gewichtszunahme und Sedierung unter Neuropharmaka mit H_1-Hemmung!). Auch unter den selektiven Serotonin-Reuptake-Inhibitoren, SSRI (S. 462), wurde eine (transiente) Gewichtsreduktion beobachtet, während umgekehrt Hemmstoffe des $5-HT_{2A}$-Rezeptors (z. B. Anxiolytika) das Gewicht erhöhen.

Amfepramon (Regenon®) wirkt als Substrat der Monoamintransporter NET und SERT sowie als Hemmstoff des DAT (S. 81). Es wirkt 10-mal schwächer als Amphetamin und ist nur zur Kurztherapie zugelassen. Für **Sibutramin** (Reductil®), einen starken Hemmstoff des Noradrenalin- und Serotonin-Reuptakes (NSRI), ruht die Zulassung. Problematisch sind die **Nebenwirkungen** wie sympathomimetische Symptome und psychische Störungen (Tachykardie, Hypertonie, Schwindel, Schlafstörungen, Unruhe).

Daneben gibt es eine Reihe von amphetaminartigen Produkten, die immer wieder (illegal) angeboten werden.

> **MERKE**
>
> SSRI und NSRI sind mäßig effektive und unspezifische Anorektika mit erheblichen Nebenwirkungen.

12.3.3 Inkretin-Mimetika

Agonisten des GLP-1-Rezeptors (S. 257) vermindern den Appetit und senken das Gewicht. Liraglutid ist mit der Indikation Gewichtsreduktion zugelassen.

12.4 Pharmakotherapie der Hyperurikämie (Gicht)

Key Point
Eine Störung der Harnsäureausscheidung führt zu schweren akuten und chronischen Krankheitsbildern. Die Hyperurikämie entwickelt sich oft mit übermäßiger Ernährung und lässt sich mit Hemmstoffen der Harnsäurebildung sowie einer verbesserten Harnsäureausscheidung wirkungsvoll bekämpfen.

Die **Harnsäure** ist die Endstufe der endogen gebildeten oder exogen über die Nahrung (v. a. Fleisch, Fett, Alkohol) zugeführten **Purine** (**Abb. 12.7**). 30 % des gesamten Purin-Pools werden endogen gebildet, ⅔ werden täglich umgesetzt. Davon werden wiederum täglich 80 % ausgeschieden, der größte Teil über die Niere mittels URAT 1- und des Fruktosetransporters SCL2A9. Ein Ungleichgewicht von Zufuhr und Ausscheidung führt rasch zu erhöhten Harnsäurespiegeln. Männer sind 4–9-mal häufiger betroffen als Frauen (Estrogen wirkt urikosurisch).

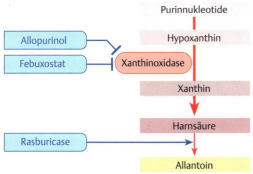

Abb. 12.7 Stoffwechselweg der Harnsäure und therapeutische Ansätze.

> **Praxistipp**
> Die Gichtarthritiden kommen häufiger vor als die rheumatoide Arthritis. Klare Differenzialdiagnose!

Eine **Hyperurikämie** ist definiert als **Harnsäurekonzentration > 6,8 mg/dl.** Jenseits dieser Konzentration liegt die Harnsäure als übersättigte Lösung vor und fällt in Form von Mononatrium-Uratkristallen aus. Akute Symptome imponieren als Gichtanfall (v. a. großer Zeh, Arthritis, Bursitis) sowie bei weiterem Fortschreiten als akutes Nierenversagen. Chronische Ablagerungen von Uratkristallen führen zu Tophi (Ablagerungen der Uratkristalle in Weichteilen und Knochen) und zur Gichtniere (chronische interstitielle Nephritis) sowie der Ablagerung von Harnsäuresteinen in den Harnwegen. Die Kristalle stimulieren die Bildung eines Inflammosoms (Proteinkomplexe in Entzündungszellen) mit Interleukin- und TNFα-Freisetzung. Ursachen der **primären Hyperurikämie** sind:
- bei 99 % der Patienten eine **genetisch bedingte Störung** der tubulären Ausscheidung,
- bei 1 % eine **gesteigerte endogene Bildung**.

Eine **sekundäre Hyperurikämie** kann verursacht werden durch
- Chemotherapie mit Zerfall vieler Zellen,
- erhöhten Alkoholkonsum,
- purinreiche Nahrung,
- Arzneistoffe wie Schleifen- (S. 206) und Thiaziddiuretika (S. 207), ASS (500–1000 mg) oder Ciclosporin A (S. 543), die mit der Harnsäure um den tubulären URAT$_1$-Transporter konkurrieren und deren Ausscheidung vermindern. *Cave:* Die „Therapieschleife" Allopurinol gegen die transiente Hyperurikämie unter Thiaziden ist unbedingt zu vermeiden.

> **Praxistipp**
> Gicht ist mehr als eine Hyperurikämie, die Harnsäure im Blut korreliert nicht immer mit der klinischen Symptomatik. Eine chronische Therapie sollte erst nach mehr als 2 akuten Anfällen pro Jahr und erst 14 d nach einem akuten Gichtanfall begonnen werden.
> Grundsätzlich stehen zu Therapiebeginn Ernährungsmaßnahmen mit Gewichtsreduktion, eingeschränktem Alkoholkonsum und verminderter Kalorienzufuhr auf dem Plan. Die medikamentöse Therapie muss ggf. lebenslang durchgeführt werden, da die Harnsäure nach dem Absetzen der Medikamente wieder ansteigen kann.
> Nach dem ersten Gichtanfall oder bei weniger als 2 Anfällen pro Jahr kann wachsames Abwarten statt chronischer Gichttherapie sinnvoll sein.

12.4.1 Urikostatika

Wirkmechanismus. Urikostatika reduzieren die Bildung der Harnsäure. Der wichtigste Vertreter ist **Allopurinol** (Zyloric®), das als Isomer des Hypoxanthins die **Xanthinoxidase** hemmt. Dadurch vermindern sich die Harnsäure im Serum und seine renale Ausscheidung (**Abb. 12.7**). Die Metaboliten Hypoxanthin und Xanthin nehmen zwar zu, werden aber renal problemlos ausgeschieden. Zusätzlich vermindert Allopurinol auch die Bildung der Harnsäure. Allopurinol sollte langsam von 100 mg auf 800 mg eingeschlichen werden.
Nach rascher Resorption wird Allopurinol (HWZ 1 h) durch die Xanthinoxidase in Darm und Leber in das aktive und wesentlich länger wirksame Oxipurinol (HWZ 24 h) umgewandelt. Die direkte Einnahme von Oxipurinol verbietet sich jedoch wegen seiner unzuverlässigen Resorption.
Indikationen. Allopurinol ist indiziert bei:
- Nephrolithiasis und Uratnephropathie
- Hyperurikämie infolge von Enzymdefekten
- sekundären Hyperurikämien

Nebenwirkungen. Nebenwirkungen sind eher selten. Es kann zu allergischen und gastrointestinalen Reaktionen kommen. Da Oxipurinol kumulieren kann, muss die Dosis bei Niereninsuffizienz reduziert werden.
Kontraindikationen. Allergie, akuter Gichtanfall, Niereninsuffizienz.
Arzneimittelinteraktionen. Bei gleichzeitiger Gabe von **Azathioprin** (S. 541) bzw. Mercaptopurin (S. 566) muss die Azathioprin-Dosis zur Vermeidung einer Knochenmarksdepression **um 75 % reduziert** oder Allopurinol durch Benzbromaron ersetzt werden. Allopurinol verstärkt außerdem die Wirkung von Vita-

min-K-Hemmstoffen sowie die Toxizität von Zytostatika wie Cyclophosphamid.
Febuxostat (Adenuric®) ist ein spezifischer Hemmstoff der Xanthinoxidase, der bei Allopurinol-Unverträglichkeit bzw. -Unwirksamkeit bei chronischer Gicht mit Uratablagerungen indiziert ist. Es kann sowohl beim Tumorlyse-Syndrom als auch bei mittelschwerer Niereninsuffizienz (bis GFR 30 mg/ml) eingesetzt werden.
Wie Allopurinol ist die Komedikation von Azathioprin zu vermeiden bzw. Azathioprin sollte um 70–80 % niedriger dosiert werden.

12.4.2 Urikosurika
Wirkmechanismus. Urikosurika erhöhen die Ausscheidung der Harnsäure durch Hemmung der tubulären Rückresorption. Alle Urikosurika werden tubulär sezerniert und gelangen so in den Primärharn.

> **Praxistipp**
> Urikosurika verlieren ihre Wirksamkeit bei Niereninsuffizienz.

Indikationen. Hyperurikämie.
Wirkstoffe.
- **Benzbromaron** (Narcaricin®) wird in seine beiden aktiven Metaboliten M1 und M2 hydroxyliert, deren Wirkung bis zu 3 Tage anhält. Es ist stärker wirksam als Allopurinol und eignet sich auch als Komedikation zu Azathioprin (S. 541). **Nebenwirkungen** sind gastrointestinale Störungen und sehr selten schwere Leberschäden. Benzbromaron verstärkt die antikoagulatorische Wirkung von Vitamin-K-Hemmstoffen, beeinflusst aber im Gegensatz zu Probenecid nicht die Penicillin-Ausscheidung.
- **Probenecid** (Probenecid Weimar®) wird bevorzugt in den englischsprachigen Ländern eingesetzt. Seine Kinetik ist komplex, da die HWZ dosisabhängig zwischen 2 und 8 h beträgt und die freie Konzentration oberhalb der sättigbaren Albuminbindung mit steigender Dosis zunimmt. Um stabile Wirkspiegel zu erzielen, sollte die Tagesdosis auf drei Einzeldosen verteilt werden. Probenecid hemmt den Transport bzw. die tubuläre Sekretion von organischen Säuren wie Penicillin (Zunahme der Plasmaspiegel) oder Indometacin (Akkumulation). Andererseits heben Salicylate die urikosurische Wirkung von Probenecid auf. Die additive urikosurische Wirkung von Probenecid und Allopurinol hat zur Entwicklung von **Kombinationspräparaten** geführt (Allomaron®), die aber keinen echten therapeutischen Vorteil gegenüber den Einzelsubstanzen besitzen.
- **Rasburicase** (Fasturtec®) ist eine rekombinante Uratoxidase und katalysiert Harnsäure zu Allantoin, das wesentlich besser löslich und damit besser nierengängig ist (**Abb. 12.7**). Da es i. v. verabreicht werden muss, ist Rasburicase nur bei akuten Hyperurikämien sowie massiven sekundären Hyperurikämien (z. B. unter Hochdosis-Zytostatikatherapie) indiziert. Nebenwirkungen umfassen allergische und immunologische Reaktionen. Kontraindiziert ist die Rasburicase bei Glukose-6-phosphat-Dehydrogenase-Mangel sowie hämolytischer Anämie.

Nebenwirkungen. Initial Erhöhung der Harnsäureausscheidung, da der vermehrte Harnsäurepool zuerst ausgeschwemmt wird. Dies kann zur Ausfällung der Harnsäure in den Nierentubuli führen. Deshalb müssen Urikosurika mit viel Flüssigkeit eingenommen und einschleichend dosiert werden.

12.4.3 Therapie des akuten Gichtanfalls
Beim akuten Gichtanfall kommt es zur Ausfällung von Uratkristallen in den Gelenkinnenraum mit starken Schmerzen, Schwellung, Rötung und Fieber. Prädilektionsstellen sind vor allem das Großzehengrundgelenk (dessen niedrige Körpertemperatur begünstigt die Ausfällung der Kristalle), Sprunggelenk und Kniegelenk (hier begünstigen latente Entzündungen mit saurem pH die Ausfällung; **Abb. 18.3**). Im akuten Gichtanfall müssen nicht nur die erhöhte Harnsäure gesenkt, sondern die ausgeprägte Entzündungsreaktion und der Schmerz bekämpft werden, die durch Austritt von lysosomalen Enzymen aus den Phagosomen von Leukozyten entstehen. Zur Anwendung kommen:
- **Cyclooxygenase-Inhibitoren (COX-I):** Saure COX-I wie Indometacin oder Diclofenac in Höchstdosis sind besonders wirksam gegen die hochentzündlichen Gichtarthritiden. Der besser verträgliche COX-2-Hemmer Etoricoxib (S. 356) ist ähnlich stark.
- **Low-dose-Colchicin** (Colchysat-Bürger®; Colchicum-Dispert®) ist ein Hemmstoff der Mikrotubuli und damit der Mitose, der besonders phagozytierende neutrophile Leukozyten hemmt. Es wirkt allerdings weder entzündungshemmend noch analgetisch und kann nur bei intakter Niere eingesetzt werden. Die Nebenwirkungen von Colchicin sind schwerwiegend, 15 mg können tödlich sein. Prodromi sind oft Übelkeit und Durchfälle als Zeichen einer Gastroenteritis, außerdem Neuropathien, Myopathien und Knochenmarksläsionen. Kontraindikationen sind Leber- und Niereninsuffizienz. Wechselwirkungen bestehen mit CYP3A4-Inhibitoren (Spiegelerhöhung von Colchicin) sowie Wirkstoffen, die eine Myopathie auslösen.
- Die Höchstdosis von Colchicin-Gemischen beträgt 6 mg pro Anfall, reines Colchicin ist beim Anfall

mit 1,8 mg schon ausreichend. Neben dem akuten Gichtanfall wird Colchicin chronisch nur beim familiären Mittelmeerfieber (*off-label*) eingesetzt (nicht bei chronischer Gicht).
- **Glukokortikoide** (S. 523) in einer Dosis von 20–40 mg Prednisolon-Äquivalent.

Exkurs
Medikamentös induzierte initiale Gichtanfälle
Zu Beginn einer Gichttherapie können unabhängig vom eingesetzten Wirkstoff Gichtanfälle provoziert werden. Daher sollte mit Therapiebeginn eine Prophylaxe mit Colchicin oder COX-Inhibitoren über ca. 12 Wochen durchgeführt werden. Bei einer Zytostatikatherapie wird zur Vermeidung einer sekundären Urikämie durch den starken Zellzerfall zusätzlich Allopurinol verabreicht.

12.5 Pharmakologie in der Praxis: Lipidsenker und Gichttherapeutika

12.5.1 Praktischer Umgang mit Lipidsenkern und Gichttherapeutika
- **Abnehmen** ist schwieriger als nicht zunehmen. Es gilt: Wehret den Anfängen!
- **Gesunde Ernährung** und **Bewegung** müssen die Lipidsenker unterstützen.
- Nur **20 %** der Menschen mit Übergewicht oder erhöhtem LDL erreichen die definierten Ziele einer Lebensführung ohne atherosklerotisches Risiko wie Normalgewicht und Bewegung.
- **Statine** senken die Blutfette um 50–60 %, am effektivsten in Kombination mit anderen Lipidsenkern; abendliche Einnahme.
- Ihr Wirkmechanismus ist die **Hochregulation der LDL-Rezeptoren** in der Leber.
- **Fibrate** sind die effektivsten Senker der Triglyzeride.
- Die stärkste Erhöhung von HDL wird durch **Nikotinsäure** erreicht, damit wird aber kein zusätzlicher Nutzen erreicht.

12.5.2 Arzneimittelinteraktionen (AMI) von Lipidsenkern und Gichttherapeutika
Tab. 12.8 und Tab. 12.9.

Tab. 12.8
Arzneimittelinteraktionen von Lipidsenkern und Gichttherapeutika: Wirkungen, die durch komedizinierte Arzneimittel verändert werden

betroffene Lipidsenker/ Gichttherapeutika	auslösende Komedikation und Mechanismus	Wirkung
Anionenaustauscherharze	Anticholinergika	Obstipation
einige Statine, v. a. Simvastatin (**Tab. 12.7**)	CYP-Inhibitoren: Metabolisierung der Statine ↓	Myalgie ↑
alle Statine	Fibrate, Nikotinsäure: verursachen Myalgien	Myalgie ↑
Nikotinsäure	Alkohol, Vasodilatatoren: Gefäßdilatation	Flush ↑

Tab. 12.9
Arzneimittelinteraktionen von Lipidsenkern/Gichttherapeutika: Veränderung der Wirkungen anderer Arzneistoffe

betroffene Lipidsenker/ Gichttherapeutika	betroffenes Arzneimittel	Folgen
Anionenaustauscherharze	fettlösliche Vitamine	Resorption ↓
	Phenprocoumon: Resorption ↓	INR ↓
Allopurinol	Azathioprin: Ausscheidung ↓	Knochenmarkstoxizität ↑

12.5.3 Tabellarische Übersicht über die klinischen Daten
Tab. 12.10.

Tab. 12.10

Klinische Daten von Lipidsenkern und Gichttherapeutika (Erwachsene)

Wirkstoff	Plasma-HWZ (h)[1] (Metabolit)	Dosierung (mg)[2]	Metabolisierung/Ausscheidung[3]	Dosis bei Niereninsuffizienz[4]
Hemmstoffe der Fettresorption				
Ezetimib	22	1 × 10–40	hepatisch (UGT)	anpassen
Colesevelam	Ø	1 × 2,5–3,75 g		
Colestyramin	Ø	1 × 4–16 g		
Statine			S: OATP1B	
Atorvastatin	14	1 × 10	S: CYP3A4	
Fluvastatin	3	1 × 40	S: CYP2C9	anpassen
Lovastatin	1–2	1 × 20–40	S: CYP3A4	anpassen
Pravastatin	2	1 × 10–40		anpassen
Rosuvastatin	19	1 × 5–10	S: CYP2C9	anpassen
Simvastatin	2	1 × 10–80	S: CYP3A4	anpassen
Fibrate				
Bezafibrat	2	3 × 200	renal	anpassen
Fenofibrat	22	1 × 200	renal	anpassen
Gemfibrozil	1,5	1 × 900	S: CYP3A4; renal	KI < 30
Antiadiposita				
Amfepramon	1–3	1–3 × 25–60	hepatisch; renal	
Orlistat	16	3 × 120		
Urikosurika und Urikostatika				
Allopurinol	1–3 (18–43)	1 × 100–300	hepatisch; renal	anpassen; KI: akuter Gichtanfall
Benzbromaron	3 (17–20)	1 × 100	hepatisch	anpassen; KI: akuter Gichtanfall
Colchicin-Gemisch	4–5	6 Gesamtdosis im Gichtanfall	S: CYP3A4	anpassen
Febuxostat	12	1 × 80	50 % renal	KI < 30
Probenecid	4–6	2 × 500	hepatisch	anpassen
Rasburicase	20	0,20 mg/kg i.v.		

[1] wenn nicht anders vermerkt: Tablette (nicht retardiert, keine schnell wirksame Formulierung)
[2] durchschnittliche Gabe einer durchschnittlichen Einzeldosis (1-mal die Höchstdosis oder mehrmals täglich die niedrige Dosierung)
[3] Nur die Metabolisierungen/Ausscheidungswege/CYP-Enzyme werden aufgelistet, die pharmakologisch relevant sind; nur renale/hepatische Ausscheidung.
[4] Kreatinin-Clearance in ml/min; KI = Kontraindikation
I = Induktor; H = Hemmstoff; S = Substrat

12.5.4 Weiterführende Informationen
- www.akdae.de (Fettstoffwechsel)
- www.lipid-liga.de
- www.charite.de (Lipidambulanz, Guidelines)
- http://leitlinien.dgk.org/pocketleitlinie/

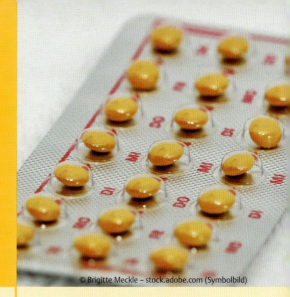
© Brigitte Meckle – stock.adobe.com (Symbolbild)

Kapitel 13

Endokrine Systeme: Sexualhormone und ihre Modulatoren

Thomas Herdegen

- 13.1 Einführung 286
- 13.2 Estrogene 286
- 13.3 Progesteron und Gestagene 292
- 13.4 Kontrazeption 297
- 13.5 Hormonersatztherapie (HET) 301
- 13.6 Fertilitätsstörungen 304
- 13.7 Antiestrogene und Therapie von estrogensensitiven Tumoren 305
- 13.8 Geburtshilfe 307
- 13.9 Androgene und Antiandrogene 308
- 13.10 Pharmakologie in der Praxis: Estrogene und Gestagene 311

13.1 Einführung

Sexualhormone sowie ihre Agonisten und Antagonisten finden ihre häufigste Anwendung als Kontrazeptiva, bei der Hormonersatztherapie, bei hormonellen Störungen, bei Fertilitätsstörungen oder in der Tumortherapie. Dabei muss vor allem die Stimulation der hormonsensitiven Organe (Tumorgenese), die Provokation von thromboembolischen Ereignissen und die Störung der physiologischen Hormonfunktionen beachtet werden.

13.2 Estrogene

Key Point
Estrogene sind nicht nur Mediatoren von geschlechtsspezifischen Merkmalen und Körperfunktionen, sondern auch von zahlreichen physiologischen Vorgängen einschließlich des psychischen Befindens. Die medikamentöse Verstärkung oder Abschwächung der Estrogen-Wirkungen hat daher ein weites Spektrum von Änderungen und Nebenwirkungen zur Folge, wobei sich meistens ein positives Nutzen-Risiko-Verhältnis ergibt.

13.2.1 Grundlagen

Die **Synthese von Sexualhormonen** beginnt in der Nebennierenrinde mit dem Cholesterol (C_{27}), das zonenspezifisch zu Progesteronen (C_{21}), Androgenen (C_{19}) und Estrogenen (C_{18}) metabolisiert wird. Durch Aromatisierung des Rings A und Abspaltung von C_{19} entstehen aus Androgenen die Estrogene (**Abb. 13.1**). Dabei katalysiert die **Aromatase** die Umwandlung von Androstendion in Estron und von Testosteron in Estradiol. Sie ist im Ovar und Fettgewebe hoch exprimiert, aber auch in Gehirn, Brustgewebe, Knochen oder den Sertoli-Zellen des Hodens. Die hohe Aromataseexpression im Fettgewebe erklärt die Estrogen-Last von adipösen Frauen.

Synthese und Aktivität der Estrogene werden über Hypothalamus und Hypophyse als klassischer negativer Feedback-Regelkreis reguliert (**Abb. 13.2**). Der pulsatile Charakter (Frequenz, Amplitude) der Freisetzung von FSH und LH ist entscheidend für die Stimulation der Granulosa- oder Thekazellen.

Die Wirkungen der Estrogene sind vielfältig und gehen weit über die primären Sexualfunktionen hinaus (**Tab. 13.1**).

Estradiol (E2) ist das stärkste endogene Estrogen. **Estron (E1)** besitzt 30 %, **Estriol (E3)** sogar nur 10 % der Estradiolwirkung. Die Wirksamkeit wird durch die Affinität und Bindungsdauer an **Estrogen-Rezeptoren (ER)** bestimmt (**Abb. 13.3**). Während der Ge-

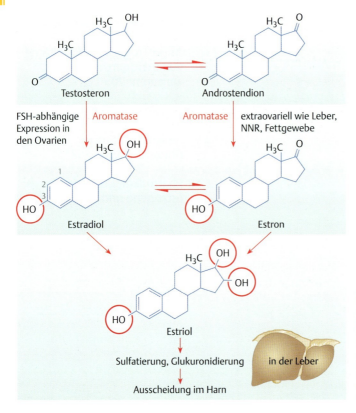

Abb. 13.1 Metabolismus der Estrogene. Estrogene werden aus Androgenen durch das Enzym Aromatase in Ovar, Nebennieren, Fettgewebe u. a. gebildet. Estron wird in das wirksamere Estradiol (und umgekehrt) transformiert, beide schließlich in das Estriol, das dann nach weiteren Metabolisierungsschritten renal ausgeschieden wird. Die Anzahl der Hydroxy-Gruppen (rot markiert) bestimmt die Bezeichnung als E1 (Estron), E2 (Estradiol) oder E3 (Estriol).

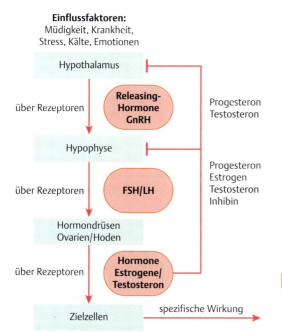

Abb. 13.2 **Regelkreis der Sexualhormone.** Die Freisetzung von FSH/LH und ihrer Gonadotropin-Releasing-Hormone (GnRH) unterliegt einem negativen Feedback durch die Effektorhormone Estrogene, Progesteron und Androgene.

schlechtsreife ist Estradiol aus den Ovarien das wichtigste Estrogen. Nach der menopausalen Atrophie der Ovarien wird es vom schwächeren Estron abgelöst. Estriol wird besonders in der fetoplazentaren Einheit während der Schwangerschaft gebildet und an das maternale Blut abgegeben. Diese Unterschiede erklären den spezifischen pharmakologischen Einsatz von natürlichen Estrogenen. Die Dosierung von estrogenartigen Wirkstoffen sollte sich auch an der hormonellen Situation der Frau orientieren. Die tägliche Estrogensekretion beträgt:

- je nach Phase des Menstruationszyklus 25–100 µg/d
- postmenopausal nur noch 5–10 µg/d
- in der Schwangerschaft 30 mg/d, d. h. das 1000-Fache der normalen Konzentration
- beim Mann immerhin 2–25 µg/d, was dem postmenopausalen Spiegel einer Frau entspricht

> **MERKE**
>
> - Estradiol (E2) ist das potenteste Estrogen und wird v. a. während der Geschlechtsreife produziert.
> - Estron (E1) ist relativ in der Postmenopause vermehrt.
> - Estriol (E3) ist wichtig für den Erhalt der Schwangerschaft.

Tab. 13.1

Wirkungen von Estrogenen

Estrogen-Zielorgan	Wirkung
körperliche Entwicklung	Wachstum, Prägung und Erhaltung primärer und sekundärer Geschlechtsmerkmale der Frau
Epiphysen	Beendigung des Längenwachstums in der Pubertät bei Mädchen und Jungen
Knochen	Förderung der Resorption und Einlagerung von Calcium in den Knochen; Osteoklastenaktivität ↓, Osteoblastenaktivität ↑ (S. 326)
Natrium und Wasser	Wasserretention (antidiuretische Wirkung) und -einlagerung in die Haut
Blutdruck	Synthese ↑ von Angiotensinogen, dadurch vermehrt Angiotensin II
Fettstoffwechsel	HDL ↑, LDL ↓
Blutgefäße	Dilatation der kleinen Gefäße mit Verminderung des peripheren Widerstandes (Blutdrucksenkung)
Blutgerinnung	in der Leber: Synthese ↑ der Faktoren VII, VIII, X, XII; Synthese ↓ von Protein S und C sowie AT-III → prothrombotische Effekte
Psyche	affektive Stabilisierung, Synthese ↑ und Wirkung ↑ von Serotonin
MSH (melanozytenstimulierendes Hormon, Melanotropin)	Hyperpigmentierung (Melasmen)
Prolaktin	Sekretion ↑
Transportproteine für Steroidhormone	Synthese ↑ in der Leber
Menstruation	Wachstum aller Schichten der Uterusschleimhaut und Drüsen im Endometrium
	Blutung bei 1- bis 2-wöchiger Zufuhr von Estradiol mit Abstoßung der proliferierten Schleimhaut
Progesteron-Rezeptoren	Induktion der Synthese
Zervixsekret	Viskositätsminderung vor der Ovulation, damit erleichterte Spermienpenetration
Vagina	Wachstum des Vaginalepithels
Schwangerschaft	Durchblutung und Hyperplasie des Myometriums
Brustdrüsen	Bildung der Milchgänge
Talgdrüsen	Abnahme

Der **Abbau von Estrogenen** wird von deren funktionellem Zustand bestimmt:
- freie Estrogene im Blut: schneller Abbau in der Leber (u. a. via CYP3A4 und CYP2C9) und Ausscheidung als Estriol über die Niere (Nachweis von Doping in Urinproben)
- Estrogene in Rezeptorkomplexen und auf der Zellmembran: Abbau durch Endozytose und Lysosomen
- Estrogene in intrazellulären Rezeptorkomplexen: enzymatischer Abbau

Zelluläre Wirkungen. Die freien Estrogene dringen durch Diffusion ins Zytoplasma und binden an ihre spezifischen **Estrogen-Rezeptoren ERα und ERβ.** Der Estrogen-Rezeptor-Komplex assoziiert im Zellkern an die *estrogen response elements* (ERE) im Promotor oder Enhancer von Zielgenen, wodurch deren Transkription aktiviert oder supprimiert wird (**Abb. 13.3**). Neben den genomischen Wirkungen der ER werden auch posttranslationale, d. h. schnelle, nicht genomische Effekte beobachtet (in Analogie zu den Glukokortikoiden), wie die Freisetzung von NO an kleinen Gefäßen, die Hemmung des Zellzyklus oder Induktion einer Apoptose.

Estrogen-Rezeptoren befinden sich in den Reproduktionsorganen beider Geschlechter sowie in Brustdrüsengewebe, Fettgewebe, Nebennierenrinde, Harnblase, Gehirn, Knochen, Haut, Gefäßen u. a. Ihre Präsenz bestimmt die Empfindlichkeit eines Organs für Sexualhormone. Es gibt zwei ER-Isoformen, α und β, die sich in ihrer Ligandenbindungsdomäne sowie der organspezifischen Expression unterscheiden:
- **ERα:** überwiegend in den weiblichen Fortpflanzungsorganen sowie in der Brustdrüse.
- **ERβ:** überwiegend in Knochen, Lunge, Gehirn, Ovar; aber auch in der Prostata und in den Hoden.

Liganden des ERα aktivieren die Genexpression, während ERβ-Liganden auch als **Repressoren** funktionieren. Die zellspezifischen ER-Effekte werden wesentlich bestimmt vom pathophysiologischen Kontext, von Kofaktoren im Zellkern und dem Zusammenspiel mit anderen Transkriptionsfaktoren. Diese Unterschiede nutzt man z. B. bei der Entwicklung von selektiven Estrogen-Modulatoren, engl. selective estrogen modulators, SERM (S. 305).

Der **G-Protein-gekoppelte Estrogen-Rezeptor (GPER)** vermittelt transkriptionale und schnelle genunabhängige Wirkungen von Estradiol und ist von großer klinischer Bedeutung. GPER ist in vielen Geweben exprimiert (Sexualorgane, Gefäßendothel, Nervensystem, Herz, Niere, Pankreas, Knochen) und scheint wesentlich für die physiologisch-protektiven Effekte der Estrogene zu sein, aber auch für die karzinogenen Wirkungen. An GPER binden auch die Phytoestrogene.

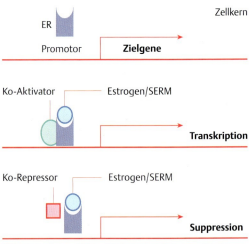

Abb. 13.3 Intrazelluläre Wirkung von Estrogen. Die Estrogene binden im Zytoplasma an ihre Rezeptoren (ER). Erst durch diese Bindung können die ER in den Kern translozieren und die Gentranskription regulieren. Kofaktoren bestimmen die Funktion des Hormon-Rezeptor-Komplexes, d. h. Aktivierung, Suppression oder Transrepression der Genexpression entsprechend den Transkriptionseffekten wie bei den Glukokortikoid-Rezeptoren (S. 524). Korepressoren stabilisieren den Transkriptionskomplex (hellgrüne Fläche), sodass eine Transkription unterbleibt. Die Kofaktoren bestimmen auch die differenzielle Wirkung der SERM.

> **MERKE**
>
> Die biologische Wirkdauer der Sexualhormone, z. B. der Estrogene und ihrer entsprechenden Wirkstoffe, wird von der HWZ der von ihren Zielgenen codierten Proteine bestimmt und ist meist wesentlich länger als die Plasma-HWZ der Hormone bzw. Wirkstoffe. So normalisiert sich die Wassereinlagerung in die Haut (Spannungs- oder Völlegefühl während des Zyklus) erst Tage nach dem Abfall von Estrogen.

13.2.2 Estrogenartige Wirkstoffe

Estrogenartige Wirkstoffe lassen sich einteilen (**Tab. 13.2**) in Wirkstoffe mit
- **reiner Estrogenwirkung:**
  - natürliche Estrogene (körpereigene und equine Estrogene)
  - lang wirksame natürliche Estrogene
  - synthetische Estrogenmimetika
- **zusätzlicher Modulation anderer Sexualhormon-Rezeptoren:** Tibolon (S. 302)
- **antiestrogener Wirkung:** SERM (S. 305)

13.2.3 Natürliche Estrogene

Körpereigene Estrogene

Körpereigene Estrogene werden nach oraler Gabe zwar gut resorbiert, jedoch unterliegen sie einem **ausgeprägten First-pass-Effekt** bzw. einer hohen präsystemischen Elimination (bis zu 90 %) infolge von

Tab. 13.2 Übersicht über die Wirkstoffe, die Estrogen-Rezeptoren (indirekt) aktivieren und/oder hemmen

Wirkstoff (Beispiele)	Indikationen (Auswahl)
estrogenartige Wirkung	
Natürliche Estrogene (S. 288)	
– Estradiol	HET, urogenitale Störungen
– Estriol	urogenitale Störungen (topische Anwendung)
– CEE (*conjugated equine estrogens*)	HET (orale Anwendung)
lang wirksame Estrogene	
– Estradiolvalerat	HET
– Ethinylestradiol, Mestranol	Kontrazeption, Zyklusstörungen, Endometriose
Tibolon (S. 302)	HET bei vorhandenem Uterus
estrogenartige und -hemmende Wirkung	
SERM (S. 305)	
– Raloxifen	estrogenartige Wirkung: Osteoporose
– Clomifen	estrogenhemmende Wirkung: Fertilitätsstörungen
– Tamoxifen	estrogenhemmende Wirkung: Mammakarzinom
estrogenhemmende Wirkung	
ER-Antagonisten (S. 306)	
– Fluvestrant	Mammakarzinom
Aromatasehemmstoffe (S. 306)	
– Aminogluthetimid	Mammakarzinom, Nebennierenrindenkarzinom
– Exemestan, Letrozol	Mammakarzinom
Modulatoren von GnRH	
GnRH-Agonisten (S. 304)	estrogenartige Wirkung: Fertilitätsstörungen estrogenhemmende Wirkung: Mammakarzinom
GnRH-Antagonisten (S. 304)	estrogenartige Wirkung: Fertilitätsstörungen

HET = Hormonersatztherapie; ER = Estrogen-Rezeptor; SERM = selektive Estrogen-Rezeptor-Modulatoren

Hydroxylierung, Glukuronidierung und Sulfatierung in der Leber. Beim Abbau in der Leber entstehen aktive Metaboliten, die über den **enterohepatischen Kreislauf** reabsorbiert werden. Störungen des enterohepatischen Kreislaufs, wie z. B. unter Antibiotikatherapie oder bei Durchfall, vermindern so die effektiven Plasmaspiegel.

Estrogene zirkulieren im Blut an das sexualhormonbindende Globulin (SHGB) bzw. Albumin gebunden, und nur die freien Estrogene sind wirksam. Die Plasma-HWZ der natürlichen Estrogene ist kurz (ca. 50 min). So sind z. B. 6 Stunden nach oraler Zufuhr von 2 mg Estradiol nur noch 100 pg/ml Estradiol und 400–500 pg/ml Estron im Blut nachweisbar. Estrogene bzw. ihre Metaboliten werden vorwiegend renal eliminiert.

Estradiol wird zur Hormonersatztherapie oral (Estrifam®) und parenteral/topisch als Gel (Gynokadin®) oder ölige i. m. Injektion (Estradiol-Depot®) eingesetzt; außerdem auch als Pflaster (Dermestril®), da Estradiol aufgrund seiner Lipophilie gut die Haut penetriert.

Estriol (Ovestin®) wird als Creme, Gel oder Vaginaltablette appliziert und eignet sich besonders für die intravaginale Gabe bei Atrophien oder Atrophieblutungen des Urogenitaltrakts (z. B. als Folge eines Estrogen-Mangels). Estriol verbessert die Proliferation und Durchblutung der Schleimhäute bzw. des Urogenitalgewebes.

> **MERKE**
>
> Natürliche Estrogene werden nach oraler Gabe rasch metabolisiert. Wegen ihrer sehr niedrigen Bioverfügbarkeit werden sie vor allem topisch oder systemisch im Rahmen der Hormonersatztherapie eingesetzt.

Konjugierte Estrogene

Die **konjugierten equinen Estrogene** (*conjugated equine estrogens*, CEE) (Presomen®) werden aus dem Harn trächtiger Stuten gewonnen und oral zur postmenopausalen Hormonersatztherapie eingesetzt. Die CEE umfassen ca. 10 strukturverwandte Estrogen-Sulfate, überwiegend Estronsulfat-Natrium (50 %) und Equilinsulfat-Natrium (25 %). Diese **binden** mit hoher Affinität **an Albumin** und schaffen so ein Reservoir, aus dem sie kontinuierlich abgegeben werden. Der **Metabolismus ist komplex:** Für die Resorption werden CEE dekonjugiert und anschließend in der Leber wieder konjugiert. Infolge der hohen präsystemischen Elimination müssen sie in hohen Dosen gegeben werden.

CEE erhöhen die Konzentrationen von Transport- bzw. Bindungsproteinen einschließlich Coeruloplasmin. Auf dessen Fähigkeit, freie Radikale zu neutralisieren, wird die gefäßprotektive Wirkung der CEE zurückgeführt.

13.2.4 Lang wirksame Estrogene

Veresterte Estrogene

Durch **Veresterung mit Fettsäuren** verlängert sich die Plasma-HWZ von Estrogenen auf bis zu 24 h. Die Estrogene werden nach Abspaltung der Fettsäuren durch Esterasen im Darm, im Blut oder in der Leber freigesetzt. Mittels mikrokristalliner Verpackung wird die Freisetzung und Metabolisierung der Estrogen-Ester zusätzlich verzögert und ihre Wirkung verstärkt (**Abb. 13.4**). Bei oraler Einnahme z. B. von 2 mg Estradiolvalerat wird die maximale Estradiolkonzentration daher nach 2–4 h erreicht.

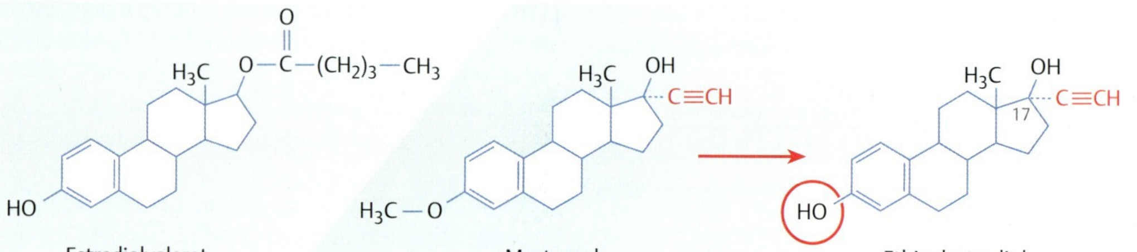

Abb. 13.4 Lang wirksame Estrogene. Die Valerat-Veresterung (links) und die Ethinyl-Gruppe an C_{17} (rot, rechts) schützen Estrogene vor schnellem Abbau und ermöglichen eine ausreichende orale Resorption. Das Prodrug Mestranol, in Deutschland nicht mehr im Handel, besitzt ein Methylether am C_3 und wird in der Leber zu Ethinylestradiol demethyliert (roter Kreis).

Auch die Estrogen-Ester unterliegen dem enterohepatischen Kreislauf und werden zu Estron abgebaut. Damit erhöht sich der Anteil der niederpotenten Estrogene.

Für die orale Anwendung muss wesentlich höher dosiert werden als bei transdermaler Gabe. **Estrogenvalerat**, der wichtigste Estrogen-Ester, wird mit 1–2 mg/d als Tablette (Progynova®), aber nur 25–100 µg/d als Pflaster dosiert. Als Progynon-Depot® wird er mit einer gestagenen Komponente in öliger Lösung alle 3 Wochen i. m. injiziert, die Freisetzung erfolgt hydrolytisch. Estrogenvalerat ist nur für die Hormonersatztherapie zugelassen und als einziges verestertes Estrogen für die Kontrazeption (Qliara®).

Ethinylierte Estrogene

Ethinylestradiol (**Abb. 13.4**) ist ein gut resorbierbares und stabiles Estrogen, das in der Leber nur langsam metabolisiert wird (40–50 % Bioverfügbarkeit). Infolge der langen Plasma-HWZ von 15–25 h und einer Wirkdauer von 24–36 h ist es 15- bis 20-mal potenter als Estradiol. In einigen Organen, wie dem Endometrium, wirkt Ethinylestradiol noch stärker. Ethinylestradiol wird als **orales Kontrazeptivum zusammen mit Gestagenen** eingesetzt sowie bei Indikationen, die hohe Dosierungen erfordern. In der Monotherapie ist Ethinylestrogen nicht stark genug für einen zuverlässigen Konzeptionsschutz.

Weitere Wirkstoffe mit estrogenartiger Komponente

Estrogenartige Wirkstoffe können mit Rezeptoren für andere Sexual- und Steroidhormone interagieren wie Tibolon (S. 302) oder estrogenantagonistische Effekte bewirken wie die SERM (S. 305).

13.2.5 Indikationen

Nach oraler Einnahme wirken die teil- bzw. vollsynthetischen Estrogene länger und wesentlich stärker als die körpereigenen bzw. natürlichen Estrogene. Die wesentlichen Indikationen für Estrogene im ärztlichen Alltag sind die **Kontrazeption** (S. 297) und die **postmenopausale Hormonersatztherapie** (S. 301), darüber hinaus Dysmenorrhö, polyzystisches Ovar, Endometriose, Androgenisierung oder Akne.

13.2.6 Applikation

Estrogene können auf vielfältige Weise appliziert werden: oral, intramuskulär, transdermal (als Pflaster, Gel, Creme und Salbe), vaginal (als Zäpfchen, Tablette oder Ring), intrauterin (als Pessar).

Prinzipiell werden bei parenteraler Zufuhr die Resorptionsbarrieren und der First-pass-Effekt umgangen, die Plasmaspiegel sind gleichmäßiger. Bei der **transdermalen Estrogen-Zufuhr** muss zwischen dem dosisabhängigen Wirkprofil bei Kontrazeption und bei Hormonersatztherapie unterschieden werden:

- **Kontrazeption:** Für die Belastung der Leber und die Synthese von Gerinnungsfaktoren, Angiotensinogen und anderen Proteinen spielt es klinisch keine Rolle, ob die hohe Dosis Ethinylestradiol per os oder transdermal zugeführt wird. Die kardiovaskulären und thromboembolischen Risiken sind gleich, trotz gewisser Unterschiede in der biochemischen Wirkung.
- **Hormonersatztherapie:** In der niedrigen Dosis „entlastet" das transdermale Estradiol die Leber im Vergleich zu den höheren oralen Dosierungen, die Inzidenz für venöse Thromboembolien sinkt.

> **MERKE**
> - Die kardiovaskulären und thromboembolischen Risiken sind bei der Kontrazeption für transdermales und orales Ethinylestradiol gleich.
> - Bei der Hormonersatztherapie sind die Risiken der transdermalen oder anderer parenteraler Applikationsformen von Estradiol geringer als die oraler Formulierungen.

13.2.7 Nebenwirkungen und Kontraindikationen

Besondere Aufmerksamkeit muss möglichen **kardiovaskulären Ereignissen** (Thromboembolien) und dem **erhöhten Karzinomrisiko** gewidmet werden. Generell lässt sich zum Risiko der estrogeninduzierten Nebenwirkungen sagen:
- Sie unterscheiden sich in ihrer Anwendung als Kontrazeptiva, hier hoch dosiert, junges Alter, oder als Hormonersatztherapie, HET (S. 301), hier niedrig dosiert, mittleres bzw. höheres Alter. Für die verschiedenen Risiken ist nicht nur die Dosis und die Applikation relevant, sondern ebenso wichtig sind die biometrischen Daten (Alter, Zahl der Schwangerschaften, Beginn der Menarche bzw. Menopause etc.), Lebensgewohnheiten (Körpergewicht mit erhöhter Estrogen-Produktion im Fettgewebe, Rauchen) sowie Begleiterkrankungen.
- Die absoluten Inzidenzen der schweren Nebenwirkungen wie Thromboembolien oder Karzinome sind niedrig, 1 zusätzliches Ereignis auf 100 bis 100 000 Frauenjahre
- Häufig sind – meist reversibel – vegetative oder endokrine Störungen.

Kardiovaskuläre Störungen.
- **Thromboembolien:** Estrogene erhöhen die Bildung gerinnungsfördernder Faktoren und erniedrigen die gerinnungshemmender. Ein besonderes Risiko besteht bei familiärer Prädisposition zu einer APC-Resistenz (APC = aktiviertes Protein C). Dabei wird der Gerinnungsfaktor V infolge einer Mutation an Position 506 durch das antithrombotisch wirksame Protein C weniger gehemmt bzw. abgebaut. Schon bei heterozygoten Patientinnen steigt das relative Risiko für thromboembolische Ereignisse relativ um 30 %, das durch weitere Risikofaktoren erhöht wird wie
    - Mangel an Antithrombin III, Protein S oder Protein C
    - Zigarettenkonsum
    - Alter > 35 Jahre
    - Zahl der Schwangerschaften als starker Risikofaktor
- **erhöhter Blutdruck**, u. a. durch vermehrte Bildung von Angiotensinogen, wird verstärkt durch
- **Natrium- und Wasserretention** mit Ödembildung und Gewichtszunahme.

> **MERKE**
> Estrogene beeinflussen die Blutfette positiv (HDL↑, LDL↓). Dies ist einer der wesentlichen Faktoren ihrer kardioprotektiven Wirkung.

Störungen von Sexualfunktionen.
- **Zyklusstörungen:** Bei Langzeittherapie atrophieren die Ovarien reversibel als Folge der gehemmten hypothalamisch-hypophysären Achse. Nach Absetzen der Estrogene kann es zu Amenorrhö bzw. anovulatorischen Zyklen kommen, die sich meist nach 3–6 Monaten normalisieren. Nach dem Absetzen werden gehäuft Mehrlingsschwangerschaften beobachtet.
- In der Frühschwangerschaft führen exogene Estrogene zu Deziduanekrosen und **stören die Nidation**.
- Hyperplasie des Endometriums
- Spannungsgefühl in der Brust
- Hemmung der Laktation

Neoplasien. Estrogene beeinflussen das Auftreten von Neoplasien, abhängig von Einnahmedauer und Lebensalter und davon, ob der Uterus erhalten ist. Dies betrifft v. a. die estrogenabhängigen Tumoren von Mamma, Endometrium oder Ovar.

Weitere allgemeine Nebenwirkungen.
- Übelkeit und Erbrechen
- Dysphorie und depressive Störungen
- Kopfschmerzen und Migräne (umgekehrt kann Estrogen helfen, Kopfschmerzen/Migräne zu verbessern)
- Akne und Hyperpigmentierung der Haut. Neben den Estrogenen tragen auch Gestagene zur Melaninablagerung in der Haut bei.
- cholestatische Hepatosen und Gallensteinerkrankungen, Leberadenome
- Ein Diabetes mellitus Typ 2 kann sich unter oralen Kontrazeptiva durch Abschwächung der Insulin-Wirkung verschlechtern.

(Relative) Kontraindikationen.
- vorausgegangene/bestehende Thromboembolien und Beinvenenthrombosen
- genetische Prädisposition für Phlebitiden oder Thrombosen
- KHK, Z. n. Myokardinfarkt
- zerebrovaskuläre Erkrankungen, Epilepsie
- arterieller Hypertonus
- Adipositas (BMI > 35, Fettgewebe ist ein Produktionsort für Estrogene), Fettstoffwechselstörung, Diabetes mellitus
- Migräne
- Rauchen
- schwere Leberfunktionsstörungen
- Sichelzellanämie
- ungeklärte vaginale Blutungen, Endometriose
- (unklare) Schwangerschaft.

> **MERKE**
>
> Die Gabe von Estrogenen ist bei ausgeprägten kardiovaskulären und metabolischen Erkrankungen, Störungen der Blutgerinnung bzw. entzündlichen Gefäßerkrankungen relativ kontraindiziert. Besondere Aufmerksamkeit ist den Risikofaktoren für Thromboembolien zu schenken.

13.2.8 Arzneimittelinteraktionen

Ethinylestradiol wird v. a. durch CYP3A4 abgebaut, starke CYP3A4-Induktoren wie Carbamazepin senken die AUC um 40–65 %, Johanniskraut um 15–30 %, jedoch im Einzelfall um 80 % mit Verlust der kontrazeptiven Wirkung.

Doch das CYP3A4-Opfer Ethinylestradiol ist auch CYP-Täter durch Induktion von CYP-Enzymen wie CYP2C9/19 oder UGT (Opfer: Lamatrigin). Dagegen sind estradiolhaltige Kontrazeptiva und HET-Therapeutika nur schwach induktiv.

13.3 Progesteron und Gestagene

Key Point

Das Gelbkörperhormon Progesteron und seine synthetischen Derivate, die Gestagene, werden – meist zusammen mit Estrogenen – sowohl zur Kontrazeption und bei Zyklusstörungen als auch zur Hormonersatztherapie (bei erhaltener Gebärmutter) verordnet.

13.3.1 Progesteron

Das **Gelbkörperhormon Progesteron** (**Abb. 13.5**) wird in Ovar, Plazenta, Hoden und Nebennierenrinde als C_{21}-Steroid bzw. als Zwischenprodukt der Glukokortikoid-, Androgen- oder Estrogensynthese gebildet. Das Corpus luteum produziert Progesteron während der zweiten Menstruationszyklushälfte sowie vermehrt im ersten Trimenon der Schwangerschaft, wo es für den Erhalt der Schwangerschaft verantwortlich ist. Die Freisetzung von Progesteron wird über das hypothalamische GnRH (syn. LH-RH) und LH kontrolliert (**Abb. 13.2**).

Wirkungen. Progesteron und seine synthetischen Derivate, die Gestagene, entfalten wie alle Steroidhormone ihre Wirkung über Rezeptoren, die als Transkriptionsfaktoren die Expression von Zielgenen kontrollieren. Ein Gen codiert für die **Progesteron-Rezeptoren PR-A und PR-B**, wobei der kürzere PR-A die Genexpression auch **supprimieren** kann. So unterdrückt der PR-A die Transkriptionsaktivität des PR-B und verhindert die Expression der Rezeptoren für Estrogene, Androgene, Gluko- und Mineralokortikoide. Diese daraus resultierende transkriptionale Vielfalt erklärt die komplexen Effekte von Progesteron und der Gestagene.

Die Funktionen des Progesterons sind darüber hinaus im Zusammenspiel mit den Estrogenen zu betrachten, da Progesterone **teils synergistisch, teils antagonistisch** zu Estrogenen wirken (**Tab. 13.3**). Bestimmend für die Progesteron-Wirkungen sind:
- die vorausgegangene Aktivität von Estrogenen am Erfolgsorgan, da Estrogene die Expression der Progesteron-Rezeptoren induzieren
- die Progesteron-Konzentration
- die zeitliche Reihenfolge der Estrogen-Progesteron-Wirkung

Regelkreis. Progesteron senkt die Aktivität des hypothalamischen Hormonzentrums im Sinne eines ne-

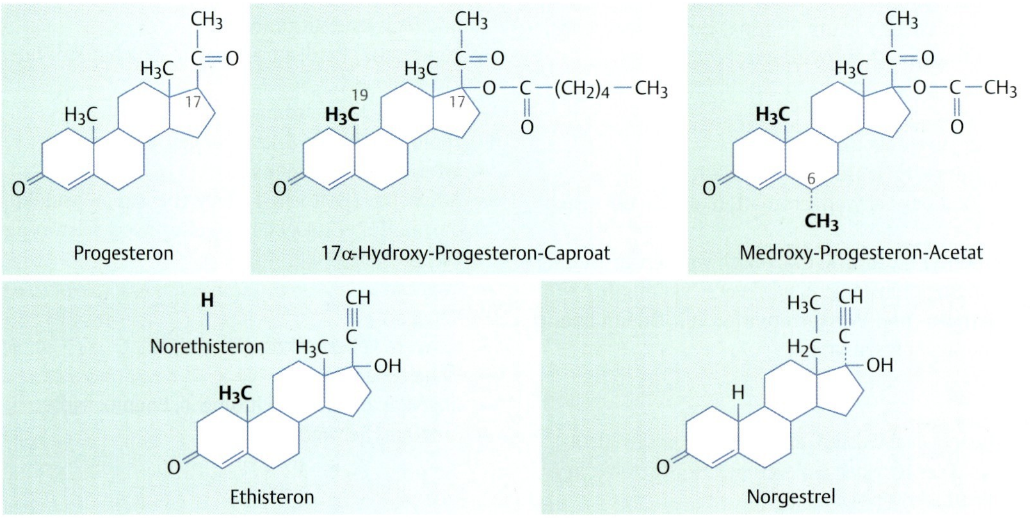

Abb. 13.5 Progesteron und Gestagene. 17α-Hydroxy-Progesteron kann nach Veresterung mit Caproat systemisch (z. B. i. m. Injektion) appliziert werden. Medroxy-Progesteron-Acetat ist so stabil, dass es auch oral gegeben werden kann. Norethisteron ist ein demethyliertes Derivat von Ethisteron. Vom Norgestrel bzw. Levonorgestrel leiten sich die Gestagene der sog. 3. Generation ab.

Tab. 13.3

Wirkungen der Progesterone

Zielgröße, Zielmolekül	Wirkung
Schwangerschaft	Implantation des Trophoblasten und Erhaltung der Schwangerschaft
Menstruationszyklus	Förderung der Luteal- und Sekretionsphase; Abbruchblutung durch Abfall des Progesterons in der zweiten Menstruationszyklushälfte
Uterus	Umwandlung in sekretorisches Endometrium
Nidation	Erhaltung (Abfall von Progesteron führt zum Abort)
Basaltemperatur	Temperaturanstieg um ca. 0,5 °C nach Ovulation
Gonadotropin	Supprimierung von FSH und LH in der 2. Zyklushälfte, damit Ovulationshemmung (Prinzip der Kontrazeption durch Gestagene)
GnRH	Hemmung
Zervixsekret	Steigerung der Viskosität
Tuben	Hemmung der Tubenmotilität
Milchdrüsen	Alveolenbildung in den Milchdrüsen
Libido	vermindert
Estrogen-Rezeptoren	Reduktion
Fettstoffwechsel	Erhöhung der Lipoproteinlipase und der Fetteinlagerung
Gerinnungsparameter	Hemmung bzw. Modulation des estrogenbedingten Anstiegs von Gerinnungsfaktoren
Insulin	Erhöhung der Insulinspiegel
ZNS	Erhöhung der Schlafneigung
Natrium	Diurese durch verminderte Natrium-Reabsorption in der Niere (Antagonismus von Aldosteron)

gativen Feedbacks. Außerdem unterdrückt Progesteron in der Hypophyse die Expression von Estrogen-Rezeptoren und damit die durch Estradiol vermittelte LH-Ausschüttung in der Zyklusmitte.

MERKE

Progesteron kann die Wirkungen von Estrogen bzw. seiner Rezeptoren abhängig vom Kontext sowohl verstärken als auch hemmen. Umgekehrt modulieren Estrogene auch die Expression der Progesteron-Rezeptoren.

Indikationen. Das natürliche und nur kurz wirksame Progesteron wird nur topisch, z. B. als Hautcreme oder Vaginalgel bei HET, (**Tab. 13.4**) eingesetzt.

Pharmakokinetik. Progesteron wird nach oraler Gabe zwar gut resorbiert, unterliegt aber einem ausgeprägten First-pass-Effekt mit einer kurzen Plasma-HWZ von 20 min. Nach Metabolisierung in der Leber werden die Hauptmetaboliten renal eliminiert. Die Progesteron-Konzentration im Blut ist stark abhängig von verschiedenen Faktoren, wie Lebensalter, Menstruationszyklus und Vorliegen einer Schwangerschaft.

MERKE

- Progesteron ist der wichtigste Modulator der Estrogen-Wirkung.
- Progesteron bestimmt den Verlauf der zweiten Zyklushälfte und ist wesentlich für den Erhalt einer Schwangerschaft.

13.3.2 Gestagene

Gestagene sind die synthetischen Derivate des Progesterons bzw. des 17α-Hydroxy-Progesterons. Sie werden allein zur Kontrazeption oder meist zusammen mit Estrogenen zur Kontrazeption, bei Tumoren, Zyklusstörungen oder bei erhaltenem Uterus zur Hormonersatztherapie (HET) verordnet.

Gestagene werden nach ihrer Struktur oder nach Generationen klassifiziert, die spezifische Wirkprofile abbilden. Die klinischen Effekte werden zusätzlich von der Komedikation und Hormonsensitivität bestimmt: So können z. B. Estrogene die androgenen Wirkungen von Gestagenen überdecken.

Die strukturelle Verwandtschaft zu den Steroidhormonen bzw. ihren Rezeptoren erklärt, warum Gestagene sowohl agonistisch als auch antagonistisch an Steroidhormon-Rezeptoren wirken können (**Tab. 13.4**). Daraus ergeben sich einerseits klinisch wirksame Wirkprofile, die therapeutisch genutzt werden können (**Tab. 13.5**), aber auch spezifische Nebenwirkungen:

- **Estrogen:** Norethisteronacetat besitzt eine estrogene Partialwirkung, die sich mit Brustspannung und Ödemen bemerkbar macht.
- **Antiestrogen:** Alle Gestagene vermindern die Synthese von Estrogen-Rezeptoren und beschleunigen deren Inaktivierung (Ausnahme: Norethisteron und Tibolon werden zu Estradiol-Derivaten metabolisiert). Dies begründet ihren Einsatz bei hormonsensitiven Tumoren.
- **Androgen:** Androgenetische Effekte verändern die Stimme oder die Behaarung und verursachen

Tab. 13.4

Wirkprofil von Gestagenen

Wirkstoff	gestagen	estrogen	androgen	antiandrogen	glukokortikoid	antimineralokortikoid
Progesteron	+				+	+
17α-Hydroxy-(C₂₁)-Progesteron-Derivate						
Chlormadinon-acetat	++			+	+	
Cyproteronacetat	++			++	+	
Dydrogesteron	+					
Medroxyprogesteron	+				++	
Medrogeston	+					
19-Progesteron-Derivat						
Nomegestrol	+			+		
Nortestosteron-Derivate (C₁₉-Gestagene)						
Norethisteronacetat (1. Gen.)	+	+	++			
Dienogest (1. Gen.)	+			+		
Levonorgestrel (2. Gen.)	+		+			
Desogestrel (3. Gen.)	+		+			
Etonogestrel (3. Gen.)	+		+		+	
Gestoden (3. Gen.)	+		+		+	+
Norgestimat (3. Gen.)	+		+			
Spironolacton-Derivat						
Drospirenon	+			+		++

1./2./3. Gen. = Gestagen der 1., 2. bzw. 3. Generation; +, ++ = mäßige, starke Wirkung

eine Seborrhö. Androgene Effekte gelten als Risikofaktoren für Herz-Kreislauf-Erkrankungen bzw. Thromboembolien. Andererseits verbessern sie bei Androgenmangel die Libido, v. a. Levonorgestrel und Norethisteronacetat, das am stärksten androgene Hormon-Mimetikum.

- **Antiandrogen:** Gestagene, die die Androgen-Rezeptoren blockieren, was durch eine Hemmung der 5α-Reduktase in der Haut unterstützt wird, werden bei Akne, Hirsutismus, androgenetischer Alopezie, polyzystischem Ovar oder hormonsensitiven Tumoren eingesetzt. Cyproteronacetat ist der stärkste antiandrogene hormonelle Wirkstoff; antiandrogen wirken auch Chlormadinonacetat, Dienogest und Drospirenon (**Tab. 13.4**). Antiandrogene Nebenwirkungen sind eine verminderte Libido und Stimmungsschwankungen sowie die Abschwächung der positiven Effekte von Estrogenen auf die Blutfette.
- **Antimineralokortikoid:** Gestagene können bei Patientinnen mit Ödemneigung die Wassereinlagerung reduzieren, am stärksten wirkt hier Drospirenon.
- **Glukokortikoid:** In hoher Dosierung können Gestagene ein Cushing-Syndrom (S. 529) auslösen mit Ödemen (aldosteronmimetische Wirkung), Diabetes, psychischen Irritationen und Minderung der Knochendichte. Am stärksten ausgeprägt ist dies bei Medroxyprogesteronacetat.

17α-Hydroxy-Progesterone (C₂₁-Progesteron-Derivate)

C_{21}-Gestagene sind direkte Abkömmlinge des Progesterons. Durch die **Veresterung mit Caproat**, das nach oraler Gabe nicht resorbiert wird, kann der lipidlösliche Ester in Öl gelöst und i. m. injiziert werden. Die Wirkdauer beträgt 1 Woche. Depotinjektionen werden bei nicht kontrazeptiven Indikationen gesetzt. Durch die Verknüpfung mit einer **Acetat-Gruppe** am C_6-Atom des 17-Hydroxy-Progesterons erhält man stabile **oral** verfügbare Gestagene, die zusammen mit Ethinylestrogen zur Kontrazeption eingenommen werden (**Tab. 13.5**). Ein gemeinsames Merkmal aller Progesteron-Derivate ist die fehlende androgene bzw. anabole Restwirkung.

Nortestosteron-Derivate (C₁₉-Gestagene)

Die ethinylierten C_{19}-Derivate des Nortestosterons (= demethyliertes Testosteron) bilden die zweite große Gruppe der Gestagene. Die Verknüpfung von Testosteron mit einem **Ethinylrest** in Position 17, das **Ethisteron**, stabilisiert nicht nur das Steroid, analog den ethinylierten Estrogenen (S. 290), sondern führt zu den erwünschten gestagenen Wirkungen.

Durch Demethylierung von Ethisteron entsteht **Norethisteron**, der Ausgangspunkt für weitere Gestagene. Diese Abkömmlinge des Testosterons haben in hoher Konzentration anabole Restwirkungen, aber als Folge

Tab. 13.5

Indikationen von Gestagenen

Wirkstoff	Präparat (*mit Estradiol)	Indikationen (Auswahl)
17α-Hydroxy-(C$_{21}$)-Progesteron-Derivate		
Chlormadinon	Chlormadinon 2 mg fem Jenapharm®	Amenorrhö, ovarielle Dysfunktion, Mastodynie
Cyproteron	Androcur®	antiandrogen (Akne, Hirsutismus, Alopezie) beim Mann: Prostatakarzinom, Triebdämpfung
Dydrogesteron	Duphaston®	Zyklusunregelmäßigkeiten, HET
Medroxyprogesteron	Depot-Clinovir®	Kontrazeption
Medrogeston	Presomen®*	HET, Osteoporoseprävention
19-Progesteron-Derivat		
Nomegestrol	Zoely®*	Kontrazeption
Nortestosteron-Derivate		
Chlormadinonacetat	Belara®*	Kontrazeption
Dienogest (3)	Visanne®, Valette®*	Kontrazeption*, Endometriose
Levonorgestrel (3)	Microgynon®*	Kontrazeption
Desogestrel (3)	Marvelon®*, Cerazette®	Kontrazeption
Etonogestrel	Implanon®, NuvaRing®*	Kontrazeption
Gestoden (3)	Minulet®*	Kontrazeption
Norelgestromin	Evra®*	Kontrazeption
Norethisteron	Conceplan®*, Kliogest®*	Kontrazeption, HET
Norethisteronenantat	Noristerat®	Kontrazeption
Norgestimat (3)	Cilest®*	Kontrazeption
Spironolacton-Derivat		
Drospirenon	Yasmin®*	Kontrazeption

ihrer Metabolisierung zu Estrogenen auch schwache estrogene Effekte.

Von **Levonorgestrel**, dem aktiven Isomer des Norgestrels, leiten sich die Gestagene der 3. Generation ab wie Desogestrel, Gestoden und Norgestimat (vgl. **Tab. 13.4**).

Dienogest unterscheidet sich von den anderen Nortestosteron-Derivaten durch eine spezifische Modifikation an der 17-α-Position, die Dienogest eine antiandrogene Partialwirkung verleiht.

> **MERKE**
>
> Die C$_{19}$-Gestagene sind ethinylierte Derivate des Nortestosterons, des demethylierten Testosterons.

Wirkprofil. C$_{19}$-Gestagene sind in vielen **Kontrazeptiva** enthalten. Den einzelnen Untergruppen können einige pharmakodynamische und klinische Eigenschaften zugeordnet werden:

- C$_{19}$-Gestagene besitzen in hoher Dosis noch anabol-androgene Restwirkungen (Ausnahme: Dienogest).
- C$_{19}$-Gestagene beeinträchtigen den Lipidstoffwechsel nicht.
- Norethisteron wirkt infolge seiner Aromatisierung in der Leber zu Ethinylestradiol auch estrogenartig.
- (Levo-)Norgestrel und seinen derivatisierten Gestagenen der 3. Generation fehlt die estrogene und antiandrogene Komponente.
- 3-Desoxyderivate wie Desogestrel sind Prodrugs, die erst durch eine Ketogruppe am C$_3$ ihre gestagene Wirkung entfalten.

Synthetische Gestagene

Drospirenon (mit Ethinylestradiol im Kontrazeptivum Yasmin® oder Petibelle® enthalten) leitet sich von Spironolacton (S. 208) ab und ähnelt funktionell dem Progesteron, da es weder Estrogen- noch Androgen-Rezeptoren stimuliert. Im Gegenteil, Drospirenon hat antigonadotrope Effekte auf Zervix und Endometrium sowie antiandrogene und antimineralokortikoide Wirkung, d. h., es mindert Aknesymptome und schwemmt Ödeme aus (Vorlastsenkung).

> **Praxistipp**
>
> Drospirenon verursacht bei adipösen Frauen möglicherweise mehr thromboembolische Ereignisse als die Gestagene der 2. und 3. Generation.
> Der Gewichtsverlust unter Drospirenon ist kein Fettabbau, sondern beruht auf einer diuretischen Flüssigkeitsausschwemmung.

> **MERKE**
>
> Die Wirkspektren der Gestagene erklären sich durch die individuelle Affinität zu den Progesteron-, Estrogen-, Androgen- und Mineralokortikoid-Rezeptoren, die jeweils aktiviert und/oder gehemmt werden können.

13.3.3 Indikationen

Gestagene sind – meist zusammen mit Estrogenen – indiziert bei bzw. für (**Tab. 13.5**):
- Zyklusanomalien und dysfunktionelle Blutungsstörungen
- Menstruationsverschiebung und Ovulationshemmung
- primäre und sekundäre Amenorrhö
- Endometriose
- Kontrazeption
- Hormonsubstitution (HET)
- habituellen Abort (drei und mehr aufeinanderfolgende Fehlgeburten)
- fortgeschrittene Karzinome von Endometrium, Mamma sowie Prostata
- Akne, Hirsutismus, Alopezie

Indikationen zur **Monotherapie** sind drohender Abort oder Progesteronmangel.
Schließlich fördern Progesteron bzw. Gestagene den Schlaf (Cave: Sedierung).

13.3.4 Nebenwirkungen und Kontraindikationen

Nebenwirkungen. Grundsätzlich werden Gestagene gut vertragen. Besonders bei Langzeitanwendung können **Nebenwirkungen** wie psychische Störungen, Müdigkeit, Libidoverlust (antiandrogen), Übelkeit, Erbrechen, Spannungsschmerz in der Brust (estrogen), Regelstörungen, Gewichtszunahme (estrogen), Kopfschmerzen sowie androgene Effekte wie Hirsutismus, Virilisierung oder Haarausfall auftreten.

Thromboembolien: Gestagene erhöhen etwas das Risiko für Thromboembolien, wenn sie als Kontrazeptiva zusammen mit Estrogenen gegeben werden. Levonorgestrel und die meisten Gestagene verursachen gegenüber unbehandelten Frauen zusätzlich 1–1,5 venöse Thromboembolien (VTE) pro 10 000 Frauenjahre. Präparate der 3. Generation (**Tab. 13.4**) sowie Drospirenon erhöhen das Risiko um weitere 3–5 Fälle pro 10 000 Frauenjahre. Das höchste VTE-Risiko mit 6 Fällen pro 10 000 Frauenjahre besteht allerdings bei einer Schwangerschaft.

Die oft angegebenen hohen **relativen** Risikofaktoren sind durch das sehr **niedrige absolute** VTE-Risiko in jungen Jahren (< 30 Jahre) bedingt (20%, das sind z. B. 0,12 statt 0,10 Fälle pro 1000 Patientenjahre). Myokardinfarkte und Schlaganfälle werden unter Kontrazeptiva (Estrogen + Gestagen) kaum oder gar nicht erhöht (maximal zusätzliche 1–2 Fälle pro 10 000 Frauenjahre).

Karzinome: Das Brustkrebsrisiko erhöht sich altersabhängig um bis zu 1 Fall auf 1000 Frauenjahre (Risiko bei Beginn jenseits des 60. Lebensjahres) (S. 303). Evtl. haben Progesteron und Dydrogesteron ein geringeres Risiko.

Kontraindikationen. Schwangerschaft, thromboembolische Ereignisse in der Vorgeschichte und schwere Leberschäden.

Wie bei den Estrogenen beschleunigen auch CYP450-Induktoren den Abbau der Gestagene und führen so zum Wirkungsverlust (S. 653).

13.3.5 Arzneimittelinteraktionen

Gestagene sind wie Ethinyl-Estrogene Opfer von CYP3A4 (siehe Kap. 13.2.8), auch für reine gestagenhaltige Kontrazeptiva wurden ungewollte Schwangerschaften unter CYP-Induktionen berichtet. Im Gegensatz zu Ethinylestradiol induzieren Gestagene nicht UGT, und Gestagen-Monokontrazeptiva sind somit eine kontrazeptive Alternative bei der Einnahme von Lamotrigin.

13.3.6 Gestagene als Verhütungsmittel und Abortiva

Die „Pille danach" bzw. die postkoitale Verhütung

Notfallkontrazeptiva, syn. „Pille danach" oder postkoitale Verhütung, sind **Agonisten** am Progesteron-Rezeptor, die die Freisetzung von LH vermindern; so wird die Ovulation um bis zu 5 d verschoben. In dieser Zeit sind die Spermien abgestorben. Außerdem wird der Transport und evtl. die Einnistung der befruchteten Eizelle verhindert (Wirkung weitere 24 h nach Eisprung). Die Notfallverhütung ist nur dann wirksam, wenn sie **vor** dem Eisprung bzw. **vor** der Einnistung der befruchteten Eizelle eingenommen wurde. Im Unterschied zu einem Abortivum unterbricht die „Pille danach" nicht das Wachstum einer bereits eingenisteten befruchteten Eizelle, eine bestehende Schwangerschaft wird damit nicht abgebrochen (**Tab. 13.6**). Generell gilt: je früher die Einnahme (am besten innerhalb von 12 h und gleich in der Apotheke), desto wirksamer. Die Notfallkontrazeption sollte nur 1-mal pro Zyklus angewendet werden.

Ulipristal-Acetat (ellaOne®) mit 30 mg ist ein Levonorgestrel-Derivat, das als selektiver Progesteron-Rezeptor-Modulator (analog den SERM) beschrieben werden kann. Es wirkt noch 120 h postkoital.

PiDaNa® (Akronym für Pille danach) mit 1,5 mg **Levonorgestrel** wirkt nur innerhalb von 72 Stunden nach dem Geschlechtsverkehr.

Tab. 13.6

Postkoitale Verhütung („Pille danach") und Abortiva

Wirkstoff	Pharmakodynamik	Wirkung	Einnahme postkoital	Varia
Postkoitale Verhütung				
Levonorgestrel	Progesteron-R-Agonist	Verschiebung der Ovulation	bis 72 h	
Ulipristalacetat	Progesteron-R-Modulator	Verschiebung der Ovulation	bis 120 h	wirksamer als Levonorgestrel
Kupfer-IUP			bis 120 h	wirkt noch nach dem Eisprung
Abortivum				
Mifepriston + Misoprostol	Progesteron-R-Antagonist + PG-E$_1$-Analogon	Abort durch Schleimhautdegeneration	bis 8. SSW	Abgabe unterliegt strengen Auflagen

Nebenwirkungen sind u. a. Übelkeit und Erbrechen. Erbricht die Anwenderin innerhalb von 3 Stunden nach Einnahme der „Pille danach", muss diese erneut eingenommen werden. Das Infektionsrisiko ist v. a. nach der erstmaligen Einnahme erhöht.

Arzneimittelinteraktion. CYP3A4-Induktoren senken die Blutspiegel von Levonorgestrel. Wurde innerhalb der letzten 4 Wochen ein CYP3A4-Induktor (z. B. Johanniskraut) eingenommen, wird die Dosis von Levonorgestrel auf 3 mg verdoppelt. Ulipristal-Acetat ist evtl. noch stärker von der Induktion betroffen, wenn Levonorgestrel als Alternative nicht mehr wirkt (z. B. später als 72 h postkoital), sollten fachärztliche Maßnahmen (z. B. Spirale) ergriffen werden.

Praxistipp
Je früher das Notfallkontrazeptivum eingenommen wird, desto wirksamer ist es. In Deutschland (wie in der Schweiz oder Österreich) sind Notfallkontrazeptiva seit 2015 von der Verschreibungspflicht ausgenommen. Cave: Der nächste Eisprung kann früher stattfinden.

Progesteron-Rezeptor-Antagonisten: Schwangerschaftsabbruch in der Frühschwangerschaft

Im Unterschied zur „Pille danach" bewirken Abortiva den Abbruch der Reifung einer eingenisteten Eizelle. Das Nortestosteron-Derivat **Mifepriston (RU-486)** (Mifegyne®) ist ein **partieller Progesteron-Rezeptor-Antagonist**, der die Wirkung von LH in der 2. Zyklushälfte hemmt (**Tab. 13.6**). Dadurch degenerieren nicht nur das Endometrium, sondern auch die befruchteten Deziduazellen. Es kommt zum Abort. Bis zur 7. Schwangerschaftswoche lässt sich bei 80 % aller Schwangeren, nach der 8. Woche nur noch bei ca. 30 % ein Abbruch erzielen. Durch die Komedikation von Prostaglandinen kann jedoch fast immer ein Abbruch erreicht werden.

Mifepriston, das bis zur 8. SSW bzw. bis zum 49. Tag nach der letzten Menstruation angewendet werden kann, sensitiviert die Gebärmutter für die kontraktionssteigernde Wirkung des Prostaglandins E1 (PG-E$_1$) bzw. dessen Derivate. Aufgrund seiner langen Halbwertszeit von 21 h ist die 1-malige Gabe von 600 mg Mifepriston ausreichend. Nach 36–48 h wird zusätzlich 400 µg **Misoprostol,** ein **PG-E$_1$-Analogon,** eingenommen bzw. vaginal appliziert. Die Anwendung unterliegt denselben gesetzlichen Auflagen wie der chirurgische Schwangerschaftsabbruch. Nebenwirkungen von Mifepriston sind starke vaginale Blutungen, schmerzhafte Uteruskontraktionen sowie Erbrechen.

Eine weitere Möglichkeit des pharmakologischen Schwangerschaftsabbruchs ist die vaginale Applikation von 1 mg **Gemeprost,** ebenfalls ein **PG-E$_1$-Analogon,** das bei medizinischer Indikationsstellung bis zum zweiten Trimenon sowie bei chirurgischer Interruptio (Kürettage) bzw. intrauterinem Fruchttod indiziert ist.

13.4 Kontrazeption

Key Point
Die hormonelle Kontrazeption wird meist mit Kombinationspräparaten aus Estrogenen und Gestagenen oder mit einem Gestagen allein durchgeführt. Unverträglichkeiten und endokrine Störungen sind schlecht vorhersehbar, ein Wechsel des Präparats ist öfters erforderlich.

Anamnese, Familienanamnese und Untersuchung der Patientin sind Grundvoraussetzungen für die Rezeptierung der „Pille". Die Verträglichkeit kann nur empirisch erfasst werden und erfordert eine sorgfältige Abschätzung möglicher Nebenwirkungen.

Das **Grundprinzip der Kontrazeption** ist die **Ovulationshemmung** durch Estrogene und/oder Gestagene mittels Unterdrückung der Hypothalamus-Hypophysenvorderlappen-Achse sowie **lokale Störwirkungen** an der Zervixschleimhaut. Applikationsformen sind Tabletten, i. m. Depotspritzen, subdermale Implantate, Matrixpflaster, Intrauterinpessar, Vaginalring oder Spirale (**Tab. 13.7**).

Estrogene wie 17α-Ethinylestradiol, das am häufigsten verordnete Estrogen in Kombinationspräparaten, oder dessen 3-Methylether Mestranol hemmen die Freisetzung von FSH und LH (negatives Feedback). Dadurch wird die Ovarialfunktion gestört, die Follikelbildung und somit die Ovulation unterbunden. **Gestagene** hemmen die Implantation (Nidation) des Gameten und erhöhen die Viskosität der Zervixschleimhaut (gestörte Penetration der Spermien).

Im Allgemeinen haben die Kontrazeptiva eine hohe Zuverlässigkeit, die mit dem **Pearl-Index** erfasst wird: Pearl-Index = Anzahl der Schwangeren von 100 Frauen in einem Jahr, die die jeweilige Methode anwenden. D.h., je höher der Pearl-Index einer Methode, desto höher ist ihre Unzuverlässigkeit bzw. das Risiko einer Schwangerschaft.

13.4.1 Orale Kontrazeptiva

Die orale Kontrazeption orientiert sich an den physiologischen hormonellen Änderungen des Zyklus (**Abb. 13.6**). Dies erklärt die variationsreichen Applikationsschemata (**Abb. 13.7**).

Kombinationspräparate
Einphasen- und Sequenzialpräparate

Einphasenpräparate oder Kombinationspillen (Pearl-Index 0,2–0,9) kombinieren Estrogene und Gestagene über 21 Tage. Die **Sequenzialpräparate (reine Form) enthalten** für 21 Tage Estrogene und vom 8. bis 21.Tag zusätzlich Gestagene. Es gibt auch das Einnahmemuster 24+4 Tage. Nach 7 Tagen Pause kommt es bei beiden Methoden zur Abbruchblutung. Bei den **oralen Zweiphasenpräparaten** oder der Zweistufenpille wird in der ersten Zyklushälfte nur Estrogen bzw. Estrogen mit niedrigem Gestagen gegeben, gefolgt von einer höher dosierten Estrogen-Gestagen-Kombination in der zweiten Zyklushälfte (**Abb. 13.7**).

Die Einnahme über 3 Monate wird nach 84 Tagen für 7 Tage unterbrochen, d. h. pro Jahr treten nur 4 Abbruchblutungen auf.

Dreiphasenpräparate

Dreiphasenpräparate oder die Dreistufenpille (syn. normophasische Sequenzialmethode, Pearl-Index 0,2–0,9) sind noch stärker an den Zyklus adaptiert. Es wird mit einer niedrigen Estrogen-Gestagen-Kombination begonnen (6.–12. Tag), gefolgt von einer höher dosierten Kombination (13.–18. Tag) und mit einer Niedrigdosiskombination geendet (18.–28. Tag).

Minipille

Die Minipille ist ein reines, niedrig dosiertes **Gestagen-Kontrazeptivum** wie Levonorgestrel in Microlut®, das ohne Unterbrechung im regelmäßigen Abstand von 24 h (3 h Abweichung erhöht den ohnehin relativ hohen Pearl-Index) eingenommen werden sollte, sonst vermindert sich der Konzeptionsschutz. Beim neueren Desogestrel (Cerazette®) darf die nächste Einnahme um bis 12 h variieren (Pearl-Index 0,4).

Obwohl etwas weniger zuverlässig als die Kombination mit Estrogenen ist die Minipille eine Alternative bei Unverträglichkeit oder Kontraindikationen von Estrogenen, zumal sie offensichtlich **keine thromboembolischen Ereignisse** fördert.

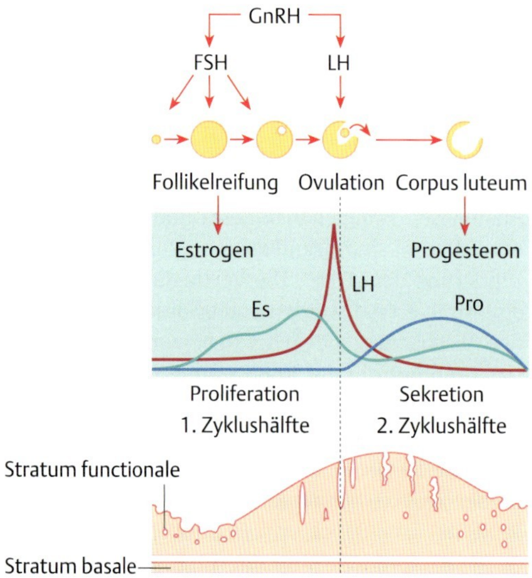

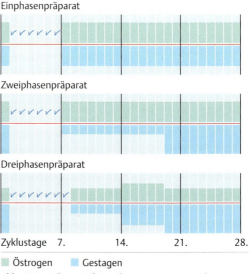

Abb. 13.6 Menstruationszyklus (Königshoff M, Brandenburger T. Kurzlehrbuch Biochemie. Thieme; 2018)

Abb. 13.7 Schemata für orale Kontrazeptiva. Orale Kontrazeptiva haben eine unterschiedliche Zusammensetzung und Einnahmedauer von Estrogenen bzw. Gestagenen.

Praxistipp
Bei der Gestagen-Minipille vermindert die Verschiebung des täglichen Einnahmezeitpunktes den Konzeptionsschutz.

13.4.2 Parenterale Kontrazeptiva

Transdermale Applikation

Das 5×5 cm große **Matrixpflaster Evra®** mit insgesamt 0,6 mg Ethinylestrogen + 6 mg Norelgestromin (Levonorgestrel-Abkömmling) gibt täglich 0,02 mg Ethinylestrogen sowie 0,15 mg Norelgestromin ab. Das Pflaster wird auf Oberkörper, Bauch, Gesäß oder die Außenseite des Oberarms 1-mal wöchentlich über 3 Wochen aufgeklebt, die vierte Woche bleibt pflasterfrei (Abbruchblutung) entsprechend dem Schema eines Einphasenpräparates.

Die **Pflasterapplikation** (Pearl-Index 0,9) gewährleistet eine gleichmäßige Abgabe von vergleichsweise niedrigen Hormonmengen und besitzt mehrere Vorteile:
- Minimierung der gastrointestinalen Nebenwirkungen wie Übelkeit
- Umgehung des First-pass-Effektes
- Vermeidung eines Wirkungsverlusts durch funktionelle Störungen des Magen-Darm-Traktes wie Emesis oder Diarrhö

Allerdings erhöht auch die transdermale **Hochdosisgabe** die Synthese der Gerinnungsfaktoren in der Leber und damit die Inzidenz von Thromboembolien bei kontrazeptiver Anwendung (gilt nicht für die Hormonersatztherapie). Als weitere **Nebenwirkungen** können Unverträglichkeitsreaktionen an der Haut, aber auch systemische Symptome wie Kopfschmerzen und Dysmenorrhöen auftreten.

Praxistipp
Mit zunehmendem Körpergewicht der Frau sinkt die kontrazeptive Sicherheit eines Pflasters.

Depotinjektionen

Die 3-monatliche i. m. Injektion einer **Medroxyprogesteronacetat**-Kristallsuspension (Depo-Clinovir®) ist besonders bei mangelhafter Compliance indiziert (Pearl-Index 0,2–0,5). Die **Nebenwirkungen und Kontraindikationen** entsprechen denen der oralen Präparate einschließlich einer länger dauernden Amenorrhö und Osteoporose (Verminderung von Estrogen).

Subdermales Implantat

Implanon® ist ein Stäbchen von 3 cm Länge mit 68 mg Etonorgestrel, einem aktiven Metaboliten des Desogestrels, das **subdermal** unter Lokalanästhesie am Oberarm eingesetzt wird und bis zu 3 Jahre bei guter Verträglichkeit implantiert bleiben kann (Pearl-Index 0,1, **Abb. 13.8a**).

Vaginalring

Der **Vaginalring NuvaRing®** (**Abb. 13.8b**) enthält 15 µg Ethinylestradiol und 120 µg Etonorgestrel (Pearl-Index 0,4–1,7). Er wird von der Patientin 1-mal pro Woche eigenständig eingesetzt und nach 3 Wochen wieder entfernt, die vierte Woche bleibt hormonfrei. Die Hormone werden über die Vaginalschleimhaut aufgenommen, es ist also eine hormonelle Verhütung und keine mechanische. Der Ring kann für 3 h entfernt werden, ohne dass die kontrazeptive Sicherheit verloren geht. Das Risiko für VTE entspricht dem einer oralen Kontrazeption.

Bei guter Verträglichkeit sind hier nur wenige Blutungsstörungen zu verzeichnen.

Intrauterinsysteme mit Hormonabgabe (Hormonspirale)

Die **Hormonspirale** (Spirale, Intrauterinpessar) Mirena® gibt Levonorgestrel ab und hat einen lokalen atrophischen Effekt auf das Endometrium. Sie bewirkt eine vermehrte Zervixsekretion ohne eine größere Störung der Ovarialfunktion. Es kommt zu einer erschwerten Zervixpassage der Spermien. Die Implantation ist durch ein unterentwickeltes Endometrium gestört. Die Hormonspirale ist bis zu 5 Jahre wirksam. Neben den hormonspezifischen und unspezifischen Nebenwirkungen wie Kopfschmerzen treten häufig Zwischenblutungen oder Amenorrhöen auf. Daher wird Mirena® auch bei zu starken Menstruationsblutungen eingesetzt.

Dagegen ist die **Kupfer-Spirale** hormonfrei und blockiert u. a. die Einnistung bis zu 10 Jahre.

Tab. 13.7 fasst die **Vor- und Nachteile der verschiedenen Kontrazeptiva** noch einmal zusammen.

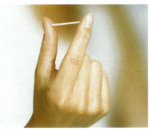
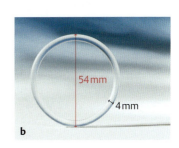

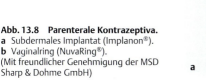
Abb. 13.8 Parenterale Kontrazeptiva.
a Subdermales Implantat (Implanon®).
b Vaginalring (NuvaRing®).
(Mit freundlicher Genehmigung der MSD Sharp & Dohme GmbH)

Tab. 13.7

Vor- und Nachteile der verschiedenen Kontrazeptiva

	Pearl-Index*	Vorteil	Nachteil
Einphasenpräparate	0,2–0,9	Tabletten nicht vertauschbar	keine Phasenadaptation
Zweiphasenpräparate	0,2–0,9	etwas phasenadaptiert	Möglichkeit des Vertauschens der Reihenfolge
Dreiphasenpräparate	0,2–0,9	phasenadaptiert	Möglichkeit des Vertauschens der Reihenfolge
Minipille	0,4–3	wenig Nebenwirkungen, Alternative bei Estrogen-Unverträglichkeit	erhöhter Pearl-Index, pünktliche Einnahme notwendig, Zwischenblutungen
Pflaster	0,9	kein First-pass-Effekt	Hautunverträglichkeit
3-Monats-Spritze	0,2–0,5	sicherer Konzeptionsschutz	nicht steuerbar bzw. nicht schnell abzusetzen
Intrauterinpessar	0,16	lange Wirkdauer, schwächere Menstruation	invasiv und nur durch den Arzt zu entfernen; evtl. Brustkrebsrisiko wie orale Kontrazeptiva
subdermales Implantat	0,1	sicherer Schutz für 3 Jahre	invasiv und nur durch den Arzt zu entfernen
Vaginalring	0,4–1,7	durch Patientin selber einzusetzen und zu entfernen	störend beim Geschlechtsverkehr

*Je höher der Pearl-Index einer Methode, desto höher ist ihre Unzuverlässigkeit bzw. das Risiko einer Schwangerschaft.

Tab. 13.8

Folgen nicht angepasster Dosierung von Kontrazeptiva

Hormone	Nebenwirkungen	Alternative
zu viel Estrogene	Hypermenorrhö, Vaginalausfluss, Spannen in der Brust, Mastopathie, Übelkeit, Migräne, Ödeme, Erhöhung des Blutdrucks und des Gewichts	Einphasenpräparat, Dosis ↓, Minipille
zu wenig Estrogene	Hypomenorrhö, Soorkolpitis, Libido ↓	Sequenzpräparat mit 0,5 mg Estrogen, Dosis ↑
zu viel Gestagene	Zwischenblutungen, trockene Vagina, verminderte Libido, Appetitsteigerung, Müdigkeit, Antriebsarmut, Verstimmungen Akne, Hirsutismus	Dreistufenpräparat, Sequenzpräparat mit wenig Gestagenen antiandrogenes Gestagen
Ungleichgewicht von Estrogenen und Gestagenen	Zwischenblutungen	Dreistufenpräparat
zu wenig Gestagene	Dysmenorrhö	Gestagen-Dosis ↑, Dauereinnahme (z. B. 84 + 7 Tage), Spirale

13.4.3 Nebenwirkungen der Kontrazeptiva

Die Symptome einer Kontrazeption ähneln v. a. zu Beginn denen einer Frühschwangerschaft mit Müdigkeit, Libidoverlust, Übelkeit, Brustspannung oder Akne. Die oftmals jahrelange Zufuhr von hoch dosierten Estrogenen und/oder Gestagenen geht mit zahlreichen weiteren Nebenwirkungen einher, von denen die Thromboembolie am meisten gefürchtet ist. Nebenwirkungen infolge einer unausgewogenen Hormonzufuhr können teilweise durch **Wechsel auf ein anderes Präparat** abgeschwächt werden (**Tab. 13.8**).
Zu den **Nebenwirkungen der Estrogene** (S. 291) und **Gestagene** (S. 296).
Für den Einsatz von Kontrazeptiva gilt:
- Die **Fruchtbarkeit** bzw. Fähigkeit zur Empfängnis verändert sich prinzipiell **nicht** durch Kontrazeptiva. Die Rückkehr zu einem normalen Zyklus kann jedoch bis zu 12 Monate dauern.
- **Karzinomrisiko**: Die Inzidenz für Endometrium- und Ovarialkarzinome **nimmt ab**, das Brustkrebsrisiko ist **nicht erhöht**.
- Das **Risiko thromboembolischer Ereignisse** (S. 291) steigt unter kombinierten Pillen (Estrogene + Gestagene) mit einer Estradioldosis unter 50 µg geringfügig um 0,2–0,4 Fälle pro 1000 Frauenjahre. Das Risiko steigt jedoch unabhängig von der Pille auch mit dem Nikotinkonsum sowie bei familiärer Disposition und Gerinnungsstörungen (APC-Resistenz) deutlich. Eine Schwangerschaft jedoch erhöht das Thromboserisiko am stärksten.
- Die Zunahme von **Hirninfarkten** ist wahrscheinlich den Komorbiditäten bzw. Begleitrisiken wie Rauchen, Diabetes mellitus u. a. und den biometrischen Veränderungen (Alter, Zahl der Schwangerschaften) zuzuschreiben.
- Ebenso beruht die mögliche Zunahme des **Zervixkarzinoms** v. a. auf dem durch die Pille veränderten Sexualverhalten (erhöhte Gefahr der Infektion

mit sexuell übertragbaren Viren) und weniger auf den Hormonwirkungen per se.
Kontraindikationen von Kontrazeptiva entsprechen denen von Estrogenen (S. 291) und Gestagenen (S. 296). Bei den **Arzneimittelinteraktionen** gilt es v. a. den Wirkungsverlust durch Cytochrom-P450-Induktoren (S. 41) und Störungen der Resorption (S. 653) zu beachten, die zu ungewollten Schwangerschaften führen können.

Exkurs
Kontrazeptiva erhöhen nicht das Risiko für Brustkrebs
Grundsätzlich gilt nach wie vor, dass Kontrazeptiva das Risiko für Brustkrebs nicht erhöhen. In Subgruppen wie ältere Frauen (> 35 Jahre) oder Frauen mit höherem sozioökonomischem Status sind die soziobiologischen Kofaktoren für eine Risikoerhöhung verantwortlich.

13.5 Hormonersatztherapie (HET)

Key Point
Die Abschätzung des Nutzen-Risiko-Profils einer Hormonersatztherapie unterliegt einem steten Wandel. Der Schutz vor Herzinfarkten gilt heute als weniger relevant, andererseits ist das Risiko für Brustkrebs viel geringer als bis vor kurzem angenommen. Nach der Menopause leben Frauen im Durchschnitt noch fast 40 Jahre und es ist eine berechtigte Überlegung, nicht auf Estrogen und seine physiologischen Wirkungen zu verzichten, die den weiblichen Körper für ebenfalls fast 40 Jahre geprägt haben.

Das Klimakterium oder das (vorzeitige) Versiegen der Ovarialfunktion vermindert die Synthese von Sexualhormonen mit einem relativen Estrogen- und Progesteronmangel. Folgen sind die sog. **klimakterische Beschwerden**, die bei 20–30 % der Frauen zu einer erheblichen Einschränkung der Lebensqualität führen wie:
– Hitzewallungen und Schweißausbrüchen
– anhaltenden Kopfschmerzen
– Schlafstörungen
– depressiver Verstimmung, Nervosität
– trophischen Störungen von Vaginalschleimhaut, Vulva und Urethra mit entsprechenden Folgen

Als eine Folge des Verlustes der kardioprotektiven Estrogene treten Atherosklerose, KHK und Hirninfarkte in der Menopause vermehrt auf. Jedoch lassen neuere Studien Zweifel daran aufkommen, ob Estrogene in der HET kardioprotektiv wirksam sind. Zum einen wird die positive Änderungen der Blutfettwerte (HDL ↑, LDL ↓) durch die estrogeninduzierte Zunahme der prothrombotischen Faktoren neutralisiert, zum anderen verliert das Gefäßendothel mit zunehmendem Alter seine reaktive Sensitivität für Estrogene, u. a. sinkt die Expression der Estrogen-Rezeptoren. Die „Timing-Hypothese" propagiert daher einen frühen Beginn der HET.

13.5.1 Indikationen
Indikationen für eine Hormonersatztherapie (HET) sind:
– ausgeprägte klimakterische Beschwerden
– vorzeitiges Klimakterium (Climacterium praecox)
– trophische Störungen von Vulva, Vagina, Urethra
– Zustand nach Ovarektomie oder Hysterektomie vor dem 40.–50. Lj.

Die **postmenopausale Osteoporose** wird heute mit spezifischen wirkungsstarken Antiosteoporotika (S. 335) therapiert, jedoch ist die positive Wirkung auf den Knochenstoffwechsel (v. a. Wirbelkörperfrakturen) ein unbestreitbarer therapeutischer Nebeneffekt der HET.
Prinzipiell ist bei der **Indikationsstellung** zu unterscheiden, ob die Patientin
– ihre Menstruation noch hat,
– hysterektomiert und/oder adnektomiert ist,
– eine Menstruation wünscht oder nicht.
Bei der Nutzen-Risiko-Abwägung sind außerdem Risikofaktoren für ein metabolisches Syndrom (Adipositas, Diabetes mellitus, Hypertonus), Gefäß- und Leberschäden (KHK, Raucher, Alkoholabusus, APC-Resistenz) und Karzinome (Mamma, Endometrium) zu berücksichtigen.

13.5.2 Wirkstoffe
Konjugierte Estrogene und verestertes Estradiol (ggf. mit Gestagenen) sind die Mittel der Wahl. Die **Pflaster- oder dermale Applikation** besitzt das niedrigste Risikoprofil bei ähnlicher Wirksamkeit. Durch das Fehlen des First-pass-Effektes unterbleibt zum einen die Stimulation der Synthese von Gerinnungsfaktoren, und zum anderen muss weniger Estrogen appliziert werden. Die zur Kontrazeption eingesetzten potenten synthetischen Estrogene wie Ethinylestradiol und Mestranol sind wegen ihrer kardiovaskulären Risiken (S. 290), z. B. Thromboserisiko, nicht für die HET geeignet.

Estrogene.
– **Estradiolvalerat:** 2 mg/d ist Mittel der Wahl (S. 289). Der ausgeprägte First-pass-Effekt nach oraler Einnahme wird durch Pflaster- oder Gel-Applikation umgangen.
– konjugierte equine Estrogene, CEE (S. 289): 0,6 mg/d
– Estriol (E3) nur topisch am Genitaltrakt

Gestagene. Bei erhaltenem Uterus müssen stets noch C_{21}- oder C_{19}-Gestagene zu den Estrogenen kombiniert werden, um die estrogene Schleimhauthypertrophie sowie das Risiko für ein Endometriumkarzinom zu vermeiden.

Tibolon. Tibolon (Liviella®) ist ein 19-Nortestosteron-Derivat, das über seine aktiven Metaboliten schwach estrogen, gestagen sowie androgen wirkt. Es ist der einzige verfügbare Vertreter der Gruppe der STEAR (*selective tissue estrogenic activity regulator*), der keine proliferierende Wirkung auf das Endometrium aufweist und die mammografische Dichte (Indikator für die stimulierende Wirkung auf die Brustdrüse) nicht erhöht.

Seine Wirkung entspricht der eines Kombinationspräparates, wobei die androgenen Metaboliten keinen Libidoverlust verursachen. Tibolon darf laut Hersteller frühestens ein Jahr nach der Menopause verabreicht werden und ist nur bei **klimakterischen Beschwerden und erhaltenem Uterus** zugelassen. Obwohl es nicht zur Abbruchblutung kommen sollte, ist bei 20% der Frauen vor allem in den ersten 3 Monaten mit Zwischenblutungen zu rechnen (Blutungsinzidenz aber geringer als bei der klassischen HET).

Nebenwirkungen: Die Inzidenz ist für venöse Thromboembolien (VTE) unverändert, für Schlaganfall ähnlich erhöht wie bei den Gestagenen und unklar für Mammakarzinom.

Weitere orale Wirkstoffe
Zyklisch-sequenzielle Kombination. (z. B. Presomen®, Climagest®)

2 Wochen Estrogene entsprechend der Proliferationsphase des Menstruationszyklus,
+1 Woche Gestagen entsprechend der Sekretionsphase,
+1 Woche Therapiepause, die dann zur Abbruchblutung führt.
Nachteilig ist die Entzugssymptomatik mit Hitzewallungen, depressiver Verstimmung oder Kopfschmerzen im hormonfreien Intervall.

Kontinuierliche Hormongabe.
- 4 Wochen lang Estrogene + Gestagene in den letzten 14 Tagen. Dabei bleibt die Entzugssymptomatik aus.
- 4 Wochen gemeinsam Estrogen und Gestagen. Hier können irreguläre Blutungen stören, solange das Endometrium noch nicht atrophiert ist.

Monotherapie mit Estrogenen bei Hysterektomie. Zum Beispiel kontinuierliche Gabe von konjugierten equinen Estrogenen (CEE).

Transdermale Applikationen
Mit der **transdermalen Applikation** (Estraderm TTS®, EstracombTTS®) wird der First-pass-Effekt, d. h. die Anflutung in der Leber mit Synthesesteigerung der Gerinnungsfaktoren, vermieden. Die transdermale Gabe ist bei einer Reihe von Komorbiditäten wie Fettstoffwechselstörungen vorteilhaft, während bei Androgenisierungs-Symptomatik die orale Gabe zu bevorzugen ist.

Das Risiko für venöse Thromboembolien ist nicht erhöht, jedoch das für Schlaganfälle. Die Inzidenz von Mammakarzinomen entspricht der einer oralen Applikation.

> **MERKE**
> Estradiol-Pflaster bei HET erhöhen im Gegensatz zur oralen Einnahme wahrscheinlich nicht das thromboembolische Risiko.

Depotpräparat
Die i. m. Injektion von Estradiolvalerat + Prasteronenantat (Gynadion Depot®) ist eine Alternative bei bestehenden Kontraindikationen für orale oder transdermale Applikation.

Topische Applikationen
Estriol-Präparate (Ovestin®) werden als Gel, Creme, Vaginaltabletten bzw. -suppositorium bei trophischen Störungen des Urogenitaltraktes sowie bei rezidivierenden Zystitiden eingesetzt. Zu beachten ist die mögliche Resorption des Wirkstoffs über Haut und Schleimhäute.

13.5.3 Nebenwirkungen und Kontraindikationen
Zahlreiche **Nebenwirkungen** lassen sich von den **Estrogen-Effekten** ableiten:
- vaginale Zwischenblutungen oder Amenorrhö
- Wasserretention mit Gewichtszunahme und Ödemen
- Kopfschmerzen (Folge der gefäßaktiven Wirkung)
- depressive Verstimmungen
- Mastodynie
- Mamma- und Endometriumkarzinome

Kontraindikationen sind entsprechend:
- Z. n. Mammakarzinom
- Thromboembolie in der Anamnese
- Uterus myomatosus, da Estrogene das Wachstum von Myomen fördern.

13.5.4 Nutzen einer Hormonersatztherapie
Estrogene mit oder ohne Gestagene sind die effektivste Therapie für das klimakterische Syndrom. Verbessert werden Hitzewallungen, Vaginalatrophie und evtl. Störungen der Blase. **Bei 20–30% der Frauen besteht ein echter (behandlungsbedürftiger) Leidensdruck.**
Ein früher Behandlungsbeginn senkt das Risiko für eine KHK.

Alternativen zur HET: Es gibt *Off-Label*-Empfehlungen für Gabapentin, SSRI (Fluoxetin), NRSI (Venlafaxin; cave: Verstärkung des Schwitzens!) oder α_2-Agonisten (Clonidin) zur Behandlung klimakterischer Beschwerden und depressiver Verstimmungen. Ihre diesbezüglichen Wirkungen sind nur schwach und ihr Risikoprofil verglichen mit der HET nicht untersucht bzw. wahrscheinlich schlechter als das von Estrogenen (+Gestagenen). Empfehlungen wie „Tragen leichter Kleidung" oder „Senkung der Raumtemperatur" sind nicht besonders hilfreich. Für Phytoestrogene wie **Mastodynon** und **Remifemin** steht der Nachweis einer Wirksamkeit für die vasomotorischen wie urogenitalen Symptome aus.

13.5.5 Risikoabwägungen einer HET

Lange Zeit galt als erwiesen, dass Estrogene v. a. durch die Reduktion der Blutfettwerte die Mortalität senken. Große Studien wie die *women's health initiative* (WHI), die *heart and estrogen/progestin replacement study* (HER-Studie) sowie die *million women study* (MWS) erbrachten dann gegenteilige Ergebnisse mit erhöhten Inzidenzen für kardiovaskuläre Ereignisse und Karzinome. Inzwischen wurden Teile der Publikationen von den Autoren als nicht haltbar widerrufen, in der vielzitierten WHI-Studie betrug das Durchschnittsalter 63 Jahre mit teilweise ausgeprägten Komorbiditäten.

Aktuelle Studien zeigen wiederum, dass das Karzinomrisiko nicht oder erst nach jahrelanger Anwendung geringfügig erhöht ist, dafür werden andere Risiken wie Darmkrebs, Diabetes oder Frakturrisiko definitiv gesenkt. **Heute darf der Nutzen der HET wieder als größer gelten als der mögliche Schaden.** Wichtig ist die verbesserte Lebensqualität (weniger depressive Verstimmungen, Schlaflosigkeit, Muskel- oder Gelenkschmerzen sowie Störungen des Urogenitaltraktes).

Praxistipp

Die individualisierte HET bietet mehr Nutzen als Risiken. Eine HET sollte nicht mehr infrage gestellt werden. Die frühere (falsch-)negative Risikobewertung beschreibt ein absolutes Risiko von lediglich 1–10 Ereignissen pro 10 000 Frauenjahre. Unbestrittene Vorteile sind neben der verbesserten Lebensqualität die Verringerung von Darmkrebs, Senkung von Frakturen, Diabetes oder sogar der Mortalität. Die Monotherapie mit Estrogenen darf als weitgehend unbedenklich gelten (u. a. Senkung des Risikos für Brustkrebs), bei der Kombination sollte die Aufmerksamkeit auf die Auswahl des Gestagens gelegt werden.

Die HET sollte unbedingt wieder bei Frauen auch jenseits des 60. Lebensjahres (jedoch fraglich > 70 Jahre) als therapeutische Alternative angeboten werden. Statt einer Therapie der Symptome (Antidepressiva, Schlafmittel, Schmerzmittel, Antibiotika) sollte einfach die Ursache des Estrogenmangels beseitigt werden.

> **MERKE**
> Gegen schwere klimakterische Beschwerden gibt es keine sinnvolle Alternative zur HET.

Estrogene erhalten das Gefäßendothel, vermindern das LDL und das Risiko für KHK; jedoch können Gestagene diese positiven Effekte neutralisieren. Da die Expression der Estrogen-Rezeptoren im Alter bzw. bei Progression einer Atherosklerose abnimmt, verliert sich der protektive Effekt der Estrogene. Deshalb wäre ein früher Beginn der HET zur Kardioprotektion sinnvoll (sog. *Timing*-Hypothese), zumal Estrogene hochsignifikant bei 50–59-jährigen Patientinnen den Kalkgehalt in den arteriellen Gefäßwänden vermindern. Eine sekundäre Prophylaxe ist jedoch keine Indikation für HET. Gestagene vermindern den kardioprotektiven Effekt des Estrogens.

Die Inzidenz für Thromboembolien steigt mit dem Alter: 8 Ereignisse bei den 50–59-jährigen, aber 25 pro 10 000 Jahre bei den 70–79-jährigen Patientinnen. Unter HET steigt das Risiko bei den Jüngeren um zusätzliche 0,9 Ereignisse pro 1000 Frauenjahre und um weitere 2,7 Ereignisse bei den Älteren. Besonders im ersten Jahr einer HET ist das Risiko erhöht.

Mammakarzinome: Die Entwicklung eines Mammakarzinoms von 1 cm Durchmesser benötigt 10–15 Jahre; dies erschwert die Berechnung einer Kausalität. Die absolute Zunahme von Mammakarzinomen ist insgesamt gering und steigt maximal um 0,8 Fälle pro 1000 Frauenjahre zusätzlich zu 3 Fällen bei Frauen, die nie Hormone genommen hatten. Es müssen 1245 Frauen behandelt werden, um einen zusätzlichen Brustkrebs zu verursachen (*number needed to harm*, NNH). Das Risiko korreliert mit der Einnahmedauer, die Erhöhung ist erst nach 5-jähriger Einnahmedauer signifikant. Eine alleinige Estrogentherapie (Hysterektomie) erhöht das Risiko nicht.

Ein Vergleich mit anderen Risikofaktoren bzw. biometrischen oder Lifestyle-Faktoren zeigt, dass die HET eine untergeordnete Rolle für die Entstehung eines Mammakarzinoms spielt (**Tab. 13.9**).

Endometriumkarzinom: Bei Frauen mit erhaltenem Uterus verhindert die HET mit einem Gestagen (oral, Spirale; nicht transdermal) das Risiko für ein Endometriumkarzinom.

Kolorektale Karzinome werden um 0,6 Fälle gesenkt, das ist die Größenordnung der Inzidenz des Mammakarzinoms.

Demenz: Hier ist die Datenlage widersprüchlich. Manche Studien deuten auf eine Verzögerung des Krankheitsbeginns durch HET. Dies überrascht nicht, denn Estrogene sind wichtig für Reifung, Plastizität und synaptische Verbindung von Neuronen. Dieser positive Effekt würde für eine möglichst lange HET sprechen. Wahrscheinlich profitieren die Frauen mit einer „gesunden Neurobiologie", während Frauen

Tab. 13.9

Einfluss verschiedener Faktoren auf die Inzidenz eines Mammakarzinoms

Parameter		Zunahme des relativen Risikos (%) des zweiten Vergleichsparameters
Alter	25 versus 45 Jahre	2000
Gewicht	normal versus adipös	250
Menopause	42 versus 52 Jahre	200
Serumlipide	normal versus erhöht	60
Alter bei erster Geburt	20 versus 35 Jahre	40
Menarche	14 versus 11 Jahre	30
Alkoholkonsum	nie versus > 20 g/d	30
Hormonersatztherapie (HET)	**nie versus > 5 Jahre**	**30**

mit einem unguten neurobiologischen Zustand – also diejenigen, die eine Besserung bräuchten – sich evtl. verschlechtern.

Das Alter ist per se der wichtigste Risikofaktor für alle Ereignisse. Daher sollte mit zunehmender HET-Dauer (v. a. > 70 Jahre) die Indikation überprüft werden (Auslassversuche).

13.6 Fertilitätsstörungen

Key Point
Bei Fertilitätsstörungen greift die Pharmakotherapie in die zentralnervöse Regulation der Hypothalamus-Hypophysen-Achse ein. Ziel ist die Stimulation der Ovarien (bzw. der Hoden) und/oder die Reifung der Follikel mit Gonadotropinen bzw. ihren funktionellen Agonisten.

Gonadotropin-Releasing-Hormone (GnRH) steuern die Bildung der Gonadotropine FSH und LH in der Hypophyse sowie des humanen Choriongonadotropins (hCG) in der Plazenta. Sie kontrollieren damit das Follikelwachstum, die Ovulation und die Erhaltung des Corpus luteum sowie die Spermatogenese. GnRH-Rezeptoren werden auch von sexualhormonsensitiven Tumoren exprimiert. Es gibt zahlreiche Indikationen für GnRH (**Tab. 13.10**).

13.6.1 GnRH-Rezeptor-Agonisten

Wirkmechanismus. **GnRH-Rezeptor-Agonisten** können die Gonadotropin-Sekretion sowohl hemmen als auch stimulieren:
- Eine **1-malige** oder stoßweise Gabe steigert die LH/FSH-Sekretion und erhöht kurzfristig die Bildung von Estradiol (physiologische Reaktion).
- Eine **kontinuierliche** Gabe (s. c. oder nasal) dagegen desensitiviert – nach initialer Stimulation – die GnRH-Rezeptoren. Nach 10–14 Tagen stehen weniger GnRH-Rezeptoren zur Verfügung und die Sekretion von LH/FSH wird reversibel vermindert (**chemische Kastration**). Dies macht man sich bei Prostata- und Mammakarzinomen sowie bei der Pubertas praecox zunutze. Die differenzielle Wirkung von pulsatil versus kontinuierlich erinnert an die Gabe des Parathormons bei Osteoporose (S. 332).

Da GnRH im Plasma sehr schnell hydrolysiert wird, wurden GnRH-Analoga entwickelt, die durch Aminosäurenaustausch wesentlich stabiler und damit wirksamer sind.

Indikationen und Wirkstoffe. Tab. 13.10.

Nebenwirkungen. Akut kommt es bei der chronischen Gabe von GnRH-Agonisten zum *Flare*-Phänomen. Das ist ein initialer Testosteron-Anstieg mit Beschwerden ähnlich dem klimakterischen Syndrom, der durch Antiandrogene unterdrückt werden kann.

13.6.2 GnRH-Rezeptor-Antagonisten

Wirkmechanismus. **GnRH-Rezeptor-Antagonisten** hemmen kompetitiv die GnRH-Rezeptoren (s. c. oder nasale Applikation). Im Vergleich zur chronischen Gabe von GnRH-Agonisten wirken sie schneller, lösen kein **Flare**-Phänomen aus und können die Gonadotropin-Suppression besser regulieren.

Indikationen und Wirkstoffe. Tab. 13.10

13.6.3 Gonadotropine

Die **Gonadotropine FSH, LH, HMG** und **HCG** werden i. m. oder s. c. für die Follikelreifung, Ovulation oder Spermatogenese injiziert.

Indikationen und Wirkstoffe. Tab. 13.10.

13.6.4 Antiestrogene

Wirkmechanismus. Clomifen (Dyneric®) ist chemisch ein Derivat des Diethylstilbesterols und gehört funktionell zur Gruppe der SERM (s. u.). Als lange bindender Partialagonist an den Estrogen-Rezeptoren mit einer HWZ von 5 Tagen **blockiert** es die volle **Aktivierung der Estrogen-Rezeptoren** und deren nukleäre Translokation, sodass sie im Zytoplasma schließlich abgebaut werden. Vor allem die Estrogen-Rezeptoren der Hypophyse und des Hypothalamus reagieren

Tab. 13.10

Gonadotropine, GnRH-Agonisten und -Antagonisten

Wirkstoffe	Indikationen
GnRH-Rezeptor-Agonisten (-relin)	
– Gonadorelin (Kryptocur®)	endogener GnRH-Mangel; Kryptorchismus, Pubertas tarda
– Buserelin (Profact®)	Endometriose, Reproduktionsmedizin, polyzystisches Ovarialsyndrom
– Goserelin (Zoladex®)	Endometriose, Mammakarzinom, Uterus myomatosus
– Leuprorelin (Enantone®)	Endometriose, Mammakarzinom
– Triptorelin (Uropeptyl®)	Uterus myomatosus, Infertilität, Pubertas praecox, Prostatakarzinom
GnRH-Rezeptor-Antagonisten (-relix)	
– Centrorelix (Cetrotide®)	kontrollierte ovarielle Stimulation
– Ganirelix (Orgalutran®)	Reproduktionsmedizin
Gonadotropine (-tropin)	
– LH Lutropin (Luveris®)	Infertilität (Frau)
– FSH Follitropin (Gonal®)	Stimulation der Follikelreifung
– HMG Menotropin (Menogon®)	Infertilität (Mann, Frau)
– HCG Choriongonadotropin (Ovitrelle®)	Ovulationsauslösung, Schwangerschaftstest, verzögerte Pubertät bei Jungen

nicht mehr auf die peripheren Effektorhormone, die negative Rückkopplung ist aufgehoben und es kommt über eine **gesteigerte Gonadotropin-Ausschüttung** zur Follikelreifung, Ovulation und vermehrten Ausschüttung von Estrogen.
Indikation. Anovulatorischer Zyklus mit Kinderwunsch.
Nebenwirkungen. Mehrlingsschwangerschaften sowie vergrößerte oder zystische Ovarien (ovarielles Hyperstimulationssyndrom) sind Folgen der Gonadotropin-Stimulation, während Hitzewallungen oder vasomotorische Kopfschmerzen Folgen der antiestrogenen Wirkung sind.
Kontraindikationen. Estrogensensitive Tumoren, Zyklusanomalien, Leberfunktionsstörungen, Thrombophlebitis.

13.7 Antiestrogene und Therapie von estrogensensitiven Tumoren

Key Point
Antiestrogene werden hauptsächlich gegen hormonsensitive Tumoren eingesetzt. Klinisch erwünscht ist dabei auch der Erhalt bestimmter Estrogenwirkungen, was zur Entwicklung der *selective estrogen receptor modulators* (SERM) geführt hat.

Estrogene stimulieren das Wachstum bestimmter Tumoren, wie Mamma- und Endometriumkarzinome. Deshalb wurden Strategien entwickelt, um die Hormonsensitivität und damit selektiv das Wachstum von Tumoren zu hemmen, ohne jedoch die anderen physiologischen Wirkungen der Estrogene zu unterdrücken bzw. um die Lebensqualität der Patientinnen weitgehend zu erhalten.

13.7.1 Selektive Estrogen-Rezeptor-Modulatoren (SERM)

Wirkmechanismus. SERM bewirken eine **zellspezifische Hemmung von Estrogen-Rezeptoren (ER)** bei erhaltener physiologischer estrogener Wirkung an anderen Geweben (**Tab. 13.11**). Ein wesentliches Ziel ist die Vermeidung des ER-abhängigen Wachstums von hormonpositiven Tumoren, wie z. B. im Endometrium. Die dafür notwendige Wirkungs- und Gewebespezifität wird erreicht durch die unterschiedliche Affinität von Liganden zu den transkriptional wirksamen Domänen AF-1 und AF-2 der Estrogen-Rezeptoren. Besonders die AF-2 Domäne wird durch Liganden so unterschiedlich stabilisiert, dass entweder Koaktivatoren oder Korepressoren die Transkriptionsaktivität bestimmen bzw. Liganden als Agonisten oder Antagonisten wirken (**Abb. 13.3**). Bei der antiestrogenen Wirkung unterbleibt also zellspezifisch die Rekrutierung der aktivierenden Kofaktoren, während die estrogenen Effekte durch Bindung an die Ligandendomäne der ER vermittelt wird.
Indikationen und Wirkstoffe. Tab. 13.12.
Nebenwirkungen. Die Nebenwirkungen ergeben sich aus den partial-agonistischen bzw. -antagonistischen Aktivitäten mit Übelkeit, Wasserretention, Hitzewallungen, trockener Haut, Schleimhautatrophie oder Vaginalblutungen, Alopezie, thromboembolischen Komplikationen und Hyperkalzämie.

Kompetitive Hemmung von Estrogen-Rezeptoren

Tamoxifen (Nolvadex®) wird als reines Trans-Isomer mit überwiegend kompetitivem ER-Antagonismus appliziert. Es supprimiert die Estrogen-Wirkung in den Brustdrüsen und gilt als besonders potent bei **postmenopausalen Mammakarzinomen mit positi-**

Tab. 13.11

Neben- und Wirkungsprofil von SERM im Vergleich mit Estradiol

Effekt auf	Estradiol	Tamoxifen	Toremifen	Raloxifen
Risiko für Mammakarzinom	↑↑	↓	↓	↓
Risiko für Endometriumkarzinom	↑↑	↑	?	∅
Antiosteoporose	↑↑	↑	∅	↑↑
vegetative (klimakterische) Effekte	↓	↑	↑	↑
Serumlipide	↑↑	↑	↑	↑
thromboembolische Ereignisse	↑	↑	?	↑

↑, ↑↑ = Wirkungen mäßig bzw. stark erhöht, ↓ = erniedrigt, ∅ = ohne Einfluss, ? = unklar

Tab. 13.12

Wirkprofil und Indikationen von SERM

SERM	Hauptwirkung am Organ	Indikation
Raloxifen	Estrogen-agonistisch am Knochen	Osteoporose (S. 333)
Tamoxifen	Estrogen-antagonistisch auf Mammazellen	Mammakarzinom
Clomifen*	Estrogen-antagonistisch im Hypothalamus	Fertilitätsstörungen (S. 304)

* der Vollständigkeit halber aufgeführt

vem Estrogen-Rezeptor. Als Folge der Stabilisierung des Knochenstoffwechsels vermindert Tamoxifen auch **Schmerzen** bei Knochenmetastasen. Zu beachten ist die lange HWZ von Tamoxifen bzw. seinen aktiven Metaboliten von 7–14 Tagen.

Der für die Wirkung verantwortliche aktive Metabolit von Tamoxifen ist das Endoxifen, das überwiegend (aber nicht nur) durch CYP2D6 gebildet wird. Es gibt Hinweise darauf, dass bei CYP2D6 *poor metabolizers* die Tamoxifen-Wirkung reduziert ist. Die Komedikation mit CYP2D6-Hemmstoffen wie Paroxetin sollte unterbleiben.

Ein Problem ist die **Resistenzentwicklung:** Nach 2–3 Jahren werden Tumorzellen gegen Tamoxifen resistent bzw. beschleunigen sogar ihre Teilung. Deshalb wird Tamoxifen nach 2 Jahren abgesetzt und die Therapie mit einem Aromatasehemmer für weitere 3 Jahre fortgesetzt. Eine besonders ernste Nebenwirkung ist die estrogenartige Stimulation des Endometriums, die bis zum Karzinom führt.

Kontraindikationen sind Leuko- und Thrombozytopenien, Komedikation mit Estrogenen und Gerinnungshemmern und Hyperkalzämie.

13.7.2 Estrogen-Rezeptor-Antagonisten

Im Gegensatz zu den SERM sind **Estrogen-Rezeptor-Antagonisten** reine kompetitive Hemmstoffe ohne agonistische Wirkung. Die Hemmung der ER-Aktivität mindert auch die Translokation in den Kern und fördert die Degradation des ER-Komplexes im Zytoplasma. Ein Vertreter dieser Gruppe ist **Fulvestrant** (Faslodex®). Es kommt bei fortgeschrittenem Mammakarzinom sowie bei Resistenz gegen Tamoxifen zum Einsatz und wird 1-mal im Monat i. m. verabreicht. Die Nebenwirkungen entsprechen den SERM. Eine Kontraindikation besteht bei schweren Leberfunktionsstörungen.

13.7.3 Aromatasehemmer

Wirkmechanismus. Androstendion und Testosteron werden durch das **Enzym Aromatase** in Estron und Estradiol umgewandelt. Da 75% der Mammakarzinome Aromatase exprimieren, können durch Blockade ihrer Bindungsstelle die Estrogen-Synthese reduziert und das Tumorwachstum gebremst werden. Man unterscheidet **nichtsteroidale Inhibitoren**, die die Aromatase reversibel hemmen, von **steroidalen Hemmstoffen**, die die Aromatase irreversibel blockieren.

Cave: Aromatasehemmer werden auch missbraucht, weil sie die Metabolisierung von Androgenen unterdrücken.

Indikation. Postmenopausales, estrogen- und progesteronrezeptorpositives, metastasierendes Mammakarzinom.

Wirkstoffe. Die nichtsteroidalen Wirkstoffe **Anastrazol** (Arimidex®) und **Letrozol** (Femara®), der potenteste Aromatasehemmstoff, sowie die steroidalen **Exemestan** (Aromasin®) und **Formestan** (Lentaron®) senken reversibel bzw. irreversibel als selektive Aromatasehemmstoffe die **Estrogenspiegel.** Sie beeinträchtigen jedoch weder die Hormonbildung in der Nebennierenrinde noch in der Schilddrüse. Dafür treten androgene Effekte wie Hypertrichose und Akne auf, da Estrogen kein funktionelles Gegengewicht mehr zu den endogenen Androgenen bilden kann.

Aminoglutethimid (Orimeten®) ist ein unspezifischer Hemmstoff der Estrogen-Synthese in peripheren Geweben (nicht im Uterus), der auch die Synthese aller Nebennierenrindenhormone und von Thyroxin in der Schilddrüse reduziert. Es wird gegen Nebennierentumoren und beim Cushing-Syndrom eingesetzt. Bei Mammakarzinom ist Aminoglutethimid nur noch 2. Wahl, zumal es nur nach Ovariektomie bzw. nach der Menopause eingesetzt werden kann. Nebenwirkungen sind Schläfrigkeit und Schwindel.

Praxistipp
Als Induktor verschiedener CYP450-Enzyme verstärkt Aminoglutethimid den Abbau von Glukokortikoiden, Theophyllin, Digitoxin, Phenprocoumon oder Sulfonylharnstoffen.

Nebenwirkungen. Kopfschmerzen, gastrointestinale Störungen, Müdigkeit, trockene Haut und trockene Schleimhäute, Hitzewallungen und Osteoporose.
Kontraindikationen. Schwere Leber- und Niereninsuffizienz.

Exkurs
Switch-Therapie beim Mammakarzinom
Die Switch-Therapie ist eine effektive Strategie bei nicht metastasierendem Brustkrebs. Dabei wird nach einer 2- bis 3-jährigen Therapie mit Tamoxifen auf Aromatasehemmstoffe umgestellt, mit besseren Ergebnissen bezüglich Rezidiv- und Mortalitätsrate verglichen mit einer Tamoxifen-Monotherapie. Außerdem wird die Resistenz gegen Tamoxifen ebenso vermieden wie das Risiko für die Entwicklung einer Hyperplasie bzw. eines Karzinoms des Endometriums. Möglicherweise ist die Therapie mit Aromatasehemmern von Beginn an einer Therapie mit Tamoxifen überlegen.

13.8 Geburtshilfe

Key Point
Über die pharmakologische Hemmung oder Stimulation der Wehen lässt sich der Geburtsverlauf steuern.

13.8.1 Stimulation der Wehentätigkeit

Oxytocin
Siehe auch Oxytocin (S. 316).
Oxytocin (Syntocinon®) stimuliert die Kontraktion des Myometriums und die Milchgänge in den Brustdrüsen. Neben der Geburtseinleitung bei reifem Zervixbefund oder Wehenschwäche vermindert Oxytocin i. v. oder i. m. die Blutungsstärke bei postpartaler Hämorrhagie (Uterusatonie) durch Stimulation des Myometriums. **Nebenwirkungen** umfassen dosisabhängig generalisierte Ödeme einschließlich eines Lungenödems (Wasserretention durch ADH-Freisetzung), eine Schädigung des Fetus durch dauerhafte Kontraktionen des Myometriums sowie einen Blutdruckabfall durch Vasodilatation mit reflektorischer Tachykardie.

Methylergometrin
Methylergometrin (Methergin®) ist ein Derivat des Mutterkornalkaloids Ergotamin, das zusammen mit Oxytocin nach der Entbindung zur Hemmung von Nachblutungen und zur Uterusinvolution verabreicht werden kann (i. v., i. m.). Methylergometrin verursacht im Gegensatz zu anderen Mutterkornalkaloiden keine oder nur eine schwache α_1-vermittelte Vasokonstriktion (Hypertonie) und lässt die Herzfrequenz weitgehend unbeeinflusst.

Prostaglandine
Siehe auch Prostaglandine (S. 357).
Der **Uterus** synthetisiert große Mengen an **PG-F$_{2\alpha}$**, **PG-E$_2$ und PG-I$_2$**, welche Kontraktionen am graviden wie nongraviden Uterus auslösen. Im Menstruationszyklus wird durch die PG-induzierten Kontraktionen (v. a. PG-F$_{2\alpha}$) eine Ischämie des Endometriums mit Abbruchblutung provoziert. Während der Schwangerschaft ist das Myometrium besonders sensitiv für Prostaglandine, die in der späten Schwangerschaft dann auch die **Portio dilatieren** (funktioneller Synergismus mit der Uteruskontraktion).

Praxistipp
Hemmstoffe der Cyclooxygenasen (COX-Inhibitoren) können die Wehen bzw. den Geburtsverlauf infolge einer abgeschwächten Prostaglandin-Synthese verzögern. Außerdem verschließen sie frühzeitig den Ductus arteriosus Botalli. Daher sind sie im letzten Trimenon kontraindiziert. Früher wurden COX-Inhibitoren offiziell als Wehenhemmstoffe eingesetzt.

Die **synthetischen Prostaglandin-Analoga** werden bei Uterusatonie sowie nach Abort im ersten und zweiten Trimenon (bei intrauterinem Fruchttod auch > 24. SSW) intravaginal, oral oder i. v. eingesetzt (**Tab. 13.13**). Als **Nebenwirkungen** können Schmerzen im Uterus („**Prostaglandinschmerz**"), Übelkeit und Erbrechen, Temperaturerhöhung, Kopfschmerzen oder Bronchokonstriktion (v. a. PG-F$_{2\alpha}$-vermittelt) auftreten. **Kontraindikationen** bestehen bei schwerem Asthma bronchiale (v. a. bei Gabe von PG-F$_{2\alpha}$), entzündlichen Darmerkrankungen, Glaukom oder schweren kardialen Erkrankungen.

Tab. 13.13

Prostaglandine in der Geburtshilfe

PG-Typ	Wirkstoffe	Indikationen
PG-E$_1$	Gemeprost (Cergem®) Misoprostol (Cytotec®)	Abortinduktion, Wehen-einleitung, Kürettage, Zervixerweiterung
	Sulproston (Nalador®)	postpartale Hämorrhagie bei Uterusatonie
PG-E$_2$	Dinoproston (Minprostin®E2)	wie PG-E$_1$-Analoga
PG-F$_2$	Dinoprost (Minprostin®F2)	atonische Nachblutungen

13.8.2 Tokolytika

Bei vorzeitigen Wehen oder vorzeitigem Blasensprung vor der 35. SSW müssen die Uteruskontraktionen durch **Tokolytika** für mindestens 24–48 h aufgehoben werden, damit die Lungenreifung des Fetus durch Gabe von Kortikosteroiden beschleunigt werden kann.

β$_2$-Sympathomimetika

Die selektiven β$_2$-Adrenorezeptor-Agonisten **Fenoterol** (Partusisten®) und **Salbutamol** (Salbutamol®) relaxieren neben der Bronchialmuskulatur auch die glatte Muskulatur des Uterus und werden bei unkomplizierten vorzeitigen Wehen bereits ab der 24. SSW gegeben (oral oder i. v.). Die Nebenwirkungen wie Tachykardie, Unruhe etc. können durch β1-Blocker (S. 117), z. B. Metoprolol u. a., abgeschwächt werden.

Oxytocin-Rezeptor-Antagonist

Atosiban (Tractocile®) hemmt kompetitiv den Oxytocin-Rezeptor am Uterus. Es wird bei unkomplizierten vorzeitigen Wehen i. v. verabreicht. Die Nebenwirkungen für Mutter und Fetus sind geringer als bei den β$_2$-Sympathomimetika. Starke Übelkeit, Hemmung der ADH-Rezeptoren sowie der hohe Preis limitieren den Einsatz.

Calcium-Kanal-Antagonisten

Das DHP **Nifedipin** (S. 120) gilt als gut verträgliche 1. Wahl bei Tokolyse (*off-label*).

Magnesiumsulfat

Magnesiumsulfat hemmt bei guter Verträglichkeit vorzeitige Wehen, da es die Muskulatur des Myometriums relaxiert. Kombiniert mit Antihypertensiva wird Magnesiumsulfat auch bei schwangerschaftsinduzierter Hypertonie, Präklampsie sowie dem HELLP (*hemolysis, elevated liver enzymes, low platelets*)-Syndrom eingesetzt.

13.9 Androgene und Antiandrogene

Key Point
Die Wirkungen von Testosteron, dem wichtigsten Sexualhormon des Mannes, sind die Angriffspunkte von Androgenen und Antiandrogenen. Die wesentlichen Indikationen sind Hypogonadismus, Tumoren des männlichen Urogenitaltraktes sowie Infertilität.

13.9.1 Synthese und Wirkungen

Analog den Estrogenen und Progesteronen unterliegt auch das Testosteron einem negativen Regelkreis mit dem Hypothalamus (GnRH) und der Hypophyse (LH, FSH). **Androgene** (C_{19}-Steroide) werden in den Leydig-Zellen der Hoden und in geringen Mengen in der Nebennierenrinde gebildet (bei der Frau auch im Ovar). Ausgangspunkte der Synthese sind Progesteron, Dehydroepiandrostendion (DHEA) und schließlich Androstendion, das in **Testosteron** umgewandelt werden kann (**Abb. 13.9**). In einigen Geweben (Prostata, Haut) wird Testosteron durch die 5α-Reduktase Typ 2 zum potenteren **5α-Dihydrotestosteron (DHT)** reduziert. Ein weiteres potentes Androgen ist **Androstendion**.

Testosteron oder DHT binden an den **Androgen-Rezeptor (AR)**. Der Ligand-AR-Komplex assoziiert im Zellkern an seine Zielgene, die ein *androgen response element* (ARE) in ihrem Promoterbereich besitzen.

Testosteron ist an SHBG, androgenbindendes Globulin (ABG) sowie Albumin gebunden, nur 2% liegen als freie, d. h. aktive Moleküle vor, die über den AR ihre Wirkungen entfalten. Die Bioverfügbarkeit ist gering, da Testosteron nach oraler Gabe in der Leber schnell (Plasma-HWZ nur 10 min) in inaktive 17-Ketosteroide umgewandelt wird, ein geringer Teil auch in Estrogene. Die Wirkungen sind vielfältig (**Tab. 13.14**).

13.9.2 Testosteron

Wirkmechanismus. Wie bei den Estrogenen muss die Bioverfügbarkeit von Testosteron durch Modifikationen erhöht werden, z. B. durch Veresterungen am C_{17} mit längerkettigen Fettsäuren. **Testosteron** (Testoderm®), das oral infolge des First-pass-Effekts nicht wirksam ist, kann als Pflaster oder Gel für systemische Effekte appliziert werden. **Testosteron-undecanoat** (Andriol®) wirkt auch peroral, da es über die Lymphe unter teilweiser Umgehung der Leber in den Kreislauf gelangt. Testosteronester wie **Testosteronundecanoat** (Nebido®) oder **Testosteronenantat** (Testoviron®) werden als i. m. Depot alle 10–14 bzw. 2–3 Wochen injiziert.

Indikationen. Androgenmangel infolge eines primären oder sekundären Hypogonadismus, Oligospermie mit Sub-/Infertilität, inoperables Mammakarzi-

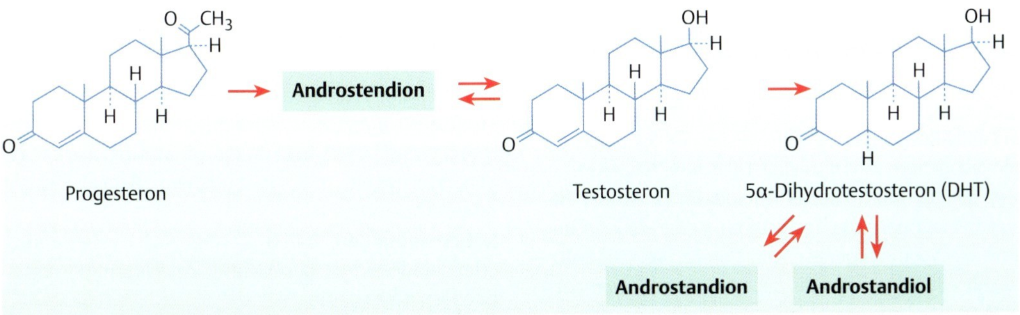

Abb. 13.9 Androgene sind C$_{19}$-Steroide, die sich vom Progesteron, Dihydroepiandrostendion (DHEA) und Androstendion ableiten. Die Umwandlung einer C$_{17}$-Hydroxygruppe in eine C$_{17}$-Ketongruppe führt zur Inaktivierung (z. B. Androstendion). Androstendion und DHT sind die stärksten Aktivatoren des Testosteron-Rezeptors.

Tab. 13.14

Auswahl von androgenen Effekten

Ziel	Wirkung
körperliche Entwicklung	Wachstum und sekundäre Geschlechtsmerkmale
Epiphysen	Stimulation das Längenwachstums; bei Testosteronüberschuss kommt es zum Epiphysenschluss der langen Röhrenknochen durch vermehrte Umwandlung von Testosteron in Estrogene
Talgdrüsen	Steigerung (Akne) (bei Mann und Frau)
Proteinsynthese	anabol
Diurese	Rückresorption von Elektrolyten und Wasser
kardiovaskuläre Wirkungen	Verminderung von Serumcholesterin, Phospholipiden und Triglyzeriden
Blutgerinnung	gesteigerte Produktion der Faktoren II, V, IX
Erythrozyten	Produktionssteigerung via Erythropoetin
Haarwuchs	androgenetische Alopezie
Sexualverhalten	Steigerung der Libido und der psychosexuellen Entwicklung (bei Mann und Frau)
bei der Frau	Virilisierung (Hirsutismus, Klitoriswachstum, tiefe Stimme, Persönlichkeitsveränderungen)

nom der Frau. *Off-label* wird Testosteron bei überschießendem Längenwachstum eingesetzt (doppelt so hohe Dosierung wie zur Substitution).

Nebenwirkungen. Der bestimmungsgemäße Gebrauch von Teststeron ist sicher und relativ nebenwirkungsarm. Besondere Aufmerksamkeit erfordern
- Polyzythämie bzw. Erythrozythämie mit Thromboserisiko, v. a. nach i. m. Injektion, weniger bei Pflasterapplikation (Hämatokrit-Bestimmung).
- Virilisierung bei Frauen, Feminisierung und Persönlichkeitsveränderungen bei Kindern, da der relative Anteil von Estrogen an den Testosteronmetaboliten steigt.

Am **Herzen** ist bei der „Hormonersatztherapie" z. B. bei Hypogonadismus, der Nutzen größer als der Schaden. Die Gefahr für **Prostata-Neoplasien** gilt als sehr gering (ähnlich wie bei Estrogen für Brustkrebs), das metastasierende Prostatakarzinom gilt als Kontraindikation.
- Bei Missbrauch bzw. zu hoher Dosierung kommt es zu

- anabolen Wirkungen und Potenzsteigerung, aber später zu Atrophie der Keimdrüsen mit Impotenz
- Leberschädigung und cholestatischem Ikterus bei höheren Dosierungen
- vermehrter Retention von Elektrolyten und Wasser (Ödeme, Blutdruckanstieg)

Kontraindikation. Prostatakarzinom und -hyperplasie, schwere Leber- und Nierenerkrankungen, schwere kardiovaskuläre Erkrankungen.

> **MERKE**
>
> Es gibt beim Mann keine Menopause, die der Menopause der Frau entspricht. Bei Hypogonadismus und Zeichen von Androgen-Unterfunktionen ist es sinnvoll, eine Testosteron-Hormonersatztherapie (HET) anzubieten. Bei richtiger Indikationsstellung ist sie sicher und wirksam.

Exkurs

Therapie der männlichen Sub- bzw. Infertilität (Oligospermie)

Exogenes Testosteron hemmt initial infolge der negativen GnRH-Rückkopplung die FSH- und LH-Synthese; die Spermatogenese wird also zuerst gesenkt. Nach Beendigung der Therapie kommt es jedoch zu einem **Rebound**-Phänomen, das Testosteron steigt stark an und damit die Spermatogenese und Potenz. Bei Oligospermie mit erhaltener Qualität der Spermien können auch GnRH-Analoga angewendet werden.

Anti-Aging mit DHEA

Dehydroepiandrosteron (DHEA) zirkuliert im Blut in hohen Konzentrationen und wird je nach Bedarf und Zielzelle zu Androgenen oder Estrogenen umgewandelt. Nach dem Maximum um das 30. Lebensjahr fällt DHEA pro Jahr um 2 % ab. Die orale Gabe von DHEA besitzt einige „Anti-Aging"-Effekte wie Erhöhung der Knochendichte, Kardioprotektion beim Mann (nicht bei der Frau!) sowie „Wohlbefinden" bei älteren Männern und postmenopausalen Frauen, aber die Studienlage ist schlecht. Generell wird von DHEA abgeraten, u. a. weil nicht klar ist, wie viel DHEA in Testosteron bzw. Estrogen umgewandelt wird.

DHEA wird bei Männern und **Frauen mit NNR-Insuffizienz** verabreicht, da diese auch bei ausreichender Substitution mit Gluko- und Mineralokortikoiden oft an Müdigkeit, Libidoverlust und Konzentrationsstörungen leiden. Diese Symptome werden durch DHEA, welches physiologischerweise in der NNR gebildet wird, normalisiert.

13.9.3 Antiandrogene

Androgen-Rezeptor(AR)-Antagonisten

Wirkmechanismus und Wirkstoffe. Die Hemmung der Testosteronwirkung ist ein wichtiges Therapieprinzip bei **testosteronabhängigen Karzinomen**, aber auch bei pathologisch gesteigerter Libido.

Cyproteronacetat (Androcur®) ist der wichtigste steroidale Androgen-Rezeptor-Hemmstoff, der als Progesteronderivat eine substanzielle gestagene Komponente besitzt. Cyproteronacetat gehört eigentlich zu den Gestagenen (S. 293). Es blockiert kompetitiv den AR am Hypothalamus und unterdrückt damit die FSH- und LH-Synthese. Dadurch wird – reversibel – die Produktion von Testosteron reduziert. Behaarung, Talgdrüsenproduktion, Spermiogenese und das Prostatawachstum nehmen ab.

Nichtsteroidale AR-Antagonisten wie **Flutamid** (Flumid®) oder **Bicalutamid** (Casodex®) wirken ausschließlich als kompetitive Hemmstoffe der AR. Sie sind bei Prostatakarzinom zusammen mit GnRH-Analoga indiziert.

Indikationen. Pubertas praecox, hormonell bedingte (androgenetische) Alopezie, Acne vulgaris und Prostatakarzinom. Cyproteronacetat wird in hohen Dosen auch zur Triebdämpfung bei männlichen Sexualstraftätern eingesetzt. Kombiniert mit Ethinylestradiol (Diane®) ist es bei Frauen mit androgenabhängigen Störungen, z. B. männlichem Behaarungstyp oder Akne, indiziert.

Nebenwirkungen. Initial werden Antriebshemmung oder Libidoverlust beobachtet, bei Flutamid zusätzlich Hepatotoxizität.

Kontraindikationen. Lebererkrankungen, Depression, Thromboembolien.

5α-Reduktase-Hemmstoffe

Wirkmechanismus. Finasterid (Proscar®) und **Dutasterid** (Avodart®) hemmen die 5α-Reduktase Typ 2/3 und damit die Umwandlung von Testosteron zum wirksameren 5α-Dihydrotestosteron (DHT) in der Prostata.

Indikation. Benigne Prostatahyperplasie, androgenetische Alopezie (1 mg Dosis) kann sich unter Finasterid (Propecia®) verbessern, kommt aber nach dem Absetzen wieder.

Nebenwirkungen. Das „Finasterid-Syndrom" beschreibt gelegentliche Libido- und Potenzverlust (evtl. irreversibel) und Depressionen (Finasterid ist ZNS-gängig), v. a. bei Patienten mit psychischen Vorerkrankungen.

Kontraindikationen. Leberfunktionsstörungen.

13.9.4 Anabolika

Wirkmechanismus. Anabolika sind Derivate der Androgene, bei denen meist der Ring A verändert ist. Das Ziel einer ausschließlich anabolen Wirkung bzw. gesteigerten Eiweißsynthese wird nicht erreicht, denn die androgenen Wirkungen bleiben – wenn auch etwas reduziert – erhalten. Anabolika wie **Nandrolon** (Deca Durabolin®) steigern die Eiweißsynthese, aber retinieren auch Elektrolyte und Wasser.

Indikationen. Hochgradige Anorexie, kachektische Zustände. Auch bei einem schweren Proteinmangel (iatrogenes Cushing-Syndrom, Muskeldystrophie) kann eine Androgentherapie indiziert sein.

Nebenwirkungen. Virilisierung bei der Frau, Störungen der Leberfunktion bis zum hepatozellulären Karzinom, vorzeitiger Epiphysenschluss bei Kindern.

Kontraindikationen. Osteoporose, hormonsensitive Tumoren bei Männern, Hyperkalzämie, Leberfunktionsstörungen, Schwangerschaft.

> **MERKE**
>
> Anabolika werden von Spitzensportlern zur Vermehrung der Muskelmasse und der damit verbundenen Steigerung der sportlichen Leistung als Doping missbraucht. Die schädlichen Nebenwirkungen werden dabei oft unterschätzt.

13.10 Pharmakologie in der Praxis: Estrogene und Gestagene

Estrogene und Gestagene werden bei zahlreichen hormonellen und endokrinen Störungen verordnet. Die Präparateauswahl ist oft empirisch und die Responsivität variiert stark. Daher werden hier nur exemplarisch einige Anwendungen vorgestellt.

13.10.1 Einnahme von Hormonen in der Schwangerschaft

Was passiert, wenn eine Frau trotz oraler Kontrazeption unwissentlich schwanger geworden ist und weiter die Pille nimmt? Die Antwort ist einfach: nichts. Die häufige Einnahme von Estrogenen bei unbewusster Schwangerschaft führt nicht zu Fehlbildungen. Alte vereinzelte Beobachtungen, wonach Gestagene in hohen Dosierungen eine Virilisierung weiblicher Feten verursachen, haben sich nicht bestätigt. Sehr selten wurden Harnwegsanomalien beobachtet oder eine transiente Vergrößerung der Klitoris unter wiederholter Einnahme hoch dosierter 19-Nor-Gestagene sowie unter dem Androgen Danazol. Die hoch dosierte versehentliche Einnahme von Estrogenen/Gestagenen ist kein Grund für einen Schwangerschaftsabbruch. Auch für die Pille danach wurden keine vermehrten Störungen beobachtet.

Dagegen sind Anabolika, Androgene wie Danazol und Tibolon, das nur zur HET zugelassen ist, sowie Antiestrogene absolut kontraindiziert.

Unter Cyproteronacetat, das besonders antiandrogen ist, wurde keine Feminisierung männlicher Feten beobachtet, selbst unter einer Hochdosistherapie während der gesamten Schwangerschaft.

Praxistipp
- Hormone müssen sofort abgesetzt werden, wenn eine Schwangerschaft vermutet oder bestätigt ist.
- Hormonpräparate in der Schwangerschaft sind aus Sicherheitsgründen grundsätzlich kontraindiziert.

13.10.2 Pharmakotherapie der Endometriose

Unter einer Ansiedlung von Endometriumgewebe außerhalb der Gebärmutter leiden in Deutschland etwa 10 % der Frauen im reproduktiven Alter. Häufige Symptome sind zyklusabhängige schmerzhafte Irritationen von Blase, Harnleiter und Darm (mit oder ohne Blutungen). Meist besteht eine Sterilität, sehr häufig werden die Frauen operiert (Entfernung des atypisch lokalisierten Endometriumgewebes).

Hormontherapie: Estrogene stimulieren physiologischerweise das Wachstum und die Ausbreitung der Endometriumschleimhaut. Eine Hormontherapie, die die Estrogenwirkung unterbricht, hemmt die weitere Ausbreitung der Erkrankung und verkleinert bereits existierende Herde.

- **Kombinierte orale Kontrazeptiva** bewirken eine sog. Dezidualisierung des Endometriums.
- **Gestagene** hemmen direkt die Proliferation des Endometriums durch Dezidualisierung und spätere Atrophie sowie durch Expressionshemmung von Estrogen-Rezeptoren. Dienogest (Visanne®) ist das erste Gestagenmonopräparat, das zur Behandlung einer Endometriose in Deutschland zugelassen ist. Werden Gestagene gut vertragen, dürfen sie unbegrenzt eingenommen werden.
- **GnRH-Analoga:** Agonisten des GnRH hemmen die Produktion von Gonadotropinen und führen damit zu einer endometrialen Atrophie. Sie unterdrücken wirkungsvoller als Estrogene/Gestagene die Schmerzen, haben aber auch mehr Nebenwirkungen, daher sollten sie nicht länger als 6 Monate eingenommen werden.

Analgesie: Zur Schmerzlinderung lassen sich COX-Inhibitoren gut mit Hormonen kombinieren. *Cave:* Ödembildung und Vorlasterhöhung.

13.10.3 Pharmakotherapie von Androgenisierungserscheinungen

Antiandrogene Gestagene sind hilfreich bei Androgenisierungserscheinungen wie Seborrhö, Akne, Hirsutismus oder Alopezie. Cyproteronacetat ist das stärkste Antiandrogen, das bei fast allen Frauen zur Abheilung von Seborrhö und Akne führt. Die Einnahme zusammen mit Estrogenen garantiert eine zuverlässige Kontrazeption und bietet einen Präventionsschutz gegen das polyzystische Ovarsyndrom. Antiandrogene Gestagene und Estrogene vermindern die Präsenz der Androgene auf verschiedenen Ebenen:
- Verdrängung von Testosteron und Derivaten vom Androgen-Rezeptor (AR)
- Erhöhung der Androgen-Clearance in der Leber
- verminderte Aktivität der 5α-Reduktase im peripheren Gewebe (z. B. Haarfollikel)

- Hemmung der Gonadotropinsekretion (v. a. LH) und damit Abnahme der ovariellen Androgenproduktion (das Ovar produziert 25 % des gesamten Testosterons)
- Zunahme des sexualhormonbindenden Globulins mit Abnahme des frei zirkulierenden Testosterons.

Der Mineralokortikoidrezeptor-Antagonist Spironolacton (S. 208) hemmt auch den Androgen-Rezeptor, der in der endokrinen Gynäkologie mit gutem Erfolg bei Androgenitätsstörungen eingesetzt werden kann.

13.10.4 Arzneimittelinteraktionen (AMI) von Estrogenen

Die Induktion von CYP450-Enzymen (S. 653) erhöht die Metabolisierung der Estrogene und Gestagene (egal ob per os eingenommen oder aus einem Stäbchen bzw. einem Vaginalring freigesetzt) und vermindert damit die Estrogen- und/oder Gestagen-Wirkung einschließlich der Kontrazeption. Besonders gilt dies bei der Komedikation mit
- Antiepileptika (Phenytoin, Carbamazepin, Barbiturate),
- Antituberkulostatika (Rifampicin, Rifabutin),
- Johanniskraut
- Antimykotika (Griseofulvin).

Störungen des enterohepatischen Kreislaufs, wie z. B. unter Antibiotikatherapie, vermindern die intestinale (Re-)Absorption. Die Antibiotika stören das bakterielle Milieu und damit die Bildung von bakteriellen Enzymen, welche für die Abspaltung von Estrogen-Konjugaten für die Reabsorption notwendig ist. Die konjugierten Steroide werden dann mit den Fäzes ausgeschieden und der Kontrazeptionsschutz sinkt.

Vom „CYP-Opfer" zum UGT-Täter: Das „CYP-Opfer" Ethinylestradiol (EE), aber nicht Gestagene, ist auch ein „UGT-Täter". EE induziert die Expression von UGT, wodurch UGT-Substrate wie Lamotrigin und Valproat verstärkt metabolisiert werden. Der Wirkverlust der beiden Antikonvulsiva betrifft nicht nur Epileptiker, sondern Patienten mit bipolaren Störungen, für die beide Antikonvulsiva indiziert sind.

Praxistipp

CYP450-Induktoren und Antibiotika vermindern die Wirkung von Estrogenen und damit den Konzeptionsschutz.

13.10.5 Weiterführende Informationen
- www.awmf.org (Leitlinien Endometriose, Hormonersatztherapie und Verhütung)
- Zitzmann M. Hypogonadismus des Mannes. Dt. Med. Wochenschrift 2018; 143: 1405–1416
- S 1-Leitlinien Gynäkomastie und Hypogonadismus.

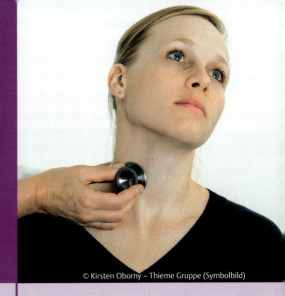
© Kirsten Oborny – Thieme Gruppe (Symbolbild)

Kapitel 14

Endokrine Systeme: Hypophyse, Schilddrüse und weitere

Ruwen Böhm, Thomas Herdegen

14.1 **Grundlagen** 314

14.2 **Hypophysenhormone und ihre Analoga** 315

14.3 **Schilddrüsenhormone und Erkrankungen der Schilddrüse** 317

14.1 Grundlagen

Key Point
Pharmakologische Eingriffe in endokrine Regelkreisläufe dienen der Normalisierung gestörter Funktionen von endokrinen Organen wie der Schilddrüse, der Therapie von Wachstumsstörungen, gastrointestinalen Blutungen und Tumoren sowie der Reproduktionsmedizin.

Die Kommunikation zwischen Zellen bzw. Organen kann über Synapsen, para- und autokrin, und in Form von **in das Blut sezernierten (= endokrinen) Botenstoffen**, den **Hormonen**, erfolgen. Hormone werden unterteilt in (**Abb. 14.1**):
- **Liberine/Statine (= Releasing-Hormone bzw. Release-Inhibiting-Hormone)**, die im Hypothalamus gebildet werden und die Freisetzung anderer Hormone aus der Hypophyse steuern
- **glandotrope Hormone**, das sind nicht hypothalamische Hormone, die auf eine andere endokrine Drüse wirken
- **Effektorhormone**, welche die eigentliche Wirkung im Zielgewebe realisieren.

Hormone wirken an ihren Rezeptoren über unterschiedliche Signalkaskaden (**Tab. 14.1**).

Tab. 14.1

Signalweiterleitung von Hormonrezeptoren

Rezeptor	Hormon
G-Protein-gekoppelte Rezeptoren	– Vasopressin (ADH) – Oxytocin – Parathormon (PTH) – Somatostatin
kinasegekoppelte Rezeptoren (meist Tyrosin-Kinase)	– Prolaktin (PRL) – Insulin – Somatropin (STH)
nukleäre Rezeptoren, die als Transkriptionsfaktoren die Genexpression verändern	– Thyroxin – Vitamin A – Steroide (Glukokortikoide, Mineralokortikoide, Sexualhormone, Vitamin D)

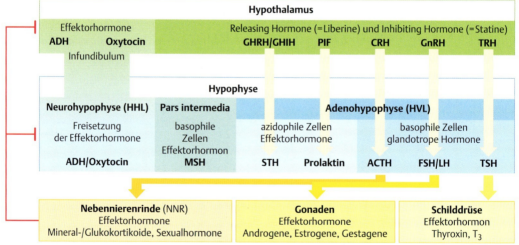

Abb. 14.1 Übersicht über die Hierarchie endokriner Drüsen. Die im Hypothalamus produzierten Liberine und Statine regulieren die Freisetzung von Hormonen aus der Hypophyse, welche glandotrop oder effektorisch wirken. Eine Ausnahme sind ADH (syn. Vasopressin) und Oxytocin, die im Hypothalamus gebildet und erst in der Hypophyse freigesetzt werden. Die meisten Hormone sind in negative Feedback-Mechanismen eingebunden und limitieren so direkt oder indirekt ihre eigene Freisetzung. ADH: antidiuretisches Hormon (syn. Vasopressin), GHRH/GHIH: *growth-hormone releasing hormone/inhibiting hormone*, PIF: *prolactin inhibiting factor* (= Dopamin), CRH: *corticotropin releasing hormone*, GnRH: *gonadotropin releasing hormone*, TRH: *thyreotropin releasing hormone*, MSH: melanozytenstimulierendes Hormon, STH: somatotropes Hormon (syn. Somatropin, hGH)s, ACTH: adrenocorticotropes Hormon, FSH: follikelstimulierendes Hormon, LH: luteinisierendes Hormon, TSH: thyroideastimulierendes Hormon (= Thyreotropin).

14.2 Hypophysenhormone und ihre Analoga

Key Point
Im Hypophysenvorderlappen werden zahlreiche Hormone gebildet, deren Produktion von Liberinen/Statinen aus dem übergeordneten Hypothalamus angeregt oder gehemmt wird. Der Hypophysenhinterlappen ist Speicherorgan für die Hormone ADH und Oxytocin, die im Hypothalamus gebildet werden.

14.2.1 Somatostatin, Somatoliberin und Somatropin (STH)

Somatostatin
Somatostatin (*growth hormone inhibiting hormone*, GH-IH) wird im Hypothalamus, im Gastrointestinaltrakt und in den D-Zellen des Pankreas gebildet. Der Name des Hormons Somatostatin bezieht sich auf seine Wirkung als indirekter **Gegenspieler des Wachstumshormons** (Somatropin), dessen Ausschüttung es hemmt. Es unterbindet zudem die Ausschüttung zahlreicher weiterer Hormone wie:
- Insulin
- Glukagon
- TSH
- Cortisol
- verschiedener gastrointestinaler Peptidhormone

Zudem senkt Somatostatin über die Aktivierung seiner G_i-gekoppelten Rezeptoren die Durchblutung im Splanchnikusgebiet. Dies wird therapeutisch genutzt, z. B. bei der **Behandlung von gastrointestinalen Blutungen**. Außerdem hemmt es die Magensäuresekretion, die exokrine Sekretion von Pankreasenzymen und die Peristaltik des Magens und der oberen Darmabschnitte.

Das länger wirksame synthetische Analogon **Octreotid** (Sandostatin®) wird u. a. in der Behandlung der portalen Hypertension, der Akromegalie und endokrin aktiver Tumoren wie Karzinoide, VIPome und Glukagonome eingesetzt (**Abb. 14.2** und **Tab. 14.2**).

Somatoliberin
Somatoliberin (Somatorelin, *growth hormone releasing factor* = GH-RF) wird im Hypothalamus gebildet und fördert die Freisetzung von STH.

HIV-Medikamente hemmen die mitochondriale DNA-Polymerase in Fettzellen und führen bei ca. 40–50 % der behandelten Patienten zu einer kombinierten Lipoatrophie (v. a. Beine, Arme, Gesäß) und Lipohypertrophie (v. a. Bauchbereich). GH-RF-Analoga wie **Tesamorelin** (Egrifta®) können zur Normalisierung dieser HIV-assoziierten Lipodystrophie eingesetzt werden, da sie die pulsatile Freisetzung des lipolytischen Somatropins fördern.

Somatropin
Somatropin (STH, *human growth hormone*, hGH) aktiviert ubiquitär vorkommende kinasegekoppelte Re-

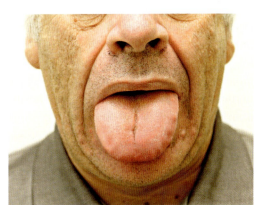

Abb. 14.2 Akromegalie. 54-jähriger Patient mit Vergrößerung der Nase, Vergröberung der Gesichtszüge und deutlich vergrößerter Zunge. (Spinas G, Fischli S. Endokrinologie und Stoffwechsel kompakt. Thieme; 2011)

Tab. 14.2		
Pharmakotherapie mit Wachstumshormonen		
Arzneistoff	**Wirkmechanismus**	**Indikation**
Somatostatin (Somatostatin DeltaSelect®)	Agonisten an Somatostatin-Rezeptoren	– Blutungen im Gastrointestinaltrakt (z. B. Ulkus, Ösophagusvarizenblutung) – Prophylaxe postoperativer Pankreatitiden nach Pankreaschirurgie
Octreotid (Sandostatin®)		– Akromegalie – Tumoren (VIPome, Karzinoide, Glukagonome) – Prophylaxe postoperativer Pankreatitiden nach Pankreaschirurgie
Tesamorelin (Egrifta®)	Agonist an Somatoliberin-Rezeptoren	– HAART-assoziierte Lipodystrophie
Somatropin (Omnitrope®)	Agonist an Somatropin-Rezeptoren	– Minderwuchs bei Heranwachsenden – Wachstumshormonmangel bei Erwachsenen – HAART-assoziierte Lipodystrophie
Pegvisomant (Somavert®)	Antagonist an Somatropin-Rezeptoren	– Akromegalie

zeptoren (*growth hormone receptor*, GHR). Es fördert und koordiniert das Körperwachstum und besitzt auch metabolische Wirkungen.

Beim Erwachsenen bewirkt Somatropin einen Aufbau von Fett, Aufbau von Knochen- und Muskelmasse und verbessert die körperliche und geistige Leistungsfähigkeit. Es wird daher als Dopingmittel, Lifestyle- und Anti-Aging-Medikament eingesetzt mit schwerwiegenden, dosisabhängigen Nebenwirkungen wie erhöhtem Risiko für Tumoren, kardiovaskulären Ereignissen, Diabetes mellitus Typ 2 und Parästhesien.

Ein **Somatropinmangel** führt zu Minderwuchs. In diesem Fall kann vor dem Schluss der Epiphysenfugen Somatropin substituiert werden.

Wird **zu viel Somatropin** gebildet (z. B. durch ein Hypophysenadenom), kommt es beim Erwachsenen zum Krankheitsbild der Akromegalie und beim Kind und Jugendlichen – wenn die Epiphysenfugen noch nicht geschlossen sind – zum Riesenwuchs. **Pharmakotherapeutische Optionen** sind Somatostatin-Analoga (**Octreotid** = Mittel der Wahl), Somatropin-Antagonisten (**Pegvisomant**) oder D_2-Agonisten, z. B. Cabergolin (S. 507).

14.2.2 Prolaktin

Prolaktin ist vor allem für das Wachstum der Brustdrüse im Verlauf der Schwangerschaft und für die Laktation während der Stillzeit verantwortlich. Prolaktin selbst hat keine therapeutische Bedeutung.

Die Prolaktin-Synthese und -freisetzung in der Adenohypophyse wird u. a. durch Dopamin als PIF (*prolactin inhibiting factor*) über den D_2-Rezeptor unterdrückt. Bei allen dopaminergen (S. 486) und antidopaminergen Medikamenten sind daher endokrinologische Nebenwirkungen (S. 506) zu beachten. Eine **erhöhte Prolaktinkonzentration,** z. B. aufgrund eines Adenoms der Hypophyse, kann daher durch **Dopamin-Rezeptor-Agonisten** gesenkt werden (**Tab. 14.3**).

Tab. 14.3

Pharmakologische Hemmung der Prolaktinfreisetzung durch Agonismus am Dopamin-Rezeptor – vgl. Einsatz von Dopaminagonisten bei Morbus Parkinson (S. 506)

Arzneistoff	HWZ	Indikationen
Bromocriptin (Pravidel®)	15 h	– Abstillen – Hemmung der Laktation nach Abort – Mastitis in der Stillperiode
Cabergolin (Dostinex®)	70 h	– Hyperprolaktinämie z. B. aufgrund eines Prolaktinoms
Quinagolid (Norprolac®)	12 h	
Lisurid (Dopergin®)	10 h	– Galaktorrhö – Akromegalie – prolaktinbedingte Infertilität – Abstillen

14.2.3 Oxytocin und ADH

Oxytocin und **ADH** werden im Hypothalamus gebildet und im Hypophysenhinterlappen gespeichert.

Oxytocin

Es **kontrahiert** in Gegenwart hoher Estrogenkonzentrationen über den $G_{q/11}$-gekoppelten Oxytocin-Rezeptor den **Uterus** und wird daher zur Geburtseinleitung und gegen postpartale Blutungen eingesetzt (i. v. Gabe von Syntocinon®). Umgekehrt können **Oxytocin-Antagonisten** wie **Atosiban** (Tractocile®) bei drohender Frühgeburt zur Tokolyse, ähnlich wie $β_2$-Mimetika, eingesetzt werden.

Oxytocin verstärkt u. a. soziale Interaktionen („Kuschelhormon") und wirkt sedierend bzw. als Anti-Stress-Faktor. Gegenwärtig gibt es trotz intensiver Forschung keine entsprechenden Indikationen; Nasensprays aus dem Internet müssen als unsicher bezüglich Wirkung und Nebenwirkungen gelten.

ADH

ADH (syn. antidiuretisches Hormon, Vasopressin, Adiuretin) ist dem Oxytocin strukturell sehr ähnlich. Es bindet

– an die $G_{q/11}$-gekoppelten V_{1A}- und V_{1B}-Vasopressin-Rezeptoren, die überwiegend auf der glatten Muskulatur vorkommen;
– an die G_s-gekoppelten V_2-Vasopressin-Rezeptoren im Sammelrohr der Niere (S. 200).

ADH erhöht den Gefäßtonus und die Wasserrückresorption im Sammelrohr durch Translokation zytoplasmatischer Membranvesikel, die Aquaporin-2 enthalten, an die Zellmembran. Somit wird das **Volumen gesichert** und der **Blutdruck erhöht**. ADH wird ein Vorteil gegenüber Adrenalin bei der kardiopulmonalen Reanimation zugesprochen, da ADH im Gegensatz zu Adrenalin keine $β_1$-Adrenorezeptoren aktiviert, die potenziell schädliche, kardiotoxische Effekte beim Herz-Kreislauf-Stillstand vermitteln. Klinische Studien konnten jedoch keinen Vorteil zeigen.

Splanchnikusdurchblutung (V_1-vermittelt). ADH führt besonders im Splanchnikusgebiet zur Gefäßkontraktion. Daher eignen sich V_1-**Vasopressin-Rezeptor-Agonisten** wie **Terlipressin** zur Behandlung von Ösophagusvarizenblutungen (**Tab. 14.4**). Unter Terlipressin werden bei gleichem Therapieerfolg weniger Nebenwirkungen als bei einer Behandlung mit Somatostatin beobachtet, es ist jedoch wesentlich teurer.

Diabetes insipidus und Blutgerinnung (V_2-vermittelt). Ein **Mangel an oder Wirkverlust von ADH** vermindert die Wasserrückresorption und löst damit einen **Diabetes insipidus** aus (Leitsymptom: Polyurie und Polydipsie).

Tab. 14.4

Pharmakotherapie mit ADH-Modulatoren

Arzneistoff	Wirkmechanismus	Indikation
Terlipressin (Glycylpressin®)	V_1-Agonist (Vasokonstriktion)	– Ösophagusvarizenblutung
Desmopressin (Minirin®)	V_2-Agonist (Antidiurese)	– Antidiuretikum (z. B. bei Diabetes insipidus centralis) – Antihämorrhagikum (z. B. vor Operationen bei Hämophilie A) – Enuresis
Conivaptan (Vaprisol®)	$V_{1/2}$-Antagonist	– Hyponatriämie – akute Herzinsuffizienz
Tolvaptan (Samsca®)	V_2-Antagonist	– SIADH

– Der **zentrale Diabetes insipidus** spricht auf ADH-Substitution an. Da ADH schnell inaktiviert wird, wird das länger wirksame Derivat **Desmopressin**, ein V_2-Vasopressin-Rezeptor-Agonist, eingesetzt. Das Nonapeptid Desmopressin durchdringt dünne Schleimhäute und kann als Nasenspray (Minirin®) verabreicht werden.

– Beim **Diabetes insipidus renalis** kommt es zum Verlust der ADH-Wirkung durch Resistenz von V_2-Vasopressin-Rezeptoren oder einen Defekt von Aquaporin-2 in der Niere. Hier ist eine ADH-Substitution **nicht wirksam**.

ADH wirkt auf die **Blutgerinnung** und erhöht die Freisetzung von vWF und Faktor VIII. Deshalb kommt es auch bei Hämophilie zum Einsatz.
Zahlreiche Pharmaka können die ADH-Sekretion und -Sensitivität verändern (**Tab. 14.5**).

Syndrom der inadäquaten ADH-Sekretion und Verdünnungshyponatriämie. Zahlreiche Arzneistoffe können eine (Verdünnungs-)Hyponatriämie (Serumnatrium < 135 mmol/l) verursachen. Dabei ist das Körperwasser bei normalem Gesamtnatrium erhöht, zumeist als Folge einer inadäquaten ADH-Sekretion (SIADH-Syndrom). Beobachtet wird eine (Verdünnungs-)Hyponatriämie v. a. unter Neuropharmaka (Antidepressiva, Neuroleptika, Carbamazepin und Oxcarbazepin), besonders zusammen mit ACE-Hemmern/Sartanen oder Diuretika. Therapiert wird mit hyperosmolarem Kochsalz, Volumenrestriktion oder ADH/Vasopressin-Rezeptor-Antagonisten, Vaptanen wie **Tolvaptan** (Samsca®).
Cave: Bei geriatrischen Patienten ist eine Hyponatriämie mit erhöhter Delir- und Krankenhausmortalität assoziiert.

Tab. 14.5

Wirkung von Pharmaka und Toxinen auf die ADH-Sekretion

ADH-Freisetzung	Beispiele
vermehrt (Diurese ↓)	– Nikotin – Morphin – trizyklische Antidepressiva, SSRI – Carbamazepin, Oxcarbazepin
vermindert (Diurese ↑)	– Lithium – Ethanol – Glukokortikoide – Phenytoin

14.3 Schilddrüsenhormone und Erkrankungen der Schilddrüse

Key Point
Funktionsstörungen der Schilddrüse und der Ersatz von Schilddrüsenhormonen sind im medizinischen Alltag sehr häufig. Die Bedeutung der Pharmakotherapie liegt in den umfassenden Wirkungen, die die Schilddrüse und damit auch die pharmakotherapeutische Intervention für viele Körperfunktionen besitzt.

Die Schilddrüse ist der Synthese- und Speicherort für die Schilddrüsenhormone **Thyroxin (T_4)** und **Triiodthyronin (T_3)**. Sie untersteht der ständigen Kontrolle durch Hypothalamus (TRH) und Hypophyse (TSH), deren Sekretion selbst wieder durch negative Rückkopplung kontrolliert werden und die sowohl die Synthese- als auch die Abgabegeschwindigkeit der Schilddrüsenhormone steuern (**Abb. 14.1**).

14.3.1 Grundlagen

Schilddrüsenhormone stimulieren den zellulären O_2-Verbrauch, den Grundumsatz, die Fett- und Proteinmobilisierung, die Wärmeproduktion und den Knochenumbau, außerdem die Erregbarkeit von Nervenfasern sowie die Kontraktilität, den O_2-Verbrauch und die Erregbarkeit am Herzen. Wesentliche Bedeutung besitzt die Schilddrüse zudem für die geistige Reifung, das Längenwachstum und die Organanlagen. In niedrigen Dosierungen (100–200 µg/d)

wirken Schilddrüsenhormone überwiegend anabol, sie erhöhen dann die Glykogen- und Proteinsynthese. Daraus lassen sich die Symptome der Über- und Unterfunktion ableiten:
- **Hyperthyreose:** erhöhter Grundumsatz, warme, feuchte Haut, Tachykardie, Gewichtsverlust, Tremor, Nervosität
- **Hypothyreose:** reduzierter Grundumsatz, Adynamie, trockene, kühle Haut, Bradykardie, Adipositas, Müdigkeit

Synthese und Funktion der Schilddrüsenhormone

Thyroxin (T_4) und **Triiodthyronin (T_3)** sind wie die Katecholamine Derivate der Aminosäure L-Tyrosin. Ihre Synthese, Speicherung und Freisetzung geschieht in mehreren Schritten in der Schilddrüse (**Abb. 14.3**).

1. Aufnahme von Iod in die Schilddrüse (Iodination). Der entscheidende exogene Faktor der Synthese ist die **Zufuhr von Iod** aus der Nahrung. Iod wird nach Resorption im Darm zu Iodid reduziert und aus dem Blut aktiv über einen Natrium-Iod-Symporter (NIS) in die Thyreozyten aufgenommen. Dort wird es bis zum 500-Fachen der Plasmakonzentration angereichert.

2. Einbau von Iod in Thyreoglobulin (Iodisation). Mittels einer Peroxidase wird Iodid zunächst zum elementaren Iod oxidiert und dann in die iodfreien Tyrosinreste von Thyreoglobulin eingebaut. Dadurch entsteht 3-Mono- oder 3,5-Diiodtyrosin (MIT oder DIT). MIT bzw. DIT werden wiederum durch die Peroxidase zu T_3 oder T_4 zusammengesetzt und an Thyreoglobulin gekoppelt ins Schilddrüsenkolloid eingelagert.

3. Freisetzung von T_3/T_4. Unter dem Einfluss von TSH wandern die Thyreoglobulin-Moleküle zurück in die Thyreozyten, wo T_3 und T_4 abgespalten und ins Blut abgegeben werden. Die restlichen MIT und DIT des Thyreoglobulins werden deiodiert, und das freie Iod bzw. Tyrosin steht für eine Neusynthese von T_3/T_4 wieder zur Verfügung.

Konversion und Metabolismus

Die Schilddrüse sezerniert pro Tag 90 µg T_4 und nur 8 µg T_3, deren Plasmakonzentration 75–100 nmol/l bzw. 1,5–2,3 nmo/l betragen. T_4 ist eigentlich nur ein schwaches Pro-Hormon für das 10-mal stärkere T_3: 80 % des zirkulierenden T_3 (d. h. 25 µg/d) entstehen aus T_4 durch Deiodierung am Phenolring **(Konversion)** (**Abb. 14.4**). Die stärkere Wirksamkeit von T_3 ist durch seine höhere Affinität für den Schilddrüsenhormon-Rezeptor bedingt.

Im Blut werden über 99 % des T_3 bzw. T_4 an Plasmaproteine gebunden, davon 60 % an thyroxinbindendes Globulin (TBG), 30 % an Präalbumin und 10 % an Albumin. Weitere Unterschiede s. **Tab. 14.6**.

Die fast vollständige Bindung an TBG ist nur von theoretischer Bedeutung. Auch wenn zahlreiche Medikamente mit T_3/T_4 um die Proteinbindungen konkurrieren, ändert sich die freie T_3/T_4-Konzentration nicht, da über TSH und reaktive Anpassungen der Synthese gegenreguliert wird.

Durch Deiodierung von T_4 am nicht phenolischen Ring werden die Schilddrüsenhormone überwiegend in Leber und Niere inaktiviert und reverses T_3 (rT_3) gebildet.

MERKE

T_4 (Thyroxin) ist das mengenmäßig überwiegende, aber nur schwach wirksame Schilddrüsenhormon. Es wird in der Peripherie in T_3, das eigentlich wirksame Hormon, umgewandelt (Konversion).

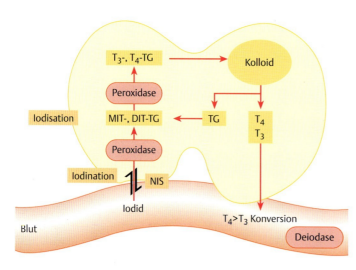

Abb. 14.3 Synthese der Schilddrüsenhormone. Der Kreislauf der Bildung von Schilddrüsenhormonen dreht sich um das Thyreoglobulin, dessen Tyrosinreste mit Iod beladen werden und das nach der Abspaltung der Schilddrüsenhormone T_3/T_4 wieder für eine neue Beladung zur Verfügung steht (DIT = Diiodtyrosin, MIT = Monoiodtyrosin, NIS = Natrium-Iod-Symporter, TG = Thyreoglobulin).

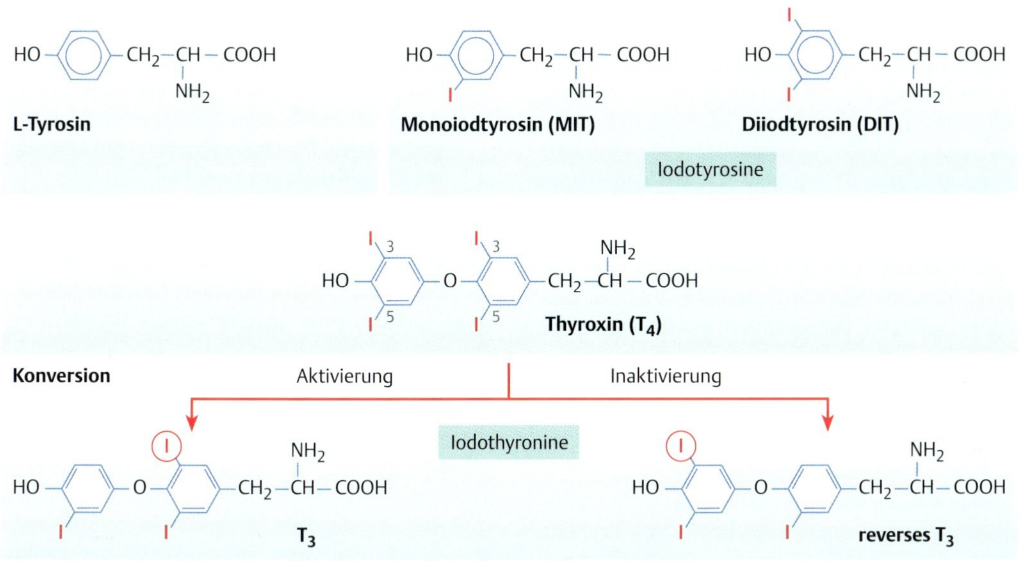

Abb. 14.4 Iodotyrosine und Iodothyronine. Der Einbau von Iod (rot) in L-Tyrosin und die Fusion von zwei iodierten Tyrosinresten (Iodothyronine) führt zum Thyroxin, das zum wirksamen T_3 konvertiert wird. Der Wechsel der T_3-Iodierung von Position 3 an Position 3' (Kreis) durch spezifische Deiodasen inaktiviert T_3 (reverses oder rT_3).

Tab. 14.6

Unterschiede zwischen T_3 und T_4

	T_3	T_4
Resorption nach oraler Gabe	90–100 %	80 %
freier Anteil im Plasma	0,5 %	0,05 %
Plasma-HWZ (d)	1–2	7
Wirksamkeit am Thyroxin-Rezeptor	hoch	niedrig
Wirkungseintritt	1–2 d	4–5 d
Hemmung von TSH und TRH	stark	schwach

Regulation und zelluläre Wirkungen der Schilddrüsenhormone

TSH (*thyreoidea stimulating hormone* oder Thyreotropin) aus der Hypophyse stimuliert die Freisetzung der Schilddrüsenhormone, erhöht die Iodaufnahme in die Schilddrüse und verursacht bei lang andauernder Freisetzung eine Hypertrophie der Schilddrüse. TSH steht unter der Kontrolle des hypothalamischen **TRH** (*thyreotropin releasing hormone*). TRH und TSH werden ihrerseits durch T_3 und seine Rezeptoren gehemmt (negative Rückkopplung).
Die Rezeptoren für Schilddrüsenhormone sind wie die Rezeptoren für Steroid- und Sexualhormone ligandengesteuerte Transkriptionsfaktoren. Es gibt zwei Rezeptoren, TRα und TRβ, die nach Bindung von T_3 die Expression wie Suppression zahlreicher Zielgene steuern.

14.3.2 Substitution mit Thyroxin und Iodsalz

Die Substitution mit Thyroxin oder Iodsalz ist die Therapie der Wahl bei euthyreoter oder hypothyreoter Struma, Hypothyreose sowie bei Suppressionsbehandlungen.

Thyroxin (T_4)

L-Thyroxin (= Levothyroxin) (Euthyrox®) wird wegen seiner längeren HWZ einer Einnahme von T_3 vorgezogen. Es sollte mindestens 30 min vor dem Essen (Frühstück oder Abendessen) eingenommen werden, da sonst der resorbierte Anteil von 80 % um ca. ein Drittel vermindert wird (Konkurrenz der Aminosäuren aus der Nahrung um die intestinalen Transporter). Die Dosierung von Thyroxin sollte – sofern nicht erforderlich wie beim Schilddrüsenkarzinom – das TSH nicht supprimieren, denn TSH ist wichtig für die normale Funktion der Schilddrüse.

Indikationen.
– **Hypothyreose**: Substituiert wird mit 75–200 µg/d (einschleichen mit 25–50 µg); in der Schwangerschaft besteht ein um ca. 30–40 % erhöhter Bedarf.
– **hypothyreotisches Koma (Myxödemkoma)**: Bei diesem lebensbedrohlichen Zustand wird T_4 intravenös (L-Thyroxin Henning® inject) appliziert.
– **Zustand nach Schilddrüsenkarzinom**: Nach Entfernen der Schilddrüse wird mit 150–300 µg/d T_4 substituiert. Mit dieser im Vergleich zur Hypothyreose höheren Dosierung soll die TSH-Sekretion vollständig unterdrückt werden, damit kein TSH

möglicherweise verbliebene Tumorzellen stimulieren kann.
- **Depression:** Die Gabe von Thyroxin kann im Sinne einer Augmentation zur Verstärkung der Wirkung der klassischen Antidepressiva (S. 455) gegeben werden.

Nebenwirkungen. Sie ergeben sich aus den Schilddrüsenfunktionen, v. a. wenn zu schnell aufdosiert wird: Unruhe, Ängstlichkeit, Herzrasen etc. Da in niedrigen Dosierungen die Glykogensynthese gesteigert wird, kann eine Insulinresistenz bei Diabetes mellitus verstärkt oder klinisch manifest werden; die Wirkung von Antidiabetika wird abgeschwächt.
Das TSH sollte im Normbereich liegen und nicht supprimiert sein (Ausnahme: Schilddrüsenkarzinome).

Kontraindikationen. Frischer Myokardinfarkt, KHK und Tachyarrhythmien, Hyperthyreose.

Fehlende Wirksamkeit von L-Thyroxin. Sehr häufig wird trotz ausreichender Einnahme von L-Thyroxin über zu niedrige T_3/T_4- oder zu hohe TSH-Plasmakonzentrationen berichtet. Folgende Ursachen können dazu beitragen:
- keine Nüchterneinnahme
- Mehrwertige Kationen wie Calcium können L-Thyroxin binden (*Cave:* Milch, Mineralwasser, Multivitaminsäfte; Eisensubstitution). Bereits die Milch im Kaffee kann die Menge des bioverfügbaren L-Thyroxins mindern.
- Malabsorption durch Antazida oder basische Anionenaustauscherharze sowie bei Zöliakie, Laktoseintoleranz oder Kurzdarmsyndrom.
- Präparatewechsel: Es gibt signifikante Unterschiede in der Wirksamkeit von L-Thyroxin-Arzneimitteln.
- Bei einer Gastritis sind höhere Dosierungen erforderlich.
- Präparate mit geänderter Galenik (z. B. Euthyrox®) verändern nicht die Verträglichkeit.

Praxistipp
Einfach zu befolgende Empfehlungen für die Einnahme von L-Thyroxin:
- Nüchterneinnahme mit Leitungswasser 30–60 min vor dem Essen bzw. 2 h nach der letzten Mahlzeit
- Meiden von milch- sowie elektrolythaltigen Getränken bei der Einnahme.
- Die abendliche Einnahme nach dem Abendessen verbessert evtl. die Bioverfügbarkeit und ggf. auch das psychosomatische Morgentief.

Praxistipp
Um die Gefahr vor allem kardialer Nebenwirkungen zu minimieren, sollte die Substitution mit L-Thyroxin langsam begonnen und gesteigert werden. Die Dosierung sollte nur langsam um 25 μg/d gesteigert werden.

Iodsalz

Eine tägliche Aufnahme von mindestens 200 μg Iod als **Kaliumiodid** (131 μg enthalten 100 μg Iod) ist die Grundvoraussetzung für eine intakte Schilddrüsenfunktion. Iodmangel führt nicht nur zur Bildung einer Struma (Kropf), sondern bei Kindern auch zu Entwicklungsstörungen. 1 kg Speisesalz enthält 20 mg Iod bzw. 32 mg Kaliumiodat, das Kaliumsalz der Iodsäure: mit 5 g Salz können immerhin 100 μg Jod supplementiert werden. Iod bzw. Kaliumiodid wird nach vollständiger Resorption in die Schilddrüse aufgenommen, wo es mit einer HWZ von mehreren Wochen gespeichert wird. Dann wird es renal ausgeschieden.

Indikationen.
- **Struma**: Bei euthyreoter Struma sind je nach Alter 100–500 μg/d, zur Strumaprophylaxe 100–200 μg/d ausreichend (**Abb. 14.5**).
- **Thyreostase:** In hoher Dosierung von 5 mg/d **unterdrückt** Iodid Schilddrüsenfunktionen wie die Freisetzung von T_3/T_4 aus dem Thyreoglobulin innerhalb von 24 h. Dieser paradoxe Effekt ist bei Hyperthyreose stark ausgeprägt, daher wird die hohe Iodidgabe als sog. „Plummerung" zur Operationsvorbereitung bei Morbus Basedow sowie in der thyreotoxischen Krise eingesetzt.

Nebenwirkungen. Die iodinduzierte Hyperthyreose ist die wichtigste Nebenwirkung. Gefährdet sind ältere Patienten mit Dosierungen über 300 μg/d, da die verbesserte Iodversorgung auch zu einer erhöhten Synthese von Schilddrüsenhormonen führt. Mit einer Dosierung über 1 mg kommt es zum **Iodismus** mit gereizten Schleimhäuten, Schnupfen, Konjunkti-

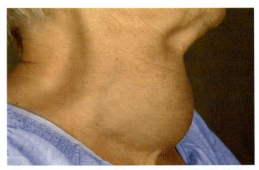

Abb. 14.5 Ausgeprägte Struma. Als Ursache der Schilddrüsenvergrößerung wird ein länger bestehender Iodmangel angesehen. (Baenkler HW, Goldschmidt H, Hahn JM et al. Kurzlehrbuch Innere Medizin. Thieme; 2015)

vitis, Bronchitis oder Gastroenteritis. Neben Iod können auch Amiodaron (S. 146) oder Röntgenkontrastmittel eine iodinduzierte Hyperthyreose auslösen.
Kontraindikationen. Hyperthyreose, autonome Bereiche in der Schilddrüse, Autoimmunerkrankungen der Schilddrüse, Iodallergie.

Exkurs

Therapie einer (euthyreoten) Struma
Iodmangel führt zu einer Vergrößerung der Schilddrüse (Struma). Normalerweise unterdrückt Iod lokale Wachstumsfaktoren, die bei Iodmangel die Hyperplasie von Schilddrüsenzellen stimulieren. Bei einer normalen, d. h. euthyreoten Stoffwechsellage wird **Kaliumiodid** verordnet (100–200 µg/d bei Kindern, 200–500 µg/d bei Erwachsenen). Vorab müssen Autonomien und Tumoren der Schilddrüse ausgeschlossen werden. Iodid kann zu einer Verkleinerung der Schilddrüse um bis zu 30% führen, wenn es rechtzeitig gegeben wird.
Levothyroxin (75–150 µg/d, d. h. in nicht TSH-supprimierender Dosierung) ist bei hypothyreoter Struma oder bei zur Hypothyreose führenden Autoimmunerkrankungen (z. B. Hashimoto-Thyreoiditis) indiziert, da hier Iod zu einer unerwünschten Stimulation führen würde. Kombinationen von Iodid und Thyroxin sind bei einer Rezidivprophylaxe nach Schilddrüsenoperation sinnvoll oder wenn die alleinige Kaliumiodid-Gabe nicht ausreicht.

MERKE

- Thyroxin (T_4) ist zur Substitution bei Hypothyreose oder nach Entfernung eines Schilddrüsenkarzinoms indiziert.
- Iodsalz wie Kaliumiodid ist die erste Wahl bei einer euthyreoten Struma. In hoher Dosierung (über 5 g täglich) wirkt es thyreostatisch und unterdrückt die Freisetzung von T_3/T_4.

14.3.3 Thyreostatika

Thyreostatika sind **Hemmstoffe der Schilddrüsenfunktion**, die bei hyperthyreoten Zuständen eingesetzt werden (**Abb. 14.6**). Sie hemmen
- die Synthese der Schilddrüsenhormone (z. B. Thioamide)
- und den Iodtransport in die Schilddrüse (z. B. Perchlorat).

Thyreostatisch wirken außerdem noch Radioiod, das die Schilddrüse zerstört, und Lithium (S. 322).

Hemmstoffe der Synthese von Schilddrüsenhormonen

Wirkmechanismus. **Thioamide** sind Derivate des Thioharnstoffes (**Abb. 14.7**), welche die Peroxidase und damit die Iodisation blockieren:
- Iod kann nicht mehr in die Tyrosinreste des Thyreoglobulins eingebaut werden.
- Iodtyrosine können nicht mehr zu T_3 bzw. T_4 gekoppelt werden.

Die Inhibition wird durch das **Verhältnis von Iodid zu Thioamid** bestimmt: Bei niedriger Iod-Konzentration ist die Hemmung der Peroxidase durch Thioamide irreversibel, bei höherer Iod-Konzentration werden die Thioamide selbst oxidiert und iodiert. Dies schwächt ihre Hemmung, und der Einbau von Iod in Thyreoglobulin wird reversibel geblockt. Dies erklärt, warum Iodmangel das Ansprechen auf Thioamide verstärkt und Iodüberschuss das Ansprechen vermindert. Neben der Iodisation werden noch antiimmunogene Effekte bei Autoimmunerkrankungen der Schilddrüse als Wirkungen der Thiamide diskutiert.
Die **thyreostatische Wirkung** greift erst nach 2–3 Wochen, da das bereits synthetisierte Schilddrüsenhormon immer noch freigesetzt wird. Wenn die Schilddrüsenfunktion vollständig blockiert ist, muss mit Thyroxin substituiert werden.

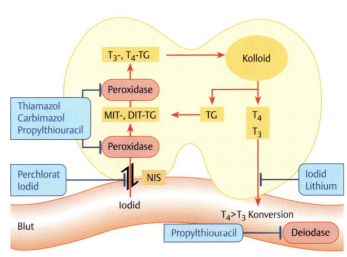

Abb. 14.6 Angriffspunkte von Thyreostatika. Thioamide hemmen die Iodisation, Perchlorat und hoch dosiertes Iod die Iodaufnahme, Iod und Lithium die Freisetzung von T_3/T_4; schließlich kann Propylthiouracil die periphere Deiodase und damit die Konversion von T_4 zu T_3 unterdrücken (DIT = Diiodtyrosin, MIT = Monoiodtyrosin, NIS = Natrium-Iod-Symporter, TG = Thyreoglobulin).

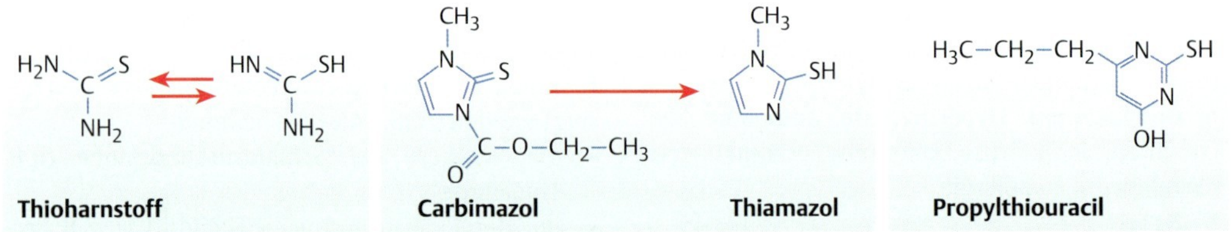

Abb. 14.7 Thioamid-Thyreostatika. Thioamide leiten sich von Thioharnstoffen ab. Vorausgegangen war die Beobachtung, dass schwefelhaltige Verbindungen bei Tieren einen Kropf erzeugen.

Wirkstoffe. Thiamazol (Favistan®) reichert sich in der Schilddrüse an, wo es bis zu 24 h lang wirkt, obwohl seine Plasma-HWZ wesentlich kürzer ist. Eine Leberinsuffizienz verlängert seine Wirkung. **Carbimazol** (Neo-Thyreostat®) ist ein Prodrug, das schnell in Thiamazol umgewandelt wird. **Propylthiouracil** (Propycil®) ist ein 10-mal schwächeres und kurz wirksames Thioamid, das in hohen Dosierungen zusätzlich die Deiodase D 1 und so die **periphere Deiodierung** von T_4 zu T_3 (Konversion) blockiert (**Abb. 14.7**).
Nebenwirkungen. Bei 0,1–0,5 % der Patienten entwickelt sich innerhalb von 2–5 Wochen eine **Agranulozytose** (reversibel nach Absetzen), häufiger kommen Leukopenien vor. Zu Therapiebeginn muss daher auf die entsprechenden Symptome geachtet werden.
Häufig sind **allergische Reaktionen,** bei denen ein Wechsel von Thiamazol auf Propylthiouracil hilfreich sein kann. Zu hohe Dosierungen können einen Hormonmangel mit Hypothyreose auslösen, was eine kompensatorische Vergrößerung der Schilddrüse provoziert (sog. strumigene Wirkung).
Kontraindikationen. Überempfindlichkeit gegen den Wirkstoff, Leberschäden.
Arzneimittelinteraktionen. Iod und iodhaltige Wirkstoffe vermindern die Wirkung von Thioamiden.
Indikationen. Autonome Areale und Knoten. Autonome Areale der Schilddrüse mit einer unkontrollierten Hormonsekretion entwickeln sich häufig aus einer euthyreoten Stoffwechsellage unter ständigen Wachstumsreizen, wie z. B. Iodmangel oder funktionell aktiven Mutationen des TSH-Rezeptors. Da oft primär operiert wird, dienen Thioamid-Thyreostatika nur zur OP-Vorbereitung, um präoperativ einen euthyreoten Stoffwechsel zu erreichen.
Thyreotoxische Krise. Dieser lebensbedrohliche Notfall wird mit hohen i. v. Dosen Thiamazol zusammen mit β-Blockern und Glukokortikoiden therapiert.
Morbus Basedow. Diese Autoimmunerkrankung, bei der TSH-Rezeptor-Antikörper (TRAK) die Schilddrüse stimulieren, wird mit Thioamiden behandelt. Bei Rezidiven wird entweder operiert oder Radioiod appliziert, wobei vorher immer eine euthyreote Stoffwechsellage anzustreben ist. Auch eine endokrine Orbitopathie kann mit dem Morbus Basedow assoziiert sein. In diesem Fall sind Glukokortikoide indiziert, aber keine Thyreostatika.
Schwangerschaftshyperthyreose. Da alle Thioamide plazentagängig sind und damit die fetale Schilddrüsenfunktion unterdrücken, mit der Gefahr einer Entwicklungsstörung, muss so niedrig wie möglich dosiert werden. Thioamide gehen auch in die Muttermilch über, gelten aber nicht als schädlich für die kindliche Schilddrüse.

Hemmstoffe der Iodidaufnahme

Der Iodidtransport in die Schilddrüse wird kompetitiv durch 1-wertige Anionen wie **Perchlorat** (Irenat®) unterbunden. Dieser Hemmstoff der Iodination wird bei iodinduzierter Hyperthyreose (z. B. hohe Iod-Gaben oder Amiodaron) eingesetzt. Zu beachten ist, dass nach Gabe von Perchlorat über längere Zeit keine Radioiodtherapie oder präoperative Zufuhr von Iod durchgeführt werden kann.
Die Nebenwirkungen sind vielfältig und reichen von Läsionen der Magenschleimhaut über Agranulozytose bis zum nephrotischen Syndrom, deshalb ist Perchlorat nur noch 2. Wahl.

Radioiodtherapie

^{131}Iod ist zu 90 % ein β-Strahler mit einer Reichweite von 1 mm (10 % sind γ-Strahlen). Nach oraler Aufnahme als Kapsel reichert sich ^{131}Iod wie normales Iod in der Schilddrüse an, der Therapieerfolg zeigt sich erst nach 3–4 Monaten.
Radioiod ist eine 1. Wahl bei autonomen Knoten und die 2. Wahl (nach Operation) bei Morbus Basedow. Außerdem wird ^{131}Iod zur Beseitigung von iodspeichernden Metastasen verwendet. Es darf nicht bei schwangeren oder stillenden Frauen sowie bei Kindern eingesetzt werden.

Lithium

Lithium (Quilonum®) aus Lithiumcarbonat reichert sich auf das 4-Fache seiner Plasmakonzentration in der Schilddrüse an. Es hemmt wie Iod die Hormonsekretion, beeinträchtigt aber nicht die Einlagerung und Akkumulation von Radioiod. Lithium hemmt weiterhin die Konversion von T_4 zu T_3 und sensitiviert die TSH-Freisetzung durch TRH. Lithium kommt bei einer thyreotoxischen Krise zum Einsatz, wenn die Patienten allergisch gegen Thioamide oder Iodid sind. Weitere Indikationen (S. 466).

MERKE

- Thioamid-Thyreostatika wie Thiamazol hemmen die Iodisation und T_3/T_4-Synthese. Indikationen sind Hyperthyreosen einschließlich thyreotoxischer Krisen, Op-Vorbereitung und Morbus Basedow.
- Perchlorat und Lithium hemmen die Iodination und werden bei iodinduzierter Hyperthyreose eingesetzt.

14.3.4 Weitere endokrinologische Themengebiete

- Mineral- (S. 535) und Glukokortikoide (S. 524)
- Sexualhormone (S. 285)
- Insulin (S. 245) und Glukagon (S. 246)
- Calciumregulation (S. 326).

14.3.5 Weiterführende Informationen

- www.paediatrische-endokrinologie.de
- www.endokrinologie.net (Deutsche Gesellschaft für Endokrinologie)

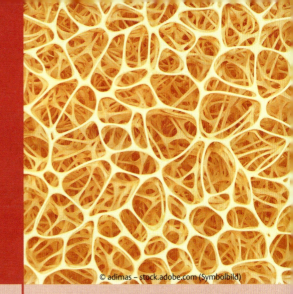

© adimas – stock.adobe.com (Symbolbild)

Kapitel 15

Antiosteoporotika

Thomas Herdegen

15.1 **Überblick über den Knochenstoffwechsel** 326

15.2 **Antiosteoporotika** 328

15.3 **Pharmakologie in der Praxis: Knochenstoffwechsel und Antiosteoporotika** 334

15.1 Überblick über den Knochenstoffwechsel

Key Point
Erkrankungen des Skelettsystems, allen voran die Osteoporose, sind von größter klinischer Relevanz. Zerstörungen oder Verletzungen des Skeletts und einzelner Knochen sind immer mit Einschränkungen der Bewegung und damit der Lebensqualität (bis hin zu erhöhter Mortalität) verbunden. Zahlreiche Krankheiten und pharmakologische Wirkstoffe stören den Knochenstoffwechsel und führen zu multiplen Frakturen.

Das Skelett ist nicht nur Stützorgan und Schutzhülle (Schädel), sondern auch unser größtes **Mineraldepot**. Es enthält:
- 99 % des gesamten Calciums
- 85 % des gesamten Phosphats
- 50 % des gesamten Magnesiums
- Zusätzlich zeigt sich der Knochen immer mehr als wichtiges immunologisches Organ bzw. Zielorgan pathoimmunologischer Prozesse wie der rheumatoiden Arthritis.

Darüber hinaus ist der Knochen und speziell das Knochenmark der Bildungsort für Blutzellen (Thrombozyten, Leukozyten, Erythrozyten).

Voraussetzung für eine gesunde Ernährung des Knochens ist die **Grundversorgung mit Calcium und Vitamin D** (S. 344). Der Knochenstoffwechsel unterliegt lebenslang einem dauernden Umbau (physiologisches Remodeling), der im Wesentlichen durch die den Knochen aufbauenden **Osteoblasten** und die den Knochen abbauenden **Osteoklasten** aufrechterhalten wird. Ihre Aktivität wird durch zahlreiche hormonelle und immunologische Faktoren wie Vitamin D, Sexualhormone, Calcitonin, Parathormon oder RANKL (S. 331) sowie mechanisch durch körperliche Belastung gesteuert.

Das Knochenskelett besteht aus kortikalen und spongiös-trabekulären Knochen, die sich in ihrem Frakturrisiko und Ansprechen auf Antiosteoporotika unterscheiden (**Tab. 15.1**). Der **kortikale Knochen** bildet die äußere Schale aller Knochen und macht 75 % der gesamten Knochenmasse aus. Der **spongiös-trabekuläre Knochen** bildet das schwammartige Gerüstwerk feiner Knochenbälkchen innerhalb der kortikalen Knochen. Der stabile, weil stark kalzifizierte kortikale Knochen unterliegt einem geringeren Umbau als der spongiöse Knochen mit seinem hohen Anteil von Knochenbälkchen und einer großen inneren Oberfläche (= höheres Frakturrisiko!).

Osteoblasten bauen langsam neuen Knochen auf (**Abb. 15.1**, **Abb. 15.2**), während **Osteoklasten** den alten Knochen schnell in 2–3 Wochen abbauen, die

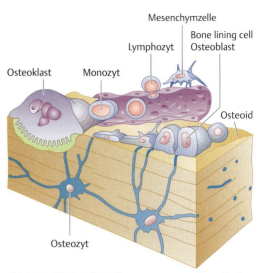

Abb. 15.1 Die Knochenzellen. Osteozyten mit ihrem dendritischen Versorgungsnetzwerk sowie Endostzellen (*lining cells*) als Oberflächenschutz halten den Ruhezustand des Knochens aufrecht. Der permanente Umbau vollzieht sich im Zusammenspiel von **resorptiven Osteoklasten** (mit ihren baggerschaufelähnlichen Abbauzonen) und den **aufbauenden Osteoblasten**.
(Bartl R. Osteoporose. Thieme; 2010)

Tab. 15.1

Kortikaler und spongiöser Knochentyp

	kortikaler Knochen	spongiöser Knochen
Anteil am Knochensystem	80 %	20 %
Oberflächen-Volumen-Verhältnis	niedrig	hoch
Umbau (% im Jahr)	langsam (2,5 %)	schnell (25 %)
Vorkommen	mediales Femur medialer Radius	proximales Femur distaler Radius Wirbelkörper Hüftknochen
Anfälligkeit für Osteoporose und Frakturrisiko	mäßig	hoch
Ansprechen auf Antiosteoporotika	mäßig	gut

Mineralstoffe herauslösen und die restliche Matrix phagozytieren. Für die produktiv-zerstörerische Rolle der Osteoklasten gilt das Wort Mephistos: „Denn alles was entsteht, ist wert, dass es zugrunde geht" – um Neues aufzubauen. Der Knochen befindet sich in einem permanenten Umbau, ein Zyklus dauert ca. 120 Tage (**Abb. 15.2**).

Die Tätigkeit von Osteoblasten und Osteoklasten wird von zahlreichen Hormonen und Molekülen reguliert (**Tab. 15.2**, **Abb. 15.3**). **Osteozyten** sind die Kommandozentrale oder das „Knochengehirn". Sie messen die Krafteinwirkung und bestimmen die Knochendichte.

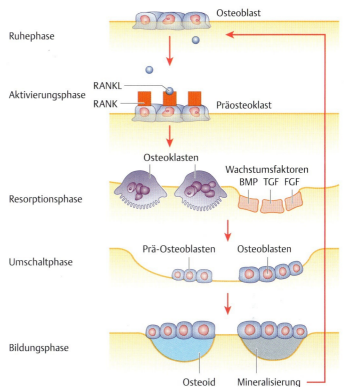

Abb. 15.2 Der Zyklus des Knochenumbaus. Osteoblasten setzen RANKL frei, ein Zytokin aus der TNF-Familie, das Osteoklastenvorläufer über die Bindung an ihren RANK-Rezeptor stimuliert. Die reifen Osteoklasten bauen den Knochen ab. Signalmoleküle wie TGF (*transforming growth factor*) oder BMP (*bone morphogenetic protein*) starten dabei den Knochenaufbau, in dessen Verlauf die Osteoblasten den Knochen mineralisieren. In der anschließenden Ruhephase warten die Osteoblasten auf ihren nächsten Einsatz, den sie mit der Freisetzung von RANKL beginnen. Osteoprotegerin (OPG), das ebenfalls von Osteoblasten gebildet wird, ist der natürliche Antagonist von RANKL und hemmt dessen Wirkung.

Tab. 15.2

Endogene Modulatoren des Knochenstoffwechsels

Modulatoren	Mechanismus
osteoanabol (Aufbau des Knochens)	
Calcitonin*	Hemmung der Osteoklasten
Calcium*	Knochenmineralisation
Estrogene*	Stimulation der Osteoblasten, Hemmung der Osteoklasten
Fluor*	Bildung von Osteoblasten
Lrp-5	Differenzierung von Osteoblasten
Osteoprotegerin	Antagonist von RANKL
Testosteron	ähnlich dem Estrogen
Vitamin C	Stimulation von Osteoblasten
Vitamin D*	Resorption von Calcium, Knochenmineralisation
Vitamin K**	Synthese von Osteocalcin
osteokatabol (Abbau des Knochens)	
Cortisol**	Knochenabbau durch Osteoklastenaktivierung sowie durch Suppression von IL-1 und Osteoblasten
Leptin	Hemmung des Knochenaufbaus
Parathormon*	Mobilisierung von Calcium und Phosphat, indirekte Aktvierung von Osteoklasten
RANKL*	Stimulation der Prä-Osteoklasten
Serotonin**	Stimulation der Osteoklasten
TNFα	Stimulation der Osteoklasten

* pharmakologisches Zielmolekül
** vermittelt osteoporotische Nebenwirkung von Arzneistoffen

MERKE

- **Calcium**, **Vitamin D** und **Geschlechtshormone** sind wesentliche Stabilisatoren der Mineralisation und der Knochendichte.
- Die Mobilisation von Calcium aus dem Knochen bedeutet immer eine Schwächung der Knochenstabilität. Schutz bietet eine ausreichend hohe Zufuhr von Vitamin D.

15.2 Antiosteoporotika

Key Point
Die Grundversorgung zur Festigung des Knochens beruht auf der Zufuhr der am Knochenstoffwechsel beteiligten Komponenten wie Mineralien, Vitamine und Hormone. Die „Knochen-Pharmakotherapie" umfasst Aktivatoren des Aufbaus bzw. Hemmstoffe des Abbaus. Die Möglichkeiten der Pharmakotherapie sind infolge des relativ niedrigen Stoffwechselumsatzes sowie der schwierigen Pharmakokinetik bei der Penetration ins Knochen- und Stützgewebe jedoch beschränkt.

Eine Reihe von Knochenerkrankungen können medikamentös therapiert werden. Für die **Osteoporose** sind die meisten Knochentherapeutika zugelassen (**Tab. 15.3**).

15.2.1 Basistherapie mit Calcium und (aktiviertem) Vitamin D

Die Versorgung mit **Calcium** und **Vitamin D** bildet die **Basistherapie** für einen gesunden Knochen und die meisten Knochentherapeutika. Für eine effiziente Supplementierung sollte Calcium immer mit Vitamin D eingenommen werden, da Vitamin D die Resorption von Calcium aus dem Verdauungstrakt und den Einbau in den Knochen fördert (**Abb. 15.3**); eine alleinige Gabe von Calcium dagegen kann zu pathologischen Kalzifizierungen führen, z.B. der supraventrikulären Erregungsleitung am Herzen.
Calcium (1000 mg/d) verhindert die Mobilisation von Calcium aus dem Knochen, die bei Calciummangel zu beobachten ist. Der reine Calciumgehalt (in Gramm) in Tabletten ist wesentlich niedriger als derjenige der Calciumverbindung; so enthält z.B. die Darreichung von 600 mg Ca-Gluconat nur 53 mg Calcium (**Tab. 15.4**). Am besten wird **Calciumcitrat** resorbiert (analog dem Zusatz von Vitamin C zur Acetylsalicylsäure). Die Zufuhr von Calcium ist **kontraindiziert** bei Hyperkalzämie, Nephrolithiasis oder Niereninsuffizienz. Sowohl Obstipation wie Diarrhö können verstärkt werden.

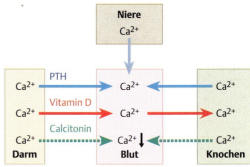

Abb. 15.3 Regulation des Calciumhaushalts. Die Pfeile geben die Richtung an, in die Calcium unter der jeweiligen Hormonwirkung von einem Kompartiment in ein anderes transportiert wird. Calcitonin (S. 332) hemmt die Resorption von Calcium aus dem Magen-Darm-Trakt und die Freisetzung aus dem Knochen.

Tab. 15.3

Knochenerkrankungen und ihre Pharmakotherapie	
Krankheit	**indizierte Arzneimittel**
Osteoporose, glukokortikoidinduzierte Osteoporose	Vitamin D, Calcium, Bisphosphonate, selektive Estrogen-Rezeptor-Modulatoren (SERM), RANKL-Antikörper, Parathormon
Osteomalazie (Morbus Paget)	Bisphosphonate
Knochenstabilisierung bei Metastasen	Bisphosphonate
Schmerzen bei Knochenmetastasen	Calcitonin
Rachitis	Fluor, Vitamin D

Tab. 15.4

Calciumgehalt und Eigenschaften von Calciumverbindungen	
Form der Darreichung	**davon Calcium**
Ca-Citrat 950 mg	200 mg
Ca-Carbonat 500 mg	200 mg
Ca-Gluconat 600 mg	53 mg

MERKE

Bei einer indizierten Calciumsubstitution sollte Calcium immer mit Vitamin D kombiniert werden.
Der Calciumgehalt ist viel niedriger als das Gesamtgewicht der Tablette. Meist gibt die Verpackungsaufschrift jedoch den reinen Calciumgehalt wieder.

Vitamin D (S. 344) wird meist als 25(OH)-Vitamin D (syn. **Vitamin D₃** oder Colecalciferol) angeboten (**Abb. 16.4**). Das Vitamin fördert die Aufnahme von Calcium aus dem Darm und seinen Einbau in die Knochengrundsubstanz und hemmt seine Ausscheidung über die Nieren.

Die Dosis beträgt 400–1000 IE oral/d oder 20 000 IE oral alle 2–3 Wochen. Bei 150 000 IE i.m. alle 6 Monate muss wegen der initialen Anflutung großer Mengen mit hyperkalzämischen Effekten gerechnet werden; außerdem sind die freigesetzten Mengen pro Tag niedriger, als durchschnittlich zu erwarten wäre. Grundsätzlich sind bis zu 4000 IE/d nebenwirkungsfrei, im Zweifel eher 1000 IE als nur 500 IE nehmen.

Kinder benötigen Vitamin D in der Wachstumsphase, auch zur Vorbeugung gegen Rachitis (S. 344). Außerdem macht die Supplementierung einen durch Vitamin-D-Mangel induzierten sekundären Hyperparathyreoidismus rückgängig. Weiterhin verbessert Vitamin D über entsprechende Rezeptoren in Myozyten die Koordination und Kontraktion der Muskulatur.

Im Alter kann es durch einen relativen Vitamin-D-Mangel zu einem sekundären Hyperparathyreoidismus mit beschleunigtem Knochenabbau kommen.

Bei Heimbewohnern muss von einem klinisch signifikanten Vitamin-D-Mangel ausgegangen werden.

Aktiviertes Vitamin D_3 wie das Endprodukt **Calcitriol** (Rocaltrol®) oder seine Vorstufe **Alfacalcidol** (Bondiol®) sind bei Nieren- und Lebererkrankungen wie Niereninsuffizienz oder Dialyse indiziert, wenn die Vitamin-D-Vorstufe Colecalciferol nicht mehr in der Niere oder der Leber zu $1\alpha,25(OH)_2$-Vitamin D_3 (Calcitriol) bzw. $24,25(OH)_2$-Vitamin D_3 (Dihydroxy-colecalciferol) aktiviert werden kann (**Abb. 16.4**).

Nur 1 von 30–50 Vitamin-D_3-Molekülen wird in der Niere aktiviert – das zeigt die strenge physiologische Kontrolle der Vitamin-D_3-Aktivierung, der sich auch die Verordnung mit der Restriktion der begleitenden Calcium-Zufuhr anpassen muss.

Alfacalcidol hat den Vorzug, langsamer und gleichmäßiger die Calciumspiegel mit geringerem Risiko für eine Hyperkalzämie zu erhöhen als Calcitriol.

> **MERKE**
>
> – Unter Gabe der sehr stoffwechselaktiven aktivierten D-Vitamine sollten nicht mehr als 500 mg/d Calcium eingenommen und der Calciumspiegel regelmäßig kontrolliert werden (mittlere Ca-Konzentration im Plasma 2,2–2,6 mmol/l), da immer mit Hyperkalzämie, Hyperkalzurie und Hyperphosphatämie gerechnet werden muss.
> – Die Supplementierung von Vitamin D ist wichtiger als die von Calcium. Im Alltag wird jedoch die Bedeutung von Calcium über- und die des Vitamins D unterschätzt.

15.2.2 Hemmung des Knochenabbaus

Bisphosphonate

Wirkmechanismus. **Bisphosphonate** sind gegenwärtig die wichtigsten und wirkstärksten Antiosteoporotika. Sie verhindern die Resorption und den Umbau des Knochens, indem sie sich auf der Knochenoberfläche einschließlich der Resorptionslakunen, des Ortes des aktiven Knochenabbaus durch Osteoklasten, einlagern (**Abb. 15.4**). Dort verbinden sie sich fest mit dem Calcium der Hydroxylapatit-Kristalle und verbleiben so **über Jahre** im Knochen. Diese besondere Haltbarkeit und Wirkung verdanken die Bisphosphonate ihrem Grundgerüst, da sie nicht durch die Pyrophosphatase hydrolytisch gespalten werden können (**Abb. 15.5**).

Die neueren Amino-Bisphosphonate hemmen über eine Stickstoffgruppe den Mevalonstoffwechsel, ähnlich den Statinen (S. 275). Dies induziert weiterhin die Apoptose von Osteoklasten. Die älteren Vertreter bilden zytotoxische ATP-Analoga aus.

Pharmakokinetik. Infolge ihrer niedrigen Lipophilie und negativen Ladung werden Bisphosphonate nur zu 0,5–1% resorbiert. Die Plasma-HWZ beträgt je nach Präparat 15–120 h, entscheidend ist die Präsenz von 30–50% der resorbierten Bisphosphonate

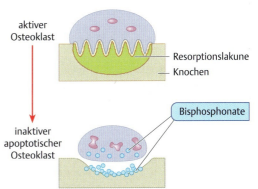

Abb. 15.4 Wirkung der Bisphosphonate. Bisphosphonate lagern sich in der Resorptionslakune ein, dem Ort der Knochenresorption (sog. Imprägnierung), und treiben die Osteoklasten in die Apoptose.

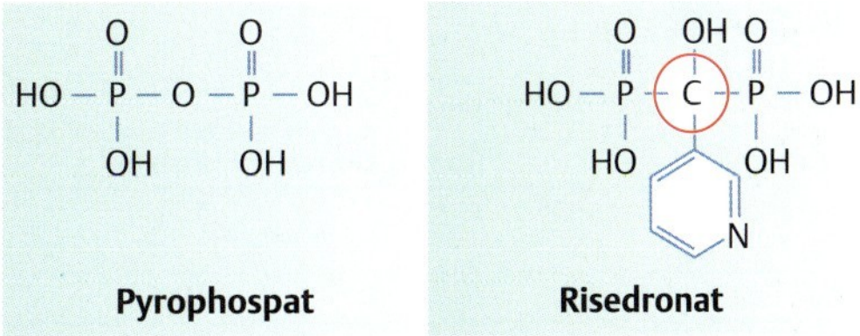

Abb. 15.5 Struktur der Bisphosphonate. Im Gegensatz zu Pyrophosphat ist das P-O-P-Grundgerüst bei den Bisphosphonaten durch -P-C-P- ersetzt (Kreis), das nicht hydrolytisch gespalten werden kann.

für 150 h auf der Knochenoberfläche und dann über Jahre im Knochen.

In Gegenwart von 2-wertigen Salzen wie Calcium oder Magnesium geht die Resorption gegen null, deshalb müssen die oralen Bisphosphonate **mit 30-minütigem Abstand vor dem Essen** nüchtern und mit elektrolytarmem **Leitungswasser** (kein Mineralwasser!) eingenommen werden. Außerdem ist auf eine aufrechte Körperhaltung zu achten, um bei Regurgitation in den Ösophagus schwere Schleimhautläsionen zu verhindern. Diese Probleme werden durch die i.v. Applikation alle 3 oder 12 Monate vermieden, die zusätzlich noch besser vor Frakturen schützt.

Indikationen. 1. Wahl bei Osteoporose, (tumorbedingter) Hyperkalzämie, Morbus Paget und multiplem Myelom. Bei Knochenmetastasen reduzieren Bisphosphonate die Osteolyseaktivität und das Frakturrisiko. Ihre Wirksamkeit beim Knochenödem beruht auf einer Hemmung von Prostaglandinen und Zytokinen.

Wirkstoffe. Die Bisphosphonate (**Tab. 15.5**) unterscheiden sich hinsichtlich verschiedener Kriterien:
— Indikation: Nicht alle Bisphosphonate sind zur Protektion extravertebraler Frakturen oder in der Tumortherapie zugelassen.
— Applikation: Ibandronat und Zoledronat können i.v. appliziert werden.
— Bindungsaffinität zum Knochen
— Hemmung der Osteoklastenaktivität durch Hemmung des Enzyms FPPS (Farnesyl-Pyrophosphat-Synthase)
— Potenz

Nebenwirkungen. Schwere und Inzidenz der Nebenwirkungen werden von verschiedenen Faktoren bestimmt:
— **Normaldosierung (Osteoporose)**
  • oral: unspezifische Nebenwirkungen wie Diarrhö, Kopf- und Muskelschmerzen
  • i.v.: Nach der ersten Infusion tritt bei ca. 30% eine grippeartige **Akute-Phase-Reaktion** auf, die durch eine Aktivierung von γδ-T-Zellen als Folge der Freisetzung von Isopentenylpyrophosphat (IPP) bei der Blockade des Mevalonsäure-Weges ausgelöst wird. Durch die prophylaktische Einnahme eines COX-Inhibitors kann diese Reaktion abgeschwächt werden. Mit jeder weiteren Injektion nimmt die Häufigkeit um 50% ab.
— **Hochdosistherapie (Tumoren)**
  • Bisphosphonate wie Zolendronat werden im Rahmen einer Tumortherapie bei Prostata- oder Mammakarzinom höher dosiert und auch in kürzeren Abständen verabreicht. Hier kommt es zu den seltenen, aber schwerwiegenden Komplikationen **Nephrotoxizität** und **Kiefernekrosen**.
  • Bei ca. 3% entwickelt sich eine transiente Hypomagnesiämie und Hypokalzämie, was therapeutisch bei renal bedingter Hyperkalzämie genutzt wird.

> **MERKE**
>
> Zur Vermeidung der Nephrotoxizität müssen die Injektionsabstände eingehalten werden.

Exkurs

Kiefernekrose bei Bisphosphonaten

Ursache für den Untergang von Kieferknochen ist ein störungsanfälliger Knochenstoffwechsel mit einem hohen Umsatz und einer eingeschränkten Heilung der Mukosa. Begünstigt wird eine Kiefernekrose durch:
— hohe i.v. Dosen von Ibandronat und Zoledronat in der Tumortherapie (Risiko hier 1–10%)
— die Immunsuppression bei Tumorpatienten (z.B. beim multiplen Myelom, Mammakarzinom)
— kieferchirurgische Eingriffe und nicht gedeckte Zahnextraktionen (Implantate sind kein Risikofaktor!)
— schlechte Mundhygiene mit Zahnfleischentzündungen (Keimbesiedlung)

Im Rahmen der Osteoporosetherapie ist das Risiko viel geringer (1:1000–10 000), Risikofaktor sind auch hier nicht gedeckte Zahnextraktionen.

Kontraindikationen. Schwere Niereninsuffizienz bei i.v. Gabe, Schwangerschaft und Stillzeit.

Tab. 15.5

Klinisch relevante Bisphosphonate

Wirkstoff	Applikationsart	Potenz*	Besonderheiten
Alendronat (Fosamax®)	oral	100	senkt Risiko für Oberschenkelhalsfraktur, Kombinationstablette mit Vitamin D
Ibandronat (Bonviva®)	oral, i.v.	1000	längste Wirkung
Risedronat (Actonel®)	oral	500	senkt Risiko für Oberschenkelhalsfraktur
Zoledronat (Aclasta®)	i.v.	5000	stärkste Potenz, stärkste Hemmung der FPPS (s.o.), höchste Bindungsaffinität

* bezogen auf die alten Clodronat bzw. das 10-mal schwächere Etidronat

> **MERKE**
> Bisphosphonate hemmen langfristig die Knochenresorption und senken den Knochenumsatz. Die i.v. Gabe im Abstand von 3 oder sogar 12 Monaten ist eine effektive Applikationsform, da damit das Problem der schlechten Compliance bei oraler Einnahme gelöst wird.
> Niereninsuffizienz, Akute-Phase-Reaktionen und das Risiko für Kiefernekrose sind bei i.v. Gabe zu berücksichtigen.

Der RANKL-Antikörper Denosumab

Wirkmechanismus. Ein neues Therapieprinzip ist die Hemmung des RANK-Signalweges durch Antikörper gegen RANKL, den Liganden für den Osteoklasten-Rezeptor **RANK** (*receptor activator of nuclear factor kappa B*).

RANKL steuert zusammen mit seinem natürlichen Gegenspieler, dem **Osteoprotegerin (OPG)**, die physiologische Osteoklasten-Aktivierung. Während RANKL für die Reifung, die Funktion und das Überleben von Osteoklasten essenziell ist, bindet OPG an RANKL und blockiert so dessen Bindung mit RANK. Estrogene steuern die Ausschüttung von Osteoprotegerin und RANKL aus den Osteoblasten, unter Estrogen-Mangel dominiert allerdings RANKL, was eine progressive Zerstörung der Knochenarchitektur zur Folge hat.

Der humane monoklonale IgG_2-Antikörper **Denosumab** (Prolia®) hat eine hohe Bindungsaffinität und Spezifität für RANKL. Ebenso wie OPG hemmt er die RANKL-Aktivität.

Pharmakokinetik. Denosumab besitzt eine lange HWZ von 25–30 Tagen und wird s.c. alle 6 Monate injiziert. Bereits nach 12–72 h ist eine Abschwächung des Knochenumbaus messbar. Vor der Gabe muss eine bestehende Hypokalzämie korrigiert werden.

Indikation. Denosumab gilt als ähnlich wirksam wie Bisphosphonate und ist daher eine Alternative, wenn Bisphosphonate kontraindiziert oder unverträglich sind. Seine breite Zulassung umfasst auch die Tumortherapie.

Nebenwirkungen. Da RANKL ein physiologischer Aktivator von T-Zellen ist, muss bei Gabe von RANKL-Inhibitoren mit vermehrten Infekten und Malignomen gerechnet werden. Tatsächlich ist die Inzidenz nur geringfügig nicht signifikant erhöht. In hoher Dosis muss bei Tumorpatienten – ähnlich den Bisphosphonaten – auch unter Denosumab mit Kiefernekrosen gerechnet werden. Zur Vermeidung einer Hypokalzämie bei Niereninsuffizienz sollte vor jeder s.c. Gabe der Calciumspiegel bestimmt werden.

Sexualhormone
Estrogen und SERM

Für die alleinige Indikation Osteoporose ist die **Substitution von Estrogenen** nur **2. Wahl**, da Estrogene nur das Frakturrisiko an der **Wirbelsäule** senken. Im Rahmen der Hormonersatztherapie mit Estrogenen kann die positive Wirkung auf den Knochenstoffwechsel jedoch einen notwendigen Einsatz von Antiosteoporotika (S. 332) hinauszögern.

Selektive Estrogen-Rezeptor-Modulatoren (SERM) wie **Raloxifen** (Evista®) wirken estrogen-agonistisch (S. 306) auf den Knochen-, Leber- und Fettstoffwechsel, aber estrogenantagonistisch auf Brustdrüse und Endometrium. Raloxifen – eine Weiterentwicklung von Tamoxifen (S. 305), das bei Estrogen-Rezeptor-positiven Tumoren eingesetzt wird – unterdrückt über die Stimulation der Estrogen-Rezeptoren die Aktivität der Osteoklasten. Es senkt auch das Risiko für Mamma- und Endometriumkarzinome. Die neuen SERM wie **Lasofoxifen** bieten keine weiteren Vorteile bei der Osteoporose.

> **Exkurs**
>
> **Hormonersatztherapie (HET) und Osteoporose**
> Eine HET mit equinen Estrogenen oder Estradiol-Derivaten senkt die Inzidenz der **vertebralen** Frakturen um bis zu 50% und erhöht die Knochendichte. Im Gegensatz zu den Bisphosphonaten fällt die Knochendichte nach dem Absetzen der SERM schnell auf das niedrige Ausgangsniveau zurück. Die HET ist effektiver als die bloße Gabe von Calcium und mindert auch das Risiko für Unterarmfrakturen, die häufigste Manifestation der Osteoporose in den ersten Jahren nach der Menopause. Etwa 25% der Frauen mit Wirbelkörperfrakturen haben zuvor eine Vorderarmfraktur erlitten.

Indikation. Vertebrale Osteoporose (mit oder ohne Fraktur), Knochenschmerzen bei metastasierendem Mammakarzinom, 2. Wahl bei Unverträglichkeit von Bisphosphonaten oder RANKL-Antikörpern.

Nebenwirkungen. Hitzewallungen (langsames Einschleichen!) und Ödeme sind Ausdruck der estrogenantagonistischen Wirkung. Kardiovaskuläre Ereignisse oder venöse Thromboembolien sind unter SERM selten.

Testosteron

Testosteron ist das Mittel der Wahl bei Männern mit **sekundärem** Knochenschwund wie bei Hypogonadismus. Es wird als Pflaster, Gel oder Depot (i.m. alle 3–4 Wochen) verordnet. Interessanterweise ist Testosteron bei der primären Osteoporose wenig wirksam, denn auch beim Mann ist die Abnahme der Estrogene für die Osteoporose hauptverantwortlich.

Bei der primären Osteoporose sind beim Mann Bisphosphonate oder RANKL-Antikörper indiziert.

Calcitonin

Calcitonin wird in den C-Zellen der Schilddrüse gebildet und ist der Gegenspieler des Parathormons. Es **hemmt die Osteoklasten** über spezifische Oberflächenrezeptoren und unterdrückt die Freisetzung von Calcium aus dem Knochen. An der Niere fördert Calcitonin die Ausscheidung von Calcium und Phosphat. Damit vermindert Calcitonin den Pool an zirkulierendem Calcium. Calcitonin kann als Protein nur als Nasenspray oder parenteral (Karil®, i. m., i. v., s. c.) appliziert werden. Wichtigste Indikation ist die **Verminderung des Knochenschmerzes**, z. B. bei Wirbelkörperfrakturen. Die Nebenwirkungen sind vielfältig wie Hitzegefühl, Übelkeit, Erbrechen oder Irritationen der Nasenschleimhaut. Bei Hypokalzämie ist Calcitonin kontraindiziert.

15.2.3 Steigerung des Knochenaufbaus

Parathormon (PTH)

Die Evolution des Parathormons steht am Beginn des Wechsels der Säugetiere aus dem calciumreichen Meer auf das calciumarme Festland und erklärt seine calciummobilisierende und -sparende Funktion.

Die **kontinuierliche** Freisetzung des endogenen Parathormons (Polypeptid mit 84 Aminosäuren) aus den Epithelkörperchen setzt als Gegenspieler des Calcitonins Calcium und Phosphat aus dem Knochen bei niedrigem Blutcalcium frei. Es fördert die renale Rückresorption von Calcium und die Bildung von Calcitriol. Im Gegensatz dazu steigert die **intermittierende** pharmakologische Gabe die **Knochenneubildung**. PTH-Analoga aktivieren die Osteoblasten und erhöhen die Kollagenproduktion mit verbesserter biometrischer Festigkeit des Knochens.

Teriparatid (Forsteo®; s. c.) ist gentechnisch hergestelltes PTH-Fragment, das aus den Aminosäuren **1–34** des humanen PTH besteht. Es wird zur Behandlung der manifesten Osteoporose eingesetzt und ist bei der Abnahme der Knochendichte oder Frakturen unter Bisphosphonaten sowie bei Sistieren des T-Scores (S. 333) indiziert. Da sich im Tierversuch mit sehr hohen Dosierungen Osteosarkome entwickelt haben, darf Teriparatid nur 18 Monate eingenommen werden. Ein neueres PTH-Analogon ist das vollständige rekombinante **Parathormon** (PTH 1–84; Preotact®), das bei postmenopausalen Hochrisikopatientinnen s. c. injiziert wird (Behandlungsdauer 24 Monate).

Nach der Gabe von Parathormon ist eine **antiresorptive Therapie** (z. B. mit Bisphosphonaten) erforderlich, um die Knochendichte aufrechtzuerhalten. **Nebenwirkungen** sind Übelkeit, Gliederschmerzen und depressive Verstimmung.

Fluorid

Fluorid stimuliert die Bildung von Osteoblasten aus Vorläuferzellen, es konkurriert jedoch um Calcium: Der Knochen wird unter Fluor dichter, aber verliert wegen der Härte an Elastizität und wird dadurch brüchiger. Deshalb wird Fluor nur noch in niedriger Dosierung zur **Kariesprophylaxe** bei Kindern eingesetzt. Ossofortin® plus bietet eine 3-fach-Kombination aus *Slow-release*-Fluorid, Calcium und Vitamin D mit der Indikation Osteoporose. In höherer Dosierung verursacht Fluor gastrointestinale Beschwerden wie Übelkeit oder Diarrhö sowie Gelenkschmerzen. Mehr als 15 mg/d können zur sog. Fluorose führen.

> **Praxistipp**
>
> Fluor wird noch zur Kariesprophylaxe bei Kindern eingesetzt. Dabei ist auf genügende Zufuhr von Calcium zu achten.

15.2.4 Pharmakotherapie der Osteoporose

> **Key Point**
>
> Ziel einer (prophylaktischen) Therapie bei Osteoporose ist die Senkung der Frakturhäufigkeit. Die Inzidenz vertebraler Frakturen lässt sich besser senken als die nicht vertebraler Frakturen wie Oberschenkelhalsfrakturen. Die Pharmakotherapie der Osteoporose ist auch noch im hohen Alter sinnvoll.

Überblick

Nach der Definition der WHO ist die Osteoporose eine systemische, durch niedrige Knochenmasse und die Verschlechterung der Mikroarchitektur des Knochens charakterisierte Skeletterkrankung, die eine vermehrte Brüchigkeit des Knochens zur Folge hat.

Nach dem 25.–30. Lebensjahr wird die Knochenbilanz mit 0,5–1 % Knochenverlust pro Jahr negativ; dieser basale Verlust ist unabhängig vom Geschlecht. Bei Frauen kommt es nach der Menopause durch Abfall des Estrogen-Spiegels zusätzlich zu einem Verlust von bis zu 4 % pro Jahr. Zwischen dem 40. und 70. Lebensjahr verlieren Frauen bis zu 40 %, Männer im gleichen Zeitraum aber nur 12 % der Knochenmasse bzw. Knochendichte. Dennoch ist zu beachten: Die Veränderungen der Knochendichte korrelieren aber nur mäßig mit dem Frakturrisiko. Die Prävalenz für die Osteoporose beträgt in Deutschland gegenwärtig 6,5 Mio. Frauen und 1,2 Mio. Männer. Betroffen ist v. a. der spongiöse Knochen mit seiner großen Resorptionsoberfläche, die viel schneller als die Kompakta abgebaut wird. Jede Minute bricht in Deutschland osteoporosebedingt ein Oberschenkelhals, ein Arm oder ein Wirbelkörper.

Am häufigsten sind die 2 Formen der **primären Osteoporose**:
- **postmenopausale Osteoporose (Typ I):** Als Folge des postmenopausalen Estrogen-Mangels werden Osteoklasten aktiviert, die knochenresorptive Wirkung des PTH verstärkt und der Knochenumbau beschleunigt. Durch die vermehrten Resorptionslakunen dünnen die Deckplatten der Wirbelkörper aus und es kommt zu Sinterungsfrakturen mit Deformation der Wirbelsäule („Witwenbuckel"). Diese Pathologie kann sich auch beim Mann unter niedrigen Testosteronspiegeln (Hypogonadismus) entwickeln (**Abb. 15.6**).
- **senile Osteoporose (Typ II):** Mit dem Alter steigt auch der Knochenumbau des kortikalen Knochens, sodass jetzt vermehrt Frakturen von Beckenknochen, Oberschenkelhals oder Radius auftreten. Eine wesentliche Rolle spielt dabei die verminderte Vitamin-D-Aktivität (z.B. durch Niereninsuffizienz, verstärkte Aktivität von PTH, verminderte Resorption von Calcium und Vitamin D).

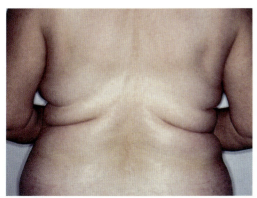

Abb. 15.6 Postmenopausale Osteoporose. Ursache ist v. a. der Mangel an Sexualhormonen. Es kommt zu Spontanfrakturen und Einbrüchen der Wirbelkörper, die deutlich an Höhe verlieren. Dies bedingt die Falten im Lendenbereich („Tannenbaumphänomen"). (Füeßl H, Middeke M. Duale Reihe Anamnese und klinische Untersuchung. Thieme; 2018)

Sekundär kann eine **Osteoporose** z.B. durch Arzneistoffe (**Tab. 15.6**) und/oder als Folge von Krankheiten (wie Depression, Anorexia nervosa, COPD, rheumatoide Arthritis oder Organtransplantationen) entstehen.
Bei Verdacht auf eine Osteoporose sollte eine Knochendichtemessung erfolgen. Die am weitesten verbreitete Methode ist die **duale Röntgenabsorptiometrie** (**DXA**, *dual energy X-ray absorptiometry*). Sie ist die einzige anerkannte Standardmethode zur Definition der Osteoporose und zur Therapieindikation. Eine Osteoporose liegt vor, wenn der sog. **T-Wert** (T-Score) mehr als 2,5 Standardabweichungen unter dem statistischen Mittelwert gesunder 30-jähriger Frauen liegt.
Ausgehend von dem T-Wert kann unter Beachtung des Alters, des Geschlechts, bereits erlittener Frakturen und der erblichen Belastung das individuelle Frakturrisiko und damit die Notwendigkeit einer Pharmakotherapie ermittelt werden.

Auswahl von Antiosteoporotika
Ziel ist die **Prophylaxe der Osteoporose** bzw. bei verminderter Knochendichte oder erlittenen Frakturen die **Verhinderung von (weiteren) Frakturen**.
Die **vorbeugenden Basismaßnahmen** umfassen körperliche Betätigung, täglichen Aufenthalt im Freien, aber auch Schutzkleidung wie Hüftprotektoren sowie die Supplementierung mit Calcium (1000 mg/d) und Vitamin D (1000 IE/d) bzw. aktiviertem Vitamin D wie Calcitriol (0,25–1 µg/d).

> **MERKE**
>
> Die Therapie der Osteoporose baut immer auf einer Basisversorgung mit Calcium und (aktiviertem) Vitamin D auf. In allen Studien wurden die Antiosteoporotika zusammen mit Vitamin D und Calcium appliziert! Ohne Calcium/Vitamin D sind Antiosteoporotika wahrscheinlich wesentlich schwächer wirksam.

Tab. 15.6

Medikamenteninduzierte Osteoporose

Wirkstoff	Mechanismus
Glukokortikoide	osteokatabol (S. 327)
Vitamin-K-Hemmstoffe	Vitamin K aktiviert das osteoanabole Osteocalcin Cumarine verursachen in der Schwangerschaft fetale Knochenfehlbildungen
Antiepileptika*	beschleunigter Metabolismus von Vitamin D und K, Hemmung der Calcium-Resorption
SSRI* bei Depression	Serotonin ist osteokatabol
Chemotherapie*	Schädigung der Knochenzellen
Heparin (>15 000 IE/d über 3 Monate)	erhöhte Knochenresorption (UFH, NMH)
PPI	verminderte Calcium-Resorption bei Langzeiteinnahme
COX-Inhibitoren	unklar, ob eine Hemmung der Prostaglandine den Knochen bzw. die Knochenheilung schädigen und/oder fördern

* Grunderkrankung selbst trägt zum erhöhten Frakturrisiko bei.

Generell verhindern Antiosteoporotika Frakturen der trabekulären Wirbelkörper besser als Frakturen des Schenkelhalses (kortikaler Knochen, **Tab. 15.1**). Ihre Wirkung ist nach 6–12 Monaten nachzuweisen. Die **Therapiedauer** von Bisphosphonaten sollte 4–5 Jahre betragen, danach schwächt sich die Osteoprotektion langsam ab. Nach 3–5 Jahren Pause sind Bisphosphonate wieder einzunehmen. Im Gegensatz dazu wird Denosumab ohne Unterbrechung gegeben.

Indiziert ist der Einsatz von Antiosteoporotika (immer zusammen mit Vitamin D und Calcium) bei **Risikopatienten**:

- Patienten mit vermindertem T-Score aus der DXA. Mit zunehmendem Alter oder Risiken (Familienanamnese) rechtfertigen geringere Abweichungen von der Norm (kleinere T-Werte) die Indikation für eine Pharmakotherapie.
- Risikofaktoren sind periphere Frakturen, Stürze, Immobilisation sowie Nikotinkonsum, aber auch Schenkelhalsfraktur eines Elternteils.
- Demenz und Z. n. Hirninfarkt (80 % der Frakturen finden sich auf der hemiplegen Seite).
- Eine nachgewiesene Wirbelkörperfraktur stellt immer eine Indikation dar.

1. Wahl sind Bisphosphonate oder RANKL-Antikörper. Die relative Inzidenz wird bei vertebralen Frakturen in 3–5 Jahren um 30–60 % gesenkt, bei nicht vertebralen Frakturen um 20–30 %. Je schlechter das Ausgangsniveau, desto wirksamer die Pharmakotherapie (**Tab. 15.7**).

15.3 Pharmakologie in der Praxis: Knochenstoffwechsel und Antiosteoporotika

15.3.1 Arzneimittelinteraktionen (AMI) von Antiosteoporotika

Tab. 15.8 und **Tab. 15.9**.

15.3.2 Pharmakotherapie von Knochenschmerzen

Bei starken Rückenschmerzen im Rahmen von Wirbelkörperfrakturen zielt die Schmerztherapie auf eine ausreichende Schmerzlinderung mit **rascher Mobilisation**. Die Schmerzmedikation sollte regelmäßig überprüft und ein Auslassversuch immer wieder unternommen werden. Wirksame Schmerzmedikamente sind:

- COX-Inhibitoren (S. 356) und Metamizol
- Opioide (S. 379)
- Bisphosphonate bei Knochenschmerz mit Knochenmarksödem

> **MERKE**
>
> Muskelrelaxanzien sollten wegen der sedierenden Wirkung, des verminderten Muskeltonus und der damit verbundenen Sturzgefahr nicht verabreicht werden.

Tab. 15.7

Indikationen von Antiosteoporotika zusätzlich zur postmenopausalen Osteoporose

Wirkstoff	Indikationen	Besonderheiten
Bisphosphonate*	prim. Osteoporose des Mannes, osteoporotische Frakturen durch Kortikoide, Morbus Paget, Tumorhyperkalzämie; Knochenmetastasen solider Tumoren	i. v. Gabe alle 3–12 Monate
Denosumab	Knochenmetastasen Prostatakarzinom	s. c. Gabe
PTH-Analoga	nach schweren Frakturen bei Frauen; bei prim. Osteoporose des Mannes zugelassen	Einnahmedauer < 24 Monate
Calcitonin	Frakturschmerz, nach schweren Frakturen, bei Bisphosphonat-Resistenz	Verlust von Knochenmasse

Bisphosphonate: Die Indikationen bzw. Eigenschaften gelten immer nur für einige Wirkstoffe.

Tab. 15.8

Arzneimittelinteraktionen von Antiosteoporotika: Wirkungen, die durch komedizinierte Arzneimittel verändert werden

betroffene Antiosteoporotika	auslösende Komedikation und Mechanismus	Wirkung
Bisphosphonate	Aminoglykoside	Nephrotoxizität ↑

Tab. 15.9

Arzneimittelinteraktionen von Antiosteoporotika: Veränderung der Wirkungen von anderen Arzneistoffen

Antiosteoporotika	betroffenes Arzneimittel	Folgen
PPI	Calcium: Resorption ↓	Frakturrisiko ↑
Ca, Fe, Mg	Bisphosphonate: Komplexbildung	Resorption ↓↓
Antiepileptika	Vitamin D: Enzyminduktion in der Leber	Abbau ↑

15.3.3 Praktischer Umgang mit Osteoporose und Antiosteoporotika

- Osteoporosebedingte Brüche zählen zu den **häufigsten Ursachen** für den Verlust der Selbstständigkeit und Lebensqualität im Alter.
- Antiosteoporotika helfen, Frakturen zu vermeiden und die Sterblichkeit zu vermindern. **40 % aller Frauen** erleiden im Laufe ihres Lebens eine **osteoporosebedingte Fraktur**.
- **Auch Männer** entwickeln eine Osteoporose.
- **Arthroseschmerzen** können von einer osteoporotisch veränderten Wirbelsäule und osteoporotisch veränderten Schultergelenken ausgehen: Antiosteoporotika statt chronischer Schmerztherapie.
- **Motivation** zur korrekten und konsequenten Einnahme (Compliance) und zur Änderung des Lebensstils: „knochenfreundliche" Ernährung und Aufforderung zum Bewegungstraining – dafür ist es nie zu spät.
- **Prävention:** Hüftprotektor, ausreichende nächtliche Beleuchtung, Absetzen von sedierenden Wirkstoffen.
- Zwingende Supplementierung von **Vitamin D** und ggf. **Calcium** (1000er-Regel: 1000 mg Calcium + 1000 IE Vitamin D pro Tag).
- Der Nutzen einer Vit.-K_2-Supplementierung ist unklar; wenn, dann nur bei Osteoporose und nicht zur unspezifischen Primärprophylaxe.
- Bei **Wirbelkörperfrakturen** sind alle Antiosteoporotika indiziert und (gleich) wirksam. Es gibt keine Empfehlung aufgrund einer nachgewiesenen Überlegenheit eines Wirkstoffes.
- Regelmäßige Hinweise zur **korrekten Anwendung** bei den oralen Bisphosphonaten: **Nüchterneinnahme**. Verlust der Wirkung bei gleichzeitiger Gabe von Ca-, Mg- und Fe-haltigen Arznei- oder Nahrungsmitteln.
- Im Rahmen einer **Tumortherapie** werden Bisphosphonate deutlich höher dosiert. Hier können jedoch schwere Nebenwirkungen wie Kiefernekrose, atypische Frakturen oder Nierenversagen auftreten.
- Sinkt die **jährliche Gesamteinnahme der Bisphosphonate** unter 80 % der empfohlenen Gesamtjahresdosis, verliert die Therapie ihre Wirkung.
- **COX-Inhibitoren** mindern die Akute-Phase-Reaktion bei i. v. Gabe von Bisphosphonaten.
- **Knochenschmerzen** sprechen am besten auf COX-Inhibitoren, Metamizol und Opioide an.

15.3.4 Tabellarische Übersicht über die klinischen Daten

Tab. 15.10.

15.3.5 Weiterführende Informationen

www.dv-osteologie.org/ (Leitlinie Osteoporose)
www.awmf.org (Leitlinie Osteoporose)

Tab. 15.10

Klinische Daten von Antiosteoporotika (Erwachsene)

Wirkstoff	Plasma-HWZ[1] (Metabolit)	Dosierung[2]	Metabolisierung/ Ausscheidung[3]	Dosis bei Niereninsuffizienz[4]
Bisphosphonate				
Alendronat	6 h	1 × 10 mg	intestinal; renal	KI < 35
Ibandronat	3–8 h	150 mg/Monat i. v.	intestinal; renal	KI < 30
		3 mg/3 Monate i. v.		
Risedronat	24 h	1 × 5 mg	intestinal; renal	KI < 30
Zoledronat	2 h	1 × 5 mg/Jahr i. v.	renal	KI < 35
SERM				
Raloxifen	28 h	1 × 60 mg	S: UGT	KI < 30
RANKL-Antikörper				
Denosumab	25–30 d	1 × 60 mg/ 6 Monate s. c.		
Parathormon und Calcitonin				
Calcitonin	1 h	1 × 200 IE intranasal	renal	
Teriparatid	1 h	20 µg/d s. c.	hepatisch	KI < 30
Basiswirkstoffe				
Natriumfluorid	3–4 h	1 × 25–50 mg	renal	
Vitamin-D-Präparate (verschreibungspflichtig)				
Colecalciferol	4–5 d	400–1000 IE	hepatisch; renal	
Alfacalcidol	3 h (14–30 h)	1 × 1–3 µg	hepatisch	
Calcitriol	45 min	1 × 0,25 µg	hepatisch	

[1] wenn nicht anders vermerkt: Tablette p. o. (nicht retardiert, keine schnell wirksame Formulierung)
[2] durchschnittliche Gabe einer durchschnittlichen Einzeldosis (1-mal die Höchstdosis oder mehrmals täglich die niedrige Dosierung)
[3] Nur die Metabolisierungen/Ausscheidungswege/CYP-Enzyme werden aufgelistet, die pharmakologisch relevant sind.
[4] Kreatinin-Clearance in ml/min; KI = Kontraindikation
I = Induktor; H = Hemmstoff; S = Substrat

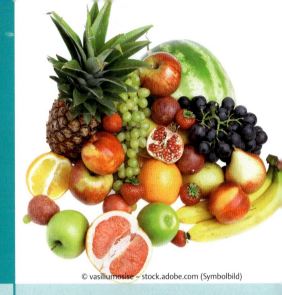
© vasiliumosise – stock.adobe.com (Symbolbild)

Kapitel 16

Vitamine

Ruwen Böhm

16.1 **Grundlagen** 338

16.2 **Wasserlösliche Vitamine** 339

16.3 **Fettlösliche Vitamine** 343

16.4 **Pharmakotherapie mit Vitaminen** 347

16.1 Grundlagen

Key Point
Vitamine sind Mikronährstoffe, die der menschliche Körper nicht oder nicht ausreichend herstellen kann, obgleich er sie für zahlreiche Stoffwechselvorgänge benötigt. Die Vitamine fungieren als Bindeglied zwischen verschiedensten Stoffwechselvorgängen.

Vitamin ist heute **definiert** als
- eine für die Körperfunktion notwendige
- organische Verbindung,
- die im menschlichen Organismus nicht oder nicht ausreichend gebildet werden kann.

Vitamine werden üblicherweise **prophylaktisch gegen Vitaminmangelzustände** eingenommen, sie werden aber auch gezielt zur **Therapie von Krankheiten** eingesetzt. Als pharmakologisch aktive Substanzen haben sie das Potenzial für **Arzneimittelinteraktionen**.
Vitamine können eingeteilt werden nach:
- **Löslichkeit:** fettlöslich (A, D, E, K) oder wasserlöslich (B-Komplex, C)
- **biochemischer Funktion:** Koenzym/prosthetische Gruppe (A, B-Komplex, C, K) oder Transkriptionsfaktor (A, D, E)
- **phylogenetischer Rolle:** für alle Zellen notwendig (B-Komplex, K) oder nur für höher differenzierte Organismen notwendig (A, C, D, E)

Den einzelnen Vitaminen ist nur selten genau eine chemisch definierte Verbindung zuzuordnen, denn in den meisten Fällen werden **mehrere Substanzen**, die gleiche biochemische Eigenschaften haben, als ein Vitamin zusammengefasst. Ein Beispiel sind die Tocopherole und Tocotrienole, die zusammen als „Vitamin E" bezeichnet werden (**Tab. 16.1**).

Exkurs

Synthetische Herstellung von Vitaminen
Vitamine können auch synthetisch hergestellt werden; bei einigen ist die rein chemische Ausbeute jedoch gering und teuer, z. B. bei Cobalamin. Cobalamin wird daher biotechnologisch mithilfe von Mikroorganismen hergestellt. Pharmakokinetik und -dynamik von natürlichen und synthetisch hergestellten Vitaminen unterscheiden sich bei einigen Vitaminen geringfügig, z. B. das potentere natürliche D-Tocopherol und das etwas weniger aktive synthetische Racemat DL-Tocopherol. Insgesamt entscheiden jedoch vor allem die Galenik von Vitaminpräparaten und die Dosisverteilung über den Tag über eine gute Wirksamkeit.

Viele Vitamine sind licht- und hitzeempfindlich. Besonders für die **Resorption der fettlöslichen Vitamine** sind Gallensäuren und ein intaktes Lipidaufnahmesystem nötig. Bei beeinträchtigter Fettresorption kann es daher zu **Hypovitaminosen** (Vitaminmangel) kommen, z. B. bei Zöliakie, Mukoviszidose, Cholangitis oder Gabe von Arzneistoffen wie Colestyramin (S. 275).
Ein **Vitaminmangel** tritt **selten isoliert** auf, meistens sind mehrere Vitamine gleichzeitig betroffen. Häufige Ursache sind Mangelernährung, hoher Bedarf (Schwangere, Alkoholiker, konsumierende Erkrankungen) und die Beeinträchtigung der Vitaminaufnahme oder -bildung durch Störungen im Gastrointestinaltrakt (Z. n. Magenresektion, Abtötung der Darmflora bei Antibiotikabehandlung).

Tab. 16.1

Vitamine im Überblick

Vitamin	Bedarf (EU-RDA*)	Mangelerscheinungen
A (Retinol)	0,8 mg/d	Sehstörungen und Epithelveränderungen
B_1 (Thiamin)	1,1 mg/d	Enzephalopathie, Korsakow-Syndrom
B_2 (Riboflavin)	1,4 mg/d	Dermatitis
B_3 (Niacin)	16 mg/d	Pellagra
B_5 (Pantothensäure)	6 mg/d	Dermatitis
B_6 (Pyridoxin)	1,4 mg/d	Neuritis, Dermatitis
B_7 (Biotin, H)	0,05 mg/d	Übelkeit, Haarverlust
B_9 (Folsäure)	0,2 mg/d 0,6 mg/d (bei erhöhtem Bedarf)	megaloblastäre Anämie und andere Blutbildungsstörungen, Schleimhautdefekte, bei Embryonen, Spina bifida
B_{12} (Cobalamin)	0,0025 mg/d	megaloblastäre perniziöse Anämie, neurologische und psychiatrische Symptome (Parästhesien, Lähmungen)
C (Ascorbinsäure)	80 mg/d 100 mg/d (Raucher)	Skorbut, Eisenmangel
D (Calciferol)	0,005 mg/d (= 200 IE/d)	Rachitis, Osteomalazie
E (Tocopherol)	12 mg/d	Sterilität, Muskelschwäche
K (Phyllo-/Menachinon)	0,075 mg/d	Blutungen

* European Union recommended daily allowance: Von der EU empfohlene tägliche Dosis

Nahrungsbedingte **Hypervitaminosen** sind extrem selten. Häufiger werden Vitamine iatrogen oder in Selbstmedikation überdosiert. Die **wasserlöslichen** Vitamine werden **zumeist problemlos ausgeschieden**. Nur eine kontinuierliche Überversorgung über einen längeren Zeitraum (Wochen bis Monate) verursacht hier Überdosierungssymptome.

> **MERKE**
>
> Die fettlöslichen Vitamine werden im Körper eingelagert, daher tritt bei ihnen auch häufiger eine Überdosierung auf als bei den wasserlöslichen Vitaminen.

16.2 Wasserlösliche Vitamine

Key Point
Wasserlösliche Vitamine können im Körper nicht gespeichert werden. Die Versorgung mit den meisten Vitaminen ist eigentlich kein Problem. Vor allem Schwangere sollten aber auf eine ausreichende Folsäurezufuhr achten. Hemmstoffe des Folsäuremetabolismus werden auch als Antibiotika und Chemotherapeutika eingesetzt.

Zu den wasserlöslichen Vitaminen zählen das **Vitamin C** und der **Vitamin-B-Komplex**. Letzterer erhielt seinen Namen, da Vitamin B anfangs für ein einziges Vitamin gehalten wurde. Heute zählen **ca. 30–40 Substanzen zu diesem Komplex**, von denen aber nur wenige eine klinische Bedeutung haben. Der überwiegende Teil wirkt als **Koenzym**, meist als Gruppenüberträger. Vitamin C ist ebenfalls ein Reaktionspartner: Als **Redoxpartner** greift es in viele Hydroxylierungsreaktionen ein und kann freie Radikale neutralisieren.

16.2.1 Vitamin B$_1$ (Thiamin)

Vitamin B$_1$ wird nach der Aufnahme mehrfach phosphoryliert und dadurch für seine spezifischen Funktionen aktiviert. Als Thiamindiphosphat (TDP) ist es ein Koenzym für Decarboxylierungsreaktionen. Thiamintriphosphat (TTP) moduliert den Zellmetabolismus und wahrscheinlich die Funktion zahlreicher Kanäle und Transporter, insbesondere neuronaler Chlorid-Kanäle.
Ein chronischer Mangel an Thiamin, wie er besonders bei **Alkoholikern** auftritt, führt zu einer initial reversiblen **Enzephalopathie** (Wernicke-Korsakow-Syndrom). Bei Verdacht wird hoch dosiert Thiamin gegeben (Betabion® 1 mg/d i. v.). Ein schwerer, akuter Mangel an Thiamin führt zu **Beri-Beri** mit Gewichtsverlust, Wernicke-Enzephalopathie, Gefühlsstörungen und Schwäche in den Beinen.
Das Thiamin-Derivat **Clomethiazol**, Distraneurin® (S. 419), bei dem die modulierende Funktion am GABA-Ionenkanal im Vordergrund steht, wird bei Alkoholentzug eingesetzt. Aufgrund des Suchtpotenzials und der starken Wirkung werden heute auch Benzodiazepine für die Indikation eingesetzt.

16.2.2 Vitamin B$_2$ (Riboflavin)

Vitamin B$_2$ ist als Flavinmononukleotid (FMN) und Flavinadenindinukleotid **(FAD)** ein wichtiges Koenzym für den Energiestoffwechsel. Ein Mangel äußert sich als Ariboflavinose, ein Syndrom mit Veränderungen der Schleimhäute und seborrhoischer Dermatitis.

16.2.3 Vitamin B$_3$ (Niacin, Nikotinsäure)

Niacin (früher auch: *Pellagra-preventing*-Faktor) ist eine wichtige Vorstufe von Nikotinamidadenindinukleotid(-phosphat) **(NAD/-H** und **NADP/-H)** und kann vom Menschen aus Tryptophan synthetisiert werden – jedoch nur in geringem Umfang. Ein **Mangel** führt zu Pellagra (= Dermatitis, Durchfall und Demenz). Niacin wird zusammen mit anderen Fettsäuren- oder Cholesterinsenkern zur Therapie erhöhter Blutfette eingesetzt. Bei diesem B-Vitamin ist ausnahmsweise eine **Hypervitaminose** möglich: Eine Überdosierung > 500 mg/d führt zu kardiovaskulären Problemen (Niacin-Flush) und peripheren Neuropathien (Kribbeln in den Extremitäten).

16.2.4 Vitamin B$_5$ (Pantothensäure)

Pantothensäure ist als Bestandteil des Koenzyms A für zahlreiche Stoffwechselwege essenziell. **Topisch** wird es in Form von Dexpanthenol (Bepanthen®) bei **Hautverletzungen**, Akne und Haarausfall angewandt. Die Wirkung ist umstritten. Ein **Mangel** an Vitamin B$_5$ führt jedoch zu brüchigen Nägeln und Haaren. Daher wird Shampoos und anderen Pflegeprodukten oft Pantothensäure zugesetzt.

16.2.5 Vitamin B$_6$ (Pyridoxin)

Pyridoxin, ebenfalls ein Enzymkofaktor, kommt auch als Pyridoxal und Pyridoxamin vor. Durch die Pyridoxalkinase entsteht die aktive Form des Vitamins, Pyridoxal-5-phosphat. Ein **Mangel** an aktiviertem Vitamin B$_6$ tritt nach längerer Therapie mit Inhibitoren der Pyridoxalkinase wie **Isoniazid** (S. 601), Ginkgotoxin oder Theophyllin auf. Da Pyridoxal-5-phosphat als Kofaktor der Glutamatdecarboxylase für die Synthese von GABA essenziell ist, können Krämpfe oder Polyneuropathien auftreten. Auch bei diesem B-Vitamin sind ausnahmsweise **Hypervitaminosen** möglich: Chronische Überdosierungen (> 2 g/d) führen zu peripheren Neuropathien.

> **Fallbeispiel**
>
> Ein 10 Monate alter, 9 kg schwerer Säugling wird mit einer Packung 300 mg Isoniazidtabletten aufgefunden. 4–5 Tabletten fehlen, 5 sind angekaut. Nach 45 Minuten treten erste generalisierte Krämpfe auf. Das Kind erhält in den nächsten Stunden die Antikonvulsiva Diazepam (4 × 1 mg) und Phenobarbital (Sättigungsdosis von 20 mg/kg KG), welche jedoch nicht wirken. Erst nach Gabe von 2,65 g Pyridoxin sistieren die Krämpfe rasch.
> Diazepam (S. 413) ist auf die Gegenwart von GABA (S. 93) angewiesen, deren Synthese durch den isoniazidbedingten Mangel an Pyridoxal-5-phosphat blockiert wurde.

16.2.6 Vitamin B_9 (Folsäure)

Folsäure setzt sich aus einem Pterin, p-Aminobenzoesäure und (S)-Glutaminsäure zusammen (**Abb. 16.1**). Die strukturelle Verwandtschaft von p-Aminobenzoesäure und Sulfonamiden (= Sulfanilamid) wird therapeutisch genutzt (S. 592).
Folsäure kann durch Anlagerung von 1,2-Ethandiol in Biopterin umgewandelt werden. Die 4-fach hydrierten Formen **Tetrahydrofolat (THF)** bzw. **Tetrahydrobiopterin (THB)** sind die biologisch aktiven Koenzyme.
Funktionen. THF ist ein Koenzym im C_1-Stoffwechsel und überträgt an seinen Stickstoffatomen zahlreiche C_1-Körper. Es ist u. a. wichtig für die Synthese von Purinen und Pyrimidinen und dient dem Zellwachstum. THB dient der Hydroxylierung von Aminosäuren. Ein Mangel führt u. a. zur Phenylketonurie.
Derivate der Folsäure. Pharmakokinetisch können am besten Monoglutamate der Folsäure über Membranen transportiert und damit resorbiert werden. Daher wird Nahrungsfolat (Polyglutamate) schlechter resorbiert (nur ca. 50%) als synthetische Folsäure, die als Monoglutamat vorliegt (**Abb. 16.1**). Umgekehrt wird die intrazelluläre polyglutamierte Folsäure nur langsam wieder aus der Zelle ausgeschieden. Analoges gilt für den polyglutamierten Hemmstoff der Dihydrofolatreduktase (DHFR) Methotrexat, MTX (S. 541).

Die pharmakodynamische Funktion der Folsäure hängt vom jeweils gebundenen C_1-Körper ab:
- 5,10-Methylen-THF ist ein Kofaktor für die dTMP-Synthese aus dUMP.
- 5-Methyl-THF ist ein Kofaktor für die Vitamin B_{12}-abhängige Regeneration von Methionin, welches für die DNA-Methylierung essenziell ist.
- 10-Formyl-THF ist an der Synthese der Initiator-tRNA beteiligt.

5-Formyl-THF (= Folinsäure) kann in viele dieser Formen umgewandelt werden und wird daher als Antidot gegen Nebenwirkungen bzw. Vergiftungen durch Methotrexat oder Cotrimoxazol oder als Verstärker einer 5-Fluorouracil-Therapie eingesetzt (**Abb. 16.2**).

> **MERKE**
>
> Ein Vitamin-B_{12}-Mangel führt auch zu einem Folsäuremangel. Umgekehrt kann eine gute Folsäureversorgung einen Vitamin B_{12}-Mangel maskieren.

Mangel. Folsäuremangel ist eine der häufigsten Hypovitaminosen. Insbesondere Säuglinge, Schwangere, Stillende, Kinder/Jugendliche und Alkoholiker (erhöhter Tagesbedarf von 600 µg) sind häufig betroffen, ebenso liegt ein gesteigerter Bedarf bei Therapie mit bestimmten Medikamenten vor (**Tab. 16.2**). In der frühen Schwangerschaft kann ein Folsäuremangel zu Fehlbildungen bei der Schließung des Neuralrohres führen. Darum wird **Folsäure prophylaktisch gegen Spina bifida** in der Frühschwangerschaft, idealerweise sogar vor einer geplanten Schwangerschaft, eingesetzt.
Folsäuremangel führt außerdem zu
- Störungen der Erythropoese (**megaloblastäre Anämie**),
- Leuko- und Thrombozytopenie,
- Schleimhautveränderungen in Mundhöhle und Magen-Darm-Trakt,
- Diarrhö.

Die Hemmung des Folsäurestoffwechsels kann antibiotisch (S. 592) oder chemotherapeutisch (S. 564) genutzt werden.

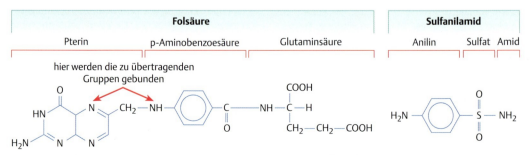

Abb. 16.1 Struktur von Folsäure und Sulfanilamid. Sulfonamid weist eine hohe Ähnlichkeit mit dem p-Aminobenzoesäure-Teil der Folsäure auf und kann daher die Synthese von Folsäure stören; vgl. Sulfonamide (S. 592).

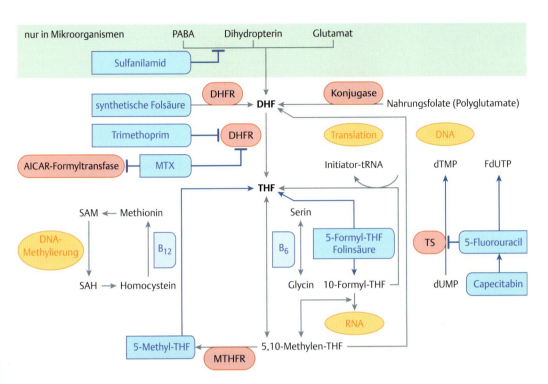

Abb. 16.2 Folsäurestoffwechsel. Das mikrobiell u. a. aus Paraaminobenzoesäure (PABA) gebildete Dihydrofolat (DHF) wird resorbiert und via Dihydrofolatreduktase (DHFR) zu Tetrahydrofolat (THF) reduziert. THF kann mit verschiedenen C_1-Körpern beladen werden und wird für die DNA-Synthese, DNA-Methylierung, mRNA-Synthese und tRNA-Synthese benötigt. 5-Fluorouracil verursacht eine Suizidhemmung der Thymidilatsynthase (TS) und wirkt somit bei hohen Konzentrationen des Kofaktors 5,10-Methylen-THF stärker. AICAR: 5-Aminoimidazol-4-carboxamid-Ribonukleotid; MTHFR: Methylen-THF-Reduktase; SAM/SAH: S-Adenosyl-Methionin bzw. -Homocystein.

Tab. 16.2

Pharmaka, die die Plasmafolsäurekonzentration senken

Wirkmechanismus	Beispiele
Senkung der Folsäurekonzentration	– orale Kontrazeptiva* – Antikonvulsiva (v. a. Phenytoin)* – Virustatika * – Chemotherapeutika
Hemmung der Dihydrofolat-Reduktase	– Methotrexat (MTX) – Trimethoprim, Pyrimethamin – Triamteren, Lamotrigin*

* Auswirkung auf den Folsäuremetabolismus ist eine UAW und kein Therapieprinzip.

Hypervitaminose. Eine chronische Übersubstitution von Folsäure führt zu
– Senkung der Krampfschwelle,
– Gastritis,
– Dermatitis.

Arzneimittelinteraktionen. Folsäure und Folinsäure sind Kofaktoren für den Lebermetabolismus. Sie hemmen den Aufnahmetransporter SLC22A6 (= OCT1), was zum Absinken der Plasmakonzentration einiger Pharmaka beitragen kann. Das arzneistoffmetabolisierende Isoenzym CYP2C9 wird unter Fol(in)säuretherapie aktiviert, wodurch Antikonvulsiva effektiver verstoffwechselt werden. Dies kann zu einem Nachlassen ihrer Wirkung und damit zum Anstieg der Anfallshäufigkeit führen.

Unter Therapie mit Antikonvulsiva (z. B. Phenobarbital, Phenytoin) wiederum sinken die Plasmakonzentrationen zahlreicher B-Vitamine, v. a. Folsäure. Antikonvulsiva hemmen den Aufnahmetransporter SLC19A1 (= RFC1), über den Folsäure sowie Antivitamine (= Vitaminantagonisten, z. B. Methotrexat) ins Blut und in Zellen aufgenommen werden.

16.2.7 Vitamin B_{12} (Cobalamin)

Die **Cobalamine** Cyanocobalamin und Hydroxycobalamin (syn. Hydroxocobalamin, **Vitamin B_{12}**, *extrinsic factor*) sind C 1-Gruppenüberträger und somit für viele Synthesevorgänge essenziell. Außerdem ist Vitamin B_{12} wichtig für den Aufbau von THF (s. o.).

Mangel. Unter physiologischen Bedingungen ist ein Mangel sehr selten, da der Körper Reserven für mehrere Jahre bereithält. Bei Absorptionsstörungen kann es zu einem sekundären Vitamin-B_{12}-Mangel kommen. Im Magen wird der *intrinsic factor* gebildet, der Vitamin B_{12} bindet, stabilisiert und ihm zur Aufnahme in den Organismus verhilft. Chronische Gastritiden oder ein Zustand nach Magenresektion können

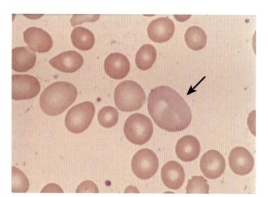

Abb. 16.3 Blutausstrich bei megaloblastärer Anämie, z. B. als Folge von Vitaminmangel. Die Abbildung zeigt Erythrozyten stark unterschiedlicher Form und Größe. Die typischen Megalozyten sind groß, oval und enthalten mehr Hämoglobin als die anderen Erythrozyten. Ein besonders markantes Beispiel ist mit dem Pfeil gekennzeichnet. (Dörner K. Taschenlehrbuch Klinische Chemie und Hämatologie. Thieme; 2019)

zur verminderten oder fehlenden Bildung des *intrinsic factor* und damit sekundär zum Vitamin-B_{12}-Mangel führen. Zur Bestimmung einer eventuellen Malabsorption wird radioaktives Cyanocobalamin im Rahmen des Schilling-Tests eingesetzt.

Die Hypovitaminose äußert sich in einer **megaloblastären Anämie** (wie Folsäuremangel, **Abb. 16.3**) und in **neurologischen Symptomen** (Ataxie, Missempfindungen, Taubheitsgefühle).

Selbst bei einem Mangel wird 1/1000 des aufgenommenen Cobalamins auch ohne *Intrinsic Factor* im Darm aufgenommen. Daher kann mit einer oralen Dosierung von 1 mg/d Vitamin B_{12} der Bedarf von 1 µg/d gedeckt werden. Üblicherweise wird es jedoch i. m. substituiert.

Therapeutische Indikationen. Cobalamin kann bei Störungen des Aminosäurenstoffwechsels zur Anwendung kommen. Zusammen mit Folsäure verhindert Vitamin B_{12} Neuralrohrdefekte bei Embryonen, meist ist jedoch die Folsäuresubstitution alleine als Prophylaxe ausreichend.

Fallbeispiel

Ein 9-jähriges Mädchen wird von der besorgten Mutter beim Arzt vorgestellt, nachdem es die Vitamin-B-Komplex-Pillen der älteren Schwester, die es für Smarties hielt, gegessen hat. Aufgefallen war dem Kind eine intensive Gelbfärbung des Urins. Nach eigenen Angaben hat es ca. 15 „Smarties" gegessen. Da die wasserlöslichen Vitamine des B-Komplexes bei **1-maliger** Überdosierung keine nennenswerten Hypervitaminosen verursachen und problemlos renal ausgeschieden werden, werden Kind und Mutter nur beruhigt und keine weiteren therapeutischen Maßnahmen ergriffen. Die neongelbe Farbe des Urins erklärt sich durch die Ausscheidung des gelb-orangfarbenen Riboflavins (Vitamin B_2; als E101 auch ein Lebensmittelfarbstoff).

Exkurs

„Vitamin B_{17}"

Das in Aprikosenkernen enthaltene Amygdalin oder das synthetische L-Mandelonitril-β-Glucuronosid („Laetrile", „Vitamin B_{17}") sind keine Vitamine, da sie für keinen Stoffwechselweg essenziell sind. Im Gegenteil: Beide Verbindungen werden durch β-Glucuronosidasen gespalten und setzen Blausäure (HCN) frei, die irreversibel an Hämgruppen (z. B. mitochondriales Atmungssystem oder Hämoglobin) binden und diese blockieren. „Vitamin B_{17}" wirkt somit apoptotisch und soll daher gegen Krebs wirksam sein. Tatsächlich besitzen viele Krebszellen eine erhöhte Konzentration von β-Glucuronosidase; dennoch konnte keine eindeutige, selektive Wirkung gegen Krebs in vivo gezeigt werden. Gemäß § 5 AMG sind das Inverkehrbringen und der Einsatz solcher „bedenklicher" Arzneistoffe verboten. „Vitamin B_{17}" ist ein Beispiel dafür, wie der Vitaminbegriff irreführend verwendet wird.

16.2.8 Stoffwechselfunktionen der B-Vitamine

Die B-Vitamine fungieren als **Koenzyme bei Gruppenübertragungsreaktionen** (**Abb. 16.2**). Dabei ergänzen sie sich, wie z. B. die Beladung von Vitamin B_{12} mit einem Methylrest durch Folsäure und umgekehrt. Beide Vitamine sind an Stoffwechselwegen beteiligt, die **Homocystein** in Methionin umwandeln und so entgiften. Homocystein hemmt die Funktion von Vitamin B_6 als Koenzym der Glutamat-Decarboxylase-1, welche für die Synthese von GABA benötigt wird, und kann so Krämpfe auslösen.

 Praxistipp

Die Hyperhomocysteinämie, nachweisbar durch die nachfolgende Ausscheidung des Metaboliten Homocystein im Urin, gilt als proinflammatorischer Risikofaktor für kardiovaskuläre, neurologische und neurodegenerative Erkrankungen und kann mit Folsäure, Vitamin B_6 und Vitamin B_{12} behandelt werden. Eine Senkung der erhöhten Homocysteinplasmakonzentration durch B-Vitamine mindert aber nicht immer die klinischen Symptome.

16.2.9 Vitamin C

Vitamin C bezeichnet die **Ascorbinsäure** und die oxidierte Form Dehydroascorbinsäure. Der Name Ascorbinsäure leitet sich von der Krankheit **Skorbut** ab, einer Vitaminmangelerkrankung, die besonders bei Seefahrern des 16.–19. Jahrhunderts auftrat und mit Vitamin C verhindert und geheilt werden kann. Skorbut ist u. a. gekennzeichnet durch Kapillarblutungen, Bindegewebsschwäche, **Wundheilungsstörungen** und Anämie. Heutzutage tritt Vitamin-C-Mangel nur noch selten im Rahmen einer Mangelernährung, häufiger jedoch bei

Tumorpatienten und Alkoholikern auf. Rauchen erhöht den Bedarf an Antioxidanzien und damit an Vitamin C. Die Resorption nimmt bei hohen Vitamin-C-Dosen (> 500 mg) ab. Bei oralen Dosen von 100 mg liegt die Bioverfügbarkeit bei ca. 60–70 %.

Therapeutische Indikationen. Vitamin C ist für **Hydroxylierungs- und Redoxreaktionen** wichtig, z. B. für die Kollagensynthese. Es wird prophylaktisch gegen Erkältungskrankheiten, Tumoren und zahlreiche andere Krankheiten, wie psychiatrische Erkrankungen, Asthma bronchiale und Atherosklerose, eingesetzt. Die Wirkung ist bei allen Indikationen umstritten und scheint allenfalls gering zu sein. Zusammen mit Vitamin E und anderen Redoxpartnern bildet es ein zentrales Redoxsystem.

Vitamin C hilft bei angeborener Cystinurie, das Cystin im Urin zu reduzieren, und hemmt so die Bildung von Cystinsteinen.

Andere Substanzen werden aus pharmazeutischen Gründen gern mit Vitamin C **kombiniert**:

— **Eisen + Vitamin C:** Eisen wird von Vitamin C zu Fe^{2+} reduziert und so besser aufgenommen.
— **Acetylsalicylsäure (ASS) + Vitamin C:** In Brausetabletten reagiert Natriumhydrogencarbonat während des Auflösens mit einer Säure zum Natriumsalz der Säure und zu Kohlensäure. Vitamin C ersetzt hier sinnvoll andere Säuren mit schlechterem Geschmack und ohne weitere Kofunktionen. Durch die kürzere Verweildauer wird die Magenschleimhaut weniger geschädigt.
— Vitamin C hat zudem möglicherweise einen Effekt auf Erkältungen, deren Symptome teilweise mit ASS behandelt werden können, und verringert die Dauer des Infekts, allerdings im Mittel nur um ca. einen halben Tag.

Exkurs

Überdosierung von Vitamin C

Hohe Vitamin-C-Dosen werden u. a. als Tumortherapeutikum propagiert. Die orale Applikation ist nachteilig, da es zu einer osmotischen Diarrhö kommen kann, weil große Mengen Vitamin C erst gar nicht resorbiert werden. Ascorbinsäure überschreitet zudem die Plazentaschranke und geht in die Muttermilch über. Exzessive Vitamin-C-Dosen während der Schwangerschaft können zu einem postnatalen Vitamin-C-Mangel durch erhöhte Ausscheidung des Vitamins beim Säugling und damit zum sog. „Säuglingsskorbut" führen. Labortests, die auf Redoxreaktionen basieren, werden durch hohe Vitamin-C-Plasmakonzentrationen verfälscht. Beispiele sind vermeintlich erhöhte Bilirubin-, Kreatinin- und Glukosewerte oder falsch-negative Tests auf Blut im Stuhl. Vitamin C kann außerdem in hohen Dosierungen Vitamin B_{12} zerstören. Bei Patienten mit einem Glukose-6-phosphat-Dehydrogenase-Mangel („Favismus") kann Vitamin C zu Hämolyse führen.

16.3 Fettlösliche Vitamine

Key Point
Die fettlöslichen Vitamine A, D, E und K können nur bei einem intakten Lipidaufnahmesystem resorbiert werden. Fettlösliche Vitamine können iatrogen oder in Selbstmedikation eher überdosiert werden und zur Hypervitaminose führen als die wasserlöslichen, die renal eliminiert werden.

Alle **fettlöslichen Vitamine** werden vom Körper **gespeichert** und nur langsam eliminiert. Während bei den wasserlöslichen Vitaminen die Koenzymfunktion im Vordergrund steht, verändern die fettlöslichen Vitamine A, D und E die **Genexpression durch Aktivierung intrazellulärer Rezeptoren** und können bei Überdosierung die Morphologie oder Funktion von Organen verändern, z. B.:

— Leberkoma bei Vitamin-A-Überdosierung
— Teratogenität bei Vitamin-D- oder -A-Überdosierung
— Blutungen bei Vitamin-E-Überdosierungen (> 1 g/d = > 1500 IU/d).

16.3.1 Vitamin A (Retinol)

Vitamin A kommt in hohen Konzentrationen in gelbem Gemüse (als β-Carotin) und in Milchprodukten vor.

Funktionen. Vitamin A hat zwei Wirkungen:
— Es ist als **Bestandteil des Rhodopsins** für den Sehvorgang essenziell.
— Über den intranukleären **Retinoid-X-Rezeptor (RXR)** greift es in die Genexpression ein und ist wichtig für eine intakte **Epithelfunktion**.

Mangel. Der in Entwicklungsländern häufige Mangel an Vitamin A führt über Nachtblindheit und Sicca-Syndrom bis hin zur Erblindung durch Xerophthalmie.

Hypervitaminose. Hohe Vitamin-A-Dosen (ab 4 mg/d) wirken **stark teratogen** und sind daher in der **Schwangerschaft kontraindiziert!** Bei Frauen unter Vitamin-A-Therapie ist daher unbedingt auf Kontrazeptionsschutz zu achten, andernfalls ist eine Vitamin-A-Behandlung nicht durchführbar. Sehr hohe Vitamin-A-Dosen von über 50 mg/d über längere Zeiträume (Jahre), oder gelegentliche Megadosen von über 100 mg/d können zu Leberfunktionsstörungen und Leberfibrose führen.

Eine Überdosierung mit β-Carotin ist im Gegensatz zu anderen Vitamin-A-Formen und Prävitaminen nicht möglich, da es nur bei Bedarf in Vitamin A gespalten wird.

Therapeutische Indikationen. Vitamin A-Derivate wie **Isoretinoin** oder **Tazaroten** werden **gegen Akne, Psoriasis** und andere Hautkrankheiten eingesetzt.

Bei primärer biliärer Zirrhose oder anderen chronischen cholestatischen Krankheiten ist die **Speicherfunktion** der Leber für Vitamin A gestört, sodass es alle 2–4 Monate in einer Dosierung von ca. 20 mg oral gegeben werden sollte.

Chronischer Alkoholkonsum induziert CYP2E1 und führt daher zu einem verstärkten Abbau von Vitamin A, anderseits auch zu einer erhöhten Produktion der toxischen Metaboliten (*Cave:* Vitamin-A-Supplementation bei Alkoholikern).

16.3.2 Vitamin D (Calciferol)

Vitamin D ist für den Calciumstoffwechsel sowie besonders für das Wachstum und die Stabilität der Knochen wichtig (**Abb. 15.3**). Es wird daher bevorzugt bei allen Krankheiten des Knochens, z. B. bei Rachitis, Osteomalazie und Osteoporose (S. 332), eingesetzt. Vitamin D bzw. seine Vorstufen werden mit der Nahrung aufgenommen oder endogen gebildet (**Abb. 16.4**). Endogen wird beim Menschen v. a. Vitamin D_3 in der Haut unter Einwirkung von UV-Licht aus 7-Dehydrocholesterol produziert. Zu Vitamin D_3 zählen das unhydroxylierte Colecalciferol (auch Calciol, Vitamin D_3), das einfach hydroxylierte Calcifediol (Calcidiol, $25(OH)D_3$) und das aktive, zweifach hydroxylierte Calcitriol ($1,25(OH)D_3$). Diese Hydroxylierungen finden nacheinander in der Leber und CYP27B1-vermittelt v. a. in den Nieren statt.

Derivate und Zielstrukturen. Neben Calcitriol haben auch andere Derivate wie beispielsweise $24,25(OH)D_3$, $1,24,25(OH)D_3$, Tacalcitol und Calcipotriol pharmakodynamische Wirkungen. Je nach Präferenz für die Zielstrukturen wie den Vitamin-D-Rezeptor (VDR), das Vitamin-D-bindende Protein (DBP) oder den *membrane-associated, rapid response steroid-binding (MARRS)*-Rezeptor unterscheidet sich die Wirkprofile. Calcitriol hat dabei die stärkste hyperkalziämische Wirkung bei moderaten antiproliferativen Wirkungen.

Mangel. Vitamin-D-Mangel-Erscheinungen treten dank guter Ernährungslage und Früherkennungsuntersuchungen bei Kindern in Deutschland nur selten auf. Bei alten Menschen und Heimbewohnern (S. 329) ist jedoch immer mit erniedrigten Plasmakonzentrationen zu rechnen.

Exkurs

In Norddeutschland sinkt die Vitamin-D-Plasmakonzentration in den Wintermonaten unter den empfohlenen Wert von 30 ng/ml 25-(OH)Vitamin D (1000 IE Vitamin D_3 erhöhen die Plasmakonzentration um 10 ng/ml). Hier ist zumindest bei älteren immobilen Patienten eine tägliche Vit.-D_3-Substitution indiziert.

Vitamin D erhöht die Calciumaufnahme und den Weitertransport in die Knochen (**Abb. 15.3**). Durch den Calciummangel kommt es bei Kleinkindern zum Krankheitsbild der **Rachitis**, beim Erwachsenen zur **Osteomalazie**, einer Knochenerweichung, bedingt durch Mineralisierungsstörung bei normaler organischer Knochenmatrix.

Ein **Vitamin-D-Mangel** wird begünstigt durch:
- geringe UV-Exposition (Hospitalisierung, Immobilität, Luftverschmutzung)

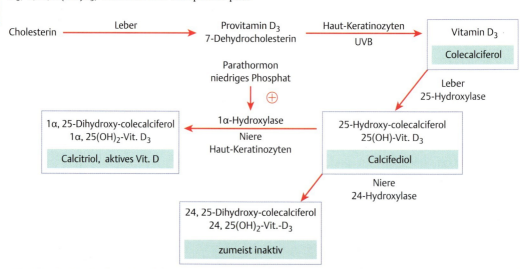

Abb. 16.4 Stoffwechsel von Vitamin D. Die wirksamen Vitamin-D-Hormone sind 1,25-Dihydroxy-colecalciferol, auch Calcitriol oder „aktiviertes Vitamin D" genannt) und 24,25-Dihydroxy-colecalciferol. Die inaktiven D_3-Vitamine Colecalciferol bzw. Calcifediol (= Calcidiol) müssen in der Leber bzw. der Niere aktiviert werden. Neben dem D_3-Vitamin Colecalciferol, das aus tierischen Lebensmitteln stammt, gibt es noch das Ergocalciferol (Vitamin D_2), das aus pflanzlichen Lebensmitteln stammt und ebenfalls (allerdings langsamer) in Calcifediol umgewandelt wird.

- starke Pigmentierung der Altershaut bzw. dunkle Hautfarbe
- dünne Epidermis der Altershaut mit erniedrigtem Provitamin-D-Gehalt
- mangelhafte Zufuhr mit der Nahrung (durchschnittliche tägliche Aufnahme: 88 IE Vitamin D)
- Fehl- oder Mangelernährung (z. B. Veganer)
- chronische Leber- und Nierenerkrankung mit verminderter Umwandlung von Calciferol in Calcitriol

Exkurs
Vitamin D und Hautfarbe
Hellhäutige Menschen müssen 2- bis 3-mal pro Woche ca. 5 % der Körperoberfläche für ca. 5 min der Mittagssonne aussetzen, um ca. 400 IE Vitamin D zu bilden. Das Maximum der Vitamin-D-Synthese ist bereits nach 20 min erreicht. Danach ist das in der Epidermis vorhandene 7-Dehydrocholesterin aufgebraucht. Eine längere Bestrahlung bringt im Hinblick auf das Vitamin D keinen weiteren Nutzen, erhöht höchstens das Risiko für Hautschäden.
Entgegen der allgemeinen Erwartung müssen sich **dunkelhäutige Menschen 5- bis 10-mal** länger dem Sonnenlicht exponieren, da das dunkle Hautpigment Melanin die Bildung von Provitamin D reduziert.

Hypervitaminose. Bei einer **Überdosierung mit Vitamin D**, wie sie typischerweise ab ca. 250 µg/d (≙ 10 000 IE/d) vorkommt, kommt es zur **Entkalzifizierung** und somit einer erhöhten Plasmakonzentration von Calcium, die die Niere belastet und zur Nephrokalzinose mit Polyurie und Calciumphosphatausfällen führen kann. Wie beim Hyperparathyreodismus kommt es zu den klassischen Symptomen „Stein, Bein- und Magenpein". In der Schwangerschaft wirken höhere Vitamin-D-Dosen (>800 IE) teratogen und sind daher kontraindiziert.

Praxistipp
Viel Vitamin D enthält fetter Seefisch (Hering, Lachs - v. a. Wildlachs, deutlich weniger Zuchtlachs), während Milchprodukte nur einen mäßigen Vitamin-D-Gehalt besitzen.

Vitamin-D-Arzneistoffe. **Colecalciferol (Vitamin-D$_3$)** ist bei intakter Leber und Niere ausreichend, d. h., wenn die Umwandlung in das aktivierte Calcitriol sicher ist. Neue Studien empfehlen 1 × 1000 IE/d oder 1 × 20 000 IE alle 2 Wochen als Tablette. Bei der halbjährlichen Hochdosis von 150 000 IE i. m. muss initial mit einer Hyperkalzämie gerechnet werden und am Ende mit einer Unterversorgung mit Vitamin D.
Aktives Vitamin D, Calcitriol oder seine Vorstufe **Alfacalcidol** erfordern im Gegensatz zum Vitamin D$_3$ eine Begrenzung der Calciumzufuhr (meist nicht mehr als 500 mg/d) und eine Kontrolle der Ca^{2+}-Plasmakonzentration, denn die hohe Effizienz des Calcitriols begünstigt u. a. eine Hyperkalzämie mit Nierensteinen. Indiziert ist aktives Vitamin D bei chronischen Nieren- und Lebererkrankungen, Dialyse, juvenilen Knochenstörungen oder Ernährungsstörungen.
Calcipotriol wird lokal gegen Psoriasis angewandt.
Therapeutische Indikationen. Tab. 16.3.
Vitamin D hat auch eine immunmodulatorische Wirkung. Zahlreiche extraossäre Krankheiten wie Diabetes mellitus, multiple Sklerose, Tumoren, Myopathie und Schizophrenie korrelieren mit einem Vitamin-D-Mangel. Dieser Mangel ist wahrscheinlich nur Folge, nicht Ursache, denn die prospektive Zufuhr von Vitamin D in bisherigen Studien war meist wirkungslos, eine gewisse Wirkung gibt es bei Asthma und Infekten der oberen Atemwege. Auch die Datenlage zu kolorektalen Adenomen ist unklar. Zusammengefasst: Eine Vitamin-D-Zufuhr schadet

Tab. 16.3
Therapeutische Indikationen und Dosierungen für Vitamin-D-Präparate

Indikation	Vitamin D-Präparat	Dosierung	Effekt
Rachitis – Prophylaxe – Therapie	Colecalciferol (Vingantoletten®)	– 12,5–25 µg/d (≙ 500–1000 IE/d) – 250 µg/d (≙ 10 000 IE/d)	Verbesserung der Calciumaufnahme und Verteilung im Knochen, oft in Kombination mit Calcium
Osteoporose (S. 332) (Prophylaxe und Therapie)	Colecalciferol (Vingantoletten®)	20–25 µg/d (≙ 800–1000 IE/d)	Verbesserung der Calciumaufnahme und Verteilung im Knochen, oft in Kombination mit Calcium
Niereninsuffizienz (z. B. dialysepflichtige Patienten)	– Calcitriol (Rocaltrol®) – Alfacalcidiol (Bondiol®)	– 0,25–0,5 µg/d – 0,5–1 µg/d	Überbrückung des fehlenden Aktivierungsschritts in der Niere
Hypoparathyreoidismus oder sekundärer Hyperparathyreoidismus	– Dihydrotachysterol – Calcitriol (Rocaltrol®)	– 0,2–2 mg/d – 0,25–0,5 µg/d	Entlastung der Nebenschilddrüse
Psoriasis	Calcipotriol lokal	2-mal/d eincremen	immunmodulatorische Wirkung

nicht, ihr alleiniger Nutzen bei extraossären Krankheiten ist eher schwach, aber zusammen mit anderen Maßnahmen ist sie durchaus sinnvoll.
Arzneimittelinteraktionen. Die gleichzeitige Gabe von Pharmaka, die die Nebenschilddrüse oder die Nierenfunktion beeinflussen, wie z. B. **Thiazide**, Danazol oder Dihydrotachysterol, kann die Plasmakonzentration von Calcium stark erhöhen. Vitamin D ist ein Steroid und wird über Cytochrome abgebaut. Daher senken Pan-CYP-Induktoren wie Phenytoin die Vitamin-D-Plasmakonzentration.

16.3.3 Vitamin E
Vitamin E umfasst die Gruppe der **lipophilen Tocopherole** und **Tocotrienole**. Es ist in vielen fettsäurehaltigen Nahrungsmitteln wie Öl enthalten und licht- und hitzestabil.
Mangel. Der sehr seltene Vitamin-E-Mangel führte im Tierversuch zu Myopathien und Sterilität bei beiden Geschlechtern.
Therapeutische Indikationen. Therapeutisch wird **Vitamin E zur Prophylaxe** und Behandlung der retrolentalen Fibroplasie (Frühgeborenen-Retinopathie) eingesetzt, die bei 20 % aller Frühgeborenen mit Sauerstoffbeatmung auftritt.
Die Vitamine C und E bilden zusammen ein Redoxsystem. Sie dienen damit als **Radikalenfänger** und schützen möglicherweise so vor Tumoren, Neurodegeneration und Alterungsprozessen. Der Radikalenfänger Q_{10} (Coenzym Q) ist in seiner Funktion Vitamin E ähnlich. Bisherige Studien konnten keine klare Wirksamkeit einer Prophylaxe mit Vitamin E zeigen. Nachgewiesen wurde jedoch, dass Patienten mit **rheumatoider Arthritis** signifikant niedrigere Mengen der antioxidativ wirksamen Vitamine A und E und des Provitamins β-Carotin haben. In Einzelfällen ist eine Verbesserung von Osteoarthritis und anderen entzündlichen Geschehen bei Vitamingabe beschrieben worden.

Praxistipp
Hohe Vitamin-E-Dosen senken die Vitamin-K-Plasmakonzentration und verstärken so die Wirkung oraler Antikoagulanzien. Mit Vitamin-K-Antagonisten behandelte Patienten sollten daher auf hoch dosierte Vitamin-E-Präparate verzichten.

Exkurs
Reaktive Sauerstoffderivate werden von Vitamin C im hydrophilen Kompartiment (z. B. Blut, Zytosol) sowie von Vitamin E bzw. anderen lipophilen Radikalenfängern im lipophilen Kompartiment (z. B. Zellmembran) aufgenommen und entgiftet. In der Folge können sie auf Fettsäuren oder auf Glutathion übertragen werden, sodass die Vitamine wieder reduziert werden und neue Radikale einfangen können.

16.3.4 Vitamin K
Vitamin K umfasst die **Vitamine K_1 (Phyllochinon), K_2 (Menachinon) und das synthetische K_3 (Menadion)**, die sich vom 1,4-Naphthochinon ableiten und eine isoprenoide (und damit lipophile) Seitenkette tragen.
Wie die anderen fettlöslichen Vitamine wird auch Vitamin K mit den Lipiden in Anwesenheit von Gallensäuren resorbiert. Die biologisch aktive Form ist das Vitamin K_2, das in der Leber gespeichert wird. Der Körper hat eine Reserve an Vitamin K für ca. 2–6 Wochen. Neugeborene weisen niedrige Vitamin-K-Reserven auf, weshalb in einigen Ländern 1 mg Vitamin K nach der Geburt injiziert wird.
Mangel. **Vitamin-K-Mangel** aufgrund von Fehl- oder Mangelernährung ist praktisch unmöglich bzw. tritt sehr selten auf, er ist fast immer die Folge von Krankheiten. Vitamin K wird auch von Mikroorganismen im Darm gebildet, was aber nur geringfügig zur Versorgung beiträgt. Bei **gestörter Fettresorption** kommt es jedoch zu einem Vitamin-K-Mangel, der durch hoch dosierte wasserlösliche Präparate (**Konakion®**) ausgeglichen wird. Vitamin-K-Mangel erhöht die Blutungsneigung und verlängert die Gerinnungszeit. Folgen sind Hautblutungen und innere Blutungen. Letztere können zum Tod führen.
Funktionen. Vitamin K ist ein **Kofaktor bei γ-Carboxylierungsreaktionen** von Glutamylresten und ermöglicht den Substraten die Bindung von Calcium. Es ist für die **Aktivierung von Gerinnungsfaktoren** essenziell (Abb. 6.6). Daneben wirkt Vitamin K als Transkriptionsfaktor von Genen mit PXR-Regulatorsequenzen u. a. für **Osteocalcin**, **Matrilin-2** oder **CD14**. Erst durch die Glutamylcarboxylierung können diese Proteine Calcium binden und ihre Funktion wahrnehmen.
Therapeutische Indikationen. Als **Antidot** kommt Vitamin K bei **Cumarin-Überdosierungen** (z. B. Tabletteneinnahmefehler oder Intoxikation mit Rattengift) zum Einsatz. Hier muss sofort mit hoch dosiertem Vitamin K (wirkt innerhalb von 12–36 h) sowie durch Gabe von Gerinnungsfaktoren (z. B. als Plasmakonzentrat) behandelt werden.
Vitamin-K-Antagonisten (S. 164) werden zur Thromboseprophylaxe eingesetzt. Die endogene Vitamin-K-Produktion im Darm muss hierbei berücksichtigt

werden. Fällt diese Vitamin-K-Quelle z. B. durch Antibiotikabehandlung weg, verstärkt sich die gerinnungshemmende Wirkung.

> **MERKE**
>
> Vitamin-K-Antagonisten werden zur gezielten Hemmung der Blutgerinnung oder in toxischen Dosierungen als Rattengift eingesetzt. Vitamin K als Antidot gegen eine Überdosis Vitamin-K-Antagonisten sollte gleichzeitig mit Gerinnungsfaktoren verabreicht werden.

16.4 Pharmakotherapie mit Vitaminen

Vitamine werden als eigenständige oder adjuvante Therapie eingesetzt (Indikationen in **Tab. 16.4**, PK-Daten in **Tab. 16.5**). Die Therapie von Hypovitaminosen und in ihrer Evidenz zweifelhafte Therapien, z. B. Vitamin C gegen Tumoren, werden nicht aufgeführt.

Tab. 16.4

Einsatz von Vitaminen zur Prophylaxe und Therapie

Indikation	Vitamin	Evidenz*
Schwangerschaft		
Prophylaxe gegen Entwicklung einer Spina bifida, wichtig für fetale Gehirnentwicklung	Vitamine B_6 + B_{12} + Jod Folsäure	+ +
Blutsystem		
Anämie	Vitamin A + Eisen	+
megaloblastäre Anämie	Folsäure + Cobalamin (Vit. B_{12})	+ +
sideroblastische Anämie	Vitamin B_6	+
Haut		
leichte Verletzungen	Vitamine D + A	+
	Pantothensäure	+
Akne	Vitamin A-Derivate	+ +
Psoriasis	Vitamin D und/oder -A-Derivate	+ +
Infektionskrankheiten		
vertikale HIV-Übertragung (Mutter → Kind)	Vitamin A	+
Komplikationen bei Masern	Vitamin A	+
Erkältung	Vitamin C	+
Schmerzen		
Migräne	Vitamin B_2	+
neurologische Erkrankungen		
Epilepsie (bedingt durch Mangel an GABA)	Vitamin B_6	+
periphere Neuropathie	Vitamin B_1	+
alkoholische Wernicke-Enzephalopathie	Vitamin B_1	+ +
Stoffwechseldefekte (Risikofaktoren für kardiovaskuläre und neurodegenerative Erkrankungen)		
Diabetes mellitus	Vitamin D	+
Hyperhomocysteinämie	Vitamin B_6, Folsäure, Vitamin B_{12}	+ +
Harnsteine bei angeborener Cystinurie	Vitamin C	+ +
Hypoparathyreoidismus und Pseudohypoparathyreoidismus	Vitamin D	+ +
Knochen		
Osteoporose	Vitamin D	+ +
	Vitamin K	+
	Vitamin B_{12}, Folsäure	+
Neoplasien		
T-Zell-Lymphome, Mammakarzinom	Vitamin D	+

* Gibt an, wie gut die Wirkung der Therapie belegt ist: mehrere Bestätigungen: +; anerkannte Therapie: + +.

Tab. 16.5

Klinische Daten von Vitaminen

Wirkstoff	Plasma-HWZ (h)[1]	Dosierung (mg)[2]	Metabolisierung/ Ausscheidung[3]	Dosis bei Niereninsuffizienz[4]
Ascorbinsäure (Vitamin C)	3 h	200–3000 mg/d	renal	bei starker Niereninsuffizienz < 100 mg/d
Calcitriol (aktives Vitamin D_3, Rocaltrol®)	10 h	0,25–1 µg/d	S: CYP24A1 biliär/fäkal	in Abhängigkeit von der Calcium- und Phosphatplasmakonzentration
Colecalciferol (Vitamin D_3)	20 h	12,5–125 µg/d (= 500–5000 IE/d)	hepatisch, biliär/fäkal	–
Folsäure (Vitamin B_9, Folio®)	ca. 2 h	0,4–15 mg/d	renal; C_1-Stoffwechsel	–
Folinsäure (aktiviertes Vitamin B_9, Leucovorin®, Rescuvolin®)	33 min	20–500 mg/m²	C_1-Stoffwechsel; renal	–

[1] wenn nicht anders vermerkt: Tablette (nicht retardiert, keine schnell wirksame Formulierung)
[2] durchschnittliche Gabe einer durchschnittlichen Einzeldosis (abhängig von Indikation)
[3] Nur die Metabolisierungen/Ausscheidungswege/CYP-Enzyme werden aufgelistet, die pharmakologisch relevant sind.
I = Induktor; H = Hemmstoff; S = Substrat
[4] Kreatinin-Clearance in ml/min

16.4.1 Weiterführende Informationen
– www.dge.de (Deutsche Gesellschaft für Ernährung e. V.)

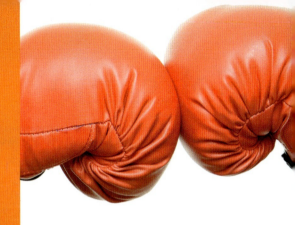

© Robert Kneschke – stock.adobe.com (Symbolbild)

Kapitel 17

Grundlagen der Nozizeption und der Schmerztherapie

Thomas Herdegen

17.1 **Einführung** 351

17.2 **Entstehung und Verarbeitung von Schmerzen** 351

17.3 **Übersicht über pharmakologische Schmerztherapien** 353

Seltsame Fußschmerzen

Zuckerwert kontrolliert?

„Hast Du schon dein Insulin gespritzt?", ertönt eine weibliche Stimme aus der Küche. Es ist wohl wahr: Manchmal fühlt sich der 67-jährige Herr M. von seiner Frau kontrolliert. Ruhig bleibt er weiter vor dem Fernseher sitzen und antwortet: „Selbstverständlich, Liebes." Letztlich ist er froh, dass sich jemand um ihn kümmert und nachfragt.

Grenzen der Selbstmedikation

Um seine Frau nicht zu beunruhigen, hat er ihr bisher noch nichts von den seltsamen Schmerzen in den Füßen erzählt, die ihn seit mehreren Wochen plagen. Sie sind stechend, manchmal brennend, und ziehen von den Zehenspitzen bis zu den Knöcheln. Um die Beschwerden loszuwerden, nimmt Herr M. Ibuprofen ein, das ihm sonst bei seinen Kopfschmerzen zuverlässig und sofort hilft. Doch selbst bei der höheren Dosis von 3-mal täglich 600 mg lassen die Beschwerden in den Füßen nicht nach.

Weil er nicht möchte, dass sich seine Frau Sorgen macht, probiert er nun zusätzlich die Tramadol-Tabletten, die seine Frau nach ihrer Kniegelenkoperation bekommen hat und die noch in der Hausapotheke herumliegen. Nun bessern sich die Beschwerden ein wenig, aber das Brennen und Stechen in den Füßen ist noch deutlich zu spüren. Als sich dann noch Verstopfung und v.a. eine unangenehme Übelkeit einstellen, wird Herrn M. klar, dass er so nicht weiterkommt, er geht zu seinem Hausarzt.

Jeder Schmerz braucht seine spezifische Therapie

Als Herr M. von den Schmerzen in den Füßen und den eingenommenen Schmerzmitteln berichtet, klärt der Hausarzt ihn auf: „Übelkeit und Verstopfung sind Nebenwirkungen des Opioids Tramadol, bei der Übelkeit hat vielleicht auch noch das Ibuprofen nachgeholfen.

Was Ihre Beschwerden in den Füßen angeht – das ist höchstwahrscheinlich eine diabetische Polyneuropathie, eine Folge Ihres Diabetes. Dagegen wirken sog. COX-Inhibitoren wie Ibuprofen und Opioide wie Tramadol nur schlecht. Diese Schmerzen kommen von geschädigten Nervenfasern, sie werden daher auch „neuropathische Schmerzen" genannt. Dagegen werden Medikamente verordnet, die den stechenden und brennenden Schmerz im Nervensystem wegfangen können, z.B. die Antidepressiva Duloxetin oder Amitriptylin. Ignorieren Sie bitte, dass diese Substanzen auch als Antidepressivum verschrieben werden, mit Ihrer Erkrankung hat das nichts zu tun. Außerdem müssen wir auf jeden Fall den Diabetes noch sorgfältiger einstellen."

Fazit – Schmerzdiagnose vor Schmerztherapie

Was bei Zahn-, Kopf-, Gelenk- oder Knochenschmerz hilft, hilft oftmals nicht bei anderen Schmerzen wie z.B. den neuropathischen Nervenschmerzen. Jeder Schmerz hat seine eigene optimale Schmerztherapie.

17.1 Einführung

Key Point

Schmerzen entstehen je nach Ursache durch Erregung von Nozizeptoren oder durch direkte Schädigung von Nervenfasern. Die pathologische Verstärkung der Nozizeption in der Peripherie und im ZNS macht chronischen Schmerzen oft schwer behandelbar. Das Grundverständnis der Schmerzphysiologie ist unabdingbar für eine effektive Schmerztherapie: Die Diagnose der Schmerzentstehung muss der Behandlung vorausgehen und Chronifizierungen müssen vermieden werden. Chronische Schmerzen gelten inzwischen fast immer als pathologisch.

Es gibt zahlreiche analgetisch wirksame Arzneistoffe, die entsprechend ihren individuellen pharmakodynamischen Angriffspunkten (**Tab. 17.1**) bei unterschiedlichen Schmerzsyndromen indiziert sind.

17.2 Entstehung und Verarbeitung von Schmerzen

Die emotional aversive Schmerzempfindung resultiert aus
- einer **Stimulation der Schmerzrezeptoren** (Nozizeptoren) auf den afferenten C- und Aδ-Nervenfasern bzw. einer **Läsion von Nervenfasern** sowie
- einer den nozizeptiven Einstrom verarbeitenden emotional-kognitiven **Erregung in den Schmerzzentren des ZNS** (Thalamus, Insel, sensorischer Kortex, limbisches System) mit „affektiver" Einfärbung.

17.2.1 Nozizeption und nozizeptive Schmerzen

Die **Nozizeptoren** der C- und Aδ-Fasern werden durch verschiedene potenziell gewebeschädigende Stimuli wie Temperatur (heiß, kalt), Entzündung oder mechanische Einwirkungen (Gewebsverletzung) erregt. Die eigentliche Stimulation erfolgt durch Moleküle, die durch die physikalisch-chemischen Veränderungen freigesetzt werden, z. B. Natrium-, Kalium- und Wasserstoffionen, Zytokine wie TNFα und IL-1β, Überträgerstoffe wie Substanz P, Bradykinin, Histamin oder Prostaglandine. Diese **Schmerzmediatoren** sind im Zusammenspiel beson-

Tab. 17.1

Übersicht über die Analgetika und ihre Angriffspunkte

	Angriffspunkte	Wirkstoffgruppen (Beispiel)
A. Angriff an neuronalen Strukturen		
Stimulation der endogenen Schmerzhemmung	Opioid-Rezeptoren	+ Opioide (S. 375), z. B. Tilidin, Morphin
	Cannabinoid-Rezeptoren	+ Cannabinoide (S. 396), z. B. Dronabinol
	NET (Norepinephrin-Transporter)	+ TCA und NSRI-Antidepressiva (S. 462), z. B. Amitriptylin, Duloxetin
	α₂-Adrenozeptor	– α₂-antagonistische Antidepressiva (S. 461), z. B. Mirtazapin
		+ α₂-Agonisten (S. 83), z. B. Clonidin
Hemmung der neuronalen Erregung	Natrium-Kanäle	– Lokalanästhetika (S. 433), z. B. Lidocain
		– Antiepileptika, z. B. Carbamazepin (S. 440)
		+ TRPV₁-Öffner, z. B. Capsaicin (S. 396)
	Kalium-Kanäle	+ Flupirtin (S. 396)
	Calcium-Kanäle	– Antiepileptika, z. B. Gabapentin, Pregabalin (S. 442)
		– Conotoxine (S. 396), z. B. Ziconotid
	NMDA-Rezeptor	– Ketamin (S. 396), Methadon (S. 387)
	Cyclooxygenase-2 (COX-2)	– COX-Inhibitoren, z. B. Diclofenac (S. 366), Paracetamol (S. 368), Metamizol (S. 370)
		– Coxibe, z. B. Etoricoxib (S. 368)
B. Analgesie durch Abschwächung nichtneuronaler pathologischer Prozesse		
Entzündungshemmung	COX-2	– COX-Inhibitoren, z. B. Diclofenac (S. 366), Ibuprofen (S. 366), ASS (S. 367)
		– Coxibe, z. B. Etoricoxib (S. 368)
	Glukokortikoid-Rezeptoren	+ Glukokortikoide (S. 526), z. B. Prednisolon
	Immunzellen	– Immunmodulatoren, z. B. MTX (S. 541), TNFα-Antikörper (S. 545), Biologicals (S. 60)
Spasmolyse	Kalium-Kanäle	+ varia: Metamizol (S. 370)
	muskarinerge ACh-Rezeptoren	– Parasympatholytika, z. B. Scopolamin (S. 76)

+, – Aktivierung bzw. Hemmung der Strukturen bzw. pathologischen Prozesse

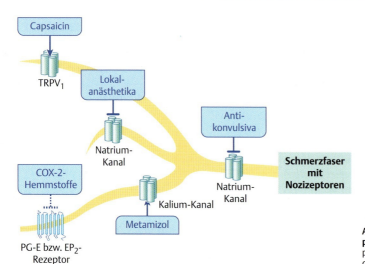

Abb. 17.1 Hemmung der Nozizeption im peripheren Nervensystem. Bereits am peripheren Nozizeptor kann die Nozizeption abgeschwächt werden.

ders wirksam. So potenziert Prostaglandin E_2 (PG-E_2) die nozizeptive Wirkung von Bradykinin, während jede Substanz für sich allein (experimentell) keine substanzielle Erregung der Nozizeptoren hervorruft. Die nozizeptiven Endigungen und die C- bzw. Aδ-Schmerzfasern des peripheren Nervensystems bieten einige pharmakologische Angriffspunkte (**Abb. 17.1**):

- **Synthesehemmung von Prostaglandin-E (PG-E)** (S. 357) durch COX-Inhibitoren (S. 356)
- **Desensitivierung des TRPV$_1$-/Vanilloid-Rezeptors** durch Capsaicin (S. 396)
- **Hemmung der Natrium-Kanäle** durch Lokalanästhetika (S. 430), Antidepressiva (S. 455) und Antiepileptika (S. 439).

Exkurs

Die Nozizeption und die Schmerzwahrnehmung bzw. Schmerzverarbeitung werden durch komplexe Faktoren moduliert: Dazu gehören auch Erziehung, Kultur, Geschlecht oder Sexualhormone: Estrogen verstärkt die Schmerzempfindung und die Nozizeption (man denke an die Fibromyalgie als Schmerzsyndrom der Frau), Testosteron schwächt sie ab.

17.2.2 Neuropathische und chronische Schmerzen

Im Gegensatz zum Nozizeptorschmerz verursacht die **direkte Schädigung** von peripheren oder zentralen Nervenbahnen bei Erkrankungen des sensorisch-somatischen Systems starke, oft brennende und schwer therapierbare Schmerzen. Beispiele sind Trigeminusneuralgie, postherpetische Neuralgie, diabetische Polyneuropathie, Phantomschmerz, alkoholtoxische Neuropathie und Engpass-Syndrome wie Bandscheibenvorfall oder Karpaltunnelsyndrom. In Deutschland leiden schätzungsweise 6% der Bevölkerung an neuropathischen Schmerzen.

Grundsätzlich gilt: Hauptquellen der pathologisch-chronischen Schmerzen sind das **periphere Nervensystem** und die veränderte Verschaltung im **Rückenmark**. Neuronale Schädigungen und chronische Schmerzsyndrome gehen einher mit

- der vermehrten Bildung von **unreifen niederschwelligen Natrium-Kanälen** (Na$_v$ 1.3, 1.8 und 1.9), u. a. induziert durch Entzündungsmediatoren wie TNFα und IL-6
- **Absenkung der Hitzeschwelle** von 43 °C auf 35 °C, dies erklärt das Gefühl von brennenden Schmerzen
- **zentraler Sensibilisierung** und Zunahme der neuronalen Erregbarkeit (Expression spezifischer Untereinheiten von AMPA-Rezeptoren) sowie **Ausweitung von rezeptiven Feldern** (*wind-up*) im Rückenmark
- **pathologischen neuronalen Verschaltungen** wie der Umschaltung von nichtnozizeptiven Aβ-Fasern im Rückenmark auf das nozizeptive System.
- **„Schmerzgedächtnis":** Mit zunehmendem **Calcium-Einstrom** als Folge der nozizeptiven Erregung werden NMDA-Rezeptoren stimuliert und die neuronale Erregbarkeit verstärkt. Schließlich kommt es zu substanziellen Veränderung der Genexpression („Schmerzgedächtnis") und einer Neurodegeneration (Exzitotoxizität)
- Abschwächung (Degeneration) der **endogenen Schmerzhemmung**
- **neuroplastischen Veränderungen** mit Umstrukturierung der neuronalen Vernetzung und Verlust von Dendriten
- **psychischen Veränderungen** wie negativer Erwartungshaltung (*catastrophizing*).

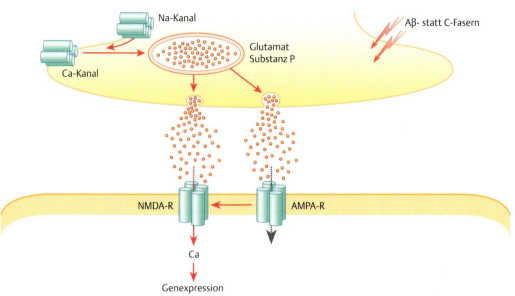

Abb. 17.2 Strukturen der Schmerzleitung und Schmerzhemmung. Natrium-Kanäle (links oben) leiten die hochfrequenten Entladungen der nozizeptiven Nervenfasern in die präsynaptische Endigung, wo verschiedene Transmitter (Glutamat, Neuropeptide) aus den Vesikeln freigesetzt werden. Durch die Degeneration von C-Fasern werden vermehrt die leichter erregbaren und höherfrequenten Aβ-Fasern mit den zentralen Schmerzbahnen verschaltet. Postsynaptisch kommt es zur Erregung von AMPA- und NMDA-Rezeptoren. Zytokine (TNFα) aus Mikroglia und die intraneuronale Aktivierung der COX-2 verstärken die nozizeptive Übertragung (R = Rezeptor).

Bei neuropathischem und chronischem Schmerz werden daher „untypische" Analgetika wie **Antidepressiva** und **Antikonvulsiva** eingesetzt, die sog. Koanalgetika (S. 398). Klassische Analgetika wie COX-Inhibitoren (S. 356) oder Opioide (S. 375) sind je nach neuropathischer Schmerzform nicht oder nur mäßig wirksam.

17.2.3 Endogene Schmerzhemmung

Das ZNS verfügt über eigene potente **endogene Abwehrmechanismen** (Abb. 17.2).

- Die **absteigende Hemmung** aus supraspinalen Kerngebieten reduziert über präsynaptische inhibitorische α$_2$-Adreno-, Serotonin- und Opioid-Rezeptoren die Freisetzung der erregenden Transmitter oder Neuropeptide aus den primären Afferenzen.
- Zahlreiche hemmende Rezeptoren wie Opioid-, Endocannabinoid-, α$_2$-, GABA-A- oder Glycin-Rezeptoren **unterdrücken die Weiterleitung in den Thalamus** und in höhere Kerngebiete des Schmerznetzwerkes.

17.3 Übersicht über pharmakologische Schmerztherapien

Schmerzen erfordern je nach Ursache, Verlauf und Dauer unterschiedliche analgetisch wirksame Substanzen, die die spezifische Schmerzpathologie berücksichtigen (**Tab. 17.2**).

Tab. 17.2

Beispiele für eine ursachenorientierte Schmerztherapie

Schmerzform	Wirkstoffe
Nozizeptorschmerz	
akute Verletzung, postoperative Schmerzen	Opioide, COX-Inhibitoren, Lokalanästhetika (Katastrophenmedizin: Ketamin)
Muskelverspannungen, Muskelspasmen	Benzodiazepine, Myotonolytika
Herzinfarkt	Opioide
Entzündungsschmerz	COX-Inhibitoren, Glukokortikoide, Immunmodulatoren
Gallenkolik	Scopolamin, Glyceroltrinitrat, Metamizol
Tumorschmerz	Opioide, Glukokortikoide, COX-Inhibitoren
Knochenschmerz	Bisphosphonate, Calcitonin, COX-Inhibitoren, Opioide
Spannungskopfschmerz	COX-Inhibitoren
Migräne	Triptane, COX-Inhibitoren
neuropathischer Schmerz	
diabetische und postherpetische Polyneuropathie, Trigeminusneuralgie	Koanalgetika wie noradrenerge Antidepressiva und Antikonvulsiva, Opioide, Cannabinoide
Kompressionsschmerz	Glukokortikoide

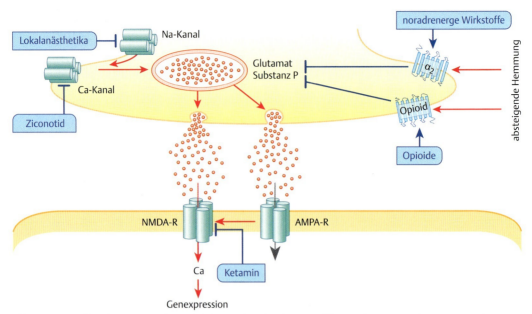

Abb. 17.3 Angriffspunkte von Opioiden und Nichtopioid-Analgetika (Auswahl). Opioid-, NMDA- und α_2-Rezeptoren (R = Rezeptor) sowie Natrium-, Kalium- und Calcium-Kanäle sind Angriffspunkte von Opioiden, α_2-Agonisten (Clonidin), Lokalanästhetika und Conotoxinen (Ziconotid). Dazu kommt noch COX-2 (COX-Inhibitoren).

Abb. 17.3 zeigt einen Überblick über die Angriffspunkte verschiedener Analgetika.

> **MERKE**
> - Analgetika unterdrücken neuronale Aktivitäten, die als Schmerzen wahrgenommen werden. Anästhetika und Hypnotika bzw. Sedativa unterdrücken nur die Wahrnehmung von Schmerzen, aber sie unterdrücken nicht per se die zugrunde liegenden nozizeptiv-neuropathischen Prozesse.
> - Pharmakologische Angriffspunkte für Schmerzen im Nervensystem sind Natrium-, Kalium- und Calcium-Kanäle, NMDA- und TRP-Rezeptoren und COX-2.
> - Die körpereigene Schmerzabwehr wird durch Stimulation der noradrenergen Transmission (Antidepressiva wie TCA oder NSRI, α_2-Adreno-Agonisten und -Antagonisten) sowie von Opioid- und Endocannabinoid-Rezeptoren verstärkt.
> - Neuropathische Schmerzen erfordern andere Analgetika als der Nozizeptorschmerz.
> - Bei 20–30 % der chronischen Schmerzpatienten liegt eine gemischte Schmerzform vor (*mixed pain*).

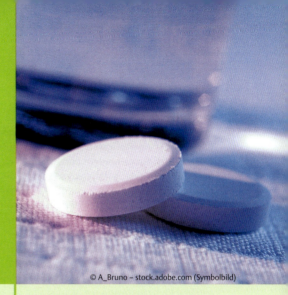
© A_Bruno – stock.adobe.com (Symbolbild)

Kapitel 18

Cyclooxygenasen/COX-Inhibitoren

Thomas Herdegen

18.1 **Überblick** 356

18.2 **Wirkstoffe** 365

18.3 **Pharmakologie in der Praxis: COX-Inhibitoren** 372

18.1 Überblick

18.1.1 Begriffe und Einteilungen

Key Point
Inhibitoren der Cyclooxygenasen (COX-I) sind weltweit die am häufigsten eingenommenen Arzneimittel. Sie verhindern durch Hemmung der COX-2 die Bildung derjenigen Prostaglandine, die Schmerzen, Entzündungsreaktionen und Fieber verursachen. Die Hemmung der COX-1 ist nur für die Blockade der Thrombozytenaggregation therapeutisch relevant. Der weit verbreitete Gebrauch der COX-I (Selbstmedikation, OTC, *over the counter*) erfordert eine sorgfältige Aufklärung über Nebenwirkungen und Kontraindikationen. Wirkstoffe, die selektiv die COX-2 hemmen (Coxibe), haben bei gleicher Wirksamkeit teilweise weniger und schwächere Nebenwirkungen.
Die verschiedenen Wirkprofile lassen sich meist durch die PK/PD-Eigenschaften erklären (Wirkdauer, pKa, Affinität zum COX-Rezeptor).

COX-Inhibitoren (COX-I) – eine sinnvolle bessere Bezeichnung für eine alte Medikamentengruppe

Acetylsalicylsäure, Diclofenac, Etoricoxib, Ibuprofen, Metamizol, Paracetamol, Metamizol: Allen gemeinsam ist die **Hemmung der Cyclooxygenase 2** (COX-2) als alleiniges oder wesentliches therapeutisches Wirkprinzip. Auch die Nebenwirkungen dieser Arzneistoffe beruhen überwiegend oder ausschließlich auf der Inhibition von COX-2 und/oder COX-1. Die Bezeichnung **COX-Inhibitoren** (COX-I) trägt somit die zentrale Information über die grundlegenden klinisch-therapeutischen Eigenschaften aller Gruppenmitglieder. Der Begriff **Coxibe** für die selektiven COX-2-Inhibitoren ist bereits etabliert.
COX-I lassen sich von Immunmodulatoren, Immunsuppressiva und Biologicals abgrenzen, die in spezifische Immunreaktionen (S. 539) eingreifen und nicht in die Bildung der Prostaglandine.

Die alten „Nicht"-Begriffe: NSA, NSAID, NSAR.
Für die wichtige Gruppe der COX-Inhibitoren gibt es bis heute keine andere vernünftige Bezeichnung. Dies beginnt schon mit dem ersten Buchstaben N für „Nicht" – Begrifflichkeiten, die ein „nicht sein" oder „kein" beschreiben, sind immer fragwürdig. NSAR sind auch keine Fahrräder und auch keine Pfannkuchen. Die gängigen Bezeichnungen sind historisch gewachsen und nicht (mehr) zutreffend:

- **nichtsteroidale Analgetika (NSA):** „nichtsteroidal" bedeutet zunächst: alle Analgetika außer Steroiden, d. h. auch Opioide und Lokalanästhetika. Nächster Begriffsfehler: Steroide selbst zählen gar nicht zu den Analgetika, selbst wenn hier die Glukokortikoide gemeint sind und Estrogene oder Vitamin D.
- **non-steroidal antiinflammatory drugs (NSAID):** Die Einengung auf „antiinflammatorisch" schließt Paracetamol und Metamizol ebenso aus wie die Acetylsalicylsäure, die nicht mehr zur Entzündungshemmung eingesetzt wird (Ausnahme: beim seltenen Kawasaki-Syndrom).
- **non-steroidal antirheumatic drugs (NSAR):** Die Bezeichnung „antirheumatisch" gibt nicht die aktuelle OTC- und Verordnungs-Realität wieder. In > 95 % der Fälle ihres Gebrauchs werden COX-I nicht für rheumatoide Indikationen eingenommen und den COX-I wird der Nutzen in der Rheumatherapie (fälschlicherweise) sogar abgesprochen. Was begründet dann noch das R, zumal auch das NS (s. o.) nicht stimmig ist? Bleibt nur noch das A für „anti" und anti... sind letztlich alle Arzneistoffe.

Cyclooxygenasen (COX)
Die funktionelle Vielfalt der beiden Cyclooxygenasen **COX-1 und COX-2** wird u. a. durch den Zeitpunkt, die Dauer und den Zelltyp bzw. das Organ ihrer Expression bestimmt (**Tab. 18.2**). Sie unterscheiden sich weiterhin in der intrazellulären Lokalisation und Zugänglichkeit von Substraten.
COX-1 ist in vielen Zellen konstitutiv exprimiert und hat überwiegend physiologische Funktionen im gesunden Gewebe (**Tab. 18.1**), wie z. B. Schutz der Magenschleimhaut oder Regulation der Nierenfunktion.

Tab. 18.1

Übersicht über die COX-Isoformen

	COX-1	COX-2
Molekulargewicht	70 kDa (599 Aminosäuren)	70 kDa (604 Aminosäuren)
Homologie		61 % mit COX-1
Signalwege zur Expression	Sp1-Transkriptionsfaktor	MAP-Kinasen, Onkogene
konstitutive Expression	Thrombozyten, Endothel, Magenschleimhaut, Niere	ZNS, Niere, Uterus, Endothel
induzierbare Expression		Endothel, Immunzellen, Mikroglia, Neuronen u. a.
Domäne für Inhibitoren	Serin in Position 530	Valin in Position 523

COX-2 ist ebenfalls konstitutiv exprimiert wie in Niere, Gehirn oder Gefäßendothel. Im Unterschied zur COX-1 kann die Expression der COX-2 aber schnell de novo induziert werden, wie z. B. unter pathologischen Bedingungen nach Gewebeverletzungen und Entzündungen. Es ist diese „pathologische" Funktion der COX-2, auf die die Pharmakotherapie mit COX-I abzielt.

Die früher postulierte COX-3 ist eine *Splice*-Variante von COX-1 im ZNS mit geringer Enzymaktivität, aber mit höherer Bindungsaffinität zu einigen Wirkstoffen wie Paracetamol (klinisch nicht relevant).

Prostaglandine (PG), Thromboxane (TX) und Leukotriene (LT)

Prostaglandine, Thromboxane und Leukotriene gehören zu den **Icosanoiden** (auch „Eikosanoide"), das sind die Derivate der **Arachidonsäure**, aber auch anderer mehrfach ungesättigter C_{20}-Fettsäuren (eikosi, griechisch = zwanzig).

Prostaglandine (PG)

PG sind Gewebshormone, die lokal freigesetzt werden und lokal wirken. Als unmittelbare **Produkte der Cox** entstehen $PG-G_2$ und $PG-H_2$, die rasch durch gewebespezifische PG- und TX-Synthasen in die aktiven Prostaglandine und $TX-A_2$ umgewandelt werden.

Es gibt verschiedene **biologisch aktive Prostaglandine** wie $PG-E_2$, $PG-D_2$, $PG-F_2$ und $PG-I_2$ (syn. Prostazyklin) mit vielfältigen, komplexen und organspezifischen Funktionen (**Tab. 18.2**), vgl. Kapitel Niere (S. 201), die durch Stimulation von spezifischen G-Protein-gekoppelten Prostaglandin-Rezeptoren vermittelt werden (**Abb. 18.1**). Beispielsweise bindet allein $PG-E_2$ an 4 PG-E-Rezeptoren (EP_{1-4}).

PG und Schmerzen. Wie kommt es, dass die Hemmung der PG-Synthese eine so starke Analgesie vermittelt? Umgekehrt gefragt: Wie verursachen PG Schmerzen? Eine zentrale Rolle spielt dabei $PG-E_2$, das die Nozizeptoren in der Peripherie aktiviert und im ZNS die Umschaltung von Schmerzreizen auf die aufsteigenden Schmerzbahnen erleichtert (**Abb. 18.2**). Außerdem sensibilisiert $PG-E_2$ die peripheren Nozizeptoren für andere Entzündungsmediatoren wie Bradykinin.

Prostaglandine können die **Blut-Hirn-Schranke nicht penetrieren**. Bei Entzündungsreaktionen wird jedoch durch zirkulierende Immunmediatoren wie IL-1 oder TNFα die Expression von COX-2 im Gefäßendothel des Nervensystems induziert und $PG-E_2$ aus dem Gefäßendothel ins Nervengewebe sozusagen hinter die

Tab. 18.2

COX-abhängige Synthese und Funktionen (Auswahl) von Prostaglandinen und Auswirkung ihrer Hemmung. Therapieziele für COX-I sind mit „ + " markiert.

	Ort und Funktion	Indikation/ Therapieziel der COX-I	Nebenwirkungen der COX-I
COX-1: physiologisch, konstitutiv			
$TX-A_2$	Thrombozyten, Endothel: Thrombozytenaggregation, Vasokonstriktion	+	Blutungen
$PG-I_2$	Endothel: Vasodilatation, Hemmung der Thrombozytenaggregation		Vasokonstriktion
$PG-E_2$	Niere: Aufrechterhaltung der Funktion		Funktion ↓
	Darm, Magen: Schleimhautschutz		Dyspepsie, Ulkus
$PG-F_2$	Uterus: Nidation, Weheninduktion, Offenhalten des DAB*	+	Störung der Nidation, Wehenhemmung
COX-2: physiologisch, konstitutiv oder induzierbar			
$PG-I_2$	Niere: Aufrechterhaltung der Durchblutung und der Funktion		Funktion ↓
$PG-E_2$	Magenschleimhaut: Abheilung ZNS: Gedächtnis, Aufmerksamkeit, Schlaf (unklar, ob auch COX-1 vermittelt), neuroinflammatorisch-neurodegenerative Prozesse		Magen: Dyspepsie, Ulkus ZNS: Verwirrung, Aufmerksamkeit ↓, Schlafstörung
$PG-E_2$, $PG-F_2$	Uterus: Nidation, Weheninduktion		Störung der Nidation, Wehenhemmung
COX-2: induzierbar durch Noxen und pathologische Prozesse			
$PG-E_2$ u. a.	Entzündung	+	
	appositionelles Knochenwachstum	+	Störungen des Knochenstoffwechsels (unklare Bedeutung)
	Fieber	+	
	Nervensystem: Auslösung und Weiterleitung von Schmerzreizen	+	
	Bildung solider Tumoren (Kolon, Melanom)	+	

*Ductus arteriosus Botalli

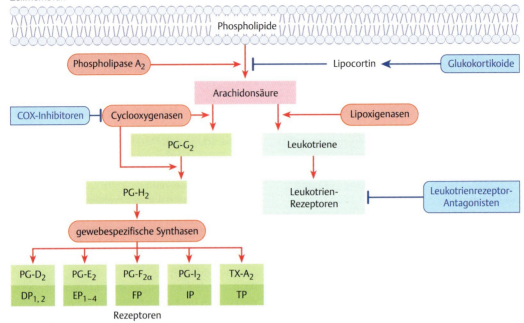

Abb. 18.1 Icosanoide. Das Icosanoidsystem und seine Hemmung durch COX-I, Steroide und Leukotrien-Rezeptor-Antagonisten. Lipocortin, das von Glukokortikoiden induziert wird, hemmt die Bildung der Arachidonsäure. DP, EP, FP, IP, TP sind die Rezeptoren der darüber aufgeführten Prostaglandine.

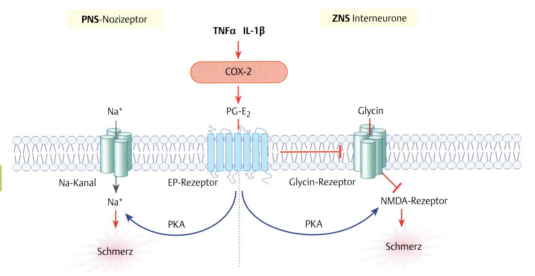

Abb. 18.2 PG-E_2 und Nozizeption. PG-E_2 stimuliert über EP-Rezeptoren und Proteinkinase A (PKA) die Nozizeption in der Peripherie, wo Natrium-Kanäle vom $TRPV_1$-Typ (Capsaicin- oder Vanilloid-Rezeptoren) aktiviert werden. Im Rückenmark wird der Glycin-Rezeptor gehemmt, der physiologischerweise die erregenden NMDA-Rezeptoren blockiert (rechts). Damit wird der periphere Schmerzreiz zu den supraspinalen Schmerzzentren „durchgeschaltet". COX-2-Hemmstoffe hemmen somit im PNS und ZNS die Nozizeption.

Blut-Hirn-Schranke sezerniert. Durch den Angriff an der COX-2 des ZNS entfalten auch die nichtsauren COX-I ihre Analgesie.

> **MERKE**
>
> PG-E_2 sensibilisiert periphere Nozizeptoren und erleichtert die Schmerzweiterleitung im ZNS. COX-I wirken daher auch im ZNS analgetisch.

PG und Entzündung. PG-Rezeptoren finden sich auf vielen Immunzellen, besonders auf Makrophagen und Mikroglia, die durch PG zur Sekretion von Chemo- und Zytokinen sowie zur Proliferation angeregt werden. **PG-I$_2$** erweitert lokal die Gefäße (Color, Rubor) und macht sie durchlässig für die Gewebepenetration der zirkulierenden Immunzellen (Diapedese) sowie für Flüssigkeit (Ödeme, Schwellung).

PG und Fieber. Zirkulierendes IL-1 oder Toxine induzieren über die endotheliale **COX-2** die Produktion von **PG-E$_2$**, welches das Fieberzentrum der hypothalamischen Lamina terminalis über seine EP-Rezeptoren stimuliert. Im Tierversuch fehlt die Fieberantwort, wenn spezifische EP-Rezeptoren genetisch inaktiviert werden. Alle Inhibitoren der COX-2 wirken antipyretisch.

Exkurs

Therapeutischer Einsatz und Indikationen von PG-Analoga
- **Auge:** Der Augeninnendruck kann mit Derivaten von PG-F$_{2\alpha}$ wie Latanoprost (Xalatan®) gesenkt werden.
- **Durchblutungsstörungen:** Bei pulmonaler Hypertonie, pAVK oder Sklerodermie wird mit PG-I$_2$-Analoga wie Iloprost (Ilomedin®) die Durchblutung verbessert und der Gefäßwiderstand gesenkt (Nebenwirkung: Kopfschmerz, typisch für alle Vasodilatatoren).
- **Gastrointestinaltrakt:** Misopristol, ein PG-E-Derivat (Cytotec® oder mit Diclofenac in Artotec®), hemmt die Säuresekretion und fördert die Schleimbildung im gesamten GIT (S. 361). Seine Unverträglichkeit (häufige Durchfälle und Bauchschmerzen) begrenzt seinen Einsatz.
- **Uterus:** Mit Derivaten des PG-E wird die Eröffnungsperiode der Geburt (S. 307) beschleunigt.

Thromboxan (TX)

Das einzige biologisch aktive Thromboxan ist **TX-A$_2$**, das zu **TX-B$_2$** abgebaut wird. Seine Hauptfunktion ist die Aktivierung der **Thrombozytenaggregation** und die **Vasokonstriktion** über seinen TX-Rezeptor. Im Gegensatz zur Bildung von PG-E$_2$ bei Schmerzen wird die Bildung von TX-A$_2$ durch die **COX-1** katalysiert.

Leukotriene (LT)

90% der Arachidonsäure werden durch Cyclooxygenasen zu Prostaglandinen metabolisiert, der Rest durch **Lipoxygenasen** in **Leukotriene** umgewandelt (**Abb. 18.1**). Leukotriene sind Mediatoren von allergischen und entzündlichen Prozessen in Immunzellen und im Lungengewebe (S. 363).

MERKE
- COX-1 und COX-2 katalysieren sowohl die physiologischen als auch die pathologischen Funktionen der Prostaglandine.
- Cyclooxygenasen werden v. a. bei Entzündungsreaktionen nach Gewebsverletzungen aktiviert.

18.1.2 Wirkprofile der COX-Inhibitoren

Key Point
COX-I sind reversible Hemmstoffe der Cyclooxygenasen (Ausnahme: irreversible Hemmung der COX-1 durch die Acetylgruppe der Acetylsalicylsäure).

Pharmakodynamik und Pharmakokinetik

Das Wirkprofil der zahlreichen COX-I lässt sich einfach von 3 Eigenschaften ableiten: der Hemmung der **COX-Isoformen**, der **pK$_a$** und der **Wirkdauer**.

COX-1 und COX-2: Affinität und Hemmung. COX-I sind kompetitive Hemmstoffe der Cyclooxygenasen, eine Ausnahme ist die Acetylsalicylsäure (S. 367). Die traditionelle Unterscheidung zwischen einer „physiologischen" COX-1 und einer „pathologischen" COX-2 führte zur Entwicklung von selektiven COX-2 Hemmstoffen, den **Coxiben**. Von einem präferenziellen COX-2-Hemmstoff spricht man, wenn der Quotient aus IC 50(COX-2) und IC 50(COX-1) größer als 1 ist (S. 57). Eine **klinisch relevante Selektivität** für COX-2 erfordert jedoch einen Quotienten von **mindestens 30**. Die IC$_{50}$-Werte sind nur Näherungen und schwanken stark abhängig von den Testsystemen. Die häufig zu findende Bezeichnung „selektive COX-1-Inhibitoren" ist unsinnig, da alle COX-I wegen ihrer therapeutischen Wirkung der COX-2-Hemmung eingenommen werden.

pK$_a$, Analgesie und Entzündungshemmung. COX-I gelangen u. a. mit aktivem Transport ins ZNS, wo sie in die Schmerz- und Fieberregulation eingreifen. Ungefähr 50 % ihrer analgetischen Wirkung beruhen auf zentralnervösen Effekten.

COX-I lassen sich über ihren pK$_a$ in **saure** und **nichtsaure COX-I** einteilen:

Saure COX-I wie Indometacin oder Diclofenac wirken antiinflammatorisch, da sie **gut in das Entzündungsgebiet penetrieren**. Im niedrigen pH des Entzündungsgebiets liegen sie ungeladen vor, was ihre Anreicherung im Gewebe erhöht – in Analogie zu den Lokalanästhetika (S. 430). Dort akkumulieren sie entsprechend dem Ionenfallen-Prinzip und wirken daher länger analgetisch (Ortswirkung), als es die Plasma-HWZ erwarten lässt.

Die **nichtsauren COX-I** wie Paracetamol und Metamizol sind u. a. deshalb nicht antiinflammatorisch/antiphlogistisch, weil sie schlecht in das Entzündungsgebiet penetrieren.

Wirkdauer. Unter COX-I mit kurzer Wirkdauer kommen die Schmerzen immer wieder. Lang wirksame COX-I wie die Oxicame oder Etoricoxib vermitteln eine ganztägige, auch die Nacht abdeckende Analgesie. Nachteilig ist dabei die fehlende Erholung der Organe (Vorteil der kurz wirksamen COX-I), was z. B. die stärkere Hemmung der Nierenfunktion erklärt.

Therapeutische Effekte der COX-I

Die COX-Inhibitoren sind die „Tausendsassas" unter den Analgetika, ihr Wirkspektrum umfasst Analgesie, Entzündungshemmung, Fiebersenkung, Spasmolyse und Hemmung des appositionellen Knochenwachstums; dazu kommt noch die Hemmung der Thrombozytenaggregation (**Tab. 18.3**).

Analgesie und Entzündungshemmung. Ungefähr je 50 % des **analgetischen Effektes** werden durch Hemmung der COX-2 im PNS und im ZNS vermittelt (**Abb. 18.2**). COX-I wirken gut bei somatoformen Schmerzen, Tumorschmerzen und Kopfschmerzen, aber nur schwach bei neuropathischen Schmerzen (S. 262) – hier spielen PG keine zentrale tragende Rolle bei der Pathogenese.

> **MERKE**
>
> Die analgetische Effizienz von COX-I korreliert mit der COX-2-Hemmung.

Für viele **Entzündungsprozesse** gilt „keine Entzündung ohne Prostaglandine". Die antiinflammatorische Wirkung ist ein klinisch relevantes Alleinstellungsmerkmal der COX-I unter den Analgetika (**Abb. 18.3**).

> **Exkurs**
>
> **Lokale versus zentralnervöse Analgesie**
> Mit einem eleganten Experiment lässt sich der Anteil der peripheren gegenüber der zentralen Schmerzhemmung an der Analgesie der COX-I bestimmen. Die Injektion einer inflammatorischen Substanz in die Haut löst eine lokale PG-abhängige Reaktion aus. Diclofenac wird dann entweder oral oder topisch auf die Haut so appliziert, dass im Entzündungsbereich die gleiche Ortskonzentration von Diclofenac erreicht wird (Nachweis mit subkutaner Mikrodialyse). Bei gleicher Ortskonzentration wirkt die orale Gabe doppelt so stark analgetisch (nach Geislinger et al., 2003).

Fiebersenkung. Alle COX-I wirken über die COX-2-Hemmung antipyretisch. Gut spricht Fieber bei grippalen oder viralen Infekten (bzw. generell durch Pyrogene verursachtes Fieber) auf COX-I an, nichtinfektiöse Hyperthermien reagieren dagegen nicht auf COX-I.

Hemmung des appositionellen Knochenwachstums. Bei rheumatoider Arthritis oder Morbus Bechterew kommt es zum unphysiologischen sog. appositionel-

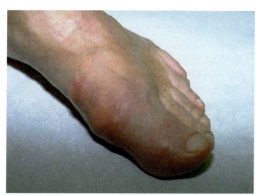

Abb. 18.3 Gichtbefall der Großzehe. Klinischer Aspekt mit roter, stark schmerzhafter Schwellung der gesamten Großzehe. Die Gicht-Arthritis gehört zu den stärksten Entzündungsprozessen und kann durch einen selektiven COX-2-Inhibitor (z. B. Etoricoxib) genauso effektiv gelindert werden wie durch einen starken unselektiven COX-I (z. B. Indometacin). (Wülker N. Taschenlehrbuch Orthopädie und Unfallchirurgie. Thieme; 2015)

Tab. 18.3

Wirkprofil der COX-Inhibitoren (COX-I)

	antiinflammatorische COX-I	ASS	Coxibe	Paracetamol, Metamizol
antiphlogistisch	+	+	+	∅
analgetisch	+	+	+	+
antipyretisch	+	+	+	+
Hemmung der Thrombozytenaggregation	(+)	+	∅	∅
Hemmung des appositionellen Knochenwachstums	+	(+)	+	∅

+, ∅ vorhandene bzw. fehlende Wirkung

len Wachstum von Knochen, das ebenfalls durch COX-2-Hemmung zu stoppen ist.

Hemmung der Thrombozytenaggregation. Über die Blockade von COX-1 (nicht COX-2) wird die **Thrombozytenaggregation** (S. 154) gehemmt. Nur die irreversible Hemmung der COX-1 durch den Acetyl-Rest von ASS erreicht die > 95 %ige Hemmung der COX-1, die zur Kardioprotektion notwendig ist. Die kernlosen Thrombozyten können hier die irreversibel gehemmte COX-1 nicht durch Neusynthese ersetzen, die Fähigkeit zur Thrombozytenaggregation wird nur durch Neubildung von Thrombozyten wiederhergestellt. Bei einer Lebensdauer der Thrombozyten von ca. 10 Tagen werden pro Tag 10 % neu gebildet, nach 2 Tagen ist die Gerinnungsfähigkeit normalisiert. Dagegen erzielt die reversible Hemmung durch alle anderen COX-1-Inhibitoren keine Kardioprotektion, verstärkt aber das Blutungsrisiko (v. a. Magen-Darm-Ulzera, Verletzungen).

> **MERKE**
> - Therapeutisches Ziel der COX-I ist die Hemmung der COX-2.
> - Alle COX-I reduzieren Schmerzen und Fieber.
> - Die antiphlogistische Wirkung hängt ab vom pK_a bzw. von der Fähigkeit, ins Entzündungsgebiet zu penetrieren oder dort die COX-2 zu hemmen.
> - Eine klinisch relevante Hemmung der Thrombozytenaggregation erfordert eine über 95 %ige konstante Hemmung der COX-1 („alles-oder-nichts"), während die Analgesie bzw. Entzündungshemmung dosislinear bereits ab einer niedrigen Hemmung der COX-2 greift.

18.1.3 Organspezifische Nebenwirkungen

Gastrointestinaltrakt (GIT)

Gastroduodenale Schädigung. **COX-1** vermittelt über PG-E_2 die **Bildung des Magenschleims**. **COX-2** ist an der **Heilung von Ulzera** beteiligt. Unter Einnahme von COX-I mit COX-1-Hemmung sinkt die Produktion von PG-E_2 dramatisch. Die Gerinnungshemmung verstärkt die Blutungen (Blut im Stuhl!). COX-I können deshalb schon nach wenigen Tagen im Magen endoskopisch nachweisbare **Erosionen und Gastritiden** verursachen, eine längere Einnahme kann zu schweren bis letalen Perforationen, Ulzera und Blutungen führen. Die Einlagerung der sauren COX-I in die Epithelzellen der Mukosa (Ionenfalle oder *ion trapping*) durch luminale Penetration könnte lokale Läsionen verstärken (analog zum keratolytischen Effekt der Salicylsäure), dies ist aber klinisch nicht relevant.

Die Berechnungen der tatsächlich auftretenden Ereignisse sind je nach Studie unterschiedlich. Bei 1000 Patienten, die ein Coxib oder Diclofenac über 1 Jahr einnahmen, traten zu 1–10 % Dyspepsien auf, z. T. kam es aber auch zu lediglich 2 bzw. 4 zusätzlichen schweren (nicht tödlichen) Ereignissen. Bei Ibuprofen und Naproxen ist die Inzidenz 3–4-mal höher.

Schädigung des Darms. COX-I können neben dem Magen den gesamten Darm schädigen, da auch hier die Prostaglandine den wesentlichen defensiven Schutzfaktor für die Schleimhaut bilden. Daher sind COX-I bei **entzündlichen Darmerkrankungen** wie Morbus Crohn oder Colitis ulcerosa ebenso **kontraindiziert** wie bei einem floriden Ulkus.

Prophylaxe. Die Läsionen werden durch die **systemische** Wirkung der COX-I verursacht, deshalb sind Formulierungen, die auf Verringerung einer lokalen luminalen Magenschädigung abzielen, nicht wirksam (Ausnahme: chronische Einnahme von magensaftresistenten ASS-Formulierungen). Eine effektive Prophylaxe und Abheilung von COX-I-induzierten Blutungen im Magen und oberen Dünndarm (nicht jedoch in weiteren Darmabschnitten!) ist durch die Komedikation mit **Protonenpumpenhemmstoffen**, PPI (S. 226), möglich.

Risikofaktoren. Wegen der klinischen Bedeutung der gastrointestinalen Nebenwirkungen müssen bei Gabe von COX-I die wesentlichen **Risikofaktoren** für Perforationen, Ulzera und Blutungen beachtet werden:
- Alter > 65 Jahre
- akut oder anamnestisch: Perforationen, Ulzera oder Blutungen
- Komedikation mit *Low-dose*-ASS und Glukokortikoiden
- Komedikation mit gerinnungshemmenden Arzneistoffen, z. B. Phenprocoumon oder NOAK
- männliches Geschlecht, regelmäßiger Nikotin- und Alkoholkonsum.

Bei diesen Risikopatienten sollten nach Möglichkeit bei längerer Einnahme (> 2 Wochen) von Coxiben bzw. COX-I **ein PPI** mitverordnet werden. Die Bedeutung von Helicobacter pylori für das gastroduodenale Schadenspotential der COX-I ist unklar.

> **MERKE**
> - PPI bieten den besten Schutz gegen COX-I-induzierte Blutungen des Magens.
> - Ulzera und Blutungen durch längere Einnahme von COX-I betreffen auch die tiefen Darmabschnitte.
> - Bei Kopfschmerz werden COX-I meist nur kurzfristig eingenommen. Dabei sind sie auch gut magenverträglich.

Hemmung der Thrombozytenaggregation und Blutungen

Wie ASS (irreversible Hemmung) verringern alle COX-1-Hemmstoffe **reversibel** bzw. vorübergehend die Aggregation der Thrombozyten. COX-I müssen deshalb wegen der Gefahr erhöhter Blutverluste **vor operativen Eingriffen abgesetzt** werden.

Niere

COX-1 und COX-2 werden u. a. in den **Nierengefäßen**, der **Henle-Schleife** und der **Macula densa** exprimiert. Ihre Stoffwechselprodukte **PG-E$_2$** und **PG-I$_2$** steigern
- den renalen Blutfluss,
- die GFR,
- die Diurese
- und die Reninfreisetzung (S. 201).

Daher verursacht die Hemmung der Cyclooxygenasen
- eine **Natrium-Retention** mit Beinödemen und Zunahme der Vorlast (leichte Hypertonie). Folgen sind die Verschlechterung einer Herzinsuffizienz sowie die Wirkungsminderung von Antihypertensiva, v. a. von ACE-Hemmern und Sartanen. Zur Erinnerung: Angiotensin II reguliert durch die Vasokonstriktion im efferenten Schenkel den glomerulären Filtrationsdruck.
- eine **Verminderung der Diurese** bis zur Anurie (Ausnahmen: Paracetamol, Metamizol)
- eine schwache **Hyperkaliämie** (S. 205); Vorsicht bei Komedikation mit ACE-Hemmern.

Die Gefahr einer Nierenfunktionsminderung durch COX-I ist dann groß, wenn das **RAAS aktiviert** ist, wie bei Volumenmangel (Exsikkose, Erbrechen, Diarrhö), Salzmangel (Diät bei Hypertonikern), Herz- oder Leberinsuffizienz oder Nierenarterienstenosen (vgl. Abb. 4.5). Generell gilt besondere Vorsicht im **Alter**, bei **eingeschränkter Nierenfunktion** oder bei **Diabetes mellitus** (diabetische Nephropathie).

Alle COX-I sind bei einer GFR < 30 ml/min **kontraindiziert**, Ausnahmen und Alternativen sind Metamizol und Paracetamol.

Praxistipp
Alle COX-I (mit Ausnahme von Paracetamol und Metamizol) verschlechtern bei Diabetikern und älteren Patienten die Nierenfunktion besonders dann, wenn das absolute oder effektiv zirkulierende Volumen vermindert ist (sog. „akut-auf-chronische" Niereninsuffizienz).

Exkurs

Phenacetin-Niere und Analgetika-Nephropathie
Der Begriff **Analgetika-Nephropathie** suggeriert fälschlicherweise eine Nierentoxizität durch Analgetika. Aber Opioide, Lokalanästhetika u. ä. sind nicht nierentoxisch. Bei der „klassischen" Analgetika-Nephropathie handelte es sich um eine durch den Wirkstoff **Phenacetin**, ein **Prodrug von Paracetamol**, ausgelöste **spezifische Nierenschädigung** mit Papillennekrosen. Sie war früher eine der häufigsten Ursachen für eine Nierentransplantation. Phenacetin ist heute nicht mehr erhältlich und die „Phenacetin-Niere" ist nach Aussage des Basler Pathologen Mihatsch „ausgestorben".

Von dieser Phenacetin-Niere müssen andere Formen der Nephropathie abgegrenzt werden:
- ein **nephrotisches Syndrom** als Folge eines akuten Nierenversagens (s. o.)
- eine seltene **interstitielle Nephritis** als Folge von immunpathologischen Reaktionen, die im Prinzip von allen COX-I verursacht werden können.
- eine Nephropathie **bei Übergebrauch**: Paracetamol, ASS, aber auch andere COX-I können in Abhängigkeit von der akkumulativen Lebensdosis strukturelle Nierenschädigungen verursachen. Risikofaktoren sind Nierenerkrankungen und die Einnahme mehrerer COX-I („COX-I-Cocktail").

MERKE
Die häufigste renale Nebenwirkung von COX-I ist die Funktionsverschlechterung bei erhöhtem RAAS-Tonus (Volumenmangel, Exsikkose) bzw. bei vorbestehender Niereninsuffizienz (Alter, Diabetes, Rheuma).

Herz-Kreislauf-System

Die Einschränkung der Nierenfunktion mit Vorlasterhöhung durch Hemmung der COX-1 und/oder der COX-2 ist ein Risiko für eine kardiale Verschlechterung. COX-2 ist auch verantwortlich für die Bildung von **PG-I$_2$** (Prostazyklin), einem potenten Vasodilatator und Hemmstoff der Thrombozytenaggregation. Deshalb steigert die COX-2-Hemmung über die Reduktion von PG-I$_2$ das Risiko von **Koronarspasmen** und **Thrombenbildung** und damit von **Herzinfarkt** bzw. **Schlaganfall**. Eine schwere Herzinsuffizienz ist daher eine Kontraindikation für alle sauren COX-I, eine leichte Herzinsuffizienz (**NYHA II**) und **KHK** bzw. pAVK eine KI für Coxibe und Diclofenac.

Exkurs

Überschätzte Kardiotoxizität?

Das kardiovaskuläre Risiko der COX-I ist geringer als die gastrointestinalen und renalen Nebenwirkungen: Bei Patienten mit Myokardinfarkt in der Vorgeschichte sind 5 Ereignisse in 100 Patientenjahren, ohne anamnestischen Myokardinfarkt/Schlaganfall ist 1 Ereignis in 100 Patientenjahren zu erwarten.

- Alle antiinflammatorischen COX-I und Coxibe haben ein gleich niedriges kardiales Risiko (auch bei Hochrisikopatienten mit Einnahme der höchsten Dosis über ein Jahr treten nur 8–10 zusätzliche Ereignisse pro 1000 Patienten auf). Für eine mittlere Dosis oder eine nur 4-wöchige Einnahme ist das rechnerische Risiko damit fast null.
- Eine zuverlässige Hemmung der Thrombozytenaggregation bei Risikopatienten senkt das Risiko; *Cave:* gleichzeitige Einnahme von Ibuprofen und ASS (S. 175), da Ibuprofen die Hemmung der COX-1 durch ASS abschwächt.
- Naproxen hat kein erhöhtes Risiko bei KHK (starke Hemmung der COX-1), aber bei Herzinsuffizienz als Folge der renalen Vorlasterhöhung bietet es keinen Vorteil.
- Zum Vergleich wurden bei Studien immer Patienten ohne COX-I-Einnahme herangezogen, also Patienten ohne Schmerzen. Schmerzen sind aber Risikofaktoren für kardiovaskuläre Ereignisse. COX-I **senken** bei Erkrankungen mit hohem Entzündungsniveau wie der rheumatoiden Arthritis oder Morbus Bechterew wahrscheinlich die Inzidenz für kardiovaskuläre Ereignisse.
- Das Risiko ist besonders 4 Wochen nach einem kardialen Ereignis erhöht. Mit zunehmender Einnahmedauer normalisiert sich das Risiko.

> **MERKE**
>
> - Alle COX-I (Ausnahme: Paracetamol, Metamizol) können über die Erhöhung der Vorlast und verminderte Bildung des vasodilatativen PG-I$_2$ schwere bis letale kardiovaskuläre Ereignisse provozieren. Schwere Herzerkrankungen sind daher Kontraindikation.
> - Für alle COX-I (Ausnahme: Paracetamol, Metamizol) muss von dem gleichen kardialen Risiko ausgegangen werden.
> - Die konsequente Durchführung einer indizierten Thrombozytenaggregationshemmung neutralisiert das kardiale Risiko der COX-I.

Lunge (nichtallergische Hypersensitivität, Analgetika-Intoleranz, Analgetika-Asthma, NERD)

Auch hier ist eine Begriffserklärung hilfreich, um Ursachen von Hypersensitivitätsreaktionen der Atemwege auf COX-I zu verstehen. COX-I können die Störungen der Lungenfunktion besonders bei den Patienten verschlechtern, die an den Symptomen einer Samter- bzw. Widal-Trias leiden. Diese Trias umfasst endogenes (nichtallergisches) **Asthma**, **allergische Rhinitis** und **Polyposis nasi**.

Die geläufigen Bezeichnungen für diese Störeffekte sind irreführend:
- „**Analgetika-Asthma**": Alle Analgetika, die die COX-1 nicht hemmen, machen auch kein Asthma
- „**Salicylat-Asthma**" oder *aspirin-exacerberated respiratory disease* (AERD) bzw. *NSAR-exacerberated respiratory disease* (NERD): Das Asthma verschlechtert sich auch unter Nicht-Salicylat-COX-1-Inhibitoren.

Es handelt sich um eine (überwiegend) durch Hemmung von **COX-1** vermittelte Unverträglichkeitsreaktion vom Typ einer **nicht-IgE-vermittelten nichtallergischen Hypersensitivität** bzw. Unverträglichkeit mit dem Hauptsymptom Asthma. Diese erworbene Idiosynkrasie beruht u. a. auf einer **verstärkten Metabolisierung der Arachidonsäure** über Lipoxygenasen zu Leukotrienen, wenn die Cyclooxygenasen blockiert sind. Leukotriene lösen durch ihre potente proinflammatorische Wirkung auf Bronchial- und Nasenschleimhaut sowie auf Immunzellen eine **Bronchokonstriktion** und andere **pseudoallergische Reaktionen** aus. Die Inzidenz ist hoch bei Patienten mit intrinsischem Asthma, einer Samter- oder Widal-Trias oder chronisch rezidivierender Urtikaria.

Besonders **ASS**, die unselektiven **COX-Inhibitoren** und **Metamizol** (ausgeprägte Kreuzreaktion) können Asthma-Reaktionen verstärken. Coxibe und Paracetamol sind davon nicht oder kaum betroffen. Eine mögliche Therapie ist die **adaptive Desaktivierung** (nicht zu verwechseln mit Desensibilisierung), bei der mit niedrigem ASS über eine lange Zeit versucht wird, eine Toleranz gegen COX-I zu erzielen.

> **MERKE**
>
> Beim „Analgetika-Asthma" liegt überwiegend eine Unverträglichkeit gegen COX-1-Hemmung vor, die auch Metamizol betrifft. Keine oder nur schwache Auslöser sind Paracetamol und Coxibe (therapeutische Alternative).

Leber

COX-I erhöhen häufig die **Transaminasen** und das **Bilirubin**. Bei einem Anstieg über das 3-Fache der Norm sollten die COX-I abgesetzt werden. Diclofenac und sein Derivat Lumiracoxib, das wegen Hepatotoxizität vom Markt genommen wurde, sind in therapeutischer Dosis von allen COX-I am stärksten lebertoxisch – im Sinne einer Transaminasen-Erhöhung – gefolgt von Ibuprofen.

Die Inzidenz für einen DILI (*drug induced liver injury*) wird angegeben mit 1–5 von 10000 Exponierten.

Nervensystem

Konzentrationsstörungen und Unruhe. Besonders die **lang wirksamen** COX-I wie Etoricoxib oder Oxicame sowie COX-I in Hochdosis provozieren Konzentrationsstörungen oder Unruhe (*Cave*: delirante oder zerebral-ischämische Patienten). Zur Erinnerung: Prostaglandine werden für viele kognitive Prozesse wie Gedächtnisbildung (*long term potentiation*), Aufmerksamkeit und eine gesunde Schlafarchitektur benötigt. Bei Patienten mit chronischen Schmerzen und Angst- bzw. Schlafstörungen sollte die (supra) maximale Dosierung vermieden werden.

Analgetika-Kopfschmerz. COX-I werden oft (rezeptfrei) gegen Kopfschmerzen eingenommen, sie sind jedoch auch selbst bei langer Einnahme Triggerfaktoren des Kopfschmerzes (S. 404). Daher muss bei Kopfschmerzen – aber nicht bei anderen Schmerzformen! – die chronische Einnahme von COX-I vermieden und eine sorgfältige Medikamentenanamnese erhoben werden. Allerdings gilt auch hier: „Die Psyche macht das Gift", denn Patienten, die 5 Jahre oder mehr an 10 Tagen im Monat COX-Hemmer einnahmen – z.B. präemptiv bei zu erwartenden Stresssituationen – zeigen häufig eine psychische Instabilität.

Neuroprotektion durch COX-Hemmer. COX-I hemmen experimentell Neuroinflammation und Neurodegeneration. Retrospektive Studien zeigen immer wieder neuroprotektive, antidepressive und antidementive Effekte von COX-I, die aber prospektiv nicht bestätigt werden konnten.

> **MERKE**
> Die Hemmung der Cyclooxygenasen verursacht Nebenwirkungen, die der Hemmung der physiologischen Funktionen der Prostaglandine entsprechen.

Tab. 18.4 zeigt eine Zusammenfassung der wichtigsten Nebenwirkungen durch COX-I.

18.1.4 Kontraindikationen

Allgemeine Kontraindikationen bzw. Anwendungseinschränkungen der COX-I (außer für Paracetamol und Metamizol) sind **Gerinnungsstörungen** und **größere Verletzungen** einschließlich postoperativer Blutungen, akuter oder anamnestisch bekannter Perforationen, Ulzera oder Blutungen im Gastrointestinaltrakt. Außerdem sind COX-I bei entzündlichen Darmerkrankungen, Niereninsuffizienz, Herzinsuffizienz und KHK (individuelle Kontraindikationen), Thrombozytopenie, Allergien, Asthma und Rhinitis sowie im 3. Trimenon der Schwangerschaft (S. 373) kontraindiziert.

18.1.5 Arzneimittelinteraktionen

COX-I **verstärken die (Neben-)Wirkungen** von
- **Antikoagulanzien**: ASS und Naproxen verstärken durch ihre starke COX-1-Affinität das Blutungsrisiko von Antikoagulanzien.
- **Glukokortikoiden**: Zusammen mit COX-I steigern Glukokortikoide das Risiko von Perforationen, Ulzera und Blutungen.
- **Lithium, MTX** (Methotrexat) und **Digoxin**: Ihre renale Ausscheidung wird durch COX-I vermindert (Akkumulation!).
- **Ciclosporin**: Verstärkung der Nephrotoxizität
- **kaliumsparenden Diuretika**: Durch Hemmung der Reninfreisetzung reduzieren COX-I indirekt die Aldosteronsekretion und die Kaliumausscheidung, was durch ACE-Hemmstoffe und AT_1-Blocker verstärkt wird (Gefahr der Hyperkaliämie, die sich bezüglich der COX-I mit der Zeit normalisiert).

Tab. 18.4

COX-I-vermittelte Nebenwirkungen

Nebenwirkung	Ursache: Hemmung der	COX-I mit der diesbezüglich geringsten Nebenwirkung
Asthma	COX-1	Paracetamol, Coxibe
Magenulzera, -blutungen	COX-1 > COX-2	Paracetamol, Metamizol; vermindertes Risiko: Coxibe
Nierenfunktionsstörung	COX-1, COX-2	Paracetamol, Metamizol, kurz wirksame COX-I
Asthma, Polyposis nasi	COX-1, allergische Reaktionen	Paracetamol, Coxibe
ZNS: Verwirrung, Unruhe	COX-1, COX-2	wahrscheinlich Paracetamol, Metamizol

COX-I **vermindern die Wirkungen** von:
- **Antihypertensiva**: Die Blutdrucksenkung von ACE-Hemmstoffen und AT_1-Blockern wird durch die COX-I-induzierte Vorlasterhöhung geringfügig eingeschränkt.
- **Diuretika**: COX-I vermindern die glomeruläre Filtrationsrate (GFR), den renalen Blutfluss (RBF) und damit die Diurese. Besonderes Risiko: bei Volumenmangel und Niereninsuffizienz.

Praxistipp
COX-Inhibitoren, die zur Abschwächung von Impfreaktionen gegeben werden, können bei gleichzeitig-prophylaktischer Gabe den Impftiter senken (unklare klinische Relevanz): Gabe der COX-I erst nach ca. 10 Stunden nach Auftreten von Impfreaktionen. Im Gegensatz dazu können COX-I gegen grippeartige Reaktionen von Bisphosphonaten und Denosumab bereits vorher gegeben werden.

18.2 Wirkstoffe

Key Point
Die COX-Inhibitoren lassen sich einteilen entsprechend ihrer entzündungshemmenden Wirkung (antiinflammatorische COX-I), ihrer selektiven Hemmung der COX-2 (Coxibe) sowie weiteren COX-unabhängigen Effekten zusammen mit fehlender Entzündungshemmung (atypische COX-I wie Paracetamol, Metamizol)

Die COX-Inhibitoren (COX-I) bilden funktionell eine ziemlich homogene Gruppe (**Tab. 18.5**).
Die Entwicklung der COX-I nahm ihren Ausgang von der **Salicylsäure** zu Beginn des 19. Jhd. In der deutschen Farbchemie, dem Ursprung der deutschen pharmazeutischen Industrie, entwickelten Firmen eigene COX-I mit Derivaten, sodass sich die älteren COX-I in chemische Gruppen einteilen lassen (**Tab. 18.6**). Diese Einteilung ist jedoch weniger aussagekräftig als das Wissen um pK_a, COX-Selektivität und Halbwertszeit.

Tab. 18.5

Einteilung der COX-Inhibitoren

Untergruppe	Effekt	Wirkstoffe (Auswahl)
antiinflammatorische COX-I	Hemmung der COX-1 und COX-2, Entzündungshemmung	Acetylsalicylsäure, Diclofenac, Ibuprofen, Indometacin, Meloxicam, Naproxen
Coxibe	alleinige Hemmung der COX-2, Entzündungshemmung	Etoricoxib > Celecoxib
atypische COX-I	Hemmung der COX-1 und/oder COX-2 und zusätzliche Angriffspunkte	Metamizol, Paracetamol

Tab. 18.6

Einteilung von unselektiven COX-Inhibitoren (Auswahl) nach chemischer Struktur und Eigenschaften

Wirkstoffgruppe	Vertreter	pK_a	Wirkdauer	stärkere Affinität für COX-1	stärkere Affinität für COX-2
Aniline	Paracetamol	9,5	kurz		+
Essigsäuren	Diclofenac	4,0	mittel		
	Indometacin	4,5	mittel	+	
Propionsäuren	Ibuprofen	5,2	kurz		
	Ketoprofen	4,5	mittel		
	Naproxen	4,5	mittel	+	
Oxicame	Meloxicam	4,2	lang		+
	Piroxicam	5,5	lang		
Phenazone	Metamizol	basisch	kurz		+
	Phenazon	basisch	mittel		+
Pyrazolidine	Phenylbutazon	4,5	lang		
Salicylate	ASS	3,5	kurz	+	

18.2.1 Antiinflammatorische COX-Inhibitoren

Die **unselektiven antiinflammatorischen COX-I** sind saure Wirkstoffe mit einem **niedrigen pK$_a$**, die gut ins Entzündungsgebiet penetrieren.

Diclofenac

Diclofenac (Voltaren®) gehört zu den stärksten COX-I. Seine Bioverfügbarkeit ist variabel und die Plasmaspiegel fallen schnell ab (HZW 2–3 h; Einnahme dosisabhängig 1–3-mal/d). Durch Kopplung an Colestyramin (Voltaren Resinat®) werden Resorption und Wirkstoffspiegel stabilisiert (Einnahme 2-mal/d), inzwischen gibt es auch Retard-Formulierungen mit 150 mg für die 1-mal tägliche Gabe.
Durch seine Azidität (**Tab. 18.6**) akkumuliert Diclofenac im **sauren Gewebe** wie z. B. in entzündeten Gelenken, vgl. Ionenfallenprinzip, ion trapping (S. 34). Daher ist seine Wirkdauer länger, als es seine Plasma-HWZ erwarten lässt.
Spezifische Nebenwirkungen. Die **Erhöhung der Transaminasen** kann zum Therapieabbruch führen. Diclofenac ist bei KHK und bereits bei leichter Herzinsuffizienz (ab NYHA-II) kontraindiziert. Viele große Studien zeigen keine stärkere Kardiotoxizität verglichen mit anderen COX-I.

Ibuprofen

Ibuprofen (Ibuhexal®) gilt als sicherer COX-I. Bei hoher äquianalgetischer Dosis sind ähnliche Nebenwirkungen zu erwarten wie für Diclofenac oder andere COX-I. Ibuprofen ist neben Paracetamol das Analgetikum und Antipyretikum der 1. Wahl bei Kindern. Infolge seiner kurzen HWZ (2–3 h) akkumuliert es nicht nach Mehrfachgabe.
Das etwas stärker saure **Flurbiprofen** (Dobendan Strepsils®) steht in Lutschtabletten für Halsschmerzen zur Verfügung. Das aktive S(+)-Enantiomer des Racemats Ibuprofen ist als **Desibuprofen** im Handel, klinisch relevante Vorteile sind nicht erkennbar.
Spezifische Nebenwirkungen. Ibuprofen beeinträchtigt die Thrombozytenaggregationshemmung von ASS 100 (S. 175).

> **Praxistipp**
> Bei Höhenkrankheit hilft die vorbeugende Einnahme von Ibuprofen (3-mal 600 mg/d).

Weitere antiinflammatorische COX-I

Indometacin. (früher Amuno®) wird wegen seiner ausgeprägten Azidität mit starken gastrointestinalen Nebenwirkungen nur noch bei **Morbus Bechterew** und im **akuten Gichtanfall** eingesetzt, außerdem in der Chirurgie zur **Prävention der Ossifikation** (z. B. bei Hüftoperationen) sowie in der Geburtshilfe zum Verschluss eines offenen Ductus arteriosus Botalli bzw. zur **Wehenhemmung**.

Ketoprofen. (Spondylon®), ebenfalls eine Arylpropionsäure, ist verglichen mit Ibuprofen stärker und länger wirksam. Das S-(+)-Enantiomer **Dexketoprofen** (Sympal®) wird als gut wasserlösliches Trometamol-Salz (Trometamol = „TRIS", eine Puffersubstanz) als starkes Analgetikum auch intravenös oder intramuskulär bei akutem Schmerz oder postoperativ verabreicht.

Ketorolac. (Acularl®) ist strukturell mit Indometacin verwandt und wird in Deutschland nur noch in Form von Augentropfen eingesetzt. In anderen Ländern ist es eine wichtige Alternative zur intravenösen Gabe von COX-I.

Oxicame. Oxicame waren im Grunde die ersten Coxibe. Ihre präferenzielle COX-2-Hemmung wurde nicht vermarktet, ihre lange Wirkdauer – analgetisch ebenso erwünscht wie die relativ gute gastrointestinale Verträglichkeit – verursacht jedoch renale Störungen.

Meloxicam. (Mobec®) hat die höchste Präferenz für COX-2, **Piroxicam** (Felden®), ein lang wirksames Oxicam, allerdings mit einer höheren Affinität zu COX-1, ist eine wichtige Alternative bei schweren entzündlichen Prozessen. **Lornoxicam** (Telos®) ist ein kürzer wirkendes Oxicam.

Naproxen. (Proxen®), wie Ibuprofen eine Arylpropionsäure, wird v. a. in den USA häufig verordnet. Infolge seiner langen HWZ und hohen Affinität zu COX-1 hemmt es von allen typischen COX-I (abgesehen von ASS) am stärksten die Thrombozytenaggregation. Dies erklärt seine tendenziell geringere Kardiotoxizität bezüglich KHK, die aber mit einem erhöhten Risiko gastrointestinaler Blutungen (Komedikation mit ASS bei KHK!) erkauft wird. Bezüglich Herzinsuffizienz (Verschlechterung durch Vorlasterhöhung) bietet es keine Vorteile.

Phenylbutazon. (Ambene®), ein stark saurer und lang wirksamer antiphlogistischer COX-I, wird nur noch beim Morbus Bechterew oder im akuten Gichtanfall eingesetzt. Die Anwendung sollte wegen seiner vielen Nebenwirkungen (u. a. Agranulozytose) auf eine Woche beschränkt werden.

Nepafenac. (Nevanac®) ist das Prodrug des unselektiven COX-I Amfenac, das lokal am Auge gegen Schmerzen und Entzündungen beim Makulaödem gegeben wird.

> **MERKE**
> Von allen COX-I besitzen die antiinflammatorischen unselektiven COX-I das höchste Risiko für medikamenteninduzierte Magen- und Darmläsionen.

18.2.2 Acetylsalicylsäure (ASS): ein Sonderfall der antiinflammatorischen COX-I

Die Acetylsalicylsäure (ASS) ist der älteste industriell hergestellte und wahrscheinlich weltweit in den letzten 120 Jahren der am häufigsten eingenommene Wirkstoff. Die duale Wirkung von Acetylgruppe und Salicylsäure sowie der Hemmung anderer Moleküle wie des Transkriptionsfaktors NFκB sind für die Vielfalt der ASS-Effekte verantwortlich.

Wirkmechanismus und Pharmakokinetik. ASS (Aspirin®) wird im Gastrointestinaltrakt und im Pfortaderkreislauf durch Hydrolyse schnell in eine **Acetylgruppe** und in **Salicylsäure** gespalten (**Abb. 18.4**). Die HWZ der ASS beträgt deshalb nur 15 min. Die Acetylgruppe blockiert irreversibel, die Salicylsäure reversibel die Cyclooxygenasen. Im Gegensatz zur schnellen Deacetylierung wird die Salicylsäure danach langsamer und dosisabhängig metabolisiert. Ihre HWZ beträgt 3 h für 500 mg, steigt aber auf 24 h bei Dosierungen über 2 g, eine Folge der Sättigung der metabolisierenden Enzyme, vgl. Kinetik nullter Ordnung (S. 30). Die Salicylsäure wird unverändert über die Nieren ausgeschieden.

ASS hemmt **in niedrigen Dosierungen** infolge seiner ausgeprägten Affinität nur die **COX-1**. Dies wird bei der COX-1-abhängigen **Thrombozytenaggregation** genutzt: ASS blockiert bereits mit 50 mg/d vollständig die TX-A2-Bildung (S. 158).

Erst mit **zunehmender Dosierung** wird auch die **COX-2** gehemmt. Deshalb sind zur **Analgesie** 10–20-mal höhere Dosierungen notwendig (500–1000 mg), die die ungefähr 10-mal niedrige Affinität zur COX-2 widerspiegeln. ASS hemmt auch den (proinflammatorischen) Transkriptionsfaktor NFκB, worauf pleiotrope Effekte wie Hemmung der Tumorgenese, Neuroprotektion oder veränderte Expression von Gerinnungsfaktoren zurückgeführt werden.

Reversible oder irreversible Hemmung der Cyclooxygenasen? Die Acetylierung (und nur diese) hemmt die COX-1 und die COX-2 irreversibel. Jedoch können alle Zellen – mit Ausnahme der kernlosen Thrombozyten – durch rasche De-novo-Synthese (das *Immediate-early-gene*-kodierte COX-2 wird noch schneller synthetisiert als der *house keeper* COX-1) die Hemmung kompensieren. Durch die mäßige Bioverfügbarkeit von 40–50 % gelangt nur ein Teil der intakten ASS in die Körperzellen, und es ist die Salicylsäure, die reversibel einen großen Teil der COX-Hemmung von ASS vermittelt. Fazit: Die Acetylierung von COX-1/2 ist zwar irreversibel, aber die De-novo-Synthese der COX-1/2 und deren Hemmung durch Salicylsäure resultieren in einer reversiblen Inhibition.

Indikationen. Thrombozytenaggregationshemmung (S. 157). Für den **akuten Schmerz und Fieber** sind in

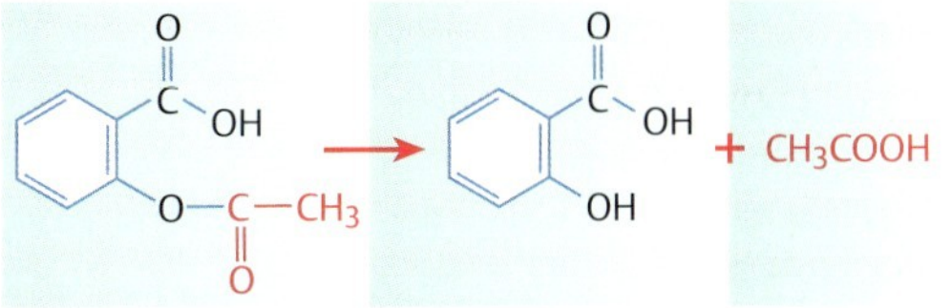

Abb. 18.4 Metabolisierung von ASS. ASS wird rasch in eine Acetylgruppe (rot) und in Salicylsäure (blau) gespalten.

Deutschland bis zu 3 g/d zugelassen (UK, USA u. a. 4 g/d). Mit Ausnahme des Kopfschmerzes (hier 1. Wahl) und des grippalen Gliederschmerzes hat ASS seine frühere große Rolle als Analgetikum und Antiphlogistikum verloren.

Als Pflaster wird **Salicylsäure** bei **Klavus** (= „Hühnerauge", schmerzende Schwiele mit Sporn, durch knochennahe Druckstelle an den Füßen) oder bei **Warzen** auch zur **Keratinolyse** eingesetzt.

Nebenwirkungen, KI und AMI. Das niedrig dosierte „Baby-Aspirin" zur Thrombozytenaggregationshemmung ist gut verträglich, erhöht aber mit dem Alter (*Cave:* oft lebenslange Einnahme!) das **Risiko von Magenblutungen**, v. a. bei zusätzlichen Risikofaktoren wie Antikoagulanzien, Glukokortikoiden, SSRI oder Nikotin- und Alkoholabusus. *Cave:* Die bloße ASS-Gabe ist keine automatische Indikation für PPI.

An der **Niere** vermindert eine analgetische Dosis von ASS (1–3 g) die tubuläre Ausscheidung, insbesondere der **Harnsäure**: Salicylate und auch Sulfasalazin konkurrieren mit Harnsäure am renalen Säuretransporter und vermindern dadurch deren Ausscheidung sowie die Wirkung von Urikosurika. *Cave:* **Gichtanfall!**

ASS steht im Verdacht, bei **Kindern mit fiebriger Virusinfektion** eine Enzephalopathie und eine Leberdegeneration zu verursachen, das **Reye-Syndrom.** Ob diese seltene Erkrankung wirklich durch ASS ausgelöst wird, ist sehr fraglich. Dennoch ist die Zulassungsbegrenzung für ASS im Kindesalter unter 6 Jahren (manche ASS-Produkte unter 12 Jahren) zu beachten. Ausnahme: Kawasaki-Syndrom, hier ist ASS altersunabhängig 1. Wahl.

ASS besitzt mit anderen Salicylaten von allen COX-I das höchste Risiko für **allergische** und **pulmonale Reaktionen** (S. 363). Bei Einnahme größerer Mengen ASS kommt es zur **Salicylatintoxikation** (S. 685).

> **VORSICHT**
>
> Ibuprofen verhindert die Acetylierung der COX-1 durch ASS-Wirkung. Wird Ibuprofen über mehrere Tage 2-3-mal/d eingenommen, kann das ASS dem Ibuprofen „nicht entkommen", die Kardioprotektion geht verloren.
>
> Nicht betroffen ist die analgetische Hemmung der COX-2 durch die Salicylsäure.

Exkurs

ASS und COX-I als „Zytostatika"
Prostaglandine und die COX-2 spielen eine Rolle bei der Tumorentstehung, v. a. bei der familiären Polyposis, einer Präkanzerose für Kolonkarzinome. Tatsächlich konnte die Gabe von ASS oder Coxiben das Auftreten von Kolonkarzinomen und die Sterblichkeit senken. In Verbindung mit Neoplasien der Haut, der Lunge, der Leber und anderen soliden Tumoren gibt es immer wieder Hinweise auf eine zytostatische Wirkung von COX-I. Bei Mutationen des **PI$_3$K-Signalweges,** der in vielen Tumoren die Proliferation und eine Hemmung der Apoptose induziert, verhinderte Low-dose-ASS (evtl. auch unabhängig von der COX-Hemmung) fast vollständig das Auftreten von Kolontumoren (wie bei der Kardioprotektion: Gewichtsadaptation der Dosis!). ASS, nicht aber andere COX-I, vermindern das Melanom-Risiko um ca. 20%. Diclofenac (Solaraze®) wird bei der aktinischen Keratose eingesetzt, einer Haut-Präkanzerose.

18.2.3 Selektive COX-2-Inhibitoren (Coxibe)

Coxibe sind selektive Hemmstoffe der COX-2. Bei gleicher antiinflammatorischer und analgetischer Wirksamkeit bei den unselektiven COX-I vermeiden sie die durch COX-1 induzierten Nebenwirkungen. Coxibe reduzieren das Auftreten von Ulzera und Blutungen gegenüber den unselektiven COX-I um ca. 50%. Das restliche GIT-Risiko wird wie bei den unselektiven COX-I durch Risikofaktoren verstärkt (S. 361) und erfordert weiterhin sorgfältige ärztliche Überwachung bei Risikopatienten. Im Gegensatz zu den unselektiven antiinflamatorischen COX-I sind Coxibe nur bei **akuten Ulzera kontraindiziert**, bei Herzinsuffizienz aber schon ab NYHA II (wie Diclofenac auch). Weitere Vorteile von Coxiben sind die fehlende Hemmung der Thrombozyten und kein NERD.

Celecoxib

(Celebrex®) ist das am geringsten selektive Coxib. Wegen seines basischen pK$_a$ (11,2) erreicht Celecoxib nicht die maximale antiinflammatorische Analgesie der anderen COX-I.

Etorixocib

(Arcoxia®) ist ein hochselektiver COX-2-Inhibitor mit langer Wirkdauer (HWZ 20–25 h, **Abb. 18.5**). Seine Konzentration bleibt mindestens 24 h im Entzündungsgebiet und im Liquor konstant hoch, es wird nur 1-mal/d eingenommen. Diese lange Wirkdauer ist aber auch für die Einschränkung der Nierenfunktion mit Oligurie und Vorlasterhöhung verantwortlich, eine Herzinsuffizienz ist bereits ab NYHA-II eine Kontraindikation. Klinische Studien zeigen jedoch die gleiche kardiale Sicherheit bzw. das gleiche kardiale Risiko wie die meisten anderen COX-I.

Parecoxib

(Dynastat®) ist ein intravenös applizierbares Coxib mit z. B. postoperativ guter Wirkung. **Cave:** substanzielle Kardiotoxizität innerhalb von 4 Wochen nach einem kardialen Ereignis.

18.2.4 Atypische (nicht antiinflammatorische) COX-Inhibitoren: Paracetamol und Metamizol

Das Anilid-Derivat **Paracetamol** und das Pyrazolon **Metamizol** sind teils potente Analgetika und Antipyretika, aber **nicht entzündungshemmend** (Tab. 18.7). Sie inhibieren die COX-2 und etwas weniger die COX-1, sind aber überwiegend frei von den für COX-Hemmer typischen Nebenwirkungen. Eine Erklärung bietet ihre kurze HWZ, die den Organen Zeit zur Erholung gibt, bzw. die fehlende Gewebe-Akkumulation. Außerdem besitzen sie COX-unabhängige Effekte.

Paracetamol

Paracetamol (auch Acetaminophen, z. B. ben-u-ron®) ist wegen seines niedrigen Nebenwirkungsrisikos das **Analgetikum** und **Antipyretikum der 1. Wahl** für **Kleinkinder,** in der **Schwangerschaft** und bei alten Menschen. Jedoch ist seine analgetische Effizienz oft zu schwach.

Wirkmechanismus. Paracetamol hemmt die **COX-2** (außerhalb von sauren Entzündungsgebieten). Zusätzlich hemmt der Paracetamol-Metabolit AM404 im ZNS die Wiederaufnahme von analgetisch wirk-

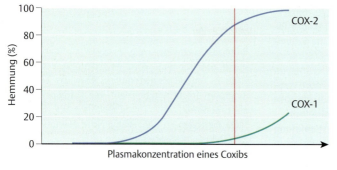

Abb. 18.5 COX-2-Selektivität eines Coxibes. In den therapeutisch relevanten Plasmakonzentrationen (bis zum roten vertikalen Strich) verhindert ein Coxib die durch COX-2 induzierte Freisetzung von PG-E$_2$ (blaue Kurve), während die COX-1-induzierte thrombozytäre Bildung von TX-B$_2$ unverändert bleibt (grüne Kurve).

Tab. 18.7

Vor- und Nachteile von Paracetamol und Metamizol gegenüber antiphlogistischen COX-I.

	Vorteile	Nachteile
Paracetamol und Metamizol	– keine gastrointestinale Schäden – keine Hemmung der Thrombozytenaggregation; kombinierbar mit OAK (S. 164) – kein Minderung der Nierenfunktion – keine kardialen Schädigungen	– nicht antiphlogistisch – kurze Wirkdauer
Paracetamol	– keine pulmonal-allergischen Reaktionen – indiziert während der gesamten Schwangerschaft	– hepatotoxisch in hoher Dosis – mäßige Analgesie – Verbrauch der Gluthation-Reserve
Metamizol	– gute Analgesie – Spasmolyse	– pulmonal-allergische Reaktionen – Gefahr der Agranulozytose (sehr selten) – Schockreaktion bei rascher i.v. Gabe

samen Endocannabinoiden in die präsynaptische Endigung, was deren Wirkung verlängert bzw. verstärkt. Die vermutete Verstärkung der Serotonin-Übertragung im ZNS ist weniger für die Nozizeption als für die emotionalen Prozesse relevant.

Paracetamol kann die COX-Enzyme in Gegenwart von Radikalen wie Peroxid nicht hemmen. Hohe Peroxidkonzentrationen finden sich in Entzündungszellen, aber nicht in Nervenzellen, was die Analgesie bei **fehlender antiphlogistischer Wirkung** erklärt. Intravenös wird Paracetamol (Perfalgan®) regelhaft zur perioperativen Analgesie eingesetzt.

Pharmakokinetik. In der Leber wird Paracetamol vollständig durch Glukuronidierung und Sulfatierung metabolisiert. In zu hoher Dosis oder bei schwerer Leberinsuffizienz sind diese Kapazitäten erschöpft. Die hepatotoxischen Chinonimine (v. a. 4-Acetylchinonimin) können kurzfristig noch durch **Glutathion** entgiftet werden. Unbehandelt provozieren Chinonimine jedoch ab einer Tagesdosis von 8–10 g Paracetamol (Erwachsene) schwere oder letale Leberzellnekrosen. Therapie ist die rechtzeitige Gabe von **Acetylcystein**.

Bei Kindern, die bis zum 10. Lebensjahr eine relativ zum Körpervolumen höhere Gesamtkörper-Clearance besitzen als Erwachsene, wird Paracetamol in die größeren Extrazellulärräume verteilt. Paracetamol wird im ersten Lebensjahrzehnt viel stärker sulfatiert als glukuronidiert. Zusammengenommen beruht die (verglichen mit Ibuprofen) oft beobachtete schwächere Wirkung von Paracetamol bei Kindern wahrscheinlich auf einer Unterdosierung. Bis zum 7. Lebensjahr führen Paracetamol-Dosierungen bis 200 mg/kg KG zu keinerlei Zeichen von Lebertoxizität.

Cave: Die analgetische Dosierung ist höher als die antipyretische Dosierung. Kinder mit Schmerzen werden oft unterdosiert (gilt generell für alle COX-I).

Praxistipp

Paracetamol kann während der gesamten Schwangerschaft und sofort nach der Geburt beim Neugeborenen eingesetzt werden. Bei Säuglingen und Kindern wird nach Alter bzw. Gewicht dosiert. Eine stillende Mutter sollte nicht mehr als 1–1,5 g/d Paracetamol an ca. 1–2 Tagen pro Woche einnehmen. Trotz eines hohen Milch-Plasma-Koeffizienten sind die Blutspiegel beim Kind sehr niedrig.

Nebenwirkungen.
- **GIT:** Bei längerer Einnahmedauer ≥ 3 g/d verursacht Paracetamol **Dyspepsien** und in Kombination mit anderen COX-I verstärkt es deren gastrointestinale Nebenwirkungen bis hin zu Blutungen.
- **Lunge:** Paracetamol soll, bei Anwendung im Säuglingsalter, 5–7 Jahre später zu häufigerem Asthma führen. Die Europäische Arzneimittelagentur (EMA) hat bisher allerdings keinen Zusammenhang gesehen. In Verbindung mit vermehrtem Asthma im (Vor-)Schulalter steht wahrscheinlich nicht die Einnahme von Paracetamol, sondern eine bereits im Säuglingsalter erhöhte Neigung zu Infekten der Atemwege, die eine häufige Gabe von Paracetamol erfordert.

Praxistipp

Das Nebenwirkungsrisiko von Paracetamol am Magen steigt dosisabhängig und in Kombination mit anderen COX-I.

Kontraindikationen. Glukose-6-phosphat-Dehydrogenase-Mangel, schwere Leberinsuffizienz und akute Hepatitis; bei schwerer Niereninsuffizienz < 10 ml/min muss die Dosis reduziert werden. Bei **chronischem Alkoholabusus** können über CYP2E1-Induktion **vermehrt lebertoxische Metaboliten** von Paracetamol gebildet werden.

Nutzen-Risiko-Bewertung von Paracetamol. Vor- und Nachteile von Paracetamol fasst **Tab. 18.7** zusammen. Der Patient ist in der Apotheke bezüglich der Dosierung von Paracetamol wesentlich einfacher zu beraten, als dies ansonsten bei jedem anderen frei verkäuflichen COX-I der Fall ist, was ein Blick in die Fachinformation verdeutlicht. Wird mit 3 g/d Paracetamol keine befriedigende Analgesie erreicht, sollte die Dosis nicht erhöht, sondern auf ein anderes Analgetikum gewechselt werden. Die meist kurze (1–2-malige) Einnahme bei Kopfschmerz ist sicher und muss von einer chronischen Einnahme über Wochen (z. B. bei Arthrose) unterschieden werden. Dies gilt für alle COX-I.

> **MERKE**
>
> Bei gleicher (!) Analgesie gibt es keinen sichereren COX-I als Paracetamol. Jedoch ist die analgetische Effektivität begrenzt.

Exkurs

Paracetamol: indiziert bei Alkoholkrankheit?!
Der Verordnungsreflex „Kein Paracetamol bei Alkohol" muss kritisch hinterfragt werden. Der toxische Paracetamol-Metabolit wird mittels CYP2E1 gebildet – Alkohol besetzt aber CYP2E1! Während der Alkoholzufuhr ist die Leber also vor Paracetamol sicher, erst im Entzug wird das vermehrt gebildete und nun „freie" CYP2E1 gefährlich – hier ist Vorsicht mit der Gabe von Paracetamol geboten.
Bei Alkoholkrankheit (häufig Nikotinkoabusus, Blutungsgefahr auch durch verminderte Bildung von Gerinnungsfaktoren) sollte vor ASS und anderen COX-Hemmern Paracetamol bevorzugt verordnet bzw. abgegeben werden, weil die generelle Blutungsgefahr durch die COX-I (nicht nur Magen-Darm-Trakt) viel größer ist als die Hepatotoxizität durch Paracetamol. Klinische Studien haben die Sicherheit von 3 g Paracetamol über 2–3 Wochen bei Leberzirrhose zeigen können. Im Tierversuch schützt Alkohol vor der Hepatotoxizität von Paracetamol.

Exkurs

Überbewertete Leberschädigung durch Paracetamol
Die Lebertoxizität ist das „hot topic" bei Paracetamol und ein wesentliches Argument für eine Begrenzung der Packungsgrößen. Es gibt immer wieder Berichte über letale oder transplantationspflichtige Leberschäden (S. 43). Diese Risikobeschwörung ist zu relativieren:

- Bei **bestimmungsgemäßem Gebrauch** ist Paracetamol nicht lebertoxisch. Leberschäden treten bei Übergebrauch und alkoholischer Vorschädigung der Leber auf (hier ist Paracetamol kontraindiziert).
- Leberschäden unter Paracetamol haben eine **sehr gute Heilungsprognose** (Restitutio ad integrum): eine einmalige substanzielle Leberschädigung bleibt folgenlos. Dies gilt auch für suizidale Vergiftungen (S. 690), wenn sie rechtzeitig behandelt werden.
- **Andere COX-I** wie Diclofenac haben ein höheres Risiko eine Erhöhung der Transaminasen auszulösen.
- **Suizidversuche** werden **auch** mit Paracetamol verübt, weil es in vielen Haushalten verfügbar ist. Trotz großer Fallzahlen möglicher Paracetamol-Intoxikationen, die den Giftnotrufzentralen gemeldet wurden (z. B. 3500–4000 Fälle in den Jahren 1995 bis 2006) trat höchstens **ein** Fall von letaler kausaler Intoxikation auf (Suizid).
- Daten über eine verbreitete Toxizität stammen aus den USA, wo Paracetamol in großen Gebinden mit **100 Stück und mehr** im Supermarkt verfügbar ist, aus denen man schnell „eine Handvoll einwerfen" kann. Es gibt keinerlei Belege für eine ähnlich hohe Toxizität in Deutschland.
- Während Einzelfälle zur Lebertoxizität große Aufmerksamkeit genießen, wurde völlig ignoriert, dass die Europäische Arzneimittelagentur (EMA) im Spätjahr 2011 die Kontraindikation für Paracetamol bei schweren Leberfunktionsstörungen von „absolut kontraindiziert" auf „mit besonderer Vorsicht anzuwenden" **herabgestuft** hat.

Metamizol

Metamizol (Dipyrone, Novaminsulfon) (Novalgin®) ist ein wirksames Analgetikum, Antipyretikum und Spasmolytikum, das auch bei viszeralen Schmerzen und **Koliken** der Gallen- und Harnwege eingesetzt wird.

Wirkmechanismus und Pharmakokinetik. Metamizol ist ein **Prodrug**, das sofort in den hauptsächlich wirksamen Metaboliten 4-N-Methylaminoantipyrin (4-MAA) und in 4-Aminoantipyrin (AA) umgewandelt wird. MAA und AA hemmen reversibel die COX-1 und COX-2, indem sie Radikale abfangen, die für die katalytische Aktivierung der COX-Enzyme notwendig sind. Metamizol hemmt weiterhin den nozizeptiven *transient receptor potential ankyrin 1* (TRPA1)-Ionenkanal und interferiert mit Glutamat- und Neurokinin-Rezeptoren im ZNS.

Weiterhin wirkt Metamizol **spasmolytisch** durch Öffnung von ATP-abhängigen Kalium-Kanälen sowie durch einen verminderten Einstrom von Calcium in die glatten Muskelzellen. Es wird renal ausgeschieden, der Urin kann sich durch den Metaboliten Rubazonsäure **rot** anfärben.

Exkurs

Es ist noch immer unklar, warum Metamizol trotz seiner COX-Hemmung **weder antiphlogistisch** wirkt noch die **typischen Nebenwirkungen** der anderen COX-I oder Coxibe zeigt: Metamizol hemmt nicht die Plättchenaggregation, schädigt offensichtlich nicht bzw. nur in hohen Dosierungen die Magenschleimhaut und beeinträchtigt nicht die Nierenfunktion. Eine Ursache dafür ist sicher die kurze HWZ, die den COX-Enzymen eine rasche Regeneration erlaubt. Es fehlen jedoch Studien zu längerer Metamizol-Einnahme. Die fehlende Antiinflammation des basischen Metamizols kann u. a. mit der mangelnden Penetration in die sauren Entzündungsgebiete erklärt werden.

Indikationen. Metamizol ist offiziell nur bei **starken Schmerzen** indiziert, wenn andere (COX-I-)Analgetika nicht ausreichend wirken oder kontraindiziert sind. Die Verordnungsrealität sieht – völlig zu Recht – allerdings anders aus (**Abb. 18.6**). Epidemiologische Daten haben ergeben, dass auf 100 Mio. Patienten ca. 600 Tote durch Diclofenac, 185 Tode durch ASS und 25 Tote durch Metamizol zurückzuführen sind. Sollte angesichts dieser Zahlen Metamizol nicht wieder aus der Rezeptpflicht entlassen werden?

Nebenwirkungen. Hauptargument gegen eine großzügige Verordnung von Metamizol und für die Rücknahme der rezeptfreien Abgabe (seit 1987 wieder rezeptpflichtig) ist die **Agranulozytose**, die ebenfalls durch 4-MAA bedingt ist. Dabei werden Antikörper gegen pyrazolonbindende Granulozyten gebildet, die **zytotoxische Immunreaktionen** nach sich ziehen. Die Letalität dieser idiopathischen Reaktion ist in Deutschland zwischen 1990 und 2010 annähernd gleich geblieben, obwohl sich die Zahl der Verordnungen fast verzehnfacht hat (**Abb. 18.6**). 204 Millionen DDD in 2016 (ohne Privat- und Krankenhausverordnungen) stehen 244 gemeldete nicht letale Agranulozytosen gegenüber (Jahre 2000–2010). Da die Agranulozytose zumeist frühzeitig auftritt (in 70–80 % der Fälle beginnen die Symptome nach 7–10 d), ist eine Blutbildkontrolle nach 2–3 Wochen sinnvoll. In jedem Fall sollten die Patienten über die Symptome aufgeklärt werden.

In Deutschland sollte der Einsatz von Metamizol nicht durch die Angst vor der sehr seltenen Agranulozytose limitiert werden, deren Risiko auf 1:800 000 pro 4-wöchiger Einnahme berechnet wird. In Skandinavien ist das Risiko wegen einer genetischen Suszeptibilität höher, dort ist Metamizol nicht im Handel.

> **MERKE**
>
> Kontraindiziert ist die Kombination von Metamizol mit anderen Substanzen, die eine Agranulozytose auslösen können, wie Clozapin, Carbamazepin, Phenylbutazon oder Thioamid-Thyreostatika.

> **VORSICHT**
>
> ASS sollte 5 h nach Metamizol eingenommen werden, da auch Metamizol die Hemmung der COX-1 durch ASS verhindert.

Nach **rascher parenteraler** Gabe (Injektion statt Infusion) können **schwere anaphylaktische Schockreaktionen** mit Blutdruckabfall oder Bronchokonstriktion auftreten. Daher muss Metamizol **langsam injiziert** werden (< 1 ml/min, wenn möglich als Kurzinfusion). Metamizol kann außerdem **Übelkeit und Erbrechen** provozieren, v. a. in Gegenwart von Opioiden.

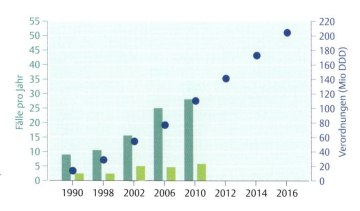

Abb. 18.6 Agranulozytose durch Metamizol. Die Verordnungen haben sich zwischen den Jahren 2000 und 2016 auf mehr als 200 Mio. DDD versechsfacht (blaue Punkte), während die gemeldeten letalen Agranulozytosen (hellgrün) mit 2–5 Fällen pro Jahr unabhängig von der Verordnungshäufigkeit gleich geblieben sind (Daten bis 2010; für die Jahre 2012-2016 gibt es keine Daten). Weil durch die alltägliche häufige (Off-label)-Verordnung von Metamizol entsprechend weniger COX-I und Opioide verordnet werden, darf angenommen werden, dass wesentlich mehr schwere Nebenwirkungen von COX-I und von Opioiden verhindert werden, als Agranulozytosen auftreten (Daten nach BfArM 2017).

Phenazon

Phenazon (Migränin®; HWZ 2–12 h) und sein Derivat **Propyphenazon** (Demex®; HWZ 2–3 h) sind nichtsaure kurz wirksame Substanzen, die nur noch in Kombinationspräparaten, v. a. bei Kopfschmerz, eingesetzt werden.

> **MERKE**
>
> Atypische COX-Inhibitoren:
> - Paracetamol und Metamizol sind Analgetika und Antipyretika, aber keine Antiphlogistika.
> - Bei Paracetamol ist die Lebertoxizität bei zu hoher Dosierung zu beachten, bei Metamizol die Agranulozytose und eine Schockreaktion bei zu schneller i. v. Applikation. Das Risiko einer Agranulozytose durch Metamizol ist in Deutschland sehr gering und die Angst davor sollte den ärztlich indizierten Einsatz nicht unnötig limitieren.

Exkurs

Mischpräparate: COX-Inhibitoren mit Koffein oder Codein

ASS mit Paracetamol und mit oder ohne Koffein ist in vielen Kombinationspräparaten enthalten (z. B. Dolviran®, Dolomo®, Gelonida®, Thomapyrin®); auch Ibuprofen gibt es mit Koffein. Eine sehr gute Wirksamkeit bei Spannungskopfschmerz und Migräne wurde für die sog. APC-Kombination **ASS** (250 mg), **Paracetamol** (200 mg) und **Koffein** (50 mg) z. B. in Thomapyrin® (S. 405) in zahlreichen Studien belegt und wird von den Fachgesellschaften empfohlen. Die niedrig dosierten einzelnen Komponenten verstärken sich dabei in ihrer (analgetischen) Wirkung: Eine Kombinationstablette mit 250 mg ASS und 200 mg Paracetamol entspricht der Wirkung von 625 mg ASS oder 500 mg Paracetamol als Monotherapie. Die Gefahr einer Nierenschädigung sowie einer Gewohnheitsbildung ist sehr gering, entscheidend ist die **Begrenzung der Einnahmedauer bei Kopfschmerz** auf 10 Tage im Monat, zur Verhinderung von medikamenteninduzierten Kopfschmerzen (S. 407). Merke: Koffein verstärkt und beschleunigt die Wirkung der COX-Hemmer-Analgetika; Koffein macht keine Sucht, ist nicht nierentoxisch und nicht embryotoxisch.

Bei **Codein-Kombinationen** besteht jedoch durch das Codein ein Missbrauchsrisiko.

18.3 Pharmakologie in der Praxis: COX-Inhibitoren

18.3.1 Praktischer Umgang mit COX-Inhibitoren

Zu Möglichkeiten und Auswahl der Behandlung.
- Das Wirkungs- und Nebenwirkungsprofil eines COX-I lässt sich sehr gut abschätzen mit der Kenntnis seiner pK_a, seiner **Affinität zu COX-1 bzw. COX-2** und seiner **Wirkdauer**.
- Zuerst abklären, ob der behandlungsbedürftige Schmerz **sensibel für eine COX-Hemmung** ist: COX-I wirken sehr gut bei Entzündungs- und muskuloskelettalen Schmerzen, Knochenschmerz (Metastasen) sowie bei Fieber.
- Bei **Kindern** senkt **Ibuprofen** wirksamer das Fieber als Paracetamol.
- Bei bronchialer **Hypersensitivität** (sog. „Analgetika-Asthma", NERD): Paracetamol oder Therapieversuch mit Coxiben (*off-label*).

Zu Nebenwirkungen.
- **Zeitpunkt des Auftretens von Nebenwirkungen**:
  - sofortige Verschlechterung der Niereninsuffizienz bei Volumendepletion
  - sofortige Verschlechterung der Herzinsuffizienz bei akuter Vorlasterhöhung
  - nach Tagen bis Wochen GIT-Störungen
  - nach Monaten (Ausnahme Vorlasterhöhung, s. o.) kardiovaskuläre Ereignisse.
- Das **Risiko für gastrointestinale Nebenwirkungen** ist erhöht im Alter, bei anamnestischen Ulzera, bei Komedikation von Steroiden und Antikoagulanzien, bei Alkohol- und Nikotinabusus. Größte Sicherheit geben Coxibe + PPI.
- Unter **längerer ganztägiger Einnahme** von COX-I können sich Ödeme, Vorlasterhöhung und eine Oligurie entwickeln, v.a bei Volumenmangel und Niereninsuffizienz.
- **Hinweise auf Risiken** sind notwendig bei
  - älteren Patienten: *Cave* Nierenverschlechterung
  - Asthmatikern: *Cave* Symptomverstärkung
  - Patienten mit Antikoagulation: *Cave* Magenblutung.
- Bei **Ibuprofen** muss auf eine Minderung der ASS-Kardioprotektion hingewiesen werden.
- **Paracetamol** und **Metamizol** schränken **nicht** die Nierenfunktion ein und besitzen kein kardiovaskuläres Risiko.
- Bei Blutungsrisiko dürfen Paracetamol, Metamizol und Coxibe als „gerinnungsphysiologisch" sicher gelten.
- Für **Marcumar-Patienten** ist **Paracetamol** das sicherste frei verkäufliche Schmerzmittel.

Zu Dosierung.
- **ASS** 50–75 mg sind für die **Kardioprotektion** ausreichend (bei magensaftresistenten Tabletten 100–150 mg). Neue Daten deuten auf eine Gewichtsadaptation: erhöhte Dosierungen bei Patienten > 80 kg KG.
- Wirkt **Paracetamol** in einer Dosis von 3 g/d **nicht**, sollte auf einen anderen COX-I gewechselt werden.

Zum Umgang mit Kombinationen: Grundsätzlich sollten COX-I **nicht kombiniert** werden. Zu mehr als 100 % lässt sich die COX-2 nicht hemmen, dies wird in der Monotherapie mit jedem typischen COX-I oder Coxibe in der zugelassenen Höchstdosis erreicht. Auch die Kombination mit Paracetamol zur Einsparung der Dosis eines unselektiven COX-I hat keinen Nutzen. Lediglich die Kombination von Metamizol mit anderen COX-I verstärkt die Analgesie.

Bei oberflächennahen Gelenken und Muskeln ist die topische Gabe on COX-I wirksam.

18.3.2 COX-Inhibitoren in bestimmten Lebenssituationen

Schwangerschaft
COX-I können die Nidation stören und die Inzidenz von Spontanaborten erhöhen. Bei Spontanabort oder unerfülltem Kinderwunsch sollte unbedingt nach COX-I-Medikation (Selbstmedikation!) während der Zeit der Konzeption und danach gefragt werden.

Prostaglandine (PG) begleiten die Schwangerschaft vom Beginn der Einnistung (Nidation) an bis zum Ende, wenn sie die **Wehentätigkeit** stimulieren und beim Fetus den **Ductus arteriosus Botalli** (DAB) offenhalten. Ab der 28. Woche, spätestens in der 36. Woche, reagieren alle Feten auf COX-I mit einem DAB-Verschluss. Entsprechend werden COX-I (v. a. Ibuprofen) bei Neugeborenen mit verzögertem DAB-Verschluss eingesetzt. Im Notfall können sie auch kurzfristig (< 48 h, *off-label*) zur Wehenhemmung eingesetzt werden (z. B. Indometacin).

Indikation von COX-I in der Schwangerschaft:
- **Paracetamol** ist das **Schmerzmittel der 1. Wahl** während der ganzen Schwangerschaft (S. 369).
- Zur Aggregationshemmung ist **ASS** über die gesamte Schwangerschaft indiziert.
- Die übrigen COX-I sind **nur bis zur 30. SSW** indiziert, die spätere Einnahme erfordert eine dopplersonografische Kontrolle des DAB.
- Gegen eine **sporadische Einnahme** von COX-I im 1. oder 2. Trimenon spricht nichts.

Stillzeit
Diclofenac ist aus Sicht des Säuglings das ideale Schmerzmittel für die stillende Mutter, da es im kindlichen Blut nicht nachweisbar ist. **1. Wahl** ist **Ibuprofen** mit einer Wiederfindung von 10 %, da es für die Mutter als verträglicher gilt. Bei **Paracetamol** und **Metamizol** beträgt die Konzentration in der Milch 90–100 %, bei **ASS** 50 % von derjenigen im mütterlichen Blut; diese Substanzen sollten daher nicht dauerhaft und nicht höher dosiert als 1–2 g/d eingenommen werden.

Kindesalter
Paracetamol (S. 368) und **Ibuprofen** (S. 366) sind die Analgetika der 1. Wahl bei Kindern. Beobachtungen deuten auf einer stärkeren Fiebersenkung bei Ibuprofen. Paracetamol ist andererseits in den ersten Lebensmonaten zugelassen.

Die alternierende Verordnung von Paracetamol und Ibuprofen im Wechsel ist eine unschädliche, aber nicht rational begründete Gepflogenheit. Es spricht nichts gegen eine Monotherapie der täglichen Höchstdosis.

ASS ist wegen des seltenen Reye-Syndroms bei viralen Infekten unter 6 Jahren in antipyretisch-analgetischer Dosierung **kontraindiziert**.

Alter
Bei alten Menschen gilt bei COX-I die größte Vorsicht den **Magenblutungen** und der **Nierenfunktion** sowie einer möglichen **Verwirrung** und Schlafstörungen.

18.3.3 Tabellarische Übersicht über die klinischen Daten

Tab. 18.8.

Tab. 18.8

Klinische Daten von COX-Inhibitoren (COX-I, Erwachsene)

Wirkstoff	Plasma-HWZ (h)[1]	Dosierung (mg)[2]	Metabolisierung/ Ausscheidung[3]	Dosis bei Niereninsuffizienz[4]
Antiinflammatorische COX-I				
ASS	15 min (Salicylsäure 3 h)	1 × 50–150 1–3 × 500–1000	renal	anpassen
Dexibuprofen	1,8–3	1–3 × 400	S: CYP2C9; renal	anpassen
Dexketoprofen	0,5–1,5	3–6 × 12,5–25	renal	anpassen
Diclofenac	2–3	2–3 × 12,5–50	S: CYP2C9; renal	KI < 30
Ibuprofen	2–3	2–3 × 200–800	renal	KI < 30
Indometacin	2–8	2–3 × 25–50	renal	anpassen
Ketoprofen	2–3	1–4 × 50	Renal	anpassen
Meloxicam	20	1 × 7,5–15	S: CYP2C9; renal	KI < 30
Naproxen	15	2 × 250–500	renal	KI < 30
Phenylbutazon	50	1–3 × 200	renal (70 %)	KI < 30
Piroxicam	30–60	1–2 × 10–40	renal	KI < 30
Coxibe				
Celecoxib	6–10	1–2 × 100–200	S: CYP2C9	KI < 30
Etoricoxib	20	1 × 30–120	S: CYP3A4	KI < 30
Atypische COX-I				
Metamizol	3–4	3–4 × 500–1000	renal	anpassen
Paracetamol	2–3	3–4 × 500–1000	S: CYP2E1; renal	< 10 Dosisintervall verlängern
Phenazon	10–12	3–4 × 500–1000	renal	anpassen

[1] wenn nicht anders vermerkt: Tablette (nicht retardiert, keine schnell wirksame Formulierung)
[2] durchschnittliche Gabe einer durchschnittlichen Einzeldosis (1-mal die Höchstdosis oder mehrmals täglich die niedrige Dosierung)
[3] nur die CYP-Enzyme werden aufgeführt, deren Hemmung oder Induktion klinisch relevant sind; nur renale/hepatische Ausscheidung
[4] Kreatinin-Clearance in ml/min; KI = Kontraindikation
I = Induktor; H = Hemmstoff; S = Substrat

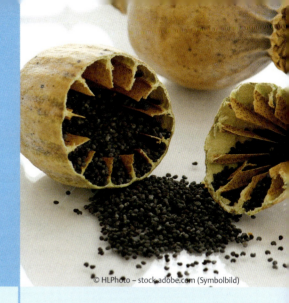
© HLPhoto – stock.adobe.com (Symbolbild)

Kapitel 19

Opioide

Thomas Herdegen

19.1 Begriffsbestimmung und endogenes Opioidsystem 376

19.2 Überblick über die pharmakologischen Opioide 377

19.3 Nicht-BtM-pflichtige Opioide (früher WHO-Stufe 2) 384

19.4 BtM-pflichtige Opioide (früher WHO-Stufe 3) 386

19.5 Opioide als Narkotika 389

19.6 Opioid-Rezeptor-Antagonisten 390

19.7 Pharmakologie in der Praxis: Opioide 390

19.1 Begriffsbestimmung und endogenes Opioidsystem

 Key Point

Opioide sind die stärksten oral verfügbaren Analgetika. Schmerzen nach Verletzungen oder bei Tumorerkrankungen sowie in der Palliativmedizin können durch Opioide unterdrückt werden. Jedoch sind Sedierung mit Sturzgefahr sowie Obstipation ernst zu nehmende und anwendungslimitierende Nebenwirkungen. Während die Sucht in Deutschland keine echte Gefahr der Opioidtherapie darstellt, ist die zu häufige Verordnung bei muskuloskelettalen nicht tumorbedingten Schmerzen jedoch problematisch.

19.1.1 Begriffsbestimmung

Die Verordnung von **Opioiden** gehört zum Handwerk jedes Arztes, da starke Schmerzsyndrome oft nur mit Opioiden zu beherrschen sind. **Opioide** ist ein Sammelbegriff für eine chemisch heterogene Gruppe natürlicher und synthetischer Substanzen, die **morphinartige Eigenschaften** aufweisen und **Opioid-Rezeptoren** stimulieren. Die genaue Bedeutung der Begriffe ist:

- **Opium:** luftgetrockneter Milchsaft des Schlafmohns mit ca. 25 Alkaloiden, darunter Morphin (12 % der Trockenmasse), Codein, Thebain und Papaverin
- **Opiate:** natürliche, aus dem Opium gewonnene morphinartige und nichtmorphinartige Alkaloide (medizinisch bedeutsam sind v. a. Morphin und Codein)
- **Opioide:** halb- oder vollsynthetische Liganden von Opioid-Rezeptoren
- **Morphium**: natürliches Alkaloid und Opiat aus dem Opium, benannt nach Morpheus, dem Gott des Schlafes
- **Endorphine**: körpereigene Peptide, die die Opioid-Rezeptoren stimulieren

BEACHTE

Vereinfachend werden in diesem Lehrbuch alle medizinisch eingesetzten Liganden der Opioid-Rezeptoren als Opioide bezeichnet.

19.1.2 Das endogene Opioidsystem

Opioid-Rezeptoren (OR)

MERKE

Opioid-Rezeptoren sind Membran-Rezeptoren, die an hemmende G-Proteine gekoppelt sind und die Wirkung der Opioide vermitteln.

Opioide entfalten ihre analgetischen Wirkungen ausschließlich über **Opioid-Rezeptoren (OR)**. Durch die Stimulation von hemmenden G-Proteinen unterdrücken OR die neuronale Erregung (Hyperpolarisation) durch Öffnung von Kalium-Kanälen und Hemmung des Calcium-Einstroms. Wie andere schmerzhemmende Rezeptoren, z. B. α_2- oder Glycin-Rezeptoren, befinden sich die OR an Schaltstellen der Schmerzverarbeitung im ZNS: z. B. an der Substantia gelatinosa des Hinterhorns, dem zentralen Höhlengrau, den absteigenden Schmerzhemmungsbahnen (Enthemmung von inhibitorischen GABAergen Interneuronen), an Thalamus und Pallidum sowie auf peripheren nozizeptiven Nervenfasern. Die euphorisierenden und suchtauslösenden Wirkungen werden durch Opioidbindungsstellen im limbischen System und im dopaminergen Belohnungssystem vermittelt (**Tab. 19.1**).

Opioid-Rezeptoren umfassen **μ-, δ- und κ-Rezeptoren**, abgekürzt MOR, DOR und KOR. Diese übertragen sowohl die Wirkung von Endorphinen als auch von pharmakologischen Opioiden (**Tab. 19.2**). Alle Opioid-Rezeptoren können als Splice-Varianten und Polymorphismen mit besserer oder schlechterer Ligandenbindung auftreten, was u. a. dazu beiträgt, dass Patienten individuell auf Opioide ansprechen.

Der **μ-Rezeptor (MOR)** ist der wichtigste Opioid-Rezeptor (**Tab. 19.2**), dessen Aktivierung fast alle erwünschten und unerwünschten Opioideffekte vermittelt.

Tab. 19.1

Lokalisation von Opioid-Effekten

Wirkort	Wirkung
Substantia gelatinosa, zentrales Höhlengrau, Thalamus	Analgesie
limbisches System	Emotionalität, Euphorie, Suchtverhalten
ventrales Tegmentum	Placebowirkung, Freisetzung von Dopamin
Thalamus	Sedierung, Schlafinduktion
Striatum	Muskelsteife (Rigidität)
Area postrema	Übelkeit, Erbrechen
Ncl. tractus solitarii	Unterdrückung des Hustenreflexes, Hemmung der Vigilanz
Vaguskern	Bradykardie, Miosis
Locus coeruleus	Vasodilatation, Hypotension
Formatio reticularis	Atemdepression
enterisches Nervensystem	Hemmung der cholinergen Propulsion (Obstipation)
Sphinkter des GIT	Tonuserhöhung mit Harnverhalt und Stau von Gallenabfluss und Pankreassekret
Aromatase exprimierende Gewebe, Hypophyse	Sexualfunktionsstörungen durch Hemmung der Aromatase und der GnRH-Freisetzung

Tab. 19.2

Opioid-Rezeptoren und ihre Funktion

Rezeptor	endogener Ligand (Auswahl)	Funktion
μ (MOR)	β-Endorphin, Endomorphin	– starke spinale und supraspinale Analgesie – Atemdepression – Euphorie, starke Abhängigkeit – Bradykardie – Hypothermie – Obstipation, Harnretention – Miosis
κ (KOR)	Dynorphin	– mäßige spinale Analgesie – Dysphorie – Sedierung ohne Atemdepression
δ (DOR)	Enkephalin, β-Endorphin	– übergeordnete Kontrolle der Analgesie – Atemdepression – starke Abhängigkeit

> **MERKE**
>
> Der μ-Opioid-Rezeptor vermittelt sowohl die Analgesie als auch Atemdepression, Sedierung, Euphorie, Sucht oder die Obstipation. Gegenwärtig lassen sich therapeutische und unerwünschte Effekte nicht trennen.

Der **κ-Rezeptor (KOR)**, der v. a. im Kortex und bei Frauen im Rückenmark exprimiert ist, verursacht eine ausgeprägte **Sedierung,** während die Gefahr von Abhängigkeit und Atemdepression infolge seiner geringeren Expressionsdichte im limbischen System und im Hirnstamm geringer ist. Bei Frauen sind κ-Rezeptoren im Rückenmark verstärkt exprimiert, ihre Stimulation wird bei der spinalen Analgesie z. B. bei der Geburt ausgenutzt. Die κ-vermittelte **Dysphorie** (die Folge einer gehemmten Dopamin-Freisetzung im Belohnungssystem) lässt sich klinisch im Sinne einer Suchtprävention nicht wirklich ausnutzen, da reine κ-Agonisten auch noch **Halluzinationen** auslösen. Außerdem sollte bei Schmerzpatienten eine Dysphorie grundsätzlich vermieden werden. κ-Agonisten erreichen eine mäßige Analgesie ohne großes Suchtrisiko.

Endorphine

Endorphine sind die endogenen Liganden der OR und werden vom Körper bei Bedarf (z. B. bei Schmerzen oder körperlicher Belastung) ausgeschüttet. Sie werden aus Peptidvorstufen wie dem Proopiomelanocortin (POMC) sowie Proenkephalin bzw. Prodynorphin durch Proteolyse generiert. Ihre wichtigsten Vertreter sind **β-Endorphin, Enkephalin, Dynorphin** sowie **Endomorphine**, die mit der höchsten Affinität den μ-Rezeptor stimulieren (**Tab. 19.2**). Die starke Wirksamkeit der Endorphine lässt sich im Tierexperiment demonstrieren: Die i. v. Gabe der körpereigenen Endorphine kann genauso Abhängigkeitsverhalten verursachen wie der körperfremde Suchtstoff Heroin.

19.2 Überblick über die pharmakologischen Opioide

Key Point
Die Belastung durch starke oder chronische Schmerzen und der Anspruch eines Patienten auf bestmögliche Schmerzlinderung (nicht auf Schmerzfreiheit!) können zwingend den Einsatz von Opioiden erfordern. Nebenwirkungen und schlechtes Ansprechen mancher Schmerzformen müssen beim Einsatz berücksichtigt werden und machen oft eine Dosisreduktion notwendig.

Opioide unterscheiden sich in ihrer **analgetischen Potenz und Effizienz** ebenso wie in ihrem **Risiko für Abhängigkeit,** Sucht, Atemdepression oder in ihren **vegetativen Nebenwirkungen.** Wesentlich für diese Unterschiede sind die Effekte am μ- und κ-Rezeptor, die Anflutungsgeschwindigkeit ins ZNS und die Metabolisierung.

> **MERKE**
>
> Generell gilt: Je schneller und stärker die Analgesie, desto größer das Risiko für Atemdepression. Je schneller die Anflutung, desto größer das Suchtpotenzial. Auch deshalb sind retardierte orale Opioide der Goldstandard in der chronischen Opioid-Schmerztherapie.

19.2.1 Pharmakodynamik

Opioide besitzen eine **individuelle Affinität** zu den verschiedenen Opioid-Rezeptoren (**Tab. 19.3**). Dabei vermittelt der μ-Rezeptor eine starke Analgesie mit Abhängigkeitsrisiko und der κ-Rezeptor eine mäßige Analgesie ohne Abhängigkeitsrisiko.

> **MERKE**
>
> Die Wirksamkeit der Opioide wird v. a. von ihrer Affinität zum MOR und dessen induzierte intrinsische Aktivität bestimmt sowie von der Anflutung ins ZNS. Mit zunehmender Affinität zum MOR und zunehmender intrinsischer Aktivität erhöht sich die analgetische Wirkung. Die Daten zur klinischen Bedeutung der intrinsischen Aktivität sind jedoch unklar.

Tab. 19.3

Relative Rezeptoraffinität von Opioiden

Wirkstoff	Opioid-Rezeptor		
	μ	κ	δ
Nicht-BtM-pflichtige Opioide			
Codein (via Morphin)	+++	+	+
Tilidin	+	∅	∅
Tramadol	+	∅	∅
Nalbuphin	#	++	∅
BtM-pflichtige Opioide			
Pethidin	++	+	+
Piritramid	++	?	?
Tapentadol	+	∅	∅
Morphin	+++	+	+
Oxycodon	+++	+	+
Levo-Methadon	+++	∅	∅
Hydromorphon	+++	+	+
Buprenorphin	+++	#	∅
Fentanyl	+++	+	+
Antagonisten			
Naloxon	##	#	#
Naltrexon, Methylnaltrexon	##	##	##

∅, +, ++, +++ = keine, schwache, mittlere, starke Rezeptoraffinität; # = antagonistische Wirkung; ? = nicht bekannt

19.2.2 Pharmakokinetik

Die individuelle Wirkung der Opioide wird bestimmt von der
– Fähigkeit, die Blut-Hirn-Schranke zu penetrieren (Lipophilie, Ionisierungsgrad)
– Schnelligkeit der Anflutung im Gehirn
– Affinität zum Rezeptor
– intrinsischen Aktivität des Rezeptors
– Rückverteilung in die Periphere, Verteilungsvolumen.

Anflutung und Transferzeit. Der schnelle Durchtritt durch die Blut-Hirn-Schranke ist abhängig von der Lipophilie und dem Grad der Ionisierung, denn nur das **nichtionisierte** ungeladene Molekül kann die Schranke passieren. Bei i. v. Gabe fluten die Opioidnarkotika schnell im fettreichen Gehirn an, die Wirklatenz beträgt bei dem sehr lipophilen Opioidnarkotikum Alfentanil nur wenige Sekunden (sog. Kreislaufzeit für den Transport von der Injektionsstelle zum ZNS).

> **MERKE**
>
> Beginn und Dauer der zentralen Opioidwirkungen werden von der Lipophilie und dem Anteil des nichtionisiertem Wirkstoffs bestimmt, die Wirkdauer vom Abströmen in die Periphere.

Exkurs

Pharmakokinetik am Beispiel des Wirkungsbeginns von Opioiden

Warum wirkt Fentanyl langsamer (maximale Wirkung erst nach 2–3 min) als das weniger lipophile Alfentanil (maximale Wirkung bereits nach 1 min)?
– Fentanyl: Der Anteil des nichtionisierten Fentanyls in der Biophase, d. h. seine Konzentration an der Blut-Hirn-Schranke, beträgt nur ca. 10 %. Außerdem wird Fentanyl wegen seiner hohen Lipophilie in der Lunge festgehalten.
– Alfentanil: Sein nichtionisierter Anteil und damit die Konzentration an der Blut-Hirn-Schranke beträgt 90 % und ermöglicht eine sehr schnelle Penetration ins Gehirn.

Umverteilung, Rückverteilung, Halbwertszeit und Wirkdauer. Nach kurzer Zeit wird das Opioid **aus dem ZNS**, dem Kompartiment der höchsten Konzentration, **in die peripheren Kompartimente** (innere Organe, Muskulatur, Fettgewebe) mit niedriger Konzentration **umverteilt** (Abb. 19.1). Die analgetische Wirkung sinkt nach 15–30 min ab, denn für die Analgesie ist die Konzentration im ZNS, dem Wirkort, bestimmend. Im Gegensatz dazu wird die **Plasma-HWZ** vom Zustrom aus den mit Opioiden gesättigten peripheren Kompartimenten bestimmt. Von dort flutet das Opioid wieder aus dem Blut ins ZNS, erreicht aber nicht mehr die initialen Wirkspiegel. Daher ist die Wirkdauer – d. h. Analgesie und Nebenwirkungen (im ZNS) – bei den meisten Opioiden deutlich kürzer als die Plasma-HWZ.

Bei **wiederholten Injektionen** ist zu beachten: Nach der ersten i. v. Opioidgabe lässt die Analgesie relativ schnell nach (Abstrom aus dem Gehirn), obwohl sich noch das gesamte Opioid im Körper befindet (Umverteilung in die peripheren Kompartimente). Mit jeder Nachinjektion werden die peripheren Speicher zunehmend gesättigt und die Opioide wirken länger: Sie fluten nicht mehr so schnell aus dem Gehirn ab (das Konzentrationsgefälle nimmt ab) und werden verstärkt aus den Speichern ins Blut und damit ins Gehirn rückverteilt.

Beispiel Methadon: Methadon hat mit bis zu 70 h die längste Eliminations-HWZ, d. h., erst nach dieser Zeit ist die Konzentration im Plasma um die Hälfte gefallen. Dies erklärt auch sein Akkumulationsrisiko: Nur das im Blut befindliche Opioid wird in der Leber abgebaut.

Halbwertsdauer. Siehe Halbwertsdauer bei retardierter Applikation (S. 391).

Steuerbarkeit und Verteilungsvolumen. Die modernen i. v. Opioidnarkotika wie Alfentanil und Remifentanil haben ein sehr kleines Verteilungsvolumen. Es befinden sich also nur geringe Mengen in den peri-

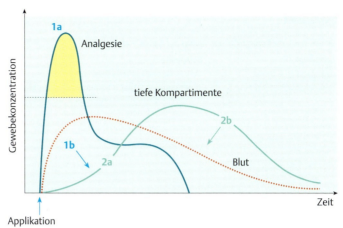

Abb. 19.1 **Umverteilung und Rückverteilung von Opioiden.** Nach i. v. Applikation flutet das Opioid rasch im Gehirn an (blaue Linie, Phase 1a). Eine Analgesie wird dann erreicht, wenn die Konzentration im Nervensystem eine gewisse Schwelle (graue gestrichelte Linie und gelbe Fläche) überschreitet. Danach wird das Opioid in die tiefen Kompartimente rückverteilt (Phase 1b), in denen es lange verweilt (grüne Linie, Phase 2a). Von dort strömt das Opioid (Phase 2b) langsam ins Blut. Der Vergleich der Phase 1a und der Konzentration im Blut macht klar, warum die analgetische Wirkdauer viel kürzer ist als die Plasma-HWZ.

pheren Kompartimenten und die Rückverteilung ins Plasma ist nur gering – dies bedeutet eine sehr **gute Steuerbarkeit** der Narkose und ein geringeres Akkumulationsrisiko bei Nachinjektion.

> **MERKE**
>
> – Die Umverteilung in die peripheren Kompartimente bestimmt die Eliminations-HWZ und ist für die Akkumulationsgefahr bei wiederholter Gabe verantwortlich.
> – Die Wirkdauer der Opioide (Analgesie) ist meist kürzer als die Plasma-HWZ.

Ausscheidung. Alle Opioide werden grundsätzlich in der **Leber** durch CYP450-Enzyme und/oder Glukuronidierung metabolisiert (S. 653). Daher kann vor allem eine Einschränkung der Leberfunktion zur **Akkumulation** bzw. Wirkungsverlängerung führen. Ausnahmen sind
- **Remifentanil**, das leberunabhängig von Blut- und Gewebsesterasen abgebaut wird
- **Morphin**, **Pethidin** und **Tilidin**, deren lang wirksame Metaboliten renal ausgeschieden werden (Dosisreduktion bei eingeschränkter Nierenfunktion!).

Toleranz. Unter langfristiger Einnahme von Opioiden können Dauer und Stärke der Schmerzhemmung abnehmen. Dies gilt besonders für Morphin. Diese **Toleranzentwicklung** geschieht durch
- **Suppression der Synthese** und **Internalisierung** von OR (Aufnahme von der Zelloberfläche in die Zelle, z. B. bei langer, hoher Ligandenkonzentration)
- **Abnahme** der körpereigenen Endorphine und erleichterte Transmission nozizeptiver Impulse auf die Schmerzbahn
- **Zunahme** von exzitatorischen NMDA-Rezeptoren und pronozizeptiven Chemokinen

Risikofaktoren für eine Toleranzentwicklung sind:
- kurze Wirkdauer des Opioids
- opioidrefraktäre Schmerzen
- fortschreitende Grunderkrankung
- Hyperalgesie
- jüngeres Lebensalter des Patienten

Klinisch vorteilhaft ist die Toleranzentwicklung bei den Nebenwirkungen wie Übelkeit, Sedierung und Atemdepression. Unglücklicherweise persistiert die Obstipation und nimmt mit steigender Opioiddosis sogar zu.

> **Praxistipp**
>
> Die Toleranzentwicklung betrifft alle Opioidwirkungen und -nebenwirkungen. Ausnahmen sind Obstipation und Miosis.

19.2.3 Therapeutische Wirkungen

Analgesie und analgetische Effizienz
Opioide können **stärkste Schmerzen** ausreichend analgesieren. Die Patienten können den Schmerz noch lokalisieren, empfinden ihn aber nicht mehr als aversiv: Dies bedeutet, dass Opioide den nozizeptiven Zustrom zum limbischen System und anderen emotional bewertenden Kerngebieten unterdrücken, aber nicht zum lokalisierenden Kortex.
Schmerzen, die gut auf Opioide ansprechen, sind
- traumatische Schmerzen
- postoperative Schmerzen
- Schmerzen nach Organischämie
- Schmerzen bei Tumorleiden
- Schmerzen, die nach einer probatorischen i. v. Gabe von Opioiden abnehmen.

Die Opioide unterscheiden sich in ihrer **analgetischen Wirksamkeit** (**Tab. 19.10**), der Unterschied kann jedoch theoretisch bei reinen μ-Agonisten und ausreichender Fähigkeit zur Penetration ins ZNS durch eine entsprechende Dosierung ausgeglichen werden.

Tab. 19.4

Schmerzen, die kaum oder nur mäßig auf Opioide ansprechen

Schmerzform	Beispiele
myofaszialer Schmerz	Verspannungen, Muskelkrämpfe
neuropathischer Schmerz	Trigeminusneuralgie!, Phantomschmerz, diabetische Neuropathie, postherpetische Neuralgie, Nervenkompression, bewegungsabhängiger Schmerz
viszeraler Schmerz	Eingeweideschmerz, Morbus Crohn
Kopfschmerz	Migräne, Spannungskopfschmerz (hier sind Opioide absolut nicht indiziert)
psychogener Schmerz	diffuse Schmerzzustände im Rahmen einer Depression, Schizophrenie
Fibromyalgie	

Tab. 19.5

Antitussiva

Wirkstoff	Wirkstoffgruppe	Besonderheiten
Codein (Codipront®)	schwache Opioide	Missbrauchspotenzial bei Abhängigen
Dihydrocodein (Paracodin®)	schwache Opioide	erhöhtes Missbrauchspotenzial bei Abhängigen wie Codein: *Cave:* CYP2D6-Ultrarapidmetabolizer
Dextromethorphan (Silomat®)		Missbrauchspotenzial
Noscapin (Capval®)	Papaverin-Derivat	keine Analgesie oder Atemdepression
Pentoxyverin (Sedotussin®)	kein Opioid	keine Opioidwirkungen

Opioidrefraktäre Schmerzen. Manche Schmerzarten sprechen schlecht auf Opioide an **(opioidrefraktäre Schmerzen)**, z.B. neuropathische Schmerzen (**Tab. 19.4**) oder Entzündungsschmerz. Bei **Kopfschmerzen** (Migräne, Spannungskopfschmerz) haben Opioide nichts zu suchen (fehlende Wirkung bei ausgeprägten Nebenwirkungen).

Unterdrückung des Hustenreizes und Antitussiva

Die **antitussive Wirkung** wird bei den schwachen Opioiden wie **Codein** oder **Dihydrocodein** therapeutisch ausgenutzt (**Tab. 19.5**). Dass der OR-Antagonist Naloxon diese Wirkung nur teilweise antagonisiert, zeigt, dass sie nur teilweise durch OR vermittelt ist.
Wegen der antitussiven und schlafanstoßenden Wirkung sollten Opioide, wenn möglich, abends eingenommen werden.
Opioide unterdrücken auch den Würgereflex bei Reizung der Rachenwand, unter operativen Bedingungen wird der Endotrachealtubus besser toleriert.
Generell korreliert die antitussive Wirkung der Opioide mit der analgetischen Potenz.

Exkurs

Antitussiva als Suchtmittel
Dextromethorphan (Silomat®) ist ein **synthetisches Opioid**, chemisch mit dem Morphin bzw. dem Codein verwandt. Es bindet jedoch nicht an Opioid-Rezeptoren. Detromethorphan ist nur als Antitussivum zugelassen, der Mechanismus seiner antitussiven Wirkung ist unklar. Es blockiert nichtkompetitiv den NMDA-Rezeptor, was sowohl die Analgesie erklärt als auch sein psychotropes Suchtpotenzial bzw. seine halluzinogene Potenz. Als Droge missbraucht, verursacht Dextromethorphan – ähnlich anderen dissoziativ wirkenden Drogen und NMDA-Antagonisten wie PCP (S. 93) oder Ketamin (S. 428) – neurodegenerative Hirnschäden, die missbräuchliche Einnahme in der Schwangerschaft schädigt auch das Kind. *Cave:* Aufklärung bei OTC-Abgabe.

MERKE

Auch schwache Opioide wie Codein, die als Hustenmittel eingesetzt werden, verursachen die für Opioide typischen Nebenwirkungen wie Übelkeit und Obstipation.

19.2.4 Nebenwirkungen

Ähnlich den Kortikosteroiden oder COX-Inhibitoren sind bei den Opioiden prinzipiell die Wirkungen nicht von den Nebenwirkungen zu trennen, da die analgetisch wirksamen µ-Rezeptoren auch die Nebenwirkungen vermitteln. Die analgetische Selektivität ist nur relativ und verschwindet mit zunehmender Potenz der Opioide bzw. mit zunehmender Dosierung. Bei Opioiden mit einem zweiten analgetischen Wirkprinzip wie NET-Hemmung, z. B. bei Tapentadol, verstärken sich beide analgetischen Effekte bei relativ schwacher Nebenwirkung, das therapeutische Fenster wird breiter.

Bedarf, Entzug, Missbrauch und Sucht

Beim Verlangen nach Opioiden muss zwischen **physischer** Abhängigkeit, **psychischer** Abhängigkeit (Sucht), Entzugssymptomen bei **akutem Absetzen**, dem **erhöhten Bedarf** bei Toleranzentwicklung bzw. bei zunehmenden Schmerzen und dem Anspruch auf bestmögliche Schmerzlinderung unterschieden werden.

Verlangen nach Schmerzlinderung. Dieser Wunsch entspricht dem legitimen Anspruch eines Menschen auf körperliche Unversehrtheit bzw. Schmerzlinderung und darf nicht mit Sucht verwechselt oder gar als solche bezeichnet werden. Schmerzpatienten leiden ohnehin oft unter der Stigmatisierung der Schmerzkrankheit.

> **MERKE**
>
> **Chronische Schmerzen, Dopamin und Angst**
> Chronischer Schmerz führt zu einem **hypodopaminergen** Status in einigen Kerngebieten, und das Verlangen nach (Opioid-) Analgetika kann daher weniger Ausdruck eines Cravings als einer dopaminergen Normalisierung sein. Chronischer Schmerz geht oft einher mit Angststörungen (ungenügende *fear extinction*), hier sind „psychotrope Verordnungen" mit anxiolytischen und schlaffördernden Effekten so notwendig wie die Analgesie.

Psychisches Abhängigkeitspotenzial und Missbrauch. Das **Suchtpotenzial** ist direkt **proportional zur analgetischen Stärke** der Opioide, jedoch spielen auch die Affinität zum μ-Rezeptor, die rasche Anflutung (i. v. Zufuhr lipophiler Opioide wie Heroin) und die Dauer der Einnahme eine wesentliche Rolle.
Das Fehlen von Schmerzen fördert bei der illegalen Einnahme die Abhängigkeit, **Schmerzpatienten** dagegen entwickeln bei bestimmungsgemäßem Gebrauch und bei opioidsensitiven Schmerzen **kaum eine Sucht**. Vorsicht ist jedoch geboten bei ehemaligen Suchtpatienten, Patienten mit labiler Persönlichkeit oder bei Patienten, die über Schmerzen als (unbewusste) Äußerung seelischer Belastungen klagen. Hier kann es zu fehlerhaftem Gebrauch (**Missbrauch**) und (körperliche) Abhängigkeit kommen, die einen Entzug notwendig machen können. Für die **Vermeidung einer Opioidabhängigkeit** in der Schmerztherapie gilt:

- keine schnell und kurz wirksamen Opioide über längere Zeit geben
- Vermeidung bolusartiger i. v. Applikation
- ausreichende und regelmäßige Dosierung
- gegen den Schmerz titrieren
- Vorsicht bei Abusus von Alkohol, Benzodiazepinen oder anderen Suchtmitteln sowie bei Suchterkrankungen in der Anamnese.
- Auslassversuche und regelmäßige Überprüfung von Opioid-Sensitivität
- keine Opioide bzw. erhöhte Vorsicht bei
  - opioidrefraktären Schmerzen (**Tab. 19.4**)
  - bewegungsabhängigen Schmerzen
  - ausgeprägter Somatisierung des Schmerzes
  - problematischem psychosozialem Umfeld (Beruf, Familie)

 Praxistipp
Bei korrekter Anwendung (klare Schmerzdiagnose und Opioidsensitivität) verursachen Opioide selten Sucht und führen auch selten zu Missbrauch. Im Praxisalltag ist eine unangemessene Opioidgabe als Ultima Ratio (und wider das bessere ärztliche Wissen) nicht immer zu vermeiden.

Körperliche Abhängigkeit und Entzugssymptome. Entzugssymptome können sowohl beim Drogenabhängigen als auch beim Schmerzpatienten auftreten. Sie beruhen auf der Enthemmung des vegetativen Grundtonus (**Tab. 19.6**). Ein Entzug wird durch die Opioidantagonisten Naloxon/Naltrexon ebenso ausgelöst wie durch das abrupte Absetzen von Opioiden, dies gilt auch für die Pflaster-Applikation. Entzugssymptome können auch provoziert werden, wenn bei therapierefraktären Schmerzen ständig die Dosis erhöht wird (der Schmerz spricht ja nicht an) und dann das Medikament wegen Nebenwirkungen abrupt abgesetzt wird.

Tab. 19.6

Symptome des Opioid-Entzugs

Grad	Klinische Symptomatik
0	Opioidhunger, Ängstlichkeit
1	+ Gähnzwang, Schwitzen, Tränenfluss, Rhinorrhö, Unruhe
2	+ Mydriasis, Gänsehaut, Tremor, Muskelspasmen, Hitzewallungen
3	+ Tachykardie, Blutdruckanstieg, Fieber, Übelkeit, Tachypnoe
4	+ exzessives Schwitzen, Diarrhö, Erbrechen

> **MERKE**
>
> Das Absetzen von länger verordneten Opioiden (auch bei opioidrefraktären Schmerzen) kann einen körperlichen Entzug auslösen. Generell sollten Opioide nach längerer Gabe in Anpassung an die Therapiedauer ausgeschlichen werden.

Exkurs

Opioid-Sucht

Die persönlichkeitszerstörende **Abhängigkeit von Opioiden** ist die Kehrseite der Medaille. Während beim Missbrauch von Opioiden initial das durch die Droge ausgelöste **Zufriedenheits- und Glücksgefühl** vorherrscht, wird die spätere Einnahme davon bestimmt, Unbehagen und Unlust zu vermeiden sowie die Entzugssymptome zu mindern (Suchtkrankheit). Die psychische Abhängigkeit und der Drang nach der Droge entwickelt sich über eine durch µ-Rezeptoren-vermittelte Erhöhung der Dopamin-Freisetzung aus dem ventralen Tegmentum (VTA) und der **Verstärkung des dopaminergen Belohnungssystems** im Ncl. accumbens mit euphorisierender Wirkung – ähnlich den Suchtwirkungen von Kokain, Alkohol und Nikotin. Die Toleranzentwicklung des dopaminergen Belohnungssystems, ein relativer Dopaminmangel und eine Dynorphin-KOR-Hochregulation können u. U. lebenslang anhalten, was die entsprechende Rückfallgefahr erklärt (sog. Reexpositionsvulnerabilität).

Atemdepression

Die **Atemdepression** ist die wichtigste, da potenziell letale Nebenwirkung und direkt **proportional zur analgetischen Wirksamkeit**. Bereits geringe Mengen Fentanyl wirken atemdepressiv, während selbst eine Überdosierung von Codein kaum die Atmung beeinflusst. Die zentral ausgelöste Atemdepression beruht auf der verminderten Ansprechbarkeit des Atemzentrums auf den pCO_2. Unter experimentellen Bedingungen kann eine Atemdepression (μ_2-Rezeptor) blockiert werden, ohne dass die Analgesie (μ_1-Rezeptor) vermindert wird („selektive Analgesie"). Opioid-naive Patienten reagieren sensibler als Opioid-Erfahrene.

> **Praxistipp**
>
> Da Schmerzen erregend auf das Atemzentrum wirken, „antagonisieren" sie gewissermaßen die atemdepressive Wirkung der Opioide. Der akute Wegfall starker Schmerzen (z. B. nach Plexus- oder Nervenblockade) kann daher eine sofortige Atemdepression durch die noch wirksamen Opioide verursachen, die jetzt nicht mehr durch den starken Schmerz „abgefangen" werden. In der Geburtshilfe ist grundsätzlich auf die Atemdepression von Neugeborenen zu achten.

Hypnosedierung

Opioide sedieren und lösen Schlaf aus. Im Gegensatz zu hohen Dosen von Barbituraten und Benzodiazepinen sind Patienten unter Opioiden aber weckbar. Die Sedierung kann unter perioperativen oder terminalen Bedingungen erwünscht sein, wird aber im Alltag als störend empfunden und ist ein Hochrisikofaktor für die Sturzgefahr älterer Patienten.

Senkung der Krampfschwelle

Opioide unterdrücken die Freisetzung des inhibitorischen Transmitters GABA im limbischen System und senken so die Krampfschwelle. Krampfleiden sind eine relative Kontraindikation.

Nausea und Emesis

Regelmäßig verursachen schwache wie starke Opioide zu Therapiebeginn **Übelkeit und Erbrechen** durch die Stimulation der Chemorezeptor-Triggerzone in der Nähe des Brechzentrums sowie durch eine verstärkte Pyloruskontraktion. Die initial proemetische Wirkung der Opioide habituiert nach einigen Tagen (**Toleranz**) und kann sich sogar in eine **Antiemesis** wandeln. Der zentral wirksame D_2-Rezeptor-Antagonist **Metoclopramid** ist das Antiemetikum der 1. Wahl bei opioidinduziertem Erbrechen (S. 236), eine stärkere Alternative ist Haloperidol oder eine Kombination aus beiden; bei Älteren reicht evtl. Domperidon aus.

> **Praxistipp**
>
> H_1-Rezeptor-Antagonisten sind nach den D_2-Rezeptor-Antagonisten nur 3. Wahl: Sie sedieren und können ein anticholinerges Durchgangssyndrom inklusive Obstipation bzw. Magen-Darm-Atonie provozieren.

Obstipation

Im Alltag ist die **Obstipation** die am meisten belastende Nebenwirkung, sie betrifft 30–85 % der Palliativpatienten. Die Stimulation der µ-Rezeptoren (v. a. im Dünndarm, weniger im Kolon, und evtl. im Magen) blockiert die Freisetzung von ACh u. a. aus dem Plexus myentericus (Auerbach-Plexus) und provoziert eine Pyloruskonstriktion sowie eine Hemmung der Längsmuskulatur.

Diese Wirkung lässt sich nicht von der MOR-vermittelten Analgesie trennen und unterliegt **keiner Toleranz**. Die gleichzeitige Gabe peripher wirksamer Opioid-Antagonisten wie Naloxon (S. 390) und Methylnaloxon blockiert die MOR im enterischen Nervensystem.

> **MERKE**
>
> Eine therapieresistente Obstipation kann zum Abbruch der Opioidtherapie zwingen, denn sie unterliegt nicht der Toleranzentwicklung. Ihr muss bereits bei Therapiebeginn mit Laxanzien und entsprechender Ernährung aktiv entgegengewirkt werden. Trotzdem leiden viele Schmerz- bzw. Tumorpatienten an Obstipation (oft schon vor der Opioid-Gabe), oft ist kaum Besserung möglich.

Die Nebenwirkung Obstipation wird aber auch therapeutisch genutzt. Der peripher wirksame µ-Agonist **Loperamid** ist ein hochwirksames Antidiarrhoikum.

Spasmogene Wirkungen

An der **Blase** wirken Opioide spasmogen auf den **M. sphincter vesicae**. Besonders ältere Männer mit Prostatahyperplasie leiden unter einem opioidinduzierten Harnverhalt. Opioide, v. a. Morphin, standen im Verdacht, einen **Sphinkterspasmus** an der **Gallenblase** und am **Pankreasausgang zu induzieren**. Die Datenlage dazu ist unklar. Opioide werden zumindest zusammen mit anderen Analgetika (oft COX-Inhibitoren), Spasmolytika und Lokalanästhetika bei Gallenkolik oder Pankreatitis eingesetzt.

Kardiovaskuläre Wirkungen

Die Wirkungen auf das kardiovaskuläre System sind nur mäßig ausgeprägt. MOR-Agonisten stimulieren den dorsalen Kern des N. vagus mit nachfolgender **Bradykardie** und **Blutdrucksenkung**. Diese Schoneffekte am Herzen sind neben der Sedierung für die Schmerzbekämpfung bei Herzinfarkten willkommen, sie können jedoch am vorgeschädigten Herzen die Herzfunktion weiter verschlechtern.

Muskelstarre (Rigidität)

Opioide erhöhen den Tonus der quergestreiften Muskulatur bis zur Muskelstarre, vor allem am Thorax (*wooden chest*) und Abdomen. Diese **Stammrigidität** tritt nach Bolusinjektionen von starken Opioiden auf und betrifft v. a. ältere Patienten (> 60 Jahre). Ursächlich dafür ist ein durch µ-Rezeptoren vermittelter Dopamin-Antagonismus im Striatum mit einem relativen cholinergen Übergewicht, eine Art opioidinduzierter Parkinsonismus.

Miosis

Die **stecknadelkopfgroßen Pupillen** sind ein charakteristisches Symptom der Einnahme von µ-Agonisten, das nicht der Toleranz unterliegt. Ursache für dieses Symptom der Morphin-Trias ist die Stimulation des parasympathischen Ncl. accessorius nervi oculomotorii (Edinger-Westphal-Kern).

Störungen des Immunsystems und der Sexualfunktionen

Die chronische Einnahme von Opioiden schwächt das Immunsystem mit Abgeschlagenheit und Anfälligkeit für Infektionen. Durch die Freisetzung von Histamin können Opioide einen Juckreiz provozieren.

Opioide unterdrücken auch die Freisetzung von Gonadotropin-Releasing-Hormonen (GnRH) und stören über eine Hemmung der Aromatase die Konversion von Testosteron in Estrogen. Folgen sind reversible Störungen der Libido und der Potenz bzw. des Zyklus bis hin zur Amenorrhö und fehlender Testosteronproduktion.

Hyperalgesie

Opioide, besonders Morphin, können unter chronischer Gabe eine **Hyperalgesie** auslösen. Diese wird bei abruptem Absetzen, im Entzug oder durch die Notwendigkeit einer Dosissteigerung sichtbar. Als möglicher Mechanismus wird eine durch den Wachstumsfaktor BDNF (*brain derived neurotrophic factor*) getriggerte neuronale Erregung diskutiert. Dies erinnert an den verwandten Nervenwachstumsfaktor NGF, der wegen Hyperalgesie als Analgetikum vom Markt genommen wurde.

19.2.5 Kontraindikationen

Kontraindikationen für Opioide oder Gründe für **Anwendungsbeschränkungen** sind
- eingeschränkte Atemfunktion wie bei **Asthma bronchiale** oder Sekretstau
- erhöhter Tonus der glattgestreiften Muskulatur (**Spasmen**) wie bei **Ileus** (absolute Kontraindikation!)
- **Koliken** der Harnwege
- Hypothyreose
- Krampfleiden
- Urtikaria
- spezifische Schmerzformen (Kopfschmerz, Fibromyalgie, somatische Schmerzen u. a.)

Bei **Leber- oder Niereninsuffizienz** besteht für einige Opioide das Risiko einer Akkumulation.

19.2.6 Arzneimittelinteraktionen

Wirkungen und Nebenwirkungen von Opioiden können durch andere Arzneimittel sowie durch biologische Faktoren verstärkt oder abgeschwächt werden (**Tab. 19.7**):

Verlängerung bzw. Verstärkung der Opioidwirkungen:
- höheres Lebensalter
- Funktionsstörungen der Nieren und der Leber (verminderte Ausscheidung bzw. Abbau)
- Hemmung des Abbaus in der Leber durch Zytostatika, Psychopharmaka oder systemische Antimykotika

Tab. 19.7

Arzneimittelinteraktionen mit Opioiden: Wirkungen von Opioiden, die durch komedizierte Arzneimittel verändert werden

betroffenes Opioid	auslösende Komedikation und Mechanismus	Wirkung
alle	Sedativa, H$_1$-Blocker, Alkohol, Anticholinergika	Sedierung ↑, Sturzgefahr
	L-Dopa, D$_2$-Agonisten, Inkretin-Mimetika: Gastroparese	Übelkeit ↑
Tramadol, Codein	CYP2D6-Inhibitoren wie Bupropion, Duloxetin, Fluoxetin: eingeschränkte Aktivierung	verminderte Analgesie
Tramadol, Fentanyl, Methadon, Pethidin	SSRI, MAO-Hemmer, Lithium	Serotonin-Syndrom
Fentanyl, Methadon, Oxycodon	CYP3A4-Inhibitoren: Abbau ↓	Wirkung ↑
	CYP3A4-Induktoren: Abbau ↑	Wirkung ↓
Methadon	andere Wirkstoffe mit QT-Zeit-Verlängerung	QT-Zeit-Verlängerung ↑

- alle volatilen Anästhetika
- Benzodiazepine und Alkohol
- ultrarapide Metabolisierung von CYP2D6 bei Codein

Verkürzung bzw. Abschwächung der Opioidwirkungen:
- Induktion von CYP3A4 (Rifampicin, Johanniskraut, Carbamazepin, Phenytoin)
- Hemmung oder Unterfunktion von CYP2D6, das Tramadol und Codein in ihre wirksamen Metaboliten umwandelt.

19.3 Nicht-BtM-pflichtige Opioide (früher WHO-Stufe 2)

Key Point
Früher als Opioide der WHO-Stufe 2 bezeichnet, bilden die sog. schwachen Opioide eine Gruppe, die nicht der BtM-Verordnung unterliegt. Hauptvertreter sind Tramadol und Tilidin, ihre analgetische Wirkung ist beschränkt (*ceiling effect*). Schnell wirkende Formulierungen (z. B. Tropfen) besitzen ein Missbrauchsrisiko (Übersicht Tab. 19.8).

Tramadol (Tramal®) ist das am häufigsten verordnete Stufe-2-Opioid (**Abb. 19.2**), es ist chemisch **nicht** mit Morphin verwandt. Tramadol ist ein **Racemat**, dessen (−)-Enantiomer die Wiederaufnahme von Noradrenalin (NET) und Serotonin (SERT) hemmt. Das (+)-Enantiomer wird durch CYP2D6 zum O-Desmethyl-Tramadol aktiviert, einem schwachen MOR-Agonisten.
Im Vergleich zu TCA- oder NSRI-Antidepressiva sowie zu Morphin sind die Affinitäten und Effekte am NET/SERT sowie MOR 20–50-mal niedriger. Jedoch potenzieren sich beide analgetischen Wirkprinzipien, sodass eine substanzielle Analgesie erreicht wird.
Die Obstipation ist nur mäßig ausgeprägt, Atemdepression und kardiovaskuläre Nebenwirkungen sind

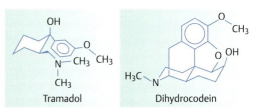

Abb. 19.2 Struktur von schwachen Opiodanalgetika (früher WHO-Stufe 2). Tramadol ist im Gegensatz zu Dihydrocodein kein Morphinderivat.

selten. Jedoch tritt häufig eine **Übelkeit** auf, besonders nach i. v. Gabe (zur Erinnerung: Übelkeit ist eine häufige Nebenwirkung von SSRI, 5-HT$_3$-Antagonisten sind Antiemetika). Es besteht auch das Risiko für ein Serotonin-Syndrom (S. 464). Bei Niereninsuffizienz muss die Dosis reduziert werden. Tramadol steht auch zur s. c., i. m. oder rektalen Gabe zur Verfügung.

Praxistipp
Bei dauerhafter Einnahme sollte nur retardiertes Tramadol in Tablettenform eingenommen werden. Der längere Gebrauch der kurz wirksamen Tropfen als Bedarfsmedikation wirkt euphorisierend (rasche Anflutung) und kann bei abruptem Absetzen einen schwierigen Entzug verursachen: Tramadol-Tropfen sollten nicht für länger als eine Woche verordnet werden.

Tilidin + Naloxon (Valoron® N), das stärkste Stufe-2-Analgetikum, muss zunächst in der Leber in das **aktive Nortilidin** umgewandelt werden. Um die missbräuchliche Verwendung zu verhindern (z. B. i. v. Injektion von aufgelöstem Tilidin), wird Tilidin grundsätzlich **mit Naloxon kombiniert**, einem Antagonisten an den Opioid-Rezeptoren (S. 689). Bei oraler therapeutischer Einnahme mindert Naloxon über eine lokale Wirkung im Darm die Obstipation. Da es in der Leber vollständig inaktiviert wird, ist seine Bioverfügbarkeit sehr niedrig und klinisch nicht rele-

Tab. 19.8

Übersicht über die Wirkprofile von nicht-BtM-pflichtigen Opioiden

Wirkstoff	Potenz*	Indikation	Besonderheiten
Tramadol	0,05	Schmerz	Vorsicht bei gleichzeitiger Gabe von SSRI, starke Übelkeit, geringe Obstipation
Tilidin	0,05	Schmerz	in Kombination mit Naloxon geringe Obstipation
Codein	0,3	Husten, Kopfschmerz	Umwandlung in Morphin, meist als Kombinationspräparat; kontraindiziert bei Kindern < 12 Jahren
Dihydrocodein	0,3	Husten, Schmerz	Retardformulierung, zur Substitution zugelassen
Nalbuphin	MOR-Antagonist KOR-Agonist	Antagonisierung von μ-Agonisten bei erhaltener Analgesie	
Loperamid		Diarrhö	wirkt lokal im Darm; missbräuchliche psychotrope Wirkungen möglich

* analgetische Potenz relativ zu Morphin = 1

vant. Bei missbräuchlicher i.v. Injektion jedoch verhindert Naloxon im ZNS die suchtauslösende Wirkung – aber auch die Analgesie. **Tilidin ohne Naloxon** sowie seit 2013 auch die schnell freisetzenden Tilidin + Naloxon-Tropfen unterliegen der **BtM-Verordnung**. Tilidin eignet sich bei Nierenfunktionsstörungen.
Codein (Codipront®), das wie Morphin zu den Opiaten gehört, wirkt für eine längere Analgesie zu kurz. Codein ist ein Prodrug, aus dem nach Demethylierung und CYP2D6-abhängiger Metabolisierung Morphin entsteht. *Cave:* Bei Anwesenheit von CYP2D6-Inhibitoren oder *poor metabolizern* verliert Codein seine Wirkung. Umgekehrt wurden bei *ultrarapid metabolizern* letale Codein-Intoxikationen beschrieben (v.a. in den USA; in Deutschland listet das BfArM nur 1 Fall zwischen 1978 und 2012). Gefährdet sind Kleinkinder nach HNO-Eingriffen. Codein wird überwiegend bei Akutschmerz (und in Kombination mit COX-Inhibitoren, meist Paracetamol) eingenommen, z.B. bei Kopf- oder Regelschmerzen. Codein wird auch als Hustenmittel (S. 380) angewendet.
Kontraindiziert ist Codein u.a. bei Kindern unter 12 Jahren, bei stillenden Frauen und Ultrarapidmetabolizern.
Dihydrocodein (Paracodin®) eignet sich als **Retardpräparat** mit konstantem Wirkspiegel für die Schmerztherapie. Es wird in der Leber in den aktiven MOR-Agonisten Dihydromorphin umgewandelt. Obwohl zugelassen, ist Dihydrocodein keine sinnvolle Alternative zum Levomethadon bei der Substitutionstherapie (S. 388), u.a. weil es selbst ein Suchtpotenzial besitzt. Die Verordnung „Substitution" unterliegt dem BtM-Gesetz.
Loperamid (Imodium®) wird eingesetzt, wenn aus der Nebenwirkung „Obstipation", bei Vorliegen einer nicht bakterieller Diarrhö (S. 235), eine Indikation wird. Loperamid erreicht wie Naloxon die intestinalen MOR vom Darmlumen aus, aber auch über die systemische Zirkulation. Im ZNS erzielt es jedoch keine wirksamen Konzentrationen, da es von P-Glykoprotein vor die Blut-Hirn-Schranke „hinauskomplimentiert" wird. Bei Kindern < 2 Jahren mit unreifer Blut-Hirn-Schranke sowie unter Komedikation von P-Glykoprotein-Inhibitoren (z.B. Verapamil oder Chinin) in missbräuchlicher Absicht (Loperamid wird dabei geraucht) entfaltet Loperamid deutliche Opioid-Effekte.
Nalbuphin (Nubain®) ist ein **Antagonist am MOR** (40% der Hemmstärke von Naloxon) und **Agonist am KOR**. Nalbuphin, das nur parenteral appliziert werden kann, wird zur Aufhebung der Atemdepression von μ-Agonisten (z.B. bei atemdepressivem Überhang am Narkoseende) eingesetzt. Die Analgesie jedoch bleibt durch die Stimulation des KOR erhalten. *Cave:* Entzug bei Opiatabhängigen!

> **MERKE**
>
> Tramadol und Tilidin sind die relevanten nicht-BtM-pflichtigen Opioidanalgetika mit relativ gering obstipierender Wirkung. Unkontrollierte Verordnung oder missbräuchliche Einnahme kann zur körperlichen Abhängigkeit führen.

19.4 BtM-pflichtige Opioide (früher WHO-Stufe 3)

Key Point
Bei BtM-pflichtigen Opioiden, früher als Opioide der WHO-Stufe 3 bezeichnet, ist die Regelung durch die BtM-Verordnung das einzige verbindende Gruppenmerkmal. Einer potenten Analgesie stehen bei schneller oder hoch dosierter Anflutung die Risiken einer Atemdepression und einer suchtauslösenden Euphorie gegenüber.

19.4.1 Morphin, Referenzstandard der starken Opioide

Morphin (Sevredol®) gilt immer noch als **Referenz-Opioid**, seine analgetische Wirkung dient als **Bezugsgröße** für die anderen Opioide (**Tab. 19.8, Abb. 19.3**). Es ist jedoch wegen seiner komplexen Kinetik und seiner Nebenwirkungen nicht mehr der Goldstandard der Opioid-Therapie.

Pharmakokinetik. Das gut wasserlösliche Morphin steht in zahlreichen oralen und parenteralen Arzneiformen zur Verfügung. Morphin besitzt eine komplexe Kinetik: Es unterliegt einem ausgeprägten **First-pass-Effekt**, nur 20–40 % sind bioverfügbar. Unter Leberinsuffizienz können aber bis zu 100 % bioverfügbar werden (**Cave:** Dosisreduktion!). Mit seinem pK_a von 8 ist es **zu 80 % ionisiert** und flutet daher nur **langsam** im ZNS an. Bei seiner Metabolisierung entstehen u. a. der aktive Metabolit Morphin-6-Glucuronat (10 %) und das inaktive Morphin-3-Glucuronat (65 %). Beide haben eine lange Eliminations- und Transfer-HWZ, werden **renal** ausgeschieden und unterliegen einem enterohepatischen Kreislauf.

Nebenwirkungen. Bei Langzeitanwendung oder bei (älteren) Patienten mit eingeschränkter Nierenfunktion können die Metaboliten akkumulieren und schwere **Nebenwirkungen** auslösen:
- starke Sedierung bis hin zu komatösen Zuständen
- Übererregbarkeit, Delir, Krampfanfälle
- **Hyperalgesie** (!), die bei abruptem Absetzen spürbar wird.

Typische Nebenwirkungen von Morphin sind außerdem die gelegentliche Freisetzung von **Histamin** mit Blutdruckabfall und Bronchospasmen, eine relativ starke **Obstipation** und **Übelkeit**.

Praxistipp
Wegen seiner relativ kurzen Wirkungsdauer (HWZ 2–3 h) gibt man bei chronischen Schmerzen grundsätzlich retardiertes Morphin (MST Retard®), um konstante Wirkspiegel zu erreichen. Es dauert ca. 2–3 h, bis die maximale Wirkung retardierter Morphin-Formulierungen erreicht ist.

19.4.2 Schwächere BtM-pflichtige Opioide

Stufe-III-Opioide besitzen im Vergleich zu Morphin eine schwächere oder eine stärkere Potenz. Die schwächeren Opioide in alphabetischer Ordnung sind:

Pethidin (Dolantin®) unterliegt einem deutlichen First-pass-Effekt mit schwankender Bioverfügbarkeit. Seine atemdepressive Wirkung ist im Vergleich zu Morphin und Buprenorphin stark ausgeprägt. Ein fraglicher Vorteil sind seine relativ geringe spasmogene Wirkung sowie sein Einsatz gegen postoperatives *shivering* (= Zittern). Der Metabolit Norpethidin kann infolge seiner langen HWZ von 20 h akkumulieren. Überdosierung oder Akkumulation wie unter Niereninsuffizienz provoziert Erregung, Halluzinationen und **Krämpfe**. Außerdem wirkt Pethidin in hohen Dosen kardiodepressiv. Weil es ein Delir auslösen kann, sollte es bei Älteren nicht eingesetzt werden.

Pentazocin (Fortral®) wirkt als Antagonist am μ-Rezeptor und als Agonist am κ-Rezeptor. Früher wurde es in der Geburtshilfe eingesetzt, heute besitzt es keine klinische Relevanz mehr.

Piritramid (Dipidolor®) ist nur parenteral applizierbar und ist in Deutschland in der postoperativen patientenkontrollierten Analgesie (S. 391) weit verbreitet. Es wirkt kaum kardiodepressiv, emetisch oder dysphorisch und akkumuliert nicht trotz einer relativ langen HWZ.

Tapentadol (Palexia®) wurde 2010 als jüngste Neuentwicklung der Opioid-Analgetika zugelassen. Tapentadol bindet an den MOR 50-mal schwächer als

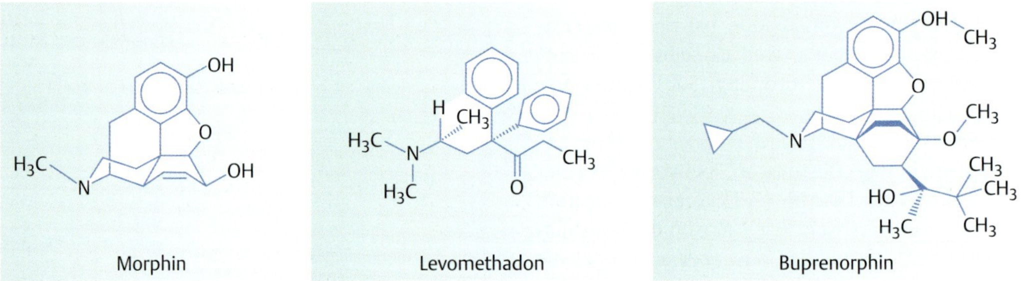

Abb. 19.3 Struktur von BtM-pflichtigen Opioidanalgetika (früher WHO-Stufe 3).

Morphin und an den NET (nicht an den SERT!) 20–50-mal schwächer als NET-inhibierende Antidepressiva. Durch eine synergistische Potenzierung erreicht es ungefähr ⅓ der analgetischen Morphinwirkung. Bei chronischen nichttumorbedingten Schmerzen ist es vergleichbar wirksam wie Oxycodon, seine Effektivität bei Tumorschmerzen ist unklar. Große Vorteile sind seine gegenüber reinen µ-Agonisten deutlich bessere Verträglichkeit (Folge der geringeren Rezeptoraffinitäten) sowie seine einfache Kinetik (kein Prodrug, keine CYP-Metabolisierung, nur schwache Plasmaproteinbindung). Eine häufige Nebenwirkung ist die Mundtrockenheit, ein typischer Katecholamin-Effekt, der schon in niedriger Konzentration auftritt (wie der „Kloß im Hals" bei Stress oder Aufregung). Tapentadol ist bei Leber- und Niereninsuffizienz mit Vorsicht anzuwenden.

Praxistipp
Die Umstellung auf Morphin bzw. Oxycodon erfordert eine 2,5- bzw. 5-mal niedrigere Dosis. Umgekehrt muss das Risiko eines Entzuges beachtet werden, wenn äquianalgetisch von einem reinen MOR-Agonisten auf Tapentadol gewechselt wird, da Tapentadol relativ zur Analgesie viel weniger den MOR stimuliert.

19.4.3 Starke BtM-pflichtige Opioide

Opioide mit größerer analgetischer Potenz als Morphin werden nun nach der Reihenfolge ihrer analgetischen Potenz (siehe auch **Tab. 19.9**) beschrieben.

Oxycodon (Oxygesic®) wird durch CYP3A4 und 2D6 zum stärkeren MOR-Agonisten Oxymorphon metabolisiert. Es unterliegt nur einem geringen First-pass-Effekt und erreicht bereits nach 1 h schnell sein Wirkungsmaximum. Seine Wirkung hält in Retardform bis zu 12 h an (biphasische Kinetik). Die **Kombination mit Naloxon** (Targin®) vermindert die Obstipation. Oxycodon wirkt auch bei viszeralen und neuropathischen Schmerzen, möglicherweise wegen seiner Affinität zum κ-Rezeptor, der bei einigen Schmerzformen hochreguliert wird. Wegen seiner besonderen Pharmakodynamik eignet sich Oxycodon als Wechselopioid bei Opioid-Toleranz. Es bietet außerdem eine gute Alternative bei Patienten mit Leber- und Niereninsuffizienz. Oxycodon steht als Retardpräparat und für parenterale Applikationen zur Verfügung.

Die Reputation von Oxycodon hat in den letzten Jahren wegen der Opioid-Drogen-Epidemie in den USA, an der Oxycodon einen großen Anteil hat, stark gelitten.

Methadon ist ein vollsynthetisch hergestelltes Opioid. Das linksdrehende Enantiomer L-Methadon oder **Levomethadon** (L-Polamidon®) wirkt gegenüber dem Racemat etwa doppelt so stark. Levomethadon wird bei schweren Schmerzen und in der Substitutionstherapie eingesetzt. Die Umstellung von Methadon auf Levomethadon erfolgt vorsichtig mit einem Umstellungsfaktor von 2:1. Auch Levomethadon besitzt ein Suchtpotenzial, sein Entzug ist ähnlich problematisch wie der anderer Opioide. Das rechtsdrehende Enan-

Tab. 19.9

Übersicht über die Wirkprofile von BtM-pflichtigen Opioiden (WHO-Stufe 3, ohne Opioidnarkotika)

Wirkstoff	Potenz relativ zu Morphin*	PD/PK	Besonderheiten
Tapentadol	0,02 am MOR	Hemmung des NET	schwache Nebenwirkungen; ca. 30 % der analgetischen Effizienz von Morphin
Pethidin	0,1		
Piritramid	0,7	kurze Transferzeit ins Gehirn	parenterale Gabe in der postoperativen Schmerztherapie (PCA)
Morphin	**1**	**lang wirksame Metaboliten, Akkumulationsrisiko und lange Transferzeit**	**Referenzstandard**
Oxycodon	2	CYP3A4- und CYP2D6-Metabolisierung	wirksam bei neuropathischen Schmerzen, keine wirksamen Metaboliten; Missbrauchsrisiko
Levomethadon	4	Wirkungen wesentlich kürzer als Eliminations-HWZ	wirksame Analgesie; Substitution bei Heroinsucht
Methadon	1,5	Racemat, Dextromethadon hemmt NMDA-Rezeptoren, CYP3A4-Metabolisierung	wirksam bei neuropathischem Schmerz
Hydromorphon	10	leber- und nierenunabhängiger Abbau	gut bei älteren Patienten mit eingeschränkter Leber- und Nierenfunktion
Buprenorphin	30	κ-Antagonist; µ-partial-agonistisch in hoher Dosierung; Ausscheidung unabhängig von der Niere; keine Bindung an Serumalbumin	als Pflaster applizierbar; schwer zu antagonisieren in hoher Dosierung
Fentanyl	100	schnelle Anflutung bei transmukosaler Gabe; CYP3A4-Metabolisierung	Applikation als Lutscher, Nasenspray oder Pflaster möglich

Affinität am MOR

tiomer **Dextromethadon** hemmt NMDA-R und die Wiederaufnahme von Monoaminen. Dextromethadon, das nur als Methadon-Racemat zur Verfügung steht, ist im Gegensatz zum Levomethadon auch bei neuropathischem Schmerz und bei Opioid-Toleranz wirksam.

Levomethadon (**Abb. 19.3**) wird nach oraler Gabe rasch und zuverlässig resorbiert (80 %). Infolge seiner starken Lipophilie und seines hohen Verteilungsvolumens lagert sich der größte Anteil in den peripheren fett- und proteinreichen Geweben ein, aus denen es langsam im Gehirn anflutet. Daher besteht bei wiederholter Gabe die Gefahr der Akkumulation. Levomethadon bindet mit hoher Affinität an die Opioid-Rezeptoren und besitzt eine sehr lange Eliminations-HWZ. Diese besonderen PK/PD-Eigenschaften bewirken
- langsames Anfluten ohne Euphorie
- Verhinderung der Entzugssymptome sowie des *craving* nach der Droge bei Drogenabhängigen
- lange stabile Wirkspiegel, 1-mal tägliche Gabe.

> **MERKE**
>
> Levomethadon ist ein reiner Agonist an Opioid-Rezeptoren. Es ist ein stark wirksames Opioid, das in Tropfenform exakt dosiert werden kann. Seine in den Medien diskutierte antitumorgene Wirkung ist fraglich bzw. klinisch (noch) nicht nutzbar. Wegen seiner komplexen Wirkungen sollte Levo- bzw. Methadon nur von methadonerfahrenen Ärzten eingesetzt werden.

Der Abbau erfolgt überwiegend über CYP3A4. Eine verminderte Leberfunktion oder CYP3A4-Hemmstoffe (S. 41) verlängern die Wirkung. Wegen des allgemeinen Akkumulationsrisikos sollte nach 3–5 Tagen die Dosis um 20–30 % reduziert werden.
Die verschiedenen Wirkungen von Levomethadon haben eine unterschiedliche Dauer, diese Wirkungsdauer unterscheidet sich auch von der Eliminations-HWZ (24–72 h):
- potente Analgesie: 5–10 h
- Unterdrückung der Abstinenzsymptome bei Süchtigen: 15–25 h
- mäßige Atemdepression: bis zu 70 h
- Entzugssymptome: verspätetes Auftreten mit einer Latenzzeit von einigen Tagen, die aber bis zu 3 Wochen andauern.

Bei Überdosierung induziert Levomethadon die klassische Morphintrias Miosis, Atemdepression und Sedierung/Bewusstseinsstörung sowie die typischen vegetativen Nebenwirkungen wie Schwitzen, Hypotonie oder Bradykardie. Es verlängert das QT-Intervall.

Exkurs

Substitution mit Methadon und Buprenorphin
Bekannt wurde **Levomethadon** in der Öffentlichkeit durch Substitutions-Abgabeprogramme für Heroinabhängige. In den ersten Monaten oder länger muss die tägliche Einnahme per os unter Aufsicht speziell berechtigter Suchttherapeuten erfolgen. Die Auflagen für den Arzt sind sehr restriktiv und juristisch bedrohend, was viele engagierte Ärzte abschreckt.
Unter Levomethadon-Substitution dürfen **keine Opioid-Antagonisten** gegeben werden, die einen akuten Entzug auslösen. Die körperliche und psychische Abhängigkeit von Levomethadon ist ebenfalls stark, daher kann sich auch der Entzug von Levomethadon schwierig gestalten.
Buprenorphin wird zunehmend häufiger an Stelle von Methadon verordnet. Buprenorphin verursacht eine geringere Entzugssymptomatik und induziert seltener Atemdepressionen. Bei Höchstdosis-Abhängigen ist es allerdings zu schwach wirksam.
Die fehlende Euphorisierung unter der Substitutionstherapie (das dopaminerge Belohnungssystem schreit nach „Dopamin-Sprit") führt bei Opioid-/Heroin-Süchtigen zu einem Rückfall, der besonders gefährlich ist, da unter Entzug die Opioid-Rezeptoren hochreguliert sind. Morphinartige Drogen wirken daher im Entzug stärker, bis hin zur tödlichen Atemdepression.

Hydromorphon (Palladon®): Mit Hydromorphon beginnen die **sehr starken Opioide**, die (mehr als) 10-mal potenter als Morphin sind. Da Hydromorphon wie Oxycodon keine aktiven Metaboliten bildet, ist es v. a. bei alten Patienten bzw. bei eingeschränkter Leber- und Nierenfunktion indiziert. Es wird CYP-unabhängig in der Leber abgebaut. Hydromorphon ist wegen seiner geringen Plasmaproteinbindung bei kachektischen Patienten mit niedrigem Plasmaeiweiß vorteilhaft, durch seine relative Hydrophilie (Morphin-Derivat!) können hochkonzentrierte Formulierungen hergestellt werden.

Buprenorphin (Temgesic®, **Abb. 19.3**), ist viel stärker wirksam als Morphin. Es bindet mit sehr hoher Affinität und sehr lange als Partialagonist an den µ-Rezeptor (Umrechnung bei Umstellung von/auf Morphin mit dem Faktor 70), zusätzlich hemmt es den κ-Rezeptor. Es unterliegt einer starken First-pass-Metabolisierung (**Cave:** CYP-Modulation, Leberinsuffizienz). Dies bedeutet
- langsame Anflutung
- lange analgetische Wirkung
- relativ schwache Obstipation
- geringe Dysphorie infolge des κ-Antagonismus
- geringes Suchtpotenzial, u. a. wegen der langsamen Anflutung und einer schwächeren Entzugssymptomatik
- keine Atemdepression, schwach antitussive Wirkung

> **MERKE**
>
> Buprenorphin zeigt eine träge Kinetik; es unterliegt in der Klinik keinem Ceiling-Effekt und ist trotz seines langen und hochaffinen Partialagonismus problemlos zu antagonisieren.

Buprenorphin gilt als sicherere und wirksame Alternative zu Methadon in der Substitutionstherapie (Ausnahme: Höchstdosis-Abhängige). Der oft beschriebene *Ceiling*-Effekt ist klinisch nicht nachweisbar. Obwohl es lange an MOR bindet, kann es mit reinen MOR-Agonisten kombiniert werden, die noch genug freie Bindungsstellen finden.
Naloxon verdrängt Buprenorphin nur in sehr hoher Dosierung vom μ-Rezeptor, deshalb wird bei Atemdepression das Analeptikum Doxapram injiziert, das eine unspezifische Erregung von Neuronen bewirkt.

Exkurs

Diacetylmorphin (Heroin)
Diacetylmorphin ist ein sehr lipophiles, hochpotentes Opioid mit starkem Suchtpotenzial, das in einigen Ländern immer noch bei schweren Tumorschmerzen verordnet wird. Es ist primär analgetisch unwirksam und wird erst im Gehirn in Morphin und evtl. weitere aktive Derivate umgewandelt. Bei subkutaner Applikation wird Heroin bereits in der Peripherie aktiviert und verliert wegen der langsamen Anflutung seine Suchtwirkung. Entscheidend für die gefürchtete Heroin-Sucht ist die rasche Anflutung im ZNS (bewirkt durch die Acetylierung) mit euphorisierender Wirkung bei i. v. Missbrauch.
Auch hier erzählt die euphemistische Namensgebung eine Geschichte unerfüllter Hoffnungen: „Heroin", also der „heroische" Wirkstoff, wurde 1898 von der Fa. Bayer als angstlösende suchtfreie Alternative zum Morphin und als Antitussivum bei Tuberkulose oder Keuchhusten auf den Markt gebracht. Und im zuckerhaltigen „Glyco-Heroin" (damals für Kinder eingesetzt) schwingt noch der Klang von „Glück" mit.

> **MERKE**
>
> Oxycodon, Levomethadon, Hydromorphon und Buprenorphin sind starke oral verfügbare Opioide. Oxycodon und Hydromorphon werden leberunabhängig abgebaut und sind daher bei Leberfunktionsstörungen und älteren Patienten einsetzbar. Bei Niereninsuffizienz akkumulieren am wenigsten Buprenorphin, Fentanyl, Hydromorphon und Ocycodon (**Tab. 19.9**).

19.5 Opioide als Narkotika

Key Point

Hochwirksame Opioide, 50- bis 1000-mal potenter als Morphin, werden i. v. als schnell und meist kurz wirksame narkotische Analgetika bei operativen Eingriffen verabreicht.

Fentanyl ist ein sehr lipophiler Abkömmling des Pethidins, der rasch ins ZNS eindringt (**Abb. 19.4**). Wegen der langen klinischen Erfahrung gilt es als **Goldstandard** für die neueren **Opioidnarkotika** (**Tab. 19.10**). Die relativ lange Plasma-HWZ von 2–4 h steht im Gegensatz zu der viel kürzeren analgetischen Wirkdauer (30–40 min): Fentanyl verlässt durch Rückverteilung in das periphere Gewebe (hohes Verteilungsvolumen) rasch das ZNS. Das Ende seiner Wirkung bedeutet nicht, dass es den Körper verlassen hat. Fentanyl besitzt wie die anderen Phenylpiperidin-Opioide (Tramadol, Methadon, Pethidin) serotonerge Wirkungen und kann daher mit anderen „Serotoninergika" ein Serotonin-Syndrom (S. 464) auslösen.

Praxistipp

Wird Fentanyl am Narkoseende nachinjiziert, kann es infolge einer Rückverteilung von peripheren Kompartimenten ins Gehirn zu einer zentralen Akkumulation mit Überhang kommen. Der Vorteil einer längeren Wirkdauer wird also mit dem Nachteil einer schlechteren Steuerbarkeit erkauft.

Fentanyl kann zur schnellen Wirkung sublingual, bukkal, als Lutscher (Stick) oder Nasenspray appliziert werden. Bei chronischen Schmerzen bieten die Fentanyl-Pflaster (S. 391) eine sehr gute Basisanalgesie.
Sufentanil (Sufenta®) ist das **wirkstärkste Opioidkotikum** mit sehr hoher Affinität zum und sehr hoher intrinsischer Aktivität am μ-Opioid-Rezeptor. Sufentanil besitzt eine relativ große therapeutische Breite, d. h., bei gleicher Analgesie sind die typischen Nebenwirkungen wie Atemdepression und Bradykardie geringer ausgeprägt als beim Fentanyl. Durch sein geringeres Verteilungsvolumen befindet sich der größte Teil von Sufentanil im zentralen Blutkompartiment ohne Gewebeakkumulation, ein atemde-

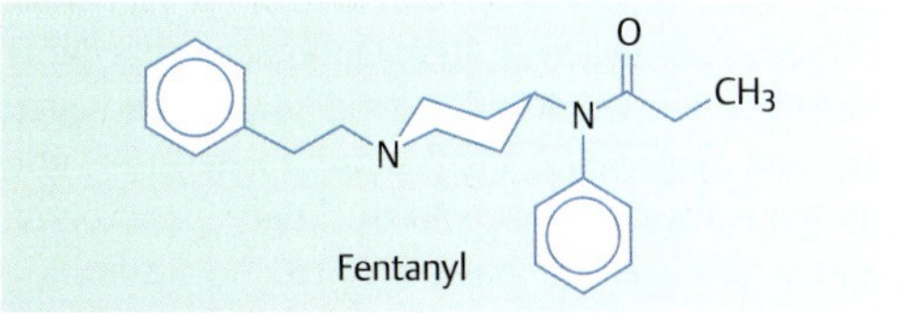

Abb. 19.4 Strukturformel von Fentanyl. Fentanyl ist ein Phenylpiperidin, das sich vom Pethidin ableitet und sich strukturell von Morphin unterscheidet.

Tab. 19.10

Übersicht der PK/PD-Wirkprofile von Opioidnarkotika

Wirkstoff	Potenz relativ zu Morphin	Eliminations-HWZ (min)	narkotische Wirkung (min)	
			Maximum	Dauer
Morphin	1	180	30	120
Alfentanil	50	90	1	10–15
Fentanyl	200	220	5	30–40
Remifentanil	300	7	< 0,5	5
Sufentanil	1000	> 200	< 0,5	5–10

pressorischer Überhang ist bei Nachinjektion ausgeschlossen.

Remifentanil (Ultiva®) besitzt die kürzeste Wirkdauer der Opioidnarkotika (HWZ 7 min). Es wird leberunabhängig rasch von Blut- und Gewebsesterasen abgebaut, seine Steuerbarkeit ist besonders gut. Im Gegensatz zu den anderen Opioidnarkotika weist Remifentanil keine Kontext-sensitive HWZ auf (S. 378). Auch nach längerer Infusion bleiben HWZ und Wirkdauer konstant; der Patient wacht nach Infusionsende schnell auf.

Alfentanil (Rapifen®) ist ein kurz und schnell wirkendes gut steuerbares Opioidanästhetikum.

> **MERKE**
> - Opioidanästhetika sind sehr potente μ-Agonisten.
> - Alfentanil und Remifentanil sind besonders gut steuerbar.

19.6 Opioid-Rezeptor-Antagonisten

Key Point

Antagonisten binden wie die Opioide mit hoher Affinität an die Opioid-Rezeptoren, aber ohne die intrinsische Aktivität des Rezeptors auszulösen (inverser Agonismus). Sie verdrängen die bereits gebundenen Opioide vom Rezeptor und heben alle Wirkungen auf.

Die **wesentlichen Indikationen** für Opioid-Rezeptor-Antagonisten sind die Beendigung einer Opioid-Narkose und die Aufhebung einer Atemdepression, die Abschwächung einer Obstipation sowie der missbräuchliche Opioidgebrauch.

Bei einer Überdosis wird zwar die Gefahr der Atemdepression gebannt, aber auch die Analgesie aufgehoben. Bei Antagonisierung einer Atemdepression muss daher vorsichtig titriert werden, damit die Analgesie erhalten bleibt und kein akuter Entzug mit Tachykardie und Hypertonie ausgelöst wird. Bei Süchtigen provozieren Opioidantagonisten ein massives Entzugssyndrom.

Die Antagonisten wirken sehr gut gegen die **reinen μ-Agonisten**. Bei **Buprenorphin** muss seine starke μ-Bindung und sein partieller μ-Antagonismus im Hochdosisbereich beachtet werden, bei **Levomethadon** dessen lange und starke μ-Bindung.

Naloxon (Narcanti®) ist ein Antagonist aller drei Opioid-Rezeptoren mit einer 10-mal höheren Affinität für μ-Rezeptoren. Als Antidot bei Opioid-Überdosierung wird es parenteral appliziert, da es in der Leber schnell glukuronidiert wird. Wegen der kurzen Wirkdauer von nur 30–45 min muss evtl. nachinjiziert werden. In oralen Kombinationspräparaten mit Tilidin oder Oxycodon schwächt Naloxon die Obstipation ab (lokale Wirkung am Darm) und evtl. auch die Gastroparese, bei missbräuchlicher Injektion des Opioids verhindert es die gewünschten Suchtgefühle (Wirkung im ZNS).

Naltrexon (Nemexin®) ist ein oral verfügbarer μ-Rezeptor-Antagonist mit einer langen Wirkung von 24–48 h, der v. a. in der Entzugstherapie eingesetzt wird.

Methylnaltrexon (Relistor®) penetriert als stark polares quartäres Amin nicht ins ZNS. Es wird subkutan gegen periphere Opioid-Nebenwirkungen wie Obstipation injiziert.

> **MERKE**
> Naloxon (parenteral) und Naltrexon (oral) antagonisieren alle Opioidwirkungen. Dabei kann auch die Analgesie aufgehoben werden und Entzugssymptome können provoziert werden.

19.7 Pharmakologie in der Praxis: Opioide

19.7.1 Verschiedene Applikationsformen

Verschiedene Applikationsformen gewährleisten entweder eine **ausreichende basale Analgesie** oder **bei Bedarf** (Schmerzspitzen, Durchbruchsschmerz) eine schnelle Analgesie.

> **MERKE**
> Prinzipiell ist die orale retardierte Gabe die Applikationsform der Wahl bei der Basistherapie chronischer Schmerzen.

Retardierte Applikation

Für die basale Analgesie chronischer Schmerzpatienten werden **retardierte Opioide** verordnet, z. B. Dihydrocodein, Oxycodon und Morphin. Hydromorphin gibt es als 24 h wirkende *Slow-release*-Formulierung.
Einnahmezeit und *dose dumping*. Retardpräparate sollen ihren Wirkstoff **gleichmäßig über längere Zeit** freisetzen, dies ist v. a. bei chronischen Krankheitssymptomen und besonders bei chronischen Schmerzen sinnvoll. Die optimale Einnahmezeit ist **vor dem Essen**, denn das Wirkprofil ändert sich, wenn der Wirkstoff mit dem Essen zu lange im Magen bleibt: Zum einen beginnt die Wirkung zu spät, da der Wirkstoff erst im Dünndarm freigesetzt wird. Zum anderen kann es zu einer schwallartigen Anflutung kommen, mit transienten Überdosierungseffekten (sog. *dose dumping*). Schließlich kann die Wirkung zu früh beendet sein (*end-of-dose*), was eine Dosiserhöhung oder Verkürzung des Einnahmeintervalls erfordert. Opioid-Retardpräparate können evtl. eine Opioid-getriggerte **Gastroparese** auslösen, die durch Kombinationspräparate mit Naloxon abgeschwächt werden kann.
Halbwertsdauer. Retardpräparate sollten nach ihrer Halbwertsdauer (HWD) beurteilt werden. Das ist die Zeitdauer, in der die Plasmakonzentration über der Hälfte der maximalen Konzentration liegt (nicht zu verwechseln mit der Plasmahalbwertszeit, HWZ). Zahlreiche retardierte Opioide erreichen nur eine HWD von 50–70 % der angeblichen Wirkdauer. Bei retardierten Opioiden, die i. d. R. 12 h wirken sollen, beträgt die HWD oft nur 5–8 h.

Formulierungen bei Schluckbeschwerden

Bei Schluckbeschwerden und Verdauungsproblemen (Tumoren im HNO-Bereich oder Gastrointestinaltrakt, präfinale Magen-Darm-Atonie, akinetische Krise bei Morbus Parkinson) werden Opioide sublingual, als Brause- oder Lutschtablette, als Pflaster, in der Nahrung als Granulat oder über Magen- bzw. Duodenalsonden appliziert.

Patientenkontrollierte Analgesie

Bei der PCA (*patient-controlled analgesia*) in der **postoperativen Schmerzversorgung** kann der Patient selbst das Opioid, meistens **Piritramid**, über ein Infusionsgerät i. v. oder s. c. abrufen („*On-demand*-System"). Um eine Überdosierung zu vermeiden, wird sowohl die Dosis pro Anforderung als auch der zeitliche Abstand zwischen 2 Infusionen vom Arzt festgelegt. Ruft der Patient innerhalb dieses Sperrintervalls (*Lockout*-Zeit) eine neue Dosis ab, reagiert das Gerät nicht. Damit wird eine Überdosierung verhindert.

Transdermale Applikation als Pflaster

Sowohl **Fentanyl** (Durogesic SMAT®, Norspan®) als auch **Buprenorphin** (Transtec®) können als Pflaster (BtM-pflichtig) appliziert werden. Die Wirkung hält etwa 72 h an, nach durchschnittlich 3 Tagen wird das Pflaster gewechselt. Die Obstipation ist geringer als unter oralen Opioiden, da die primäre luminale Anflutung unterbleibt.
Die Pflaster-Applikation ist nicht ohne Probleme (**Tab. 19.11**). Pflaster werden bei opioidrefraktären Schmerzen oft zu lange verwendet, sind schwer steuerbar und das Absetzen muss wegen des körperlichen Entzuges unter Umständen sogar stationär erfolgen.

Tab. 19.11

Vor- und Nachteile der Pflaster-Applikation von Opioiden

Vorteile	Nachteile
– **einfache Applikation** auch bei schlechter Compliance	– **nicht bei Akutschmerz** indiziert, nur bei stabilem Dauerschmerz
– gut bei **Schluckbeschwerden**, nach gastrointestinalen Operationen oder bei Resorptionsstörungen	– **sorgloser Umgang**, da Pflaster als ungefährlich empfunden werden
– **unabhängig von** intestinaler Resorption und First-pass-Effekt	– **schwierige Dosisfindung**, da Dosisänderung erst nach einem Pflasterwechsel möglich ist
– relativ **gleichmäßige und lange** Freisetzung des Wirkstoffes (60–72 h)	– **variable Resorptionskinetik** abhängig von Hautdurchblutung (Schwitzen, Fieber, Duschen, Wärmflasche)
– **geringere Obstipation**	– **langsamer Wirkungsbeginn** nach 12 h, maximale Wirkung nach 24 h
– **keine Spitzenkonzentrationen** im Blut	– **Überhang** von 12–24 h nach Entfernen des Pflasters durch ein Opioid-Depot in der Haut
– **keine Dosisanpassung** bei Niereninsuffizienz nötig	– Bei 10–20 % ist der optimale **Wechsel** nach 48 h oder 96 h.
	– **Gefahr von** Atemdepression, Sedierung und Verwirrung
	– Buprenorphin-Pflaster (starke Bindung an µ-Rezeptoren) **erschwert** evtl. **die Komedikation** mit reinen µ-Opioiden (z. B. beim Durchbruchschmerz) sowie die Antagonisierung mit Naloxon/Naltrexon
	– fehlende Wirkung durch ungenügendes Hautfettdepot

Praxistipp
Bei 10–20 % der Patienten ist ein Wechsel nach 48 h oder erst nach 96 h erforderlich. Es werden immer nur maximal 30–50 % der Opioidmenge im Pflaster freigesetzt, egal wie lange das Pflaster klebt.
Cave: Ältere Patienten bauen wegen fehlenden Unterhautfettgewebes kein Depot auf; dies führt zu fehlerhafter Dosissteigerung und beim Wechsel auf orale Applikation wird dann in eine viel zu hohe Dosis umgerechnet – Atemdepression!

Eine **Überdosierung** kann bei Fentanyl-Pflastern durch Komedikation mit CYP3A4-Hemmstoffen (S. 41) verursacht werden. Das Buprenorphin-Pflaster ist in der Kinetik träger. Es kann u. U. eine Bedarfsmedikation mit Opioiden wie Morphin erschweren.

19.7.2 BtM-Rezept
Die Opioide der WHO-Stufe III erfordern die Ausstellung eines Betäubungsmittel-Rezeptes (**Abb. 19.5**).

19.7.3 Praktischer Umgang mit Opioiden
Zu Möglichkeiten und Auswahl der Behandlung.
- Opioide sind **essenzielle, unverzichtbare Analgetika**.
- Jeder praktisch tätige Arzt sollte **BtM-Rezepte** besitzen und ausstellen können.
- Die Initialfrage: **Welcher Schmerz** und ggf. welche psychischen Probleme liegen vor?
- **Auch Suchtkranke** müssen und können mit Opioiden analgetisch behandelt werden.
- Bei Rückenschmerzen und anderen muskuloskelettalen Schmerzen sind Opioide **2. Wahl** nach den COX-Inhibitoren. Von COX-I sollte nur wegen der Verträglichkeit auf ein Opioid gewechselt werden, aber **nicht** wegen der Erwartung einer besseren Analgesie.
- **Keine** Opioid-**Pflaster** bei **Akutschmerz**.
- Eine längere Einnahme von Opioiden **in Tropfenform** ist zu vermeiden.
- Voraussetzung für eine Langzeitanwendung von Opioiden bei **muskuloskelettalen Schmerzen** sind
  - Versagen anderer Therapien
  - hohe Erfolgsaussichten der Nebenwirkungsprophylaxe
  - nachweislich positiver Einfluss der Schmerzlinderung und der Schlafqualität auf eine verbesserte Beweglichkeit bzw. Organfunktion.

Zu Dosierung, Ein-/Ausschleichen und Wechsel.
- Grundsätzlich sind die „**5 by**" (**Abb. 19.6**) zu berücksichtigen: orale und langsame/lang wirksame Formulierungen, gleiches Zeitintervall, Krankheitsproblematik des Patienten, individuelle Opioid-Eigenschaften und zuerst schwache, dann starke Opioide (nicht zwingend).
- **Retardierte Opioide** werden nüchtern (mit 200 ml Wasser zur Stimulation der Pylorusöffnung) oder mit einem (symbolischen) Bissen vor dem Essen eingenommen.
- Eine **Bedarfsmedikation** sollte 15 % der Opioid-Tagesdosis nicht überschreiten.
- Die Wirksamkeit von Opioiden sollte bei Akutschmerz und bei chronischem Schmerz **regelmäßig überprüft** werden. Bei fehlender Besserung ist die weitere Verordnung kontraindiziert.
- Wird auf ein anderes Opioid gewechselt (**Opioid-Rotation**), sollte die Dosis 20–30 % niedriger als die errechnete Äquivalenzdosis sein.

Zu Nebenwirkungen.
- Bei sachgemäßer Durchführung sind das Suchtrisiko und die Atemdepression **sehr gering**.
- Da die Obstipation persistiert, ist so früh wie möglich mit **Laxanzien** u. ä. (Gleitstoffe, Ballaststoffe, viel Trinken) zu beginnen.

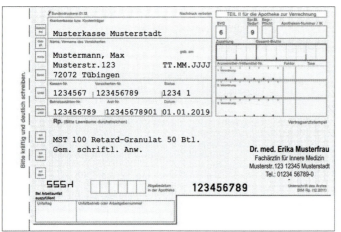

Abb. 19.5 BtM-Rezept. Die seit 2013 neuen fälschungssicheren BtM-Rezepte vereinfachen die aufwendigen Kodierprozesse. Jedes Rezept hat eine 9-stellige Rezeptnummer, die dem verschreibenden Arzt zugeordnet werden kann. Wichtig für die Ausstellung eines BtM-Rezeptes ist die Einhaltung der Höchstmengen (pro Tag bzw. innerhalb von 30 Tagen) und die exakte Gebrauchsanweisung (u. a. „gemäß schriftlicher [nicht: ärztlicher!] Anweisung"). Das Rezept ist nur 8 Tage gültig.

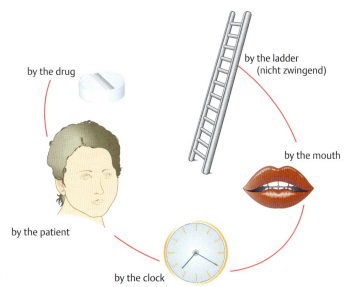

Abb. 19.6 Verordnung von Opioiden – die "5 by".

- Bei **alkoholisierten** Patienten und **Alkoholikern** ist der Opioidbedarf schwer abzuschätzen und zu steuern.
- Patienten sind unbedingt auf die **Störung von Wachheit**, motorischen Reflexen und Aufmerksamkeit hinzuweisen. **Hohes Sturzrisiko**, besonders in Kombination mit anderen sedierenden Wirkstoffen.

Exkurs

Das WHO-Stufenschema ist obsolet
Das oft verwendete WHO-Stufenschema ist eigentlich nur für Tumorschmerzen gedacht. Längst hat es seine Bedeutung verloren: So kann es sinnvoll sein, gleich mit starken Opioiden zu beginnen; Stufe-1-Analgetika wie NSAR/COX-Inhibitoren sowie Koanalgetika können stufenunabhängig immer zu den Opioiden gegeben werden. Zahlreiche Schmerzarten wie Kopfschmerzen oder neuropathische Schmerzen werden nicht oder nur teilweise mit Opioiden behandelt.

19.7.4 Opioide in bestimmten Lebenssituationen

Kindesalter
Bei Kindern ist grundsätzlich mit den gleichen Wirkungen und Nebenwirkungen zu rechnen wie beim Erwachsenen. Neugeborenen, Säuglinge und Kinder mit zerebralen Schäden reagieren besonders empfindlich auf Opioide, hier muss mit einer geringen Startdosis begonnen und dann hochtitriert werden.

Schwangerschaft
Opioide besitzen **keine teratogenen oder embryotoxischen** Wirkungen. Daher können Opioide prinzipiell in der Schwangerschaft eingesetzt werden. Süchtige Frauen dürfen unter einer Methadon-Substitution grundsätzlich schwanger werden. Bei einer Entbindungsnarkose ist zu beachten:
- Die HWZ von Pethidin ist beim Neugeborenen wesentlich länger als bei Erwachsenen (18 h vs. 3–4 h).
- kurz wirksame Fentanyl-Narkotika werden erst nach der Abnabelung des Kindes injiziert.

Alter
Mit der Schwere einer Erkrankung nimmt der Bedarf an Opioiden zu. Andererseits sinkt der Bedarf häufig im Alter und in der Palliativmedizin, die Opioide wirken stärker. Immer wieder ist eine Dosisreduktion in Betracht zu ziehen, v. a. bei zunehmendem Organversagen und Schwächegefühl.

19.7.5 Tabellarische Übersicht über die klinischen Daten
Tab. 19.12.

Tab. 19.12

Klinische Daten von Opioiden und Opioid-Antagonisten (Erwachsene)

Wirkstoff	Plasma-HWZ (h)[1] (Metabolit)	Dosierung (mg)[2]	Metabolisierung/Ausscheidung[3]	Dosis bei Niereninsuffizienz[4]
Nicht-BtM-pflichtige Opioide				
Codein	3–5	4 × 50–100	S: CYP2D6, CYP3A4, UGT; renal	anpassen
Dihydrocodein	3–5	2 × 60–120	S: CYP2D6, CYP3A4, UGT; renal	anpassen
Loperamid	7–15	2–6 × 2	hepatisch; intestinal	
Nalbuphin	3	4–8 × 10–20 i.v., i.m., s.c.	hepatisch; intestinal	KI < 30
Tilidin	3–5	3–6 × 50–100	hepatisch; renal	
Tramadol	6	4–8 × 50–100	S: CYP3A4, CYP2D6; renal	KI < 30
BtM-pflichtige Opioide				
Buprenorphin	3	3–4 × 0,2–0,4	hepatisch; intestinal	anpassen
Fentanyl	17	1,8–7,2 alle 2–3 d transdermal	S: CYP3A4, renal	anpassen
Hydromorphon	2,5	6 × 1,3–2,6	hepatisch; renal	anpassen
Levomethadon	14–55	4–6 × 7,5	S: CYP; renal	anpassen
Morphin	2–3	4–6 × 10–60	S: CYP2D6, UGT; renal	anpassen
Oxycodon	4–6	4–6 × 5–10	S: CYP3A4, CYP2D6; renal	anpassen
Pethidin	3–8 (8–12)	6–8 × 50–100	hepatisch; renal	anpassen
Piritramid	4–10	3–4 × 7,5–30 i.m., s.c., i.v.	hepatisch; intestinal	
Tapentadol	4	1–2 × 50–250 (retard)	hepatisch; renal	KI < 30
Opioid-Rezeptor-Antagonisten				
Methylnaltrexon	8	12 alle 2 d s.c.	renal	KI < 30
Naloxon	1–1,5	0,1–2 i.v.	hepatisch, S: UGT; renal	
Naltrexon	4 (13)	1 × 25–50	hepatisch; renal	KI < 30

[1] wenn nicht anders vermerkt: Tablette (nicht retardiert, keine schnell wirksame Formulierung)
[2] durchschnittliche Gabe einer durchschnittlichen Einzeldosis (1-mal die Höchstdosis oder mehrmals täglich die niedrige Dosierung). Falls nicht anders vermerkt p.o.
[3] Nur die Metabolisierungen/Ausscheidungswege/CYP-Enzyme werden aufgelistet, die pharmakologisch relevant sind.
[4] Kreatinin-Clearance in ml/min; KI = Kontraindikation
I = Induktor; H = Hemmstoff; S = Substrat

19.7.6 Weiterführende Informationen
- www.awmf.org
- www.awmf.org/uploads/tx_szleitlinien/145-003l_S3_LONTS_2015-01.pdf (S 3-Leitlinie zur Langzeitanwendung von Opioiden bei nichttumorbedingten Schmerzen)

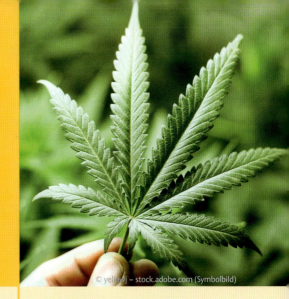

© yellowj – stock.adobe.com (Symbolbild)

Kapitel 20

Weitere Analgetika und Therapie spezifischer Schmerzformen

Thomas Herdegen

20.1 **Varia bzw. nichtklassifizierbare Analgetika** 396

20.2 **Medizinische Cannabinoide** 396

20.3 **Koanalgetika** 398

20.4 **Überblick über Wirkprofile, Vor- und Nachteile** 400

20.5 **Therapie bestimmter Schmerzformen** 400

20.1 Varia bzw. nichtklassifizierbare Analgetika

Key Point

Neben Opioiden und COX-I gibt es zahlreiche weitere Wirkstoffe, die bei nozizeptiven oder neuropathischen Schmerzen eingesetzt werden und meist alleinstehend sind, d. h. keine weiteren Vertreter einer Wirkstoffklasse haben.

Die folgenden Analgetika hemmen die Nozizeption bzw. die Schmerzweiterleitung und -verarbeitung über Interaktion mit Kanälen und Rezeptoren im peripheren bzw. im zentralen Nervensystem (**Tab. 20.1**).

20.1.1 Capsaicin

Der Paprika-Inhaltsstoff **Capsaicin** (Capsamol®), der lokal als Salbe (0,05%) oder als Pflaster (Qutenza®, 640 µg/cm²) auf die Haut aufgetragen wird, öffnet den TRPV$_1$-/Vanilloid-Rezeptor, einen unselektiven Kationen-Kanal für Natrium- und Wasserstoffionen. Dieser Rezeptor wird physiologisch durch Hitzereize > 43 °C stimuliert, daher provoziert Capsaicin initial ein hitzeartiges Brennen. Nach einigen Minuten tritt infolge einer Desensibilisierung ein Taubheitsgefühl ein, danach kommt es zur dauerhaften Zerstörung der C-Faser-Endigungen (verzögerter Wirkeintritt nach einigen Tagen). Kommen neue Hautareale mit Capsaicin in Berührung, tritt zunächst wieder ein starkes Brennen auf. Daher wenn möglich Capsaicin auf dasselbe Areal auftragen.

Praxistipp

Das Capsaicin-Pflaster wird nur 30–60 min belassen, bei einer längeren Dauer und bei zu großer Wirkfläche besteht das Risiko systemischer UAW. Capsaicin-haltige Cremes sollten nur mit Handschuhen aufgetragen werden; der Kontakt mit den Augen und den Schleimhäuten des Urogenitaltraktes ist unbedingt zu vermeiden (äußerst starkes Brennen).

20.1.2 Flupirtin

Flupirtin (Katadolon®) ist ein mittelstarkes Analgetikum, das postsynaptische G-Protein-gekoppelte Kalium-Kanäle (S. 71), z. B. GIRK oder *selective neuronal potassium channel opener*, SNEPCO, öffnet und die Aktivierung von exzitatorischen **NMDA-Rezeptoren** erschwert. Flupirtin wurde v. a. wegen der Relaxierung der Skelettmuskulatur **(Myotonolyse)** mit Abschwächung von Verspannungsschmerzen und Schonhaltung verordnet. Wegen schwerer Leberschädigungen wurde es 2018 vom Markt genommen.

20.1.3 Ketamin

Siehe Ketamin (S. 428).

20.1.4 Lokalanästhetika

Lokalanästhetika (S. 430) werden auch in der ambulanten Schmerztherapie eingesetzt. Als Pflaster erreicht **Lidocain 5 %** (Versatis®) eine Oberflächenanästhesie von ca. 5 mm Tiefe. Wegen einer Tachyphylaxie (Verlust der Wirksamkeit bei mehrmaliger Einnahme) müssen regelmäßig Pausen eingehalten werden, das Pflaster wird nur 1-mal täglich für 12 h geklebt. Zusammen mit **2,5 % Prilocain** ermöglicht das **2,5 % Lidocain** (Emla®-)Pflaster eine schnelle oder präventive Analgesie, z. B. beim Entfernen von Kathetern oder der schmerzhaften Reinigung von Hautgeschwüren. Bei 5–20 % der Patienten ist mit lokalen Reaktionen zu rechnen.

20.1.5 Conotoxine

Die Peptide aus Kegelschnecken (Conotoxine) schließen oder öffnen mit höchster Selektivität spezifische Ionenkanäle des PNS und des ZNS. Das ω-Conotoxin **Ziconotid** (Prialt®) ist ein Hemmstoff des präsynaptischen N-Typ-Calcium-Kanals, der am primär afferenten Neuron präsynaptisch die exzitatorischen Transmitter freisetzt. Ziconotid ist zur intrathekalen Applikation bei starken chronischen Schmerzen zugelassen, seine Nebenwirkungen wie psychotrope Effekte begrenzen jedoch seinen Einsatz.

20.2 Medizinische Cannabinoide

Seit dem Cannabis-Gesetz vom März 2017 sind Cannabinoid-Produkte verordnungsfähig, die THC oder verwandte **CB$_1$-Rezeptor-Agonisten** als alleinigen oder **wesentlichen Inhaltsstoff** enthalten wie die Fertigarzneimittel THC/Dronabinol, Nabilon oder Nabiximols sowie die Rezepturarzneistoffe Cannabis-Blüten bzw. -Extrakte. Diese „psychotropen" Cannabinoide unterliegen der BtM-Verordnung.

Tab. 20.1

Nichtopioide, nicht antiinflammatorische Analgetika	
Wirkstoff	**Wirkmechanismus**
Capsaicin	Öffnung und Zerstörung des TRPV$_1$-Rezeptors
Ketamin	Hemmung des NMDA-Rezeptors
Lokalanästhetika	Hemmung der Natrium-Kanäle
Ziconotid	Hemmung von präsynaptischen Calcium-Kanälen

20.2.1 Orale Fertigarzneistoffe

Tetrahydrocannabinoid (THC, INN Dronabinol). THC ist der wesentliche psychotrope Inhaltsstoff der Cannabis-Pflanze. Seine Wirkungen lassen sich zumeist durch Bindung an den CB1-R erklären. THC ist auch der psychotrope Hauptinhaltsstoff der illegalen Drogen Haschisch und Marihuana. Hier sind die missbräuchlichen Effekte eine Folge der schnellen Anflutung per inhalationem und hoher Plasmakonzentrationen.

Bei oraler Zufuhr von medizinischem THC/Dronabinol ist das Suchtpotenzial sehr gering. THC/Dronabinol wird als Rezepturarzneistoff (Kapsel, öliger Tropfen) abgegeben. Ölige Tropfen können durch Vaporisation (Verdampfung) auch inhaliert werden (schneller Wirkungsbeginn).

> **MERKE**
> Dronabinol ist der INN-Freiname von THC. Es ist sinnvoll, das reine definierte THC in medizinischen Cannabis-Arzneimitteln als Dronabinol zu bezeichnen gegenüber dem THC aus Extrakten oder Blüten.

Pharmakokinetik. Zunächst muss THC ebenso wie CBD (S. 447) vor der Applikation über eine 150 °C heiße Decarboxylierung aktiviert werden. THC unterliegt einem intensiven Lebermetabolismus v. a. über CYP3A4, wobei u. a. der wirksame CB1/2-Agonist 11-OH-THC entsteht. Insgesamt sind nach oraler Aufnahme nur ca. 5–10 % THC/11-OH-THC bioverfügbar (hoher First-pass-Effekt), das c_{max} wird nach 2–3 h erreicht. Die HWZ beträgt ca. 6–10 h, daher wird THC je nach Dosis auf 2–3 Einzelgaben verteilt. Häufig sind Tagesdosierungen von 7,5–15 mg Dronabinol/THC ausreichend, Dosierungen über 30 mg deuten meist auf Wirkungslosigkeit. THC sollte zunächst abends eingeschlichen werden. Die langsame Kinetik sowie das Einschleichen minimieren das Suchtpotenzial und die Nebenwirkungen, bei oraler Einnahme ist keine suchtrelevante schnelle Anflutung im Gehirn möglich.

Nebenwirkungen. THC verursacht häufig Übelkeit, die meist habituiert; dazu Schwindel und evtl. Schläfrigkeit. Diese UAW verschwinden oft im „Grundrauschen" der übrigen Polymedikation. Infolge einer Vasodilatation kann der Blutdruck sinken (**Cave:** Reflextachykardie). Für die Fahrtüchtigkeit gelten die gleichen Regeln wie bei den Opioiden. THC darf als gut verträglich gelten. Schwere UAW sind selten.

AMI. THC kann neuropsychotrope Effekte anderer zentralwirksamer Arzneimittel verstärken. Es sind keine AMI via CYP3A4-Modulation zu erwarten, da die intraindividuellen Schwankungen von THC per se größer sind als die durch CYP-Modulation. THC wird immer entsprechend der Klinik und Verträglichkeit dosiert.

Kontraindikation. Kontraindiziert ist THC in der Schwangerschaft und bei jungen Menschen unter 24 Jahren bzw. solange die Hirnreifung nicht abgeschlossen ist. Ausnahme: neurologisch schwer behinderte Kinder, hier kann der Nutzen z. B. bei schwerer Spastik oder Epilepsien wesentlich größer sein als eine Störung des ohnehin schwer geschädigten Nervensystems.

> **MERKE**
> Bei bestimmungsgemäßem Gebrauch (v. a. bei einschleichender Dosierung) gehören die oralen medizinischen Cannabinoide zu den sichersten Arzneistoffen. Dosierungsbeispiel: Die abendliche Initialdosis z. B. 1 × 2–3 mg THC/Äquiv. wird bis zu 3 × 2–6 mg (meist ausreichend) aufdosiert.

Nabilon (Cesamet®). Nabilon ist ein synthetisches THC-Derivat mit hoher Bioverfügbarkeit, 1 mg Nabilon entspricht 7–8 mg THC. Ungünstig ist seine schlechte Steuerbarkeit, eine niedrigere Dosierung ist in Vorbereitung. UAW und AMI s. THC.

Nabiximols (Sativex®). THC/Dronabinol wird hier mit Cannabidiol (CBD) in einer Mischung von ca. 1:1 als oromukosales Spray appliziert. Das Wirkspektrum und seine Kinetik entsprechen wahrscheinlich dem von oralem THC allein.

20.2.2 Blüten und Extrakte

THC und Cannabidiol (CBD), die Hauptinhaltsstoffe von Cannabisblüten und -extrakten, müssen durch Erhitzen wie Rauchen (Joint), Backen (Kekse) oder Vaporisation aktiviert werden. Vorteile von Extrakten sind die variable Mischung von THC und CBD (evtl. noch anderer Inhaltsstoffe), die individuell erwünschte Wirkungen verspricht, sowie der schnelle Wirkbeginn (selten erforderlich). Nachteilig und klar abzugrenzen ist der Freizeitgebrauch mit dem Risiko von suchtbedingten Verhaltensstörungen und psychischen Erkrankungen.

> **MERKE**
> Cannabidiol (CBD) unterliegt nicht der BtM-Verordnung, es kann seit Kurzem auf Rezept verordnet werden. Bisher ist es v. a. als Nahrungsergänzungsmittel in niedriger Dosierung verfügbar. Es ist unklar, in welcher Dosierung CBD welche Effekte hat.

20.2.3 Therapeutische Effekte

Pharmakotherapeutisch werden insbesondere der **appetitsteigernde** und **antiemetische** Effekt bei kachektischen AIDS- oder Tumorpatienten sowie die **antispastischen** Wirkungen genutzt; dies gilt auch für Kinder (gute Evidenz und Leitlinien-Empfehlungen).

THC/Dronabinol in der Schmerztherapie. Orales THC eignet sich nicht bei Akutschmerz, sondern bei chronischen bzw. neuropathischen Schmerzen, v. a. wenn Angstsymptome (gestörte *fear extinction*), depressive Verstimmungen und Schlaflosigkeit dominieren. In der Komedikation scheint es die Toleranz von Opioiden zu vermindern, medizinische Cannabinoide selbst unterliegen offenbar keiner Toleranz. Noch immer gibt es unterschiedliche Meinungen zur Wirksamkeit von Opioiden. Während Metaanalysen nur eine geringe Wirksamkeit beschreiben, sehen Fachgesellschaften eine ausreichend gute Evidenz und die sinnvolle Notwendigkeit einer Cannabinoid-Therapie bei definierten behandlungsrefraktären Schmerzsyndromen.

20.3 Koanalgetika

Key Point
Koanalgetika sind analgetisch wirksame Substanzen, die primär nicht als Analgetika entwickelt wurden. Dabei handelt es sich hauptsächlich um Hemmstoffe der Natrium- oder Calcium-Kanäle (Antikonvulsiva) sowie um Verstärker der noradrenergen Transmission (Antidepressiva, α_2-Adreno-Agonisten und -Antagonisten). Die Verstärkung von Serotonin kann über eine Angstlösung die Schmerzempfindung reduzieren. Über diese Wirkmechanismen werden v. a. neuropathische Schmerzen gut gelindert; Koanalgetika können hier den Opioiden oder COX-Inhibitoren teilweise überlegen sein (Abb. 20.1, Tab. 20.2).

20.3.1 Antidepressiva als Koanalgetika
Es ist nicht der antidepressive Effekt, über den Antidepressiva (S. 451) analgetisch wirken, sondern die **Hemmung des Noradrenalin-Reuptakes** mit Erhöhung von Noradrenalin im synaptischen Spalt. Noradrenalin stimuliert die Opioid-Freisetzung und wirkt als Teil der absteigenden Schmerzhemmung aus dem zentralen Höhlengrau bzw. dem Locus coeruleus, die bei chronischen Schmerzen vermindert ist. Grundsätzlich sind alle jene Antidepressiva anal-

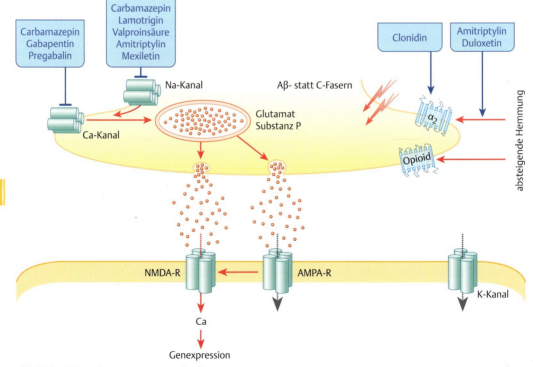

Abb. 20.1 Wirkmechanismus von Koanalgetika.

Tab. 20.2
Wirkmechanismen von zentralnervös wirksamen Koanalgetika

Gruppe	analgetischer Wirkmechanismus
Antidepressiva (S. 451)	
Amitriptylin, Nortriptylin (in Dtld. aus dem Handel)	Hemmung des Noradrenalin-Reuptakes; lokalanästhetische Wirkung
Duloxetin	Hemmung des Noradrenalin-Reuptakes
Mirtazapin	Hemmung des (präsynaptischen) α₂-Rezeptors
Antikonvulsiva (S. 425)	
Carbamazepin	Hemmung von Natrium- und Calcium-Kanälen
Gabapentin, Pregabalin	Hemmung des präsynaptischen Calcium-Kanals
Lamotrigin	Hemmung von Natrium-Kanälen
Antiarrhythmika (S. 141) und Lokalanästhetika (S. 430)	
Mexiletin, Lidocain	Hemmung von Natrium-Kanälen

getisch wirksam, die die noradrenerge Transmission im ZNS erhöhen.
Das Ko-Analgetikum der 1. Wahl ist **Amitriptylin**, das zusätzlich über die Blockade der axonalen Natrium-Kanäle **lokalanästhetisch** wirkt (Chinidin-artige Wirkung). Alternative ist **Nortriptylin**, ein trizyklisches Antidepressivum mit hoher Affinität zum NET (in Deutschland, aber nicht europaweit aus dem Handel). Das NSRI **Duloxetin** war das erste Koanalgetikum, dessen Wirksamkeit für neuropathischen Schmerz in einer prospektiven doppelblinden Studie belegt wurde. Der α₂-Antagonist **Mirtazapin** erhöht die Noradrenalin-Freisetzung durch Hemmung der präsynaptischen α₂-Autorezeptoren. Die Sedierung durch H₁-Blockade ist bei Schlaflosigkeit hilfreich.

Praxistipp
Als Koanalgetika werden Antidepressiva deutlich niedriger dosiert als bei Depression (bessere Verträglichkeit, dennoch einschleichen!). Ihre analgetische Wirkung setzt verzögert nach 3 bis 5 Tagen ein. Amitriptylin kann als Tropfen gut dosiert werden, 2–5 mg mehr oder weniger können hier über die Verträglichkeit und/oder Wirksamkeit entscheiden.

20.3.2 α₂-Agonisten als Koanalgetika
α₂-Agonisten (S. 83) wie das zentral wirksame Antihypertonikum **Clonidin** (Catapresan®) stimulieren den präsynaptischen Gᵢ-gekoppelten α₂-Rezeptor, der die Freisetzung erregender Transmitter aus der präsynaptischen Endigung unterdrückt. Weitere Analgetika mit α₂-agonistischer Komponente sind **Dexmedetomidin** (auch gut wirksam bei postoperativem Delir) und das Opioid **Pethidin**.

20.3.3 Antikonvulsiva als Koanalgetika
Die hochfrequenten Entladungen (*bursts*) der vermehrt exprimierten bzw. unreifen Natrium-Kanäle, die für die einschießenden, brennenden Schmerzen bei Nervenschädigungen mit verantwortlich sind, ähneln den Entladungen bei epileptischen Anfällen. Daher werden diejenigen **Antikonvulsiva** (S. 437) als Koanalgetika einsetzt, die die **Natrium-Kanäle** (Carbamazepin, Lamotrigin, Phenytoin) oder **Calcium-Kanäle** (Carbamazepin, Gabapentin, Pregabalin) hemmen.
Carbamazepin ist relativ gut wirksam, hat aber ein ausgeprägtes Interaktionspotenzial (CYP3A4-Induktor). Bei stärksten neuropathischen Schmerzen ist die i. v. Gabe von **Phenytoin** eine wirksame Option. Am besten auf ihre analgetische Eigenschaft untersucht sind **Gabapentin** und sein länger wirksames Derivat **Pregabalin** (S. 442). Letzteres wirkt schneller und anxiolytisch-schlafinduzierend, es weist außerdem eine lineare Dosis-Wirkungs-Beziehung auf (über 2 Wochen langsam einschleichen). *Cave*: Schläfrigkeit mit Sturzgefahr; evtl. „Missbrauch" als Tranquilizer.

Praxistipp
Die antikonvulsiv wirksamen, anxiolytischen und sedierenden Benzodiazepine wirken zwar nicht analgetisch, sie können jedoch die durch Schmerzen induzierten Muskelverspannungen und die häufig vorhandene Angst lösen.

20.3.4 Antiarrhythmika als Koanalgetika
Mit dem **Natrium-Kanal-Blocker Mexiletin** (S. 145), einem Antiarrhythmikum der Klasse I, kann getestet werden, ob Schmerzen auf Koanalgetika ansprechen, da es die neuronalen Entladungen blockiert. Gegen seine langfristige Anwendung steht das Risiko kardialer Rhythmusstörungen.

MERKE
- Wirkstoffe wie Antikonvulsiva, die hochfrequente Entladungen im Nervensystem unterdrücken, können als Koanalgetika eingesetzt werden.
- Antidepressiva (Amitriptylin, Duloxetin oder Mirtazapin) hemmen neuropathische Schmerzen durch die verstärkte Freisetzung von Noradrenalin.
- SSRI, Benzodiazepine und Neuroleptika wirken per se nicht analgetisch, können aber z. B. durch Angstlösung oder Entspannung die aversive Schmerzwahrnehmung bzw. psychische Begleitsymptome lindern.

20.4 Überblick über Wirkprofile, Vor- und Nachteile

Tab. 20.3 gibt einen Überblick über das Wirkprofil zahlreicher Analgetika jenseits von Nicht-COX-Hemmern und Opioiden.

20.5 Therapie bestimmter Schmerzformen

Key Point
Viele Patienten mit chronischen Schmerzen sind hinsichtlich der Schmerzmittel unterversorgt. Auf der anderen Seite werden auch nichtpharmakologische Maßnahmen im Rahmen der multimodalen Schmerztherapie zu wenig ausgenutzt, was bei einigen Patienten einen chronischen Übergebrauch von Analgetika mit konsekutivem Wirkverlust zur Folge hat. Die Therapie richtet sich dabei immer nach der Ursache der Schmerzen.

20.5.1 Therapie von Tumorschmerzen

70–90 % der Patienten mit (fortgeschrittener) Krebserkrankung leiden unter chronischen Schmerzen, am häufigsten unter Knochenschmerzen. Tumorschmerzen sind überwiegend Nozizeptorschmerzen, enthalten aber auch neuropathische Anteile (*mixed pain*). Die **Stufentherapie nach dem WHO-Schema** gilt inzwischen als obsolet, da es mehr Ausnahmen als Regeln gibt.

Allein oder in Kombination: COX-Inhibitoren. COX-Inhibitoren wirken gut bei Knochenmetastasen und Weichteilinfiltration, es sind jedoch die gastrointestinalen Nebenwirkungen zu beachten, die durch Tumorerkrankungen und ihre Therapie (Zytostatika, Glukokortikoide) verschärft werden können. Metamizol ist wegen seines Agranulozytose-Risikos, das durch die Zytostatika-bedingte Knochenmarksuppression evtl. noch verstärkt werden kann, **nicht** in der WHO-Leitlinie empfohlen. Es wird aber häufig völlig zu Recht wegen seiner geringen Nebenwirkungen eingesetzt. Durch die Verordnung von Metamizol werden viele (schwere) UAW der COX-I (Magenblutungen, Nierenfunktionsstörung) und der Opioide (Stürze, Frakturen, Obstipation) vermieden.

Schwache Opioide. Codein ist bei Tumorschmerzen das am besten untersuchte schwache Opioid. Als Retardpräparat kann das äquipotente **Dihydrocodein** verordnet werden. **Tramadol** verursacht mehr Übelkeit und Erbrechen als die anderen schwachen Opioide. *Cave:* Verstärkung durch Tumorkrankheit und Zytostatika. Andererseits ist es ebenso wie **Tilidin + Naloxon** nur schwach obstipierend. Sind zeitnahe stärkere Schmerzen zu erwarten, sollte **frühzeitig** auf ein starkes Opioid gewechselt werden.

Damit kann auch begonnen werden: starke Opioide (BtM-pflichtig). Mittel der Wahl bei starken Schmer-

Tab. 20.3		
Wirkprofil verschiedener Analgetika (außer COX-Inhibitoren und Opioiden)		
Wirkstoff	**Indikation, Vorteile**	**Nachteile, UAW**
Antidepressiva	Verstärkung der noradrenergen Schmerzhemmung, lokalanästhetische Wirkung, 1. Wahl bei Neuropathie mit der besten NNT (1–2)	Hemmung des α$_1$-, H$_1$-, mACh-Rezeptors, noradrenerge Verstärkung. *Cave:* Tachykardie, Prostatahyperplasie, Miktionsstörungen, atropinerge UAW
Baclofen	gegen Spastik bei Querschnittslähmung und Muskelspasmen	intrathekale Applikation, zentralnervöse UAW wie Krämpfe, Sedierung, auch beim Absetzen
Benzodiazepine	langanhaltende Myotonolyse, Anxiolyse, 1. Wahl bei Verspannungen	Sturzgefahr, körperliche Sucht
Bisphosphonate	osteolytische Knochenmetastasen	Osteonekrose bei Tumorpatienten; Hypokalzämie
Capsaicin	Degeneration von TRPV$_1$-Rezeptoren	starkes initiales Brennen, Exantheme, Pause
Carbamazepin	Neuropathien, multiple Sklerose, zentrale Schmerzen nach Schlaganfall	Arzneimittelinteraktionen
Clonidin	2. Wahl bei Neuropathie; Zusatz bei Nervenblockaden	Hypotension, Bradykardie
Dronabinol	gute therapeutische Breite; neuropathische Schmerzen, vermindert Opioid-Bedarf und -Hyperalgesie; wirksam in palliativer Lage	wirksam nur als *add-on*, Übelkeit, Schwindel
Gabapentin / Pregabalin	gut bei einschießenden neuro-pathischen Schmerzen, keine AMI, keine PPB, Anxiolyse	Müdigkeit, Schwindel, Gewichtszunahme, evtl. Missbrauch als Sedativum oder Tranquilizer
Lidocain-Pflaster	gute lokale Wirkung, 1. Wahl bei kleinflächigen Schmerzarealen	Pflasterpause
Ketamin	zentraler, ischämischer Schmerz, wirkt bei Opioid-Hyperalgesie	Hypertonie, Tachykardie, psychotrope Effekte
Octreotid	intrathekale Gabe bei Tumoren	Nausea; invasive Applikation
Steroide	breites Indikationsspektrum; Tumor-, Kompressions-, Entzündungsschmerz	Cushing-Nebenwirkungen
Tolperison	Spastizität, Muskelverspannungen	Müdigkeit

zen sind **reine μ-Agonisten wie Morphin,** wobei zur Basisanalgesie lang wirksames, **retardiertes Morphin** eingesetzt wird. Bei erhöhtem Bedarf wird die Basisdosis um 30 % der bisherigen Gesamtdosis erhöht. Die Dosisintervalle richten sich nach der Wirkdauer des Opioids. Wenn die Schmerzen vor der nächsten Opioidgabe auftreten, kann die Dosis erhöht werden.

Praxistipp

Nicht das Intervall verkürzen (Akkumulationsgefahr!), sondern die Dosis erhöhen („by the clock").

Tab. 20.4 fasst die Therapieprinzipien bei **schweren** (Tumor-)Schmerzen zusammen.

Bedarfsmedikation bei Tumorschmerzen. Wichtig ist die Bereitstellung einer Bedarfsmedikation (ca. 1/6 der Tagesdosis) bei **Durchbruch-** oder **Spitzenschmerzen.** Diese können z. B. bei körperlicher Betätigung, Husten oder Defäkation auftreten. Sind die Schmerzen vorhersehbar, dann können vor ihrem Auftreten schnell wirkende Opioide eingenommen werden – es gilt : „Nicht dem Schmerz hinterherlaufen!"

Folgende **Opioide** eignen sich zur Bedarfsmedikation:
- nichtretardiertes **Morphin** oral
- oral-transmukosales **Fentanyl** (Actiq®) als Lutscher, Nasenspray u. Ä., z. B. bei Schluckbeschwerden oder nach schweren gastrointestinalen Operationen. Es wirkt bereits nach 10 min, ist jedoch teuer.

MERKE

Die Opioidtherapie bei Tumorschmerz richtet sich nach den „5 bys" (**Abb. 19.6**).

Nichtopioid-Analgetika bei Tumorschmerzen. Grundsätzlich können alle anderen Analgetika oder Koanalgetika (S. 398) als initiale Monotherapie oder in Kombination mit Opioiden eingesetzt werden.

Beispiel: Bisphosphonate (S. 329) reduzieren das Wachstum von Knochenmetastasen und damit die Tumorschmerzen. Ihre stabilisierende Wirkung auf den Knochen senkt außerdem das Frakturrisiko. Calcitonin und Raloxifen sind auf ähnliche Weise hilfreich. Starke **Glukokortikoide** wie Dexamethason mindern den schmerzhaften Hirndruck bei Hirntumoren und die Kompression von Nerven, außerdem steigern sie den Appetit und hellen die Stimmung auf.

20.5.2 Beispiel Pankreatitis: Nebenwirkungen als Indikationseinschränkung für Opioide

Bei der Schmerztherapie ist oft auch die Berücksichtigung von speziellen Nebenwirkungen für die Wahl des richtigen Analgetikums maßgeblich. Der intensive Schmerz bei einer Pankreatitis erfordert den Einsatz von Opioiden. Diese provozieren jedoch einen Papillenspasmus, was gerade bei Pankreatitis unbedingt vermieden werden muss. Daneben verstärken sie auch einen begleitenden paralytischen Ileus. Dennoch sind Opioide bei der akuten Pankreatitis unverzichtbar, sie werden hier mit spasmolytisch wirksamen COX-Inhibitoren (Metamizol, Diclofenac) kombiniert.

20.5.3 Beispiel diabetische Neuropathie: WHO-Stufenschema wäre hier falsch gewesen

Die diabetische **Neuropathie** zeigt die Grenzen des nicht mehr gültigen WHO-Stufenschemas auf:
- **COX-Inhibitoren** (Stufe 1) verschlechtern eine gleichzeitige diabetische **Nephro**pathie (Kontraindikation) und lindern nur mäßig den neuropathischen Schmerz.
- **Schwache Opioide** (Stufe 2) wirken nur bei einer Minderheit der Patienten. Die dadurch stete Dosiserhöhung bei fehlendem Ansprechen kann bei (raschem) Absetzen zu **Entzugsreaktionen** führen.

Tab. 20.4

Opioide bei schweren (Tumor-)Schmerzen	
Situation	Prinzipien
Wahl der Arzneistoffe	Bei starken chronischen Schmerzen gleich **mit starken BtM-Opioiden beginnen**: Einsatz von **reinen μ-Agonisten**. Schwache Opioide nicht oder so kurz wie möglich einsetzen, da starke Schmerzen nicht ausreichend zu beherrschen sind.
Alternativen zur oralen Applikation	**Pflaster**, subkutane Injektion (**Spritzenpumpen**), **Lutscher, Nasenspray** bei Schluckbeschwerden, bei Gastrektomie oder Durchbruchsschmerzen
Übelkeit und Erbrechen	1. Wahl sind der D_2-Antagonist **Metoclopramid** (S. 232) oder **Haloperidol** (S. 490): H_1-Rezeptor-Antagonisten meiden.
Vorgehen gegen die opioidinduzierte Obstipation	**Von Anfang an** forcierte vorbeugende Behandlung (Gleitstoffe, Ballaststoffe). *Cave:* Trinkmenge anpassen an Herz- und Niereninsuffizienz sowie an das Risiko einer Nykturie mit nächtlicher Sturzgefahr.
Wirkungsverlust oder zu starke NW	**Opioid-Rotation**, d. h. Wechsel auf einen anderen μ-Agonisten.
Durchbruchschmerzen oder erwartete Schmerzen	Gabe von **schnell wirksamen** Opioiden, bei zu erwartenden Schmerzen schon vor deren Auftreten.

- **Starke Opioide** (Stufe 3) verstärken die **vegetativen Störungen** (Gastroparese mit Obstipation), die ebenfalls Teil einer diabetischen Neuropathie (S. 262) sein können.

 Praxistipp
Bei Schmerzpatienten mit Niereninsuffizienz sind Analgetika erforderlich, die die Niere nicht schädigen und die nicht akkumulieren. Indiziert sind Paracetamol, Metamizol oder Opioide (z. B. Hydromorphon, Opioid-Pflaster).

Exkurs

Multimodale Schmerztherapie
Patienten mit chronischen Schmerzen leiden massiv unter psychischen Begleitsymptomen, das gilt besonders für Patienten mit neuropathischen Schmerzen: 25–35 % zeigen Angst- und Schlafstörungen bzw. depressive Symptome oder haben sehr lange Fehlzeiten im Beruf. Bei Älteren muss unbedingt die Beweglichkeit wiederhergestellt werden. Die Pharmakotherapie allein schafft keine befriedigende Lebensqualität. Wichtig ist zum einen eine begleitende Physiotherapie (Mobilität ist Lebensqualität). Zum anderen müssen, vor allem bei Älteren, die sozialen Kontakte aktiviert werden – menschliche Zuwendung und Empathie sind die allerbesten Analgetika.

Exkurs

Placebo und Erwartung?
Analgetika besitzen einen 20–40 %igen Placeboeffekt, der bei der Verordnung und Abgabe genutzt werden sollte. Bei einer negativen Erwartungshaltung (schlechte Erfahrung mit Analgetika, schmerzhafter Eingriff) wirken Analgetika schlechter.
Der Placeboeffekt ist in kontrollierten Studien seit ca. 20 Jahren stetig gestiegen, damit nimmt die Überlegenheit von (neuen) Verumwirkstoffen ab. Im klinischen Alltag ist der Placeboeffekt jedoch wahrscheinlich geringer als unter kontrollierten Studienbedingungen.

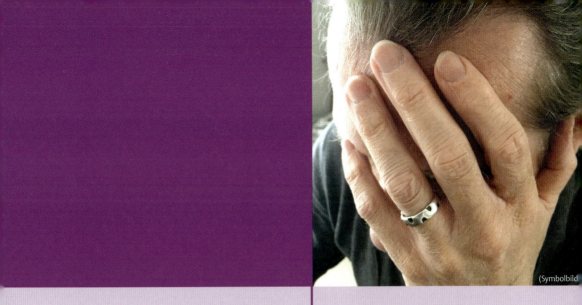
(Symbolbild)

Kapitel 21

Therapie von Kopfschmerzen

Thomas Herdegen

21.1 **Überblick über die Kopfschmerzformen** 404

21.2 **Kopfschmerztherapeutika** 404

21.3 **Pharmakologie in der Praxis: Kopfschmerztherapeutika** 407

21.1 Überblick über die Kopfschmerzformen

Key Point
Die Therapie von Kopfschmerzen setzt eine genaue Diagnose voraus, da Kopfschmerz-Analgetika immer nur bei bestimmten Kopfschmerzformen helfen. Für die Selbstmediktion muss der Patient über seinen Kopfschmerz Bescheid wissen. Über 90 % aller Kopfschmerzen sind entweder der Migräne (Triptane helfen nur hier) oder den Spannungskopfschmerzen (hier helfen nur COX-I) zuzuordnen. Die sekundären Formen der Kopfschmerzen (z. B. Subarachnoidalblutung, Trigeminusneuralgie, Hirntumoren) erfordern eine symptomatische Therapie, die sich an der Pathogenese orientiert; jedoch können Kopfschmerz-Analgetika auch hier hilfreich sein.

21.1.1 Migräne
Die **Migräne** ist charakterisiert durch rezidivierende, bis zu 72 h dauernde **Schmerzattacken mit hoher Intensität**, meist halbseitig und pulsierend-pochend. Begleitet wird die Migräne von Übelkeit und Erbrechen, Licht-, Geräusch- und Geruchempfindlichkeit. Manchmal geht dem Migräneanfall eine **Aura** mit optischen, sensiblen oder olfaktorischen Wahrnehmungsstörungen voraus.

Zur Migräneentstehung gibt es mehrere Theorien. Als Ursache gilt eine initial verminderte, dann gesteigerte Durchblutung im Mittelhirn und im Hirnstamm. Dieser sog. **Migränegenerator** enthemmt schmerzmodulierende zentrale Systeme, es kommt zur massiven Dilatation von Blutgefäßen im ZNS, u. a. bedingt durch **CGRP**, und der Freisetzung von weiteren nozizeptiv wirksamen Neuropeptiden, die eine neurogene Entzündung triggern.

Dabei wird der starke Vasodilatator **NO** (Stickstoff) freigesetzt, der sowohl für den pulssynchronen Kopfschmerz als auch für die neurogene Entzündung in der schmerzempfindlichen Dura mater verantwortlich ist. Der Nozizeptorschmerz wird über den N. trigeminus zum Thalamus geleitet und durch die retrograde neurogene Entzündung verstärkt.

Die **Aura**, die dem Migränekopfschmerz manchmal vorausgeht, ist wahrscheinlich die Folge einer sich vom okzipitalen Kortex nach frontal ausbreitenden Depolarisationswelle (sog. *cortical spreading depression*), durch die die Erregbarkeit völlig zusammenbricht.

Schließlich wird als Migräneursache noch die Aktivität spezifischer Calcium-Kanäle diskutiert. Die Auslöser sind vielfältig, z. B. hormonelle Veränderungen bei Frauen, Rauchen, Stress, muskuläre Verspannungen, depressive Verstimmungen, Wetterumschwung, Rotwein und andere Triggerfaktoren. Lust auf Schokolade bzw. auf Süßes ist **kein Trigger**, sondern kann einen bevorstehenden Anfall ankündigen.

21.1.2 Spannungskopfschmerz
Dieser ist meist weniger intensiv als die Migräne. Der Schmerz ist überwiegend beidseitig („der Kopf fühlt sich wie in einem Schraubstock") und zeigt einen eher wellenartigen Verlauf mit tagelangen anhaltenden Kontinua. Im Gegensatz zur Migräne fehlen meist die Begleiterscheinungen und die typischen Triggerfaktoren. Die Ursachen des Spannungskopfschmerzes sind unklar, postuliert wird eine „Funktionsstörung der zentralen Schmerzschwelle" mit sekundärer Muskelverspannung und depressiver Verstimmung. Die Pharmakotherapie ist unspezifisch und oft nur mäßig wirksam.

21.1.3 Clusterkopfschmerz
Beim Clusterkopfschmerz treten Kopfschmerzattacken in zeitlicher Häufung (*cluster*) von 2 Wochen bis 3 Monaten auf, meist gefolgt von langen Remissionsphasen. Am häufigsten sind nächtliche Attacken aus dem Schlaf heraus. Der Schmerz ist meist einseitig „hinter dem Auge" mit ipsilateraler Lakrimation (Tränenfluss), Schwitzen und anderen vegetativen Reaktionen. Männer sind viel häufiger betroffen als Frauen (3–5:1).

21.2 Kopfschmerztherapeutika

21.2.1 COX-Inhibitoren (COX-I)
Zu den COX-I im Allgemeinen siehe Kap. COX-Inhibitoren (COX-I) (S. 356).

Orale Gabe von **ASS** (1000 mg), **Ibuprofen** (400–800 mg, auch rektal), **Diclofenac** (50–100 mg) oder **Naproxen** (500–1000 mg, auch rektal) sind gleichwertige **Mittel der ersten Wahl** bei allen Migräneschmerzen sowie bei Spannungskopfschmerzen. Die Kombination ASS + Paracetamol + Koffein (Thomapyrin®) ist den Einzelsubstanzen teilweise überlegen. **Paracetamol** (500–1000 mg, auch als Suppositorium) und **Metamizol** (Novalgin®) sind Mittel der 2. Wahl. Es gibt für kaum eine OTC-Wirkstoffklasse einen besseren evidenzbasierten Nachweis der Wirksamkeit wie für COX-Inhibitoren (inkl. Koffein-Kombination). Im Notfall werden intravenös ASS-Lysinat oder Metamizol (CAVE: langsame Infusion) plus Metoclopramid appliziert. *Cave:* Paracetamol i. v. hilft im Notfall nicht! Im Status migraenosus werden einmalig 50–100 mg Prednisolon oder 10 mg Dexamethason i. v. appliziert.

Praxistipp
Die Wirkung der COX-Inhibitoren ist (wie die der Triptane) unabhängig von der Schmerzintensität.

> **MERKE**
>
> COX-Inhibitoren sind bei Migräne so effektiv wie Triptane (je 50–60 % der Patienten profitieren), aber sie wirken jeweils bei einem anderen Patientenkollektiv. Beim akuten Spannungskopfschmerz gibt es zu COX-I keine Alternativen.

Exkurs

Koffein als Kofaktor

Das Methylxanthin und Alltagsgenussmittel **Koffein** wirkt durch die Hemmung von Adenosin-Rezeptoren, v. a. A_2, psychostimulierend (psychoanaleptisch) auf die Hirnrinde und schmerzhemmend. Daher wird es in Kombination mit COX-I bei Kopfschmerz eingesetzt. Seine Wirkung beruht auch auf der **Verengung von Hirngefäßen**. Bei Migräne wie bei Spannungskopfschmerz ist die Dreierkombination von ASS, Paracetamol und Koffein sehr gut wirksam. Koffein (S. 372) erhöht und beschleunigt die analgetische Wirksamkeit der COX-I, dies wurde vor kurzem auch für Ibuprofen gezeigt.

Koffein wurde immer wieder für den medikamenteninduzierten Kopfschmerz (S. 406) (MiK) verantwortlich gemacht, wofür es keine Beweise gibt. Bei starken Kaffeetrinkern (ab 400 mg/d Koffein und viel mehr) werden Entzugskopfschmerzen beobachtet, die nach erneutem Kaffeekonsum verschwinden. Dies hat nichts mit MiK zu tun. Weiter ist Koffein bei bestimmungsgemäßem Gebrauch nicht nierenschädigend und auch nicht embryotoxisch.

21.2.2 Spezielle Migränetherapeutika

Triptane

Triptane sind bei schwerer Migräne bzw. bei Nichtansprechen auf COX-Inhibitoren indiziert. Sie wirken im Prinzip zu jedem Zeitpunkt des Migräneanfalls, es gilt jedoch: je früher die Einnahme, desto besser die Wirkung.

Wirkmechanismus. In den 60er Jahren wurde beobachtet, dass die i. v. Gabe von **Serotonin** den Migräneschmerz lindert. Triptane stimulieren als selektive **Agonisten** die **inhibitorischen $5\text{-}HT_{1B}$- und $5\text{-}HT_{1D}$-Rezeptoren** (**Abb. 21.1**) und bewirken eine
– Vasokonstriktion in den Meningen (via $5\text{-}HT_{1B}$)
– Hemmung der neurogenen Entzündung (via $5\text{-}HT_{1D}$)
– Abschwächung der Nozizeption
– Linderung der vegetativen Begleitsymptome und Förderung des Allgemeinbefindens.

> **MERKE**
>
> – Triptane sind Migränetherapeutika, die selektiv die inhibitorischen $5\text{-}HT_{1B}$- und $5\text{-}HT_{1D}$-Rezeptoren stimulieren. Sie wirken nicht bei Spannungskopfschmerzen.
> – SSRI sind bei Migräne nicht wirksam.

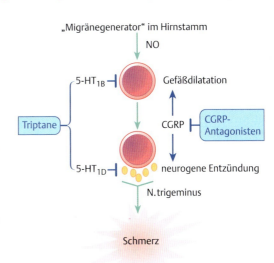

Abb. 21.1 Pathogenese der Migräne und Wirkung von Triptanen und CGRP-Antagonisten. Der Migräneschmerz resultiert aus der Aktivierung des Migränegenerators, einer massiven Gefäßdilatation (via NO) sowie einer nachgeschalteten neurogenen Entzündung mit Freisetzung von Neuropeptiden (SP, CGRP) aus dem N. trigeminus. Triptane stimulieren die $5\text{-}HT_{1B/D}$-Rezeptoren, welche diese Prozesse in den Meningealgefäßen hemmen.

Indikationen. Migräne im Anfall und Clusterkopfschmerz.

Wirkstoffe und Applikation. Triptane unterscheiden sich graduell in der Geschwindigkeit des Wirkungseintrittes, der Wirkdauer, der Applikationsform sowie der Verträglichkeit (**Tab. 21.1**). Bei kurzdauernden Migräneanfällen ist ein schneller Wirkeintritt wichtig, bei langer Attacke eine lange Wirkdauer. Triptane stehen als Schmelztablette, Nasenspray oder Suppositorium für eine parenterale Applikation zur Verfügung, wenn Erbrechen eine orale Einnahme unmöglich macht.

> **Praxistipp**
>
> Triptane sollten erst nach Ende der Aura genommen werden, da die initiale Vasokonstriktion sonst verstärkt werden kann. Frühestens nach 2 h darf die nächste Tablette eingenommen werden, insgesamt nicht mehr als 3 Tabletten pro Migräneanfall bzw. Tag und nicht öfter als an 10 Tagen im Monat.

Wegen der relativ **kurzen Halbwertszeit** der meisten Triptane (2–5 h) kommt es in 20–40 % der Fälle zum Wiederauftreten der Migräne (*recurrence*), der Schmerz kann dabei stärker als der initiale Kopfschmerz sein. In diesem Fall kann eine zweite Triptan-Dosis eingenommen werden.

Nebenwirkungen. Müdigkeit und Schwindel, Blutdruckanstieg und Engegefühl in der Brust. Auch Trip-

Tab. 21.1

Triptane

Wirkstoff	HWZ	OTC[1]	Wirkeintritt nach	Besonderheiten
Almotriptan (Almogran®)	2–3 h	+	45–60 min	höchste Bioverfügbarkeit
Eletriptan (Relpax®)	5 h		30 min	oral: schnellster Wirkbeginn nach 30 min, gut geeignet bei kurzen Attacken
Frovatriptan (Allegro®)	24 h		4 h	lang, aber spät wirksam, gut geeignet bei langen Attacken, etwas weniger *recurrence*
Naratriptan (Naramig®)	6 h	+	4 h	nur mäßig wirksam (lang, aber spät), relativ gut verträglich, gut geeignet bei langen Attacken, etwas weniger *recurrence*
Rizatriptan (Maxalt®)	2–3 h		30 min	Schmelztabletten[2], relativ hohe *recurrence*, gut geeignet bei kurzen Attacken
Sumatriptan (Imigran®)	2–3 h	+	s. c. 10 min	ältestes Triptan, auch s. c., rektal und als Nasenspray[2], kurz, aber schnell wirksam, s. c. gut geeignet bei kurzen Attacken
Zolmitriptan (Asco Top®)	2–3 h	+	p. o. 45–60 min	Nasenspray, Schmelztabletten[2] Nasenspray gut geeignet bei kurzen Attacken

[1] rezeptfrei („over the counter", OTC) erhältlich
[2] zusätzlich zur Tabletten-Gabe

tane können einen medikamenteninduzierten Kopfschmerz auslösen (s. u.).

Kontraindikationen. Triptane sollten wegen ihrer vasokonstriktorischen Wirkung nicht bei **kardiovaskulären Erkrankungen** (**KHK**, Morbus Raynaud, Z. n. Hirninfarkt, pAVK) sowie wegen Akkumulationsgefahr nicht bei schwerer Leber- und Niereninsuffizienz eingenommen werden.

Arzneimittelinteraktionen.

– **Kein Serotonin-Syndrom und MAO-Hemmer.** Triptane stimulieren nur die 5-HT$_{1B}$/D-Rezeptoren, die Gefahr eines Serotonin-Syndroms bei Komedikation mit SSRI ist höchst unwahrscheinlich und die Komedikation mit SSRI ist deshalb unproblematisch. Einzig bei Antidepressiva aus der Gruppe der MAO-Hemmstoffe ist erhöhte Aufmerksamkeit geboten bei den durch MAO-A verstoffwechselten Triptanen wie Almotriptan, Rizatriptan, Sumatriptan und Zolmitriptan.
– **Vasokonstriktion.** Zur Vermeidung von Gefäßverengungen dürfen Triptane nicht mit einem 2. Triptan oder einem Ergotamin kombiniert werden.

Non-responder und Alternativen. 20–30 % der Migränepatienten sind *non-responder* auf das erste Triptan, 50 % dieser *non-responder* sprechen auf ein 2. Triptan an.

Praxistipp

Insgesamt sprechen je 50–60 % der Migränepatienten auf Triptane oder COX-I an. Die beiden Patientenkollektive unterscheiden sich, daher lohnt sich bei *non-response* immer ein Wechsel zwischen den Gruppen: Triptane helfen bei ca. 60 % derjenigen Patienten, die nicht auf COX-I ansprechen.

Eine Verbesserung der Therapie ist die Einnahme eines lang wirksamen COX-I (Naproxen, Piroxicam; Etoricoxib, *off-label*) mit einem Triptan, um den *Recurrance*-Anfall abzufangen.

Exkurs

Medikamenteninduzierter Kopfschmerz (MiK)

Triptane und **COX-I**, die gegen Kopfschmerz eingenommen werden, können einen MiK provozieren, der dann oft einen stationären Entzug erfordert. Für den MiK gilt:

– Er findet sich weltweit bei ca. 1–2 % der Kopfschmerzpatienten.
– Er hängt nicht vom Wirkstoff ab, sondern vom Übergebrauch an mehr als 10 Tagen pro Monat bei COX-I wie bei Triptanen.
– Bei Übergebrauch spielen oft negative Erwartungshaltungen, Persönlichkeitsstörungen oder Stresssituationen eine Rolle: „Die Psyche macht das Gift."
– Kulturelle Einflüsse: Migranten der 1. Generation (zugewanderte Ausländer) leiden häufiger an MiK als z. B. Migranten der 2. oder 3. Generation (also in Deutschland geborene Ausländer).
– **Das muss man sich klar machen:** Die Einnahme von COX-I bei „Nicht-Kopfschmerzen" wie bei Rheuma, muskuloskelettalen Schmerzen oder Tumorschmerzen ruft selbst bei jahrelanger Einnahme keinen MiK hervor und die Verordnung oder Einnahme muss hier per se zeitlich nicht beschränkt werden.
– Kopfschmerzen werden auch durch direkte Vasodilataoren wie NO-Donoren und Calcium-Kanal-Blocker oder auch durch Theophyllin ausgelöst. Dies ist natürlich kein MiK, da die Kopfschmerzen nicht der Anlass für die Einnahme dieser Wirkstoffe sind.

CGRP-Antikörper

Das Neuropeptid CGRP, ein starker Vasodilatator und Mediator der sog. neurogenen Entzündung, steigt im Migräneanfall an (**Abb. 21.1**, **Abb. 21.1**). Antikörper gegen den CGRP-Rezeptor wie **Erenumab** (Aimovig®), der bereits europaweit zugelassen ist, sowie Antikörper gegen CGRP wie **Fremanezumab** oder **Galcanezumab** (Zulassung ist 2019 zu erwarten) alle 4 Wochen s. c. injiziert. Verglichen mit Placebo wird die Zahl der Migränetage pro Monat um ca. 1–2 Tage verringert, absolut um 3–5 Tage.

Mutterkornalkaloide (Ergoline)

Ergotamintartrat (Ergosanol®) oder **Dihydroergotamin** (DHE; Dihydergot®) waren bis zur Einführung der Triptane die einzige Alternative zu den COX-I. Der Therapieeffekt beruht auf einer durch 5-HT-Rezeptoren vermittelten Vasokonstriktion.

Ergotamine, die eine hohe Strukturähnlichkeit mit biogenen Aminen (S. 90) aufweisen, sind nur noch **Reservemittel** aufgrund ihrer ausgeprägten α-sympathomimetischen Wirkung mit Erregung der glatten Muskulatur (Uterus, Darm, Blutgefäße) bis hin zu pektanginösen Beschwerden. Sie sollten ausschließlich bei Patienten mit sehr langen Migräneattacken oder mehrfacher *recurrence* eingesetzt werden. Auch Mutterkornalkaloide können eine MiK auslösen, sodass ebenfalls gilt: nicht mehr als 3 Tabletten an 3 aufeinanderfolgenden Tagen bzw. 10 Tagen pro Monat.

> **MERKE**
>
> Ergotamine und Triptane dürfen nicht gleichzeitig angewendet werden, da sich ihre vasokonstriktorischen Wirkungen verstärken.

21.2.3 Antiemetika bei Kopfschmerzen

Metoclopramid, Paspertin® (S. 232), ist Mittel der Wahl bei kopfschmerzinduziertem Erbrechen und Übelkeit (bei Erbrechen i. v., i. m., s. c., rektal). Über seine prokinetische Wirkung verbessert Metoclopramid auch die Resorption der Kopfschmerz-Analgetika und besitzt eine eigene analgetische Wirkung. Domperidon ist wohl etwas schwächer wirksam. H_1-Blocker sind nur 2. Wahl, wobei Dimenhydrinat i. v. zur Verfügung steht.

21.2.4 Prophylaxe von Kopfschmerzen

Migräne. Das **Ziel der Migräneprophylaxe** ist die Reduktion der Dauer, der Intensität und des Auftretens von Migräneanfällen um mindestens 50 % (**Tab. 21.2**). **β-Blocker** wie Metoprolol (S. 118) oder Propranolol reduzieren die Anfallshäufigkeit und sind **1. Wahl** bei mehr als 3 Migräneattacken pro Monat. Sie wirken über einen von β-Rezeptoren unabhängigen 5-HT-Antagonismus.

> **Praxistipp**
>
> Die meisten Migränepatienten weisen einen normo- oder hypotonen Blutdruck auf, daher β-Blocker langsam einschleichen und abends einnehmen.

Gleichwertig mit den β-Blockern wirken **Antikonvulsiva** (S. 436) wie Topiramat oder Valproinsäure (*off-label*) sowie **Flunarizin** (Sibelium®), ein durchblutungsfördernder, unspezifischer Calcium-Kanal-Blocker, der auch Dopamin-, Histamin- und 5-HT-Rezeptoren hemmt. Als Nebenwirkungen können Müdigkeit, Gewichtszunahme und ein Parkinsoid auftreten.

Ähnlich gut wirksam sind **trizyklische Antidepressiva** wie Amitriptylin, Doxepin oder Trimipramin sowie bei der chronischen Migräne (über mehr als 3 Monate an mindestens 15 Tagen pro Monat) **Injektionen von Botulinumtoxin** in den Gesichts- und Nackenbereich.

Spannungskopfschmerz. Eine prophylaktische Wirkung wurde für einige TCA-Antidepressiva wie **Amitriptylin** (S. 460) nachgewiesen sowie für Mirtazapin.

> **Praxistipp**
>
> Trizyklische Antidepressiva wie Amitriptylin oder Neuroleptika werden gegen psychisch-reaktive Veränderungen eingesetzt, die Kopfschmerzen generell (auch Migräne) verstärken können.

Clusterkopfschmerz. In der Akuttherapie sind oft Sauerstoff oder Sumatriptan wirksam, dann als 2. Wahl weitere Triptane. COX-I sind meist ineffektiv. **Verapamil** (S. 147) ist das Langzeitprophylaktikum der 1. Wahl, alternativ **Topiramat** oder **Valproinsäure**. Glukokortikoide werden zur Akutprophylaxe eingesetzt.

21.3 Pharmakologie in der Praxis: Kopfschmerztherapeutika

21.3.1 Praktischer Umgang mit Kopfschmerztherapeutika

- **Selbstmedikation/OTC:** Vor der Abgabe muss die Diagnose Migräne durch einen Arzt gesichert sein.
- Immer **ärztliche Abklärung** bei
  - Kopfschmerzen häufiger als 10-mal pro Monat
  - neurologischen Ausfällen
  - Erstmanifestation nach dem 40. Lebensjahr.
- **Triptane** sind grundsätzlich nicht besser wirksam als **COX-I**, beide wirken unabhängig von der Schmerzintensität.
- Bei **Spannungskopfschmerzen** wirken nur **COX-I**.

- Medikamenteninduzierter Kopfschmerz (MiK) tritt nur bei der Therapie von Kopfschmerz auf. Er ist die Folge von Übergebrauch per se, oft bei psychisch labilen Patienten, der Wirkstoff spielt eine untergeordnete Rolle.
- Kopfschmerztherapeutika dürfen zur Vermeidung von MiK nicht häufiger als 3 Tage hintereinander und an nicht mehr als 10 Tagen im Monat genommen werden.

21.3.2 Richtlinien für die Migränetherapie
Tab. 21.2.

21.3.3 Kopfschmerzen in der Schwangerschaft
15 % aller Schwangeren leiden in der Frühschwangerschaft an einem vasomotorischen Kopfschmerz, während der Kopfschmerz in der Spätschwangerschaft eher Symptom einer (Prä-)Eklampsie ist. Die Migräne bessert sich oder verschwindet sogar nach dem 1. Trimenon, daher können die Medikamente zur Prophylaxe abgesetzt werden. In der Schwangerschaft sind **Paracetamol** und nachgeordnet **ASS** (nur im 1. und 2. Trimenon) Mittel der Wahl (S. 373). Triptane gelten noch immer formal als kontraindiziert, es gibt aber keine Hinweise auf eine Teratogenität in den Schwangerschaftsregistern. Ergotamine sind kontraindiziert, da sie Uteruskontraktionen und eine Minderperfusion der Plazenta auslösen.

21.3.4 Weiterführende Informationen
- www.dmkg.de (Deutsche Migräne- und Kopfschmerzgesellschaft e. V.)
- www.awmf.org (Leitlinie Migräne und Leitlinie Spannungskopfschmerz)

Tab. 21.2

Richtlinien für die Migränetherapie

Indikation	Wirkstoffe
Prophylaxe	**1. Wahl** Metoprolol, Propranolol **oder** Flunarizin **1. Wahl** Antikonvulsiva Topiramat und Valproinsäure **1. Wahl** Amitriptylin, Botolinum-Toxin
leichter bis schwerer Anfall	**1. Wahl** Triptane **1. Wahl** ASS + Paracetamol + Koffein **oder** ASS **oder** Diclofenac **oder** Ibuprofen **1. Wahl** Triptan + COX-I **2. Wahl** Paracetamol, Phenazon, Metamizol bei Unwirksamkeit: Dihydroergotamin > Ergotamin
Aura	COX-I, (*off-label* auch Ketamin-Nasenspray)
Notfall	ASS i. v.; Sumatriptan s. c. (*off-label* auch Metamizol i. v.)
menstruationsbedingt	Naproxen; Estrogenpflaster (Alternative bei Frauen unter Kontrazeption: Pille „durchnehmen"); lang wirksames Triptan
Erbrechen	**1. Wahl** Metoclopramid (i. m., i. v.) **2. Wahl** Domperidon (p. o.)
Schwangerschaft	
Prophylaxe	β-Blocker; Magnesium
Anfall	Paracetamol; ASS nur im 1. und 2. Trimenon; Sumatriptan (*off-label*)
Kinder*	
Anfall	**1. Wahl** Paracetamol, Ibuprofen, ASS (ab dem 12. Lebensjahr, abhängig vom Arzneimittel); **2. Wahl** Triptane wirken bei Kindern weniger gut als bei Erwachsenen
Erbrechen	Domperidon

*Die Therapie bei Kindern entspricht grundsätzlich der von Erwachsenen. Die Dosierung beträgt bei Ibuprofen 10 mg/kg KG, bei Paracetamol 15 mg/kg KG.

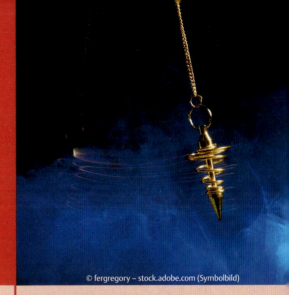
© fergregory – stock.adobe.com (Symbolbild)

Kapitel 22

Hypnotika und Anxiolytika

Thomas Herdegen

22.1 Überblick: Hypnotika 410

22.2 GABA-A-Agonisten 411

22.3 Weitere Hypnotika 418

22.4 Anxiolytika und Angststörungen 419

22.5 Pharmakologie in der Praxis: Hypnotika und Anxiolytika 420

22.1 Überblick: Hypnotika

Key Point
Schlaf- und Beruhigungsmittel werden bei Schlaflosigkeit, innerer Unruhe, Ängstlichkeit, Angst- und Panikstörungen sowie zur Narkoseeinleitung eingesetzt, sie werden dabei je nach Indikation als Sedativa, Hypnotika, Narkotika, Anxiolytika und „*minor tranquilizer*" bezeichnet. Es handelt sich dabei nicht um chemisch oder pharmakodynamisch definierte Wirkstoffe, sondern um Substanzen, die abhängig von Dosis, Wirkdauer, Applikationsform und Indikationen zu individuell unterschiedlichen bzw. therapeutisch erwünschten Effekten führen. Ihrer guten Wirksamkeit stehen eine ungewollte Sedierung, Sturzgefahr bei älteren Patienten sowie das Risiko für Gewöhnung und Sucht gegenüber.

In der älteren Bevölkerung leidet jeder Zweite bis jeder Dritte an Schlafstörungen (Insomnie), die die Lebensqualität oft tiefgreifend beeinflussen. Bei jüngeren Patienten ist die Schlafstörung ein wesentliches Element von affektiven Störungen (v. a. Depression). Gerade am Beginn der Therapie einer Schlafstörung sind Medikamente oft unverzichtbar, begleitend sind kognitive Verhaltenstherapien und „Schlafhygiene" bzw. Lebensstiländerungen sehr hilfreich.

22.1.1 Begriffsbestimmungen und Grundlagen

Arzneistoffe können beruhigen (**Sedativa** = Beruhigungsmittel), Spannungen lösen (**Tranquilizer** oder Tranquillanzien), Angst lösen, sog. **Anxiolytika** (S.419), und den Schlaf fördern (**Hypnotika** = Schlafmittel). Arzneistoffe, die eine tiefe Bewusstlosigkeit verursachen und die bei Narkose eingesetzt werden, zählen zu den **Narkotika** (S.425). Diese Begriffe bezeichnen keine chemisch oder pharmakodynamisch definierten Wirkstoffe, sondern lediglich die Indikation, mit der diese Wirkstoffe eingenommen werden, bzw. die Wirkung, die sie erzielen.
Zusammengefasst werden diese Arzneistoffe auch unter dem Sammelbegriff **Ataraktika** (von griech. *ataraxia* = „Unerschütterlichkeit"). Dieser Zustand wird jedoch selten erreicht, da die Schlaf- bzw. Beruhigungsmittel selbst zu einer schwierig zu lösenden Spirale von Medikamentenabhängigkeit und Unruhe führen können.
Unter physiologischen Bedingungen korreliert die Schlafneigung mit einer verstärkten Freisetzung von GABA und Melatonin. Schlaf- und Beruhigungsmittel dämpfen verschiedene Gehirnregionen wie das limbische System, die Formatio reticularis, den frontalen und okzipitalen Kortex, das Kleinhirn oder den Hirnstamm. Dies erklärt die **breit gefächerten Nebenwirkungen** dieser Substanzen, unter anderem kognitive, motorische und vegetative Störungen (S.410).
Zu den Anwendungsgebieten dieser Arzneistoffe sind folgende Punkte zu beachten:
- Einige der hier beschriebenen Wirkstoffe können als Schlafmittel, Beruhigungsmittel und als Narkotikum eingesetzt werden.
- Hypnotika, Sedativa und Tranquilizer wirken per se nicht antipsychotisch, nicht antidepressiv und auch nicht analgetisch.
- Die Verbesserung der Schlaflosigkeit durch Hypnotika oder eine Angstlösung durch Anxiolytika kann jedoch psychische Störungen verbessern und z. B. zur Depressionslösung sowie zur Analgesie beitragen.

22.1.2 Indikationen von Hypnotika, Schlafstörungen

Die wesentliche Indikation von Hypnotika bzw. Sedativa sind Schlafstörungen wie
- **Insomnie:** ungenügender Schlaf bzw. fehlende Erholsamkeit am Tag
- **Hypersomnie:** übermäßige Schläfrigkeit mit nichterholsamem Tagesschlaf
- **Dyssomnie:** Ein- und Durchschlafstörung mit Hyper- und/oder Insomnie
- **Parasomnie:** episodische Unterbrechungen des Schlafes mit körperlichen Ursachen (z. B. *restless legs* oder gesteigerte Blasentätigkeit)
- Atmungsgebundene Schlafstörungen (Schlafapnoe).

Schlafstörungen sind mit erhöhter Mortalität und Morbidität verbunden. Sie sind außerdem ein Hauptsymptom psychiatrischer Erkrankungen wie z. B. der Depression. Bei 50–60% der Insomnien lassen sich behandelbare Ursachen ausmachen. Fast doppelt so viele Frauen wie Männer klagen über Schlafstörungen.

22.1.3 Allgemeine Wirkung und Nebenwirkungen von Hypnotika

In Abhängigkeit von ihrer Wirkdauer bzw. Ortskonzentration im ZNS verkürzen Hypnotika entweder die Einschlaflatenz und/oder verlängern die Durchschlafzeit. Ihr Einsatz birgt eine Reihe von alltagsrelevanten Risiken:
- **Störung der Schlafstruktur:** Bei Schlafmitteln muss grundsätzlich mit Störungen der Schlafstruktur gerechnet werden. Besonders Tiefschlaf- und REM-Schlafphasen werden kürzer bzw. unterdrückt. Nach dem Absetzen kann ein „REM-Rebound" auftreten mit unangenehmen Albträumen.
- **zentrale Dämpfung:** Durch die zentralnervös dämpfende Wirkung kommt es zu Müdigkeit, Benommenheit, Gleichgewichtsstörungen und Einschränkungen des Konzentrationsvermögens.

- **Muskelrelaxation und Fallneigung:** Die Sedierung und Dämpfung sowie die Muskelrelaxation durch die zentrale Myotonolyse (Herabsetzung des Muskeltonus) führen zur Gangunsicherheit, die v. a. für ältere Menschen eine erhebliche Sturzgefahr mit sich bringt.
- **Paradoxe Reaktionen (Wirkungsumkehr):** Bei älteren Patienten und Kindern besteht die Gefahr von paradoxen Reaktionen wie Unruhe, u. a. auch Schlafwandeln; auch Angstreaktionen können auftreten.
- **Gedächtnisstörung:** Der Patient kann sich am nächsten Morgen nicht mehr an Ereignisse vor oder während des Schlafes erinnern – sog. Halcion (Triamcinolon)-Effekt.
- **vegetative und humorale Störungen:** Langdauernde Einnahme kann zur Appetitsteigerung mit Übergewicht führen sowie zu Dysfunktionen der Sexualhormone (Zyklusstörungen, Libidoverlust).

MERKE

Alle therapeutischen Wirkungen von Hypnotika sind ausschließlich symptomatisch. Der Übergang von einer Sedierung zu Müdigkeit sowie zu hypnotischer Wirkung (tiefer Schlaf, weckbar) ist fließend und schlecht steuerbar. Wesentliche Nebenwirkungen sind die Gewöhnung (körperliche Sucht), Tagesmüdigkeit, Störung der Schlafarchitektur, Sturzgefahr, paradoxe Erregungszustände sowie Rebound-Insomnie bei abruptem Absetzen.

22.1.4 Arzneimittelinteraktionen

Zahlreiche Medikamente **verstärken die Wirkung** von Schlaf- und Beruhigungsmitteln:
- gegenseitige Verstärkung der GABAergen Transmission durch **Alkohol, Benzodiazepine, Barbiturate**.
- Verstärkung der sedativen oder muskelrelaxierenden Wirkung durch **Muskelrelaxanzien, Neuroleptika, Antidepressiva, Opioide** oder **Histamin-Rezeptor (-H$_1$)-Antagonisten**.

22.2 GABA-A-Agonisten

Key Point

Der GABA-A-Rezeptor ist der wichtigste inhibitorische Rezeptor im ZNS.

Die meisten der heute noch gebräuchlichen Schlafmittel und Tranquilizer sowie einige Anxiolytika und Antiepileptika sind **GABA-A-Agonisten**, d. h., sie verstärken die Signalübertragung des GABA-A-Rezeptors, während sie am GABA-B-Rezeptor wirkungslos sind (S. 94). In Abhängigkeit von der Dosierung werden folgende Wirkungen ausgelöst (beginnend mit niedriger Dosierung bzw. schwacher Aktivierung des GABA-A-Rezeptors):
- Anxiolyse
- Sedierung
- Muskelrelaxation
- Schlafinduktion (hypnotische Wirkung)
- Unterbrechung eines Status epilepticus
- Narkose (nur mittels i. v. Gabe lipophiler GABA-A-Agonisten erreichbar).

Wirkmechanismus. Der GABA-A-Rezeptor wird von einem Komplex aus **5 Untereinheiten** (UE) gebildet, 2 **α**- und 2 **β**- sowie 1 **γ**-Untereinheit. Jede dieser Untereinheiten liegt in mehreren Isoformen vor, z. B. die α-Untereinheit in sechs Isoformen $α_1$–$α_6$. Das Zentrum des Pentamers bildet die Pore für Chloridionen (**Abb. 22.1**). Die Aktivierung des GABA-A-Rezeptors, im physiologischen Falle durch GABA, erhöht die **Öffnungswahrscheinlichkeit** und vermehrt

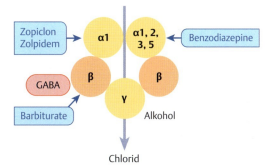

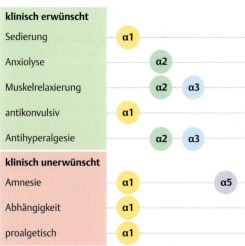

Abb. 22.1 GABA-A-Rezeptor. Der GABA-A-Rezeptor besteht aus 5 Untereinheiten (2 α-, 2 β- und 1 γ-Untereinheit). GABA und Barbiturate binden an die β-Untereinheit, Benzodiazepine binden an eine der $α_{1,2,3,5}$-Isoformen, Z-Substanzen (Zopiclon, Zolpidem) binden mit hoher Affinität nur an die $α_1$-Isoform. Ethanol bindet an die meisten GABA-A-Komplexe, sofern diese eine $γ_2$-Untereinheit besitzen. Daher können GABA-A-Agonisten und Alkohol additiv den Chlorideinstrom verstärken. Die GABA-A-Untereinheiten (UE) vermitteln verschiedene Wirkungen und unerwünschte Wirkungen. Eine Trennung von klinischer Wirkung und Nebenwirkung ist für die Stimulation einer α-Untereinheit nicht möglich.

dadurch den Einstrom von Chloridionen in die Nervenzelle. Chlorid wirkt hyperpolarisierend, d. h., es verstärkt das Ruhepotenzial und reduziert die Erregbarkeit. Jede GABA-A-Untereinheit wird spezifisch in individuellen Kerngebieten exprimiert, sodass sich verschiedene Funktionen bzw. Effekte ihrer Liganden ergeben. Am besten ist dies für die α-Untereinheiten untersucht (**Abb. 22.1**).

Benzodiazepine und Z-Substanzen sind nur in Gegenwart von GABA wirksam. Sie binden als allosterische Agonisten an eine andere Domäne wie GABA und verstärken dessen Wirkung (**Abb. 22.1**).

> **MERKE**
> GABA-A-Agonisten besitzen eine allosterische Wirkung (S. 94), d. h., sie wirken indirekt, indem ihre Bindung an den GABA-A-Rezeptor die Wirksamkeit von GABA verstärkt.

Relevant ist auch die **Kenntnis der Bindungsstellen** von GABA und der GABA-A-Agonisten. GABA, Benzodiazepine, Z-Substanzen, Barbiturate und Alkohol verstärken zwar alle den GABAergen Chlorideinstrom, binden aber an unterschiedliche Domänen. Dies ist klinisch bedeutsam, denn
- GABA-A-Agonisten verdrängen einander nicht und können daher ihre Wirkungen additiv verstärken.
- GABA-A-Agonisten haben ein unterschiedliches Wirkungsprofil entsprechend der Verteilung „ihrer" Untereinheit, an die sie binden.

Die $α_2$- und $α_3$-**Untereinheiten** vermitteln eine Antihyperalgesie, **Anxiolyse und Muskelrelaxierung**, während die $α_1$-Untereinheit eine **Sedierung**, Sucht und Schmerzverstärkung hervorruft (**Abb. 22.1**).

> **MERKE**
> Der GABA-A-Rezeptor ist ein Ionenkanal, dessen Aktivierung den Chlorideinstrom verstärkt und damit die zelluläre Erregbarkeit herabsetzt (Hyperpolarisation). Liganden des GABA-Rezeptors wie GABA, Benzodiazepine, niedrig dosierte Barbiturate oder Ethanol sind nur in Gegenwart von GABA wirksam (allosterische Agonisten). Sie binden an verschiedene Bindungsstellen im GABA-A-Rezeptor-Komplex und können so ihre Wirkungen addieren.

22.2.1 Benzodiazepine (BDZ)

Benzodiazepine (BDZ) sind die größte und wichtigste Gruppe der GABAergen Schlaf- und Beruhigungsmittel. Ihre Vorteile sind ihr **breites Wirkprofil** und ihre **gute Wirksamkeit**, ihr Nachteil ist das Risiko einer **zentralnervösen Dämpfung** und der **körperlichen Abhängigkeit**.

Strukturformeln. Benzodiazepine sind in der Mehrzahl 1,4-Benzodiazepine, für deren Wirkung ein Siebenring sowie eine Lactam-Struktur wesentlich sind (**Abb. 22.2**). Die kurz wirksamen Benzodiazepine bilden einen vierten Ring aus (tetrazyklische Benzodiazepine).

Wirkmechanismus. Benzodiazepine binden als allosterische Agonisten an **α-Untereinheiten des GABA-A-Rezeptors** (**Abb. 22.1**) und stimulieren indirekt den Chlorideinstrom, indem sie die Bindung des orthosterischen (endogenen) Liganden GABA an die β-Untereinheit erleichtern. Als Folge kann die gleiche Menge GABA eine größere Zahl von GABA-A-Rezeptoren stimulieren bzw. den Chlorideinstrom pro Rezeptor erhöhen. Dies erklärt folgende Effekte:
- Benzodiazepine sind dann besonders gut wirksam, wenn der GABAerge Tonus niedrig ist. Bei einer bereits endogen hohen GABAergen Transmission ist ihre Wirksamkeit relativ beschränkt.
- Die maximale Wirkung entspricht (grob vereinfacht) der maximalen Wirkung von GABA; daher kann mit der alleinigen oralen Gabe von Benzodiazepinen keine letale Atemdepression erreicht werden.

Tab. 22.1

Übersicht über die Wirkprofile von GABA-A-Agonisten

	Benzodiazepine	Z-Substanzen	Barbiturate
Bindungsstellen	$α_{1,2,3,5}$-Untereinheiten	$α_1$-Untereinheit	β-Untereinheit
Aktivierung	allosterisch	allosterisch	allosterisch, ago-allosterisch*
Antagonist	Flumazenil	Flumazenil	∅
Toleranz	+	+	++
Enzyminduktion	+	∅	+++
Abhängigkeit	++	+/++	+++
Rebound	++	+	+++

∅ nicht, + selten/gering, ++ gelegentlich/mäßig, +++ häufig/stark
* In hohen Dosierungen haben Barbiturate auch eine direkte, von GABA unabhängige agonistische Wirkung.

- Benzodiazepine und Barbiturate sowie andere GABA-Agonisten wie Ethanol können sich in ihrer Wirksamkeit addieren, was zu schwerer, unter Umständen letaler Atemdepression führt.

Die einzelnen Benzodiazepine unterscheiden sich nur relativ in Wirkprofil und Nebenwirkungen, da sie an die gleiche Domäne und meist mit ähnlicher Affinität und intrinsischer Aktivität binden. Entscheidend ist die **individuelle Pharmakokinetik**. Nach variabler Resorption werden Benzodiazepine zu aktiven oder inaktiven Metaboliten desalkyliert, hydroxyliert, acetyliert oder glukuronidiert. (**Abb. 22.3a**). Sie lassen sich in 3 Gruppen einteilen, deren wesentliches Kriterium die **Wirkdauer** und damit auch die Indikation ist (**Tab. 22.2**):

- **Gruppe 1:** kurze Plasma-HWZ von 2–8 h; direkte Verstoffwechslung durch Hydroxylierung („-zolam") zu inaktiven Metaboliten. Die kurz wirksamen, tetrazyklischen Benzodiazepine haben ein besonders hohes Gewöhnungs- und Suchtrisiko und können auch Verwirrung oder Aggressionen auslösen. Alprazolam bildet mit seiner mittellangen HWZ und der Indikation Anxiolyse eine Ausnahme und ist daher der Gruppe 2 zuzuordnen.
- **Gruppe 2:** mittellange Plasma-HWZ von 5–20 h; ebenfalls direkte Verstoffwechslung zu inaktiven Metaboliten
- **Gruppe 3:** N-Desalkylierung von Vertretern dieser Gruppe führt zu sehr lang wirksamen Metaboliten wie Desmethyldiazepam oder Desmethylflu-

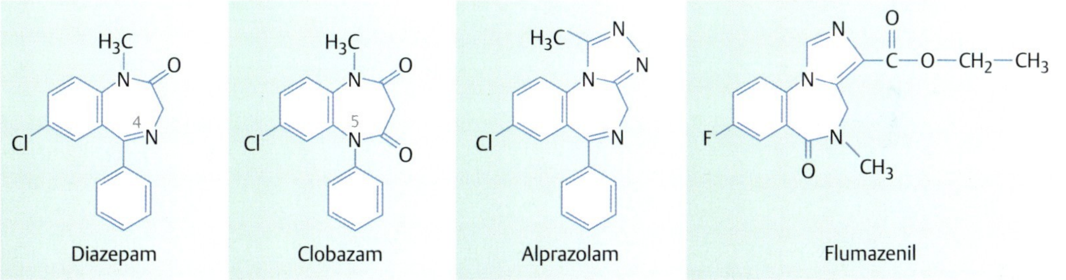

Abb. 22.2 Strukturformeln von Benzodiazepinen. Die N-Atome stehen in der 1,4-Position mit Ausnahme von Clobazam (1,5-Position). Alprazolam ist ein tetrazyklisches Benzodiazepin. Flumazenil wirkt als Antagonist, der Benzodiazepine vom GABA-A-Rezeptor verdrängt.

Tab. 22.2

Pharmakokinetik und Wirkprofil von Benzodiazepinen

Wirkstoff (Handelsname)	Indikationen (Auswahl)	Besonderheiten
Gruppe 1: kurz wirksam (2–8 h Plasma-HWZ)		
Brotizolam (Lendormin®)	Schlafstörungen	
Midazolam (Dormicum®)	Prämedikation und Narkoseeinleitung	CYP3A4-Metabolisierung
Triazolam (Halcion®)	Schlafstörungen	ausgeprägte Rebound-Insomnie, paradoxe Effekte
Gruppe 2: mittellang wirksam (5–20 h Plasma-HWZ)		
Alprazolam (Cassadan®)	Anxiolyse	
Bromazepam (Lexotanil®)	Anxiolyse, Schlafstörungen	
Clobazam (Frisium®)	Anxiolyse, Krampfanfälle	
Lormetazepam (Noctamid®)	Schlafstörungen	
Lorazepam (Tavor®)	Anxiolyse, Komedikation bei Depression und Psychosen	
Oxazepam (Adumbran®)	Anxiolyse, Schlafstörungen	
Temazepam (Remestan®)	Schlafstörungen, Muskelrelaxanz	
Gruppe 3 lange HWZ und/oder lang wirksame aktive Metaboliten* (20–100 h Plasma-HWZ)		
Chlordiazepoxid (Librium®)	Anxiolyse	lang wirksamer Metabolit
Clonazepam (Rivotril®)	Krampfanfälle	
Diazepam (Valium®)	Status epilepticus	lang wirksamer Metabolit
Flunitrazepam (Rohypnol®)	chronische, hartnäckige Schlafstörungen, i. v. Narkoseeinleitung	lang wirksamer Metabolit, Missbrauch in der Drogenszene (i. v.), BtM-pflichtig, höhere Affinität als Nitrazepam zum GABA-A-Rezeptor, hohes Abhängigkeitsrisiko
Flurazepam (Dalmadorm®)	Schlafstörungen	lang wirksamer Metabolit; hohes Abhängigkeitsrisiko
Nitrazepam (Radedorm®)	Schlafstörungen, BNS-Anfälle	hohes Abhängigkeitsrisiko

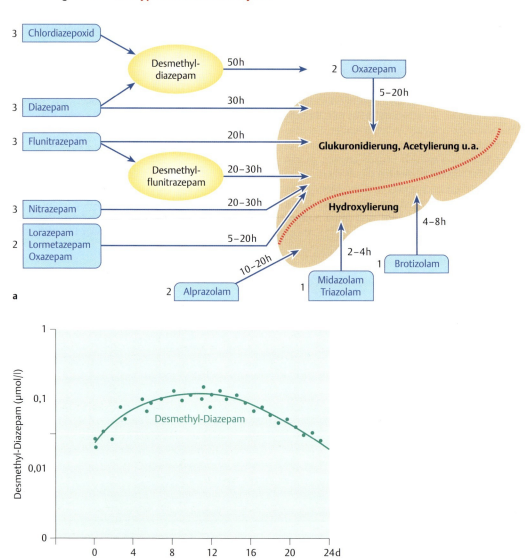

Abb. 22.3 Pharmakokinetik und Metabolismus. a Kurz wirksame (Gruppe 1) und mittellang wirksame (Gruppe 2) Benzodiazepine werden direkt in der Leber inaktiviert, die tetrazyklischen Benzodiazepine (Gruppe 1) durch eine rasche Hydroxylierung. In Gruppe 3 (lang wirksame Benzodiazepine) bestimmen u. a. die Metaboliten die lange HWZ. Die Stunden (h) geben die Plasma-HWZ an. **b** Bei Einnahme von Diazepam über 12 Tage wird der *steady state* des aktiven lang wirksamen Metaboliten erst nach 5–7 Tagen erreicht. Ebenso fällt erst 10 Tage nach Absetzen die Desmethyl-Diazepam-Konzentration wieder auf den initialen Ausgangswert (Daten aus Kaplan SA et al., Journal of Pharmaceutical Science, 1973).

nitrazepam mit einer Plasma-HWZ von 20–100 h. Der *steady state* wird erst nach Tagen erreicht, ebenso muss nach dem Absetzen noch mit einer tagelangen Verweildauer von aktiven Metaboliten gerechnet werden (**Abb. 22.3b**).
Die Wirkdauer ist immer kürzer als die Plasma-HWZ, da die wirksame Konzentration im Nervensystem schneller absinkt als die Plasma-HWZ (Diffusion bzw. Abflutung in die Peripherie entsprechend dem Konzentrationsgefälle).

 Praxistipp
Im Alter und bei eingeschränkter Nierenfunktion muss die Dosis um mindestens 50 % reduziert werden.

Indikationen.
– **Schlafstörungen:** Bei Ein- bzw. Durchschlafstörung kommen kurz und mittellang wirksame Benzodiazepine als 2. Wahl zum Einsatz. Vor allem bei dieser Indikation (und diesen Benzodia-

zepinen) ist darauf zu achten, dass spätestens nach 2–3 Wochen die Einnahme unterbrochen und das Medikament ausgeschlichen wird. Für BDZ ist keine länger als 4 Wochen dauernde Schlafförderung belegt. Für eine reine Insomnie sind Z-Substanzen den BDZ vorzuziehen. Kurzwirksame BDZ sind zu vermeiden. Der Patient muss über die Gefahr einer Rebound-Insomnie aufgeklärt werden.

- **Anxiolyse** (S. 419): Hier ist eine lang dauernde Wirksamkeit belegt.
- **Muskelrelaxation**: Die Verminderung des Muskeltonus ist unabhängig von der Sedierung und eine wichtige therapeutische Hilfe bei spastischen Syndromen sowie bei Verspannungen im Rahmen von Schmerzsyndromen. Für das **Tetrazepam** ruht seit August 2013 die Zulassung.
- **Krampfanfälle** (S. 444). Mittel der Wahl beim Status epilepticus, zur Prophylaxe kaum noch indiziert.
- **Beruhigung im Akutfall**: Benzodiazepine können zur Beruhigung bei akuten Angst- und Stresssituationen eingesetzt werden. Da sie nicht kardiodepressiv wirken, sind sie auch bei Herzinfarkt als Beruhigungsmittel indiziert. CAVE: Bei Patienten mit Delir (z. B. auf Intensivstation) muss daran gedacht werden, dass BDZ selbst ein Delir auslösen oder verstärken können.

> **MERKE**
>
> Benzodiazepine sind keine Schmerzmittel. Sie besitzen kein analgetisches Potenzial.

Nebenwirkungen. Tab. 22.3.

Abhängigkeit und Entzug: Das Risiko einer körperlichen Abhängigkeit steigt mit der Dosis und der Einnahmedauer. BDZ mit schnellem Wirkungseintritt wie Flunitrazepam oder mit kürzerer Wirkdauer wie die BDZ der Gruppe 1 (**Tab. 22.3**) haben ein hohes Gewöhnungs- und Suchtrisiko. Bereits nach 1–2 Wochen können Patienten unter der Einnahme oder nach abruptem Absetzen kurz wirksamer Benzodiazepine wie Triazolam oder Midazolam innere Unruhe, Tremor, Aggressionen, Angst, Verwirrung, Desorientierung, Albträume sowie psychoseähnliche Störungen entwickeln. Zudem verleitet die **Rebound-Insomnie** den Patienten zur sofortigen Wiedereinnahme. Die Veränderung des GABAergen Tonus kann **Krampfanfälle** provozieren. Bei Patienten mit Angststörungen ist es oft schwierig, die letzte niedrige BDZ-Dosis abzusetzen, an die sich die Patienten wie an einen Rettungsanker klammern. Besonders gefährdet sind auch Patienten mit chronischen somatischen Krankheiten (v. a. mit Schmerzsyndromen), Persönlichkeitsstörungen oder Dysthymie, chronischer Schlafstörung oder Drogen- und Alkoholabusus.

Missbrauch: Missbrauch wird v. a. bei Frauen ab der 4. Lebensdekade beobachtet (Verhältnis Frauen: Männer 2–4:1), dabei regelmäßig in Verbindung mit vermehrtem Alkoholkonsum oder Alkoholabusus. Eine besondere Form des Missbrauches ist die i. v. Applikation von **Flunitrazepam** und Flurazepam bei Drogenabhängigen, die das intravenöse „schnelle Einfahren" mit seiner beruhigenden und muskelrelaxierenden Wirkung als besonders angenehm empfinden. Dieser Missbrauch wird von einer Dosissteigerung begleitet. Flunitrazepam unterliegt seit 2011 vollständig der BtM-Verordnung.

Zentralnervöse und psychische Störungen: BDZ können Gleichgültigkeit und Interesselosigkeit, aber auch **paradoxe Effekte** wie Euphorie, Aggression oder Enthemmung bewirken. Vor allem bei Zerebralsklerose kann es zur Verstärkung von Verwirrungszuständen kommen.

Atemdepression: Orale Benzodiazepine allein verursachen keine lebensbedrohliche Atemdepression, gefährlich ist aber die Kombination mit anderen atemdepressiven Substanzen wie Alkohol oder Opiaten.

Müdigkeit und „hangover": Benzodiazepine mit mittellanger oder langer HWZ beeinträchtigen die Tagesvigilanz und vermindern die Konzentration mit herabgesetzter Reaktionsfähigkeit im Beruf und im

Tab. 22.3

Indikationen und Ausprägung der Nebenwirkungen von Benzodiazepinen

	Gruppe 1 (kurz wirksam)	Gruppe 2 (mittellang wirksam)	Gruppe 3 (lang wirksam)
Indikationen	Narkose, Einschlafstörung	Durchschlafstörung, Myotonolyse, Krampfanfälle	Anxiolyse, Myotonolyse, Entzugssyndrome
Nebenwirkungen			
Tagesmüdigkeit	+	+ +	+ + +
Reaktionsvermögen	↓	↓↓	↓↓↓
Abhängigkeit	+ + +	+ +	bei bestimmungsgemäßem Gebrauch: + bei Missbrauch: + + +
Verwirrung, paradoxe Erregung	+ + +	+ +	+

Verkehr. Grundsätzlich stören BDZ die Schlafarchitektur.

Sturzgefahr: Neben der Müdigkeit bzw. der verminderten Aufmerksamkeit können Koordinationsstörungen (Ataxie) und der verminderte Muskeltonus zu einer erheblichen Sturzgefahr führen.

Toleranz: Im Gegensatz zu den Barbituraten muss für die schlaffördernde bzw. sedierende Wirkung der BDZ die Dosis nicht oder nur mäßig erhöht werden. Benzodiazepine verlieren jedoch schnell ihre initiale euphorisierende Wirkung. Werden Benzodiazepine als Antiepileptika eingesetzt, unterliegt die antikonvulsive Wirkung auch einer Toleranzentwicklung (S. 444).

> **MERKE**
>
> Bei reinen Insomnien werden BDZ nur kurzfristig für max. 2–3 Wochen gegeben, hier sind Z-Substanzen vorzuziehen. Im Gegensatz dazu sind BDZ bei Angststörungen (oft zusammen mit Wahnvorstellungen) oder bei Suiziddruck über eine längere Zeit wirksam und indiziert.

Kontraindikationen. Schwere Leber- und Nierenschäden, Alkoholismus sowie Myasthenia gravis. In der Schwangerschaft sollten Benzodiazepine vorsichtshalber nur nach strenger Indikationsstellung eingesetzt werden, obwohl sie nicht teratogen sind (S. 421).

Exkurs

Missbrauch und physische Abhängigkeit

Z-Substanzen und Benzodiazepine gehören zu den häufig verordneten Arzneistoffen. Oft werden diese Beruhigungs- bzw. Schlafmittel ohne echte medizinische Indikation zur Beseitigung von unspezifischen neurovegetativen Störungen eingenommen. **Physische Abhängigkeit** ist die am meisten gefürchtete Nebenwirkung, die unter Umständen einen stationären Entzug notwendig macht. Dabei erfordert die Ausbildung einer Abhängigkeit von Schlafmitteln (im Gegensatz zu vielen anderen Suchtmitteln) selten eine stetige Erhöhung der Einnahme (sog. *low-dose-dependency*). Wesentliche Ursache der körperlichen Abhängigkeit ist der **Rebound-Effekt beim Absetzen:** Schlafmittel fördern zu Beginn den Schlaf, diese Wirkung lässt jedoch nach wenigen Tagen/Wochen nach (Toleranzentwicklung). Wird nach einigen Wochen täglicher Einnahme das Schlafmittel abgesetzt, kann sich die Schlaflosigkeit verschlechtern, Angstgefühle und Unruhe stellen sich ein. Dies lässt viele Patienten und Patientinnen (Frauen klagen häufiger über Schlafstörungen als Männer) erneut zu den Tabletten greifen (**Abb. 22.4**). Typisch ist folgende Äußerung eines Abhängigen: „Ob die Schlaftablette hilft, weiß ich nicht. Aber wenn ich sie weglasse, geht es mir schlecht."

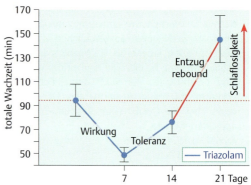

Abb. 22.4 Verbesserung von Schlafdauer und *Rebound-Insomnie*. Die Wirkung von Schlafmitteln wie dem Benzodiazepin Triazolam zeigt zu Beginn eine schlaffördernde Wirkung, die nach wenigen Tagen nachlässt (Toleranz). Wird nach einigen Wochen Einnahme das Schlafmittel abgesetzt, kann sich die Schlaflosigkeit verschlechtern (rote Linie; Entzug oder *Rebound-Insomnie*). Beachte: Die objektive Verbesserung der Schlafzeit beträgt oft nur weniger als eine Stunde.

Die manchmal geschätzte Dunkelziffer von 2 Mio. Schlafmittelabhängigen ist wahrscheinlich zu hoch und der Vorwurf, dass Ärzte die Patienten in eine Abhängigkeit stürzen, ist absurd. Im Gegenteil, bei den weit verbreiteten Schlafstörungen kann von einer Unterversorgung ausgegangen werden. Eine zu große und nicht reflektierte Angst vor Abhängigkeit kann einer sinnvollen (vorübergehenden) Therapie entgegenstehen. Schlafstörungen sind ein wesentlicher pathogenetischer Risikofaktor für affektive Störungen und Demenz.

Für die Vermeidung der körperlichen Abhängigkeit gilt:
- Tabletteneinnahme **so kurz wie möglich** (2/3 der Patienten, die Schlafmittel über mehrere Monate einnehmen, nehmen diese auch noch nach 10 Jahren ein!)
- immer wieder **Pausen** einlegen (z. B. Schlafmittel nur am Wochenende)
- nach längerer Einnahme **langsam absetzen** und den Patienten auf eine mögliche Rebound-Insomnie von wenigen Tagen vorbereiten.
- Schlafmittel werden nicht zu oft, sondern zu lange gegeben. Immer wieder „regenerative Pausen" einlegen.

22.2.2 Z-Substanzen

Zopiclon (Ximovan®) und **Zolpidem** (Stilnox®) sind GABA-A-Agonisten, die nur der Wirkmechanismus und der Anfangsbuchstabe verbindet und die chemisch nicht mit Benzodiazepinen oder Barbituraten verwandt sind. Z-Substanzen sind die am häufigsten in Deutschland verordneten Schlafmittel. Sie aktivieren ebenfalls den GABA-A-Rezeptor, binden aber an die α_1-UE (**Abb. 22.1**). Ihr Wirkprofil beschränkt sich auf die **Indikation Schlafstörungen**, wobei das Nebenwirkungspotenzial geringer als das der Benzodiazepine ist. Dennoch muss auch bei Z-Substanzen auf **Abhängigkeit** und Intoxikation durch Überdosierung geachtet werden, besonders bei Patienten mit früheren Drogenproblemen, psychiatrischen Erkrankungen sowie mit einer Abhängigkeit von Benzodiazepinen. Bei diesen Patienten kann sich der Entzug von Z-Substanzen sehr schwierig gestalten.

Wirkmechanismus. Z-Substanzen binden primär an die $α_1$-**Untereinheit** und verstärken die Wirkung von GABA (allosterische Wirkung). Sie besitzen daher keine nennenswerte anxiolytische oder muskelrelaxierende Wirkung. Auch Z-Substanzen lassen sich durch **Flumazenil** antagonisieren (**Tab. 22.1**).

Nebenwirkungen und Kontraindikationen. Z-Substanzen sollten „auf der Bettkante" eingenommen werden. Ihre schnelle Wirkung (20–30 min) verursacht Schwindel oder Gangstörungen sowie eine Amnesie für die Zeit vor und während des Schlafes. Nachts kann Verwirrung, z. T. mit Stürzen, auftreten. Auch paradoxe Reaktionen (z. B. Schlafwandeln) sind möglich. Die Kontraindikationen entsprechen denen der Benzodiazepine.

> **MERKE**
>
> – Z-Substanzen binden an die $α_1$-Untereinheit des GABA-A-Komplexes und vermitteln nur eine Sedierung.
> – Sie besitzen ein günstigeres Nutzen-Risiko-Verhältnis als die Benzodiazepine. Dennoch gilt: Den Patienten, die keine Benzodiazepine erhalten dürfen, sollten auch keine Z-Substanzen verschrieben werden!
> – Z-Substanzen sollten „auf der Bettkante" eingenommen werden, sodass Sturzgefahr und Amnesie „überschlafen" werden.

22.2.3 Barbiturate

Wirkmechanismus. Barbiturate binden an die **β-Untereinheit des GABA-A-Rezeptors, an die auch GABA bindet.** In therapeutischen Dosierungen verstärken sie allosterisch die Wirkung von GABA, in hohen Dosierungen können sie jedoch **direkt als Agonist unabhängig von GABA** ago-allosterisch den Einstrom von Chlorid steigern. Dies erklärt, warum Barbiturate eine stärkere hypnotische Wirkung als Benzodiazepine entwickeln und bei Intoxikation oder Suizid einen tödlichen Atem- und Herzstillstand (Kreislaufversagen) verursachen. Erschwerend kommt hinzu, dass es **keinen Antagonisten** für Barbiturate gibt. Die individuelle Wirkung wird v. a. durch die unterschiedliche Kinetik bestimmt.

Nebenwirkungen und Interaktionen. Barbiturate haben ein hohes Potenzial für **Arzneimittelinteraktionen**, da sie **starke Induktoren des Lebermetabolismus** (S. 41) sind. Unter Barbituraten entwickelt sich außerdem schnell **Toleranz** (innerhalb von 8–10 Tagen). Bei abruptem Absetzen neigen ältere Patienten zum **Entzugsdelir**.

Indikationen. Aufgrund des toxischen Potenzials (Kreislaufversagen, Atemdepression, Entzugsdelir, schnelle Toleranzentwicklung) und zahlreicher Kontraindikationen werden Barbiturate nur noch bei folgenden **Indikationen** eingesetzt:

– Narkoseeinleitung: parenterale Gabe von Methohexital (Brevimytal®) und Thiopental (Trapanal®). Thiopental (S. 427) verursacht bei paravenöser Injektion schwere Gewebsschäden. Beide Barbiturate sind übrigens im Status epilepticus kontraindiziert.
– Epilepsie: Phenobarbital (Luminal® (S. 444)) ist als prophylaktisches Antiepileptikum nur 3. Wahl, im Status epilepticus nach Benzodiazepinen 2. Wahl.
– Veterinärmedizin: Das mittellange Pentobarbital (Nembutal®) kommt in der Tiermedizin zum Einsatz.

Exkurs

Zur Namensgebung

Dem Chemiker Adolf von Baeyer gelang 1864 die Synthese der Barbitursäure aus Harnstoff und Malonsäure. Er feierte diesen Erfolg in einem Wirtshaus, in dem Artillerieoffiziere gerade den Namenstag der hl. Barbara begingen, der Schutzpatronin der mit Feuer und Sprengstoff hantierenden Berufe wie Bergleute oder Artilleristen. Baeyer nannte sein neues Syntheseprodukt in Erinnerung an jenen Abend Barbitursäure. Ähnlich anekdotisch liest sich die Namensgebung von Barbital als Veronal®, dessen Wirkung an die italienische Stadt Verona erinnern und somit Frieden und Entspannung und etwas Erotik („Romeo und Julia") in südlicher Sonne suggerieren sollte.

Exkurs

Barbiturate als Suizidativa

Die tödliche Atemdepression, die auch durch orale Einnahme erzielt werden kann, verschafft Barbituraten wie dem Pentobarbital den Einsatz in der Sterbehilfe. Ob der Weg vom sonnigen Verona, an das der Name Veronal® erinnern soll, zum Einsatz in der bewussten Lebensbeendigung als Fortschritt oder Rückschritt zu betrachten ist, unterliegt der individuellen Sicht, die sich einer ethischen Bewertung entzieht.

MERKE

- Barbiturate binden an die β-Untereinheit und können in hohen Dosierungen direkt den GABA-A-Kanal öffnen.
- Gefürchtet sind die u. U. letale Atemdepression, die nicht antagonisiert werden kann, sowie die massive Induktion von Leberenzymen mit beschleunigtem Abbau von CYP3A4-Substraten.

22.2.4 GABA-A-Rezeptor-Antagonisten

Flumazenil (Anexate®) verdrängt reversibel und kompetitiv **Benzodiazepine** und **Z-Substanzen** von der α_1-Untereinheit des GABA-A-Rezeptors und normalisiert den Chlorideinstrom. Flumazenil wird zur **Beendigung einer Narkose** infundiert, eine weitere Indikation sind **Intoxikationen** nach missbräuchlicher Einnahme von GABA-A-Agonisten, oft zusammen mit Alkohol oder Barbituraten (S. 687).

MERKE

- Flumazenil antagonisiert Benzodiazepine und Z-Substanzen, es wirkt nicht bei Barbituraten!
- Bei Abhängigen kann Flumazenil einen Entzug auslösen.
- Cave: Flumazenil hat eine kurze Halbwertszeit, die Wirkungen der zu antagonisierenden Substanzen können daher wiederkehren. Die Patienten müssen gut überwacht werden.

22.3 Weitere Hypnotika

Key Point
Weitere schlaffördernde Substanzen sind H_1-Blocker, Melatonin und seine Mimetika sowie pflanzliche Präparate.

22.3.1 H_1-Rezeptor-Antagonisten als Hypnotika

Siehe auch H_1-Antihistaminika (S. 194), H_1-Rezeptor-Antagonisten (S. 237) und H_1-Rezeptor-Antagonisten als Immunmodulatoren (S. 550).
Wirkmechanismus. H_1-Rezeptoren (Histamin-Rezeptoren) im Hypothalamus vermitteln die Erregung cholinerger Neuronen und steigern so die Wachheit. Umgekehrt bewirkt die Hemmung des H_1-Rezeptors eine deutliche Sedierung, daneben eine Appetitsteigerung. Diese ursprünglich als Nebenwirkung der H_1-Blocker betrachtete Eigenschaft wurde in diesem Fall zur erwünschten Wirkung gemacht. **Doxylamin** (Sedaplus®) und **Diphenhydramin** (Vivinox®) sind die stärksten frei verkäuflichen, apothekenpflichtigen Schlafmittel. Das rezeptpflichtige **Hydroxyzin** (Atarax®) wird als Anxiolytikum verordnet.
Nebenwirkungen und Kontraindikationen. Toxizität und Abhängigkeitspotenzial der H_1-Blocker sind bei bestimmungsgemäßem Gebrauch gering, jedoch kann es zur **Toleranz** mit Gefahr der Dosiserhöhung kommen. Infolge der langsamen Anflutung und langen Wirkdauer muss noch am nächsten Tag mit Beeinträchtigungen des Reaktionsvermögens und mit Sturzgefahr gerechnet werden. In etwas höheren Dosierungen muss mit ausgeprägten **anticholinergen Nebenwirkungen** (S. 457) gerechnet werden, die auch die Kontraindikationen bestimmen; mehr als 600 mg werden zur missbräuchlichen Delir-Erfahrung eingenommen. Bei renaler Einschränkung können H_1-Blocker akkumulieren.
Cave: Bei Kindern muss auf ein krampfauslösendes Potenzial in höheren Dosierungen geachtet werden. H_1-Rezeptor-Antagonisten sollten nicht unkritisch zur Sedierung von unruhigen Kindern verwendet werden.

 Praxistipp
Die rezeptfreien H_1-hemmenden Schlafmittel werden oft nicht als Medikamente oder nur als „leichte" Schlafmittel wahrgenommen, obwohl sie wirksam sedieren und in höherer (missbräuchlicher) Dosis erhebliche Nebenwirkungen auslösen können. In der „Szene" verstärken H_1-Rezeptor-Antagonisten die Wirkung von Alkohol.

Exkurs

Zur Erinnerung
Die ersten Neuroleptika, Promethazin und Chlorpromazin, sind starke H_1-Hemmstoffe und wie die trizyklischen Antidepressiva Derivate des Phenothiazins. Die trizyklischen Antidepressiva Doxepin und Opipramol bewirken über ihre starke H_1-Hemmung eine ausgeprägte Schlafinduktion bzw. Sedierung (S. 459).
Ein weiteres Anwendungsgebiet für H_1-Hemmstoffe ist die Unterdrückung von (bewegungsinduzierter) Übelkeit und Erbrechen durch Blockade der H_1-Rezeptoren (S. 237) im Brechzentrum und im Gleichgewichtsorgan. Verwendet werden hier z. B. Dimenhydrinat und Diphenhydramin.

22.3.2 Stimulation des Melatonin-Systems

Melatonin ist ein epiphysäres Hormon, das über die Melatonin-Rezeptoren ($MT_{1/2}$-Rezeptoren) den zirkadianen Rhythmus steuert. Es gilt als nebenwirkungsfreies leichtes Schlafmittel, das die innere Uhr mit dem äußeren 24-stündigen Rhythmus synchronisiert und den zirkadianen Rhythmus stabilisiert. Neben der Insomnie ist ein Hauptanwendungsgebiet der **Jetlag** (off-label): Das physiologisch mögliche Maximum der Anpassung des zirkadianen Rhythmus an die Zeitverschiebung beträgt 2 h/d bei Westflügen, in Ostrichtung benötigen alle Lebewesen aufgrund einer komplexen Signaltransduktion in den Zellen des Nucleus suprachiasmaticus mehr Zeit. Die Gabe von Melatonin kann die Dauer der physiologischen Anpassung um eine Stunde pro Tag verkürzen. Auch **Blinde** mit einem „freilaufenden" zirkadianen Rhythmus können durch Melatonin mit dem 24-Stunden-Rhythmus der Erdumdrehung synchronisiert werden.

Melatonin (Circadin®) und **Ramelton** (Rozarem®) als reine Melatonin-Rezeptor (MT)-Agonisten werden bei **Insomnie** eingesetzt. Eine Steigerung der Dosis über 5 mg Melatonin ist wirkungslos, ebenso die Einnahme nach Mitternacht. Melatonin wird durch CYP1A2 metabolisiert, CYP1A2-Inhibitoren können daher die Plasmaspiegel vervielfachen – aber dies bleibt folgenlos, da bereits in therapeutischer Dosierung Melatonin alle MT-Rezeptoren besetzt.

Der $MT_{1/2}$-Agonist **Agomelatin**, Valdoxan® (S. 465), hemmt zusätzlich den $5\text{-}HT_{2C}$-Rezeptor und ist nur bei der Major-Depression zugelassen, nicht zur Behandlung einer Insomnie.

22.3.3 Clomethiazol

Clomethiazol (Distraneurin®) ist ein Derivat des Thiamins (Vitamin B_1) und wirkt stark sedierend und antikonvulsiv. Es wird bei agitierten und deliranten Patienten (z. B. nach Alkohol- oder Drogenentzug) als Reservesedativum eingesetzt. Bei Clomethiazol ist das Risiko für Gewöhnung und Missbrauch hoch, vor allem, wenn zusätzlich andere Abhängigkeiten bestehen. Daher muss die Anwendung auf 5 bis 10 Tage beschränkt und das Medikament wegen der Gefahr von Krampfanfällen langsam ausgeschlichen werden. Zu beachten sind die starke Speichel- und Bronchialsekretion (Aspirationsgefahr).

22.3.4 Chloralhydrat

Chloralhydrat (Chloraldurat blau®) wurde 1832 von Liebig synthetisiert. Es ist seit 1869 in therapeutischem Gebrauch und damit das am längsten bekannte chemisch definierte Schlafmittel. Seine mäßige hypnotische Wirkung wird durch den Metaboliten **Trichlorethanol** (HWZ = 8 h) vermittelt, wahrscheinlich durch die Ethanol-Bindungsstelle am GABA-A-Rezeptor (S. 93). Chloralhydrat wird daneben auch zur lang wirksamen Trichloressigsäure oxidiert (HWZ = 4 d), einem ehemaligen Herbizid.

Chloralhydrat stört nicht die Schlafarchitektur, lässt den REM-Schlaf intakt und fördert den Tiefschlaf. Besonders erwünscht ist die **fehlende Muskelrelaxation**. Allerdings nimmt die Wirkung rasch durch Autoinduktion ab. Nachteilig sind auch die geringe therapeutische Breite mit Atemdepression bei Alkoholkonsum, QT-Zeit-Verlängerung, Benommenheit, gastrointestinalen Störungen und Entzugsdelir. Zur Vermeidung der Schleimhautreizung wird es als Kapsel verabreicht. Niereninsuffizienz ist eine Kontraindikation.

22.3.5 Pflanzliche Präparate und Koffein

Es gibt eine Reihe pflanzlicher Präparate wie **Baldrian, Melisse oder Hopfen**, die bestenfalls mäßig wirksam sind und in einigen Studien bei ausreichender Dosierung eine mit den H_1-Blockern vergleichbare Schlafinduktion erreichen. Insgesamt werden sie wegen fehlender reproduzierbarer Wirkung nicht empfohlen. Bei vielen Älteren wirkt der **nächtliche Kaffeekonsum** schlafinduzierend, dies ist vielleicht das Ergebnis einer verbesserten Hirndurchblutung.

22.3.6 Sedierende Antidepressiva und Neuroleptika

Antidepressiva und Neuroleptika bewirken über die Hemmung von H_1- und $5\text{-}HT_{2A}$-Rezeptoren eine Sedierung (S. 459), die Wirkstärke entspricht derjenigen der Z-Substanzen. Sie besitzen kein Suchtrisiko (lange Einnahme möglich). Das Trizyklikum **Opipramol** wird weit verbreitet *off-label* als Schlafmittel verordnet (bei Patienten mit oder ohne Ängstlichkeit), ebenso **Doxepin**. Der alte α_1-Blocker Prazosin verhindert Albträume nach posttraumatischen Belastungsstörungen. Kein Antidepressivum ist bei reinen Insomnien zugelassen, im Gegensatz zu den niederpotenten Neuroleptika **Melperon** oder **Pipamperon** (S. 490), die über die Verminderung der psychomotorischen Unruhe und inneren Anspannung schlaffördernd wirken.

22.4 Anxiolytika und Angststörungen

 Key Point
Angststörungen sind wie die Depression mit Störungen des Serotonin-Metabolismus verbunden. Sie sind ein eigenständiges Krankheitssyndrom, aber oft mit einer Depression assoziiert. In der Therapie der Angststörungen spielen Hypnotika (Benzodiazepine, Wirkstoffe mit H_1-Hemmung) und Antidepressiva bzw. Modulatoren der Serotonin-Übertragung (SSRI, Buspiron) die Hauptrolle.

22.4.1 Überblick

Epidemiologie und Pathophysiologie von Angststörungen. Angststörungen umfassen verschiedene Syndrome, z. B. die generalisierte Angststörung, Panikattacken oder Phobien. Sie können isoliert auftreten oder depressive Störungen begleiten und sind mit einem hohen Risiko für Substanzmissbrauch und Suizid verbunden. Im Alter sind Phobien eine häufige Störungen, 4 % der älteren Menschen zeigen Angststörungen, viele leiden an Depression oder sekundärer Alkoholabhängigkeit (Abhängigkeit infolge körperlicher, psychischer oder sozialer Probleme). Häufig haben diese Störungen ihren Beginn schon im frühen Erwachsenenalter. Im Gegensatz zum frühmorgendlichen Erwachen bei Depression sind für Angststörungen häufige kurzfristige nächtliche Aufwachphasen typisch.

Neben genetischen Faktoren spielen vor allem **Veränderungen des Serotoninstoffwechsels** eine zentrale Rolle. Das von den Raphekernen ausgeschüttete Serotonin wirkt **dämpfend** auf Kerngebiete, deren Aktivierung Angst auslöst. Beschrieben werden
- Überfunktion von 5-HT$_2$-Rezeptoren
- Unterfunktion von 5-HT$_{1A}$-Rezeptoren.

Daneben gibt es Hinweise auf **Störungen des Noradrenalin-** und **Dopaminstoffwechsels** sowie der **GABAergen Transmission:** Die Hemmung bzw. Verminderung von GABA-A-Rezeptoren (z. B. im Entzug von Suchtstoffen) löst starke Angstzustände aus. Bei chronischem Stress sind die Glukokortikoid-Rezeptoren auf den dopaminergen Neuronen erhöht und die Tyrosinhydroxylase-Aktivität wird vermindert, die Folge ist ein Dopaminmangel.

Begleitend zur Pharmakotherapie sollten immer Angstbewältigungs- und Entspannungsstrategien entwickelt werden.

Wirkstoffe. Zugelassen in der Therapie von Angststörungen sind:
- Benzodiazepine (BDZ)
- Antidepressiva, v. a. SSRI
- Buspiron (5-HT$_{1A}$-Rezeptor-Agonist)
- Hydroxyzin (H$_1$-Rezeptor-Antagonist)
- Pregabalin (S. 443), ein Antikonvulsivum
- Neuroleptika (S. 485)
- ZNS-gängige β-Blocker (z. B. Propranolol) zur Unterdrückung körperlicher Symptome (S. 117).

22.4.2 Benzodiazepine (BDZ) als Anxiolytika

Weil Benzodiazepine sofort angstlösend wirken, sind sie v. a. bei **Panikattacken** als Akuttherapie die 1. Wahl. Wegen der Gefahr des Missbrauchs sollten sie für eine längere Einnahme als Mittel der 2. Wahl erst nach den Antidepressiva verordnet werden.

Zur Anxiolyse werden die länger wirksamen Benzodiazepine eingesetzt wie **Alprazolam** (S. 413) oder **Lorazepam** (S. 413). Die anxiolytische Wirkung unterliegt keiner Toleranzentwicklung, evtl. verhält sich die α$_2$-Untereinheit, die für die Anxiolyse wichtig ist, anders als die α$_1$-Untereinheit.

Vorsicht ist geboten bei der Einnahme von **Benzodiazepinen mit Alkohol** (S. 415), der wegen seiner angst- und stresslösenden Wirkung bei Angstzuständen oft in größeren Mengen getrunken wird. Die Kombination verstärkt die Sedierung und den *hangover* (S. 415). Auch das gerade bei Ängsten so notwendige klare Denken wird weiter eingeschränkt.

22.4.3 Antidepressiva als Anxiolytika

Serotonin-Wiederaufnahmehemmer (SSRI). SSRI (S. 462) sind 1. Wahl bei allen nicht akuten Angststörungen. Wie bei der Depression ist auch hier der Wirkeintritt verzögert (1–2 Wochen).

Trizyklische Antidepressiva (TCA). TCA (S. 460) wie Clomipramin und Imipramin sind effektive Anxiolytika, jedoch wegen ihrer Nebenwirkungen nur 2. Wahl.

Opipramol. Angststörungen sind der „große Auftritt" dieses alten Trizyklikums, das weit verbreitet als Schlafmittel verordnet wird, jedoch nur bei Angststörungen zugelassen ist. Es besitzt einen ausgeprägt sedierenden Effekt via H$_1$-Hemmung (S. 459).

22.4.4 Weitere Anxiolytika

- **Buspiron** (Bespar®) ist speziell für die generalisierte Angststörung zugelassen. Es wirkt als 5-HT$_{1A}$-Agonist der Unterfunktion von postsynaptischen 5-HT$_{1A}$-Rezeptoren entgegen, außerdem hemmt es D$_2$-Rezeptoren. Buspiron verursacht **keine Sedierung** und besitzt kein Risiko für Gewöhnung oder Abhängigkeit. Sein Einsatz wird jedoch durch **ernste Nebenwirkungen** wie Leber- und Nierenfunktionsstörungen, Senkung der Krampfschwelle sowie psychotische Symptome mit Suizidneigung eingeschränkt. *Cave:* **Buspiron nicht verwechseln mit Bupriopion** (Ind.: Depression, Entwöhnung) und **Budipin** (Ind.: Morbus Parkinson).
- **Hydroxyzin** (S. 418), ein H$_1$-Rezeptor-Antagonist
- **Pregabalin** (S. 443), ein Antikonvulsivum
- **Neuroleptika** (S. 485)
- **β-Blocker** (ZNS-gängige wie Propranolol) zur Unterdrückung körperlicher Symptome (S. 117)

> **MERKE**
>
> Bei Angststörungen sind Verstärker bzw. Modulatoren der Serotonin-Transmission (wie SSRI und Buspiron) den Modulatoren der Noradrenalin-Transmission (NSRI, α$_2$-Antagonisten) überlegen. Beim Einsatz von Antidepressiva als Koanalgetika (S. 398) ist es umgekehrt, hier spielt die Verstärkung von Noradrenalin die Hauptrolle.

22.5 Pharmakologie in der Praxis: Hypnotika und Anxiolytika

22.5.1 Praktischer Umgang mit Schlafstörungen und Hypnotika

- **Klare Indikationsstellung.** Es besteht auch Behandlungsbedürftigkeit, wenn die Tagesbefindlichkeit beeinträchtigt ist.
- Vor Beginn der Medikamententherapie sollte immer eine **verhaltensmedizinische Strategie** angewandt werden, deren Kurzwirkung bei primären Insomnien sogar den BDZ überlegen ist. Änderung im Tagesablauf (Verkürzung der Tagesschlaf-

zeit) und ggf. im Wohn-/Schlafbereich (Raumtemperatur, Bett) stehen an 1. Stelle.
- **BDZ** wirken schnell und zuverlässig mit großer therapeutischer Breite. Ihr Einsatz erfordert jedoch eine klare Indikationsstellung, die **Dosierung** und Wahl des BDZ richten sich nach den Symptomen.
- **Patienten mit Missbrauchsrisiko** oder **Abhängigkeitspotenzial** sollten nach Möglichkeit keine BDZ, Z-Substanzen und H_1-Antagonisten erhalten.
- Bis zu 50 % der Patienten mit chronischer Schlafmitteleinnahme haben auch ein Alkoholproblem.
- Bei **reinen Einschlafstörungen** grundsätzlich Begrenzung der Verordnung auf **maximal 4 Wochen** (empirische Empfehlung).
- Bei intermittierender Gabe ist die längere Einnahme vertretbar entweder an **10 Tagen in 3 Wochen**, als **Intervalltherapie** (2–4 Wochen Hypnotika, 2–4 Wochen Pause) oder durch prospektive Festlegung von **3–4 Tagen pro Woche**.
- Bei vielen Menschen erfordert der Leidensdruck einer Insomnie eine längere Verordnung von Hypnotika; dann immer wieder ausschleichend **Auslassversuche** unternehmen oder eine **Intervalltherapie** versuchen.
- Bei **längerer Einnahme** (bereits nach 2 Wochen) ist **immer auszuschleichen**. Der Patient ist unbedingt über die Gefahr einer **Rebound-Insomnie** aufzuklären.
- Bei **langjähriger stabiler Einnahme und Wirksamkeit** (!) von Benzodiazepinen und Z-Substanzen ohne Dosiserhöhung kann die Medikation – bei bestehender Indikation – weiter verordnet werden.
- Insomnien sind oft **Vorzeichen** von Depression und Angststörungen.
- Die Verbesserung der Schlaflosigkeit kann **psychische Störungen mindern** und z. B. **zur Depressionslösung beitragen**.
- Bei **Demenz und Verwirrtheit** besteht besonderes Risiko für hypnotikainduzierte paradoxe Erregungszustände und Aggressivität.
- Bei **eingeschränkter Nierenfunktion** und bei alten Patienten muss bei den meisten BDZ die Dosis um mindestens 50 % reduziert werden („**start slow, go slow**").
- Auch **im höheren Alter** ist ein **Entzug** von Schlafmitteln sinnvoll. Affektive und kognitive Beeinträchtigungen können damit verbessert werden.
- Alle pharmakotherapeutischen Wirkungen sind **ausschließlich symptomatisch**.

22.5.2 Hypnotika in besonderen Lebenssituationen

Schlafstörungen und Hypnotika im Alter. Alte Menschen haben per se nur eine unwesentlich verkürzte Schlaufdauer (ca. 1 h) gegenüber 50-Jährigen. Es sind die **Krankheiten**, **Ängste** und **Medikamente**, die Schlafstörungen provozieren. Die vielfältigen Ursachen reichen von der Nykturie (Herzinsuffizienz; Diuretika), vermehrtem Tagesschlaf (keine Bewegung, L-Dopa), Durst (Mundtrockenheit), Refluxkrankheit, Tachykardie (Vorhofflimmern, Hyperthyreose) bis hin zu Schmerzen, Depression und vielen weiteren Störungen. Das **cholinerge Defizit** verstärkt die Schlafstörungen, Demenzpatienten haben einen aufgehobenen oder inversen zirkadianen Schlaf-Wach-Rhythmus. Die Angst vor der nächsten Nacht provoziert außerdem vorauseilend eine Schlaflosigkeit (**psychophysiologische Insomnie**). Bei älteren Patienten besteht somit häufiger die Indikation für ein Schlafmittel, dabei sind vor allem folgende Punkte zu beachten:

- **Im Alter** ist die **Empfindlichkeit** für Hypnotika erhöht, die **Eliminationszeit** verlängert und das **Verteilungsvolumen** (prozentuale Zunahme des Fettgewebes!) erhöht.
- Die Eliminationszeit von **Benzodiazepinen** kann bis auf das **2- bis 3-Fache verlängert** sein.
- Lorazepam, Oxazepam und Temazepam akkumulieren im Alter kaum, generell steigt jedoch die **Akkumulationsgefahr** und damit die Tagesmüdigkeit, die Neigung zum *hangover* und die Sturzgefahr. Daher sollte bei älteren Patienten höchstens mit der **halben Normaldosis** begonnen werden.
- Benzodiazepine sollten für **nicht länger als 4 Wochen** verordnet werden.
- Alter ist **kein Hinderungsgrund** für einen Entzug.

MERKE

Cave: Benzodiazepine sind die häufigsten Suizid-Medikamente im Alter.

Hypnotika in der Schwangerschaft. Benzodiazepine und Z-Substanzen passieren die Plazentaschranke. Sie sind bei bestimmungsgemäßem Gebrauch nicht teratogen; dosisabhängig kann peripartal eine **Atemdepression beim Kind** auftreten. Werden BDZ missbräuchlich in hoher Dosis (z. B. 30 mg/d Diazepam oder 75 mg/d Oxazepam) bzw. mit anderen Drogen über längere Zeit eingenommen, besteht das Risiko für **Fehlbildungen** und für **Entwicklungs- und Verhaltensstörungen** des Kindes mit körperlichen Entzugssymptomen, Verhaltensstörungen, herabgesetzter Muskelspannung bzw. Trinkfähigkeit (dies äußert sich zunächst als *Floppy-Infant*-Syndrom). Bei dem Wunsch einer Schwangeren nach Schlafmitteln sollte der mögliche Konsum von Genussgiften wie Nikotin, Alkohol oder Drogen erfragt werden.

Exkurs

Thalidomid

Thalidomid (Contergan®) wurde bereits 1957 zugelassen und zeigte das Profil eines idealen Schlafmittels: sedativ wirksam, keine Abhängigkeit, kein *hangover*, keine Organtoxizität, keine letale Wirkung bei suizidaler Hochdosis. Als sicher geltend, wurde es freizügig auch Schwangeren verordnet, zumal es hier noch die Morgenübelkeit abschwächte. Was man nicht wusste: Zwischen dem 24. und 50. Embryonaltag, also fatalerweise in einem Zeitfenster, in dem die Schwangerschaft häufig noch unbemerkt ist, verursacht es schwerste fetale Fehlbildungen, v. a. die **Phokomelie** (Sitz der Hände oder Füße direkt am Schulter- bzw. Hüftgelenk, fehlende Ausbildung der langen Röhrenknochen).

Weltweit wurden zwischen 1957 und 1961 mehr als 15 000 schwerstbehinderte Kinder geboren, die höchste Inzidenz trat dabei in Deutschland auf (dem Land des Herstellers), mit 5000 betroffenen Kindern. Als die Mutter des Verfassers dieses Kapitels mit ihm ihre vierte Schwangerschaft austrug und unter entsprechenden körperlichen Belastungssymptomen litt, bot ihr der Hausarzt Contergan als das perfekte Schlafmittel an. Dies wurde jedoch von der Mutter abgelehnt.

Thalidomid erlebt heute mit seinen Derivaten (den sog. IMIDs [*immunmodulatory drugs*]) ein wirkungsvolles „Comeback". Thalidomid wirkt antiinflammatorisch, stimuliert NK-Zellen, wirkt direkt zytotoxisch auf Tumorzellen, bindet an das ubiquitäre Cereblon und hemmt den Angiogenesefaktor VEGF (vaskulärer endothelialer Wachstumsfaktor). Indikationen für Thalidomid und seine IMIDs sind **Lepra** und das **multiple Myelom** (Plasmazytom). Die Hemmung von VEGF und die Funktionsänderung von Cereblon liegen der Störung der embryonalen Extremitätenknospen bzw. deren Gefäßversorgung und damit der Phokomelien zugrunde.

Thalidomid darf in Deutschland nur auf einem Sonderrezept (T-Rezept) und nach ausführlicher Information (unter Umständen erst nach Teilnahme an einem Schwangerschaftspräventionsprogramm) verschrieben werden. Männer dürfen unter Thalidomid weder Sperma noch Blut spenden (Aufklärungsbogen des BfArM). Der **Contergan-Skandal** war der Anlass für neue präklinische und klinische Sicherheitsprüfungen und gab der Pharmakovigilanz (der systematischen Überwachung der Sicherheit von Arzneimitteln) einen wichtigen Auftrieb.

Das strukturverwandte **Lenalidomid** (Revlimid®), stellvertretend für weitere ähnliche Zytostatika gegen das multiple Myelom, ist weniger toxisch als Thalidomid, aber auch teratogen (ebenfalls T-Rezept-pflichtig).

22.5.3 Praktischer Umgang mit Angststörungen und Anxiolytika

– Bei **Panikstörungen** mit oder ohne Agoraphobie (Angst vor bestimmten Orten, häufig vor weiten Plätzen = „Platzangst") sind TCA (Imipramin), SSRI und BDZ indiziert.
– Bei **generalisierten Angststörungen** werden BDZ, TCA, Opipramol, SSRI oder Buspiron verordnet.
– **Antidepressiva** benötigen auch bei Angst- und Panikattacken 2 Wochen oder länger bis zum Erreichen des (maximalen) Therapieeffektes.
– **Neuroleptika** können bei organischen Psychosyndromen zur Anxiolyse eingesetzt werden.

22.5.4 Tabellarische Übersicht über die klinischen Daten

Tab. 22.4.

Tab. 22.4

Klinische Daten von Sedativa, Hypnotika und Anxiolytika (Erwachsene)

Wirkstoff	Plasma-HWZ (h)[1] (Metabolit)	Dosierung[2] (mg/d)	Metabolisierung/ Ausscheidung[3]	Dosis bei Niereninsuffizienz[4]
Benzodiazepine				
Gruppe 1, kurz wirksam				
Brotizolam	3–8	1 × 0,125–0,25	S: CYP3A4	Ø
Midazolam	2–3	1 × 2–2,5 iv	S: CYP3A4	anpassen
Triazolam	1–5	1 × 0,125–0,25	S: CYP3A4	anpassen
Gruppe 2, mittellang wirksam				
Alprazolam	12–15	2–3 × 0,25–1	hepatisch; renal	anpassen
Bromazepam	15–28	1–2 × 3	hepatisch	anpassen
Clobazepam	18	2–3 × 10	hepatisch	anpassen
Lorazepam	12–16	3 × 1–2	hepatisch; renal	anpassen
Lormetazepam	8–15	1 × 1–2	hepatisch; renal	anpassen
Oxazepam	5–15	1–2 × 10–20	hepatisch; renal	anpassen
Temazepam	8	1 × 10–20	S: UGT; renal	anpassen
Gruppe 3, lange HWZ und/oder lang wirksame aktive Metaboliten				
Chlordiazepoxid	6–37	1–3 × 10–30	hepatisch	anpassen
Clonazepam	30–40	2 × 0,25	hepatisch	anpassen
Diazepam	30 (30–100)	1–2 × 1,5–5	S: CYP3A4, CYP2C19	anpassen
Dikaliumclorazepam	2–3 (25–80)	1–3 × 10–20	renal	anpassen
Flunitrazepam	16–30	1 × 0,5–1	hepatisch; renal	anpassen
Flurazepam	3 (74–90)	1 × 15–30	S: CYP3A4; renal	anpassen
Nitrazepam	24–30	1 × 2,5–5	hepatisch; renal	anpassen
Tetrazepam	13–45	1 × 100–200	hepatisch; renal	anpassen
Z-Substanzen				
Zolpidem	2–4	1 × 10	S: CYP3A4	anpassen
Zopiclon	4–7	1 × 7,5	S: CYP3A4	anpassen
Barbiturate				
Methohexital	1–2	50–120 i. v.	hepatisch	anpassen
Phenobarbital	60–150	30–120	hepatisch	anpassen
Thiopental	5–6	200–500 i. v.	hepatisch; renal	anpassen
H_1-Blocker				
Diphenhydramin	4	1 × 50	hepatisch	anpassen
Doxylamin	10	1 × 25–50	hepatisch	anpassen
Hydroxyzin	14 (25)	1 × 37,5–75	hepatisch	Ø
Varia				
Agomelatin	1–2	1 × 25–50	S: CYP1A2	anpassen
Buspiron	2–10	2–3 × 10	S: CYP3A4	anpassen
Chloralhydrat	5–10	1–3 × 500	S: CYP2E1	Ø
Melatonin	4	1 × 2	S: CYP1A	anpassen

[1] wenn nicht anders vermerkt: Tablette (nicht retardierte, keine schnell wirksame Formulierung)
[2] durchschnittliche Gabe einer durchschnittlichen Einzeldosis (1-mal die Höchstdosis oder mehrmals täglich die niedrige Dosierung)
[3] Nur die CYP-Enzyme werden aufgeführt, deren Hemmung oder Induktion klinisch relevant sind; nur renale/hepatische Ausscheidung.
[4] Kreatinin-Clearance in ml/min
I = Induktor; H = Hemmstoff; S = Substrat

22.5.5 Weiterführende Informationen

– Informationen zu Leitlinien: www.awmf.org/ (nichterholsamer Schlaf/Schlafstörungen)
– www.dgsm.de/fachinformationen_leitlinie.php
– www.dgsm.de/patienteninformationen_ratgeber.php (Patienten-Ratgeber für verschiedene Schlafstörungen der DGSM)

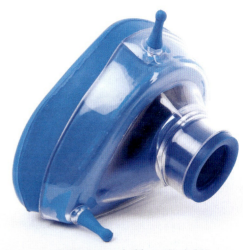

© AK-DigiArt – stock.adobe.com (Symbolbild)

Kapitel 23

Anästhetika und Narkotika

Thomas Herdegen

23.1 **Überblick** 426

23.2 **Injektionsnarkotika** 426

23.3 **Inhalationsnarkotika** 428

23.4 **Lokalanästhetika** 430

23.1 Überblick

Key Point

Anästhetika sind Medikamente, die reversibel die Empfindung vermindern oder ganz ausschalten („Anästhesie" bedeutet „Empfindungslosigkeit"). Sie sind die Voraussetzung für operative Eingriffe und können systemisch (Allgemeinanästhetikum = Narkotikum) oder lokal (Lokalanästhetikum) appliziert werden. Narkotika schalten das Bewusstsein aus („Narkose" bedeutet „Schlaf") und ermöglichen so auch Eingriffe, bei denen eine Relaxierung nötig oder für die keine Lokalanästhesie möglich ist.

Begriffsbestimmungen und Grundlagen. Schmerzhafte oder belastende Eingriffe sowie Eingriffe, die eine absolute Ruhigstellung verlangen, erfordern maximale Schmerzhemmung (Analgesie) und die Aufhebung der Reflexe. Meistens ist es sinnvoll, auch Bewusstsein und Erinnerung (Amnesie) aufzuheben. Bei einer Narkose werden u. a. Signale aus dem sensorischen Kortex nicht an andere Hirnregionen weitergegeben.
Anästhetika blockieren die Empfindung **(Anästhesie)** von sensorischen Reizen (Schmerzen und andere sensorische Reize einschließlich der Motorik) sowie Abwehrreflexe und reduzieren die muskuläre Spannung. Sie wirken u. a. an peripheren Nerven (Blockade spannungsabhängiger Natrium-Kanäle durch Lokalanästhetika) und durch einen unspezifischen Angriff auf die Formatio reticularis und anderen Kerngruppen für Schmerz, Bewusstsein und Motorik (Allgemeinanästhetika, syn. **Narkotika**). Propofol z. B. zwingt kortikale Neurone in eine hochgradige synchrone Aktivität und verhindert die Kommunikation des sensorischen Kortex mit anderen Hirnarealen. Narkotika können intravenös **(Injektionsnarkotika)** oder inhalativ **(Inhalationsnarkotika)** verabreicht werden. Als Allgemeinanästhetika werden **Hypnotika** (starke Schlafmittel wie Propofol, Sevofluran oder Benzodiazepine), **Sedativa** (Beruhigungsmittel und schlafanstoßende Mittel wie Clonidin) und diverse andere Substanzen (z. B. Ketamin oder Opioide der Fentanyl-Gruppe) eingesetzt.
Die Unterdrückung des Bewusstseins ist keine notwendige Bedingung für eine Analgesie; beispielsweise ist bei einer Spinalanästhesie das Bewusstsein vollständig erhalten. Anästhetika verhindern auch nicht per se die Entstehung von Schmerzen (Nozizeption), da sie weder an den Nozizeptoren angreifen noch Entzündungsvorgänge unterdrücken.

MERKE

Die Ausschaltung des Bewusstseins ist keine Analgesie. Im Gegenteil: Manche Anästhetika rufen eine Hyperalgesie hervor, die sich in verstärkten Schmerzreflexen äußert.

Zur effektiven Unterdrückung der Nozizeption bzw. der zentralen Weiterleitung nozizeptiver Impulse ist oft der **begleitende Einsatz von Analgetika** (Opioide, COX-Inhibitoren) erforderlich (präemptive Analgesie).
Muskelrelaxanzien (S. 76) werden zwar bei Narkose eingesetzt, gelten aber nicht als Anästhetika oder Narkotika im eigentlichen Sinne.

MERKE

Anästhetika sollen gut steuerbar sein und eine große therapeutische Breite (Narkosebreite) aufweisen.

23.2 Injektionsnarkotika

Key Point

Injektionsnarkotika zeichnen sich durch einen sehr schnellen Wirkungseintritt aus und werden u. a. zur Vorbereitung (Prämedikation) oder Einleitung (Induktion) von Narkosen, aber auch zur Unterstützung einer länger dauernden Narkose auf der Intensivstation eingesetzt. Sind sie einmal injiziert, kann der Verlauf der Wirkung nicht mehr beeinflusst werden (Ausnahme: die Antagonisierung von Benzodiazepinen und Opioiden). Midazolam ist das Mittel der Wahl für Sedierung und Prämedikation, Propofol ist das Standardmedikament für total-intravenöse Allgemeinanästhesien (TIVA).

23.2.1 Überblick
Tab. 23.1 zeigt das Wirkprofil von Injektionsnarkotika im Überblick.

23.2.2 Benzodiazepine als Narkotika
Benzodiazepine (S. 444) werden in der Prämedikation zur **Anxiolyse** (S. 420) oder zur **Narkoseeinleitung** verwendet, hier kommen kurz wirksame Substanzen wie **Midazolam** zum Einsatz. Außerdem dienen Benzodiazepine zur Unterstützung langer Narkosen und zur Sedierung von beatmeten Patienten (gut steuerbare Substanzen wie Midazolam). Zu beachten sind die paradoxen Effekte sowie die Verstärkung der Wirkung anderer sedierender und atemdepressiver Arzneistoffe.

Tab. 23.1

Wirkprofil von Injektionsnarkotika

Wirkstoff	Analgesie	Herz-Kreislauf	Vorteil	Nachteil
α₂-Agonisten Clonidin Dexmedetomidin	+	Sympatholyse	gut gegen Delir, gut steuerbar, Langzeitgabe	Sympatholyse
Benzodiazepine	∅	∅	kurz oder lang wirksam	paradoxe Effekte
Barbiturate	∅	negativ inotrop, Blutdruckabfall	sehr schnelle Wirkung	Atemdepression, Akkumulation
Etomidat	∅	∅	keine Atemdepression	keine Muskelrelaxierung, Abnahme der Cortisolproduktion durch Hemmung der 11β-HSD1 (Hydroxysteroid-Dehydrogenase Typ 1)
Ketamin	++	Stabilisation, Blutdruck ↑	keine Atemdepression	Albträume
Opioide	++	überwiegend neutral	periphere Vasodilatation bei Herzinfarkt	Übelkeit, *wooden chest*, Atemdepression
Propofol	∅	Blutdruckabfall	gut steuerbar, keine Akkumulation, angenehmes Aufwachen	Propofol-Infusionssyndrom, Atemdepression, Venenschmerz bei Narkose-Induktion

∅ keine Wirkung bzw. Veränderung; ++ wirksam

23.2.3 α₂-Agonisten als Narkotika

Clonidin (Catapresan®) oder das neue **Dexmedetomidin** (Dexdor®) können zur Analgosedierung auf Intensivstationen eingesetzt werden. α₂-Agonisten (S. 83) verhindern die Freisetzung von Noradrenalin im Locus coeruleus, einem Zentrum für Wachheit und Aufmerksamkeit. Dexmedetomidin ist besser steuerbar als Benzodiazepine und kann wie Propofol über Wochen zur Sedierung eingesetzt werden. Sein Abhängigkeitspotenzial gilt als gering. *Cave:* Hyperthermie.

23.2.4 Barbiturate als Narkotika

Siehe auch Barbiturate als GABA-A-Agonist (S. 418) und Barbiturate als Antikonvulsiva (S. 444).
Thiopental (Trapanal®) und **Methohexital** (Brevimytal®) führen nach i. v. Gabe infolge ihrer extrem hohen Lipophilie sofort zur Bewusstlosigkeit. Sie eignen sich nur für **Kurznarkosen**. Ähnlich den Opioid-Narkotika wird die Wirkung durch **Umverteilung** beendet, wobei sich am Ende der narkotischen Wirkung noch große Mengen in den sog. tiefen Kompartimenten (Muskel, Fettgewebe) befinden (**Abb. 19.1**). Dies erklärt die anästhetische Wirkdauer von nur 5–8 min nach einmaliger Injektion und die lange Eliminations-HWZ von 10 h (Thiopental) bzw. 2 h (Methohexital). Die **lange HWZ** von Thiopental entsteht durch seine Metabolisierung zum lang wirksamen Pentobarbital. Methohexital wird aufgrund seines schnellen Wirkeintritts und geringer UAW beim Neugeborenen für Kaiserschnittentbindungen in Allgemeinanästhesie bevorzugt. Bei Barbituraten ist an **Nebenwirkungen** zu denken: Bei Leberschäden ist der Abbau zusätzlich verzögert, vgl. Leberinsuffizienz (S. 43),

Barbiturate eignen sich schlecht für längere Narkosen (Akkumulation bei Nachinjektion), bei Schock wird die Wirkung im ZNS verstärkt, da die Rückverteilung in die peripheren Kompartimente abgeschwächt ist. Weitere Nachteile sind die **fehlende Analgesie** und negativ inotrope Wirkung am Herzen (**Kardiodepression**). Bei Hypertonikern besonders ausgeprägt ist der Blutdruckabfall infolge venösen Poolings.

> **MERKE**
>
> Auch bei allen GABA-A-Agonisten/Modulatoren muss auf die Gefahr der Atemdepression geachtet werden.

23.2.5 Etomidat

Etomidat (Hypnomidate®) ist ein Ultrakurzanästhetikum mit einer Narkosedauer von 4–8 min, das an verschiedene Domänen des GABA-A-Rezeptorkomplexes bindet. Wichtige Vorteile sind die fehlende atemdepressive und die fehlende kardiodepressive Wirkung. Es wird durch Esterspaltung in der Leber abgebaut.
Nachteilig sind die fehlende analgetische Wirkung und die fehlende Muskelrelaxation, die Gefahr von Myoklonien bzw. Dyskinesien sowie die Hemmung der 11β-Hydroxysteroid-Dehydrogenase (11β-HSD) mit Abnahme der Glukokortikoidproduktion (physiologische Adaptationsstörung bei Nebennierenrindeninsuffizienz). Schon nach 1-maliger Gabe von Etomidat (z. B. zur Induktion) kann die Nebennierenrindeninsuffizienz den postoperativen Verlauf verschlechtern, da der Patient keine adäquate Cortisolmenge zur Kompensation des OP-Stresses ausschüttet.

23.2.6 Gammahydroxybuttersäure (GHB) als Anästhetikum

Gammahydroxybuttersäure (Somsanit®), das als **Liquid Ecstasy und K.O.-Tropfen** (S. 692) für Schlagzeilen sorgt, bindet als Agonist an den GABA-A-Rezeptorkomplex. Als Anästhetikum wird GHB u. a. in der Kinderchirurgie und bei der Schnittentbindung eingesetzt, abgesehen von seinem Gebrauch als Anästhetikum unterliegt es der BtM-Verordnung. GHB wirkt **nicht analgetisch**, gelegentlich treten Myoklonien auf.

23.2.7 Ketamin

Das sehr schnell wirksame **Ketamin** (Ketanest®) ist ein Hemmstoff des NMDA-Rezeptors (S. 92). Es bindet wie Magnesium und die Droge Phencyclidin (Phenylcyclohexylpiperidin, *PCP; syn.* Angeldust) im Rezeptor-Kanal und blockiert so den Agonist-vermittelten Ionenfluss. Ketamin ist das einzige Nichtopioid-Injektionsnarkotikum, das **stark analgetisch** wirkt: Nach einer 10-minütigen Anästhesie erzielt Ketamin noch für weitere 20–30 min eine starke Analgesie. Der Patient ist zusätzlich für einige Stunden teilnahmslos, dieser Zustand wird auch als **dissoziative Anästhesie** beschrieben: Der Patient ist geistig abwesend. Die i. m. Applikation von Ketamin eignet sich gut für die **Katastrophenmedizin**. Weitere Vorteile sind eine sympathomimetische Kreislaufstabilisierung und Blutdruckerhöhung sowie eine fehlende Atemdepression (wichtig z. B. bei Volumenmangel und Asthma bronchiale). Die Wirkung wird durch **Umverteilung** beendet. Als Nebenwirkung verursacht Ketamin **albtraumartige Halluzinationen,** sodass es nur noch bei bestimmten operativen Eingriffen eingesetzt wird. Die Gabe von **Midazolam** oder anderen Sedativa vor einer Ketamin-Injektion schwächt diese Erlebnisse ab. Ein weiterer Nachteil ist die fehlende Muskelrelaxierung. Ketamin ist nur noch als S-(+)-Ketamin-Enantiomer im Handel, das im Vergleich zum R-(-)-Enantiomer potenter ist und geringere psychotrope Aufwachreaktionen hervorruft.

23.2.8 Opioide als Anästhetika

Siehe Kap. Opioide als Narkotika (S. 389). Die Mitglieder der **Fentanyl-Familie** werden als Injektionsnarkotika eingesetzt.

23.2.9 Propofol

Die Wirkung des lipophilen Kurznarkotikums Propofol (Disoprivan®, HWZ 5–7 min bei 1-maliger Injektion) beruht auf der Hemmung der Natrium-Kanäle und der *fatty acid amide hydrolase* (FAAH), die Endocannabinoide abbaut, und einer GABA-A-Aktivierung. Es wird v. a. im Rahmen der totalen intravenösen Anästhesie (TIVA) zusammen mit Opioid-Analgetika wie Remifentanil und einem Muskelrelaxanz wie Mivacurium eingesetzt. Vorteilhaft ist die Aufrechterhaltung von langen Narkosen durch kontinuierliche, gut steuerbare Infusionen ohne Gefahr der Akkumulation. Propofol verursacht keine Hyperalgesie und nur eine geringe Übelkeit, es bewirkt eine angenehme Stimmung nach dem Aufwachen. Die Inzidenz von postoperativer Übelkeit und Erbrechen (PONV) ist sehr gering. Im Gegensatz zu den Inhalationsnarkotika ist es keine Trigger-Substanz für maligne Hyperthermie. Zu beachten sind Atemdepression und Blutdruckabfall.

> **MERKE**
>
> Mit Ausnahme von Ketamin und Opioiden besitzen die Injektionsnarkotika keine analgetische Wirkung.

Wiederholte Injektionen können bei Benzodiazepinen und Barbituraten zur verlängerten Wirkung bzw. Akkumulationen aufgrund gesättigter Abbauwege führen (Diazepam > Thiopental > Midazolam), man spricht von einer **kontextsensitiven Halbwertszeit**. Bei Ketamin, Etomidat und Propofol wird die HWZ nicht oder nur wenig verlängert.

23.3 Inhalationsnarkotika

Key Point

In Gas- und Dampfform verabreichte Narkosemittel werden als Inhalationsanästhetika bezeichnet. Sie bilden die Grundlage sowohl für lange und schwere Operationen wie auch für kurze Eingriffe, die eine Narkose erfordern.

23.3.1 Überblick

Wirkmechanismus. Die **hohe Lipophilie** der Inhalationsanästhetika ist die Grundlage für deren narkotische Wirkung. Sie ermöglicht nicht nur die Überwindung der Blut-Hirn-Schranke, sondern auch die Einlagerung in die Zellmembran und in die hydrophoben Domänen von Ionenkanälen. Die Wirkung auf Ionenkanäle ist strukturspezifisch: Enantiomere von Inhalations- und Injektionsnarkotika können individuelle, sogar gegensätzliche Wirkungen entfalten. Als wesentlich für die klinische Wirkung gilt die Interaktion mit den ligandengesteuerten
- glutamatergen AMPA-, NMDA- oder Kainat-Rezeptoren (S. 92)
- 5-HT 3-Rezeptoren (S. 87)
- nikotinergen ACh-Rezeptoren (S. 72)
- Glycin- und GABA-A-Rezeptoren (S. 93).

> **MERKE**
>
> Die Wirkungsstärke von Inhalationsnarkotika wird durch die MAC (minimale alveoläre Konzentration) beschrieben. Dies ist die alveoläre Konzentration eines Inhalationsnarkotikums, bei der 50 % aller Patienten keine Abwehrreaktion auf einen definierten Schmerzreiz zeigen (Tab. 23.2).

Die MAC wird in Prozent einer Gasmischung angegeben und schwankt je nach Sauerstoffbeimischung. Bei Säuglingen ist die MAC erhöht, im Alter erniedrigt. Bei gleichzeitiger Gabe von Benzodiazepinen oder Opioiden verringert sich die MAC um 50–70 %. Tab. 23.2 gibt einen Überblick über die einzelnen Inhalationsanästhetika und ihre MAC-Werte.

Pharmakokinetik. Inhalationsanästhetika sind bei Raumtemperatur meistens flüssig und müssen durch Verdampfer in einen gasförmigen Zustand überführt werden. Für die Narkose gelten folgende Zusammenhänge und Grundsätze:
- Die Blut-Hirn-Schranke bildet **kein Hindernis** für Inhalationsanästhetika.
- Die Tiefe der Narkose korreliert direkt mit dem **Partialdruck** des Inhalationsanästhetikums im Gehirn.
- Dalton-Gesetz: Die Differenz bzw. der **Gradient der Partialdrücke** ist die treibende Kraft der Diffusion ins Gewebe, nicht das Konzentrationsgefälle.
- Je höher die **Differenz der Partialdrücke**, desto schneller die Penetration und der Narkosebeginn.
- Der Partialdruck soll in der Anflutungsphase rasch ansteigen, damit sich am Zielort Gehirn die Partialdrücke rasch angleichen.
- Bei **niedriger Lipidlöslichkeit** des Anästhetikums muss der Partialdruck erhöht werden und umgekehrt.
- Die Verteilung im Körper bzw. die Aufnahme in Organe wird von der **Durchblutungsrate** bestimmt. Diese ist im Gehirn besonders hoch.

- Inhalationsanästhetika werden unverändert **über die Lunge** ausgeschieden. Eine Ausnahme bildet Sevofluran, das zu 3–5 % auch nichtpulmonal metabolisiert wird.

Nebenwirkungen und Kontraindikationen. Generell muss bei Inhalationsnarkotika mit **Atemdepression** und **negativer Inotropie** am Herzen gerechnet werden. Auch hypotone Kreislaufreaktionen und vermehrter Speichelfluss kommen vor, weiterhin wurde vereinzelt über Lebertoxizität und Krampfanfälle berichtet. Kontraindikationen sind eine Überempfindlichkeit gegen das jeweilige Narkotikum sowie verschiedene Funktionsstörungen von Organen (je nach Narkotikum Insuffizienz von Niere, Leber, Herz oder blutbildendem System).

Exkurs

Maligne Hyperthermie

Die maligne Hyperthermie ist ein seltenes, aber lebensbedrohliches Krankheitsbild, das bei entsprechender Disposition durch **Inhalationsnarkotika** (außer N_2O und Xenon) und das **depolarisierende Muskelrelaxanz Succinylcholin** (S. 76) ausgelöst wird. Succinylcholin ist dabei der stärkste Trigger, gefolgt von chlorhaltigen Inhalationsnarkotika (z. B. Isofluran). Inhalationsnarkotika ohne Chlor (z. B. Sevofluran) sind nur mittelstarke Trigger.

Bei der malignen Hyperthermie steigt durch Freisetzung von Calcium aus dem sarkoplasmatischen Retikulum die intrazelluläre freie Calciumkonzentration an und löst eine Dauerkontraktur der Muskelfasern aus. Die Körpertemperatur wird massiv erhöht. Durch die Schädigung der Muskelfasern kommt es zur Hyperkaliämie, zur exzessiven Erhöhung der Kreatinkinase (CK) und zur Myoglobinurie, evtl. mit Nierenversagen. Dieser Prozess ähnelt der Myopathie durch Statine (S. 277). Die Gabe des Spasmolytikums **Dantrolen** (Dantamacrin®) verhindert den sonst fast immer letalen Ausgang durch die Hemmung der Calciumfreisetzung aus dem sarkoplasmatischen Retikulum.

Tab. 23.2

Übersicht über die Inhalationsanästhetika

	MAC (%)	Vorteile	Nachteile
Isofluran	1,2		Atemdepression, Hypotension
Desfluran	6,0	sehr rascher Wirkbeginn, rasches Wirkende (niedriger Blut/Gas-Koeffizient)	Sympathikusaktivierung, stechender Geruch
Sevofluran	1,7	stark wirksam	wird langsam ausgeschieden, 3–5 % extrapulmonal metabolisiert
Halothan	0,8	mäßig analgetisch	sehr hohe Metabolisierungsrate, lebertoxisch, Blutdruckabfall, Immunreaktionen
N_2O, Lachgas	105	stark analgetisch, kreislaufneutral, gut steuerbar, nicht organtoxisch	Hypoxie, Erbrechen, Emesis, Druckerhöhung in Hohlräumen (auch Tubuscuff!), wirkt nicht muskelrelaxierend
Xenon	72	lange analgetisch wirksam, kreislaufneutral, chemisch inert, wird nicht metabolisiert	teuer, nur in Spezialkliniken eingesetzt, Verluste bei Lagerung und im Leitungssystem

23.3.2 Flurane

Flurane sind farblose Derivate des Diethylethers. Sie sind muskelrelaxierend und werden nur geringfügig in der Leber metabolisiert. Nachteilig sind die Atemdepression, der Blutdruckabfall sowie (sehr selten) das Auftreten einer malignen Hyperthermie.

Exkurs

Chloroform und Äther
Chloroform war das erste Inhalationsnarkotikum und weit verbreitet, jedoch wurde bald seine Lebertoxizität gefürchtet. Wie Diethylether (syn. Ether oder Äther), das zweite Inhalationsnarkotikum, war es einfach zu handhaben und wirkte muskelrelaxierend. Beide werden aufgrund ihrer starken Nebenwirkungen nicht mehr verwendet.

- **Isofluran** (Forene®) wirkt aufgrund seiner geringen Löslichkeit im Blut schnell und wird rasch pulmonal eliminiert, sodass am Narkoseende nur noch 0,2 % nicht abgeatmet sind. Isofluran ist atemdepressiv und senkt den Blutdruck über eine Dilatation der Arteriolen. Es wird nur noch in der Veterinärmedizin eingesetzt.
- Bei **Desfluran** (Suprane®) ist das Chlor-Atom von Isofluran gegen ein Fluor-Atom ausgetauscht. Durch seine minimale Löslichkeit im Blut erreicht es schnell einen hohen Partialdruck am Wirkort, der nach Narkoseende auch wieder rasch abfällt (gute Steuerbarkeit). Desfluran weist eine niedrige Metabolisierungsrate (2 %) auf, nachteilig sind sein stechender Geruch sowie die initiale Sympathikusaktivierung mit Tachykardie und Blutdruckanstieg. Es wird v. a. bei langen Operationen und bei Risikopatienten eingesetzt.
- **Sevofluran** (Sevorane®) ist im Vergleich zu Isofluran oder Desfluran wegen seiner höheren Fettlöslichkeit wirksamer, wird aber auch langsamer ausgeschieden und besitzt eine für Gasnarkotika relativ hohe Metabolisierungsrate (3–5 %), d. h., die Leber wird stärker belastet. Anderseits wird es als einziges Fluran nicht zur toxischen Trifluoressigsäure metabolisiert.

Andere Inhalationsanästhetika
- **Halothan** (Fluothane®) unterscheidet sich von den Ether-Typ-Narkotika durch seine hohe, bis zu 48 h anhaltende Metabolisierung in der Leber. Dabei entstehen hepatotoxische Abbauprodukte, die zu einer Hepatitis führen können (Inzidenz 1:100 000 Anwendungen). Halothan hat seine frühere Bedeutung verloren. Es ist nur schwach analgetisch und nur schwach muskelrelaxierend.
- **N$_2$O** (Distickstoffmonoxid, Lachgas) hemmt nichtkompetitiv NMDA- und AMPA-Rezeptoren und stimuliert GABA-A-Rezeptoren. Es wirkt sehr gut analgetisch, flutet rasch an und ab (gute Steuerbarkeit) und reduziert in Kombination die MAC anderer Anästhetika. Atem- oder Herz-Kreislauf-Zentren werden kaum beeinflusst, darüber hinaus besitzt es weder Leber- noch Nierentoxizität. Dennoch hat N$_2$O wie Halothan seine frühere große Bedeutung verloren. Als nachteilig gelten heute u. a. die Belastung der Umwelt, verstärktes Erbrechen nach der Narkose, die fehlende Relaxierung und die relativ flache Narkose (Patient presst oder atmet gegen/mit). Häufig vorkommende Narkosezwischenfälle wie Hypoxie durch zu hohe N$_2$O-Konzentrationen erfordern besondere Wachsamkeit beim Einsatz.
- Das seltene Edelgas **Xenon** wirkt als NMDA-Antagonist stark und lange analgetisch, ist gut steuerbar (schnelle An- und Abflutung) und nicht kreislaufdepressiv. Es wird nicht metabolisiert und ist chemisch reaktionsträge. Xenon gilt als besonders gut geeignet für Kleinkinder und Schwangere, wird aber gegenwertig in wenigen Kliniken eingesetzt, u. a. wegen seines hohen Produktionspreises (1 m^3 normale Atemluft enthält nur 0,08 ml Xenon) und der hohen Verluste im Lager- und Leitungssystem.

23.4 Lokalanästhetika

Key Point
Die Entwicklung der Lokalanästhetika war nicht nur eine der Sternstunden der Pharmakologie, sondern auch der Medizin überhaupt. Mit einer Spritze lassen sich peripher direkt die Schmerzfasern blockieren. Am Rückenmark ist eine Schmerzausschaltung des ZNS ohne Bewusstlosigkeit möglich.

23.4.1 Überblick

Lokalanästhetika (LA) werden zur örtlichen Betäubung und zur Analgesie eingesetzt. Zu den Einsatzgebieten zählen:
- **Oberflächenanästhesie:** Auftragen des Lokalanästhetikums auf Schleimhäute oder Wundflächen, dadurch Blockade der nozizeptiven und sensiblen Sensoren. Für Kinder stehen transdermale Systeme zur Verfügung, mit denen Hautpartien für die Venenpunktion betäubt werden können (EMLA®-Pflaster).
- **Infiltrationsanästhesie:** Injektion ins Gewebe, dadurch Blockade von kleineren Nervenfasern.
- **Leitungsanästhesie:** Umspritzung großer Nerven und Ganglien, dadurch Unterbrechung der Erregungsleitung.
  - Eine Form der Leitungsanästhesie ist die **Spinalanästhesie**, bei der das Lokalanästhetikum in

den Subarachnoidalraum injiziert wird und so das Rückenmark und die Nervenfasern im Spinalkanal bis zu einer bestimmten Höhe betäubt werden.
- Bei der **Periduralanästhesie** werden dagegen nur die Nerven, die den Periduralraum durchqueren, betäubt (keine Anästhesie des Rückenmarks).

Bei besonderen Indikationen können Lokalanästhetika auch (hochverdünnt) intravenös verabreicht werden wie bei Herzrhythmusstörungen oder der Neuraltherapie.

Wirkmechanismus. Starke Schmerzen beruhen auf einer hochfrequenten Entladung von Aktionspotenzialen in Nervenfasern. Lokalanästhetika unterdrücken die Entstehung bzw. Fortleitung dieser Aktionspotenziale. Dosisabhängig werden zuerst die dünnen Aδ- und C-Fasern (Schmerzfasern) geblockt, danach die Nervenfasern für Druck und Berührung und zuletzt die motorischen Fasern. Am empfindlichsten reagieren die **postganglionären Fasern des Sympathikus**, deren Blockade über den Verlust des Vasokonstriktorentonus eine **Vasodilatation** verursacht (Kreislaufversagen bei Intoxikation!).

Die Wirkung entsteht durch die reversible **Blockade der spannungsabhängigen Natrium-Kanäle.** LA binden von intrazellulär v. a. an den inaktiven Kanal und diese Bindung ist umso häufiger und damit umso wirksamer, je öfter der Kanal seinen Zyklus „offen" – „geschlossen inaktivierbar" – „geschlossen aktivierbar" durchläuft, sog. *use dependence* (S. 142). In hoher Dosierung werden zusätzlich noch Kalium-Kanäle blockiert.

Penetrationsform und Wirkform. Lokalanästhetika sind schwache Basen mit einem pK_a zwischen 7,8 und 8,9. Sie sind amphiphile Substanzen mit einem aromatischen hydrophoben Teil und einem protonierbaren Stickstoff. Dadurch werden zwei gegensätzliche Eigenschaften in einem Molekül vereint (**Abb. 23.1**, **Abb. 23.2**):
- **Penetrationsform:** Für die Penetration zum Wirkort bzw. zu den Nervenfasern müssen Lokalanästhetika in einer **lipidlöslichen, d. h. ungeladenen, nichtionisierten** Form vorliegen. Je lipophiler/hydrophober der aromatische Teil, desto stärker wirken sie, da sie nicht nur leichter ins Innere der Nervenfasern vordringen, sondern ihren Wirkort auch nur schwer verlassen.

Problem: Liegen die zu betäubenden Nervenfasern in einem Entzündungsgebiet (in dem der pH mit 4–6 stets sauer ist), so nimmt der nichtionisierte Anteil des Lokalanästhetikums mit dem

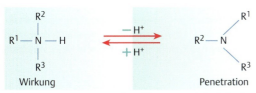

Abb. 23.1 Penetrations- und Wirkform von Lokalanästhetika. In der nichtionisierten, lipidlöslichen Penetrationsform (rechts) gelangt das Lokalanästhetikum an den Wirkort, das ist im sauren pH eines Entzündungsgebietes nur ein sehr geringer Anteil. Dieser Anteil aber, der ins Entzündungsgebiet gelangt, liegt dort fast vollständig in der ionisierten (protonierten) hydrophilen Form (links) vor, die den Natrium-Kanal blockiert.

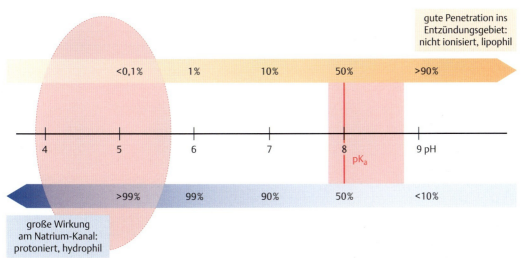

Abb. 23.2 Der pH bestimmt die Wirkung und Penetration eines Lokalanästhetikums (LA). Die meisten LA besitzen einen pK_a zwischen 7,8 und 8,9 (rote Linie / roter Bereich). Im neutralen und sauren Bereich nimmt der lipidlösliche, nichtionisierte Anteil ab und nur wenig LA gelangt ins Entzündungsgebiet (ovaler Bereich links). Im sauren pH sind die (wenigen) LA-Moleküle aber vollständig protoniert und können so in die hydrophile Pore des Ionenkanals eindringen (Prozentangaben sind nur geschätzt und hängen im Einzelfall vom pK_a ab; entscheidend ist die Größenordnung). Der ovale Bereich links umfasst den Anteil der lipidlöslichen und der ionisierten Lokalanästhetika-Moleküle in Abhängigkeit vom pH des Zielgewebes.

sinkenden pH ab und es gelangt nur noch ein Bruchteil an den Wirkort. Daher sind LA mit einem $pK_a > 9$ unwirksam.

LA unterscheiden sich untereinander bis zum **70-Fachen** in der Lipidlöslichkeit. Substanzen mit der höchsten Lipophilie penetrieren als Oberflächenanästhetika leicht das Gewebe bzw. durch Schleimhäute.

— **Wirkform:** Für die Blockade des Natrium-Kanals müssen Lokalanästhetika in einer **hydrophilen, d. h. protonierten** bzw. positiv geladenen Form vorliegen.

MERKE

Die LA-Lösungen sind sauer (pH 4–6), der pK_a der LA beträgt 7,8–8,9. Im normalen Gewebe (pH 7,4) liegen 3–20 % nichtionisiert vor, in einem Entzündungsgebiet (pH 4–6) noch wesentlich weniger.
Je besser ein LA durch das Gewebe zum Nerv diffundiert, umso geringer ist der Anteil seiner effektiven protonierten Wirkform, die die wässrige Phase der Ionenkanäle blockiert.

Dauer der Wirkung. Einerseits soll das ideale LA so lange wie nötig bzw. möglich wirken, andererseits soll es außerhalb des Nervengewebes schnell abgebaut werden. **Am Wirkort** bestimmt die Bindung an Gewebeproteine, die Vasodilatation (Effekt der LA!), die Lipophilie und bei den Estern die Gewebshydrolyse die Verweildauer.

— **Ester** (**Abb. 23.3** oben) werden **im Blut** durch Plasmacholinesterasen rasch gespalten und haben daher eine **kurze Plasma-HWZ** von 30–60 min.
— **Amide** (**Abb. 23.3** unten) werden **in der Leber** von Monooxygenasen und Carboxylesterasen nur verzögert abgebaut und haben daher eine **lange Plasma-HWZ** von 60–200 min.

MERKE

Lokalanästhetika werden unterteilt in Ester und Amide (**Abb. 23.3**, **Tab. 23.3**).

Tab. 23.3 zeigt das Wirkprofil ausgewählter Lokalanästhetika.

Nebenwirkungen. Abgesehen von **allergischen Reaktionen** sind LA grundsätzlich **nebenwirkungsarm** und verursachen keine Arzneimittelinteraktionen.

Tab. 23.3

Wirkprofil von Lokalanästhetika (Auswahl)

Gruppe	Wirkstoff	Lipidlöslichkeit*	Proteinbindung (%)	Wirkdauer
Ester	Procain	100	5	kurz
	Tetracain	5900	75	kurz
Amide	Artecain	118	60	mittellang
	Bupivacain	3400	95	lang
	Lidocain	350	65	mittellang
	Prilocain	150	55	mittellang

*Oktanol/Wasser-Verteilungskoeffizient

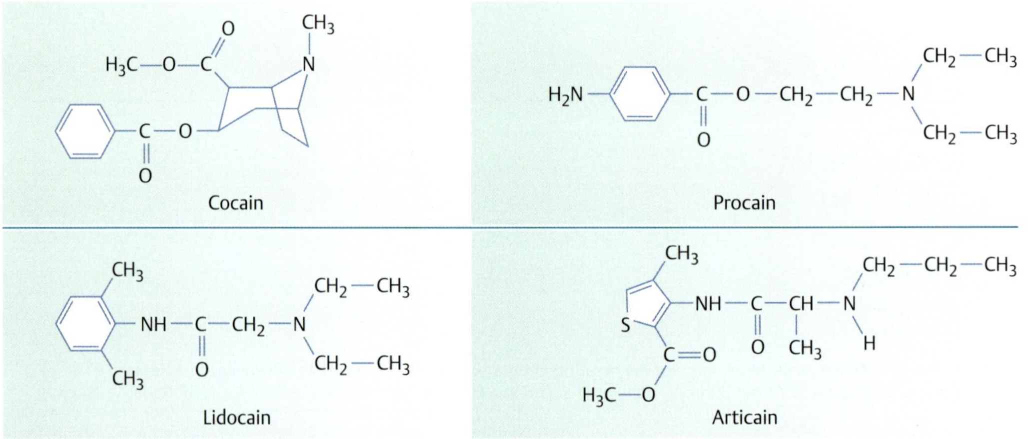

Abb. 23.3 Strukturformeln von Lokalanästhetika. Kokain und Procain sind Ester (oben), die meisten der neueren Lokalanästhetika wie Lidocain oder Articain sind Säure-Amide (unten).

Die meisten Nebenwirkungen gehen vom vasokonstriktorischen Adrenalin-Zusatz (S. 434) aus, v. a. wenn Adrenalin in Gefäße injiziert wurde.
Erst wenn Lokalanästhetika in den systemischen Kreislauf gelangen oder bei einer Spinalanästhesie die höheren thorakalen spinalen Segmente blockieren, muss mit schweren kardiovaskulären und neurologischen Störungen bis zum Tod gerechnet werden. Daher gelten für alle Lokalanästhetika definierte **Höchstdosierungen**.

Praxistipp
Immer die Höchstdosierungen von Lokalanästhetika beachten und intravasale Injektionen vermeiden.

Gelangen LA in die systemische Zirkulation, können sie – dosisabhängig – die **Ionenkanäle am Herzen** blockieren mit negativer Chrono-, Dromo-, Bathmo- und Inotropie bis hin zum AV-Block und Herzstillstand. Das entsprechende Kreislaufversagen wird durch die Gefäßrelaxation noch verstärkt. Zur Erinnerung: Antiarrhythmika der Klasse I (S. 142) sind eigentlich oral verfügbare Lokalanästhetika. Die Therapie besteht in der Gabe von Adrenalin oder Isoproterenol, einem Noradrenalinderivat.

Am **ZNS** verursachen Lokalanästhetika Übelkeit und Erbrechen, einen metallischen Geschmack und Ohrensausen bis hin zu Krämpfen und Koma mit zentraler Atemlähmung. Die Absenkung der Krampfschwelle und die zentrale Erregung wird damit erklärt, dass in hohen Dosierungen auch für die Repolarisation sorgende Kalium-Kanäle blockiert werden (Therapie: Benzodiazepine).

Kontraindikationen. Die Kontraindikationen der LA (wie AV-Block oder akutes Herzversagen) entsprechen den systemischen Effekten bzw. den Auswirkungen, die LA in höheren spinalen Abschnitten haben.

23.4.2 Lokalanästhetika vom Ester-Typ

Kokain wurde als erstes LA bereits 1884 am Auge eingesetzt. Es unterscheidet sich von den anderen Ester-LA durch seine Vasokonstriktion und durch Lebermetabolisierung. Instabilität und Suchtpotential erforderten neue LA, die chemische Struktur von Kokain lässt sich noch in den modernen LA wiederfinden. 1905 folgte **Procain** (Novocain®), das wegen seines schnellen Abbaus und allergischer Reaktionen heute kaum mehr eingesetzt wird. **Tetracain** (Acoin®) dient nur noch als Oberflächenanästhetikum am Auge. **Benzocain** (Anaesthesin®) dient als länger wirksames Oberflächenanästhetikum in Salben. Die lokale Anwendung auf der Eichel soll die Erregbarkeit vermindern und die Ejakulation hinauszögern, daher werden auch Kondome mit Benzocain ausgekleidet.

Insgesamt spielen die Lokalanästhetika vom Ester-Typ nur noch eine untergeordnete Rolle.

Praxistipp
Procain wird heute noch in der Neuraltherapie eingesetzt und als alleinige Kurzinfusion (1–3 Ampullen à 5 ml einer 5 %igen Procain-Lösung) bei psychovegetativen Störungen (Störungen der Stressachse, depressive Verstimmung, chronische Schmerzen). Die Wirkung muss dabei völlig unabhängig von seinen lokalanästhetischen Effekten gesehen werden: Wichtige Hirnareale wie das limbische System oder der frontale Kortex werden angeregt, entsprechend einer niedrigen Dosis Kokain. Die i. v. Anwendung darf als sehr sicher gelten.

23.4.3 Lokalanästhetika vom (Säure-)Amid-Typ

Säureamid-(oder nur Amid-)Lokalanästhetika sind als Folge ihrer langsamen Metabolisierung in der Leber und im Gewebe länger wirksam. Nach ihrer **Wirkdauer** werden sie eingeteilt in
— **lang wirksam** (bis 400 min): Bupivacain, Ropivacain
— **mittellang wirksam** (60–120 min): Articain, Lidocain, Mepivacain, Prilocain

Lang wirksame und einige mittellang wirksame Amid-LA benötigen wegen ihrer Stabilität **keine Vasokonstriktoren** als Zusatz (S. 434), um den Abstrom zu bremsen. Die lange Wirksamkeit der Amid-LA lässt sich auf eine besonders hohe Lipophilie zurückführen: Beispielsweise hält ein Ulnarblock mit 0,5 % des hochlipophilen Etidocain ca. 300 min, mit 1 % des weniger lipophilen **Lidocains** sind es nur 150 min.

Articain (Ultracain®) vereinigt einen schnellen Wirkbeginn mit einer langen Wirkdauer (bis 3 h) und penetriert außerdem in den Knochen. Es ist deshalb in der Zahnmedizin weit verbreitet, mit oder ohne Zusatz von Epinephrin (Adrenalin).

Bupivacain (Carbostesin®) ist ein lang wirksames, stabiles Lokalanästhetikum, das bei Eingriffen in Gebieten eingesetzt wird, die von Endarterien versorgt werden (Finger, Zehen) und in denen Vasokonstriktoren kontraindiziert sind.

Lidocain (Xylocain®) ist der klassische Vertreter der Amid-LA. Seine Anwendung als Pflaster wird bei den Analgetika besprochen (S. 396). **Mepivacain** (Scandicain®) und **Prilocain** (Xylonest®) sind weitere Analog-Wirkstoffe von Lidocain.

Ropivacain (Naropin®) ist ein lang wirksames S-Enantiomer-Derivat von Bupivacain mit einer noch geringeren Toxizität als die Racemate Bupivacain oder Mepivacain.

> **MERKE**
>
> Säureamid-Lokalanästhetika unterscheiden sich in ihrer Stabilität und Lipophilität und damit in der Notwendigkeit, Vasokonstriktoren mit zu applizieren.

23.4.4 Vasokonstriktoren bei Lokalanästhesie

Wesentlich für die Wirkdauer sowie für die Unterdrückung systemischer Nebenwirkungen ist die Fixierung der Lokalanästhetika am Wirkort. Der Abstrom wird auch durch die gefäßdilatierende Wirkung der LA verstärkt. Die **Gabe von Vasokonstriktoren** wie Adrenalin (Suprarenin®), Noradrenalin (Arterenol®) oder Felypressin (Octapressin®) kann die **Wirkdauer** von Lokalanästhetika **verdoppeln**. Als systemische Nebenwirkungen können sie Vasokonstriktion (RR-Anstieg), Tachykardien (nicht bei Noradrenalin), Kaltschweißigkeit oder Tachyarrhythmien auslösen. Vorsicht ist bei gleichzeitiger Einnahme von katecholaminergen Arzneistoffen wie Antidepressiva (TCA, NSRI oder α_2-Hemmstoffe) und Anti-Parkinson-Therapeutika (MAO- oder COMT-Hemmer) geboten.

> **MERKE**
>
> Vasokonstriktoren dürfen nicht im Stromgebiet von Endarterien eingesetzt werden (z. B. Finger, Zehen), da als Folge der Minderdurchblutung Nekrosen drohen.

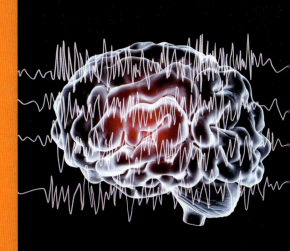

© Kateryna_Kon – stock.adobe.com (Symbolbild)

Kapitel 24

Antikonvulsiva (Antiepileptika)

Thomas Herdegen

24.1 **Überblick** 436

24.2 **Antikonvulsive Wirkstoffe** 439

24.3 **Pharmakologie in der Praxis: Antikonvulsiva** 447

24.1 Überblick

Key Point
Epilepsien gehören zu den häufigsten neurologischen Erkrankungen. Bis zu 8 % der Bevölkerung erleiden mindestens einmal in ihrem Leben einen Anfall, bei 10 % der gesunden Bevölkerung zeigt das EEG Zeichen einer gestörten zerebralen Erregbarkeit. Antikonvulsiva (AK) verringern die Anfallshäufigkeit bei 60–80 % der Epileptiker.

Der Begriff **Epilepsie** umschreibt Erkrankungen des Gehirns, bei denen die neuronale Erregungsbereitschaft erhöht ist und die sich durch epileptische Anfälle manifestieren. Epileptische Anfälle basieren auf episodischen exzessiven und synchronen Entladungen von Nervenzellverbänden des Gehirns und äußern sich in unterschiedlichsten klinischen Bildern. Nach zwei, durch keine äußerlich erkennbare Ursache (z. B. hoch fieberhafte Infekte, Intoxikation, Enzephalitis) begründbaren Krampfanfällen wird vom Vorliegen eines **epileptischen Syndroms** bzw. einer **Epilepsie** gesprochen. 40 % aller epileptischen Syndrome treten vor dem 20. Lebensjahr auf, 3 % aller Kinder erleiden vor dem 5. Lebensjahr mindestens einen Anfall. Dennoch ist die Zahl der Neuerkrankungen jenseits des 65. Lebensjahres höher als bei Kindern und Jugendlichen, überwiegend bedingt durch neurologische Erkrankungen. So wird vermutet, dass jeder dritte Alzheimer-Kranke zusätzlich eine Epilepsie entwickelt. Epilepsien sind also Krankheiten des Alters!

Ätiologie und Epidemiologie von Epilepsien. Krampfanfälle können als **fokale Anfälle** aus lokal umschriebenen Kortexgebieten oder als **generalisierte Anfälle** aus ausgedehnten Hirnarealen im Zusammenwirken mit thalamokortikalen Schaltkreisen entstehen. Folgen sind:
- Bewusstseinseinschränkung bis zur Bewusstlosigkeit
- abnorme Bewegungen bis zu schweren muskulären Anspannungen und Zuckungen
- abnorme sensorische Eindrücke
- vegetative Störungen wie Übelkeit, Einkoten, Einnässen
- Veränderungen der Persönlichkeit.

> **MERKE**
> Kleine Anfälle sind häufig, schwere Anfälle sind selten.

Die **Kenntnis der Klassifikation** ist auch für die Pharmakotherapie wesentlich, da sich Antikonvulsiva (AK) in ihrer Wirksamkeit bezüglich der verschiedenen Anfallstypen unterscheiden. Die Klassifikation der Anfälle ist komplex (**Tab. 24.1**).
- **fokale oder partielle Anfälle:** Sie sind auf ein umschriebenes Kerngebiet oder maximal eine Hemisphäre begrenzt und meist kortikalen Ursprungs (einfach und komplex-fokal).
- **generalisierte Anfälle:** Sie entstehen bilateral und gehen mit schweren Bewusstseinsstörungen einher (Grand-mal-, Petit-mal-Anfälle, Absencen).

Im Erwachsenenalter sind ⅔ fokale Anfälle (mit oder ohne sekundäre Generalisierung) und ⅓ generalisierte Grand- bzw. Petit-mal-Anfälle. Im Gegensatz dazu dominieren im Kindes- und Jugendalter die primär generalisierten Anfälle.

Auch die **Ätiologie** ist bedeutsam für die Pharmakotherapie: Epileptische Anfälle sind meist **idiopathisch**, d. h. ohne erkennbare Ursache. Bei einer Minderzahl der Patienten finden sich jedoch genetische Mutationen (familiäre Disposition), und diese genetisch bedingten Epilepsien sprechen besser auf AK an als die idiopathischen.

Daneben können epileptische Anfälle auch **sekundär** (symptomatisch) als Folge von Erkrankungen auftreten, z. B. durch Fehlbildungen, Verletzungen, Entzündungen und Tumoren des Gehirns (**Abb. 24.1**), Hirnblutungen und -infarkte, metabolische Störungen wie Elektrolytstörungen, Urämie, Hypoglykämie sowie nach Entzug von Alkohol, Benzodiazepinen und Drogen.

Praxistipp
Alkohol wirkt per se antikonvulsiv, da er die hemmenden GABA-Rezeptoren aktiviert und die erregenden NMDA-Rezeptoren blockiert. Der Genuss von Alkohol provoziert Krampfanfälle Stunden bzw. Tage nach der Einnahme durch das Absinken der Alkoholkonzentration mit relativem Übergewicht der neuronalen Erregung (sog. Rebound-Epilepsie).

Tab. 24.1

Verlaufsformen epileptischer Anfälle (Internationale Liga gegen Epilepsie, ILAE)

Anfallsart	Formen
partiell (fokal)	– einfach fokal (ohne Bewusstseinsverlust) • motorisch • sensibel • vegetativ (autonom) • psychische Symptome (kognitiv, affektiv) – komplex fokal (mit Bewusstseinsverlust) – sekundär generalisiert
primär generalisiert	– tonisch-klonisch = Grand-mal-Anfall – Petit-mal-Anfall • Absence • myoklonisch • tonisch • tonisch-klonisch • atonisch

24 Antikonvulsiva (Antiepileptika) Überblick

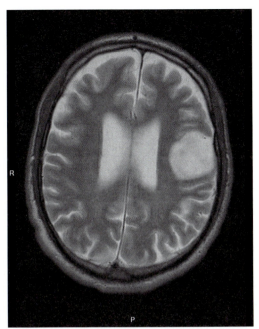

Abb. 24.1 Niedriggradiges Gliom. MRT (T 2-Wichtung) eines 50-jährigen Patienten mit epileptischem Anfall als Erstsymptom. (Gulden-Sala W, Stupp R. Diagnostik. In: Kreuzer K, Beyer J, Hrsg. Hämatologie und Onkologie. Thieme; 2016)

Arzneistoffe mit prokonvulsivem Potenzial. Neben zahlreichen Auslösern im Alltag wie flackerndem Licht (u. a. Computerbilder, bestimmte Film-Frequenzen wie bei Zeichentrickfilmen), Schlafentzug, Fieber, Hypoxie, Stress oder Menstruation, senkt auch eine Reihe von Wirkstoffen die Krampfschwelle. Beispiele sind
– Theophyllin
– Neuroleptika vom Phenothiazin-Typ
– Clozapin
– Antidepressiva (trizyklische Antidepressiva, α_2-Antagonisten) via Erregung durch Katecholamine
– Entzug bzw. Absetzen von Benzodiazepinen
– Lithium
– Penicilline (hoch dosiert via Hemmung von GABA-A-Rezeptoren)
– Chloroquin
– Gyrasehemmstoffe (Chinolone)
– Piperazin und seine Derivate (*off-label* in Anthelminthika)

> **MERKE**
>
> Auch Antikonvulsiva selbst besitzen ein erregungssteigerndes Potenzial – vergleichbar mit dem proarrhythmogenen Potenzial der Antiarrhythmika.

24.1.1 Pathogenese und pharmakologische Angriffspunkte der Antikonvulsiva

Epilepsien entstehen entweder durch eine **pathologisch gesteigerte Erregung** und/oder eine **abgeschwächte Hemmung** der physiologischen Erregung. Solche Veränderungen kommen z. B. im Rahmen der Selbstheilung des Gehirns nach Schädigungen vor (Infarkt, Parenchymverletzungen), da das Gleichgewicht zwischen Exzitation und Inhibition bei einer reaktiven Neubildung von Axonkollateralen und Dendriten schwieriger zu erreichen ist als bei der physiologischen Entwicklung. Bei der Regeneration werden **unreife oder embryonale Kanäle** (v. a. Natrium-Kanäle) exprimiert, deren Depolarisationsschwelle niedrig ist. Diese Veränderungen finden sich auch bei neuropathischen Schmerzen; das erklärt, warum AK als Koanalgetika (S. 399) eingesetzt werden. Zusätzlich werden untergegangene Nervenzellen durch minderwertiges Narbengewebe ersetzt; die Absenkung der Erregungsschwelle ähnelt der niederschwelligen, ungeordneten Erregung im Narbenersatzgewebe nach Herzinfarkt. Eine weitere Analogie zur pathologischen kardialen Erregung ist die Funktionsstörung von **neuronalen Schrittmacherzellen**. Am Ende breiten sich die hochfrequenten Entladungen synchronisiert über mehr oder weniger große Hirnareale aus.

Insgesamt sind die genauen Zusammenhänge zwischen pathologischer Erregbarkeit und epileptischen Krankheitsbildern noch unklar. Dies erklärt u. a. die relativ unspezifischen Wirkungsansätze der Pharmakotherapie.

Zur **pathologischen Erregbarkeit** tragen folgende Veränderungen bei:
– **Natrium-Kanäle:** Die Öffnung der Natrium-Kanäle mit Natriumeinstrom in die Zelle ist der maßgebliche Motor für das Aktionspotenzial. Mutationen von Natrium-Kanälen finden sich besonders bei generalisierten Anfällen.
– **Calcium-Kanäle:** Der Calciumeinstrom in die Präsynapse ist die Voraussetzung für die Freisetzung von Transmittern in den synaptischen Spalt. Postsynaptisch aktiviert der Einstrom von Calcium Enzyme und die Genexpression. Mutationen im T-Typ-Calcium-Kanal sind bei Absencen beteiligt.
– **Glutamat-Rezeptoren** (S. 92): Glutamat aktiviert postsynaptisch seine Rezeptoren. Je nach Rezeptorsubtyp kommt es zu Ladungsveränderungen bzw. zur Aktivierung von Enzymen und Genexpression, v. a. durch einen erhöhten Calcium-Einstrom.

An einer **gestörten Hemmung der Erregung** können beteiligt sein:
– **Kalium-Kanäle:** Der Ausstrom von Kalium beendet das Aktionspotenzial. Genmutationen oder

Polymorphismen, die zur Inaktivierung von Kalium-Kanälen führen (v. a. Kv7-Familie) gelten als Ursachen zahlreicher Erkrankungen, neben den Epilepsien auch Herzrhythmusstörungen oder Schwerhörigkeit.
- **GABA-Rezeptoren:** GABA ist der wichtigste inhibitorische Transmitter, der an Dendriten und Axonendigungen freigesetzt wird und die Erregung durch den Einstrom von Chloridionen antagonisiert. Ein funktioneller Defekt der GABAergen Transmission – Mutationen der α_1- und γ_2-Untereinheit des GABA-A-Rezeptors (S. 411) – wird u. a. mit Myoklonien in Zusammenhang gebracht.

> **MERKE**
>
> Molekulare Veränderungen von Ionenkanälen und Rezeptoren erleichtern hochfrequente pathologische Entladungen von Aktionspotenzialen im ZNS, die zu Anfällen führen.

Folgende pharmakologische Strategien für die antikonvulsive Therapie ergeben sich aus den genannten Mechanismen:
- **Hemmung** von **exzitatorischen** Natrium-Kanälen, Calcium-Kanälen und Glutamat-Rezeptoren
- **Aktivierung** von **inhibitorischen** Kalium-Kanälen und GABA-Rezeptoren.

24.1.2 Arzneimittelinteraktionen und Nebenwirkungen

> **MERKE**
>
> Antikonvulsiva, v. a. die älteren, können ein erhebliches Interaktionspotenzial besitzen, sie sind potente Induktoren bzw. Hemmstoffe des CYP450-Systems. Entsprechend ihrem Angriffspunkt am Nervensystem wirken sie zentralnervös dämpfend. Die neueren Antikonvulsiva sind besser verträglich.

Trotz ihrer chemisch sehr heterogenen Struktur gibt es Gemeinsamkeiten im Wirkprofil von Antikonvulsiva. Ähnlich den Antidepressiva und Neuroleptika bestimmt das Nebenwirkungsprofil maßgeblich den Einsatz der AK. Generell ist die **therapeutische Breite** nur mäßig und **Nebenwirkungen** erzwingen oft den Wechsel eines Antikonvulsivums.

Arzneimittelinteraktionen

Zahlreiche Antikonvulsiva sind CYP450-Induktoren oder -Hemmstoffe (S. 41). Das hat wichtige klinische Konsequenzen, da über 20 % der Patienten zwei oder mehrere AK benötigen. **Drei Arten der Interaktion** lassen sich unterscheiden:

Autoinduktion. Das Antikonvulsivum steigert seinen eigenen Abbau, wie z. B. Carbamazepin, Phenytoin, Benzodiazepine oder Barbiturate. Mit fortlaufender Therapiedauer muss die Dosis gesteigert werden (Toleranzentwicklung), um den Wirkungsverlust auszugleichen.

Hemmung oder Verstärkung der Metabolisierung anderer Antikonvulsiva. Antikonvulsive Therapie ist oft eine Kombinationstherapie. Daher muss die Dosierung einem Wirkungsverlust oder einer verlängerten Wirkdauer infolge einer Enzyminduktion bzw. -hemmung angepasst werden. Wenn möglich, sollten CYP450-Substrate nicht mit CYP450-Induktoren oder -Hemmstoffen kombiniert werden. Ebenso ist beim Wechsel innerhalb einer Kombinationstherapie darauf zu achten, ob sich das neue AK vom zu ersetzenden in seiner Wechselwirkung unterscheidet (**Tab. 24.2**).

Interaktion mit anderen Arzneimitteln. Besonderes Augenmerk gilt wichtigen Substraten von CYP450 wie z. B. Vitamin-K-Antagonisten und Sexualhormonen bzw. Kontrazeptiva.

Allgemeine Nebenwirkungen

Zentralnervöse Dämpfung: Sedierung und Müdigkeit sind direkte Folgen der neuronalen Hemmung, vor allem in der Initialphase. Manche AK (z. B. Benzodiazepine oder Barbiturate) sind starke Hypnotika.

Paradoxe Wirkungen: Unruhe und Schlaflosigkeit werden vor allem bei alten Patienten und bei Kindern beobachtet.

Konzentrationsschwäche und kognitive Defizite: Bei Kindern kann die Konzentration abgeschwächt werden, bereits erworbene kognitive „Meilensteine" können wieder verloren gehen. Daher muss die Indikation zur Ersteinstellung bei Kindern besonders

Tab. 24.2

Arzneimittelinteraktionen zwischen Antikonvulsiva (AK) mit CYP450-Interaktionspotential

Problemstellung	Problemlösung
AK1 (Substrat[1]) + **AK2** (Induktor[2])	Dosis von AK1 erhöhen
AK1 (Substrat[1]) und Wechsel von **AK2** (Induktor[2]) zu **AK3** (neutral)	erhöhte Dosis von AK1 muss wieder reduziert werden
AK1 (Substrat[1]) + **AK2** (Inhibitor[2])	Dosis von AK1 reduzieren

[1]Substrat = Substrat von CYP450-Enzymen
[2]Induktor bzw. Inhibitor = Verstärkung bzw. Abschwächung der metabolisierenden Wirkung bzw. Expression von CYP450-Enzymen

sorgfältig abgewogen werden. Bei Stirn- und Schläfenlappenepilepsien sind das Arbeitsgedächtnis und die Kognition gestört. AK können diese Defizite verstärken.
Wesensveränderung: AK können eine durch das Anfallsleiden bedingte Wesensveränderung verstärken. Auch andere Wesensmerkmale können verstärkt werden, z. B. kann ein lebhafter Mensch aggressiv werden.
Depression: Besonders kurz vor oder zwischen den Anfällen werden depressive Stimmungen und Stimmungslabilität mit erhöhtem Suizidrisiko beobachtet, diese können durch AK gesteigert werden.
Schwindel und Ataxie: Als Folge von Benommenheit, Sedierung, Konzentrationsschwäche und einer verminderten motorischen Koordination steigt auch die Sturzgefahr.
Verstärkung der epileptischen Aktivität: AK besitzen prinzipiell auch eine prokonvulsive Wirkung, die v. a. bei Kindern ausgeprägt ist. Für einige AK sind spezifische epileptische Krankheitsbilder sogar eine Kontraindikation (analog den Antiarrhythmika).
Exantheme: Die häufigen Hautveränderungen sind meist reversibel.
Kardiale Rhythmusstörungen: Die Blockade erregender Ionenkanäle (v. a. Natrium-Kanäle) ist nicht nur auf das Gehirn beschränkt, sondern betrifft auch das Herz, wo es zum AV-Block und anderen Überleitungsstörungen kommen kann.
Übelkeit und Erbrechen: besonders in der Initialphase häufig.
Osteoporose: U.a. durch einen beschleunigten Abbau von Vit. D erhöhen vor allem die älteren AK das Risiko für eine Osteopathie mit 5-fach erhöhtem Frakturrisiko.

24.1.3 Langsames Ein- und Ausschleichen

AK sollten generell langsam (unter Beachtung der jeweiligen substanzspezifischen Empfehlungen) aufdosiert werden, Nebenwirkungen der Initialphase können so minimiert werden. Die Anfallshäufigkeit kann allerdings zu einem schnellen Aufdosieren zwingen. Einige AK wie Lamotrigin, Phenytoin oder Ethosuximid erreichen ihren *steady state* erst nach 5 Tagen. Durch langsames Ausschleichen werden Rebound-Anfälle vermieden, die sonst nach abruptem Absetzen auftreten können.

Praxistipp
Schnelle Dosisänderungen müssen bei Antikonvulsiva vermieden werden. Langsames Ausschleichen ist notwendig, um Entzugsanfälle zu verhindern.

24.1.4 Resistenz und Therapieversagen

Die Wirksamkeit von AK wird in der Regel über die 50%ige Abnahme der Anfallsfrequenz definiert. AK können ihre Wirkung auch verlieren oder gar keine Wirksamkeit zeigen. Ursachen sind:
- **Transport aus dem Gehirnparenchym:** Membrantransporter wie das P-Glykoprotein oder *multidrug resistance protein 1* (MDR-1) sind bei Epilepsie verstärkt exprimiert.
- **Verlust von wirkstoffsensitiven Domänen:** Zahlreiche AK greifen an spannungsabhängigen Natrium-Kanälen oder am GABA-A-Rezeptor an. Bei therapieresistenten Patienten kann diejenige Untereinheit des Natrium-Kanals, in der die Bindungsdomäne für die AK lokalisiert ist, vermindert sein. Innerhalb des GABA-A-Komplexes ist die α_1-Untereinheit vermindert exprimiert, die normalerweise gegen die endogene Hemmung durch Zink schützt. Diese Untereinheit wird nun bei Anfallskrankheiten durch die Zink-sensitiven α4- oder δ-Untereinheiten ersetzt, wodurch der GABA-A-Rezeptor blockiert und die Inhibition von Neuronen vermindert wird.

24.2 Antikonvulsive Wirkstoffe

Key Point
Weder die pharmakodynamischen Eigenschaften noch die Indikationen bieten sich als Grundlage für eine vernünftige Klassifikation der Antikonvulsiva an. Hier sind sie in erregungshemmende und hemmungsfördernde eingeteilt.

Begriffsdefinition. Die Begriffe **Antiepileptika** und **Antikonvulsiva** werden oft synonym gebraucht, wobei es einen theoretischen Unterschied zu beachten gibt:
- **Antiepileptika** wirken **kausal,** indem sie die Generierung der Potenziale unterdrücken.
- **Antikonvulsiva** unterdrücken **ausschließlich** die **Symptome,** sprich den klinisch relevanten Anfall. Anders ausgedrückt, erhöhen AK die Schwelle für einen Anfall. Zu beachten ist hier, dass manche Epilepsieformen, z. B. Absencen, frei von Konvulsionen sind.

Dieser Unterschied hat (noch) keine klinische Bedeutung, da alle Arzneistoffe nur symptomatisch die Anfallssymptome unterdrücken bzw. den Anfall lösen. Daher gibt es streng genommen nur Antikonvulsiva.
Alte und neue Antikonvulsiva. Es gibt keine Beziehung zwischen dem Angriffspunkt eines AK und seiner Wirksamkeit. Die älteren AK sind zur Monotherapie zugelassen, während die neueren (zunächst) nur in Kombination oder bei Therapieresistenz eingesetzt werden dürfen. Die neueren AK unterschei-

den sich von den älteren nicht durch ihre Wirksamkeit, sondern durch ihre Verträglichkeit und das Fehlen von Arzneimittelinteraktionen via CYP450.
Einige Antikonvulsiva werden neben den Anfallserkrankungen auch bei affektiven und psychotischen Erkrankungen (S.419) sowie bei neuropathischen Schmerzen (S.399) eingesetzt.

> **MERKE**
>
> - Antikonvulsiva sind eine chemisch sehr heterogene Wirkstoffgruppe, in der es keine erkennbare Struktur-Wirkungs-Beziehung gibt.
> - Neue Antikonvulsiva sind nicht wirksamer, aber besser verträglich (u. a. keine CYP450-Interaktion).

24.2.1 Hemmung der neuronalen Erregung: Antikonvulsiva der 1. Wahl

Einen Überblick über das **Wirkprofil** erregungshemmender Antikonvulsiva geben **Tab. 24.3** und **Abb. 24.3a**.

Carbamazepin und Derivate

Carbamazepin (Tegretal®) ist das weltweit am häufigsten verordnete Antikonvulsivum.

Wirkmechanismus. Carbamazepin, ein Dibenzepin, **blockiert spannungsabhängige Natrium-Kanäle** und unterdrückt damit die epileptiformen Entladungen. An die Strukturähnlichkeit mit den trizyklischen Antidepressiva (**Abb. 24.2**) erinnert auch noch die Fähigkeit des Carbamazepins, die Stimmung aufzuhellen und den Antrieb zu steigern. Ebenso wie die trizyklischen Antidepressiva wird Carbamazepin auch bei neuropathischen Schmerzen (S.262) eingesetzt.

> **MERKE**
>
> Je ausgeprägter die neuronale Depolarisation, desto stärker hemmt Carbamazepin die Erregung (aktivitätsabhängige Wirkung oder *use dependence*).

Pharmakokinetik. Carbamazepin wird in der Leber u. a. als Epoxid verstoffwechselt, das für wesentliche

Tab. 24.3

Wirkprofil (überwiegend) erregungshemmender Antikonvulsiva

Wirkstoff	Zielmolekül	Indikationen (Auswahl), Wirkung
1. Wahl		
Carbamazepin	Na-Kanal	1. Wahl: fokale Epilepsie mit und ohne sekundäre Generalisierung primär generalisierte Anfälle Anfallsprophylaxe bei Alkoholentzug Trigeminusneuralgie, atypischer Gesichtsschmerz Phasenprophylaxe bei bipolarer Störung
– Eslicarbazepin	Na- und Ca-Kanäle	wie Carbamazepin, stimmungsaufhellend
– Oxcarbazepin	Na- und Ca-Kanäle	wie Carbamazepin, Komedikation mit hepatisch eliminierten Substanzen
Lamotrigin	Na- und P-Typ-Ca-Kanäle	partielle Epilepsien mit und ohne sekundäre Generalisierung primär generalisierte Anfälle Absencen, Myoklonien (Kombinations- und Monotherapie)
Levetiracetam	Ca-Kanal, SV2A	*add-on* bei fokalen epileptischen Anfällen mit oder ohne Generalisierung
Valproinsäure	Na- und T-Typ-Ca-Kanäle GABA-Transaminase	Breitspektrum-Antikonvulsivum primär generalisierte Anfälle (Kombinations- und Monotherapie) bipolare Störungen Prophylaxe von Migräne- und Clusterkopfschmerz
2. Wahl bzw. Spezialindikation		
Ethosuximid	Ca-Kanal	– pyknoleptische Absencen
Felbamat	NMDA-Rezeptor	– Reserve-Antiepileptikum
Gabapentin	α2δ-Untereinheit des Ca-Kanals	– Altersepilepsie – neuropathische Schmerzen
Pregabalin	α2δ-Untereinheit des Ca-Kanals	– partielle Epilepsien – neuropathische Schmerzen
Lacosamid	Na-Kanal, CRMP-2	– fokale Anfälle
Perampanel	AMPA-Rezeptor	– *add-on* bei fokalen Epilepsien
Phenytoin	Na-Kanal	– Breitspektrum-Antikonvulsivum (außer Absencen) – Status epilepticus – fokale Epilepsie – primär generalisierte Anfälle – Trigeminusneuralgie
Sultiam	Carboanhydrase	– Reserve bei Rolando-Epilepsie
Topiramat	Na- und Ca-Kanäle Glutamat-Rezeptor GABA-A-Rezeptor	– therapierefraktäre partielle Epilepsien – primär generalisierte Anfälle und Lennox-Gastaut-Syndrom – Migräneprophylaxe
Zonisamid	Na- und Ca-Kanal	– *add-on*-Therapie bei einfach- und komplex-fokalen epileptischen Anfällen mit oder ohne Generalisierung

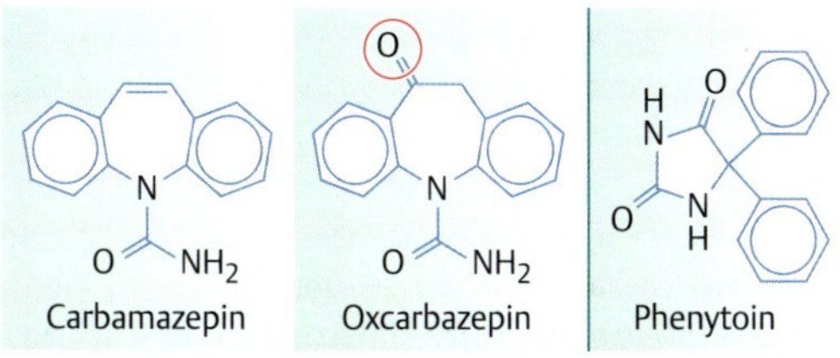

Abb. 24.2 Struktur von erregungshemmenden Antikonvulsiva. Oxcarbazepin unterscheidet sich von Carbamazepin durch den substituierten Sauerstoff; beide Wirkstoffe lassen noch klar die Phenothiazinstruktur erkennen. Phenytoin verdeutlicht exemplarisch die chemische Heterogenität der Antikonvulsiva.

Nebenwirkungen wie **Enzyminduktion, Agranulozytose und Lebertoxizität** verantwortlich gemacht wird. Es ist ein starker CYP3A4-Induktor, dessen Gegenwart zu Wirkungsverlusten von CYP3A4-Substraten (z. B. Steroidhormone, Vitamin D, Kontrazeptiva oder Vitamin-K-Antagonisten) führt. Carbamazepin beschleunigt seinen eigenen Abbau in der Leber (Autoinduktion), dadurch sinkt seine Eliminations-HWZ von 20 h bis auf 8 h (Dosiserhöhung!).
Indikationen. Tab. 24.3. Wegen seines ausgeprägten Nebenwirkungspotenzials wird Carbamazepin allmählich von Valproinsäure und neuen Antikonvulsiva aus seiner Spitzenstellung verdrängt.
Nebenwirkungen. Vergleiche auch Allgemeine Nebenwirkungen von Antikonvulsiva (S. 438). **Verdünnungshyponatriämie** durch Wasserretention (*Cave:* Komedikation mit Antidepressiva), **Gewichtszunahme**, **Blutbildveränderungen** mit häufiger leichter Leukozytopenie bzw. seltener Agranulozytose, Erhöhung der **Transaminasen**. Die Hemmung von Natrium-Kanälen am Herzen kann Carbamazepin Überleitungsstörungen verstärken (Kontraindikation!). Es besteht zudem die Gefahr schwerer allergischer Reaktionen sowie von Psychosen und Epidermolyse. Carbamazepin wirkt eindeutig prokonvulsiv.

> **MERKE**
>
> Carbamazepin ist das am häufigsten eingesetzte Antiepileptikum mit weiteren neurologisch-psychiatrischen Indikationen. Zu beachten sind seine ausgeprägte Arzneimittelinteraktion (starker CYP3A4-Induktor) und seine Lebertoxizität.

Derivate. Oxcarbazepin (Trileptal®) ist ein Derivat von Carbamazepin, das jedoch nicht als Epoxid, sondern über eine nicht induzierbare Ketoreduktase zum wirksamen Monohydroxy-Derivat aktiviert wird (Abb. 24.2). Dadurch werden die epoxidbedingten Nebenwirkungen wie Agranulozytose, Leberschädigung und Enzyminduktion, verglichen mit Carbamazepin, deutlich reduziert. Oxcarbazepin beeinflusst neben Natrium-Kanälen zusätzlich Calcium-Kanäle. Ebenso wie Carbamazepin besitzt es eine aktivitätsabhängige Wirkung *(use dependence)* und ist ein mäßiger CYP3A4-Induktor. Die **(Verdünnungs-) Hyponatriämie** wird bei Oxcarbazepin häufiger beobachtet als bei Carbamazepin: Vorsicht bei Nierenfunktionseinschränkung und Komedikation mit Thiazid-Diuretika oder SSRI.
Eslicarbazepin (Zebinix®) ist ein dem Oxcarbazepin ähnliches Derivat von Carbamazepin. Es wird zur Kombinationen beim Erwachsenen eingesetzt, häufige Nebenwirkungen sind Schläfrigkeit und Schwindel. Ein Vorteil ist seine seltene Hyponatriämie.

Lamotrigin

Lamotrigin (Lamictal®) leitet sich von den Folsäure-Hemmstoffen ab. Seit langem ist das antikonvulsive Potential von Folsäure-Hemmstoffen bekannt. Dies erklärt die chemische Verwandtschaft von Lamotrigin mit Trimethoprim (S. 592).
Wirkmechanismus. Lamotrigin hemmt neben **Natrium-Kanälen** (Typ IIa) auch **Calcium-Kanäle** (Typ P), was zum therapeutisch erwünschten membranstabilisierenden Effekt führt. Ein großer Vorteil von Lamotrigin ist seine **stimmungsaufhellende Wirkung** (Einsatz bei depressiven Patienten mit Anfallsleiden), die fehlende Sedierung mit Steigerung der **Wachsamkeit** sowie die Verbesserung von kognitiven Leistungen.

> **VORSICHT**
>
> **Lamotrigin und Sertralin – schwere Interaktion via UGT**
>
> Lamotrigin ist ein Substrat und Sertralin ein Inhibitor der UDP-Glucuronosyltransferase (UGT). Diese Kombination kann schwere Lamotrigin-Intoxikationen sowie schwere idiosynkratische Hautreaktionen provozieren. Umgekehrt schwächen UGT-Induktoren wie Ethinylestradiol, aber nicht Gestagene, die Wirkung von Lamotrigin ab.

Pharmakokinetik. Wegen seiner Metabolisierung in der Leber wird die HWZ von Lamotrigin durch CYP450-Induktoren wie Carbamazepin und Phenytoin verkürzt sowie durch CYP450-Inhibitoren wie Valproinsäure verlängert.
Indikationen. Tab. 24.3. Lamotrigin eignet sich zur Kombinationstherapie und wirkt bei refraktären Epilepsien. Es ist nicht teratogen und daher 1. Wahl bei Schwangeren.
Nebenwirkungen. Insgesamt wenige Nebenwirkungen. Es können schwere reversible **Hautexantheme** auftreten (Stevens-Johnson-Syndrom), die durch langsames Auftitrieren vermieden werden.

Levetiracetam

Levetiracetam (Keppra®) ist das S-Enantiomer (S. 59) von Piracetam, das als sog. Nootropikum die „Hirnleistung" bessern soll.

Wirkmechanismus. Als Wirkmechanismus gilt die **Hemmung von N-Typ-Calcium-Kanälen** sowie die Bindung an das *synaptic vesicle glycoprotein 2A protein* (SV2A) mit Freisetzung von GABA. Levetiracetam besitzt möglicherweise auch eine antiepileptogene Wirkung, d. h., es unterdrückt Anfälle. Vorteilhaft sind sein rascher Wirkungsbeginn und die geringe Arzneimittelinteraktion (gut für Kombinationstherapie), da es nicht in der Leber metabolisiert wird.

Indikationen. Kombinationstherapie, vgl. **Tab. 24.3**.

Nebenwirkungen. Reizbarkeit und aggressives Verhalten, aber auch Verstärkung depressiver Symptome und Schlafstörungen.

Valproinsäure

Weit verbreitetes **Breitspektrum-Antikonvulsivum**, das auch bei bipolaren Störungen und zur Migräneprophylaxe eingesetzt wird.

Wirkmechanismus. Valproinsäure oder das entsprechende Salz **Valproat** (Ergenyl®), blockiert neben **Natrium- und Calcium-Kanälen** auch die **GABA-Transaminase** mit Steigerung der GABA-Synthese, worauf sein breites antiepileptisches Wirkspektrum zurückgeführt wird. Es sediert kaum und greift nicht in kognitive Prozesse ein.

Pharmakokinetik. Valproinsäure ist ein **starker Hemmstoff von CYP450**-Enzymen, wodurch die HWZ von anderen Antikonvulsiva verlängert werden kann, wodurch der Abbau von einigen Antikonvulsiva (Lamotrigin, Barbiturate) oder TCA (Amitriptylin) vermindert wird.

Indikationen. Tab. 24.3.

Nebenwirkungen. Bei Valproinsäure wurden seltene, aber schwere **Leberschäden** beobachtet, die v. a. bei jungen Patienten und meist zwischen der 4. und 12. Therapiewoche auftraten. Daher verbietet sich sein Einsatz bei vorgeschädigter Leber im Kindesalter sowie bei Pankreaserkrankungen, da unter Valproinsäure vermehrt Pankreatitiden auftraten (Kontrolle der entsprechenden Laborwerte).
Weitere Nebenwirkungen sind Diarrhö, autoimmuninduzierte Thrombozytopenie, reversibler Verlust der Haare, **Gewichtszunahme**, Tremor oder Amenorrhö, die sogar bis zu einem Jahr nach dem Absetzen von Valproinsäure auftreten können.
Schwere Teratogenität. Valproinsäure penetriert die Plazentaschranke und führt in der Schwangerschaft zu **schweren Neuralrohrdefekten** sowie postnatal zu Entwicklungsstörungen.

> **VORSICHT**
> Wegen seiner schweren Teratogenität ist Valproat seit Herbst 2018 bei Frauen im gebärfähigen Alter kontraindiziert bzw. nur in Ausnahmefällen und nach umfangreicher Aufklärung einsetzbar.

24.2.2 Hemmung der neuronalen Erregung: Antikonvulsiva der 2. Wahl / mit speziellen Indikationen

Ethosuximid

Ethosuximid (Suxilep®) blockiert präsynaptische spannungsabhängige Calcium-Kanäle vom T-Typ. In Kombination mit Enzyminduktoren oder -hemmstoffen kann die HWZ erheblich verkürzt (2–7 h) oder verlängert (30 h) werden. Indikationen sind pyknoleptische Absencen im Kindesalter, als Nebenwirkungen sind Exantheme, Doppelbilder, Knochenmarkdepression und Psychosen zu beachten.

Felbamat

Felbamat (Taloxa®) blockiert eine Untereinheit des NMDA-Rezeptors. Sein Einsatz wird durch das Risiko einer seltenen **aplastischen Anämie** und die **Lebertoxizität** seines toxischen Metaboliten ebenso limitiert wie durch Schlaf- und Appetitlosigkeit.

Gabapentin und Pregabalin

Wirkmechanismus. Gabapentin (Neurontin®) entfaltet seine Wirkung – obwohl sein Name das Gegenteil suggeriert – hauptsächlich über **nicht-GABAerge Interaktionen:**

- Hemmung von spannungsabhängigen L-Typ-Calcium-Kanälen, da Gabapentin an die sog. auxiliäre α2δ-Untereinheit des L-Typ-Calcium-Kanals bindet und damit die Öffnung der Calcium-Pore blockiert
- Unterdrückung der neuronalen Erregung über die Modulation von Natrium- und Kalium-Kanälen sowie der Glutamat- und GABA-Synthese.

Pharmakokinetik. Die Bioverfügbarkeit von Gabapentin nimmt mit steigender Dosierung ab (70 % bei 1.800 mg/d und 50 % bei 3.600 mg/d), da Gabapentin durch einen sättigbaren Aminosäuretransporter resorbiert wird. Bei hohen Dosierungen sollte daher die Tagesmenge auf 3 Dosen verteilt werden. Gabapentin verändert nicht die Leberfunktion und wird **renal unverändert ausgeschieden.** Mit sinkender GFR wird die Dosis bis auf ⅙ reduziert.

Indikationen. Gabapentin wird wegen seiner schwachen Wirksamkeit fast nur noch bei **Altersepilepsien** eingesetzt, Der größte Teil seiner Verordnungen entfällt jedoch auf den Einsatz bei **neuropathischen Schmerzen** (S. 262).

Nebenwirkungen. Schwindel und Müdigkeit sowie Gewichtszunahme und optische Störungen (Nystagmus, Doppelbilder).

> **MERKE**
>
> Gabapentin ist kontraindiziert bei primär generalisierten Anfällen, da es die Anfallssituation verschlechtern kann.

Derivat. Pregabalin (Lyrica®) ist ein Gabapentin-Derivat, das sich gegenüber Gabapentin auszeichnet durch
- höhere Affinität zur $\alpha_2\delta$-Untereinheit des Calcium-Kanals,
- verlängerte HWZ,
- lineare Dosis-Wirkungs-Kurve zwischen 150 und 600 mg/d,
- schnelleren *steady state*.

Pregabalin wird nicht hepatisch metabolisiert und fast vollständig unverändert renal ausgeschieden. Mit sinkender GFR wird die Dosis bis auf $1/10$ reduziert. Ähnlich wie Gabapentin wird es zu 90 % bei neuropathischen Schmerzen verordnet. Bei therapieresistenter Epilepsie kann der Wechsel auf Pregabalin hilfreich sein. Weil es die Einschlaflatenz verkürzt und Ängste löst, wird es immer häufiger *off-label* als Schlafmittel und Anxiolytikum eingenommen (mehr „gebraucht" als „missbraucht"; aber echter Missbrauch in der Drogenszene). Nebenwirkungen sind Schwindel, Schläfrigkeit, Gewichtszunahme und Ödeme.

Lacosamid

Lacosamid (Vimpat®), ein D-Serin-Analogon, hemmt die pathophysiologische hochfrequente Entladung von Natrium-Kanälen und stimuliert evtl. die axonale Plastizität durch Bindung an *collapsin response mediator protein 2* (CRMP-2).

Perampanel

Perampanel (Fycompa®) ist ein neuer, selektiver Antagonist der glutamatergen AMPA-Rezeptoren (Zulassung 2012) als *Add-on*-Medikation bei fokalen Anfällen. Als CYP3A4-Substrat kann sich seine HWZ in Gegenwart von CYP3A4-Induktoren wie Carbamazepin von 100 h auf 25 h verkürzen. Nebenwirkungen sind Übelkeit, Schwindel, Müdigkeit sowie aggressives Verhalten.

Phenytoin

Phenytoin (Zentropil®) ist ein starkes Antikonvulsivum, das nicht oder nur schwach sedativ wirkt. In Deutschland hat es bei Neueinstellungen eher den Status eines Reservemittels, man muss dennoch gut mit diesem alten Antiepileptikum vertraut sein, das in vielen Ländern noch weit verbreitet und zur Monotherapie zugelassen ist. Hauptproblem ist seine komplizierte Kinetik und die daraus resultierende **schwierige Dosisfindung**.

Wirkmechanismus. Phenytoin hemmt nur **Natrium-Kanäle**. Ungeachtet seiner chemischen Verwandtschaft mit Barbituraten (**Abb. 24.2**, **Abb. 24.4**) greift es nicht in die GABAerge Übertragung ein.

Pharmakokinetik. Es kommt zu einer **starken Autoinduktion** in der Leber. Der Blutspiegel und der Abbau stehen in keiner linearen Beziehung, da die abbauenden Enzyme bei höherer Phenytoin-Konzentration gesättigt sind und weitere Dosiserhöhungen zu einem überproportionalen Anstieg der Serumkonzentration führen. Zusätzlich unterliegen auch die Dauer der Resorption und die Eliminations-HWZ erheblichen Schwankungen. Es besteht ein hohes **Risiko für Entzugsanfälle**.

Indikationen. Tab. 24.3.

Nebenwirkungen. Häufig kommt es zu **zentralnervösen Symptomen** (depressive Verstimmungen, irreversible neurotoxische Symptome) und Störungen von Haut und Schleimhaut wie **Hypertrichose** (v. a. bei jungen Frauen). Zu beachten sind auch eine **reversible Hyperplasie der Gingiva** und ein arzneimittelinduzierter **Lupus erythematodes**. Phenytoin kann über die hepatische Enzyminduktion die Wirkung von **Vitamin D herabsetzen**. Es ist unklar, ob dies allein für Knochenschäden verantwortlich ist oder ob daneben ein direkter negativer Effekt vorliegt, die ständige Einnahme erfordert jedenfalls die zusätzliche Zufuhr von **Vitamin D und Calcium**. Während der Schwangerschaft kann Phenytoin infolge eines Folsäuremangels (Hemmung der Resorption) **schwere Neuralrohrdefekte** verursachen.

> **Praxistipp**
>
> Phenytoin ist ein starker Enzyminduktor und vermindert die Wirksamkeit von CYP3A4-Substraten. Eine Ergänzung von Vitamin D kann erforderlich sein.

Topiramat

Topiramat (Topamax®) hemmt Natrium-Kanäle, *High-voltage*-Calcium-Kanäle und glutamaterge Rezeptoren vom AMPA-Typ. Zusätzlich aktiviert es den GABA-A-Rezeptor. Da Topiramat überwiegend **renal ausgeschieden** wird, kann es mit lebertoxischen Antikonvulsiva kombiniert werden. Als CYP450-Substrat kann seine Serumkonzentration durch Enzyminduktoren um 50 % reduziert werden. Es ist insgesamt gut verträglich. Indikationen sind bestimmte Epilepsieformen und Migräneprophylaxe (**Tab. 24.3**). Als Nebenwirkungen können reversibler Gewichtsverlust, kognitive Beeinträchtigungen mit Störungen der Aufmerksamkeit oder des Arbeitsgedächtnisses,

Parästhesien sowie Calcium-Phosphat-Nierensteine infolge der Hemmung von Carboanhydrasen auftreten.

Sultiam

Sultiam (Ospolot®) ist ein Carboanhydrase-Hemmstoff (S. 205), der noch bei **therapieresistenter Rolando-Epilepsie** zum Einsatz kommt. Nebenwirkungen sind u. a. dosisabhängige Parästhesien, Kopfschmerzen oder eine metabolische Azidose.

Zonisamid

Zonisamid (Zonegran®) blockiert die spannungsabhängigen Natrium- und T-Typ-Calcium-Kanäle. Es wird unverändert renal ausgeschieden, ein kleinerer Teil über CYP3A4 und CYP2D6 abgebaut. Wegen seiner langen HWZ (60 h) besteht die Gefahr von Akkumulation bei Komedikation mit CYP-Hemmstoffen. Indikationen sind fokale Epilepsien mit und ohne sekundäre Generalisierung. Zonisamid ist insgesamt gut verträglich. Bei Niereninsuffizienz ist eine Dosisanpassung erforderlich, infolge der Sulfonamid-Struktur (S. 592) können Allergien auftreten.

24.2.3 Antikonvulsiva, die die neuronale Hemmung verstärken

Neben den alten Barbituraten und Benzodiazepinen gibt es neuere Aktivatoren des GABA-A-Rezeptors wie die GABA-Analoga Vigabatrin und Tiagabin (**Abb. 24.3b**, **Abb. 24.4**), sowie den Kalium-Kanal-Öffner Retigabin. Einen Überblick über die inhibitionsfördernden AK gibt **Tab. 24.4**.

Barbiturate als Antikonvulsiva

Zu den Barbituraten s. a. Barbiturate als GABA-A-Agonisten (S. 417).

Phenobarbital (Luminal®) ist ein GABA-A-Agonist (S. 411), der nur noch als Reservemittel (3. Wahl) bei **Mehrfachtherapie** sowie beim therapieresistenten **Status epilepticus** zum Einsatz kommt. Es ist bei Fieberkrämpfen nicht wirksam. Nachteilig sind die für alle Barbiturate typische starke Sedierung und Antriebsschwäche, die mögliche Ausbildung einer Pseudodemenz oder andere Wesensveränderungen sowie kognitive Defekte bei längerer Gabe. Phenobarbital ist ein starker **Enzyminduktor** (**Abb. 24.5**). Es darf nicht bei schweren Leber- und Nierenstörungen eingesetzt werden. *Cave:* Langsam aufdosieren und ausschleichen!

Primidon (Liskantin®) ist chemisch Deoxyphenobarbital (**Abb. 24.4**), das zum einen in Phenobarbital umgewandelt wird, zum anderen als Eigensubstanz Phenylethylmalonamid ebenfalls wirksam ist. So erklärt sich das etwas andersartige Wirkprofil von Primidon gegenüber Phenobarbital. Es kommt ebenfalls nur noch als *Add-on*-Antikonvulsivum zum Einsatz und sollte besonders langsam eingeschlichen werden, um die Nebenwirkungen zu reduzieren (Übelkeit, Benommenheit, Bewegungssteifigkeit, *frozen shoulder*).

Benzodiazepine als Antikonvulsiva

Zu den Benzodiazepinen s. a. Benzodiazepine als GABA-A-Agonisten (S. 412).

Benzodiazepine sind zu Therapiebeginn sehr wirksame Antikonvulsiva, besonders bei fokalen Anfällen. Leider wird die Verwendung durch eine starke **Toleranzentwicklung** eingeschränkt, bereits einige Wochen nach Therapiebeginn kommt es zu einem deutlichen **Wirkungsverlust**. Wird dann zu schnell abgesetzt, z. B. wegen eines Wechsels auf ein anderes Antikonvulsivum, können Entzugsanfälle auftreten. Daher beschränkt sich der Einsatz der Benzodiazepine

Tab. 24.4

Wirkprofil inhibitionsfördernder Antikonvulsiva

Wirkstoff	Zielmolekül	Indikationen
Cannabidiol	viele wie TRPV-, 5-HT-, Opioid-Rezeptoren	– *add-on* bei schweren therapieresistenten Epilepsien
Clonazepam	GABA-A-Rezeptor	– v. a. Status epilepticus – myoklonische und atonische Anfälle
Phenobarbital	GABA-A-Rezeptor	– 3. Wahl – Grand-mal-Anfälle – Absencen, myoklonische Epilepsie – Status epilepticus – breit wirksam
Primidon	GABA-A-Rezeptor	– 3. Wahl – Grand-mal-Anfälle – Absencen, myoklonische Epilepsie – breit wirksam
Retigabin	KCNQ/K_v7	– *add-on* bei fokalen Epilepsien
Tiagabin	GABA-Transporter	– als *add-on* bei fokalen Epilepsien mit und ohne sekundäre Generalisierung
Vigabatrin	GABA-Transaminase	– Reservemedikament – Einsatz bei BNS-Epilepsie

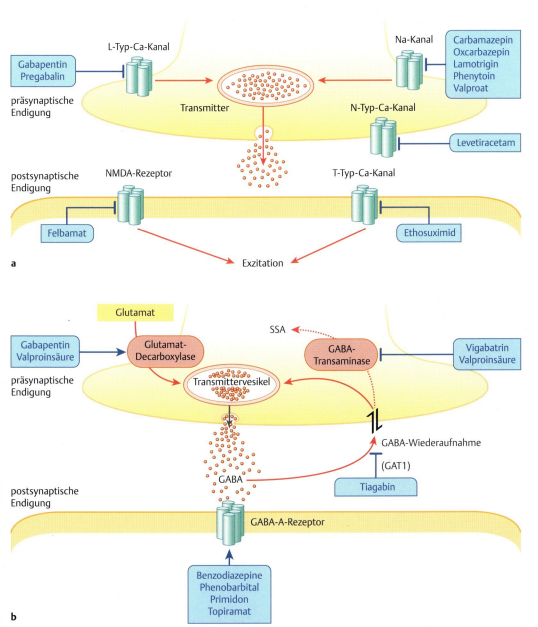

Abb. 24.3 Angriffspunkte erregungshemmender und hemmungsfördernder Antikonvulsiva. a Angriffspunkte von erregungshemmenden Antikonvulsiva. Die neuronale Erregung wird effizient gehemmt durch die Blockade von erregenden Natrium- und Calcium-Kanälen sowie durch die Hemmung von NMDA-Rezeptoren. **b Angriffspunkte von hemmungsfördernden Antikonvulsiva.** Die Wirkung von GABA kann verstärkt werden durch Hemmung der Wiederaufnahme oder des Abbaus zu Succinatsemialdehyd (SSA) durch die GABA-Transaminase sowie durch Aktivierung der GABA-Synthese aus Glutamat und der GABA-A-Rezeptoren. Die stimulierende Wirkung von Gabapentin und Valproinsäure auf die Glutamat-Decarboxylase ist wahrscheinlich von untergeordneter Bedeutung (GAT 1, GABA-Transporter 1).

überwiegend auf den **Status epilepticus**. Zur Verfügung stehen:
- **Clobazam** (Frisium®): verzögerte Toleranzentwicklung, geringere Sedierung
- **Clonazepam** (Rivotril®) und **Diazepam** (Valium®): nur noch für Status epilepticus indiziert
- **Lorazepam** (Tavor®): wirkt im Status epilepticus am wenigsten atemdepressiv
- **Midazolam** (Dormicum®): im Status epilepticus auch bukkale oder nasale Gabe möglich, verzögerte Toleranzentwicklung

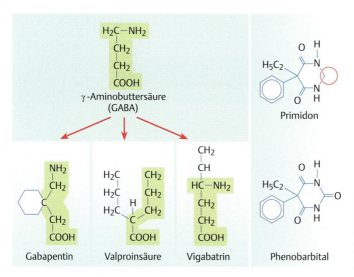

Abb. 24.4 Struktur hemmungsfördernder Antikonvulsiva. Gabapentin, Valproinsäure und Vigabatrin leiten sich von GABA ab; Gabapentin wirkt jedoch unabhängig von der GABAergen Transmission. Primidon gehört als Desoxyphenobarbital zu den Barbituraten.

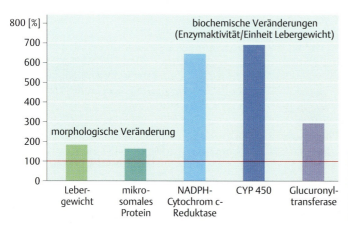

Abb. 24.5 Enzyminduktion durch Phenobarbital. Die Gabe von Phenobarbital führt zu dramatischen strukturellen und funktionellen Veränderungen der Leber, u. a. zu einer starken Zunahme der Enzymaktivität (Daten aus Untersuchungen an der Ratte, Orrenius et al., 1969).

Retigabin

Retigabin (Trobalt®) ist chemisch fast identisch mit dem Analgetikum Flupirtin (S. 396). Es ist ein hochselektiver Öffner der KCNQ- oder K_v7-Kanäle. Es wird bei Erwachsenen als *add-on* bei fokalen Anfällen eingesetzt. Nebenwirkungen sind Schwindel, Müdigkeit, Erschöpfung, aber auch Verwirrung (***Cave:*** ältere Patienten).

Tiagabin

Tiagabin (Gabitril®) blockiert einen der vier GABA-Transporter (GAT 1), der GABA aus dem synaptischen Spalt in Neuronen und Glia transportiert. Es wird in der Leber durch CYP3A4 metabolisiert. Seine Eliminations-HWZ wird durch Enzyminduktion stark verkürzt mit deutlichem Wirkungsverlust. Andererseits ist seine Ausscheidung von der Nierenfunktion unabhängig, es eignet sich daher gut bei Altersepilepsien. Tiagabin gilt als gut verträglich, neben unspezifischen zentralnervösen Symptomen können depressive Verstimmungen und Aggressivität auftreten. Ähnlich wie Gabapentin ist Tiagabin bei primären generalisierten Epilepsien kontraindiziert.

Vigabatrin

Vigabatrin (Sabril®) hemmt als γ-Vinyl-Derivat der GABA irreversibel die Vitamin B_6-abhängige GABA-Transaminase, die für den Abbau von GABA verantwortlich ist. Dies erklärt, warum seine Wirkungs-HWZ wesentlich länger ist als seine Plasmaeliminations-HWZ. Als Nebenwirkung gefürchtet sind die häufigen, meist irreversiblen Gesichtsfelddefekte (regelmäßige augenärztliche Kontrolle des Gesichtsfelds!), psychotisch-aggressive wie depressive Zustände, hyperkinetische Syndrome bei Kindern sowie Gewichtszunahme. Aufgrund der Nebenwirkungen ist Vigabatrin nur noch 2. Wahl. CBD stimuliert nicht die CB-Rezeptoren und unterliegt nicht der BtM-Verordnung. Ob es die psychotropen Effekte von THC abschwächt, ist unklar.

Cannabidiol (CBD)

CBD, ein nichtpsychotroper Hauptinhaltsstoff der Cannabis-Pflanze, ist in hoher Dosierung (10–20 mg/kg/d) als Epidiolex® bei seltenen therapieresistenten Epilepsien zugelassen. Der antikonvulsive Wirkmechanismus von CBD ist unklar, seine Pharmakodynamik und -kinetik unterscheiden sich deutlich von der von THC/Dronabinol.

24.3 Pharmakologie in der Praxis: Antikonvulsiva

24.3.1 Praktischer Umgang mit Epilepsie und Antikonvulsiva

- Die Pharmakotherapie von epileptischen Anfällen ist oft **empirisch**.
- Je **später** der Therapiebeginn und je **mehr Anfälle** bereits stattgefunden haben, desto **weniger erfolgreich** ist die Pharmakotherapie.
- Bei Ersteinstellung sprechen **nur 30 %** der Patienten befriedigend auf eine Monotherapie an.
- Das **Therapieziel** sollte realistisch sein und nicht unbedingt die völlige Anfallsfreiheit anstreben. Bei **20–30 %** der Patienten wird das primäre Ziel der Anfallsfreiheit **nicht erreicht**.
- Wichtig sind **weitgehende** Anfallsfreiheit bei guter Verträglichkeit der Medikamente, eine ungestörte geistige Entwicklung von Kindern, Abschluss einer Ausbildung oder erfolgreiches Ableisten beruflicher Tätigkeiten.
- Die Normalisierung des EEG ist **kein** sinnvolles Therapieziel!
- **Regelmäßige Kontrollen** der **Blutserumspiegel** sind bei fast allen Substanzen erforderlich.
- Eine **Monotherapie** greift gut bei primären generalisierten idiopathischen Epilepsien, während komplex-fokale Epilepsien besonders **therapieresistent** sind.
- Die Therapie beginnt immer als **Monotherapie**. Bei Unwirksamkeit oder Unverträglichkeit erfolgt zunächst der **Wechsel** auf eine andere Substanz, dann eine **Kombinationstherapie**. Danach muss die Pharmakotherapie als ausgereizt gelten.
- Vor einer **Kombinationstherapie** müssen 2 Monotherapien bis zur Verträglichkeitsgrenze probiert worden sein. Unter Kombinationstherapie werden weitere 20–35 % der Patienten anfallsfrei.
- **Ältere Antikonvulsiva** besitzen ein ausgeprägtes **Interaktionspotenzial**, v. a. Carbamazepin.
- Antikonvulsiva werden nur dann abgesetzt, wenn die **vermutliche Ursache** der Krampfanfälle verschwunden ist. Sonst droht selbst bei jahrelanger Anfallsfreiheit nach dem Absetzen ein Rückfall.
- 2–3 Jahre nach dem letzten fokalen Anfall bzw. 3–5 Jahre nach dem letzten primär generalisierten Anfall kann ein **Absetzversuch** gestartet werden. **Sehr langsam ausschleichen!** Bei Kindern ist in 25 %, bei Erwachsenen in 35–40 % d.F. mit einem Rezidiv zu rechnen.
- Bei Patienten mit genetischen oder strukturellen Defekten muss in der Regel **lebenslang** therapiert werden.
- Patienten mit Epilepsie sind **suizidgefährdet**.
- **Haschischrauchen** wirkt antikonvulsiv.

24.3.2 Pharmakotherapie des Status epilepticus

Der **Status epilepticus** ist definiert als durchgehender tonisch-klonischer Anfall von über 5 min Dauer bzw. von 20–30 min bei fokalen Anfällen oder eine Serie von Anfällen, ohne dass der Patient zwischen den Anfällen für mehr als 5 min das Bewusstsein wiedererlangt. Die Ursachen sind vielfältig, u. a. Alkoholkonsum bzw. Entzug von Alkohol, Einnahmefehler oder Absetzen von Antikonvulsiva, Hyponatriämie, Hypoglykämie, Elektrolytentgleisungen, progressive Hirnerkrankungen. Ein Status epilepticus ist immer ein **akuter Notfall**, mit zunehmender Dauer wird der Anfall schwieriger zu lösen. Folgen können **Herzstillstand** (plötzlicher Herztod) oder eine massive Überflutung durch Kreatinkinase aus der Muskulatur mit Nierenschädigung sein (ähnlich der Rhabdomyolyse durch Statine), die durch die Muskelanspannung bei 30 min und länger dauernden Krämpfen verursacht wird. Die **medikamentöse Unterbrechung** und das Verhindern von Folgeschäden (z. B. Zungenbiss) sind vorrangig.

- **Initialtherapie und Therapie der 1. Wahl: Lorazepam i. v.** verhindert das Wiederauftreten eines Status von allen Benzodiazepinen am wirksamsten. Da Lorazepam kühl zu lagern ist und ein i. v. Zugang bei einem Krampfenden manchmal schwierig zu legen ist, wurden einfachere Alternativen getestet: **Midazolam** i. m. ist in aktuellen Studien genauso wirksam. Weiterhin stehen Benzodiazepine als **bukkale, intranasale** oder **rektale** Formulierungen zur Verfügung, die auch Laien geben können.
- **etablierter Status:** Auf die Initialtherapie folgt als **2. Wahl Phenytoin i. v.** (*Cave:* Gewebenekrosen bei paravasaler Gabe!), bei Kontraindikation dann **Valproinsäure i. v., Levetiracetam i. v.** oder **Phenobarbital i. v.** Parallel zur Unterbrechung sollte ggf. ein Antikonvulsivum der 1. Wahl zur Dauertherapie i. v. aufdosiert werden, um Rückfälle zu vermeiden, die Wirkung setzt jedoch erst nach 10–20 min oder später ein, wenn die meisten Status bzw. generalisierten Krämpfe vorüber sind.
- **refraktärer Status:** In Intubationsnarkose werden Midazolam, Propofol oder Thiopental infundiert.

Die Therapie bei Kindern und Erwachsenen unterscheidet sich nur in der Dosierung.

Praxistipp
Die intranasale oder bukkale Gabe von Midazolam oder Lorazepam ist der rektalen oder i. v. Gabe gleichwertig oder überlegen. Für die intranasale Gabe lässt sich die i. v. Lösung per Zerstäuberaufsatz nutzen.

MERKE

Im Anfall sind zu beachten:
- eine mögliche Atemdepression durch Antiepileptika
- eine langsame i. v. Injektion, da sonst die Bronchialsekretion zunimmt.

24.3.3 Antikonvulsiva in bestimmten Lebenssituationen

Antikonvulsiva und Kontrazeption. Besteht **kein Kinderwunsch**, sollte auf eine **sichere hormonelle Kontrazeption** geachtet werden. Die Pille verschlechtert das Anfallsleiden nicht. Allerdings beschleunigen die älteren Antikonvulsiva den hepatischen Abbau von Estrogenen, Gestagenen und Kontrazeptiva (Verdoppelung des Pearl-Index). Deshalb sollte bei Kontrazeption die Dosis von Estrogen und Gestagen erhöht werden (durchgehende Einnahme). Die meisten neueren Antikonvulsiva verhalten sich neutral.

Antikonvulsiva bei Kinderwunsch und Schwangerschaft. Bei Epilepsie und **Kinderwunsch** sind Antikonvulsiva unbedingt indiziert, da unbehandelte Epilepsien die Fertilität vermindern (u. a. Störung der pulsatilen Hormonfreisetzung). Ca. 1 % der Schwangeren leidet unter einer Epilepsie. Dazu kommt noch die Einnahme von Antiepileptika bei Frauen mit Migräne, psychischen Störungen oder neuropathischen Schmerzen. Frauen mit Epilepsie und Kinderwunsch ist eine Schwangerschaft durchaus anzuraten, das Krampfleiden selbst bedeutet nur ein geringfügig erhöhtes teratogenes Risiko. Eine Schwangerschaft kann die Zahl der Krampfanfälle (Hormone wie β-HCG wirken prokonvulsiv) erhöhen oder reduzieren (je 15–20 %). Das Fehlbildungsrisiko unter Antikonvulsiva zeigt **Abb. 24.6**.

Für den praktischen Umgang mit **Antikonvulsiva in der Schwangerschaft** gilt:
- Alle älteren Antikonvulsiva mit Ausnahme der Benzodiazepine besitzen ein **mäßiges embryotoxisches Potenzial**, das relative Risiko v. a. unter Kombinationstherapie ist erhöht.
- Antikonvulsiva **ohne Teratogenität** sind wahrscheinlich Levetiracetam, Gabapentin, Oxcarbazepin und Lamotrigin. Bei Topiramat können vermehrt Lippen-Kiefer-Gaumenspalten auftreten.
- Das höchste Risiko besitzen Valproinsäure und Phenobarbital mit bis zu 9 % Fehlbildungen und noch mehr Entwicklungsstörungen versus 1–2 % unbehandelter Mütter ohne Epilepsie.
- Eine Schwangerschaft ist kein Grund, eine Therapie mit Antikonvulsiva abzubrechen. Im Gegenteil: Mutter und Kind müssen vor Anfällen geschützt werden.
- Die **Medikamentenspiegel** im Blut müssen streng kontrolliert werden, da Schwangere aus Angst vor Fehlbildungen oft die Dosis reduzieren und außerdem die Schwangerschaft selbst die Serumspiegel von Antikonvulsiva vermindert (erhöhte Clearance).
- Nach Möglichkeit sollte eine **Monotherapie** mit der niedrigsten wirksamen Dosis gewählt werden.
- Konsequente Durchführung der **Folsäureprophylaxe**: Bereits zum Zeitpunkt der Planung einer Schwangerschaft bis mindestens zur 10. Woche der Schwangerschaft sollte prophylaktisch Fol-

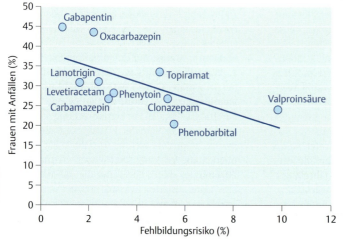

Abb. 24.6 Fehlbildungsrisiko von Antikonvulsiva (AK). Diese neue Studie zeigt das Fehlbildungsrisiko bei schwangeren Epileptikerinnen sowie die Wirksamkeit. Gabapentin hat zwar das geringste Risiko, erreicht aber auch nur eine inakzeptable Anfallsfreiheit. Die neuen AK wie Lamotrigin und Levetiracetam haben das beste Nutzen-Risiko-Verhältnis (Daten aus Hernández-Diaz S et al., Comparative safety of antiepileptic drugs during pregnancy, 2012).

säure gegeben werden, um dem Risiko für Neuralrohrdefekte durch Antikonvulsiva entgegenzuwirken.
- Patientinnen, die gut auf Valproinsäure eingestellt sind, nehmen diese in Ausnahmefällen **so niedrig dosiert wie möglich** unter intensiver und engmaschiger Kontrolle weiter ein.
- **Retard-Formulierungen** vermeiden Konzentrationsspitzen.
- Konsequente Durchführung der **Vit.-K-Prophylaxe**: Enzyminduzierende Substanzen (Carbamazepin, Phenobarbital, Primidon, Phenytoin) können zu Vitamin-K-Mangel beim Kind führen. Auf die prophylaktische Vitamin-K-Gabe beim Neugeborenen muss dann besonders geachtet werden.

- Eine gleichzeitig bestehende **Depression** kann durch Antikonvulsiva verstärkt werden.

Antikonvulsiva im Alter. Als gut verträglich im Alter gelten Lamotrigin, Levetiracetam, Gabapentin und Valproinsäure. Patienten, die lange mit Erfolg auf ein älteres Antikonvulsiva eingestellt sind, sollten nicht ohne Grund umgestellt werden. Dies gilt selbst für Phenobarbital.

24.3.4 Tabellarische Übersicht über die klinischen Daten
Tab. 24.5.

24.3.5 Weiterführende Informationen
- Leitlinien Epilepsien: www.awmf.org
- www.embryotox.de

Tab. 24.5

Klinische Daten von Antikonvulsiva (Erwachsene)

Wirkstoff	Plasma-HWZ (h)[1] (Metabolit)	Dosierung (mg)[2]	Metabolisierung/Ausscheidung[3]	Dosis bei Niereninsuffizienz[4]
Hemmung der neuronalen Erregung: Antikonvulsiva der 1. Wahl				
Carbamazepin	10–20	3 × 200–400	S: CYP3A4; renal I: CYP3A4, CYP1A2, CYP2C19	anpassen
Eslicarbazepin	10–20	1 × 400–1200	I: CYP3A4; H: CYP2C19; renal	KI < 30
Oxcarbazepin	1–2 (9)	2 × 300–1200	I: CYP3A4; H: CYP2C19 hepatisch; renal	anpassen
Lamotrigin	33	1 × 25–200	hepatisch; renal	anpassen
Levetiracetam	7	2 × 250–1500	renal	anpassen
Valproinsäure	7–16	2–4 × 350–500	H: zahlreiche CYP und UGT1A	anpassen
Hemmung der neuronalen Erregung: Antikonvulsiva der 2. Wahl				
Ethosuximid	40–60	2–3 × 300–500	hepatisch; renal	
Felbamat	15–23	2–3 × 200–1200	hepatisch; renal	anpassen
Gabapentin	5–7	3 × 300–1200	renal	anpassen
Pregabalin	6	2–3 × 75–300	renal	anpassen
Lacosamid	13	2 × 50–200	renal	anpassen
Perampanel	105	1 × 2–12	S: CYP3A; intestinal	KI < 30
Phenytoin	20–60	1–3 × 100	S: CYP2C9/19	
Topiramat	18–24	1 × 100–500	renal	anpassen
Sultiam	2–16	3 × 100–200	renal	anpassen
Zonisamid	60	1 × 300	S: CYP3A4; renal	anpassen
Antikonvulsiva, die die neuronale Hemmung verstärken				
Clonazepam	30–40	3–4 × 0,5–2	hepatisch	anpassen
Phenobarbital	60–150	2 × 70–210	hepatisch; renal I: CYP3A4 u. a.	anpassen
Primidon	15	2 × 250–750	hepatisch; renal I: CYP2C9, CYP2C19, CYP3A4, UGT	
Retigabin	6–10	3 × 200–400	hepatisch; renal	anpassen
Tiagabin	7–9	2 – 3 × 10–20	S: CYP3A	
Vigabatrin	5–8	2 × 1–1,5 g	renal	anpassen

[1] wenn nicht anders vermerkt: Tablette (nicht retardiert, keine schnell wirksame Formulierung)
[2] durchschnittliche Gabe einer durchschnittlichen Einzeldosis (1-mal die Höchstdosis oder mehrmals täglich die niedrige Dosierung)
[3] Nur die Metabolisierungen/Ausscheidungswege/CYP-Enzyme werden aufgelistet, die pharmakologisch relevant sind.
[4] Kreatinin-Clearance in ml/min; KI = Kontraindikation
I = Induktor; H = Hemmstoff; S = Substrat

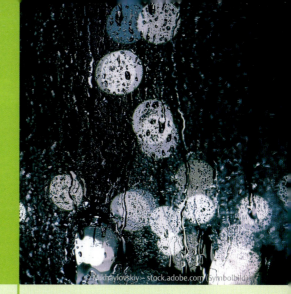

Kapitel 25

Antidepressiva und Psychostimulanzien

Thomas Herdegen

25.1 Überblick 453

25.2 Antidepressive Wirkstoffe (AD) 460

25.3 Phasenprophylaktika und bipolare affektive Störungen 466

25.4 Psychostimulanzien und ADHS 468

25.5 Pharmakologie in der Praxis: Depression und Antidepressiva (AD) 473

25.6 Pharmakologie in der Praxis: ADHS und Psychostimulanzien 477

Alles ist grau

Mehr als ein Stimmungstief
An einem grauen Januartag kommt Herr L. auf freiwilliger Grundlage in Begleitung seiner von ihm getrennt lebenden Ehefrau wegen zunehmender depressiver Symptome mit suizidalen Gedanken in die psychiatrische Universitätsklinik. Auffällig sind seine depressive Stimmungslage mit Freudlosigkeit, Antriebsminderung, Gefühl der Wertlosigkeit, Grübeln und Gedankenkreisen; dazu stellt der aufnehmende Arzt Aufmerksamkeits- und Konzentrationsstörungen und Suizidgedanken fest. Der Patient leidet dazu an ernsten somatischen Störungen wie Schlaflosigkeit und vermindertem Appetit.

Besserung unter Mirtazapin und Lorazepam
Mit der Diagnose einer schweren depressiven Episode wird Herr L. stationär aufgenommen und erhält den sedierenden und appetitsteigernden α2-Antagonisten Mirtazapin sowie zur Anxiolyse das Benzodiazepin Lorazepam. In den nächsten Tagen wird die Stimmung besser, jedoch bestehen weiter die Gefühle einer Insuffizienz und Wertlosigkeit bzw. Beschämung. Dennoch kann der Patient in die gerontopsychiatrische Tagesklinik entlassen werden.

Neue Symptome
Dort beklagt Herr L. neuartige körperliche Symptome wie aufsteigendes Kribbeln, die er auf das Antidepressivum Mirtazapin zurückführt. Der Arzt stellt auf das SSRI Sertralin um, woraufhin sich die Stimmungslage jedoch verschlechtert und Herr L. die Medikation eigenmächtig absetzt. Die Folge lässt nicht lange auf sich warten: Herr L. muss mit schweren depressiven Symptomen und Suizidgedanken wieder vollstationär aufgenommen werden.

Neueinstellung mit Duloxetin
Diesmal wird Herr L. auf das NSRI Duloxetin eingestellt. Im Rahmen einer intensiven Gesprächstherapie wird ihm auch über die Nebenwirkungen wie eine Hyponatriämie und einen passageren Harnverhalt hinweggeholfen. Diesmal hält die Stimmungsbesserung länger an, und der Patient kann zufriedenstellend in der Tagesklinik weiter betreut werden.

Fazit
Können = Geduld und Erfahrung
Die Pharmakotherapie psychiatrischer Erkrankungen bewegt sich zwischen Non-Response und Nebenwirkungen und macht oft einen Medikamentenwechsel notwendig. In jedem Fall erfordert sie umfangreiche Kenntnisse der verordneten Arzneistoffe.

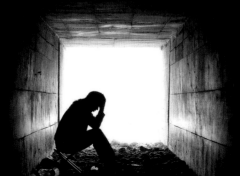

25.1 Überblick

Key Point

Affektive Störungen wie Depression und Manie gehören gegenwärtig zu den häufigsten Krankheiten. Besonders kritisch sind dabei Suizidalität und die begleitenden sozialen Probleme. Daher gehört der Umgang mit Antidepressiva, Phasenprophylaktika und Anxiolytika zum allgemeinen ärztlichen Handwerk.

Ca. 10–20 % aller Menschen erkranken mindestens einmal in ihrem Leben an einer behandlungsbedürftigen **Depression**, die Prävalenz einer Altersdepression liegt sogar bei 15–25 %. Damit gehören Depressionen zu den **häufigsten Erkrankungen**. Trotzdem erhalten noch immer viele dieser Patienten keine fachärztliche Behandlung bzw. keine adäquate Pharmakotherapie mit Antidepressiva, die entgegen der Meinung vieler Patienten nicht süchtig machen. Ungeeignet für die Therapie einer Depression sind Neuroleptika oder die alleinige Gabe von Sedativa bzw. von Anxiolytika (z. B. Benzodiazepine).

Zu den **affektiven Störungen** zählen in Anlehnung an die ICD-10 unter anderem folgende Erkrankungen:
- unipolar-depressive Störung: einmalig oder rezidivierend
- bipolar affektive Störung: abwechselnd depressive und manische Episoden
- unipolar-manische Störung: einmalig oder rezidivierend (selten, < 5 %)
- depressive Anpassungsstörung: Reaktion auf negative Ereignisse, z. B. Trauerreaktion
- symptomatische affektive Störung: depressives oder manisches Erkrankungsbild als Folge einer organischen Grunderkrankung
- larvierte (verdeckte) Depression: Körpersymptome stehen im Vordergrund
- saisonale Depression (SAD, *seasonal affective disorder*): im Winterhalbjahr infolge des geringen Sonnenlichts.

Die Erkrankungen des depressiven Formenkreises sind primär durch **Störungen der Stimmung** (im englischen Sprachgebrauch heißen diese Störungen treffender *mood disorders*) und des **Antriebs** definiert. Oft bestehen zusätzliche vegetative Symptome, die sogar im Vordergrund stehen können (**Tab. 25.1**). Für die Pharmakotherapie der Depression ist das Wissen um folgende Krankheitscharakteristika wichtig:

Somatisierung: Die Somatisierung überdeckt oft die eigentliche Depression. Sie umfasst neben den Zusatzsymptomen (**Tab. 25.1**) auch verwandte Störungen wie Obstipation, Übelkeit oder Angststörungen. Bessert sich die Depression, bessern sich auch meist diese Symptome.

Tab. 25.1

Symptome der unipolaren Depression (nach ICD-10).

Kategorie	Symptomatik
Hauptsymptome	– depressive Verstimmung – Interesse-/Freudlosigkeit – verminderter Antrieb, Energieverlust, erhöhte Ermüdbarkeit
Zusatzsymptome	– verminderte Konzentration und Aufmerksamkeit, Denkstörung – vermindertes Selbstwertgefühl und Selbstvertrauen – psychomotorische Hemmung oder Agitiertheit – Schuldgefühle – Schlafstörungen – verminderter Appetit – suizidale Gedanken und Handlungen – Libidoverlust

Multimorbidität: Depressionen haben eine hohe Komorbidität, vor allem mit kardiovaskulären Erkrankungen und dem metabolischen Syndrom. Es ist daher wichtig, eine organische Ursache der Symptome von einer reaktiven Begleitsymptomatik zu differenzieren.

Depression als Folge somatischer Erkrankungen: Umgekehrt kann sich eine reaktive oder organisch bedingte Depression als Folge von Erkrankungen entwickeln, wie z. B. bei kardiovaskulären Erkrankungen, Morbus Parkinson, Demenz, multiple Sklerose, Schlaganfall oder Tumorleiden. Die Pharmakotherapie der depressiven Störungen muss dann auch die Grunderkrankung und deren Therapie, d. h. Kontraindikationen und Arzneimittelinteraktionen, berücksichtigen.

Chronifizierung: 15–25 % der Patienten mit depressiven Symptomen zeigen einen chronischen Krankheitsverlauf mit einer starken Rezidivneigung. Daraus folgt eine lange Therapiedauer.

Suizidrisiko: Affektive Krankheiten beinhalten ein hohes Risiko für suizidale Gedanken und Handlungen, v. a. in den Morgenstunden und in der ersten depressiven Episode, wenn das erdrückende depressive Leiden noch ungewohnt ist und ausweglos erscheint. Die vorbeugende Pharmakotherapie gegen Suizidalität ist eine zentrale Indikation der Antidepressiva. Jährlich begehen immer noch zwischen 9000 und 10 000 Menschen Suizid, im Alter wesentlich mehr Männer als Frauen.

Therapiedauer: Die Therapie muss ausreichend lange über die letzte depressive Episode hinaus durchgeführt werden, um das Risiko für Rückfälle zu reduzieren:
- nach der 1. Episode: 6–12 Monate
- nach der 2. Episode: 2–3 Jahre
- mehr als 2 Episoden: mindestens 5 Jahre bzw. 5 Jahre rezidivfrei.

> **MERKE**
>
> Die Komorbidität von Depression und somatischen Erkrankungen erfordert bei deren Pharmakotherapie eine besondere Aufmerksamkeit zur Vermeidung von Nebenwirkungen und Arzneimittelinteraktionen.

25.1.1 Pathogenese der Depression

Die Ursachen der Depression sind vielfältig. Folgende **neurobiologische Veränderungen** können beobachtet werden:
- verminderte noradrenerge Transmission
- Verminderung und erniedrigte Bindungskapazität von Serotonin-Rezeptoren, v. a. 5-HT 2A, 5-HT 1B und 5-HT 1A im Kortex (S. 87)
- erhöhte Aktivität von CRH (*corticotropin-releasing hormone*) und Glukokortikoiden im ZNS bzw. in der Peripherie
- Atrophie des frontalen und präfrontalen Kortex sowie des Hippokampus
- verminderte Neurogenese im Hippokampus
- Reduktion des zerebralen Blutflusses im frontalen Kortex
- Abnahme von Melatonin und Störung der Schlafarchitektur.

Diese Störungen beruhen auf einer genetischen (bzw. angeborenen) Disposition. Die unipolare Depression gilt zu 40–50 % und die bipolare Depression zu 60–70 % als genetisch ko-determiniert. Aber die genetische Penetranz ist wie bei allen psychiatrischen Erkrankungen schwach. Bei mehr als 90 % der Depressiven ist das Familienumfeld unauffällig für die jeweilige psychiatrische Erkrankung.

Die Störungen sind umso stärker, je länger die Depression dauert und je schwerer sie ist. Es ist immer noch offen, inwieweit diese Veränderungen kausal oder reaktiv sind und welche Ursachen zu diesen Veränderungen führen. Zusammen mit Psychotherapien können Antidepressiva (aber auch Placebo) diese Veränderungen abschwächen oder sogar rückgängig machen.

Monoamin-Hypothese

1965 formulierte der Amerikaner Schildkraut seine bis heute gültige Arbeitshypothese, wonach der Depression ein **funktioneller Mangel** (Unterfunktion) der **serotonergen und noradrenergen Transmission** zugrunde liegt. Der Mensch besitzt unilateral nur 165 000 noradrenerge bzw. 55 000 serotonerge Neuronen im dorsalen Raphe-Kern bzw. im Locus coeruleus. Bei solchen relativ kleinen Zellgruppen können bereits geringe neurochemische bzw. morphologische Störungen zu klinisch fassbaren Veränderungen führen. Außerdem sind die langen Axonkollateralen, die von diesen Kerngruppen das gesamte ZNS mit Noradrenalin und Serotonin versorgen, anfällig für Degenerationsprozesse. **Abb. 25.1** zeigt die psy-

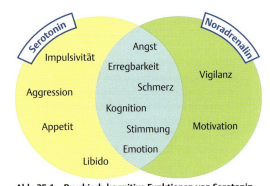

Abb. 25.1 Psychisch-kognitive Funktionen von Serotonin und Noradrenalin. In der Mitte sind diejenigen Funktionen zu sehen, in die beide biogenen Amine involviert sind.

chisch-kognitiven Funktionen von Serotonin und Noradrenalin.

Verminderte Transmission von Noradrenalin. Bei Depression ist die Expression der präsynaptischen auto- bzw. hetero-inhibitorischen α_2-Rezeptoren erhöht, die die Freisetzung von Noradrenalin und – wenn auch nicht so stark – von Serotonin reduzieren (Serotonin wird auch in den Noradrenalin-Vesikeln gespeichert). Die Hypoaktivität von Noradrenalin im Gehirn geht einher mit Müdigkeit, Apathie und körperlicher Erschöpfung.

Verminderte Transmission von Serotonin. Serotonin ist ein wichtiger Modulator der Entwicklung des Nervensystems sowie der synaptischen Plastizität. Eine Reihe von Veränderungen im Serotonin-Metabolismus korreliert mit dem Auftreten von Depression, Angst und Suizidversuchen wie
- der verminderten Bildung von Serotonin
- der Abnahme der Expression bzw. der Bindungskapazität von Serotonin-Rezeptoren
- Mutationen im Genom des Serotonin-Transporters (spielen nur eine geringe Rolle)
- verminderter Expression von Bindungsproteinen wie dem p11, das die Serotonin-Rezeptoren an der Oberfläche von Neuronen fixiert und mit den intrazellulären Signalkaskaden zusammenbringt.

Verminderte Transmission von Dopamin. Die Dopamin-Transmission ist wahrscheinlich primär nicht verändert, kann jedoch im Krankheitsverlauf abnehmen und zum Krankheitsbild beitragen (Anhedonie).

> **MERKE**
>
> Depression ist durch einen funktionellen Mangel an Monoaminen mit veränderter Empfindlichkeit von prä- und postsynaptischen Rezeptoren für Noradrenalin und Serotonin charakterisiert. Störungen der Dopamin-Transmission können die affektiven Störungen verstärken und zu den wahnhaft eingefärbten Affekten beitragen.

Eingeschränkte Neuroneogenese und morphologische Störungen

Die **Verminderung der Neuroneogenese** und eine gestörte Dendritenarchitektur sind wesentliche morpho-pathogenetische Korrelate der Depression. Als verantwortlich gelten der stressinduzierte Hypercortisolismus und eine gestörte Funktion des neurotrophen Faktors BDNF (*brain derived neurotrophic factor*). Im Tierversuch konnte die genetische Expression von BDNF eine durch BDNF-Mangel bedingte Depression beseitigen. Interessanterweise erhöht die dauerhafte Gabe von Antidepressiva die Expression von BDNF. Der transkriptionale Repressor GATA1 reduziert die Zahl der Synapsen im präfrontalen Kortex und bewirkt im Tierversuch ein depressives Verhalten.

Störungen der Stressachse und der cholinergen Transmission

Depressive Störungen sind mit einer **Aktivitätszunahme von CRH (Corticotropin-Releasing-Hormon)** sowie generell mit einer Hyperaktivität der Stressachse verbunden. Entwicklungsgeschichtlich dient die Aktivierung von CRH der Energiebereitstellung und der erhöhten Aufmerksamkeit bei Gefahr (Alarmreaktion). Eine pathologische Überaktivierung führt jedoch zu schwerwiegenden Störungen wie
- depressiver Verstimmung
- Schlafstörungen
- Angst
- Senkung der Krampfschwelle
- erhöhter Sensibilität für Stress
- verminderter Neurogenese.

Bei vielen Patienten mit uni- und bipolaren affektiven Störungen sind die Konzentrationen von CRH und Glukokortikoiden im Blut erhöht. Dabei wird CRH in einigen Hirnarealen durch die Glukokortikoide stimuliert und nicht unterdrückt, wie es bei einem intakten Regelkreis zu erwarten wäre (S. 525). Störungen der Stressachse bei vulnerabler Disposition gelten auch als wichtige Ursache für den Burnout, dessen Vollbild von einer Depression nur schwer zu unterscheiden ist. Relevant ist auch ein dysfunktionaler Mineralokortikoid-Rezeptor, der von den Neurosteroiden v. a. im limbischen System stimuliert wird.

Ebenso gilt eine **Verstärkung der cholinergen Transmission** als depressionsfördernd.

Störungen durch Medikamente

Zahlreiche **Medikamente** können **affektive**, v. a. depressive **Verstimmungen** auslösen, z. B.:
- Glukokortikoide
- Sexualhormone (Gestagene, Estrogene: erhöhte wie erniedrigte Spiegel)
- Neuroleptika
- Antikonvulsiva
- Antihypertensiva (β-Blocker, ACE-Hemmer, Reserpin, Clonidin)
- Gyrasehemmstoffe
- Interferone

Auch der Entzug von Arzneistoffen, z. B. Opioiden oder Benzodiazepinen, kann depressive Verstimmungen hervorrufen.

25.1.2 Eigenschaften von Antidepressiva

Key Point

Alle Antidepressiva greifen in die synaptische Signalübertragung von Noradrenalin und/oder Serotonin ein.

In der medikamentösen Depressionsbehandlung werden derzeit folgende **Klassen von Antidepressiva** eingesetzt:
- trizyklische Antidepressiva (TCA)
- α_2-Antagonisten
- Serotonin-selektive Wiederaufnahme-Inhibitoren (SSRI)
- Noradrenalin- und Serotonin-selektive Wiederaufnahme-Inhibitoren (NSRI)
- Monoaminoxidase-Hemmer (MAO-Hemmer)
- Varia: DAT-Hemmer Bupropion sowie 5-HT$_{2C}$-Hemmer und Melatonin-Rezeptor-Agonist Agomelatin.
- Johanniskraut
- Lithium

Pharmakodynamik

Alle Antidepressiva außer Lithium und Agomelatin erhöhen die Konzentration von **Noradrenalin und/oder Serotonin** im synaptischen Spalt. Dadurch werden die postsynaptischen Noradrenalin- und/oder Serotonin-Rezeptoren stimuliert und ihre veränderte Expression normalisiert (**Abb. 25.2**). Zielstrukturen der Antidepressiva sind neben den Wiederaufnahme-Transportern für Noradrenalin bzw. Serotonin auch α_2- und 5-HT$_{2A/2C}$-Rezeptoren sowie MAO-A/B. Die Verstärkung der Noradrenalin- bzw. Serotonin-Transmission muss als ein pharmakologischer **Anstoß** zu adaptiven neuroplastischen Veränderungen betrachtet werden, die zur Lösung der Depression beitragen. Allerdings greifen AD auch deshalb zu kurz, weil sie jenseits der Transmission der biogenen Amine keine weiteren Zielmoleküle ansteuern.

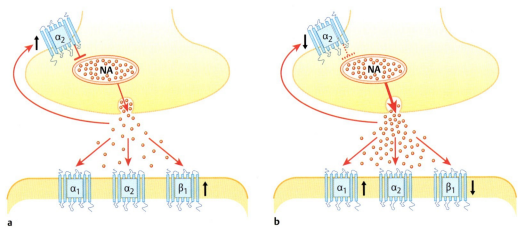

Abb. 25.2 **Veränderungen der noradrenergen Transmission** unter Depression und nach Gabe von Antidepressiva. **a** Bei depressiven Patienten bzw. im Tierversuch werden Veränderungen in der Expression von noradrenergen Rezeptoren beobachtet. **b** Diese normalisieren sich durch die Gabe von Antidepressiva wieder.

Exkurs

Elektrokrampftherapie

Die effektivste Therapie bei Depression ist die Elektrokrampftherapie (EKT), deren Mechanismus ebenfalls als ein „Anstoß" oder „Reset" des Gehirnstoffwechsels begriffen werden kann. Bei ungefähr 75 % der Pharmakotherapie-resistenten Patienten bessert sich die Depression nach mehrmaliger EKT. Ein berühmtes Beispiel für eine erfolgreiche EKT war der Pianist Vladimir Horowitz, der nach jahrelanger Pause wegen Depression mit Hilfe der EKT wieder auf die Bühne zurückkehrte. Dies ist auch ein Beispiel für die komplette Heilbarkeit einer Depression, denn Horowitz als damals „weltbester" Pianist musste absolut uneingeschränkt über seine alte Konzentrationsfähigkeit, Feinmotorik und affektive Schwingungsfähigkeit verfügen, um in seinen Konzerten bestehen zu können.

Hemmung der Noradrenalin-Wiederaufnahme. Unter normalen Bedingungen wird Noradrenalin durch folgende Prozesse aus dem synaptischen Spalt entfernt, vgl. Wiederaufnahme und Abbau von Noradrenalin (S. 80):
- *Reuptake 1:* Wiederaufnahme in die präsynaptische Endigung durch einen hochaffinen selektiven **Noradrenalin-Transporter** (NET)
- *Reuptake 2:* Aufnahme in nichtneuronale Zellen wie Mikroglia durch einen niederaffinen unselektiven Transporter für Kationen
- **Diffusion** in den Extrazellulärraum und Aufnahme ins Blut.

Bei Depression ist die Wirkung von Noradrenalin vermindert. Antidepressiva verdrängen Noradrenalin kompetitiv vom Noradrenalin-Transporter, sodass die synaptische **Konzentration erhöht** und die **Wirkung von Noradrenalin** an den Rezeptoren **verstärkt wird.** Weitere (reaktive) Veränderungen der Katecholamin-Transmission durch Antidepressiva umfassen:
- erhöhte Expression von α_1-Rezeptoren
- verminderte Expression von β-Rezeptoren
- Verminderung von präsynaptischen α_2-Bindungsstellen, wodurch die durch den präsynaptischen α_2-Rezeptor vermittelte Hemmung der Noradrenalinfreisetzung (Autoinhibition) abgeschwächt wird.

Diese Veränderungen werden aber nicht von allen Antidepressiva in gleichem Ausmaß induziert, sodass kein allgemeines Wirkprinzip postuliert werden kann.

Hemmung der Serotonin-Wiederaufnahme. Serotonin wird durch den **Serotonin-Transporter (SERT)** aus dem synaptischen Spalt entfernt (S. 87). Hemmstoffe des SERT wie die Serotonin-Reuptake-Inhibitoren erhöhen die Konzentration und die Wirkung von Serotonin im synaptischen Spalt (**Abb. 25.3**).

Die **Wirkung** der Antidepressiva auf den Serotoninspiegel ist **uneinheitlich**, da zusätzlich zur SERT-Hemmung je nach Kerngebiet hemmende wie erregende Serotonin-Rezeptoren bzw. -Bindungsstellen hoch- oder herunterreguliert werden. Folgen sind:
- verminderte Expression und Hemmung von **5-HT_{2A}-Rezeptoren**, was mit einer anxiolytischen und antipsychotischen Wirkung korreliert
- verminderte Expression und Empfindlichkeit des präsynaptischen inhibitorischen **5-HT_{1A}-Rezeptors** mit nachfolgend erhöhter Freisetzung von Serotonin
- Hemmung von **5-HT_{2C}-Rezeptoren**, dadurch Anxiolyse und erhöhte Freisetzung von Noradrenalin und Dopamin im präfrontalen Kortex.

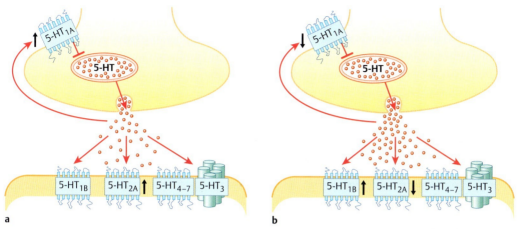

Abb. 25.3 Veränderungen der serotoninergen Transmission unter Depression und nach Gabe von Antidepressiva. **a** Bei depressiven Patienten bzw. im Tierversuch werden Veränderungen in der Expression von serotonergen Rezeptoren beobachtet. **b** Diese Veränderungen normalisieren sich durch die Gabe von Antidepressiva wieder. Wichtig ist u. a. die Abschwächung der 5-HT$_{1A}$-vermittelten Autohemmung, wodurch die Freisetzung von Serotonin (5-HT) erhöht bzw. normalisiert wird.

Direkte Hemmung und indirekte Stimulation von α$_2$-Rezeptoren. Direkte Antagonisten am **α$_2$-Rezeptor** wie Mirtazapin blockieren die α$_2$-vermittelte präsynaptische Autohemmung von Noradrenalin und führen damit zur **erhöhten Freisetzung von Noradrenalin** (S. 80). Dagegen stimulieren Noradrenalin-Reuptake-Inhibitoren (NRI) über eine erhöhte Konzentration von Noradrenalin im synaptischen Spalt den präsynaptischen α$_2$-Rezeptor – wie passt hierzu die antidepressive Wirkung von α$_2$-Hemmstoffen? Es gibt 2 Erklärungsansätze:
– Unter Antidepressiva wird (unspezifisch) die Expression von präsynaptischen inhibitorischen α$_2$-Rezeptoren vermindert.
– Noradrenalin bindet mit höherer Affinität an die postsynaptischen α$_2$-Rezeptoren.

Der **postsynaptische α$_2$-Agonismus** trägt auch zu den sedierenden und koanalgetischen Wirkungen von TCA und α$_2$-Antagonisten bei, ähnlich der Sedierung und Schmerzhemmung von α$_2$-Agonisten wie Clonidin (S. 83) oder des Opioids Pethidin (S. 386).

Dopaminerge Wirkungen. Antidepressiva beeinflussen primär **nicht** die **Dopamin-Transmission** (Ausnahme Bupropion), daher besitzen sie auch kein pro- oder antipsychotisches Potenzial (Ausnahme: Trimipramin, hemmt den D$_2$-Rezeptor). Jedoch wird die dopaminerge Transmission **sekundär verstärkt** als Folge einer
– Zunahme der Dopamin-Konzentration im synaptischen Spalt, da Dopamin ebenfalls ein Substrat des Noradrenalin-Transporters ist, und einer
– gesteigerten Dopamin-Freisetzung, da 5-HT-Rezeptoren die Freisetzung von Dopamin verstärken können.

Der D$_2$-Agonist Pramipexol ist für depressive Störungen beim Morbus Parkinson zugelassen, seine Depressionslösung beruht jedoch auch auf der Besserung der Parkinson-Symptomatik.

Fehlende Struktur-Wirkungs-Beziehung. Von der chemischen Struktur der Antidepressiva lassen sich keine Vorhersagen zur antidepressiven Wirkung ableiten. Ihr therapeutischer Effekt korreliert außerdem nur mäßig mit der biochemischen Hemmung der Noradrenalin- oder Serotonin-Wiederaufnahme. Schließlich gibt es keine kausale Beziehung zwischen der Dichte von Monoamin-Rezeptoren bzw. deren Bindungsstellen und der klinischen Wirkung von Antidepressiva.

> **MERKE**
>
> Antidepressiva (außer Agomelatin und Lithium) erhöhen die Konzentration von Noradrenalin und/oder Serotonin im synaptischen Spalt.

Tab. 25.2 gibt einen Überblick über die Hemmung der Transporter und verschiedener Rezeptoren.

Nebenwirkungen

Unter den Antidepressiva besitzen besonders die **trizyklischen Antidepressiva** ein breites Spektrum von Nebenwirkungen, die v. a. durch die Hemmung von muskarinergen, histaminergen und α$_1$-adrenergen Rezeptoren hervorgerufen werden. Diese vegetativen Nebenwirkungen kommen auch bei anderen Psychopharmaka vor, z. B. bei den Neuroleptika, unabhängig davon, ob sie eine Phenothiazinstruktur aufweisen (s. a. **Abb. 26.5**). Wegen dieser Nebenwirkungen werden die Medikamente oft abgesetzt. Im Gegensatz

Tab. 25.2

Relative Hemmung von Rezeptoren und Wiederaufnahmetransportern durch Antidepressiva (Auswahl)

	NET	SERT	α_1-R	H_1-R	mACh-R	5-HT_{2A}-R	weitere Rezeptoren
TCA							
Amitriptylin	+ +	+ +	+ + +	+ + +	+ + +	+ +	
Clomipramin	+ +	+ + +	+ +	+	+ +	+	
Doxepin	+ +	+	+ + +	+ + +	+ + +	+ +	
Imipramin	+ + +	+ +	+	+ +	+ +	+	
Nortriptylin*	+ +	+ + +	+	+ +	+	+ +	
Trimipramin	+	+	+ +	+ + +	+ + +	+ +	D_2
α_2-Antagonisten							
Mirtazapin	∅	∅	∅	+ +	∅	+ + +	α_2
NSRI							
Duloxetin	+ +	+ +	∅	∅	∅	∅	
Milnacipran	+ +	+ +	∅	∅	∅	∅	
Venlafaxin	+ +	+ +	∅	∅	∅	∅	
SSRI							
Citalopram	∅	+ + +	∅	∅	∅	∅	
Sertralin	∅	+ + +	∅	∅	∅	∅	
Paroxetin	∅	+ + +	∅	∅	+	∅	
Varia							
Agomelatin	∅	∅	∅	∅	∅	∅	5-HT_{2c}
Bupropion	+ +	∅	∅	∅	∅	∅	DAT

∅, +, + +, + + +: keine, schwache, mittlere, starke Hemmung
* in Deutschland nicht mehr im Handel

dazu sind SSRI und NSRI überwiegend frei von diesen Nebenwirkungen.
Hemmung der muskarinergen Acetylcholin-Rezeptoren. Trizyklische Antidepressiva (TCA, v. a. Amitriptylin) hemmen mit hoher Affinität die mACh-Rezeptoren. Dies trägt zwar auch zur Depressionslösung bei, verursacht aber starke **atropinerge Nebenwirkungen** wie
- Mundtrockenheit – die Patienten sollten nur zuckerfreie Bonbons oder Kaugummi konsumieren, sonst droht eine massive Karies (regelmäßige Zahnarztkontrollen)
- Akkommodationsstörung und Mydriasis (Sturzgefahr durch verschwommenes Sehen) mit Erhöhung des Augeninnendrucks (regelmäßige augenärztliche Kontrollen)
- Obstipation bis zum Ileus
- Harnverhalt
- Verwirrung bis hin zum anticholinergen Delir mit optischen Halluzinationen
- Tachykardie und fehlende „Bremswirkung" am Herzen (Vorsicht: Verstärkung der reflektorischen Tachykardie durch α_1-Hemmung und Noradrenalin.

Exkurs

Mundtrockenheit (Xerostomie) durch Medikamente
Mundtrockenheit kann für den (älteren) Patienten außerordentlich belastend sein. Die Patienten trinken ständig, oft zuckerhaltige Getränke mit Gefahr für Zähne (Karies), Kohlenhydratstoffwechsel und Gewicht. Das Gebiss sitzt schlecht oder schmerzt mit der Konsequenz von Appetitlosigkeit. Über 500 Wirkstoffe sind als „Xerostomika" gelistet, die wichtigsten sind
- Anticholinergika (trizyklische Antidepressiva, Neuroleptika, H_1-Rezeptor-Antagonisten)
- Gefäßkonstriktoren (Antihypertensiva wie β-Blocker und Calcium-Kanal-Blocker).

Mundtrockenheit sollte nie einfach als Alterserscheinung hingenommen werden. Mit mundhygienischen und anderen Maßnahmen (z. B. ausreichender Flüssigkeitsaufnahme) lässt sich die Speichelproduktion anregen.

Praxistipp
Vorsicht bei Komedikation mit anderen atropinerg wirksamen Arzneistoffen wie Neuroleptika, Antiparkinsonmittel oder H_1-Blockern.

Hemmung des α₁-Rezeptors. Die Blockade des α₁-Rezeptors durch die tri- und tetrazyklischen Antidepressiva führt zu **Hypotonie mit Sturzgefahr,** daher ist die abendliche Medikamentengabe zu empfehlen. Bei Herzinsuffizienz und ausgeprägter Hypertonie ist die orthostatische Hypotonie besonders ausgeprägt (Therapie: Sympathomimetika Etilefrin oder Midodrin). Die **reflektorische Tachykardie** mit tachykarden Rhythmusstörungen kann durch die bereits erwähnte Hemmung von mACh-Rezeptoren noch verstärkt werden.

Hemmung des H₁-Rezeptors. Die trizyklischen Antidepressiva und α₂-Antagonisten hemmen den H₁-Rezeptor stärker und länger (keine Toleranz) als die klassischen H₁-Antihistaminika (S. 418).

> **MERKE**
> Die evolutionäre Strukturähnlichkeit der Bindungsdomänen der H₁- und muskarinergen ACh-Rezeptoren ist groß. Zahlreiche Wirkstoffe, die den H₁-Rezeptor antagonisieren, hemmen auch den mACh-Rezeptor und umgekehrt.

Sedierung und Schlafneigung sind die wichtigsten Folgen der H₁-Blockade. Die Sedierung ist aber nicht nur Nebenwirkung, sondern stellt auch eine oft erwünschte, wesentliche therapeutische Wirkung dar. Besonders zu Therapiebeginn bestimmt sie die Auswahl eines Antidepressivums mit, da Depressive oft an Schlaflosigkeit und innerer Unruhe leiden. Nachteile einer Sedierung sind Kognitionsstörungen und eingeschränktes Reaktionsvermögen (Autofahrer!).

Eine weitere Nebenwirkung sind **Steigerung des Appetits** und **Gewichtszunahme.** Der H₁-Rezeptor reguliert im Thalamus den Appetit. Ähnlich wie Leptin reduzieren H₁-Rezeptor-Agonisten die Nahrungsaufnahme und erhöhen das Sättigungsgefühl. Umgekehrt wird durch die H₁-Blockade der Appetit gesteigert (*craving* nach Kohlenhydraten), was zu unerwünschter Gewichtszunahme führt, die durch die Hemmung von 5-HT$_{2A}$-Rezeptoren noch erhöht wird. Eine Gewichtszunahme von 10 oder 20 kg ist keine Seltenheit, was das negative Selbstbild oft weiter verstärkt.

> **MERKE**
> Die Hemmung des H₁-Rezeptors verursacht eine Sedierung, verstärkt die Schlafneigung und führt zu Gewichtszunahme.

Verstärkung der noradrenergen, adrenergen und serotonergen Transmission. Die Hemmung der Noradrenalin- und Serotonin-Wiederaufnahme sowie des präsynaptischen α₂-Rezeptors führt zu einer generellen Zunahme der noradrenergen, adrenergen und serotonergen Transmission im ganzen Körper.

Tab. 25.3
Wirkungen einer verstärkten Transmission von Noradrenalin und Serotonin.

	Noradrenalin	Serotonin
Schwitzen	+	+
Mundtrockenheit	+	+
Harnverhalt	+	∅
Harninkontinenz	∅	+
Blutdruckerhöhung	+	∅
Übelkeit	∅	+
Störung der Libido	∅	+
Hyperglykämie	+	∅
Diarrhö	∅	+

Beachte: Manche dieser Nebenwirkungen sind auch Teil des depressiven Syndroms

Dadurch werden auch Nebenwirkungen hervorgerufen, die den (gesteigerten) physiologischen Funktionen von Noradrenalin (NA) und Serotonin (5-HT) entsprechen (Tab. 25.3). Diese sind v. a.:
- starkes Schwitzen (NA, 5-HT), das durch Estrogen-Gabe oder Gabe des serotonergen Opioids Tramadol noch verstärkt werden kann
- Harnverhalt durch Zunahme des noradrenergen Sphinktertonus der Blase (NA), vgl. Harninkontinenz und Blasenentleerungsstörungen (S. 210)
- klinisch relevanter Blutdruckanstieg in höherer Dosierung (NA)
- Mundtrockenheit (NA, 5-HT) – hier handelt es sich um eine pseudoanticholinerge Nebenwirkung, die auch bei den noradrenerg wirksamen Antidepressiva auftritt
- Übelkeit (5-HT) und Diarrhö (5-HT)
- Hyponatriämie (5-HT, Syndrom der inadäquaten ADH-Freisetzung, SIADH)

Weitere Nebenwirkungen.
- feinschlägiger **Tremor**
- Bei bipolaren Störungen können Antidepressiva **hypomanische Nachschwankungen** auslösen oder den Umschwung in die Manie beschleunigen, v. a. wenn keine Phasenprophylaktika (S. 466) eingenommen werden.
- Unterdrückung von Träumen, nach dem Absetzen von Antidepressiva kann ein **Rebound** mit extrem lebhaften Träumen bzw. Albträumen auftreten (v. a. Trimipramin und Mirtazapin); Therapieversuch mit dem α₁-Blocker Prazosin.
- Störungen des **Blutbilds** (Agranulozytose, Anämie).
- Haarausdünnung (v. a. Venlafaxin und Mirtazapin)
- *restless-legs*-ähnliche Symptomatik

> **MERKE**
> Die Pharmakotherapie psychiatrischer Erkrankungen bewegt sich zwischen „*non-response*" und Nebenwirkungen.

25.2 Antidepressive Wirkstoffe (AD)

25.2.1 Trizyklische Antidepressiva (TCA)

Neuerdings werden TCA als **NSMRI, nichtselektive Monoamin-Reuptake-Inhibitoren**, abgekürzt. Diese sperrige Bezeichnung ist inhaltsleer und irreführend, denn
- TCA hemmen nicht die Wiederaufnahme des Monoamins Dopamin,
- der Begriff TCA vermittelt Information über die trizyklische Struktur und damit über die H_1-, mAChR- und $5\text{-}HT_{2A}$-Inhibition,
- der Begriff NSMRI lässt außer Acht, dass die antidepressive und anxiolytische Wirkung durch die Hemmung der mACh- und $5\text{-}HT_{2A}$-Rezeptoren unterstützt wird.

Wirkmechanismus. Die trizyklischen Antidepressiva (TCA) sind die einzige Gruppe der AD, die über ein chemisches Grundgerüst definiert ist (**Abb. 25.4**). 1957 wurden die antidepressiven Eigenschaften des trizyklischen Neuroleptikums Chlorpromazin erkannt, und so leiten sich die trizyklischen Antidepressiva von den klassischen Phenothiazin- und Thioxanthen-Neuroleptika (S. 490) ab. Diese Strukturverwandtschaft erklärt auch, warum einige Neuroleptika eine antidepressive bzw. warum Antidepressiva wie Trimipramin eine antipsychotische Wirkung besitzen.

Das charakteristische antidepressive Wirkprofil beruht auf der
- Hemmung des Noradrenalin- wie Serotonin-Reuptakes (**Abb. 25.5** und **Abb. 25.6**), wobei die Wirkung am Noradrenalin-Reuptake überwiegt,
- Hemmung des $5\text{-}HT_{2A}$- bzw. $5\text{-}HT_{2C}$-Rezeptors (Anxiolyse bzw. Abschwächung der Stressachse),
- Hemmung des H_1-Rezeptors (Sedierung, Schlafförderung).

Weitere individuelle Effekte sind:
- **Antriebshemmung** via H_1-Antagonismus: z. B. Amitriptylin, Doxepin
- **Antriebssteigerung** via SERT: z. B. Nortriptylin

Pharmakokinetik. TCA sind lipophil und passieren gut die Blut-Hirn-Schranke. Sie unterliegen einem hohen First-pass-Effekt mit mäßiger Bioverfügbarkeit. Von klinischer Bedeutung ist die CYP2D6-vermittelte Metabolisierung mit Bildung von aktiven tertiären Aminen wie bei Imipramin (2 Methylgruppen).

Wirkstoffe. Amitriptylin (Saroten®) ist ein potentes und dämpfendes Antidepressivum, das auch bei schweren Depressionen wirksam ist. In großen aktuellen Metaanalysen belegt Amitriptylin immer noch Platz 1 als wirkungsstärkstes Antidepressivum. In niedrigen Dosierungen (25–50 mg) wird Amitriptylin als Koanalgetikum (S. 398) bei neuropathischen Schmerzen eingesetzt. Probleme bereitet das breite Nebenwirkungsspektrum von Amitriptylin mit seinen ausgeprägten atropinergen, antihistaminergen und Anti-α_1-Wirkungen, die sich im Therapieverlauf glücklicherweise abschwächen. Neben CYP2D6 ist Amitriptylin noch ein CYP3A4-Substrat. **Nortriptylin** (Nortrilen®), ein Metabolit von Amitriptylin, eignet sich gut zur Kombinationstherapie wegen seiner deutlich schwächeren anticholinergen und kardialen Nebenwirkungen (in Deutschland leider nicht mehr im Handel).

Imipramin (Tofranil®) ist ein starker Hemmstoff des Noradrenalin-Transporters. Aufgrund seiner geringen H_1-Blockade wirkt Imipramin weniger sedierend und damit weniger psychomotorisch dämpfend. Auch die atropinergen Nebenwirkungen sind schwächer. Sein Metabolit **Desipramin** (= Desmethylimipramin, Pertofran®) ist nicht mehr im Handel.

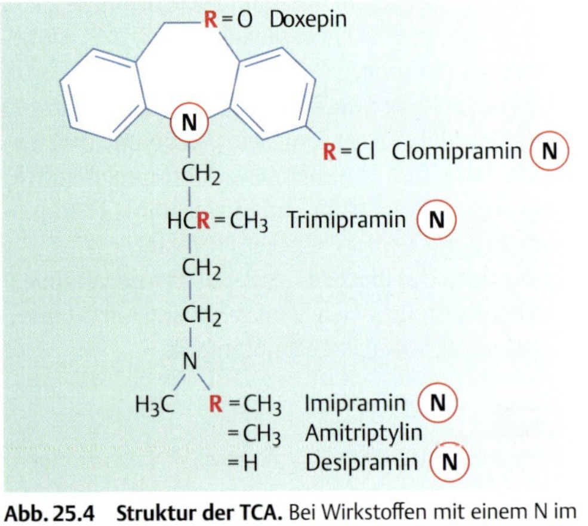

Abb. 25.4 Struktur der TCA. Bei Wirkstoffen mit einem N im Namen ist der Kohlenstoff im mittleren Ring durch einen Stickstoff ersetzt.

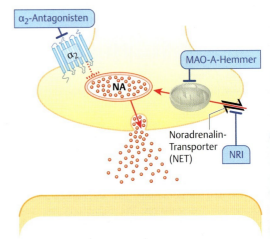

Abb. 25.5 Verstärkung der noradrenergen Transmission durch Antidepressiva. Die Freisetzung von Noradrenalin kann verstärkt werden durch NRI (Hemmstoffe der Wiederaufnahme, NET), α_2-Antagonisten und MAO-A-Hemmstoffe.

Clomipramin (Anafranil®) besitzt eine ausgeprägte serotonerge Komponente (starke Hemmung des SERT, daher auch häufige Potenzstörungen). Seine anxiolytische Wirkung wird speziell bei Zwangssyndromen genutzt.

Doxepin (Aponal®) ist ein starker H_1-Hemmstoff. Deshalb findet Doxepin u. a. auch bei der Neurodermitis Anwendung (*off-label*), da neben der Abschwächung des quälenden Juckreizes auch die damit verbundene Schlaflosigkeit (Schlafinduktion durch H_1-Blockade) gebessert wird. Die Indikation Opioid- und Alkoholentzug wird durch Senkung der Krampfschwelle limitiert.

Trimipramin (Stangyl®) wirkt als einziges Antidepressivum auch antipsychotisch, da es den D_2-Rezeptor hemmt. Diese antipsychotische Wirkung trägt auch zur Depressionslösung bei, da manche depressive Symptome sich auch als Wahngedanken begreifen lassen. Es wird bei innerer Unruhe, Schlafstörungen und Angst eingesetzt.

Opipramol (Insidon®) ist zwar strukturell ein TCA, es hemmt aber weder den NET noch den SERT. Seine Wirksamkeit wird hauptsächlich auf seine starke H_1-Blockade zurückgeführt. Opipramol fördert v. a. den Schlaf und wirkt stark anxiolytisch, ohne das Risiko einer Abhängigkeit wie bei Benzodiazepinen. Es ist offiziell nur für Angststörungen (S. 419) zugelassen, erfreut sich aber weiterhin großer Beliebtheit bei den (niedergelassenen) Ärzten als Hypnotikum und Antidepressivum.

Nebenwirkungen. Vgl. Nebenwirkungen (S. 457), Vergiftungen (S. 677). Gruppenspezifische Nebenwirkungen von TCA sind
– kardiale Arrhythmien durch Hemmung von Natrium-Kanälen, ähnlich wie bei Typ-IA-Antiarrhythmika (S. 143): Dies ruft zwar einerseits Herzrhythmusstörungen hervor (*Cave:* dosisabhängige QT-Zeit-Verlängerung), trägt andererseits aber auch zur Wirkung der TCA als Koanalgetika bei.
– Tachykardien durch mACh-Hemmung und α_1-Blockade (Reflextachykardie) sowie sympathomimetische Wirkung; evtl. Blutdrucksteigerung oder Tremor
– zentrale Erregungszustände bis hin zu Krampfanfällen durch die erhöhte Konzentration von Noradrenalin im synaptischen Spalt
– Anstieg der Transaminasen

Kontraindikationen. Anwendungsbeschränkungen ergeben sich aus den zahlreichen Nebenwirkungen sowie den begleitenden Komorbiditäten wie Epilepsie, Leberfunktionsstörungen, kardialen Arrhythmien, Prostatahyperplasie und Glaukom.

> **MERKE**
> TCA sind bei schweren Depressionen anderen Antidepressiva (Ausnahme: MAO-Hemmer) überlegen. Wegen ihrer umfangreichen Nebenwirkungen erfordert ihr Einsatz in der ambulanten Therapie regelmäßige Kontrollen von klinischen Parametern und von Laborparametern.

25.2.2 α_2-Antagonisten

Wirkmechanismus. α_2-Antagonisten haben teilweise eine tetrazyklische Struktur, die sich von den TCA ableitet. Da sie nur schwache NET- und SERT-Inhibitoren sind, dafür aber wirksam den α_2-Rezeptor blockieren (v. a. Mirtazapin), sollte sich die Bezeichnung nach dem α_2-Antagonismus und nicht nach der chemischen Struktur richten.

α_2-Antagonisten unterscheiden sich von TCA durch
– die starke (präsynaptische) α_2-Hemmung
– die wesentlich schwächere Hemmung der Noradrenalin- und Serotonin-Wiederaufnahme
– die geringe oder fehlende Hemmung der mACh- und α_1-Rezeptoren.

α_2-Antagonisten wirken besonders zu Therapiebeginn **dämpfend** (starker H_1-Antagonismus) und werden daher auch bei agitierten Depressionen eingesetzt.

Mirtazapin. **Mianserin** (Prisma®) und seine Vorläufersubstanz **Maprotilin** (Ludiomil®) sind von **Mirtazapin** (Remergil®) abgelöst worden, einem Pyridyl-Analogon des Mianserins mit funktioneller Isomerie:
– das S-(+)-Enantiomer blockiert die α_2- und 5-HT_2-Rezeptoren
– das R-(−)-Enantiomer blockiert den 5-HT_3-Rezeptor.

Mirtazapin hemmt nicht die Wiederaufnahme von Monoaminen. Es zeigt einen relativ frühen Wirkungseintritt nach ca. einer Woche. Aufgrund seiner sedierenden Wirkung bei fehlenden atropinergen Nebenwirkungen und nur geringer Übelkeit (5-HT_3-Antagonismus!) wird Mirtazapin sowohl stationär besonders häufig verwendet als auch als Schlafmittel in der Geriatrie (keine Veränderung des REM-Schlafes).

Nebenwirkungen. Mirtazapin provoziert am häufigsten von allen Antidepressiva eine *Restless-legs*-Symptomatik bzw. **Parästhesien** (bis zu 5 %). Gefürchtet sind die **starke Gewichtszunahme** von 10 kg und mehr innerhalb weniger Wochen sowie Albträume.

Kontraindikationen. Epilepsie, Niereninsuffizienz, Glaukom.

!!! MERKE
Mirtazapin
- besitzt relativ geringe Nebenwirkungen, steigert aber den Appetit mit nachfolgender, teilweise massiver Gewichtszunahme,
- lässt sich gut mir Reuptake-Hemmern kombinieren,
- wirkt zwischen 7,5 und 15 mg v. a. sedierend (v. a. H_1-Blockade). Eine Dosiserhöhung steigert dann den Antrieb und kann den schlaffördernden Effekt aufheben.

25.2.3 Noradrenalin- und Serotonin-Reuptake-Inhibitoren (NSRI)

Wirkmechanismus und Pharmakokinetik. NSRI hemmen sowohl den Noradrenalin- als auch den Serotonin-Reuptake aus dem synaptischen Spalt. Beide sind Substrate (bzw. Duloxetin auch Inhibitor) von CYP2D6.

Wirkstoffe. Duloxetin (Cymbalta®) wird auch als dualer Hemmstoff bezeichnet, da es den Noradrenalin- und Serotonin-Reuptake gleich stark hemmt. Als Ariclaim® ist Duloxetin bei neuropathischen Schmerzen (S. 352) zugelassen, als Yentreve® bei Belastungsinkontinenz (S. 211), v. a. Frauen profitieren davon: aus der Nebenwirkung Harnverhalt infolge der α_1-Stimulation wurde eine Indikation.

Milnacipran (Milnaneurax®) ist wie Duloxetin ein dualer NET- und SERT-Hemmer, der wegen seiner kürzeren Halbwertszeit 2-mal täglich einzunehmen ist.

Venlafaxin (Trevilor®) hat nur eine geringe Bioverfügbarkeit von < 20 %, soll jedoch einen beschleunigten Wirkungsbeginn aufweisen. In niedriger Dosierung wirkt es v. a. als SRI, in höherer Dosierung auch noch als NRI, hier verändert die Dosiserhöhung das Wirkprofil.

Nebenwirkungen. NSRI sind frei von atropinergen oder sedierenden Nebenwirkungen. Sie sind insgesamt gut wirksam und **im Vergleich zu TCA nebenwirkungsärmer**. Harnverhalt, Schwitzen oder sexuelle Funktionsstörungen zwingen jedoch immer wieder zum Absetzen.

Kontraindikationen. Schwere Lebererkrankungen, schwere Hypertonie, Epilepsie und Glaukom.

25.2.4 Selektive Noradrenalin-Reuptake-Inhibitoren (NRI)

Wirkstoffe wie **Reboxetin** (Edronax®), die spezifisch den **Noradrenalin-Reuptake** hemmen, haben wegen ihrer schwachen Wirkung bei gleichzeitig ausgeprägten Nebenwirkungen ihre Bedeutung verloren (in Deutschland nicht mehr erstattungsfähig).

25.2.5 Selektive Serotonin-Reuptake-Inhibitoren (SSRI)

Wirkmechanismus. SSRI hemmen vornehmlich den **Serotonin-Transporter (SERT)**. Neben Depressionen werden SSRI auch bei Essstörungen, Zwangserkrankungen und Angststörungen eingesetzt.

Die **antidepressive Wirksamkeit** der einzelnen SSRI ist ungefähr gleich, bei Niereninsuffizienz verändern sich die Plasmaspiegel nur wenig.

Wirkstoffe. Citalopram (Cipramil®) gilt als Goldstandard der AD. Es ist wirksam und gut verträglich. Die QT-Zeit-Verlängerung unter Citalopram-Einnahme ist gering, entsprechende Risikofaktoren und Kontraindikationen (z. B. Long-QT-Syndrom) sind zu berücksichtigen.

Escitalopram (Cipralex®) ist das Enantiomer von Citalopram. Ob seine Verträglichkeit wirklich signifikant besser ist als die von Citalopram, ist unklar. Es verlängert die QT-Zeit jedoch weniger.

Sertralin (Zoloft®) darf in der Höchstdosis als das **wirkstärkste SSRI** gelten; Wirkung wie Nebenwirkungen (Ejakulationsverhalt, Harndrang) zeigen von allen SSRI eine klare **Dosis-Wirkungs-Beziehung**.

Paroxetin (Seroxat®) hat spürbare anticholinerge Nebenwirkung. Relevant ist seine Hemmung von CYP2D6. *Cave:* z. B. Wirkverlust der durch CYP2D6 aktivierten Arzneistoffe Tramadol und Tamoxifen.

Fluoxetin (Fluctin®) besitzt mit dem Metaboliten Norfluoxetin die längste HWZ (5–15 d), ist auch bei Zwangsstörungen zugelassen. Beide Wirkstoffe hemmen CYP2D6, ihre Effekte und Interaktionen können noch 3–4 Wochen nach Absetzen wirksam sein.

Fluvoxamin (Fevarin®) wird via CYP3A4 und CYP1A2 abgebaut, seine HWZ beträgt 20–40 h (nicht ver-

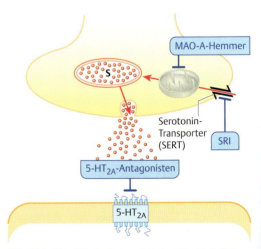

Abb. 25.6 Verstärkung der serotonergen Transmission durch Antidepressiva. Die Freisetzung bzw. synaptische Verfügbarkeit von Serotonin kann verstärkt werden durch SSRI (Hemmstoffe der Wiederaufnahme, SERT) und MAO-A-Hemmstoffe. Die Hemmung von postsynaptischen 5-HT$_{2A}$-Rezeptoren bewirkt eine Anxiolyse.

Tab. 25.4

Vergleich von SSRI und TCA

Vorteile von TCA gegenüber SSRI	Vorteile von SSRI gegenüber TCA
stärker wirksam	größere therapeutische Breite bei Überdosierung, kein Suizid durch SSRI möglich
Sedierung in der Akutphase	keine Sedierung im Alltag
weniger Unruhe, Ängstlichkeit und Schlaflosigkeit	geringere Gewichtszunahme, oft Gewichtsabnahme
geringeres Risiko für Serotonin-Syndrom	keine anticholinergen, antihistaminergen und antiadrenergen Effekte
keine Übelkeit	eher Diarrhö als Obstipation
keine Hemmung der Plättchenaggregation mit Blutungen	kein Harnverhalt, kein RR-Anstieg, kein Blutzuckeranstieg

wechseln mit Fluoxetin). Soll die geringste Rate sexueller Störungen haben.

Trazodon (Thombran®) ist ein schwacher SERT-Inhibitor, hemmt aber 5-HT$_{2A/C}$, H$_1$- und α$_1$-Rezeptoren. Wegen seiner Sedierung und psychomotorischen Dämpfung wird Tradzodon gerne als affektstabilisierendes Schlafmittel bei Älteren gegeben.

Einen Vergleich der **Vor- und Nachteile** der SSRI gegenüber den TCA gibt **Tab. 25.4**.

Hemmung von CYP2D6. Fluoxetin und Paroxetin sind starke Inhibitoren von CYP2D6, Sertralin ein mittelstarker. Einerseits erhöht eine Hemmung von CYP2D6 die Plasmaspiegel der Substrate wie TCA und Neuroleptika. Andererseits verliert z. B. Tamoxifen, ein Wirkstoff gegen Mamma-Karzinom, seine Wirksamkeit (erhöhte Rezidivrate) unter Fluoxetin, da Tamoxifen mittels CYP2D6 in seinen aktiven Metaboliten umgewandelt werden muss. Ähnlicher Wirkverlust durch CYP2D6-Hemmung auch von Tramadol und Codein, während der β-Blocker und 100 % CYP2D6-Substrat Metoprolol akkumuliert (**Cave:** Patienten mit Herzinsuffizienz).

Nebenwirkungen. Hemmstoffe des SERT verursachen verschiedene Nebenwirkungen:
- **Schlaflosigkeit und innere Unruhe**, beides v. a. zu Beginn der Therapie, sind u. a. Zeichen einer Antriebssteigerung; bei 10–15 % muss deshalb das SSRI abgesetzt werden.
- **Blutungen:** Serotonin unterstützt die Thrombozytenaggregation. Dafür muss das Serotonin aus dem Blut über den SERT (das ist der gleiche SERT wie in den Neuronen!) in die Thrombozyten aufgenommen werden. Die Hemmung des Serotonin-Reuptakes durch SSRI vermindert daher die Thrombozytenaggregation. Erhöhte Aufmerksamkeit ist deshalb geboten bei rezidivierendem Nasenbluten und anderen Blutungen, Magen-Darm-Ulzera, Gerinnungshemmung z. B. durch ASS oder durch Vitamin-K-Antagonisten.
- **Übelkeit** durch die Erregung der 5-HT$_{2A}$-Rezeptoren in der Area postrema und der intestinalen 5-HT$_3$-Rezeptoren. Zur Erinnerung: 5-HT 3-Antagonisten wie Ondansetron sind die stärksten Antiemetika (S. 236). Diese meist nur initiale Übelkeit erklärt auch den (vorübergehenden) Gewichtsverlust unter SSRI. Die Einnahme von SSRI zum Essen mindert scheinbar die Übelkeit.
- **Verdünnungshyponatriämie:** in den ersten 4–6 Wochen bei ca. 10–20 % der Patienten, Ursache ist eine gesteigerte ADH-Sekretion mit Flüssigkeitsretention.
- **Potenzstörungen und Verlust der Libido**, die oft persistieren und zum Absetzen der SSRI zwingen (ähnlich den NSRI). Dabei kann es zum Versagen der Ejakulation kommen (v. a. Sertralin, am wenigsten Fluroxamin) und zur reversiblen Beeinträchtigung der Spermienqualität. Ursächlich ist dabei u. a. ein indirekter Dopamin-Antagonismus mit Hyperprolaktinämie. Problematisch können bei SSRI retrograde Ejakulationen mit schweren Entzündungen der Prostata sein. Das kurz wirksame SSRI **Dapoxetin** (Priligy®) ist als Therapeutikum gegen Ejaculatio praecox zugelassen – auch hier wurde aus einer Nebenwirkung eine Indikation.
- **Harndrang.** Bei bis zu 5 % der Patienten kommt es zu einer Polyurie, bei Männern mit BPH kann sich die Polyurie bzw. der Harndrang spürbar verstärken.
- Exzessives **Gähnen und Müdigkeit** unter SSRI wird auf eine durch 5-HT vermittelte dopaminerge Dysfunktion zurückgeführt (zur Erinnerung: D$_2$-Agonisten verursachen Schlafattacken).
- **Tremor**
- (pseudocholinerge) **Mundtrockenheit** und **starkes Schwitzen** (v. a. im Kopfbereich) sind wahrscheinlich eher durch die Depression per se bedingt als durch das SSRI.
- **fragliche Erhöhung des Suizidrisikos:** Ein verbesserter Antrieb ohne Stimmungsaufhellung erhöht möglicherweise das Risiko für Suizidgedanken, wobei die Datenlage dazu widersprüchlich ist. Eine aktuelle britische Studie bestätigt die Reduktion von Suiziden durch Antidepressiva. Generell gilt, dass der vorbeugende Nutzen bei Suizid(gedanken) eindeutig größer ist als eine fragliche Suizid-Verstärkung. **Cave:** Selbstständiges abruptes Absetzen erhöht die Suizidgefahr!

Exkurs

Serotonin-Syndrom

Eine schwere Nebenwirkung, die sehr selten auftritt, ist das **Serotonin-Syndrom** durch Überflutung des Körpers mit Serotonin. Die Symptome werden durch Stimulation von 5-HT$_{1A}$- und 5-HT$_{2A}$-Rezeptoren ausgelöst: Abdominalschmerzen, hohes Fieber, Tachykardie und Blutdruckerhöhung, Hyperreflexie und Myoklonus sowie starke Reizbarkeit und Ruhelosigkeit. Ursächlich sind eine zu schnelle Aufdosierung oder Überdosierung von SSRI oder die Hochdosis-Kombination von SSRI mit

- MAO-Hemmern wie den Antidepressiva Tranylcypromin oder Moclobemid, das Antiparkinsonmittel Selegilin (nicht Rasagilin) und das Antibiotikum Linezolid
- Lithium (S. 466)
- Tryptophan, einer Vorstufe von Serotonin (häufig rezeptfreie Einnahme als mildes Schlafmittel)
- Opioiden von Piperidin-Typ wie Fentanyl, Methadon, Tramadol oder Detromethorphan

Auch eine Verstärkung der adrenergen Transmission durch NSRI, NRI oder COMT-Hemmstoffe ist als Ursache möglich. Die Therapie des Serotonin-Syndroms ist symptomatisch: Eingesetzt werden Benzodiazepine gegen die Myoklonie und Agitiertheit sowie Neuroleptika oder Methysergid als Serotonin-Antagonisten.

Praxistipp
Triptane spielen bei der Auslösung eines Serotonin-Syndroms keine Rolle.

25.2.6 Monoaminoxidase(MAO)-Hemmstoffe

Wirkmechanismus. Das für unser Verständnis erste moderne Antidepressivum verdanken wir einer **Serendipität** (s. u.), d. h. einer zufälligen Entdeckung von etwas, das gar nicht gesucht wurde (wie die Herstellung von Porzellan bei dem Versuch Gold zu machen): **Iproniazid**, ursprünglich als Tuberkulostatikum entwickelt, zeigte in klinischen Studien eine antidepressive Wirkung. Es **hemmt** die **Monoaminooxidase** und erhöht die Konzentration von Noradrenalin im synaptischen Spalt. Auf diesem Befund baute später die Monoamin-Hypothese der Depression auf.

Indikation. MAO-Hemmstoffe werden nur noch bei gehemmter sowie bei therapieresistenter Depression eingesetzt. Sie wirken vor allem antriebssteigernd und gelten als sehr starke Antidepressiva.

Wirkstoffe. Tranylcypromin (Parnate®) ist ein unselektiver, irreversibler Hemmstoff von **MAO-A und MAO-B,** der den Abbau der biogenen Amine vermindert. Dadurch werden gefährliche Blutdruckkrisen verursacht, wenn gleichzeitig **biogene Amine** zugeführt werden wie Sympathomimetika, L-Dopa, tyraminhaltiger Käse oder Rotwein.

Moclobemid (Aurorix®) hemmt reversibel nur **MAO-A**. Da MAO-B funktionell intakt bleibt, sind unter Moclobemid keine schweren AMI zu erwarten.

Nicht zu verwechseln: Die selektiven MAO-B-Hemmer Selegilin (S. 508) und Rasagilin (S. 508) werden bei Morbus Parkinson eingesetzt.

Nebenwirkungen. Unruhe, Tremor, Schlaflosigkeit und orthostatische Dysregulation.

Kontraindikationen. Verwirrtheitszustände, Phäochromozytom, Hyperthyreose.

Arzneimittelinteraktionen. Bei MAO-Hemmstoffen muss immer auf eine sympathotone Wirkungsverstärkung bei Gabe von Sympathomimetika geachtet werden. *Cave:* Die Gabe von MAO-Hemmern zu TCA wird gut vertragen, während es bei umgekehrter Reihenfolge zu schweren Nebenwirkungen kommt.

Exkurs

Serendipität – Der Zufall in der pharmakologischen Forschung

Unter der Tagebucheintragung des 3. März 1979 des Schriftstellers Ernst Jünger findet sich die Wiedergabe eines Gespräches mit Albert Hofmann über Drogen. Albert Hofmann hatte zwar schon 1938 das LSD synthetisiert, aber erst 1943 durch einen Zufall dessen psychotisch-halluzinogene Wirkung erlebt („80-Jahr-Feier der LSD-Entdeckung" im Jahr 2018):

„...[Gespräch] über den Zufall innerhalb der Pharmakologie nach dem Muster von Alberts Findung des LSD. Es gibt einen besonderen Begriff dafür: Serendipity. Er bezieht sich auf eine Erzählung aus „Tausendundeiner Nacht". Drei ceylonesische Prinzen werden mit einem bestimmten Auftrag entsandt, doch sie finden ganz andere Dinge, als sie erwarteten. Serandîb hieß Ceylon bei den Arabern." Aus: Ernst Jünger, Tagebücher, Siebzig verweht II (Klett-Cotta, 1981).

Die pharmakologisch bedeutendste Serendipität der jüngeren Vergangenheit ist die Verstärkung der Erektion durch PDE-5-Inhibitoren (z. B. Sildenafil), die ursprünglich als Antianginosa entwickelt wurden.

25.2.7 Johanniskraut-Extrakte

Wirkmechanismus. Es gibt weit über 50 Präparate mit Extrakten aus **Johanniskraut** (Hypericum perforatum), die in Abhängigkeit von der Indikation (und nicht von der Dosis) rezeptpflichtig sind. Als Wirkkomponente gilt **Hyperforin** (nicht Hypericin!) und andere Flavonoide, die unselektiv den Reuptake von Noradrenalin, Serotonin und Dopamin sowie Glutamat-Rezeptoren hemmen. Es gibt aber auch Berichte über eine antidepressive Wirkung Hyperforin-freier Extrakte.

Praxistipp
Frei verkäufliche Extrakte von Johanniskraut sind meist niedrig dosiert und genügen nicht immer den Qualitätsstandards; nur für einen Teil der Produkte existiert ein Wirksamkeitsnachweis. Es sollten nur Präparate mit standardisierter Konzentration und Reinheit eingenommen werden. Außerdem geht durch die Instabilität nichtstandardisierter Extrakte die Wirkung verloren.

Hypericum-Extrakte (900 mg/d) (Jarsin®, Neuroplant®) besitzen eine antidepressive Wirkung bei schwachen bis mittelstarken Depressionen (Verordnungsfähigkeit ist indikationsabhängig). Die Wirkung tritt wie bei anderen Antidepressiva verzögert ein, die Stimmungsaufhellung bei leichten und mittleren Depressionen entspricht in einigen Studien ungefähr derjenigen von SSRI. Der Nachweis der Wirksamkeit wurde allerdings nur für kurze Zeiträume von 12 Wochen geführt – es gibt **keine Studien zur Rezidivprophylaxe**, einem therapeutisch wichtigen Ziel!

Nebenwirkungen und Arzneimittelinteraktionen. Infolge seiner pflanzlichen Herkunft gilt Johanniskraut als „natürlicher" Wirkstoff und damit als harmlos; es wird oft unkontrolliert und in hohen Mengen eingenommen. Dabei gibt es einige **Nebenwirkungen** zu beachten: Der antidepressive Inhaltsstoff Hyperforin ist auch für die Arzneimittelinteraktionen verantwortlich. Hyperforin ist ein potenter **Induktor von CYP3A4** sowie des P-gp-Transporters, syn. *multidrug resistance protein* 1, MDR1 (S. 43). Die Substrate dieser Enzyme können ihre Wirksamkeit verlieren, dies betrifft hinsichtlich CYP3A4 z. B. das Immunsuppressivum **Ciclosporin (Organabstoßung)** oder Warfarin, nicht das stabile Phenprocoumon. Diese Effekte sind dosisabhängig und treten in höheren Konzentrationen auf. **Keine klinische Relevanz** haben dagegen die Interaktionen mit Kontrazeptiva (nur hypothetisches Risiko einer ungewollten Schwangerschaft) und Herzglykosiden (Abnahme der AUC von bis zu 25 %). Auch das Risiko eines Serotonin-Syndroms und einer Fotosensibilisierung sind nicht alltagsrelevant.

Exkurs

Johanniskraut und das Problem der Pharmakovigilanz
Die wahrscheinlich überschätzten Nebenwirkungen von Johanniskraut-Extrakten (Ausnahme: Immunsuppressiva, Warfarin) werden immer wieder thematisiert. Eine Analyse von phenprocoumoninduzierten schweren Blutungen (Dt. Ärzteblatt, April 2013) zeigte keine einzige Komedikation mit Johanniskraut an. Im Rahmen sog. Testkäufe werden von den Apotheken-Mitarbeitern die Standardhinweise erwartet und entsprechend warnen die Mitarbeiter die Kunden. Dies ist nur eines von zahlreichen Beispielen einer Pharmakovigilanz, die mehr verunsichert als hilft. Auch hier besteht das grundlegende Problem, welche Bedeutung pharmakologische Messdaten aus dem Labor für die Klinik haben. Andererseits gibt es einige wenige nachgewiesene Fälle, bei denen Johanniskraut die Sicherheit von Kontrazeptiva (Estrogene und/oder Gestagene) so reduziert hatte, dass eine unerwünschte Schwangerschaft eintrat. Rechtfertigt das die Nachfrage bei jeder Frau im „offensichtlichen" gebärfähigen Alter, die Johanniskraut verlangt, ob sie hormonell verhütet?

> **MERKE**
>
> Standardisierte Johanniskraut-Extrakte sind mäßig wirksame Antidepressiva bei akuten schwächeren und mittleren Depressionen. Es gibt jedoch keine Studien über eine wirksame Rezidivprophylaxe. Johanniskraut-Extrakte sind CYP3A4-Induktoren, eine Komedikation kann die Wirkung von wichtigen Arzneistoffen aufheben.
> Aus pharmakologischer Sicht ist Johanniskraut weder sicherer noch einfacher zu führen als SSRI.

25.2.8 Weitere Antidepressiva

Agomelatin (Valdoxan®): Der Melatonin-Rezeptor (MT$_{1/2}$)-Agonist und 5-HT$_{2C}$-Antagonist ist das jüngste neuartige Antidepressivum. Agomelatin verbessert zum einen die zirkadiane Rhythmik und die Schlafarchitektur und damit den bei Depression oft gestörten Schlaf-Wach-Rhythmus. Zum anderen erhöht die Hemmung des 5-HT$_{2C}$-Rezeptors die Freisetzung von Noradrenalin und Dopamin in spezifischen Hirnarealen. Neben seinem Wirkprofil unterscheidet sich Agomelatin von allen anderen Antidepressiva durch das Fehlen von vegetativen, kardiovaskulären oder zentralnervösen Nebenwirkungen. Lediglich eine mäßige Transaminasenerhöhung muss beachtet werden (regelmäßige Laborkontrolle). Agomelatin eignet sich sehr gut zur **Kombinationstherapie**, als Monotherapeutikum ist es in Studien ähnlich wirksam wie SSRI und SNRI.

Bupropion (syn. Amfebutamon) ist ein amphetaminartiger, schwacher Hemmstoff der Noradrenalin- und Dopamin-Wiederaufnahme. Es nimmt damit eine Mittelstellung zwischen Antidepressiva und Psychostimulanzien ein. Als Elontril® ist es gegen depressive Episoden zugelassen, als Zyban® zur Raucherentwöhnung. Seine Wirksamkeit ist nur ungenügend dokumentiert und bestätigt die Beobachtung, dass Psychostimulanzien per se keine klinisch relevante langfristige antidepressive Wirkung vermitteln. Nebenwirkungen umfassen Mundtrockenheit, Übelkeit sowie Unruhe oder Krampfanfälle, außerdem besteht die Gefahr von Arzneimittelinteraktionen durch CYP2D6-Hemmung.

Tianeptin (Tianeurx®) ist seit Ende 2012 zur Therapie der Depression zugelassen, das Wirkprinzip ist unklar. Es soll die Neuroplastizität verbessern, seine paradoxe Verstärkung der Serotonin-Wiederaufnahme ist mechanistisch nicht einzuordnen. Es ist mittelstark wirksam und eignet sich wegen seiner guten Verträglichkeit zur Kombinationstherapie. *Cave:* Nicht mit SSRI kombinieren!

25.3 Phasenprophylaktika und bipolare affektive Störungen

Key Point
Ungefähr 5–10 % der Depressionen gehen mit (rezidivierenden) manischen Episoden einher, 3–5 % der affektiven Störungen sind rein manisch. Hier sind sog. Phasenprophylaktika wie Lithium oder Antikonvulsiva indiziert.

25.3.1 Überblick über die Phasenprophylaktika

Manische Episoden zeigen sich meist im Rahmen bipolarer affektiver Störungen alternierend mit depressiven Störungen, selten unipolar mit nur manischen Episoden. Es gibt für beide Störungen keine spezifischen Wirkstoffe. Zur **Akuttherapie der Manie** werden verschiedene Neuropharmaka eingesetzt wie
– Lithium
– konventionelle bzw. atypische Neuroleptika wie Haloperidol bzw. Aripiprazol, Olanzapin oder Risperidon
– Antikonvulsiva (S. 439), z. B. Carbamazepin, Valproinsäure
– Zur **Rezidivprophylaxe (Phasenprophylaxe)** bei hohem Suizidrisiko wird **Lithium** verordnet, 2. Wahl ist das Antikonvulsivum **Lamotrigin**.
– Erste klinische Studien belegen eine gute Wirkung des NMDA-Antagonisten Ketamin (S. 93).

30 % der Patienten sprechen **nicht** auf Lithium an. Alternativen sind dann die oben genannten Neuropharmaka, entweder als Monotherapie oder zusammen mit Lithium. **TCA** sind bei bipolaren Störungen nicht indiziert, denn unter TCA können depressive Symptome in manische Symptome umschlagen.

Praxistipp
Erste Studien zeigen, dass eine akute Suizidalität bzw. eine schwere negative Stimmung bei bipolaren Störungen durch Ketamin-Infusionen innerhalb einer Stunde deutlich abgeschwächt werden kann. Wahrscheinlich wird der affektstabilisierende Effekt über den Metaboliten Hydroxynorketamin unabhängig von einer NMDA-R-Hemmung erzielt.

25.3.2 Lithiumsalze

Lithiumsalze haben **4 wesentliche therapeutische Wirkungen** bzw. Indikationen bei psychischen Erkrankungen:
– **Abschwächung von akuten manischen Symptomen:** Die Serumspiegel sollen bei der therapeutischen Gabe 1,0–1,2 mmol/l betragen. Da der Wirkungseintritt auch bei Lithium 1–2 Wochen dauert, müssen zu Therapiebeginn von manischen Schüben zusätzlich noch Neuroleptika oder Benzodiazepine gegeben werden.
– **Verminderung der Phasenfrequenz:** Die **prophylaktische Gabe** mit Serumspiegeln von 0,6–0,8 mmol/l (bei alten Menschen 0,4 mmol/l) vermindert das erneute Auftreten manischer und/oder depressiver Schübe. Diese Wirkung kann sich unter Umständen erst nach Monaten entfalten. Das Absetzen von Lithium erhöht die manischen Rezidive um 50 %.
– **Suizidprävention:** Lithium **reduziert am stärksten** von allen Antidepressiva und Phasenprophylaktika die Inzidenz von suizidalen Handlungen, sowohl bei affektiven Störungen als auch bei Psychosen.
– **Augmentation** (Wirkungsverstärkung): Lithium verstärkt die Wirkung von Antidepressiva und Neuroleptika. Es wird auch im Rahmen einer Elektrokrampftherapie, EKT (S. 456), eingesetzt.

Wirkmechanismus. Es ist noch immer unklar, wie Lithium wirkt. Als kleinstes Kation dringt es leicht durch Natrium-Kanäle in die Zelle, wird aber nur langsam von der Na^+-K^+-ATPase herausgepumpt. Infolge der intrazellulären Akkumulation von Lithium sinkt die intrazelluläre Kaliumkonzentration. Über die Hemmung der Phosphatidylinositol- und Glykogensynthase-Kinase 3 (GSK3)-Signalwege sowie von cAMP moduliert Lithium die Plastizität von Neuronen. Lithium kann pathologische Veränderungen des Gehirns wie eine verringerte Dichte oder strukturelle Veränderungen in einzelnen Kerngebieten normalisieren.

Pharmakokinetik. Die Pharmakokinetik von Lithium ist komplex:
- Lithium wird als Salz gegeben. Für die Wirkung ist die reine Lithium-Konzentration relevant.
- Nach rascher und vollständiger Resorption werden die maximalen Blutspiegel nach 2–3 h erreicht.
- Nach 12 h ist die Hälfte ausgeschieden (schnelle Elimination), daher darf erst nach 12 h der Lithium-Plasmaspiegel bestimmt werden.
- Das restliche Lithium verlässt infolge seiner intrazellulären Akkumulation in den nächsten 10–14 Tagen nur langsam den Körper, überwiegend über die Niere.

> **Praxistipp**
> Aufgrund der engen therapeutischen Breite müssen die Plasmaspiegel (0,6–1,2 mmol/l) ständig kontrolliert werden (12 h nach Tabletteneinnahme).

Nebenwirkungen und Maßnahmen dagegen. Lithiumpräparate waren nie patentgeschützt, daher fehlen größere Studien zur Abklärung von Nebenwirkungen. Lithium hat zahlreiche Nebenwirkungen:
- feinschlägiger **Tremor.** Der Tremor kann durch die Gabe von Propranolol (S. 510) vermindert werden.
- **euthyreote Struma:** Lithium ist ein effektives Thyreostatikum (S. 322), da es wichtige Schritte des humoralen Schilddrüsenstoffwechsels hemmt. Zur Vermeidung einer Struma wird L-Thyroxin gegeben.
- **Durst und nephrogener Diabetes insipidus:** Mit zunehmender Therapiedauer blockiert Lithium die Wirkung von ADH am Sammelrohr, wodurch die Urinausscheidung zu- und die Konzentrationsfähigkeit der Niere abnimmt. Nachfolgend kann es zur Dehydrierung (Gerinnungsstörung, Verwirrung!) mit Erhöhung der Lithiumspiegel kommen. Wahrscheinlich reduziert Lithium die Expression von Aquaporin-2, das die tubuläre Rückresorption von Wasser kontrolliert, und/oder die Expression von ADH. Dem Diabetes insipidus kann durch kaliumsparende Diuretika (S. 208) entgegengewirkt werden, die den Ausstrom von Natrium bzw. Lithium verstärken.
- **Übelkeit und Diarrhö:** kurzfristig bzw. intermittierend können Obstipanzien gegeben werden.
- **Verlängerung der QT-Zeit.**
- **Gewichtszunahme:** Lithium steigert den Appetit und die Patienten bevorzugen vermehrt zuckerhaltige Getränke, evtl. auch als Reaktion auf den Durst infolge des Diabetes insipidus. Gewichtskontrolle sollte immer Teil der antidepressiven und antipsychotischen Therapie sein (schwierig!).
- **Hyperparathyreoidismus** bei Hyperkalzämie, eine regelmäßige Kontrolle von Calcium und PTH ist erforderlich.

Risikofaktoren für Nebenwirkungen und Intoxikation: Lithium konkurriert mit Natrium um die tubuläre Rückresorption im proximalen Tubulus. **Niedrige Natriumspiegel** (z. B. durch Erbrechen, Durchfall, starkes Schwitzen, Verdünnungshyponatriämie bei SSRI-Gabe, Thiaziddiuretika) steigern die Rückresorption von Lithium mit erhöhten Plasmaspiegeln, ebenso begünstigen **Kaliummangel** und eine **verminderte renale Clearance** (u. a. durch COX-Inhibitoren, ACE-Hemmstoffe) eine Lithiumintoxikation. Bei Plasmaspiegeln über 1,5 mmol/l treten schwere Vergiftungserscheinungen auf. Zur Symptomatik und Therapie bei Intoxikation (S. 688).

Arzneimittelinteraktionen. Veränderungen der Elektrolytkonzentrationen bzw. -ausscheidungen verändern auch die Ausscheidung von Lithium, daher gibt es Interaktionen mit zahlreichen Arzneistoffen wie
- **Diuretika,**
- Thiazide eignen sich als Komedikation besser als Schleifendiuretika;
- auch **ACE- und AT$_1$-Hemmer** sind zu vermeiden;
- Koffein erhöht die Ausscheidung (*Cave:* Wirkungsverlust).

Zu beachten ist die Komedikation mit QT-Zeit verlängernden und serotonergen Arzneistoffen (Serotonin-Syndrom).

Kontraindikationen. Kontraindikationen für die Therapie mit Lithium sind Krankheiten oder deren Therapie, die Störungen des Natrium- und Kaliumhaushaltes verursachen können, z. B. **Herz- und Niereninsuffizienz.** Außerdem ist Lithium bei **Anfallsleiden** (Zunahme der neuronalen Erregung) und bei **Morbus Parkinson** (Verstärkung des Tremors) kontraindiziert.

In der **Schwangerschaft** besteht die sehr seltene Gefahr von **Fehlbildungen** durch Lithiumgabe, besonders bei Spiegelschwankungen. Das Risiko für eine kardiale Fehlbildung (Ebstein-Anomalie = Fehlanlage der Trikuspidalklappe) wird heute mit 1 auf 1000 exponierte Kinder geschätzt. Nur bei Spiegelschwankungen sollte auf ein atypisches Neuroleptikum umgestellt werden. Die Gefahr durch Suizid oder manisches Fehlverhalten ist um ein Vielfaches größer als das Risiko einer kardialen (therapierbaren) Fehlbildung.

> **MERKE**
> Lithiumsalze werden vor allem zur Rezidivprophylaxe bei bipolaren affektiven Störungen eingesetzt. Lithium verhindert am besten Suizidgedanken bzw. -handlungen. Seine therapeutische Breite ist jedoch gering und seine Wirkung kann erst nach Monaten einsetzen.

25.3.3 Pharmakotherapie bipolarer Störungen

Entscheidend ist die **Phasenprophylaxe**, d. h. das Verhindern depressiver und der meist kürzer dauernden und weniger häufigeren manischen Episoden.
- **akute Manie**: entsprechend ihrem Nebenwirkungsprofil Gabe von Neuroleptika (Haloperidol, Olanzapin, Risperidon u. a.), Antikonvulsiva (Carbamazepin, Valproinsäure) oder Lithium.
- **akute schwere depressive Episode**: wie bei unipolarer Depression, jedoch besteht bei TCA ein mäßiges Risiko, dass die Stimmung in eine Manie umschlägt.
- **Phasenprophylaxe**: Wenn möglich monotherapeutische Phasenprophylaxe mit Lithium. 2. Wahl sind Lamotrigin sowie dann Neuroleptika (Aripiprazol, Olanzapin, Risperidon) oder Antikonvulsiva (Carbamazepin, Valproinsäure).

25.4 Psychostimulanzien und ADHS

Key Point
Während Antidepressiva nur bei depressiven Patienten die Stimmung verbessern, wirken Psychostimulanzien auch bei Gesunden euphorisierend und leistungssteigernd. Das Risiko für Missbrauch und Abhängigkeit ist daher groß, der Einsatz von Psychostimulanzien sollte nur der Aufmerksamkeitsdefizit-Hyperaktivitätsstörung (ADHS) und der Narkolepsie vorbehalten sein.

25.4.1 Aufmerksamkeitsdefizit-Hyperaktivitätsstörung (ADHS)

ADHS ist eine komplexe, zuverlässig zu diagnostizierende Störung, die gekennzeichnet ist durch **unaufmerksames und impulsives Verhalten bei deutlicher Hyperaktivität**. Das Verhalten entspricht nicht dem Alter und dem körperlichen Entwicklungsstand und ist meist mit Störungen im sozialen Bezugssystem verbunden. Ca. 3–6 % aller Kinder zeigen Zeichen einer ADHS, Jungen sind häufiger als Mädchen betroffen (**Abb. 25.7**). Damit ist die ADHS eine der häufigsten neurologischen Erkrankungen im Kindes- und Jugendalter. Bei (unbehandelter) ADHS besteht längerfristig ein deutlich erhöhtes Risiko für Depression, Angststörungen, Suchtverhalten oder sozialen Abstieg. 1–2 % aller Erwachsenen weisen eine **residuale ADHS-Symptomatik** mit einer hohen Komorbidität für psychische Störungen wie Depressionen (40–60 %), Angststörungen (20–60 %) und Suchterkrankungen (50–60 %) auf.

Indikation zur Pharmakotherapie. Bei stark ausgeprägter situationsübergreifender hyperkinetischer Symptomatik mit krisenhafter Zuspitzung und unzureichendem Erfolg der Verhaltenstherapie ist eine Pharmakotherapie indiziert.

> **MERKE**
>
> Das Unterlassen einer Pharmakotherapie bei ADHS kann negative Folgen für das Leben des Betroffenen haben. Der Vorteil der **indizierten** Pharmakotherapie überwiegt eindeutig ihre möglichen Nachteile.

Neurobiologische Veränderungen. Die **Ursachen** von ADHS sind komplex. Sowohl eine Über- als auch eine Unterfunktion des dopaminergen Systems werden vermutet. Wesentlich scheint eine in der kindlichen Entwicklung gestörte Reduzierung von neu gebildeten, überschüssigen Synapsen (sog. *pruning*, ein Begriff aus der englischen Gärtnersprache, der das Zurechtschneiden von Bäumen und Sträuchern beschreibt). Neben der Genetik als wichtigstem Einzelfaktor spielen auch psychosoziale Bedingungen eine Rolle.

Überaktivierung des dopaminergen Systems: Bereits in der frühen Gehirnentwicklung führt eine Überaktivierung des dopaminergen Systems z. B. durch Reizüberflutung oder mangelnde Reizabschirmung zu einem übermäßigen Wachstum dopaminerger

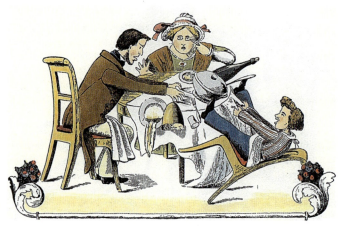

Abb. 25.7 Klassisches Beispiel für das ADHS ist der **Zappelphilipp** (aus dem Kinderbuch „Der Struwwelpeter").

Projektionsbahnen, sowohl in den frontalen Kortex (ein wichtiges Kerngebiet der Impulskontrolle) als auch in die Basalganglien (die die Motorik kontrollieren).

Mangel an Dopamin: Bei ADHS finden sich Expressionsänderungen des Dopamin-Transporters sowie der Dopamin-β-Hydroxylase. Auch die Wirksamkeit von DAT-Inhibitoren (S. 471) bestätigt die Hypothese eines funktionellen Dopaminmangels. Der Dopaminmangel geht mit einer erhöhten Sensitivität des postsynaptischen Dopaminsystems einher, die wiederum in einer funktionalen Überaktivität resultieren kann.

Weitere neurobiologische Auffälligkeiten bei ADHS sind:
— Größenveränderungen bestimmter Gehirnareale
— Störung in der Ausbildung frontokortikaler Netzwerke
— veränderte EEG-Muster.

25.4.2 Psychostimulanzien

Überblick

Psychostimulanzien (syn. Psychoanaleptika) sind Wirkstoffe, die die Stimmung euphorisch heben, die Leistungsbereitschaft verbessern und die Müdigkeit vermindern. Sie sind meist **Abkömmlinge des Amphetamins** und kommen als wirksame Arzneistoffe bei der Therapie der ADHS und der Narkolepsie zum Einsatz. In manchen Ländern werden die Verordnungen dabei sehr freizügig gestellt, in den USA erhalten z. B. jährlich 2,5 Millionen Kinder Psychostimulanzien.

Die Verordnung von Psychostimulanzien ist negativ geprägt durch ihren weit **verbreiteten Missbrauch**, einschließlich des funktionell ähnlichen Kokains. In den USA nehmen schätzungsweise 1,5 Millionen Erwachsene täglich Psychostimulanzien ein (verordnet oder illegal). In Deutschland stieg die Verordnung von Methylphenidat von 16 Mio. DDD (*defined daily dose*) im Jahr 2001 auf 56 Mio. DDD im Jahr 2010 und hält sich seit Jahren stabil auf einem Plateau. Sowohl bei Jugendlichen wie bei Erwachsenen, die sich Amphetamine als „legale Aufputschmittel" verordnen lassen, muss immer mit Missbrauch gerechnet werden.

Unabhängig vom Missbrauchspotenzial gilt dennoch, dass bei korrekter Indikation Amphetamine und Stimulanzien **wichtige und wirksame Therapeutika** mit einem **günstigen Wirkungs-Nebenwirkungs-Profil** sind. Insbesondere der indizierte Einsatz bei Jugendlichen ist zu begrüßen.

Amphetamine und verwandte Psychostimulanzien

Wirkmechanismus. **Amphetamine** leiten sich von den **Katecholaminen** ab und sind **Substrate** (nicht Hemmstoffe!) für:
— die Wiederaufnahme-Transporter der biogenen Amine Noradrenalin (NET), Serotonin (SERT) und Dopamin (DAT)
— den vesikulären Monoamin-Transporter (VMAT) in der präsynaptischen Endigung, der die biogenen Amine in die Speichervesikel bringt (S. 90).

Als Substrate von Monoamin-Wiederaufnahmetransportern greifen Amphetamine auf mehreren Ebenen in die Freisetzung der biogenen Amine ein (Abb. 25.8). Sie
1. verdrängen kompetitiv Noradrenalin, Serotonin und Dopamin von ihren Wiederaufnahme-Transportern und erhöhen die Konzentration der biogenen Amine im synaptischen Spalt,
2. gelangen selbst als **Substrate des Reuptakes** in die synaptische Endigung,
3. kehren infolge ihrer intrasynaptischen Präsenz die Richtung der Reuptake-Transporter um (*reverse transport*), sodass die biogenen Amine unabhängig von der neuronalen Erregung durch die Transporter in den synaptischen Spalt freigesetzt werden,
4. binden als Substrate an den vesikulären Monoamin-Transporter (VMAT), der unspezifisch Noradrenalin und Dopamin in die Speichervesikel bringt,
5. hemmen dadurch die Aufnahme der biogenen Amine in die Speichervesikel. Als Konsequenz diffundieren die biogenen Amine ungerichtet in den synaptischen Spalt, wobei ihr Ausstrom durch die Umkehr der Transporter unterstützt wird,
6. vermindern die Oberflächenpräsenz des DAT, indem sie die Internalisierung der Transportermoleküle in die Endosomen verstärken; damit verbleibt Dopamin länger im synaptischen Spalt.

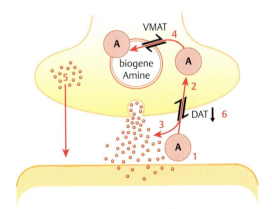

Abb. 25.8 Pharmakodynamische Wirkung von Psychostimulanzien. Die Schritte 1 bis 6 entsprechen den im Text beschriebenen Vorgängen (A = Amphetamin).

> **MERKE**
>
> Amphetamine verdrängen als Substrate die biogenen Amine von ihren Wiederaufnahmetransportern. Die biogenen Amine bleiben dadurch zum einen länger im synaptischen Spalt und halten sich zum anderen nichtvesikulär in der präsynaptischen Endigung auf, von wo aus sie unkontrolliert in den synaptischen Spalt gelangen.

Amphetamine verlieren dosisabhängig schnell an Wirksamkeit (**Tachyphylaxie**): Durch die verminderte Präsenz der DAT bzw. die Transportumkehr gelangt Amphetamin nicht mehr in die Synapse. Damit schwächt sich auch die Umkehr der DAT-Wirkung ab (*reverse transport*) und es wird weniger Dopamin freigesetzt. Infolge der Blockade des vesikulären Transportes bleiben die Speichervesikel schließlich leer.

Wirkstoffe.

- **Amphetamin und Metamphetamin** (Letzteres in Deutschland nicht zugelassen) sind ein Gemisch aus starken rechtsdrehenden (S)-(+)-Enantiomeren (früher „D-Enantiomere") und den 3- bis 4-mal schwächeren linksdrehenden (S)-(−)-Enantiomeren (früher „L-Enantiomere"). Amphetamin, das sich vom Phenylethylamin ableitet, ist ein Substrat aller biogenen Reuptake-Transporter. In therapeutischen Dosierungen ist das Wirkungs-Nebenwirkungs-Profil gut. In Deutschland steht Amphetamin nicht als Fertigpräparat zur Verfügung und muss daher als Saft oder Kapsel in der Apotheke nach Rezeptierung zubereitet werden. Dies schränkt die Anwendung ein, obwohl viele Jugendliche, bei denen Methylphenidat nicht wirkt, positiv auf Amphetamin reagieren würden. Im Gegensatz dazu stehen z. B. in den USA verschiedene Amphetamin- und Metamphetamin-Präparate zur Verfügung.
- **Dexamfetamin** (Attentin®), das rechtsdrehende D-Enantiomer von Amphetamin (4-mal stärker als das L-Enantiomer), ist für ADHS als 2. Wahl bei Therapieversagen zugelassen. Sein Wirkprofil entspricht dem Methylphenidat, sein Nutzen ist unklar. Die Zeit der renalen Ausscheidung verlängert sich mit zunehmender Dosis, die Alkalisierung des Harns verzögert die Ausscheidung (**Cave**: Missbrauch). Zu beachten ist eine mäßige Abbauhemmung durch CYP2D6-Inhibitoren und Komedikation mit Sympathomimetika.
- **Lisdexamfetamin** (Elvanse®) ist an L-Lysin gekoppeltes Dexamfetamin, das nach carriervermittelter Resorption nach Hydrolyse aus dem Zytosol von Erythrozyten freigesetzt wird – dadurch verlängert sich das C_{max} auf 3,5 h und die Wirkdauer auf ca. 12 h.
- **Fenetyllin** (Captagon®), eine Verknüpfung von Amphetamin und Theophyllin, aber formal von Metamphetamin und Koffein, ist wie Amphetamin ein starkes Psychostimulans mit hohem Suchtpotenzial. Es ist inzwischen vom Markt genommen worden.
- **Methylphenidat** (Ritalin®) leitet sich wie Amphetamin vom Phenylethylamin ab. In niedrigeren therapeutischen Dosierungen blockiert es die Wiederaufnahme von Dopamin, erst in höheren Dosierungen wird auch der NET gehemmt (**Tab. 25.5**). Die Bioverfügbarkeit beträgt nur 30 %, jedoch überwindet Methylphenidat leicht die Blut-Hirn-Schranke. Es wird überwiegend zur inaktiven Ritalinsäure metabolisiert, die renal ausgeschieden wird. Unretardiert wird Methylphenidat 2–3-mal/d, retardiert 1–2-mal/d gegeben.
Indikationen sind Narkolepsie (Steigerung der Vigilanz) und ADHS, auch bei Erwachsenen.
Methylphenidat muss **langsam eingeschlichen** werden. Das teurere, retardierte Methylphenidat (Concerta®) muss nur 1–2-mal täglich eingenommen werden, was die Compliance verbessert. Unterhalb von 60 mg/d ist das Risiko für Toleranz und Abhängigkeit gering. In höheren, missbräuchlichen Dosierungen wird eine generalisierte ZNS-Stimulation bis hin zu Krämpfen beobachtet. Wird Methylphenidat zu schnell abgesetzt,

Tab. 25.5

Pharmakodynamische Wirkungen von Psychostimulanzien, vigilanzfördernden Arzneistoffen, Appetitzüglern und Drogen

Substanz	Beeinflussung des Reuptakes von		
	Dopamin	Serotonin	Noradrenalin
Amphetamin	Substrat	Substrat	Substrat
Methylphenidat	Inhibitor	∅	Inhibitor
Modafinil	Inhibitor (in hohen Dosen)	∅	?
Atomoxetin	∅	∅	Inhibitor
Amfepramon (S. 280)	∅	Inhibitor	Inhibitor
Kokain (S. 692)	Inhibitor	Inhibitor	Inhibitor
MDMA in Ecstasy (S. 691)	Substrat	Substrat	?

∅ = keine Wirkung, ? = unklare Wirkung

treten Heißhunger, Unruhe und Ängstlichkeit auf. Bei kardiovaskulären Erkrankungen, erhöhtem sympathotonem Tonus oder psychiatrischen Erkrankungen darf Methylphenidat nicht verordnet werden.

Praxistipp
Methylphenidat sollte nicht nach 16 Uhr eingenommen werden, um den Appetit beim Abendessen nicht zu unterdrücken und um den Schlaf nicht zu beeinträchtigen.

MERKE
Amphetamin, Dexamfetamin und Methylphenidat sind BtM-pflichtig.

Klinische Wirkungen und therapeutischer Umgang mit Psychostimulanzien. Psychostimulanzien – in therapeutischer Dosis und bei korrekter Indikation –
- senken das impulsive Verhalten und die körperliche Unruhe
- unterstützen problemlösendes Denken
- senken die Inzidenz späterer Suchtkrankheiten.

80–85 % der Patienten profitieren von Psychostimulanzien. Die Verordnungen entsprechen den Diagnosen, eine Übertherapie ist gegenwärtig nicht festzustellen.

Für die **therapeutische Wirkung** bei der Therapie der ADHS ist die **Interaktion mit der Dopamin-Transmission** (S. 85) wesentlich. Dopamin wird vom DAT verdrängt, wodurch sich die Konzentration im synaptischen Spalt erhöht. Dieses mäßig erhöhte Dopamin stimuliert die präsynaptischen inhibitorischen D_2-Autorezeptoren, was wiederum die Freisetzung von Dopamin **vermindert**.

MERKE
Eine mäßige Erhöhung des extrazellulären Dopamins senkt zunächst die Freisetzung von Dopamin. Erst in höherer missbräuchlicher Konzentration stimuliert Dopamin die postsynaptischen Dopamin-Rezeptoren.

Orale Hemmstoffe des DAT können so paradoxerweise eine **therapeutische Dopamin-Hemmung** bewirken. Diese ist umso stärker, je höher die basale Dopamin-Aktivität ist, d. h., sie wirkt besonders bei Erwachsenen und Kindern mit ADHS.
Die weiteren klinischen Effekte der Psychostimulanzien lassen sich durch die **verstärkte Wirkung der biogenen Amine** erklären: Die **noradrenerge Stimulation** sorgt für gesteigerte Aufmerksamkeit, nachlassende Müdigkeit und Verlängerung des Wachzustandes, verbesserte Leistungsbereitschaft und verminderten Appetit mit Gewichtsverlust. Die **dopaminerge Stimulation** bewirkt eine gehobene (euphorische) Stimmung und ist für die Suchtgefahr infolge erhöhter Dopaminfreisetzung (z. B. im Ncl. accumbens) verantwortlich.
Trotz der erhöhten Transmission von Noradrenalin und Dopamin besitzen Psychostimulanzien **keine antidepressive Wirkung**.

Exkurs
Durch die Freisetzung von Noradrenalin verstärken Amphetamine in der Peripherie die Effekte des Sympathikus, aber auch der noradrenergen Synapsen im Gehirn. Letzteres als „indirekte sympathomimetische Wirkung" zu bezeichnen ist allerdings nicht korrekt, da sich die therapeutische Wirkung der Amphetamine auch außerhalb des sympathischen Nervensystems entfaltet.

Nebenwirkungen. Diese lassen sich von der verstärkten Wirkung der biogenen Amine ableiten und sind dosisabhängig. Im therapeutischen Bereich kommt es v. a. zu Tachykardie, Appetitlosigkeit und Schlaflosigkeit.
Sympathomimetische Nebenwirkungen:
- Blutdrucksteigerung (Vorsicht bei Hypertonie)
- Tachykardie mit Arrhythmien (Vorsicht bei Herzrhythmusstörungen)
- positive Inotropie mit erhöhtem Energieverbrauch (Vorsicht bei KHK)
- Verschlechterung einer Herzinsuffizienz
- erhöhtes Schlaganfall-Risiko
- Magen-Darm-Atonie (Vorsicht bei Obstipation) und Übelkeit
- Gewichtsverlust durch Unterdrückung des Appetits (Vorsicht: Wachstumsretardierung)
- Schlafstörung, Unruhe (morgendliche Gabe!)
- Senkung der Krampfschwelle

Vorteilhaft ist jedoch die β_2-vermittelte Bronchodilatation.
Dopaminerge Nebenwirkungen:
- **Psychosen** mit Wahn und Halluzinationen sowie **starke psychische Abhängigkeit** (Sucht) durch die Freisetzung großer Mengen an Dopamin
- **Parkinson-ähnliche motorische Störungen** infolge der Tachyphylaxie mit Entleerung der Dopaminspeicher

Weitere Nebenwirkungen:
- Exantheme
- Herzmuskelschäden
- exzessives Durstgefühl (in manchen Diskotheken gibt es nur heißes Wasser in den Toilettenräumen, damit der Durst nicht umsatzfrei mit Wasser gelöscht werden kann)
- neurodegenerative Schädigungen

Zur **Intoxikation** siehe Vergiftungen durch trizyklische Antidepressiva (S. 686).

> **MERKE**
>
> Vor der Verordnung von Amphetaminen und Stimulanzien muss eine sorgfältige Untersuchung des Herz-Kreislauf-Systems und des Nervensystems erfolgen.

Kontraindikationen. Herzerkrankungen (Arrhythmien, KHK), Hypertonie, Krämpfe, Hyperthyreose und Medikamentenabhängigkeit.

Arzneimittelinteraktionen. Einige **Interaktionen** veranschaulichen die Wirkung von Amphetaminen nochmals gut:
Wirkungsverlust:
- **Reserpin** entleert Noradrenalin aus den Speichern, sodass Amphetamine kein Noradrenalin mehr freisetzen.
- **TCA** (ebenso wie Kokain) blockieren den Reuptake, sodass die Amphetamine nicht mehr in die synaptische Endigung gelangen.

Wirkungsverstärkung:
- **MAO-Hemmer** erhöhen die Verfügbarkeit von Noradrenalin.

Weitere vigilanzsteigernde Wirkstoffe

Die folgenden Wirkstoffe hemmen (wie Antidepressiva) die Wiederaufnahme von biogenen Aminen. Sie wirken im Vergleich zu Amphetaminen schwächer und haben eine Wirklatenz von mehreren Wochen.

Modafinil (Vigil®) hemmt in hohen Dosierungen den DAT und steigert unabhängig von Noradrenalin die Wachheit (**Tab. 25.5**). Seine Wirkung im ZNS ist im Vergleich zu Amphetamin oder Methylphenidat auf einige Kerngebiete begrenzt, sein Suchtpotenzial ist entsprechend gering, ebenso wie das Risiko einer Rebound-Hypersomnie. Indikationen sind Narkolepsie und trotz adäquater CPAP-Therapie (CPAP = *continuous positive airway pressure*) weiter bestehende Tagesschläfrigkeit beim obstruktivem Schlafapnoe-Syndrom des Erwachsenen.

Atomoxetin (Strattera®) ist ein chemisch mit den SSRI verwandter selektiver Noradrenalin-Reuptake-Inhibitor (NRI), der zuerst als Antidepressivum entwickelt wurde. Damit ist Atomoxetin kein Psychostimulans im eigentlichen Sinne und auch nicht BtM-pflichtig. Es soll Dopamin lediglich im Frontalhirn erhöhen, nicht im Ncl. accumbens. Neben sympathomimetischen Nebenwirkungen wurden Leberfunktionsstörungen und erhöhte Aggressivität beobachtet. Atomexitin ist zur Behandlung von ADHS bei Kindern ab 6 Jahren zugelassen. Zu beachten ist die QT-Zeit-Verlängerung.

Guanfacin (Intuniv®) ist ein altbekanntes lang- und zentralwirksames Antihypertonikum, das den α_{2A}-Adrenozeptor hemmt. Jetzt zur Zweitlinientherapie bei ADHS zugelassen.

Missbrauch: Psychostimulanzien als Drogen

Dopamin ist der Treibstoff für jedes Suchtverhalten, es stimuliert das Verlangen nach dem Suchtstoff. Fallen im Entzug die Dopamin-Aktivitäten ab, verlangt das Nervensystem nach Dopamin, um die stresshafte und dysphorische Entzugssymptomatik aufzuheben (S. 382).

Amphetamine. Als Droge wird Amphetamin, das nicht geraucht werden kann, i. v. appliziert („**Speed**" oder zusammen mit Heroin als „**Speedball**"). Metamphetamin ist potenter und länger wirksam als Amphetamin. Die speziell aufbereitete rauchbare Form („**Ice**") besitzt ein besonders hohes Abhängigkeitspotenzial. Methylphenidat wird nach Zerkleinerung des Kapselinhaltes geschnupft („**Kinder-Koks**"), was unter Jugendlichen weit verbreitet ist (an manchen Schulen bzw. in manchen Internaten soll jeder 3. bis 5. männliche Schüler auf diese Weise Methylphenidat konsumieren).

Im Gegensatz zur therapeutischen oralen Einnahme führt die missbräuchliche parenterale Zufuhr von Psychostimulanzien (Rauchen, Schnupfen oder Injektion) zu einer **raschen Anflutung großer Mengen** im Gehirn. Die massive Blockade des DAT führt nun zur exzessiven und impulsunabhängigen Konzentrationssteigerung von Dopamin und damit zur Erregung der postsynaptischen Dopamin-Rezeptoren. Verstärkt wird die Suchtentwicklung noch durch die Zunahme der psychoanaleptischen Noradrenalin-Wirkung.

Auch nach missbräuchlicher oraler Einnahme flutet Amphetamin relativ schnell im Gehirn an. Die stimulierende Wirkung hält dosisabhängig bis zu 24 h an. Der gesteigerte Energieumsatz verursacht ein ausgeprägtes **Wärmegefühl** mit **Durst** sowie **Tachykardie** und **Hypertonie**. Die Anwender machen einen nervösen bzw. gehetzten Eindruck und reden viel. Unrealistische Selbsteinschätzungen und Aggressivität erhöhen das **Risiko einer Selbst- oder Fremdgefährdung**. Die Veränderungen, die die missbräuchliche Einnahme provoziert, sind tiefgreifend: Durch Amphetaminmissbrauch ausgelöste Psychosen ähneln akuten Schizophrenien, sie können mit Neuroleptika therapiert werden.

Die **renale Ausscheidung** von Amphetaminen wird durch einen basischen Primärharn vermindert (verbesserte Rückresorption) und durch sauren Harn gesteigert. Daher wird der Harn bei Intoxikation therapeutisch mit Ammoniumchlorid angesäuert, während in der „Szene" die Ausscheidung mittels Natriumbicarbonat verzögert wird.

Wenn die stimulierende Wirkung nachlässt, stellen sich **Konzentrationsstörungen**, **depressive Verstimmungen** und **Panikattacken** ein. Da Schlafen trotz Müdigkeit nicht möglich ist, nehmen die Betroffenen sehr häufig erneut Amphetamine oder ein Schlafmittel ein.

> **MERKE**
> - Substrate oder Hemmstoffe des DAT (Methylphenidat, Amphetamin) erhöhen in therapeutischer oraler Dosierung die Dopaminfreisetzung um das 2- bis 10-Fache, wodurch zuerst die inhibitorischen Autorezeptoren aktiviert werden.
> - Dagegen wird die Dopaminfreisetzung nach missbräuchlicher parenteraler Applikation um das 50- bis 100-Fache gesteigert. Diese Überflutung mit postsynaptischen Dopamin-Rezeptoren provoziert den suchtauslösenden Kick.

Kokain. Das Alkaloid Kokain aus dem südamerikanischen Coca-Strauch hat Amphetamin als führende Droge abgelöst. Es ist ein potenter **Inhibitor** (kein Substrat!) der Wiederaufnahme-Transporter für Noradrenalin, Dopamin und Serotonin. Unter Kokain erhöht sich die synaptische Dopamin-Konzentration um das **30–40-Fache** (Alkohol verdoppelt nur!). Bei missbräuchlicher Koapplikation mit Amphetaminen hemmt Kokain die Wirkung von Amphetamin, da es durch die Blockade des Transportes die Aufnahme von Amphetamin in die synaptische Endigung unterbindet.
Kokain (S. 692) wird geschnupft („**Koks**") oder geraucht („**Crack**"). Wirkungen, Abhängigkeit und Intoxikation entsprechen im Allgemeinen denjenigen von Amphetamin, die Wirkung ist aber kürzer, der Entzug heftiger, und die Toleranzentwicklung unterbleibt. Kokain verlängert die Euphorie und den Rauschzustand von Alkohol; der plötzliche Herztod durch den Alkohol-Kokain-Konsum wird auf die Bildung des kardiotoxischen Cocaethylens zurückgeführt.
Wegen seiner effektiven Blockade von spannungsabhängigen Natrium-Kanälen wird Kokain noch topisch am Auge als Lokalanästhetikum eingesetzt (BtM-pflichtig!).
Ephedrin. Die gesteigerte zentralnervöse Verfügbarkeit von biogenen Aminen – besonders von Noradrenalin – vermindert den Appetit. Daher werden als „Sympathomimetika" bezeichnete Arzneistoffe als Appetitzügler (Anorektika) bei Übergewicht (S. 280) eingesetzt. Auf die irreführende Bezeichnung „Sympathomimetika" wurde bereits hingewiesen: Diese Substanzen entfalten ihre anorektische Wirkung in höheren Gehirnregionen außerhalb des eigentlichen sympathischen Nervensystems. Nicht jedes Neuron des ZNS, das Katecholamin freisetzt bzw. Katecholamin-Rezeptoren exprimiert, gehört zum Sympathikus! **Ephedrin,** ein Katecholamin-ähnliches Derivat des Phenylethylamins und Inhaltsstoff der Ephedra-Pflanze, wurde lokal in Nasentropfen oder in Hustensäften eingesetzt und ist gegenwärtig nur noch in niedriger Konzentration in Wick MediNait® erhältlich. Ephedrin penetriert gut die Blut-Hirn-Schranke und wird wegen seiner zentralnervösen psychostimulatorischen Wirkung zur Gewichtsreduktion durch Appetitverminderung ebenso missbräuchlich eingenommen wie zur „Leistungssteigerung".
Pseudoephedrin. Dieses Stereoisomer des Ephedrins ist in Erkältungsmitteln verbreitet (z. B. in Aspirin® complex). Als Vasokonstriktor wirkt es gegen geschwollene Nasenschleimhäute oder vasomotorische Rhinitis.

25.5 Pharmakologie in der Praxis: Depression und Antidepressiva (AD)

Die Verordnung von Medikamenten ist nur **ein** Baustein der Therapie affektiver Störungen. Ebenso wichtig sind nichtmedikamentöse Behandlungsformen, z. B. interpersonelle Verhaltenstherapie oder als wirksamste Alternative bei therapieresistenten Depressionen die Elektrokrampftherapie (EKT). Generell gilt, dass die Kombination von **Verhaltenstherapie** und **Pharmakotherapie** besser wirkt als jede Therapieform für sich allein.

25.5.1 Klinische Wirkungen und Therapieerfolg

Wirkungsspektrum von AD. Stimmungsaufhellung (thymoleptische Wirkung), Antriebssteigerung (thymeretische Wirkung), Sedierung, Anxiolyse, Verhinderung von suizidalen Gedanken und Handlungen, Verbesserung der Schlafstruktur und Neustrukturierung des zirkadianen Rhythmus: Es gibt keinen substanziellen Unterschied in der antidepressiven Wirkung der verschiedenen Wirkstoffe. Die Stimmungsaufhellung tritt nur bei depressiven Patienten auf, nicht bei Gesunden.

> **MERKE**
> - Die antidepressive Wirkung tritt erst mit einer Latenz von durchschnittlich ca. 1–2 Wochen ein.
> - Die Stimmungsaufhellung (Thymolepsie) sollte idealerweise der Antriebssteigerung (Thymerese) vorausgehen, da eine Antriebssteigerung bei depressiver Stimmungslage zu suizidalen Gedanken und Handlungen führen kann.
> - Somatische Nebenwirkungen treten sofort (unmittelbar nach Einnahme der ersten Dosis) auf, bei Kranken wie Gesunden.

Therapieerfolg. Die Erfolgsrate der antidepressiven Pharmakotherapie steigt mit der Schwere der Depression (wenn der Placeboeffekt relativ gesehen abnimmt) und profitiert von unterstützenden nichtpharmakologischen Maßnahmen.

Ansprechrate:
- 30–40 % der Patienten sprechen zunächst nicht auf das verordnete Antidepressivum an, dann ist ein Wechsel auf ein anderes Mittel notwendig (evtl. stationäre Umstellung).
- 30–40 % brechen die Einnahme meist wegen UAW vorzeitig ab.
- 30–40 % würden auf Placebo respondieren, wobei in den Studien eine umfassende Begleittherapie durchgeführt wurde.
- „Nur" 20–30 % profitieren von der Gabe von AD zusätzlich zum Placebo. Jedoch darf man den Placeboeffekt auch von der Antidepressiva-Therapie nicht einfach abziehen. Mit einem therapeutischen Nutzen von ca. 50 % liegen Antidepressiva in der Größenordnung vieler anderer Medikamente.
- Es gibt keine Indikatoren für die Responder.
- Bei leichten und mittleren Depressionen ist „watchful waiting" eine Alternative zu den AD.

Verlauf:
- 60 % erleiden ein Rezidiv, jedoch signifikant häufiger ohne Antidepressiva.
- 10 % bleiben chronisch depressiv.
- 20 % erleben eine Spontanremission, auch ohne medikamentöse Therapie.

Abb. 25.9 zeigt mögliche klinische Verläufe affektiver Störungen und die in jeder Phase angezeigte Therapieform.

Therapieresistenz: Wirkt das erste AD nicht, ist die **Kombination** mit einem 2. Wirkstoff dem monotherapeutischen Wechsel (keine Evidenz) auf ein anderes AD vorzuziehen. Ist der Therapieerfolg immer noch unbefriedigend, wird augmentiert (lat. *augmentare* = verstärken, vermehren). Möglichkeiten der Augmentation sind
- **Lithium**, effektivstes Prophylaktikum gegen Suizid
- **atypische Neuroleptika** wie Quetiapin, Olanzapin und Risperidon entsprechend ihren Nebenwirkungsprofilen. Eine Wirkung ist spätestens nach 2 Wochen zu erwarten. **Schwere depressive Symptome sind durchaus als Wahnsymptome** zu deuten, sodass die Neuroleptika hier in ihrer primären Indikation wirksam werden.
- **L-Thyroxin** (Zieldosis 200–400 µg/d) oder T$_3$
- **Elektrokrampftherapie (EKT).** Die EKT erzielt ein **substanzielles therapeutisches Ansprechen** in mindestens ¾ der therapieresistenten Fälle und sollte frühzeitig als therapeutische Option in Erwägung gezogen werden.

Wirkvergleich mit Placebo. Die Wirksamkeit von AD wird immer wieder im Vergleich mit Placebo infrage gestellt. Dieser Zweifel entspricht nicht der klinischen Realität und führt zu schwerwiegenden Verunsicherungen von Patienten und Behandlern:
- Placebo heißt nicht „nichts tun": Patienten in Placebo-Armen klinischer Studien werden gut therapeutisch betreut. Sie profitieren von der großen (dopaminergen) **Erwartung**, dass sie mit 50 % Wahrscheinlichkeit das Verum bekommen. In der ambulanten Alltagsmedizin entfällt diese Hoffnung, denn über den Einsatz von Placebo muss aufgeklärt werden.
- AD sind besonders bei schweren Depressionen in den ersten Monaten Placebo überlegen und machen oftmals den Patienten überhaupt erst für eine Psychotherapie bzw. Placeboerwartung zugänglich.
- Das Wiederauftreten von depressiven Schüben wird durch AD, verglichen mit Placebo, signifikant verzögert (effektive Rezidivprophylaxe).
- Der starke Placeboeffekt bei der Wirksamkeit von AD ist kein Argument gegen den Einsatz dieser Arzneimittel. Auch einem Antidepressivum darf der Placeboeffekt angerechnet werden, den es ja „mitnimmt". Unkontrolliertes Absetzen in der Rezidivprophylaxe provoziert vermehrt wiederkehrende Episoden (*recurrence*) – dies darf auch als Zeichen der Wirksamkeit von AD gewertet werden.
- Problematisch ist die Zunahme des Placebo-Effektes in klinischen Studien, ähnlich wie in der Schmerztherapie.
- Die Skalen zum Erfassen der affektiven Stimmung bilden möglicherweise den Effekt von AD nicht vollständig bzw. zu schwach ab.

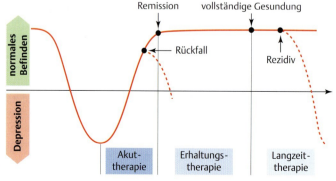

Abb. 25.9 Verlauf von affektiven Störungen. Die Remission bezeichnet das Ansprechen auf die Akuttherapie mit vollständigem Verschwinden der Symptome, *Response* ist meist definiert als Verbesserung um 50 % (z. B. Veränderung auf einer Punkteskala). Dabei kann es innerhalb von Monaten zu einem Rückfall oder nach Jahren zu einer Wiedererkrankung kommen. Die Erhaltungstherapie wird gegen Rückfall in der Remission und die Rezidivprophylaxe gegen Wiedererkrankung nach einer Gesundung durchgeführt. Nach einer jahrelangen rückfallfreien Zeit spricht man von vollständiger Gesundung. (Leucht S, Förstl H. Kurzlehrbuch Psychiatrie und Psychotherapie. Thieme; 2018)

Suizidrisiko. Die mögliche Zunahme von Suizidversuchen und Suiziden durch die Gabe von AD wird immer wieder diskutiert. AD können in seltenen Fällen das Auftreten **suizidaler Gedanken** v. a. in den ersten Wochen verstärken. Es gibt aber keine Beweise, dass sie gegenüber Placebo verstärkt **suizidale Handlungen** provozieren. Ob AD auf längere Sicht das Suizidrisiko gegenüber unbehandelten Patienten vermindern, ist unklar.

25.5.2 Einsatz von Antidepressiva je nach Indikation

Einen Überblick über den Einsatz der unterschiedlichen AD bei den verschiedenen Erkrankungen des depressiven Formenkreises gibt **Tab. 25.6**.
Weitere Indikationen: Angst und Zwangsstörungen. SSRI sind neben Hypnotika die 1. Wahl bei Angststörungen (S. 420). SSRI, NSRI und TCA werden auch bei Zwangsstörungen eingesetzt. Dabei werden sie höher dosiert als bei Depression, als Koanalgetika werden TCA (Amitriptylin) oder NSRI (Duloxetin) niedriger dosiert.

25.5.3 Praktischer Umgang mit Antidepressiva (AD):

Zu Möglichkeiten und Auswahl der Behandlung.
- Depression ist **gut behandelbar**.
- Der Einsatz von Antidepressiva erfolgt entsprechend der **ICD-10**-Klassifikation affektiver Störungen.
- Bei leichter Depression kann „*watchful waiting*" ausreichen, v. a. wenn Patienten eine Therapie ablehnen. Bei schweren Depression profitieren **bis zu 30%** der Patienten über die Placebowirkung hinaus (und auch Placebo ist nicht „nichts tun").
- Die **Kombination** von **Psychotherapie** und **Pharmakotherapie** ist einer alleinigen Psychotherapie überlegen. Die Erhöhung der Monoamine im synaptischen Spalt ist ein gut definierter initialer Trigger für den verzögert einsetzenden therapeutischen Effekt von AD.

- **Auswahl eines AD:** Es gibt keinen substanziellen antidepressiven Wirkunterschied von AD, klinische Bedeutung für die Auswahl besitzt aber das individuelle Wirkungsprofil.

Zu Dosierung, Ein-/Ausschleichen und Wechsel des AD.
- AD sollten immer **einschleichend dosiert** werden. Ausnahme: SSRI, bei denen gleich mit der Zieldosis begonnen werden kann.
- AD werden aus Angst vor Nebenwirkungen **oft zu niedrig** dosiert.
- Die **antidepressive Wirkung** greift erst mit einer **Verzögerung** von 1–2 Wochen. Initial 1-mal pro Woche, später alle 3–4 Wochen genaue Überprüfung des Therapieerfolges. 70 % der Patienten zeigen eine Besserung innerhalb in den ersten 2 Wochen, später respondieren nur noch weitere 15 %. Nach 4 Wochen ohne Besserung Dosis erhöhen oder weiteres AD komedizieren (keine Evidenz für Medikamentenwechsel).
- 20–30 % der Patienten sprechen **nicht** auf das aktuelle Antidepressivum an.
- Ein **Wechsel** (überlappendes Ausschleichen und Einschleichen) muss evtl. **stationär** erfolgen, um den Schutz vor Suizidhandlungen zu gewährleisten. Das neue AD greift schneller als das der Ersteinstellung.
- Absetzen des AD **schrittweise** über 4 Wochen. Für eine erfolgreiche Rezidivprophylaxe dürfen AD **nur auf ärztliche Anordnung abgesetzt** werden, da sonst ein erneuter Ausbruch der Krankheit droht. Unkontrolliertes Absetzen erhöht die Suizidgefahr.
- 30–40 % der Patienten brechen die Einnahme **vorzeitig** ab (Nebenwirkungen, fehlende Krankheitseinsicht).

Zu Nebenwirkungen.
- Bei längerfristiger Verordnung wird heute der **Verträglichkeit** der AD und der **Compliance** bei ihrer Einnahme eine größere Bedeutung beigemessen als den Unterschieden zwischen Stimmungsaufhellung und Antriebssteigerung.
- **Somatische Nebenwirkungen** treten unmittelbar nach Einnahme der 1. Dosis auf – auch bei Gesunden.
- Klagt der Patient über Nebenwirkungen, sollte man immer bedenken, dass es sich auch um **Symptome der Depression** handeln kann. Daher müssen die somatischen Störungen vor Beginn einer Therapie mit AD sorgfältig abgefragt werden.
- AD machen **weder süchtig noch abhängig**.
- **Gewichtskontrollen** sind v. a. bei TCA, Mirtazapin und Lithium angezeigt.

Tab. 25.6 Einsatz von Antidepressiva (AD) bei Erkrankungen des depressiven Formenkreises

Depressive Form	Arzneistoffe
agitiert, mit Schlafstörung	sedierende AD (H_1-Blockade) wie $α_2$-Antagonisten und trizyklische AD
gehemmt-depressiv	nichtsedierende AD wie SSRI, NSRI, (Nortriptylin) oder MAO-Inhibitor Moclobemid
wahnhaft	D_2-hemmendes Antidepressivum Trimipramin
Zwangsstörungen	SSRI, Clomipramin
+ Angststörung	Antidepressivum + Benzodiazepine bzw. Anxiolytikum

Außerdem.
- Ein **physiologischer Schlafrhythmus** ist ein wichtiges Therapieziel.
- **Mirtazapin** und Agomelatin eignen sich als „Rezeptorblocker" zur Kombination mit Reuptake-Hemmern.
- Zur Rezidivprophylaxe bei **Suizidgefährdung** ist **Lithium** indiziert.
- **Neuroleptika** oder **Tranquilizer** sind **keine primäre Alternative** zu AD bei Depression, sie sind aber wichtig bei der akuten Suizidprävention (BDZ) und Augmentation (Neuroleptika).
- Gesunde profitieren **nicht** von der Stimmungsaufhellung.

25.5.4 Antidepressiva in bestimmten Lebenssituationen

Depression und Antidepressiva in der Schwangerschaft

Die Postpartalzeit ist die **Lebensphase mit dem höchsten Risiko für psychische Erkrankungen**. Besonders gefährdet sind diejenigen Frauen, die bereits vor der Schwangerschaft erkrankt waren. Rezidivgefährdet sind Patientinnen mit bipolaren Störungen sowie Frauen, die wegen der Schwangerschaft ihre AD-Medikation abgesetzt oder die Dosis reduziert hatten.
Prinzipiell sind alle AD entweder **nicht teratogen** oder **ohne Alternative** (z. B. Lithium bei Suizidgefahr). Sehr gut dokumentiert ist die **Nicht-Teratogenität** und Nicht-Fetotoxizität von **TCA**. Dagegen stehen SSRI, v. a. Paroxetin und Fluoxetin, unter dem Verdacht, geringfügig vermehrt Fehlbildungen zu verursachen (z. B. Septumdefekte am Herzen): Das Gesamtrisiko ist leicht von 0,5 % auf 0,9 % erhöht, die NNH (*number needed to harm*) = 246. Das Risiko steigt deutlich, wenn mehrere SSRI gleichzeitig eingenommen werden – was aber nicht sinnvoll und nicht indiziert ist. Aktuelle schwedische Studien fanden bei 10 000 Schwangeren, die AD genommen hatten, keine vermehrten (kardialen) Fehlbildungen, auch keinen Hinweis auf erhöhte Abortraten.
Bei den **Neugeborenen** von Müttern, die über die gesamte Schwangerschaft AD einnahmen, ist mit **transienten Anpassungsstörungen** zu rechnen. Daneben sind Schwangere natürlich den bekannten Nebenwirkungen von AD ausgesetzt (Sturzgefahr, Krampfbereitschaft, Verdauungsstörungen etc.). AD können aber auch „positive Nebenwirkungen" haben: Mirtazapin lindert über die antiemetisch wirksame H$_1$-Blockade die Hyperemesis gravidarum und wirkt schlafanstoßend.

Exkurs
Sind Frauen übertherapiert oder Männer untertherapiert?
2012 geisterte eine Diskussion durch die Medien, wonach Frauen im Vergleich zu Männern „zu viele Antidepressiva" erhielten; von Arzneimittelabhängigkeit war dann ebenso die Rede wie von pflanzlichen Alternativen statt Neuropharmaka. Frauen suchen doppelt bis dreimal so häufig wie Männer den Arzt wegen „depressiver Symptome" auf und verbalisieren viel deutlicher ihre Befindlichkeitsstörungen. Sind Frauen vielleicht gar nicht übertherapiert, sondern die Männer untertherapiert? Die Suizidrate der „schweigenden" Männer, die ihre Probleme mit sich selbst ausmachen, ist im Alter um 3- bis 5-mal (!) höher als die der Frauen. Eine echte Gender-Medizin, die nicht nur dem gesellschaftlichen Mainstream folgt, muss sich dringend dem schwerwiegenden Problem der psychischen und anderer Befindlichkeiten des älteren Mannes widmen und dessen Schwierigkeit, mit dem Arzt bzw. dem Gesundheitswesen in einen für ihn hilfreichen Dialog zu treten.

> **Praxistipp**
> Empfehlungen wie „Mit Antidepressiva dürfen Sie nicht schwanger werden" sind völlig unangebrachte Verunsicherungen. Gerade eine Schwangerschaft ist eine ernste Indikation, Antidepressiva und andere psychiatrisch indizierte Neuropharmaka weiter einzunehmen – Absetzen erhöht das Rezidivrisiko mit Gefahr für Mutter und Kind. Ist eine Patientin stabil auf ein Antidepressivum eingestellt, ist die Schwangerschaft kein Grund für eine Umstellung (Ausnahme: MAO-Hemmer).

Depression und Antidepressiva bei Kindern und Jugendlichen
- Depressive Symptome sind bei Minderjährigen stark **altersabhängig**.
- Im Vergleich zu Erwachsenen unterscheiden sich die klassischen Symptome und
- einer vergleichsweise **besseren Remission** steht eine erhöhte Chronifizierung gegenüber.
- Einer **besseren Remission** steht im Vergleich zu den Erwachsenen eine **erhöhte Chronifizierung** gegenüber.
- **Mädchen** haben häufiger Suizidgedanken oder begehen parasuizidale Handlungen, während **Jungen** häufiger (erfolgreich) Suizid verüben. Nach aktuellen Zahlen aus den USA hat sich die Suizidrate bei Mädchen und jungen Frauen verdoppelt, evtl. bedingt durch Einsamkeitsprobleme als Folge einer virtuellen Internet-Sozialisierung.

- Unter **SSRI** kommt es zu einer **Zunahme von Suizidgedanken**, aber nicht von suizidalen Handlungen.
- Zugelassen für Kinder ab 8 Jahren ist **Fluoxetin**, auch **Sertralin** zeigt eine positive Studienlage.
- **TCA** sind wegen kardialer Nebenwirkungen und wegen fehlender Wirksamkeit **nicht indiziert**.
- **Johanniskraut** wird zwar bei Kindern am häufigsten verordnet, aber die **Evidenz** für seine therapeutische Wirkung ist **gering**.
- AD sollten auch bei Kindern **nicht abrupt abgesetzt** werden, da die Gefahr eines Aktivierungssyndroms mit potenziell erhöhtem Suizidrisiko besteht.

> **MERKE**
> Der Einsatz von Antidepressiva bei Kindern und Jugendlichen ist genauso wichtig wie bei Erwachsenen.

Depression und Antidepressiva bei älteren Menschen

Depression bei Älteren ist **keine** typische Alterserscheinung, die hingenommen werden kann. Viele Ältere leiden unter einer Depression (häufig eher im Sinne eines Rezidivs als im Sinne einer Neuerkrankung), das Suizidrisiko ist, ebenso wie die Rezidivgefahr, sehr hoch.

> **MERKE**
> Die Therapie einer Depression und unterstützend die Gabe von Antidepressiva darf gerade bei Älteren nicht vernachlässigt werden. Besondere Bedeutung haben hier soziale Interventionen und die Psycho- bzw. Gesprächstherapie, in deren Genuss leider nur wenige Ältere kommen.

Die Nebenwirkungen von AD (S. 457) sind bei Älteren verstärkt, eine größere Rolle spielen bei diesen Patienten v. a. das **Blutungsrisiko** von SSRI (*Cave:* Ulkus und COX-I-Komedikation), die **erniedrigte Krampfschwelle**, die **Gewichtszunahme** (*Cave:* Diabetes) und die **QT-Zeit-Verlängerung**.
SSRI sollten wegen der geringeren Nebenwirkungen den TCA vorgezogen werden. Die Initialdosis sollte ein Drittel bis die Hälfte der Normaldosis betragen. Generell darf nicht zu niedrig dosiert werden. Mit dem Verschwinden der depressiven Symptome wird in der Regel auch der Schlaf besser. Gut wirksam ist Mirtazapin, das schlafanstoßend und nebenwirkungsarm ist, allerdings das Gewicht erhöhen kann.

25.5.5 Tabellarische Übersicht über die klinischen Daten
Tab. 25.7.

25.5.6 Weiterführende Informationen
- www.depression.versorgungsleitlinien.de (Unipolare Depression, Leitlinie Affektive Störungen bei Kindern)
- www.dgppn.de/leitlinien-publikationen/leitlinien.html
- www.leitlinie-bipolar.de (Leitlinie Bipolare Depression)
- www.aerzteblatt.de/archiv/134322/ (Diagnostik und Therapie bipolarer Störungen – Empfehlungen aus der aktuellen S3-Leitlinie)

25.6 Pharmakologie in der Praxis: ADHS und Psychostimulanzien

Beim Einsatz von Psychostimulanzien bei Kindern mit ADHS ist Folgendes zu beachten:
- Die Gabe von Psychostimulanzien ist grundsätzlich eine sinnvolle und klinisch relevante Therapieoption.
- Durchschnittlich beginnt die Therapie erst 2 Jahre nach Diagnosestellung.
- Je jünger das Kind ist, desto stärker und häufiger sind die Nebenwirkungen.
- Psychostimulanzien haben möglicherweise einen Einfluss auf die Gehirnreifung.
- Durch Appetithemmung kann das Wachstum reduziert oder retardiert sein.
- Psychostimulanzien erreichen keine morphologische oder biochemische Normalisierung: Die ADHS-Symptomatik ist nach dem Absetzen nicht dauerhaft verbessert.
- Nach dem Absetzen kann es zu einer vorübergehenden gesteigerten Schläfrigkeit (Rebound-Hypersomnie) kommen.
- Die Wirkung und die Nebenwirkungen sollten immer wieder überprüft werden; z. B. durch Auslassversuche in den Schulferien.

Exkurs

Wirksamkeit von Psychostimulanzien bei ADHS
„Hochwirksam ist die medikamentöse Therapie mit Psychostimulanzien, wobei ¾ der behandelten Kinder mit ADHS eine Normalisierung ihrer Kernsymptomatik im Hinblick auf Aufmerksamkeitsschwierigkeiten, Impulsivität und Hyperaktivität aufweisen."
Zitiert aus: Arzneiverordnungen in der Praxis, April 2007, herausgegeben von der Arzneimittelkommission der deutschen Ärzteschaft.

25.6.1 Tabellarische Übersicht über die klinischen Daten
Tab. 25.8.

Tab. 25.7

Klinische Daten von Antidepressiva (Erwachsene)

Wirkstoff	Plasma-HWZ (h)[1] (Metabolit)	Dosierung (mg)[2]	Metabolisierung/Ausscheidung[3]	Dosis bei Niereninsuffizienz[4]
Trizyklische Antidepressiva				
Amitriptylin	10–28	2–3 × 25–50	S: CYP2D6, CYP2C19	anpassen
Clomipramin	20–26	2–3 × 25–50	S: CYP2C19; renal	
Doxepin	17(–51)	1 × 50–150	hepatisch	
Imipramin	12	2–3 × 25–75	S: CYP1A2, CYP2D6; renal	
Nortriptylin	18–56	2–3 × 10–50	hepatisch; renal	anpassen
Opipramol	6–9	1–3 × 50–100	S: CYP2D6; renal	anpassen
Trimipramin	24	1 × 100–150	S: CYP2D6; renal	anpassen
α₂-Antagonisten				
Mirtazapin	20–40	1 × 15–45	hepatisch; renal, Fäzes	anpassen
Noradrenalin- und Serotonin-Reuptake-Inhibitoren (NSRI)				
Duloxetin	8–17	1–2 × 30–60	S: CYP2D6; renal	KI < 30
Venlafaxin	5–11	3 × 50–125	S: CYP2D6, CYP3A4; renal	anpassen
Selektive Serotonin-Reuptake-Inhibitoren (SSRI)				
Citalopram	33–37	1 × 20–40	S: CYP2C19, CYP3A4; renal	KI < 30
Escitalopram	30	1 × 10–20	S: CYP2D6; renal	KI < 30
Fluoxetin	4–7 Tage, (4–16)	1 × 20	S: CYP2D6; renal; H: CYP2D6, CYP3A4	anpassen
Fluvoxamin	17–22	1 × 100–200	S: CYP2D6, CYP1A2; renal H: CYP1A2, CYP2C19	anpassen
Paroxetin	17–24	1 × 20–50	hepatisch; renal H: CYP2D6	anpassen
Sertralin	24	1 × 50–100	S: CYP2D6, CYP3A4; renal	
Trazodon	7 (10–12)	1–2 × 100–300	S: CYP3A4; renal	anpassen
Monoaminoxidase (MAO)-Hemmstoffe				
Moclobemid	2–4	2 – 3 × 200–300	S: CYP2C19; renal	anpassen
Trancylpromin	2	1 – 3 × 10–20	hepatisch; renal H: CYP2A6	KI < 30
Sonstige				
Agomelatin	1–2	1 × 25–50	S: CYP1A2; renal	anpassen
Bupropion	20	1 × 150–300	S: CYP2B6; renal I: CYP2D6	anpassen
Johanniskraut	37	3 × 300	I: CYP3A4, P-gp	
Lithium retard	14–24	1 × 12–24 mmol	Renal	KI < 30

[1] wenn nicht anders vermerkt: Tablette (nicht retardiert, keine schnell wirksame Formulierung)
[2] durchschnittliche Gabe einer durchschnittlichen Einzeldosis (1-mal die Höchstdosis oder mehrmals täglich die niedrige Dosierung)
[3] Nur die Metabolisierungen/Ausscheidungswege/CYP-Enzyme werden aufgelistet, die pharmakologisch relevant sind.
[4] Kreatinin-Clearance in ml/min; KI = Kontraindikation
I = Induktor; H = Hemmstoff; S = Substrat

Tab. 25.8

Klinische Daten von Psychostimulanzien (Erwachsene). Bei Kindern betragen die Dosierungen ca. ein Drittel bis die Hälfte der Erwachsenendosis.

Wirkstoff	Plasma-HWZ (h)	Dosierung (mg)[2] [1]	Metabolisierung/ Ausscheidung[3]	Dosis bei Niereninsuffizienz[4]
Atomoxetin	4	1 × 40–100	S: CYP2D6; renal	
Dexamfetamin (BtM)	10	5–40	S: CYP2D6; renal	
Lisdxamfetamin (BtM)	12	30–70	S: CYP2D6; renal	
Guanfacin	15–18	1–7	S: CYP3A4	
Methylphenidat (BtM)	2–4	1–3 × 5–20	renal	anpassen
Modafinil	10–12	1–2 × 100–200	hepatisch; renal I: CYP3A4/5 H: CYP2C19, CYP2C9	anpassen

[1] wenn nicht anders vermerkt: Tablette (nicht retardiert, keine schnell wirksame Formulierung)
[2] durchschnittliche Gabe einer durchschnittlichen Einzeldosis (1-mal die Höchstdosis oder mehrmals täglich die niedrige Dosierung)
[3] Nur die Metabolisierungen/Ausscheidungswege/CYP-Enzyme werden aufgelistet, die pharmakologisch relevant sind.
[4] Kreatinin-Clearance in ml/min
I = Induktor; H = Hemmstoff; S = Substrat

25.6.2 Weiterführende Informationen

— www.neurologen-und-psychiater-im-netz.org/kinder-jugend-psychiatrie/erkrankungen/aufmerksamkeitsdefizit-hyperaktivitaetsstoerung-adhs/was-ist-adhs/#c416

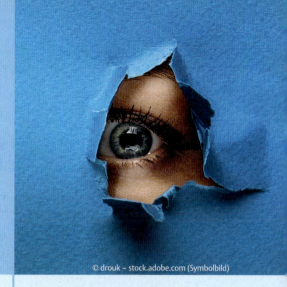
© drouk – stock.adobe.com (Symbolbild)

Kapitel 26

Neuroleptika

Thomas Herdegen

26.1 Überblick über die Schizophrenie 482

26.2 Überblick über die Neuroleptika 484

26.3 Konventionelle Neuroleptika 489

26.4 Atypische Neuroleptika 491

26.5 Pharmakologie in der Praxis: Neuroleptika und Schizophrenie 494

26.1 Überblick über die Schizophrenie

Key Point
Schizophrenie und wahnhafte Erkrankungen sind komplexe psychiatrische Störungen mit hoher somatischer Komorbidität, deren chronische Krankheitsverläufe eine jahre- oder lebenslange Verordnung von Antipsychotika (Neuroleptika) erfordern. Neuroleptika helfen besonders gut gegen die produktiven Positiv-Symptome. Ein besonderes Problem dieser Arzneistoffe sind die von ihnen ausgelösten motorischen und vegetativen Störungen.

Schizophrenie leitet sich vom griechischen *schizo* = spalten und *phren* = Zwerchfell ab Im Zwerchfell vermuteten die alten Griechen den Sitz der Seele). Der Begriff beschreibt also die Zerrissenheit von Fühlen und Denken und ist in unserer Alltagssprache immer noch in den „*gut feelings*" (Bauchgefühlen) präsent.

Ausbruch und Verlauf. Die Krankheit entwickelt sich meist **schleichend-chronisch** mit schubförmigen Verschlechterungen. ⅔ der Erkrankten zeigen bereits nach der 1. Episode Residualsymptome, 60 % erleiden ein Rezidiv innerhalb des 1. Jahres. Nur 10 % der Erkrankten bleiben 5 Jahre nach der ersten Episode frei von weiteren Episoden oder erreichen eine Vollremission (**Abb. 26.1**). Neuroleptika müssen daher oft über Jahre bzw. lebenslang eingenommen werden. Männer erkranken im Schnitt früher als Frauen.

Symptome. Erkrankungen des schizophrenen Formenkreises sind gekennzeichnet durch eine **tiefgreifende Störung des Realitätsbezuges** mit vielgestaltigen psychopathologischen Symptomen wie Wahn, Halluzinationen, formalen Denkstörungen, Ich-Störungen, aber auch Affektstörungen und psychomotorischen Dysfunktionen. Schizophrene Erkrankungen sind wie depressive Störungen durch eine **hohe Suizidrate** sowie eine **ausgeprägte Multimorbidität** gekennzeichnet.

Die produktiven und auffälligen **Positivsymptome** sprechen gut auf Neuroleptika an (**Tab. 26.1**). Im Gegensatz dazu lassen sich die negativen Symptome schwerer pharmakologisch beeinflussen. Es sind aber gerade die **Negativsymptome,** die langfristig das Krankheitsbild erschweren und die (Un-)Fähigkeit zur Resozialisierung bestimmen.

Pathogenese. Zahlreiche **biochemische und morphologische Änderungen** werden bei schizophrenen Erkrankungen beobachtet. Noch unklar ist, was zu den Ursachen und was zu den Folgeerscheinungen gezählt werden kann.

Die **Vererbung** ist zwar der stärkste Risikofaktor, die Penetranz ist aber wie bei allen psychischen Erkrankungen gering. Verschiedene Kandidatengene gelten für die Schizophrenie als bedeutsam, z. B. Genloci

Tab. 26.1

Symptome der Schizophrenie

Symptomatik	Symptome:
Positiv-symptomatik, akute Symptome	− Mangel an Krankheitseinsicht (97 %) − akustische Halluzinationen (74 %) − Beziehungsideen, -wahn (70 %) − Wahnstimmung, Verfolgungswahn (65 %) − Gedankenlautwerden, Gedankeneingebung (52 %)
Negativsymp-tomatik, chronische Symptome	− sozialer und affektiver Rückzug (74 %) − Motivations- und Antriebsarmut (56 %) − Depression (34 %) − Drohungen, Gewalttätigkeit (23 %)
Erregung	Erregung bis hin zu Feindseligkeit und offener Aggression
negative Affekte	**Angst**, Depression, Affektverflachung, Freudlosigkeit. *Cave:* Schlaflosigkeit feuert die psychotischen Symptome an!
kognitive Störungen	− desorganisierte, zerfahrene Sprache − Störungen von Konzentration, Auffassung, Gedächtnis und Exekutivfunktionen

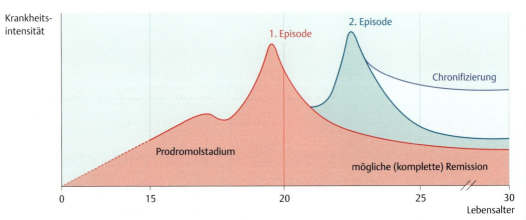

Abb. 26.1 Verlauf einer Schizophrenie. Der Verlauf kann rezidivierend sein mit chronischen Residualzuständen oder nach einer einmaligen Episode ausheilen.

von D$_3$-Rezeptor, Neuregulin-1/erbB oder Catechol-O-Methyltransferase (COMT).

Neurobiologisch kommt es zu einem progredienten Verlust von Neuronen und Synapsen, zur Schrumpfung des Neuropils (Geflecht von Nervenverbindungen zwischen den Perikaryen der Nervenzellen), v. a. im frontotemporalen Kortex und im limbischen System, sowie zur Vergrößerung der Ventrikel (**Abb. 26.2**). Der frühe Beginn deutet eher auf eine neuro-evolutionäre denn auf eine neuro-degenerative Störung hin.

Veränderungen der **Neurochemie** und der **Transmitter** umfassen:
- eine erhöhte **Synthese** und Freisetzung von **Dopamin** im **limbischen System,** die zur Fehlinterpretation äußerer Umstände mit Wahnbildung und Halluzinationen führen. Im Gegensatz dazu ist die Zahl der D$_2$-Rezeptoren nicht oder nur mäßig erhöht;
- eine **Verminderung der Dopamin-Transmission** im **frontalen Kortex** mit kognitiven Störungen, Verarmung des Denkens und der Sprache sowie Antriebsstörungen. Hier wird sofort das Problem deutlich, dass Neuroleptika als Hemmstoffe der Dopamin-Rezeptoren das dopaminerge Defizit vergrößern und so kognitive Störungen verstärken;
- Defekte der glutamatinduzierten Aktivierung von hemmenden Interneuronen, wodurch in manchen Hirnarealen die Dopaminausschüttung gesteigert ist. Eine **Unterfunktion der Glutamat-Transmission** wird auch für die kognitiven Einschränkungen und negativen Symptome verantwortlich gemacht. Zur Erinnerung: Das Anästhetikum und Analgetikum Ketamin ist ein potenter NMDA-Inhibitor, der psychotische Symptome wie Albträume und Halluzinationen auslöst;
- Störungen der **serotonergen** und **GABAergen Transmission** (Ausprägung und Bedeutung noch unklar).

Schließlich werden regelhaft **Änderungen des Immunsystems** beobachtet, z. B. Zytokinmuster, wie sie bei Autoimmunerkrankungen auftreten.

MERKE
- Schizophrene Symptome korrelieren mit Störungen des Dopamin-, Serotonin- und Glutamat-Stoffwechsels.
- Bei Schizophrenie ist die Dopamin-Ausschüttung in einigen Kerngebieten, wie dem limbischen System, erhöht. In anderen Arealen, wie dem präfrontalen Kortex, ist sie erniedrigt, sodass Neuroleptika die Funktion hier verschlechtern können.

Soziobiografische Stressfaktoren führen bei neurochemischer Vulnerabilität zum Ausbruch der Erkrankung. Dies könnte eine Erklärung dafür sein, dass Migranten ein 6–12-fach erhöhtes Risiko haben, an Schizophrenie zu erkranken.

Schizophrene und andere psychotische Symptome können auch **infolge somatischer Erkrankungen** auftreten, z. B. bei Demenz, durch Hypo- und Hyperglykämie, bei hepatischer Enzephalopathie, Porphyrie, in der Schwangerschaft und im Wochenbett. Man spricht in diesem Fall von **organisch bedingten psychotischen Störungen.** Ebenso können zahlreiche Arzneistoffe und Drogen schizophrenieähnliche Symptome auslösen. Dabei wird eine „Drogenpsychose", d. h. die direkte toxische Wirkung der Substanz, von einer „dro-

Tab. 26.2

Neurotransmitter und ihre Beeinflussung durch Medikamente und Drogen, die Psychosen induzieren.

Transmittersystem	Änderung	psychotrope Wirkstoffe, Drogen
Glutamat	wird gehemmt durch	Ketamin Amantadin Phencyclidin (PCP)
Dopamin	wird stimuliert durch	L-Dopa, D$_2$-Agonisten Amphetamin Kokain
Serotonin	wird stimuliert durch	LSD Ecstasy
Acetylcholin	wird gehemmt durch	zentral wirksame Anticholinergika
Endocannabinoide	werden stimuliert durch	Haschisch, Marihuana

Weitere Substanzen, die Psychosen auslösen können, sind: Heroin, Designerdrogen, Alkohol; vgl. Vergiftungen durch Drogen (S. 690)

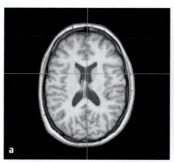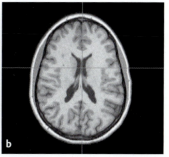

Abb. 26.2 Strukturelle Abnormität bei Schizophrenie im CT. a Ventrikelerweiterung bei einem schizophrenen Patienten. (Möller HJ, Laux G, Deister A. Duale Reihe Psychiatrie, Psychosomatik und Psychotherapie. Thieme; 2015) **b** Normalbefund. (Möller HJ, Laux G, Deister A. Duale Reihe Psychiatrie, Psychosomatik und Psychotherapie. Thieme; 2015)

geninduzierten Psychose", d. h. Auslösung einer prozesshaft ablaufenden Psychose durch die Drogeneinnahme, unterschieden (**Tab. 26.2**).

26.2 Überblick über die Neuroleptika

Key Point
Die Pharmakotherapie der Schizophrenie erfolgt mit Neuroleptika. Alle Neuroleptika hemmen den D_2-Rezeptor, fast alle auch den 5-HT_{2A}-Rezeptor.

26.2.1 Pharmakodynamik

Die Pharmakotherapie mit Neuroleptika beruht auf der Beobachtung, dass Dopamin-Verstärker wie Amphetamin und Serotonin-Agonisten wie LSD schizophrenieähnliche Symptome auslösen. Dazu kommen die klinischen Befunde, dass **Dopamin-** ebenso wie **Serotonin-Antagonisten** psychotische Symptome wirksam abschwächen.

Hemmung von Dopamin-Rezeptoren. Alle Neuroleptika sind **Hemmstoffe des D_2-Rezeptors** bzw. der inhibitorisch wirksamen D_2-Rezeptor-Familie (D_2-, D_3- und D_4-Rezeptoren), ihre antipsychotische Wirkung korreliert dosisabhängig mit dem Ausmaß der D_2-Hemmung. Für den therapeutischen Effekt gilt die Hemmung im Kortex als besonders wichtig. Der Effekt ist aber nicht beliebig erweiterbar: Sind mehr als 70 % der Rezeptoren geblockt, bringt eine Dosiserhöhung keinen weiteren therapeutischen Nutzen, verursacht aber mehr – v. a. motorische – Nebenwirkungen wie extrapyramidale Störungen (EPS).

Hemmung von Serotonin-Rezeptoren. Die **alleinige 5-HT_2-Hemmung** wirkt **nicht antipsychotisch**, schwächt aber zusammen mit einer D_2-Hemmung die positiven und mäßig auch die **negativen Symptome** ab: Die **5-HT_{2A}-Rezeptoren** gelten als Generatoren halluzinogener Empfindungen, v. a. an den dendritischen *Spines* kortikaler Neurone. Neuroleptika können deren Wirkung abschwächen, indem sie die 5-HT_{2A}-Rezeptoren nicht nur blockieren, sondern dafür sorgen, dass sie aus der aktiven Zone in die inaktive Zone der Synapse rückverteilt werden.

In jüngster Zeit mehren sich Hinweise, dass die **Aktivierung des 5-HT_{1A}-Rezeptors** die negativen, kognitiven und kataleptischen Symptome abschwächen kann (Katalepsie = übermäßig lang anhaltende, abnorme Körperhaltung).

> **MERKE**
> - Die alleinige Hemmung des D_2-Rezeptors reduziert nur die positiven, aber nicht die negativen Symptome. Die Hemmung des D_2-Rezeptors kann die negativen Symptome sogar verstärken.
> - Die alleinige Hemmung des 5-HT_2-Rezeptors besitzt keine antipsychotische Wirkung.
> - Die gleichzeitige Hemmung des D_2- und 5-HT_2-Rezeptors wirkt gut gegen die Positivsymptomatik und kann die negativen Symptome etwas abschwächen.

Wirkprofile

Konventionelle Neuroleptika.
- hemmen ausschließlich oder überwiegend den D_2-**Rezeptor** – da dieser essenziell für Bewegungsabläufe ist, besitzen sie ein erhöhtes Risiko für extrapyramidal-motorische Störungen (EPS),
- müssen, um den 5-HT_{2A}-**Rezeptor** wirksam zu hemmen, in einer Dosis eingesetzt werden, in der der D_2-Rezeptor zu einem großen Teil blockiert wird.
- In beiden Fällen wird der D_2-Rezeptor zu mehr als 60–70 % gehemmt, damit kommt es zu motorischen Störungen (**Abb. 26.3** und **Abb. 26.4**).

Atypische Neuroleptika (auch „Atypika").
- hemmen den 5-HT_2-**Rezeptor** meist in einer Dosierung, die nur **einen Teil des D_2-Rezeptors** besetzt (ausreichende Restfunktion)
- blockieren **mit steigender Dosierung** dann auch die D_2-Rezeptoren, was ausgeprägte extrapyramidal-motorische Störungen verursacht

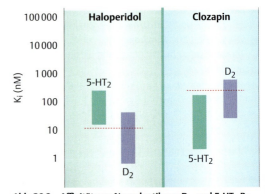

Abb. 26.3 Affinität von Neuroleptika zu D_2- und 5-HT_2-Rezeptoren. Konventionelle (Haloperidol) und atypische Neuroleptika (Clozapin) unterscheiden sich in ihrer Affinität zu D_2- und 5-HT_2-Rezeptoren. Bei einer 70 %igen Hemmung des D_2-Rezeptors treten bei effektiver antipsychotischer Wirkung nur geringe motorische Störungen auf. Die gestrichelte rote Linie zeigt, dass bei dieser 70 %igen Hemmung des D_2-Rezeptors Atypika den 5-HT_2-Rezeptor substanziell hemmen. Konventionelle Neuroleptika müssten für eine effektive Hemmung des 5-HT_2-Rezeptors in einer Konzentration dosiert werden, die den D_2-Rezeptor weitgehend blockiert, mit der Folge ausgeprägter motorischer Störungen.

- können im klinischen Alltag eine therapeutisch relevante **Verminderung der Negativsymptomatik** erreichen
- hemmen aus noch ungeklärten Gründen relativ stärker die **kortikalen** als die striatalen Neurone und verursachen dadurch weniger motorische Störungen (verglichen mit den konventionellen Neuroleptika).

Atypische und konventionelle Neuroleptika unterscheiden sich auch darin, in welchem Kerngebiet sie mit den D_2-Rezeptoren interagieren.

> **MERKE**
> - Konventionelle Neuroleptika sind v. a. über die Hemmung des D_2-Rezeptors antipsychotisch wirksam.
> - Atypische Neuroleptika wirken über Hemmung der D_2- und $5\text{-}HT_{2A}$-Rezeptoren.

Neuroleptische Potenz und neuroleptische Schwelle

Es besteht eine enge Korrelation zwischen der **Höhe der klinisch üblichen Dosis** (bzw. der antipsychotischen Wirkung) einerseits und der **Affinität zu D_2-Rezeptoren** (Besetzung der D_2-Bindungsstellen) andererseits (**Abb. 26.4**).

Durch Erhöhung der Dosierung könnten schwache Neuroleptika zwar ihre Effektivität steigern (niederpotent bedeutet also nicht schwach wirksam), diese Steigerung würde aber um den Preis einer deutlichen Zunahme von motorischen und vegetativen Nebenwirkungen erreicht werden.

Die **neuroleptische Schwelle** gibt an, wie schnell bzw. bei welcher Dosis motorische Störungen ausgelöst werden.

> **MERKE**
> Im Prinzip ist die antipsychotische Wirksamkeit aller Neuroleptika gleich. Niederpotente Neuroleptika können jedoch wegen ihrer Nebenwirkungen nicht so hoch dosiert werden, wie es notwendig wäre, um die antipsychotische Effektivität der starken Neuroleptika zu erreichen.
> Für die klinisch übliche Dosierung gilt:
> - Niederpotente Neuroleptika wirken stärker sedierend, weniger antipsychotisch und verursachen schwächere EPS (extrapyramidal-motorische Störungen)
> - Hochpotente Neuroleptika wirken stark antipsychotisch, gering sedierend und lösen häufig EPS aus.

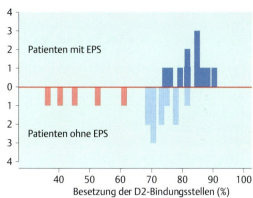

Abb. 26.4 Korrelation von motorischen Störungen und D_2-Blockade. Bei 27 Patienten wurde mittels PET (Positronenemissionstomografie) die Besetzung von D_2-Bindungsstellen mit dem Auftreten von EPS (extrapyramidal-motorische Störungen) unter Neuroleptika korreliert. Die Neuroleptika hatten eine vergleichbare antipsychotische Wirksamkeit. Bei einem D_2-Besatz von > 75 % kommt es unter konventionellen Neuroleptika (blaue Balken) bei der Mehrzahl der Patienten zu EPS. Im Gegensatz dazu treten unter dem atypischen Neuroleptikum Clozapin (rote Balken) keine EPS auf, da eine antipsychotische Wirkung erreicht wird, auch wenn weniger als 70 % der D_2-Bindungsstellen besetzt sind. Weitere Beispiele zur Besetzung des D_2-Rezeptors: 3 bzw. 12 mg Haloperidol besetzen 65 bzw. 100 % der D_2-Bindungsstellen, dagegen besetzen 20 bzw. 30 mg Aripiprazol nur 60 bzw. 80 %.

26.2.2 Indikationen

Neuroleptika werden bei folgenden Erkrankungen eingesetzt:
- **schizophrenen und psychotischen Störungen**: Akuttherapie, Erhaltungstherapie, Rezidivprophylaxe
- **Persönlichkeitsstörungen**
- **Psychosen**
  - affektiven oder manischen Störungen, wie wahnhafter Depression
  - Zerebralsklerose und demenziellen Syndromen mit Unruhe, paranoiden Störungen oder Aggression
  - Alkoholdelir (zusammen mit Benzodiazepinen)
- **Narkoseprämedikation** und Neuroleptanalgesie
- **affektiven Störungen**
  - Rezidivprophylaxe bei bipolaren Depressionen und Manien bzw. bei manischen Episoden
  - therapierefraktären Depressionen (rechtzeitige Augmentation, z. B. mit Risperidon, Aripiprazol)
- **zytostatikainduziertem Erbrechen**: Dopamin verursacht starke Übelkeit und Erbrechen, da es über die D_2-Rezeptoren sowohl die Peristaltik im Gastrointestinaltrakt hemmt als auch das Brechzentrum stimuliert. Als ZNS-gängige D_2-Antagonisten sind Neuroleptika wirkungsvolle Antiemetika (S. 236).

Klinische Wirksamkeit. Die antipsychotische Wirkung der Neuroleptika kann – entgegen der Wirkung von Antidepressiva – **innerhalb kürzester Zeit greifen**.
Konventionelle und atypische Neuroleptika besitzen dosisabhängig eine ähnliche antipsychotische Wirksamkeit. Sie vermindern die positiven und teilweise die negativen Symptome, d. h., sie **reduzieren**
– Halluzinationen und Wahnvorstellungen
– psychomotorische Erregungen und Triebspannungen (*major tranquilizer*)
– affektive Erregbarkeit
– affektive Verflachung
– Verarmung der Sprache und Apathie

Die Auswirkungen auf die kognitiven Störungen sind zweischneidig: Generell können Neuroleptika die chronischen kognitiven Störungen verschlechtern, aber bei einigen Atypika wurde auch eine Verbesserung beobachtet.

Exkurs

Entspannung: Neuroleptika als „major tranquilizer"
Die akute Entspannung, z. B. durch hochpotente i. v. verabreichte Neuroleptika wie Haloperidol, ist Ausdruck einer dissoziativen Dämpfung. Dabei wird der Patient schläfrig und verliert seine Schutzreflexe, aber er bleibt erweckbar. Unter Neuroleptika werden die Patienten gleichgültig gegenüber einer Gefahr (z. B. beim Anblick eines Löwen). Als Chlorpromazin wie sein Vorgänger Promethazin zur Malaria-Prophylaxe bei Fremdenlegionären eingesetzt wurde, fiel die entspannte Stimmung auf, die nicht zur erwünschten soldatischen Haltung passte.
Die stark entspannende Eigenschaft von Neuroleptika wurde früher bei der Neuroleptanalgesie mit Droperidol genutzt und spiegelt sich in der Bezeichnung „major tranquilizer" für starke Neuroleptika wieder. Dagegen gelten die Benzodiazepine „nur" als „minor tranquilizer".

26.2.3 Allgemeine Nebenwirkungen

Praxistipp
Vermeintliche Nebenwirkungen der Neuroleptika können auch Symptome der Psychose sein (Ausnahme: EPS): Die bereits bestehenden somatischen Störungen müssen vor Beginn einer Pharmakotherapie sorgfältig dokumentiert werden.

Die Nebenwirkungen von Neuroleptika lassen sich in **2 große Symptomkomplexe** unterteilen:
– Die Hemmung des **D_2-Rezeptors** führt zu **extrapyramidal-motorischen Bewegungsstörungen** (**Tab. 26.3**), mit denen auch noch nach dem Absetzen gerechnet werden muss. Dazu kommen kognitive Einbußen und endokrine Störungen.
– Ähnlich den Antidepressiva hemmen zahlreiche Neuroleptika **mACh-** (S. 73), **H_1-** (S. 89) und **α_1-Rezeptoren** (S. 79) mit entsprechenden Auswirkungen.

Wie bei den Antidepressiva bestimmen auch bei den Neuroleptika die Nebenwirkungen den Einsatz und die Compliance bei langfristiger Verordnung.
Insgesamt reagieren psychisch Gesunde wesentlich empfindlicher auf Neuroleptika als psychotische Patienten, d. h., bereits in niedrigen Dosierungen treten bei psychisch Gesunden motorische Störungen auf.

Extrapyramidal-motorische Störungen (EPS) und Dyskinesien

D_2-Rezeptoren im Striatum sind wichtig für die Initiierung und Harmonisierung von Bewegungsabläufen. Deshalb lösen D_2-Antagonisten verschiedene Bewegungsstörungen aus (**Tab. 26.3**).
Frühdyskinesien sind charakterisiert durch reversible Verkrampfungen der mimischen Muskulatur (v. a. kleine Augenmuskeln), Zungen- und Schlundmuskulatur. Als Ursache wird ein relatives Übergewicht der cholinergen Neuronen im Striatum vermutet, dafür spricht auch die Wirksamkeit von **muskarinergen Antagonisten** wie Biperiden. Potenzielle Auslöser für

Tab. 26.3

Auftreten und Therapie von EPS und Dyskinesien

klinisches Bild	Inzidenz*	Auftreten**	Therapie
Frühdyskinesie	5 %	1–7 Tage	mACh-Rezeptor-Antagonisten (z. B. Biperiden)
Parkinsonoid	20 %	< 10 Wochen	mACh-Rezeptor-Antagonisten (z. B. Biperiden)
Akathisie	25 %	< 10 Wochen	Dosisreduktion, Umsetzen auf anderes Neuroleptikum, muskarinerge Antagonisten (z. B. Biperiden), Benzodiazepine, zentralverfügbaren β-Blocker (Propranolol), Mirtazapin
Spätdyskinesie	< 0,5 % 20 %**	< 3 Jahre	Dosiserhöhung, Wechsel auf ein anderes Neuroleptikum (Clozapin), Tiaprid (S. 509), Baclofen (S. 95)

* Inzidenz der Langzeitbehandelten
** Zeitfenster nach Behandlungsbeginn, in dem 80–90 % der motorischen Störungen auftreten

Frühdyskinesien sind eine rasche Dosiserhöhung sowie die Gabe hochpotenter Neuroleptika. Jüngere Patienten sind relativ mehr gefährdet, da sie oft höhere Dosierungen erhalten.

Das **Parkinsonoid** äußert sich in einer Symptomatik, die dem Morbus Parkinson (S. 500) ähnelt: Rigor, Tremor (hier jedoch bilateral) und Akinese einschließlich einer starren Mimik. Wie Frühdyskinesien bildet sich das Parkinsonoid unter muskarinergen Antagonisten wie Biperiden zurück.

Die **Akathisie** beschreibt eine quälende motorische Unruhe, die nicht willentlich unterdrückt werden kann. Die Patienten sind unfähig, still zu sitzen oder ruhig zu liegen. Die Unerträglichkeit kann zu suizidalen Handlungen führen. Die Behandlung ist schwierig. Achtung: Die durch Neuroleptika induzierte Akathisie darf nicht als psychotisches Symptom fehlgedeutet werden!

Spätdyskinesien (tardive Dyskinesien) treten erst nach Monaten, Jahren oder sogar erst nach dem Absetzen von Neuroleptika auf. Die Inzidenz beträgt unter konventionellen Neuroleptika 4 % bzw. unter atypischen 1 % pro Behandlungsjahr, davon sind wiederum 20–40 % irreversibel. Alte Patienten sind empfindlicher für Spätdyskinesien, nach 1 bzw. 3 Jahren zeigen unter konventionellen Neuroleptika 25 % bzw. 60 % der Patienten spätdyskinetische Symptome. Aktuelle Metaanalysen zeigen eine höhere Inzidenz und nur einen geringen Unterschied zwischen den Neuroleptika-Gruppen.

Charakteristisch sind stereotype Kau-, Zungen- und Schmatzbewegungen, die vom Patienten als quälend empfunden werden. Als eine Ursache gilt eine Überempfindlichkeit von D_2-Rezeptoren (Supersensitivität). Im Gegensatz zu den Frühdyskinesien ist außerdem eine Unterfunktion der mACh-Rezeptoren möglich, was die Verschlechterung der Symptome durch muskarinerge Antagonisten wie Biperiden erklärt. Die empirische Therapie umfasst eine Dosiserhöhung (!) des Neuroleptikums sowie den Wechsel auf ein anderes Neuroleptikum, am besten Clozapin.

> **MERKE**
> Verglichen mit den konventionellen Antipsychotika verursachen die atypischen Neuroleptika deutlich weniger Spätdyskinesien.

> **MERKE**
> Generell gilt für motorische Störungen unter Neuroleptika:
> - Je früher EPS auftreten, desto leichter sind sie und desto besser können sie therapiert werden.
> - Je später EPS auftreten, umso schwerer sind sie und umso schwieriger sind sie zu behandeln.
> - Antagonisten der mACh-Rezeptoren schwächen die frühen EPS ab.

Kognitive Störungen

In einigen Kerngebieten ist der Dopaminstoffwechsel bei Schizophrenien vermindert. Die D_2-Hemmung verstärkt hier das Defizit. Unter Langzeitbehandlung mit Neuroleptika kommt es zu kognitiven Einbußen. Der D_2-Antagonismus dämpft auch das für unser Wohlfühlen und Glück so wichtige dopaminerge Belohnungssystem, wodurch sich depressive Störungen intensivieren. Andererseits kann durch jede neue Episode die Residualsymptomatik verstärkt werden.

Endokrine Störungen und Störungen der Sexualfunktion

Über den D_2-Rezeptor im Hypothalamus unterdrückt Dopamin als *prolactin inhibiting factor* die Freisetzung von Prolaktin. Neuroleptika als D_2-Antagonisten heben diese Unterdrückung auf (Disinhibition). Die **erhöhten Prolaktin-Spiegel** führen zu Gynäkomastie und Libidoverlust beim Mann sowie Galaktorrhö und Amenorrhö bei der Frau. Generell muss mit einem Nachlassen der Libido unter Neuroleptika gerechnet werden. Meistens normalisiert sich die Hyperprolaktinämie im Verlauf einer Langzeiteinnahme (S. 316).

Nebenwirkungen durch Hemmung muskarinerger ACh-, H_1- und $α_1$-Rezeptoren

Bei zahlreichen Neuroleptika spielt die **Hemmung von muskarinergen ACh-, H_1- und $α_1$-Adreno-Rezeptoren** eine wesentliche Rolle für die vegetativen Nebenwirkungen. Symptome und Arzneimittelinteraktionen sind bei Neuroleptika und Antidepressiva gleich (S. 457). Es gilt:
- Die Verträglichkeit und das Risiko der Nebenwirkungen bestimmen den therapeutischen Einsatz bzw. limitieren die Anwendung.
- Die Sedierung durch Hemmung des H_1-Rezeptors ist in der Akutphase therapeutisch notwendig und sehr wirkungsvoll, z. B. bei Erregungszuständen oder bei Schlaflosigkeit.

Im Gegensatz zu den antipsychotischen Effekten treten die vegetativen Nebenwirkungen unmittelbar nach Einnahme der 1. Dosis auf. Sie lassen im Laufe der Therapie nach.

Praxistipp
Die Mundtrockenheit reduziert die Resorption schnell löslicher Formulierungen – *Cave* Heimbewohner.

Anticholinerge Nebenwirkungen vs. EPS. Einen besonderen Aspekt gibt es jedoch bei den Neuroleptika: Die atropinartige Hemmung des mACh-Rezeptors **schwächt die EPS und die Dyskinesien ab.** Anticholinergika wie Biperiden werden bei EPS eingesetzt (zur Erinnerung: Anticholinergika sind auch beim Morbus Parkinson indiziert, **Tab. 26.3**). Für Neuroleptika gilt daher: Diejenigen Arzneistoffe, die starke Hemmstoffe des muskarinergen ACh-Rezeptors sind, verursachen weniger EPS und Dyskinesien (z. B. Clozapin), umgekehrt wird der Vorteil einer fehlenden anticholinergen Nebenwirkung mit einem erhöhten Risiko für motorische Störungen erkauft (z. B. Haloperidol). Die anticholinerge Komponente verstärkt auch noch die Verlangsamung des Denkens.

Gewichtszunahme. Wie bei einigen Antidepressiva führt die **Blockade des H_1-Rezeptors zur Gewichtszunahme**, die durch eine $5-HT_{2A/C}$-Blockade noch verstärkt wird. Besonders ausgeprägt ist die Gewichtszunahme unter Atypika wie Clozapin und Olanzapin. Der Gewichtszunahme geht oft eine sich rasch entwickelnde **Hyperglykämie** voraus (s. u.). Eine wichtige Ursache für die Gewichtszunahme ist das Bedürfnis, zuckerhaltige Getränke zu trinken (*carbohydrate craving*), das noch verstärkt wird durch die Mundtrockenheit. Diese metabolischen Nebenwirkungen nehmen im Laufe der Therapie zu.

Weitere Nebenwirkungen von Neuroleptika

Senkung der Krampfschwelle. Vorsicht bei Älteren – Epilepsien sind Alterserkrankungen! – sowie bei deliranten Alkoholikern bzw. beim Entzug von Alkohol, Benzodiazepinen oder Barbituraten in der akuten Entzugsphase.

Agranulozytosen. Treten v. a. unter Clozapin (S. 492) auf. Alle Neuroleptika können benigne transiente Leukozytopenien verursachen.

Hyperglykämie. Tritt v. a. unter atypischen Neuroleptika auf, möglicherweise ausgelöst durch eine Insulinresistenz in Muskelzellen sowie durch Fastfood aufgrund von Kohlenhydrathunger (s. o. Gewichtszunahme). Die Hyperglykämie trägt zur Gewichtszunahme bei und wird für eine erhöhte Sterblichkeit durch Langzeiteinnahme von Neuroleptika mit verantwortlich gemacht.

QT-Zeit-Verlängerungen. QT-Zeit-Verlängerungen (S. 148) werden unter **Hochdosis** von Thioridazin, Pimozid, Melperon und Haloperidol sowie unter einigen Atypika wie Quetiapin beobachtet. Haloperidol ist ein potenter hERG-Inhibitor (*human ether-a-go-go-related gene*, ein Ionenkanal mit wichtiger Funktion bei der Erregungsweiterleitung des Herzens). Die i. v. Gabe von Haloperidol sollte daher unterbleiben (Problem Notarzteinsatz), während niedrige orale Dosen wie 3 × 1 mg/d nicht relevant sind. Entscheidend für das Auftreten von QT-Zeit-Verlängerungen sind aber neben den typischen Risikofaktoren (z. B. Hypokaliämie, Bradykardie) eine hohe Dosis sowie die Kombination mit anderen Neuroleptika oder Antidepressiva.

Malignes neuroleptisches Syndrom (MNS). Hierbei handelt es sich um einen **sehr seltenen**, jedoch schweren Notfall, der meistens in den ersten 2 Wochen der Neuroleptikatherapie auftritt, prinzipiell jedoch zu jedem Zeitpunkt manifest werden kann. Neben hohem Fieber, EPS und vegetativen Störungen kommt es zur metabolischen Azidose und komatösen Zuständen, die Diagnose wird durch die **starke Erhöhung der Kreatinkinase (CK)** verifiziert. Bei Unklarheit über die Symptomatik können Benzodiazepine gegeben werden, um Zeit für die endgültige Diagnose zu gewinnen. Die Intensivtherapie umfasst neben dem Absetzen des Neuroleptikums und symptomatischer Therapie auch die Gabe von **Dantrolen** gegen die Muskelrigidität (S. 429). Bis zu 20 % der Fälle verlaufen tödlich.

Hypo- oder Hyperthermie. Neuroleptika können das Wärmezentrum beeinflussen, sodass es bei Kälte zu einer Hypothermie und bei Wärme zu einer Hyperthermie kommen kann.

26.2.4 Kontraindikationen

Infolge der D_2-Hemmung und der vegetativen Nebenwirkungen sind bestimmte Neuroleptika bei einer Reihe von Begleiterkrankungen nur mit Vorsicht einzusetzen oder nicht indiziert:
- Prolaktinerhöhung, Amenorrhö, Gynäkomastie
- niedriger Blutdruck, orthostatische Dysregulation
- Übergewicht
- Krampfleiden
- Krankheitsbilder, die durch atropinerge Effekte verstärkt werden
- Störungen der Blutbildung
- (bradykarde) Herzrhythmusstörungen

26.3 Konventionelle Neuroleptika

Key Point
Die Entwicklung der konventionellen Neuroleptika war ein großer Durchbruch in der Therapie von Psychosen. Viele Patienten konnten endlich im häuslichen Umfeld bzw. außerhalb von großen Kliniken behandelt werden. Ein Vorteil ist eine maximale antipsychotische Wirkung ohne vegetative Nebenwirkungen, nachteilig sind die EPS.

1951 wurde unter dem potenten H_1-Antihistaminikum Chlorpromazin bei schizophrenen Patienten neben der starken Sedierung eine antipsychotische Wirkung beobachtet. Die Phenothiazin-Struktur des Chlorpromazins war Grundlage der ersten Neuroleptika und ist auch noch bei den trizyklischen Antidepressiva erkennbar (**Abb. 26.5**). Dies erklärt das ähnliche Nebenwirkungsprofil von TCA und Phenothiazin-Neuroleptika.

Wirkung. Konventionelle Neuroleptika besitzen eine **hohe Affinität zum D_2-Rezeptor, teilweise auch zum D_1-Rezeptor, wobei die klinische Bedeutung dieses Befundes unklar ist.** Bei therapeutischer Wirkung sind > 70 % der D 2-Rezeptoren (S. 84) besetzt (erhöhtes Risiko für EPS). **Tab. 26.4** zeigt das pharmakodynamische und klinische Wirkprofil der verschiedenen konventionellen Neuroleptika.
Eine **starke neuroleptische Potenz** bzw. eine **hohe Dosis** konventioneller Neuroleptika
– **erhöht** das Risiko für **EPS** (sowohl Inzidenz wie Schwere)
– korreliert mit **geringen** bzw. **fehlenden vegetativen Nebenwirkungen** (schwache Hemmung von mACh- und $α_1$-Rezeptoren, **Tab. 26.4**)
– korreliert mit einer **geringeren Sedierung** (H_1-Blockade). Die antipsychotische Wirkung ohne Sedierung wird auch als dissoziative Dämpfung bezeichnet.

Spezielle Nebenwirkungen. Neben den allgemeinen (S. 486) treten weitere Nebenwirkungen auf, die teilweise durch eine Verstärkung eines regionalen Dopamin-Mangels bedingt sind:
– verlangsamtes Denken
– emotionale Verflachung und Apathie (unter hoch dosierter Akuttherapie)
– Anhedonie (ängstlich-depressive Verstimmung).

Spezielle Kontraindikationen. Die **Kontraindikationen** lassen sich von den vegetativen Nebenwirkungen ableiten. Dazu zählen orthostatische Dysregulation, KHK, Glaukom, Prostatahypertrophie sowie Leber-

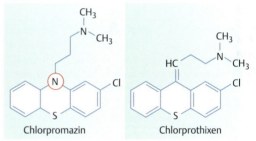

Abb. 26.5 Struktur von Phenothiazinen und Thioxanthenen. Phenothiazine wie Chlorpromazin unterscheiden sich von Thioxanthenen wie Chlorprothixen u. a. durch ein N-Atom im mittleren Ring (roter Kreis).

Tab. 26.4

Pharmakodynamische und klinische Wirkprofile konventioneller Neuroleptika (Auswahl, Ordnung in den einzelnen Gruppen nach Wirkstärke).

	Wirkstärke	Hemmung					
		D_2	$5-HT_{2A}$	mACh	H_1	$α_1$	EPS
Phenothiazine + Thioxanthene							
Chlorprothixen (Truxal®)	schwach	++	++	++	+++	++	+
Levomepromazin (Neurocil®)	schwach	+	+	++	++	++	++
Flupentixol (Fluanxol®)	mittel	+++	++	∅	+	+	++
Promethazin (Atosil®)	mittel	+	+	++	+++	+++	++
Prothipendyl (Dominal®)	mittel	+++	++	∅	++	+++	++
Fluphenazin (Dapotum®)	stark	+++	+	∅	+	+	+++
Perphenazin (Decentann®)	stark	+++	+	∅	++	+	+++
Butyrophenone + Diphenylbutylpiperidine							
Melperon (Melneurin®)	schwach	+	++	∅	++	++	+
Pipamperon (Dipiperon®)	schwach	+	++	∅	∅	+	+
Pimozid (Orap®)	stark	+++	∅	∅	∅	∅	++
Fluspirilen (Imap®)	sehr stark	+++	∅	∅	∅	∅	++
Benperidol (Glianimon®)	sehr stark	+++	∅	∅	∅	∅	+++
Haloperidol (Haldol®)	sehr stark	+++	+	∅	∅	++	+++

∅, +, ++, +++ = keine, schwache, mittlere, starke Hemmung oder EPS

schäden oder Zerebralsklerose (wegen paradoxer sowie antimuskarinerger Effekte).

26.3.1 Phenothiazine und Thioxanthene

Struktur und Wirkung. Die lipophilen **Phenothiazine** sind amphiphile Verbindungen, die an verschiedene Rezeptortypen binden. **Phenothiazine** und die verwandten **Thioxanthene** lassen sich anhand ihrer Seitenketten weiter unterteilen (**Abb. 26.5**). Diese Unterteilung ist ausschließlich für die Stärke der antipsychotischen Potenz relevant.

Pharmakokinetik. Der komplexe Metabolismus generiert bei einigen Neuroleptika auch aktive Metaboliten, die Plasma-HWZ beträgt meist zwischen 15 und 30 h.

Spezifische Nebenwirkungen. Die Struktur der Phenothiazine erklärt auch ihr Nebenwirkungsprofil. Auch für diese Gruppe gilt: Je stärker wirksam, desto geringer die vegetativen UAW (H_1-, mACh- und α_1-Rezeptor-Antagonismus) und desto stärker die EPS.

Exkurs

Chlorpromazin (Megaphen® = Akronym für *mega phenomenon*, oder Largactyl® = Akronym für *large variety of activities*) wurde viele Jahre als Goldstandard und Vergleichssubstanz für die neuroleptische Potenz eingesetzt: Für das mittelstarke Chlorpromazin wurde eine neuroleptische Potenz von **1** festgelegt. Aufgrund seiner vielfältigen Nebenwirkungen ist es nicht mehr im Handel.

26.3.2 Butyrophenone und Diphenylbutylpiperidine

Butyrophenone

Struktur und Wirkung. Butyrophenone leiten sich vom Opioid **Pethidin** ab. Sie wirken nicht atropinerg oder H_1-hemmend, dennoch lösen sie die mit der Psychose einhergehende Spannung (dissoziative Dämpfung).
Die fehlende Sedierung kann die Gabe von Benzodiazepinen erfordern. Der **starken antipsychotischen Potenz** stehen die **ausgeprägten Dyskinesien** gegenüber, die bei 20–40 % der Patienten eine Komedikation mit Anticholinergika wie **Biperiden** notwendig macht.

Wirkstoffe und Nebenwirkungen.
- **Benperidol** (Glianimon®) ist ein sehr starkes klassisches Antipsychotikum mit ähnlichem Wirkungs- und Nebenwirkungsprofil wie Haloperidol.
- **Droperidol** (Xomolix®), ein sehr starkes Neuroleptikum, wird wegen seines Risikos für eine verlängerte QT-Zeit nur noch parenteral bei durch Operationen oder Opioide induziertem Erbrechen eingesetzt.
- **Haloperidol** (Haldol®) wirkt als hochpotentes Neuroleptikum ungefähr 50-mal stärker als Chlorpromazin. Es ist der Goldstandard bei der Dämpfung akuter schwerer Psychosen und wird auch bei nichtpsychotischen Krankheitszuständen eingesetzt, wie bei schwerem Erbrechen oder bei Agitiertheit und Unruhe. Bei parenteraler Gabe wird vor QTZeit-Verlängerungen gewarnt – Haloperidol hemmt den hERG-Kalium-Kanal (S. 103); Herzrhythmusstörungen treten jedoch seltener auf als bei anderen Neuropharmaka. Dosisabhängig hemmt Haloperidol als i. v. Bolus α_1-Adrenozeptoren (Blutdruckabfall, Kreislaufinstabilität) und 5-HT_{2A}-Rezeptoren (leichte Sedierung). Wenn möglich, sollte Haloperidol über längere Zeit nicht höher als 10 mg/d dosiert werden.
- **Melperon** (Melneurin®) und **Pipamperon** (Dipiperon®) besitzen infolge der schwachen D_2-Hemmung (schwächer als die 5-HT_{2A}-Hemmung) nur eine geringe antipsychotische Wirkung. Sie erfreuen sich aber aufgrund ihrer anxiolytisch-sedierenden Effekte (Hemmung 5-HT_{2A}) einer weiten (hausärztlichen) Verbreitung als spannungslösende Hypnotika bei älteren Menschen.

Diphenylbutylpiperidine

- **Fluspirilen** (Imap®) wird einmal die Woche i. m. als stark wirksames **Depotneuroleptikum** appliziert. Sein Einsatz bei Angststörungen und depressiven Störungen von nichtpsychotischen Patienten (z. B. im Altersheim oder als „Aufbauspritze") sollte zugunsten von Benzodiazepinen (bei Angststörungen) und Antidepressiva unterbleiben.
- **Pimozid** (Orap®) wird als lang wirksames potentes Neuroleptikum (HWZ > 24 h) oral appliziert.

26.3.3 Vergleich konventioneller und atypischer Neuroleptika

Tab. 26.5 zeigt die relevanten Unterschiede und Gemeinsamkeiten der beiden wichtigsten Gruppen.

Tab. 26.5

Vergleich der konventionellen mit den atypischen Neuroleptika

	konventionell	atypisch
maximale Wirkstärke	sehr stark	ähnlich
Wirkbeginn	sofort (i. v.)	sofort (i. v.)
EPS	häufig	weniger häufig
Anticholinergika notwendig	25–40 %	10–15 %
Rezeptor-Blockade	D_2-R > 5-HT_2-R	5-HT_2-R ≥ D_2-R (Ausnahme: Amisulprid)
vegetative UAW	v. a. bei den schwachen Neuroleptika	individuell, unabhängig von Wirkstärke
Gewichtszunahme	ausgeprägt	individuell schwächer oder stärker

26.4 Atypische Neuroleptika

Key Point

Die atypischen Neuroleptika oder „Atypika" haben eine hohe Affinität zum 5-HT_2-Rezeptor und eine ähnlich hohe Affinität zum D_2-Rezeptor. Daraus resultiert ein geringeres Risiko für EPS bei guter antipsychotischer Potenz (Abb. 26.6).

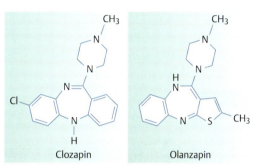

Abb. 26.6 **Struktur von atypischen Neuroleptika.** Clozapin und Olanzapin lassen noch das Phenothiazin-Ringgerüst der Antidepressiva und Neuroleptika erkennen, während die neueren Atypika wie Ziprasidon oder Aripiprazol völlig andere Strukturen aufweisen.

Eine weitere Ursache für die schwächeren EPS ist wahrscheinlich die unterschiedlich starke Blockade von striatalen und extrastriatalen D_2-Rezeptoren. Allerdings benötigen auch unter atypischen Neuroleptika bis zu 15 % der Patienten Anticholinergika wie Biperiden gegen die EPS.

Neben dem geringeren Risiko für EPS ist eine mäßige **Verbesserung der Negativsymptome** ein weiterer Vorteil der Atypika. Außerdem berichtet die klinische Erfahrung von einer **antidepressiven Wirkung**. Dabei ist eine primäre antidepressive Wirkung von einer sekundären zu unterscheiden: Letztere wird durch den Wechsel eines stimmungsverschlechternden konventionellen Neuroleptikums auf ein evtl. nur stimmungsneutrales Atypikum erreicht.

MERKE

- Atypische Neuroleptika sind prinzipiell so potent wie die konventionellen Neuroleptika und können zudem die Negativsymptome verbessern.
- Auch Atypika verursachen EPS und Dyskinesien; diese Störungen sind aber schwächer und weniger häufig; v. a. Spätdyskinesien treten wesentlich seltener auf. Mit zunehmender Dosierung der Atypika erhöht sich die Inzidenz der Dyskinesien.

Tab. 26.6 und Tab. 26.7 zeigen die Wirkprofile einer Auswahl von atypischen Neuroleptika im Überblick.

Amisulprid (Solian®), ein Derivat von Sulpirid, stellt einen Sonderfall unter den Atypika dar. Dieses Benzamid ist ein reiner Hemmstoff der D_2- und D_3-Rezeptoren ohne Wirkung auf den 5-HT_{2A}-Rezeptor.

Das atypische Wirkprofil von Amisulprid wird damit erklärt, dass es vermutlich stärker die mesolimbischen als die striatalen D_2-Rezeptoren hemmt und daher weniger EPS verursacht. Unter Amisulprid kommt es als Zeichen eines reinen D_2-Antagonismus zu einer **ausgeprägten Prolaktinämie** aus dem Hypophysenvorderlappen mit Galaktorrhö, Gynäkomastie und Amenorrhö. Auffällig ist unter Amisulprid auch die **Akathisie**.

Fallbeispiel

Eine 44-jährige Patientin wird wegen einer Schizophrenie stationär antipsychotisch behandelt. Eine ihrer Wahnideen ist die Vorstellung, schwanger zu sein. Die Patientin spricht nur sehr schlecht auf die Behandlung mit Neuroleptika an. Das zuerst verordnete Olanzapin mindert nicht die Positivsymptomatik, vielmehr legt die Patientin die schnelle Gewichtszunahme als Symptom ihrer Schwangerschaft aus. Die sich anschließende Behandlung mit Amisulprid führt zwar nach einigen Wochen zur Remission, aber initial wurde das Spannungsgefühl in der Brust als weiteres Symptom der Schwangerschaft gedeutet.

Aripiprazol (Abilify®) ist ein partieller Agonist bzw. Antagonist am Dopamin-Rezeptor. Es wirkt agonis-

Tab. 26.6

Pharmakodynamische und klinische Wirkprofile von atypischen Neuroleptika (Ordnung nach dem Alphabet*)

	Wirkstärke	Hemmung					
		D_2	$5\text{-}HT_{2A}$	mACh	H_1	α_1	EPS
Amisulprid	mittel	++	∅	∅	∅	∅	++
Aripiprazol	schwach	++	++	∅	++	++	+
Clozapin	stark	+	++	+++	++	++	+
Olanzapin	stark	++	++	+++	++	++	++
Quetiapin	stark	+	+	∅	++	++	+
Risperidon	stark	++	+++	∅	++	++	+/++**
Sertindol	mittel	+++	+++	∅	∅	++	++
Sulpirid	schwach	++	∅	∅	∅	∅	++
Ziprasidon	mittel	++	+++	∅	++	++	+

* Die Wirkunterschiede sind zu gering für eine Auflistung nach Wirkstärke.
** dosisabhängig
∅, +, ++, +++ = keine, schwache, mittlere, starke Hemmung oder EPS

Tab. 26.7

Therapeutisches Wirkprofil von atypischen Neuroleptika

Wirkstoff	Vorteile	Nachteile
Amisulprid (Solian®)	wird nicht metabolisiert, schnelle Aufsättigung	reiner D_2-Hemmstoff, erhöhte Prolaktin-Sekretion, Akathisie, Unruhe
Aripiprazol (Abilify®)	D_2-Partialagonist, $5\text{-}HT_{1A}$-Agonist, gut kombinierbar; anxiolytisch und depressionslösend; wenig UAW; keine Gewichtszunahme	nur mäßig wirksam, CYP3A4- und CYP2D6-Substrat, hohe Plasmaproteinbindung
Clozapin (Leponex®)	weniger EPS und keine Spätdyskinesien; effektiv bei Therapieresistenz; längere Remission; schnelle Off-Kinetik (= Dissoziationsgeschwindigkeit)	Agranulozytose, Diabetes mellitus, Gewichtszunahme, atropinerge Nebenwirkungen, Senkung der Krampfschwelle, Speichelfluss, CYP1A2-Substrat
Olanzapin (Zyprexa®)	Wirkung ähnlich aber schwächer als Clozapin, nur selten Blutbildveränderung, zugelassen bei manischen Psychosen	Nebenwirkungen (außer Blutbildveränderungen) ähnlich Clozapin, jedoch stärkere Gewichtszunahme
Quetiapin (Seroquel®)	keine atropinergen Effekte, $5\text{-}HT_{2C}$-Hemmstoff	stark sedierend, CYP3A4-Substrat
Risperidon (Risperdal®)	keine atropinergen Effekte	enge therapeutische Breite (< 6 mg/d), QT-Zeit-Verlängerung (beachte die entsprechenden Kontraindikationen), erhöhte Prolaktin-Sekretion
Sertindol (Serdolect®)		QT-Zeit-Verlängerung, nur noch 2. Wahl
Sulpirid (Dogmatil®)	antidepressive Wirkung	wie Amisulprid
Ziprasidon (Zeldox®)	antidepressiv (NSRI) und anxiolytisch ($5\text{-}HT_{1A}$-Agonist)	Blutungsgefahr durch Wirkungsverstärkung von Vitamin-K-Antagonisten; QT-Zeit-Verlängerung

tisch, wenn Dopamin fehlt, und antagonistisch, wenn dessen Aktivität stark erhöht ist (sog. *Dopamin-stabilizer*-Konzept, unklare klinische Relevanz). Aripiprazol blockiert den $5\text{-}HT_{2A}$-Rezeptor und stimuliert den $5\text{-}HT_{1A}$-Rezeptor (anxiolytische Wirkung). Weitere Vorteile sind die geringen vegetativen Nebenwirkungen. Aripiprazol wird durch CYP3A4 und CYP2D6 metabolisiert, daher ist Vorsicht bei der Komedikation mit Induktoren bzw. Inhibitoren dieser CYP-Enzyme geboten. Vorsicht auch bei Arzneistoffen mit hoher Plasmaproteinbindung und geringer therapeutischer Breite, da Aripiprazol zu > 99 % an Albumin gebunden ist. Insgesamt ist Aripiprazol ein eher schwach wirksames atypisches Neuroleptikum, das jedoch in Kombination die Wirkung anderer Neurolepetika verstärkt.

Asenapin (Sycrest®) ist ein atypisches Neuroleptikum, das in Europa (vorerst) nur bei bipolaren Störungen zugelassen ist, in den USA auch bei Schizophrenie. Seine D_2-Hemmung ist vergleichbar mit der von Risperidon, dazu ist es ein schwacher α_1- und H_1-Inhibitor.

Clozapin (Leponex®) gilt als Goldstandard der atypischen Neuroleptika im Hinblick auf die antipsychotische Wirkung und das relativ geringe Risiko für motorische Störungen. Bei Therapieresistenz ist Clozapin den konventionellen (aber nicht den atypischen) Neuroleptika überlegen. Die Ursachen für das gute atypische Wirkprofil sind noch immer unklar. Man nimmt an, dass Clozapin den Dopamingehalt im präfrontalen Kortex durch Blockade der D_2-vermittelten präsynaptischen Autohemmung erhöht und im Striatum nur 40–60 % der D_2-Rezeptoren blockiert. Dazu trägt auch die rasche Lösung vom D_2-Rezeptor *(„Off-Kinetik")* und sein inverser Antagonismus bei. Eventuell spielt auch die Rückverteilung und Suppression von 5-HT_{2A}-Rezeptoren eine Rolle. Die immer wieder beschriebene Hemmung des D_4-Rezeptors ist eine individuelle Eigenschaft von Clozapin und spielt keine Rolle für das antipsychotische Wirkprofil von Clozapin und der anderen Atypika.

Clozapin sollte eingeschlichen werden (Initialdosis ca. 10 % der Erhaltungsdosis). Es wird mittels CYP1A2 metabolisiert und überwiegend renal ausgeschieden. Es verursacht mit 5 % die **wenigsten EPS** (S. 486) und nur **sehr selten Spätdyskinesien** (keine D_2-Supersensitivität). Es wird sogar von Patienten mit Morbus Parkinson gut vertragen, die aufgrund des Dopaminmangels besonders empfindlich auf eine D_2-Blockade reagieren. Daher wird Clozapin bei Parkinson-Patienten gegen die von Dopamin-Agonisten verursachten Halluzinationen (S. 510) eingesetzt.

Praxistipp

20–30 % der Patienten sprechen nicht auf das erste oder zweite Neuroleptikum an. Von diesen therapieresistenten Patienten profitieren ungefähr wiederum 30–50 % von einer Umstellung auf Clozapin. Clozapin hält Patienten möglicherweise länger in Remission als andere Neuroleptika.

Der guten antipsychotischen Wirksamkeit von Clozapin und den schwächeren EPS steht eine Reihe von anderen, teils **schweren Nebenwirkungen** entgegen:

- **Hemmung der mACh-, H_1- und $α_1$-Rezeptoren:** Clozapin hemmt diese Rezeptoren (hohe Bindungsaffinität) mit entsprechenden Nebenwirkungen und Kontraindikationen (S. 487).
- **metabolische Störungen und Gewichtszunahme:** Clozapin erhöht den Blutzuckerspiegel bis zum Coma diabeticum. Ein latenter Diabetes mellitus kann unter Clozapin manifest werden. Die durch Clozapin induzierten Hyperglykämien sind manchmal schwer zu normalisieren. Zusätzlich erhöht Clozapin die Blutfettwerte (v. a. Triglyzeride). Diese metabolischen Störungen können zusammen mit der H_1- und 5-HT_{2A}-Blockade die Ursache einer deutlichen Gewichtszunahme sein.
- **Agranulozytose:** Clozapin verursacht bei 1–2 % der Patienten eine Agranulozytose. Rechtzeitig erkannt, ist diese vollständig reversibel, sie kann jedoch zu spät erkannt letal enden. Der Umgang mit Clozapin erfordert daher besondere Auflagen wie **wöchentliche Blutbildkontrollen** bis zur 18. Behandlungswoche, danach 1-mal monatlich sowie 4 Wochen nach Absetzen. Clozapin sollte nicht mit anderen Arzneistoffen kombiniert werden, die ebenfalls Agranulozytosen auslösen können (z. B. Carbamazepin, Thioharnstoffe oder Metamizol).
- **Senkung der Krampfschwelle:** Clozapin senkt dosisabhängig von allen Neuroleptika am stärksten die Krampfschwelle.
- **Hypersalivation** (Sialorrhö) durch eine „paradoxe" Stimulation des muskarinergen M_4-Rezeptors, die mit dem mAChR-Hemmstoff Pirenzepin (S. 229) aufgehoben werden kann.

MERKE

Wegen seiner ernsten Nebenwirkungen darf Clozapin erst dann eingesetzt werden, wenn die Verordnung von 2 Neuroleptika keinen Therapieerfolg hatte.

Olanzapin (Zyprexa®) leitet sich strukturell von Clozapin ab und entspricht ihm in seinen Wirkungen und Nebenwirkungen in abgeschwächter Form. Auch Blutbildveränderungen können, wenn auch selten, auftreten. Problematisch ist jedoch die starke Gewichtszunahme. Olanzapin ist auch für die Akuttherapie und Prophylaxe von **manischen** affektiven Störungen (S. 419) zugelassen.

Quetiapin (Seroquel®) ist ein sedierendes Neuroleptikum mit einer ungünstigen Kinetik. Seine Bioverfügbarkeit ist niedrig und seine HWZ kurz. Sein Abbau durch CYP3A4 erfordert Vorsicht bei Komedikation mit CYP3A4-Induktoren und seine renale Ausscheidung eine Dosisanpassung an die Nierenfunktion. Vorteilhaft sind die fehlenden atropinergen Nebenwirkungen, was den Einsatz bei Patienten mit Alzheimer-Demenz ermöglicht.

Risperidon (Risperdal®) ist ein gutes Beispiel für die Dosisabhängigkeit der durch Neuroleptika ausgelösten EPS. Ab einer Dosierung von 6 mg löst es ähnlich starke und häufige EPS wie konventionelle Neuroleptika aus. Ein Vorteil von Risperidon ist das Fehlen atropinerger Nebenwirkungen, die schnelle Aufsättigung und die Gabe als Depot. Bei Herzkranken ist die QT-Zeit-Verlängerung zu berücksichtigen, da Risperidon die kardiale Erregung blockieren kann (Kontraindikation bei zahlreichen kardiovaskulären Erkrankungen). Als CYP2D6-Substrat wird seine Bioverfügbarkeit bei Schnellmetabolisierern etwas vermindert (65 % statt 80 %).

Paliperidon (Invega®), der aktive Metabolit des Risperidons, wird als Retardpräparat langsam freigesetzt und im Gegensatz zu Risperidon nicht durch CYP2D6 metabolisiert. Es muss nicht eingeschlichen werden, erreicht stabile Wirkspiegel und vermindert das Risiko für EPS. Paliperon steht auch zur Depotinjektion zur Verfügung.

Sertindol (Serdolect®) ist wieder zugelassen, wegen seiner Nebenwirkungen wie QT-Zeit-Verlängerung aber nur noch 2. Wahl.

Sulpirid (Dogmatil®) ist in niedrigen Dosierungen bei Antriebs- und depressiven Affektstörungen, in höhere Dosierung (>600 mg/d) bei Schizophrenie indiziert. Das Nebenwirkungsspektrum, das die hauptsächliche Dopamin-Blockade widerspiegelt, entspricht dem von Amisulprid. Sulpirid ist ein „atypisches Atypikum", das auch zu den konventionellen Neuroleptika gezählt wird.

Ziprasidon (Zeldox®) wirkt auch antidepressiv, da es zusätzlich die Noradrenalin- und Serotoninwiederaufnahme hemmt. Außerdem stimuliert es den 5-HT_{1A}-Rezeptor, was zur Verminderung der Negativsymptome und der EPS beiträgt. Die kurze HWZ macht eine 2-malige Einnahme pro Tag erforderlich. Infolge seiner hohen Proteinbindung >99 % kann Ziprasidon u. a. Vitamin-K-Antagonisten aus der Plasmaproteinbindung verdrängen (Blutungsgefahr!).

26.5 Pharmakologie in der Praxis: Neuroleptika und Schizophrenie

26.5.1 Behandlung der Schizophrenie

Akuter Schub und Erstmanifestation. Unter i. v. oder i. m. Gabe von Neuroleptika wird eine sofortige Spannungsdämpfung erreicht. **Haloperidol** gilt als das stärkste Neuroleptikum bei akuten Symptomen. Die positiven produktiven Symptome (Wahn, Halluzinationen) können unter Neuroleptika bereits innerhalb von 24 h verschwinden. Die oftmals begleitende depressive Symptomatik bessert sich erst nach 1–2 Wochen und macht evtl. den Einsatz von Antidepressiva nötig. Bei Schlafstörungen sind Benzodiazepine (BDZ) hilfreich. Herrschen akute Angststörungen vor, ist die Kombination von BDZ und einem Neuroleptikum wie Amisulprid der alleinigen Gabe von niederpotenten schlaffördernden Neuroleptika überlegen.

Rückfallprophylaxe (Erhaltungstherapie). 20 % der Ersterkrankten erleiden kein weiteres Rezidiv, jedoch fehlen Prognosemarker. Neuroleptika sollten ähnlich wie Antidepressiva **über mehrere Monate bzw. Jahre** nach der letzten Episode gegeben werden. Dabei wird der gleiche Arzneistoff verordnet, der in der akuten Phase antipsychotisch gewirkt hat. Im Gegensatz zur chronischen Rezidivprophylaxe bei Depression kann die Dosis bei Psychosen reduziert werden.

> **MERKE**
>
> Die antipsychotische Therapie zwischen den akuten psychotischen Ereignissen dient v. a. der Rückfallprophylaxe, weniger der Symptomverbesserung im chronischen Verlauf.

Psychoedukation muss die Pharmakotherapie begleiten und auch nach Therapieende fortgeführt werden: Wenn Prodromalsymptome frühzeitig erkannt werden (vom Arzt und/oder vom Patienten; **Abb. 26.7**), kann eine Dosiserhöhung der Neuroleptika (bzw. eine Neueinstellung) die drohende psychotische Episode mildern. Die **Compliance** bestimmt wesentlich den Erfolg der Rückfallprophylaxe, die das Auftreten erneuter Episoden hochsignifikant reduziert (**Abb. 26.8**). Einige Atypika wie Amisulprid, Clozapin, Olanzapin oder Risperidon sind den konventionellen Neuroleptika bei der Rezidivprophylaxe überlegen.

> **MERKE**
>
> Psychotische Episoden müssen wegen ihrer Eigen- (Suizid!) und Fremdgefährdung unbedingt vermieden werden. Jede durchlebte Episode beeinflusst außerdem die Persönlichkeit und verschlechtert (verglichen mit Gesunden) die kognitiven Fähigkeiten um eine weitere Standardabweichung.

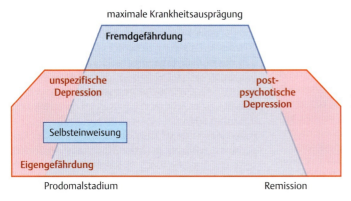

Abb. 26.7 Verlauf eines Schubes bei Schizophrenie. Akute psychotische Ereignisse bzw. ein neuer Schub werden von Prodromalsymptomen eingeleitet, die den erfahrenen Patienten bzw. den Patienten mit Psychoedukation von sich aus in die Klinik bringen. Beginn und Ende eines Ereignisses werden von erhöhter Suizidgefahr begleitet. Neben der Eigengefährdung besteht im Schub auch Fremdgefährdung.

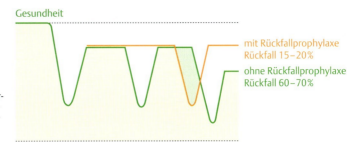

Abb. 26.8 Rückfallprophylaxe. 60–70 % der Patienten, die einen Schub bzw. einer psychotische Phase durchgemacht haben, erleiden ohne Rückfallprophylaxe einen erneuten Schub. Neuroleptika reduzieren hochsignifikant die Inzidenz und die Intensität eines Rückfalls.

Therapie der Depression bei Schizophrenie. Ein Drittel der Schizophrenen zeigt behandlungsbedürftige depressive Symptome, die **wie eine unipolare Affektstörung** behandelt werden. Dabei ist jedoch zu beachten, dass Inhibitoren des SERT (SSRI, TCA) durch die Zunahme von Serotonin initial psychotische Symptome und Unruhe steigern können.

26.5.2 Neuroleptika in bestimmten Lebenssituationen

Neuroleptika im Alter
Demenz. Ungefähr 1,5 Mio. Hochbetagte in Deutschland zeigen psychopathologische Symptome, darunter allein ⅔ aller Demenzpatienten. Neuroleptika sind im Rahmen demenzieller Syndrome nur bei psychotischen Störungen indiziert, nicht als Schlafmittel oder Tranquilizer. Grundsätzlich problematisch sind die anticholinergen und sedierenden Nebenwirkungen (S. 516). Explizit zugelassen bei Alzheimer-Demenz (aber nicht bei vaskulärer Demenz) ist nur Risperidon, als Alternative gilt Aripiprazol. Die Verordnungsrealität geht (zu Recht) an Zulassungen und Empfehlungen vorbei, wie z. B. die häufige Verordnung von Prothipendyl (Dominal®) zeigt.

Morbus Parkinson. Beim Morbus Parkinson entwickeln sich psychotische Symptome als Folge der dopaminergen Stimulation (v. a. D$_2$-Agonisten) und im Rahmen der Lewy-Körperchen-Demenz (LBD). Bei Neuroleptika-Gabe sind daher die anticholinergen Nebenwirkungen und die EPS bzw. Verschlechterung der Motorik besonders zu beachten. Clozapin ist 1. Wahl bei den medikamenteninduzierten Psychosen, Quetiapin gilt wegen seiner schwächeren anticholinergen Wirkungen und seiner einfacheren Handhabung als 1. Wahl bei der LBD. Die Effekte der Neuroleptika sind nur mäßig, befürchtet werden zerebrale Ischämien und eine erhöhte Mortalität sowie Spätdyskinesien.

> **MERKE**
>
> Im Alter sollte die (Initial-)Dosis nur ⅓ der Normdosis betragen, denn das alte Gehirn ist wegen der verminderten Präsenz von D$_2$-Rezeptoren empfindlicher gegen D$_2$-Antagonisten.

Neuroleptika in der Schwangerschaft
Konventionelle Neuroleptika und Atypika gelten als sicher, es gibt z. B. für Haloperidol und Clozapin ca. 1000 dokumentierte Verordnungen in der Schwangerschaft, für Quetiapin sogar fast 5000.

 Praxistipp
> Die Prolaktinämie durch D$_2$-Hemmung verursacht Zyklusstörungen. Eine Amenorrhö verleitet Patientinnen häufig zu der falschen Annahme, sie könnten nicht schwanger werden.

26.5.3 Praktischer Umgang mit Neuroleptika
Zu Möglichkeiten und Auswahl der Behandlung.
- Neuroleptika vermindern sehr effektiv die **Positivsymptome**; eine Wirkung auf die Negativsymptome ist individuell möglich (einige Atypika), aber meist nur mäßig oder gar nicht vorhanden.
- Neuroleptika sind Placebo **deutlich überlegen**, sowohl in der Akuttherapie wie in der Rezidivprophylaxe einer Schizophrenie.
- Prinzipiell gibt es **keinen qualitativen Unterschied** in der antipsychotischen Wirkung zwischen konventionellen und atypischen Neuroleptika.
- Klinische Erfahrungen zeigen, dass **konventionelle Neuroleptika** in der Akuttherapie und **atypische Neuroleptika** in der chronischen Therapie (etwas) wirksamer sind, auch wenn es dafür kein solides Datenmaterial gibt.
- Bei Akutpsychosen wirkt **Haloperidol** am stärksten. **Amisulprid, Clozapin, Olanzapin, Risperidon** und **Zotepin** gelten den konventionellen Neuroleptika in der Rückfallprophylaxe als überlegen.
- Es ist sinnvoll, atypische mit konventionellen Neuroleptika zu **kombinieren**.

Zu Dosierung, Ein-/Ausschleichen und Wechsel des Neuroleptikums.
- **Beginn** mit **konventionellen** Antipsychotika, ggf. bei Nichtansprechen Umstellung auf Atypika.
- Die antipsychotische Wirkung kann bereits nach **1–2 Tagen** greifen, die volle Wirkung braucht **bis zu 4 Wochen**. Im Gegensatz dazu treten die **somatischen Nebenwirkungen** unmittelbar nach Einnahme der 1. Dosis auf – sowohl bei Gesunden wie bei Kranken.
- Wenn möglich: **langsam aufdosieren** zur Vermeidung von EPS.
- Entsprechend: **nie abrupt absetzen** wegen der Gefahr schwerer Rebound-Psychosen mit Verschlechterung der Symptome.
- Bei **ständiger Gabe** ist die Dosis der Erhaltungstherapie gegenüber der Akuttherapie zu **reduzieren** (bei Antidepressiva bleibt die Dosis erhalten).
- Bei **20–30 %** der Patienten muss wegen fehlenden Therapieerfolgs auf ein anderes Neuroleptikum umgestiegen werden.
- **Nur Fachärzte** sollten Neuroleptika umstellen: Die Patienten sind zwischen dem Ausschleichen und Einschleichen möglicherweise ohne ausreichendem antipsychotischen Schutz. Die Umstellung erfordert die genaue Kenntnis der Pharmakokinetik und -dynamik der Neuroleptika.
- **30–50 %** der Patienten brechen die Einnahme der Neuroleptika ab, z. B. wegen fehlender Krankheitseinsicht, Nebenwirkungen, ungenügender Wirksamkeit oder mangelhafter Psychoedukation. Dadurch erhöhen sich Rückfälle und stationäre Aufenthalte.

Zu Nebenwirkungen und Interaktionen.
- Nebenwirkungen der Neuroleptika können auch **Symptome der Psychose** sein (z. B. Diabetes, Störung von Sexualfunktionen); daher müssen die somatischen Störungen vor Beginn einer Pharmakotherapie sorgfältig dokumentiert werden.
- **Atypika** verursachen deutlich weniger Spätdyskinesien als konventionelle Neuroleptika.
- Viele Patienten mit Psychosen sind starke Raucher. **Rauchen induziert CYP1A2** mit Wirkungsverlust von CYP1A2-Substraten wie Clozapin, Olanzapin und Levomepromazin.

Außerdem.
- Zur Augmentierung (Wirkungsverstärkung) der Neuroleptika sowie zur Stimmungsstabilisierung können **Lithium** oder **Antiepileptika** (Valproinsäure, Carbamazepin) komediziert werden.
- Bei **Suizidgefahr** ist **Lithium** bei Psychosen das potenteste Prophylaktikum.
- **Angstsyndrome** werden mit lang wirksamen **Benzodiazepinen** behandelt.

- Die Pharmakotherapie sollte immer von einer **Psychoedukation** begleitet (und gefolgt) werden. Dies verbessert die Patientencompliance.

Exkurs

Erythropoetin als neuroprotektive Therapie bei Schizophrenie
Das aus der Niere stammende Erythropoetin (EPO) wird zur Blutbildung benötigt, besitzt aber auch zahlreiche Wirkungen auf andere Zellen, u. a. wirkt es im Gehirn neuroprotektiv und neurotroph. Für EPO (40 000 IU rhEPO, i. v. 1-mal wöchentlich) wurde in einer Studie als bisher einzigem Wirkstoff eine Verbesserung der Kognition bei schizophrenen Patienten dokumentiert, obwohl die Patienten schwer chronisch krank und eigentlich austherapiert waren (nach H. Ehrenreich et al., Mol. Psychiatry, 2007). Dieser Befund legt nahe, dass auch bei fortgeschrittener Schizophrenie noch Prozesse ablaufen, die therapeutisch noch beeinflusst werden können. Dieselbe Arbeitsgruppe konnte 2012 Erythropoietin bzw. seinen Rezeptor als Kandidaten-Gene für kognitive Störungen bei Schizophrenie identifizieren.

26.5.4 Intramuskuläre Depotinjektion von Neuroleptika

Häufig ist die Compliance bei psychotischen Patienten schlecht. Dafür stehen einige der in diesem Kapitel erwähnten Neuroleptika als **Depotpräparate** zur i. m. Applikation zur Verfügung, die Wirkdauer beträgt 1–4 Wochen. Beispiele hierfür sind Fluspirilen, Fluphenazin, Haloperidol, Perphenazin und die Atypika Olanzapin, Paliperon und Risperidon. Depot-Neuroleptika werden als Ester mit langkettigen Fettsäuren wie Decanoat und in Öl gelöst i. m. appliziert. Nach der langsamen Penetration ins Blut werden die Ester durch Esterasen abgespalten und die Neuroleptika stehen als freie Moleküle zur Verfügung.

Dem Vorteil einer kontrollierten Applikation (v. a. bei Patienten mit mangelhafter Compliance) mit stabilem Wirkspiegel und weniger Dyskinesien steht gegen den Nachteil einer fehlenden Steuerbarkeit und der nur langsamen Abnahme von Nebenwirkungen nach dem Absetzen entgegen. Manche Patienten empfinden die i. m. Injektion als erniedrigenden Eingriff bzw. sehen sie als Zwangsmaßnahme und damit als Bestätigung ihrer (Verfolgungs-) Wahnvorstellungen.

Praxistipp
Bei starker körperlicher Betätigung (Sport) können Depotpräparate schnell abgebaut werden: Wirkungsverlust!!

26.5.5 Differenzialtherapeutische Indikationen von Neuroleptika

Tab. 26.8 zeigt, bei welchen Störungen oder Komorbiditäten welche Neuroleptika gegeben werden können und welche jeweils ungeeignet sind.

Tab. 26.8

Differenzialtherapeutische Indikationen von atypischen und konventionellen Neuroleptika (kN)

Problem/Komorbidität	geeignet	ungeeignet
Therapieresistenz	Clozapin > Olanzapin	bisher unwirksame Neuroleptika
persistierende Negativsymptomatik	Amisulprid, Clozapin, Olanzapin	kN in höheren Dosierungen
ausgeprägte EPS	Clozapin, Quetiapin	hochpotente kN
psychotische Symptome bei Parkinson-Therapie	Clozapin, Quetiapin, Rivastigmin	hochpotente kN
Spätdyskinesien	Clozapin, Quetiapin	hochpotente kN
Gewichtszunahme	Amisulprid, Aripiprazol, Ziprasidon	Clozapin, Olanzapin, Quetiapin
Sedierung, Müdigkeit	Amisulprid, Aripiprazol, Ziprasidon, hochpotente kN	Clozapin, Quetiapin, Zotepin, niederpotente kN
anticholinerge UAW	Amisulprid, Aripiprazol, Melperon, Paliperon, Risperidon, Pipamperon	Clozapin, Olanzapin; niederpotente kN
sexuelle Funktionsstörungen	Aripiprazol, Clozapin, Olanzapin, Quetiapin	kN; Amisulprid, Sulprid, Risperidon
Epilepsie	Risperidon, Butyrophenone	Phenothiazine; Clozapin, Olanzapin, Quetiapin

26.5.6 Tabellarische Übersicht über die klinischen Daten
Tab. 26.9.

26.5.7 Weiterführende Informationen
- www.awmf.org (Leitlinie Schizophrenie)
- www.dgppn.de/leitlinien-publikationen/leitlinien.html

Tab. 26.9

Klinische Daten von Neuroleptika (Erwachsene)

Wirkstoff	Plasma-HWZ (h)[1] (Metabolit)	Dosierung (mg)[2]	Metabolisierung/ Ausscheidung[3]	Dosis bei Niereninsuffizienz[4]
Phenothiazine + Thioxanthane				
Chlorprothixen	8–12	3–4 × 50	hepatisch	anpassen
Flupentixol	22–36	1–3 × 4–20	intestinal + hepatisch	anpassen
Fluphenazin	20	1–3 × 2–10	S: UGT, CYP2D6	anpassen
Fluspirilen	2–12 d	2–6 /Woche im	hepatisch; renal	
Levomepromazin	15–50	1–3 × 25–50	hepatisch	anpassen
Perazin	10–30	1–3 × 100	S: CYP3A4, CYP2C9	
Perphenazin	8–12	3 × 4–8 /d	hepatisch	
Pimozid	55	1 × 2–12	S: CYP3A4	
Promethazin	4–19	1–4 × 25	hepatisch	anpassen
Prothipendyl	3	3–4 × 40–800	hepatisch	anpassen
Zuclopenthixol	20	2–3 × 2–40	S: CYP2D6	anpassen
Butyrophenone				
Benperidol	8	1 × 1–6	hepatisch	
Haloperidol	24	1–3 × 3–15	S: CYP3A4, CYP2D6, I: CYP2D6	anpassen
Melperon	6–8	1–3 × 25–100	hepatisch	anpassen
Pipamperon	4–8	1–3 × 40–120	hepatisch	
Atypika				
Amisulprid	12	2 × 200–400	renal	KI < 10
Aripiprazol	75	1 × 5–15	S: CYP2D6, CYP3A4	
Asenapin	24	2 × 5–10	S: UGT1A4; CYP1A2	
Clozapin	8–12	1–2 × 12,5–300	S: CYP1A2, CYP3A4	anpassen
Olanzapin	30–40	1 × 5–20	S: UGT, CYP1A2, CYP2D6	anpassen
Quetiapin	7	2 × 150–225	S: CYP3A4	
Risperidon	3 (24)	1–2 × 2–6	S: CYP2D6	anpassen
Sulpirid	7–9	1–3 × 50–100	renal; intestinal	anpassen
Ziprasidon	6–7	2 × 40–80	S: CYP3A4	

[1] wenn nicht anders vermerkt: Tablette (nicht retardiert, keine schnell wirksame Formulierung)
[2] durchschnittliche Gabe einer durchschnittlichen Einzeldosis (1-mal die Höchstdosis oder mehrmals täglich die niedrige Dosierung)
[3] Nur die Metabolisierungen/Ausscheidungswege/CYP-Enzyme werden aufgelistet, die pharmakologisch relevant sind
[4] Kreatinin-Clearance in ml/min; KI = Kontraindikation
I = Induktor; H = Hemmstoff; S = Substrat

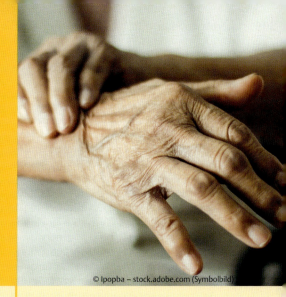

© lpopba – stock.adobe.com (Symbolbild)

Kapitel 27

Anti-Parkinson-Therapeutika

Thomas Herdegen

27.1 Überblick 500

27.2 **Wirkstoffe zur Verstärkung der dopaminergen Transmission** 502

27.3 **Pharmakotherapie von motorischen und nichtmotorischen Parkinson-Symptomen** 510

27.4 **Pharmakologie in der Praxis: Parkinson und Anti-Parkinson-Mittel** 511

27.1 Überblick

Key Point

Die Parkinson-Krankheit ist ein komplexes neurodegeneratives Syndrom mit Erkrankung des extrapyramidal-motorischen Systems. Motorische Störungen mit der klassischen Symptomtrias Rigor, Ruhetremor und Bradykinese dominieren, daneben treten aber auch vegetative, affektive und kognitive Defizite auf. 1 % der über 60-Jährigen und 2–3 % der über 70-Jährigen sind betroffen. Wesentlich für die klinische Symptomatik ist die Degeneration dopaminerger Neurone in der Substantia nigra, Pars compacta (SNC), sowie der Untergang vegetativer Kerne. Die Therapie besteht in der Verstärkung der dopaminergen Transmission.

Als „Morbus Parkinson" bezeichnet man das **idiopathische Parkinsonsyndrom** (IPS, auch „primäres Parkinson-Syndrom" genannt), bei dem die Ursache unbekannt ist (über 80 % der Parkinson-Syndrome). Die restlichen Erkrankungen sind **symptomatische** (oder sekundäre) Parkinsonsymptome (z.B. bei Atherosklerose, Enzephalopathien, Traumen sowie als Folge von Toxinen und Drogen. Bei den autosomalen **erblichen Parkinson-Formen** finden sich Mutationen in PINK1, Parkin und DJ-1-Proteinen mit mitochondrialen Dysfunktionen und erhöhtem oxidativem Stress.

Der Morbus Parkinson ist eine neurodegenerative Erkrankung des extrapyramidal-motorischen Systems mit der klassischen Symptomtrias Rigor, Ruhetremor und Bradykinese. Dazu kommen Haltungsinstabilität, eine starre Mimik oder eine abnehmende Schriftgröße (Mikrografie, **Abb. 27.1**) als Ausdruck kleiner werdender Bewegungsamplituden. Die Degeneration dopaminerger Neurone in der Substantia nigra, die zum Striatum projizieren, verursacht dort einen Mangel an Dopamin.

Auch die begleitenden, manchmal sogar der Erkrankung vorausgehenden affektiven und kognitiven Störungen sind von großer Bedeutung: Neben der Substantia nigra degenerieren auch andere Kerngebiete wie der Locus coeruleus oder der Ncl. basalis Meynert mit Verlust von noradrenergen und cholinergen Neuronen.

Die Degeneration einer 3. Gruppe von Neuronen verursacht **vegetative Störungen**: Betroffen sind Neuronen im dorsalen Vaguskern sowie Kerngruppen, die Funktionen des autonomen Nervensystems beeinflussen. Von hier nimmt die aufsteigende Degeneration ihren Ausgang, evtl. bedingt durch die Nähe zu Schleimhautbereichen. Folgen sind u.a. orthostatische Dysregulation, schnelle körperliche Ermüdbarkeit und Tagesmüdigkeit bei gleichzeitiger nächtlicher Schlafstörung, Verdauungsstörungen infolge einer Blasenatonie, einer Darmatonie und von Schluckstörungen (mit erschwerter Einnahme und Resorptionsstörung von Medikamenten) sowie vermehrtem Tränen- und Speichelfluss. Parkinsonpatienten leiden auch unter einer erhöhten **Schmerzempfindlichkeit**.

Praxistipp

Die nichtmotorischen, psychisch-kognitiven und vegetativen Symptome müssen unbedingt beim Nebenwirkungsrisiko der Pharmakotherapie mitbeachtet werden. Sie gehen den motorischen Symptomen auch oft voraus.

27.1.1 Pathogenese

Der **Untergang dopaminerger Neuronen in der Substantia nigra** ist das **zentrale Ereignis** der Parkinson-Pathogenese. Dopamin aus der Substantia nigra sti-

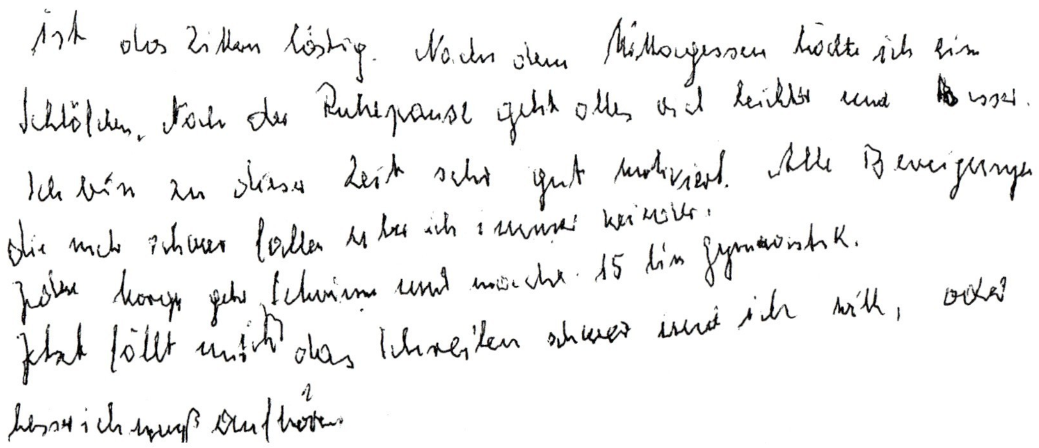

Abb. 27.1 Mikrografie bei Morbus Parkinson. Die Schriftgröße nimmt zum Zeilenende hin ab. (Masuhr KF, Neumann M. Duale Reihe Neurologie. Thieme; 2013)

muliert normalerweise im Striatum inhibitorische D_2-Rezeptoren auf Neuronen, die im weitesten Sinne den Entwurf für Bewegungsabläufe im Thalamus bremsen (**Abb. 27.2**). Die Regelkreise aktivieren willkürliche und hemmen unwillkürliche Bewegung. Funktionell basiert die motorische Symptomatik auf einem gestörten Gleichgewicht der Transmission von Dopamin einerseits sowie von Acetylcholin, Glutamat und Adenosin andererseits. Die Ursachen für den dopaminergen Zelluntergang in der Substantia nigra sind immer noch unklar, ebenso wie der Grund für die Beobachtung, dass die benachbarten dopaminergen Neuronen im ventralen Tegmentum bei Morbus Parkinson intakt bleiben.

> **MERKE**
> – Dopamin erleichtert durch seine enthemmende Wirkung die Initiierung von Bewegungsabläufen.
> – Umgekehrt verstärkt der Verlust von Dopamin im Striatum die Hemmung von Bewegungsentwürfen im Thalamus mit verminderter Beweglichkeit.

Zur neuronalen Degeneration beim Morbus Parkinson tragen bei:
– **Bildung von Lewy-Körperchen bzw. Ansammlung von α-Synuklein:** Lewy-Körperchen sind ein typisches histopathologisches Merkmal des Morbus Parkinson: Es handelt sich hierbei um große intrazelluläre Einschlüsse, gefüllt mit dem Enzym α-Synuklein, das die Faltung von Proteinen katalysiert. Dieses Enzym aggregiert beschleunigt in Gegenwart von Dopamin oder Eisenionen. Prinzipiell können aggregierte Proteine als „zellulärer Müll" zum Tod von Nervenzellen führen. Synukleinopathien finden sich auch bei Demenzen oder Trisomie 21. Es ist immer noch unklar, ob die intraneuronale Akkumulation von α-Synuklein die Ursache oder die Folge des Morbus Parkinson ist – oder sogar der Versuch einer Neuroprotektion.
– **Neuromelanin:** Dieses schwarze Pigment besitzt eine komplexe Struktur, die ihren Ausgang von Dopamin-Chinon nimmt und an die noch Fettsäuren, Polysaccharide oder Proteine binden. Als Eisenspeicher der dopaminergen Neuronen, die kein Ferritin besitzen, findet sich Neuromelanin v. a. im Locus coeruleus und in der Substantia nigra (Name!), zwei Kerngebieten mit hohem Risiko für Neurodegeneration. In den dopaminergen Neuronen des ventralen Tegmentums jedoch, die bei Morbus Parkinson intakt bleiben, ist kein Neuromelanin zu finden. Die „Neuromelanin-Last" nimmt mit steigendem Alter zu. Neuromelanin schützt primär Neurone gegen oxidative Prozesse, wird dann aber unter dem Einfluss von Dopamin-Chinon, α-Synuklein und/oder einer Eisen-Überladung neurotoxisch.
– Neben der Degeneration der Substantia nigra finden sich bei Parkinson-Patienten häufig Lewy-Körperchen und degenerierte Neuronen **im Ncl. basalis Meynert**. Dies bedeutet, dass beim Morbus Parkinson auch jene pathologischen Veränderungen stattfinden, die typisch für den Morbus Alzheimer (S. 514) sind.
– Der Dopamingehalt ist auch im **limbischen System** und im **Kortex** reduziert, was zu den kognitiven und affektiven Störungen beiträgt.
– Neben der Dopamintransmission ist die **Transmission weiterer Neurotransmitter** gestört: Schon früh degenerieren Neuronen im **Locus coeruleus** und in den **Raphe-Kernen**, die Produktion von **Noradrenalin und Serotonin** im Gehirn nimmt ab mit der Folge kognitiver und affektiver Störungen sowie einer verstärkten Schmerzwahrnehmung.
– Die Degeneration von (dopaminergen) Neuronen des **enterischen Nervensystems** ist Hauptursache für die häufigen vegetativen Symptome wie orthostatische Dysregulation, Schwitzen und Obstipation.
– Bei 95 % der Patienten mit idiopathischem Parkinson treten schon früh Riechstörungen als weiteres Zeichen einer spezifischen Neurodegeneration auf, die sich leicht z. B. mit sog. „Sniffin Sticks" diagnos-

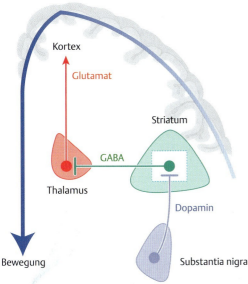

Abb. 27.2 Dopamin und der Regelkreis der pyramidalen Motorik. Die sehr vereinfachende Darstellung zeigt die dopaminerge Projektion aus der Substantia nigra compacta in das Striatum. Durch inhibitorische D_2-Rezeptoren wird die striatale Projektion (weißes Rechteck im Striatum, s. **Abb. 27.3**) gehemmt, die im Thalamus über eine Freisetzung von GABA die Aktivierung des motorischen Kortex bremst. Dopamin enthemmt also die striatale Blockade. Der Verlust von Dopamin beim Morbus Parkinson führt daher zu einer verstärkten Hemmung der kortikalen Bewegungsentwürfe. Eine zentrale Rolle spielt auch die verminderte Hemmung des Ncl. subthalamicus (nicht gezeigt).

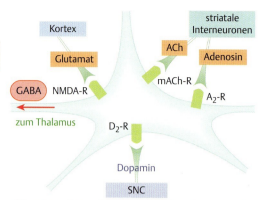

Abb. 27.3 Funktionelles Gleichgewicht von Dopamin und Acetylcholin, Adenosin und Glutamat. Die GABAerge Projektion aus dem Striatum zum Thalamus wird durch Dopamin gehemmt und durch Glutamat (über NMDA-Rezeptoren), Acetylcholin (über mACh-Rezeptoren) und Adenosin (über A$_2$-Rezeptoren) erregt. Beim Morbus Parkinson kommt es durch den Verlust von Dopamin zu einem funktionellen Übergewicht von Glutamat, Acetylcholin und Adenosin. Das hier dargestellte striatale Neuron steht für ein neuronales Netzwerk, das in der Realität mehrere Schaltkreise umfasst (SNC = Substantia nigra, Pars compacta).

tizieren lassen. Riechstörungen gehen auch den klinischen Symptomen der Alzheimer-Demenz und der Lewy-Body-Demenz voraus.

> **MERKE**
>
> 3 wichtige Gruppen degenerierender Neuronen beim Morbus Parkinson:
> - dopaminerge Neuronen der Substantia nigra, die zum Striatum projizieren
> - noradrenerge und cholinerge Neuronen im Locus coeruleus bzw. im Ncl. basalis Meynert
> - dorsaler Vaguskern und Kerngruppen des enterischen Nervensystems.

27.1.2 Parkinson-Symptome durch Medikamente

Arzneimittel können **symmetrische** motorische parkinsonartige Symptome auslösen oder verstärken. Diese Symptome werden jedoch nicht durch den Zelltod dopaminerger Neurone verursacht, sondern rein funktionell durch Hemmung der dopaminergen Transmission im Striatum und in anderen Kerngebieten. Diese iatrogenen Symptome verschwinden mit dem Absetzen der betroffenen Arzneimittel, sofern kein neurotoxischer Zelluntergang verursacht wurde. Auslöser sind:
- **Neuroleptika** (D$_2$-Hemmstoffe)
- Antiemetika wie der ZNS-gängige D$_2$-Hemmstoff **Metoclopramid** (nicht-ZNS-gängige Alternative ist Domperidon).
- **α-Methyl-Dopa** und **Reserpin**, die die vesikulären Dopaminspeicher entleeren

- die durchblutungsfördernden Calcium-Kanal-Antagonisten **Flunarizin** (S. 407) und **Cinnarizin**.
- **Lithium** (Tremor!) und **Valproinsäure**.

27.2 Wirkstoffe zur Verstärkung der dopaminergen Transmission

Key Point
Es gibt gegenwärtig keine pharmakotherapeutische Option, die den Untergang der dopaminergen Neuronen verhindert. Die Pharmakotherapie ist immer noch symptomatisch und zielt auf den Ersatz von Dopamin bzw. die Normalisierung der dopaminergen Transmission im Striatum.

Nur die idiopathische Parkinson-Krankheit, aber nicht die sekundären Parkinson-Formen sprechen auf eine Pharmakotherapie an. Die **Responsibilität** wird mit einer Testdosis L-Dopa bestimmt, auf die Patienten mit einer sofortigen Besserung reagieren müssen.

27.2.1 Möglichkeiten der Pharmakotherapie

Am Beispiel des Morbus Parkinson lassen sich die möglichen pharmakologischen Therapiestrategien darstellen, die generell beim Fehlen einer körpereigenen Substanz zur Anwendung kommen können (**Tab. 27.1**).

Kausale Therapie: Neuroprotektion. Eine **kausale** Therapie muss den Zelltod der dopaminergen Neuronen **aufhalten** oder zumindest seine Progredienz **verzögern**. Im besten Falle kann sie den Zellverlust wieder ausgleichen. Dies leistet die **Pharmakotherapie** – einschließlich der experimentellen Gabe von neurotrophen Substanzen – **noch nicht**. Ob die Verzögerung der Parkinson-Symptomatik (TEMPO-Studie) durch den MAO-B-Hemmstoff Rasagilin (S. 508) auf einer echten neuroprotektiven Wirkung beruht, ist zweifelhaft. Eine Implantation von Stammzellen oder von embryonalen dopaminergen Neuronen befindet sich noch in einem experimentellen Stadium. 2007 wurde bei 12 Patienten in den USA mittels **adenoviralen Gentransfers** erfolgreich ein Gen für die Glutamat-Decarboxylase in Neuronen des Ncl. subthalamicus eingebaut (das ist auch der Zielkern der tiefen Hirnstimulation), was die Parkinson-Symptomatik mäßig, aber signifikant besserte. Andere Gentransfer-Strategien blieben erfolglos (z. B. Synthese von Dopamin, Expression von Neurturin, Hemmung von α-Synuclein).

Ersatztherapie: Gabe von Dopamin. Im Falle von Peptiden oder Proteinen ist eine orale Applikation **unwirksam**, da diese Moleküle entweder im Verdau-

Tab. 27.1

Schema einer pharmakologischen Ersatztherapie am Beispiel des Morbus Parkinson

	allgemeine Strategie	entspricht beim Morbus Parkinson
1	kausale Therapie	Neuroprotektion
2	Ersatz für die endogenen Bildung	Zelltransplantation
3	Ersatz des fehlenden Moleküls	L-Dopa
4	Erhalt der Restfunktion, Hemmung des Abbaus	COMT- und MAO-B-Hemmstoffe
5	funktionelle Rezeptorstimulation (Agonisten)	D_2-Agonisten
6	Hemmung der Gegenspieler	– Blockade des mACh-Rezeptors – Blockade des NMDA-Rezeptors – Blockade des Adenosin-2-Rezeptors (Phase I/II)

ungstrakt abgebaut werden oder die Blut-Hirn-Schranke nicht überwinden. Dies trifft auch für Dopamin zu, das weder ausreichend resorbiert wird noch die Blut-Hirn-Schranke passieren kann.
Substitution von resorbierbaren Derivaten: L-Dopa als Vorläufer. Bei mangelnder Bioverfügbarkeit des zu substituierenden Moleküls können **Vorläufermoleküle** gegeben werden, die Organe und Membranbarrieren penetrieren. Dies funktioniert für den Dopaminvorläufer L-Dopa, der im ZNS in Dopamin umgewandelt wird.
Funktioneller Ersatz: Dopamin-Agonisten. Kann das Zielmolekül nicht (mehr) substituiert werden, sind Agonisten eine weitere Alternative, sofern das **Rezeptorsystem** dafür **noch intakt** ist. Dopamin-Agonisten können die Parkinson-Symptome effektiv beseitigen. Sie verlieren jedoch im Lauf der Zeit ihre Wirksamkeit, da die Funktionsfähigkeit der Dopamin-Rezeptoren abnimmt.
Stabilisierung der endogenen Produktion: Hemmung des Dopamin-Abbaus. Für eine gewisse Zeit produzieren die Zellen weiterhin das Molekül, wenn auch ständig abnehmend. In dieser Phase kann die **Restfunktion** durch Hemmung des Molekülabbaus **verstärkt** werden. Der Abbau von Dopamin wird durch Hemmung der metabolisierenden Enzyme **MAO-B** und **COMT** erfolgreich verzögert.
Abschwächung der Gegenspieler: Antagonisten des mACh- und NMDA-Rezeptors. Manchmal ist die Hemmung von Gegenspielern (oder Antagonisten) klinisch wirksam. Beim Morbus Parkinson sind **muskarinerge Acetylcholin-**, **NMDA-** und **Adenosin-A_2-Rezeptoren** solche Gegenspieler, deren Hemmung Parkinson-Symptome verbessert. **Koffein** als A_2-Hemmstoff verbessert die motorischen Symptome.

27.2.2 Ersatztherapie mit L-Dopa (Levodopa)

MERKE

L-Dopa ist das wirksamste Anti-Parkinson-Mittel.

Resorption und Bioverfügbarkeit von L-Dopa

Das direkte Vorläufermolekül von Dopamin, **L-Dopa** (L-3,4-Dihydroxyphenylalanin, syn. Levo-Dopa) besitzt im Gegensatz zu Dopamin eine periphere Bioverfügbarkeit von 5–15 % und penetriert die Blut-Hirn-Schranke. Denn L-Dopa wird mithilfe eines Aminosäuretransporters, des natriumunabhängigen **L-Aminosäure-Transporters 1 (LAT 1)**, sowohl durch die Darmwand als auch durch die Blut-Hirn-Schranke transportiert. Aus L-Dopa wird dann im gesamten Nervensystem mittels der **Dopamin-Decarboxylase (DDC)** Dopamin metabolisiert (**Tab. 27.2**), welches anschließend in den synaptischen Vesikeln gespeichert und freigesetzt wird. Dies erfordert allerdings eine Restfunktion der Synapse mit ausreichender DDC. **Cave:** Dopamin kann evtl. auch das Neuron schädigen. Wenn Dopamin nicht in den synaptischen Vesikeln „in Sicherheit" gebracht wird, wird es im Zytoplasma zu einem besonders reaktionsfähigen radikalähnlichen **Dopamin-Chinon** oxidiert.
Maximale Plasmaspiegel werden 0,5–1 h nach Gabe von nichtretardiertem L-Dopa bzw. 1,5–2,5 h nach Gabe von retardiertem L-Dopa erreicht. Aufgrund seiner kurzen HWZ muss nichtretardiertes L-Dopa 3- bis 6-mal täglich eingenommen werden, retardiertes L-Dopa nur noch 2- bis 3-mal/d. Die am schnellsten wirkende Formulierung ist die **Brausetablette**. Für schwere Symptome steht die Gabe mittels **Duodonalsonde** zur Verfügung.
Resorption und Bioverfügbarkeit können **eingeschränkt** oder **verzögert** werden durch
– **proteinhaltige Mahlzeiten:** L-Dopa wird durch Aminosäuren vom Aminosäure-Transporter im Duodenum und in der Blut-Hirn-Schranke verdrängt. Daher muss L-Dopa mindestens 30 min vor dem Essen eingenommen werden. Das gilt be-

Tab. 27.2

Biochemische Unterschiede von L-Dopa und Dopamin

	L-Dopa	Dopamin
Rezeptoraffinität	keine	Stimulation von D_1–D_5-Rezeptoren
Abbau	COMT	COMT, MAO-B >> MAO-A
Metabolisierung	via Dopamin-Decarboxylase zu Dopamin	via Dopamin-β-Hydroxylase zu Noradrenalin

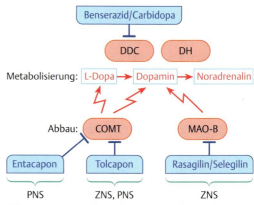

Abb. 27.4 Pharmakologische Angriffspunkte am Dopamin-Metabolismus. Der Abbau (rote Pfeile) von L-Dopa und Dopamin kann durch Hemmung von DDC, COMT und MAO-B verzögert werden (DH = Dopamin-Hydroxylase).

sonders für proteinhaltige Mahlzeiten wie z. B. Fisch. Retardiertes L-Dopa sollte abends nach dem Essen eingenommen werden bzw. in ausreichend zeitlichem Abstand von und zur nächsten Mahlzeit.
- **verzögerte Magenentleerung:** Das aus L-Dopa entstandene Dopamin führt nicht nur zu Übelkeit und Erbrechen, sondern hemmt auch die Peristaltik im Magen-Darm-Trakt. Dadurch verschlechtern sich die Gastroparese und die Obstipation, beides vegetative Begleiterscheinungen des Morbus Parkinson. Therapeutisch wird der periphere D_2-Antagonist Domperidon gegeben.
- **Antazida** (S. 230).

Abbau und Ausscheidung von L-Dopa erfolgen als **Metaboliten** von L-Dopa bzw. Dopamin hauptsächlich via **MAO-B** (Monoaminooxidase B) und **COMT** (Catechol-O-Methyltransferase; **Abb. 27.4**).

Hemmstoffe der Dopamin-Decarboxylase

Die zentralnervöse Bioverfügbarkeit von L-Dopa wird fast vollständig durch die ubiquitär vorkommende **Dopamin-Decarboxylase (DDC)** aufgehoben, die 97–99 % des nach oraler Gabe resorbierten L-Dopa bereits in der Peripherie in Dopamin umwandelt. Dopamin kann jedoch die Blut-Hirn-Schranke nicht passieren und provoziert periphere Nebenwirkungen wie Erbrechen, orthostatische Dysregulation und kardiale Arrhythmien. Die DDC muss also blockiert werden, damit ins Gehirn ausreichend hohe L-Dopa Spiegel gelangen. **Im Gehirn** jedoch darf die DDC nicht gehemmt werden, denn L-Dopa kann die Dopamin-Rezeptoren nicht aktivieren. Es wurden daher polare DDC-Hemmstoffe entwickelt, die die intakte Blut-Hirn-Schranke nicht passieren.

Carbidopa (+ L-Dopa als Nacom®) und **Benserazid** (+ L-Dopa als Madopar®) sind DDC-Hemmstoffe, die eine große Ähnlichkeit mit L-Dopa zeigen. Daher binden sie ans katalytische Zentrum der DDC und blockieren es. Zusammen mit L-Dopa werden sie in einer Tablette im Verhältnis 4:1 eingenommen. Bei Bedarf kann dieses Verhältnis in speziellen Zubereitungen verändert werden. Hinweise zur Anwendung sind im Abschnitt Pharmakologie in der Praxis (S. 511) aufgeführt.

> **MERKE**
>
> L-Dopa wird ausschließlich zusammen mit Hemmstoffen der Dopamin-Decarboxylase eingenommen, die die Metabolisierung von L-Dopa zu Dopamin außerhalb des ZNS verhindern und so die gastrointestinalen und kardialen Nebenwirkungen von Dopamin reduzieren. Es muss über mehrere Wochen langsam aufdosiert werden.

Blockade des L-Dopa-Abbaus durch Hemmung der COMT

L-Dopa wird nicht nur in Dopamin umgewandelt, sondern auch über die **Catecholamin-O-Methyl-Transferase** (COMT) abgebaut (S. 80), die auch Dopamin und die Katecholamine zu unwirksamen Metaboliten methyliert. Um die Bioverfügbarkeit im ZNS und damit die Wirkung von L-Dopa bzw. von Dopamin zu verlängern, werden **Hemmstoffe der COMT** mit L-Dopa und DDC-Hemmstoffen kombiniert.

 Praxistipp
COMT-Hemmstoffe verlängern die Wirkdauer von L-Dopa um 20–30 %.

Entacapon (Comtess®) und **Tolcapon** (Tasmar®) verlängern die Wirkung von L-Dopa um 1–1,5 h/d. Entacapon blockiert die COMT nur peripher, das weniger polare und daher ZNS-gängige und wirksamere Tolcapon zusätzlich auch zentral, es wirkt stärker. Stalevo® ist eine Dreifachkombination aus L-Dopa, Carbidopa und Entacapon. COMT-Hemmer werden nur in Kombination mit L-Dopa eingesetzt.

Unter Tolcapon muss die **Leberfunktion** regelmäßig kontrolliert werden, da schwere Leberschäden beobachtet wurden. Nebenwirkungen infolge der durch COMT-Hemmung erhöhten L-Dopa- bzw. Dopaminspiegel lassen sich durch Reduktion der L-Dopa-Dosis vermeiden.

Nebenwirkungen von L-Dopa

Im Rahmen der Kombinationstherapie von L-Dopa mit DDC- bzw. COMT-Hemmstoffen ist es sehr schwierig, zwischen Nebenwirkungen dieser Hemmstoffe und der gesteigerten Wirkung bzw. Nebenwirkung von L-Dopa selbst bzw. von Dopamin zu unterscheiden. Die hier beschriebenen Störungen lassen sich alle auf L-Dopa bzw. Dopamin zurückführen.

Motorische Störungen

Die motorischen Störungen beruhen entweder auf einem Wirkungsverlust (*Off*-Phase) und/oder einer gesteigerten Wirkung (*On*-Phase). Sie treten ungefähr 3–5 Jahre nach Therapiebeginn mit L-Dopa auf. Pro Jahr nimmt die Zahl der Betroffenen um ca. 10 % zu, sodass spätestens 15 Jahre nach Therapiebeginn alle Patienten Dyskinesien entwickeln (**Abb. 27.5**)

> **Praxistipp**
> Patienten empfinden die Bewegungslosigkeit als quälender als die überschießenden oder unkontrollierbaren Bewegungen, die ihnen zumindest die Funktionsfähigkeit des Bewegungssystems anzeigen.

Wirkungsfluktuationen.
- *End-of-dose-/wearing-off*-Akinesie: abrupter Wirkungsverlust mit Bewegungsunfähigkeit, meist 4–6 h nach der Einnahme von L-Dopa, mit dem Nachlassen der L-Dopa-Wirkung. Oft morgens nach der letzten nächtlichen L-Dopa-Einnahme.
  Therapieoptionen:
  - L-Dopa retard
  - zusätzliche Gabe von L-Dopa, evtl. mit geringerer Konzentration
  - abendliches Rotigotin-Pflaster
  - wasserlösliches L-Dopa für schnellen Wirkbeginn
  - zusätzlich D_2-Agonisten, MAO-B- oder COMT-Hemmer.
- *On-off*-Fluktuation: Wirkungsverlust, auch ohne zeitlichen Bezug zur Medikamenteneinnahme, z. B. bei Störung der Resorption von L-Dopa infolge gleichzeitiger Nahrungszufuhr, wobei dann in der *On*-Phase die Wirkung rasch wieder zurückkehrt. **Therapieoptionen:**
  - weniger L-Dopa-Tabletten mit jeweils gesteigerter Konzentration
  - wasserlösliche L-Dopa-Trinktablette
  - Apomorphin s. c. (S. 507)
  - Intraduodenalsonde.
- *Freezing.* Plötzliche Blockade beim Gehen, v. a. beim Passieren von Hindernissen. **Therapieoption:** Gangschulung.

Dyskinesien (unwillkürliche Bewegungen).
- *On*-Dyskinesien: Chorea-ähnlich, schnell und schmerzlos. Sie treten meist in der *On*-Phase (gute Beweglichkeit) während der maximalen Plasmaspiegel (*Peak-dose*-Dyskinesie) von L-Dopa auf.
  Therapieoptionen:
  - Reduktion der L-Dopa-Dosis
  - Zugabe von D_2-Antagonisten, COMT-Hemmstoffen oder Amantadin (S. 509)
- *Off*-Dyskinesien: dystone, langsame Bewegungen, die sehr schmerzhaft sein können. Oft morgens bei niedriger dopaminerger Stimulation (*Early-morning*-Dystonie).
  Therapieoptionen:
  - Erhöhung der Dosis und vermehrte Einzelgabe von L-Dopa
  - retardiertes L-Dopa.

Wirkungsverlust

Ein Grund für den **Wirkungsverlust von L-Dopa** ist die stete **Abnahme der Speicherkapazität** für Dopamin und DDC. Am Beginn der Therapie wird das aus L-Dopa entstandene Dopamin in den noch lebenden Neuronen vesikulär gespeichert, die biologische HWZ von L-Dopa ist daher wesentlich länger als seine Plasma-HWZ. Mit zunehmender Krankheit nimmt die Speicherfähigkeit ab und nur noch das unmittelbar aus L-Dopa entstandene Dopamin ist wirksam. Damit verkürzt sich die Wirkdauer von L-Dopa und nähert sich seiner kurzen Plasma-HWZ an. Das therapeutische Fenster wird kleiner. Außerdem kommt es zu einem **Verlust der Dopamin-Supersensitivität** (S. 487), da die Expression der striatalen D_2-Rezeptoren abnimmt.

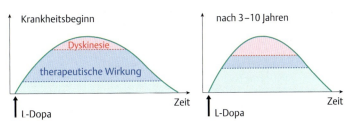

Abb. 27.5 Wirkverlust von L-Dopa. Zu Therapiebeginn ist das therapeutische Fenster von L-Dopa breit und seine Wirkung länger als die seiner Plasma-HWZ. Mit zunehmender Einnahmedauer verkleinert sich das therapeutische Fenster, die notwendigen Dosierungen für einen klinischen Effekt werden höher, es entwickelt sich häufiger Dyskinesien. Die Wirkdauer nimmt ab und nähert sich der Plasma-HWZ an.

MERKE

- Wegen der nach Jahren unvermeidlich auftretenden motorischen Störungen sollte die Therapie mit L-Dopa so spät wie möglich begonnen werden.
- Jüngere Patienten sind (verglichen mit älteren Patienten) besonders empfindlich für L-Dopa-induzierte Fluktuationen und Dyskinesien.
- Durch COMT-Hemmstoffe und retardierte L-Dopa-Formulierungen lassen sich die Fluktuationen und Dyskinesien abschwächen.

Störungen des autonomen Nervensystems

Übelkeit und Erbrechen: Schon in der Peripherie wird immer ein Teil von L-Dopa in Dopamin umgewandelt. Dies geschieht bereits im Magen-Darm-Trakt, wo Dopamin die Peristaltik hemmt. Außerdem stimuliert es das Brechzentrum.

Praxistipp

Gegen die L-Dopa-induzierte Übelkeit darf nur der peripher wirksame D_2-Hemmstoff Domperidon, nicht aber das zentral wirksame Metoclopramid (Verstärkung der Parkinson-Symptomatik) eingesetzt werden.

Kardiovaskuläre Nebenwirkungen: Dopamin verursacht über den D_1-Rezeptor, der an der glatten Gefäßmuskulatur eine cAMP-vermittelte Vasodilatation induziert, orthostatische Dysregulationen. Außerdem können Tachyarrhythmien ausgelöst werden.

Zentralnervöse Nebenwirkungen

Die Gabe von L-Dopa verursacht besonders bei älteren Patienten ernste zentralnervöse Nebenwirkungen wie **Halluzinationen** (v. a. visuell), die den Einsatz von Neuroleptika erfordern. Clozapin (S. 510) ist hier erste Wahl. Außerdem treten **Schlaflosigkeit und Unruhe** bis zur Agitiertheit auf. Zur Erinnerung: Psychotische Unruhe korreliert mit Dopamin-Überfunktion.

Kontraindikationen von L-Dopa

Kontraindiziert ist L-Dopa bei
- Kindern und Jugendlichen < 18 Jahren
- schweren Erkrankungen von Herz, Niere und Leber
- Glaukom
- Phäochromozytom
- Hyperthyreose

MERKE

Da alle Parkinson-Patienten früher oder später mit L-Dopa behandelt werden müssen, darf diese Substanz dem Patienten gegenüber nicht schlechtgeredet werden.

27.2.3 D_2-Agonisten

D_2-Agonisten **aktivieren die hemmenden Dopamin-Rezeptoren** (überwiegend D_2 und D_3). Sie werden im **Frühstadium** des Morbus Parkinson und **bei jüngeren Patienten** eingesetzt, um die Entwicklung der Fluktuationen bzw. Dyskinesien unter dem wirkungsvolleren L-Dopa so lange wie möglich hinauszuzögern. Als **Komedikation** vermindern D_2-Agonisten die durch L-Dopa ausgelösten motorischen Störungen. Die Stimulierung von D_3-Rezeptoren wirkt möglicherweise gegen die den Morbus Parkinson häufig begleitende Depression und die Antriebslosigkeit.

D_2-Agonisten und L-Dopa sind nicht einfach austauschbar oder wirkungsäquivalent. D_2-Agonisten wirken nur auf Neuronen mit entsprechenden Dopamin-Rezeptoren, während das aus L-Dopa entstandene Dopamin alle Dopamin-Rezeptoren stimuliert. Andererseits setzt der Einsatz von L-Dopa bzw. die Umwandlung in Dopamin noch funktionsfähige dopaminerge Neuronen voraus.

Tab. 27.3 vergleicht das klinische Profil von L-Dopa und D_2-Agonisten.

Praxistipp

D_2-Agonisten werden über 2–4 Wochen langsam aufdosiert und bis zum Auftreten von Übelkeit (evtl. unter Gabe von Domperidon) „titriert". Da abruptes Absetzen die motorischen Störungen verschlechtert, müssen sie ausgeschlichen werden.

Nebenwirkungen. Die Stimulation des D_2-Rezeptors verursacht charakteristische Nebenwirkungen:
- orthostatische Dysregulation, Ödeme durch eine Vasodilatation
- Desorientiertheit, paranoide Symptome, Halluzinationen
- Tagesmüdigkeit bis hin zu Schlafattacken (Narkolepsie), rasche Einschlafzeit. *Cave:* eingeschränkte Verkehrstüchtigkeit!

Tab. 27.3

Klinisches Wirkprofil von L-Dopa und D_2-Agonisten

	L-Dopa	D_2-Agonisten
Therapiebeginn	ältere Patienten (> 70 Jahre)	jüngere Patienten (< 70 Jahre)
allgemeine Wirksamkeit	+++	++
Dyskinesien	+++	+
On-off-Fluktuationen	+++	+
psychische Nebenwirkungen	+	+++
Schlafattacken	+	++
Orthostase	+	++

+++, ++, + = sehr häufig, häufig, gelegentlich; – = nicht oder selten

- Dyskinesien (seltener und später als bei L-Dopa)
- Steigerung der Libido, Hypersexualität sowie Verlust der Impulskontrolle (siehe auch Exkurs)
- Unterdrückung der Prolaktinfreisetzung (S. 487) – daraus ergibt sich die (*Off-label-*)Indikation „Abstillen".
- Raynaud-Syndrom bei den ergotaminartigen Agonisten (S. 507)
- **Fibrosierungen:** Ergotaminartige D_2-Agonisten können über $5-HT_{2B}$-Rezeptoren die Proliferation von Fibroblasten in Lunge, Retroperitonealraum und an den Herzklappen stimulieren. Das Risiko einer Herzklappeninsuffizienz durch Zerstörung des Klappenrandes erfordert bei diesen D_2-Agonisten regelmäßige echografische Kontrollen. Aus diesem Grund werden ergotaminartige D_2-Agonisten nicht mehr verordnet.

Kontraindikationen. für die Anwendung von D_2-Agonisten sind schwere Herzerkrankungen, Pleura- und Lungenfibrosen, Fibrosierung von Herzklappen und psychotische Erkrankungen.

Exkurs

Impulskontrollstörung und *punding* unter D_2-Agonisten
Unter D_2-Agonisten, besonders den lang wirksamen, fielen früher männliche Parkinson-Patienten durch sexuelle Hyperaktivität bis hin zum Exhibitionismus sowie durch eigenmächtige Dosiserhöhungen zur Steigerung der Libido auf. Nun wurde unter den neueren D_2-Agonisten Pramipexol und Ropinirol auch bei weiblichen Parkinson-Patienten ein Verlust der Impulskontrolle beobachtet, wie z. B. Spielsucht in Spielkasinos, Kaufzwang oder pathologisches Essen. Dopamin-Agonisten verändern bei ca. 10 % der Patienten offensichtlich die Impuls- bzw. Triebkontrolle, die sich nach dem Absetzen wieder normalisiert. Das Risiko ist erhöht bei jüngeren männlichen Patienten (Cave: dopaminerge Hochdosis) und bei psychiatrischer Komorbidität.
Zur Erinnerung: Dopamin spielt eine wichtige Rolle im Ncl. accumbens und im frontalen Kortex für das Belohnungssystem, die Triebsteuerung und das Suchtverhalten: Dopamin „schürt den Heizkessel der Erwartungen" und „setzt unser Wollen unter Dampf" – keine Sucht ohne Dopamin!
Punding, eine Verhaltensstörung unter höherer dopaminerger Dosis, ist geprägt von stereotypen Tätigkeiten wie Ordnen oder Sammeln von Gegenständen, die vom Patienten jedoch als angenehm entspannend empfunden werden.

Ergotamin-Derivate

Die Derivate des Mutterkornalkaloids Ergokryptin, deren Vorstufe die Lysergsäure (S. 692) ist, spielen für die Parkinson-Therapie wegen ihres unspezifischen *Dirty-drug*-Rezeptorprofils und des Risikos für Fibrosierungen keine Rolle mehr.

Nichtergoline D_2-Agonisten

Die nichtergolinen (nichtergotaminergen) $D_{2/3}$-Agonisten sind nicht strukturverwandt mit der Lysergsäure bzw. sind keine Ergotamine.
Pramipexol (Sifrol®) und **Ropinirol** (Requip®) waren die ersten Vertreter dieser neuen Dopamin-Rezeptor-Agonisten. Ropinirol weist eine höhere Affinität zu D_3 als zu D_2 auf, es steht auch als Pflaster zur Verfügung. Der Vorteil von Pramipexol und Ropinirol gegenüber den Ergotamin-Derivaten liegt neben einer höheren D_2-Selektivität in einem geringeren Risiko für orthostatische Dysfunktion. Dafür treten Tagesmüdigkeit, Schlafattacken und psychische Symptome häufiger auf, bei Pramipexol kann die Libido verstärkt sein (siehe auch Exkurs).
Piribedil (Clarium®), ein neuer D_2-Agonist, soll infolge einer Hemmung der zentralen α_2-Adrenozeptoren **weniger Müdigkeit** verursachen; seine Blutdrucksteigerung ist bei hypotonen Patienten erwünscht. Damit einher geht eine geringere Ödemneigung. Allerdings wird zum Teil auch die typisch **dopaminerge Hypotension** beobachtet.
Apomorphin (Apo-Go®) ist ein unselektiver D_1- und D_2-Agonist und – wie sein Name sagt – ein Derivat des Morphins, jedoch ohne opioide Wirkung (**Abb. 27.6**). Wegen seiner sehr niedrigen Bioverfügbarkeit wird es nur **parenteral** (i. v., s. c. oder sublingual) per Pumpe oder Pen bei Fluktuationen und Dyskinesien appliziert; seine Wirkung tritt rasch (nach 10 min.) ein. Es wirkt stark emetisch, außerdem senkt es den Blutdruck. Negative Berühmtheit erlangte die emetische Potenz von Apomorphin durch seinen Einsatz bei Drogenkurieren oder Drogenkonsumenten, die illegale Drogen zur Verhinderung einer Entdeckung bzw. vor ihrer Verhaftung heruntergeschluckt hatten: Mit Apomorphin wurde das Erbrechen erzwungen, der Tod durch Platzen der Drogenbeutel wird in den Drogenkriegen billigend in Kauf genommen.
Rotigotin (Neupro®) ist ein selektiver nichtergoliner D_2/D_3-Antagonist, der als Silikon-Matrix-**Pflaster** 1-mal täglich appliziert wird. Der konstante Wirkspiegel verlängert die On-Zeit ohne vermehrte Fluktuationen und verbessert den Schlaf sowie die morgendlichen motorischen Symptome. Da Rotigotin nur

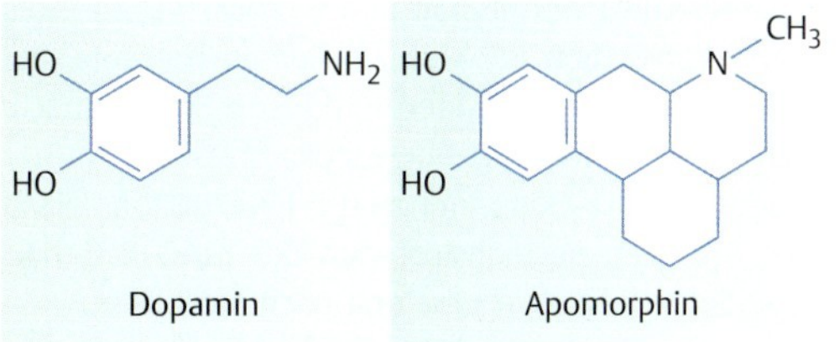

Abb. 27.6 **Apomorphin** besitzt eine Strukturähnlichkeit mit Dopamin, die seine Wirkung als starker Dopamin-Agonist erklärt.

hepatisch metabolisiert wird, ist es auch bei Niereninsuffizienz indiziert. Jedoch muss auch bei der Pflasterapplikation mit der üblichen Übelkeit, Erbrechen und Somnolenz (Autofahrer aufklären!) gerechnet werden.

Praxistipp
Das Rotigotin-Pflaster stabilisiert die Dopaminspiegel und verbessert signifikant die Schlafqualität.

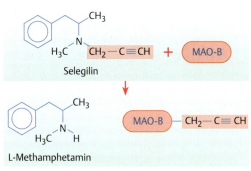

Abb. 27.7 **Selegilin und Methamphetamin.** Selegilin blockiert das katalytische Zentrum der MAO-B. Dabei entstehen durch Abspaltung die schwach wirksamen Amphetamin- und Methamphetamin-Enantiomere. Dies wird durch bukkale Applikation von Schmelztabletten umgangen.

Exkurs

Restless-Legs-Syndrom (RLS)
Das RLS ist eine häufige neurologische Erkrankung, charakterisiert durch Bewegungsunruhe und unangenehme Sensationen meist in den Beinen. Die Beschwerden machen sich vorwiegend gegen Abend, beim ruhigen Sitzen oder im Bett liegend bemerkbar und zwingen den Patienten, wieder aufzustehen und umherzugehen. 2–3 % der Bevölkerung gelten als behandlungsbedürftig, die Störung beginnt bereits im 3. Lebensjahrzehnt. 5–10 % der über 75-Jährigen sind davon betroffen. Auch Medikamente können ein RLS auslösen, z. B. Antidepressiva (v. a. Mirtazapin, Venlafaxin) und Neuroleptika (Risperidon).
Zur Therapie des idiopathischen RLS sind **D$_2$-Agonisten** sowie **L-Dopa** zugelassen. Die Dosierung ist niedriger als bei einer Parkinson-Therapie, dadurch entstehen auch weniger Nebenwirkungen. Dennoch kann eine dauerhafte Gabe die Bewegungsunruhe sogar verstärken (sog. **Augmentation**), dies gilt besonders für die längere Gabe von L-Dopa. Rotigotin-Pflaster (*off-label*) verursacht kaum Augmentation.
Cave: Die Augmentation bei RLS darf nicht verwechselt werden mit der Augmentation als Wirkungsverstärkung durch Antidepressiva oder Neuroleptika (S. 466).

27.2.4 MAO-B-Hemmstoffe

Die **Monoaminoxidase B (MAO-B)** baut das aus dem synaptischen Spalt aufgenommene Dopamin in der präsynaptischen Endigung und in Astrozyten ab. MAO-B katalysiert auch die Produktion des reaktiven Dopamin-Chinons (S. 503). Die irreversiblen Hemmstoffe der MAO-B zeigen eine 100-mal höhere Affinität zur MAO-B als zur MAO-A. Sie **verbessern die dopaminerge Transmission** und werden wegen ihres relativ schwachen Effektes als **Add-on-Therapie**, bei leichter bzw. beginnender Parkinson-Symptomatik auch als **Monotherapie** eingesetzt. MAO-B-Hemmer mindern die L-Dopa-induzierte Fluktuation. Nach dem Absetzen normalisiert sich der MAO-B-Gehalt im ZNS durch Neusynthese erst nach 4 Wochen.
Allgemeine Nebenwirkungen und Interaktionen. Die Nebenwirkungen sind auf die erhöhten Konzentrationen von Dopamin zurückzuführen (Unruhe, Delir). Wegen der Gefahr eines Serotonin-Syndroms (S. 464) dürfen MAO-B-Hemmstoffe mit lang wirksamen SSRI nur mit Vorsicht kombiniert werden.
Wirkstoffe.
— **Selegilin** (Movergan®) wird zu den nur schwach wirksamen Enantiomeren des Amphetamins bzw. dessen sekundärem Amin Methamphetamin verstoffwechselt (**Abb. 27.7**). Die Amphetamine setzen einerseits durch die Umkehr des Dopamin-Transporters vermehrt Dopamin (S. 84) frei, verursachen andererseits Schafstörungen (REM-Schlaf-Verlust) und kardiovaskuläre Nebenwirkungen.

Praxistipp
Die bukkale Applikation in Form einer Schmelztablette (Xilopar®) erhöht und stabilisiert nicht nur die sonst erheblich schwankende Bioverfügbarkeit wie z. B. bei Selegilin, sondern verhindert auch die Bildung von Amphetamin in der Leber im Rahmen des First-pass-Effektes. Selegilin ist wirkstärker als Rasagilin, aber kann die Wirkung von biogenen Aminen verstärken (Serotonin-Syndrom).

— **Rasagilin** (Azilect®) ist ein Selegilin-Derivat, das nicht zu Amphetaminen, sondern zu Aminoindanen verstoffwechselt wird. Daher treten weniger neuropsychiatrische und kardiovaskuläre Störungen auf. Die Neuroprotektion des Rasagilin-Metaboliten 1-Aminoindan wirkt unabhängig von der MAO-B-Inhibition.

27.2.5 Muskarinerge ACh-Antagonisten

Acetylcholin (ACh) ist im Striatum ein Gegenspieler der D$_2$-Wirkung: Während Dopamin die hemmende striatale Projektion zum Thalamus blockiert, wird diese „Bremse" mittels muskarinerger Acetylcholin (mACh)-Rezeptoren verstärkt (**Abb. 27.2**). Deshalb schwächen **Hemmstoffe des mACh-Rezeptors** (Anticholinergika) die Parkinson-Symptomatik ab. Zum Einsatz kommen lipophile, tertiäre Anticholinergika, die die Blut-Hirn-Schranke überwinden können. Wegen ihrer atropinergen Nebenwirkungen werden sie allerdings nur noch bei jüngeren Parkinson-Patienten, die besonders unter **Tremor** leiden, eingesetzt. Die ACh-Antagonisten vermindern auch die Hyperhidrosis und die Hypersalivation.

Zentral wirksame Hemmstoffe von mACh-Rezeptoren sind:
- **Biperiden** (Akineton®)
- **Benzatropin** (Cogentin®)
- **Procyclidin** (Osnervan®)

Nebenwirkungen und **Kontraindikationen** dieser Wirkstoffgruppe leiten sich vom atropinartigen Wirkspektrum ab (S. 76).

> **MERKE**
> - Anticholinergika werden bei jüngeren Patienten mit Tremordominanz eingesetzt.
> - Da Anticholinergika demenzielle Symptome verstärken, dürfen sie nicht bei Komorbidität mit Demenz, kognitiven Störungen oder hirnorganischen Krankheitsbildern verordnet werden.
> - Besonders ältere Patienten und Patienten mit Lewy-Körperchen weisen ein ausgeprägtes cholinerges Defizit auf und leiden unter den anticholinergen Nebenwirkungen wie z. B. Verwirrung und Harnverhalt.

27.2.6 Weitere Wirkstoffe

NMDA-Antagonisten

Glutamat funktioniert über N-Methyl-D-Aspartat (NMDA)-Rezeptoren im Striatum als Gegenspieler des Dopamins (**Abb. 27.3**). Daher vermindert die **Hemmung von NMDA-Rezeptoren** kurzfristig dyskinetische Symptome.
Daneben wirkt die Hemmung von NMDA-Rezeptoren **neuroprotektiv**, da bei einer pathologischen neuronalen Überregung, wie sie bei vielen neurodegenerativen Krankheiten vermutet wird, Calcium vermehrt durch NMDA-Kanäle einströmt und degenerativ-apoptotische Prozesse aktiviert (sog. **Exzitotoxizität**).
Wie MAO-B-Hemmstoffe sind auch NMDA-Antagonisten bei leichter Parkinson-Symptomatik für einige Zeit als Monotherapie wirksam, danach als *Add-on-*Therapie zusammen mit L-Dopa oder Dopamin-Agonisten.

Allgemeine Nebenwirkungen. Die wichtigste Nebenwirkung jeder NMDA-Blockade ist die Provokation von **psychotischen Störungen** (Halluzinationen, Albträume).

> **Praxistipp**
> NMDA-Antagonisten sollten nicht am Abend eingenommen werden: Sie verursachen Verwirrtheit, Unruhe und Schlafstörungen. Zur Erinnerung: Auch Ketamin mit seinen Albträumen (S. 428) gehört zu den Glutamat-Antagonisten.

Wirkstoffe.
- **Amantadin** (PK-Merz®), ursprünglich als Virustatikum gegen Influenza A (S. 634) entwickelt, ist ein NMDA-Hemmstoff und hemmt zusätzlich die Dopamin-Wiederaufnahme und die cholinerge Übertragung. Die parenterale Gabe von Amantadin ist bei der **akinetischen Krise** bzw. bei Schluckstörungen indiziert, wenn die orale Einnahme von Anti-Parkinson-Mittel nicht mehr möglich oder ein rascher Wirkungseintritt erwünscht ist. Zum Unterschied zwischen Amantadin und dem bei Alzheimer-Demenz eingesetzten Strukturanalogon Memantin siehe Neuroprotektion (S. 516). Bei Niereninsuffizienz muss die Dosis reduziert werden, da Amantadin zu 90 % renal ausgeschieden wird.
- **Budipin** (Parkinsan®) hemmt neben NMDA-Rezeptoren noch mACh-Rezeptoren sowie die MAO-B. Besonders der Tremor spricht gut auf Budipin an. Die wichtigste Nebenwirkung ist die Verlängerung der QT-Zeit (EKG-Verlaufskontrolle).

> **MERKE**
> - NMDA-Blocker sind schwach wirksame Anti-Parkinson-Mittel mit einem starken psychotischen Nebenwirkungspotenzial.
> - Amantadin und Budipin werden bei akinetischen Krisen oder *Off*-Dyskinesien parenteral appliziert.

Dopamin-Antagonisten

Tiaprid (Tiapridex®) ist ein **D_2-Antagonist** (!) und wird parenteral zur schnellen Behandlung von L-Dopa-induzierten Dyskinesien sowie bei choreatischen und athetotischen Hyperkinesien eingesetzt. Als Wirkmechanismus gilt die Hemmung der Supersensitivität von D_2-Rezeptoren, einer möglichen Ursache von Bewegungsstörungen.

Exkurs

Psychotische Störungen bei Morbus Parkinson
Parkinson-Patienten haben ein erhöhtes Risiko für psychotische und demenzielle Krankheitsbilder (S. 510). Dieses Risiko steigt mit dem Alter und fortschreitender Krankheit. Weiterhin wird es auch durch Anti-Parkinson-Mittel und andere Wirkstoffe ausgelöst, z. B.:
- L-Dopa
- D_2-Agonisten
- Anticholinergika (Biperiden, Benzatropin, Procyclidin)
- NMDA-Blocker (Amantadin, Budipin)
- Antidepressiva und Neuroleptika mit atropinerger Wirkung

Achtung: Die manchmal einem Delir ähnlichen Nebenwirkungen dieser Neuropharmaka dürfen nicht mit psychotischen oder demenziellen Symptomen der Grunderkrankung verwechselt werden.

27.3 Pharmakotherapie von motorischen und nichtmotorischen Parkinson-Symptomen

Key Point
Die Therapie der begleitenden Krankheitsbilder beim Morbus Parkinson wird oft erschwert durch Arzneimittelinteraktionen mit den Anti-Parkinson-Mitteln oder durch Verstärkung der Parkinson-Symptomatik (Tab. 27.4).

Psychosen und Halluzinationen. Grundsätzlich können alle Anti-Parkinson-Mittel Psychosen auslösen. Erhöht ist das Risiko bei Parkinson-Patienten mit Demenz bzw. Lewy-Körperchen-Demenz (S. 515) sowie beim abrupten Absetzen von Anticholinergika, trizyklischen Antidepressiva oder Amantadin. **Therapie:** Als gut verträglich haben sich die Atypika Quetiapin und Clozapin erwiesen.

Demenz. Bei einem Teil der Parkinson-Patienten entwickeln sich im Laufe der Erkrankung demenzielle Symptome bis zum Vollbild einer Demenz (Lewy-Körperchen-Demenz, Parkinson-Demenz). **Therapie:** Zugelassen ist der ChE-Hemmstoff Rivastigmin (Kapsel, nicht Pflaster!), der die Motorik nicht verschlechtert. *Cave:* Bei Parkinson-Patienten mit Demenz sind neben Anticholinergika auch Neuroleptika wegen der Gefahr eines Delirs kontraindiziert! Ausnahme und indiziert für die **antipsychotische Therapie** ist Clozapin.

Depression. Depressive Verstimmungen gehen dem Morbus Parkinson oft voraus und sind auch ein häufiges Begleitsymptom. Apathie und kognitive Störungen zeigen sich parallel zu den Fluktuationen. **Therapie:** TCA wie Amitriptylin (*Cave:* anticholinerge Wirkungen!). SSRI sind weniger effektiv, aber wegen den schwächeren Nebenwirkungen eine Alternative zu TCA. Pramipexol ist zur Depression bei Parkinson zugelassen, seine Depressionslösung korreliert mit seinen Anti-Parkinson-Effekten.

Gestörte Blasenfunktion. Über 60 % der Patienten mit Morbus Parkinson leiden an Blasenfunktionsstörungen (Harndrang, erhöhte Miktionsfrequenz, Nykturie – *Cave:* Sturzgefahr!). Meistens liegt eine Detrusorhyperaktivität mit Dranginkontinenz vor. **Therapie:** nicht-ZNS-gängige Anticholinergika wie Oxybutynin, die die Aktivität des M. detrusor abschwächen (S. 210). Seltener ist eine Detrusorhypoaktivität zu beobachten, die durch TCA oder Anticholinergika verstärkt wird.

Verzögerte Magenentleerung. Diese Parkinson-typische Störung ist eine Ursache für die verminderte Wirksamkeit von Anti-Parkinson-Mitteln als Folge einer verzögerten Resorption und verminderten Bioverfügbarkeit. **Therapie:** Domperidon (S. 232). *Cave:* QT-Zeit-Verlängerung.

Obstipation. Diese häufige Störung ist ebenfalls Ausdruck der neurovegetativen Degeneration, die durch Anticholinergika verstärkt wird. **Therapie:** ballaststoffreiche Ernährung oder Macrogol (= Polyethylenglycol) sowie körperliche Aktivität.

Störungen der Sexualfunktion. Häufig medikamentös bedingt, z. B. durch TCA, SSRI oder Anticholinergika. **Therapie:** Hemmstoffe der Phosphodiesterase 5 wie Sildenafil (S. 100).

Sialorrhö. Der verstärkte Speichelfluss kann durch Abnahme der Schluckfrequenz symptomatisch verstärkt werden. **Therapie:** Hilfreich sind eine opti-

Tab. 27.4

Pharmakotherapie von neuropsychiatrischen Parkinson-Begleiterkrankungen und ihre Nebenwirkungen.

Begleiterkrankung	Problemstellung der Pharmakotherapie	therapeutische Alternative
Depression	vegetative Nebenwirkungen von TCA und $α_2$-Rezeptor-Antagonisten	SSRI, Pramipexol
Psychosen	D_2-Hemmung der Neuroleptika verschärft die motorischen Dysfunktionen.	Atypika: Clozapin oder Quetiapin *Cave:* atropinerge UAW
Demenz	AChE-Inhibitoren verschlechtern den Tremor.	AChE-Inhibitoren vorsichtig aufdosieren
Tremor-Dominanz	Anticholinergika verstärken kognitive Defizite.	Einsatz von Anticholinergika nur bei jüngeren Patienten; Alternative: Budipin, Propranolol

mierte Therapie der Akinese sowie (peripher wirksame) Anticholinergika (z. B. Scopolaminpflaster).

Schlafstörung. Diese fast immer auftretende Störung ist ein klinisch relevantes Symptom des Parkinson-Syndroms. Verstärkt wird sie durch nächtlichen Ruhetremor, Dystonien oder Nykturie und Medikamenten-Nebenwirkungen (Albträume, Sedierung mit erhöhter Tagesmüdigkeit und fehlendem nächtlichem Schlafdruck). Eine frühe **REM-Schlafverhaltensstörung** ist ein sensitiver Prognosemarker für Parkinson-Demenz. Nächtliche Traum-Halluzinosen können in der Spätphase sogar die dopaminerge Therapie limitieren. **Therapie:** für kurze Zeit Benzodiazepine (Clonazepam) bzw. bei längerer Einnahme immer BDZ-freie Intervalle; Suche nach Ursachen bei sekundären Schlafstörungen.

Orthostatische Hypotonie. Dieses nichtmotorische Symptom des Morbus Parkinson wird durch dopaminerge Medikation und blutdrucksenkende Wirkstoffe verstärkt. **Therapie:** Domperidon sowie salzreiche Diät oder Kompressionsstrümpfe (oft sind Anziehhilfen notwendig) können die Orthostase verbessern.

Akinetische Krise. Bei dieser lebensbedrohlichen Bewegungsunfähigkeit können die Patienten weder sprechen noch schlucken, sie dehydrieren schnell. Die akinetische Krise wird entweder reaktiv durch Dehydrierung (Infekte) oder Medikamenten-Einnahmefehler wie Resorptionsstörungen bei Anti-Parkinson-Therapeutika oder durch Neuroleptika ausgelöst oder aber ist Ausdruck einer schweren Krankheitsprogression. **Therapie:** Neben der symptomatischen Therapie sind parenteral Amantadin i.v., Apomorphin s.c. oder L-Dopa per Sonde indiziert.

> **MERKE**
>
> Eine differenzierte Pharmakotherapie kann die schweren Symptome der Parkinson-Krankheit so bessern, dass über viele Jahre nach Diagnosestellung eine befriedigende Lebensqualität und in vielen Fällen eine normale Lebenserwartung erreicht wird.

27.4 Pharmakologie in der Praxis: Parkinson und Anti-Parkinson-Mittel

27.4.1 Hinweise zur Anwendung von L-Dopa und D$_2$-Agonisten

Tab. 27.5.

27.4.2 Praktischer Umgang mit Anti-Parkinson-Mitteln

Zu Möglichkeiten und Auswahl der Behandlung.
- Beim Morbus Parkinson laufen **2 pathologische Prozesse** nebeneinander: die Degeneration der dopaminergen Neurone in der Substantia nigra mit motorischen Störungen und die Degeneration vegetativer und zentralnervöser Kerngruppen mit Demenz oder vegetativen Störungen.
- Anti-Parkinson-Mittel vermindern **nur die motorischen Störungen**.
- Je früher mit der Therapie begonnen wird, **desto besser** ist der spätere Krankheitsverlauf.
- Mit dem **Levodopa-Test** (z. B. 200 mg L-Dopa) kann bei Medikamenten-naiven (= nicht vorbehandelten) Patienten die Responsivität auf dopaminerge Stimulation überprüft werden.
- Bei leichten Symptomen wird mit **D$_2$-Agonisten** (nichtergoline > ergoline Agonisten; auch als Pflaster), **MAO-B-Hemmern** (Rasagilin, Selegilin) oder **Amantadin** begonnen.
- L-Dopa ist das **wirksamste Anti-Parkinson-Mittel**, das aber schwierig zu behandelnde motorische Komplikationen (80 % nach 10 Jahren Therapiedauer) provoziert.
- Die frühzeitige **Tiefenhirnstimulation** führt zu gleichmäßigen Dopaminspiegeln mit weniger Dyskinesien und Fluktuation durch die Pharmakotherapie. Sie wirkt grundsätzlich nur gegen die motorischen Symptome.

Zu Ein-/Ausschleichen und Medikamentenkombinationen.
- Anti-Parkinson-Mittel, besonders L-Dopa und D$_2$-Agonisten, werden **langsam aufdosiert** und **ausgeschlichen**.

Tab. 27.5

Hinweise zur Anwendung von L-Dopa und D$_2$-Agonisten

L-Dopa	D$_2$-Agonisten
– Die Pharmakotherapie sollte nur/erst bei älteren Patienten (> 70 Jahre) begonnen werden. – In der Regel treten nach 3–5 Jahren die ersten Fluktuationen und Dyskinesien auf, nach 15 Jahren sind sie bei allen Patienten vorhanden. – besonders wirksam bei Akinese und Rigor, nur mäßig wirksam bei Sprechstörungen oder Haltungsinstabilität – rascher Wirkungsbeginn – Intraduodenalsonde bei Fluktuationen	– häufiger psychische Störungen als unter L-Dopa v. a. bei älteren und multimorbiden Patienten, daher Einsatz bei jüngeren Patienten (< 70 Jahren) – weniger und seltener motorische Komplikationen als unter L-Dopa – wie L-Dopa besonders wirksam bei Akinese und Rigor – Wirkung ist unabhängig von der Restfunktion des präsynaptischen Neurons – D$_3$-Agonismus ist evtl. wirksam gegen Depression und Antriebslosigkeit – Einsatz auch bei Restless-Legs-Syndrom

- Bei der Gabe von **L-Dopa** muss auf **ausreichenden Abstand zum Essen** geachtet werden!
- L-Dopa wird **immer mit DDC-Hemmern** gegeben, **COMT-Hemmstoffe** immer mit L-Dopa.
- Als **Monotherapeutika** eignen sich L-Dopa (immer zusammen mit DDC-Hemmern), D_2-Agonisten, MAO-B-Hemmer und Amantadin.
- Eine Erhaltungstherapie **ohne L-Dopa** führt meist nach mehr oder weniger langer Zeit zur Kombinationstherapie mit L-Dopa.

Zu Nebenwirkungen.
- Relevante **Nebenwirkungen der D_2-Agonisten** sind Tagesmüdigkeit und Impulskontrollstörungen bei 5–10 %, das Risiko steigt mit prämorbider Disposition.
- **Fluktuationen** (abrupter Wirkungsverlust) und **Dyskinesien** (überschießende, teils schmerzhafte Bewegungen) erfordern die Glättung bzw. Nachjustierung des L-Dopa-/Dopaminspiegels im Gehirn u. a. durch MAO-B- oder COMT-Hemmstoffe. Hilfreich ist die Verordnung **verschiedenartiger Applikationsformen** (Pflaster, Schmelz- oder Brausetablette, s. c. oder i. v. Gabe, s. c. oder per intraduodenaler Pumpe).
- **Zu niedrige Dopaminspiegel** resultieren in depressiven und apathischen Symptomen sowie in Zwangsstörungen.
- **Zu hohe Dopaminspiegel** resultieren in manischen, psychotischen und hyperaktiven Symptomen sowie Impulskontrollstörungen.

Zur Therapie von Begleiterkrankungen.
- Bei m**edikamenteninduzierten Psychosen** ist **Clozapin** 1. Wahl.
- **Depressive Störungen** werden wie bei Patienten ohne Parkinson therapiert, jedoch sprechen Parkinson-Patienten schlechter an.
- **Demenzielle Störungen** sprechen gut auf den Cholinesterasehemmer **Rivastigmin** an, bei **psychotischen Störungen** kann Clozapin indiziert sein.

27.4.3 Tabellarische Übersicht über die klinischen Daten

Tab. 27.6.

27.4.4 Weiterführende Informationen

- www.awmf.org (Leitlinie Parkinson-Krankheit)
- www.kompetenznetz-parkinson.de

Tab. 27.6

Klinische Daten von Anti-Parkinson-Mitteln (Erwachsene)

Wirkstoff	Plasma-HWZ (h)[1] (Metabolit)	Dosierung (mg)[2]	Metabolisierung/ Ausscheidung[3]	Dosis bei Niereninsuffizienz[4]
L-Dopa + DDC-Hemmer				
L-Dopa + Benserazid	1,5	3–4 × 100–200		
L-Dopa + Carbidopa retard	1,5	2 × 100		
COMT-Inhibitoren				
Entacapon	0,5	3–4 × 200	H: CYP2C9; hepatisch; intestinal	
Tolcapon	2	3–100–200	S: CYP3A4, CYP2A6;	anpassen
D_2-Agonisten, nichtergolin				
Apomorphin	0,5	max. 100 i. v.	hepatisch; renal	anpassen
Piribedil	12	3–5 × 50	hepatisch; renal	
Pramipexol	8–12	3 × 0,35	renal	anpassen
Ropinirol	6	3 × 0,25–1	S: CYP1A2	
Rotigotin-Pflaster	5–7	1 × 1–3 transdermal	hepatisch; renal	
MAO-B-Hemmer				
Rasagilin	0,6–2	1 × 1	S: CYP1A2; renal	KI < 30
Selegilin	5–20	2 × 5–10	renal	
Muskarinerge AChR-Antagonisten				
Biperiden	12–21	2–4 × 1–4	hepatisch	
Trihexyphenidyl	4–10	1–3 × 1–4	renal	anpassen
Varia				
Amantadin	10–30	1–2 × 100–300	hepatisch; renal	anpassen
Budipin	30–50	2–3 × 10–20	hepatisch; renal	anpassen
Tiaprid	3	3 × 100–200	renal	anpassen

[1] wenn nicht anders vermerkt: Tablette (nicht retardiert, keine schnell wirksameFormulierung)
[2] durchschnittliche Gabe einer durchschnittlichen Einzeldosis (1-mal die Höchstdosis oder mehrmals täglich die niedrige Dosierung)
[3] Nur die Metabolisierungen/Ausscheidungswege/CYP-Enzyme werden aufgelistet, die pharmakologisch relevant sind.
[4] Kreatinin-Clearance in ml/min; KI = Kontraindikation
I = Induktor; H = Hemmstoff; S = Substrat

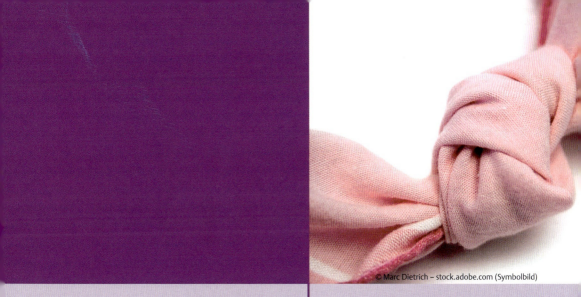
© Marc Dietrich – stock.adobe.com (Symbolbild)

Kapitel 28

Antidementiva

Thomas Herdegen

28.1 **Überblick** 514

28.2 **Antidementiva** 516

28.3 **Neuropsychiatrische Begleitsymptome von demenziellen Erkrankungen** 519

28.4 **Therapie der Demenz mit Lewy-Körperchen (DLB) und der Parkinson-Krankheit mit Demenz (PDD)** 520

28.5 **Pharmakologie in der Praxis: Demenz und Antidementiva** 521

28.1 Überblick

Key Point

Demenzen wie der Morbus Alzheimer, die vaskuläre oder die Lewy-Körperchen-Demenz (Lewy-Body-Demenz = LBD) sind schwere, die Persönlichkeit zerstörende Krankheiten des höheren Alters. Ihre mäßig wirksame Pharmakotherapie ist rein symptomatisch und wird limitiert durch Nebenwirkungen, die die demenziellen Symptome und die Begleiterkrankungen verstärken.

Gedächtnis- und Orientierungsprobleme bis hin zur Demenz sind typische Erkrankungen des älteren Menschen (> 70 Jahre). Die Prävalenz bei den > 90-Jährigen beträgt 30 %, Frauen sind häufiger betroffen als Männer. In Deutschland leiden 60 % der Heimbewohner an einer Demenz. Die häufigste Demenzform ist mit 60 % der **Morbus Alzheimer**, gefolgt von je 15 % **vaskuläre** und **Lewy-Körperchen-Demenzen**, 5 % der Patienten sind von **frontotemporalen Demenzen** betroffen.

Der Begriff **Demenz** beschreibt einen **Verlust von bereits erworbenen Fertigkeiten.** Die Kernsymptome bestehen in einer > 6 Monate dauernden Störungen von
- Merkfähigkeit und Gedächtnis
- Orientierung
- Konzentration und Ideenfluss
- Affektkontrolle (v. a. Depression)
- Persönlichkeit

Zusätzlich finden sich Störungen der Impulskontrolle (Aggression, Agitiertheit), des Antriebes und höherer kortikaler Funktionen (Aphasie, Apraxie, Agnosie) sowie psychotische Symptome wie Wahnvorstellungen (zur Erinnerung: Die Schizophrenie wurde früher als Dementia praecox bezeichnet). Schließlich muss mit ausgeprägten vegetativen Störungen gerechnet werden. So sind fast alle Demenzpatienten inkontinent und viele haben eine gestörten oder inversen Schlaf-Wach-Rhythmus.

Rolle von Acetylcholin für zentralnervöse Funktionen. Acetylcholin (ACh) besitzt in den höheren Gehirnzentren (und damit außerhalb des Parasympathikus) wichtige Funktionen für die Konsolidierung von Gedächtnisinhalten (**Abb. 28.1**). Dies erklärt, warum der **Verlust cholinerger Neuronen** mit dem für die Alzheimer-Demenz typischen Gedächtnisverlust einhergeht. Außerdem ist ACh wesentlich für Aufmerksamkeit und Weckreaktionen. Wenn wir nachts ängstlich „das Gras wachsen hören" oder hinter jedem Geräusch einen Einbrecher vermuten, so liegt das auch an dem cholinergen Tonus, der nachts sein Maximum erreicht.

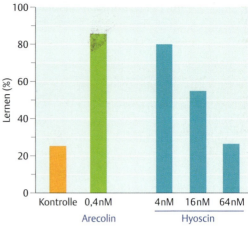

Abb. 28.1 Acetylcholin beeinflusst die Gedächtnisbildung. Bei Ratten wurde die Fähigkeit gemessen, sich den Ort eines unangenehmen Ereignisses zu merken. Die Gabe von Arecolin (grün), ein gehirngängiger Agonist des mACh-Rezeptors aus der Betelnuss, verbessert das Lernen. Nach einigen Tagen wurde den Tieren mit der besten Lernleistung Hyoscin (syn. Scopolamin, blau) verabreicht und sie wurden erneut dem Lerntest unterzogen. Dieser muskarinerge Hemmstoff vermindert dosisabhängig die Fähigkeit, neue Inhalte zu erlernen, d. h. die Lernfähigkeit nimmt mit der Hemmung der cholinergen Transmission ab (Daten aus J.F. Flood, D.W. Landry, M.E. Jarvik, Cholinergic receptor interactions and their effects on long-term memory processing, Brain Research, Elsevier, 1981).

28.1.1 Pathogenese der Demenzerkrankungen

Alzheimer-Demenz (AD). Wie beim Morbus Parkinson steht am Anfang eine **aufsteigende Degeneration vegetativer Neuronen** im PNS. Ebenfalls früh kommt es zu dem für die Pharmakotherapie relevanten **Verlust cholinerger Neurone,** der ausgehend vom **Ncl. basalis Meynert** auf das gesamte Gehirn übergreift. Initial vermindert sich die cholinerge Transmission (u. a. Abnahme der Acetylcholinesterase, der Cholin-Acetyltransferase sowie von ACh-Rezeptoren), später sinken auch die Konzentrationen der biogenen Amine und von Glutamat.

Als **Ursachen** für die Entstehung bzw. Progression gelten
- **Ablagerung von Amyloid β (Aβ):** Die im Alter zunehmende Ablagerung des Aβ-Peptids ist ein zentraler pathogenetische Faktor. Aβ ist der Hauptbestandteil der amyloiden Plaques, das Ausmaß seiner Ablagerung korreliert statistisch mit den kognitiven Defiziten (**Abb. 28.2**). Die Produktion und Ablagerung von Aβ wird für die nachfolgenden sekundären Prozesse verantwortlich gemacht wie die Bildung der Neurofibrillen, Neuroinflammation, oxidativen Stress, Exzitotoxizität und neuronalen Zelltod.
- **Bildung von Neurofibrillen:** Die Aggregation von Neurofibrillen-Bündeln mit hyperphosphorylier-

28 Antidementiva Überblick

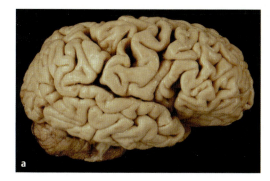

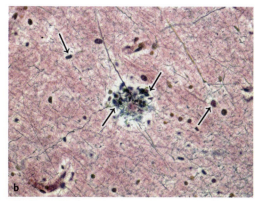

Abb. 28.2 Alzheimer-Demenz. a Makroskopischer Befund mit Verschmälerung der Gyri und Erweiterung der Sulci, **b** Histopathologischer Befund mit neuritischen Plaques (Pfeile). (Wallesch CW, Förstl H. Demenzen. Thieme; 2017)

tem **Tau** (ein Protein, das in menschlichen Zellen für den Zusammenhalt von Mikrotubuli zuständig ist) korreliert ebenfalls mit kognitiven Defiziten.
- **Vaskuläre Schädigung:** Der Beitrag einer gestörten Durchblutung an der Pathogenese der Alzheimer-Demenz wird noch kontrovers diskutiert.
- **Biografische und soziale Faktoren:** Mit dem Erkrankungsrisiko korrelieren: geringe Schulbildung, depressive Lebensphasen und schwaches positives Denken, (Prä-)Diabetes und schwere Hypoglykämien (Insulin moduliert die Funktionen von Aβ- und Tau-Protein), mangelnde Bewegung oder Übergewicht („dick macht dement") sowie Alkohol-Abstinenz.

Der Zeitpunkt des Auftretens der demenziellen Symptome wird dabei maßgeblich durch das Vorhandensein der Risikofaktoren bereits im mittleren Lebensdrittel bestimmt. Das Fehlen bzw. Vorbeugen dieser Risikofaktoren würde die Zahl aller Demenzen um 20% und mehr senken.

Exkurs
Symptomfrei trotz Pathologie
Die Schwere des pathologischen Befundes, v. a. die Amyloid-Ablagerung, korreliert nicht streng mit der Klinik. Es gibt symptomfreie ältere Menschen mit ausgeprägter schwerer Neurodegeneration. Umgekehrt können Alzheimer-Therapeutika (z. B. Sekretasen-Inhibitoren) die Pathologie verbessern, aber nicht die Symptomprogression. Immerhin zeigen 60–80% der symptomatisch unauffälligen Menschen positive pathologische Veränderungen ähnlich denen von Demenz-Patienten. Daher stellt sich die Frage, ob wir die richtigen pharmakologischen Therapieziele verfolgen.

MERKE
Die primären Ursachen der Alzheimer-Demenz sind noch unklar. Pharmakologisch relevant ist die Abschwächung der cholinergen Transmission.
Die beste Prophylaxe gegen (Alzheimer-)Demenz ist die Generierung körperlicher, affektiver und geistig-kognitiver Reserven, die trotz einer Demenz-Histopathologie ein langes symptomfreies Leben ermöglichen. In jeder Minute unseres Lebens „brüten" wir spätestens ab der 4. Lebensdekade demenzpathologische Veränderungen aus.

Vaskuläre Demenz und Demenzen durch Traumen. Ungefähr 15% der Demenzsyndrome werden durch ischämisch-hypoxisch bedingte Funktionsstörungen oder Läsionen des Hirnparenchyms verursacht; die Neurotransmission von Acetylcholin ist nicht beeinträchtigt. Schlaganfälle führen bei 15% der Patienten innerhalb von 12 Monaten zu einem Demenzsyndrom. Eine Demenzpathologie mit Aβ-Ablagerung und Plaquebildung ist auch induzierbar, z. B. durch ein Schädel-Hirn-Trauma (Risiko für Boxer?).

Demenz mit Lewy-Körperchen (DLB) und der Parkinson-Krankheit mit Demenz (PDD). Definitionsgemäß tritt bei der DLB die Demenz **vor oder mit** dem Parkinson auf und bei der PDD erst **nach 1 Jahr** nach Auftreten des Parkinson-Vollbilds. 30–40% der Parkinsonpatienten entwickeln eine Demenz, mit 15% aller Demenzformen sind diese Demenzen mindestens so häufig wie die vaskulären Demenzen. Die Demenzpathologie entspricht ungefähr derjenigen der Alzheimer-Demenz (S. 514) mit noch stärkerer anticholinerger Symptomatik, die Parkinsonpathologie (S. 500) zeigt die typischen Merkmale der Synucleopathien.

Sekundäre Demenzen. 10% der Demenzen sind sekundär und verschwinden mit der Heilung der Grunderkrankung.

28.1.2 Demenzielle Symptome durch Medikamente

Zahlreiche Wirkstoffe können Demenz-ähnliche Symptome auslösen oder Demenzsymptome verstärken durch

- **Sedierung, Verwirrung:**
  - Opioide
  - Sedativa (Benzodiazepine, Z-Substanzen, H_1-Blocker)
  - sedierende Antidepressiva und Neuroleptika
  - α_2-Adrenozeptor-Agonisten
- **Anticholinerge Effekte:**
  - Trizyklische Antidepressiva (TCA)
  - atypische und niederpotente konventionelle Neuroleptika (ausgenommen niedrigpotente Butyrophenone)
  - Anticholinergika
  - H_1-Rezeptor-Antagonisten
- **Dopaminerge Stimulation:**
  - Anti-Parkinson-Mittel
- **Unruhe, Verwirrtheit, Dysphorie:**
  - Cyclooxygenase-Inhibitoren (COX-I)
  - Glukokortikoide
  - Antiepileptika

28.2 Antidementiva

Key Point
Die Therapie der Demenzen ist noch rein symptomatisch, d. h. sie zielt auf eine allgemeine Verbesserung der Lebensführung. Die Verstärkung der cholinergen Transmission ist die einzige krankheitsspezifische Therapie. Durch die symptomatische Verbesserung verzögert sich die Progression des geistigen Verfalls.

Therapiestrategien. Es gibt 2 verschiedene **Therapiestrategien**. Die **Neuroprotektion** verzögert das Absterben der Neuronen und damit die Progression der Demenz-Pathologie. Eine **symptomatische Verbesserung** ändert nichts an der Pathologie. Die Verzögerung des geistigen Verfalls sagt nichts aus über die Wirkung auf die neurodegenerative Progression und umgekehrt.

Eine **kausale neuroprotektive Therapie** ist derzeit nicht möglich, zumal die Diagnose immer noch zu spät gestellt wird – d. h. wenn schon Millionen von Neuronen untergegangen sind. Von besonderer Bedeutung für eine wirksame, d. h. frühzeitige Pharmakotherapie wäre eine spezifische und sensitive Frühdiagnose. 10–15 % der Patienten mit MCI (= mild cognitive impairment; subjektive und objektive Verschlechterung der kognitiven Leistungen ohne Beeinträchtigung des Alltags) zeigen innerhalb eines Jahres ausgeprägte Demenzsymptome.

Verzögernde Wirkungen haben kognitives Training, Bewegung und gesunde Ernährung. Ob die prophylaktische Einnahme von Vitaminen, Fettsäuren und Nootropika (Mittel, denen eine vorteilhafte Wirkung auf das Gehirn nachgesagt wird, z. B. Ginkgo-Extrakte) den Krankheitsbeginn hinausschiebt bzw. die Symptome abschwächt, ist nicht bewiesen.

Bei der **vaskulären Demenz** sind die **Normalisierung des Blutdrucks** und die Aufrechterhaltung der zerebralen Perfusion die wichtigsten pharmakologischen Therapieziele.

Exkurs

Verminderung der Aβ-Produktion und Tau-Antagonisten

Die Hemmung der Sekretasen sowie eine Immunisierung gegen das Aβ-Peptid sind vielversprechende Therapiestrategien.

Durch die **Hemmung der Sekretasen** soll weniger Aβ aus der Spaltung des *Amyloid Precursor Protein* (APP) entstehen. Leider kam es im Tierversuch mit Sekretasen-Inhibitoren zu ernsten Nebenwirkungen. Der Wirkstoff Semagacestat, der gegen die γ-Sekretase gerichtet ist, reduzierte zwar die Aβ-Last, erreichte aber keine klinische Besserung.

Bei den ersten Versuchen einer **Immunisierung mit synthetischem Aβ-Peptid** sollte die Bildung von Antikörpern gegen Aβ provoziert und so die Krankheitsprogression abgeschwächt werden. Der möglicherweise erfolgreichen Immunisierung standen bei 6 % der Studienteilnehmer jedoch schwere Enzephalitiden als Folge von pathologischen Immunreaktionen gegenüber. Dennoch blieb bei einigen Patienten über Jahre die Gedächtnisleistung konstant. Neue Passivimpfungen mit humanisierten Antikörpern ohne T-Zell-Aktivierung zeigen in Phase-III-Studien offenbar keine schweren Nebenwirkungen.

Indikationen. Antidementiva sind für verschiedene Demenzformen zugelassen (**Abb. 28.3**), es ist die individuelle Zulassung zu beachten.

28.2.1 Neuroprotektion

Memantin

Memantin (Axura®) ist fast identisch mit dem Vorläufermolekül und Antiparkinsonmittel Amantadin (S. 509): beide sollen die glutamaterge Exzitotoxizität über die Hemmung des NMDA-Rezeptors reduzieren. Als Monotherapie oder kombiniert mit Cholinesterase-Hemmstoffen verbessert Memantin geringfügig die Demenz-Symptome. Die Plasma-HWZ ist sehr lang (50–100 h), die Ausscheidung erfolgt renal; Vorsicht bei Niereninsuffizienz. Memantin unterscheidet sich von Amantadin in HWZ, Dosierung und (evtl.) Angriffspunkt im Gehirn (**Tab. 28.1**). Da-

Demenz vom Alzheimer-Typ			vaskuläre Demenz
leicht	mittel	schwer	alle Schweregrade
Donepezil Galantamin Rivastigmin	Donepezil Galantamin Rivastigmin	Donepezil* Galantamin* Rivastigmin*	Behandlung der zerebralen Grunderkrankung Donepezil*, Galantamin*, Rivastigmin*
	Memantin	Memantin	Memantin*
kein Ansprechen oder ungebremster Funktionsverlust			
Präparatewechsel innerhalb AChE-I	Wechsel zu Memantin*	Präparatewechsel innerhalb AChE-I Kombination* mit Memantin	Präparatewechsel innerhalb AChE-I* Wechsel der Substanzklasse (Memantin)* Kombination AChE-I + Memantin* Nimodipin, Nicergolin

*Hinweise auf (mäßige) Wirksamkeit, evtl. nicht zugelassen

Abb. 28.3 Therapeutischer Algorithmus in der Demenztherapie. Bei Wirkungslosigkeit oder Unverträglichkeit ist das wesentliche Prinzip der Pharmakotherapie von Alzheimer-Demenz der Wechsel innerhalb der AChE-Inhibitoren sowie der Wechsel auf Memantin. Die Kombination von AChE-Inhibitoren mit Memantin bringt wahrscheinlich keine zusätzliche Besserung. Eine vaskuläre Demenz wird meist als gemischte Demenz betrachtet und dann wie eine Alzheimer-Demenz therapiert. Außerdem kommen noch Nimodipin und Nicergolin als „Neuroprotektiva" der 2. Wahl zum Einsatz.

Tab. 28.1

Amantadin und Memantin

	Memantin	Amantadin
Indikation	Demenz	Morbus Parkinson Virusinfektion
Dosis	10–20 mg/bid	200–400 mg/bid
Plasmaspiegel (im *steady state*)	70–100 ng/ml	400–900 ng/ml
HWZ	60–100 h	10–30 h
Ausscheidung	renal	renal

her können die Substanzen nicht einfach ausgetauscht werden, auch fehlen Äquivalenzstudien.
Nebenwirkungen. Häufig sind **psychotrope Störungen** wie Halluzinationen (NMDA-Hemmung!), Verwirrtheit oder Schwindel, gelegentlich kommt es zu Übelkeit und Erbrechen, erhöhtem Muskeltonus oder gesteigerter Libido. Außerdem können anticholinerge Symptome auftreten.
Kontraindikationen. Bei Niereninsuffizienz, Krampfanfällen sowie Komedikation mit Hemmstoffen des NMDA-Rezeptors (Ketamin, Budipin, Dextromethorphan) ist Memantin kontraindiziert.

Praxistipp
Durch seine NMDA-antagonistische und anticholinerge Wirkung muss bei Memantin mit Halluzinationen und Verwirrung gerechnet werden. Vorsicht bei frei verkäuflichen Hustenmitteln mit Dextromethorphan, das ebenfalls als Antagonist am NMDA-Rezeptor wirkt.

Ginkgo-Extrakte
Ginkgo-biloba-Extrakte wie EGb 761® in Tebonin® werden aus einem japanischen Fächerblattbaum gewonnen. Die wirksamen Inhaltsstoffe sind wahrscheinlich Flavone und Terpene, die antioxidative und antiinflammatorische Eigenschaften besitzen; u. a. wurde auch eine Zunahme des kortikalen Dopamins beobachtet. Metaanalysen haben gezeigt, dass standardisierte Ginkgo-Extrakte besser als Placebo wirken und ihr Einsatz in hoher Dosierung von 240 mg/d kann laut Leitlinien bei Alzheimer und vaskulärer Demenz erwogen werden.
Nebenwirkungen. Eine Verlängerung der Blutungszeit durch Hemmung des *platelet activating factor* (PAF) und damit eine Wirkungsverstärkung von Antikoagulanzien und anderer gerinnungshemmender Substanzen ist möglich.

28.2.2 Cholinesterase-Hemmstoffe
Wirkmechanismus. Cholinesterase (ChE)-Hemmstoffe sollen die **cholinerge Transmission verbessern**. Acetylcholin bzw. die muskarinergen ACh-Rezeptoren (S. 75) sind wesentlich für die Gedächtnisbildung und die Aufmerksamkeit (**Abb. 28.1**). Da das cholinerge Defizit sowohl die muskarinergen als auch die neuronalen nikotinergen ACh-Rezeptoren (mACh- und N_nACh-Rezeptoren) betrifft, ist die rezeptorunabhängige Verfügbarkeit des Acetylcolin (ACh) die wirksamere Option gegenüber der Stimulation einzelner ACh-Rezeptor-Subtypen.
ACh wird durch enzymatische Hydrolyse rasch aus dem synaptischen Spalt entfernt (ein Molekül ChE

kann 10 000 ACh-Moleküle pro Sekunde spalten). Neben der **Acetylcholinesterase (AChE)** wird ACh auch durch die unspezifische **Butyrylcholinesterase (BuChE)** gespalten, deren zerebrale Expression bei Alzheimer-Demenz erhöht ist. Die BuChE fördert evtl. auch die Pathogenese, denn sie reichert sich in den Plaques an, steigert die Aβ-Bildung und wird von der aktivierten Mikroglia freigesetzt.

ChE-Hemmstoffe penetrieren als **tertiäre Amine** die Blut-Hirn-Schranke. Sie werden überwiegend renal ausgeschieden, bei Niereninsuffizienz muss die Dosis reduziert werden (**Tab. 28.3**).

Aufgrund der etwas unterschiedlichen Wirkungen kann bei fehlendem Ansprechen der Wechsel auf einen anderen ChE-Hemmer sinnvoll sein (**Abb. 28.3**). ChE-Hemmstoffe werden oft mit Memantin oder Vitamin E kombiniert, die Wirksamkeit der Kombination ist fraglich.

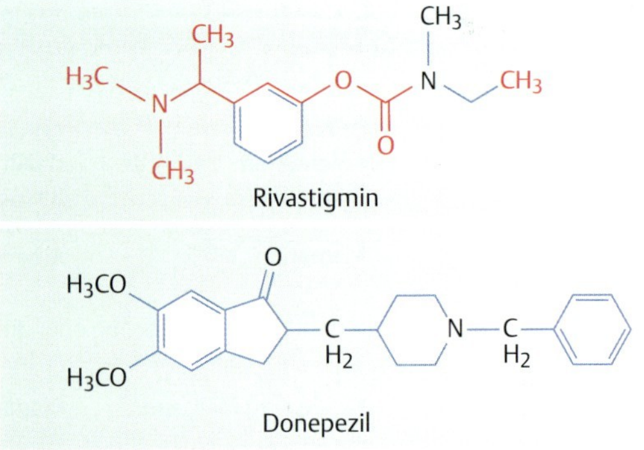

Abb. 28.4 Struktur von Cholinesterase-Hemmstoffen. Rivastigmin lässt noch eine ACh-artige Struktur (rot) erkennen.

Wirkstoffe.
- **Tacrin** war der erste ChE-Hemmstoff. Wegen schwerer Hepatotoxizität ist er in Deutschland nicht mehr im Handel.
- **Rivastigmin** (Exelon®) hemmt als dualer Inhibitor sowohl die AChE als auch die BuChE (**Abb. 28.4**). Trotz seiner kurzen Plasma-HWZ muss es nur 1-mal täglich appliziert werden, da die ChE durch die langsame Abdissoziation der Carbamat-Gruppe des Rivastigmins fast irreversibel gehemmt wird; nach 10 h sind erst 50 % der ChE regeneriert. Als Pflaster wird Rivastigmin 1-mal täglich gewechselt, nach 4 Wochen ist die Initialdosis zu verdoppeln.
- **Donepezil** (Aricept®) ist ein reversibler Hemmstoff der AChE. Seine lange Plasma-HWZ von 50 h korreliert nicht mit der ChE-Hemmung, da Donepezil schnell von der AChE wegdissoziiert.
- **Galantamin** (Reminyl®) ist ein Inhaltsstoff des kaukasischen Schneeglöckchens. Zusätzlich zur reversiblen AChE-Hemmung stimuliert Galantamin nikotinerge ACh-Rezeptoren, jedoch ohne nennenswerte zusätzliche Effekte.

> **MERKE**
> Alle Antidementiva gelten als gleich wirksam. Die Kombination von Memantin und AChE-Hemmer hat nur einen fraglich geringen zusätzlichen Effekt.

Nebenwirkungen. Die vielfältigen und belastenden Nebenwirkungen lassen sich teilweise von den verstärkten vegetativen Wirkungen des Acetylcholins ableiten, teilweise auch von der Vulnerabilität der Demenzpatienten:
- Übelkeit, Erbrechen, Diarrhö und Gewichtsverlust
- Bradykardie
- Schlafstörungen und Verwirrtheit, Somnolenz und Tremor, Unruhe
- Stürze, Schwindel
- Halluzinationen
- Muskelkrämpfe durch Aktivierung der motorischen Endplatte, die nach 8–10 Wochen habituieren

Die Inzidenz der Nebenwirkungen lässt sich deutlich reduzieren, wenn sowohl bei Ersteinstellung als auch bei Dosisveränderung **langsam eingeschlichen** bzw. erhöht wird.

Bei zu schnellem Absetzen der ChE-Hemmstoffe entwickelt sich ein **AChE-Inhibitor-Entzugssyndrom**. Nach regulärem Absetzen (z. B. als Auslassversuch oder bei Unverträglichkeit) verschlechtert sich die Symptomatik rapide auf ein Niveau, das dem von Patienten mit Placebo entspricht oder sogar noch schlechter wird (**Rebound-Effekt**). Wird nach einigen Wochen die Pharmakotherapie mit ChE-Hemmstoffen wiederaufgenommen, werden **keine Verbesserungen** mehr erzielt. Die Symptomverschlechterung nach Absetzen gilt als wesentlicher Beleg für die Wirksamkeit von Antidementiva.

> **MERKE**
> Antidementiva müssen ein- und ausgeschlichen werden und dürfen nicht eigenmächtig abgesetzt werden. Es sollte immer versucht werden, die maximale Dosis zu verordnen, um eine klinisch relevante Wirkung zu erreichen.

Kontraindikationen. Gastrointestinale Ulzera (ACh stimuliert die Magensäure!), schwere Leber- und Nierenschäden, bradykarde Reizleitungsstörungen.

28.2.3 Weitere antidemenzielle Wirkstoffe

In retrospektiven Metaanalysen ergaben sich immer wieder Hinweise auf antidemenzielle bzw. neuroprotektive Effekte von primär nichtantidemenziellen Wirkstoffen wie Vitamin E (α-Tocopherol), Statinen,

COX-Inhibitoren, Koffein oder Estrogenen. Prospektiv kontrollierte Studien konnten jedoch keine positiven Wirkungen dieser Arzneistoffe belegen. Auch für Nootropika wie Pivacetam gibt es keinen Wirkungsbeleg. Einzig im *Kame*-Projekt bei japanischstämmigen Amerikanern verringerte der regelmäßige Genuss von Gemüse- und Fruchtsäften die Alzheimer-Inzidenz, v. a. bei Apoε-4-positiven Risikopersonen. Das erhöhte Demenzrisiko bei einem Mangel an Vit.-B_{12}, Vit. D oder Testosteron sowie bei Hypercysteinämie konnte jedoch durch die prospektive Substitution des erniedrigten Parameters nicht reduziert werden.

Exkurs
Verschnupfte Investoren durch Schnupfenmittel
Das russisches Heuschnupfenmittel **Dimebolin** (Dimebon®, INN auch **Latrepirdin**), pharmakodynamisch ein *dirty drug inhibitor* von ChE, NMDA-Rezeptoren und anderen Molekülen, galt in den Jahren 2009–2010 als neues Alzheimer-„Wundermittel". Ein amerikanischer Konzern zahlte eine große Summe Geld für den Vertrieb dieses Naturstoffes, das Patent blieb bei einer russischen Firma. Größere Studien mit über 1000 Alzheimerpatienten und Patienten mit MCI zeigten inzwischen die Wirkungslosigkeit von Dimebolin.

MERKE
Es gibt keine nachgewiesene antidemenzielle Wirkung von weiteren Phytopharmaka, Vitaminen oder anderen Wirkstoffen, die nicht explizit zur Demenztherapie zugelassen sind. Dies gilt auch für die fraglichen Effekte von COX-Inhibitoren oder Sexualhormonen (Estrogenen, Androgenen).

Neue Studien und neue Antidementiva. Mehr als 50 Substanzen werden momentan in präklinischen oder klinischen Studien getestet. Die meisten zielen auf die Aβ- und Tau-Pathologie sowie auf die cholinerge Transmission.

28.3 Neuropsychiatrische Begleitsymptome von demenziellen Erkrankungen

Demente Patienten sind oft apathisch, depressiv und misstrauisch („Wer hat den Geldbeutel gestohlen", dabei kann er nur nicht gefunden werden – Demenz!). Sie können sich nicht mehr adäquat äußern, spüren aber durchaus die Last ihres Daseins. Oft resultieren daraus Unruhe, Panik, Agitiertheit oder Aggression. Die wesentliche „Basistherapie" – wenn auch oft nicht realisierbar – besteht aus menschlicher Zuwendung und Wärme, Beruhigung, klaren Anweisungen, Bewegung und Unterhaltung.

Der Einsatz von **Neuropharmaka** erfordert eine genaue differenzielle Diagnose der Demenzerkrankung (**Tab. 28.2**). Eine Querschnitterhebung in Berliner Seniorenwohnheimen (2010) ergab eine hohe Verordnungszahl von Neuroleptika und Antidepressiva bei dementen Heimbewohnern unabhängig von neuropsychiatrischen Symptomen. Für eine bestmögliche Verträglichkeit und Wirksamkeit ist jedoch eine sorgfältige Differenzierung zwischen Depression und Apathie sowie Agitation, Unruhe und Psychosen nötig.

Tab. 28.2

Indikationen* von Neuropharmaka bei Begleitsymptomen von Demenzerkrankungen

	Alzheimer-Demenz	Vaskuläre Demenz	Parkinson-Demenz/DLB
psychotische Symptome	Risperidon + Haloperidol +	wie Alzheimer-Demenz	Risperidon + > Clozapin > Quetiapin Rivastigmin + KI: die meisten Neuroleptika
Agitiertheit/Aggression	Risperidon +	wie Alzheimer-Demenz	wie Alzheimer-Demenz
	Haloperidol ∅/+	wie Alzheimer-Demenz	Rivastigmin +
	Carbamazepin + (2. Wahl)	wie Alzheimer-Demenz	KI: Haloperidol
Angst	Benzodiazepine +	wie Alzheimer-Demenz	wie Alzheimer-Demenz
Depression	Antidepressiva + *Cave:* TCA	wie Alzheimer-Demenz	wie Alzheimer-Demenz KI: TCA
Apathie	ChE-Hemmer ∅/+		
demenzielle Verhaltensstörung	leicht: Donepezil +, Galantamin +	Behandlung der zerebralen Grunderkrankung	Rivastigmin +
	schwer: Memantin +		

* Indiziert, off-label oder Empfehlungen entsprechend nachgewiesener Wirksamkeit.
∅, +, ++, kein, mäßiges, gutes Ansprechen, KI = Kontraindikation

> **MERKE**
>
> Bei Demenzkranken dürfen Neuropharmaka mit **anticholinerger** oder **sedierender** Wirkung nur mit besonderer Vorsicht angewendet werden. Die Hinweise zur Pharmakotherapie bei Älteren gelten in besonderem Maße bei Demenzkranken.

Psychotische Symptome. Bei Psychosen – und nur hier! – sind Neuroleptika indiziert, auf die allerdings nur 20–30 % der Demenzpatienten ansprechen. Dabei sind Neuroleptika mit anticholinerger Wirkung zu meiden. Explizit zugelassen bei Alzheimer-Demenz ist **Risperidon**; als 2. Wahl gilt Quetiapin. Neuroleptika verschlechtern aber die kognitiven Funktionen, siehe Nebenwirkungen bei chronischer Schizophrenie (S. 486). Quetiapin eignet sich mit seiner H_1-Blockade bei nächtlicher Unruhe, und hilft, den Schlaf-Wach-Rhythmus wiederherzustellen.
Zu beachten ist bei Neuroleptikagabe:
- **sorgfältige Differenzialdiagnose**: Patienten mit Lewy-Körperchen-Demenz (S. 520) reagieren sehr empfindlich auf Neuroleptika.
- Neuroleptika können **die Sterblichkeit erhöhen**, wahrscheinlich weniger durch direkte Nebenwirkungen (z. B. QT-Zeit-Verlängerung mit Herztod) als durch Immobilität (neuroleptische Dämpfung) und sich daraus entwickelnden Infektionen (z. B. Pneumonien, Urogenitalinfekte oder Thromboembolien) oder vaskulärem Druckabfall (α_1-Hemmung!) bei Schlaganfall-Patienten.

Die niederpotenten konventionellen Butyrophenon-Neuroleptika Melperon und Pipamperon werden immer noch häufig zur Beruhigung oder als Schlafmittel verordnet, was bei Demenz kritisch zu hinterfragen ist.
Agitiertheit, Aggression und Angst. Bei anhaltendem forderndem Verhalten (Aggressivität) im Zuge einer AD ist von den Neuroleptika nur **Risperidon** indiziert. Die erhöhte Rückfallrate nach dem Absetzen deutet auf eine klinische Wirksamkeit. Den nichtpsychotischen Symptomen kann auch mit dem AChE-Inhibitor **Rivastigmin** begegnet werden. Bei panikartigen Störungen sind **Benzodiazepine** wie Lorazepam indiziert,
Delir. Das demente Gehirn ist sehr sensitiv gegen Störungen jeder Art. Oft sind es somatische Ursachen wie Exsikkose oder Medikamente, die ein Delir verursachen können. Wichtig ist die körperliche Untersuchung, ggf die Rücknahme der letzten Medikationsveränderung.
Schlafstörungen. Wegen der paradoxen Effekte der Benzodiazepine sind Z-Substanzen wie Zopiclon (S. 416) vorzuziehen, aber auch hier ist letztlich mit ähnlicher Sturzgefahr und psychischen Störungen zu rechnen.
Depression und Apathie. Eine Altersdepression ist oft schwer von einer Demenz abzugrenzen, da sie das Bild einer sog. Pseudodemenz zeigen kann. Beide Krankheiten profitieren von Antidepressiva, bei 50 % der Demenzkranken bessern sich dadurch die depressiven Symptome. Bei der Wahl des Antidepressivums ist zu beachten, dass SSRI die Unruhe fördern und trizyklische Antidepressiva eine anticholinerge Komponente besitzen. Eine Alternative bietet **Mirtazapin** (S. 461) mit sedierender, aber fehlender anticholinerger Wirkung und REM-Schlaf-Neutralität sowie Nortriptylin (in Deutschland nicht im Handel) mit seiner ausgeprägten noradrenergen Komponente bei schwacher atropinerger Störung. Jedoch kann bereits mitfühlendes beobachtendes Abwarten (*watchful waiting*) die Depressionssymptome deutlich mildern.
Mehr als die Hälfte der Demenzkranken leidet an **Apathie**. Absetzen oder Dosisreduktion der Neuropharmaka kann hier Besserung bringen.

28.4 Therapie der Demenz mit Lewy-Körperchen (DLB) und der Parkinson-Krankheit mit Demenz (PDD)

Key Point
Diese Demenzformen, die im Gegensatz zur Alzheimer-Demenz häufiger bei Männern auftreten, müssen von der Alzheimer-Demenz oder der vaskulären Demenz auch wegen ihrer spezifischen Pharmakotherapie abgegrenzt werden.

Parkinson-Patienten haben ein 6-fach **höheres Risiko**, an einer Demenz zu erkranken, Risikofaktoren sind frühe Halluzinationen und Depression. DLB und PDD-Patienten erfordern **mehr Pflege-Ressourcen** und haben eine geringere Lebensqualität als andere Demenzpatienten. Typisch sind **schwere REM-Schlaf-Verhaltensstörungen** mit angstbehafteten Träumen, daneben bestehen vermehrt **vegetative Störungen** mit Urininkontinenz oder orthostatischer Dysregulation (Schwindel und Stürze). Typisch ist auch eine Fluktuation der neuropsychologische Defizite.
Therapie der Demenz. **ChE-Inhibitoren**, zugelassen ist aber nur Rivastigmin, sprechen bei DLB/PDD besser an als bei Alzheimer-Demenz; ein Auslassversuch ist nach 6 Monaten angezeigt. Vorsicht beim abrupten Absetzen.
Therapie der produktiv-psychotischen Symptome. Halluzinationen sind oft medikationsbedingt. Die letzte Medikationsänderung sollte rückgängig gemacht werden, die dopaminerge Therapie (wenn möglich) reduziert werden. Konventionelle hochpotente Neuroleptika müssen vermieden werden, da sie die Parkinson-Symptome bis zur akinetischen Krise verschlechtern. Als Mittel der Wahl gelten

niedrig dosiert **Risperidon** und *off-label* Quetiapin und Clozapin, die die Motorik nicht oder nur wenig beeinträchtigen.

> **MERKE**
>
> Bei der medikamentösen Behandlung der DLB/PDD ist zu beachten:
> - Die Patienten sprechen in der Regel gut auf einen ChE-Hemmer an.
> - Bei Gabe von anticholinergischen Arzneistoffen besteht ein hohes Risiko für ein akutes Delir.
> - Die Gabe von von Dopaminergika kann eine dopaminerginduzierte Psychose verursachen.
> - Neuroleptika können erhebliche Nebenwirkungen haben (EPS, motorische Verschlechterung), v. a. konventionelle Neuroleptika, bis hin zum neuroleptischen Syndrom.
> - Bei einer Akinese sprechen nur 40 % der Patienten auf L-Dopa an.

28.5 Pharmakologie in der Praxis: Demenz und Antidementiva

28.5.1 Praktischer Umgang mit Demenzpatienten und mit Antidementiva

- Primäre demenzielle neurologisch-psychiatrische Störungen wie die Alzheimer Demenz (AD) sind **progressiv** und stellen **hohe Anforderungen** an die Angehörigen wie das Pflegepersonal.
- Wichtig sind **klare Anweisungen** mit wenigen Worten, dazu Geduld und liebevolle Empathie.
- **Relevante Unterschiede** der Demenztypen bestehen hinsichtlich der kognitiven und nichtkognitiven Defizite, der Ansprechbarkeit auf Antidementiva und der Sensitivität für Nebenwirkungen.
- Demenz-Kranke zeigen oft **depressive Verstimmungen**, am stärksten Patienten mit Parkinson.

Zu Möglichkeiten und Auswahl der Behandlung.
- Hemmstoffe der AChE und BuChE verbessern die **demenziellen Symptome**, verhindern aber weder den **neuronalen Zelltod** noch die Progression der Demenz.
- **ChE-Hemmstoffe** sind besonders effektiv bei cholinergen Defiziten, z. B. bei Alzheimer und Parkinson-Demenzen, das eher neuroprotektive **Memantin** wirkt bei vaskulärer Demenz.
- Bei mittelschwerer und schwerer AD ist es vorteilhaft, **Donepezil** oder **Memantin** zu geben, eine Kombination von beiden bringt jedoch keinen Nutzen.
- Bei **nichtkognitiven Verhaltensänderungen** (Unruhe, Agitiertheit, Aggression) können Therapieversuche mit **AChE-Hemmern** statt mit Neuroleptika sinnvoll sein.
- Der Einsatz von Neuroleptika als Beruhigungsmittel oder Schlafmittel ist **nicht** indiziert.

Zu Dosierung, Ein-/Ausschleichen und Medikamentenkombinationen.
- Man beginnt mit **⅛ oder ¼ der Zieldosis**, die Dosis wird jeweils nach 2 Wochen erhöht, sodass nach 4–6 Wochen die Zieldosis erreicht ist.
- **Indikationen** und **Kombinationsmöglichkeiten** der Antidementiva sind sehr unterschiedlich (**Abb. 28.3**).
- Antidementiva **nie eigenmächtig absetzen**. Patienten verschlechtern sich schnell und bei erneuter Einnahme wird das alte Niveau nicht wieder erreicht.
- ⅓ sind Non-Responder. Hier ist der Wechsel innerhalb von AChE-Inhibitoren nicht sinnvoll.

Zu Nebenwirkungen.
- Demente Patienten reagieren empfindlich auf **psychische** und **neurovegetative** Nebenwirkungen.
- Demente Patienten mit Parkinson-Syndrom reagieren sehr empfindlich auf **Neuroleptika**.
- Arzneistoffe, die Verwirrung, Unruhe, Agitiertheit, Delir o. Ä. provozieren, sind **zu meiden**. Demenzpatienten reagieren sensitiv auf Glukokortikoide.

28.5.2 Tabellarische Übersicht über die klinischen Daten

Tab. 28.3.

Tab. 28.3

Klinische Daten von Antidementiva (Erwachsene)				
Wirkstoff	Plasma-HWZ (h)[1]	Dosis[2] (mg)	Metabolisierung/ Ausscheidung[3]	Dosis bei Niereninsuffizienz[4]
Donepezil	70	1 × 5–10	S: CYP2D6, 3A4	unverändert
Galantamin	5–10	1 × 8–24	renal > hepatisch	KI < 30
Memantin	50–100	1 × 5–20	renal	anpassen
Rivastigmin	2–3	2 × 1,5–6 mg	renal	anpassen

[1] wenn nicht anders vermerkt: Tablette (nicht retardierte, keine schnell wirksame Formulierung)
[2] durchschnittliche Gabe einer durchschnittlichen Einzeldosis (1-mal die Höchstdosis oder mehrmals täglich die niedrige Dosierung)
[3] nur die CYP-Enzyme werden aufgeführt, deren Hemmung oder Induktion klinisch relevant sind
[4] Kreatinin-Clearance in ml/min; KI = Kontraindikation
I = Induktor; H = Hemmstoff; S = Substrat

28.5.3 Weiterführende Informationen

Informationen über aktuelle Leitlinien:
- www.psychenet.de/de/psychische-gesundheit/informationen/demenz.html
- www.awmf.org
- www.dggpp.de (Leitlinie Demenz)

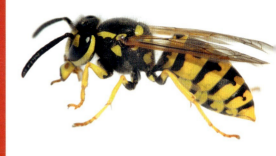
© Daniel Prudek – stock.adobe.com (Symbolbild)

Kapitel 29

Glukokortikoide und Mineralokortikoide

Thomas Herdegen

29.1 Überblick und Grundlagen 524

29.2 Pharmakologische Glukokortikoide 526

29.3 Glukokortikoide: Substitution und Pharmakotherapie 534

29.4 Mineralokortikoide 535

29.5 Pharmakologie in der Praxis: Glukokortikoide 536

29.1 Überblick und Grundlagen

Key Point
Glukokortikoide (GK) sind die stärksten antiinflammatorischen und immunmodulierenden Arzneistoffe, sie bilden die Wirkstoffgruppe mit den meisten Indikationen. Ihrer außerordentlichen Wirksamkeit stehen bei längerer Einnahme in höherer Dosierung ernste Nebenwirkungen entgegen. Bei bestimmungsgemäßem Gebrauch überwiegt prinzipiell der Nutzen den Nachteil – die „Kortikoidangst" ist in den meisten Fällen unbegründet.

29.1.1 Begriffe und Definitionen
Der Begriff **Kortikoide**, oft vereinfachend nur **Steroide** genannt, umfasst Substanzen, die die Glukokortikoid- oder Mineralokortikoid-Rezeptoren (GR bzw. MR) stimulieren und damit die Wirkung der körpereigenen Glukokortikoide oder Mineralokortikoide verstärken bzw. ersetzen. Die Agonisten der GR und MR umfassen

- **Hydrocortison** = **Cortisol**: das wichtigste körpereigene Glukokortikoid. *Cave:* **Cortison**, der umgangssprachliche gebrauchte Begriff, steht für die die **inaktive Form** von Hydrocortison;
- die **synthetischen pharmakologischen Glukokortikoide**, mehrheitlich Derivate des Hydrocortisons,
- **Aldosteron**, das wichtigste körpereigene Mineralokortikoid und
- sein einziges pharmakologisches Analogon **Fludrocortison.**

29.1.2 Physiologie der Cortisol-Wirkungen

Rezeptoren
Glukokortikoide binden im Zytoplasma an ihren Glukokortikoid-Rezeptor (GR). Zwei GR und das GK bilden nach komplexen molekularen Aktivierungen wie der Abspaltung von Hitzeschockproteinen den **aktiven Komplex**, der an die DNA bindet. Es gibt zwei verschiedene GR. Die α-Isoform vermittelt die klassischen Wirkungen der GK, während die kleinere inaktive β-Isoform wahrscheinlich Liganden wegfängt und die Zellen vor zu starker Stimulation schützt.

Genomische Wirkung
Wie alle Steroidhormone bewirken Kortikoide eine rezeptorvermittelte Änderung der Expression zahlreicher Gene. Diese **genomische Wirkung** setzt mit einer Latenz von Stunden oder Tagen ein (**Abb. 29.1**). Jede Zelle besitzt 100–1000 GR-Moleküle und 10–100 Gene, deren Expression oder Suppression durch Kortikoide kontrolliert werden (**Abb. 29.1**).

Direkte DNA-Wirkungen. Die lipophilen Kortikoide penetrieren durch die Plasmamembran und binden im Zytoplasma an ihre Glukokortikoid-Rezeptoren,

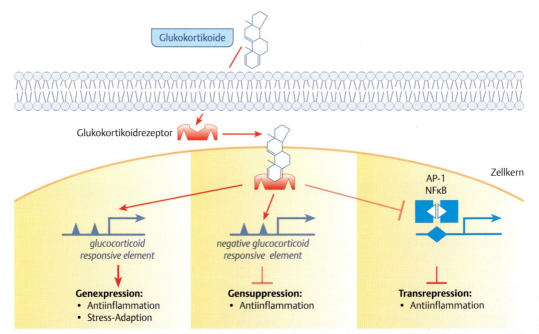

Abb. 29.1 Genomische Wirkungen der Glukokortikoide (GK). GK docken im Zytoplasma an ihre Glukokortikoid-Rezeptoren (GR). Dieser Komplex bindet an spezifische Promotorsequenzen, die die Genexpression entweder aktivieren oder unterdrücken (Expression, links, und Suppression, Mitte). Außerdem hemmt der Komplex andere Transkriptionsfaktoren wie AP-1 oder NFκB (Transrepression, rechts).

Tab. 29.1

Genomische Wirkungen von Glukokortikoiden

Veränderung der Genexpression	Gen	Auswirkung der veränderten Expression
Suppression/Transrepression	Proopiomelanocortin (POMC)	Suppression der ACTH-Produktion
	COX-2	Antiphlogistisch
	Osteocalcin	Hemmung Knochenaufbau
	Interleukine und ihre Rezeptoren	antiphlogistisch, immunsuppressiv
	Kollagen	Schwächung von Haut und Gefäßwänden
Induktion	Annexin A1 (syn. Lipocortin 1)	Hemmung der Phospholipase-A_2
	IL-10	Antiinflammation
	H-Na-Kanal	Antidiurese im distalen Tubulus
	IkB	Hemmung von NFκB, antiphlogistisch
	GILZ	Hemmung von Transkriptionsfaktoren

die zusammen mit den Mineralokortikoid-Rezeptoren zur Superfamilie der **nukleären Hormon-Rezeptoren** (S. 314) gehören. Der Liganden-Rezeptor-Komplex transloziert in den Zellkern und bindet an spezifische Stellen im Promotor, die *glucocorticoid responsive elements*. Mehr als 95 % der Zielgene werden induziert und < 5 % werden supprimiert (**Tab. 29.1**).

Transrepression. Wesentliche antiinflammatorische und immunsuppressive Effekte der Glukokortikoide werden indirekt verursacht, indem der Kortikoid-Rezeptor-Komplex mit anderen Transkriptionsfaktoren wie NFκB oder AP-1 interagiert und deren Bindung an die DNA bzw. deren Transkriptionsinduktion blockiert, sog. Transrepression. GK induzieren die Expression von Proteinen wie dem **GILZ** (*glucocorticoid inducible zipper*), die andere Transkriptionsfaktoren hemmen.

Nicht genomische Wirkungen

Unter sehr hohen Dosierungen (> 200 mg Prednisolon-Äq.) treten **nicht genomische Wirkungen** bereits nach wenigen Minuten auf, d. h. sie laufen unabhängig von der Genexpression bzw. Proteinsynthese ab. Der wichtigste Effekt ist die **Membranstabilisierung**: Kortikoide lagern sich in die Lipiddoppelschicht ein (Interkalierung) und verändern die Membraneigenschaften, z. B. durch Verschiebung der Kationenpermeabilität, Erhöhung der osmotischen Resistenz oder Hemmung von Signalwegen. Außerdem wird die Freisetzung von Adrenalin verstärkt (antiödematös wirksame Vasokonstriktion).
Diese Eigenschaften werden in der akuten Notfalltherapie, z. B. beim anaphylaktischen Schock, bei lebensbedrohlichen Schleimhautschwellungen (Glottisödem nach Wespenstich) oder beim Hirnödem genutzt. Kortikoide **verändern** auch die **Funktion von Membranrezeptoren**, wie dem GABA-A-Rezeptor im Gehirn: So kommt es bereits wenige Minuten nach Glukokortikoidinjektion bei Erwachsenen zu Sedierung und Erhöhung der Krampfschwelle.

Tab. 29.2

Funktionen von Cortisol

Einwirkung auf	Veränderung
Energiehaushalt	– katabole Bereitstellung der Energieressourcen – Kohlenhydrate: Glukoneogenese in Leber, periphere Glukose-Utilisation – Fette: Lipolyse und Fettverteilung – Proteine: Abbau von Muskeleiweiß
kardiovaskuläres System	– Aufrechterhaltung von Blutdruck und Herzleistung
endokrines System	– Suppression von Gonadotropinen
Immunsystem	– Hemmung der Zytokin- und Chemokin-Expression – Hemmung der Prostaglandin-Synthese – Umverteilung von Blutzellen
Calcium	– Calcium-Ausscheidung mit kompensatorischem PTH-Anstieg
Lunge	– Reifung bei Frühgeborenen
ZNS	– Schlaf, Gedächtniskonsolidierung
Psyche	– Stimmung, Appetitsteigerung

> **MERKE**
>
> Kortikoide verändern die Genexpression. Sie besitzen in sehr hoher Dosierung auch schnelle, nicht genomische Wirkungen wie die Membranstabilisierung.

Funktionen

Cortison aus der Zona fasciculata der Nebennierenrinde bzw. seine in der Leber aktivierte Form **Cortisol** gilt als „Hormon für das Leben", da es die Homöostase höherer Lebewesen in einer sich ständig ändernden Umwelt aufrechterhält (**Tab. 29.2**). Das in der Zona glomerulosa gebildete Aldosteron (S. 201) reguliert über den MR in der Niere den Volumenhaushalt.

Regelkreis der Cortisol-Synthese

Die Synthese der endogenen Glukokortikoide steht unter der direkten Kontrolle des **ACTH** (adrenokortikotropes Hormon, Corticotropin) aus dem Hypophysenvorderlappen, welches das adrenale Zellwachstum und die Enzyme für die Glukokortikoidsynthese stimuliert. Die Prozessierung von ACTH seinerseits wird durch das **CRH** (*corticotropin-releasing hormone*) aus dem Hypothalamus angeregt (s. **Abb. 14.1**).

Aktivierung und Transport. Die **Nebennierenrinde** (NNR) produziert pro Tag 20–30 mg Cortison, das in der **Leber** zum Cortisol aktiviert wird. Im Blut wird Cortisol zu 95 % an das **cortisolbindende Globulin (CBG = Transcortin)** gebunden, nur 10 % des zirkulierenden Cortisols sind frei. Im Unterschied dazu sind die pharmakologischen GK unspezifisch an Plasmaproteine gebunden.

Direkte Freisetzung und schnelles negatives Feedback. Weil Cortisol nicht gespeichert werden kann, unterliegt es einer permanenten schnellen Bildung und Freisetzung durch ACTH. Umgekehrt unterdrückt das peripher sezernierte Cortisol, ebenso wie von außen zugeführte Glukokortikoide, die Sekretion von CRH und ACTH über die Glukokortikoid-Rezeptoren in Hypothalamus und Hypophyse.

Praxistipp
Veränderungen der ACTH- bzw. Cortisol-Spiegel sind bereits 2–5 min nach Änderungen der jeweils anderen Regelgröße messbar (rapid feedback). Die Suppression des adrenalen Regelkreises nach längerer Glukokortikoid-Gabe unterliegt einem verzögerten late delayed feedback.

Zirkadiane Rhythmik. Dieser Regelkreis unterliegt einer ausgeprägten zirkadianen Rhythmik mit minimalen Cortisol-Spiegeln gegen Mitternacht und einem Maximum am Morgen (6–8 Uhr), entsprechend einem mitternächtlichen Maximum und einem spätmorgendlichen Minimum von ACTH. Innerhalb der einzelnen Phasen führt die schnelle Rückkopplung zu stoßweisen Schwankungen, wozu auch ein rascher Abbau der GK in der Leber beiträgt.

MERKE
Chronisch reduzierte Spiegel von ACTH, z. B. nach monatelanger Gabe von höher dosierten Glukokortikoiden, führen zu einer Atrophie der Nebennierenrinde (NNR-Insuffizienz).

Aktivierung und Inaktivierung von Glukokortikoiden

Generell schützen sich Zellen vor exzessiven Cortisol-Wirkungen durch die **11β-Hydroxysteroid-Dehydrogenase 2** (auch 11β-HSD Typ II oder HSD2), die das **aktive Cortisol (= Hydrocortison)** in das **inaktive Cortison** (Keto-Gruppe am C_{11}) überführt (**Abb. 29.2**).

Auch in den renalen Tubuluszellen wird mittels der HSD2 eine Überstimulation verhindert: Cortisol bindet mit höherer Affinität als Aldosteron an den MR, es muss daher hier durch die HSD2 inaktiviert werden. Die **11β-Hydroxysteroid-Dehydrogenase 1** (11β-HSD Typ I oder HSD1) wirkt in umgekehrter Richtung: sie aktiviert in der Leber die inaktiven Vorstufen Cortison bzw. Prednison zum Cortisol (= Hydrocortison) bzw. Prednisolon.

MERKE
Die HSD1 bestimmt die Glukokortikoid-Sensitivität, die HSD2 die Mineralokortikoid-Sensitivität einer Zelle. Die Expression der 11β-HSD, z. B. in Entzündungsgebieten, verstärkt die Wirkung von Cortisol bzw. Glukokortikoiden.

29.2 Pharmakologische Glukokortikoide

Praxistipp
Die therapeutisch eingesetzten Glukokortikoide sind überwiegend Derivate des endogenen Cortisols, das als Hydrocortison ebenfalls als Arzneistoff eingesetzt wird.

29.2.1 Gemeinsamkeiten bei Pharmakodynamik und -kinetik

Struktur. Die Kortikoide leiten sich als C_{21}-Steroide vom **Pregnan** ab. Folgende **Substituenten** bestimmen die Wirkung (**Abb. 29.2**):
- **OH-Gruppe am C_{11}:** absolut notwendig für Wirksamkeit (Hydrocortison bzw. Cortisol, Prednisolon)
- **Keto-Gruppe am C_{11}:** inaktiviert Kortikoide wie Cortisol bzw. Prednisolon zu Cortison bzw. Prednison.
- **Halogen am C_9:** Verstärkung der Glukokortikoidwirkung
- **Methylgruppe am C_{16}:** Abschwächung der Mineralokortikoidwirkung
- **OH-Gruppe am C_{21}:** Verstärkung der Mineralokortikoidwirkung
- **Ester am C_{21}:** inaktives, aber gut wasserlösliches Prodrug für i. v. Gabe, das durch lokale Esterasen aktiviert wird.

Praxistipp
Die Steigerung der Glukokortikoidwirkung, vor allem durch Veränderungen „rund um C_{11}", ist klinisch von untergeordneter Bedeutung, da eine Zunahme der Wirkung auch durch Dosissteigerung erreicht werden kann.

Rezeptoraffinität und immunsuppressive Wirkung. Die Rezeptoraffinität der pharmakologischen Glukokortikoide ist bis zu 50-mal stärker als die von Corti-

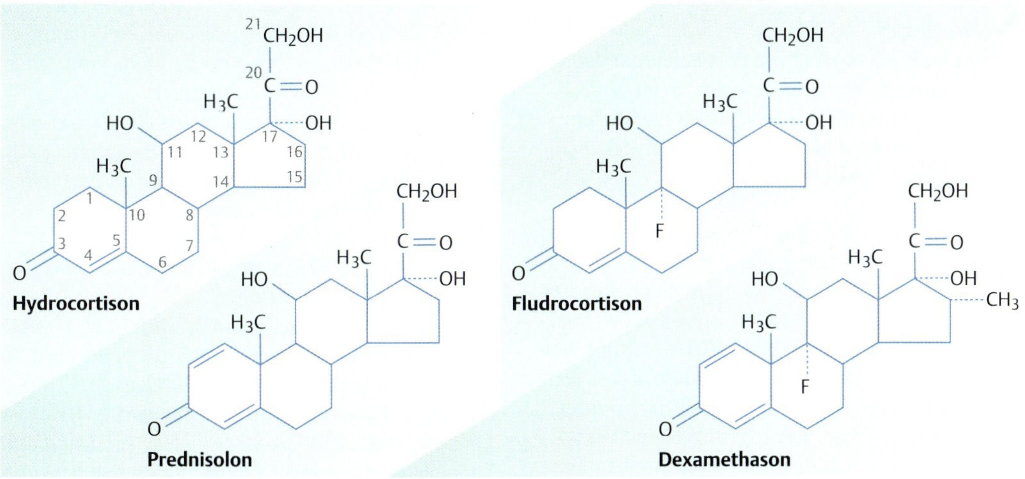

Abb. 29.2 Chemische Struktur von Glukokortikoiden. Die Substituenten der C-Atome bestimmen die Eigenschaften.

Tab. 29.3

Eigenschaften von oral verfügbaren Gluko- und Mineralokortikoiden

Wirkstoff	Plasma-HWZ (h) bei oraler Gabe	biologische HWZ (h)	Rezeptoraffinität[1] GR[2]	MR[2]	Indikationen bzw. Vorteil	individuelle Nebenwirkungen
Glukokortikoide						
kurz wirksam						
Hydrocortison (= Cortisol, endogen)	1–2	8–12	1	1	Substitutionstherapie bei Morbus Addison	mineralokortikoide Wirkung
mittellang wirksam						
Prednisolon	2–3	18–36	4	0,8	Goldstandard der GK-Therapie	mineralokortikoide Wirkung
Fluocortolon	2–3	24–48	4	Ø	kaum mehr verordnet	
Methylprednisolon	2–3	24–48	5	Ø	keine Stimulation des MR	
Triamcinolon	2–3	24–48	5–10	Ø	niedrige Bioverfügbarkeit von 20 %, wichtiges Depot-GK, intraartikuläre Applikation	
lang wirksam						
Dexamethason	3–4	36–72	25	Ø	Hochdosis-Stoßtherapie	Euphorie, Muskelschwäche
Betamethason	3–4	36–72	40	Ø	stärkste Wirkung, Hochdosis-Stoßtherapie	wie Dexamethason
Mineralokortikoide						
Fludrocortison	2–3	8–12	Ø	1000-mal stärker als Aldosteron	Substitutionstherapie	

[1] relative Affinität
[2] Glukokortikoid- bzw. Mineralokortikoid-Rezeptor

sol. Sie korreliert bei lokaler Applikation gut mit der immunsuppressiven Wirkung (z. B. transdermal oder inhalativ), während bei oraler oder intravenöser Gabe die Korrelation deutlich schwächer ist. Grobe Regel: eine Dosiserhöhung um das 10-fache erhöht die Wirkung um 50 %.

Wirkdauer (biologische Halbwertszeit). Die **biologische HWZ** von Gluko- und Mineralokortikoiden, d. h. die Dauer der Wirkungen, die auf Veränderungen der Proteinsynthese basieren, ist 10- bis 20-fach länger als ihre **Plasmahalbwertszeit** (Tab. 29.3).

Praxistipp
Die biologische HWZ von Kortikoiden ist wie bei den meisten Steroidhormonen 10- bis 20-fach länger als die Plasma-HWZ. Nach der letzten Dosis können Wirkungen wie Nebenwirkungen noch Tage anhalten.

Inaktive Formen (Prodrugs). Cortison und Prednison sind aufgrund ihrer Ketogruppe an C_{11} primär unwirksam und müssen erst in das **aktive Hydrocortison (Cortisol)** bzw. **Prednisolon** umgewandelt werden. Bei Leber- und Kreislaufinsuffizienz ist mit Verlusten bei der Umwandlung zu rechnen, daher sollten immer die **aktiven Kortikoide** appliziert werden.
Applikation. Aufgrund ihrer guten Fett- und Wasserlöslichkeit können GK fast auf jedem Applikationsweg (oral, i. v., i. m., intraartikulär, perkutan, inhalativ) appliziert werden. Zur i. v. Applikation eignen sich hydrophile Säuren, die durch Esterasen in ihre Wirkform überführt werden.
Abbau. GK werden überwiegend in der **Leber** metabolisiert. Eine Niereninsuffizienz verlängert also **nicht** die Plasma-HWZ bzw. die Wirkung von GK.

29.2.2 Potenz und Äquivalenzdosis

- Glukokortikoide unterscheiden sich in ihrer Potenz, die im Wesentlichen von ihrer Rezeptor- bzw. **Bindungsaffinität** zum aktiven GRα und zum inaktiven GRβ sowie der daraus resultierenden transkriptionalen Aktivität abhängt. Diese wird noch von einer Reihe von Faktoren beeinflusst:
  - **Konzentration** des GK am Wirkort
  - **Anzahl der GR** im Zielorgan
  - **Habituation und verminderte Expression von GR**: Abnahme von GR unter hoher Dosis oder langer Gabe von GK. Eine „Cortison-Pause" bringt die Wirkung zurück.
  - **Zeitpunkt der Therapie:** Je nach Stadium des entzündlichen bzw. immunologischen Geschehens (zu Beginn oder nach Wochen) kann die gleiche Dosis unterschiedlich wirken.

> **MERKE**
> Als Standard für die Vergleichbarkeit der Wirkungen wird in der Klinik die Dosierung meist als „mg/d Prednisolon-Äquivalent" (Äq.) oder einfach „mg/d Prednisolon" angegeben.

Prednisolon ist **4-fach stärker** (potenter) als das endogene Cortisol, d. h. 5–7,5 mg/d Prednisolon entsprechen der körpereigenen täglichen Gesamtproduktion von 20–30 mg Cortisol (6 mg/m² Körperoberfläche). Davon leitet sich die **Cushing**-Schwellendosis von 7,5 mg Prednisolon-Äq. (= obere Grenze der körpereigenen Gesamtproduktion) ab. Oberhalb dieser Dosis ist in Abhängigkeit von der Therapiedauer mit Cushing-Symptomen sowie mit einer NNR-Insuffizienz (S. 531) zu rechnen.
Die langfristig eingesetzten oralen Kortikoide sind etwa 4- bis 5-fach potenter als Cortisol (**Tab. 29.3**), die nur kurzfristig indizierten Beta- und Dexamethason sind um ein Vielfaches potenter.

29.2.3 Wirkstoffe: systemisch wirksame Glukokortikoide

Hydrocortison (Hydrocortison®): Mittel der 1. Wahl für die **Substitutionstherapie** (S. 534), da es auch an den Mineralokortikoid-Rezeptor bindet.
Prednisolon (Decortin® H): Goldstandard in der Pharmakotherapie mit Glukokortikoiden. Als *Low-dose*-Therapie besitzt es wenig Nebenwirkungen bei guter Wirksamkeit. Bei längerer Gabe kann Prednisolon über seine Wirkung am renalen Mineralokortikoid-Rezeptor eine Natrium-Wasser-Retention mit Hochdruck und Hypokaliämie auslösen, wenn die HSD2 in der Niere das Prednisolon nicht vollständig inaktiviert.
Triamcinolon (Volon®): Wie Prednisolon ein mittellang wirksames Kortikoid. Im Gegensatz zu anderen Kortikoiden löst es keine Euphorie aus und **reduziert den Appetit**. Da es nur eine geringe Bioverfügbarkeit von 20 % aufweist, wird es gerne lokal appliziert, z. B. intraartikulär bei rheumatoider Arthritis.
6-Methylprednisolon (Urbason®), ca. 20 % potenter als Prednisolon, **Fluocortolon** (Ultralan®) und **Deflazacort** (Calcort®) sind weitere mittellang bzw. mittelstark wirksame Kortikoide ohne mineralokortikoide Komponente.
Dexamethason (Fortecortin®) und Betamethason (Celestan®): Diese lang wirksamen hochpotenten Kortikoide werden kurzzeitig eingesetzt, wenn hohe Dosierungen erforderlich sind (Stoßtherapie). Indikationen sind allergische Akutreaktionen oder zytostatikainduziertes Erbrechen. Besonders Dexamethason kann euphorisierend wirken, was bei Tumorpatienten therapeutisch genutzt und im Sport als Doping missbraucht wird. Da Dexamethason von allen GK am wenigsten plazentar verstoffwechselt wird, wird es in der Schwangerschaft zur Therapie fetaler Erkrankungen *in utero* sowie zur Beschleunigung der Lungenreife eingesetzt.

> **MERKE**
> Glukokortikoide haben prinzipiell alle das gleiche Wirkungsprofil. Sie werden in kurz, mittel oder lang wirksame Substanzen eingeteilt, wobei die Wirkdauer mit der therapeutischen Potenz und Effizienz sowie mit dem Risiko für Nebenwirkungen korreliert.

29.2.4 Nebenwirkungen: iatrogene Cushing-Symptome

Key Point
Die genomische Wirkung von Glukokortikoiden koppelt immer Wirkung und Nebenwirkung, d. h. es ist keine Trennung dieser Effekte möglich. Besondere Vorsicht erfordern Immunsuppression, gastrointestinale Ulzera, Osteoporose, Glaukom bzw. Katarakt, Hemmung von Heilungsprozessen und die physiognomisch wirksame Umverteilung des Fettgewebes.

Glukokortikoide ahmen die breit gefächerten Funktionen der endogenen Glukokortikoide nach und verursachen entsprechend zahlreiche Nebenwirkungen. Der wesentliche Nebenwirkungskomplex einer iatrogenen Glukokortikoidgabe ist die **Cushing-Symptomatik** (**Tab. 29.4**).
Abhängigkeit von Dosis und Dauer. Kortikoidnebenwirkungen lassen sich nach dem Zeitpunkt ihres Auftretens, ihrer Schwere und ihrer klinischen Wertigkeit (z. B. reversibel oder irreversibel) unterteilen, meistens sind sie abhängig von der Dosis und der Applikationsdauer. Beispielsweise ist eine hoch dosierte **1-malige** Stoßtherapie frei von irreversiblen Störungen, mit einer Umverteilung des Körperfettes ist ab einer Einnahmedauer von ca. 3 Monaten bei einer Dosis von > 10 mg Prednisolon/d zu rechnen.
Bei einer COPD kann schon nach einmaliger Stoßtherapie die Knochendichte messbar verändert sein, allerdings ist die COPD ein besonders großer Risikofaktor für Osteoporose.

> **MERKE**
> Das Ausmaß der Nebenwirkungen entspricht dem Ausmaß der gewünschten Wirkungen.

Prophylaxe und Therapie. Eine längere Kortikoidgabe erfordert immer pharmakologische Begleitmaßnahmen (**Tab. 29.5**).

Osteoporose
Diese wichtige Nebenwirkung kann auch bei längerer Gabe von geringen Dosierungen (ab 2,5 mg Prednisolon-Äq.) auftreten. Sie betrifft v. a. trabekuläre Knochen mit hohem Umbau (z. B. Wirbelkörper). Nach 6–12 Monaten ist der Verlust der Knochendichte am größten, nach einem Jahr ohne Glukokortikoide normalisiert sich das Frakturrisiko wieder.
Die GK-indizierte Osteoporose (S. 326) entsteht durch:
- Stimulation der Osteoklasten und Parathormon-Freisetzung
- Hemmung der Osteoblasten und der Osteocalcin-Synthese
- Antagonisierung von Vitamin-D-Wirkungen
- Hemmung der Calcium-Resorption aus dem Darm

Tab. 29.5
Prophylaxe und Therapie von kortikoidinduzierten Nebenwirkungen

Symptom	therapeutische Maßnahmen
Dyslipoproteinämie	Statine (S. 275)
Hypertonie	salzarme Kost, Diuretika (S. 202)
Ulcus ventriculi/duodeni	Protonenpumpeninhibitoren (S. 226)
Osteoporose	Vitamin D (1000–1500 IE/d), Calcium, Bisphosphonate (S. 329)
Hypokalzämie	Calcium, Vitamin D (S. 344)
Blutzuckeranstieg	Insulin s. c.; Vorsicht bei Kachexie mit Metformin
Depressionen	Antidepressiva
Psychosen	Neuroleptika
Amenorrhö, Akne	Hormonsubstitution (S. 286)
Immunsuppression	Antibiose, keine zeitnahen Impfungen

Tab. 29.4
Kortikoidinduzierte Nebenwirkungen, sog. Cushing-Symptomatik

reversible (transiente) Nebenwirkungen mit raschem, akutem Auftreten wie nach Stoßtherapie	Nebenwirkungen mit verzögertem Auftreten bei chronischer Einnahme, nur teilweise reversibel
– psychische Störungen (depressive Verstimmungen, Psychosen, Schlaflosigkeit) – Amenorrhö, Akne – Ödeme – Hypertonie, Verschlechterung eines diabetogenen Stoffwechsels („Steroiddiabetes"), Dyslipoproteinämie – vorübergehende Suppression des hypothalamisch-hypophysär-adrenalen Regelkreises – Appetitsteigerung – ulzerogene Wirkung am GIT	– Fettverteilung (Stammfettsucht, Vollmondgesicht, Büffelnacken) – Osteoporose und Osteonekrose (v. a. Femurkopfnekrose) – Katarakt, Glaukom – Immunsuppression – Muskelabbau – Hautveränderungen: Hautatrophie, brüchige Gefäße mit Blutungen, Striae – Wachstumsstörungen bei Kindern – Suppression des hypothalamisch-hypophysär-adrenalen Regelkreises mit NNR-Insuffizienz – schlechte Wundheilung – Hypokalzämie

- Förderung der renalen Calcium-Ausscheidung (*Cave:* verstärkter Calcium-Verlust bei gleichzeitiger Gabe von Schleifendiuretika)
- Hemmung der Calcitonin-Sekretion

Außerdem kann sich bei schweren Krankheitszuständen unter hoher GK-Dosierung eine **Osteonekrose** als Folge eines Knocheninfarktes entwickeln.

> **MERKE**
>
> Prophylaxe: Bei längerer Kortikoidtherapie (>7,5 mg über 3 Monate) ist die begleitende Gabe von Calcium und Vitamin D und ggf. von Bisphosphonaten erforderlich. Auch bei einer wiederholten Stoßtherapie sollte eine osteoprotektive Begleittherapie durchgeführt werden. Kontrolle der Knochendichte!

Neurologische Symptome

Bei 30–50 % der Patienten treten psychische und neurologische Symptome auf, darunter Euphorie oder Dysphorie, Müdigkeit oder Hyperaktivität/Schlaflosigkeit sowie kognitive Störungen. Bei Kindern senken Kortikoide die **Krampfschwelle**, bei Erwachsenen wird sie dagegen erhöht.

Praxistipp

Neuropsychische Störungen entwickeln sich besonders bei zu raschem Absetzen oder bei hoher Kortikoiddosierung (> 40 mg Prednisolon).

Störungen des Intermediärstoffwechsels

Die **zentripetale Fettumverteilung** ist eine Folge des GK-Katabolismus, typisch sind Vollmondgesicht, Büffelnacken und Stammfettsucht. Diese Symptomatik tritt bei einer Dosis von 7,5–10 mg Prednisolon und einer Einnahmedauer von über einem Jahr bei 80 % der Patienten auf. Zum Übergewicht tragen dabei Appetitsteigerung, Wassereinlagerung und die diabetische Stoffwechsellage bei. Der **Steroiddiabetes** ist durch eine Insulinresistenz mit Hyperinsulinämie gekennzeichnet und erfordert häufig die Gabe von Insulin. Außerdem entsteht eine **Hyperlipoproteinämie** mit erhöhten Triglyzeriden und LDL. Die Patienten profitieren von einer Kalorienreduktion!

Wachstumsstörung

Bei **Kindern** können GK durch ihre katabole Wirkung nach jahrelanger Gabe eine geringe Abschwächung des Wachstums auslösen (ca. 0,5–1,5 cm). Trotzdem haben GK auch bei Kindern ihre Berechtigung:
- Krankheiten wie Asthma oder JIA (juvenile idiopathische Arthritis), die bei Kindern die Gabe von GK über lange Zeiträume erfordern, verhindern ohne adäquate Therapie eine normale Entwicklung. GK ermöglichen hier eine vernünftige Lebensqualität und eine (fast) normale körperliche und auch ausgewogene (angstfreie) Reifung, und sie bewahren vor Gelenkdestruktion und körperlicher Inaktivität.
- Nach Absetzen der GK wird die Wachstumsstörung durch „Aufholwachstum" ausgeglichen, solange die Epiphysenfugen noch nicht geschlossen sind.

Magen- und Darmulzera

GK sind nicht ulzerogen, sie verzögern jedoch die Abheilung von bestehenden Ulzera. Außerdem erhöhen sie das ulzerogene Risiko von komedizierten COX-Inhibitoren (auch bei *Low-dose*-ASS). Bei Vorhandensein solcher Risikofaktoren und generell bei älteren Patienten sollte daher eine Ulkusprophylaxe mit Protonenpumpeninhibitoren erfolgen, anstelle der unselektiven COX-I sollten (wenn möglich) Coxibe (S. 368) eingesetzt werden.

Kardiovaskuläre Nebenwirkungen

GK stimulieren den **Sympathikus** und erhöhen den **arteriellen Blutdruck** durch die vermehrte Freisetzung von Noradrenalin und die Retention von Natrium (mineralokortikoider Effekt von Cortisol und Prednisolon). Die Wasserretention führt zu **Ödemen** und erhöhter Kalium-Ausscheidung mit Gefahr einer **Hypokaliämie**. Als Folge des metabolischen Syndroms und des erhöhten Blutdrucks kann sich eine **Atherosklerose** entwickeln.

Dennoch gilt auch hier: In den meisten Fällen ist die Grunderkrankung (z. B. rheumatoide Arthritis) der wesentliche Risikofaktor für Herzinfarkt und Schlaganfall.

Direkt nach Einnahme von GK kann ein *Flush* auftreten (Gefühl einer heißen Gesichtshaut und Rötung), dies ist jedoch vollständig reversibel und klinisch irrelevant.

> **Exkurs**
>
> **Hochdruck durch Lakritze**
>
> Regelmäßiger Genuss von Lakritze kann den Blutdruck erhöhen, dies bleibt oft unerkannt. Die Glyzyrrhizinsäure aus der Süßholzwurzel, Bestandteil der Lakritze, hemmt die 11β-HSD2 und damit die Inaktivierung von Cortisol (oder auch von Prednisolon!) in der Niere. Cortisol stimuliert den MR mit Erhöhung von Rückresorption und Vorlast. Süßholzwurzel-Tee triggert so Hypokaliämie und Hochdruck. Bei dialysepflichtigen Patienten ist Glyzyrrhizinsäure in der Lage, den Kalium-Spiegel um 0,5–1,5 mmol/l zu senken.

Katarakt und Glaukom

Eine **Katarakt** (Trübung der Linse durch Permeabilitätsstörung von Zellmembranen) tritt oft nach jahrelanger Einnahme von > 10 mg Prednisolon-Äq. auf.

Rheumatiker sind besonders gefährdet, bei Kindern muss schon ab 0,7 mg/kg/d mit Linsentrübungen gerechnet werden. GK können auch den **Augeninnendruck erhöhen**, da sie den Abflusswiderstand im Trabekelnetzwerk steigern und die Aktivität der säubernden Phagozyten unterdrücken.

> **MERKE**
> Regelmäßige augenärztliche Kontrolle! Bei 2–10 % der Patienten ist nach 1-jähriger GK-Gabe mit Störungen am Auge zu rechnen.

Hämatologische Veränderungen
Diese betreffen alle Blutzellen und sind Teil der immunmodulatorischen bzw. immunsuppressiven Wirkung der GK. Der Lymphozytenabfall wird unter niedrigen Dosen durch Umverteilung verursacht (Knochenmark, Milz), während hohe Dosen direkt die B-Zell-Proliferation unterdrücken. Klinisch relevant sind die
- **Abnahme von**
  - T-Lymphozyten > B-Lymphozyten
  - Monozyten, Makrophagen
  - eosinophilen Granulozyten („Eosinophilensturz"). *Cave:* Unterschätzung des **eosinophilen Asthmas** unter GK-Therapie.
- **Zunahme von**
  - Thrombozyten (bis 30 %)
  - Granulozyten (dosisabhängig)

Endokrine Störungen
Impotenz und **Amenorrhö** beim Mann bzw. bei der Frau sind die Folgen eines deutlichen Abfalls von Testosteron und LH, da GK neben den adrenalen auch die gonadalen Androgene supprimieren. GK vermindern die Zahl der Spermien um bis zu 30 %.
GK (v. a. das hochpotente Dexamethason) können den Haarwuchs verändern, sowohl in Richtung **Stirnglatze** als auch in Richtung **Hirsutismus**. Es ist unklar, ob hier eine endokrinologische Ursache zugrunde liegt oder eine Veränderung der Haarfollikel. Unklar ist auch der Mechanismus der **Steroidakne**, die häufig bei Jugendlichen beobachtet wird.

Störungen der Haut und des Bindegewebes sowie von Heilungsprozessen
Hautatrophie (Papierhaut) und Wundheilungsstörungen sind Folge der reduzierten Bildung von Narben- und Granulationsgewebe sowie der Suppression von Kollagen-III (Verlust der Zugfestigkeit) v. a. unter lokaler Kortikoidtherapie. Die Bindegewebsschwäche zeigt sich auch als **Striae** und als eine **allgemeine Verdünnung** der Oberhautschichten (**Abb. 29.3**).
GK stören Heilungsprozesse, z. B. bei Hautulzerationen und Dekubitus (*Cave:* Kachexie bzw. Bettlägrigkeit).

> **Praxistipp**
> Fest klebende Pflaster unter längerer GK-Therapie sind zu vermeiden, da beim Lösen die Haut reißen kann.

Störungen der Muskulatur
GK können initial die Symptome einer **Myasthenie** verschlechtern. Unter hoch dosierter und langer GK-Therapie kann die Oberschenkelmuskulatur atrophieren. *Cave:* Kachexie.

Nebennierenrindeninsuffizienz (NNR-I)
Eine **iatrogene NNR-I** entwickelt sich nach ca. 8 Wochen langer Einnahme von GK. Die Symptome, die einem Morbus Addison (NNR-Insuffizienz) entsprechen, werden sichtbar, wenn der Körper mehr Cortison benötigt, als iatrogen zugeführt wird (z. B. nach schweren Verletzungen oder Krankheiten) oder wenn abrupt bzw. zu schnell abgesetzt wird. Da ACTH nicht nur die Cortisol-Produktion sondern auch die Proliferation und die Viabilität der endokrinen NNR-Zellen der Zona fasciculata stimuliert, resultiert die ständige Suppression von ACTH in Atrophie und Involution dieser Zellen. Bildlich ausgedrückt: Aus einer prallen Melone wird eine vertrocknete Zwetschge, deren Rückverwandlung in die saftige Melone abhängig von der Dauer der Cortison-Therapie Monate bis Jahre braucht.

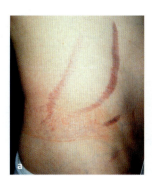
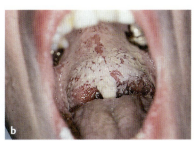

Abb. 29.3 Nebenwirkungen der Kortikoidtherapie. **a** Striae, **b** Kandidose der Mundhöhle (Soor).
(Füeßl H, Middeke M. Duale Reihe Anamnese und klinische Untersuchung. Thieme; 2018)

Das Risiko für eine NNR-Insuffizienz ist erhöht bei
- starken GK
- fehlender Rücksicht auf die zirkadiane ACTH-Freisetzung
- hoher Dosis und langer Einnahmedauer
- systemischer Applikation

Praxistipp
Patienten mit primärer oder kortikoidinduzierter NNR-Insuffizienz müssen einen Kortikoidausweis sowie Kortikoide für den Notfall mit sich führen.
Grundregel: Die Dauer des Absetzens von GK beträgt die Hälfte der Therapiedauer. Beispiel: Therapie dauert 2 Jahre, dann sollten GK über 1 Jahr ausgeschlichen werden (in der Praxis macht man es schneller).

Immunsuppression
Eine erhöhte **Infektanfälligkeit** (v. a. > 40 mg Prednisolon) bis hin zur tödlichen Sepsis ist eine bedeutsame Folge der NNR-Insuffizienz und der Blutbildveränderungen bzw. der veränderten körpereigenen Abwehr.
Folgende Regeln sind zu beachten:
- Akute Virusinfektionen sind eine Kontraindikation für GK.
- Bakterielle Infektionen müssen vor oder während der GK-Therapie saniert werden.
- Alle Patienten unter GK-Gabe müssen regelmäßig auf Infektionen hin untersucht werden.

Auch lokal ist die Infektionsgefahr erhöht, z. B. bei größeren Hautwunden, die durch die Hautveränderungen begünstigt werden. Folge einer lokalen Immunschwäche ist auch die **Kandidose** der Mundhöhle bei inhalativer GK-Gabe.

Praxistipp
5–10 % der COPD-Patienten entwickeln unter systemischen GK eine Kandidose.

GK-Resistenz bzw. Toleranz
Nach langer Gabe können GK ihre Wirkung verlieren, dies geschieht immerhin bei bis zu 10 % der Patienten mit rheumatoider Arthritis.

29.2.5 Kontraindikationen
Es gibt **keine absoluten Kontraindikationen**, da GK oft eine therapeutische Ultima Ratio darstellen. Die zu erwartenden Nebenwirkungen müssen allerdings mit begleitenden Maßnahmen aufgefangen werden (**Tab. 29.5**).

29.2.6 Besondere Applikationsformen
Die lokale (topische) Applikation verbindet eine **hohe Wirkstoffkonzentration vor Ort** mit einer Reduktion der systemischen Kortikoidexposition. Äußerliche Anwendungen umfassen u. a. die dermale Applikation und die Applikation am Auge, intraartikuläre und -muskuläre Injektion, rektale Gabe bei chronisch-entzündlichen Darmerkrankungen, intranasale Applikation sowie Inhalation.

Glukokortikoid-Externa: dermale Applikation
Alle **kortikoidhaltigen Externa** wirken lokal antiinflammatorisch, immunsuppressiv und antiproliferativ. Zusätzlich führen sie über eine Vasokonstriktion zur „Gefäßabdichtung", die Einwanderung von Entzündungszellen wird gebremst und eine überschießende Verhornung und Kollagenbildung wird normalisiert.
Weil sich GK als Depot ins **Stratum corneum** der Haut ablagern, ist ihre Freisetzung auch abhängig vom Zustand der Haut. Die Resorptionsleistung der Haut variiert beträchtlich (**Tab. 29.6**), was für das mögliche Auftreten von Nebenwirkungen zu beachten ist. So beträgt die Resorption an den Augenlidern 40 %, an den Handflächen nur 8 %. Bei Kleinkindern ist die Hornhaut dünner, bei alten Menschen atrophiert und ausgetrocknet; in beiden Fällen ist der Depoteffekt vermindert und die systemische Resorption erhöht.
Wirkstoffe. Die **externen Kortikoide** sind entweder Ester der oral verfügbaren GK oder spezielle topisch applizierbare Wirkstoffe. Sie werden entsprechend ihrer Wirkstärke in 4 (und mehr) Klassen eingeteilt (**Tab. 29.7**). Zur Minimierung der systemischen Nebenwirkungen wurden veresterte GK wie Betamethason-17-valerat entwickelt, die nach systemischer Resorption zur unwirksamen Carbonsäure hydrolysiert werden *(soft steroids)*. Die Spaltung eines C_{21}-Esters macht das GK erst in der Haut aktiv.
Ausschließlich als Externa eingesetzte GK sind:
- **Clobetasol**: sehr starkes chloriertes Betamethason
- **Flumetason**: mittelstark, ohne relevante systemische Bioverfügbarkeit
- **Fluticason**: höchste Bindungsaffinität zum GR, wird aber schnell abgebaut. Neben Mometason geringstes Risiko für Hypersensitivitätsreaktionen. Kann auch inhaliert und als Nasenspray appliziert werden.

Tab. 29.6	
Relative Resorption von Arzneistoffen	
Lokalisation	**relative Resorption***
Bein	0,5
Unterarm	**1***
Stamm	2,5
Kopfhaut	5
Gesicht	15
Genitale	40

*Die Resorption am Unterarm zählt als Referenzwert 1 beim Erwachsenen.

Tab. 29.7

Glukokortikoide als Externa (Auswahl)

Wirkstärkeklasse	Wirkstoff
I	Hydrocortisonacetat, -butyrat
	Prednisolonacetat
II	Flumetasonpivalat
	Fluocinolonacetonid
	Prednicarbat
	Triamcinolonacetonid
III	Betamethasonvalerat
	Fluticasonpropionat
	Mometasonfuroat
IV	Betamethasondipropionat
	Clobetasolpropionat

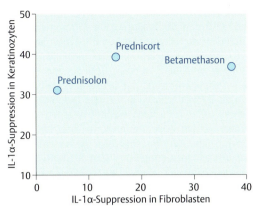

Abb. 29.4 Wirkungsprofil topisch applizierter GK. Prednicort (PC) supprimiert die IL-1-Sekretion aus Keratozyten (Therapieziel) ebenso gut wie Betamethason (BM), hemmt aber wesentlich weniger die Fibroblastenaktivität und -proliferation (Nebenwirkung; gemessen mittels IL-1α-Sekretion). Prednisolon wirkt zwar noch schwächer auf Fibroblasten, besitzt aber andererseits eine geringere therapeutische Wirkung (Daten nach Schäfer-Korting, 2002)

– **Prednicarbat**: bei maximaler Antiinflammation relativ geringe Antiproliferation (**Abb. 29.4**). Eignet sich besonders gut bei Kleinkindern und Älteren.

Therapeutische Wirkstärke. Diese wird bestimmt durch
– Bindungsaffinität zum GR
– Penetrationsfähigkeit: Veresterungen am C_{17} erhöhen den Depoteffekt.
– Grundlage (Lotion, Creme, Salbe)

Relevant ist das Verhältnis von antiinflammatorischer Wirkung (Hemmung der Zytokinfreisetzung aus Keratozyten) zu antiproliferativer (und dadurch gewebeschädigender) Wirkung (**Abb. 29.4**). Ein schwaches Kortikoid wirkt auch in hoher Konzentration nur mäßig antiinflammatorisch, ein starkes Kortikoid auch in hoher Verdünnung stark antiproliferativ.

Nebenwirkungen. Systemische Nebenwirkungen sind nur bei **großflächiger Anwendung** von sehr starken Kortikoiden zu erwarten (> 100 g/Woche) oder wenn die Barrierefunktion der Haut massiv gestört ist (**Tab. 29.8**).

Eine häufige Nebenwirkung ist die meist reversible **Hautverdünnung,** die durch die Antiproliferation sowie durch eine verminderte Bildung von Kollagen und Hyaluronsäure bedingt ist.

Wegen des Risikos einer hartnäckigen **perioralen rosazeaartigen Dermatitis** unterliegt die Anwendung im Gesicht einer strengen Indikationsstellung, außerdem sollten hier nur kurzfristig Präparate der Wirkstoffklassen I und II angewendet werden.

Glukokortikoide können selbst **Allergien provozieren**, diese reichen über Exantheme und Kontaktallergien über kombinierte oder unklare Reaktionen bis hin zu Bronchospastik und Schock. Dies muss (v. a. bei therapieresistenten) Hauterkrankungen auch als eine mögliche Ursache berücksichtigt werden. Dann führt das Absetzen des Präparates (unerwartet) zur Besserung.

Tab. 29.8

Hinweise für die externe Applikation von Glukokortikoiden

Hinweise	Ausführung
Step-down	Beginn mit dem stärksten Präparat, dann ausschleichen mit schwächeren GK
Beschränkung der Auswahl	Der Arzt sollte mit wenigen Präparaten gut vertraut sein.
Identifikation von Problemzonen	nur kurzer Einsatz im Gesicht, Vorsicht bei den Intertrigines
Größe des behandelten Areals beachten	systemische Nebenwirkungen bei großflächigen kranken Hautarealen bzw. schwerer Barrierestörung
tägliche Einmalgabe	Diese ist unabhängig von der Tageszeit und ausreichend wegen der Reservoir-Bildung.
Intervallgabe	Ein- oder mehrtägige Pause zwischen den Applikationen, dazwischen regelmäßige Hautpflege mit der wirkstofffreien Grundlage.

> **MERKE**
>
> Die lokale Applikation von Kortikoiden besitzt nur ein geringes Risiko für systemische Nebenwirkungen. Es muss jedoch mit lokalen Schädigungen gerechnet werden. Bei bestimmungsgemäßem Gebrauch, d. h. initial genügend (!) stark und hoch dosiert und bei regelmäßigem Auftrag der Grundlage, ist eine lange externe Therapie meist gut verträglich.

Weitere lokale Applikationsformen

Intraartikuläre Injektion. Bei schweren Gelenkentzündungen werden Glukokortikoide intraartikulär injiziert. Die für die **Depotapplikation** zur Verfügung stehenden Präparate unterscheiden sich in Wirkstärke und -dauer, die u. a. durch die Galenik, Form und

Größe der Kristalle bestimmt wird. Für jedes Gelenk sind nur bestimmte Präparate mit definierten Molekülgrößen zugelassen. Die Kinetik (lange Verweildauer, langsame Resorption) darf nicht durch Verdünnung verändert werden: Ergüsse müssen zunächst abpunktiert und das Gelenk darf nach Injektion für 24 h nicht bewegt werden. Die nächste Injektion sollte frühestens nach 4 Wochen durchgeführt werden, insgesamt nicht mehr als 4 Injektionen pro Jahr. Kortikoidabhängige Nebenwirkungen bei intraartikulärer Injektion sind Kristallsynovitis, Knorpelschädigung, allergische Reaktionen und lokale Hautatrophien.

Glukokortikoide am Auge. GK werden am Auge oberflächlich als **Salben** oder **Cremes** aufgetragen, Prednisolon und Dexamethason penetrieren sehr gut in die vorderen Augenabschnitte. Zusätzlich können GK per injectionem appliziert werden. Kontraindikationen sind akuter Zoster ophthalmicus oder Herpes corneae.

Inhalative und intranasale Applikation. Die inhalative Applikation (S. 184) spielt vor allem bei Asthma bronchiale und COPD (S. 193) eine Rolle, die intranasale bei der allergischen Rhinitis (S. 194).

29.3 Glukokortikoide: Substitution und Pharmakotherapie

29.3.1 Substitutionstherapie

Bei **Ausfall der körpereigenen Cortisol-Produktion** muss Hydrocortison so **substituiert** werden, dass die Wirkstoffdosis der physiologischen Produktion unter normalen Bedingungen (20–30 mg/d) bzw. unter Stress (bis zu 300 mg/d) entspricht.

Bei **primärer Nebennierenrindeninsuffizienz (Morbus Addison)** mit Zerstörung des Parenchyms muss lebenslang mit Hydrocortison substituiert werden, das gleichzeitig auch eine wirksame mineralokortikoide Komponente besitzt. Die Substitutionsdosis wird individuell festgelegt und wegen der relativ kurzen Wirkdauer auf mehrere Dosen (z. B. ½–¼–¼) über den Tag verteilt. Bei Stress und Krankheiten ist der Bedarf stark erhöht. Zusätzlich wird **Aldosteron** als **Fludrocortison** substituiert.

Bei einer **sekundären Nebennierenrindeninsuffizienz** (verminderte Sekretion von ACTH oder CRH, z. B. bei destruktiven hypothalamischen oder hypophysären Tumoren) wird Hydrocortison wie bei der primären Insuffizienz substituiert. Die Gabe von Aldosteron jedoch entfällt, da seine Produktion von Angiotensin II abhängt und daher erhalten ist.

> **MERKE**
>
> Unter Stress produziert der Körper beim Gesunden bis zu 300 mg/d Hydrocortison. Daher wird bei Patienten mit einer NNR-Insuffizienz, die unter besonderer Belastung stehen (z. B. schwere Krankheit, Operation, Geburt), vorübergehend bis zu 100 mg Dexamethason i. v. substituiert.

29.3.2 Pharmakotherapie

Die Pharmakotherapie ist die häufigste „übliche" Anwendung der GK, meist zur Unterdrückung von (auto-) immunologischen und entzündlichen Prozessen. Im Gegensatz zur Substitutionstherapie werden bei der Pharmakotherapie **zusätzlich** zur meist **normalen** endogenen Produktion der NNR noch GK zugeführt, d. h. es zirkulieren mehr Cortison-Äquivalente als der Körper selbst synthetisiert. Dieses „Zuviel" bringt den therapeutischen Nutzen, birgt aber auch das Risiko von Nebenwirkungen i. S. eines **Cushing-Syndroms** (Tab. 29.4).

Indikationen

Klassische Indikationen sind Störungen des Immunsystems mit **überschießenden Immunreaktionen** oder die Notwendigkeit einer **Immunsuppression** (Tab. 29.9). GK schwächen alle Phasen von Entzündungen und Immunreaktionen ab. Darüber hinaus wirken sie sehr stark **antiemetisch** (S. 236).

Dosierungsschema

Bei längerer systemischer Therapie ist grundsätzlich die **morgendlichen Gabe der Gesamtdosis** anzustreben, da eine abendliche Gabe die nächtliche ACTH-

Tab. 29.9

Indikationen für eine Pharmakotherapie mit Kortikoiden (Auswahl)

Applikationsform	Indikation
systemische Applikation	**Immunsuppression** (Organtransplantation)
	Autoimmunkrankheiten, Entzündungsprozesse (Kollagenosen, Vaskulitiden, rheumatoide Erkrankungen, Morbus Crohn, Colitis ulcerosa)
	allergische Reaktionen (anaphylaktischer Schock, Urtikaria, allergische Reaktionen I–IV)
	ZNS (multiple Sklerose, Hörsturz, Tinnitus – hier fragliche Wirkung)
	Tumoren (Lymphome, Leukämien)
	vegetative Reaktionen (z. B. starkes Erbrechen)
lokale Applikation	**Lunge** (Asthma bronchiale, COPD)
	Haut (Neurodermitis)
	Gelenke (degenerativ-entzündliche, rheumatische Gelenkerkrankungen)
	Auge (Konjunktivitis, Uveitis)
	Ohr, HNO (Otitis externa, Abschwellen der Atemwege, Rhinitis)

Freisetzung und damit die NNR supprimiert. Bei nächtlichen Schmerzen sollte abends nicht mehr als ⅓ der Tagesdosis gegeben werden.

Mittelfristiges Ziel ist eine **Low-Dose-Kortikoid-Therapie**, d. h. die niedrigste noch ausreichend wirksame Dosis von 5–7,5 mg/d Prednisolon-Äq. Dies entspricht quantitativ nur der endogenen täglichen Gesamtproduktion, dennoch ergibt sich eine stärkere Wirksamkeit aus der längeren HWZ von Prednisolon und der höheren Konzentration der 1-maligen morgendlichen Gabe von 5 mg Prednisolon (≈ 20 mg Hydrocortison), während die endogene morgendliche Sekretion nur 4–6 mg Hydrocortison über 2 h beträgt.

Die **intravenöse Stoßtherapie** (*pulse therapy*) bezeichnet die hoch dosierte Glukokortikoidinfusion von beispielsweise 500–1000 mg Methylprednisolon an 3–6 Tagen, v. a. bei hochakuten immunologischen und rheumatologischen Erkrankungen. Die Wirkung ist der oralen Gabe nicht überlegen, aber die Magen-Darm-Irritationen unterbleiben.

Die **alternierende GK-Applikation**, d. h. die doppelte Tagesdosis jeden 2. Tag, ist weniger wirksam als die tägliche Gabe, kann jedoch über Monate die stressadaptierte Nebennierenfunktion erhalten und ist für einige Indikationen (Sarkoidose, Lungenfibrose) sowie beim Ausschleichen sinnvoll.

Exkurs

Verzögerte Freisetzung von Prednison gegen die Morgensteifigkeit

Die morgendliche Gabe von Prednison bzw. Prednisolon reicht oft nicht aus, um am nächsten frühen Morgen die Gelenksteifigkeit und -schwellungen bei Rheumatikern zu unterdrücken. Die abendliche Gabe birgt das Risiko für eine NNR-Insuffizienz. Die abendliche Einnahme einer verzögert freisetzenden (*modified release*) Prednison-Formulierung (Lodotra®; **Abb. 29.5**) wirkt gegen 3–4 Uhr morgens und mindert so die klinischen Symptome ohne Reduktion des nachmitternächtlichen Anstiegs von CRH und ACTH (**Abb. 29.5**).

Abbau der Initialdosis und Ausschleichen

Ein weiteres Prinzip der GK-Therapie: Je länger und höher die Initial- oder Erhaltungsdosis, umso **langsamer die Dosisreduktion**. Damit wird eine NNR-Insuffizienz vermieden und Zeit für den Aufbau der atrophierten NNR gewonnen. Die Zeitintervalle bis zur nächsten Dosisreduktion können Wochen betragen. Der CRH-Stimulationstest zeigt den Zustand des adrenalen Regelkreis an (**Tab. 29.10**). Abruptes oder zu schnelles Absetzen kann zum **Kortikoidentzugssyndrom** mit unspezifischen Schmerzen führen. Dem korrekten Absetzen muss die gleiche Aufmerksamkeit wie den Nebenwirkungen gewidmet werden.

> **MERKE**
> - Die Pharmakotherapie mit Glukokortikoiden verstärkt das antiinflammatorische und antiimmunologische Potenzial der körpereigenen Glukokortikoide.
> - Die Pharmakotherapie erfordert ein besonderes Dosierungsschema mit morgendlicher Maximaldosis und einem langsamen Ausschleichen, das sich nach der Dauer der Therapie richtet.

29.4 Mineralokortikoide

Aldosteron ist der physiologische Agonist des **Mineralokortikoid-Rezeptors (MR)**, der nicht nur in der Niere, sondern auch am Herzen oder im Gehirn exprimiert wird. Seine vielfältigen (patho-)physiologischen Funktionen sind noch nicht vollständig verstanden.

Tab. 29.10
Dosisreduktionen in Abhängigkeit von der Ausgangsdosis (mg Prednisolon)

Erhaltungsdosis	Reduktion pro Zeitintervall*
> 40 mg	10 mg
< 40 mg	5 mg
< 20 mg	2,5 mg
< 10 mg	0,5–1 mg

* Ein Zeitintervall kann 1–8 Wochen (oder mehr) betragen

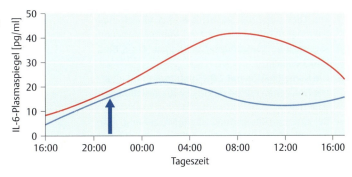

Abb. 29.5 Verzögerte Freisetzung durch *Modified-Release*-Prednison. Die abendliche Einnahme um ca. 22 Uhr (blauer Pfeil) einer verzögert freisetzenden (*modified release*) Prednison-Formulierung wirkt verzögert in den frühen Morgenstunden und lindert so die Morgensteifigkeit ohne den nachmitternächtlichen Anstieg von CRH und ACTH zu sehr abzuschwächen. Der Plasmaspiegel des Entzündungsparameters IL-6 zeigt die pharmakologische Wirkung des *modified-release* Prednisolon (blaue Kurve) versus unbehandelte Kontrolle (rot); entsprechend werden CRH, ACTH und andere Cortisol-abhängige Parameter erst ab 4 Uhr morgens beeinflusst (Daten nach Kirwan JR, Buttgereit F, Rheumatology, 2012).

Die Modulation des MR bietet interessante (*Off-Label-*)Therapiemöglichkeiten:
- **Stimulation des MR** in der Substitutionstherapie: **Fludrocortison** (Astonin-H®) ist ein hochaffiner stabiler MR-Agonist, der bei primärer NNR-Insuffizienz das Aldosteron substituiert.
- **Hemmung des MR:**
  - **Eplerenon** (Inspra®) bei Herzinsuffizienz (S. 138)
  - **Spironolacton** (Aldactone®) bei Herz- und Leberinsuffizienz (S. 43), Hypokaliämie (S. 205), Fibromyalgie, Bulämie und Schlafapnoe.

29.5 Pharmakologie in der Praxis: Glukokortikoide

29.5.1 Praktischer Umgang mit Glukokortikoiden

- Die **Cortison-Angst ist meist unbegründet**. Wichtig ist es, dem Patienten den Nutzen und Vorteil klarzumachen, der von der therapeutischen Kraft der GK ausgeht.

Zu Einnahmedosis und -dauer:
- Die Auswirkungen (biologische Halbwertszeit) dauern umso länger, je stärker das GK ist.
- **zirkadiane Applikation:** morgens möglichst die gesamte; abends maximal ⅓ der Tagesdosis
- **möglichst niedrige Zieldosis** wie 5 oder 7,5 mg Prednisolon-Äq. (**Cushing-Schwelle**)
- Die Erhöhung der GK-Dosis um das **10-Fache** verstärkt die Wirkung nur um **50%**.
- beschränkte Einnahmedauer von lang wirksamen bzw. starken Kortikoiden
- immer wieder **Auslassversuche** und **Dosissenkung**, ggf. alternierende Einnahme
- **Ausschleichen:** langsam über Wochen oder Monate

Zu den Nebenwirkungen:
- **Relevante Nebenwirkungen:** Veränderungen von Blutzucker, Blutdruck, Elektrolyten, Ödemen, Osteoporose, Immunsuppression, Fettumverteilung und Hautveränderungen
- Einsatz von **Begleitmedikation** gegen Nebenwirkungen schon bei Beginn einer längeren Therapie

Weitere Hinweise:
- vor Therapiebeginn **Ausschluss** von viralen und bakteriellen Infektionen und ggf. von Infestationen
- regelmäßige **Kontrolluntersuchungen** (Auge, Blut, Knochendichte)
- Die **Komedikation mit COX-Inhibitoren** und anderen Analgetika erhöht das Risiko für gastrointestinale Ulzera.
- Bei externer Anwendung ist immer auf eine gute **begleitende Hautpflege** zu achten, z. B. mit der entsprechenden GK-freien Grundlage.
- **Kortikoidausweis**

> **MERKE**
>
> **Glukokortikoide in kachektisch-palliativen Situationen**
> Die Gabe von GK kann den Appetit erhöhen und auch die Stimmung verbessern. Zu achten ist auf die mögliche Störung von Heilungsprozessen (Hautulzera, Dekubitus) und Muskelatrophie.

29.5.2 Besondere Lebenssituationen: Schwangerschaft und Stillzeit

Die Signale für mögliche teratogene Störungen von GK sind nur schwach. Glukokortikoide sollten wegen einer schwachen und reversiblen Wachstumsretardierung *in utero* **nicht im 1. Trimenon** eingenommen werden.

Bei Schwangeren mit Asthma bronchiale reduzieren die inhalativen GK die Asthmaanfälle. Bei systemischer Therapie sind **Hydrocortison oder Prednisolon** vorteilhaft, da sie in der Plazentarschranke fast vollständig abgebaut werden.

GK gehen kaum in die **Muttermilch** über: nur 0,1 % der eingenommenen Dosis finden sich im Blut des Säuglings wieder. Selbst wenn die Mutter 80 mg/d Prednisolon nimmt, erscheint davon im kindlichen Blut nur eine Menge, die 10 % des vom Kind synthetisierten Cortisons entspricht.

Für eine **Therapie des Fetus**, z. B. bei mangelnder Lungenreifung oder adrenogenitalem Syndrom, sind Dexamethason oder Betamethason geeignet, die zu 100 bzw. 30 % den fetalen Blutkreislauf erreichen (kein Abbau via 11β-HSD2).

29.5.3 Arzneimittelinteraktionen

Tab. 29.11 und **Tab. 29.12**.

Tab. 29.11

Arzneimittelinteraktionen von GK: Wirkungen von GK, die durch andere Wirkstoffe verändert werden

Wirkung	Mechanismus	durch (Wirkstoffe)
Verstärkung der GK-Wirkung	Verlängerung der GK-Wirkdauer	Sexualhormone wie Estrogene
	Hemmung des Abbaus	CYP3A4-Inhibitoren wie Azol-Antimykotika, Aprepitant (Antiemetikum, NK1-Rezeptor-Antagonist)
Abschwächung der GK-Wirkung	Resorptionshemmung	Colestyramin, Magnesium- und Aluminium-Hydroxid-Antazida
	Induktion des Abbaus	CYP3A4-Induktoren wie Rifampicin oder Barbiturate

Tab. 29.12

Arzneimittelinteraktionen von GK: Wirkungen von Arzneistoffen, die durch GK verändert werden

Effekt von GK	Auswirkung auf	Folge
Hypokaliämie	Herzglykoside	Arrhythmien ↑
	Laxanzien	Obstipation, CAVE: Laxanzienabusus ↑
Hyperglykämie	Diuretika, Neuroleptika (Clozapin), Antidepressiva, β-Blocker	Hyperglykämie ↑
	Antidiabetika	Wirksamkeit ↓
Schaden am GIT	COX-Inhibitoren	Magenulkus ↑
Bindegewebsschwäche	Gyrasehemmer	Sehnenrupturen ↑
Immunsuppression	Immunsuppressiva	Infektanfälligkeit ↑
Krampfschwelle ↓ (v. a. Kinder)	Antidepressiva, Neuroleptika, Theophyllin, Ciclosporin	Anfallshäufigkeit ↑
Blutdruckanstieg	Antihypertensiva, COX-Inhibitoren	Wirksamkeit ↓, Blutdruck ↑

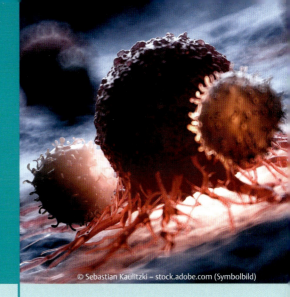

© Sebastian Kaulitzki – stock.adobe.com (Symbolbild)

Kapitel 30

Immunmodulatoren

Thomas Herdegen

30.1 **Definitionen und Übersicht** 540

30.2 **Wirkstoffe** 540

30.3 **Pharmakologie in der Praxis: Immunmodulatoren und Immunsuppressiva** 551

30.1 Definitionen und Übersicht

Key Point

Immunmodulatoren und Immunsuppressiva unterdrücken pathologische Immunreaktionen. Ihre großen Einsatzgebiete sind immunologische Erkrankungen (z. B. rheumatoide Arthritis, Psoriasis, CED, Multiple Sklerose), die Unterdrückung der Abstoßungsreaktion nach Organtransplantation sowie die Tumortherapie.

Immunmodulatoren und Immunsuppressiva wirken primär auf das Immunsystem und dadurch indirekt antiphlogistisch und analgetisch.
- **Immunsuppressiva** unterdrücken die Reaktionsfähigkeit des Immunsystems. Das Immunsystem wird dabei geschwächt, es besteht die Gefahr von (opportunistischen) Infektionen. Eine klassische Indikation von Immunsuppressiva ist die Unterdrückung von Abstoßungsreaktionen nach Organtransplantation.
- **Immunmodulatoren** bezeichnen Arzneistoffe, die Immunreaktionen abschwächen, ohne jedoch die allgemeine Reaktionsfähigkeit des Immunsystems wesentlich zu beeinträchtigen. Immunsuppressiva können in niedriger Dosierung als Immunmodulatoren eingesetzt werden, wie z. B. Methotrexat bei der rheumatoiden Arthritis.
- **Basistherapeutika** und *disease-modifying antirheumatic drugs* **(DMARD)** sind therapiespezifische Arzneimittel, die in der Rheumatologie (S. 551) Anwendung finden.
- **Biologika** oder **Biologics**: bezeichnen unscharf zell*biologisch*, d. h. meist gentechnisch hergestellte spezifische Antikörper oder Moleküle, die gegen Zielstrukturen des Immunsystems gerichtet sind. Diese Begriffe werden v. a. in der Immunpharmakologie gebraucht, ihre Verwendung folgt einer Gepflogenheit. Streng genommen wäre auch gentechnisch hergestelltes Insulin ein „Biologikum".

MERKE

Die Dosierung und das Ausmaß der unterdrückten Immunreaktion entscheiden darüber, ob Arzneimittel als Immunmodulatoren oder Immunsuppressiva eingesetzt werden. Die Bedeutung dieser Begriffe ist fließend.

In diesem Kapitel werden die immunmodulatorisch-immunsuppressiven Arzneistoffe (**Tab. 30.1**) zunächst unabhängig von ihren Indikationen nach ihrem molekularen **Wirkmechanismus** beschrieben. Im Anschluss wird auf die Pharmakotherapie wichtiger immunologischer Erkrankungen eingegangen.

30.2 Wirkstoffe

30.2.1 Hemmung der Purin- und Pyrimidin-Nukleotid-Synthese

Die sich rasch teilenden **T- und B-Lymphozyten** sind besonders auf die Neusynthese von **Purin- und Pyrimidinnukleotiden** angewiesen, während andere Körperzellen ihre Nukleotide wiederverwerten können (*recycling* oder *salvage pathway*). Hier setzen die **antiproliferativen Hemmstoffe** an (**Tab. 30.2**).

Indikation. In hoher Dosierung werden sie gegen Transplantatabstoßung eingesetzt, in niedriger Dosierung bei Fehlreaktionen des Immunsystems oder Entzündungen mit massiver Beteiligung von Immunzellen.

Allgemeine Nebenwirkungen und KI. Nebenwirkungen entstehen vor allem durch Schädigung von proliferativen Geweben, wie gastrointestinalen und oralen Schleimhäuten (Erbrechen, Diarrhö, Stomatitis), der Harnwege (aufsteigende Infektionen) sowie des Knochenmarks (Anämien, Leukopenien). **Kontraindi-**

Tab. 30.1

Pharmakologische Interventionen gegen Immunreaktionen

Angriffspunkte, Wirkmechanismus		Wirkstoffe
Nukleotidsynthese	Purine	Azathioprin, Methotrexat, Mycophenolat mofetil
	Pyrimidine	Leflunomid
Immunophiline	Ciclophiline	Ciclosporin
	FKBP	Tacrolimus (FK506), Everolimus, Sirolimus
TNFα		Adalimumab, Certulizumab, Etanercept, Golimumab, Infliximab
Interleukine und ihre Rezeptoren		Anakinra, Basiliximab, Resliziumab, Tocilizumab, Ustekinumab u. a.
T-Zell-Rezeptoren		Abetacept
B-Zell-Rezeptoren		Rituximab
Immunglobuline		Omalizumab gegen IgE
Proteinsynthese von Viren und Tumorzellen		Interferone
H_1-Rezeptoren		H_1-Rezeptor-Antagonisten
verschieden, unklar		Chloroquin, Goldverbindungen, D-Penicillamin, Sulfasalazin

Tab. 30.2

Hemmstoffe der Purin- und Pyrimidin-Synthese

Wirkstoff	Angriffspunkt	Indikation, Vorteil	Nachteil, Nebenwirkung
Hemmung der Purin-Synthese			
Azathioprin	Enzyme des Purin-Stoffwechsels	RA, CED, Transplantation, SLE, Multiple Sklerose	langer Wirkeintritt; Knochenmarkdepression
Methotrexat	DHF-Reduktase	RA, Psoriasis, ALL u. a.	nierentoxisch, Lungenfibrose, Knochenmarksuppression
	AICAR-Transformylase	verstärkt die Wirkung anderer Immuntherapeutika	
Mycofenolat	IMP-Dehydrogenase	Transplantation	
Hemmung der Pyrimidin-Synthese			
Leflunomid	Dihydroorotat-DH	RA	lange Körperpräsenz

AICAR = Aminoimidazol-Carboxamid-Ribonukleotid; ALL = akute lymphatische Leukämie; CED = chronisch-entzündliche Darmerkrankung; DH = Dehydrogenase; DHR = Dihydrofolsäure; IMP = Inosinmonophosphat; RA = rheumatoide Arthritis; SLE = systemischer Lupus erythematodes

kationen sind Schwangerschaft und Stillzeit, Veränderungen des Blutbildes, Immundefekte sowie akute Infektionen.

Azathioprin

Azathioprin (AZT) (Imurek®) ist das orale Prodrug für seinen in der Leber umgewandelten Metaboliten **6-Mercaptopurin** (Abb. 30.1), der seinerseits in verschiedene 6-Thioguanin-Nukleotide und in 6-Thioinosin-monophosphat transformiert wird.

Wirkmechanismus. Diese Nukleotide hemmen mehrere Enzyme des Purin-Stoffwechsels wie die IMP-Dehydrogenase oder die Adenylsuccinat-Synthetase. AZT bzw. 6-Mercaptopurin blockiert so v. a. in T- und B-Lymphozyten die Purinnukleotid-Synthese und verhindert sowohl zell- als auch antikörpervermittelte Immunreaktionen.

Indikationen. Azathioprin wird neben der rheumatoiden Arthritis auch beim Morbus Crohn, verschiedenen weiteren Immunerkrankungen oder zur Verhütung von Organabstoßung eingesetzt. Bis zum Wirkungseintritt kann es Monate dauern. Die direkte Gabe von 6-Mercaptopurin (50% der AZT-Dosis) ist besser verträglich.

Nebenwirkungen. Diese reichen von Magen-Darm-Ulzera, Pankreatitis und (allergischen) Hautreaktionen bis zur Knochenmarkdepression.

Praxistipp

Die gleichzeitige Gabe des Urikostatikums Allopurinol erfordert eine Dosisreduktion von AZT um 75%, da Allopurinol die Xanthinoxidase und damit den Abbau von 6-Mercaptopurin (S. 566) blockiert (Abb. 30.1).

Methotrexat

Methotrexat (MTX) (Lantarel®) wirkt dosisabhängig als Immunmodulator (z. B. als Basistherapeutikum bei der rheumatoiden Arthritis oder Psoriasis) oder

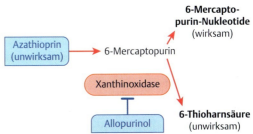

Abb. 30.1 Metabolisierung von Azathioprin. AZT ist ein Prodrug von 6-Mercaptopurin und seiner wirksamen Nukleotide. Deren Wirkspiegel wird durch Allopurinol erhöht, da Allopurinol die Xanthinoxidase und damit den Abbau von 6-Mercaptopurin hemmt.

als Zytostatikum (z. B. bei ALL, Non-Hodgkin-Lymphom), **Tab. 30.10**. MTX steigert die Wirksamkeit anderer Therapeutika, wobei nach einer Latenz von 6–8 Wochen monatelange Remissionen erzielt werden können.

Wirkmechanismus und Applikation.
- **Niedrigdosistherapie:** In niedriger Dosierung (7,5–25 mg/Woche) wird MTX analog zur Folsäure an Polyglutamate gekoppelt (MTX-glu2–7), die der Ausgangspunkt für zahlreiche Stoffwechselschritte sind, daneben blockiert es die AICAR (Aminoimidazol-Carboxamid-Ribonukleotid)-Formyltransferase. In der Niedrigdosistherapie ist die **Hemmung der DHFR** (s. u.) **kein Therapieeffekt**, Folsäure zur Abschwächung der Nebenwirkungen kann hier theoretisch gleichzeitig gegeben werden. Folgen der Niedrigdosistherapie sind
  - Hemmung der Purinnukleotid-Synthese (Proliferation ↓),
  - Hemmung der Adenosin-Deaminase (Energiestoffwechsel ↓) und
  - Hemmung der DNA-Methylierung (Genexpression ↓).

- **Hochdosistherapie:** Mit einer Dosis von 100 bis > 1000 mg/m² i. v. wirkt MTX als **Zytostatikum**. Dabei hemmt es die **Dihydrofolsäure-Reduktase** (DHFR) und die Thymidylatsynthetase. Dadurch fehlt den sich schnell teilenden Tumorzellen die Tetrahydrofolsäure für die Synthese von Thymidin- bzw. Purinnukleotiden (S. 564), die für die Proliferation absolut notwendig sind. Weitere Hochdosiseffekte sind Apoptose und DNA-Strang-Brüche.

Exkurs

Dosierung und Applikation
Die immunmodulatorische niedrige **Dosis** wird **1-mal** pro Woche i. m., s. c. oder oral appliziert. Die Verteilung der wöchentlichen Niedrigdosis auf eine tägliche Gabe von 1–3,5 mg würde das Knochenmark schädigen, das sich zwischen den pulsatilen Wochendosen erholen kann.

Gabe von Folsäure und Folinsäure. Folsäure wird **24–48 h nach jeder MTX-Applikation** gegeben. Eine gleichzeitige Gabe von (v. a. hochdosierter) Folsäure schwächt die Wirkung von hochdosiertem MTX ab, nach 24 h hat MTX jedoch alle seine Zielmoleküle blockiert. Vor allem bei relativ hoher Folsäuredosis (Konzentration Folsäure : MTX > 2 : 1) kann der MTX-Effekt abgeschwächt werden.
Bei Menschen mit einem funktionellen Defekt der **5-Methyltetrafolat-(MTHF)-Reduktase**, des Schlüsselenzyms der Folsäure-Metabolisierung, ist die Gabe von MTHF wirksam. Bei einer Intoxikation mit Methotrexat wird als Antidot **Folinsäure** (syn. Tetrahydrofolsäure; Leucovorin®; sog. **Leucovorin-Rescue**) gegeben, das aktive Endprodukt des Folsäure-Stoffwechsels.
Pharmakokinetik. MTX ist nur zur Hälfte an Plasmaproteine gebunden. Der freie Teil wird mit einem Folsäuretransporter in die Zelle gebracht. Die Exkretion ist störanfällig: MTX wird glomerulär filtriert und aktiv sezerniert.
Arzneimittelinteraktionen. MTX verschwindet mit einer Plasma-HWZ von 7 h relativ schnell aus dem Blut und reichert sich in den Immunzellen an. Die extrazellulären Spiegel von MTX können daher nur während der ersten 24 h nach Gabe verändert werden.
Die Hauptgefahr von MTX geht von seiner Akkumulation aus. Da es unverändert renal ausgeschieden wird, ist die **Nierenfunktion** regelmäßig zu überprüfen (*Cave:* Ältere, Volumenmangel). COX-Inhibitoren und andere Konkurrenten um den renalen Säuretransporter sind erst 24 h nach MTX sowie entsprechend ihrer HWZ nur 12–36 h vor der Gabe von MTX einzusetzen. Andererseits wird heute bei Schmerzen keine Pause mehr für COX-Hemmer empfohlen. Zu vermeiden ist die Komedikation mit anderen Folsäure-Antagonisten wie Cotrimoxazol.

Praxistipp
Hauptgefahr von MTX ist die versehentliche tägliche Einnahme bei oraler Gabe, u. a. bei Umstellung von der gut verträglichen, aber teuren s. c. oder i. m. Gabe auf die billigere orale Anwendung.

Nebenwirkungen. MTX schädigt Nieren, Leber und Knochenmark, bei 0,5–5 von 1000 Anwendern tritt eine Agranulozytose auf. Das Auftreten einer **Lungenfibrose** bzw. eine interstitielle Pneumonitis (2 Fälle auf 1000 Anwender) erfordert den Einsatz von Steroiden. In **niedriger Dosierung** ist MTX gut verträglich, nur 15 % brechen innerhalb von 5 Jahren eine Niedrigdosistherapie ab. Niedrig dosiertes MTX supprimiert nicht das Immunsystem, d. h., es besteht **keine vermehrte Infektanfälligkeit.** Frauen im gebärfähigen Alter sollten MTX nur unter **Kontrazeptionsschutz** einnehmen: Bei Schwangerschaft ist es kontraindiziert. Trotzdem ist eine versehentliche Niedrigdosiseinnahme von MTX in der Schwangerschaft **kein Grund** für einen Schwangerschaftsabbruch.

> **MERKE**
> MTX wird in niedriger Dosierung bei (Auto-)Immunerkrankungen und als Hochdosistherapie bei Tumoren gegeben. Nach seiner intrazellulären Aufnahme, d. h. nach 24 h, gibt es keine Interaktionen mehr.

Praxistipp
MTX-Nebenwirkungen lassen sich mit folgenden 3 Maßnahmen minimieren: zeitversetzter Folsäure-Gabe, keine Anwendung bei Niereninsuffizienz (Ältere), keine gleichzeitige Gabe von Konkurrenten um den renalen Säuretransport.

Mycophenolat
Mycophenolat mofetil (CellCept®) wird aus dem Pilzantibiotikum Mycophenolsäure gewonnen. Es hemmt selektiv die **Inosinmonophosphatdehydrogenase** (IMPDH), ein Schlüsselenzym der **Purinnukleotid**-Synthese. Besonders T- und B-Lymphozyten sind abhängig von der IMPDH, da sie im Gegensatz zu anderen Körperzellen keinen alternativen Syntheseweg für die Purin-Synthese besitzen.
Indikation. Gegen Abstoßung von Transplantaten.
Arzneimittelinteraktionen. Magnesium- und Aluminium-Hydroxid, oft gegen Sodbrennen und Magenschmerzen (Nebenwirkung der Proliferationshemmstoffe!) eingenommen, vermindern die Resorption von Mycophenolat im Darm. Zeitversetzte Einnahme beachten!

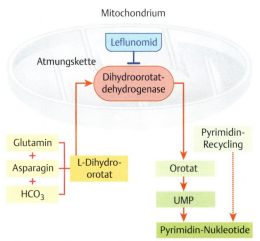

Abb. 30.2 Wirkung von Leflunomid und der *recycling-* bzw. *salvage pathway*. DHODH koppelt über die Atmungskette den Bedarf an Energie und die Synthese für DNA-/RNA-Bausteinen.

Leflunomid

Leflunomid (Arava®) wirkt auf aktivierte T-Zellen, indem es in den Mitochondrien die **Dihydroorotatdehydrogenase** (DHODH) hemmt (**Abb. 30.2**). Als Folge wird die Bildung von Uridinmonophosphat, einer Vorstufe der Pyrimidin-Synthese, unterdrückt. Im Gegensatz zu den sich schnell teilenden T-Lymphozyten können die meisten Körperzellen Pyrimidin unabhängig von der Atmungskette resynthetisieren (*salvage pathway*). Leflunomid wirkt bei der rheumatoiden Arthritis ähnlich stark wie MTX oder Sulfasalazin.

Als **Nebenwirkungen** können Hautreaktionen, Diarrhö und Alopezie sowie Granulozytopenien auftreten. Der ausgeprägte enterohepatische Kreislauf seiner aktiven Metaboliten wie **Teriflunomid** verlängert die Wirkdauer von Leflunomid (Halbwertszeit 10–15 Tage) mit dem Risiko der **Akkumulation und Lebertoxizität**. Leflunomid bzw. seine aktiven Metaboliten verbleiben 1–2 Jahre im Körper, daher ist die Anwendung entsprechend vorsichtig und kontrolliert durchzuführen.

Bei nachgewiesener **Schwangerschaft** müssen nach sofortigem Absetzen Leflunomid und seine Metaboliten zusätzlich mit Aktivkohle oder Colestyramin für 11 Tage ausgewaschen werden, danach Spiegelbestimmung.

MERKE

- Azathioprin, Methotrexat und Mycophenolat bzw. Leflunomid unterdrücken die Proliferation von Immunzellen und werden in niedriger Dosierung zur Therapie der RA und verschiedener anderer Autoimmunerkrankungen eingesetzt.
- Auch weitere, schnell teilende Zellen (Schleimhäute, Knochenmark) sind von der Wirkung betroffen; diese Zelltypen können jedoch durch *salvage pathways* die Hemmung der Basensynthese teilweise kompensieren.

30.2.2 Immunophilin-Modulatoren

Immunophilin-Modulatoren wie Ciclosporin oder FK506/Tacrolimus binden an Immunophiline, das sind spezifische Rotamasen, die die Proteinfaltung katalysieren. Dadurch werden intrazelluläre Signalwege bzw. Zellfunktionen, besonders von Immunzellen, verändert. Der Komplex aus spezifischen Immunophilinen und pharmakologisch wirksamen Liganden bzw. Modulatoren wie Ciclosporin oder FK506 ist ein wirksames immunsuppressives Prinzip.

Begriffe. Zu den Immunophilinen gehören die Ciclophiline, das sind die Rotamasen, an die Ciclosporin bindet, sowie die *FK506-binding proteins* (FKBP), an die FK506 (syn. Tacrolimus) bindet.

Wirkmechanismus. Komplexe aus Ciclosporin und Cyclophilin A bzw. aus FK506 und FKBP12 hemmen **Calcineurin**. Diese Phosphatase aktiviert normalerweise in stimulierten Immunzellen durch Abspaltung einer Phosphatgruppe den **Transkriptionsfaktor NFAT** (*nuclear factor of activated T-cells*) im Zytoplasma (**Abb. 30.3**). Bleibt NFAT phosphoryliert, kann er nicht in den Zellkern translozieren. Immunophiline verhindern auf diese Weise die Expression zahlreicher proinflammatorischer Proteine (z. B. IL-2 und sein Rezeptor, IFNγ oder IL-3). Auch die klonale Proliferation von T-Zellen wird unterdrückt, während das Knochenmark nicht betroffen ist.

Indikationen. Das Indikationsspektrum der Immunophilin-Modulatoren erweitert sich ständig, von der ursprünglichen **Immunsuppression nach Organtransplantation** über Autoimmunkrankheiten, Neurodermitis bis hin zur Beschichtung von Stents bei koronarer Herzkrankheit. Immunophiline wirken damit auch als Immunmodulatoren (**Tab. 30.3**).

Ciclosporin

Ciclosporin (Sandimmun A®, HWZ 5–20 h) erreicht nach oraler oder i. v. Gabe 3- bis 4-mal höhere Spiegel im Gewebe als im Plasma. Es wird in der Leber durch CYP3A4 metabolisiert. CYP3A4-Induktoren wie Hypericin oder Barbiturate können die Ciclosporinspiegel so stark senken, dass nach Transplantationen tödliche Organabstoßungen resultieren.

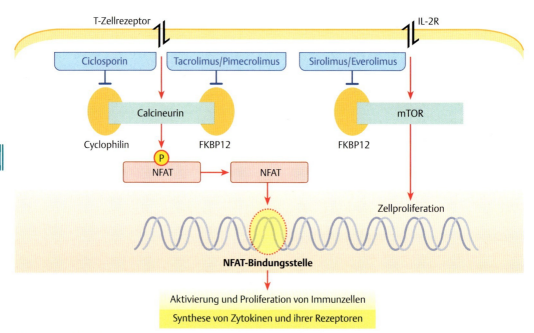

Abb. 30.3 Wirkmechanismen von Immunophilin-Modulatoren. Die Stimulation des T-Zell-Rezeptors, z. B. durch antigenpräsentierende Zellen, aktiviert die Phosphatase Calcineurin, die NFAT dephosphoryliert. Das unphosphorylierte NFAT kann nun in den Zellkern translozieren. Ciclosporin A oder Tacrolimus hemmen das Calcineurin, Sirolimus hemmt mTOR, eine für den Zellzyklus essenzielle Kinase. Die Immunophiline Cyclophilin und FKBP12 sind die Bindungsproteine für Ciclosporin A bzw. Tacrolimus, die eine Hemmung von Calcineurin vermitteln.

Tab. 30.3

Immunophilin-Modulatoren

Wirkstoff	Angriffspunkt	Indikation (Auswahl)	Nebenwirkungen, Nachteile
Ciclosporin	Cyclophilin A (NFAT*)	Transplantation	nephrotoxisch, metabolisches Syndrom, CYP3A4-Substrat
Tacrolimus	FKBP12 (NFAT*)	Colitis ulcerosa, Transplantation	neurotoxisch, CYP450-Inaktivierung
Pimecrolimus	FKBP12 (NFAT*)	Neurodermitis	fototoxisch
Sirolimus, Everolimus	FKBP12 (mTOR*)	Transplantation, Beschichtung von Stents	Blutbildungsstörungen, Hyperlipidämie, Infektionen

* gehemmtes Effektorprotein

Die Wirkspiegel müssen engmaschig kontrolliert werden, da die **therapeutische Breite** zwischen Wirkverlust und organotoxischen **Nebenwirkungen** schmal ist. Wichtige Nebenwirkungen umfassen Nephrotoxizität, Hepatotoxizität sowie Parästhesien als Ausdruck einer Neurotoxizität. Außerdem verursacht Ciclosporin metabolische Störungen einschließlich Hyperglykämien, Hyperlipidämien und Blutdruckerhöhung sowie Hypertrichose und Gingivahyperplasie.

Tacrolimus

Das aus Bakterien semisynthetisch hergestellte **Tacrolimus** oder **FK506** (Prograf®; HWZ 7 h; oral oder i. v.) wirkt einer akuten Organabstoßung effektiver entgegen als Ciclosporin; bei Autoimmunerkrankungen ist es 2. Wahl mit einem schnellen Wirkbeginn. Zu beachten ist die Inaktivierung durch **CYP3A4** und entsprechend der Auswärtstransport als P-gp-Substrat. Die **Nebenwirkungen** von Tacrolimus ähneln denen von Ciclosporin, aber die Neurotoxizität ist stärker, während die Nephrotoxizität und die metabolischen Störungen geringer ausgeprägt sind.

Äußerlich werden bei der **atopischen Dermatitis** Tacrolimus (Protopic®) und das fast strukturidentische Ascomycin-Derivat **Pimecrolimus** (Elidel®) eingesetzt. Ihr Vorteil gegenüber topischen Kortikoiden ist, dass sie keine Hautatrophie verursachen und gefahrlos im Gesichtsbereich eingesetzt werden können. Sie erhöhen jedoch die **Fototoxizität** (UV-Bestrahlung vermeiden). Unter Tacrolimus wurden sehr selten Hauttumoren beschrieben.

Sirolimus und Everolimus

Ein anderer Name für **Sirolimus** ist **Rapamycin** (Rapamune®), abgeleitet vom Namen der Osterinsel (Rapa-nui): Dort wurde der Bakterienstamm gefunden, aus dem Rapamycin isoliert wurde. Ähnlich dem Tacrolimus bindet auch Sirolimus an FKBP12, wobei der Sirolimus-FKBP12-Komplex die Kinase **mTOR** (*mammalian target of rapamycin*) hemmt, die den Zellzyklus und die Zellproliferation reguliert.

Sirolimus wird gegen Transplantatabstoßung und zur **Beschichtung von Stents** eingesetzt, wie Ciclosporin ist es ein Substrat von CYP3A4. Bei den **Nebenwirkungen** dominieren Blutbildungsstörungen und eine Hyperlipidämie. Vorteile sind die deutlich geringere Nephrotoxizität und Neurotoxizität.

Das neuere **Everolimus** (Certican®) unterscheidet sich von Sirolimus v. a. durch eine höhere und konstantere Bioverfügbarkeit.

> **MERKE**
> - Immunophilin-Modulatoren werden als Immunsuppressiva nach Organtransplantationen bei Autoimmunkrankheiten eingesetzt.
> - Immunophilin-Modulatoren haben eine geringe therapeutische Breite und sind organtoxisch, unterdrücken aber nicht das Knochenmark.
> - Ciclosporin ist ein gutes Beispiel der Bedeutung des CYP3A4-Metabolismus für Arzneimittelinteraktionen: CYP3A4-Induktoren wie Johanniskraut können Ciclosporin bis zur Wirkungslosigkeit – mit u. U. letalen Folgen – abschwächen.

30.2.3 TNFα-Antagonisten und weitere Biologics

TNFα (Tumornekrosefaktor α) ist ein Zytokin mit zentraler Stellung in der Immunpathologie von Entzündungsprozessen. Er aktiviert Immunzellen, aber auch Osteoklasten (Gelenkzerstörung!). Wie bei einem Schwelbrand kann TNFα ein basales Entzündungsniveau aufrechterhalten, z. B. beim metabolischen Syndrom: Hier treibt die Ausschüttung von TNFα die Atherosklerose voran und stimuliert die Entdifferenzierung von Adipozyten. Jedoch darf nicht vergessen werden: Zytokine wie TNFα haben – wie der Name schon sagt – wichtige Funktionen in der Immunabwehr und für die Beseitigung von Krebszellen.

Nomenklatur von Biologika. Siehe Biologics (S. 60) und **Tab. 2.17**.

Überblick. Einen Überblick über die einzelnen **Antikörper und Fusionsproteine gegen TNFα** und weitere Biologics gibt **Tab. 30.4**.

TNFα-Antagonisten

Prinzip und Wirkprofil. TNFα-Antagonisten sind Antikörper oder Fusionsproteine, die lösliches (Fusionsprotein) und/oder zellgebundenes (Antikörper) TNFα abfangen. Zur Nomenklatur siehe Nomenklatur der Antikörper und Fusionsproteine (**Tab. 2.18**). Die **Inaktivierung von TNFα** schwächt die Immunpathologie zahlreicher immunologischer Erkrankungen ab. Einige TNFα-Antagonisten können z. T. sogar bereits gebundenes TNFα vom Zytokin-Rezeptor lösen. Alle TNFα-Antagonisten sind zugelassen für die RA, den Morbus Bechterew, die Psoriasisarthritis und CED, für Letztere jedoch nur in Kombination mit MTX. Zusammen mit MTX können **TNFα-Antagonisten** sogar Reparaturprozesse einleiten, z. B. bei rheumatisch zerstörten Gelenken.

Die Neutralisierung von TNFα besitzt mehrere **Vorteile**: einen steroidartigen, relativ schnellen Wirkungsbeginn, eine relativ geringe Rate von Nebenwirkungen und Therapieabbrüchen sowie eine starke Hemmung der Krankheitsprogression mit Förderung der Gewebeheilung.

Nebenwirkungen. Die Hemmung von TNFα begünstigt die Reaktivierung einer **Tuberkulose**, sodass jeder Patient vor einer TNFα-inhibierenden Therapie auf Tuberkulose zu testen ist. TNFα-AK verschlechtern außerdem eine Herzinsuffizienz (Kontraindikation). Einige Antikörper, v. a. die nicht humanisierten, provozieren die Bildung von Autoantikörpern, die die therapeutische Wirkung stark mindern. Die Komedikation von MTX hilft, die Bildung von Auto-AK zu unterdrücken. Unter TNFα-Antagonisten kann es zu schweren Infektionen kommen, ähnlich wie unter anderen DMARDs. Pneumonien, Haut- und Weichteilinfektionen treten 5–10-mal in 100 Patientenjahren auf (bei CED häufiger als bei Psoriasis); erhöht ist das Risiko beim Wechsel auf ein anderes Immuntherapeutikum. Eine Tuberkulose wird in 1–2 Fällen auf 1000 Patientenjahre reaktiviert.

> **MERKE**
> TNFα-AK sind potente Therapeutika bei hochentzündlichen destruktiven Prozessen, bei denen Zytokine eine zentrale Rolle spielen. Nachteil: Die physiologische Immunantwort wird geschwächt, dadurch kann z. B. eine Tuberkulose reaktiviert werden.

Wirkstoffe. Tab. 30.4.

Interleukin-Rezeptor-Antagonisten

Ähnlich dem TNFα aktivieren **Interleukine** Immunzellen und provozieren destruktive Entzündungsprozesse. Die einzelnen Wirkstoffe werden in **Tab. 30.4** vorgestellt.

Tab. 30.4

TNFα-Antagonisten und weitere Biologics

Wirkstoff	Struktur	Indikationen (Auswahl)	Nebenwirkungen und Besonderheiten
TNFα-Antagonisten			
Adalimumab (Humira®, 1–2-mal/Wo s. c.)	humaner TNFα-AK, bindet lösliches wie rezeptorgebundenes TNFα	RA, MB, PA, Pso; CED	NW: Herzinsuffizienz Vorteil: bessere Verträglichkeit als Infliximab, da kaum Autoantikörperbildung
Etanercept (Enbrel®; 1–2-mal/Wo s. c.) **Abb. 30.4**	Fusionsprotein mit Bindungsstellen für TNFα: Fängt zirkulierendes TNFα ab, das dann mit dem Fusionsprotein-Schwanz nicht mehr an den Rezeptor andocken kann.	RA, MB, PA, Pso, JIA	NW: Sepsis Vorteil: wenigste Tuberkulose-Aktivierungen/andere Infektionen
Golimumab (Simponi®; 1-mal/Monat s. c.)	humaner TNFα-AK, bindet lösliches wie rezeptorgebundenes TNFα	RA, MB, PA, JIA	
Certulizumab Pegol (Cimzia®)	pegyliertes Fab-Fragment. Die Pegylierung dient zur Stabilisierung des Fab-Teils.	RA, MB, PA; CED	Vorteile: weniger immunologische Nebenwirkungen (Antikörperbildung, Zytotoxizität), da der Fc-Teil des Antikörpers entfernt wurde.
Infliximab (Remicade®; 1-mal alle 2 Monate i. v.)	murin-humaner[1] TNFα-Fusions-AK, fängt gelöstes TNFα ab und initiiert bei Zellen mit gebundenem TNFα eine Lyse.	CED, RA, MB, PA, Pso	NW: Abszesse Nachteil: Wirkung wird v. a. durch die häufige Entwicklung von Autoantikörpern limitiert.
Interleukin-(IL-) und -Rezeptor-(IL-R)-Antagonisten			
Anakinra (Kineret®)	IL-1-R-Antagonist (kein Antikörper!) hemmt den IL-1-R und damit die Wirkung von IL-1α und IL-1β	v. a. geeignet bei IL-1-dominierter Immunpathologie (RA, cryopyrinassoziierten Autoimmunerkrankungen, CAPS)	NW: Niereninsuffizienz Nachteil: bei der rheumatoiden Arthritis nur mäßig effektiv (**Abb. 30.3**)
Basiliximab (Simulect®)	Murin-humaner[1] IL-2-R-Fusions-AK (gegen CD25)	Transplantationen, akute Abstoßungskrisen	Vorteil: kein Zytokin-Freisetzungs-Syndrom[2] Nachteil: Auto-AK
Tocilizumab (RoACTEMRA®; 1-mal/Monat i. v.)	humaner IL-6-R-AK, (IL-6: wichtiger Induktor von Akute-Phase-Proteinen und Aktivator der Osteoklasten)	RA	Vorteil: Tocilizumab darf auch ohne MTX bei RA eingesetzt werden.
Ustekinumab (Stelara®)	monoklonaler AK gegen IL-12 und Il-23, Inhibitor von Killer- und T-Zellen	Plaque-Psoriasis, PA, M. Crohn	
Mepolizumab (Nucala®)	monoklonaler AK gegen IL-5	eosinophiles Asthma	Ebenso: **Reslizumab** **Benralizumab**: AK gegen IL-5-Rezeptor
T- und B-Zell-Rezeptor-Antagonisten			
Abatacept (Orencia®)	CTLA4-Ig-Fusionsprotein[3] gegen CD80/86	RA	NW: schwere Infektion Vorteil: reguliert autoimmune T-Zellen herab, gutes Sicherheitsprofil, starke Effektivität Nachteil: verzögerter Wirkbeginn
Rituximab (MabThera®)	AK gegen CD20[4]	RA, Lymphome, granulomatöse Polyangiitis	NW: Herzinsuffizienz, schwere Infektion Nachteil: bewirkt langfristig eine B-Zell-Depletion

Indikationen als Mono- oder Kombinationstherapie
chronisch-entzündliche Darmerkrankungen (CED), Morbus Bechterew (MB), Psoriasisarthritis (PA), rheumatoide Arthritis (RA)
[1] Maus/Mensch
[2] Im Gegensatz zu Muronomab-CD3 wegen Kardiotoxizität und Auto-AK nicht mehr im Handel.
[3] Ähnliche Struktur wie das endogene Molekül CTLA-4 (kutanes T-lymphozytäres Antigen 4), das den CD80/86-Oberflächenrezeptor hemmt und damit die APC-(antigenpräsentierende-Zelle)abhängige Aktivierung von T-Zellen.
[4] Für die Aktivierung reifer B-Lymphozyten notwendig.

T- und B-Zell-Rezeptor-Antagonisten

Immunzellen werden über Oberflächenrezeptoren durch zirkulierende oder gewebeständige Signale (Chemokine, Zytokine, Interferone, Prostaglandine u. v. a. m.) aktiviert. Je nach Zelltyp und Immunreaktion sind einige Oberflächen-Rezeptoren besonders von Bedeutung (**Tab. 30.4**).

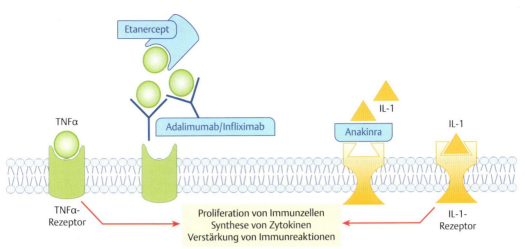

Abb. 30.4 Antikörper gegen TNFα und IL-1. Antikörper oder lösliche Rezeptorfusionsproteine fangen Zytokine wie TNFα ab oder blockieren membranständige Rezeptoren wie den von IL-1.

Tab. 30.5

Immunmodulatoren mit unklarer Wirkung

Wirkstoff	Wirkmechanismus	Indikation	Nebenwirkungen und Nachteile
Sulfasalazin	Radikalenfänger, Hemmstoff der T-Zell-Proliferation	RA, CED	Vorsicht bei Allergikern und Asthmatikern
Mesalazin	wie Sulfasalazin	CED	Leber- und Nierenfunktionsstörungen
Reserve-Immuntherapeutika			
Chloroquin	Hemmung lysosomaler Enzmye	Malaria, RA, CED, SLE	Störung der Blutbildung und der Leberfunktion
Goldverbindungen	Anreicherung in Lysosomen	RA	lange Gewebepräsenz, schwere Diarrhö
Penicillamin	Hemmung IL-1- und Kollagenbildung	Morbus Wilson	Störung der Blutbildung

CED, chronisch-entzündliche Darmerkrankung; RA, rheumatoide Arthritis; SLE, systemischer Lupus erythematodes

30.2.4 Immunmodulatoren mit unklarer Wirkung

Gemeinsam sind den Immunmodulatoren dieser heterogenen Gruppe der **unklare Wirkmechanismus**, die **lange Latenzzeit** bis zum Wirkungseintritt und die ausgeprägten **Nebenwirkungen**. Wirkstoffe dieser Gruppe werden v. a. bei der rheumatoiden Arthritis (RA) und chronisch-entzündlichen Darmerkrankungen (CED; Morbus Crohn und Colitis ulcerosa) eingesetzt. Abgesehen von Sulfasalazin haben sie durch die neuen Biologics, MTX oder Leflunomid **an Bedeutung verloren**, sodass alle restlichen hier benannten Wirkstoffe nur noch als Reserve-Immunmodulatoren betrachtet werden.
Überblick. Tab. 30.5. Abb. 30.5 zeigt den Zusammenhang von Galenik und Befallsmuster am Beispiel verschiedener Zubereitungen bei CED.

Sulfasalazin

Sulfasalazin oder **Salazosulfapyridin** (Azulfidine®) wird durch die Azareduktase in Darmbakterien in **5-Aminosalicylsäure** (5-ASA, Mesalazin) und **Sulfapyridin** gespalten (**Abb. 30.6**).
Indikationen. Sulfasalazin wirkt als Radikalenfänger und Hemmstoff der T-Lymphozyten-Proliferation und wird mit gutem Erfolg bei der CED als magensaftresistente Tablette sowie bei der RA zusammen mit MTX bzw. mit Steroiden eingesetzt. Seine Wirkung setzt verzögert nach 4–8 Wochen ein.
Der alleinige Bestandteil **5-ASA** (syn. **Mesalazin**; Claversal®) ist bei **CED** indiziert und wird als Retardtablette oder lokal als Klysma oder Suppositorium gegeben. Mesalazin reduziert den Bedarf an Kortikosteroiden und schwächt die akuten Schübe der entzündlichen Darmerkrankungen ab. Mit verschiedenen Zubereitungen (ummantelt, mikroverkapselt) lassen sich verschiedenen Abschnitte des Darmes erreichen (**Abb. 30.5**).

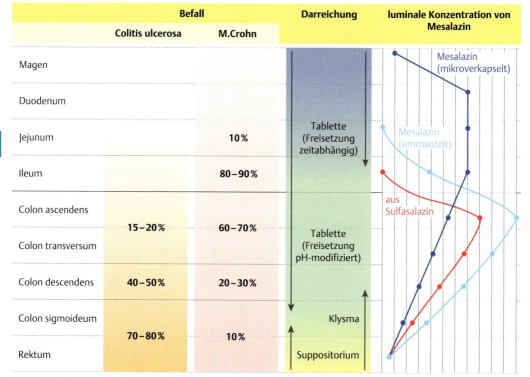

Abb. 30.5 **Verschiedene Zubereitungsformen von Mesalazin- und Sulfasalazin-Präparaten** und ihr Einfluss auf die entzündlichen Darmerkrankungen. Bei Colitis ulcerosa sind hauptsächlich Kolon und Rektum befallen, bei Morbus Crohn auch der Dünndarm. Die Prozentzahl zeigt an, bei wie vielen Patienten der entsprechende intestinale Abschnitt befallen ist. Mit pH- oder zeitabhängigen Darreichungsformen können unterschiedliche Abschnitte des Darmes erreicht werden. Die Beispiele Mesalazin (mikroverkapselt oder ummantelt) bzw. Sulfasalazin zeigen, dass sich individuelle Wirkort-Konzentrationen erreichen lassen.

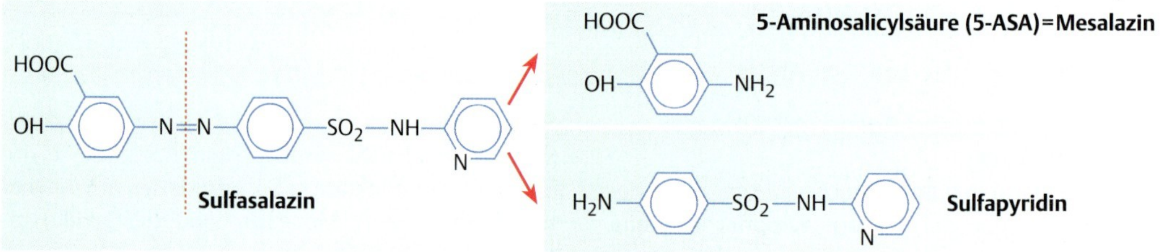

Abb. 30.6 **Metabolisierung von Sulfasalazin.** Sulfasalazin wird in Mesalazin (5-ASA) und Sulfapyridin aufgespalten.

Nebenwirkungen. von Sulfasalazin und Mesalazin sind gastrointestinale Störungen, Kopfschmerzen, Blutbildveränderungen (bis zur Agranulozytose), die für Sulfonamide typischen allergischen Reaktionen (S. 592) sowie ein „Analgetika-Asthma" (S. 363).

> **MERKE**
>
> Sulfasalazin kommt bei RA und CED zum Einsatz, sein Bestandteil Mesalazin nur bei CED.

Reserve-Immunmodulatoren
Chloroquin

Das Antimalaria-Mittel **Hydroxychloroquin** (Quensyl®) wirkt wie Gold durch Hemmung lysosomaler Enzyme sowie über eine veränderte Antigenpräsentation mit abgeschwächter T-Zell-Stimulation, vgl. Chloroquin als Wirkstoff gegen Blutschizonten (S. 625). Es wird neben der RA auch beim systemischen Lupus erythematodes (SLE) eingesetzt. Das bunte Bild der Nebenwirkungen umfasst Hautveränderungen, Haarausfall, Sehstörungen bis zur irreversiblen Netzhautschädigung, Muskeldegeneration, QT-Zeit-Verlängerung und Krampfanfälle.

Goldverbindungen

Gold hat seinen Glanz in der Rheumatherapie verloren. Dennoch bleibt es ein interessantes Wirkprinzip. Gold ist in variablen Konzentrationen (30–50 %)

in **Aurothioglukose** (Aureotan®, i. m.) oder **Auranofin** (Ridaura®; oral) enthalten. Durch die Anreicherung in Lysosomen werden v. a. Phagozyten geschädigt, die reich an Lysosomen sind.
Bereits in niedriger Dosis treten Überempfindlichkeitsreaktionen auf Goldverbindungen auf, daher muss langsam und niedrig dosiert begonnen werden. Wegen der **langen Eliminations-HWZ** von 60–80 Tagen dauert es ca. 1 Jahr, bis Gold den Körper vollständig wieder verlassen hat. Die **Nebenwirkungen** sind vielfältig wie Nierentoxizität, Dermatitis, Knochenmarkdepression (initiale Eosinophilie), gastrointestinale Läsionen oder Ablagerungen in der Kornea.

D-Penicillamin
D-Penicillamin (Metalcaptase®), das aus Penicillin gewonnen wird, unterdrückt die Bildung von IL-1 und Kollagenfibrillen und reduziert die Aktivität von Immunzellen und Fibroblasten. Es ist ein Metall-Chelator, d. h., es bildet schwer lösliche Komplexe mit Metallen und sollte daher nicht zusammen mit Gold appliziert werden. Heute **obsolet** wegen seines schlechten Nutzen-Risiko-Verhältnisses, findet d-Penicillamin noch Verwendung bei Vergiftungen mit Kupfer und beim **Morbus Wilson** (Kupferspeicherkrankheit).

30.2.5 Interferone (IFN)
Interferone sind Glykoproteine der Zytokin-Superfamilie, die von Immunzellen zur Abwehr von Viren und zur Aktivierung bzw. Modulation von Immunreaktionen gebildet werden (**Tab. 30.6**).
Wirkung gegen Viren. IFN hemmen die virale Proteinsynthese und induzieren den Abbau viraler Nukleinsäuren (sog. „antiviraler Zustand"). Virusbefallene Zellen sind in der Lage, Interferone zu synthetisieren und zu sezernieren, die dann an noch nicht befallene Zellen binden. Diese durch IFN aktivierten Zellen produzieren Enzyme, welche die virale Transkriptions- und Translationsmaschinerie hemmen bzw. abbauen und somit die Virusinfektion abwehren.

> **MERKE**
> Interferone töten virusinfizierte Zellen und schützen intakte Zellen.

Wirkung gegen Malignome. IFN hemmen die Proliferation von sich schnell teilenden Zellen. Über immunmodulierende Funktionen aktivieren sie außerdem T-Lymphozyten und *Natural-killer*-Zellen und fördern die MHC-Produktion, wodurch körperfremde bzw. veränderte Zellen besser erkannt werden.
Unterschiede und Gemeinsamkeiten. Interferone unterscheiden sich in ihren biochemischen und antigenen Eigenschaften sowie in ihren Rezeptoren. Alle IFN werden rekombinant hergestellt und parenteral oder lokal appliziert. Ihre Gewebepersistenz ist länger als ihre kurze Plasma-HWZ (**Tab. 30.6**).
Allgemeine Nebenwirkungen. Diese umfassen unspezifische **grippeartige Symptome** mit Fieber (Therapie: Paracetamol), Verschlechterung des Allgemeinzustandes, aber auch zentrale Störungen wie Depression, Angst- und Konzentrationsstörungen. Da IFN auch die schnelle Proliferation von Immunzellen hemmen, können sie auch Leuko- und Thrombozytopenien auslösen.

Interferone α
IFNα sind vor allem antiviral wirksam, immunstimulierend und antiproliferativ. Die Kopplung an Polyethylenglykol (Pegylierung) steigert die Wirkung und verlängert die HWZ um das 10-Fache. Es ist nur eine wöchentliche Gabe notwendig.
Indikationen und Wirkstoffe. Tab. 30.7.
Spezielle Nebenwirkungen. IFNα besitzen neben den allgemeinen Nebenwirkungen der Interferone noch einige weitere schwere Nebenwirkungen: Auslösen einer Hyper- oder Hypothyreose bei 5–10 % der Patienten, Exazerbation von Autoimmunerkrankungen (v. a. der Schilddrüse), Retinopathie sowie depressiv-ängstliche Symptome, die durch einen IFNα-induzierten Haarausfall noch verstärkt werden. Die Pegylierung mindert auch die immunogenen Nebenwirkungen.

Tab. 30.6

Interferone

	IFNα	IFNβ	IFNγ
Bildung in	Makrophagen, Lymphozyten	Fibroblasten, Makrophagen	T-Zellen
Funktion	antivirale Zytolyse, Hemmung der Proliferation, Bildung von β_2-Mikroglobulin	antivirale Zytolyse Hemmung von Metalloproteasen, Bildung von β_2-Mikroglobulin, MHC-I und Neopterin	Aktivierung von Makrophagen, Zytolyse, Proliferationshemmung, Bildung von MHC-I/II
HWZ	2–4 h pegyliert* 20–40 h	2–4 h	0,5 h
Nebenwirkungen	schwerwiegend: Autoimmunerkrankungen, Hypo- und Hyperthyreose, psychische Symptome	geringer als bei IFNα, neutralisierende Antikörper	Thrombozytopenie, Gelenk- und Muskelschmerzen

* an Polyethylenglykol gekoppelt

Tab. 30.7

Interferon α

Subtyp	Handelsname	Indikation (Auswahl)
IFNα-2a	Roferon-A®	Melanom, Leukämie, Nierenzellkarzinom, Non-Hodgkin-Lymphom
IFNα-2b	Intron A®	Hepatitis B und C, Melanom, Lymphome, Kaposi-Sarkom, multiples Myelom, Karzinoid
PegIFNα-2a1[1]	Pegasys®	Hepatitis B und C
PegIFNα-2b2[2]	PegIntron®	Hepatitis C

[1] pegyliert, hepatisch metabolisiert, biliär und renal eliminiert. Dosis unabhängig vom Körpergewicht. Kombination mit Ribavirin
[2] pegyliert, renal metabolisiert und eliminiert. Dosisanpassung bei Niereninsuffizienz

Kontraindikationen. Psychiatrische Erkrankungen, Erkrankungen der Schilddrüse und der Leber, Alkoholismus sowie Schwangerschaft und Autoimmunerkrankungen.

> **MERKE**
> - Der Gabe von IFNα sollte eine Schilddrüsendiagnostik und ggf. eine augenärztliche Untersuchung (v. a. bei Diabetes mellitus, Hypertonus) vorangehen.
> - Pegylierung verlängert die Wirkdauer und verstärkt die Wirksamkeit von IFNα.

Interferone β und γ

Interferone β. Die antiviralen Interferone dieser Klasse aktivieren immunsupprimierende Zytokine wie IL-10 und unterdrücken Metalloproteasen (**Tab. 30.8**). Ihr wichtigstes Einsatzgebiet ist die Multiple Sklerose (S. 553): IFNβ verlangsamen signifikant die MS-Progression. Die Wirkung wird durch neutralisierende Antikörper eingeschränkt, die nach 2–3 Anwendungsjahren bei vielen Patienten auftreten (vor allem IFNβ-1b). Die Nebenwirkungen sind weniger gravierend als die von IFNα.

Interferon γ. IFNγ wird mit IL-2 aus T-Zellen freigesetzt, es bindet an hochspezifische Oberflächenrezeptoren auf Monozyten und Makrophagen. Es bewirkt u. a. die Synthese von MHC-I- und -II-Molekülen.

30.2.6 H$_1$-Rezeptor-Antagonisten

Histamin ist ein biogenes Amin mit vielfältigen Funktionen. H$_1$-Rezeptoren (S. 89) modulieren den Schlaf-wach-Rhythmus und den Appetit ebenso wie das bewegungsgesteuerte Erbrechen (Kinetosen), allergische Reaktionen oder den Juckreiz. H$_1$-Antihistaminika spielen auch als Schlafmittel (S. 418) sowie als Antiemetika (S. 236) eine Rolle, und Antihistaminika werden rezeptfrei auch in Erkältungskomplexmitteln abgegeben.

Tab. 30.8

Interferon β und γ

Subtyp	Handelsname	Indikation
Interferon β		
IFNβ-1a	Avonex®, Rebif®	Multiple Sklerose
IFNβ-1b	Betaferon®	Multiple Sklerose
Interferon γ		
IFNγ-1b	Imukin®	septische Granulomatose, schwere Osteopetrose

Pathophysiologie. Histamin wird in **Mastzellen** und **basophilen Granulozyten** gespeichert, besonders hohe Konzentrationen finden sich in Haut, Lunge und Gastrointestinaltrakt. Aus diesen Speichern wird Histamin freigesetzt bei

- IgE-vermittelten Überempfindlichkeitsreaktionen einschließlich allergischer Rhinitis (Heuschnupfen),
- Zerstörung von Gewebe,
- Kontakt mit bestimmten chemischen Substanzen und Arzneistoffen. **Histaminliberatoren** sind z. B. **Morphin**, iodhaltige Röntgenkontrastmittel oder das Muskelrelaxans Tubocurarin.

Im Zusammenhang mit Entzündungen und allergischen Reaktionen vermitteln H$_1$-Rezeptoren wichtige klinische Begleitreaktionen, wie:

- Vasodilatation und Blutdruckabfall
- Steigerung der Kapillarpermeabilität (Voraussetzung für die Diapedese von Immunzellen)
- Kontraktion der Bronchialmuskulatur
- Juckreiz

Die antientzündlichen bzw. antiallergischen Antihistaminika werden in 2 Generationen eingeteilt. Die Vertreter der **1. Generation**

- sind ZNS-gängig mit der Folge einer erhöhten Müdigkeit und Schläfrigkeit sowie evtl. gesteigertem Appetit (S. 418),
- hemmen in höherer Dosierung die muskarinergen ACh-Rezeptoren (S. 458) mit entsprechenden Störeffekten.

> **MERKE**
> Die Wirkung von Histamin ist nachts und frühmorgens am stärksten.
> Wegen der Sedierung kann die Fahrtüchtigkeit unter Antihistaminika der 1. Generation eingeschränkt sein. Dies trifft auch für Cetirizin zu, das am stärksten sedierende Antihistaminikum der 2. Generation.

Die **2. Generation** (für eine separate 3. Generation gibt es keine Begründung) hemmt spezifischer den H$_1$-Rezeptor und penetriert deutlich schwächer die Blut-Hirn-Schranke. Wegen der langen Wirkdauer ist

Tab. 30.9

H_1-Antihistaminika

Wirkstoff (Handelsname)	HWZ (h, oral)	OTC*	Besonderheiten
1. Generation			
Clemastin (Tavegil®)	5	+	auch als Gel, Sirup oder Injektionslösung applizierbar
Dimetinden (Fenistil®)	5	+	auch als Gel und Tropfen applizierbar
Diphenhydramin (Vivinox®)	5	+	Schlafmittel; da anticholinerg, auch geeignet als Antiemetikum bei Reisekrankheiten; kein Einsatz bei allerg. Rhin.
Doxylamin (Hoggar®)	5	+	Schlafmittel; kein Einsatz bei allerg. Rhin.
Promethazin (Atosil®)	10–15	∅	Klassisches schwach wirksames Neuroleptikum (S. 238)
2. Generation			
Azelastin (Allergodil®)	8–10	+	Augentropfen, Nasenspray; sofortige Wirkung, Mastzellstabilisation
Cetirizin (Zyrtex®)	10	+	bei Schwangeren und Kleinkindern indiziert, unveränderte renale Ausscheidung, zahlreiche Applikationsformen
Desloratadin (Aerius®)	15–20	∅	aktive Wirkform von Loratidin, ohne weiteren Vorteil
Ebastin (Ebastel®)	15–20	∅	Effekte auch auf Leukotriene und PG
Fexofenadin (Telfast®)	12	∅	nicht kardiotoxischer Metabolit von Terfenadin, unveränderte renale Ausscheidung
Levocabastin (Livocab®)	∅	+	Augentropfen, Nasenspray, Wirkbeginn nach 30 min
Loratadin (Lisino®)	10	+	auch als Brausetabletten verfügbar
Mizolastin (Mizollen®)	10–15	∅	große H_1-Affinität, QT-Zeit-Verlängerung
Rupatadin, Rupafin® (S. 194)	8	∅	Hemmung des plättchenaktivierenden Faktors (PAF)
Terfenadin (T. ratiopharm®)	12–14	+	Todesfälle durch QT-Zeit-Verlängerung, in vielen Ländern vom Markt genommen

*over the counter = rezeptfrei

bei der 2. Generation eine 1-malige tägliche Gabe ausreichend. Bei Müdigkeit und frühmorgendlichen allergischen Symptomen sollte das Antihistaminikum abends eingenommen werden.

Nach rascher und guter Resorption werden die meisten Antihistaminika hepatisch biotransformiert, manche Metaboliten sind noch aktiv.

Indikationen für H_1-Antihistaminika ergeben sich aus der Rolle des Histamins: z. B. allergische Rhinitis und Konjunktivitis, Neurodermitis, Pseudokrupp, Arzneimittelallergien, Urtikaria, Juckreiz, Sonnenbrand und Insektenstiche (**Tab. 30.9**).

Zu den **Nebenwirkungen** gehören neben Müdigkeit und atropinergen Störungen (v. a. 1. Generation) auch kardiale Veränderungen (QT-Zeit-Verlängerung, v. a. bei Terfenadin). Bei Säuglingen und Senioren ist mit paradoxen Reaktionen wie Unruhe oder Verwirrung zu rechnen.

> **MERKE**
> - H_1-Antihistaminika sind wirksame Hemmstoffe von IgE-vermittelten Überempfindlichkeitsreaktionen wie allergischer Rhinitis oder Konjunktivitis.
> - Die ZNS-gängigen H_1-Antihistaminika der ersten Generation werden noch als Schlafmittel sowie als Antiemetika bei Kinetosen und sonstigem Erbrechen (hier als Suppositorium) eingesetzt.

30.3 Pharmakologie in der Praxis: Immunmodulatoren und Immunsuppressiva

Das Nutzen-Risiko-Verhältnis muss immer vor dem Hintergrund abgewogen werden, dass (Auto-)Immunerkrankungen meist fortschreitend und destruktiv sind und daher eine effektive Therapie erfordern.

30.3.1 Pharmakotherapie der rheumatoiden Arthritis (RA)

1 % der Menschen in Deutschland leiden an einer RA. Unbehandelt führt diese Autoimmunerkrankung zu einer Zerstörung der der Gelenke, häufig zum Befall anderer Organe (z. B. Auge, Herz) und zu einer deutlichen Verringerung der Lebenserwartung (**Abb. 30.7**).

Früher Therapiebeginn bestimmt die Prognose. Je früher die richtige Diagnose gestellt und therapiert wird, desto besser ist die Prognose. Zur Diagnosestellung können unspezifische (sog. Rheumafaktoren) oder spezifische Autoantikörper (z. B. CCP-Antikörper – AK gegen citrullinierte Peptide oder Proteine) bestimmt werden.

Die frühe Therapie mit Immunmodulatoren wie MTX, AZT (Azathioprin) oder Leflunomid zusammen mit Glukokortikoiden und Biologika macht bei vielen Patienten (etwa 50 %) komplette Remissionen möglich. Die Immunmodulatoren werden im Rahmen

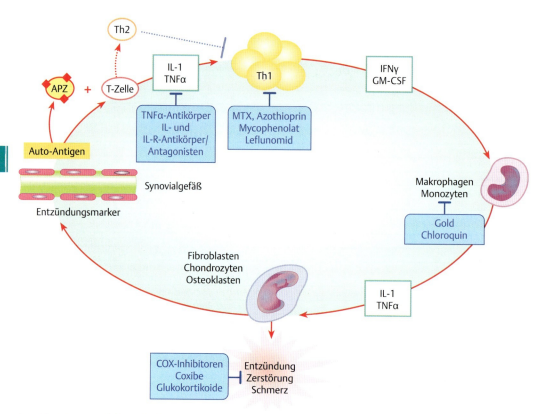

Abb. 30.7 Immunpathologie der rheumatoiden Arthritis. Die Bildung von Autoantigenen aktiviert die antigenpräsentierenden Zellen (APZ), die ihrerseits die Proliferation von Th 1-Lymphozyten stimulieren. Anschließend werden destruierende Makrophagen und Monozyten aktiviert, die Gewebezerstörung und Schmerzen provozieren. Immunmediatoren wie TNFα oder IL-1 unterhalten und verstärken diese Immunpathologie (die Stimulation von B-Zellen und die Produktion von Antikörpern wurde aus Gründen der Übersichtlichkeit nicht dargestellt). GM-CSF = *granulocyte-macrophage-colony-stimulating-factor*. An zahlreichen Stellen kann die Pathogenese geblockt werden.

der RA-Therapie als **DMARDs** bezeichnet (*disease modifying antirheumatic drugs*). Dieser Ausdruck bezieht sich auf die Fähigkeit, eine **Remission,** d. h. eine lang anhaltende klinische Besserung, oder sogar **Reparaturheilung** zu erzielen. Auch **Glukokortikoide** hemmen die radiologisch nachweisbare Progression.

> **MERKE**
> Primäres Ziel bei der RA-Therapie ist die langfristige Remission mit Vermeiden von Erosionen. Das Fenster der optimalen Therapie steht nur 12–16 Wochen nach Ausbruch der Krankheit offen.

Pharmakotherapie.
- Das basale *„anchor drug"* ist **MTX** (7,5–15 mg/Woche), es unterdrückt die Bildung von Autoantikörpern.
- Es wird immer zusammen mit einem **Glukokortikoid** wie Prednisolon (5–10 mg) gegeben. Evtl. ist ein Beginn mit intial 60 mg Prednisolon und anschließendem *step-down* noch effektiver (COBRA-Schema).
- Gegen Schmerzen (Schmerz ist der wichtigste Outcome-Parameter!) sind **COX-Inhibitoren** die Analgetika der 1. Wahl.

> **Praxistipp**
> Um die kumulative Glukokortikoiddosis geringer zu halten und den morgendlichen Verbrauch von COX-Hemmern zu senken, kann eine abendliche Gabe von Modified-release-Prednisolon (S. 535) sinnvoll sein.

Alternativen zu MTX sind andere DMARDs wie Leflunomid oder Sulfasalazin (**Tab. 30.10**).

Tab. 30.10		
Therapie der rheumatoiden Arthritis		
1. Schritt	2. Schritt	3. Schritt
Beginn mit MTX oder Leflunomid oder Sulfasalazin plus Glukokortikoide (GK)		
	Beurteilung nach spätestens 3 Monaten:	
	bei Remission: GK reduzieren oder absetzen	
	wenn keine Remission: Therapie intensivieren, z. B. durch – MTX ↑ – zusätzlich DMARD, z. B. Cyclosporin A, AZT	
		Beurteilung nach spätestens 3 Monaten:
		bei Remission: GK reduzieren (*step down*, Dosisanpassung) oder absetzen
		wenn keine Remission: MTX plus TNFα-AK, ggf. andere Biologicals

Exkurs

Biologika bei RA
- Es gibt bei der RA kein überlegenes Biologikum (Studien zum Medikamentenvergleich, sog. *Head-to-head*-Studien, fehlen bisher).
- Bei ungünstigen Prognosefaktoren (positive Serologie, frühe Erosionen) ist ein früher Beginn mit einem Biologikum angezeigt – gegenwärtig wird sogar die generelle frühe Gabe von Biologika diskutiert. Raucher sprechen schlechter auf TNF-Antagonisten an.
- Ziel ist die Deeskalation mit langsamem Absetzen des Biologicals und (Rückkehr zur) Basistherapie.
- TNFα-Hemmstoffe senken wie MTX, Sulfasalazin und wahrscheinlich COX-Inhibitoren das kardiale Risiko bei RA-Patienten.

Praktische Pharmakotherapie bei der RA.
- frühestmögliche Abklärung; je früher der Therapiebeginn, desto größer der Remissionserfolg
- Bei einer frühzeitigen RA-Therapie kann eine gute Remission erreicht werden, die sogar die Einnahme von COX-Inhibitoren überflüssig macht.
- Beginn der Basistherapie mit MTX + Glukokortikoiden; nach 3 Monaten überprüfen und ggf. Biologika.
- MTX darf nur wöchentlich gegeben werden: nachdrückliche Aufklärung bei Verordnung und Abgabe. Tabletten nicht verwechseln, im Zweifel parenterale Gabe verordnen.
- 24–48 h nach jeder MTX-Applikation 1-malige Gabe von Folsäure.

30.3.2 Pharmakotherapie der chronisch-entzündlichen Darmerkrankung (CED)

Der Morbus Crohn (MC) ist eine chronisch-entzündliche Erkrankung des Gastrointestinaltrakts, die Colitis ulcerosa (CU) ist eine vom Rektum aufsteigende Entzündung der Darmschleimhaut, ihre Immunpathologien zeigen Gemeinsamkeiten. Die Inzidenz der CED nimmt stetig zu, die Lebensqualität der Betroffenen ist stark beeinträchtigt.

Therapieziel. Ziel der Therapie ist eine **lange Remission** ohne kontinuierliche Steroidgabe. Durch die TNFα-Antagonisten ist die mukosale Heilung (das Verschwinden von akuten Entzündungszeichen der Schleimhaut) möglich, dabei gilt wie bei der RA: Je früher der Therapiebeginn, desto besser.

Pharmakotherapie. Die Pharmakotherapie ist komplex, wichtig ist die Unterscheidung von **Schub-** und **Erhaltungstherapie** (Tab. 30.11, Tab. 30.12).

30.3.3 Pharmakotherapie der Multiplen Sklerose (MS)

Mit einer Prävalenz von 100–200 pro 100 000 Einwohner ist die MS die häufigste chronisch-entzündliche Erkrankung des ZNS. Im Mittelpunkt der Pathogenese steht eine **Fehlregulation von T-Lymphozyten** gegen körpereigene Myelinbestandteile (*myelin basic protein*, MBP) mit Aktivierung ZNS-spezifischer Immunzellen. Neben einer gestörten Balance von aggressiven Th 1-Zellen und regulatorischen Th 2-Zellen spielen aber auch B-Lymphozyten und die Schädigung von Oligodendrozyten mit Verlust von myelinassoziiertem Glykoprotein (MAG) eine wesentliche Rolle. Myelinscheiden und Axone degenerieren (Entmarkungsherde) ebenso Neuronen (**Abb. 30.8**). Klinische Folgen sind Störungen der Sensibilität und der Motorik, die im Prinzip alle peripheren Nerven und Muskeln sowie jede Region im Gehirn betreffen können.

Entsprechend der autoimmunen, entzündlichen und neurodegenerativen Pathogenese kommen bei der MS verschiedene Therapien zum Einsatz, die sich auch an den klinischen Stadien orientieren. **Basistherapie, Schubtherapie** und **Eskalationstherapie** unterscheiden sich je nach Form der MS etwas: Es gibt 3 verschiedene MS-Formen:
- RRMS schubförmig/schubförmig remittierend (*relapsing remitting*)
- SPMS sekundär progredient (*secondary progressive*)
- PPMS primär progredient (*primary progressive*)

Tab. 30.11

Remissionsinduktion und Erhaltungstherapie der Colitis ulcerosa

Wirkstoffe	akuter Schub: Remissionsinduktion			Erhaltungstherapie
	leicht	mittel	schwer	
5-Aminosalicylsäure (5-ASA, Retardpräparat: Mesalazin)	p. o. oder lokal (bei Befall der distalen Regionen)	p. o. oder lokal (bei Befall der distalen Regionen)		p. o. oder lokal (bei Befall der distalen Regionen), Dosis geringer als im Schub
Glukokortikoide	ggf. lokal (Budesonid) bei ausschließlich distalem Befall	Prednisolon p. o., bei distalem Befall auch lokal (Budesonid)	i. v.	∅
Immunsuppressiva	∅	ggf. Tacrolimus lokal (Apothekenzubereitung)	Ciclosporin A i. v. ggf. Tacrolimus	in schweren Fällen Azathioprin
TNFα-AK (Infliximab oder Adalimumab)	∅	wenn Glukokortikoide und Immunsuppressiva nicht ausreichend wirken	wenn Glukokortikoide und Immunsuppressiva nicht ausreichend wirken	∅
Besiedlung mit E. coli Nissle 1917 (Mutaflor®)	∅	∅	∅	bei Unverträglichkeit von 5-ASA

Tab. 30.12

Remissionsinduktion und Erhaltungstherapie des Morbus Crohn

	akuter Schub: Remissionsinduktion			Erhaltungstherapie
	leicht	mittel	schwer	
Sulfasalazin	p. o.	p. o.		∅
5-ASA	bei Befall von Rektum oder Sigma Klysmen, Schaum oder Supp.	bei Befall von Rektum oder Sigma Klysmen, Schaum oder Supp.	zusätzlich Retardpräparat Mesalazin p. o. bei schwerer Verlaufsform**	∅
Glukokortikoide* (Basistherapie)	lokal (Budesonid)	lokal (Budesonid) p. o. (Prednisolon)	p. o. (Prednisolon)	∅
Immunsuppressiva	Azathioprin bei steroidabhängigem oder -refraktärem Verlauf	Azathioprin bei steroidabhängigem oder -refraktärem Verlauf	Azathioprin bei steroidabhängigem oder -refraktärem Verlauf	Azathioprin-Dauertherapie, bei Intoleranz MTX
TNFα-AK (Infliximab und Adalimumab)	∅	∅	wenn Glukokortikoide und Immunsuppressiva nicht ausreichend wirken*	als Reservemittel

* Es ist noch unklar, wie die Medikamente abgesetzt werden sollen.
** Wirkung nicht sicher

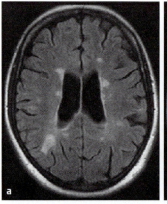 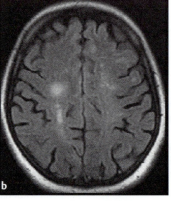

Abb. 30.8 MRT-Nachweis der Multiplen Sklerose. **a** FLAIR-Sequenzen mit zahlreichen gut abgrenzbaren hypertensen MS-Herden im Marklager. **b** Wie bei a FLAIR-Sequenzen mit gut abgrenzbaren hypertensen MS-Herden im Marklager (andere Schnittebene).
(Reiser M, Kuhn F, Debus J. Duale Reihe Radiologie. Thieme; 2017)

Basistherapie. Gleichwertig sind **Interferone** (S. 550), IFN-β-1a, i. m. oder s. c. oder IFN-β-1b, s. c., oder **Glatirameracetat**.

Glatirameracetat (GLAT, Copolymer-1; Copaxone®) ist ein synthetisches Oligopeptid aus den 4 Aminosäuren L-Glutaminsäure, L-Lysin, L-Alanin und L-Tyrosin. Seine Größe zwischen 45 und 100 Aminosäuren mit einem Molekulargewicht von 5–11 kDa ist ebenso zufällig wie die Mischungsreihenfolge seiner Aminosäuren. Als Wirkmechanismus gilt eine Toleranzinduktion der MBP-spezifischen T-Zellen und eine Stärkung der regulatorischen Th 2-Zellen. GLAT verursacht keine systemischen Nebenwirkungen, abgesehen von lokalen Reizungen an der Einstichstelle.

> **Praxistipp**
> Bei der Bewertung der Nebenwirkungen muss in Betracht gezogen werden, dass manche Symptome wie Müdigkeit oder Depression auch Symptome der Krankheit sein können.

Akut- oder Schubtherapie. Im akuten Schub oder bei einer Entzündung des Sehnervs werden **kurzfristig hoch dosiert Kortikosteroide** appliziert:
- initial (1–5 Tage) 1000 mg Methylprednisolon i. v.
- danach *step down* über 1–2 Wochen von 80 mg Prednisolon auf 20 mg (oral)

2. Wahl ist die **Plasmapherese**.

Weitere MS-Basis- und Eskalationstherapeutika. Die Zahl der MS-Therapeutika steigt rasant, daher wird hier nur eine Auswahl getroffen.
- **Alemtuzumab** (Lemtrada®) ist ein IgG-AK gegen CD52, das von T- und B-Zellen exprimiert wird.
- **Dimethylfumarat** (Tecfidera®), ein Diester der Fumarsäure, ist ein Aktivator des Nrf2-ARE-Signalweges und Modulator von Interleukin-Wirkungen.
- **Fingolimod** (Gilenya®). Dieses erste für die MS oral verfügbare Immuntherapeutikum (HWZ 6–9 d) bindet als Fingolimod-Phosphat an Sphingosin-1-Phosphat-Rezeptoren (S1PR). CD4-, CD8- und B-Zellen internalisieren daraufhin die S1PR, wodurch diese Immunzellen in den sekundären lymphatischen Organen zurückgehalten werden. Daneben soll sich die Remyelinisierung bessern. Als Nebenwirkungen treten dosisabhängig Herpes-Virus-Infektionen und Bradykardien auf. Vor Therapiebeginn sind u. a. eine Varicella-Zoster-Virus-Serologie sowie ein EKG durchzuführen.
- **Mitoxantron** (Novantron®), ein Zytostatikum, induziert die Apoptose von B-Lymphozyten, jedoch limitiert seine Knochen- und Kardiotoxizität die Anwendung.
- **Natalizumab** (Tysabri®) Dieser rekombinante, humanisierte, monoklonale Antikörper (HWZ 16 d) bindet an $α_4$-**Integrine**, die auf allen Leukozyten (außer auf neutrophilen Granulozyten) exprimiert werden. α4-Integrine sind für die Adhäsion und damit auch für die Migration von Immunzellen aus den Gefäßen ins Gewebe nötig. Natalizumab wird als Monotherapie 1-mal alle 4 Wochen i. v. gegeben, danach sind 70–80 % der α4-Integrine blockiert. Nebenwirkungen sind Kopfschmerzen, Erschöpfung und Depressionen, die aber auch Teil des MS-Syndroms sind. Infolge der starken immunogenen Potenz treten bei 5 % der Patienten akute Überempfindlichkeitsreaktionen wie Urtikaria, Blutdruckabfall oder Fieber auf, meist innerhalb der ersten 2 h. Besonderes Augenmerk gilt aktuell der progressiven multifokalen Leukenzephalopathie (PML), die bei 1 von 400 Anwendern auftritt. Risikofaktoren für die PML sind eine Anwendungsdauer > 24 Monate und eine Vortherapie mit Immunsuppressiva (Risiko 1 : 90). Die Kombination mit IFN und anderen Immunsuppressiva ist daher kontraindiziert.
- **Teriflunomid** (Aubagio®), der aktive Metabolit von Leflunomid, gilt als nur schwach wirksam.

30.3.4 Arzneimittelinteraktionen
Tab. 30.13.

30.3.5 Besondere Lebenssituationen

H_1-Blocker bei Kindern
Bei Kleinkindern ist auf die lang dauernde Sedierung zu achten. In Überdosierung können Halluzinationen und Krämpfe auftreten. Besondere Aufmerksamkeit gilt den ZNS-gängigen Diphenhydramin, Doxylamin und Dimenhydrinat.

Schwangerschaft
Immunmodulatoren sind mit ihren antiproliferativen und organtoxischen Effekten prinzipiell teratogen. Dennoch ist bei versehentlicher Einnahme nicht automatisch ein Schwangerschaftsabbruch indiziert. Entscheidend sind die Dosierung und der Zeitpunkt der Einnahme. Bei den TNFα-Biologicals sind mehr als 1000 Einnahmen in der Schwangerschaft protokolliert ohne Hinweise auf teratogene Effekte.

Impfungen
Grundsätzlich sind Impfungen unter Immunsuppressiva oder Glukokortikoiden möglich. Mit Totimpfstoffen kann fast immer geimpft werden, bei Lebendimpfstoffen müssen die Zulassungen beachtet werden.

30.3.6 Tabellarische Übersicht über die klinischen Daten
Tab. 30.14.

30.3.7 Weiterführende Informationen
- www.rheuma-liga.de/
- www.awmf.org/leitlinien/ (Leitlinien für Multiple Sklerose und rheumatoide Arthritis)

Tab. 30.13

Arzneimittelinteraktionen von Immuntherapeutika (Immunsuppressiva, Immunmodulatoren): Wirkungen, die durch komedizierte Arzneimittel verändert werden

betroffene Immunpharmaka	auslösende Komedikation und Mechanismus	Wirkung
Azathioprin, 6-Mercaptopurin	Allopurinol: Abbauhemmung und Akkumulation von 6-Mercaptopurin	Wirkung ↑, Organtoxizität
Ciclosporin	CYP3A4-Hemmstoffe: Abbau ↓	Wirkung ↑, Nephrotoxizität
	CYP3A4-Induktoren: Abbau ↑	Wirkung ↓, Organabstoßung
	COX-Inhibitoren	Verstärkung der Nephrotoxizität
Methotrexat	Säuren wie COX-Inhibitoren, Sulfonamide, 5-ASA: Ausscheidung ↓	Wirkung ↑, Toxizität
	Folsäureantagonisten wie Trimethoprim	Wirkung ↑, Toxizität
Mycophenolat	Mg-Al-Hydroxid: Resorptionshemmung	Wirkung ↓

Tab. 30.14

Klinische Daten von Immunmodulatoren, Immunsuppressiva, MS-Therapeutika (Erwachsene)

Wirkstoff	Plasma-HWZ (h)[1] (Metabolit)	Dosierung (mg)[2]	Metabolisierung/ Ausscheidung[3]	Dosis bei Niereninsuffizienz[4]
Hemmung der Basen-Synthese				
Azathioprin	3–5	1–4/kg/d	hepatisch; renal	anpassen
Methotrexat	12–24	20–40/m² KOF	renal	KI < 20
Mycophenolat mofetil	12, Metabolit 16	2 × 1 g	hepatisch; renal	anpassen
Leflunomid	Metabolit 2 Wochen	1 × 10–20	hepatisch; renal, Fäzes	KI < 60
Immunophiline				
Ciclosporin	6–16	2 × 1–3/kg/d	S: CYP3A4, P-gp	
Tacrolimus (FK506)	11–20	2 × 0,05–0,1/kg/d	S: CYP3A4, P-gp	
Everolimus	20–40	2 × 0,75	S: CYP3A4, P-gp	
Sirolimus	50–80	1 × 2–6	S: CYP3A4	
Antikörper gegen Interleukin-Rezeptoren				
Anakinra	4–6	1 × 100 s. c.	renal	KI < 30
Basiliximab	7 d	2 × 20 i. v.		
Tocilizumab	8–14 d	1 × 8/kg alle 4 Wochen i. v.		anpassen
Antikörper gegen T- und B-Zell-Rezeptoren				
Abatacept	8–25 d	10/kg alle 4 Wochen i. v.		anpassen
Rituximab	3–15 d	1 × 375/m² Körperoberfläche/Woche		
Antikörper gegen TNFα				
Adalimumab	2 Wochen	1 × 40 alle 2 Wochen sc	renal	anpassen
Certulizumab-Pegol	2 Wochen	1 × 200 alle 2 Wochen s. c.	renal	anpassen
Etanercept	70	1–2 × 25–50/Woche s. c.		
Golimumab	12 Tage	1 × 50/Monat s. c.		
Infliximab	8–10	3/kg alle 8 Wochen		
Varia				
Sulfasalazin	8–10	2 – 3 × 1–1,5	intestinal	KI < 30
Chloroquin	30–60 d	1 × 250	hepatisch; renal	KI < 10
Goldverbindungen	25	2 × 50 alle 2 Wochen; 1 × 100/Monat		KI < 10
Penicillamin	4–6	150–600	renal	

[1] wenn nicht anders vermerkt: Tablette (nicht retardiert, keine schnell wirksame Formulierung)
[2] durchschnittliche Gabe einer durchschnittlichen Einzeldosis (1-mal die Höchstdosis oder mehrmals täglich die niedrige Dosierung)
[3] Nur die CYP-Enzyme werden aufgeführt, deren Hemmung oder Induktion klinisch relevant sind; nur renale/hepatische Ausscheidung.
[4] Kreatinin-Clearance in ml/min; KI = Kontraindikation
I = Induktor; H = Hemmstoff; S = Substrat

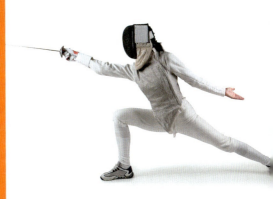

© Gordana_Sermek – stock.adobe.com (Symbolbild)

Kapitel 31

Zytostatika

Juraj Culman

31.1 **Grundlagen** 558

31.2 **Allgemein zytotoxisch wirksame Chemotherapeutika** 561

31.3 **Zielgerichtete onkologische Therapie** 571

31.1 Grundlagen

Key Point
Trotz enormer Fortschritte bei der Diagnostik und Therapie, ist nach wie vor ein Drittel aller Todesfälle in Deutschland auf Krebserkrankungen zurückzuführen. Neben chirurgischen Maßnahmen und Strahlentherapie ist die Chemotherapie mit Zytostatika ein wichtiger Bestandteil der Therapie. Zytostatika (Antineoplastika) sind Pharmaka, die die Tumorzellen abtöten oder ihre Proliferation hemmen. Sie wirken deshalb zytotoxisch oder zytostatisch. Die „klassischen" oder auch „konventionellen" Zytostatika greifen in die metabolischen oder Teilungsvorgänge der vorzugsweise proliferierenden Zellen ein, d. h., auch die gesunden, sich teilenden Zellen sind betroffen. Bei der zielgerichteten Tumortherapie (*targeted therapy*) beschädigen die neuartigen Zytostatika fast ausschließlich oder vorwiegend nur die Tumorzellen, die gesunden Zellen werden nicht oder wenig beeinträchtigt.

Maligne Tumorzellen sind körpereigene Zellen, deren Vermehrung nicht den Kontrollmechanismen unterliegt, die im gesunden Gewebe die Zellteilung regulieren. Die Tumorzellen infiltrieren benachbartes Gewebe und wachsen an weit entfernten Stellen des Organismus zu neuen Wucherungen aus (Metastasierung).

Die chirurgische Entfernung, Strahlentherapie und Chemotherapie können entweder allein oder in Kombination miteinander eingesetzt zur Heilung führen **(kurativer Ansatz).** Bei metastasierenden Neoplasien ist in der Regel eine Heilung nicht möglich. Deshalb zielt die **palliative Therapie** darauf ab, das Tumorwachstum zu vermindern, die Beschwerden zu lindern und, falls möglich, eine Lebensverlängerung zu erreichen.

Die **alleinige Chemotherapie** wird primär bei disseminierten Tumoren, z. B. bei Leukämien und metastasierten Tumoren, eingesetzt. Die **adjuvante Chemotherapie** wird nach Entfernung des Primärtumors durch Operation oder Bestrahlung 2–6 Wochen *nach* der Operation durchgeführt, um die restlichen Tumorzellen zu eliminieren. Dies verbessert die Erfolgsaussichten und erhöht die Heilungsraten. Eine besondere Form der adjuvanten Chemotherapie stellt die **neoadjuvante Chemotherapie** dar. Dabei werden Zytostatika vor der Operation verabreicht, um die Tumormasse zu verkleinern und bessere Operationsverhältnisse zu schaffen.

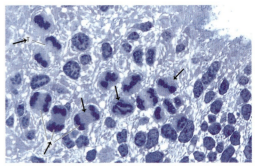

Abb. 31.1 Mitosen. Neuralrohr (Mausembryo), Tangentialschnitt durch die Ventrikulärzone, in der die mitotischen Neuralepithelzellen liegen (Pfeile zeigen auf Zellen in verschiedenen Mitose-Stadien). Färbung: Toluidinblau, Vergr. 960-fach. (Lüllmann-Rauch R. Taschenlehrbuch Histologie. Thieme; 2019)

31.1.1 Zellzyklus
Der **Zellzyklus** einer Krebszelle läuft nach dem gleichen Muster wie der einer normalen Zelle ab:
- In der **G_1-Phase** (engl. *gap* = Lücke; auch präsynthetische Phase) werden zelleigene Proteine und Nukleotide für die nachfolgende Synthesephase (S-Phase) synthetisiert.
- In der **S-Phase** findet die DNA-Synthese statt, in der der Chromosomensatz verdoppelt und die Zellteilung vorbereitet wird.
- Darauf folgt die **G_2-Phase** (auch prämitotische Phase), in der Enzyme und Strukturproteine, die für die Mitose (M-Phase) erforderlich sind, synthetisiert werden.
- In der **M-Phase** wird schließlich der Spindelapparat gebildet und die Chromosomen werden in einem speziellen Ablauf (Prophase, Metaphase, Anaphase und Telophase) auf die beiden Tochterzellen verteilt (**Abb. 31.1**).

Der Zellzyklus kann an zwei Kontrollpunkten, sog. *Check-Points* am Ende der G_1- und G_2-Phase, angehalten werden. Auch Tumorzellen können aus dem Zellzyklus austreten. Solche Zellen befinden sich dann in der **G_0-Phase, der Ruhephase,** in der sie sich der Chemotherapie entziehen können. Unter verschiedenen Bedingungen, wie zum Beispiel nach Anregung durch Wachstumsfaktoren, treten sie wieder in die G_1-Phase ein.

Die klassischen Zytostatika können grundsätzlich in 2 Gruppen unterteilt werden:
- **Phasenspezifische Zytostatika** sind nur während einer bestimmten Phase des Zellzyklus gut wirksam. So greifen beispielsweise die Vinca-Alkaloide oder Taxane nur in der Mitosephase an.
- **Phasenunspezifische Zytostatika** wirken dagegen während des gesamten Zellzyklus. So wirken z. B. Alkylanzien wie Cyclophosphamid, Platin-Analoga und Anthrazykline besonders effektiv auf sich teilende Zellen.

MERKE

Generell zielen die zytotoxischen Chemotherapeutika („konventionelle Zytostatika") auf die hohe Teilungsrate der Tumorzellen. Sie greifen in verschiedene Phasen des Zellzyklus ein. Die Tumorzellen werden getötet oder ihre Proliferation gehemmt. Ziel jeder Tumortherapie ist eine vollständige Elimination aller Tumorzellen, denn verbleibende Tumorzellen können ein Rezidiv verursachen.

31.1.2 Kinetik des Tumorwachstums

Das Wachstum eines Tumors hängt von der Dauer des Zellzyklus ab. Die Zeit, die eine Zelle zum Durchlaufen eines Zellzyklus benötigt, wird als **Generationszeit** bezeichnet. Die **Wachstumsfraktion** ist das Verhältnis zwischen der Zahl der sich teilenden Zellen und der Gesamtzahl der Zellen eines Tumors. Die Zeit, die ein Tumor benötigt, um seine Größe zu verdoppeln, wird **Volumenverdopplungszeit** genannt.

Das Wachstum der Mehrzahl der Tumoren wird durch die **Gompertz-Kinetik** beschrieben: Zu Beginn des Tumorwachstums befinden sich viele Krebszellen im Zellzyklus, die Wachstumsfraktion ist hoch. Mit zunehmender Größe wird die Wachstumsfraktion kleiner, die Wachstumskurve flacht ab (**Abb. 31.2**). Viele Krebszellen sterben ab bzw. verlassen den Zellzyklus und treten in die Ruhephase G_0 ein.

MERKE

- Die konventionellen Zytostatika sind besonders wirksam, wenn sie Krebszellen angreifen, die sich teilen, d.h. bei Tumoren mit einer hohen Wachstumsfraktion.
- Tumorzellen in der Ruhephase G_0 sind gegen die meisten konventionellen Zytostatika wenig empfindlich.
- Eine Chemotherapie ist umso wirkungsvoller, je kürzer die Volumenverdopplungszeit eines Tumors ist.

Exkurs

Manche Lymphome, Leukämien oder das Chorionkarzinom mit Volumenverdopplungszeiten von 1–2 Tagen können mit Chemotherapie geheilt werden. Das bedeutet auch, dass eine Chemotherapie mit zunehmender Volumenverdopplungszeit immer umfassender werden muss und ein primärer kurativer Ansatz immer unwahrscheinlicher wird. Bei den meisten soliden Tumoren, wie dem Bronchial- oder dem Kolonkarzinom, befindet sich die Mehrzahl der Tumorzellen in der G_0-Phase. Diese Tumoren weisen sehr lange Volumenverdopplungszeiten auf (100–120 Tage) und deshalb ist die Heilung allein mittels Chemotherapie nicht möglich.

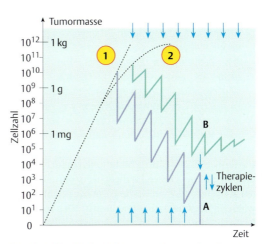

Abb. 31.2 Kinetik der Abtötung von Tumorzellen durch Zytostatika. Exponentielles Wachstum 1 und Gompertz-Wachstum 2, dargestellt in semilogarithmischem Maßstab. **A:** Die Abtötung von Tumorzellen bei einem exponentiell wachsenden Tumor. **B:** Die Abtötung von Tumorzellen bei einem Tumor mit Gompertz-Wachstum.

Kinetik der Abtötung von Tumorzellen durch Zytostatika

Die gleiche Dosis eines Zytostatikums oder einer Kombination mehrerer Zytostatika tötet die konstante Fraktion der Tumorzellen ab (*Log-Cell-kill-* oder *Fractional-Cell-kill*-Hypothese). Dies bedeutet, dass mit fortschreitender Chemotherapie gleicher Intensität die absolute Zahl der abgetöteten Zellen immer kleiner wird. Diese Regel gilt aber nur dann, wenn
- der gleiche Anteil der Tumorzellen sich teilt, d.h. die Wachstumsfraktion konstant bleibt,
- alle Krebszellen gegen das Zytostatikum gleich empfindlich sind und
- sich während der Therapie keine resistenten Zellen entwickeln.

MERKE

- Die Abtötung von Tumorzellen mit Zytostatika folgt einer Kinetik 1. Ordnung (S. 30).
- Die gleiche Dosis eines Zytostatikums oder die Kombination mehrerer Zytostatika tötet immer eine konstante Fraktion, also den gleichen Prozentsatz von Zellen, jedoch nicht die gleiche absolute Zellzahl.

31.1.3 Resistenz gegenüber Zytostatika

Die **Resistenz gegenüber Zytostatika** und damit der Wirkungsverlust der Zytostatika erschwert die Chemotherapie und kann letztlich zum **Therapieversagen** führen. Verschiedene Ursachen können dafür verantwortlich sein:

- Das Zytostatikum kann in der gewünschten Dosis wegen stark ausgeprägter Nebenwirkungen nicht verwendet werden.
- Das Zytostatikum erreicht das Tumorgewebe nicht in ausreichender Konzentration (z. B. schlechte Liquorgängigkeit von Zytostatika).
- Es besteht eine **primäre Resistenz** von Tumorzellen gegenüber Zytostatika bzw. es kommt zu einer **Resistenzentwicklung** während der Chemotherapie.

Die Resistenz kann durch Mutationen induziert werden, die in Tumorzellen häufiger als in normalen Zellen auftreten, oder sie ist die Folge der Selektion, die während der Chemotherapie auftritt. Der zellulären **Resistenzentwicklung** können unterschiedliche Mechanismen zugrunde liegen wie:
- verminderte Aufnahme in die Tumorzellen, z. B. bei Cytarabin, Methotrexat
- verminderte Metabolisierung zum eigentlichen Wirkstoff, z. B. bei Cytarabin, 5-Fluorouracil, Methotrexat, Mercaptopurin, Tioguanin
- beschleunigte Inaktivierung, z. B. bei Alkylanzien, Anthrazyklinen, Bleomycin, Cytarabin
- veränderte Affinität zu den Zielmolekülen, z. B. bei Topoisomerase-II-Hemmstoffen
- Überexpression der Zielproteine durch Genamplifikation, z. B. die Überexpression von Dihydrofolsäure-Reduktase bei Methotrexat-Therapie
- effektivere Reparatur der DNA-Schäden, z. B. bei Alkylanzien
- verstärkte Ausschleusung von Zytostatika aus der Zelle

31.1.4 Nebenwirkungen

Die konventionellen Zytostatika greifen auch in den Metabolismus gesunder Zellen ein, hemmen deren Zellteilung und lassen sie in die Apoptose übergehen. Besonders betroffen sind **Gewebe mit einer hohen Proliferationsrate:**
- Schleimhäute des Gastrointestinaltrakts
- Knochenmark
- Haut und Haarfollikel
- Spermatogonien in den Testes

Schädigungen der Zellen in diesen Geweben verursachen schwerwiegende, teilweise lebensbedrohliche Nebenwirkungen (**Tab. 31.1**). Daneben treten **uncharakteristische Beschwerden** auf wie Schwitzen, Müdigkeit oder Abgeschlagenheit

> **MERKE**
>
> Die therapeutische Breite der Zytostatika ist gering. Bei einer Chemotherapie maligner Tumoren mit konventionellen Zytostatika muss in der Regel mit schweren Nebenwirkungen gerechnet werden.

Tab. 31.1

Die wichtigsten Nebenwirkungen von Zytostatika

Nebenwirkungen	auslösende Zytostatika
Sofortreaktionen	
Übelkeit, Erbrechen, Diarrhö	alle Zytostatika, insbesondere Platin-Analoga, Dacarbazin, Stickstoff-Lost-Derivate
allergische Reaktionen	Asparaginase, Bleomycin
Fieber	viele Zytostatika
Blutdruckabfall	viele Zytostatika
Frühreaktionen nach einer Chemotherapie	
Knochenmarksuppression (Leukopenie, Thrombozytopenie, Anämie)	induziert von den meisten Zytostatika (oft dosislimitierend) Ausnahmen: Vincristin und Bleomycin
Immunsuppression	fast alle Zytostatika
Schleimhautschäden (Mukositis, Stomatitis)	Methotrexat, 5-Fluorouracil, Nitrosoharnstoffe
Haarausfall	viele Zytostatika
Dermatitis	Bleomycin
Leberschädigung	v. a. Methotrexat und Nitrosoharnstoffe
Nierenschädigung	Platin-Analoga, hoch dosiertes Methotrexat
hämorrhagische Zystitis	Cyclophosphamid, Ifosfamid, Trofosfamid
Hyperurikämie	verursacht durch Tumorzerfall als Folge einer Chemotherapie
verzögerte oder späte Nebenwirkungen	
verzögerte Leukopenie und Anämie	Nitrosoharnstoffe, Mitomycin
Kardiomyopathie, Herzversagen	Anthrazykline
Polyneuropathien	Vinca-Alkaloide, Epipodophyllotoxine, Platin-Analoga
interstitielle Pneumonie und Lungenfibrose	Methotrexat, Bleomycin, Nitrosoharnstoffe
Azoospermie, Amenorrhö	viele Zytostatika
Wachstumshemmung bei Kindern	viele Zytostatika
Induktion von Zweittumoren	alkylierende Zytostatika

Sofortreaktionen treten innerhalb weniger Stunden, **Frühreaktionen** innerhalb mehrerer Tage nach einer Chemotherapie auf. **Verzögerte oder späte Nebenwirkungen** machen sich erst nach mehreren Wochen, Monaten oder sogar Jahren bemerkbar. Manche dieser verzögerten Nebenwirkungen sind irreversibel, wie z. B. die Kardiomyopathien nach einer Therapie mit Anthrazyklinen.

> **MERKE**
>
> Die Dosierung der Zytostatika muss individuell angepasst werden, sie ist auch meist abhängig von der Art des behandelten Tumors, dem Therapieziel (kurative oder palliative Therapie), dem Zustand des Patienten und der Begleitmedikation.

31.1.5 Wirkprinzipien von Zytostatika

Die meisten allgemein zytotoxisch wirksamen Chemotherapeutika greifen in die mit der Zellteilung verbundenen Vorgänge ein und stören diese auf verschiedene Weise:
- **Antimetaboliten** (Methotrexat, Purin- und Pyrimidin-Analoga) inhibieren die Synthese von Purin- und Pyrimidinnukleotiden.
- **Hydroxyharnstoff** hemmt die Ribonukleotidreduktase, welche die Ribonukleotide in Desoxyribonukleotide umwandelt.
- **Alkylierende Zytostatika** (Stickstoff-Lost-Verbindungen, Platin-Analoga) bilden Addukte mit der DNA (Alkylierung von DNA).
- **Antibiotika** (Anthrazykline und Bleomycin) induzieren DNA-Strang-Brüche. Die DNA-Schäden erschweren oder verhindern die Replikation und die Transkription und führen zum Zelltod.
- **Topoisomerase I und II** hemmen Enzyme, die für den normalen Verlauf der DNA-Replikation und -Transkription sowie die Reparatur von DNA-Schäden essenziell sind.
- **Vinca-Alkaloide und Taxane** sind typische phasenspezifische Zytostatika, die mit den Mikrotubuli interagieren und die Zellteilung hemmen (**Abb. 31.3**).

31.2 Allgemein zytotoxisch wirksame Zytostatika

Key Point
Die konventionellen Zytostatika greifen auf unterschiedlichste Weise in den Zellzyklus ein. Die zytotoxische Wirkung von alkylierenden Zytostatika beispielsweise kommt durch Alkylierung von DNA zustande, die dadurch chemisch verändert und funktionell geschädigt wird.

Die Einführung von Eribulin und Trabectedin in die zytostatische Therapie verdeutlicht, dass trotz enormer Fortschritte in den zielgerichteten Therapieansätzen, die sich in den zahlreichen Zulassungen von monoklonalen Antikörpern oder Tyrosinkinase-Inhibitoren widerspiegeln, auch die Entwicklung der konventionellen Zytostatika weitergeht.

31.2.1 Alkylierende Zytostatika

Alkylierende Zytostatika heften kovalent Alkylreste (Alkylierung) an intrazelluläre nukleophile Gruppen in der DNA, RNA und den Proteinen.

Stickstoff-Lost-Verbindungen

Wirkmechanismus. Die wichtigste Gruppe der Alkylanzien sind die **Stickstoff-Lost-Derivate** (Lost ist ein hautschädigender Kampfstoff, benannt nach seinen Entwicklern **Lo**mmel und **St**einkopf). Die charakteristische 2-Chlorethyl-Gruppe (–CH$_2$–CH$_2$–Cl) ist für die zytostatische Wirkung der Stickstoff-Lost-Derivate verantwortlich. Die meisten Zytostatika dieser Substanzklasse enthalten in ihrem Molekül zwei 2-Chlorethylgruppen. Stickstoff-Lost (Mechlorethamin, in

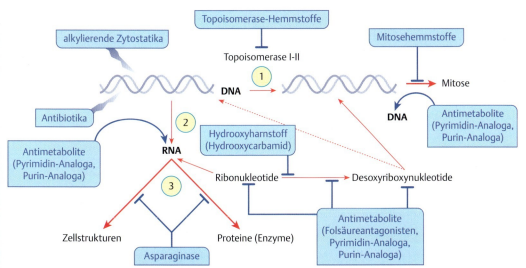

Abb. 31.3 Wirkprinzipien von allgemein zytotoxisch wirksamen Therapeutika. Hemmung der DNA-Replikation (1), Transkription (2) und Translation (3).

Deutschland nicht mehr zugelassen) war das erste Zytostatikum, das in der Therapie von Malignomen eingesetzt wurde.

Nach Eintritt des Zytostatikums in die Zelle wird das Chloratom von der Chlorethylgruppe abgespalten. Den Rest der Seitenkette bildet ein hochreaktives **Carbenium-** bzw. **Aziridinium-Ion**. Diese Verbindungen binden kovalent an nukleophile Gruppen wie an Amino-, Sulfhydryl- oder Carboxylgruppen in Makromolekülen. In der DNA wird der Guanin-Stickstoff in der Position N7 am häufigsten alkyliert. Durch die gleiche Aktivierung der zweiten Chlorethylgruppe im Zytostatikummolekül wird die DNA **kovalent vernetzt**. Es entstehen **Intrastrang- und Interstrang-Quervernetzungen** der DNA (*cross-linking*). Die Alkylierung der DNA hat schwerwiegende Folgen, wie Fehler beim Ablesen der DNA-Matrize und DNA-Strang-Brüche.

> **MERKE**
>
> Entscheidend für die Zytotoxizität der Stickstoff-Lost-Derivate ist die Alkylierung der DNA mit nachfolgender Bildung von Intrastrang- und Interstrang-Quervernetzungen.

Wirkstoffe. **Cyclophosphamid** (Endoxan®), **Ifosfamid** (Holoxan®) und **Trofosfamid** (Ixoten®) gehören zu den wichtigsten Alkylanzien. Sie besitzen selbst keine zytotoxische Aktivität und müssen in der Leber aktiviert werden. Nach enzymatischer Hydroxylierung durch Cytochrom-P450-Enzyme (CYP2B6) entstehen Transportformen, die in die Zellen gelangen und intrazellulär zu den zytostatisch aktiven Metaboliten Phosphorsäureamid-Lost, Isophosphoramid-Lost und Trofosforamid-Lost und dem nicht zytostatisch wirksamen **Acrolein** gespalten werden (**Abb. 31.4**).

Indikationen. Solide Tumoren verschiedener Organe (bei Cyclophosphamid auch Leukämien).

Nebenwirkungen. (**Tab. 31.1**) Knochenmarksuppression (starke Übelkeit und Erbrechen, Mutagenität und Karzinogenität. Das abgespaltene Acrolein kann eine **hämorrhagische Zystitis** mit Hämaturie auslösen. Eine Zusatzbehandlung mit **MESNA** (2-Mercaptoethansulfonat-Na) verhindert dies, da MESNA mit Acrolein ein stabiles, nicht toxisches Kondensationsprodukt in der Harnblase bildet.

Alkylsulfonate und Ethylenimine

Wirkmechanismus. **Busulfan** (Myleran®) ist der wichtigste Vertreter der Gruppe der Alkylsulfonate. Wie andere Alkylanzien alkyliert Busulfan die DNA, RNA und Proteine. Der Wirkmechanismus von **Thiotepa** (Thiotepa Lederle®) beruht auf der spontanen Öffnung der im Molekül vorhandenen Aziridin-Ringe und der nachfolgenden Alkylierung.

Indikationen.
- Busulfan: chronische myeloische Leukämie, Polycythaemia vera
- Thiotepa: solide Tumoren, lokale Anwendung bei Harnblasenkarzinom, malignen Exsudaten (z. B. bei Pleuraerguss).

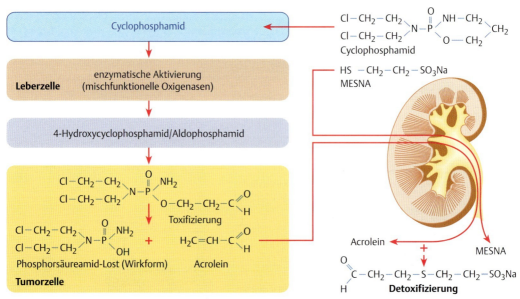

Abb. 31.4 Aktivierung von Cyclophosphamid. Nach Einwirkung von Cytochrom-P450-Enzymen entstehen die Transportformen 4-Hydroxycyclophosphamid und Aldophosphamid, die intrazellulär zum zytostatisch aktiven Metaboliten Phosphorsäureamid-Lost und zum blasentoxischen Acrolein gegiftet werden. MESNA detoxifiziert Acrolein in den ableitenden Harnwegen und der Harnblase zu einem nicht toxischen Kondensationsprodukt.

Nebenwirkungen. Die **Knochenmarksuppression** ist die dosislimitierende Nebenwirkung (**Tab. 31.1**). Nach einer Langzeittherapie mit Busulfan kann sich als spezifische Nebenwirkung eine interstitielle Pneumonie und eine **Lungenfibrose** entwickeln (**Busulfan-Lunge**).

Nitrosoharnstoffe
Wirkmechanismus. Die **Nitrosoharnstoffe** (2-Chlorethylnitrosoharnstoffe, Nitrosourea-Verbindungen) Nimustin (ACNU) und Lomustin (CCNU) vermögen nach dem Zerfall sowohl mono- als auch bifunktionell die **DNA zu alkylieren** und die **Isocyanatgruppe** auf verschiedene Proteine zu übertragen (Carbamoylierung). Die Carbamoylierung verschiedener Enzyme, wie beispielsweise der DNA-Polymerase, führt zu ihrer Hemmung und erschwert die Reparatur der beschädigten DNA.

Indikationen. Die Vertreter dieser Substanzgruppe sind lipophil, passieren die Blut-Hirn-Schranke und sind deshalb auch für die Behandlung von primären und metastasierten **Hirntumoren** geeignet.

Nebenwirkungen. Die verzögert auftretende **Knochenmarksuppression** (lang andauernde Thrombozytopenie und Leukopenie, 3–6 Wochen nach der Behandlung) ist dosislimitierend (**Tab. 31.1**). Darüber hinaus sind Nitrosoharnstoffe lungentoxisch (interstitielle Pneumonitis) und hepatotoxisch.

Platin-Verbindungen
Wirkmechanismus. Platin-Verbindungen gehören zu den am stärksten wirksamen zytotoxischen Chemotherapeutika. In **Cisplatin** (Cis-GRY®) sind an das zentrale Platin-Atom zwei Chloratome sowie zwei NH_3-Gruppen gebunden. Intrazellulär werden die beiden Chloratome schrittweise gegen Wasserreste oder Hydroxygruppen ausgetauscht. Die hochreaktiven Aquo- und Hydroxykomplexe **vernetzen miteinander die DNA-Stränge**. Bei **Carboplatin** (Carbomedac®) und **Oxaliplatin** (Eloxatin®) sind die Chloratome durch andere chemische Gruppen ersetzt. Diese chemischen Modifikationen stabilisieren das Molekül, weshalb die Dissoziation und Bildung von Aquo- und Hydroxykomplexen wesentlich langsamer verläuft.

Indikationen.
- Cisplatin und Carboplatin: solide Tumoren verschiedener Organe
- Oxaliplatin: Kolonkarzinom.

Nebenwirkungen. (**Tab. 31.1**) Vor allem Cisplatin wirkt sehr stark **emetisch** und **nephrotoxisch** (Tubulusfunktionsstörungen mit dem Risiko einer irreversiblen Tubulusnekrose). Die Nephrotoxizität ist dosisabhängig und kumuliert nach wiederholten Applikationen (ausreichende Prä- und Posthydratation notwendig!). Cisplatin ist stark **ototoxisch** und **neurotoxisch**. Oft treten periphere **Neuropathien** vor allem in Form von Sensibilitätsstörungen, aber auch Lähmungen, Krämpfe oder psychische Störungen auf. Carboplatin und Oxaliplatin sind besser verträglich.

Monofunktionelle Alkylanzien
Wirkmechanismus. Dacarbazin, Procarbazin (selten eingesetzt) und **Temozolomid** gehören zu den monofunktionellen Alkylanzien. Nach enzymatischer Aktivierung durch Cytochrom-P450 entstehen reaktive, alkylierende Spezies, hauptsächlich das Methylcarbenium-Ion [$^+CH_3$], welches die DNA, RNA und andere Makromoleküle methyliert (monofunktionelle Alkylierung). Die DNA-Einzelstrang-Brüche beeinträchtigen die Synthese von DNA, RNA und Proteinen. **Temozolomid** wird oral, **Dacarbazin** i. v. verabreicht. Procarbazin hemmt die Monoaminooxidase und interagiert deshalb mit dem Abbau von Sympathomimetika.

Indikationen und Nebenwirkungen. Tab. 31.2.

Praxistipp
Tyraminhaltige Nahrung, Sympathomimetika oder trizyklische Antidepressiva können bei gleichzeitiger Behandlung mit Procarbazin zu lebensbedrohlicher Hypertonie führen.

Tab. 31.2

Indikationen und spezifische Nebenwirkungen von monofunktionellen Alkylanzien*

Wirkstoff	Wirkprinzip	Indikation	spezifische Nebenwirkungen
Procarbazin (Natulan®)	monofunktionelle Alkylierung	Non-Hodgkin-Lymphome, Morbus Hodgkin	Hypertonie bei tyraminhaltiger Nahrung, Alkoholunverträglichkeit, Depression, Azoospermie (stark)
Dacarbazin (Detimedac®)		Non-Hodgkin-Lymphome, Morbus Hodgkin, Melanom, Neuroblastom	Übelkeit und Erbrechen (sehr stark)
Temozolomid (Temodal®)		Glioblastom, anaplastisches Astrozytom	–

* Bei allen 3 Substanzen treten häufig Knochenmarksuppression, Übelkeit und Erbrechen auf.

31.2.2 Antimetaboliten

Antimetaboliten hemmen die Synthese von Nukleotiden und interferieren so mit der DNA- und, in geringerem Umfang, auch mit der RNA-Synthese. Sie gehören zu den phasenspezifischen Zytostatika und entfalten ihre antineoplastische Wirkung bevorzugt in der **S-Phase**.

> **MERKE**
>
> Alle Antimetaboliten induzieren Übelkeit und wirken knochenmarksuppressiv.

Folsäure-Analoga

Wirkmechanismus. Folsäureanaloga sind Hemmstoffe der **Dihydrofolsäure-Reduktase**. Die beiden Hauptvertreter sind **Methotrexat (MTX)** und **Pemetrexed**. MTX ist ein Folsäure-Analogon, das eine Aminogruppe in der Position 4 und eine Methylgruppe in der Position N^{10} trägt. Ähnlich wie die Folsäure gelangt MTX über einen spezifischen Transporter in die Zelle, wo an das Zytostatikum mehrere Glutamatmoleküle angeheftet werden. Dadurch kann MTX-Polyglutamat die Zelle nicht verlassen und **akkumuliert**. MTX hemmt fast irreversibel das Enzym **Dihydrofolsäure-Reduktase** und verhindert dadurch die Überführung der Dihydrofolsäure in die eigentlich wirksame Tetrahydrofolsäure (**Abb. 31.5**). Die Tetrahydrofolsäure ist ein wichtiger Donor von C_1-Gruppen, die für die Synthese von Purinen, Serin und Desoxythymidin-Monophosphat notwendig sind.

Die zytotoxischen Effekte von Methotrexat lassen sich durch **Zufuhr von Folinsäure** (5-Formyl-Tetrahydrofolsäure, Leucovorin = Citrovorum-Faktor) aufheben.

Pemetrexed (Alimta®), sog. „multi-targeted antifolate" (MTA), beeinträchtigt durch die Hemmung von Dihydrofolsäure-Reduktase, Thymidylat-Synthase und Glycinamid-Ribonukleotid-Formyltransferase den DNA- und RNA-Aufbau und damit die Zellproliferation.

> **MERKE**
>
> Durch die Hemmung der Dihydrofolsäure-Reduktase fehlt den Zellen die Folinsäure. Diese muss im Falle bedrohlicher Nebenwirkungen (Knochenmarksuppression) zugeführt werden. Die Folsäure ist nicht wirksam.

Indikationen. Tab. 31.3.
Nebenwirkungen. Tab. 31.1, Tab. 31.3.
Die wichtigsten Nebenwirkungen sind die Knochenmarksuppression, Mukositis und Hepatotoxizität. Eine **interstitielle Pneumonitis** ist eine gefährliche Nebenwirkung, die auch bei Behandlung mit niedrigeren Dosen auftreten kann. Das sofortige Absetzen von Methotrexat und die Behandlung mit Glukokor-

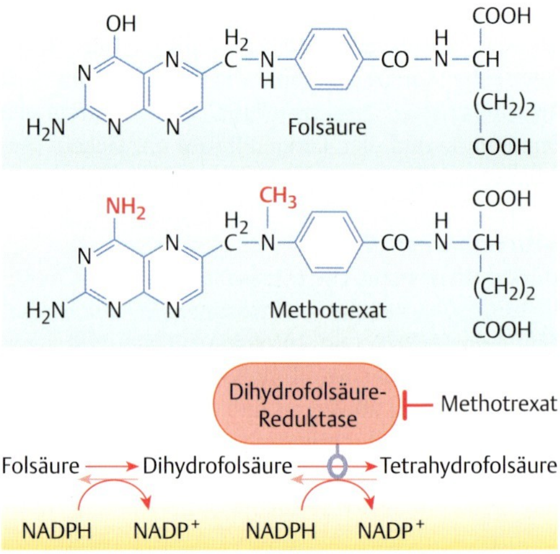

Abb. 31.5 Wirkprinzip von Methotrexat. Methotrexat hemmt fast irreversibel das Enzym Dihydrofolsäure-Reduktase, welches in Anwesenheit von NADPH die Dihydrofolsäure in die Tetrahydrofolsäure überführt.

tikoiden kann die Lungenfibrose verhindern. Methotrexat kann zu fetalen Schäden führen, sodass seine Verabreichung in der Gravidität kontraindiziert ist. Da MTX über die Niere ausgeschieden wird, kann es bei hoch dosierter Methotrexat-Therapie zur intrarenalen Ausfällung der Substanz und als Folge zum **Nierenversagen** kommen.

> **Praxistipp**
>
> Organische Säuren (z. B. NSA, Sulfonamide) interferieren mit der renalen Ausscheidung von Methotrexat und können den Plasmaspiegel von Methotrexat erhöhen.

Pyrimidin-Analoga

Wirkmechanismus, Wirkstoffe. Bei den **Pyrimidin-Analoga** handelt es sich meist um modifizierte Basen und Nukleoside. Um zytostatisch zu wirken, müssen sie in die entsprechenden Nukleotide umgewandelt werden. Sie hemmen die Synthese von Nukleotiden und interferieren so mit der DNA- und in geringerem Umfang auch mit der RNA-Synthese.

Cytarabin (2,2-Cytosin-Arabinosid, Ara-C) besteht aus Cytosin und dem Zucker Arabinose. Cytarabin wird durch Kinasen in die aktive Form, das Cytosin-Arabinosid-Triphosphat (Ara-CTP), überführt. Ara-CTP hemmt durch seinen Einbau in die DNA die DNA-Polymerase und die Kettenverlängerung. Daher wird die größte antineoplastische Wirkung in der S-Phase erzielt. Cytarabin ist in höheren Dosierungen ZNS-gängig.

5-Fluorouracil (5-FU) hemmt nach seiner Umwandlung in das 5-Fluorodesoxyuridin-Monophosphat (5-FdUMP) die **Thymidylat-Synthetase** und damit die

Tab. 31.3

Indikationen und spezifische Nebenwirkungen von Antimetaboliten

Wirkstoffe	Wirkprinzip	Indikation	wichtige spezifische Nebenwirkungen*
Folsäure-Analoga			
Methotrexat (Methotrexat Lederle®)	Hemmung der Dihydrofolsäure-Reduktase	viele Tumorarten	interstitielle Pneumonitis, Mukositis, Nierentoxizität, Lebertoxizität
Pemetrexed (Alimta®)	Hemmung der Dihydrofolsäure-Reduktase und anderer Enzyme	metastasiertes fortgeschrittenes kleinzelliges Bronchialkarzinom	Lebertoxizität, Neurotoxizität
Pyrimidin-Analoga			
5-Fluorouracil (5-FU Lederle®)	Hemmung der Thymidylat-Synthetase	kolorektales Karzinom, Magenkarzinom, Pankreaskarzinom, Blasenkarzinom	Hand-Fuß-Syndrom, Lebertoxizität, Stomatitis
Cytarabin (Alexan®)	Hemmung der DNA-Polymerase	akute und chronische myeloische Leukämie	Knochenschmerzen
Gemcitabin (Gemzar®)	DNA-Strang-Brüche Hemmung der Ribonukleotid-Reduktase	fortgeschrittenes kleinzelliges Bronchialkarzinom, Mammakarzinom, Pankreaskarzinom	febrile Neutropenie, Dyspnoe, Hautausschlag
Decitabin (Dacogen®)	Hemmung der DNA-Methyltransferasen, Reaktivierung der Tumorsuppressorgene	akute myeloische Leukämie bei Erwachsenen > 65 Jahre	febrile Anämie und Thrombozytopenie
Purin-Analoga			
6-Mercaptopurin (Puri-Nethol®)	Hemmung der Synthese von Purin-Nukleotiden	akute lymphatische Leukämie	Cholestase, Anorexie, Hyperurikämie
Tioguanin (Thioguanin-GSK®)	Hemmung der Synthese von Purin-Nukleotiden	akute lymphatische und myeloische Leukämie	Infektionen
Pentostatin (Nipent®)	Hemmung der Adenosin-Desaminase	Haarzell-Leukämie	Lebertoxizität
Fludarabin (Fludara®)	Hemmung der DNA-Synthese, Hemmung der Ribonukleotid-Reduktase	chronische lymphatische Leukämie	Hautausschlag, Neuropathien
Cladribin (Leustatin®)	Hemmung der DNA-Synthese, Hemmung der Ribonukleotid-Reduktase	Haarzell-Leukämie	Infektionen, Fieber, Hautausschlag
Nelarabin (Atriance®)	Hemmung der DNA-Synthese, v. a. in T-Zellen	akute lymphoblastische T-Zell-Leukämie, lymphoblastisches T-Zell-Lymphom	Neurotoxizität: ausgeprägte Somnolenz, Ataxie, Konvulsionen, periphere Neuropathien, Parästhesien, Paralysen febrile Neutropenie, Anämie
Clofarabin (Evoltra®)	Hemmung der DNA-Synthese, Hemmung der Ribonukleotid-Reduktase, Schädigung der Mitochondrien	akute lymphoblastische Leukämie bei pädiatrischen Patienten	febrile Neutropenie, Infektionen, Sepsis, Ängstlichkeit, Kopfschmerzen

* außer Übelkeit, Erbrechen und anderen gastrointestinalen Nebenwirkungen, Knochenmarksuppression (Leukopenie, Thrombozytopenie, Anämie)

Synthese von Desoxythymidin-Monophosphat (dTMP) für den DNA-Aufbau. Normalerweise bildet bei dieser Reaktion die Thymidylat-Synthetase gemeinsam mit ihrem Kofaktor Tetrahydrofolsäure (N^5, N^{10}-Methylen-Tetrahydrofolsäure) und dem Desoxyuridin-Monophosphat (dUMP) einen Komplex, durch welchen die Übertragung der Methylgruppe vom Kofaktor auf das dUMP ermöglicht wird. Diese Übertragung auf das 5-FdUMP wird jedoch durch das Fluoratom in der Position C 5 blockiert, wodurch das Enzym fast irreversibel gehemmt wird (**Abb. 31.6**). Zusätzlich wird 5-FU nach Umwandlung in das 5-Fluorouridin-Triphosphat in die RNA und 5-dUTP in die DNA eingebaut, sodass die Funktion beider Nukleinsäuren beeinträchtigt wird.

Der therapeutische Effekt bei der Behandlung von kolorektalen Karzinomen wurde durch die Kombination aus 5-FU und Folinsäure deutlich verbessert. 5-FU muss i. v. appliziert werden.

> **MERKE**
>
> Die gleichzeitige Applikation des Kofaktors 5-Formyl-Tetrahydrofolsäure (Folinsäure) erhöht die Bildung des Komplexes, wodurch die Hemmung der Thymidylat-Synthetase zunimmt. Deshalb erhöht die Gabe von Folinsäure die zytotoxische Wirkung von 5-FU.

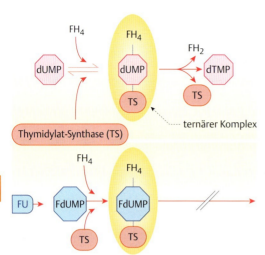

Abb. 31.6 Wirkprinzip von 5-Fluorouracil. Vorläufige Bildung eines ternären Komplexes aus Tetrahydrofolsäure (FH$_4$), Desoxyuridinmonophosphat (dUMP) und der Thymidylat-Synthetase (TS) bei der enzymatischen Umwandlung von dUMP in das Desoxythymidin-Monophosphat (dTMP). Der ternäre Komplex zerfällt schnell unter Bildung von dTMP, dabei wird FH$_4$ in Dihydrofolsäure (FH$_2$) umgewandelt. FdUMP, das aus 5-Fluorouracil entsteht, bildet einen sehr stabilen ternären Komplex, der die TS fast irreversibel blockiert. Dadurch fehlt dTMP zum DNA-Aufbau.

Capecitabin und **Tegafur** sind peroral applizierbare Prodrugs, die enzymatisch in 5-FU umgewandelt werden. Der Wirkmechanismus beider Zytostatika entspricht dem von 5-FU.

Gemcitabin ist ein Desoxycytidin-Analogon, das in der Zelle zu Gemcitabin-Triphosphat phosphoryliert und anstelle des Desoxycytidin-Triphosphats in die DNA eingebaut wird. Daraus resultieren DNA-Strang-Brüche sowie eine Hemmung der DNA-Ketten-Verlängerung. Gemcitabin hemmt auch die Ribonukleotid-Reduktase.

Decitabin (5-Aza-2'-Desoxycytidin) ist ein Desoxycytidin-Analogon, das in niedrigen Dosen selektiv die DNA-Methyltransferasen hemmt. Nach der Phosphorylierung wird Decitabin-Triphosphat (5-Aza-dCTP) in die DNA (nicht in die RNA!) eingebaut. Die Stickstoffsubstitution am Cytosin-Ring verhindert die Methylierung von Gen-Promotoren. Die Hypomethylierung führt zum „silencing" von Genen und zur Reaktivierung der Tumorsuppressorgene, d. h. zur Zelldifferenzierung oder Apoptose.
Indikationen. Tab. 31.3.
Nebenwirkungen. Tab. 31.1, Tab. 31.3.

Purin-Analoga

Wirkmechanismus. Purin-Analoga sind Prodrugs und besitzen selbst keine zytostatische Aktivität. Sie müssen deshalb in die jeweiligen Ribonukleotide umgewandelt werden. Ähnlich wie die Pyrimidin-Analoga hemmen sie die Synthese von Nukleotiden und interferieren mit der DNA- und RNA-Synthese.

Wirkstoffe. **6-Mercaptopurin** wird intrazellulär in Thioinosin-Monophosphat (TIMP), **Tioguanin** in Thioguanosin-Monophosphat (TGMP) umgewandelt. Die Akkumulation dieser Nukleotide in der Zelle bewirkt über einen Rückkopplungsmechanismus die Hemmung der Biosynthese von Purin-Nukleotiden (Hemmung der 5-Phosphoribosyl-1-pyrophosphat-Amidotransferase). Auch weitere Schritte bei der Synthese von Purin-Nukleotiden werden beeinträchtigt. Beide Substanzen hemmen das Enzym Inosin-Monophosphat-Dehydrogenase, während TIMP zusätzlich auch die Adenylsuccinatsynthase inhibiert. Durch die Behandlung mit 6-Mercaptopurin und Tioguanin fehlen die natürlichen Purin-Nukleotide dATP und dGTP für den DNA-Aufbau. Nach dem Einbau der entsprechenden Nukleotide von 6-Mercaptopurin und Tioguanin in die DNA entstehen **DNA-Strang-Brüche**.

6-Mercaptopurin wird über die Xanthinoxidase zu einem zytostatisch inaktiven Metaboliten abgebaut und über die Nieren ausgeschieden.

Praxistipp
Das Gichtmittel Allopurinol (S. 281) hemmt die Xanthinoxidase, wodurch 6-Mercaptopurin akkumuliert und die Toxizität erhöht wird. Bei Therapie der Hyperurikämie mit Allopurinol muss die Dosis von Mercaptopurin daher verringert werden. Bei gleichzeitiger Anwendung von Tioguanin und Allopurinol ist dagegen keine Dosisreduktion erforderlich.

Pentostatin, Fludarabin (2-Fluor-ara-AMP) und **Cladribin** (2-Chlor-2-desoxyadenosin) gehören zur 2. Generation der Purin-Analoga. **Pentostatin** hemmt die Adenosin-Desaminase. Als Folge der Hemmung kommt es zur intrazellulären Akkumulation von Desoxyadenosin-Triphosphat (dATP) und zur Deletion von Nikotinamid-Adenindinukleotiden. Die Anhäufung von dATP führt über Rückkopplungsmechanismen zur Hemmung der Ribonukleotid-Reduktase und dadurch zur Senkung der Synthese von Desoxyribonukleotiden und zur Beeinträchtigung des DNA-Aufbaus.

Fludarabin hemmt nach seiner Phosphorylierung zum aktiven Triphosphat verschiedene für die DNA-Synthese erforderliche Enzyme, wie die DNA-Polymerase, DNA-Ligase und die Ribonukleotid-Reduktase. Auch **Cladribin** hemmt als Cladribin-Triphosphat die DNA-Synthese und induziert DNA-Strang-Brüche. Darüber hinaus hemmt Cladribin die Ribonukleotid-Reduktase und entleert damit den Pool der Desoxyribonukleotide für die DNA-Synthese.

Nelarabin (D-Arabinosyl-6-methoxyguanin) ist eine Vorstufe des Guanosin-Arabinosids (ara-G) für die Behandlung der seltenen akuten lymphoblastischen T-Zell-Leukämie und des lymphoblastischen T-Zell-Lymphoms. Es wird durch die Adenosindesaminase zu ara-G demethyliert, intrazellulär in das aktive ara-GTP umgewandelt, welches zu DNA-Strang-Brüchen und zum Zelltod führt. Nelarabin kann schwere neurologische Nebenwirkungen hervorrufen, darunter Konvulsionen und periphere Neuropathien (teilweise irreversibel).

> **MERKE**
> Die Neurotoxizität von Nelarabin ist dosislimitierend; eine engmaschige neurologische Überwachung ist dringend notwendig.

Clofarabin (2-Chlor-2-fluoro-2-desoxyarabinosyladenin) ist ein Purin-Nucleosid der 2. Generation für die Behandlung der akuten lymphoblastischen Leukämie bei Kindern. Clofarabin vereint die biochemischen Eigenschaften seiner Vorgänger, Cladribin und Fludarabin. Nach der Phosphorylierung hemmt Clofarabin-5'-Triphosphat die DNA-Polymerase-α und damit die Elongation der DNA. Zusätzlich werden durch direkte Wirkung auf die Mitochondrien Cytochrom C und andere proapoptotische Faktoren freigesetzt und auch ruhende Lymphozyten in die Apoptose getrieben.
Indikationen. Tab. 31.3.
Nebenwirkungen. Tab. 31.1, Tab. 31.3.

31.2.3 Mitosehemmstoffe

Vinca-Alkaloide
Wirkmechanismus, Wirkstoffe. Vinca-Alkaloide binden an Tubulin und verhindern die Polymerisation von Tubulin-Molekülen zu Mikrotubuli und dadurch die Ausbildung des mikrotubulären Systems, welches an der Mitose, der Zellform oder dem intrazellulären Stofftransport beteiligt ist. Während der Mitose wird das bestehende mikrotubuläre System aufgelöst und die Mitosespindel aufgebaut. Die Spindelgifte fördern zwar die Auflösung des bestehenden mikrotubulären Systems der Zelle, **hemmen** aber die Polymerisation von Tubulin und dadurch **die Ausbildung der Mitosespindel** (**Abb. 31.7**). Damit wird die Trennung der Chromosomen in der Mitosephase verhindert, da der Übergang von der Metaphase zur Anaphase unterbleibt. Die wichtigsten Vertreter dieser Gruppe sind **Vincristin** (Cellcristin®), **Vinblastin** (Vinblastinsulfat-GRY®), **Vindesin** (Eldisine®) und **Vinorelbin** (Navelbine®). **Vinflunin** (Javlor®) ist ein 2-fach fluoriertes Vinorelbin.

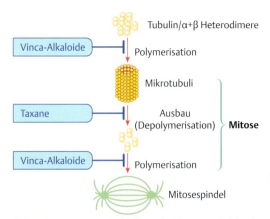

Abb. 31.7 Hemmung des Aufbaus der Mitosespindel durch Vinca-Alkaloide und Taxane. Während der Mitosephase hemmen die Taxane den Ausbau, d. h. die Depolymerisation, des bestehenden mikrotubulären Systems der Zelle. Die Vinca-Alkaloide fördern zwar die Depolymerisation, sie verhindern aber die Polymerisation und den Aufbau der Mitosespindel.

> **MERKE**
> Vinca-Alkaloide verursachen eine Arretierung der Mitose in der Metaphase.

Indikationen. Leukämien, Hodgkin- und Non-Hodgkin-Lymphome, Mammakarzinom, Bronchialkarzinom und andere solide Tumoren. **Vinflunin:** Monotherapie des fortgeschrittenen Übergangszellkarzinoms des Urothels.
Nebenwirkungen. Vinblastin wirkt in erster Linie **knochenmarktoxisch**, bei Vincristin steht die **Neurotoxizität** im Vordergrund. Betroffen sind das vegetative, sensorische und motorische System (Obstipation, Parästhesien, Lähmungen, Ataxie). Die Hämatotoxizität ist bei der Therapie mit Vincristin schwach ausgeprägt. Bei einer hoch dosierten und längeren Therapie induziert auch Vinblastin neurotoxische Störungen. Vinca-Alkaloide dürfen nie intrathekal appliziert werden.

> **MERKE**
> Paravenöse Applikation führt zu schweren Gewebenekrosen.

Taxane
Wirkmechanismus, Wirkstoffe. Taxane, Paclitaxel (Taxol®), **Docetaxel** (Taxotere®) und **Cabazitaxel** (Jevtana®), treten in Wechselwirkung mit dem β-Tubulin. Sie fördern die Polymerisation und die Bildung der Mikrotubuli. Die neu gebildeten **Mikrotubuli** bestehen anstelle von 13 nur aus 12 Protofilamenten und sind **nicht voll funktionsfähig.** Gleichzeitig wird die **Auflösung** der bestehenden Tubuli **gehemmt.** Das bestehende mikrotubuläre System wird stabilisiert, sodass nicht genügend Tubulin für die Synthese von

funktionsfähigen Mikrotubuli zur Verfügung steht. Das mikrotubuläre Zytoskelett in der Mitosephase kann sich nicht auflösen und die Mitosespindel wird nicht aufgebaut.
Indikationen. Ovarialkarzinom, Mammakarzinom, Bronchialkarzinom, Kaposi-Sarkom u. a. **Cabazitaxel:** metastasierendes, hormonrefraktäres Prostatakarzinom.
Nebenwirkungen. Neben starker Knochenmarksuppression, neuromuskulären (Neuropathie, Arthralgie, Myalgie), gastrointestinalen (Übelkeit, Erbrechen, Diarrhö) und kardialen (Hypotonie, Bradykardie, AV-Block) Nebenwirkungen können Taxane anaphylaktische Reaktionen auslösen.

> **MERKE**
> – Vinca-Alkaloide hemmen die Polymerisation und den Aufbau von Tubuli und fördern die Auflösung der Tubuli und des tubulären Systems.
> – Taxane stabilisieren das bestehende tubuläre System und hemmen dessen Auflösung.
> – In beiden Fällen werden der Aufbau der Mitosespindel und die Trennung der Chromosomen in der Mitose verhindert.

31.2.4 Topoisomerase-Hemmstoffe

Topoisomerasen sind im Zellkern lokalisierte Enzyme, welche die Topologie und **Struktur der DNA-Doppelstränge** im Verlauf der Replikation kontrollieren und aufrechterhalten. Aus diesem Grund erhöht sich der Gehalt an Topoisomerasen während des Zellzyklus. Bei der DNA-Replikation in der Synthesephase ist die DNA-Doppelhelix vor der Replikationsgabel so stark verdrillt, dass die Synthese des Tochterstrangs durch die DNA-Polymerasen verhindert würde. Dieser Entwicklung wirken die Topoisomerasen entgegen.
Die **Topoisomerase I** bindet dazu an den DNA-Einzelstrang und induziert einen Bruch dieses Stranges. An der Schnittstelle dreht sich der gebrochene Strang um den intakten DNA-Einzelstrang, sodass sich die Doppelhelix entspannen kann. Im Anschluss daran wird die entstandene Lücke im DNA-Einzelstrang durch das Enzym wieder verschlossen.
Die **Topoisomerase II** spaltet einen DNA-Doppelstrang, um die Passage eines benachbarten DNA-Doppelstranges zu ermöglichen. Nach der Strangpassage erfolgt die Wiedervereinigung beider DNA-Stränge. Durch diesen Mechanismus sorgt die Topoisomerase II für eine korrekte 3-dimensionale Struktur der DNA-Doppelstränge.

Hemmstoffe der Topoisomerase I

Wirkmechanismus. Die **Topoisomerase-I-Hemmstoffe Topotecan** (Hycamtin®) und **Irinotecan** (Campto®) binden an die Topoisomerase I und verhindern, dass das Enzym die Einschnittstelle wieder verschließt. Die Hemmstoffe stabilisieren den Topoisomerase-DNA-Komplex und es entstehen **DNA-Strang-Brüche**. Die DNA-Polymerase kann die Replikation nicht fortsetzen. Entsprechend dem Wirkprinzip entfalten die Topoisomerase-I-Hemmstoffe die **stärkste antineoplastische** Wirkung in der S-Phase.
Indikationen. Topotecan: Ovarialkarzinom, kleinzelliges Bronchialkarzinom; Irinotecan: kolorektales Karzinom.
Nebenwirkungen. Die Knochenmarksuppression ist bei beiden Substanzen dosislimitierend. Irinotecan kann ein **akutes cholinerges Syndrom** auslösen, das durch Schüttelfrost, Schwitzen, Bauchkrämpfe, Tränenfluss, Hypotonie und Benommenheit gekennzeichnet ist.

Epipodophyllotoxine (Hemmstoffe der Topoisomerase II)

Wirkmechanismus. Epipodophyllotoxine, **Etoposid** (Vepesid®) und **Teniposid** (Vumon®) stabilisieren den DNA-Enzym-Komplex, sodass die Topoisomerase II nur den DNA-Doppelstrang spaltet, die entstandene Lücke aber nicht verschließen kann. Infolgedessen entstehen Einzel- und Doppelstrangbrüche sowie DNA-Protein-(Topoisomerase-II-)Quervernetzungen. Epipodophyllotoxine sind besonders wirksam gegen Tumoren, die einen erhöhten Topoisomerase-II-Spiegel im Zellkern aufweisen.
Indikationen. Akute myeloische Leukämie und verschiedene solide Tumoren.
Nebenwirkungen. Dosislimitierend ist auch hier die Knochenmarksuppression. Blutdruckabfall und anaphylaktoide Reaktionen sind spezifische Nebenwirkungen.

31.2.5 Zytostatisch wirksame Antibiotika

Die zytostatisch wirksamen Antibiotika stellen im Hinblick auf ihre Wirkmechanismen eine sehr heterogene Gruppe dar. Sie entfalten ihre zytostatische Wirkung durch Interkalation (Aktinomycin, Anthrazykline, Bleomycin), Produktion von Superoxid-Radikalanionen (Anthrazykline, Bleomycin) oder wirken als Alkylanzien (Mitomycin).

Interkalierende Antibiotika

Die **interkalierenden Antibiotika** bestehen in der Regel aus einem planaren Ring, der sich zwischen zwei Basenpaare der DNA-Helix schiebt **(Interkalation)** und dort mittels hydrophober, elektrostatischer und anderer Wechselwirkungen stabilisiert wird (keine kovalente Bindung). Dabei kommt es zu einer lokalen Aufdrehung und Verlängerung der DNA-Doppelhelix, wodurch die Replikation der DNA sowie die Transkription gehemmt werden. Die zytostatische Wirkung der interkalierenden Antibiotika ist wie bei den Alkylanzien unabhängig vom Zellzyklus.

Actinomycin D

Wirkmechanismus. Actinomycin D (Dactinomycin) besteht aus einem Phenoxazon-Ringsystem (Chromophor) und zwei Polypeptidringen. Der Phenoxazon-Ring schiebt sich zwischen zwei Basenpaare der DNA-Doppelhelix (Interkalation), bevorzugt zwischen benachbarte Guanin-Cytosin-Basenpaare in den guanin- und cytosinreichen DNA-Abschnitten. Die nicht kovalente Bindung von Actinomycin D an die DNA führt zur Hemmung der RNA-Synthese und bei höheren Konzentrationen des Antibiotikums wird auch die DNA-Synthese verhindert. Zusätzlich hemmt Actinomycin D auch die Topoisomerase II.

Indikationen und Nebenwirkungen. Tab. 31.4. Bei **gleichzeitiger Bestrahlung** kommt es zur erheblichen Wirkungsverstärkung von Actinomycin D in den bestrahlten Geweben, z. B. in den Schleimhäuten des Mundes oder in der Leber (nach Bestrahlung eines Wilms-Tumors). Es können sich starke Reaktionen in vorher bestrahlten Geweben entwickeln wie z. B. Entzündungen und Nekrose („radiation recall phenomenon").

Anthrazykline

Wirkmechanismus. Doxorubicin (Adriamycin®), **Daunorubicin, Epirubicin** (ein Isomer des Doxorubicins) und **Idarubicin** (ein Analogon des Daunorubicins) bilden eine der wichtigsten Gruppen der zytostatisch wirkenden Substanzen. Anthrazykline bestehen aus tetrazyklischem Chromophor und einem Aminozucker, dem Daunosamin. Die zytotoxische Aktivität beruht auf mehreren Wirkmechanismen. Eine wesentliche Rolle spielen die **Interkalation** und die Hemmung von DNA- und RNA-Synthese durch Hemmung der DNA- und RNA-Polymerasen. Diese Antibiotika hemmen auch Helicasen, welche die doppelsträngige DNA während der Replikation und Transkription separieren, und Topoisomerase II. Bei Anthrazyklinen handelt es sich um Antrachinone, die zu Semichinon-Radikalen reduziert werden können. Dadurch werden einerseits Radikalreaktionen ausgelöst (**Alkylierung verschiedener Moleküle**, bevorzugt der **DNA**), anderseits können **Superoxid-Radikalanionen** (O_2^{-}) entstehen.

Tab. 31.4

Indikationen und spezifische Nebenwirkungen der wichtigsten zytostatisch wirksamen Antibiotika

Wirkstoffe	Wirkprinzip	Indikation	wichtige spezifische Nebenwirkungen*
Interkalanzien			
Actinomycin D (Cosmegen®)	Interkalation in die DNA, Hemmung der RNA- und DNA-Synthese	Wilms-Tumor, Ewing-Sarkom, Weichteilsarkome, Chorionkarzinom	erhebliche Wirkungsverstärkung in bestrahlten Geweben mit „radiation recall phenomenon", aplastische Anämie, Gewebenekrose nach extravasaler Applikation
Doxorubicin (Adrimedac®) Daunorubicin (Daunoblastin®) Epirubicin (EPI-cell®, Farmorubicin®) Idarubicin (Zavedos®)	Interkalation in die DNA, Hemmung der RNA- und DNA-Synthese, Hemmung der Topoisomerase II, Hemmung der Helicase, Bildung der Superoxid-Radikalanionen, Alkylierung von Makromolekülen (DNA)	viele solide Tumoren, akute Leukämien	Kardiotoxizität (Kardiomyopathien vom Sofort- und Spättyp), Gewebenekrose nach extravasaler Applikation
Mitoxantron (Novantron®)	Interkalation in die DNA, Hemmung der RNA- und DNA-Synthese, Hemmung der Topoisomerase II, Bildung der Superoxid-Radikalanionen	akute Leukämien, Non-Hodgkin-Lymphome, Mammakarzinom, fortgeschrittenes und hormonresistentes Prostata-Karzinom	Kardiotoxizität (chronische Kardiomyopathien)
Pixantron (Pixuvri®)	Interkalation in die DNA, Hemmung der RNA- und DNA-Synthese, Hemmung der Topoisomerase II	therapieresistentes aggressives Non-Hodgkin-B-Zell-Lymphom bei Erwachsenen	Kardiotoxizität (schwächer als bei Mitoxantron)
Bleomycin (Bleomedac®)	Interkalation in die DNA, Bildung der Superoxid-Radikalanionen	Plattenepithelkarzinome von Kopf und Hals, Hodentumoren, Hodgkin- und Non-Hodgkin-Lymphome, maligne Pleurarergüsse	anaphylaktische Reaktionen, Lungentoxizität, Hauttoxizität, geringe Knochenmarktoxizität
Alkylanzien			
Mitomycin C (Ametycine®)	mono- und bifunktionelle Alkylierung der DNA	Einsatz in der palliativen Tumortherapie bei zahlreichen, fortgeschrittenen metastasierenden Tumoren	mikroangiopathische hämolytische Anämie, schwere Phlebitiden, Gewebenekrose nach extravasaler Applikation

* außer Übelkeit, Erbrechen und anderen gastrointestinalen Nebenwirkungen, Knochenmarksuppression (Leukopenie, Thrombozytopenie, Anämie)

Die Entstehung von Superoxid-Radikalanionen ist auch über die Bildung eines Anthrazyklin-Eisen-Komplexes möglich. Zum einen kann der Komplex direkt die Übertragung von Elektronen von Thiolen auf ein Sauerstoffmolekül katalysieren. Zum anderen können die Superoxid-Radikalanionen durch die Reaktion des Doxorubicin-Fe^{2+}-Komplexes mit dem Sauerstoffmolekül unter Bildung von Doxorubicin-Fe^{3+}-Komplex entstehen.

Bei Metabolisierung und Inaktivierung der Superoxid-Radikalanionen werden sehr reaktive und toxische **Hydroxyl-Radikale** (HO·) und (HO⁻) generiert, die Einzel- und Doppelstrangbrüche der DNA induzieren.

Indikationen und Nebenwirkungen. Tab. 31.4. Die Knochenmarksuppression ist dosislimitierend, ebenso wie die **Kardiomyopathie:** Der Soforttyp ist durch EKG-Veränderungen, Tachykardie und reversible Herzrhythmusstörungen charakterisiert. Die Myokardschädigung, eine diffuse Kardiomyopathie (Spättyp), kann nach wiederholter Gabe von Anthrazyklinen dosisabhängig verzögert auftreten und tödlich verlaufen. Besonders gefährdet sind ältere Patienten mit Vorschädigung des Herzens. Die Kardiotoxizität anderer Anthrazykline ist im Vergleich zu Doxorubicin nicht so stark ausgeprägt.

Extravasation von Anthrazyklinen führt zu schweren lokalen Gewebenekrosen, die sich über längere Zeit weiter ausbreiten. Die Infusion von Dexrazoxan (Savene®) kann die Ausbildung der Nekrose verhindern (unklarer Mechanismus) und wirkt selbst antineoplastisch über die Hemmung der Topoisomerase II.

Praxistipp
Vor, während und nach einer zytostatischen Therapie mit Anthrazyklinen müssen EKG-Kontrollen durchgeführt werden!

Mitoxantron und Pixantron
Wirkmechanismus. Mitoxantron (Novantron®) ist ein synthetisches Anthrachinon-Zytostatikum, **Pixantron** (Pixuvri®) ist ein Aza-Analogon des Mitoxantrons. Beide bestehen aus einem trizyklischen Anthrachinon-Ringsystem und zwei Aminoalkyl-Seitenketten. Das Ringsystem interkaliert in die DNA und hemmt dadurch die DNA- und RNA-Synthese. Nach Interkalation in der DNA wird ein Hauptteil der zytostatischen Wirkung über die Hemmung der Topoisomerase II vermittelt. Die Hemmung der Topoisomerase II führt zu DNA-Strang-Brüchen. Ähnlich wie Anthrazykline bildet Mitoxantron mit Eisen Komplexe und generiert Superoxid-Radikalanionen, die für die Kardiotoxizität verantwortlich sind.
Indikationen und Nebenwirkungen. Tab. 31.4.

Bleomycine
Wirkmechanismus. Die **Bleomycin-Gruppe** besteht hauptsächlich aus zwei strukturell nahe verwandten Glykopeptiden, **Bleomycin A_2 und B_2**. Der Hauptmechanismus besteht in der **Bildung von Superoxid-Radikalanionen** ($O_2^{·-}$). In der Zelle bildet Bleomycin zusammen mit Fe^{2+} einen Bleomycin-Fe^{2+}-Komplex, der in die DNA interkaliert. An das Fe^{2+} bindet molekularer Sauerstoff. Ein Elektron wird an das Sauerstoffmolekül abgegeben, und es entsteht aktiviertes Bleomycin, das in Bleomycin-Fe^{3+} und Superoxid-Radikalanionen zerfällt. Die aus den Superoxid-Radikalanionen entstehenden Hydroxyl-Radikale (OH·) induzieren Strangbrüche in der DNA-Doppelhelix. Der Zellzyklus wird unterbrochen und es kommt zu Fragmentierung und Translokationen der Chromosomen.

Indikationen und Nebenwirkungen. Tab. 31.4. Es besteht die Gefahr **anaphylaktischer Reaktionen** wie Schüttelfrost, Bronchospasmus, Blutdruckabfall, Fieber, Urtikaria. Die **Lungentoxizität**, sog. Bleomycin-Lunge (Husten, Dyspnoe und interstitielle Infiltrate im Röntgenbild), ist dosislimitierend und eine sehr ernsthafte Nebenwirkung, die häufiger bei älteren Patienten (> 70 Jahre) auftritt. Die besondere **Hauttoxizität** der Bleomycine (Hyperkeratose, Abschälen der Haut und Ulzerationen) lässt sich auf die niedrige Aktivität der Bleomycinhydrolase in der Haut zurückführen, die Bleomycin inaktiviert.

Mitomycin C
Wirkmechanismus. Mitomycin C interkaliert nicht in die DNA, sondern **alkyliert die DNA.** Es entstehen DNA-Quervernetzungen (bifunktionelles Alkylans), welche die DNA- und RNA-Synthese hemmen.
Indikationen und Nebenwirkungen. Tab. 31.4. Die Knochenmarksuppression (v. a. Thrombozytopenie) tritt oft verzögert auf. Ein Verschluss der Lebervenen durch Phlebitis nach Mitomycintherapie kann tödlich verlaufen. Eine spezifische letale Nebenwirkung ist die **mikroangiopathische hämolytische Anämie** (MAHA-Syndrom).

31.2.6 Sonstige zytostatisch wirksame Pharmaka und Enzyme

Eribulin
Eribulin (Halaven®) ist zwar ein Mitosehemmstoff, gehört aber nicht zu den Vinca-Alkaloiden. Das Chemotherapeutikum ist ein synthetisches Analogon von Halichondrin B, das aus dem Meeresschwamm Halichondria okadai isoliert wird. Eribulin bindet mit hoher Affinität an das wachsende Ende der Mikrotubuli und verhindert deren Elongation, ohne die Depolymerisation zu beeinträchtigen. Durch die Bin-

dung an Tubulin initiiert Eribulin die Ausbildung von nicht produktiven Tubulinaggregaten.
Indikationen. Fortgeschrittenes oder metastasierendes Mammakarzinom (nach Vorbehandlung mit einem Anthrazyklin oder Taxan), metastasierendes Liposarkom.
Nebenwirkungen. Knochenmarksuppression, neu auftretende oder eine Verschlimmerung bestehender peripherer Neuropathien, Anorexie, Übelkeit, Erbrechen, Diarrhö.

Trabectedin
Trabectedin (Yondelis®) ist ein einzigartiges Zytostatikum, das ursprünglich aus der Seescheide (Ectenascidia turbinata) isoliert wurde und gegenwärtig synthetisch hergestellt wird. Trabectedin bindet an spezifische Triplets der Nukleotide in der kleinen Furche („*minor groove*") der DNA und alkyliert Guanin in der N2-Position. Obwohl Trabectedin nur an einen der DNA-Stränge kovalent bindet und für die Interaktion mit dem zweiten DNA-Strang nur schwache nicht kovalente Wechselwirkungen (z. B. Van-der-Waals-Kräfte) verantwortlich sind, imitiert der Komplex eine Interstrang-Quervernetzung. Ein Teil des Moleküls ragt aus der DNA und interagiert mit DNA-Bindungsproteinen, z. B. mit der Polymerase II, was zur Arretierung der Transkription führt. Trabectedin hemmt auch die Bindung von Transkriptionsfaktoren an zahlreichen Genen. Über diesen Mechanismus wird auch die Expression des MDR-1-Gens blockiert. Diese Vorgänge, einschließlich der Störung der DNA-Reparatur-Mechanismen, führen zur Arretierung des Zellzyklus. Trabectedin inhibiert den Zellzyklus in der G_2-Phase, obwohl die Zellen in der G_1-Phase am meisten gegenüber dem Zytostatikum empfindlich sind.
Indikationen. Fortgeschrittene Weichteilsarkome (z. B. Liposarkom) nach Versagen von Anthrazyklinen und Ifosfamid und rezidivierendes Ovarialkarzinom (in Kombination mit Doxorubicin).
Nebenwirkungen. Die häufigsten Nebenwirkungen sind Knochenmarksuppression, Übelkeit, Erbrechen, Anorexie und Diarrhö.

> **MERKE**
> Aufgrund fehlender klinischer Studien werden die beiden neueren Chemotherapeutika nur bei einer kleinen Anzahl von Tumorarten eingesetzt, in der Regel nach einem Versagen der Therapie mit älteren etablierten Zytostatika.

Hydroxyharnstoff
Wirkmechanismus. **Hydroxyharnstoff** (Hydroxyurea, Litalir®) hemmt die Ribonukleotid-Reduktase, welche Ribonukleotide in Desoxyribonukleotide umwandelt. Hydroxyharnstoff ist ein typisches phasenspezifisches Zytostatikum. Die proliferierenden Zellen werden in der G_1/S-Phase arretiert, in welcher die DNA-Bausteine synthetisiert werden.
Indikation. Chronische myeloische Leukämie.
Nebenwirkung. Dosislimitierend ist die Knochenmarksuppression.

L-Asparaginase und Pegaspargase
Wirkmechanismus. **L-Asparaginase** (Erwinase®) spaltet L-Asparagin unter Bildung von Ammoniak und L-Asparaginsäure. Für manche Tumorzellen, wie z. B. leukämische Zellen, stellt L-Asparagin eine essenzielle Aminosäure dar, da sie L-Asparagin selbst nicht synthetisieren können. Durch Behandlung mit L-Asparaginase wird der Asparaginspiegel im Blut und im extrazellulären Raum gesenkt. Folglich werden L-Asparaginase-sensitive Zellen schwer beschädigt oder abgetötet. Für die Tumortherapie wird dieses Enzym gentechnisch aus Bakterien gewonnen. In **Pegaspargase** (Oncaspar®) ist L-Asparaginase an Polyethylenglykol gebunden. Der Komplex ist weniger immunogen und seine Halbwertszeit ist deutlich länger als die von L-Asparginase. L-Asparaginase und Pegaspargase müssen parenteral zugeführt werden.
Indikationen. Akute lymphatische Leukämie.
Nebenwirkungen. Oft treten Überempfindlichkeitsreaktionen auf (Urtikaria, Bronchospasmus, Atemnot, anaphylaktischer Schock). Durch den Entzug von L-Asparagin kommt es auch zu hepatotoxischen Wirkungen mit Hämostasestörungen (Beeinträchtigung der Synthese von Gerinnungsfaktoren), zur Hypoalbuminämie und zur Hyperglykämie, bedingt durch Senkung des Insulinspiegels.

31.3 Zielgerichtete onkologische Therapie

> **Key Point**
> Die zielgerichtete onkologische Therapie hat sich in den letzten Jahren rasant entwickelt. Dank der enormen Fortschritte in der Erforschung der Biologie von Tumorzellen und neuer Erkenntnisse über die unkontrollierte Proliferation und Invasion von Tumoren wurden neue, gut verträgliche und effektive Chemotherapeutika, wie Tyrosinkinase-Hemmstoffe und monoklonale Antikörper, entwickelt, welche gezielt Krebszellen abtöten oder deren Wachstum hemmen. Generell ist die zielgerichtete onkologische Therapie im Vergleich zur Therapie mit konventionellen Chemotherapeutika verträglicher.

Ein Beispiel für eine zielgerichtete onkologische Therapie ist die Inaktivierung von Rezeptoren für den epidermalen Wachstumsfaktor EGF (*epidermal growth factor*) durch die rekombinanten humanisierten monoklonalen Antikörper (Trastuzumab, Cetuximab) oder durch einen Tyrosinkinase-Hemmstoff (Erlotinib). So wird die übermäßige Aktivierung der EGF-Rezeptoren verhindert, die die Proliferation der Tumorzellen anregt.

Die neuen therapeutischen Einsätze sind eng mit der Entwicklung der **Biomarker**-Diagnostik verbunden. In keinem anderen medizinischen Fach ist die personalisierte Medizin, d. h. eine biomarkerangepasste Therapie, so bedeutsam wie in der Onkologie. Seit Langem schon wird Tamoxifen beim Estrogen-Rezeptor-exprimierenden Mammakarzinom und der Anti-HER2-Antikörper **Trastuzumab** beim HER2-überexprimierenden Mammakarzinom eingesetzt. Bei den neu zugelassenen Antikörpern oder Tyrosinkinase-Inhibitoren wird die molekulargenetische Charakterisierung der Tumorzellen eine noch wichtigere Rolle spielen. Der neueste, zur Behandlung des metastasierten kolorektalen Karzinoms eingesetzte humane Antikörper **Panitumumab** gegen den epidermalen Wachstumsfaktor-Rezeptor (EGFR) entfaltet seine zytotoxische Wirkung nur bei Patienten mit nicht mutiertem KRAS-Gen, das für ein GTP-bindendes Protein mit GTPase-Aktivität codiert. Bei Mutation des KRAS-Gens ist der Antikörper wirkungslos. **Vemurafenib,** ein Inhibitor der Serin-Threonin-Kinase B-Raf, der beim metastasierten Melanom zugelassen ist, hemmt selektiv nur eine bestimmte Enzymmutation. Somit erhöhen die Biomarker-Diagnostik und die biomarkeradaptierte Therapie die Sicherheit, die Ansprechrate und/oder die Wirtschaftlichkeit der teuren Chemotherapie.

Trotz dieser Erfolge sind diese zielgerichteten Chemotherapeutika nur bei bestimmten Tumoren erfolgreich. Die konventionellen Zytostatika sind nach wie vor wichtige Pharmaka in der Tumorbehandlung.

31.3.1 Monoklonale Antikörper (mAK)

Monoklonale Antikörper werden auch im Kapitel Immunmodulatoren und Immunsuppressiva (S. 545) behandelt.

Eine Vielzahl der **rekombinanten monoklonalen Antikörper** (mAK) ist gegen Wachstumsfaktoren, Wachstumsrezeptoren oder Proteine gerichtet, die bevorzugt an der Zellmembran von Tumorzellen exprimiert werden. Die Bindung von Antikörpern an die membranständigen Zielproteine führt zum Tod der Tumorzelle über Endocytose, komplementvermittelte Lyse (CDC, *complement-dependent cytotoxicity*) oder die Anlockung und Aktivierung von natürlichen Killerzellen und Makrophagen (**Abb. 31.8**). Allerdings greifen die mAK auch die gesunden Zellen an, welche die gleichen Membranproteine exprimieren. Einen interessanten Ansatz stellt die Ankoppelung eines Zytostatikums oder eines Radionuklids an den Antikörper dar. Durch die Bindung an die Tumorzellen werden diese hochspezifisch mit dem Zytostatikum oder dem Radionuklid abgetötet. Neuere Entwicklungen schließen mAK ein, welche die Immunantwort auf die Krebszellen anregen oder reaktivieren (Pembrolizumab, Atezolizumab). Jedoch besteht die Gefahr einer Überaktivierung des Immunsystems, sodass sich die Immunzellen auch gegen andere körpereigene Zellen richten können. Die Folge sind Entzündungen oder Autoimmunerkrankungen.

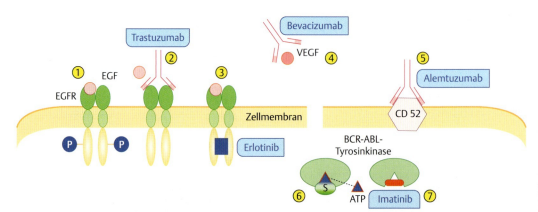

Abb. 31.8 Zielgerichtete onkologische Therapie. ①: Der epidermale Wachstumsfaktor (**EGF**) bindet an seinen EGF-Rezeptor (EGFR), wodurch die Tyrosinkinase der intrazellulären Domäne phosphoryliert und aktiviert wird. ②: Der mAK **Trastuzumab** bindet an den EGFR (Subtyp HER2) und verhindert dessen Aktivierung. ③: **Erlotinib** bindet an die intrazelluläre Domäne des EGFR und verhindert deren Phosphorylierung. ④: **Bevacizumab** ist ein monoklonaler Antikörper gegen den endothelialen Wachstumsfaktor VEGF, der dadurch neutralisiert wird. ⑤: Monoklonale Antikörper gegen Proteine an der Oberfläche von Tumorzellen, wie z. B. **Alemtuzumab**, der das CD52-Protein auf leukämischen Lymphozyten bindet. ⑥: Eine Nicht-Rezeptor-BCR-ABL-Tyrosinkinase in leukämischen Myelozyten phosphoryliert zahlreiche Zellproteine (Substrate, S), die mehrere Signalkaskaden aktivieren und die Proliferation der Zellen unkontrolliert steigern. ⑦: **Imatinib** bindet an das aktive Zentrum der BCR-ABL-Tyrosinkinase und verhindert dadurch die Phosphorylierung der Substrate.

Monoklonale Antikörper werden häufig bei der Therapie rezidivierender oder therapierefraktärer Tumoren eingesetzt, die nicht auf vorangegangene Zytostatika-Behandlungen ansprachen. Die Verabreichung von Antikörpern erfolgt parenteral (i. v.). Indikationen und Nebenwirkungen sind in **Tab. 31.5** aufgeführt. Dank rasanter Entwicklung der Krebsforschung werden jedes Jahr mehrere mAK zur Behandlung von Tumoren zugelassen. Nachfolgend werden deshalb nur eine Auswahl wichtiger mAK in der Tumortherapie behandelt.

Rituximab ist ein chimärer mAK, der an das **CD20-Molekül** von leukämischen B-Lymphozyten bindet und zur Abtötung dieser Zellen führt. Da sich das CD20-Antigen nicht auf hämatopoetischen Stammzellen im Knochenmark und auf Gewebezellen findet, werden diese während einer Behandlung nicht angegriffen.

Alemtuzumab (MabCampath®) ist ein humanisierter mAK gegen das **CD52-Antigen**, das auf der Oberfläche von leukämischen und normalen B- und T-Lymphozyten, nicht jedoch auf Vorläufer- und Stammzellen präsentiert wird. Alemtuzumab wurde ursprünglich für die Behandlung der chronischen lymphatischen Leukämie zugelassen. Allerdings wurde das Medikament auf Antrag der Herstellerfirma Genzyme (Unternehmen der Sanofi-Gruppe) im August 2012 vom Markt genommen, um den gleichen Wirkstoff unter anderem Namen (Lemtrada®) für die Behandlung der multiplen Sklerose wieder auf den Markt zu bringen.

Mehrere Antikörper binden und inaktivieren die humanen **EGF-Rezeptoren**, von denen die 4 Subtypen **HER1–4** bekannt sind. Sie bestehen aus einer extrazellulären Ligand-Bindungsdomäne, einem kurzen transmembranären Teil und einer intrazellulären Domäne mit Tyrosinkinase-Aktivität (mit Ausnahme von HER3). Nach Bindung des epidermalen Wachstumsfaktors an die extrazelluläre Domäne bilden die Rezeptoren Homodimere (z. B. HER1/HER1) oder He-

Tab. 31.5

Indikationen und spezifische Nebenwirkungen von Antikörpern in der onkologischen Therapie

Wirkstoff	Indikation	Nebenwirkungen
Rituximab (MabThera®)	Non-Hodgkin-Lymphome, chronische lymphatische Leukämie	allergische Reaktionen, Immunsuppression → Gefahr schwerer Infektionen
Alemtuzumab (MabCampath®)	chronische lymphatische Leukämie	Immunsuppression → Gefahr schwerer Infektionen
Cetuximab (Erbitux®)	fortgeschrittenes kolorektales Karzinom	akneiforme Hautreaktionen, allergische Reaktionen
Panitumumab (Vectibix®)	metastasiertes kolorektales Karzinom nach Therapieversagen der Fluorpyrimidin-, Oxaliplatin- und Irinotecan-haltigen Chemotherapieregime	Hautausschlag, akneiforme Dermatitis, Erythem, Übelkeit, Erbrechen, Infusionsreaktionen
Trastuzumab (Herceptin®)	metastasiertes Mammakarzinom (S. 305), in Kombination mit Docetaxel	allergische Reaktionen, kardiotoxische Effekte (Tachykardie, Kardiomyopathie)
Pertuzumab (Perjeta®)	metastasiertes Mammakarzinom (in Kombination mit Trastuzumab und Docetaxel)	Neutropenie, Übelkeit, Durchfall, Hautausschlag
Bevacicumab (Avastin®)	metastasiertes, kolorektales Karzinom (Kombinationstherapie mit 5-FU/Folinsäure bzw. Irinotecan)	gastrointestinale Perforation, Hämorrhagien, arterielle Thrombembolien
Nivolumab (Opdivo®)	fortgeschrittenes Melanom in Kombination mit Ipilimumab, fortgeschrittenes oder metastasiertes nichtkleinzelliges Lungenkarzinom, Nierenzellkarzinom oder Urothelkarzinom, rezidivierendes oder refraktäres Hodgkin-Lymphom	Infektionen der oberen Atemwege, Hypothyreose, Hyperthyreose Diarrhö, Übelkeit, Muskel- und Skelettschmerzen, Hautausschlag
Pembrolizumab (Keytruda®)	fortgeschrittenes Melanom, metastasierendes nicht-kleinzelliges Lungenkarzinom als Monotherapie oder in Kombination mit Pemetrexed und Platin-Analoga, rezidivierende oder refraktäre klassische Hodgkin-Lymphome (in Kombination mit Brentuximab vedotin®), fortgeschrittenes Urothelkarzinom	Anämie, Neutropenie, Thrombozytopenie, Lymphopenie, Diarrhö, Übelkeit, Erbrechen, Kolitis, Endokrinopathien
Atezolizumab (Tecentriq®)	fortgeschrittenes oder metastasiertes Urothelkarzinom nach vorheriger platinhaltiger Chemotherapie, fortgeschrittenes oder metastasiertes nichtkleinzelliges Lungenkarzinom	Thrombozytopenie, Hypothyreose, Hyperthyreose, Husten, Dyspnoe, Übelkeit, Erbrechen, Diarrhö, Arthralgie, Rückenschmerzen, Harnwegsinfektionen
Ipilimumab (Yervoy®)	fortgeschrittenes, metastasiertes malignes Melanom	Durchfall, Übelkeit und Erbrechen, Ausschlag, Juckreiz, Schilddrüsenunterfunktion
Ibritumomab-Tiuxetan (Zevalin®)	Rituximab-refraktäre oder rezidivierende B-Zell-Non-Hodgkin-Lymphome	Leukopenie, Thrombozytopenie, Anämie, Infektionen
Brentuximab vedotin (Adcetris®)	rezidivierende oder refraktäre Hodgkin-Lymphome, systemisches anaplastisch-großzelliges Lymphom	periphere Neuropathien, Neutropenie, Anämie, Thrombozytopenie, Übelkeit, Erbrechen

terodimere (z. B. HER1/HER2). Die Tyrosinkinase wird dadurch aktiviert und stimuliert die Teilung der Zelle. Nach Bindung der Antikörper an die Membranrezeptoren wird die Aktivierung des Rezeptors unterbunden. Außerdem werden die Tumorzellen durch das Immunsystem eliminiert.

Cetuximab bindet als chimärer mAK an die **extrazelluläre** Domäne des **HER1** und blockiert die nachfolgende Teilung der Tumorzellen. Seine Indikation ist das fortgeschrittene metastasierte kolorektale Karzinom mit nachgewiesener HER1-Expression.

Panitumumab, der erste vollständig humanisierte, rekombinante AK, bindet ebenfalls an die ligandenbindende Domäne von **HER1** und hemmt dessen Autophosphorylierung. Die Immunantwort auf die Tumorzellen wird gesteigert und die Metastasierung verringert. Panitumumab eignet sich zur Monotherapie des metastasierten, HER1-positiven kolorektalen Karzinoms, das gegen die klassische Chemotherapie resistent ist. Es profitieren aber nur Patienten mit einem nicht mutierten KRAS-Gen (siehe Exkurs).

Exkurs

KRAS

Das **KRAS-Protein** (KRAS = **K**irsten **RA**t **S**arcoma) gehört zu den Ras-Proteinen, d. h. zu der Gruppe von monomeren GTPasen (**G**uanosintriphosphatasen) mit wichtiger Kontrollfunktion bei der zellulären **Signaltransduktion**. KRAS ist ein GTP-bindendes intrazelluläres Signalprotein, das dem EGFR funktionell nachgeschaltet ist. Bei Tumorzellen eines kolorektalen Karzinoms ist das KRAS-Gen mutiert (40 %) oder normal. Ein mutiertes KRAS aktiviert die Signalkaskade unabhängig von einer EGFR-Blockade mit Cetuximab oder Panitumumab. Daher sprechen Patienten mit mutiertem KRAS nicht auf die EGFR-Hemmstoffe an. Der KRAS-Status ist somit ein klinisch relevanter prädiktiver Biomarker für das Ansprechen auf EGFR-hemmende Therapie.

Trastuzumab und **Pertuzumab** sind rekombinante, humanisierte mAK, die an die **extrazelluläre** Domäne von **HER2** binden. Die Bindung von Trastuzumab an die Subdomäne IV des Rezeptors hemmt die Rezeptoraktivierung und die ligandenunabhängige Bildung von Homodimeren HER2/HER2. Pertuzumab bindet dagegen an die Subdomäne II und verhindert die ligandenabhängige Heterodimerisierung von HER2 mit HER1, HER3 oder HER4, wobei die Hemmung der Ausbildung von Heterodimeren HER2/HER3 klinisch am bedeutendsten ist. Die Kombination beider AK wirkt synergistisch und ist in der Kombination mit Docetaxel für Patientinnen mit HER2-positivem, metastasiertem oder lokal rezidivierendem, inoperablem Mammakarzinom indiziert.

Praxistipp
Bei Patienten, die nach einer Trastuzumab-Therapie Anthrazykline erhalten, ist das Risiko einer Kardiotoxizität für Wochen erhöht, denn die Eliminations-HWZ von Trastuzumab beträgt 28 Tage.

Bevacizumab blockiert als mAK den humanen **vaskulären endothelialen Wachstumsfaktor** (*vascular endothelial growth factor*, **VEGF**). VEGF spielt eine entscheidende Rolle bei der Tumorangiogenese, da er die Endothelzellen in tumornahen Gefäßen zur Proliferation und Bildung neuer Gefäße anregt und somit neben einer Wachstumsbeschleunigung die Metastasierung ermöglicht. Bevacizumab verhindert die Wirkung des VEGF an seinem Rezeptor auf Endothelzellen in den tumornahen Blutgefäßen und die Tumorzellen sterben ab.

PD-1-, PD-1-L1- und CTLA-4-Inhibitoren (Immun-Check-Point-Inhibitoren)

Nivolumab, **Pembrolizumab** und **Atezolizumab** sind mAK, welche die **zytotoxische Aktivität** des Immunsystems gegen Krebszellen erhöhen. Nivolumab und Pembrolizumab binden an den PD-1-Rezeptor (*programmed-death-1-receptor*) der zytotoxischen T-Zellen und verhindern dessen Aktivierung mit den hemmenden Liganden PD-1-L1 (*programmed-death-ligand 1*, auch CD274 genannt) und PD-1-L2 (PD-1-Ligand 2, auch B7-DC genannt). Dadurch wird die hemmende Wirkung der PD-1-Rezeptor-Liganden auf die T-Zellen-Aktivität aufgehoben. Atezolizumab bindet an den PD-1-L1 und verhindert die Interaktion des Liganden mit dem PD-1-Rezeptor, sodass die zytotoxische T-Zell-Aktivität stimuliert und die antitumorale Immunantwort reaktiviert wird. Die Wirksamkeit neuer mAK gegen den PD-1-Rezeptor oder den PD-1-L1 wird derzeit klinisch geprüft.

Der vollständig humane mAK **Ipilimumab** gegen das CTLA-4-Protein (*cytotoxic T-lymphocyte-antigen*) der T-Zellen verstärkt die T-Zell-vermittelte **zytotoxische und antitumorale Aktivität** beim fortgeschrittenen **malignen Melanom**.

Allgemein werden die Immun-Check-Point-Inhibitoren bei fortgeschrittenen oder metastasierten Tumorerkrankungen eingesetzt.

Exkurs

Der PD-1- und der CTLA-4-Rezeptor an der Membran der zytotoxischen T-Zellen gehören zu den sog. **Immun-Check-Point-Rezeptoren**. Bei einer T-Zell-Zell-Interaktion bewirkt die Aktivierung des PD-1-Rezeptors mit den Transmembranproteinen PD-1-L 1/2 der Zelle eine Immunsuppression und verhindert im gesunden Gewebe eine überschießende Immunantwort, die zu Autoimmunreaktionen führen könnte. Manche Tumorzellen vermögen die gegen sie gerichtete Immunantwort über den Immun-Check-Point zu hemmen, indem sie die PD-1-L 1/2-Proteine vermehrt exprimieren, um ihrer Zerstörung durch die zytotoxischen T-Zellen zu entkommen. Auch die Stimulation des CTLA-4-Rezeptors an der Membran der T-Zellen hemmt deren Aktivierung und verhindert eine Überreaktion des Immunsystems. Ipilimumab bindet an den CTLA-4-Rezeptor, unterdrückt dessen hemmende Wirkung auf die T-Zell-Aktivierung und verstärkt dadurch die Immunreaktionen und folglich die Abtötung von Krebszellen. Im Gegensatz dazu wirkt Abatacept, ein Fusionsprotein aus dem Fc-Teil des humanen IgG und der extrazellulären Domäne des CTLA-4-Rezeptors, immunsuppressiv. Durch die CTLA-4-Domäne kann Abatacept die Stimulation der T-Zellen durch antigenpräsentierende Zellen unterbinden und die Immunantwort abschwächen. Abatacept wird zur Therapie von Autoimmunerkrankungen (rheumatoide Arthritis) eingesetzt (S. 539).

> **MERKE**
>
> Die Immun-Check-Point-Inhibitoren werden als Mono- oder Kombinationstherapie zur Behandlung von fortgeschrittenen oder metastasierten Tumoren, nach vorheriger Therapie mit anderen, meistens konventionellen, z. B. platinhaltigen Chemotherapeutika eingesetzt (palliativer Ansatz). Die unspezifische Stärkung des Immunsystems durch die Immun-Check-Point-Inhibitoren kann schwerwiegende immunvermittelte Nebenwirkungen auslösen, wie z. B. Pneumonitis, Kolitis, Nephritis, Hepatitis oder Neuropathien.

> **Praxistipp**
>
> Während und nach der Behandlung mit Antikörpern können allergische Reaktionen auftreten. Deshalb werden als Prämedikation oft Antiallergika verwendet. Grundsätzlich sollten während der Antikörpertherapie Medikamente zur Behandlung von anaphylaktischen Reaktionen verfügbar sein.

Yttrium-90-[^{90}Y]markiertes Ibritumomab-Tiuxetan ist ein mAK gegen das **CD20-Protein** auf B-Lymphozyten. Der β-Strahler Yttrium-90 wird durch den Chelator Tiuxetan an den Antikörper gekoppelt und nach dessen Bindung werden die Lymphozyten durch hohe, lokale Strahlendosen abgetötet.

Brentuximab vedotin ist das Konjugat eines mAK gegen das **CD30-Protein** auf T- und B-Lymphozyten mit dem Zytostatikum Monomethyl-Auristatin E (MMAE), welches die Polymerisation von Tubulin und den Aufbau der Mitosespindel hemmt. CD30 wird in den aktivierten und proliferierenden, aber nicht in ruhenden T- und B-Lymphozyten exprimiert. Extrazellulär ist das Zytostatikum fest an den Antikörper gebunden. Nach Bindung des Antikörpers an CD30 dringt der Antikörper-MMAE-Komplex in die Zelle ein. Dort wird das Zytostatikum nach einer enzymatischen Abspaltung aktiv.

31.3.2 Inhibitoren von Tyrosinkinasen (TK)

In Krebszellen führt eine übermäßige Aktivierung der Wachstumsfaktor-Rezeptor-Tyrosinkinasen oder intrazellulären Tyrosinkinasen zu Wachstum und Zellteilung, hemmt die Adhäsion und den programmierten Zelltod und trägt somit zum Überleben der Krebszellen bei. Deshalb sind **Inhibitoren der Tyrosinkinasen** wichtige Therapeutika gegen Krebserkrankungen. Leider sind die meisten dieser neuen, zielgerichteten Chemotherapeutika weniger spezifisch als erhofft. Hinzu kommt die Bildung von Resistenzen. Mittlerweile wurde eine Vielzahl von Tyrosinkinase-Inhibitoren (TKI) zugelassen. Nachfolgend wird deshalb eine Auswahl wichtiger TKI in der Tumortherapie behandelt. Indikationen und Nebenwirkungen der wichtigsten Tyrosinkinase-Inhibitoren zeigt **Tab. 31.6**.

Inhibitoren der BCR-ABL-Tyrosinkinase

Imatinib ist für die chronische myeloische Leukämie (CML) zugelassen, bei welcher der lange Arm des Chromosoms 9 mit dem langen Arm des Chromosoms 22 transloziert ist **(Philadelphia-Translokation)**. Dabei fusioniert das *abl*-Gen, das für die **Nichtrezeptor-Tyrosinkinase** (ABL-Tyrosinkinase) codiert, mit dem *bcr*-Gen. Diese Fusion verstärkt die Expression des Fusionsproteins (BCR-ABL-Tyrosinkinase) mit gesteigerter **Tyrosinkinase-Aktivität in pluripotenten hämatopoetischen Zellen**, deren Proliferation außer Kontrolle gerät. Mithilfe von Wasserstoffbrücken bindet Imatinib an die katalytische Domäne der **BCR-ABL-Tyrosinkinase** in ihrem inaktiven „geschlossenen" Zustand. Durch eine Konformationsänderung verhindert Imatinib die Bindung von ATP an die BCR-ABL-Tyrosinkinase und die Übertragung der Phosphatreste an verschiedene Substrate (**Abb. 31.9**). Die Resistenz gegenüber Imatinib beruht entweder auf

Tab. 31.6

Indikationen und Nebenwirkungen der Tyrosinkinase-Inhibitoren

Wirkstoffe	Indikation	Nebenwirkungen
Imatinib (Glivec®)	chronische myeloische und akute lymphatische Leukämie bei Patienten mit dem Philadelphia-Chromosom, gastrointestinale Stromatumoren (GIST)	Durchfall, Übelkeit, Flüssigkeitsretention (Ödeme, Aszites), Neutropenie, Thrombozytopenie, Hautreaktionen
Nilotinib (Tasigna®)	chronische myeloische Leukämie	Neutropenie, Thrombozytopenie, Anämie, Hautreaktionen, Durchfall, QT-Zeit-Verlängerung
Dasatinib (Sprycel®)	chronische myeloische Leukämie	Neutropenie, Thrombozytopenie, Durchfall, Übelkeit, periphere Ödeme
Bosutinib (Bosulif®)	chronische myeloische Leukämie	Durchfall, Erbrechen, Leberfunktionsstörungen, Neutropenie, Thrombozytopenie
Erlotinib (Tarceva®)	nicht kleinzelliges Bronchialkarzinom, metastasiertes Pankreaskarzinom	akneiformer Hautausschlag, Durchfall
Gefitinib (Iressa®)	fortgeschrittenes oder metastasiertes nicht kleinzelliges Bronchialkarzinom	akneiformer Hautausschlag, Durchfall, Übelkeit
Lapatinib (Tyverb®)	fortgeschrittenes oder metastasiertes Mammakarzinom	Durchfall, Übelkeit und Erbrechen, Hepatotoxizität
Sunitinib (Sutent®)	fortgeschrittenes, metastasiertes Nierenzellkarzinom, gastrointestinale Stromatumoren (GIST), differenzierte pankreatische neuroendokrine Tumoren	Durchfall, Übelkeit und Erbrechen, Schleimhautentzündung, selten: Hypertonie, Neutropenie, Anämie, Thrombozytopenie
Sorafenib (Nexavar®)	fortgeschrittenes, metastasiertes Nierenzellkarzinom, Leberkarzinom	Hautausschlag, Juckreiz, Haarausfall, Hand-Fuß-Syndrom, Bluthochdruck, Durchfall, Übelkeit, Erbrechen selten: Lymphozytopenie, Neutropenie, Anämie, Thrombozytopenie
Axitinib (Inlyta®)	fortgeschrittenes Nierenzellkarzinom (nach Therapieversagen von Sunitinib)	reversibles Enzephalopathie-Syndrom (PRES)
Pazopanib (Votrient®)	fortgeschrittenes Nierenzellkarzinom	Durchfall, Bluthochdruck, Übelkeit, Erbrechen
Nintedanib (Vargatef®)	lokal fortgeschrittenes, metastasiertes oder lokal rezidiviertes nichtkleinzelliges Lungenkarzinom (NSCLC) in Kombination mit Docetaxel	Neutropenie, Durchfall, Übelkeit und Erbrechen, Appetitverlust, periphere Neuropathie, Atemnot, Mukositis, Stomatitis, Hautausschlag
Vandetanib (Caprelsa®)	nicht resektables, lokal fortgeschrittenes oder metastasiertes medulläres Schilddrüsenkarzinom	Diarrhö, Hautausschlag, Übelkeit, Hypertonie und Kopfschmerzen
Vemurafenib (Zelboraf®)	metastasiertes malignes Melanom	Plattenepithelkarzinom, Keratoakanthom, akneiformer Hautausschlag, Arthralgien, Lichtempfindlichkeitsreaktionen, Übelkeit, Alopezie

einer Überexpression der BCR-ABL-Tyrosinkinase oder auf Punktmutationen innerhalb des aktiven Zentrums mit Verlust der Imatinib-Bindung. Die Mutationsrate steigt massiv an, wenn die Erkrankung aus der chronischen in die Akzelerationsphase und Blastenkrise übergeht. Auch eine gesteigerte Expression von P-Glykoprotein, welches Imatinib aus der Zelle heraustransportiert, führt zur Resistenz.

Imatinib inhibiert auch den Rezeptor für den *platelet-derived growth factor* (**PDGF**) und die Tyrosinkinase des **c-Kit-Rezeptors** (Stammzellfaktor-Rezeptor) in Knochenmarkstammzellen, Mastzellen und Melanozyten. Eine mutierte Form dieser Rezeptor-Tyrosinkinase, z. B. in gastrointestinalen Stromatumoren (GIST), führt zu einer kontinuierlichen Aktivität der Tyrosinkinase mit unkontrollierter Proliferation der Tumorzellen und Hemmung der Apoptose. Weitere Indikationen von Imatinib sind daher **maligne, metastasierende gastrointestinale Stromatumoren**.

Nilotinib, Dasatinib und **Bosutinib** hemmen ebenfalls die BCR-ABL-Tyrosinkinase, auch bei Imatinib resistenten und mutierten Formen des *bcr-abl*-Gens. Bosutinib hemmt auch die zytosolischen Src-Kinasen (c-Src: *cellular Src*), deren Aktivität bei soliden Tumoren, z. B. bei Mammakarzinom oder kolorektalem Karzinom, erhöht ist.

Inhibitoren der Wachstumsfaktor-Rezeptor-Tyrosinkinasen

Mehrere potente, oral bioverfügbare Inhibitoren von Wachstumsfaktor-Rezeptor-Tyrosinkinasen wurden in die Therapie maligner Tumoren eingeführt. Im Gegensatz zu Antikörpern hemmen diese Arzneistoffe **intrazellulär** und direkt die Tyrosinkinase-Aktivität. Diese TK-Hemmstoffe wirken bei Tumoren mit einer erhöhten Expression der Wachstumsfaktor-Rezeptoren.

Erlotinib und **Gefitinib** sind kompetitive Inhibitoren der Tyrosinkinase des HER1 (Bindung im aktiven Zustand), **Lapatinib** hemmt zusätzlich HER2 (Bindung im inaktiven Zustand). Voraussetzung für die Therapie mit Gefitinib ist der Nachweis einer aktivierenden Mutation der Tyrosinkinase-Domäne im HER1. Nur dann ist Gefitinib der Standardtherapie mit Platin-Analoga und/oder Taxanen überlegen.

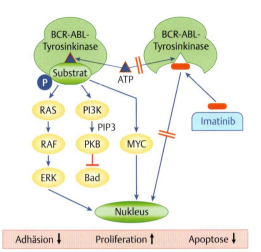

Abb. 31.9 BCR-ABL-Tyrosinkinase. Eine ständige Aktivität der BCR-ABL-Tyrosinkinase überaktiviert die Signalkaskaden der RAS-RAF-MAP-Kinasen (MAPK) und des Transkriptionsfaktors Myc, die Proliferation und Zellwachstum stimulieren. Die Aktivierung von PI3-Kinase (PI3K)/Proteinkinase B (PKB) und die nachfolgende inaktivierende Phosphorylierung des apoptotischen Bad-Proteins hemmen die Apoptose und fördern das Zellwachstum. Imatinib verhindert durch seine Bindung an das katalytische Zentrum die Funktion der BCR-ABL-Tyrosinkinase.

Inhibitoren der Tumorangiogenese (Multi-Tyrosinkinase-Inhibitoren)

Die Ausbildung neuer Gefäße im Tumorgewebe, die Tumorangiogenese, erfordert die Expression von Rezeptoren für den **VEGF** (*vascular endothelial growth factor*) auf den Endothelzellen. Die VEGF- und **PDGF**-(*platelet-derived growth factor*)Rezeptoren sind bei vielen Tumoren überexprimiert.

Die Wirksamkeit von Multi-Tyrosinkinase-Inhibitoren **Sunitinib** und **Sorafenib** bei der Behandlung des fortgeschrittenen, metastasierten Nierenzellkarzinoms basiert auf der Hemmung von Rezeptor-Tyrosinkinasen für PDGF-α und -β, VEGF 1–3 und für den c-Kit. Sorafenib hemmt zusätzlich auch Kinasen des RAS/RAF-Signaltransduktionsweges. Neben der Proliferation von Krebszellen werden auch die Tumorangiogenese und die Metastasierung unterdrückt.

Axitinib (Inlyta®) hemmt selektiv die Tyrosinkinase des VEGF-Rezeptors und **Pazopanib**, ein Multi-Tyrosinkinase-Inhibitor, hemmt zusätzlich die Tyrosinkinase des VEGF-Rezeptors 1, 2 und 3 und die Tyrosinkinase der PDGF-Rezeptoren α und β und des c-Kit-Rezeptors.

Nintedanib ist ein Angiokinaseinhibitor, der VEGFR 1–3, PDGFR α und β und die Tyrosinkinase von Fibroblasten-Wachstumsfaktor-Rezeptoren (*fibroblast growth factor receptor*, FGFR 1–3) hemmt.

Vandetanib hemmt die Tyrosinkinasen der VEGF2-, HER1- und RET-(*rearranged during transfection*)Rezeptoren. Punktmutationen des RET-Rezeptors und die Bildung von **RET/PTC-Fusionsproteinen** durch chromosomale Translokationen spielen eine entscheidende Rolle bei der Pathogenese des medullären und papillären Schilddrüsenkarzinoms.

> **Praxistipp**
> Generell ist die Behandlung mit Tyrosinkinase-Inhibitoren während der Schwangerschaft und Stillzeit kontraindiziert. Bei Frauen im gebärfähigen Alter ist daher während der Behandlung eine effektive Kontrazeption angezeigt.

31.3.3 Inhibitoren des MAPK-Signalweges

Der MAP (mitogen-activated protein)-Kinase-Signalweg, auch RAS/RAF/MAPK-Signalweg genannt, wird über die Stimulation von Wachstumsfaktor-Rezeptoren aktiviert. Die Signalkaskade spielt eine zentrale Rolle bei der Regulation der Gentranskription und der Expression von Proteinen, die entscheidende Zellfunktionen, wie das Zellwachstum, die Zellteilung, Differenzierung oder Apoptose, initiieren und steuern. In zahlreichen Tumoren wurde eine Fehlregulation des MAP-Kinase-Signalweges nachgewiesen. Aktivierende Genmutationen, wie z. B. im H-ras- oder K-ras-Gen (siehe oben), im B-raf-Gen (siehe unten) oder eine überhöhte Expression von Genen, können zu unkontrollierter Proliferation, Verlust der Differenzierung und Resistenz gegen Apoptose führen.

Vemurafenib und Dabrafenib

Vemurafenib (Zelboraf®) und **Dabrafenib** (Tafinlar®) hemmen selektiv die mutierte B-RAF-V600-Kinase. Die B-RAF-Kinase ist eine Serin-Threonin-Kinase, die zur Familie der RAF-Kinasen gehört und an der Regulation der Zellproliferation und des Zellwachstums beteiligt ist. Die Genmutationen führen oft zu einer andauernden Aktivierung. Die B-RAF-V600-Mutation wurde bei einer Mehrzahl von malignen Tumoren (u. a. malignes Melanom) beschrieben. Beim malignen Melanom induzieren Vemurafenib und Dabrafenib nur bei der V600E-Mutation (Glutaminsäure [E] anstelle von Valin [V] in der Position 600) eine Regression des Tumors und eine Remission. Vemurafenib und Dabrafenib sind zugelassen für die Monotherapie erwachsener Patienten mit B-RAF-V600-Mutation-positivem **nicht resezierbarem oder metastasiertem Melanom**. Der Nachweis des mutierten Genotyps ist für die Therapie mit beiden Chemotherapeutika erforderlich.

Trametinib

Trametinib (Mekinist®) ist ein kompetitiver, allosterischer Inhibitor der MAPK-Kinase 1 (MEK1, mitogen-activated extracellular signal regulated kinase 1) und MAPK-Kinase 2 (MEK2). MEK1/2 sind „Upstream"-Regulatoren der MAP-Kinase-Aktivität. Trametinib unterbindet die andauernde Aktivierung der MAP-Kinasen durch die mutierte B-RAF-V600-Kinase und wird zur Behandlung des B-RAF-V600-Mutation-positiven **nicht resezierbaren** oder **metastasierten Melanoms** eingesetzt.

Eine **Kombinationstherapie** aus **Dabrafenib** und **Trametinib** ist zur Behandlung folgender Krebserkrankungen mit BRAF-V600-Mutation zugelassen: nicht resezierbares oder metastasiertes Melanom, fortgeschrittenes nicht kleinzelliges Lungenkarzinom und anaplastisches Schilddrüsenkarzinom.

31.3.4 Inhibitoren der cyclinabhängigen Kinasen

Cyclinabhängige Kinasen (CDKs, *cyclin-dependent kinases*) sind Proteinkinasen, die den Zellzyklus und die Zellteilung steuern. Die enzymatische Aktivität der CDKs wird durch die Bindung des zugehörigen Cyclins reguliert. Aufgrund der essenziellen Rolle der CDKs bei der Steuerung des Zellzyklus und somit der Proliferation von Tumorzellen wurden die CDK-Inhibitoren **Palbociclib** (Ibrance®) und **Ribociclib** (Kisqali®) in die Krebstherapie eingeführt. Beide CDKs hemmen die CDK4 und CDK6 und verlangsamen das Wachstum des Tumors. In Kombination mit einem Aromatase-Hemmstoff werden diese CDK-Inhibitoren zur Behandlung des fortgeschrittenen oder metastasierten, Hormonrezeptor-positiven **Mammakarzinoms** bei postmenopausalen Frauen eingesetzt.

31.3.5 Inhibitoren von Proteasomen

Wirkmechanismus. **Bortezomib** (Velcade®) und **Carfilzomib** (Kyprolis®) sind Vertreter einer neuen Wirkstoffklasse, der Inhibitoren von Proteasomen. Das **Ubiquitin-Proteasom** ist ein Komplex, der hauptsächlich aus proteolytischen Enzymen besteht. Dieser Enzymkomplex baut intrazelluläre Proteine ab, die an der Steuerung des Zellzyklus und der Apoptose beteiligt sind, z. B. von Cyclinen und Caspasen. Die erhöhte Empfindlichkeit der Tumorzellen gegenüber der Hemmung der Proteasomen hängt sehr wahrscheinlich mit der hohen Proliferationsrate dieser Zellen zusammen. Proteine, die den Zellzyklus steuern, können durch die Hemmung der Proteolyse nicht rechtzeitig abgebaut und inaktiviert werden. Bortezomib und Carfilzomib werden i. v. in mehreren Zyklen verabreicht.

Mit **Ixazomib** (Ninlaro®) steht der erste **orale** Proteasom-Inhibitor zur Behandlung des multiplen Myeloms zur Verfügung. Ixazomib hat eine Halbwertszeit von 9,5 Tagen. Das Medikament wird als Kapsel an den Tagen 1, 8 und 15 eines 4-wöchigen Behandlungszyklus eingenommen. Die Nebenwirkungen gleichen denen von Bortezomib.
Indikation. Multiples Myelom in Kombination mit Dexamethason und Lenalidomid.

Nebenwirkungen. Nausea, Erbrechen, Diarrhö, Thrombozytopenie, Anämie und periphere Neuropathien bei Behandlung mit Bortezomib.

31.3.6 Immunmodulatoren (Thalidomid, Lenalidomid und Pomalidomid)

Thalidomid (Thalidomide Celgene®), **Lenalidomid** (Revlimid®) und **Pomalidomid** (Imnovid®) sind eigentlich Immunmodulatoren. Thalidomid, zuerst als Schlafmittel 1957 zugelassen, erlangte durch die Auslösung von schweren Fehlbildungen der Gliedmaßen (Dysmelien) und Aplasien negative Berühmtheit durch den Contergan-Skandal (S. 422).

Thalidomid, Lenalidomid und Pomalidomid wurden in die Therapie von multiplen Myelomen eingeführt. Die Antitumoraktivität dieser Pharmaka ist vielfältig:

– direkte Aktivierung der Caspase-8 und Inhibition von NF-κB führt zur Apoptose.
– Antiangiogenese durch Hemmung der Expression von VEGF und bFGF (*basic fibroblast growth factor*)
– Hemmung von IL-6, das die Vermehrung maligner Plasmazellen sowie die Expression von VEGF stimuliert
– Blockade der Interaktion von malignen Plasmazellen und Knochenmarkstromazellen, die für die Proliferation und Migration der Tumorzellen entscheidend ist
– antiinflammatorische Wirkungen u. a. durch Suppression von TNF-α und Proliferation von zytotoxischen T-Lymphozyten

Thalidomid, Lenalidomid und Pomalidomid werden in Kombination mit Dexamethason und einem Proteasom-Inhibitor bei erwachsenen Patienten mit einem multiplen Myelom eingesetzt. Die Anwendung von Pomalidomid ist beschränkt auf Patienten, die mindestens zwei vorausgegangene Therapien, darunter mit Lenalidomid (Revlimid®) und Bortezomib (Velcade®), erhielten.

Nebenwirkungen. Nebenwirkungen umfassen neben der Teratogenität auch periphere Neuropathie, venöse Thrombembolie, Neutropenie, Thrombozytopenie, Obstipation, Hautausschlag und Infektionen der Atemwege.

Exkurs

Die Verordnung von Thalidomid, Pomalidomid und Lenalidomid erfordert die Ausstellung eines speziellen sog. **T-Rezeptes** sowie den Nachweis der Patienten über den sicheren Umgang mit den Medikamenten. T-Rezepte sind immer personenbezogen zu verwenden (jeder Arzt hat seine eigenen T-Rezepte). Die Tabletten müssen sicher aufbewahrt werden.

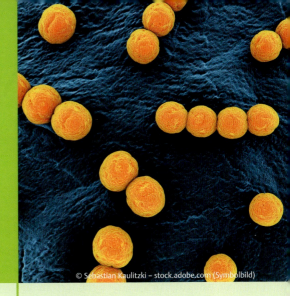

Kapitel 32

Antibiotika

Vicki Wätzig

32.1 Grundlagen 581

32.2 Hemmung der Zellwandsynthese 584

32.3 Störung der Integrität der Zytoplasmamembran 591

32.4 Hemmung der Folsäuresynthese 592

32.5 Die bakterielle DNA als Angriffspunkt für Antibiotika 593

32.6 Hemmung der bakteriellen Proteinsynthese 596

32.7 Antituberkulotika 601

32.8 Pharmakologie in der Praxis: Antibiotika 603

Unruhige Nacht

Eingeschlafen …

„Sie schläft …", flüstert Alexander seiner Frau Emma zu, als er die Tür zum Kinderzimmer schließt. Ihre 2-jährige Tochter Charlotte war den ganzen Tag über müde und schwach. Sie schlief sehr schnell ein. Die vor dem Zubettgehen gemessene Körpertemperatur lag zwischen 38,3 °C und 38,8 °C. Emma und Alexander können ausnahmsweise noch gemeinsam fernsehen, legen sich aber auch bald ins Bett. Der Tag war für beide anstrengend genug.

Schmerzen im Ohr

„Auaaaa, auaaaa", im Halbschlaf hört Alexander die Stimme seiner Tochter aus dem Kinderzimmer rufen. Ein Blick auf die Nachttischuhr verrät: Es ist fünf Uhr morgens. Als Alexander ins Kinderzimmer herbeigeeilt kommt, sieht er Charlotte vor Schmerz weinend im Bett liegen. Die Kleine fasst sich an das linke Ohr. Ihr Kopf ist überwärmt und gerötet und sie macht insgesamt einen sehr kranken Eindruck. Alexander nimmt Charlotte auf den Arm, geht in die Küche und misst ihr die Temperatur. Das Thermometer zeigt 39 °C. Die jungen Eltern sind beunruhigt. Sie packen Charlotte in warme Kleider ein und fahren mit ihr in die kinderärztliche Notfallpraxis.

Herausforderung: Das richtige Antibiotikum

Als Frau Dr. M. in das Untersuchungszimmer tritt, hat sich die kleine Charlotte bereits beruhigt. Die Ärztin versteht auch sofort, warum: Sie stellt bei dem Mädchen eitrige Sekretion aus dem linken Ohrkanal fest: Das entzündete Trommelfell ist inzwischen perforiert. Dadurch haben die heftigen Ohrenschmerzen nachgelassen.

Die Kinderärztin gibt der kleinen Patientin Amoxicillin. Dieses Aminopenicillin berücksichtigt das vermutete Erregerspektrum der Streptokokken und Staphylokokken sowie der gramnegativen Bakterien wie Haemophilus influenzae und Moraxella catharralis. Außerdem ist das Präparat gut verträglich und wird bei oraler Applikation gut resorbiert. Emma und Alexander können ihre Tochter beruhigt wieder mit nach Hause nehmen.

Unerwartete Reaktion

Drei Tage nach Beginn der Therapie geht es Charlotte plötzlich wieder schlechter. Über Nacht bekommt sie einen roten Ausschlag am ganzen Körper und hat außerdem Durchfälle. Wieder geht Emma mit ihrer Tochter in die kinderärztliche Notfallpraxis. Dr. M. vermutete eine verzögerte allergische Reaktion auf Amoxicillin. Leitliniengerecht ersetzt die Pädiaterin das Aminopenicillin durch ein Makrolid, in diesem Falle Azithromycin.

32.1 Grundlagen

Key Point
Trotz Einführung wirksamer antibiotischer Therapien, stringenter Hygienestandards und Impfungen gehört die Pneumonie sowohl in Deutschland als auch weltweit nach wie vor zu den zehn häufigsten Todesursachen. Außerdem sorgt die Ausbreitung resistenter Erreger dafür, dass die Bekämpfung pathogener Keime weiterhin zu den wichtigsten medizinischen Aufgaben gehört.

32.1.1 Mikrobiologische Grundbegriffe

Bakterien sind einzellig und zählen zu den Prokaryonten, d. h., sie besitzen keinen Zellkern, sondern ihre DNA liegt frei im Zytoplasma. Verschiedene zelluläre Strukturen dienen als Angriffspunkte für eine antibiotische Therapie: die Zellwand, die Zytoplasmamembran, die Synthese der DNA-Vorstufen, die Enzyme für Replikation und Transkription sowie die Translation an den 70S-Ribosomen.

Antibiotika wirken entweder **bakteriostatisch** (= Hemmung der Keimvermehrung) oder **bakterizid** (Abtötung der Erreger). Die bakterizide Wirkung ist konzentrations- oder zeitabhängig (**Abb. 32.1**).

> **MERKE**
>
> Antibiotika wirken entweder bakteriostatisch oder bakterizid.

Das **Wirkspektrum** beschreibt diejenigen Erreger, gegen die Antibiotika in zugelassener Konzentration eine bakteriostatische oder bakterizide Wirksamkeit besitzen. Ein Antibiotikum mit schmalem Wirkspektrum erfasst nur wenige Bakterien, ein Breitspektrumpräparat richtet sich gegen viele Erreger.

Die **minimale Hemmkonzentration (MHK)** bzw. **minimale bakterizide Konzentration (MBK)** gibt Auskunft über die Wirkstärke eines Antibiotikums. Darunter versteht man die in vitro gemessene geringste Konzentration, die das Keimwachstum hemmt bzw. 99,9 % der Keime abtötet.

Der postantibiotische Effekt ist ein Sonderfall, hier wirkt ein Antibiotikum auch nach Absinken unter seine minimale Hemmkonzentration noch antibakteriell.

Bakterielle Resistenzen. Eine Resistenz liegt vor, wenn die MHK höher ist als die höchste in vivo erreichbare und verträgliche Serum- bzw. Gewebekonzentration. Resistenzen entstehen durch Mutationen in der bakteriellen DNA oder werden über **Plasmide** (= übertragbare extrachromosomale DNA-Segmente) vermittelt. Außerdem können Bakterien über posttranslationale Modifikationen (z. B. Methylierungen) Zielstrukturen verändern und damit Resistenzen hervorrufen. Insgesamt können Resistenzen
– die Aufnahme des Antibiotikums vermindern,
– dessen Ausschleusung verstärken,
– die entsprechende therapeutische Zielstruktur des Antibiotikums verändern und damit die Affinität des Wirkstoffes vermindern und/oder

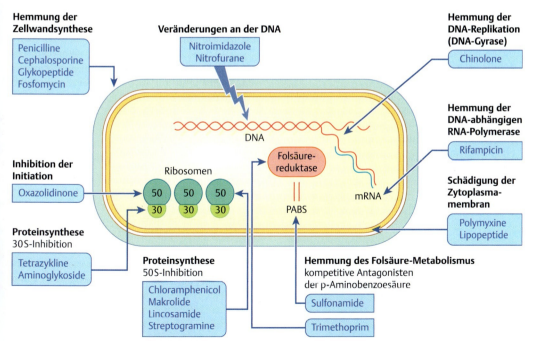

Abb. 32.1 Angriffspunkte für Antibiotika. PABS = Aminobenzoesäure; THFS = Tetrahydrofolsäure. (nach Hof H, Schlüter D. Duale Reihe Medizinische Mikrobiologie. Thieme; 2019)

- die Expression von antibiotikainaktivierenden Enzymen induzieren.

Hierbei sind folgende Begriffe zu unterscheiden:
- **primäre Resistenz:** Die Keime sind schon vor Behandlungsbeginn gegen ein Antiinfektivum unempfindlich.
- **sekundäre Resistenz:** entwickelt sich während der Therapie
- **Kreuzresistenz:** Hier sind unterschiedliche Wirkstoffgruppen, die chemisch miteinander verwandt sind bzw. den gleichen Wirkmechanismus besitzen, gleichermaßen von einer Resistenz betroffen.

Gerade bei **nosokomialen**, also im Krankenhaus erworbenen **Infektionen,** ist häufig mit resistenten, teilweise sogar mit multiresistenten Bakterienstämmen zu rechnen. In solchen Fällen kommen **Reserveantibiotika** zum Einsatz (z. B. Vancomycin, Teicoplanin). Manchmal überleben jedoch auch nicht resistente Erreger eine normalerweise bakterizide Antibiotikagabe. Dieses Phänomen der **Persistenz** ist teilweise auf ungünstige lokale Bedingungen zurückzuführen, z. B. schlecht durchblutete, anaerobe Herde oder Veränderungen des pH-Wertes. Persistenz kann auch an ruhenden Bakterienzellen bei Gabe von β-Laktam-Antibiotika auftreten. **Tolerante** Bakterien werden unter therapeutischen Antibiotikakonzentrationen nur gehemmt, aber nicht getötet.

32.1.2 Charakteristika von Infektionen

Infektion. Unter einer **Infektion** versteht man das Eindringen und die Vermehrung eines Erregers in einen Makroorganismus, der darauf mit einer Abwehrreaktion reagiert. Allerdings führt eine Infektion nicht immer zur Krankheit. Man unterscheidet mehrere **Infektionsphasen:**
- **Kolonisation:** Adhäsion an Haut oder Schleimhaut
- **Invasion:** Eindringen in den Wirt
- **Etablierung:** Abschwächung des Immunsystems und Vermehrung des Erregers
- **Schädigung:** intrazelluläre Vermehrung, Bildung von Toxinen und Induktion von Entzündungsreaktionen im Wirtsorganismus

Infektionstypen.
- **Lokalinfektion**: Bei einer Lokalinfektion bleibt der Erreger an der Eintrittsstelle und ruft dort eine Infektion hervor. Durch die Produktion von Toxinen können allerdings auch bei einer Lokalinfektion toxische Fernwirkungen auftreten.
- **generalisierte Infektion** (zyklische Allgemeininfektion): Eine generalisierte Infektion (Infektion im engeren Sinne) verläuft in meistens in 3 aufeinanderfolgenden Stadien. Die für die Erkrankung charakteristischen klinischen Symptome treten i. d. R. erst im letzten Stadium der Organmanifestation auf (**Tab. 32.1**).
- **Sepsis** bzw. **Septikämie:** Von einer **Sepsis** bzw. Septikämie spricht man, wenn aus einem lokal begrenzten Infektionsherd pathogene Keime konstant oder kurzzeitig periodisch in den Blutkreislauf übertreten und sich in anderen Organen absiedeln.

> **MERKE**
>
> Der Einsatz von Antiinfektiva dient dazu, die Pathogene in ihrer Vermehrung zu hemmen oder abzutöten und damit die Entwicklung einer für den Wirtsorganismus gefährlichen Situation zu unterbinden.

32.1.3 Pharmakologische Grundbegriffe der Antibiose

Grundsätzlich gibt es bei der Antibiotikatherapie 2 Strategien:
- **gezielte Antibiotikatherapie**: Beim **gezielten Einsatz** von Antibiotika werden Wirkstoffe eingesetzt, für die der jeweilige Erreger sensibel ist. Dazu sollten allerdings die infektionsauslösenden **Erreger** bekannt bzw. **nachgewiesen** sein.
- **kalkulierte Antibiotikatherapie**: Im Gegensatz dazu steht eine **kalkulierte Therapie** meist am Beginn einer schweren, lebensbedrohlichen Infektion. Sie deckt ein **möglichst breites Bakterienspektrum** ab und verhindert zunächst eine Ausweitung der Infektion. Ist der Erreger isoliert, folgt dann die gezielte Therapie.

> **MERKE**
>
> Schwere Infektionen erfordern eine sofortige kalkulierte Therapie. Andernfalls sollte eine Antibiotikaanwendung möglichst gezielt sein.

Wichtig für die Behandlung mit Antibiotika sind eine **ausreichend hohe Konzentration** des Wirkstoffs und

Tab. 32.1

Infektionsstadien bei der generalisierten Infektion

Stadium	Bezeichnung	Vorgang	Symptome
1	Inkubation	Vermehrung in den lokalen Lymphknoten	keine
2	Generalisation	Ausbreitung im Körper über die Lymphbahnen	unspezifische „Prodromalsymptome": Fieber, Gliederschmerzen, Müdigkeit
3	Organmanifestation	Erreichen der Zielorgane	organspezifische klinische Symptome

eine ausreichend lange **Therapiedauer**. Eine zu niedrige Dosierung und eine zu kurze Behandlung können leicht zur **Bildung von Resistenzen** führen, während bei einer zu hohen Konzentration und einer zu langen Behandlung die **Gefahr von verstärkten Nebenwirkungen** besteht.

Antibiotikakombinationen sind oft bei **Mischinfektionen** und im Rahmen einer Interventionstherapie notwendig. Mit ihrer Hilfe können Wirklücken geschlossen werden. Außerdem kann durch synergistische Effekte eine potenzierte Wirkung erzielt werden. Ein gutes Beispiel ist die Kombination eines β-Laktam-Antibiotikums mit einem Aminoglykosid: Das β-Laktam-Antibiotikum schädigt die Zellwand, sodass das Aminoglykosid anschließend besser in die Bakterienzelle eindringen kann.

Weitere Situationen, in denen die Kombination mehrerer Wirkstoffe sinnvoll ist, sind Infektionen mit Bakterien, die über eine schnelle Resistenzinduktion verfügen, oder Wirkstoffe, bei denen die Gefahr einer sekundären Resistenzentwicklung während der Therapie besonders hoch ist. Möglichkeiten einer Kombination sind:

- Doppelblockade eines metabolischen Systems (z. B. Trimethoprim mit Sulfamethoxazol)
- Blockade eines inaktivierenden Enzyms (z. B. zusätzliche Gabe von Penicillase-Inhibitoren)
- unterschiedliche Angriffspunkte innerhalb der Bakterienzelle (z. B. β-Laktam-Antibiotika und Aminoglykoside)

32.1.4 Merkmale von antibiotischen Wirkstoffen

Beim Einsatz von Antibiotika ist nicht nur auf das passende Erregerspektrum, sondern auch auf **Nebenwirkungen und Arzneimittelinteraktionen** zu achten. Günstig sind Wirkstoffe, die gut verträglich sind und mit nur wenigen Substanzen interagieren. Tab. 32.2 fasst typische Nebenwirkungen zusammen.

Die meisten antibiotischen Wirkstoffe interagieren mit anderen Substanzen, beeinflussen jedoch nur in wenigen Fällen das CYP450-System (S. 653) direkt. Die wichtigsten Beispiele dafür sind **Rifampicin** als Enzyminduktor und **Makrolide** als Inhibitoren des CYP450-Systems. Ansonsten gibt es zahlreiche für viele Antibiotikagruppen charakteristische Effekte (Tab. 32.3).

Tab. 32.2

Typische Nebenwirkungen von Antibiotika

Nebenwirkungen	Wirkstoff(-gruppe)
ZNS (z. B. Schwindel, Kopfschmerzen, Krampfanfälle)	Fluorchinolone, Nitroimidazole, Linezolid, Makrolide, Isoniazid, Ethambutol, Nitrofurane
Haut (z. B. Exantheme, Fototoxizität)	Aminopenicilline, Tetrazykline, Sulfonamide, Makrolide, Fluorchinolone, Isoniazid
Blutbildung	Folsäureantagonisten, Chloramphenicol, Linezolid, Clindamycin, Antituberkulotika
Herz	Makrolide, Fluorchinolone
Leber	Ansamycine, Isoniazid, Nitrofurane, Makrolide
Niere	Aminoglykoside, Glykopeptide
Magen-Darm-Trakt	alle systemisch wirksamen Antibiotika
Knorpel und Knochen (z. B. Zahn-, Knorpel- und Knochenschädigungen, Tendopathien)	Fluorchinolone, Tetrazykline
Allergien	β-Laktame, Nitrofurane

Tab. 32.3

Typische Interaktionen

Wirkstoff	Interaktion	Effekt	Antibiotika
Cumarin-Derivate	verstärkte Hemmung der Vitamin-K-Synthese	verstärkte Blutungsneigung	Penicilline, Cephalosporine, Folsäureantagonisten, Fluorchinolone, Nitroimidazole, Linezolid, Tetrazykline
Methotrexat	verminderte Elimination	verstärkte Toxizität von Methotrexat	Penicilline, Chloramphenicol, Makrolide, Sulfonamide, Fluorchinolone
Sulfonylharnstoffe	Verdrängung aus der Plasmaeiweißbindung	Hypoglykämie	Sulfonamide, Fluorchinolone, Tetrazykline, Chloramphenicol
mineralische Antazida	Veränderung des Magensäure-pH-Wertes	verminderte Antibiotikaresorption	Fluorchinolone, Tetrazykline
orale Kontrazeptiva	verminderte Resorption oder verstärkte Verstoffwechslung	abgeschwächte Kontrazeption	z. B. Penicilline, Tetrazykline, Ansamycine

32.2 Hemmung der Zellwandsynthese

Key Point
Der Zellwandaufbau unterscheidet sich bei grampositiven und gramnegativen Bakterien. Die Synthese des Peptidoglykangrundgerüstes ist jedoch einheitlich und bietet verschiedene Angriffspunkte für eine Antibiotikatherapie.

Bakterien werden von einer Zellwand umgeben, die als Exoskelett dient und sich bei **grampositiven** und **gramnegativen** Bakterien in ihrem Aufbau unterscheidet. Die molekulare Zusammensetzung und die Synthese der **Peptidoglykanhülle** sind bei beiden Bakterienarten jedoch gleich. Das Peptidoglykan oder **Murein** ist der wesentliche Baustein dieser äußeren Hülle und bildet ein netzwerkartig angelegtes Riesenmolekül, in dem Stränge aus Aminozuckern durch Peptid-Seitenketten quervernetzt sind. Die Zuckerketten enthalten als Grundeinheiten alternierend N-Acetylglucosamin und N-Acetylmuraminsäure, an die fünf Aminosäuren gebunden sind.

Die Grundbausteine werden innerhalb der Bakterienzelle synthetisiert und mithilfe eines Carriers (C_{55}-Lipid) an die Außenseite der Plasmamembran transportiert (**Abb. 32.2**). Dort werden die substituierten Disaccharide in eine Zuckerkette eingebaut. Transpeptidasen verknüpfen benachbarte Zuckerketten über die gebundenen Oligopeptide und sorgen damit für die endgültige Stabilisierung.

Diese Peptidoglykanhülle ist bei grampositiven Bakterien vielschichtig, bei gramnegativen Bakterien hingegen einschichtig. Über Lipoproteine ist sie mit einer äußeren Membran verbunden, die auf ihrer Außenseite Lipopolysaccharide (LPS) als typischen Bestandteil trägt und oftmals eine **wesentliche Penetrationsbarriere für Antibiotika** darstellt.

Wird die Zellwandsynthese gestört, verliert die Zellwand ihre Stützfunktion und die Zellen platzen aufgrund des osmotischen Flüssigkeitseinstroms. Die Hemmstoffe der Zellwandsynthese wirken demnach auf proliferierende Bakterien **bakterizid**. Die Angriffspunkte der zellwandinhibierenden Substanzen sind unterschiedlich (**Abb. 32.3**).

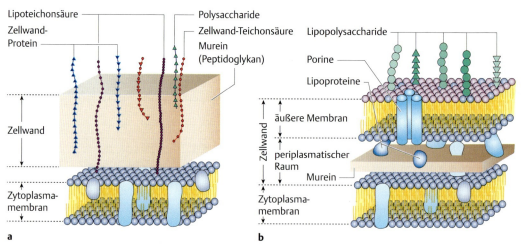

Abb. 32.2 Bakterienzellwand a Zellwand grampositiver Bakterien. **b** Zellwand gramnegativer Bakterien. (Graefe K, Lutz W, Bönisch H. Duale Reihe Pharmakologie und Toxikologie. Thieme; 2016)

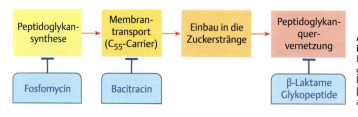

Abb. 32.3 Angriffspunkte für zellwandinhibierende Antibiotika. Fosfomycin verhindert bereits die Entstehung des Peptidoglykan-Grundbausteins. Das Lokalantibiotikum Bacitracin blockiert den Carrier, und die β-Laktam-Antibiotika sowie die Glykopeptidantibiotika stören die Quervernetzung.

> **MERKE**
> Zellwandsynthesehemmer haben eine bakterizide Wirkung.

32.2.1 β-Laktam-Antibiotika

Key Point
Die β-Laktam-Antibiotika umfassen Penicilline, Cephalosporine, Carbapeneme und Monobactame. Die namensgebende Struktur ist der 4-gliedrige β-Laktam-Ring, der in allen Grundstrukturen enthalten ist (Abb. 32.4). Sie haben eine große therapeutische Breite und sind gut verträglich.

Überblick

Wirkmechanismus. β-Laktam-Antibiotika inhibieren irreversibel die Transpeptidasen, die für die **Quervernetzung der Peptidoglykanseitenstränge** verantwortlich sind. Ihre bakterizide Wirkung ist zeitabhängig, d. h., für einen guten klinischen Effekt sollte die Konzentration des Antibiotikums möglichst während des gesamten Applikationsintervalls oberhalb der MHK des Erregers liegen. Außerdem sind nur diejenigen Bakterien betroffen, die sich gerade teilen (sekundäre Bakterizidie).

Es gibt mindestens 7 verschiedene Typen von **Transpeptidasen**, die auch als **penicillinbindende Proteine (PBP)** bezeichnet werden. Ihre Expression ist spezifisch für die einzelnen Bakterienarten. Die unterschiedliche Affinität der zahlreichen β-Laktam-Antibiotika zu den PBP erklärt ihre individuellen Wirkspektren. Deshalb kann auch die Kombination von zwei β-Laktam-Antibiotika einen synergistischen Effekt haben.

Einteilung. Tab. 32.4 gibt eine Übersicht über die β-Laktam-Antibiotika.

Resistenzmechanismen. Diese sind für alle β-Laktam-Antibiotika ähnlich:
- Bildung von inaktivierenden Enzymen (β-Laktamasen)
- verminderte Affinität zu den PBP infolge einer strukturellen Veränderung (Mutation)
- verminderte Aufnahme in die Zelle durch Membranveränderungen.

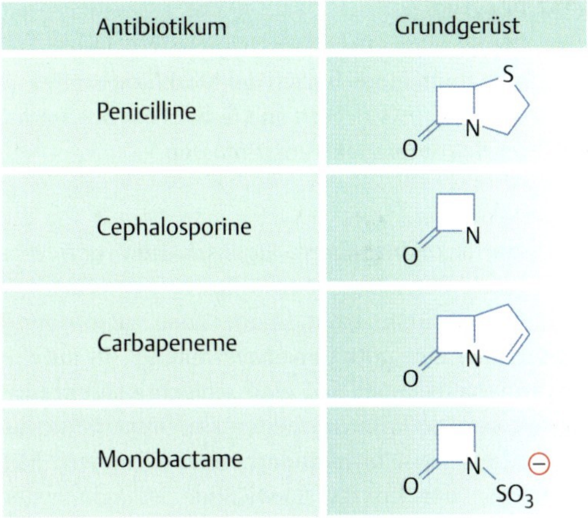

Antibiotikum	Grundgerüst
Penicilline	
Cephalosporine	
Carbapeneme	
Monobactame	

Abb. 32.4 Grundstruktur der β-Laktam-Antibiotika.

Tab. 32.4

β-Laktam-Antibiotika (Übersicht)

Gruppe	Untergruppe	Wirkstoffe	Wirkspektrum
Penicilline	Oralpenicilline	Penicillin V	eher grampositive Bakterien
	Benzylpenicilline	Penicillin G, Depotpenicilline	eher grampositive Bakterien
	Isoxazolylpenicilline	Flucloxacillin	Staphylokokken
	Aminopenicilline	Ampicillin, Amoxicillin	grampositive, wenige gramnegative Bakterien
	Amidinopenicilline	Pivmecillinam	gramnegative Bakterien
	Acylaminopenicilline	Piperacillin, Mezlocillin	wenige grampositive und gramnegative Bakterien
Cephalosporine	parenteral Gruppe 1	Cefazolin	eher grampositive Bakterien
	parenteral Gruppe 2	Cefuroxim	grampositive, wenige gramnegative Bakterien
	parenteral Gruppe 3a	Cefotaxim, Ceftriaxon	grampositive und gramnegative Bakterien
	parenteral Gruppe 3b	Ceftazidim	gramnegative Bakterien
	parenteral Gruppe 4	Cefepim	grampositive und (bes.) gramnegative Bakterien
	parenteral Gruppe 5	Ceftarolin, Ceftobiprol	hochresistente grampositive, wenige gramnegative Bakterien
		Ceftolozan	gramnegative, wenige grampositive Bakterien
	oral Gruppe 1	Cefaclor, Cefalexin, Cefadroxil	eher grampositive Bakterien
	oral Gruppe 2	Cefuroxim-Axetil	grampositive und gramnegative Bakterien
	oral Gruppe 3	Cefpodoxim-Proxetil, Cefixim	eingeschränkt grampositive, verstärkt gramnegative Bakterien
Carbapeneme		Imipenem, Meropenem, Ertapenem	grampositive und gramnegative Bakterien
Monobactame		Aztreonam	gramnegative Bakterien

Die größte klinische Relevanz hat die **Bildung der β-Laktamasen**. β-Laktamasen spalten die β-Laktam-Antibiotika, bevor diese ihren Wirkungsort erreicht haben. Es gibt 5 Klassen mit unterschiedlicher Substratspezifität. Grob kann man sie in die sog. Penicillinasen, Cefalosporinasen und Breitspektrum-β-Laktamasen unterteilen. Insgesamt sind primäre Resistenzen starken regionalen Schwankungen unterworfen.

Penicilline

Die verschiedenen Penicilline entstehen durch das Anhängen unterschiedlicher Derivate an die Aminogruppe. Einen Überblick zeigt **Tab. 32.5**.

 Praxistipp
Die einzelnen Penicilline werden in Gruppen eingeteilt, die sich nach der Modifikation des Grundgerüsts richten und jeweils ein bestimmtes Bakterienspektrum umfassen.

Pharmakokinetik

Die **pharmakokinetischen Eigenschaften** der verschiedenen Penicilline sind ähnlich. Grundsätzlich können Penicilline nicht in die Zelle penetrieren, weisen aber eine **gute Gewebsverteilung** (bis auf die Isoxazolylpenicilline) und eine **schlechte Liquorgängigkeit** auf. Die Halbwertszeiten sind kurz. Penicilline werden meist **unverändert renal** eliminiert. Mit Ausnahme der Isoxazolylpenicilline ist keiner der Wirkstoffe β-laktamasefest. Bei einer Penicillinallergie ist ihr Einsatz **kontraindiziert**.

Arzneimittelinteraktionen

Bei den Penicillinen ist eine Reihe von **AMI** zu beachten:
— erhöhte Penicillinspiegel durch saure Pharmaka aufgrund der verminderten tubulären Sekretion (z. B. Probenecid, Indometacin, Salicylate, Phenylbutazon)
— verminderte Penicillinspiegel durch Diuretika
— verminderte Elimination von Methotrexat durch Penicilline
— verstärkter Effekt von cumarinartigen Antikoagulanzien, Heparinen und Thrombozytenaggregationshemmern durch Penicilline.

Wirkstoffe

Oralpenicilline. Aufgrund seiner Säurefestigkeit kann **Penicillin V** (Infectocillin®) auch oral verabreicht werden. Die Hauptindikationen sind Infektionen der oberen Luftwege, Scharlach(-prophylaxe), Erysipel (**Abb. 32.5**) und leichte Zahninfektionen.

Benzylpenicillin (Penicillin G). Penicillin G ist nicht säurestabil und kann daher nur intravenös oder intramuskulär appliziert werden. Bei oraler Gabe würde es von der Magensäure zerstört werden. Penicillin G ist als leicht wasserlösliches Natriumsalz (i. v.) oder als schwer lösliches Depotpenicillin (Procain-Penicillin G, Benzathin-Penicillin G, i. m.) im Handel. Um Elektrolytstörungen zu vermeiden, ist Penicillin G in den meisten hoch dosierten Präparaten mit Natrium und Kalium in einem physiologischen Verhältnis gemischt.

Tab. 32.5

Verschiedene Eigenschaften der Penicilline

Gruppe	Wirkstoffe	Wirkspektrum	Nebenwirkung*
Oralpenicilline (säurestabil)	Penicillin V	— grampositive Kokken (Streptokokken, Pneumokokken und nicht penicillinase-bildende Staphylokokken) — grampositive Stäbchen: Corynebakterien und Clostridien — gramnegative Kokken: Meningokokken und Gonokokken — gramnegative Stäbchen: Spirochäten (Treponema pallidum und Borrelien) — einige Anaerobier	gastrointestinale Störungen
Benzylpenicillin (nicht säurestabil)	Penicillin G Procain-Penicillin G Benzathin-Penicillin G		selten neurotoxische Reaktionen
Isoxazolylpenicilline	Flucloxacillin	Staphylokokken	Hepatotoxizität
Aminopenicilline	Ampicillin Amoxicillin	grampositive Bakterien (auch Listerien, Enterokokken) erweitertes Erregerspektrum (im gramnegativen Bereich z. B. Haemophilus influenzae, Helicobacter pylori)	Exantheme, pseudomembranöse Kolitis
Amidinopenicilline	Pivmecillinam	gramnegative Bakterien (z. B. Escherichia coli, Enterobacter spp., Klebsiella spp., Proteus mirabilis)	vulvovaginale Pilzinfektionen
Acylaminopenicilline	Piperacillin Mezlocillin	grampositive und gramnegative Bakterien, besonders Enterobakterien, Pseudomonaden (bes. Piperacillin)	gastrointestinale Störungen, Leberenzymerhöhung

* Alle Penicilline können allergische Reaktionen hervorrufen.

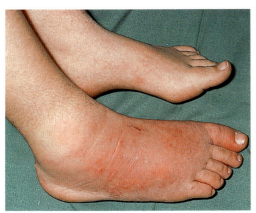

Abb. 32.5 **Erysipel** am rechten Fuß mit lymphogener Ausbreitung zur Wade hin. Erreger sind β-hämolysierende Streptokokken der Gruppe A. (Moll I. Hrsg. Duale Reihe Dermatologie. Thieme; 2016)

Penicillin G hat ein **schmales Wirkspektrum**, das sich v. a. auf grampositive Kokken und Stäbchen sowie die gramnegativen Kokken beschränkt (**Tab. 32.5**). Klassische Indikationen für Penicillin G sind Angina tonsillaris, Scharlach, Erysipel sowie Diphtherie (zusätzlich zum Antitoxin), Meningitis, Gonorrhö, Syphilis und Borreliose. Die Depotpenicilline kommen als Langzeittherapeutika bei Syphilis und in der Prophylaxe des rheumatischen Fiebers zum Einsatz.

> **MERKE**
>
> Staphylokokken sind nur dann penicillinempfindlich, wenn sie keine Penicillasen bzw. Transpeptidasen mit verminderter Affinität bilden.

Isoxazolylpenicilline (Staphylokokken-Penicilline). Das Isoxazolylpenicillin **Flucloxacillin** (Staphylex®) ist penicillinasefest und kann bei nachgewiesener Empfindlichkeit gegen nicht lebensbedrohliche Staphylokokken-Infektionen eingesetzt werden. Aufgrund der Säurestabilität ist der Einsatz sowohl oral als auch i. v. möglich.

Aminopenicilline. Die Aminopenicilline **Ampicillin** (Ampicillin-ratiopharm®; oral, i. v.) und **Amoxicillin** (Amoxicillin-ratiopharm®; oral) haben ein **erweitertes Erregerspektrum** (**Tab. 32.5**). Dementsprechend ist auch ihr Indikationsspektrum sehr breit. So werden sie beispielsweise – je nach Empfindlichkeit der Erreger – bei Atemwegsinfektionen wie Sinusitis, Otitis media, Bronchitis, bei Infektionen im Mund-Kiefer-Gesichts-Bereich, Haut- und Weichgewebe-Infektionen, intraabdominellen und urogenitalen Infektionen eingesetzt. Amoxicillin wird häufig zur Endokarditisprophylaxe verwendet und kann Teil der Kombinationstherapie bei der Eradikation von Helicobacter pylori sein (S. 238). Um das Erregerspektrum noch weiter zu fassen, werden Ampicillin und Amoxicillin häufig mit einem β-Laktamase-Inhibitor kombiniert (s. u.). Auch wenn beide Aminopenicilline säurestabil sind, wird in der oralen Therapie v. a. Amoxicillin eingesetzt, weil Ampicillin nur zu etwa 50 % gastrointestinal resorbiert wird und dadurch häufig gastrointestinale Nebenwirkungen auftreten.

Amidinopenicilline. Das Amidinopenicillin **Pivmecillinam** (X-SYSTO®; oral) ist gegen gramnegative Bakterien wirksam und wird bei Erwachsenen zur Behandlung der akuten unkomplizierten Zystitis eingesetzt. Es ist ein Prodrug und wird im Körper nach oraler Gabe zum aktiven Wirkstoff Mecillinam hydrolysiert.

Acylaminopenicilline. Das Wirkspektrum der Acylaminopenicilline **Piperacillin** (Piperacillin Fresenius®) und **Mezlocillin** (Mezlocillin Carino®) ist noch **breiter** als das der Aminopenicilline (**Tab. 32.5**). Da beide Substanzen säurelabil sind, können sie nur intravenös appliziert werden. Sie werden bei unterschiedlichen schweren Mischinfektionen eingesetzt, wie z. B. Infektionen der Atemwege, des Mund-, Kiefer- und Gesichtsbereichs, von Haut und Weichgewebe, des Urogenitaltrakts sowie bei intraabdominellen Infektionen. Piperacillin wird bevorzugt bei Infektionen durch Pseudomonas aeruginosa verwendet.

β-Laktamase-Inhibitoren

β-Laktamase-Inhibitoren binden irreversibel an β-Laktamasen und verhindern dadurch die Inaktivierung der β-Laktam-Antibiotika. Sie besitzen **keine eigene antibiotische Aktivität**. Von den 4 β-Laktamase-Inhibitoren **Sulbactam** (Combactam®), **Tazobactam, Clavulansäure** und **Avibactam** kann nur Sulbactam nach Bedarf kombiniert werden, die anderen werden in fixen Kombinationspräparaten verwendet:

– Sulbactam/Ampicillin (Unacid®; oral, i. v.)
– Clavulansäure/Amoxicillin (Augmentan®; oral, i. v.)
– Tazobactam/Piperacillin (Tazobac®; i. v.), Tazobactam/Ceftolozan (Zerbaxa®; i. v.)
– Avibactam/Ceftazidim (Zavicefta®; i. v.)

Durch die Kombination mit einem **β-Laktamase-Inhibitor** wird das Spektrum der Wirkung der β-Laktam-Antibiotka gegenüber Staphylokokken und gramnegativen Erregern verbreitert. Allerdings bleiben einige Bakterien trotz β-Laktamase-Inhibitor gegen Penicilline unempfindlich, wie z. B. methicillinresistente Staphylokokken. Außer den **Nebenwirkungen** der kombinierten Penicilline sollte man auf eine Erhöhung der Leberenzyme und allergische Reaktionen achten. Toxische Effekte sind eher selten. Bei Lebererkrankungen und Schwangeren besteht eine strenge Indikationsstellung.

Cephalosporine

Die einzelnen Cephalosporine unterscheiden sich in Bezug auf ihre **Applikationsform** (parenteral vs. oral) und ihr **Wirkspektrum**. Innerhalb der Gruppe der **parenteral** bzw. **oral applizierbaren Cephalosporine** werden die einzelnen Substanzen nach ihrem **Wirkspektrum** (Tab. 32.6) in 5 (parenteral) bzw. 3 Gruppen (oral) unterteilt. **Primär resistent** sind intrazelluläre Erreger. Die genannten Wirkstoffe beziehen sich ausdrücklich auf den Gebrauch in Deutschland; weltweit sind weitere Substanzen verfügbar.

Pharmakokinetik

Die **Pharmakokinetik** der Cephalosporine ist recht **einheitlich**. Sie weisen eine **gute Gewebsverteilung** und eine **schlechte Liquorgängigkeit** (Ausnahme: Ceftriaxon) auf. Ihre Halbwertszeit ist kurz (bis auf Ceftriaxon mit 7–8 h). Die meisten Cephalosporine werden kaum in der Leber metabolisiert und renal ausgeschieden. Cefotaxim wird hauptsächlich biliär, Ceftriaxon nach Metabolisierung in der Leber renal eliminiert. Bis auf die Oralcephalosporine werden sie parenteral verabreicht.

Wirkstoffe

Parenteral applizierbare Cephalosporine.
— **Gruppe 1: Cefazolin** (Cefazolin Hexal®) hat einen bakteriziden Effekt auf zahlreiche grampositive Bakterien. Die größte praktische Bedeutung hat die Wirkung auf Staphylokokken, auch auf die penicillinasebildenden. Cefazolin kann daher als Alternative zu Penicillin G verwendet werden.
— **Gruppe 2: Cefuroxim** (Cefuroxim-ratiopharm®) ist weitgehend β-laktamasestabil. Sein Wirkspektrum liegt im grampositiven Bereich, umfasst aber auch Haemophilus influenzae, Gonokokken, Meningokokken und Enterobakterien.
— **Gruppe 3a:** Das Wirkspektrum von **Ceftriaxon** (Rocephin®) und **Cefotaxim** (Claforan®) ist im gramnegativen Bereich noch breiter (außer Enterobacter und Pseudomonas). Beide Antibiotika werden für die kalkulierte Therapie verschiedener Mischinfektionen verwendet. Da Ceftriaxon eine relativ lange HWZ besitzt und gut liquorgängig ist, wird es bei Meningitis und Neuroborreliose eingesetzt.
— **Gruppe 3b und Gruppe 4: Ceftazidim** (Ceftazidim Kabi®) und **Cefepim** (Maxipime®) haben eine starke Wirkung auf Pseudomonas aeruginosa und

Tab. 32.6

Cephalosporine

Gruppe	Wirkstoff	Wirkspektrum	Indikation
parenteral applizierbare Cephalosporine			
1	Cefazolin	v. a. grampositive Bakterien	Staphylokokkeninfektionen, perioperative Prophylaxe, leichtere Wundinfektionen
2	Cefuroxim	grampositive Erreger, zusätzlich gramnegative Keime wie Haemophilus influenzae, Gonokokken, Meningokokken und Enterobakterien	perioperative Prophylaxe, leichtere Organinfektionen, Haemophilus-Infektionen
3a	Cefotaxim Ceftriaxon	gramnegative Keime (aber nicht: Enterobacter und Pseudomonas)	kalkulierte Initialtherapie, schwere Infektionen, Einmalbehandlung der Gonorrhö
3b	Ceftazidim	gramnegative Keime inklusive Problemkeimen wie Enterobacter und Pseudomonas Cefepim: zusätzlich grampositive Bakterien wie Staphylokokken	Infektionen mit P. aeruginosa, Enterobaktern, meist in Kombination
4	Cefepim		schwere Mischinfektionen wie Pneumonie, Infektionen des Bauchraums, der Gallen- und Harnwege usw.
5	Ceftarolin Ceftobiprol	grampositive Keime einschließlich MRSA sowie gramnegative Keime wie E. coli, Haemophilus influenzae, Klebsiella pneumoniae	Ceftarolin: komplizierte Haut- und Weichgewebe-infektionen, ambulant erworbene Pneumonie; Ceftobiprol: ambulant erworbene und nosokomiale Pneumonie
	Ceftolozan	gramnegative Keime wie Pseudomonas aeruginosa und Enterobakterien (z. B. Escherichia coli, Klebsiella pneumoniae, Proteus mirabilis); wenig grampositive Keime	komplizierte intraabdominelle und Harnwegsinfektionen, akute Pyelonephritis
Oralcephalosporine			
Gruppe 1	Cefaclor Cefalexin Cefadroxil	grampositive Keime; Cefaclor (Infectocef®) besitzt auch eine eingeschränkte Wirksamkeit gegen gramnegative Erreger wie H. influenzae	leichte bis mittelschwere Atem-, Haut- und Harnwegsinfektionen
Gruppe 2	Cefuroxim-Axetil	grampositive und gramnegative Keime	leichte bis mittelschwere Atem-, Haut- und Harnwegsinfektionen
Gruppe 3	Cefpodoxim-Proxetil Cefixim	v. a. gramnegative Keime; Cefpodoxim zusätzlich mittlere Aktivität gegen Staphylokokken	leichte bis mittelschwere Atem-, Haut- und Harnwegsinfektionen

Enterobakterien. Cefepim kann darüber hinaus auch gegen grampositive Bakterien wie Staphylokokken verwendet werden.
- **Gruppe 5: Ceftarolin** (Zinforo®) ist bei komplizierten Haut- und Weichgewebeinfektionen sowie bei der ambulant erworbenen Pneumonie zugelassen worden, **Ceftobiprol** (Zeftera®) kann bei ambulant erworbener und nosokomialer Pneumonie verwendet werden. Beide besitzen ein breites Wirkspektrum und wirken im grampositiven Bereich gegen hochresistente Keime wie MRSA. **Ceftolozan** (Zerbaxa®) hingegen hat seinen Wirkschwerpunkt im gramnegativen Bereich und kann sogar gegen Pseudomonaden eingesetzt werden.

Oralcephalosporine.
- **Gruppe 1: Cefadroxil** (Grüncef®) und **Cefalexin** (Cefalexin-ratiopharm®) besitzen eine gute antibiotische Aktivität im grampositiven Bereich. Ihre Wirkung im gramnegativen Bereich ist nur unzureichend. **Cefaclor** (Infectocef®) besitzt immerhin eine eingeschränkte Wirksamkeit gegen gramnegative Erreger wie H. influenzae und könnte ebenso in die zweite Gruppe der Oralcefalosporine gehören.
- **Gruppe 2: Cefuroxim-Axetil** (Elobact®) hat eine erhöhte β-Laktamase-Stabilität und wirkt sowohl im grampositiven als auch im unkomplizierten gramnegativen Bereich.
- **Gruppe 3:** Die Oralcephalosporine **Cefixim** (Cefixim Stada®) und **Cefpodoxim-Proxetil** (Cefpodoxim AL®) haben eine höhere Aktivität und ein breiteres Spektrum im gramnegativen Bereich mit eingeschränkter Wirksamkeit im grampositiven Bereich. Ausschließlich Cefpodoxim besitzt eine mittlere Aktivität gegen Staphylokokken.

> **MERKE**
> Ceftriaxon erreicht länger anhaltende und höhere Liquorkonzentrationen als die anderen Cephalosporine.

Nebenwirkungen, Kontraindikationen und Arzneimittelinteraktionen
Während der Therapie können allergische Reaktionen, allergische Neutropenien und gastrointestinale Störungen auftreten. Bei Cephalosporin-Allergie ist der Einsatz kontraindiziert. Ceftriaxon und Cefotaxim sollten nicht ikterischen Neu- und Frühgeborenen sowie Patienten mit akuter Hepatitis gegeben werden. Bei der gemeinsamen Gabe von Cephalosporinen und Aminoglykosiden oder Schleifendiuretika sollte auf **nephrotoxische Effekte** geachtet werden.
Insbesondere parenterale Cephalosporine der Gruppe 3 gelten als Risikofaktor für die Besiedlung und Infektion mit hochresistenten Keimen wie ESBL-bildenden Bakterien, MRSA, VRE oder von carbapenemasebildenden Bakterien. Außerdem ist die Gefahr erhöht, dass es zu Clostridium-difficile-Infektionen kommt.

Carbapeneme
Wirkspektrum. Carbapeneme besitzen unter den β-Laktam-Antibiotika das **breiteste Wirkspektrum**. Sie wirken gegen grampositive und gramnegative Bakterien sowie gegen Anaerobier und haben auch auf **problematische Erreger** einen starken antimikrobiellen Effekt. Carbapeneme sind weitgehend unempfindlich gegen β-Laktamasen. **Unwirksam** sind sie gegen methicillinresistente Staphylokokken, Clostridium difficile und intrazelluläre Erreger.
Wirkstoffe. Imipenem/Cilastatin (Zienam®), **Meropenem** (Meronem®) und **Ertapenem** (Invanz®) sind zurzeit in Deutschland verfügbar.
Indikationen. Carbapeneme werden ausschließlich bei Patienten mit schweren Mischinfektionen und schweren Infektionen vor dem Erregernachweis sowie bei Versagen anderer Antibiotika eingesetzt. Die Kombination mit einem Aminoglykosid empfiehlt sich bei einer schweren Pseudomonaden-Infektion.
Pharmakokinetik. Carbapeneme können **nur parenteral** verabreicht werden (als i.v. Kurzinfusion oder i.v. Injektion). Sie weisen eine gute Gewebsverteilung und eine mittlere bis schlechte Liquorgängigkeit auf. Die Elimination erfolgt renal, bei Niereninsuffizienz müssen die Applikationsintervalle entsprechend angepasst werden. Ertapenem sollte bei schwerer Niereninsuffizienz nicht verwendet werden. Imipenem wird sehr schnell durch die körpereigenen Dihydropeptidasen in den renalen Tubuluszellen abgebaut. Damit dies nicht zu schnell geschieht, wird es in fixer Kombination mit dem Dihydropeptidase-Inhibitor **Cilastatin** verabreicht.
Nebenwirkungen und Kontraindikationen. Es können allergische Reaktionen, gastrointestinale und zentralnervöse Störungen sowie Störungen der Nierenfunktion auftreten. Eine Allergie gegen Carbapeneme schließt den Einsatz aus. Auch bei einer Penicillinallergie sollte wegen einer möglichen Kreuzallergie eine Testung stattfinden (z.B. Intrakutantest).

> **MERKE**
> - Carbapeneme besitzen unter den β-Laktam-Antibiotika das breiteste Wirkspektrum. Sie wirken gegen grampositive und -negative Bakterien, Anaerobier und problematische Erreger.
> - Sie werden als Reserveantibiotika bei schweren Mischinfektionen eingesetzt.

Monobactame

Aztreonam (Azactam®) wirkt ausschließlich auf **gramnegative Stäbchen** (auch Pseudomonas aeruginosa). Intravenös ist es bei **komplizierten Harnwegsinfektionen** durch ansonsten resistente Keime oder **Allergien** gegen andere β-Laktam-Antibiotika indiziert. Inhalativ (Cayston®) wird Aztreonam zur Behandlung chronischer Lungeninfektionen durch Pseudomonas aeruginosa bei Patienten mit Mukoviszidose eingesetzt. Anaerobier und grampositive Erreger sind resistent. Die intravenöse Darreichungsform (derzeit in Deutschland nicht im Vertrieb) hat eine gute Gewebsverteilung, aber eine schlechte Liquorgängigkeit. Die HWZ beträgt knapp 2 h. Beim Einsatz von Aztreonam kann es zu gastrointestinalen Störungen und Hautreaktionen sowie zu einem vorübergehenden Anstieg der Prothrombinzeit und der partiellen Thromboplastinzeit kommen.

> **MERKE**
> Aztreonam wirkt nur im gramnegativen Bereich.

32.2.2 Glykopeptidantibiotika

Key Point
Glykopeptidantibiotika hemmen die Zellwandsynthese. Sie sind Reserveantibiotika, die bei schweren Infektionen mit grampositiven Erregern eingesetzt werden.

Wirkstoffe und Wirkmechanismus. Glykopeptidantibiotika stören die Quervernetzung **durch sterische Blockade** der an die N-Acetylmuraminsäure gebundenen Aminosäuren. Sie besitzen eine **bakterizide Wirkung** und wirken ausschließlich auf **aerobe** und **anaerobe grampositive Erreger**. Gramnegative Bakterien und einige Stämme von Enterokokken und Viridans-Streptokokken sind **primär resistent**. Derzeit in Deutschland verfügbar sind **Vancomycin** (Vanco-ratiopharm®), **Teicoplanin** (Targocid®), **Telavancin** (Vibativ®) und **Dalbavancin** (Xydalba®). **Oritavancin** (Orbactiv®) ist bereits in Europa zugelassen.

Indikationen. Die Wirkstoffe werden als **Reserveantibiotika** bei **schweren Infektionen** mit **hochresistenten grampositiven Erregern** eingesetzt, wie z. B. multiresistenten Staphylokokken, penicillinresistenten Pneumokokken, Enterokokken, Corynebakterien, Listerien und Clostridien.

Pharmakokinetik. Glykopeptidantibiotika werden aufgrund der schlechten gastrointestinalen Resorption nur **i. v.** appliziert. Vancomycin wird **oral** zur (lokalen) Behandlung der **pseudomembranösen Kolitis** eingesetzt. Die Glykopeptidantibiotika verteilen sich gut im Gewebe, die Liquorgängigkeit ist allerdings schlecht. Große Unterschiede bestehen in den Halbwertszeiten. Vancomycin muss bei normaler Nierenfunktion mehrfach täglich appliziert werden, Teicoplanin (in der Erhaltungsphase) und Telavancin einmal täglich. Dalbavancin wird als Infusion im Abstand von 2 Wochen verabreicht (also insgesamt 2-mal); Oritavancin wird sogar nur 1-mal gegeben.

Nebenwirkungen. Es können allergische Reaktionen auftreten. Besonders für Vancomycin ist eine Rötung des Oberkörpers (**Red-Man-Syndrom**) durch eine starke Histaminfreisetzung charakteristisch. Vancomycin, Teicoplanin und Telavancin wirken **oto-** und **nephrotoxisch**. Das Risiko steigt insbesondere bei vorbestehender Hör- oder Nierenschädigung oder gleichzeitiger Gabe anderer nephro- und ototoxischer Substanzen. In diesem Falle sind regelmäßige Blutspiegelkontrollen angezeigt.

Kontraindikationen. Bei akutem Nierenversagen und Schwerhörigkeit sind Vancomycin, Teicoplanin und Telavancin kontraindiziert.

> **MERKE**
> – Glykopeptidantibiotika stören die Quervernetzung der Zellwand und wirken bakterizid.
> – Sie wirken ausschließlich gegen grampositive Erreger.

32.2.3 Fosfomycin

Key Point
Fosfomycin als Natriumsalz (Infectofos®) ist ein Reserveantibiotikum und besitzt ein breites Erregerspektrum. Vor der Anwendung sollte immer die Erregerempfindlichkeit getestet werden. Fosfomycin-Trometamol (Monuril®) wird oral bei unkomplizierten Harnwegsinfekten bei Frauen verwendet.

Fosfomycin inhibiert die Synthese von Vorstufen der Zellwandbausteine und wirkt auf **grampositive** und **gramnegative Bakterien** sowie einige **Anaerobier bakterizid**. Allerdings hängt die antibiotische Wirksamkeit stark vom lokalen Milieu ab, d. h., die Aktivität in vitro kann sich von der in vivo stark unterscheiden. Die Gefahr der **sekundären Resistenzentwicklung** ist hoch. Bei schweren Infektionen sollte es daher grundsätzlich in einer Antibiotikakombination verwendet werden.

Fosfomycin kann i. v. oder oral appliziert werden: **Oral** wird die Substanz v. a. zur Behandlung **unkomplizierter Harnwegsinfekte** der Frau eingesetzt (1-malig 3 g). Nach oraler Gabe werden die maximalen Harnkonzentrationen nach 2–4 h erreicht, die minimale Hemmkonzentration für die bei Harnwegsinfekten relevanten Erreger soll jedoch über 36 h nach Einmalgabe aufrechterhalten werden. Als **i. v.**

Applikation steht Fosfomycin als **Reserveantibiotikum** bei schweren Infektionen zur Verfügung; vor seiner Anwendung sollte immer die Erregerempfindlichkeit getestet werden. Die HWZ der intravenösen Form liegt bei 2 h, Gewebe- und Liquorgängigkeit sind gut.
Zu den Nebenwirkungen zählen allergische Reaktionen, gastrointestinale Störungen und eine vorübergehende Erhöhung der Leberenzyme. Die Gabe von Metoclopramid (S. 232) sollte zeitverzögert erfolgen, da Metoclopramid die Resorption von Fosfomycin beschleunigt.

> **MERKE**
>
> Die Bildung von sekundären Resistenzen während einer Fosfomycintherapie lässt sich durch die Kombination mit einem weiteren Antibiotikum umgehen.

32.2.4 Bacitracin

Key Point
Bacitracin ist ein lokal wirksames Antibiotikum, das nur als Kombinationspräparat verwendet wird.

Bacitracin (in Kombination mit Polymyxin B oder Neomycin Neobacitracine®) hemmt den Transport der Zellwandbausteine durch die Membran. Es hat eine gute Wirkung auf grampositive Bakterien, Neisserien und Haemophilus influenzae und wird mit Neomycin und/oder Polymyxin B kombiniert. Bacitracin wird nur **lokal** bei der Infektion des vorderen Augenabschnitts, chronischer Otitis externa und mischinfizierten Ekzemen und Furunkeln des Gehörgangs in Form einer Salbe verwendet. Beim Einsatz von Bacitracin kann es zu lokalen allergischen Reaktionen kommen.

32.3 Störung der Integrität der Zytoplasmamembran

Key Point
Die bakterielle Zellmembran ist ein Angriffspunkt für Polymyxine und Lipopeptide.

Die bakterielle Zellmembran ist eine Phospholipid-Doppelschicht (S. 584), die vorwiegend aus Glycerol und Fettsäuren besteht. Statt der in eukaryontischen Membranen vorhandenen Sterole besitzen viele Bakterien **Hopanoide** wie Diplopten. Eine zusätzliche Stabilisierung wird durch Kationen wie Ca^{2+} und Mg^{2+} erreicht. Sie lagern sich an die negativ geladenen Phospholipide an. Eine intakte Membran ist nicht nur eine Permeabilitätsbarriere, sondern sie ermöglicht zusätzlich die geordnete Aufnahme wichtiger Nährstoffe. Dieser gerichtete Membrantransport wird von Proteinen geleistet, die der Membran aufgelagert oder in sie integriert sind.

32.3.1 Polymyxine

Colistin (syn. Polymyxin E; Diarönt® oder ColiFin®) und **Polymyxin B** (Polyspectran®) wirken als Detergenzien der membranstabilisierenden Kationen Ca^{2+} und Mg^{2+} gegen viele **gramnegative Bakterien bakterizid**. Grampositive Bakterien sind resistent.
Da die gastrointestinale Resorption nach oraler Applikation schlecht ist, werden Polymyxine **oral** nur zur **Darmdekontamination** verwendet. Ansonsten erfolgt die Verwendung **lokal** als Salbe oder Lösung zur Behandlung von **Hautinfektionen** oder zur Inhalation im Rahmen der **Mukoviszidosebehandlung**. Auch zur intravenösen Gabe steht Colistin bei schweren Infektionen mit aeroben gramnegativen Keimen zur Verfügung.
Nach parenteraler Gabe sind neuro-, nephrotoxische sowie schwere allergische Reaktionen möglich. Die lokale Anwendung bei offenen Wunden ist kontraindiziert.

> **MERKE**
>
> Polymyxine wirken bakterizid und sollten möglichst lokal eingesetzt werden.

32.3.2 Lipopeptide

Daptomycin (Cubicin®) bildet calciumabhängige Ionenkanäle in der bakteriellen Zytoplasmamembran und induziert einen Kalium-Efflux. Der bakterizide Effekt wird durch eine Hemmung der RNA-, DNA- und Proteinsynthese vermittelt und wirkt ausschließlich gegen **grampositive** – auch multiresistente – Bakterien.
Daptomycin wird **intravenös** bei komplizierten Haut- und Weichgewebeinfektionen sowie bei Endokarditis und Sepsis infundiert. Es kann Myopathien und Rhabdomyolysen auslösen und die Nierenfunktion verschlechtern. Außerdem hat es in Zusammenhang mit der Anwendung von Daptomycin Fälle von eosinophiler Pneumonie gegeben, die zwar selten, aber z. T. schwerwiegend sind und in der Mehrzahl nach zwei Behandlungswochen auftraten.

> **MERKE**
>
> Daptomycin wird als Reserveantibiotikum bei schweren Infektionen durch grampositive Bakterien eingesetzt.

32.4 Hemmung der Folsäuresynthese

Key Point
Folsäure besitzt wichtige physiologische Funktionen bei Pro- wie bei Eukaryonten. Durch den Einsatz von Sulfonamiden und Diaminopyrimidinen können zwei Schritte der Folsäuresynthese gehemmt und so das Bakterienwachstum gebremst werden.

Folsäure wird für die **Bildung der DNA** benötigt. Während der Mensch Folsäure aus der Nahrung aufnehmen kann, sind Bakterien auf eine Neusynthese angewiesen, die mit **Sulfonamiden** gehemmt werden kann (**Abb. 32.6**). Auch die **Diaminopyrimidine** interferieren nur wenig mit dem menschlichen Bedarf an Tetrahydrofolsäure, da ihre Affinität zur bakteriellen Dihydrofolatreduktase sehr viel höher ist als die zur menschlichen. Gerade bei kurzzeitiger Anwendung wird der eukaryontische Folsäuremetabolismus kaum in Mitleidenschaft gezogen.

Sulfonamide und Diaminopyrimidine hemmen aufeinanderfolgende Schritte der Folsäuresynthese:
- Sulfonamide hemmen die Bildung von Dihydropteroinsäure.
- Diaminopyrimidine hemmen die Dihydrofolsäurereduktase und so die Bildung von Tetrahydrofolsäure.

Um die Bildung von Resistenzen einzuschränken und den Effekt der Wirkstoffgruppen zu verstärken, werden Substanzen aus beiden Gruppen häufig miteinander kombiniert.

32.4.1 Sulfonamide

In Deutschland ist nur noch **Sulfadiazin** (Sulfadiazin-Heyl®) als Monosubstanz im Handel. Das **Wirkspektrum** umfasst Streptokokken, Meningokokken, Aktinomyzeten, Nokardien und Chlamydien. Es soll jedoch aufgrund seiner geringen Aktivität und der **schnellen sekundären Resistenzentwicklung** nur noch **in Kombination** mit **Pyrimethamin** für die **akute** und **rezidivierende Toxoplasmose** (S.623) eingesetzt werden.

Pharmakokinetik. Die Resorption nach oraler Gabe ist gut. Ausgeschieden werden Sulfonamide hauptsächlich über den Urin. Die HWZ der derzeit im Handel verfügbaren Sulfonamide beträgt 8–15 h. Grundsätzlich haben Sulfonamide eine gute Gewebe- und Liquorgängigkeit, nur in den Knochen, in der Nebenniere und im Darm sind die Konzentrationen niedrig.

Nebenwirkungen. Hierzu zählen allergische Reaktionen, Nierenschäden (bei hoher Konzentration durch auskristallisierenden Wirkstoff), gastrointestinale Beschwerden, Störungen der Hämatopoese und Überempfindlichkeitsreaktionen der Haut. Bei Nierenschädigung, Sulfonamidallergie, Leberschäden, Blutbildungsstörungen und Glukose-6-phosphat-Dehydrogenase-Mangel ist die Verwendung **kontraindiziert**. Die zahlreichen **Arzneimittelinteraktionen** sind in **Tab. 32.7** aufgeführt.

32.4.2 Diaminopyrimidine

Zu den Diaminopyrimidinen gehören **Trimethoprim** (Infectotrimet®) und **Pyrimethamin** (Daraprim®), wobei Letzteres nur gegen Protozoen eingesetzt wird (S.623). Trimethoprim wirkt gegen die meisten aeroben Bakterien, wird aber wegen seiner schwachen Wirkung selten in der Monotherapie eingesetzt. Es wird nach oraler Gabe gut resorbiert, besitzt eine HWZ von 12 h und erreicht besonders hohe Spiegel im Harn. Es wird daher bei **unkomplizierten Harnwegsinfektionen** und zur Reinfektionsprophylaxe von Harnwegsinfektionen verwendet.

Die Dosierungen hängen stark vom Lebensalter und von der Indikation ab. Bei einer Langzeiteinnahme muss besonders auf die (reversible) **Knochenmarkdepression** geachtet werden. Bei jeglicher Störung der

Tab. 32.7

Interaktionen von Sulfonamiden

mit folgenden Wirkstoffen	Effekt
Cumarin-Derivaten	verlängerte Prothrombinzeit
Sulfonylharnstoffen	Blutzuckersenkung
Methotrexat	verstärkte Toxizität
Ciclosporin A	verstärkte Toxizität
Thiaziddiuretika, Phenytoin, Allopurinol, Thiopenthal	Wirkungsverstärkung

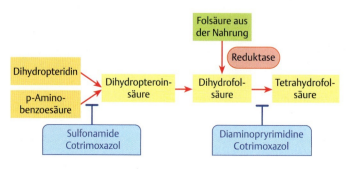

Abb. 32.6 Sulfonamide hemmen die Bildung von Dihydrofolsäure, **Diaminopyrimidine** hemmen die Entstehung von Tetrahydrofolat.

Blutbildung und der Leberfunktion sollten Diaminopyrimidine nicht verwendet werden. Sie verstärken die Wirkung von Phenytoin und Antikoagulanzien.

32.4.3 Cotrimoxazol
Cotrimoxazol (Eusaprim®, oral, i. v.) ist ein Kombinationspräparat aus Sulfamethoxazol und Trimethoprim. Es hemmt die Bildung von Dihydropteroinsäure und Tetrahydrofolsäure. Zu den wichtigsten Indikationen zählen:
- akute und rezidivierende **Harnwegsinfektionen**
- **bakterielle Prostatitis**
- **Atemwegsinfektionen** (eitrige Bronchitis oder Sinusitis)
- Prophylaxe und Therapie der **Pneumocystis-jirovecii-Pneumonie**

Cotrimoxazol wird nach oraler Gabe gut resorbiert, besitzt eine HWZ von 12 h und erreicht hohe Spiegel, besonders im Harn. Bei einer Langzeiteinnahme kann es zu einer Knochenmarkdepression, allergischen Hautreaktionen, Kristallurie und gastrointestinalen Störungen kommen.

> **MERKE**
> - Sulfonamide sollten ausschließlich in Kombination mit anderen Antibiotika eingesetzt werden.
> - Die Kombination von Sulfonamiden und Diaminopyrimidinen hemmt aufeinanderfolgende Schritte der Folsäuresynthese und verstärkt die Wirkung.

32.5 Die bakterielle DNA als Angriffspunkt für Antibiotika

Key Point
Die bakterielle DNA ist ein weiterer Angriffspunkt für Antibiotika. Hier setzen die bakteriziden Fluorchinolone, Ansamycine, Makrozykline und Nitroimidazole sowie die bakteriostatischen Nitrofurane an, indem sie die Integrität bzw. Funktionalität der DNA stören.

Die Bakterien-DNA ist ein ringförmiges Molekül und liegt in der Zelle in einer superhelikalen Struktur vor, d. h., der DNA-Ring ist in sich durch Rechtsdrehungen verdrillt. Diese „negative" Superspiralisierung sorgt für eine kompakte Struktur und eine platzsparende Verpackung in der Bakterienzelle. Erzeugt werden diese Windungen durch die sog. **Topoisomerasen vom Typ II (Synonym: Gyrasen)**. Dafür spalten sie den DNA-Doppelstrang, führen ein intaktes DNA-Stück durch die Schnittstelle hindurch und fügen die Enden danach wieder zusammen.

Vor jeder Zellteilung wird das genetische Material im Rahmen der **Replikation** verdoppelt, die maßgeblich von den **DNA-Polymerasen** durchgeführt wird. Sollen Proteine synthetisiert werden, muss die codierende Region der DNA im Rahmen der Transkription zunächst in ein mobiles RNA-Element – die sog. *Messenger*-RNA (mRNA) – umgeschrieben werden. Dazu benötigen Bakterien die sog. **DNA-abhängige RNA-Polymerasen**. Während der sich anschließenden Translation wird die mRNA an den Ribosomen als Vorlage für die Proteinsynthese benutzt.

Eine Strukturschädigung der DNA oder die Störung von Replikation und Transkription wirkt meist bakterizid. Die mit der DNA interagierenden Wirkstoffe besitzen unterschiedliche Angriffspunkte (**Abb. 32.7**).

32.5.1 Fluorchinolone
Wirkmechanismus. **Fluorchinolone** (Gyrasehemmer) inhibieren die bakterielle **DNA-Gyrase** (oder Topoisomerase II). Dadurch verhindern sie das *Supercoiling* (Spiralisierung) der DNA und fördern die Bildung von DNA-Doppelstrang-Brüchen. Fluorchinolone wirken **bakterizid**.
Wirkstoffe und Indikationen. **Tab. 32.8**.
Pharmakokinetik. Mit Ausnahme von Norfloxacin werden alle Wirkstoffe nach oraler Gabe gut resorbiert. Da Norfloxacin nach oraler Aufnahme sehr schnell über die Niere ausgeschieden wird, werden nur im Harntrakt antibakteriell wirksame Konzentrationen erreicht (einzige Indikation: Harnwegsinfektionen). Bis auf Norfloxacin und Ofloxacin sind

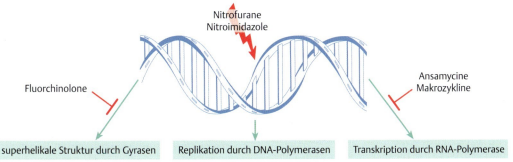

Abb. 32.7 **Fluorchinolone** inhibieren Gyrasen, Ansamycine die DNA-abhängigen RNA-Polymerasen. Die Nitroimidazole und Nitrofurane erzeugen kurzlebige Intermediärprodukte oder Radikale und schädigen dadurch die DNA.

Tab. 32.8

Fluorchinolone

Wirkstoff	Erregerspektrum	HWZ	Indikation	Elimination
Gruppe 1				
Norfloxacin (Norflosal®)	gramnegative Erreger	4 h	Harnwegsinfektionen	wenig in der Leber metabolisiert, rasche Ausscheidung über Niere und Darm
Gruppe 2				
Ciprofloxacin (Ciprobay®)	vorwiegend gramnegative Erreger	3–5 h	Harnwegs-, Gallenwegs-, Darminfektionen, Salmonellose	unverändert über Niere und Darm ausgeschieden
Ofloxacin (OfloxacinAL®)		4–5 h		
Gruppe 3				
Levofloxacin (Tavanic®)	gramnegative Erreger, zusätzlich grampositive und atypische (intrazelluläre und zellwandlose) Erreger	7–8 h	ambulant erworbene Pneumonie, komplizierte Haut- und Weichteilinfektionen	weitgehend unverändert über die Niere
Gruppe 4				
Moxifloxacin (Avalox®)	gramnegative Erreger (breitestes Wirkspektrum), grampositive Erreger, atypische (intrazelluläre und zellwandlose) Erreger, Anaerobier	12 h	ambulant erworbene Pneumonie, komplizierte Haut- und Weichgewebeinfektionen	teilweise in der Leber metabolisiert, über Niere und Galle ausgeschieden

alle Fluorchinolone als Infusionslösung verfügbar. Sie haben ein hohes Verteilungsvolumen, eine entsprechend gute Gewebegängigkeit und zeigen eine intrazelluläre Anreicherung. Die Liquorgängigkeit erreicht maximal 20 % der Serumspiegel. Die meisten Fluorchinolone werden unverändert renal und z. T. enteral ausgeschieden. Nur Moxifloxacin wird überwiegend in der Leber metabolisiert und anschließend über die Galle und Niere eliminiert.

Nebenwirkungen. **Gastrointestinale Störungen** sind am häufigsten, außerdem können Beeinträchtigungen des **ZNS** wie Schwindel, Kopfschmerzen, Müdigkeit, Schlafstörungen und herabgesetztes Reaktionsvermögen auftreten. Durch eine Verlängerung der **QT-Zeit** kann es zu kardialen Arrhythmien kommen. Bei allen Chinolonen muss auf das **chondrotoxische Potenzial** geachtet werden, das zu Muskel- und Gelenkbeschwerden sowie Tendopathien führen kann. Deshalb wurde bei Schwangeren und Kindern bislang auf die Anwendung verzichtet. Inzwischen gibt es eine Ausnahme. So wird Ciprofloxacin heute im Rahmen einer Mukoviszidosetherapie bei Kindern eingesetzt. Neu dokumentierte schwerwiegende Nebenwirkungen wie eine Verschlimmerung der Symptome einer bestehenden Myasthenia gravis, eine Rhabdomyolyse und das Risiko für Herzrhythmusstörungen führten 2008 zu einer Indikationseinschränkung für Moxifloxacin. Bei Levofloxacin wurden zusätzlich hypoglykämisches Koma, tödliche Fälle von akutem Leberversagen, intrakranielle Hypertonie, Pankreatitis sowie Hör- und Sehstörungen festgestellt, was 2012 ebenfalls in einer Indikationseinschränkung resultierte.

> **BEACHTE**
>
> Grundsätzlich scheint eine Behandlung mit Fluorchinolonen das Auftreten von fluorchinolonresistenten Erregern sowie das Risiko für den Erwerb von MRSA oder ESBL-bildenden Bakterien zu begünstigen.

Kontraindikationen. Da Fluorchinolone die Krampfschwelle erniedrigen, sollte bei ZNS-Erkrankungen wie der Epilepsie auf ihren Einsatz verzichtet werden. Zu den weiteren Kontraindikationen zählen Bradykardie, Herzrhythmusstörungen, Herzinsuffizienz und QT-Zeit-Verlängerung.

Arzneimittelinteraktionen. Da Fluorchinolone zu den Chelatbildnern gehören, kann ihre Resorption durch mineralische Antazida oder Präparate mit mehrwertigen Metallionen behindert werden. Die Wirksamkeit von oralen Antikoagulanzien, Glibenclamid, Theophyllin und Koffein wird verstärkt. Eine gleichzeitige Gabe von NSA oder Theophyllin kann zu Krämpfen und einer verstärkten ZNS-Stimulation führen.

32.5.2 Ansamycine

Wirkmechanismus und Wirkstoffe. **Rifampicin** (Eremfat®, oral, i. v.), **Rifabutin** (Mycobutin®, oral) und **Rifapentin** (in den USA Priftin®, oral) blockieren über eine Hemmung der DNA-abhängigen RNA-Polymerase die Transkription.

Pharmakokinetik. Die Resorption der Ansamycine nach oraler Gabe ist gut. Es werden hohe Gewebespiegel erreicht. Durch die starke Lipophilie penetrieren Ansamycine auch in Körperzellen. Sie werden in der Leber metabolisiert und über Niere und Galle ausgeschieden.

Indikationen. Ansamycine sind gegen **Tuberkelbakterien**, **grampositive** sowie **intrazelluläre Bakterien** wirksam. Eine primäre Resistenz der Tuberkelbakterien ist in Europa selten, bei HIV-positiven Patienten allerdings häufiger. Eine Monotherapie mit Ansamycinen führt jedoch schnell zu einer sekundären Resistenzentwicklung. Ansamycine werden daher bevorzugt in der **Kombinationstherapie** der **Tuberkulose** eingesetzt. Zu den weiteren Anwendungsgebieten von Rifampicin zählen die Behandlung der **Legionellose**, der **Rickettsiose** und **Staphylokokkeninfektionen**. Bei **MRSA-Infektionen** werden sie zur Vorbeugung einer sekundären Resistenzbildung allerdings in **Kombination** mit **Vancomycin** eingesetzt. Rifabutin zählt in Kombination mit anderen Wirkstoffen zu den Therapieoptionen bei Mycobacterium-avium-Infektionen bei AIDS-Patienten sowie bei Tuberkulose. Rifapentin hat seit 2010 bei der EMA den Status als *Orphan Drug* zur Therapie der Tuberkulose.

Nebenwirkungen und Kontraindikationen. Zu den häufigsten Nebenwirkungen zählen eine Erhöhung der Leberenzyme und gastrointestinale Beschwerden. Ansamycine sollten deshalb nicht bei Patienten mit schweren Leberfunktionsstörungen eingesetzt werden.

Arzneimittelinteraktionen. Da Ansamycine starke Enzyminduktoren des CYP450-Systems (S. 653) sind, kommt es zum beschleunigten Abbau vieler Substanzen.

Auch **Rifaximin** (Xifaxan®) blockiert die DNA-abhängige RNA-Polymerase, wird jedoch nach oraler Gabe nicht resorbiert. Deshalb wirkt es bei der Behandlung einer durch nichtinvasive enteropathogene Bakterien verursachte Reisediarrhö lokal im Darm.

32.5.3 Makrozykline

Wirkmechanismus und Indikation. Das Makrozyklin **Fidaxomicin** (Dificlir®) inhibiert die RNA-Polymerase, allerdings an anderer Stelle als die Ansamycine. Es wirkt zeitabhängig bakterizid. Die Affinität zur RNA-Polymerase von Clostridium difficile ist im Vergleich zu anderen Bakterien besonders hoch. Gramnegative Bakterien sind nicht empfindlich gegenüber Fidaxomicin, es sind bislang aber keine übertragbaren Resistenzen bekannt.

Indikation. Fidaxomicin ist seit 2012 zur Behandlung von **Clostridium-difficile-Infektionen** bei **Erwachsenen** zugelassen.

Pharmakokinetik. Fidaxomicin wird 2-mal täglich oral über einen Zeitraum von 10 Tagen appliziert. Aufgrund seiner schlechten Resorption ist es lokal im Darm wirksam, eignet sich also nicht für eine systemische Antibiotikatherapie. Über 90 % der Fidaxomicin-Dosis kann daher im Stuhl nachgewiesen werden. Die Halbwertszeit beträgt 8–10 h.

Nebenwirkungen, Wechselwirkungen und Kontraindikationen. Die Anwendung von Fidaxomicin wird dadurch einschränkt, dass es bislang wenig oder keine Daten zu Patienten mit schwerer Niereninsuffizienz, moderater bis schwerer Beeinträchtigung der Leberfunktion oder chronisch-entzündlichen Darmerkrankungen oder zu Schwangeren gibt.

Bezüglich der Nebenwirkungen sollte auf gastrointestinale Störungen wie Obstipation, Übelkeit, Erbrechen, Völlegefühl, Mundtrockenheit, Appetitabnahme, Kopfschmerzen, Schwindel, Geschmacksstörungen und einen Anstieg der Leberenzyme hingewiesen werden.

Fidaxomicin ist ein Substrat von P-Glykoprotein (P-gp) und möglicherweise ein leichter bis moderater Inhibitor von intestinalem P-gp, weshalb eine gleichzeitige Gabe von P-gp-Inhibitoren nicht empfohlen wird. Ein Effekt auf Substrate von intestinalem P-gp ist bislang nicht bekannt, kann aber nicht ausgeschlossen werden.

Exkurs

Stuhltransplantation bei Clostridium-difficile-Infektionen

Die antibiotische Behandlung von Clostridium-difficile-Infektionen ist schwierig und nur bei 15–26 % der Patienten dauerhaft erfolgreich. Dies kann u. a. auf die Persistenz von C.-difficile-Sporen, eine reduzierte Antikörperantwort auf das bakterielle Toxin und auf eine nachhaltig beeinträchtigte Darmflora zurückzuführen sein. Bleibt eine antibiotische Therapie erfolglos, ist eine Stuhltransplantation (mit Donor-Fäzes von gesunden Freiwilligen) eine Option. Gesunde Darmflora kann per Duodenal- oder Magensonde, im Rahmen einer Koloskopie oder mit Kapseln übertragen werden.

32.5.4 Nitroimidazole

Wirkmechanismus. **Metronidazol** (Arilin®, oral, i. v.) entfaltet seine bakterizide Wirkung, indem es in den Bakterien kurzlebige Intermediärprodukte oder Radikale erzeugt und dadurch die DNA schädigt.

Pharmakokinetik. Nitroimidazole werden nach oraler Gabe gut resorbiert und erreichen **hohe Gewebespiegel**. Die Ausscheidung der unveränderten Substanz oder der Metaboliten erfolgt überwiegend über die Niere.

Indikationen. Metronidazol wird gegen **obligat anaerobe Bakterien** (Clostridien und sporenlose Anaerobier), einige mikroaerophile Stäbchen (Helicobacter pylori) und anaerob wachsende **Protozoen** wie Trichomonas vaginalis, Entamoeba histolytica (S. 622) und Gardia lamblia eingesetzt. Es wird häufig als Kombinationspartner in der **Helicobacter-pylori-Eradikationstherapie** (S. 238), bei **anaeroben Mischinfektionen** (z. B. Peritonitis, Aspirationspneumonie), zur

Behandlung der **Amöbenruhr** sowie des **Amöbenleberabszesses** und in der **perioperativen Antibiotikaprophylaxe** vor gynäkologischen Operationen eingesetzt. Lokal findet Metronidazol Anwendung bei Zahn- und Hautinfektionen.

Nebenwirkungen und Kontraindikationen. Zu den Nebenwirkungen zählen gastrointestinale Störungen, zentralnervöse Symptome (Kopfschmerz, Schwindel, Krämpfe, Ataxie, Parästhesien) und allergische Reaktionen. Bei vielen Patienten tritt ein metallischer Geschmack auf. Die oft beschriebene Alkoholunverträglichkeit durch Metronidazol ist umstritten. Nicht eingesetzt werden darf die Substanz bei Patienten mit ZNS-Erkrankungen, Störungen der Blutbildung oder schweren Leberschäden.

Arzneimittelinteraktionen. Orale Antikoagulanzien werden in ihrer Wirkung verstärkt.

> **MERKE**
>
> Nitroimidazole sind gegen obligat anaerobe Bakterien und einige Protozoen wirksam.

32.5.5 Nitrofurane

Nitrofurantoin (Nifurantin®) und **Nitrofural** (Furacin®-Sol) induzieren DNA-Strang-Brüche, wirken aber nur bakteriostatisch. **Nitrofural** wird **lokal** bei infizierten Hauterkrankungen oder zur Wundversorgung verwendet. Bei der **oralen** Gabe von **Nitrofurantoin** werden nur in der Blase antibakteriell wirksame Konzentrationen erreicht, weshalb es ausschließlich zur Therapie von **unkomplizierten Harnwegsinfektionen** eingesetzt werden kann. Die häufigen **Nebenwirkungen** sind z. T. schwerwiegend. Allergisch bedingt treten neben Fieber und Exanthemen auch anaphylaktische Reaktionen oder allergische Lungeninfiltrate auf, bei Langzeitanwendung kann sich eine Lungenfibrose entwickeln. Hinzu kommen gastrointestinale Störungen, neurologische und psychotische Reaktionen sowie kanzerogene Veränderungen.

32.6 Hemmung der bakteriellen Proteinsynthese

Key Point
Bakterien besitzen 70S-Ribosomen, die sich von den 80S-Ribosomen der Eukaryonten unterscheiden. Die bakterielle Proteinsynthese (Translation) ist daher ein guter Angriffspunkt für zahlreiche Antibiotika.

Die Proteinsynthese findet an den **70S-Ribosomen der Bakterien** statt. Sie bestehen aus zwei Untereinheiten und setzen sich aus ribosomaler RNA und Proteinen zusammen. Man unterscheidet Initiation, Elongation und Termination (**Abb. 32.8**). Bei der **Initiation** sorgen Initiationsfaktoren für die koordinierte Zusammenlagerung der beiden ribosomalen Untereinheiten und die Bindung der ersten Transfer-RNA (tRNA). Während der **Elongation** wächst die Aminosäurekette. Dazu binden tRNAs an entsprechende Stellen auf dem Ribosom, die an sie gekoppelte Aminosäure wird in die wachsende Proteinkette integriert, und die tRNA diffundiert wieder ab. Die **Termination** erfolgt durch ein Stopp-Signal auf der mRNA, zu der es keine passende tRNA gibt. Es kommt zum Kettenabbruch und zu einer Dissoziation des Translationskomplexes.

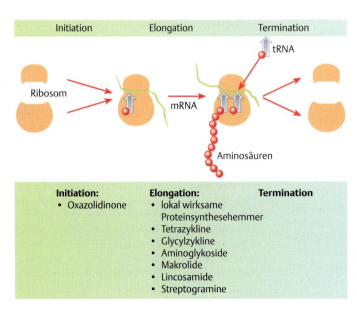

Abb. 32.8 Die meisten Translationshemmer entfalten ihre antibiotische Wirkung während der Elongation. Die blauen Pfeile kennzeichnen die Bindestellen der aktivierten tRNAs am bakteriellen Ribosom.

> **MERKE**
>
> Die meisten Antibiotika, die die Proteinsynthese blockieren, hemmen die Elongation und wirken bakteriostatisch.

32.6.1 Oxazolidinone

Linezolid (Zyvoxid®, oral, i. v.) und **Tedizolid** (Sivextro®, oral, i. v.) blockieren über die Interaktion mit der 50S-Untereinheit die Initiation des Translationskomplexes und wirken **bakteriostatisch**. Beide zählen zu den **Reserveantibiotika** mit einer guten Wirkung gegen multiresistente Staphylokokken, vancomycinresistente Enterokokken und Penicillin-G-resistente Pneumokokken. Sie werden daher bei Infektionen durch **hochresistente grampositive Erreger** verwendet.

Durch eine reversible, nicht selektive Hemmung der Monoaminoxidase kann es zu Blutdrucksteigerung, Hyperthermie und ZNS-Störungen kommen. Daher muss bei gleichzeitiger Gabe von Wirkstoffen, die zu einer Monoaminoxidase-Hemmung (S. 464) führen, eine engmaschige Überwachung der Patienten möglich sein. Zu den weiteren **Nebenwirkungen** zählen reversible Blutbildungsstörungen aller Art und Durchfall. Bei schwerer Nieren- und Leberinsuffizienz sollten Linezolid und Tedizolid nicht verwendet werden.

> **MERKE**
>
> Linezolid und Tedizolid sind wichtige Reserveantibiotika für die Behandlung von Infektionen mit multiresistenten grampositiven Erregern (multiresistente Staphylokokken, vancomycinresistente Enterokokken und Penicillin-G-resistente Pneumokokken).

32.6.2 Aminoglykoside

Wirkmechanismus. Die unterschiedlichen Endungen der Aminoglykoside gehen auf ihre Herkunft zurück: Die Wirkstoffe mit einer -icin-Endung werden von Micromonospora-Arten, die mit einer -ycin-Endung von Streptomyces-Arten produziert. Aminoglykoside interagieren mit der 30S-Untereinheit. Dadurch kommt es zu **Ablesefehlern während der Translation** (*misreading*) und zur Bildung von fehlerhaften Proteinen. Insgesamt wirken Aminoglykoside bakterizid. Da β-Laktam-Antibiotika (S. 585) die Anreicherung von Aminoglykosiden in den Bakterien erleichtern, beobachtet man einen synergistischen Effekt bei Kombination.

> **MERKE**
>
> Aminoglykoside werden häufig in Kombination mit anderen Antibiotika verwendet.

Aminoglykoside haben einen ausgeprägten postantibiotischen Effekt (S. 581) und erzeugen eine **transitorische Resistenz**, d. h. nach der Applikation sind die Bakterien vorübergehend unempfindlicher gegenüber Aminoglykosiden.

Wirkstoffe und Indikationen. Tab. 32.9. Alle Aminoglykoside haben eine starke Wirkung auf **gramnegative Erreger**, v. a. Enterobakterien, sowie auf Pseudomonaden (bes. Tobramycin) und Mykobakterien (Streptomycin).

Pharmakokinetik. Aminoglykoside sind stark hydrophil und werden nach oraler Gabe nicht resorbiert. Bei systemischer Anwendung können sie daher nur **parenteral** (als Kurzinfusion oder intramuskulär) appliziert werden. Die Gewebegängigkeit ist gut, die Liquorgängigkeit ist nur bei entzündeten Meningen ausreichend. Sie haben eine HWZ von 1,5–2 h und werden zu ca. 90 % unverändert über die Nieren ausgeschieden.

Die Dosierung richtet sich nach Schwere der Erkrankung, Indikation und der Nierenfunktion des Patienten. Außerdem ist eine regelmäßige Blutspiegelkontrolle notwendig, um den Talspiegel zu bestimmen, an dessen Wert man eine Überdosierung erkennt. Ein Talspiegel ist die am Ende des Dosierungsinter-

Tab. 32.9

Aminoglykoside

Wirkstoff	Indikation	Applikation
Gentamicin (Refobacin®)	schwere Infektionen wie Peritonitis, Harnwegsinfektionen, Wundbehandlung	i. v., lokal
Amikacin (AmikacinFresenius®)	schwere Infektionen, bei Versagen anderer Aminoglykoside	i. v.
Tobramycin (Gernebcin®)	Pseudomonaden-Infektionen	i. v., inhalativ
Streptomycin (Strepto-Fatol®)	Tuberkulose, Streptokokken- bzw. Enterokokken-Endokarditis (mit Penicillin G), Tularämie und Brucellose (mit Tetrazyklinen)	i. v. oder i. m.
Neomycin (Cysto-Myacyne®N)	Infektionen von Auge und Haut	lokal
Paromomycin (Humatin®)	präoperative Reduktion der Darmflora, Therapie und Prophylaxe der portosystemischen Enzephalopathie, Therapie einer nichtinvasiven Amöbeninfektion des Darms	lokal
Kanamycin (Kanamycin-POS®)	Infektionen des Auges	lokal
Framycetin (Leukase®N Salbe)	Infektionen der Haut, offene Krankheitsherde, Verbrennungen	lokal

valls gemessene Serumkonzentration. Aufgrund der Besonderheiten der Aminoglykoside, wie des postantibiotischen Effekts (S. 581), der transitorischen Resistenz und der potenziellen Toxizität bei zu hohen Talspiegeln, erfolgt am besten eine „**Einmal-täglich-Dosierung**".

Amikacin ist am wenigsten von **Resistenzen** betroffen, kann also auch eingesetzt werden, wenn andere Aminoglykoside wirkungslos sind.

Nebenwirkungen. Aminoglykoside wirken **nephro- und ototoxisch**. Eher selten treten Überempfindlichkeitsreaktionen oder eine neuromuskuläre Blockade (cave: Myasthenia gravis) auf.

> **Praxistipp**
>
> Wenn Aminoglykoside 1-mal täglich infundiert werden, kann die Wirksamkeit gesteigert und ihre Toxizität gesenkt werden.

Kontraindikationen. Aminoglykoside dürfen nicht bei Patienten mit Niereninsuffizienz, Vorschädigung des Vestibular- bzw. Kochleaorgans, Muskelschwäche oder Parkinson-Erkrankung eingesetzt werden. Außerdem sollten während einer Therapie mit Aminoglykosiden keine anderen Wirkstoffe verwendet werden, die potenziell nephro- oder ototoxisch sind (z. B. Ciclosporin, Schleifendiuretika).

> **MERKE**
>
> - Aminoglykoside wirken im Gegensatz zu den meisten anderen Proteinsynthesehemmern bakterizid.
> - Meist werden Aminoglykoside bei schweren Erkrankungen in Kombination mit anderen Antibiotika eingesetzt.
> - Bei den Nebenwirkungen ist die Oto- und Nephrotoxizität zu beachten.

32.6.3 Tetrazykline

Wirkmechanismus. Tetrazykline blockieren über Interaktion mit der 30S-Untereinheit die Anlagerung der tRNAs an das Ribosom und wirken **bakteriostatisch**.

Wirkstoffe und Indikationen. Das Wirkspektrum der Tetrazykline ist sehr breit. Sie wirken antibakteriell gegen Spirochäten, grampositive, gramnegative und intrazelluläre Keime (**Tab. 32.10**). Klinisch relevant ist vor allem der Einsatz gegen **intrazelluläre Keime** (Chlamydien, Mykoplasmen, Rickettsien). Allerdings gibt es bei sehr vielen Erregern resistente Stämme, die entweder die Wirkstoffe aus der Zelle transportieren oder die ribosomale Zielstruktur verändert haben.

Pharmakokinetik. Doxyzyklin und Minozyklin werden nach oraler Gabe fast vollständig resorbiert und besitzen eine HWZ von ca. 15 h. Doxyzyklin kann auch i. v. appliziert werden. Tetrazykline werden wenig metabolisiert und über Galle, Darm und Niere ausgeschieden.

Nebenwirkungen. Grundsätzlich werden Tetrazykline gut vertragen. Es muss jedoch mit gastrointestinalen Beschwerden und einer Fotosensibilisierung gerechnet werden. Bei Überdosierung kann es zu Leberschäden kommen. Bei Kindern wird vor einer Gelbfärbung der Zähne mit erhöhter Kariesanfälligkeit gewarnt. Außerdem besteht die Möglichkeit einer intrakranialen Drucksteigerung.

> **MERKE**
>
> Tetrazyklin und Oxytetrazyklin sollten aufgrund der Resistenzsituation und der Verträglichkeit nur noch lokal verwendet werden. Therapeutisch haben vor allem Doxyzyklin und Minozyklin eine Bedeutung.

Kontraindikationen. Bei Kindern (bis 8 Jahre) und bei Patienten mit Lebererkrankungen sowie während Schwangerschaft und Stillzeit sollte auf den Einsatz von Tetrazyklinen verzichtet werden.

Arzneimittelinteraktionen. Tetrazykline verstärken die Wirkung von Digoxin, oralen Antikoagulanzien und oralen Antidiabetika und steigern die Toxizität von Ciclosporin A und Methotrexat. Die Wirksamkeit oraler Kontrazeptiva wird abgeschwächt. Die Resorption der Tetrazykline wird durch mineralische Antazida, Präparate mit mehrwertigen Metallionen und Milchprodukte vermindert. Enzyminduktoren wie Rifamipicin, Carbamazepin, Phenytoin und Phenobarbital beschleunigen den Tetrazyklin-Abbau.

Tab. 32.10

Tetrazykline

Wirkstoff	Indikation
Doxyzyklin (Doxycyclin Stada®)	Infektionen durch Chlamydien, Yersinien, Rickettsien, Borrelien, Mykobakterien; Tularämie, Lues, Aktinomykose, Cholera, Rosacea, Atemwegsinfektionen, Akne
Minozyklin (Minocyclin-ratiopharm®)	Infektionen der Atemwege, des Urogenital- und Magen-Darm-Trakts, der Gallenwege, der Haut, der Augen, Borreliose, seltene Infektionen durch intrazelluläre Erreger
Oxytetrazyklin (Oxytetracyclin Jenapharm®)	lokal bei Infektionen des Auges
Tetrazyklin (Tetracyclin-Wolff®)	Infektionen von Atemwegen, Urogenitalsystem, Haut, Auge

> **MERKE**
> - Tetrazykline sind generell gut verträglich und haben ein breites Wirkspektrum.
> - Aufgrund der Resistenzsituation ist vor allem der Einsatz gegen intrazelluläre Erreger klinisch relevant.

32.6.4 Glycylcycline

Glycylcycline leiten sich von den Tetrazyklinen ab, wirken aber auch gegen tetrazyklinresistente Keime. **Tigecyclin** (Tygacil®) ist der einzige bislang zugelassene Wirkstoff dieser Gruppe. Er blockiert die Anlagerung der tRNAs an das Ribosom und wirkt **bakteriostatisch**. Sein Wirkspektrum erstreckt sich auf Staphylokokken, Enterokokken, Streptokokken, Clostridien, Bacteroides-Arten und einige Enterobakterien. Angewendet wird Tigecyclin bei **komplizierten Haut- und Weichgewebsinfektionen** sowie komplizierten **intraabdominellen Infektionen**, auch durch **hochresistente Erreger**. Tigecyclin wird **i. v.** appliziert. Seine Gewebeverteilung ist gut. Seit 2011 wird explizit darauf hingewiesen, dass Tigecyclin nur verwendet werden sollte, wenn andere Antibiotika vermutlich oder sicher nicht geeignet sind. Dies liegt daran, dass bei mit Tigecyclin behandelten Patienten eine numerisch erhöhte Mortalität im Vergleich zu Patienten auftrat, die eine andere Antibiotikatherapie erhielten. Insbesondere bei Patienten mit einer Superinfektion (v. a. nosokomiale Pneumonie) waren die Behandlungsergebnisse ungünstiger.

Häufige **Nebenwirkungen** sind gastrointestinale Störungen, Schwindel und Kopfschmerzen, Anstieg der Leberenzyme, Ausschlag, Phlebitis und eine verlängerte Prothrombinzeit. Bei Kindern und Jugendlichen (bis 18 Jahre), Schwangeren und bei Patienten mit Lebererkrankungen sollte auf Tigecyclin verzichtet werden.

32.6.5 Makrolide

Wirkmechanismus. Makrolide blockieren über Interaktion mit der 50S-Untereinheit das Vorrücken des Ribosoms entlang der mRNA während der Elongation und wirken **bakteriostatisch**. Das verwandte **Ketolid** Telithromycin hat eine höhere Affinität zum bakteriellen Ribosom, ist deshalb bakterizid und wirkt auch gegen sonst makrolidresistente Keime.

Wirkstoffe und Indikationen. Makrolide haben ein breites Wirkspektrum und besitzen eine gute Wirkung gegen aerobe grampositive Bakterien wie Streptokokken und intrazelluläre bzw. zellwandlose Keime (Chlamydien, Mykoplasmen) sowie einige gramnegative Bakterien wie Legionellen. Außerdem wirken sie gegen Toxoplasmen (**Tab. 32.11**).

> **MERKE**
> Erythromycin wird wegen seiner peristaltikanregenden Wirkung auch als Prokinetikum eingesetzt (S. 233).

Pharmakokinetik. Erythromycin kann in unterschiedlichen Verbindungen vorliegen (z. B. als Succinat, Stearat oder Estolat). Deren Säurestabilität, der Füllungszustand des Magens und die galenische Zubereitung beeinflussen die Resorption nach oraler Einnahme, die jedoch generell niedrig ist. Die orale Bioverfügbarkeit der anderen Makrolide ist besser, allerdings werden auch sie nach **oraler Gabe** nur **unvollständig** aus dem Magen-Darm-Trakt resorbiert. Alle Wirkstoffe werden in der **Leber** metabolisiert. Die Gewebepenetration ist gut; vor allem in Makrophagen und Granulozyten werden Makrolide **intrazellulär angereichert**. Makrolide werden über den Harn, die Galle oder die Fäzes ausgeschieden. Die HWZ liegt bei höchstens 5 h. Ausnahmen sind Roxithromycin (12 h) und Azithromycin (10–12 h).

Nebenwirkungen. Durch die unvollständige Resorption und die z. T. prokinetische Wirkung der Makrolide (S. 231) sind **gastrointestinale Störungen** häufig. Außerdem können reversible Hörstörungen, ein re-

Tab. 32.11

Makrolide

Wirkstoff	Indikation	Applikation
Erythromycin (Erythromycin AL 500®)	Legionellose, als 2. Wahl bei Atemwegsinfektionen durch intrazelluläre Erreger	oral, i. v., lokal
Clarithromycin (Klacid®)	Atemwegserkrankungen durch intrazelluläre Keime, bei Penicillinallergie gegen Streptokokkeninfektionen, Eradikationstherapie von Helicobacter pylori (S. 238)	i. v., oral
Roxithromycin (Roxibeta®)	Atemwegserkrankungen durch intrazelluläre Keime, bei Penicillinallergie gegen Streptokokkeninfektionen sowie Infektionen von Haut und Weichgewebe	oral
Azithromycin (Zithromax®)	Atemwegsinfektionen durch intrazelluläre Erreger, bei Penicillinallergie gegen Streptokokkeninfektionen, Hautinfektionen	i. v., oral, lokal
Telithromycin (Ketek®)	Atemwegsinfektionen	oral
Spiramycin (Rovamycine®)	Toxoplasmose während der Schwangerschaft (S. 623)	oral

versibler Anstieg der Leberenzyme, ventrikuläre Arrhythmien und Tachykardien sowie ZNS-Störungen (wie Halluzinationen), Überempfindlichkeitsreaktionen und eine Fotosensibilisierung auftreten. Es besteht eine partielle Kreuzresistenz mit Clindamycin und Streptograminen. Nach 2- bis 3-wöchiger Therapie kann eine intrahepatische Cholestase mit oder ohne Ikterus auftreten. Insbesondere bei der Verwendung von Telithromycin besteht die Gefahr von Leberschädigungen, einer Verschlimmerung der Symptomatik der Myasthenia gravis sowie von reversiblen Sehstörungen.

Kontraindikationen. Leberfunktionsstörungen, gleichzeitiger Einsatz von Antiarrhythmika.

Arzneimittelinteraktionen. Durch Hemmung von CYP450-Isoenzymen (außer durch Azithromycin) kommt es zur verzögerten Elimination verschiedener Substanzen, vgl. Phase-I-Reaktionen und Transportproteine (S. 653).

> **MERKE**
>
> Makrolide werden häufig bei Atemwegsinfektionen eingesetzt. Aufgrund der Hemmung von CYP450-Isoenzym muss besonders auf Arzneimittelinteraktionen geachtet werden.

32.6.6 Lincosamide

Clindamycin (Clindabeta®) hemmt die Interaktion zwischen tRNA und Peptidyltransferase an der 50S-Untereinheit und wirkt **bakteriostatisch**. Es besitzt eine starke Wirkung gegen **grampositive Bakterien** und **Anaerobier**. Clindamycin wird meist in Kombination bei **schweren Anaerobierinfektionen** eingesetzt. Außerdem wird es zur oralen Nachbehandlung der **Osteomyelitis**, gegen Staphylokokkeninfektionen bei Penicillinallergie sowie lokal gegen Akne und in der Zahnmedizin eingesetzt.

Clindamycin wird nach oraler Gabe fast vollständig resorbiert. Durch die **hohe Lipophilie** werden sogar in den **Knochen** wirksame Konzentrationen erreicht. Clindamycin wird in der Leber transformiert und über Harn und Fäzes ausgeschieden. Die HWZ beträgt 2,5 h. Es ist oral, i. v. und lokal anwendbar.

Zu den typischen **Nebenwirkungen** zählen gastrointestinale Beschwerden bis hin zur **pseudomembranösen Kolitis**. Letztere entsteht, wenn die Darmflora durch Antibiotika so stark geschädigt wird, dass sich das Bakterium Clostridium difficile verstärkt vermehren kann. Die von den Clostridien ausgeschiedenen Gifte verursachen Fieber, Bauchschmerzen, Durchfall und Flüssigkeitsverlust.

> **MERKE**
>
> Clindamycin ist sehr lipophil und wird häufig bei Anaerobierinfektionen und Osteomyelitis eingesetzt.

32.6.7 Streptogramine

Aus dieser Wirkstoffgruppe ist das parenterale Kombinationspräparat **Quinupristin/Dalfopristin** (Synercid®) nur noch in den USA im Handel. Streptogramine hemmen an der 50S-Untereinheit sowohl die Transpeptidierung als auch die Ribosomentranslokation und wirken **bakterizid**. Sie zählen zu den **Reserveantibiotika** und haben eine starke Wirkung auf grampositive Kokken wie methicillinresistente Staphylokokken, vancomycinresistente Enterokokken und Penicillin-G-resistente Pneumokokken. Ferner wirken Streptogramine gegen Chlamydien, Legionellen und Mykoplasmen. Die HWZ beträgt ca. 1 h. Gewebe- und Zellpenetration sind gut. Es findet eine teilweise Umsetzung in der Leber statt, die Ausscheidung ist überwiegend renal.

Als **Nebenwirkungen** können gastrointestinale Beschwerden, lokale und systemische Unverträglichkeitsreaktionen und ein Bilirubinanstieg auftreten. Wegen einer vorübergehenden Leberenzymerhöhung sollten die Streptogramine bei schwerer Leberinsuffizienz nicht verwendet werden. Da Streptogramine das Enzym CYP3A4 hemmen (S. 653), rufen sie zahlreiche **Interaktionen** hervor.

> **MERKE**
>
> Streptogramine sind Reserveantibiotika, die gegen hochresistente grampositive Erreger eingesetzt werden, aber derzeit in Deutschland nicht im Handel sind.

32.6.8 Lokal wirksame Proteinsynthesehemmer

Mupirocin (Turixin®) hemmt über die Blockade der Isoleucyl-tRNA-Synthetase die Translation. Es wird als Salbe gegen Staphylokokken und Streptokokken eingesetzt.

Fusidinsäure (Fucidine®) hemmt die Ablösung der tRNAs und wirkt **bakteriostatisch**. Sie ist für die **lokale Applikation** bei Haut- und Augeninfektionen, besonders durch Staphylokokken, zugelassen. Eine Resistenzentwicklung ist häufig. Die HWZ liegt bei 4–6 h.

Retapamulin (Altargo®) wirkt über mehrere Angriffspunkte an der 50S-Untereinheit (v. a. über eine Hemmung der Transpeptidierung) bakteriostatisch. Es wird als Salbe bei Hautinfektionen durch grampositive Erreger eingesetzt.

Chloramphenicol (Posifenicol®) hemmt an der 50S-Untereinheit die ribosomale Peptidyltransferase und wirkt **bakteriostatisch**. Es besitzt ein **breites Wirkspektrum** (grampositiv, gramnegativ, zellwandlos/intrazellulär). Angewendet wird es zurzeit nur lokal als Augensalbe.

32.7 Antituberkulotika

Key Point

Die Tuberkulose ist mit weltweit fast 1,7 Millionen Todesfällen pro Jahr ein großes medizinisches Problem. Auch in Deutschland ist seit 2015 ein Anstieg der gemeldeten Tuberkulosefälle zu verzeichnen. Die Therapie besteht aus einer Kombination mehrerer Wirkstoffe und muss mindestens 6 Monate durchgeführt werden.

32.7.1 Grundlagen

Die Tuberkulose wird am häufigsten durch Mycobacterium tuberculosis verursacht. Mykobakterien sind obligat **aerobe** und **fakultativ intrazelluläre Stäbchen**, die extra- und intrazellulär leben können (**Abb. 32.9**). Mycobacterium tuberculosis gelangt nach Inhalation in die Lungenalveolen und wird dort von den Alveolarmakrophagen und dendritischen Zellen phagozytiert. Durch ihre dicke Lipidschicht können die Bakterien im Phagosom überleben und sich im Zellinneren der Phagozyten vermehren. Beim Absterben der Zelle werden sie gemeinsam mit Entzündungsmediatoren freigesetzt, wodurch es zu einer lokalen Entzündung kommt. Die Bakterien gelangen über die Lymphbahnen in die Lymphknoten, wo sie eine zelluläre Immunantwort hervorrufen. In über 90% aller Fälle verbleibt die Infektion in diesem Stadium (**Primärtuberkulose**). Es besteht keine Krankheit im klinischen Sinn, doch die verkalkten und vernarbten Entzündungsherde enthalten häufig weiterhin vermehrungsfähige und infektiöse Tuberkulosebakterien, die bei Immunschwäche des Wirts reaktivieren und eine **Post-Primärtuberkulose** auslösen können.

Da die Bakterien nicht nur extrazellulär, sondern auch intrazellulär und in Entzündungsherden vorliegen, ist eine **gute Gewebegängigkeit** und **Zellpenetration** eine wichtige Voraussetzung für die Tuberkulostatika. Die **Standardtherapie** der pulmonalen/intrathorakalen Tuberkulose von Patienten **ohne Risikofaktoren** für eine **Medikamentenresistenz** wird unterteilt in eine **Initialphase** (2 Monate) und eine **Kontinuitätsphase** (4 Monate).
Initial wird eine **Kombination von 4 Wirkstoffen** empfohlen. Erstrang-Medikamente sind: Rifampicin (S. 594), Isoniazid, Pyrazinamid und Ethambutol. In der **Kontinuitätsphase** wird eine **2-fach-Kombination** aus Rifampicin und Isoniazid verwendet. Die meisten Erreger werden bereits während der Initialtherapie inaktiviert. Ziel der Kontinuitätsphase ist es, die verbliebenen Erreger zu erreichen, die eine Reaktivierung auslösen könnten. Die tägliche Gabe der Wirkstoffe ist der intermittierenden vorzuziehen. Um eine möglichst gute Resorption zu erzielen, werden alle Tuberkulosemedikamente morgens in einer Dosis zusammen eingenommen.

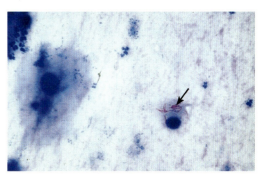

Abb. 32.9 Sputum mit Mycobacterium tuberculosis (Pfeil).
(Groß U. Kurzlehrbuch Medizinische Mikrobiologie und Infektiologie. Thieme; 2013)

MERKE

Antituberkulotika müssen
– in die Zellen eindringen können (Mykobakterien persistieren intrazellulär) und
– eine gute Gewebegängigkeit aufweisen (Mykobakterien halten sich an Stellen auf, die für Arzneimittel nur schwer zugänglich sind, z. B. Entzündungsherde, Kavernen, verkäsende Nekrosen).

Da sich die Keime nur sehr langsam vermehren, muss die Therapie ausreichend lange verabreicht werden (i. d. R. 6 Monate). Aufgrund der langen Therapiedauer ist die Gefahr einer Resistenzentwicklung sehr hoch, weshalb Kombinationen mehrerer Antituberkulotika eingesetzt werden. Die Initialtherapie (2 Monate) der Tuberkulose besteht aus einer 4-fach-Kombination von Wirkstoffen, die Konsolidierungsphase (4 Monate) aus einer 2-fach-Kombination.

32.7.2 Erstrang-Antituberkulotika

Isoniazid

Wirkmechanismus und Indikation. Isoniazid (Isozid®) hemmt die Synthese von Nukleinsäuren und Mykolsäure (spezifischer Baustein der mykobakteriellen Zellwand) der Tuberkelbakterien. Es wirkt in niedrigen Konzentrationen bakteriostatisch, in höheren Konzentrationen bakterizid. Isoniazid ist nur gegen Mycobacterium tuberculosis wirksam und wird in der **Therapie** der **Tuberkulose** und **Chemoprophylaxe** bei **Exponierten** eingesetzt.

Pharmakokinetik. Isoniazid wird meistens oral, seltener i. v. verabreicht. Die HWZ hängt stark von der individuellen enzymatischen Ausstattung ab (Acetyliererstatus): Bei Langsamaktivierern (S. 658) liegt sie bei 3 h, bei Schnellaktivierern bei 1 h. Gewebeverteilung (auch im Liquor) und Zellpenetration sind gut.

Isoniazid wird in der Leber inaktiviert. Die Ausscheidung der Metaboliten erfolgt überwiegend über die Nieren. Die Dosierung richtet sich nach der Inaktivierungsgeschwindigkeit und der Funktionsfähigkeit der Leber.

> **MERKE**
>
> Die HWZ von Isoniazid hängt stark von der individuellen Enzymausstattung ab.

Nebenwirkungen und Kontraindikationen. Isoniazid kann ZNS-Störungen (periphere Neuritiden, Schwindel, Kopfschmerzen, Unruhe, psychische Störungen, Krämpfe), gastrointestinale Beschwerden, einen vorübergehenden Transaminasenanstieg, Leberfunktionsstörungen, allergische Reaktionen und Blutbildungsstörungen auslösen. Außerdem besteht eine **Alkoholintoleranz**. Es ist deshalb bei Lebererkrankungen, Psychosen, Epilepsie, peripheren Neuropathien, Niereninsuffizienz und Blutbildungsstörungen **kontraindiziert**.

Da Isoniazid die Diamin- und Monoaminoxidase hemmt, kann es bei Verzehr histaminreicher Nahrung die Symptome einer Histaminintoxikation auslösen. Daher sollte unter der Behandlung auf den Genuss von Käse, Rotwein, Thunfisch oder tropischen Fischen verzichtet werden.

Praxistipp

Da die neurotoxischen Wirkungen von Isoniazid durch einen funktionellen Vitamin-B$_6$-Antagonismus vermittelt werden (Isoniazid inaktiviert Vitamin B$_6$), können sie durch eine begleitende Vitamin-B$_6$-Gabe (S. 339) abgemildert werden.

Arzneimittelinteraktionen. Es kann zu einer **Wirkungsverstärkung** von Phenytoin, Primidon, Carbamazepin, Theophyllin, Disulfiram und zu Unverträglichkeiten mit SSRI kommen.

Ethambutol

Ethambutol (EMB-Fatol®) wirkt **bakteriostatisch** gegen Mycobacterium tuberculosis und andere Mykobakterien. Es kann oral, i.v. oder i.m. verabreicht werden. Die HWZ liegt bei 4 h, Gewebeverteilung und Zellpenetration sind gut. Ethambutol wird teilweise in der Leber inaktiviert, die Ausscheidung der Metaboliten erfolgt über Harn und Fäzes. Während der Therapie kann eine reversible **Neuritis des N. opticus** auftreten. Vor der ersten Gabe sollte daher eine augenärztliche Untersuchung erfolgen, während der Behandlung alle 4 Wochen. Unter der Behandlung mit Ethambutol kann es zu einem Anstieg der Harnsäure im Serum kommen. Bei Vorschädigung des N. opticus und Niereninsuffizienz darf Ethambutol nicht angewendet werden.

Pyrazinamid

Pyrazinamid (Pyrafat®) wirkt hauptsächlich gegen Mycobacterium tuberculosis im sauren pH-Bereich bakterzid. Noch ist der Wirkmechanismus nicht vollständig geklärt. Vermutlich wird Pyrazinamid im Bakterium in Zwischenprodukte umgewandelt, die mit der Mykolsäuresynthese interferieren.

Pyrazinamid wird nach oraler Gabe vollständig resorbiert, das Verteilungsvolumen ist hoch. Es wird über das Cytochrom-P450-System der Leber metabolisiert, die Metaboliten werden über die Niere ausgeschieden. Die HWZ schwankt interindividuell zwischen 4 und 17 h. Zu den typischen **unerwünschten Wirkungen** zählen eine Erhöhung der Transaminasen, Leberfunktionsstörungen, gastrointestinale Störungen (Übelkeit, Erbrechen, Gewichtsabnahme), Fotosensibilisierung sowie eine Hyperurikämie. Störungen des blutbildenden Systems sind selten. Bei Leberfunktionsstörungen und Gicht sollte Pyrazinamid nicht eingesetzt werden.

32.7.3 Zweitrang-Antituberkulotika

Als **Zweitrang-Antituberkulotika** werden unter anderem die bereits besprochenen Wirkstoffe Streptomycin (S. 597), Amikacin, Levofloxacin, Moxifloxacin, Rifabutin und Rifapentin eingesetzt.

Weitere Optionen sind:

– **Bedaquilin**: Bedaquilin (Sirturo®) inhibiert die mykobakterielle ATP-Synthase und wird oral appliziert. Als Nebenwirkungen treten Übelkeit, Gelenk- und Kopfschmerzen sowie eine QT-Zeit-Verlängerung auf.

– **Capreomycin**: Das Polypeptidantibiotikum hemmt die Proteinsynthese und wird entweder intramuskulär oder intravenös verwendet. Es kann oto- und nephrotoxisch sein.

– **Delamanid**: Bei Delamanid (Deltyba®) handelt es sich um ein Nitro-dihydro-Imidazooxazol-Derivat, das die Mykolsäure-Synthese inhibiert und oral gegeben wird. Als unerwünschte Wirkungen treten gastrointestinale Störungen, Kopfschmerzen, Insomnie und eine QT-Zeit-Verlängerung auf.

– **Paraaminosalicylsäure**: Als Wirkmechanismus von Paraaminosalicylsäure (PAS-Fatol®) wird angenommen, dass die Folsäuresynthese gehemmt und die Eisenaufnahme der Mykobakterien reduziert wird. Es kann intravenös und oral gegeben werden. Es können gastrointestinale Störungen, allergische Hautreaktionen, Elektrolytstörungen und Blutbildveränderungen auftreten. Außerdem ist eine lebertoxische Wirkung beschrieben.

– **Protionamid**: Durch die Gabe von Protionamid (Peteha®) wird die Synthese von Mykolsäure ge-

hemmt. Die Einnahme erfolgt oral. Protionamid kann starke GIT-Beschwerden verursachen sowie eine Lebertoxizität, eine Blutzuckersenkung, Allergien und Funktionsstörungen des ZNS und der Schilddrüse.
- **Terizidon**: Der Cycloserin-Abkömmling Terizidon (Terizidon®) hemmt die Zellwandsynthese und wird oral gegeben. Neben Visusstörungen und gastrointestinalen Unverträglichkeiten können Psychosen und andere zentralnervöse Störungen auftreten.

32.8 Pharmakologie in der Praxis: Antibiotika

32.8.1 Praktischer Umgang mit Antibiotika

Antibiotika werden häufig und in nahezu allen Fachbereichen eingesetzt. Wichtig für einen guten Effekt ist die Berücksichtigung des Keimspektrums, das Erreichen von wirksamen Antibiotikakonzentrationen und die Einhaltung einer geeigneten Therapiedauer.
- **gezielte antibiotische Therapie:** Für eine gezielte antibiotische Therapie ist die Kenntnis des Erregerspektrums bzw. eines Antibiogramms notwendig, was auch den Einsatz von Antibiotika mit einem schmalen Wirkspektrum ermöglicht.
- **Interventionstherapie:** Bei lebensbedrohlichen Infektionen mit einem potenziell erweiterten Spektrum wie Sepsis, Meningitis oder Pneumonie dagegen ist ein sofortiger Therapiebeginn mit einem Breitspektrum-Antibiotikum oder einer Kombination verschiedener Wirkstoffe erforderlich.
- **parenterale Antibiotikatherapie**: Für ein schnelles Erreichen von therapeutischen Blut- und Gewebskonzentrationen bei schweren Infektionen eignet sich die parenterale Therapie, häufig mit i. v. Kurzinfusionen oder i. v. Injektionen.
- Bei der **oralen Applikation** von Antibiotika sollten Resorption und Gewebsverteilung berücksichtigt werden. Orale Wirkstoffe sind zur Therapie leichterer Infektionen bzw. zur Weiterbehandlung bei der Deeskalation einer Interventionstherapie empfohlen.
- Die **Behandlungsdauer** ist abhängig von Erreger und Infektionsverlauf, sodass von einer Einmaltherapie bis zu einer Langzeittherapie alles möglich ist.
- Eine **Einmaltherapie** ist die 1-malige Gabe eines oralen oder parenteralen Antibiotikums und kann bei Infektionen wie der akuten unkomplizierten Zystitis bei Frauen oder der unkomplizierten Gonorrhö durchgeführt werden. Bevorzugt verwendet werden bakterizide Antibiotika mit einer langen Halbwertszeit oder einem ausgeprägten postantibiotischen Effekt.
- Bei einer **mehrtägigen Standardtherapie** ist häufig eine Dauer von 5–10 Tagen ausreichend, wobei gerade die Keimreduktion zu Therapiebeginn entscheidend für den Erfolg der Behandlung ist.
- **Langzeittherapie:** Komplizierte und langwierige Infektionen, wie z. B. Tuberkulose, Osteomyelitis oder bakterielle Endokarditis, erfordern eine Langzeittherapie. Die Auswahl der geeigneten Antibiotika richtet sich nach dem Erregerspektrum und den pharmakokinetischen Charakteristika, die ausreichende Spiegel an den Infektionsorten ermöglichen.

32.8.2 Antibiotika in der Schwangerschaft

Der Einsatz von Antibiotika während der Schwangerschaft ist problematisch, besonders kritisch ist die Phase der Organogenese. Weitgehend **unbedenklich** sind folgende **Wirkstoffe:**
- Penicillin G und V
- Amoxicillin, Ampicillin
- Mezlocillin
- Cefaclor, Cefazolin, Cefepim, Cefixim, Cefotaxim, Ceftazidim, Ceftriaxon, Cefuroxim
- Fosfomycin-Trometamol
- Erythromycin
- Ethambutol
- Isoniazid
- Fusidinsäure

Viele neue Wirkstoffe wurden noch nicht bei Schwangeren getestet und befinden sich deshalb nicht in der Aufzählung, auch wenn sie in Toxizitätsstudien kein teratogenes Potenzial zeigten.

32.8.3 Tabellarische Übersicht über die klinischen Daten

Tab. 32.12 und **Tab. 32.13**.

32.8.4 Weiterführende Informationen
- http://leitlinien.net/
- www.p-e-g.org/econtext/leitlinien (Empfehlungen der Paul-Ehrlich-Gesellschaft)

Tab. 32.12

Klinische Daten von oralen Antibiotika (Erwachsene)

Wirkstoff	Plasma-HWZ (h)[1]	Dosierung (mg)[2]	Metabolisierung/Ausscheidung[3]	Dosis bei Niereninsuffizienz[4]
Zellwandsynthese-Inhibitoren				
Penicilline				
Penicillin V	0,5–0,75	3–4,5 Mio. IE (in 3 ED)	renal	≤ 30, Applikationsintervall verlängern
Flucloxacillin	0,75	3000 (in 3–4 ED)	hepatisch, renal	< 40, Applikationsintervall verlängern
Ampicillin	1	2000–6000 (in 3–4 ED)	biliär, renal	≤ 30, Dosis reduzieren
Amoxicillin	1	1500–3000 (in 3–4 ED)	renal	wie Ampicillin
Pivmecillinam	1–1,5	600–1200 (in 3 ED)	renal (biliär)	keine Anpassung
Cephalosporine				
Cefaclor	0,75–1	1500 (in 3 ED)	renal	unverändert
Cefalexin	1	1500–3000 (in 3–4 ED)	renal	≤ 50, Applikationsintervall verlängern
Cefadroxil	1,5	1000–2000 (in 1–2 ED)	renal	wie Cefalexin
Cefuroxim-Axetil	1–1,5	500–2000 (in 2 ED)	renal	≤ 30, Applikationsintervall verlängern
Cefpodoxim-Proxetil	2,4	200–400 (in 1–2 ED)	renal	≤ 40, Applikationsintervall verlängern, Dosis reduzieren
Cefixim	2–4	400 (in 1–2 ED)	renal (biliär 10 %)	≤ 20, 200 mg, 1 ED
Fosfomycin				
Fosfomycin-Trometamol	3–4	3 000 (als ED)	renal	≤ 20 KI
Folsäuresynthese-Inhibitoren				
Diaminopyrimidine				
Trimethoprim	12	300–400 (in 2 ED)	renal (hepatisch, biliär)	≤ 30, Hälfte der Dosis, < 10 KI
Kombination Diaminopyrimidine und Sulfonamide				
Trimethoprim/Sulfamethoxazol	12/10	1920 (in 2 ED)	renal (hepatisch, biliär)/hepatisch, renal	≤ 30, Hälfte der Dosis, < 15 KI
DNA-interagierende Substanzen				
Chinolone				
Norfloxacin	3–4	800 (in 2 ED)	hepatisch, renal (biliär) Inhib. von CYP1A2	≤ 30, 400 mg
Ciprofloxacin	4–7	1 000–1500 (in 2 ED)	hepatisch, renal Inhib. von CYP1A2	≤ 60, Dosis reduzieren
Ofloxacin	5–7	200–400 (in 1–2 ED)	renal Inhib. von CYP1A2	≤ 50, Dosis reduzieren
Levofloxacin	6–8	250–1000 (in 1–2 ED)	renal Inhib. von CYP1A2	≤ 50, Dosis reduzieren
Moxifloxacin	12	400 (als ED)	hepatisch, renal Inhib. von CYP1A2	keine Anpassung
Ansamycine				
Rifampicin	3–16	450–600 (in 1–2 ED)	hepatisch, biliär (renal) Indukt. von CYP450-Enzymen	keine Anpassung
Rifabutin	4–40	150–600 (in 1–2 ED)	hepatisch, renal Indukt. von CYP450-Enzymen	< 30, ½ Dosis
Rifapentin	12–14	450–600 (2-mal wöchentlich)	hepatisch, biliär (renal) Indukt. von CYP450-Enzymen	nicht bekannt
Makrozykline				
Fidaxomicin	8–10	400 (in 2 ED)	hepatisch, biliär	keine Anpassung
Nitroimidazole				
Metronidazol	6–10	200–2000 (in 2–3 ED)	hepatisch, renal	keine Anpassung
Nitrofurane				
Nitrofurantoin	0,3–1,5	100–400 (in 1–4 ED)	renal	KI

Wirkstoff	Plasma-HWZ (h)[1]	Dosierung (mg)[2]	Metabolisierung/Ausscheidung[3]	Dosis bei Niereninsuffizienz[4]
Proteinsynthese-Inhibitoren				
Oxazolidinone				
Linezolid	5–7	1 200 (in 2 ED)	hepatisch, renal, biliär	keine Anpassung
Tedizolid	12	200 (als ED)	hepatisch	keine Anpassung
Tetrazykline				
Doxyzyklin	10–22	50–300 (als ED)	biliär, renal	keine Anpassung
Minozyklin	14–22	100 (in 2 ED)	biliär	KI
Makrolide				
Erythromycin	1–2	1500–2000(–4000) (in 3–4 ED)	hepatisch, biliär (renal) Inhib. von CYP3A4	≥ 2,0 mg/dl Serumkreatinin max. 2 000 mg/d
Clarithromycin	5–6	500–1000 (in 2 ED)	hepatisch, biliär (renal) Inhib. von CYP3A4	< 30, 250–500 mg
Roxithromycin	6–16	300 (in 1–2 ED)	hepatisch, biliär (renal) Inhib. von CYP3A4	keine Anpassung
Azithromycin	48–96	500–1000 (als ED)	hepatisch, biliär, renal	keine Anpassung
Spiramycin	2–3	1500–2250 (in 2–4 ED)	hepatisch, biliär	keine Anpassung
Lincosamide				
Clindamycin	3	1800 (in 3–4 ED)	hepatisch, biliär, renal	evtl. Dosisreduktion oder verlängertes Dosierungsintervall

[1] wenn nicht anders vermerkt: Tablette (nicht retardiert, keine schnell wirksame Formulierung)
[2] mg, wenn nicht anders vermerkt; durchschnittliche Gabe einer durchschnittlichen Einzeldosis (1-mal die Höchstdosis oder mehrmals täglich die niedrige Dosierung)
[3] Nur die Metabolisierungen/Ausscheidungswege/CYP-Enzyme werden aufgelistet, die pharmakologisch relevant sind.
[4] Kreatinin-Clearance in ml/min; KI = Kontraindikation
I = Induktor; H = Hemmstoff; S = Substrat

Tab. 32.13

Klinische Daten von parenteralen Antibiotika (Erwachsene)

Wirkstoff	Plasma-HWZ (h)[1]	Dosierung (mg)[2]	Metabolisierung/Ausscheidung[3]	Dosis bei Niereninsuffizienz[4]
Zellwandsynthese-Inhibitoren				
Penicilline				
Penicillin G	0,5–0,7	600–3000 (in 4–6 ED); Erhöhung bis maximal 36 000	renal	≤ 45, Applikationsintervall verlängern; ≤ 18 ml/min Krea zusätzlich red. Dosis
Benzylpenicillin-Benzathin/-Procain	> 24 h/ > 12 h	i.m., 600 000 IE /300 000 (4–7 Tage) bis 1 200 000/ 600 000 IE (1-mal wöchentlich)	renal	keine Anpassung
Flucloxacillin	0,75–1	3000–4000 (–12 000) (in 3–4 ED)	renal, biliär	≤ 18, Dosis reduzieren
Ampicillin	1	1500–6000 (–15 000) (in 2–4 ED)	renal	30–20, Dosis reduzieren
Ampicillin mit Sulbactam	1	500–8000 (in 3–4 ED)	renal	≤ 30, Applikationsintervall verlängern
Amoxicillin mit Clavulansäure	1	2000–6000 (in 2–3 ED)	renal	< 30, Dosis reduzieren
Piperacillin	0,5–1,3	100–300 mg/kg KG (in 2–4 ED);	renal	≤ 80, Applikationsintervall verlängern
Piperacillin mit Tazobactam		12 000–16 000 (in 3–4 ED)	renal	≤ 50, 70 mg/kg KG/8 h
Mezlocillin	0,8–1,2	1000–5000 (–20 000) (in 1–3 ED)	renal, biliär	< 10, max. 10 000 mg, 2 ED
Cephalosporine				
Cefazolin	2	1000–2000 (–6000) (in 2–3 ED)	renal	ab 70, Dosis reduzieren
Cefuroxim	1,2–1,3	1500–6000 (in 2–4 ED)	renal	≤ 30, Applikationsintervall verlängern
Cefotaxim	0,8–1,3	2000–12 000 (in 2–4 ED)	hepatisch, renal	≤ 10, Dosis reduzieren
Ceftriaxon	6–9	1000–4000 (als ED)	renal, biliär	≤ 10, max. 2 000 mg
Ceftazidim	2	2000–6000 (in 2–3 ED)	renal	≤ 50, Dosis reduzieren, evtl. Applikationsintervall verlängern
Cefepim	2	4000–6000 (in 2–3 ED)	renal	≤ 50, Applikationsintervall verlängern
Ceftarolin	2–3	1200 (in 2 ED)	renal	≤ 50, Dosis reduzieren; < 30 ml/min keine Angaben
Ceftobiprol	3	1500 (in 3 ED)	renal	≤ 50, Applikationsintervall verlängern
Ceftolozan/Tazobactam	3	3000 (in 3 ED)	renal	≤ 50, Dosis reduzieren
Carbapeneme				
Imipenem	1	2000–4000 (in 3–4 ED)	renal	≤ 70, Dosis reduzieren, evtl. zusätzl. Applikationsintervall verlängern
Meropenem	1	1500–6000 (in 3 ED)	renal	≤ 50, Dosis reduzieren, evtl. zusätzl. Applikationsintervall verlängern
Ertapenem	4	1000 (als ED)	renal	≤ 30 KI
Glykopeptide				
Vancomycin	4–6	2000 (in 2–4 ED)	renal	≤ 100, Dosis reduzieren
Teicoplanin	40–100	200–800 (in 1–2 ED)	renal	≤ 60, Dosis reduzieren
Telavancin	8	10 mg/kg KG (als ED)	renal	≤ 50, Dosis reduzieren
Dalbavancin	372	1000–1500 (als ED)	renal	≤ 30, Dosis reduzieren
Oritavancin	245	1200 (als ED)	renal, biliär	keine Anpassung

Wirkstoff	Plasma-HWZ (h)[1]	Dosierung (mg)[2]	Metabolisierung/Ausscheidung[3]	Dosis bei Niereninsuffizienz[4]
Fosfomycin				
Fosfomycin	2	6000–16 000 (in 2–3 ED)	renal	≤ 45, Dosis reduzieren, evtl. zusätzl. Applikationsintervall verlängern
membraninteragierende Substanzen				
Lipopeptide				
Daptomycin	8–9	4–6 mg/kg KG (als ED)	renal	< 30, Applikationsintervall verlängern
Polymyxine				
Colistin	3–4	9 Mio. IE (in 2–3 ED)	renal	≤ 50, Dosis reduzieren
Folsäuresynthese-Inhibitoren				
Kombination Diaminopyrimidine und Sulfonamide				
Cotrimoxazol	6–17	1 920 (in 2 ED)	hepatisch, renal	≤ 30, ½ Dosis; ≤ 15 ml/min Krea Kl
DNA-interagierende Substanzen				
Chinolone				
Ciprofloxacin	4–7	800–1200 (in 2–3 ED)	hepatisch, renal Inhib. von CYP1A2	≤ 60, Dosis reduzieren, evtl. zusätzlich Applikationsintervall verlängern
Levofloxacin	6–8	250–1000 (in 1–2 ED)	renal Inhib. von CYP1A2	≤ 50, Dosis reduzieren
Moxifloxacin	12	400 (als ED)	hepatisch, renal Inhib. von CYP1A2	keine Anpassung
Ansamycine				
Rifampicin	3–16	450–1200 (in 1–3 ED)	hepatisch, biliär (renal) Indukt. von CYP450-Enzymen	keine Anpassung
Nitroimidazole				
Metronidazol	6–10	1 500 (in 3 ED)	hepatisch, renal	keine Anpassung
Proteinsynthese-Inhibitoren				
Oxazolidinone				
Linezolid	5–7	1200 (in 2 ED)	hepatisch, renal, biliär	keine Anpassung
Tedizolid	12	200 (als ED)	hepatisch	keine Anpassung
Aminoglykoside				
Gentamicin	2–3	3–6 mg/kg KG (in 1–2 ED)	renal	> 72, max. 80 mg und Applikationsintervall verlängern
Amikacin	2,2–2,4	15 mg/kg KG (als ED)	renal	≤ 80, Dosis reduzieren
Tobramycin	2–3	3–5 mg/kg KG (als ED)	renal	≤ 69, Dosis reduzieren
Tetrazykline				
Doxyzyklin	10–22	100–200 (als ED)	biliär, renal	keine Anpassung
Glycylzykline				
Tigecyclin	42	initial 100, danach 100 (in 2 ED)	(hepatisch), biliär, renal	keine Anpassung
Makrolide				
Erythromycin	2	115–20 mg/kg KG (in 3–4 ED)	hepatisch, biliär (renal) Inhib. von CYP3A4	ab 2,0 mg/dl Serumkreatinin max. 2 000 mg/d
Clarithromycin	5–6	1 000 (in 2 ED)	hepatisch, biliär (renal) Inhib. von CYP3A4	< 30, ½ Dosis
Azithromycin	48–96	250–500 (als ED)	hepatisch, biliär, renal	keine Anpassung
Lincosamide				
Clindamycin	3	1 200–2 700 (in 2–4 ED)	hepatisch, biliär, renal	evtl. Dosisreduktion oder verlängertes Dosierungs-intervall

[1] wenn nicht anders vermerkt: i. v. (Menge kann je nach Indikation variieren);
[2] mg, wenn nicht anders vermerkt; durchschnittliche Gabe einer durchschnittlichen Einzeldosis (1-mal die Höchstdosis oder mehrmals täglich die niedrige Dosierung)
[3] Nur die Metabolisierungen/Ausscheidungswege/CYP-Enzyme werden aufgelistet, die pharmakologisch relevant sind.
[4] Kreatinin-Clearance in ml/min; KI = Kontraindikation
ED = Einzeldosis; I = Induktor; H = Hemmstoff; S = Substrat

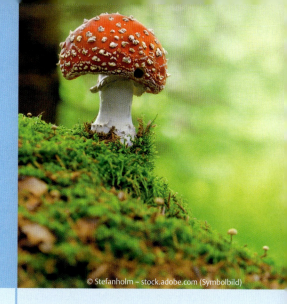
© Stefanholm – stock.adobe.com (Symbolbild)

Kapitel 33

Antimykotika

Vicki Wätzig

33.1 Überblick über die Pilzinfektionen 610

33.2 Antimykotika 610

33.3 Pharmakologie in der Praxis: Antimykotika bei Pilzinfektionen 614

33.1 Überblick über die Pilzinfektionen

Key Point

Pilze sind Eukaryonten, deren Zellen sich durch bestimmte morphologische Charakteristika von Tier- und Pflanzenzellen unterscheiden. Die etwa 100 000 bislang bekannten Pilzarten sind ausschließlich heterotroph, d. h., sie ernähren sich von organischem Material, wobei sie nicht nur verschiedenste organische Substrate abbauen, sondern auch als Parasiten andere Organismen befallen.

33.1.1 Aufbau und Lebensweise

Pilze gehören zu den Vielzellern. Die einzelnen Zellen besitzen neben der Zytoplasmamembran zusätzlich eine Zellwand, die aus **Chitin, Glukanen und Zellulose** besteht. Pilzzellen sind kompartimentiert, d. h., sie weisen u. a. einen echten Zellkern mit einer Kernmembran auf. Der generelle Aufbau des vielzelligen Pilzorganismus variiert in Abhängigkeit vom Lebenszyklus, der aus einem asexuellen und einem sexuellen Teil besteht.

> **MERKE**
>
> Als Krankheitserreger spielt nur die asexuelle Form eine Rolle.

Morphologisch unterscheidet man bei den etwa 100 humanpathogenen Pilzarten zwischen:
- **Sprosspilzen** oder hefeähnlichen Pilzen: Candida-, Torulopsis-, Cryptococcus-Arten
- **Fadenpilzen**: Aspergillus-, Trichophyton-, Mucor-Arten.

Sprosspilze bestehen aus einzelnen Zellen, die sich durch Sprossung (Abschnürung) von einer Mutterzelle vermehren. Echte Myzelien bilden sich nur selten. Fadenpilze formen hingegen fadenartige Zellen (sog. Hyphen), ein Geflecht aus mehreren Hyphen wird als Myzel bezeichnet. **Klinisch** unterteilt man die humanpathogenen Pilze meistens nach dem sog. DHSB-System (**Tab. 33.1**).

33.1.2 Pilze als Krankheitserreger

Da v. a. Personen mit einem geschwächten Immunsystem für schwere Pilzinfektionen anfällig sind, zählen Pilze zu den sog. **opportunistischen Erregern**. Sie können auf unterschiedliche Weise pathogen wirken:
- **Mykosen:** Sie entstehen durch Pilze, die direkt beim Menschen parasitieren. Man unterscheidet zwischen oberflächlichen (Haut, Haare und Nägel) und tiefen (Ausbreitung im Körperinneren) Mykosen.
- **Mykotoxikose**: Mykotoxikosen werden durch in Lebensmitteln verborgene Toxine ausgelöst, die dort von Pilzen produziert wurden (z. B. Leberschädigung durch Aflatoxine von Aspergillus flavus).
- **Myzetismus:** Von Myzetismus spricht man, wenn der Pilz selbst Vergiftungserscheinungen hervorruft (z. B. Knollenblätterpilzvergiftung).
- **mykogene Allergie:** allergische Reaktion auf Pilzsporen, die in die Lunge eindringen (z. B. allergische bronchopulmonale Aspergillose).

33.2 Antimykotika

Key Point

Ein Problem der antimykotischen Therapie ist, dass Pilze Eukaryonten sind und ihre Zellen dadurch den menschlichen Zellen sehr viel ähnlicher sind als Bakterien. Hauptangriffspunkte müssen deshalb Strukturen sein, die möglichst spezifisch für Pilzzellen sind.

Ein wichtiges Ziel für viele Antimykotika ist der für Pilzzellen charakteristische Plasmamembranbestandteil **Ergosterol**. Weitere Angriffspunkte sind das Zytoskelett, eisenabhängige Enzyme und die RNA- bzw. DNA-Synthese (**Tab. 33.2**). **Alle** Wirkstoffe sind während **Schwangerschaft** und **Stillzeit kontraindiziert** bzw. unterliegen einer **strengen Indikationsstellung**. Pharmakokinetische Parameter sowie Dosierungen systemischer Antimykotika sind in **Tab. 33.2** zusammengefasst.

Tab. 33.1	
DHSB-System zur Einteilung humanpathogener Pilze	
Pilzgruppe	**wichtigste Gattungen**
Dermatophyten	Trichophyton, Epidermophyton, Microsporon
Hefepilze	Candida, Cryptococcus, Malassezia, Trichosporon
Schimmelpilze	Aspergillus, Penicillium, Fusarium
biphasische Pilze	Histoplasma, Blastomyces, Para-/Coccidioides, Sporothrix

Tab. 33.2	
Angriffspunkte für Antimykotika	
zelluläre Struktur	**Wirkstoffe**
Ergosterol-Synthese	Azolderivate, Allylaminderivate, Thiocarbamate, Morpholinderivate
Enzyme (v. a. eisenabhängig)	Ciclopirox
Membranfunktion	Polyene
Mikrotubuli	Griseofulvin
RNA-/DNA-Synthese	Flucytosin
Zellwand	Echinocandine

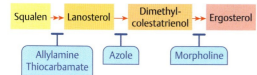

Abb. 33.1 Ergosterolbiosynthese. Allylamine, Thiocarbamate, Azole und Morpholine inhibieren unterschiedliche Schritte der Ergosterol-Synthese (wurden Zwischenprodukte weggelassen, ist dies durch Doppelpfeile gekennzeichnet).

33.2.1 Hemmung der Ergosterol-Synthese

Ergosterol ist ein für Pilze **spezifischer Membranbestandteil.** Viele Antimykotika blockieren die Synthese von Ergosterol und wirken dadurch antimykotisch. Die Ergosterol-Synthese geht vom Squalen aus und endet nach vielen Zwischenschritten mit Ergosterol, einem C_{28}-Sterol. Bei Pilzen und Hefen kontrolliert Ergosterol die Membranfluidität, d. h. es sorgt in der Membran für eine Dichte, die eine optimale Funktion der Membranproteine und die notwendige Membranpermeabilität gewährleistet. Außerdem ist Ergosterol wichtig für das Pilzwachstum. Antimykotika können die Ergosterol-Synthese an verschiedenen Schritten unterbrechen (**Abb. 33.1**). Dabei wirken einige Substanzen **fungizid,** d. h., sie töten die Pilze ab, und andere **fungistatisch,** hemmen die Pilze also in ihrem Wachstum.

Allylamine

Wirkmechanismus und Wirkstoffe. Die Allylamine **Terbinafin** (Lamisil®) und **Naftifin** (Exoderil®) blockieren die Squalenepoxidase und verhindern damit die Umwandlung von Squalen in Lanosterol. Auf **Dermatophyten** wirken sie durch die Akkumulation von Squalen fungizid, auf andere Pilze fungistatisch.
Indikationen. Oberflächliche Infektionen der Haut und Nägel durch Dermatophyten.
Pharmakokinetik. Terbinafin kann oral und topisch, Naftifin nur topisch angewendet werden. Allylamine werden in der Leber verstoffwechselt und über Urin und Fäzes ausgeschieden. Terbinafin wird nach oraler Gabe fast vollständig resorbiert, hat eine HWZ von 22 h und akkumuliert in Kutis, Nägeln und Fettgewebe.
Nebenwirkungen. Bei systemischer Gabe von Terbinafin können gastrointestinale Störungen, allergische Hautreaktionen, Kopfschmerzen, reversible Geschmacksstörungen, Myalgien und Arthralgien auftreten.
Kontraindikationen. Leberfunktionsstörungen, Nierenfunktionsstörung ≤ 50 ml/min Kreatinin-Clearance.
Arzneimittelinteraktionen. Allylamine hemmen als Substrat CYP2D6 (S. 653).

> **MERKE**
>
> Allylamine wirken auf Dermatophyten fungizid und werden hauptsächlich bei Dermato- und Onychomykosen eingesetzt.

Azole

Wirkmechanismus. Azole blockieren die Lanosterol-Demethylase und damit die Umsetzung von Lanosterol. Durch die Akkumulation fehlerhafter Sterole in der Membran wird sowohl die Membranfunktion als auch die Aktivität membranständiger Enzyme gestört. Bei normaler therapeutischer Dosierung wirken die meisten Azole **fungistatisch.** Nur bei einigen Wirkstoffen rufen die Veränderungen der Zytoplasmamembran einen fungiziden Effekt hervor.
Wirkstoffe und Indikationen.
- **lokale Wirkstoffe**: Ketoconazol (Ketozolin®), Clotrimazol (Canesten®), Bifonazol (Bifon®), Miconazol (Mykoderm®), Isoconazol (Travocort®) und Fenticonazol (Fenizolan®) dürfen nur lokal appliziert werden. Sie werden bei oberflächlichen Pilzinfektionen der Haut und Schleimhaut, der seborrhoischen Dermatitis und bei Interdigitalmykosen eingesetzt.
- **systemische Wirkstoffe**: Systemische Azole besitzen ein breites Spektrum von Wirkungen gegen Dermatophyten, Hefe- und Schimmelpilze und sind wichtige Antimykotika zur Behandlung tiefer und invasiv verlaufender Mykosen.

Pharmakokinetik. Tab. 33.3.
Nebenwirkungen bei systemischer Gabe. Gastrointestinale Störungen (Übelkeit, Abdominalschmerzen), ZNS-Symptomatik (Kopfschmerzen, Schwindel), Urtikaria und Hautausschläge. Selten kommt es zu einer Erhöhung der Leberenzyme bis hin zu schweren Leberfunktionsstörungen. Voriconazol kann zu vorübergehenden Sehstörungen führen. Bei der Verwendung von Isavuconazol können zudem Blutbild- und Elektrolytstörungen, Verwirrtheit, Depressionen, Veränderungen des QT-Intervalls, Thrombophlebitis, Dyspnoe, akute respiratorische Insuffizienz, erhöhte Leberenzyme und Niereninsuffizienz auftreten.
Kontraindikationen. Leberfunktionsstörungen, gleichzeitige Gabe von bestimmten CYP3A4-Substraten wie Terfenadin, Pimozid, Chinidin u. a. Bei Kindern wird der Einsatz aufgrund begrenzter klinischer Daten i. d. R. nicht empfohlen.
Arzneimittelinteraktionen. Azole sind häufig Substrate und/oder Inhibitoren von CYP450-Enzymen. Dadurch kommt es einerseits zu einem **verlangsamten Abbau** verschiedener Substanzen, andererseits führen Enzyminduktoren wie Rifampicin, Phenytoin, Carbamazepin und Phenobarbital zu einem **beschleunigten Azolabbau.** Antazida und H_2-Blocker können die Resorption herabsetzen.

Tab. 33.3

Systemische Azole

Wirkstoff	Pharmakokinetik	Indikation
Itraconazol (Sempera®)	HWZ 17–42 h in der Leber metabolisiert, über Galle und Urin ausgeschieden	Pityriasis versicolor, Dermatomykosen, Onychomykosen, mukokutane Candida-Infektionen, Blasto-, Histo-, Parakokzidioidomykose, Aspergillose
Fluconazol (Diflucan®)	HWZ 25–40 h renal eliminiert, gut gewebegängig	Infektionen durch Candida, Cryptococcus, Coccidioides, Trichophyton, Malassezia
Posaconazol (Noxafil®)	HWZ 20–66 h über die Leber verstoffwechselt, über den Stuhl ausgeschieden	invasive Mykosen (Aspergillose, Chromoblasto-, Kokzidioidomykose, Fusariose), oropharyngeale Kandidose
Voriconazol (VFend®)	HWZ 6 h in der Leber metabolisiert, über den Urin ausgeschieden	Infektionen durch Candida, Aspergillus, Fusarium, Scedosporium; bei progressiven lebensbedrohlichen Infektionen
Isavuconazol (Cresemba®)	HWZ 100 h in der Leber metabolisiert, über Stuhl und Urin ausgeschieden	Behandlung von invasiver Aspergillose, Mukormykose (wenn eine Behandlung mit Amphotericin B nicht angemessen ist)

Tab. 33.4

Polyene

Wirkstoff	Indikation
Amphotericin B (systemisch und topisch)	systemisch: tiefe Organmykosen (z. B. invasive Infektionen durch Candida, Aspergillus, Mucorazeen; Kryptokokkenmeningitis, Kokzidioidomykose, Blastomykose, Histoplasmose, Sporotrichose) topisch: oberflächige Candida-Infektionen der Mund- und Rachenschleimhaut (als Lutschtablette oder Suspension)
Nystatin (lokal)	Candida-Infektionen auf der Haut und Schleimhaut; partielle Darmdekontamination

Morpholine

Amorolfin (Loceryl®) besitzt ein breites Wirkspektrum und richtet sich besonders gegen **Dermatophyten** und **Candida-Arten**. Es wird **lokal** bei Haut- und Nagelinfektionen eingesetzt. Amorolfin blockiert die an der Ergosterol-Synthese beteiligte Δ^{14}-Reduktase und $\Delta^{7,8}$-Isomerase, verändert dadurch die Sterolzusammensetzung und stört gleichzeitig die Membranfunktionalität. Abhängig von der Konzentration und Einwirkzeit wirkt es fungistatisch oder fungizid. Bei seiner Verwendung sind lokale Unverträglichkeiten wie Juckreiz oder Rötungen beschrieben.

Thiocarbamate

Tolnaftat (Tinatox®) hemmt wie die Allylamine die Squalensynthese und wirkt fungistatisch bis fungizid gegen Dermatophyten und Malassezia furfur. Es wird zur topischen Therapie bei Pilzerkrankungen der Haut verwendet. Typische Nebenwirkungen sind lokale Reizungen.

33.2.2 Polyene

Wirkmechanismus und Wirkstoffe. Polyene **stören die Membranfunktion** von Pilzen und sind wichtige Wirkstoffe bei der Therapie vieler invasiver sowie lokaler Pilzinfektionen. **Amphotericin B** (Amphotericin B®) und **Nystatin** (Moronal®) bilden mit den Sterolen (v. a. Ergosterol) der Zytoplasmamembran Komplexe. Dadurch entstehen in der Membran Ionenkanäle, sodass die Membranpermeabilität für Kationen zunimmt und sie aus der Pilzzelle strömen. Diese Störung der Membranfunktion wirkt fungizid.

Pharmakokinetik. Polyene werden nach **oraler** Gabe praktisch **nicht resorbiert**. Für seine **systemische Wirkung** muss Amphotericin B daher **intravenös appliziert** werden. Nach einer Amphotericin-B-Infusion beträgt die initiale Serum-HWZ 24 h, die terminale Eliminations-HWZ aber 15 Tage. Die Gewebspenetration ist eher gering. Die Elimination erfolgt langsam über die Niere. Auch Nystatin wird weder nach oraler Gabe noch nach topischer Applikation über Haut und Schleimhäute resorbiert und hat deshalb ausschließlich eine lokale Wirkung.

Indikationen. Beim systemischen Einsatz von Amphotericin kann ein sehr breites Spektrum von Pilzen erreicht werden, eine Resistenzentwicklung während der Therapie ist sehr selten. Primäre Resistenzen umfassen lediglich Aspergillus terreus sowie einige Isolate von Sporothrix schenckii, Fusarium spp. und Scedosporium apiospermum. Nystatin wird ausschließlich bei lokalen Pilzinfektionen eingesetzt (**Tab. 33.4**).

Nebenwirkungen. Beim systemischen Einsatz von Amphotericin B muss v. a. auf die **Nephrotoxizität** geachtet werden. Die nephrotoxische Wirkung ist bei der liposomalen Variante (AmBisome®) nicht so stark

ausgeprägt. Durch die Infusion können eine Thrombophlebitis an der Infusionsstelle sowie grippeähnliche Symptome und gastrointestinale Störungen auftreten. Weiterhin kann es zu Elektrolytverschiebungen, Tachykardie, Hypotonie, Dyspnoe, auffälligen Leberwerten sowie einer Kreatinin- und Harnstofferhöhung kommen. Thrombozytopenien sind selten. Während der Behandlung sollten in regelmäßigen Abständen die Nieren- und Leberfunktion, Serumelektrolyte (Magnesium und Kalium) und das Blutbild kontrolliert werden.
Kontraindikationen. Niereninsuffizienz, Leberfunktionsstörungen.
Arzneimittelinteraktionen. Die systemische Applikation von Amphotericin B verstärkt die Wirkung von Herzglykosiden, Muskelrelaxanzien, Antiarrhythmika und die Nephrotoxizität anderer potenziell nephrotoxischer Substanzen.

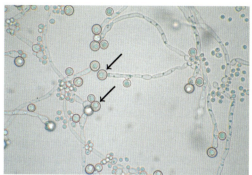

Abb. 33.2 Candida albicans auf Reisagar. Die Dauersporen (syn. Chlamydosporen) sind ein wichtiges Merkmal für die Unterscheidung zwischen Candida albicans und anderen Hefen (Pfeile). (Petersen E. Infektionen in Gynäkologie und Geburtshilfe. Thieme; 2011)

> **MERKE**
> Bei Unverträglichkeit von konventionellem Amphotericin B kann liposomales Amphotericin B verwendet werden.

33.2.3 Flucytosin
Wirkmechanismus. Flucytosin (Ancotil®) ist ein Antimetabolit. Es wird über die Cytosin-Permease in die Pilzzelle aufgenommen und dort von der Cytosin-Desaminase in 5-Fluor-Uracil umgewandelt. Beide Enzyme sind spezifisch für Pilzzellen. 5-Fluor-Uracil wird anstelle des Uracils in die RNA eingebaut und stört die RNA- und Protein-Synthese. Außerdem kann aus 5-Fluor-Uracil 5-Fluor-dUMP entstehen, das die Thymidilat-Synthase und damit die DNA-Synthese inhibiert.
Indikationen. Candida-Infektionen (**Abb. 33.2**), Kryptokokkose sowie Haut- und Unterhautinfektionen durch pigmentierte Fadenpilze (lösen v. a. bei immunsupprimierten Patienten Infektionen aus). Wegen des Risikos einer sekundären Resistenzentwicklung wird Flucytosin meist in Kombination mit Amphotericin B eingesetzt.
Pharmakokinetik. Nach i. v. Gabe beträgt die HWZ 3–6 h. Die Gewebspenetration ist gut. Die Elimination erfolgt renal.
Nebenwirkungen. Gastrointestinale Störungen, reversible Blutbildungsstörungen (selten Knochenmarktoxizität), Leberfunktionsstörungen, vorübergehender Anstieg der Transaminasen, selten Leberzellnekrose.
Kontraindikationen. Niereninsuffizienz, Knochenmarkdepression, Blutbildungsstörungen, Leberfunktionsstörungen.
Arzneimittelinteraktionen. Die gleichzeitige Gabe von Zytostatika kann eine Blutbildungsstörung verstärken, das Zytostatikum Cytosin-Arabinosid (S.564) hebt die Wirkung von Flucytosin auf. Substanzen, die die GFR beeinträchtigen, können die HWZ von Flucytosin verlängern.

> **MERKE**
> Flucytosin wirkt nur bei Pilzen mit Cytosindesaminase.

33.2.4 Griseofulvin
Wirkmechanismus. Griseofulvin (Griseo-CT®) stört sowohl die Synthese als auch die Funktion der Mikrotubuli und wirkt **fungistatisch**. Außerdem schützt es das Keratin der Wirtszelle vor Abbau.
Indikationen. Griseofulvin wird bei **Dermatomykosen** durch Trichophyton, Mikrosporon und Epidermophyton eingesetzt, wenn eine alleinige Lokaltherapie nicht ausreicht.
Pharmakokinetik. Nach oraler Gabe schwankt die Resorption individuell stark und kann durch fetthaltige Mahlzeiten parallel zur Einnahme verbessert werden. Griseofulvin wird in das Keratin der Haarwurzeln, der Nägel und der Epidermis eingelagert. Nach Verstoffwechslung in der Leber wird es über Urin und Fäzes ausgeschieden. Die Liquorgängigkeit ist gering.
Nebenwirkungen. Gastrointestinale Störungen, (schwere) Hautveränderungen, zentralnervöse Störungen (wie Kopfschmerzen, Unruhe, Müdigkeit), Blutbildungsstörungen. Griseofulvin kann zu einer Fotosensibilisierung führen.
Kontraindikationen. Lebererkrankungen, Porphyrie, Kollagenosen, Knochenmarkschädigungen, Störungen der Hämatopoese.
Arzneimittelinteraktionen. Die Wirkung von Antikoagulanzien und Kontrazeptiva ist herabgesetzt, zudem wird Alkoholintoleranz induziert. Enzyminduktoren vermindern die Griseofulvinwirkung (S.653).

33.2.5 Echinocandine

Wirkmechanismus. Echinocandine entfalten ihre **fungizide** Wirkung durch Hemmung der Glukansynthese. Glukan ist gemeinsam mit Chitin für Stabilität und Form der Zellwand vieler Faden- und Sprosspilze verantwortlich.

Indikationen und Wirkstoffe. Echinocandine wie **Caspofungin** (Cancidas®), **Micafungin** (Mycamine®) und **Anidulafungin** (Ecalta®) besitzen ein breites Wirkspektrum. Caspofungin kann bei **invasiver Candidiasis und invasiver Aspergillose** bei Patienten eingesetzt werden, die nicht auf Amphotericin B oder Itraconazol ansprechen. Micafungin und Anidulafungin sind zur Behandlung von Candida-Infektionen zugelassen.

Nebenwirkungen. Bislang bekannt sind Kopfschmerzen, Übelkeit, Fieber, Schüttelfrost, Hitzewallungen, Phlebitis, reversible Transaminasenerhöhung, Blutbildungsstörungen, Tachykardie, Arrhythmien (Caspofungin), Dyspnoe (Caspo- und Micafungin), Exantheme, Elektrolytstörungen, erhöhte Kreatininwerte (Anidulafungin) und Koagulapathie (Anidulafungin).

Arzneimittelinteraktionen. Durch Ciclosporin kann die Wirkung von Caspofungin verstärkt, durch Enzyminduktoren, Efavirenz und Nelfinavir sowie Dexamethason abgeschwächt werden. Die Wirkstoffspiegel von Micafungin und Anidulafungin werden durch die gleichzeitige Gabe anderer Wirkstoffe nicht signifikant beeinträchtigt.

33.2.6 Ciclopirox

Ciclopirox (Batrafen®) hemmt durch **Komplexierung** mehrwertiger Metallionen wie **Eisen** verschiedene Enzyme. Verantwortlich für die antimykotische Wirkung ist am ehesten der dadurch ausgelöste **intrazelluläre Eisenmangel**, da eisenabhängige Enzyme sowohl für die Detoxifizierung von oxidativem Stress verantwortlich sind als auch für grundlegende metabolische Vorgänge. **Ciclopirox** kann **lokal** bei Mykosen von Haut, Schleimhaut, Haaren und Nägeln eingesetzt werden. Abhängig von der erreichten Konzentration am Infektionsort wirkt es gegen ein breites Spektrum von Pilzen fungistatisch oder fungizid. Bei der Verwendung von ciclopiroxhaltigen Arzneimitteln kann es zu lokalen Reaktionen wie Rötungen, Brennen oder Juckreiz kommen.

33.3 Pharmakologie in der Praxis: Antimykotika bei Pilzinfektionen

33.3.1 Praktischer Umgang mit Antimykotika

Die einzelnen Infektionen mit den jeweiligen therapeutischen Möglichkeiten sind zu unterschiedlich, um generelle praktische Hinweise geben zu können.

33.3.2 Übersicht über die klinischen Daten
Tab. 33.5.

33.3.3 Weiterführende Informationen
- www.p-e-g.org/econtext/leitlinien (Übersicht über die klinischen Daten)
- www.awmf.org/leitlinien

Tab. 33.5

Klinische Daten von Antimykotika (Erwachsene)

Gruppe/Wirkstoff	Plasma-HWZ (h)[1]	Dosierung (mg)[2]	Metabolisierung/ Ausscheidung[3]	Dosis bei Niereninsuffizienz[4]
Ergosterol-Synthese-Inhibitoren				
Terbinafin	22–30	250 (als ED), oral	hepatisch, renal; inhibiert CYP2D6	≤ 50 KI
Itraconazol	17–42	100–400 (in 1–3 ED), oral, i. v.	hepatisch, biliär, renal; inhibiert CYP3A4	evtl. Dosisanpassung
Fluconazol	25–40	50–400(–800) (als ED), oral, i. v.	renal; inhibiert CYP2C9, CYP2C19, CYP3A4	≤ 50, Dosis reduzieren
Posaconazol	20–66	100–800 (in 1–4 ED), oral	hepatisch, biliär; inhibiert CYP3A4	keine Anpassung
Voriconazol	6	400–800 (in 2 ED), oral, i. v.	hepatisch, renal; inhibiert CYP2C9, CYP2C19, CYP3A4	< 50, Wechsel von i. v. zu oraler Applikation
Isavuconazol	100	200–600 (in 1–3 ED), oral, i. v.	hepatisch, renal; inhibiert CYP3A4, CYP2B6	keine Anpassung
Inhibitoren der Membranfunktion				
Amphotericin B	24 (15 Tage terminale Eliminations-HWZ)	0,1–1 mg/kg KG (als ED) oder 1,5 mg/kg KG (alle 48 h), i. v.	renal	KI
DNA/RNA-interagierende Substanzen				
Flucytosin	3–6	70–150 mg/kg KG (in 4 ED), i. v.	renal	≤ 40, Applikationsintervall verlängern
zytoskelettinteragierende Substanzen				
Griseofulvin	9–24	500–1 000(–2 000) mg (in 1–4 ED), oral	hepatisch, renal	keine Anpassung
Inhibitoren der Zellwandsynthese				
Caspofungin	9–45	50–70 (als ED), i. v.	hepatisch, biliär, renal	keine Anpassung
Micafungin	10–17	50–150 (als ED), i. v.	hepatisch, biliär, renal	keine Anpassung
Anidulafungin	24–50	100–200 (als ED), i. v.	biliär	keine Anpassung

[1] wenn nicht anders vermerkt: Tablette (nicht retardiert, keine schnell wirksame Formulierung)
[2] durchschnittliche Gabe einer durchschnittlichen Einzeldosis (1-mal die Höchstdosis oder mehrmals täglich die niedrige Dosierung)
[3] Nur die Metabolisierungen/Ausscheidungswege/CYP-Enzyme werden aufgelistet, die pharmakologisch relevant sind.
[4] Kreatinin-Clearance in ml/min; KI = Kontraindikation
I = Induktor; H = Hemmstoff; S = Substrat

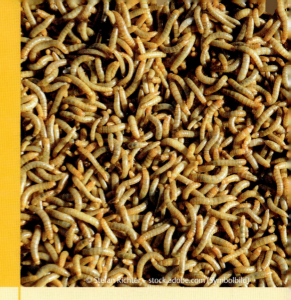

Kapitel 34

Antiprotozoika und Anthelminthika

Vicki Wätzig

34.1 Überblick über die Protozoeninfektionen 618

34.2 Therapie wichtiger Protozoeninfektionen 619

34.3 Helmintheninfektionen 627

34.1 Überblick über die Protozoeninfektionen

Key Point
Protozoen sind keine einheitliche oder natürliche Gruppe, sondern sie umfassen die einzelligen Eukaryonten, die sich heterotroph (von organischem Material) ernähren. Von den Bakterien unterscheiden sie sich durch die Kompartimentierung der Zelle, d. h., sie besitzen unterschiedliche Organellen und einheitlich strukturierte Zilien und Flagellen. Aufgrund der Heterogenität der Protozoengruppen können Wirkstoffe z. T. nur gegen einen Krankheitserreger eingesetzt werden.

34.1.1 Protozoenarten und durch sie verursachte Infektionen

Einige parasitisch lebende Protozoenarten rufen bei Menschen schwerwiegende Infektionskrankheiten hervor (**Tab. 34.1**). Die Infektion erfolgt entweder direkt oder indirekt über einen Zwischenwirt, wie z. B. Fliegen, Mücken oder Wanzen. Protozoen können sich asexuell durch Zweiteilung oder sexuell vermehren. Vielfach wechselt sich beides regelmäßig ab und lässt so **Generationswechsel** entstehen. Insbesondere bei denjenigen Protozoenarten, die durch einen Wirt übertragen werden, ist eine Generation oft auf einen bestimmten Wirt festgelegt.

34.1.2 Ektoparasiten als Überträger von Protozoen

Zu den humanpathogenen Ektoparasiten gehören vor allem Insekten wie **Läuse**, **Mücken** und **Fliegen**, und Spinnentiere wie **Milben** und **Zecken**. Neben schmerzhaften oder juckenden Bissen und Stichen ist besonders die Übertragung von Krankheitserregern durch diese Parasiten von Bedeutung, wie z. B. die Erreger der Malaria (S. 623).

Um sich gegen einen Hautkontakt mit Ektoparasiten zu schützen, werden entweder sog. Repellents oder Kontaktgifte eingesetzt.

Repellents. Repellents sind Repulsivstoffe, die in unterschiedlichen Applikationsformen auf die Haut aufgetragen werden. Sie besitzen einen niedrigen Dampfdruck und bilden einen Geruchsmantel auf der Haut, der sich nur langsam verflüchtigt, aber gegenüber Wasser und Schweiß unbeständig ist. Die eingesetzten Substanzen aktivieren olfaktorische Rezeptoren der Ektoparasiten, die aversives Verhalten auslösen, oder inhibieren Rezeptoren, die die Attraktion steuern. Dadurch stören sie die Wirtserkennung.

DEET wird seit den 1940er Jahren zur Abwehr von Insekten und vielen anderen Ektoparasiten eingesetzt. Da es gut gegen **tag-** und **nachtaktive** Stechinsekten

Tab. 34.1

Protozoen als Krankheitserreger

Gruppe der Eukaryonten*/ Ordnung	Krankheitserreger	Erkrankung
Excavata/Trichomonadida	Trichomonas vaginalis	Zystitis, Urethritis, Kolpitis
Excavata/Diplomonadida	Giardia lamblia	Giardiasis (asymptomatische oder chronisch-rezidivierende Diarrhö)
Excavata/Trypanosomatida	Trypanosoma brucei gambiense	westafrikanische Schlafkrankheit (Fieber in der ersten Infektionsphase, starke ZNS-Symptomatik in der zweiten Phase)
	Trypanosoma brucei rhodiense	ostafrikanische Schlafkrankheit (Fieber in der ersten Infektionsphase, schwache ZNS-Symptomatik in der zweiten Phase; insgesamt schnellerer Verlauf als bei der westafrikanischen Schlafkrankheit)
	Trypanosoma cruzi	Chagas-Krankheit (Ödeme, Fieber, Myokarditis, Kardiomyopathie)
	Leishmania brasiliensis	mukokutane Leishmaniose (betrifft Haut und Schleimhaut im Gesicht)
	Leishmania donovani	viszerale Leishmaniose (betrifft besonders Leber, Milz, Knochenmark, Lymphknoten)
	Leishmania major bzw. mexicana	kutane Leishmaniose („Orientbeule" oder „Aleppobeule", oft an Kopf, Hals, Armen)
Amoebozoa/Entamoebida	Entamoeba histolytica	Amöbenruhr (Obstipation, Diarrhö, Darmblutung, z. T. mit Leberbeteiligung)
Chromalveolata/Eimerida	Toxoplasma gondii	Toxoplasmose (akut grippeähnlicher Verlauf)
Alveolata/Haemosporida	Plasmodium vivax	Malaria tertiana
	Plasmodium malariae	Malaria quartana
	Plasmodium falciparum	Malaria tropica
Alveolata/Vestibuliferida	Balantidium coli	Balantidienruhr (ähnlich der Amöbiasis)

*Die Neuordnung der Systematik hat dazu geführt, dass bestimmte Gruppen ohne die klassischen Rangstufen existieren.

wirkt, wird es vor allem bei Aufenthalten in Malaria-Risikogebieten empfohlen. Wirkdauer und Nebenwirkungen sind abhängig von der DEET-Konzentration. Zubereitungen bis 20 % DEET schützen bis zu 3 h; ab 50 % wird eine Wirkung von bis zu 12 h erreicht. Allerdings steigt mit dem erhöhten Wirkstoffgehalt auch das Risiko für Nebenwirkungen; so können ab 30 % DEET neben lokalen Hautreizungen auch Blasenbildungen, Ulzerationen und Nekrosen auftreten. Da DEET über die Haut resorbiert wird, kann es neurotoxisch wirken. Dies gilt insbesondere bei großflächiger oder zu häufiger Anwendung und bei Verwendung von Präparaten mit Zusatz von Substanzen (z. B. hoher Ethanolgehalt), die die Penetration durch die Haut erleichtern. Ab 50 % DEET-Gehalt werden außerdem einige Kunststoffe angegriffen.

Eine Weiterentwicklung ist **Icaridin**, das bei gleicher Zuverlässigkeit weniger Nebenwirkungen verursacht und eine bessere Wirkung auf Zecken besitzt. Icaridin kann bei Kindern ab 2 Jahren angewandt werden und schädigt keine Kunststoffe. Citriodiol (Para-Menthan-3,8-Diol) wird aus dem ätherischen Öl einer chinesischen Eukalyptusart gewonnen und wirkt ähnlich stark wie Icaridin, nur tendenziell kürzer. Bei empfindlicher Haut kann es zu Allergien kommen. EBAAP, **2-Ethylhexan-1,3-diol** und **DMP** wirken im Vergleich zu DEET und Icaridin schwächer. Mischungen aus ätherischen Ölen bieten bezüglich Wirkspektrum und -dauer nur einen eingeschränkten Schutz. **Tab. 34.2** gibt einen Überblick über die unterschiedlichen Wirkstoffe.

Kontaktgifte. Kontaktgifte wie Pyrethroide und DDT (Dichloro-diphenyl-trichlorethan) wirken insektizid, indem sie den Verschluss eines spannungsabhängigen Natrium-Kanals auf den Insektenneuronen blockieren. Nach der Lähmung der Insekten kommt es zum Tod.

Pyrethroide leiten sich von dem Chrysanthemengift Pyrethrum ab. Wichtigste Substanz ist das bei Insekten, Milben, Läusen und Zecken neurotoxisch wirkende **Permethrin** (5 % in InfectoScab®). Bei der Malariabekämpfung werden auch andere Pyrethroide zur Imprägnierung von Bettnetzen und zur Mückenbeseitigung in Wohnräumen eingesetzt.

DDT reichert sich im Fettgewebe und damit auch in der Nahrungskette an, verursacht Krebs und hat weitere **toxische Effekte**, die erst nach jahrelangem Einsatz erkannt wurden. 2001 wurde es mit Ausnahme der gezielten Malaria-Eradikation weltweit verboten.

34.2 Therapie wichtiger Protozoeninfektionen

Die **Wirkmechanismen** zur Behandlung der verschiedenen Infektionen sind aufgrund der Unterschiede der Protozoengruppen vielfältig:
- Hemmung des Folsäuremetabolismus bzw. der Nukleinsäuresynthese
- Hemmung der Proteinsynthese
- Hemmung verschiedener Enzyme
- Schädigung der DNA

Viele Wirkstoffe sind nur bei einer einzigen Protozoengruppe wirksam. Das folgende Kapitel ist deshalb nach den Erregergruppen und den entsprechenden Infektionskrankheiten gegliedert und nicht nach möglichen therapeutischen Angriffspunkten. Alle Wirkstoffe sind während **Schwangerschaft und Stillzeit kontraindiziert** oder dürfen nur bei **vitaler Indikation** verwendet werden.

34.2.1 Trichomoniasis

Trichomonas vaginalis ist mehrfach begeißelt, vermehrt sich über Zweiteilung und bildet keine Zysten. Der Mensch ist der einzige Wirt. Die Trichomoniasis tritt **weltweit** auf und wird über **Sexualkontakte** übertragen. Während die Infektion beim **Mann** oft **symptomlos** verläuft, führt sie bei der **Frau** häufig zur **Kolpitis** mit Fluor genitalis und unter Umständen zur

Tab. 34.2

Repellents (Übersicht)

Wirkstoff	Handelsname (Beispiele)	Wirkspektrum
DEET (Diethyltoluamid)	Nobite®-Haut, JAICO® Anti-Mückenmilch, Nobite® Hautspray, Autan® Tropical Dry Spray	Mücken, Stechfliegen, Zecken, Flöhe, Milben
Icaridin (Bayrepel®)	Autan® Family Care Pumpspray, Autan® Protection Plus, Nobite® Haut Sensitiv, Anti-Brumm® Classic	Mücken, Stechfliegen, Zecken, Flöhe, Milben
Citriodiol (Para-Menthan-3,8-Diol, PMD)	Anti-Brumm® Naturel, Nobite® Haut Botanic, Pyramid® Trek Natural	Mücken, Stechfliegen, Zecken, Flöhe, Milben
EBAAP (IR, 3535, Ethyl-Butylacetyl-aminopropionat)	Flystop®-Stichfrei, Azaron® before	Mücken, Stechfliegen, Zecken
2-Ethylhexan-1,3-diol (Rutgers 612)	Azaron® before Europa	Mücken, Stechfliegen, Zecken
DMP (Dimethylphthalat)	Deco Anti-Mückenmilch®	Mücken
ätherische Öle	ContraMück®, Djungel Deo®, Effitan® Insektenabwehr, Taoasis® Mückenstop	Mücken, Stechfliegen, Zecken

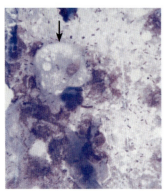

Abb. 34.1 Trichomonade in der Giemsa-Färbung. Trichomonaden erkennt man am vakuoligen (= schaumigen) Zytoplasma (Pfeil). (Petersen E. Infektionen in Gynäkologie und Geburtshilfe. Thieme; 2011)

Unfruchtbarkeit, seltener zur Urethritis (**Abb. 34.1**). Trichomonaden leben anaerob, deshalb wird zur Therapie vorwiegend das Nitroimidazol-Derivat **Metronidazol**, Arilin® (S. 595), verwendet (2000 mg als Einmalgabe oder 2-mal täglich 400–500 mg für 5–7 Tage).

> **Praxistipp**
> Obwohl die Infektion beim Mann häufig symptomlos verläuft, müssen beide Partner gleichzeitig behandelt werden (Vermeidung eines „Ping-Pong-Effekts").

34.2.2 Giardiasis

Die **Giardiasis** tritt vorwiegend in tropischen und subtropischen Ländern auf. Giardia lamblia ist begeißelt, gelangt über Zysten im Trinkwasser oder verunreinigte Nahrungsmittel in den Körper und siedelt sich im Dünndarm an. Dort schädigen die Trophozoiten die Enterozyten und rufen wässrige Durchfälle mit Oberbauchbeschwerden und Magenkrämpfen hervor. Bei längerer Infektionsdauer treten Gewichtsverlust und Malabsorption auf. Da Gardien wie Trichomonaden keine Mitochondrien besitzen und anaerob leben, werden sie ebenfalls mit **Metronidazol** (S. 595), Arilin® (je nach Alter 2000 mg als Einmalgabe oder bis zu 3-mal täglich 400 mg für 5–7 Tage) behandelt.

34.2.3 Schlafkrankheit

Erreger und Klinik. Die **Schlafkrankheit** (afrikanische Trypanosomiasis) wird je nach Region durch zwei unterschiedliche Erreger hervorgerufen:
– Erreger der ostafrikanischen Schlafkrankheit: *Trypanosoma brucei rhodiense*
– Erreger der west- bzw. zentralafrikanischen Schlafkrankheit: *Trypanosoma brucei gambiense*

Überträger der begeißelten Trypanosomen ist die **Tsetse-Fliege**. Die Erkrankung verläuft in mehreren Phasen. Zusammen mit einer starken Reaktion an der Stichstelle entsteht eine regionäre Lymphknotenschwellung. Das **febril-glanduläre Stadium** beginnt nach 2–4 Wochen und ist durch Fieber, Lymphknotenschwellungen, Exanthembildung, Splenomegalie, Ödeme, Hyperästhesie und Tachykardie gekennzeichnet. Im **meningoenzephalitischen Stadium**, das bei der ostafrikanischen Form bereits nach einigen Wochen bzw. Monaten, bei der westafrikanischen erst nach Monaten bzw. Jahren auftritt, kommt es zu schweren Schlafstörungen, Umkehr des Schlaf-wach-Rhythmus und Koma. Ohne Behandlung endet die Schlafkrankheit tödlich. Bei der ostafrikanischen Form kann auch ein akuter tödlicher Verlauf durch Myokarditis ohne meningoenzephalitische Phase auftreten.

Therapie. Die **Wirkstoffe** werden dem jeweiligen Verlauf entsprechend eingesetzt (**Tab. 34.3**). Keine der folgenden Substanzen ist in Deutschland im Handel.

– **Suramin** inhibiert glykolytische Enzyme durch elektrostatische Interaktionen, der vollständige Wirkmechanismus ist bislang nicht bekannt. Für die trypanozide Wirkung scheint insbesondere die Hemmung der Pyruvat-Kinase wichtig zu sein. Als Nebenwirkungen können Schwindel und Kopfschmerzen, Hautreaktionen (Parästhesien, Juckreiz, Rötung), Übelkeit und Durchfälle auftreten.

– **Pentamidin** wird aktiv von den Trypanosomen aufgenommen und erreicht dort hohe Konzentrationen. Über eine starke Bindung an die DNA wird die Replikation gestört; außerdem interferiert Pentamidin mit der RNA- und der Polyamin-Synthese. Da Pentamidin nicht ZNS-gängig ist, wird es nur in der ersten Infektionsphase gegeben. Es akkumuliert in Leber, Niere und Milz und wird sehr langsam ausgeschieden. Die Nebenwirkungen sind teilweise schwer und lebensbedrohlich. So treten bei über 20 % der Patienten reversible Nierenfunktionsstörungen auf, häufig auch ein plötzlicher Blutdruckabfall nach der Injektion sowie Schwellung oder Abszessbildung an der Injektionsstelle, Herzrhythmusstörungen, Veränderungen des Blutbilds, starke Blutzuckerschwankungen bis hin zum Diabetes mellitus und Störungen des Elektrolythaushalts.

– **Eflornithin** hemmt die Ornithin-Decarboxylase der Trypanosomen und damit die Polyamin-Synthese. Da es ZNS-gängig ist, kann es auch in der zweiten Infektionsphase verwendet werden. Als Nebenwirkungen können Durchfälle, Krampfanfälle, Fieber, Bluthochdruck und Blutbildveränderungen auftreten.

Tab. 34.3

Therapie der Schlafkrankheit

Erkrankung und Erreger	febril-glanduläres Stadium	meningoenzephalitisches Stadium
ostafrikanische Schlafkrankheit durch T. brucei rhodiense	Suramin, 1 g i. v. an Tag 1, 3, 7, 14, 21	Melarsoprol 2–3,6 mg/kg/d i. v. für 3 d, nach 1 Woche 3,6 mg/kg/d für 3 d, nach 10–21 d Zyklus wiederholen
west- bzw. zentralafrikanische Schlafkrankheit durch T. brucei gambiense	– Pentamidin 4 mg/kg/d i. m. für 10 d oder – Suramin, 1 g i. v. an Tag 1, 3, 7, 14, 21	– Melarsoprol 2–3,6 mg/kg/d i. v. für 3 d, nach 1 Woche 3,6 mg/kg/d für 3 d, nach 10–21 d Zyklus wiederholen oder – Eflornithin 400 mg/kg/d i. v. in 4 ED für 14 d › Beide Substanzen können ggf. in Kombination mit Nifurtimox (oral, 15 mg/kg/d in 3 Einzeldosen für 10–21 Tage) verabreicht werden[1]

[1] Durch die Kombination verbessert sich der Therapieerfolg, aber auch die Rate unerwünschter Wirkungen.

- **Melarsoprol** hemmt vermutlich thiolhaltige Enzyme und stört damit die antioxidativen Systeme. Problematisch ist nicht nur die Resistenzsituation, sondern auch die Toxizität: Etwa 4–10 % der behandelten Patienten sterben durch eine reaktive Enzephalopathie nach der Applikation des glykol- und arsenhaltigen Melarsoprols.
- **Nifurtimox** (S. 621) wird in die Trypanosomen aufgenommen und generiert dort über die Bildung von Radikalen oxidativen Stress. Es verstärkt in der Kombinationstherapie (**Tab. 34.3**) Übelkeit, Erbrechen und Tremor.

MERKE
- Die Schlafkrankheit wird durch die Tsetse-Fliege übertragen und führt unbehandelt häufig zum Tod.
- Für die Therapie stehen Suramin, Pentamidin, Eflornithin und Melarsoprol zur Verfügung, die zum Teil schwere Nebenwirkungen haben. Nifurtimox ist in der Kombination mit Eflornithin oder Melarsoprol eine Alternative für die meningoenzephalitische Phase bei einer Infektion durch T. brucei gambiense.

34.2.4 Chagas-Krankheit
Erreger und Klinik. Die **Chagas-Krankheit** wird durch **Trypanosoma cruzi** hervorgerufen, tritt in Südamerika auf und wird durch **Raubwanzen** auf den Menschen übertragen. Die Trypanosomen befallen Skelettmuskel-, Herzmuskel- und Blutzellen (Monozyten, Makrophagen) sowie das ZNS (Gliazellen). Im Anschluss an die **akute Phase** mit Fieber, Exanthemen, Lymphadenitis, Hepatosplenomegalie und Tachykardie kommt es bei bis zu 30 % der Patienten nach einer oft mehrjährigen Latenzzeit zu einer **chronischen Phase**, in der besonders Herz, Nervensystem und Magen-Darm-Trakt betroffen sind. Während die Erreger in der Blutbahn begeißelt (trypomastigot) sind, wandeln sie sich im Gewebe in eine intrazelluläre Form mit rückgebildeter Geißel (amastigot) um.

Therapie. Zur Behandlung der Chagas-Krankheit werden **Nifurtimox** und **Benznidazol** eingesetzt, die sowohl gegen **trypomastigote** als auch **amastigote Trypanosomen wirksam** sind. Beide Substanzen werden von der protozoenspezifischen Nitroreduktase vom Typ I umgesetzt und stehen für die **akute Erkrankungsphase** zur Verfügung. In Deutschland sind Nifurtimox und Benznidazol nicht im Handel.

- **Nifurtimox**: Das Nitrofuran-Derivat Nifurtimox wird in ein reaktives Nitrilprodukt umgewandelt, das in den Trypanosomen verschiedene Enzyme hemmt, die DNA schädigt und den zellulären Thiol-Gehalt reduziert. Es wird oral appliziert, gut resorbiert und stark metabolisiert. Es soll bei Erwachsenen mit einer Gesamttagesdosis von 8–10 mg/kg Körpergewicht in 3 Einzeldosen für 90 Tage gegeben werden. Zu den Nebenwirkungen gehören allergische Reaktionen, Polyneuritis, psychotische Störungen, gastrointestinale Beschwerden, Schwindel und Krampfanfälle. Eine periphere Neuropathie ist dosisabhängig, kann in einer späten Phase der Therapie auftreten und erfordert die Unterbrechung der Behandlung.
- **Benznidazol** ist ein Nitroimidazol-Derivat, das in Protozoen zu einem Glyoxal umgesetzt wird, das die DNA schädigt. Als Zwischenprodukte entstehen Hydroxylamin und Nitreniumionen, die zusätzlich Proteinfunktionen und den zellulären Thiol-Gehalt beeinträchtigen. Es wird oral appliziert (5–7 mg/kg Körpergewicht in 2 Einzeldosen für 60 Tage). Zu den Nebenwirkungen zählen u. a. Hautreaktionen, gastrointestinale Störungen, periphere Neuropathien und Veränderungen des Blutbilds.

34.2.5 Leishmaniose
Erreger und Klinik. Unter dem Oberbegriff „**Leishmaniose**" werden die viszerale, kutane und mukokutane Leishmaniose zusammengefasst. Sie werden durch unterschiedliche Leishmanien-Arten hervorgerufen, die alle durch die **Sandmücken** auf den

Menschen übertragen werden. Sie leben fakultativ intrazellulär und sind nur in den übertragenden Insekten begeißelt.

Bei der **kutanen Leishmaniose** entsteht einige Wochen bis Monate nach dem Stich eine Papel, die ulzeriert und nach Monaten unter Narbenbildung abheilt. Auch die **mukokutane Leishmaniose** kann unter ausgedehnter Narben- und Geschwürbildung selbstlimitierend verlaufen. Abhängig von Erreger und Immunstatus des Infizierten können jedoch auch Spätrezidive mit massiver Gewebsdestruktion an den Schleimhäuten von Nase, Mund und Rachen auftreten. Bei der **viszeralen Leishmaniose** können sich die Parasiten aus Haut und regionalen Lymphknoten über das Blut in Milz, Leber und Knochenmark ausbreiten. Im weiteren Verlauf kann es zu einer Panzytopenie und einer erhöhten Empfindlichkeit für bakterielle Sekundärinfektionen kommen.

Therapie. Lokale Therapie:

Voraussetzung für die lokale Therapie der kutanen Leishmaniose ist eine möglichst tiefe kutane Applikation der Wirkstoffe. Möglich ist die Verwendung von:

– **Paromomycin**: Paromomycin ist ein Aminoglykosid (S.597), das als Salbe 2-mal täglich für ca. 20 Tage appliziert werden soll.
– **Natriumstibogluconat** und **Megluminantimonat**: Beide Antimonverbindungen sollten bei Patienten mit kutaner Leishmaniose **periläsional** angewendet werden. Dazu gibt es unterschiedliche Dosierungsschemata, die bezüglich Injektionshäufigkeit und Behandlungsdauer erheblich variieren. Der Wirkmechanismus ist nach wie vor nicht vollständig klar. So scheinen Antimonverbindungen das Immunsystem einerseits zu stimulieren. Andererseits gibt es aber zusätzlich zelluläre Reaktionen, die Leishmanien abtöten. Dabei hemmt pentavalentes Antimon möglicherweise selbst Enzyme zentraler Synthese- und Stoffwechselwege, während trivalentes Antimon an Thiolgruppen von Proteinen bindet und dadurch Apoptose auslöst.

Systemische Therapie:

Für die systemische Therapie stehen folgende Wirkstoffe zur Verfügung:

– **Miltefosin** (Impavido®, 2–3,3 mg/kg/d) hemmt einige Enzyme der Phospholipidsynthese und interferiert mit zellulären Transportsystemen, die für die Aufnahme wichtiger Nährstoffe verantwortlich sind. Es wird oral appliziert, verteilt sich gut im Gewebe und besitzt eine langsame Elimination über 6–8 Tage. Die häufigsten Nebenwirkungen sind gastrointestinale Störungen und eine reversible Transaminasen-, Harnstoff- und Kreatininerhöhung.
– **Natriumantimonglukonat** und **Megluminantimonat**: Beide Substanzen können gegen alle Leishmaniose-Formen eingesetzt werden. Sie werden i.v. oder i.m. verabreicht. Die empfohlene Dosierung liegt bei 20 mg/kg Körpergewicht. Die Behandlungsdauer hängt vom Heilungsverlauf ab. Bei einer Wiederholungstherapie muss ein 1- bis 2-wöchiges behandlungsfreies Intervall eingelegt werden. Die Nebenwirkungen sind vielfältig, schwer und unangenehm. Die i.m. Gabe erzeugt oft einen starken lokalen Schmerz. Es können Übelkeit, Kopfschmerzen, starke Kreislaufbeeinträchtigungen, Leberparenchymschäden, Blutbildveränderungen, Hauterscheinungen und EKG-Veränderungen auftreten. Beide Substanzen sind in Deutschland nicht im Handel.

– **Liposomales Amphotericin B** (S.612)
– **Itraconazol** (S.615), **Fluconazol** (S.612), (Ketokonazol)
– **Pentamidin** (S.620)
– **Rifampicin** (S.594)

34.2.6 Amöbiasis

Amöben gehören zu den Amoebozoa. Sie haben eine flexible Körperform, ernähren und bewegen sich über Plasmaausstülpungen (Pseudopodien). Der Erreger der Amöbiasis **Entamoeba histolytica** ist weltweit verbreitet. Er wird als Zyste mit dem Stuhl ausgeschieden und auch in dieser Form über verunreinigte Lebensmittel in den Körper aufgenommen (**Abb. 34.2**). Ohne Gewebsinvasion verläuft die Infektion symptomlos. Dringen die aus den Zysten geschlüpften Amöben aber in die Darmwand ein, entwickeln sich Nekrosen und Ulzera der Kolonschleimhaut, die zu starken Durchfällen führen (sog. **Amöbenruhr**). Durch Invasion in die Blutbahn kommt es zur Ausbreitung in andere Organe. Häufig ist die Entwicklung des **Amöbenleberabszesses**.

Die **Amöbenruhr und die extraintestinalen Manifestationen** (z.B. Amöbenleberabszess) werden mit Metro-

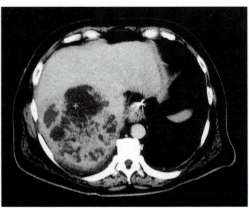

Abb. 34.2 Amöbenabszess. Mehrkammeriger Amöbenabszess des rechten Leberlappens in der CT (+). (Henne-Bruns D, Dürig M, Kremer B. Duale Reihe Chirurgie. Thieme; 2012)

nidazol (S. 595) behandelt: 3-mal täglich 10 mg/kg/d, i.v. oder oral für 10 Tage. Metronidazol wirkt allerdings nicht ausreichend gegen die im Darmlumen persistierenden Zysten (**Darmlumeninfestation**). Daher empfiehlt sich eine **Nachbehandlung** mit dem Aminoglykosid **Paromomycin** (S. 597): 3 × 500 mg/d oral für 9–10 Tage.

> **MERKE**
> - Zur Behandlung der invasiven intestinalen Amöbiasis (Amöbenruhr) und der extraintestinalen Manifestationen wird Metronidazol eingesetzt.
> - Zur Beseitigung des Erregers und der Zysten aus dem Darm gibt man das Aminoglykosid Paromomycin.

34.2.7 Balantidiose

Die **Balantidiose** oder Balantidienruhr wird durch Balantidium coli ausgelöst. Balantidien besitzen zahlreiche Zilien auf ihrer Oberfläche, leben im Dickdarm von Schweinen und können durch mit Zysten kontaminiertes Fleisch oder verunreinigtes Wasser auf den Menschen übertragen werden. Die Symptome ähneln der Amöbiasis (S. 622). Zur Therapie werden hauptsächlich **Metronidazol** (S. 595), **Tetrazykline** (S. 598) oder **Paromomycin** (S. 597) eingesetzt.

34.2.8 Toxoplasmose

Erreger und Klinik. Die Toxoplasmose wird durch den Erreger Toxoplasma gondii ausgelöst. Endwirt ist die Katze, in deren Darm sich Oozysten entwickeln. Nach Ausscheidung und Sporulation dieser Dauerstadien werden sie von Zwischenwirten (Nagetiere, Vögel, Schlachttiere) oral aufgenommen. Dort gehen sie von einem replikativen Zwischenstadium (Trophozoit) in eine weitere Dauerphase (Zysten) über. Die Zysten befinden sich in unterschiedlichen Geweben. Die **Übertragung** auf den **Menschen** erfolgt durch die Zystenaufnahme mit **rohem Fleisch** oder **Katzenkot**. Die Erkrankung ist weltweit verbreitet und verläuft bei **immunkompetenten Personen** i. d. R. **symptomlos**. Zu den **Risikogruppen** für die Entwicklung einer **behandlungsbedürftigen symptomatischen Toxoplasmose** zählen **immunsupprimierte Patienten** (zerebrale und okuläre Symptome sowie disseminierte Verläufe) und **Neugeborene**. Eine Besonderheit ist die **Erstinfektion** während der **Schwangerschaft**, die für die Schwangere selbst zwar ungefährlich ist, aber zu **gravierenden Schäden** beim **Fetus** führen kann und daher immer behandelt werden muss. Je nach Zeitpunkt und Ausmaß der Infektion kann es im Rahmen einer konnatalen Toxoplasmose zum Abort, zur Totgeburt oder Symptomen wie Retinochorioiditis oder Hydrozephalus kommen.

Therapie.
- **Therapie bei immunsupprimierten Patienten**: Therapie der Wahl ist die Kombination aus dem Sulfonamid **Sulfadiazin** (2–4 g/d), dem Diaminopyrimidin **Pyrimethamin** (100 mg am 1. Tag, danach 25–50 mg) und **Folinsäure** (10–15 mg/d). Bei Unverträglichkeiten können alternativ Clindamycin, Spiramycin und Atovaquon (s. u.) verwendet werden. Für die Primärprophylaxe der zerebralen Toxoplasmose bei HIV-Patienten steht Cotrimoxazol zur Verfügung.
- **Erstinfektion während der Schwangerschaft**: In den **ersten 16 Schwangerschaftswochen** wird mit dem Makrolid **Spiramycin** (3-mal 3 Millionen IE am Tag oral) behandelt. **Ab** der **16. Schwangerschaftswoche** schließt sich eine Kombinationsbehandlung mit **Sulfadiazin** (50 mg/kg/d oral) und **Pyrimethamin** (1. Tag 50 mg, danach 25 mg, oral) an. Zur Prophylaxe einer Knochenmarksuppression sollten täglich 10–15 mg Folinsäure substituiert werden. Die Kombinationstherapie wird in 4-wöchigen Zyklen verabreicht, die von einer gleichlangen Therapiepause unterbrochen werden.
- **Therapie bei Neugeborenen**: Kombinationsbehandlung mit Sulfadiazin, Pyrimethamin und Folinsäure. Die Therapiedauer richtet sich nach der Schwere der Erkrankung.

34.2.9 Malaria

Die Malaria gehört in Deutschland zu den am häufigsten importierten Reisekrankheiten. Es gibt unterschiedliche Malariaformen, die jeweils durch spezifische Erreger ausgelöst werden. Alle Erreger werden durch den Stich der weiblichen **Anopheles-Mücke** auf den Menschen übertragen und durchlaufen den gleichen Entwicklungszyklus (**Abb. 34.3**). Die Charakteristika der verschiedenen Malariainfektionen sind in **Tab. 34.4** zusammengefasst.

Für die **Therapie der Malaria** stehen verschiedene Substanzen zur Verfügung, die nach ihren Wirkmechanismen eingeordnet werden können (**Tab. 34.5**).

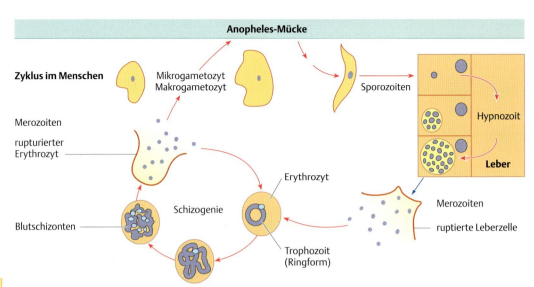

Abb. 34.3 Generationszyklus der Plasmodien. In der Mücke findet die geschlechtliche Vermehrung statt, im Menschen die ungeschlechtlichen Vorgänge, die ausschließlich der Vervielfältigung des Erregers dienen. Nach dem Stich der infizierten Anopheles-Mücke können die ins Blut abgegebenen Sporozoiten sowohl in Endothel- als auch in Leberzellen eindringen. Dort wachsen sie und differenzieren sich zu Schizonten (sog. Gewebsschizonten), die durch multiple Teilungen (Schizogonie) mehrere Tausend Merozoiten enthalten. Diese können entweder Erythrozyten befallen oder denselben Zyklus erneut in Endothelzellen durchlaufen. In den Erythrozyten vermehren sich die Erreger erneut. Allerdings enthält der Schizont (sog. Blutschizont) hier nur etwa 8–16 Merozoiten. Nach dem Zerfall der Erythrozyten werden die Merozoiten freigesetzt und können neue Erythrozyten befallen. Einige Merozoiten entwickeln sich zu Gametozyten und werden wieder von der Mücke aufgenommen, wo sie sich wieder in infektiöse Sporozoiten umwandeln. (Hypnozoit: Ruhestadium in der Leber; der Erreger kann so Wochen bis Jahre verbleiben und zu Rezidiven führen.) (nach Groß U. Kurzlehrbuch Medizinische Mikrobiologie und Infektiologie. Thieme; 2013)

Tab. 34.4

Unterschiedliche Malariaformen

Krankheitserreger	Erkrankung	Symptome	Inkubationszeit
Plasmodium vivax (Plasmodium ovale)	Malaria tertiana	Initialfieber, anschl. alle 48 h Fieberanfälle; häufig Rezidive	8–20 Tage
Plasmodium malariae	Malaria quartana	langsamer Beginn, alle 72 h Fieberanfälle; Wiederkehr der Symptome nach Jahren möglich	20–35 Tage
Plasmodium falciparum	Malaria tropica	plötzliches, hohes Fieber, Übelkeit, Erbrechen, Anämie, Ikterus, Leber- und Milzschwellung; oft nach wenigen Tagen tödlich	8–12 Tage

Tab. 34.5

Wirkstoffe für die Malariatherapie

Wirkmechanismus	Wirkstoff	Handelsname	Malaria-Form
Hemmung der Hämpolymerase	Chloroquin	Resochin®	M. quartana, M. tertiana
	Piperaquin	Eurartesim®	M. tropica
	Mefloquin	Lariam®	M. tropica (M. tertiana)
	Chinin	Chininum dihydrochloricum®	M. tropica
Folsäuremetabolismus	Proguanil	Malarone®	M. tropica
mitochondriales Membranpotenzial	Atovaquon	Malarone®	M. tropica
Häm-Abbau	Artemether/Lumefantrin	Riamet®	M. tropica
Calcium-ATPase	Dihydroartemisinin	Eurartesim®	M. tropica
	Artesunat	Artecef®	M. tropica
Proteinsynthese	Doxyzyklin	Doxy-CT®	M. tropica
	Primaquin	Primaquine®	M. tertiana

Exkurs

Malariaprophylaxe
Für die Prophylaxe der Malariaerkrankung stehen folgende Möglichkeiten zur Verfügung:
- **Expositionsprophylaxe**: z. B. Insektennetze vor den Fenstern, Moskitonetze, helle, lange Kleidung, Repellentien
- **Chemoprophylaxe**: Doxyzyklin, Proguanil/Atovaquon und Mefloquin.

Eine kontinuierliche Chemoprophylaxe wird empfohlen, wenn das Übertragungsrisiko hoch ist. Andernfalls sollte auf eine *Stand-by*-Prophylaxe zurückgegriffen werden. Dabei wird ein geeigneter Wirkstoff auf der Reise mitgeführt und bei klinischen Zeichen einer Malaria wie Fieber, Schüttelfrost und Gliederschmerzen in therapeutischer Dosis eingenommen, wenn nicht innerhalb von 24 h nach Beginn der Symptomatik ein Arzt aufgesucht werden kann. Diese Art der Notfallmedikation soll einen tödlichen Verlauf bei Infektion mit Malaria tropica verhindern.

Wirkstoffe gegen Blutschizonten

Die sog. **Blutschizontozide** verhindern die **Vermehrung** der **Plasmodien** in den **Erythrozyten**. Beim Abbau des Hämoglobins in der Nahrungsvakuole der Plasmodien bleibt als nicht verwertbarer Rest die **toxische Hämgruppe** übrig. Entgiftet wird sie mithilfe der **Hämpolymerase** des Erregers, sodass eine Hemmung der Hämpolymerase zum Absterben der Blutschizonten führt.

> **MERKE**
>
> Die Hemmung der Hämpolymerase ist nur bei den erythrozytären Formen (Blutschizonten) wirksam (**Abb. 34.3**). Zu den Blutschizontoziden zählen Chloroquin, Mefloquin, Chinin, Artemether und Lumefantrin.

Chloroquin

Indikation. Chloroquin ist das **Mittel der Wahl** zur Behandlung der **Malaria quartana** und **Malaria tertiana**. Außerdem wird es zur **Chemoprophylaxe** eingesetzt.
Pharmakokinetik. Chloroquin kann **i.v.** (10 mg/kg zu Therapiebeginn, nach 6 h, 24 h und 48 h je 5 mg/kg) oder **oral** (1. Tag 16 mg/kg, nach 6 h 8 mg/kg, für weitere 2–3 Tage jeweils täglich 8 mg/kg) verabreicht werden. Nach oraler Gabe wird es rasch und nahezu vollständig resorbiert und reichert sich im Lauf der Behandlung in den Organen an. Die Halbwertszeit beträgt 30–60 Tage. Es wird in der Leber metabolisiert und über Galle und Niere (40–70 % unverändert, daher Dosisanpassung bei eingeschränkter Nierenfunktion) ausgeschieden.
Nebenwirkungen und Kontraindikationen. Häufige **Nebenwirkungen** sind gastrointestinale Beschwerden, ZNS-Störungen und Herz-Kreislauf-Reaktionen. Gelegentlich kommt es zu einer irreversiblen Hornhauttrübung. Bei vorbestehender Retinopathie oder Gesichtsfeldeinschränkungen, Erkrankungen des blutbildenden Systems, Myasthenia gravis und einem Glukose-6-phosphat-Mangel ist Chloroquin **kontraindiziert**.
Arzneimittelinteraktionen. Die **Arzneimittelinteraktionen** sind vielfältig. Durch die Gabe von Antazida wird Chloroquin vermindert resorbiert. Von einer Verwendung von MAO-Hemmstoffen und hepatotoxischen Substanzen zusammen mit Chloroquin ist abzusehen. Die Gabe von Chloroquin bei gleichzeitiger Verwendung von
- Digoxin, Digitoxin und Ciclosporin erhöht deren Serumkonzentration,
- Methotrexat führt zu dessen Wirkverstärkung,
- Ampicillin führt zu dessen verminderter Resorption.

Mefloquin

Indikation. **Mefloquin** wird zur Behandlung der **Malaria tropica** eingesetzt. Zur **Chemoprophylaxe** sollte es insbesondere bei Reisen in Gebiete verwendet werden, in denen es mehrfach resistente Stämme von Plasmodium falciparum gibt.
Pharmakokinetik. Mefloquin wird nach oraler Gabe gut resorbiert (750 mg zu Therapiebeginn, nach 6–8 h 500 mg, nach weiteren 6–8 h bei einem Körpergewicht > 60 kg weitere 250 mg). Es wird in der Leber metabolisiert, besitzt eine hohe Proteinbindung, verteilt sich gut im Gewebe und reichert sich vor allem in Erythrozyten an. Die HWZ beträgt ca. 20 Tage. Mefloquin wird hauptsächlich über Galle und Fäzes ausgeschieden.
Nebenwirkungen und Kontraindikationen. Die häufigsten **Nebenwirkungen** sind gastrointestinale und zentralnervöse Störungen (Kopfschmerzen, Schwindel, Schlafstörungen). Da unter Mefloquin aber gelegentlich auch Depressionen, Krampfanfälle, Halluzinationen und Neuropathien sowie Störungen der Erregungsleitung am Herzen auftreten, ist es bei Personen mit psychotischen Störungen und Epilepsie sowie Erregungsleitungsstörungen **kontraindiziert**. Außerdem darf Mefloquin nicht während der Schwangerschaft eingesetzt werden.
Arzneimittelinteraktionen. Mefloquin **interagiert** mit allen Antikonvulsiva (Erniedrigung der Plasmaspiegel der Antikonvulsiva) und mit allen Substanzen, die die Erregungsleitung des Herzens beeinflussen.

Chinin

Indikation. Auch wenn **Chinin schlecht verträglich** ist, hat es nach wie vor einen hohen Stellenwert in der Behandlung der **komplizierten Malaria tropica**, bei **Prophylaxeversagen** oder bei **choroquinresistenten** Stämmen von Plasmodium falciparum.

Pharmakokinetik. Bei **komplizierter Malaria tropica** wird **i. v.** eine *loading dose* von 20 mg/kg KG über 4 h verabreicht, gefolgt von einer 8-stündlichen Erhaltungsdosis von 10 mg/kg KG per infusionem (muss bei Niereninsuffizienz reduziert werden) auch jeweils über 4 h und bis zur Besserung des Zustandes, dann kann auf eine **orale Gabe** umgestiegen werden. Zusätzlich können Doxyzyklin oder Clindamycin gegeben werden. Chinin wird rasch und gut resorbiert. Die HWZ beträgt 11 h. Ein Großteil wird metabolisiert, nur 10 % werden unverändert über den Urin ausgeschieden.

Nebenwirkungen. Chinin kann zu **schwerwiegenden Nebenwirkungen führen.** Häufig sind gastrointestinale Störungen, neurotoxische Wirkungen, Beeinträchtigungen des Gerinnungssystems und Hypoglykämien sowie selten Nierenschäden und Leberfunktionsstörungen.

Arzneimittelinteraktionen. Chinin **interagiert** mit zahlreichen anderen Wirkstoffen, z. B. aluminiumhaltigen Antazida, die die Resorption von Chinin vermindern. Es führt bei gleichzeitiger Verwendung von
- Digoxin und Digitoxin zu einer Erhöhung deren Serumkonzentration,
- Antikoagulanzien zu deren Wirkverstärkung,
- Antiarrhythmika zu ventrikulären Arrhythmien.

Artemether und Lumefantrin

Die Kombination von **Artemether** und **Lumefantrin** (Riamet®, 80 mg/480 mg initial und nach 8 h, dann 2-mal täglich 80 mg/480 mg am 2. und 3. Tag) wird zur Therapie der **unkomplizierten Malaria tropica** eingesetzt. Neben der oben beschriebenen Interaktion mit dem Hämoglobinabbau der Plasmodien (S. 625) soll auch ein hemmender Effekt auf die Nukleinsäure- und Proteinsynthese bestehen.

Eine **gleichzeitige Nahrungsaufnahme** verbessert die Resorption. Beide Wirkstoffe binden zu über 95 % an Plasmaeiweiße. Während Artemether schnell in der Leber metabolisiert und über Urin und Fäzes ausgeschieden wird (Halbwertszeit 2 h), besitzt Lumefantrin eine HWZ von 2–6 Tagen und wird über Galle und Fäzes ausgeschieden.

Zu den typischen **Nebenwirkungen** zählen gastrointestinale Störungen, Kopfschmerzen, Schwindel, Palpitationen, Hautreaktionen, Husten, Arthralgien und Myalgien.

Artesunat

Artesunat ist wie Artemether ein halbsynthetisches Derivat von Artemisinin. Es kann in Europa und den USA als *orphan drug* i. v. oder i. m. zur Behandlung der komplizierten Malaria tropica eingesetzt werden.

Wirkstoffe gegen Gewebs- und Blutschizonten

Proguanil

Proguanil kann in **Kombination** mit **Atovaquon** zur **Therapie** und **Prophylaxe** der **unkomplizierten Malaria tropica** eingesetzt werden. Es **hemmt** die Dihydrofolat-Reduktase und wirkt gegen **Blut- und Gewebsschizonten** (s. **Abb. 34.3**).

Nach oraler Gabe wird Proguanil gut resorbiert. Dosierung und Behandlungsdauer richten sich nach dem Kombinationspartner. Das Ausmaß der Metabolisierung in der Leber hängt vom CYP2C19-Polymorphismus ab (S. 653). Die HWZ beträgt 20 h.

Die **Nebenwirkungen** sind **unproblematisch**. Die gelegentlich auftretenden Magen-Darm-Störungen lassen im Verlauf der Behandlung oft nach. Selten kann es bei diesen Patienten zu Störungen des Blutbildes kommen.

Atovaquon

Atovaquon wird in **Kombination mit Proguanil** zur Therapie und Prophylaxe der **unkomplizierten Malaria tropica** eingesetzt. Es hemmt den mitochondrialen Elektronentransport und führt damit zum Zusammenbruch des mitochondrialen Membranpotenzials von **Gewebe-** und **Blutschizonten**.

Die Kombination aus Atovaquon und Proguanil wird oral verabreicht (1000 mg/400 mg als Einmaldosis jeweils für 3 Tage). Wird Atovaquon zusammen mit einer **fettreichen Mahlzeit** eingenommen, kann seine Resorption stark verbessert werden. Die Substanz wird fast vollständig an Plasmaproteine gebunden und unverändert über die Fäzes ausgeschieden. Die HWZ beträgt 2–3 Tage. Zu den typischen **Nebenwirkungen** zählen gastrointestinale Störungen, Kopfschmerzen und Hautreaktionen.

Primaquin

Das in Deutschland nicht mehr im Handel befindliche **Primaquin** wirkt v. a. gegen die **intrahepatischen Formen** der Plasmodien (hepatozelluläre Schizonten und Hypnozoiten, **Abb. 34.3**) und **verhindert** damit das Auftreten von **Rezidiven** bei der **Malaria tertiana** und **quartana**. In einer Dosis von 30 mg/d kann es außerdem in der **Chemoprophylaxe** eingesetzt werden. Der Wirkmechanismus ist bislang noch ungeklärt. Vermutet werden eine Interaktion mit der DNA und eine Schädigung der Mitochondrienmembranen von Plasmodien. Primaquin wird gut resorbiert, ist schlecht gewebegängig und wird in der Leber metabolisiert. Die HWZ beträgt 6 h. Zu den **Nebenwirkungen** zählen gastrointestinale Störungen und – bei Patienten mit Glukose-6-phosphat-Dehydrogenase-Mangel – die Auslösung einer Hämolyse.

Dihydroartemisinin/Piperaquinphosphat

Die Kombination von **Dihydroartemisinin** und **Piperaquinphosphat** (Eurartesim®) ist zur Behandlung der unkomplizierten Malaria tropica zugelassen. Dihydroartemisinin bildet mit Fe^{2+} Addukte, die die Entstehung von freien Radikalen fördern und die Calcium-ATPase des sarkoplasmatischen Retikulums hemmen. Piperaquin ist ein Strukturanalogon des Chloroquins und verhindert wie dieses die Entgiftung des toxischen Häms. Die **Kombinationstherapie** ist für Erwachsene und Kinder ab 6 Monaten zugelassen. Verabreicht wird es oral als Einzeldosis (abhängig vom Körpergewicht) an drei aufeinanderfolgenden Tagen. Da Piperaquin CYP3A4 inhibiert, kann es zu zahlreichen **Arzneimittelinteraktionen** kommen. Als **Nebenwirkungen** treten unter anderem Anämie, Kopfschmerz, Fieber, gastrointestinale Störungen, QT-Zeit-Verlängerung, Hautausschlag, Myalgie und Arthralgie auf. Schwangeren und Personen mit eingeschränkter Leber- oder Nierenfunktion wird aufgrund fehlender klinischer Daten von der Verwendung abgeraten.

34.3 Helmintheninfektionen

Key Point
Die Bezeichnung Helminthen beschränkt sich auf parasitisch lebende Würmer. Sie stammen vorwiegend aus den Stämmen der Plattwürmer (Plathelminthes) und Schlauchwürmer (Nemathelminthes). Anders als bei den Protozoen haben die Wirkstoffe ein meist breites Spektrum und sind häufig gegen unterschiedliche Wurmklassen wirksam.

In Anpassung an ihre parasitische Lebensweise entwickeln sich die Helminthen über einen teilweise mehrfachen Wirtswechsel, der bei den Plathelminthen mit einem Generationswechsel verbunden ist. Bei den Plathelminthen gibt es in den Klassen der **Trematoden** (Saugwürmer) und **Zestoden** (Bandwürmer) für den Menschen gefährliche Krankheitserreger, bei den Nemathelminthen nur in der Klasse der **Nematoden** (Fadenwürmer). Einen Überblick gibt Tab. 34.6.

34.3.1 Plathelmintheninfektionen

Charakteristika von Trematoden und Zestoden
Trematoden. Trematoden besitzen eine ungegliederte Blattform mit Haftorganen auf der Körperoberfläche. Sie sind Zwitter und entwickeln sich über komplizierte Generationswechsel, die häufig mit Wirts-

Tab. 34.6

Krankheitserreger innerhalb der Helminthen

Klasse	Krankheitserreger	Erkrankung
Trematoden	Schistosoma haematobium	Blasenbilharziose
	Schistosoma mansoni	afrikanische Darmbilharziose
	Schistosoma japonicum	schwere Form der Darmbilharziose
Zestoden	Diphyllobothrium latum (Fischbandwurm)	gastrointestinale Störungen, Anämie
	Taenia saginata (Rinderbandwurm)	Taeniasis (Bauchschmerz, Gewichtsverlust, Schwäche)
	Taenia solium (Schweinebandwurm)	Taeniasis, z. T. Zystizerkose (Larvenbefall in unterschiedlichen Organen)
	Echinococcus granulosus (Hundebandwurm)	zystische Echinokokkose (meist solitäre Zysten in Leber und Lunge)
	Echinococcus multilocularis (Fuchsbandwurm)	alveoläre Echinokokkose (infiltrativ destruierende Ausbreitung der schwammartigen Wurmlarve mit Einwachsen in Organe oder deren Zerstörung)
Nematoden	Trichuris trichiura	Peitschenwurminfektion (gastrointestinale Störungen)
	Trichinella spiralis	Trichinose (allergische Symptome, Ödeme, Fieber, Eosinophilie, Muskelverhärtung und -schmerzen)
	Strongyloides stercoralis	Strongyloidiasis (Dermatitis, Pneumonie, Eosinophilie, gastrointestinale Störungen, Anämie, Ileus)
	Ascaris lumbricoides	Askariasis (bei Massenbefall: Abdominalschmerzen, Blinddarmentzündung, Darmverschluss; bei Kindern: Krämpfe, Delir)
	Enterobius vermicularis	Enterobiasis (Analpruritus)
	Wucheria bancrofti	Elephantiasis (durch Obstruktion der Lymphgefäße)
	Onchocerca volvulus	Onchozerkose (Dermatitis, Atrophie und Depigmentierung der Haut, Erblindung)

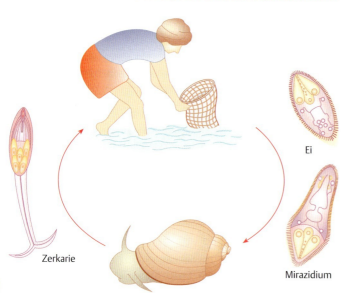

Abb. 34.4 **Generationszyklus der Trematoden.** Aus den Schistosomen-Eiern schlüpfen im Wasser Mirazidien, die sich Süßwasserschnecken als Zwischenwirt suchen. Nach ungeschlechtlicher Vermehrung in der Schnecke schlüpfen Zerkarien, die durch die menschliche Haut eindringen können. (nach Hof H, Schlüter D. Duale Reihe Medizinische Mikrobiologie. Thieme; 2019)

wechseln verbunden sind. Oft treten dabei drei Generationen hintereinander auf, die sich maßgeblich in Bau und Lebensweise unterscheiden (**Abb. 34.4**).

Zestoden. Der Körper der Zestoden besteht aus Kopf (Skolex), Hals und einer Gliederkette. Der Kopf besitzt Haftorgane und verankert den Bandwurm im Wirt (**Abb. 34.5**). Die Körperglieder (Proglottiden) sind in der Sprossungszone am Hals sehr klein, werden aber durch Wachstum und mit der Ausbildung des Genitalapparates (wie bei den Trematoden zwittrig) größer. Sie werden einzeln oder gruppenweise abgestoßen und gelangen ins Freie, wo nach Zersetzung des Gewebes die Eier oder Embryonen frei werden. Ihre Nahrung nehmen Zestoden über die Körperoberfläche auf.

Auch die **Entwicklung** der Zestoden ist mit Generations- und Wirtswechseln verbunden. Die Eier des Bandwurms gelangen nach Freisetzung mit dem Stuhl und Auflösung der Proglottiden ins Freie. Als Larve wird der Bandwurm dann wieder über die Nahrung vom Menschen aufgenommen und beginnt dort, zu einem Bandwurm auszuwachsen.

Wirkstoffe gegen Trematoden und Zestoden

Die hauptsächlich verwendeten Wirkstoffe **Praziquantel**, **Nicosamid**, **Mebendazol** und **Albendazol** sind **vermizid**, d. h., sie töten die Würmer ab. Alle Wirkstoffe sind während **Schwangerschaft** und **Stillzeit kontraindiziert** oder dürfen nur bei **vitaler Indikation** eingesetzt werden.

Praziquantel

Wirkmechanismus. Der **Wirkmechanismus** von Praziquantel ist komplex: Es schädigt das äußere Epithel (Tegument) der Würmer. Außerdem werden die

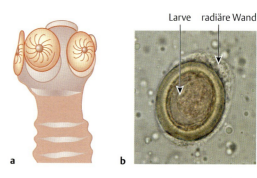

Abb. 34.5 **Taenia saginata (Rinderbandwurm). a** Skolex mit vier Saugnäpfen, **b** Ei mit dicker, radiär strukturierter Membran.
(Hof H, Schlüter D. Duale Reihe Medizinische Mikrobiologie. Thieme; 2019)

Würmer empfindlicher gegenüber den menschlichen Darmenzymen. Darüber hinaus erhöht Praziquantel die Calciumpermeabilität und löst in den Würmern eine Dauerdepolarisation aus. Sie verlieren ihren Halt und werden mit dem Stuhl ausgeschieden.

Indikation und Wirkstoffe. **Praziquantel** kann sowohl gegen **Trematoden** als auch **Zestoden** eingesetzt werden. Es gibt verschiedene Präparate, die bei folgenden Parasiten angewendet werden:
- **Biltricide®**: Schistosomen (40 mg/kg KG in 1–3 Einzeldosen für 1–3 Tage)
- **Cysticide®**: Taenia solium (50 mg/kg KG in 3 Einzeldosen für 15 Tage, Wiederholung nach 3 Monaten möglich).

Pharmakokinetik. Praziquantel wird nach oraler Applikation gut resorbiert und besitzt eine HWZ von 1,5 h. Es wird fast vollständig metabolisiert und hauptsächlich renal ausgeschieden.

Nebenwirkungen und Kontraindikationen. Grundsätzlich ist Praziquantel gut verträglich. Als **Nebenwirkungen** kommen gastrointestinale Störungen, Kopfschmerzen, Schwindel, Müdigkeit, Schwäche, Benommenheit und Juckreiz vor. Bei intraokulärer Zystizerkose ist Praziquantel **kontraindiziert,** da es zu einem entzündungsbedingten Visusverlust kommen kann.

Arzneimittelinteraktionen. Induktoren des Cytochrom-P450-Systems beschleunigen den Abbau von Praziquantel, Hemmstoffe erhöhen den Wirkspiegel.

> **MERKE**
> - Praziquantel ist gegen eine Vielzahl von Trematoden und Zestoden wirksam.
> - Es ist gut verträglich, seine Verstoffwechslung wird aber von Induktoren und Hemmstoffen des Cytochrom-P450-Systems beeinflusst.

Niclosamid

Niclosamid (Yomesan®) wirkt nur auf Darmparasiten vermizid und wird deshalb hauptsächlich bei **Bandwurminfektionen eingesetzt.** Es hemmt die oxidative Phosphorylierung in den Mitochondrien, sodass letztendlich der Skolex abstirbt, seinen Halt verliert und der Bandwurm mit dem Stuhl ausgeschieden wird.

Niclosamid wird nach oraler Gabe **kaum resorbiert** und eignet sich daher **nicht** zur Therapie von **Zystizerkosen**. Bei Taenia saginata, Taenia solium und Diphyllobothrium latum ist eine Einmalgabe (> 6 Jahre 2000 mg) ausreichend, bei Hymenolepsis nana dauert die Behandlung eine Woche (> 6 Jahre 2000 mg am 1. Tag, 1000 mg vom 2. bis zum 7. Tag, jeweils 1-mal täglich). Als **Nebenwirkungen** treten vorübergehend leichte, gastrointestinale Störungen auf. Überempfindlichkeitsreaktionen sind selten.

Mebendazol und Albendazol

Wirkmechanismus. Beide Substanzen wirken vermizid: Sie verhindern die Tubulinpolymerisation der intestinalen Parasiten. Dadurch wird sowohl der Transport sekretorischer Substanzen als auch die Aufnahme von Nährstoffen gehemmt. Der Parasit wird unbeweglich, die intrazellulären Energiereserven werden aufgebraucht und die Würmer sterben ab.

Indikation und Wirkstoffe. Mebendazol (Vermox® und Vermox forte®) und Albendazol (Eskazole®) werden zur Behandlung der Echinokokkose eingesetzt. Verwendet werden folgende Präparate:

- Vermox®: je nach Parasit 100–600 mg/d in 1–3 Einzeldosen für 3–4 Tage
- Vermox forte®: zystische und alveoläre Echinokokkose (Therapiedauer insgesamt 4–6 Wochen, 1.–3. Tag 2-mal täglich 500 mg, 4.–6. Tag 3-mal täglich 500 mg, danach 3-mal täglich 1000–1500 mg)
- Eskazole®: zystische und alveoläre Echinokokkose (1 Behandlungszyklus umfasst 28 Tage mit 2-mal täglich 400 mg Albendazol, danach 14 Tage Therapiepause, empfohlen sind 2–3 Zyklen)

Pharmakokinetik. Beide Substanzen werden nach oraler Gabe nur unvollständig resorbiert. Die Resorption von Albendazol kann durch gleichzeitige Einnahme einer fettreichen Mahlzeit verbessert werden. Ein hoher First-pass-Effekt sorgt zusätzlich dafür, dass die orale Bioverfügbarkeit beider Substanzen gering ist. Die Ausscheidung der Mebendazol-Metaboliten erfolgt über Galle und Niere. Albendazol wird über die Galle ausgeschieden.

Nebenwirkungen und Kontraindikationen. Als **Nebenwirkungen** können gelegentlich gastrointestinale Störungen mit Übelkeit und Erbrechen auftreten, selten allergische Hauterscheinungen. Bei hoher Dosierung sollten regelmäßig Blutbild und Leberfunktionsparameter kontrolliert werden, da es zu Granulozytopenie, Anämie oder Leberfunktionsstörungen kommen kann. **Kontraindiziert** sind beide Substanzen bei schweren Leberfunktionsstörungen.

Arzneimittelinteraktionen. Die gleichzeitige Gabe von Cimetidin kann den Abbau von Mebendazol verlangsamen. Außerdem senkt es den Insulinbedarf bei Diabetikern. Der Abbau von Albendazol wird durch gleichzeitige Gabe von Cimetidin, Praziquantel oder Dexamethason verzögert.

34.3.2 Nemathelmintheninfektionen

Bei den Nemathelminthen gibt es nur in der Klasse der Nematoden für den Menschen gefährliche Parasiten. Diese können unterschiedliche Organe befallen. Die meisten Wirkstoffe beeinflussen entweder den Glukosestoffwechsel oder die Muskelfunktion der Nematoden.

Charakteristika von Nematoden

Nematoden sind meist faden- oder schlauchförmig. Sie besitzen eine robuste und elastische Körperhülle (Kutikula), die ihnen gemeinsam mit der dorsalen und ventralen Muskulatur eine schlängelnde Bewegung ermöglicht. Die Geschlechter sind fast ausnahmslos getrennt. Gerade bei den Parasiten werden sehr viele Eier produziert, in denen sich häufig schon die ersten Jugendstadien entwickeln. Erst nach der ersten (oder zweiten) Häutung schlüpft der Wurm.

Wirkstoffe gegen Nematoden

Die verwendeten Wirkstoffe haben ein eher breites Spektrum mit folgenden Effekten bei den Nematoden:
- Zerstörung des zellulären Tubulinskeletts
- Muskellähmung
- verminderte Glukoseaufnahme

Mebendazol und Albendazol. Mebendazol (S. 629): Vermox® wird in der Behandlung der Oxyuriasis, Enterobiasis, Ascariasis und Trichuriasis eingesetzt (je nach Parasit 100–600 mg/d in 1–3 Einzeldosen für 3–4 Tage). Vermox forte® findet bei der Trichinose (Therapiedauer insgesamt 14 Tage, 1. Tag 3-mal täglich 250 mg, 2. Tag 4-mal täglich 250 mg, 3.–14. Tag 3-mal täglich 500 mg) Anwendung.

Albendazol (S. 629): Eskazole® ist bei Trichinose (2-mal täglich 400 mg für 6 Tage) und Strongyloidiasis (400–800 mg für 3 Tage, Wiederholung nach 14–21 Tagen möglich) indiziert.

Pyrantelembonat. Pyrantelembonat (Helmex®) tötet die Nematoden nicht ab, sondern führt durch eine Depolarisation der motorischen Endplatte zu einer spastischen Lähmung der Würmer. Sie werden lebend ausgeschieden. Nach oraler Gabe wird Pyrantelembonat schlecht resorbiert (d. h., es kommt zu einer guten lokalen Wirkung auf den Parasiten im Darm) und vorwiegend über die Galle ausgeschieden. Es ist **indiziert** bei Infektionen durch Enterobius vermicularis, Ascaris lumbricoides, Ancylostoma duodenale und Necator americanus (10–20 mg/kg, max. 1000 mg/d je nach Parasit als Einmalgabe oder an bis zu 3 Tagen).

Nebenwirkungen sind selten. Es können gastrointestinale Störungen, Müdigkeit, Schwindel, Kopfschmerzen, Hauterscheinungen und ein vorübergehender Transaminasenanstieg auftreten.

Pyrviniumembonat. Pyrviniumembonat (Molevac®, Pyrcon®) verhindert beim Wurm die Glukoseaufnahme und wirkt dadurch vermizid. Nach oraler Applikation findet keine Resorption statt. Ausgeschieden wird Pyrviniumembonat über den Stuhl. Indiziert ist die Einnahme bei einer Infektion durch Enterobius vermicularis (50 mg/10 kg KG, max. 400 mg, als Einmaldosis, Wiederholung nach 2–4 Wochen möglich). Nebenwirkungen sind selten. Es können gastrointestinale Störungen, Hauterscheinungen, Lichtempfindlichkeit und Überempfindlichkeitsreaktionen auftreten. Bei Patienten mit Leberfunktionsstörungen, Niereninsuffizienz und entzündlichen Darmerkrankungen sowie bei Kindern unter 3 Monaten ist Pyrviniumembonat kontraindiziert.

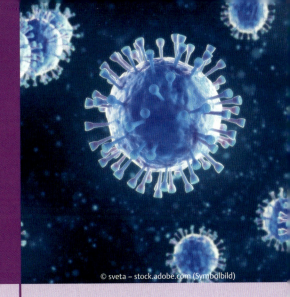

Kapitel 35

Virustatika

Juraj Culman

35.1 Grundlagen 632

35.2 Pharmakotherapie 633

35.1 Grundlagen

Key Point

Virustatika hemmen die Virusreplikation. In den letzten Jahren hat die Anzahl der antiviralen Substanzen zugenommen. Dies ist u. a. auf den intensiven Kampf gegen die HIV-Infektion und die viralen Hepatitiden zurückzuführen. Aber auch bei humanen Herpesviren-Infektionen haben sich die Behandlungsstrategien erweitert. Da jährlich mehrere neue Virustatika zugelassen werden, wird in diesem Kapitel nur eine Substanzauswahl für die wichtigsten Indikationen vorgestellt.

35.1.1 Virusstruktur

Viren bestehen aus einem Komplex, der sich aus der viralen Nukleinsäure (DNA oder RNA) und der sie umgebenden Proteinhülle, dem **Kapsid**, zusammensetzt. Das Kapsid bildet mit dem viralen Genom das Nukleokapsid. Bei umhüllten Viren ist das Kapsid zusätzlich noch von einer Lipoproteinhülle umgeben (Virusmembran), die die Viren beim Verlassen der Wirtszelle (*budding*) erhalten. Kapsid und Virusmembran enthalten virusspezifische Antigene.

35.1.2 Der virale Replikationszyklus

Der Replikationszyklus von Viren besteht aus mehreren Schritten, die auch als Angriffspunkte für Virustatika dienen (**Abb. 35.1**).

Bindung an die Oberflächenproteine der Wirtszelle (Adsorption). Beim **Andocken des Virus** bindet ein Virusoberflächenprotein an einen spezifischen Rezeptor oder ein Protein in der Wirtszellmembran. Diese Proteine bestimmen die Wirtsspezifität des Virus und damit den klinischen Verlauf der Virusinfektion. So bindet das HIV-Membranprotein gp120 an CD4- und Chemokin-Rezeptoren menschlicher T-Zellen bzw. Makrophagen. Das Tollwutvirus benutzt den neuronalen nikotinergen Acetylcholin-Rezeptor, um spezifisch Nervenzellen zu infizieren.

Penetration in die Wirtszelle. Die Art des **Eindringens des Virus in die Zelle** hängt von der **Virusart** ab:
- Fusion zwischen Virushülle und Zellmembran (z. B. HIV)
- endozytosevermittelte Penetration (z. B. Influenzavirus)
- Porenbildung in der Wirtszellmembran, durch die das Virusgenom in das Zytosol der Wirtszelle eingeschleust wird (unbehüllte Viren).

Freisetzung des viralen Genoms (Uncoating). Um den Replikationsvorgang zu initiieren, muss das Virusgenom aus dem Kapsid freigesetzt werden (*uncoating*).

Replikation und Transkription des viralen Genoms. Im Rahmen der **Virusgenomreplikation** werden mehrere Kopien der freigesetzen viralen DNA oder RNA hergestellt. Dies erfolgt meistens unter Beteiligung der viruseigenen DNA- bzw. RNA-Polymerasen. Bei manchen DNA-Viren (z. B. Papillomaviren) wird hierfür die DNA-Polymerase der Wirtszelle in Anspruch genommen. Anschließend wird die virale mRNA für die Synthese von viralen Proteinen an Ribosomen der Wirtszelle transkribiert. Sehr oft verändern die Viren den Translationsapparat der Wirtszelle, sodass bevorzugt die viralen Proteine synthetisiert werden.

Zusammenbau von Viruspartikeln (Reifung) und Freisetzung von Viren. Abschließend werden die viralen Komponenten in der Wirtszelle zusammengebaut. Die Nukleokapside des Herpesvirus werden z. B. im Kern gebildet, gelangen danach ins Zytosol und dringen in den Golgi-Apparat ein. Beim Verlassen des Golgi-Apparats erhalten sie zwei Membranhüllen. Um die Zelle zu verlassen, verschmilzt die äußere

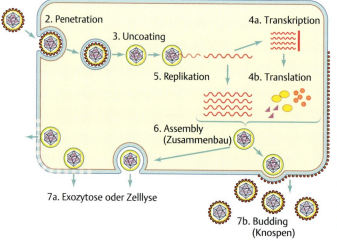

Abb. 35.1 Vermehrungszyklus von nackten oder behüllten Viren. Der virale Replikationszyklus ist in der schematischen Abbildung beispielhaft für ein behülltes oder unbehülltes DNA-Virus dargestellt: Es sei darauf hingewiesen, dass große Unterschiede zwischen den verschiedenen Virusfamilien hinsichtlich der Strategien bei der Vermehrung der genomischen viralen Nukleinsäure und der intrazellulären Lokalisation der Nukleinsäurereplikation bzw. des Zusammenbaus des Nukleokapsids existieren. (nach Groß U. Kurzlehrbuch Medizinische Mikrobiologie und Infektiologie. Thieme; 2013)

Membranhülle des Virus mit der Zellmembran, und das Virus verlässt die Zelle in einer einzelnen Membranhülle. Beim HI-Virus lagert sich das Nukleokapsid nach der Passage durch den Golgi-Apparat an die Plasmamembran an und erhält beim Verlassen der Zelle durch Knospung seine Lipidhülle.

MERKE

Viren besitzen weder eigene Organellen zur Replikation, Transkription oder Translation noch einen selbstständigen Energiestoffwechsel. Für ihre Vermehrung sind sie daher auf den Stoffwechselapparat ihrer Wirtszellen angewiesen, deren Funktion sie für ihre Zwecke verändern.

35.2 Pharmakotherapie

Key Point
Jede Virusinfektion erfordert eine eigene Pharmakotherapie, die spezifisch die individuelle Virusreplikation hemmt.

35.2.1 Wirkprinzipien von Virustatika
Virustatika hemmen verschiedene Vorgänge der Virusreplikation (**Abb. 35.1**):
– Adsorption und Penetration des Virus in die Wirtszelle (z. B. Maraviroc, Enfuvirtid)
– Freisetzung des viralen Genoms (z. B. Amantadin)
– Synthese der viralen DNA oder RNA (z. B. Aciclovir, Ribavirin)
– posttranslationale Modifikation der Proteine (z. B. Lopinavir)
– Freisetzung von Viren aus der Wirtszelle (z. B. Oseltamivir)

35.2.2 Probleme der antiviralen Therapie
In vielen Fällen ist eine **wirksame** und gleichzeitig **nebenwirkungsarme antivirale Therapie** aus mehreren Gründen schwer zu realisieren:
– Ein Virustatikum muss in die Wirtszelle eindringen und eine ausreichende inhibitorische Konzentration für seine antivirale Aktivität erreichen. Dabei werden meistens auch die Funktionen der Wirtszelle beeinträchtigt.
– Die meisten Virustatika können nur die aktive Replikation hemmen, gegen nicht replizierende Viren sind Virustatika nicht wirksam.
– Nach dem Absetzen des Virustatikums setzt sich die Virusreplikation fort. Dies kann eine dauerhafte Applikation erfordern (z. B. HIV-Infektion).
– Die meisten Virustatika hemmen nur die Funktion eines bestimmten viralen Proteins. Durch Mutationen der Zielstrukturen entwickeln Viren schnell Resistenzen.

– Virustatika werden meistens erst dann eingesetzt, wenn sich die virale Infektion klinisch manifestiert hat. Zu diesem Zeitpunkt ist die Replikation der Viren schon weit fortgeschritten, und viele Zellen sind irreversibel geschädigt.

MERKE

Virustatika können die Virusvermehrung nicht vollständig inaktivieren, es kommt häufig nicht zur kompletten Eradikation. Daher ist für die Heilung ein effektives Immunsystem notwendig.

35.2.3 Wirkstoffe zur Behandlung von Influenzaviren

Erreger
Influenza wird durch **RNA-Viren** aus der Gruppe der **Orthomyxoviren** ausgelöst. Das Genom der Influenza-A- und -B-Viren besteht aus 8, das Genom der Influenza-C-Viren aus 7 einzelnen RNA-Strängen, die für 11 Proteine codieren (**Abb. 35.2**). Die schwersten Erkrankungen werden durch Influenza-A-Viren hervorgerufen. In die Lipidhülle der Influenzaviren sind u. a. 2 wichtige Proteine eingebettet:
– **Hämagglutinin (H)**: Das Hämagglutinin (H) in der Lipiddoppelschicht ist für die **Erkennung** der Zielzellen (Atemwegsepithel) verantwortlich. Es haftet sich an diejenigen Oberflächenrezeptoren der Wirtszelle, an denen sich Sialinsäure-(N-Acetylneuraminsäure-)Gruppen befinden. Nach der **Penetration** über eine rezeptorvermittelte Endozytose bildet sich ein Endosom. Durch einen in der Lipidhülle lokalisierten viralen M_2-Protonenkanal strömen H^+-Ionen in das Virusinnere und ermöglichen durch Ansäuerung die **Freisetzung** des **viralen Genoms**. Es sind 18 H-Typen bekannt.
– **Neuraminidase (N)**: Die Neuraminidase (N) spaltet die Sialinsäure-Gruppe aus den Glykoproteinen der Zellmembran ab und ermöglicht dadurch die **Freisetzung** der Viruspartikel aus den infizierten Zellen. Es wurden bislang 9 N-Subtypen beschrieben.

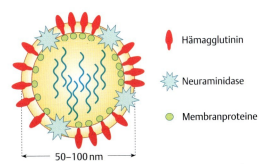

Abb. 35.2 Influenzavirus. Hämagglutinin und Neuraminidase sind in eine Lipiddoppelschicht eingebettet, die den Kern mit den RNA-Strängen umgibt.

> **Praxistipp**
>
> Hämagglutinin und Neuraminidase bilden die Vorlage zur Klassifizierung von Influenzaviren. So wird z. B. das Vogelgrippe-Influenza-A-Virus als A/H5N1 bezeichnet.

Wirkstoffe

Neuraminidase-Hemmstoffe

Oseltamivir (Tamiflu®) und **Zanamivir** (Relenza®) hemmen selektiv die Neuraminidase, indem sie an ihr aktives Zentrum binden. Damit **verhindern** sie die **Freisetzung** der Viruspartikel aus der infizierten Zelle und die weitere Ausbreitung der Infektion (**Tab. 35.1**). Beide Substanzen werden zur **Prophylaxe** (präexpositionell) oder **Behandlung** (postexpositionell) der **Influenza-A-** und **B-Virus-Infektion** angewendet. Die Therapie soll innerhalb von 48 Stunden nach Auftreten der Symptome beginnen. Resistenzen sind selten. Im Gegensatz zum **oral** wirksamen **Oseltamivir** wird **Zanamivir per inhalationem** appliziert und wirkt so lokal an den Schleimhäuten des Respirationssystems. Bei Patienten mit Asthma bronchiale oder COPD kann die Inhalation von Zanamivir zu Bronchospasmen führen.

Amantadin

Amantadin (PK-Merz®) **verhindert** das **Uncoating** der **Influenza-A-Viren**, indem es den M_2-Protonenkanal blockiert. Bei Influenza B-Viren wird in therapeutischer Dosierung keine Hemmung des M_2-Protonenkanals erreicht. Wegen häufig eingetretener Resistenz und schlechter Verträglichkeit wird Amantadin in der Praxis nicht mehr eingesetzt.

> **MERKE**
>
> Amantadin blockiert den viralen Protonenkanal und verhindert so das *Uncoating* von Influenzaviren. Darüber hinaus hemmt es auch den NMDA-Rezeptor und besitzt starke atropinartige Wirkungen.

35.2.4 Wirkstoffe zur Behandlung von Herpesviren

Erreger

Humane Herpesviren (HHV) rufen beim Menschen ernsthafte Erkrankungen hervor. Zu ihnen gehören HHV-1 und HHV-2 (syn. Herpex simplex HSV-1, HSV-2), HHV-3 (syn. Varicella-Zoster-Virus, VZV), HHV-4 (Epstein-Barr-Virus), HHV-5 (Cytomegalievirus, CMV), HHV-6/7 und Kaposi-Sarkom-Herpes-Virus (KSHV, HHV-8). HHV enthalten eine doppelsträngige DNA, die durch eine **viruseigene DNA-Polymerase** repliziert wird.

Hemmstoffe der viralen DNA-Polymerasen

Die wichtigste Gruppe der Wirkstoffe, die zur Behandlung humaner Herpesviren-Infektionen eingesetzt werden, sind **Hemmstoffe der viralen DNA-Polymerasen**. Hierbei handelt es sich um **Nukleosid-Analoga**, bei denen entweder der Zucker (Desoxyribose), die Base oder beide Bestandteile chemisch modifiziert sind. Als **Prodrugs** müssen sie in der Zelle **phosphoryliert** werden, bevor sie die Synthese der viralen DNA hemmen. **Vidarabin** wurde als erstes Virustatikum in den 1970er Jahren in die Therapie eingeführt. Die intravenöse Therapie war mit erheblichen Nebenwirkungen belastet, daher wurde es bald durch das oral verfügbare Aciclovir ersetzt.

> **MERKE**
>
> Hemmstoffe der viralen DNA-Polymerasen werden gegen Infektionen mit Herpes-simplex-, Varizellen- oder Cytomegalieviren eingesetzt.

Aciclovir und Valaciclovir

Aciclovir (Zovirax®) ist der Prototyp der sog. **azyklischen Guanin-Nukleosidanaloga**, bei denen die Desoxyribose durch eine **azyklische Seitenkette** ersetzt ist. Im Falle von Aciclovir fehlt die 3'-Hydroxylgruppe am modifizierten Zucker. Bei Valaciclovir (Valtrex®) handelt es sich um ein Prodrug, das nach peroraler Gabe in Darm und Leber schnell und vollständig zu Aciclovir umgesetzt wird.

Tab. 35.1

Virustatika gegen Influenzaviren

Wirkstoff	Indikation	wichtige Nebenwirkungen	Kontraindikationen
Oseltamivir	Prophylaxe und Therapie von Influenza A und B	gastrointestinale Nebenwirkungen (Übelkeit, Erbrechen)	keine, Dosisanpassung bei Niereninsuffizienz
Zanamivir	Therapie von Influenza A und B	akuter Bronchospasmus (selten)	keine
Amantadin	Prophylaxe und Therapie von Influenza A	Schwindel und psychische Unruhe, Albträume, Halluzinationen bei älteren Patienten, Übelkeit und Erbrechen, Mundtrockenheit, Akkommodationsstörungen, Tachykardie	schwere Herzerkrankungen und Arrhythmien

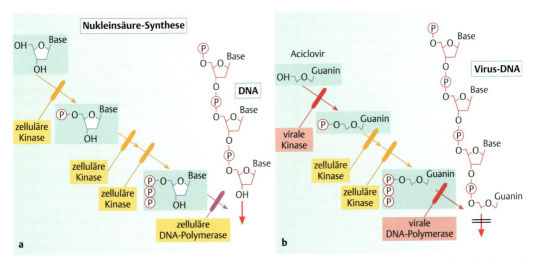

Abb. 35.3 Wirkung von Aciclovir. a Umwandlung von physiologischen Desoxynukleosiden in die Desoxynukleosid-Triphosphate und die DNA-Synthese. **b** Umwandlung von Aciclovir in das Aciclovir-Triphoshat und Hemmung der viralen DNA-Synthese. Aciclovir wird durch eine HSV-eigene Thymidinkinase in das Aciclovir-Monophoshat überführt und durch zelluläre Kinasen in Aciclovir-Triphosphat umgewandelt. Der Einbau in die virale DNA führt zum Abbruch der DNA-Synthese und zur irreversiblen Hemmung der viralen DNA.

Wirkmechanismus. Aciclovir **hemmt** nach seiner Phosphorylierung in Aciclovir-Triphosphat die **virale DNA-Synthese**. Der erste Phosphorylierungsschritt zum Aciclovir-Monophosphat wird durch eine **viruscodierte Thymidinkinase** katalysiert, die neben dem Desoxythymidin auch Aciclovir als Substrat erkennt. Die weiteren Phosphorylierungen zum Aciclovir-Triphosphat werden durch zelleigene Kinasen vermittelt (**Abb. 35.3**).

> **MERKE**
>
> Da die Affinität von Aciclovir zur viralen Thymidinkinase 200-mal höher ist als zum humanen Enzym, ist die Substanz für den menschlichen Organismus gut verträglich.

Aciclovir-Triphosphat konkurriert mit Desoxyguanosin-Triphosphat und **inhibiert** dadurch **kompetitiv** die **virale DNA-Polymerase** stärker als die zelluläre DNA-Polymerase. Es wird als **falsches Substrat** in den wachsenden viralen DNA-Strang eingebaut. Da der Substanz aber die 3'-Hydroxylgruppe zur Anknüpfung des nächsten Nukleotids fehlt, kommt es zum Abbruch der DNA-Synthese (**chain terminator**). Aciclovir besitzt ein besonders gute Wirkung gegen **Herpes-simplex-** und **Varicella-Zoster-Viren** (HSV-1 und -2, VZV).

> **MERKE**
>
> Die virale Thymidinkinase wird nur in HHV-infizierten Zellen (v. a. HSV-1, HSV-2 und VZV) exprimiert. Daher wird Aciclovir in diesen Zellen schnell in das antiviral wirksame Aciclovir-Triphosphat überführt.

Pharmakokinetik. Aciclovir kann prinzipiell oral, i. v. und topisch appliziert werden. Allerdings ist seine orale Bioverfügbarkeit sehr gering, sodass es bei schweren Herpesinfektionen immer **i. v.** verabreicht werden muss. Wenn Aciclovir aus seinem Prodrug **Valaciclovir** freigesetzt wird, **steigt** seine **orale Bioverfügbarkeit** um das **3-** bis **5-Fache**.

Nebenwirkungen. Aciclovir ist ein gut verträgliches Virustatikum. Bei i. v. Applikation höherer Dosierungen wird der Einsatz allerdings durch seine nephrotoxische Wirkung und zentralnervöse Nebenwirkungen limitiert. In hohen Konzentrationen kann Aciclovir im Harn auskristallisieren und zu einer reversiblen Nephropathie führen.

 Praxistipp

Um die Auskristallisierung von Aciclovir in den Nierentubuli zu verhindern, sollte auf eine ausreichende Flüssigkeitszufuhr geachtet werden. Außerdem sollte die Substanz langsam infundiert werden und die Dosis an die Nierenfunktion (aktueller Kreatininwert) angepasst werden.

Penciclovir und Famciclovir

Auch **Penciclovir** ist ein azyklisches Guanosin-Nucleosid, das gegen **HSV-** und **VZV-Infektionen** wirksam ist. Wegen seiner geringen oralen Bioverfügbarkeit beschränkt sich die Anwendung allerdings auf die **topische** Behandlung des **Herpes labialis**. Zur **oralen** Therapie steht das Prodrug **Famciclovir** (Famvir®) zur Verfügung, das in Darm und Leber zu Penciclovir aktiviert wird. Penciclovir besitzt den gleichen Wirkmechanismus wie Aciclovir. Die wichtigsten Neben-

Tab. 35.2

Hemmstoffe der viralen DNA-Polymerasen

Wirkstoffe	Applikation	Indikation	Nebenwirkungen*	Kontraindikationen
Aciclovir	oral, i. v., topisch	Herpes simplex, Herpes zoster	reversible Nephropathie (i. v.), zentralnervöse Störungen	keine
Valaciclovir	oral	s. Aciclovir		
Penciclovir	topisch	Herpes labialis	Juckreiz, trockene Haut	keine
Famciclovir	oral	Herpes zoster, Herpes simplex	gelegentlich Schwindel	Schwangerschaft und Stillzeit
Brivudin	oral	Herpes zoster	gelegentlich Anämie, Granulozytopenie	Schwangerschaft und Stillzeit, Zytostatika-Therapie mit 5-FU
Trifluridin	topisch	okuläre HSV- und VZV-Infektionen	Rötung, Juckreiz, Tränenfluss	Schwangerschaft, Stillzeit, nach operativen Eingriffen am Auge
Ganciclovir	i. v. Infusion	CMV-Infektionen bei immunsupprimierten Patienten	Knochenmarksuppression, Neutropenie, Thrombozytopenie, Anämie, Verwirrtheit, mutagen, teratogen	Schwangerschaft und Stillzeit
	topisch	Herpes-simplex-Keratitis		
Valganciclovir	oral	s. Ganciclovir	wie bei Ganciclovir	wie bei Ganciclovir
Foscarnet	i. v. Infusion, topisch	lebens- und augenbedrohende CMV-Infektionen, aciclovirresistente HSV-Infektionen bei AIDS-Patienten	Nephropathien, Kopfschmerzen, Krampfanfälle (selten)	Schwangerschaft und Stillzeit, gleichzeitige i. v. Behandlung mit Pentamidin (Hypokalzämie)

* außer Nausea und Erbrechen

wirkungen und Kontraindikationen sind in **Tab. 35.2** aufgeführt.

Brivudin

Brivudin (Zostex®) ist ein Nukleosid-Analogon, das aus natürlicher Desoxyribose und einer chemisch modifizierten Pyrimidinbase besteht. Auch bei Brivudin wird der erste Phosphorylierungsschritt durch die virale Thymidinkinase in den von HHV befallenen Zellen katalysiert. Die weiteren Phosphorylierungen zum Triphoshat werden durch zelleigene Kinasen vermittelt. Das Brivudin-Triphosphat blockiert anschließend die virale DNA-Polymerase. Wegen seiner **langen intrazellulären Verweildauer** von 10 h wirkt Brivudin besonders gut und ist **Mittel** der **ersten Wahl** bei Patienten **über 50** Jahre gegen (akute) **Herpes-Zoster-Infektionen**. Die wichtigsten Nebenwirkungen und Kontraindikationen sind in **Tab. 35.2** aufgeführt.

Praxistipp

Ein Metabolit des Brivudins hemmt irreversibel die Dihydropyrimidindehydrogenase. Dieses Enzym ist entscheidend am Abbau von pharmakotherapeutisch eingesetzten Pyrimidin-Analoga wie z. B. 5-Fluorouracil bzw. seiner Prodrugs (Capecitabin, Tegafur) und 5-Fluoropyrimidine (Antimykotikum Flucytosin) beteiligt. Bei gleichzeitigem Einsatz mit Brivudin erhöht sich die Toxizität dieser Wirkstoffe. Daher dürfen 5-Fluorouracil (einschließlich topischer Anwendungen) oder dessen Prodrugs sowie 5-Fluoropyrimidine nicht gleichzeitig oder bis zu 4 Wochen nach einer Therapie mit Brivudin verabreicht werden. Bei einer irrtümlichen gleichzeitigen Behandlung muss der Patient ins Krankenhaus eingewiesen werden. Bei gleichzeitiger Behandlung mit Brivudin und dopaminergen Wirkstoffen (Anti-Parkinson-Mittel) kann eine Chorea ausgelöst werden.

Trifluridin. Das fluorierte Pyrimidinnukleosid Trifluridin (Triflumann®-Augentropfen) eignet sich nur zur **topischen** Therapie von Keratoconjuctivitis herpetica (max. 21 Tage). Das Virustatikum wird nach seiner Umwandlung in das entsprechende Nukleosid-Triphosphat in die virale, aber auch zelluläre DNA eingebaut und hemmt sowohl die virale als auch die zelluläre DNA-Polymerase. Trifluridin unterdrückt auch die Replikation von **aciclovirresisten-**

ten **HSV**. Die wichtigsten Nebenwirkungen und Kontraindikationen sind in **Tab. 35.2** aufgeführt.

Ganciclovir und Valganciclovir. Ganciclovir (Cymeven®, lokal: Virgan® Augengel) ist ein azyklisches Guaninnukleosid, das sich in seiner chemischen Struktur nur geringfügig von Aciclovir unterscheidet. Das Prodrug **Valganciclovir** (Valcyte®) wird im Gegensatz zu Ganciclovir gut resorbiert (orale Bioverfügbarkeit von 60 %) und in der Darmwand und der Leber vollständig in Ganciclovir umgewandelt. Ganciclovir besitzt den gleichen Wirkmechanismus und das gleiche antivirale Spektrum wie Aciclovir. Anders als Aciclovir wird es aber auch in **nicht infizierten gesunden Zellen** zum Triphosphat phosphoryliert und hemmt neben der viralen auch die zelluläre DNA-Polymerase. Deshalb ist die Therapie mit Ganciclovir im Vergleich zu Aciclovir mit viel **stärkeren Nebenwirkungen** belastet.

Ganciclovir wirkt virustatisch gegen **alle Herpesviren**. Es wird bevorzugt zur **intravenösen** Behandlung **schwerer CMV-Infektion** bei **immungeschwächten** Patienten (AIDS, Organtransplantation, Krebs) eingesetzt. Die wichtigste Nebenwirkung ist die **Knochenmarksuppression**. Außerdem ist es **teratogen** und **mutagen**. Es unterdrückt vorübergehend oder dauerhaft die Spermatogenese (Kontrazeption bei männlichen Patienten bis zu 90 Tage nach der Behandlung).

Da Ganciclovir renal eliminiert wird, muss die Dosis bei Patienten mit Niereninsuffizienz entsprechend angepasst werden. Die Infusion von Ganciclovir soll über einen Zeitraum von 1 h und nur in Venen mit ausreichendem Blutstrom erfolgen.

MERKE

Wegen der erheblichen Nebenwirkungen wird Ganciclovir nur bei immunsupprimierten Patienten mit schweren CMV-Infektionen eingesetzt.

Praxistipp
Bei allen Patienten mit Ganciclovir und Valganciclovir müssen wegen der Gefahr einer Agranulozytose regelmäßige Blutbildkontrollen durchgeführt werden.

Foscarnet. Foscarnet (Foscavir®, Triapten®, Antiviralcreme) ist ein Pyrophosphat-Analogon. Es bindet reversibel an die Pyrophosphat-Bindungsstelle der DNA-Polymerase (oder der reversen Transkriptase) und blockiert die Abspaltung des Pyrophosphats von Desoxynukleosid-Triphosphaten. Dadurch wird die Verlängerung der DNA-Kette gehemmt. Die wichtigsten Indikationen, Nebenwirkungen und Kontraindikationen sind in **Tab. 35.2** aufgeführt.

Hemmstoffe des DNA-Terminase-Komplexes

Letermovir (Prevymis®) ist der erste Vertreter der neuen Wirkstoffgruppe der Hemmstoffe des viralen DNA-Terminase-Komplexes. Im CMV verhindert es somit den Zusammenbau des CMV-Kapsids (siehe Exkurs).

Letermovir wird peroral oder in einer Infusion zur Prophylaxe einer Reaktivierung von einer CMV-Infektion bei CMV-seropositiven Empfängern einer allogenen hämatopoetischen Stammzelltransplantation eingesetzt.

Zu den häufigsten Nebenwirkungen zählen Übelkeit, Erbrechen, Diarrhö und abdominaler Schmerz.

Exkurs

Im Allgemeinen nutzen Viren für den Einbau des viralen Genoms in das Nukleokapsid zwei Möglichkeiten:
- Das virale Genom (DNA oder RNA) wird mit entsprechenden Kapsid-Proteinen umhüllt (z. B. bei HIV).
- Das virale Genom wird in ein vorhergebildetes Kapsid (Prokapsid) verpackt (z. B. bei CMV)

Die vielfach replizierte genomische DNA des CMV bildet ein Concatemer, das aus mehreren identischen Kopien des viralen Genoms besteht, die kettenförmig aneinandergereiht sind. Mit Hilfe des DNA-Terminase-Komplexes, der auch eine Endonuklease-Aktivität beinhaltet, wird die concatemerische DNA an markierten Stellen (sog. *pac motifs*) in einzelne Virusgenome gespalten und je ein virales Genom wird in das virale Prokapsid eingebaut. Letermovir hemmt den CMV-DNA–Terminase-Komplex und verhindert die Bildung und Verpackung einzelner viraler Genome in das Prokapsid. Somit wird die Reifung des CMV stark beeinträchtigt.

35.2.5 Wirkstoffe zur Behandlung des Human-immunodeficiency-Virus (HIV)

Erreger

Das HIV-1 und HIV-2 sind Auslöser des erworbenen Immundefektsyndroms (AIDS) und gehören zu den **Retroviren**. Um sich zu replizieren, muss die virale RNA (zwei Kopien des Virusgenoms in Form einzelsträngiger RNA) mithilfe der reversen Transkriptase (RT) – einer RNA-abhängigen DNA-Polymerase – in die DNA umgeschrieben werden.

Virusstruktur. Die meisten Infektionen werden von **HIV-1** ausgelöst. HIV-1 ist mit einer Lipiddoppelschicht-Membran umhüllt, in der die viralen Glykoproteine **gp120** und **gp41** sowie Proteine aus den Wirtszellen verankert sind (**Abb. 35.4**). Das Nukleokapsid aus 200 Kopien des p24-Proteins enthält drei Enzyme, **reverse Transkriptase** (RT), die sowohl eine Polymerase- als auch eine Nucleaseaktivität aufweist, **Integrase** und **Protease**. Die Gene *gag* (*group antigen*) und *env* (*envelope*) codieren für das Nukleokapsid und die Glykoproteine der Membran, das Gen *pol* (*polymerase*) codiert für die RT, Integrase und Protease. Sechs weitere akzessorische Gene codieren für Proteine, die für die Infektion und intrazelluläre Virusreplikation erforderlich sind.

Replikation von HIV. Das HIV heftet sich mit dem **Membranprotein gp120** (das Genprodukt von *env*) an den CD4-Rezeptor und an einen Korezeptor. Als Korezeptoren dienen der CCR5- bzw. der CXCR4-Chemokin-Rezeptor von T-Lymphozyten, dendritischen Zellen, Monozyten, Makrophagen und Mikroglia (**Abb. 35.5**). Die Bindung schafft die Voraussetzung für die Verankerung des zweiten **Virusmembranproteins gp41** in der Wirtszellmembran. Durch eine Konformationsänderung von gp41 gelangt die Virusmembran in die unmittelbare Nähe der Zellmembran, sodass beide Membranen verschmelzen und das Virus in die Zelle aufgenommen wird (*penetration*).

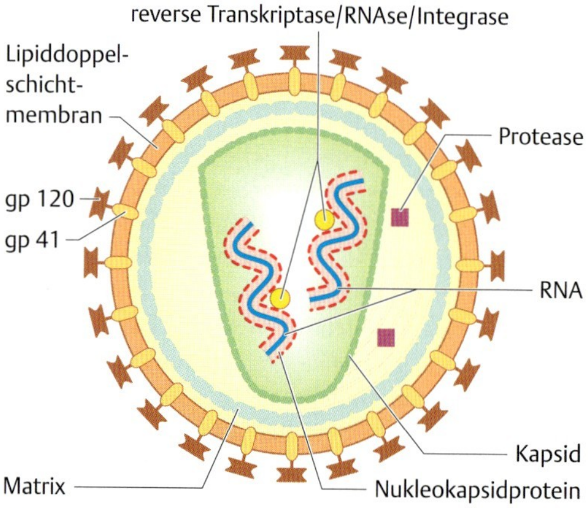

Nach dem *Uncoating* erfolgt im Zytoplasma die **reverse Transkription** des viralen RNA-Genoms. Die **Polymeraseaktivität** der **RT** synthetisiert einen zur viralen RNA komplementären DNA-Strang. Anschließend wird der virale RNA-Strang durch die **Nukleaseaktivität** des **Enzyms** (RNase-H) abgebaut und der DNA-Strang durch die **Polymerase-Aktivität** der **RT** zur doppelsträngigen DNA vervollständigt. Die Integration der DNA-Doppelhelices in das Wirtsgenom wird von der viralen **Integrase** katalysiert. Sie ist die Voraussetzung für die Synthese neuer Virus-RNA-Moleküle durch die RNA-Polymerasen der Wirtszelle. Die viralen Präkursorproteine werden an bestimmten Stellen von der viralen **Protease** und zellulären Proteasen in die endgültigen Proteine gespalten, z. B. das Vorläuferprotein gp160 in gp120 und gp41. Schließlich lagern sich die virale RNA, *gag*-Proteine und *pol*-Enzyme zusammen und bewegen sich zur Zellmembran, wo der endgültige Zusammenbau neuer Viruspartikel erfolgt. Zuletzt erhält das Virus bei der Ausknospung (*budding*) seine Lipidhülle.

Abb. 35.4 Struktur des HIV. Die replikationsrelevanten Enzyme befinden sich im Nukleokapsid. Die Oberflächenproteine gp120 und gp41 vermitteln die Verschmelzung mit der Wirtszelle. (nach Kaiser F.H. et al., Taschenlehrbuch Medizinische Mikrobiologie, Thieme, 2014)

Wirkstoffe

Die Therapie der HIV-Infektion hat sich in den letzten 20 Jahren immer wieder verändert. Da eine Monotherapie sehr schnell zur Resistenzentwicklung und zum Therapieversagen führt, ist die gegenwärtige **antiretrovirale Therapie (ART)** eine **Kombinationstherapie** mit drei verschiedenen Medikamenten. Obwohl eine Heilung immer noch nicht möglich ist, kann die Virusreplikation bei den meisten Patienten unterbunden, die Viruslast unter der Nachweisgrenze gehalten und das Auftreten von HIV-assoziierten Erkrankungen unterdrückt bzw. abgeschwächt werden.

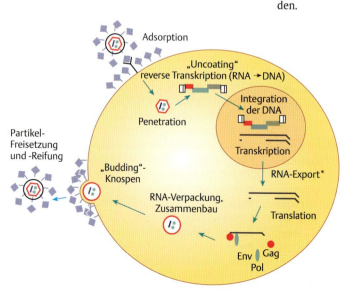

Abb. 35.5 Replikationszyklus des HIV. (mit freundlicher Genehmigung von Prof. Dr. D. Lindemann, Dresden)

Derzeit stehen **5 Wirkstoffklassen** zur Verfügung:
- nukleosidische Hemmstoffe der reversen Transkriptase (NRTI)
- nichtnukleosidische Hemmstoffe der reversen Transkriptase (NNRTI)
- Inhibitoren der Integrase (INI)
- Inhibitoren der Protease (PI)
- Fusionsinhibitoren (Korezeptor-Antagonisten und Fusionsinhibitoren)

Nukleosidische Hemmstoffe der reversen Transkriptase (NRTI)

Wirkmechanismus. NRTI: sind modifizierte Thymidin-, Cytidin-, Inosin- oder Guanosin-Analoga, bei denen die 3'-Hydroxylgruppe am Zuckeranteil fehlt oder durch eine andere chemische Verbindung ersetzt ist (**Tab. 35.3**). Sie werden unverändert in die Zelle aufgenommen und durch zelluläre Kinasen in die entsprechenden **Nukleosid-Triphosphate** umgewandelt. Als **Triphosphatderivate** hemmen sie **kompetitiv** die **RT**, indem sie mit den physiologischen Nukleotiden um die **Bindungsstelle** am aktiven Zentrum der RT konkurrieren. Aus diesem Grund hat es keinen Sinn, zwei Thymidin- (AZT und D4T) oder Cytidin- (FTC und 3TC) Analoga zu kombinieren. Außerdem werden die NRTIs als „falscher Baustein" in den wachsenden viralen DNA-Strang eingebaut. Wegen ihrer fehlenden 3'-Hydroxylgruppe am Zucker induzieren sie einen Abbruch der DNA-Synthese (*chain terminator*).

Nebenwirkungen. Zu **Beginn** der **Therapie** treten häufig Müdigkeit, Kopfschmerzen, Übelkeit und Diarrhö auf. Zu den wichtigsten **Langzeitnebenwirkungen** gehören Myelotoxizität, (bei Zidovudin) Laktatazidose, Polyneuropathien, Pankreatitiden und eine Lipodystrophie. Einige dieser Langzeitnebenwirkungen sind auf eine mitochondriale Toxizität zurückzuführen, da auch die Funktion der mitochondrialen DNA-Polymerase γ beeinträchtigt wird.

Substanzauswahl und gängige Kombinationen. Die Auswahl der NRTI richtet sich nach den **Begleiterkrankungen** und dem **allgemeinen Zustand** des Patienten. Wegen seiner Knochenmarktoxizität ist Zidovudin bei Patienten mit Leukopenien und Anämien kontraindiziert. Schwangere Frauen benötigen eine individuelle Einstellung. Frauen unter Behandlung mit den nukleosidischen Hemmstoffen der reversen Transkriptase sollen **nicht stillen**. Die wichtigsten Kombinationspräparate sind TDF+FTC (Truvada®) und ABC+3TC (Kivexa®; Einnahme 1-mal täglich). Die Kombination AZT+3TC (Combivir®) birgt ein erhöhtes Risiko von Anämien.

> **MERKE**
>
> NRTI müssen vor ihrer Interaktion mit der RT durch zelluläre Kinasen in ihre entsprechenden Nukleosid-Triphosphate umgewandelt werden. Nukleosid-Analoga werden oral eingenommen und im Allgemeinen gut vertragen. Sie werden überwiegend renal eliminiert und interagieren nicht mit Medikamenten, die über hepatische CYP450-Enzyme metabolisiert werden.

Nichtnukleosidische Hemmstoffe der reversen Transkriptase (NNRTI)

Anders als die nukleosidische Hemmstoffe der reversen Transkriptase müssen **NNRTI** nicht phosphoryliert werden, um virustatisch zu wirken. Sie besitzen

Tab. 35.3

Die wichtigsten nukleosidischen Hemmstoffe der reversen Transkriptase (NRTI)

Wirkstoffe	Abk.	Wichtige Nebenwirkungen	Bemerkungen
Emtricitabin (Emtriva®)	FTC	Hyperpigmentierungen	gut verträglich, Dosisreduktion bei Niereninsuffizienz
Lamivudin (Epivir®)	3TC		gut verträglich, schnelle Resistenzbildung
Zidovudin (Retrovir®)	AZT	Myelotoxizität, Anämie, Lipoatrophie, Myopathien (selten), Kardiomyopathien (selten)	Blutbildkontrollen!, kontraindiziert bei Leukopenie und Anämie, ZNS-gängig, selten eingesetzt
*Tenofovir-Disoproxyl (Viread®)	TDF	Nierentoxizität, Nierenversagen (selten), Pankreatitis (selten)	sehr gut verträglich, Vorsicht bei Patienten mit Nierenschäden
*Tenofovir Alafenamid z. B. in (Symtuza®)	TAF		
Stavudin (Zerit®)	D4T	mitochondriale Toxizität, Lipoatrophie, Laktatazidose, Hyperlaktatämie	kaum eingesetzt
Abacavir (Ziagen®)	ABC	Hypersensitivitätsreaktionen (meistens bei wiederholter Gabe, können tödlich verlaufen), Myokard-Infarkt-Risiko	ZNS-gängig

* Tenofovir-Disoproxil (TDF) (Viread®) ist ein Prodrug von Tenofovir. Das gebundene Phosphonat wird durch eine Serumesterase abgespalten und Tenofovir intrazellulär durch Phosphorylierung aktiviert. Tenofovir-Alafenamid (TAF) (Bestandteil z. B. von Descovy®) ist ein Alanin-Derivat und ein Phosphonamidat-Prodrug von Tenofovir. Es wird intrazellulär von der lysosomalen Carboxypeptidase Cathepsin A zu Tenofovir hydrolysiert. Im Vergleich zu Tenofovir-Disoproxil (TDF) ist Tenofovir-Alafenamid (TAF) im Plasma stabiler. Beide Tenofovir-Formen liegen als Fumarat-Salz vor.

Tab. 35.4

Nichtnukleosidische Hemmstoffe der reversen Transkriptase (NNRTI)

Wirkstoffe	wichtige Nebenwirkungen	Kontraindikationen	Bemerkungen
Nevirapin (Viramune®)	Hepatotoxizität, Leberwerterhöhung bei bis zu 20 % der Patienten, Exantheme	schwerwiegende Leberschäden, schwere Hauterkrankungen	einschleichend dosieren, Transaminasen-Kontrolle alle 2 Wochen, günstiges Lipidprofil, Anstieg von HDL
Efavirenz (Sustiva®)	milde bis schwere ZNS-Störungen Benommenheit, Schwindel, Albträume, Gynäkomastie (selten)	Patienten mit psychiatrischen Erkrankungen	Einnahme abends empfohlen, Lebertoxizität selten
Etravirin (Intelence®)	Hautausschlag, Stevens-Johnson-Syndrom, Erythem, Müdigkeit		Einnahme nach dem Essen
Rilpivirin (Edurant®)	Leukopenie, Anämie, Hypercholesterinämie, erhöhte Transaminasen, Albträume, Depressionen, Hautausschlag	gleichzeitige Anwendung von CYP3A4-Induktoren	Einnahme mit der Mahlzeit
Doravirin (Pifeltro®)	Übelkeit, Schwindel, Müdigkeit, Durchfall, ungewöhnliche Träume	gleichzeitige Anwendung von CYP3A4-Induktoren	Einnahme unabhängig von den Mahlzeiten

Schwangere Frauen benötigen eine individuelle Einstellung. Wegen seiner teratogenen Wirkung sollten Frauen im gebärfähigen Alter nicht mit Efavirenz behandelt werden. Frauen sollen während der Behandlung mit NNRTI abstillen.

daher keinerlei Ähnlichkeit mit Nukleosiden. NNRTI binden in der unmittelbaren Nähe des aktiven Zentrums der reversen Transkriptase und hemmen das Enzym **nichtkompetitiv**. NNRTI **senken** die **Viruslast** wesentlich **effektiver** als NRTI. Ihr entscheidender Nachteil ist die schnellere Resistenzentwicklung. In der Kombinationstherapie mit zwei NRTI sind die NNRTI bezüglich der Viruslastsenkung bei therapienaiven Patienten den Proteaseinhibitoren gleichwertig. Bei einer auftretenden Resistenz soll der NNRTI abgesetzt werden. Da NNRTI mit verschiedenen CYP-Enzymen in der Leber interagieren, müssen bei ihrem Einsatz zahlreiche Arzneimittelinteraktionen beachtet werden. Über eine CYP3A4-Induktion beschleunigen sie ihren eigenen Abbau. Zur Therapie stehen derzeit **Nevirapin, Efavirenz** und drei NNRTI der zweiten Generation, **Etravirin, Rilpivirin** und **Doravirin**, zur Verfügung (Tab. 35.4).

> **MERKE**
>
> NNRTI hemmen die reverse Transkriptase direkt. Ihrer potenten Wirkung kann eine schnelle Resistenzentwicklung gegenüberstehen.

Tab. 35.5 zeigt die wichtigsten Unterschiede zwischen NRTI und NNRTI.

Inhibitoren der Integrase (INI)

Ohne die Hemmstoffe der Integrase ist die aktuelle ART kaum vorstellbar. **Raltegravir** (Isentress®) ist der erste Integrase-Inhibitor, der zur Behandlung von HIV-Infektionen zugelassen wurde. Integrase-Hemmstoffe hemmen die HIV-Integrase, also jenes Enzym, das die Einschleusung der viralen DNA-Doppelhelices in das menschliche Genom katalysiert. Dadurch wird die Replikation des HIV-1- und HIV-2-Virus suppri-

Tab. 35.5

Vergleich von NRTI und NNRTI

NRTI	NNRTI
intrazelluläre Phosphorylierung zum aktiven Triphosphat	keine Aktivierung notwendig
Bindung an das katalytische Zentrum der RT	allosterische Bindung nahe, aber außerhalb des katalytischen Zentrums
kompetitive Hemmung der RT	nicht kompetitive Hemmung der RT
Kettenabbruch	Konformationsänderung und Inaktivierung des Enzyms

→ **gemeinsamer Endpunkt**: Hemmung der reversen Transkriptase von HIV-1

miert. Raltegravir wird **peroral** verabreicht (2-mal tägl. 400 mg) und ist sehr **gut verträglich**. Das Medikament ist kein Induktor oder Inhibitor des Cytochrom-P450-Systems. Die Nebenwirkungen in Phase-III-Studien unterschieden sich nicht von denen der Placebo-Gruppe. Raltegravir darf auch bei Hepatitis-Patienten eingesetzt werden.

Elvitegravir (Bestandteil Stribild® und Genvoya®) wird mit dem Pharmakoenhancer und starken CYP3A4-Inhibitor Cobicistat **geboostert** (s. u.) und kann so einmal täglich genommen werden. *Cave:* Komedikation weiterer CYP3A4-Substrate. Elvitegravir ist sehr gut verträglich, spezifische Nebenwirkungen sind nicht bekannt.

Dolutegravir (Tivicay®), ein INI der 2. Generation, kann auch ohne Boostern einmal täglich genommen werden. Wie andere Medikamente dieser Substanzklasse ist Dolutegravir sehr gut verträglich und besitzt eine höhere Resistenzbarriere als die anderen Hemmstoffe der Integrase.

Protease-Inhibitoren (PI)

Wirkmechanismus. Die HIV-Protease ist eine Aspartyl-Protease, die aus zwei identischen Peptidketten aufgebaut ist. Das Enzym spaltet hydrolytisch die langkettigen Polypeptide, sog. Vorläuferproteine (gag-pol-Polypeptid) in funktionsfähige Proteine. So wird zum Beispiel das pol-Vorläuferprotein in die reverse Transkriptase, die Protease und die Integrase gespalten. Die HIV-Protease ist jedoch nicht für die Spaltung des Vorläuferproteins gp160 in die beiden Membranproteine gp120 und gp41 zuständig, dies wird durch eine zelleigene Protease katalysiert. Protease-Inhibitoren **binden** als peptidähnliche Moleküle an das **aktive Zentrum** der **viralen Protease**, werden aber selbst nicht gespalten. Durch diese **kompetitive Enzymhemmung** wird die **Spaltung der Vorläuferproteine verhindert** und die **Reifung der Viruspartikel unterbunden**. PI senken die Viruslast sehr effektiv (vergleichbar mit den NNRTI).

Pharmakokinetik. Auch unter PI treten sehr früh Resistenzen auf. PI werden von **CYP3A4 metabolisiert** und führen zu einer Hemmung dieses Enzyms. Auf diese Weise hemmen sie ihren eigenen Abbau oder den Abbau derjenigen Medikamente, die über CYP3A4 metabolisiert werden (S. 41). Andererseits senkt die gleichzeitige Gabe mit CYP3A4-Induktoren die Plasmaspiegel von PI mit Gefahr des Therapieversagens.

Exkurs

Boostern

Die Probleme mit der Einnahme vieler Tabletten und den mangelhaften Plasmaspiegeln wurden durch das *Boostern* mit Ritonavir (S. 655), einem sehr potenten CYP3A4-Hemmstoff (S. 41), gelöst. Mit 100 mg Ritonavir (Baby-Dosis) verbessern sich die kinetischen Parameter aller PI. Trotz einer nur 1-mal täglichen Gabe steigt der Plasmaspiegel deutlich, sodass auch resistente Virusstämme erfasst werden. Das Boostern mit Ritonavir ist gewöhnlich mit „/r" im Anschluss an den Substanznamen gekennzeichnet (z. B. Lopinavir/r). Mit Cobicistat (Tybost®) steht eine weitere Substanz zum Boostern von PI zur Verfügung. Allerdings ist Cobicistat nur für das Boostern von Atazanavir und Darunavir zugelassen. Das Boostern mit Cobicistat wird mit „/c" nach dem Substanznamen gekennzeichnet (z. B. Darunavir/c).

Nebenwirkungen. Akut führen PI häufig zu **gastrointestinalen** Nebenwirkungen (**Tab. 35.6**). In der Langzeitbehandlung werden v. a. **Lipodystrophien** und **Dyslipidämien** beobachtet. Es kommt zu Fettverteilungsstörungen und metabolischen Veränderungen wie z. B.:
- Hypertriglyzerid- und Hypercholesterinämie
- gestörter Glukosetoleranz
- Hyperlaktatämie

Unter hoher Ritonavir-Dosis ist die Lipodystrophie besonders stark ausgeprägt. In niedriger Dosierung, wie z. B. zum Boostern, ist Ritonavir allerdings gut verträglich.

Fusionsinhibitoren (Entry-Inhibitoren)

Fusionsinhibitoren werden bei Patienten eingesetzt, die auf eine konventionelle Kombinationstherapie

Tab. 35.6

Die wichtigsten Protease-Hemmstoffe (PI)

Wirkstoffe	Wichtige Nebenwirkungen	Bemerkungen
Ritonavir (Norvir®)		nur zum Boostern geeignet
Saquinavir/r (Invirase®)	gut verträglich	selten zur Therapie eingesetzt
Indinavir/r (Crixivan®)	Nephrolithiasis (Hydratation notwendig), Alopezie, trockene Haut	selten zur Therapie eingesetzt
Darunavir/r oder /c (Prezista®)	gut verträglich, schwache gastrointestinale Nebenwirkungen, Hautausschlag	sehr gut verträglich, Kombinationen mit Sildenafin und Estrogenpräparaten meiden
Lopinavir/r (Kaletra®)	Dyslipidämien und gastrointestinale Nebenwirkungen (Diarrhö)	hohe genetische Resistenzbarriere
Fosamprenavir/r (Telzir®)	Diarrhö und Dyslipidämien, Hypercholesterinämie	nicht mehr zur Therapie eingesetzt
Tipranavir/r (Aptivus®)	erhöhte Transaminasen, Dyslipidämien	eingesetzt bei Resistenz gegen mehrere PIs, Patienten mit Leberschäden sollen nicht behandelt werden
Atazanavir/r oder /c (Reyataz®)	starke Hyperbilirubinämie, hepatische Störungen	gastrointestinale Nebenwirkungen, Hyperlipidämie und Lipodystrophie viel geringer ausgeprägt als bei anderen PIs

nicht mehr ausreichend ansprechen (**Salvage-Therapie**) oder diese nicht vertragen (**Abb. 35.6**).

T-20 (Enfuvirtid, Fuzeon®) ist ein Peptid aus 36 Aminosäuren. Es bindet an das gp41-Protein der Virusmembranhülle und verhindert damit die Konformationsänderung, die zur Annäherung und Verschmelzung der Virus- und Zellmembran und letztlich zur Penetration des Virus in die Wirtszelle führt. T-20 ist peroral unwirksam und wird **subkutan** injiziert. Als **Nebenwirkungen** können lokale Reaktionen an der Injektionsstelle (regelmäßig wechseln!) und systemische Nebenwirkungen, wie allergische Reaktionen, Übelkeit, Diarrhö, Neuropathien und Pneumonien auftreten. T-20 darf nur in **Kombination** mit anderen antiretroviralen Wirkstoffen verwendet werden (2-mal tägl. 90 mg s. c.).

Maraviroc (Celsentri®) ist ein CCR5-Rezeptor-Antagonist, der allosterisch an den CCR5-Korezeptor bindet. Dadurch ändert sich die Korezeptorkonformation und der Eintritt von HIV in die CD4-Zellen wird gehemmt. Maraviroc wird in Kombination mit anderen antiviralen Medikamenten zur Behandlung bei Patienten eingesetzt, bei denen CCR5-trope HI-Viren nachgewiesen wurden. Bei gleichzeitiger Gabe von vielen antiretroviralen Medikamenten sind strenge Dosisanpassungen notwendig (2-mal tägl. 150 – 600 mg). Das Medikament ist sehr gut verträglich. Wegen der Lebertoxizität ist bei Lebererkrankungen (aktive Hepatitis B oder C) Vorsicht geboten.

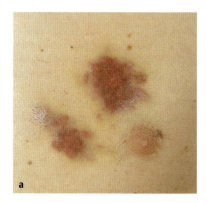

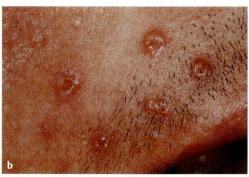

Abb. 35.6 HIV-assoziierte Erkrankungen. **a** Kaposi-Sarkom im fortgeschrittenen Stadium mit livid roten bis bläulichen Knoten, **b** kutane Kryptokokkose im Gesicht eines HIV-Infizierten. (Moll I. Hrsg. Duale Reihe Dermatologie. Thieme; 2016)

Therapieschemata zur Primärtherapie der HIV-Infektion

Eine antiretrovirale Therapie (ART) muss **lebenslang** und **ohne Unterbrechung** eingenommen werden. Eine Monotherapie mit NRTI oder NNRTI oder eine Zweifach-NRTI-Kombination ist wegen schlechter Wirksamkeit und schneller Resistenzentwicklung kontraindiziert. Die aktuell gängigen Therapieschemata bestehen aus jeweils zwei NRTIs kombiniert mit

- einem NNRTI oder
- einem PI oder
- einem Integrease-Inhibitor (INI) (**Tab. 35.7**).

Therapieziel ist die Absenkung der Viruslast unter die Nachweisgrenze (< 50 Viruskopien/ml). PI sollen nur in der Kombination mit niedrig dosiertem Ritonavir (r) (1-mal 100 mg, Boostern) verabreicht werden.

Tab. 35.7

Bevorzugte Virustatika-Kombinationen zur Therapie der HIV-Infektion bei nicht vorbehandelten Patienten (Deutsch-Österreichische Leitlinien zur antiretroviralen Therapie der HIV-Infektion, 2017)

Basis: 2 NRTIS	Kombinationspartner (Alternativen)
NRTI (Mittel der 1. Wahl) – Tenofovir + - Emtricitabin – Abacavir + - Lamivudin	– NNRTI: Rilpivirin[1] oder – PI: Darunavir/r oder/c Alternative: Atazanavir/r oder/c oder – INI: Dolutegravir, Elvitegravir/c, Raltegravir
NRTI (Alternative) – Tenofovir + - Lamivudin	

[1] nicht bei HIV-RNA > 100 000 Kopien/ml (keine Zulassung)

MERKE

Die Basistherapie der HIV-Infektion bilden zwei NRTI, die mit einem dritten Anti-HIV-Wirkstoff kombiniert werden. Durch die Kombination verschiedener Wirkprinzipien wird die Entwicklung von Resistenzen gemindert und eine synergistische Wirkung erzielt.

Folgende Kombinationstabletten ermöglichen eine effektive ART: Triumeq®: (Abacavir, Lamivudin, Dolutegravir), Eviplera®: (Tenofovir, Emtricitabin und Rilpivirin), Stribild®: (Tenofovir, Emtricitabin, Elvitegravir), Odefsey®: (Emtricitabin, Tenofovir und Rilpivirin) und Symtuza®: Darunavir + Cobicistat + Emtricitabin + Tenofovir.

Postexpositionelle Prophylaxe der HIV – Infektion (PEP)

Nach einer beruflichen (z. B. Stiche mit kontaminierten Kanülen oder Schnittverletzungen) oder nicht beruflichen (z. B. ungeschützter vaginaler, rektaler oder oraler Geschlechtsverkehr mit HIV-positiver Person, Nutzung von HIV-kontaminiertem Injektionsbesteck) und Einleitung von Sofortmaßnahmen (Ausbluten und Desinfektion der Wunde, Abwaschen kontaminierter Schleimhäute, Blutentnahme, falls möglich, Unfallmeldung usw.) soll möglichst schnell eine Postexpositionsprophylaxe (am besten innerhalb der **ersten 2 h** nach der **Exposition**) eingeleitet werden.

Folgende Kombinationen von Virustatika werden zur PEP (Dauer: 4–6 Wochen) eingesetzt (nach AWMF-Leitlinien zur Postexpositionellen Prophylaxe der HIV–Infektion, 2018; Deutsch-Österreichische Leitlinien zur HIV-Postexpositionsprophylaxe, Update 2018):

— **Standard-Therapie**:
  - Isentress® (Raltegravir: 400 mg 2 × 1) + Truvada® (Tenofovir: 245 mg + Emtricitabin: 200 mg 1 × 1)
— **alternativ** zu Isentress®:
  - Tivicay® (Dolutegravir: 50 mg) 1 × 1 oder
  - Prezista® (Darunavir: 800 mg 1 × 1) + Norvir® (Ritonavir: 100 mg 1 × 1) oder
    Kaletra® (Lopinavir: 200 mg + Ritonavir 50 mg) 2 × 2
— **alternativ** zu Truvada® (bei Nierenfunktionsstörungen mit Kreatinin-Clearance < 60 ml/min):
  - Combivir® (Zidovudin 300 mg + Lamivudin 150 mg) 2 × 2

In der **Schwangerschaft** ist die Kombination von Lopinavir/r (Kaletra®) mit Tenofovir und Emtricitabin (Truvada®) die empfohlene Option.

35.2.6 Wirkstoffe zur Behandlung von Hepatitis-Virus-Infektionen

Hepatitis-B-Virus (HBV)
Erregereigenschaften und Erkrankung

Das zur Familie der Orthohepadnaviren gehörige Hepatitis-B-Virus (HBV) ist ein kleines DNA-Virus mit retrovirenähnlichen Eigenschaften. Das Genom des HBV besteht aus nicht vollständig doppelsträngiger DNA. Die **virale Polymerase** besitzt eine **DNA-Polymerase-**, **reverse Transkriptase-** und **RNase-Aktivität**.

Nach der Penetration des Virus in die Zelle, dem „*uncoating*" und dem Transport des viralen „Cores" in den Kern wird die virale DNA mithilfe der viralen Polymerase vervollständigt, kovalent zirkulär geschlossen (cccDNA, *covalently closed circular DNA*), aber nicht in das Genom der Zelle inkorporiert. Die DNA dient als Vorlage für die Synthese der prägenomischen RNA und mRNAs. Bei der Replikation der genomischen RNA im Zytosol durch die **Reverse-Transkriptase-Aktivität** der viralen Polymerase entsteht das **virale DNA-Genom**. Die RNA dient auch als Vorlage für die Synthese der Polymerase und der Kapsid-Proteine. Im endoplasmatischen Retikulum wird das Nukleokapsid mit Hüllproteinen zusammengebaut und das Virus freigesetzt.

Eine **unkomplizierte akute Hepatitis** heilt bei immunkompetenten Erwachsenen in der Regel spontan aus. Dies ist mit dem **Verlust des HBs-Antigens** (HBsAg, *hepatitis B surface antigen*) und mit der Serokonversion von HBsAg nach Anti-HBs-Antikörper verbunden. In 5–10 % der Fälle geht die Hepatitis B in die chronische Form über.

Die **chronische Hepatitis B** ist durch eine Infektion mit **positivem HBsAg**, die länger als 6 Monate fortbesteht, gekennzeichnet. Die Unterteilung der chronischen Hepatitis B nach dem **HBe-Antigen** (HBeAg ist ein gekürztes Hepatitis B – *Core Protein* [HBcAg]) basiert auf dem Ausmaß der Virusreplikation:
— **HBeAg–positiv**: hohe Virusreplikation
— **HBeAg–negativ** geringe oder fehlende Virusreplikation

Die Hepatitis B kann spontan oder unter Therapie klinisch ausheilen. Jede ausgeheilte akute oder chronische Hepatitis B kann unter massiver Immunsuppression, z. B. nach einer immunsuppressiven oder Zytostatika-Therapie wieder reaktiviert werden, denn die cccDNA bleibt in kleinen Mengen dauerhaft in Hepatozyten nachweisbar. Eine Integration der viralen DNA in das menschliche Genom wird auch diskutiert, obwohl dem Virus das entsprechende Enzym, die Integrase, fehlt. Die Reaktivierung der Hepatitis B sollte wegen des erhöhten Risikos einer schnellen Dekompensation und einer Zirrhose verhindert werden. Eine medikamentös-präventive Therapie mit Nukleosid-Analoga kann notwendig sein.

Therapie der Hepatitis B und Wirkstoffe

Therapieindikationen und Therapieziele. Alle Patienten mit chronischer Hepatitis B sollen grundsätzlich behandelt werden. Die Indikation zur antiviralen Therapie besteht bei der chronischen Hepatitis-B (HBeAg-positiv oder HBeAg-negativ) bei
— einer Virämie von > 2000 IU/ml
— einer Leberfibrose
— einer erhöhten Transaminaseaktivität

Besonders behandlungsbedürftig sind HBV-DNA-positive Patienten mit deutlicher oder fortgeschrittener Fibrose und Patienten mit Zirrhose. Patienten, die HBV-DNA-negativ sind oder sehr geringe HBV-DNA-Konzentrationen (< 2000 IU/ml), normale Transaminaseaktivität und geringe Fibrose aufweisen, werden in der Regel nicht behandelt.

Die Ziele der Behandlung der chronischen Hepatitis B umfassen
— Senkung der Morbidität der HBV-Infektion
— Verhinderung von Leberzirrhose, hepatischer Dekompensation, hepatozellulärem Karzinom, Lebertransplantation und Tod
— Senkung der Infektiosität des Patienten

Die Kriterien eines Therapieansprechens sind u. a.
— dauerhafter Abfall der HBV-DNA unter die Nachweisgrenze (Idealfall) oder mindestens < 2000 IU/ml
— Verlust des HBsAg (Idealfall)
— dauerhafte Normalisierung der Transaminasenaktivität
— fehlende Progression der Erkrankung
— Abnahme des Fibrosestadiums

Wirkstoffe. Die Behandlung der chronischen Hepatitis B wird in der Regel als **Monotherapie** mit Interferon α (S. 549) oder einem **NRTI** (S. 639) durchgeführt (siehe auch **Tab. 35.8**).

— **Interferon α** (IFNα): Interferone sind Zytokine, die von Körperzellen u. a. zur Immunabwehr von Viren gebildet werden. Sie hemmen die Virusreplikation und schützen nicht befallene Zellen vor einer Virusinfektion. IFN-α besitzt eine hohe antivirale Aktivität. Wirksamkeit und Halbwertszeit können durch Kopplung an Polyethylenglykol (sog. „Pegylierung") noch gesteigert werden. Wegen der günstigeren pharmakokinetischen Eigenschaften (längere Halbwertszeiten, renale und biliäre Ausscheidung) sollte nur **PEG-IFN-α-2a** zur Therapie der Hepatitis B eingesetzt werden. Interferone werden **subkutan** injiziert.

— **nukleosidische Hemmstoffe der reversen Transkriptase** (NRTI): Patienten mit fortgeschrittener Zirrhose oder starker Depression und schwangere Frauen (individuelle Einstellung!) werden mit einem Nukleotid/Nukleosid (z. B. Tenofovir, Entacavir oder Lamivudin) behandelt. Oft muss die Therapie mit einem NRTI lebenslang durchgeführt werden.

Tab. 35.8

Wirkstoffe zur Behandlung der chronischen Hepatitis B

Wirkstoff	Dosis	Nebenwirkungen	Kontraindikationen
Interferon-α			
Mittel der 1. Wahl: PEG-Interferon-α-2a Pegasys®	180 µg/ 1-mal wöchentlich s. c. 48 Wochen	Abgeschlagenheit, Fieber, Myalgie, Arthralgie, Kopfschmerzen, Infektionen der oberen Atemwege, Depressionen Selbstmordgedanken, Aggressivität, Angstgefühl, Schlafstörungen, Infektionen	schwere Dysfunktion der Leber, dekompensierte Leberzirrhose Schwangerschaft, Stillzeit, schwere vorbestehende Herzerkrankungen, schwere Depressionen, ausgeprägte Thromboleukopenie, Autoimmunerkrankungen
Alternativen in Ausnahmefällen:			
Interferon-α-2a Roferon®-A	2,5–5 Mio. IE/m² 3-mal wöchentlich s.c 4–6 Monate		
Interferon-α-2b Intron A®	5–10 Mio. IE 3-mal wöchentlich s. c. 4–6 Monate		
nukleosidische Hemmstoffe der reversen Transkriptase			
Mittel der 1. Wahl:			
Tenofovir-Diproxil (TDF) (Viread®)	245 mg 1-mal täglich	selten Nierentoxizität	Stillzeit, eingeschränkte Nierenfunktion
Tenofovir-Alafenamid (TAF) (Vemlidy®)	25 mg 1-mal täglich		
Entecavir Baraclude®	0,5–1 mg 1-mal täglich	Anämie, Diarrhö, Übelkeit Anorexie, Depression, Dyspnoe, Husten	eingeschränkte Nierenfunktion, schwere kardiale Erkrankungen, Stillzeit
Alternativen:			
Telbivudin (Sebivo®)	600 mg 1-mal täglich	Kopfschmerzen, Schwindel, Husten, Diarrhö, Erbrechen, abdominale Schmerzen, Hautausschlag	Stillzeit
Adefovir Hepsera®	10 mg 1-mal täglich	Kopfschmerzen, Diarrhö, Erbrechen, Übelkeit, Nierentoxizität	Stillzeit
Lamivudin Zeffix®	100 mg 1-mal täglich	Kopfschmerzen, Hautausschlag, Juckreiz	strenge Indikation: Stillen kann in Betracht gezogen werden

Interferon-α-2a und Interferon-α-2b sowie Adefovir werden nicht mehr zur Therapie der Hepatitis B empfohlen.

> **MERKE**
>
> Falls keine Kontraindikationen vorliegen, wird die chronische Hepatitis B wegen des besseren Therapieansprechens mit pegylierten (PEG) Interferonen-α-2a durchgeführt.

Hepatitis-C-Virus (HCV)
Erregereigenschaften und Erkrankung

Das **Hepatitis-C-Virus** (HCV) ist ein einzelsträngiges RNA-Virus mit großer genetischer Variabilität, das in 6 Genotypen unterteilt wird. In Europa (Deutschland) kommen vorwiegend die Infektionen mit dem **Genotyp 1** (70–80 %) und **-2** oder **-3** (20–30 %) vor. Nach der zellulären Penetration wird der RNA-Protein-Komplex ins Zytosol freigesetzt. Die genomische RNA dient gleichzeitig als mRNA für die Proteinsynthese. Dabei ist die Synthese **der RNA-abhängigen RNA-Polymerase** (NS 5B-Polymerase, *nonstructural 5B-polymerase*) wichtig, damit neue Kopien der viralen RNA entstehen können. Im nächsten Schritt beginnt die Translation der viralen Proteine. Während der Translation werden die Polyproteine durch **zelluläre Proteasen** und die **virale NS 3/4A-Protease** (Metalloproteinase, *nonstructural protein 3*) in einzelne Strukturproteine gespalten. Die NS 3/4A-Protease ist ein Komplex, der aus der katalytischen NS 3-Protease-Untereinheit und dem NS 4A-Kofaktor, der aktivierenden Untereinheit, zusammengesetzt ist. Die vielfache Replikation des viralen Genoms erfolgt durch die Aktivität der viralen NS 5B-Polymerase. Bei der Replikation der RNA und der Zusammensetzung des Virus spielt das Phosphoprotein **NS 5A-Protein** (nonstructural protein 5A), eine entscheidende Rolle. Das Protein moduliert die Interaktion des Virus mit der Wirtszelle, reguliert die Aktivität der NS 5B-Polymerase und somit die Replikation des viralen Genoms und die Zusammensetzung des Virus. Die neuen Viren verlassen die Wirtszelle über die Golgi-Apparat-vermittelte Sekretion.

Die akute Phase der Erkrankung geht in 50–85 % in einen chronischen Verlauf mit Gefahr für die Entwicklung einer Leberzirrhose und eines Leberzellkarzinoms über. Ziel der virustatischen Therapie ist es, das Virus zu eliminieren und damit die Progression von Leberschäden und die Entwicklung einer Leberzirrhose und eines Leberzellkarzinoms zu verhindern.

Therapie der Hepatitis C und Wirkstoffe

Die Behandlung der Hepatitis C hat sich in den letzten 4 Jahren dramatisch geändert. Zahlreiche Virustatika, wie z. B. Boceprevir (Victrelis®), Telaprevir (Incivo®), Dasabuvir (Exviera®), die innerhalb der letzten 7 Jahre zugelassen worden waren, wurden nach kurzer Zeit aus dem Markt genommen und durch neuere, effektivere und besser verträgliche Medikamente ersetzt. Dies führte zu einer signifikanten Steigerung der Heilungsraten (dauerhaftes virologisches Ansprechen) bei einer Infektion mit dem HCV-Genotyp-1 von 65 % auf über 90 % und mit den Genotypen 2 und 3 auf 100 %. Die neuen antiviralen Wirkstoffe richten sich gegen die NS 5B-Polymerase und das NS 5A- und NS 3/4A-Protein. PEG-Interferon-α und Ribavirin werden wegen erhöhten Nebenwirkungspotenzials nur selten und in Ausnahmefällen eingesetzt. Mehrere interferon- und ribavirinfreie Therapieoptionen werden zur Therapie der HCV-Infektion zugelassen (siehe unten). Für die Behandlung der chronischen Hepatitis C sind nur **Kombinationstherapien** zugelassen. Folgende Wirkstoffe kommen zum Einsatz (siehe auch **Tab. 35.9**):

- **PEG-Interferon-α** erhöht die Widerstandfähigkeit der Wirtszelle gegen die Infektion, interferiert mit zahlreichen zellulären Prozessen, die bei der Synthese neuer Viruspartikel essenziell sind, und fördert die körpereigene Abwehr, dass die Hepatitis-C-Viren neutralisiert oder abgetötet werden (**Tab. 2.17**), siehe auch **Tab. 35.9**
- **nukleosidische (nukleotidische) Hemmstoffe der NS 5B-Polymerase**
  - **Ribavirin** (Copegus®, Virazole®) ist ein älteres Virustatikum, das die Replikation von zahlreichen RNA- und DNA-Viren unterdrückt. Sein Hauptanwendungsgebiet umfasst die Hepatitis C (S. 645) und schwere RS-Virus-Infektionen (*respiratory syncytial virus*) der Atemwege. Ribavirin ist ein **Nukleosid-Analogon**, das sich aus D-Ribose und einem chemisch modifizierten Guanin zusammensetzt. Wie andere Nukleosid-Analoga muss auch Ribavarin zunächst intrazellulär zu **Ribavirin-Triphosphat** phosphoryliert werden. Durch eine Hemmung der Inosin-Monophosphat-Dehydrogenase blockiert **Ribavirin-Monophosphat** die Synthese von Guanosin-Monophosphat. Dadurch sinkt die intrazelluläre GTP-Konzentration. Da die Replikation von RNA-Viren in hohem Maße von intrazellulären GTP abhängt, wird diese vermindert. **Ribavirin-Triphosphat** hemmt auch die **virale RNA-Polymerase**. Schließlich wird es in die virale RNA eingebaut und schwächt die virale Infektiosität durch Steigerung der Mutationsrate. Ribavirin wird nur in Ausnahmefällen eingesetzt (s. **Tab. 35.9**).
  - **Sofosbuvir** ist ein Nukleotid, das an der 2'-Stelle der Ribose und an dem Phosphatrest chemisch modifiziert ist. Nach intrazellulärer Phosphorylierung entsteht der aktive Metabolit, das Uridin-Analogon-Triphosphat, welches bei der viralen RNA-Synthese mit dem natürlichen endogenen Uridin-Triphosphat konkurriert und in die wachsende HCV-RNA eingebaut wird. Obwohl Sofosbuvir eine intakte 3'-Hydroxygrup-

Tab. 35.9

Interferone und Hemmstoffe der RNA-Polymerase des Hepatitis-C-Virus

Wirkstoff	Dosis	Nebenwirkungen	Kontraindikationen
Interferon-α			
PEG-Interferon-α-2a Pegasys®	180 µg/ 1-mal wöchentlich s. c.	s. **Tab. 35.8**	s. **Tab. 35.8**
PEG-Interferon-α-2b PegIntron®	0,5 -1,5 µg/kg KG 1-mal wöchentlich s.c		
Hemmstoffe der RNA-Polymerase			
Ribavirin[1] (Rebetol®)	HCV-Genotyp-1-Infektion: 15 mg/kg KG/d HCV-Genotyp-2,3-Infektion: 12–15 mg/kg KG/d alternativ: 800 mg/d (Standarddosis)	Knochenmarksuppression, Anämie, gastrointestinale Störungen, Kopf- und Gelenkschmerzen, grippeähnliche Symptomatik, psychische Störungen, Exanthem	Schwangerschaft und Stillzeit, schwere Herzerkrankungen, Leberfunktionsstörungen dekompensierte Leberzirrhose, Nierenfunktionsstörungen
Sofosbuvir (Sovaldi®)	400 mg (1 Tablette) 1-mal täglich zu einer Mahlzeit, p-Glykoprotein -Induktoren können den Sofosbuvir-Spiegel senken	gut verträglich, wird in Kombination mit anderen Virustatika verwendet, keine spezifischen, die sofosbuvirbedingten Nebenwirkungen sind bekannt	richten sich nach den Kontraindikationen der Kombinationspartner

[1] Männliche und weibliche Patienten müssen während der Behandlung mit Ribavirin und bis 6 Monate danach zwei wirksame Empfängnisverhütungsmethoden gleichzeitig anwenden.

pe an der Ribose zur Anknüpfung des nächsten Nukleosid-Triphosphats besitzt, wird dessen Einbau in die virale RNA wegen der sterischen Hinderung (Konformationsänderung) des Sofosbuvirs, für die die 2'-Methylgruppe der Ribose verantwortlich ist, verhindert. Der Einbau des aktiven Metaboliten in die virale RNA führt zum Kettenabbruch und zur Hemmung des Enzyms NS 5B-Polymerase. Der aktive Metabolit hemmt weder humane DNA- oder RNA-Polymerasen noch die mitochondriale RNA-Polymerase. Sofosbuvir ist ein bei allen HCV-Genotypen gleichermaßen wirksamer Hemmstoff der NS 5B-Polymerase (s. **Tab. 35.9**). Der nichtnukleosidische NS 5B-Polymerase-Hemmstoff Dasabuvir wurde aus dem Markt genommen.

— **NS 3/4A-Proteaseinhibitoren:** Die Proteaseinhibitoren verhindern durch kompetitive Hemmung der viralen Protease NS 3/4A die Spaltung von Vorläuferproteinen und unterbinden damit die Reifung der Viruspartikel. Glecaprevir, Grazoprevir, Paritaprevir und Voxilaprevir werden in Kombination mit anderen Substanzen zur Erst- und Re-Therapie der HCV-Infektion verwendet.

— **NS 5A-Hemmstoffe:** Die Bindung dieser Hemmstoffe an das virale Protein NS 5A führt zu einer Hemmung der RNA-Replikation und der Zusammensetzung des Virus. Folgende NS 5A-Hemmstoffe sind in Kombination mit anderen Virustatika zur Erst- und Re-Therapie von HCV-Infektion zugelassen: Daclatasvir (Daklinza®) steht als Einzelsubstanz zur Verfügung, alle anderen Stoffe (Elbasvir, Ledipasvir, Ombitasvir, Pibrentasvir und Velpatasvir) sind in Fixkombinationen zugelassen.

Für die antivirale Therapie ist in der Regel der Nachweis einer chronischen Hepatitis C erforderlich. Nur selten werden Interferon-α und Ribavirin eingesetzt. Eine ribavirinfreie Therapie sollte bevorzugt werden. Unterschiedliche Therapieregime, die sich je nach Virus-Genotyp und Zirrhosestatus orientieren, stehen zur Auswahl. Als Beispiel werden einige Empfehlungen zur Therapie von Patienten ohne Zirrhose mit einer HCV-Genotyp-1 oder -2-Infektion angegeben (nach S 3-Leitlinie „Prophylaxe, Diagnostik und Therapie der Hepatitis-C-Virus (HCV)-Infektion", 2018):

— **HCV-Genotyp-1-Infektion:**
  - Sofosbuvir + Ledipasvir (Harvoni®)* für 8, 12 oder 24 Wochen
  - Sofosbuvir + Velpatasvir (Epclusa®) für 12 Wochen
  - Grazoprevir + Elbasvir (Zepatier®)* für 12 oder 16 Wochen
  - Sofosbuvir + Voxilaprevir + Velpatasvir (Vosevi®) für 8 oder 12 Wochen
  - Glecaprevir + Pibrentasvir (Maviret®)** für 8 Wochen

— **HCV-Genotyp-2-Infektion:**
  - Sofosbuvir + Velpatasvir (Epclusa®) für 12 Wochen
  - Sofosbuvir + Ribavirin für 12 Wochen als Ersttherapie
  - Sofosbuvir + Voxilaprevir + Velpatasvir (Vosevi®)** für 8 oder 12 Wochen

* Nur in speziellen Fällen wird zusätzlich Ribavirin gegeben.
** Maviret® und Vosevi® werden meist als Reservemedikation eingesetzt.

Im Vergleich zu den früheren Therapieregimen sind die Heilungsraten bemerkenswert. Bei Genotyp-1 liegen sie bei > 90 %, bei Genotyp-2 bei bis zu 100 %. Die Therapieregime sind deutlich kürzer als früher und ohne Ribavirin sehr gut verträglich.

Mit einer Kombination der neuen Virustatika (DAA, direkt antiviral wirksame Agenzien) können fast alle Patienten mit chronischen Hepatitis-C-Infektionen **geheilt** werden.

35.2.7 Immunmodulatoren zur Behandlung von Virusinfektionen

Imiquimod (Aldara® 5 % Creme) ist ein Medikament aus der neuen Klasse der Immunmodulatoren (sog. *immune response modifier* [IRM]), das zur lokalen Behandlung von **genitalen** oder **peranalen Feigwarzen** (Condylomata acuminata durch Infektion mit den humanen Papillomaviren 6 und 11), superfiziellen **Basalzellkarzinomen** und der **aktinischen Keratose** zugelassen ist. Imiquimod wirkt **immunmodulierend**, **antiviral** und **proinflammatorisch** über die Bindung an den Toll-like-Rezeptor (TLR-7) und Aktivierung von NF-κB sowie über die Freisetzung von IFN-α und Zytokinen.

Zur Behandlung der Condylomata acuminata wird Imiquimod-Creme 3-mal wöchentlich vor dem Zubettgehen auf die Haut aufgetragen. Lokale **Nebenwirkungen** sind häufig, systemische selten.

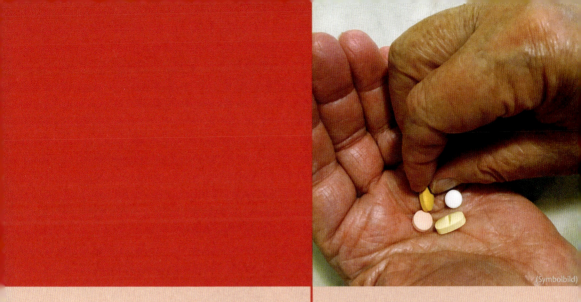
(Symbolbild)

Kapitel 36

Individualisierte Pharmakotherapie

Ruwen Böhm, Thomas Herdegen

36.1 Einführung 651

36.2 Arzneimittelinteraktionen 652

36.3 Dosisanpassung bei Leber- und Niereninsuffizienz 656

36.4 Chronopharmakologie 657

36.5 Pharmakogenetik 657

36.6 Therapeutisches Drug Monitoring (TDM) 658

36.7 Pharmakotherapie bei besonderen Lebensumständen 660

36.8 Informationsquellen zu Arzneimitteln 666

Pharmakogenetik im OP-Saal

Da zuckt nichts

„Ok, das war's, wir sind schon fertig!" sagt der Chirurg zum Anästhesisten nach einer kurzen Endoskopie mit Probenentnahme im Rachen. Der Anästhesist stellt sofort die Narkosemedikamente aus und bereitet alles für das Erwachen der Patientin vor. Der Anästhesie-Hospitant nimmt noch einmal das Relaxometer und löst 4 Elektroimpulse auf dem N. ulnaris aus, die sich als Muskelzuckungen des M. adductor policis darstellen – normalerweise. Heute bewegt sich der Daumen nicht. „Halt, hier stimmt etwas nicht!" Verwundert spricht er den Anästhesisten darauf an, der den Test auch noch einmal durchführt. Tatsächlich, die Muskelaktion ist nur minimal. Dabei müsste das für diesen kurzen Eingriff verwendete Muskelrelaxans Succinylcholin (HWZ ca. 2–4 min) schon seit einer Viertelstunde komplett abgebaut sein.

Längere Wirkdauer

Die Narkosemittel werden schnell wieder gestartet und unter regelmäßiger Relaxometrie zeigt sich, dass diese Patientin langsam ihre Muskelkraft wiedergewinnt. Nach 30 Minuten kann die Narkose endlich beendet und die Patientin sicher mit ausreichender eigener Atemaktivität erweckt werden.

Genetisch bedingt

Succinylcholin wird über die Butyrylcholinesterase abgebaut. Dieses Enzym kann komplett inaktiv sein (ca. 1 : 2 500–3 500) oder – wie im vorliegenden Fall – als intermediärer Phänotyp nur mäßig in seiner Umsetzungsgeschwindigkeit behindert sein.

36.1 Einführung

Im Zentrum der modernen Pharmakotherapie steht die individuelle Reaktion des Patienten auf Pharmaka. Wesentliche Faktoren für Wirkungen und Nebenwirkungen von Pharmaka sind Komedikation, Komorbiditäten, Alter, Gewicht und Geschlecht sowie Phänotypen pharmakodynamisch oder pharmakokinetisch relevanter Proteine wie Cytochrom P450.

Individualisierte Medizin, auch Präzisionsmedizin oder personalisierte Medizin genannt, hat das Ziel, dem **richtigen Patienten** zur **richtigen Zeit** die **richtige Behandlung** gegen die **richtige Krankheit** zukommen zu lassen. Das bedeutet: Die Erkrankung soll möglichst genau, auch unter Zuhilfenahme von Biomarkern, diagnostiziert werden. Im Bereich der Pharmakotherapie geschieht dies z. B. regelmäßig durch Überprüfung, ob eine bestimmte genetische Aberration beim Tumor vorliegt oder nicht, die eine Aussage über den Therapieerfolg mit einzelnen Medikamenten ermöglich (z. B. Trastuzumab nur bei HER2-positivem Mamma-Ca). Ein weiterer Aspekt ist die Einstellung auf die spezifischen Eliminationskapazitäten eines individuellen Patienten (z. B. CYP2D6-*poor metabolizer*) und die weitere Begleitung im Therapieverlauf, z. B. mit Erfassung von UAW und Tumormutationen.

Bis zu 5 % aller Hospitalisierungen (betrifft v. a. Kliniken der Inneren Medizin und Geriatrie) sind medikamentenbedingt. Bei Risikogruppen steigt die Zahl weiter an, z. B. auf 10 % bei den älteren Patienten oder 15 % bei den psychisch Kranken. Medikamentenbedingte Einweisungen wären meist vermeidbar. Andererseits birgt eine therapeutische Wirkung immer das Risiko einer UAW: So haben Antikoagulanzien ein immanentes Blutungsrisiko. Häufige Gründe für Hospitalisierungen sind:

- Verordnungsfehler
- Applikationsfehler
- Übertragungsfehler
- Arzneimittelinteraktionen
- pharmakogenetische Varianten

Arzneistoffe mit enger therapeutischer Breite (S. 57) müssen besonders sorgfältig und individuell eingestellt werden. Eine 50 %ige Erhöhung der angestrebten Plasmakonzentration einiger Medikamente führt zu schweren Vergiftungen (z. B. Lithium, Digitalis).

Ein Instrument zur Individualisierung der Pharmakotherapie ist die klinisch-pharmakologische Visite, bei der Aspekte wie Dosierungen, Krankheitsverläufe (Wirkung sowie Nebenwirkungen), Interaktionen und Mehrfachverordnungen beurteilt werden. Der *medication appropriateness index* (MAI) oder NO TEARS (*need/indication, open questions, tests, evidence, adverse effects, risk reduction, simplification/switches*) ermöglichen eine solche strukturierte Beurteilung der Medikation.

Zentrale Informationsquelle für Medikamente ist die Fachinformation des Herstellers (**Tab. 36.1**).

Tab. 36.1

Veränderung der pharmakodynamischen und pharmakokinetischen Eigenschaften eines Arzneimittels im Rahmen von Arzneimittelinteraktionen, Alter und besonderen Lebensumständen

Teilbereich	Veränderung von/durch	Beispiele	Folge für die Arzneimittelwirkung/-konzentration
Liberation	verzögerte Freisetzung	pH-Wert-Änderungen (s. u.)	↓ geringere Cmax
Resorption	verlangsamte Magen-Darm-Passage, höherer Magen-pH	verzögerte Magenentleerung (Ältere, Therapie mit Opioiden oder Anticholinergika); hoher Magen-pH (Säuglinge, Ältere, Therapie mit Antazida wie PPI)	↕ geringere oder höhere AUC*
Verteilung	veränderte Volumina der einzelnen Kompartimente	Wasser-Fett-Verhältnis nimmt im Alter ab, Dehydratation, Adipositas, Kachexie	↕ veränderte HWZ (↕ Schnelligkeit der Aufsättigung oder Elimination) ↕ veränderte Konzentration am Wirkort
Metabolismus	Induktion oder Inhibition von Enzymen	diverse Medikamente als Inhibitoren/Induktoren, Leberinsuffizienz	↕ schnellere oder verminderte Elimination
Exkretion	Transporterkonkurrenz, glomeruläre Filtrationsrate	diverse Medikamente als Inhibitoren/Induktoren, Niereninsuffizienz	↑ verminderte Elimination
Affinität	Verdrängung an Zielstruktur	Antagonisten	↓ schwächere Potenz
Wirkmechanismus	allosterischer oder funktioneller Synergismus oder Antagonismus	allosterische Modulatoren, Toleranz/Resistenz, veränderte Empfindlichkeit von Organen und Regelkreisläufen bei Kindern und Älteren (z. B. cholinerges System)	↕ erhöhte oder verminderte Wirkstärke

* AUC = *area under the curve* (S. 33)

36.2 Arzneimittelinteraktionen

Key Point
Pharmaka interagieren untereinander und führen so zur Verstärkung (Synergismus) oder Abschwächung (Antagonismus) von Wirkungen und Nebenwirkungen. Der sichere Umgang mit Arzneimittelinformationsdiensten und Fachinformationen ist eine wichtige und unverzichtbare Hilfe zum Ausschlus eventueller Interaktionen.

Das Wissen um prinzipielle Interaktionsmöglichkeiten, den Wirkmechanismus und die Abbauwege eines Pharmakons erleichtert die Abschätzung des Risikos von Arzneimittelinteraktionen (AMI).
Arzneimittelinteraktionen werden klinisch in **Synergismen** und **Antagonismen** unterteilt. Je nach zugrundeliegendem Mechanismus unterscheidet man verschiedene Ebenen:

- pharmazeutische AMI (physikochemische Wechselwirkungen der Pharmaka untereinander):
  - **Inkompatibilitäten**:
    Beispiel: Tetrazyklin oder Bisphosphonate chelatieren Calcium und können dann nicht resorbiert werden.
  - **Instabilitäten**:
    Beispiel: Adrenalin zerfällt im basischen Milieu.
- pharmakokinetische AMI:
  - **direkt**: physikochemische Reaktion der Pharmaka untereinander im Körper (s. auch pharmazeutische AMI)
    Beispiel: Antidotbehandlung von Rocuronium mit Sugammadex
  - **indirekt** durch Enzyme: Veränderung von Aufnahme, Verteilung und Elimination und damit der Konzentration
    Beispiele: Hyperforin (Johanniskraut) lässt als CYP-Induktor die Plasmakonzentration von Nifedipin absinken, Clarithromycin lässt sie als CYP-Inhibitor ansteigen.
- pharmakodynamische AMI:
  - **direkt:** Angriff an der gleichen Zielstruktur
    Beispiele: ASS + Ibuprofen, Salbutamol + Carvedilol, Morphin + Naloxon
  - **indirekt (funktionelle AMI):** unterschiedliche Zielstrukturen, aber Veränderung der gleichen Regelkreise oder Erfolgsorgane
    Beispiele Bisoprolol + Hydrochlorothiazid (verstärkte Blutdrucksenkung); Amitriptylin + Escitalopram (Verstärkung der serotonergen Transmission)

Arzneimittelinteraktionen können auch **erwünscht** sein. Eine Antagonisierung kann unerwünschte Wirkungen wie z. B. Atemdepression bei Opioidüberdosierung beenden (Antidot); der therapeutische Synergismus hilft, die prototypischen UAW (z. B. Bradykardie durch höher dosierte β-Blocker in der Monotherapie) zu begrenzen, während die erwünschte Wirkung wie z. B. Blutdrucksenkung verstärkt wird.
Viele Patienten nehmen darüber hinaus *Over-the-Counter-Drugs* (OTC-Drugs), also frei verkäufliche Präparate aus Drogerien und Apotheken. Eine genaue Arzneimittelanamnese, die auch Tropfen, Cremes, Pulver, „Vitamine" und Immunstimulanzien (z. B. Misteltherapie), pflanzliche Neuropharmaka (Ginkgo, Johanniskraut, Hopfen), Nahrungsergänzungsmittel/diätetische Lebensmittel (Elektrolytlösungen, proteinreiche Spezialnahrung, Vitamine) und Ähnliches einschließt, ist daher unverzichtbar.
Abb. 36.1 zeigt die Pharmakokinetik und -dynamik eines Pharmakons und Möglichkeiten für Interaktionen.

36.2.1 Pharmazeutische Interaktionen/ Inkompatibilitäten

Unter dem Begriff pharmazeutische Wechselwirkungen (In-vitro-Wechselwirkung) versteht man physikalisch-chemische Wechselwirkungen von Pharmaka. Sie treten auf bei Mischinfusionen, Mischspritzen oder bei gemeinsamer Einnahme und Vermischung im Gastrointestinaltrakt. Ablaufende Reaktionen sind z. B. Chelatbildung, Fällungen, Phasentrennungen, Additionsreaktionen und Redoxreaktionen, die die Bio-

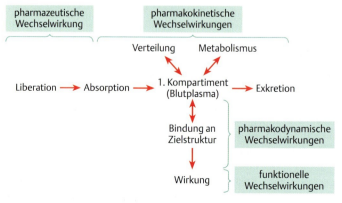

Abb. 36.1 Arzneimittelinteraktionen. Ein zweites Pharmakon kann die Konzentration des ersten Pharmakons, seine Wirkung an Zielstrukturen oder funktionell seinen therapeutischen Effekt beeinflussen.

verfügbarkeit vermindern (**Inkompatiblitäten**). In einigen Fällen verändert sich ein Arzneistoff aber auch irreversibel chemisch (**Instabilitäten**). Beispiele sind:
- Tetrazykline, Gyrasehemmer oder Bisphosphonate und polyvalente Kationen wie Ca^{2+} (Milch!), Mg^{2+} oder Al^{2+}
- Gentamicin und β-Lactamantibiotika
- Phenytoin in Dextroselösung
- Amphotericin in isotoner Kochsalzlösung
- Propofol und die Propofol-Fett-Protein-Emulsion störende Pharmaka wie z. B. Pharmakobasen

> **MERKE**
> Medikamente möglichst immer einzeln und gemäß den Herstellerempfehlungen geben (Punkt 6.2 – Inkompatibilitäten in der Fachinformation).

36.2.2 Pharmakokinetische Interaktionen durch Transporter/Enzyme

Arzneistoffe können sich auf zahlreichen Ebenen gegenseitig in ihrer Pharmakokinetik beeinflussen und sich so in Wirkung und Wirkdauer verstärken oder abschwächen:
- **Absorption**
  - Veränderung der GIT-Passagezeit
    Beispiel: Laxanzien (Lactulose), Opioide (Codein) und Anticholinergika (Butylscopolamin) verändern AUC, C_{max}, t_{max} anderer Medikamente.
  - pH-Veränderung
    Beispiel: Antazida verbessern die Absorption von Pseudoephedrin und behindern die Absorption von Schilddrüsenhormonen.
  - Emulgierung
    Beispiel: Fettreiche Nahrung verbessert die Absorption von Saquinavir, Colestyramin behindert die Absorption von Estrogen.
  - Induktion von intestinalen Effluxtransportern
    Beispiel: Rifampicin verringert die Plasmakonzentration von Digoxin.
- **Distribution** (Hemmung von Aufnahmetransportern): Penicillin und Silibinin (Inhaltsstoff der Mariendistel) verhindern die intrahepatische Aufnahme und senken so die Toxizität von Amanitin (Knollenblätterpilz).
- **Metabolismus** (Induktion oder Inhibition arzneistoffmetabolisierender Enzyme, z. B. CYP): Hyperforin aus Johanniskraut lässt als Induktor die Plasmakonzentration von Ciclosporin sinken, Verapamil als Inhibitor lässt sie steigen (**Abb. 36.2**).
- **Exkretion** ([kompetitive] Hemmung von Aufnahme- und Effluxtransportern): ASS erhöht die Plasmakonzentration von Methotrexat.

Die pharmakokinetischen Interaktionen sind umso kritischer zu bewerten,
- je wichtiger die Verteilung (z. B. hohe Plasmaproteinbindung) und

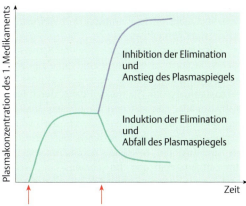

Abb. 36.2 Auswirkungen von Induktoren oder Inhibitoren auf die Pharmakokinetik einer Substanz. Nach Gabe eines 2. Medikaments kann sich die Plasmakonzentration des 1. Medikaments erhöhen, falls das neue Medikament ein Inhibitor des Abbaus von Medikament 1 ist. Ist das 2. Medikament ein Induktor, sinkt die Plasmakonzentration des 1. Medikaments.

- der Abbau (z. B. 90 % First-pass-Effekt über ein Cytochrom) für einen Arzneistoff sind und
- je geringer die therapeutische Breite (z. B. Digitalis, Lithium) und
- das Verteilungsvolumen sind.

Phase-I-Reaktionen und Transportproteine

Arzneistoffe werden von Phase-I-Enzymen wie Cytochrom-P450-Enzymen (CYP) und Phase-II-Enzymen wie UDP-Glucuronyl-Transferasen (UGT) metabolisiert und von Transportproteinen wie P-Glykoprotein (P-gp = MDR1 = ABCB1) ausgeschieden (**Abb. 2.8**), vgl. auch Metabolismus (S. 39). Diese Prozesse können verstärkt (induziert) oder gehemmt (inhibiert) werden. Werden die dafür verantwortlichen zusätzlichen Arzneistoffe wieder abgesetzt, entfällt dieser Effekt wieder (Deinduktion bzw. Deinhibition). Die volle Ausprägung dieser Interaktion ist abhängig von der Halbwertszeit des interagierenden Pharmakons und von der Synthese und dem Abbau von Enzymen und Transportern. Es können also **Stunden bis Wochen** vergehen, ehe eine Interaktion symptomatisch wird. Ein und dieselbe Substanz kann in vitro Substrat und Induktor und Inhibitor gleichzeitig sein. In vivo überwiegt i. d. R. ein Effekt, also entweder Induktion oder Inihibition.

Werden 2 Arzneistoffe über das gleiche Enzym verstoffwechselt, können sie sich kompetitiv hemmen. Dieser Mechanismus ist besonders für Enzyme mit geringer Metabolisierungskapazität wie CYP2C9/19 oder CYP2D6 wichtig. So wird CYP2C19 durch das Substrat Omeprazol auch kompetitiv gehemmt.

Die Substrate, Induktoren und Inhibitoren von CYP3A4 und ABCB1 sind größtenteils identisch. Damit erreicht der Körper eine optimale Elimination von Xenobiotika. Aufgrund dieser Gemeinsamkeiten machen sich Interaktionen zwischen Arzneistoffen, die so metabolisiert bzw. transportiert werden, besonders stark bemerkbar.

Als Substrate betroffene Arzneistoffe und Arzneistoffgruppen besitzen in der Regel eine hohe Lipophilie und dringen gut in Gewebe (Antiinfektiva) oder ZNS (Neuropharmaka) ein. Sie müssen daher durch Enzyme hydrophiler gemacht und zur renalen Ausscheidung vorbereitet werden. Substanzen, die mehrere Enzyme oder Transporter gleichzeitig induzieren, heißen Paninduktoren. Beispiele sind das Antikonvulsivum Carbamazepin und das Johanniskraut, welche Phase-I- und -II-Enzyme sowie ABCB1 induzieren.

> **Fallbeispiel**
>
> Eine 39-jährige Frau erhält seit 10 Tagen Terfenadin und Cefaclor aufgrund einer rezidivierenden Sinusitis. Sie sucht nun wegen wiederholter Synkopen das Krankenhaus auf. Im EKG zeigt sich eine erhebliche QT-Zeit-Verlängerung. Eine genauere Medikamentenanamnese ergibt, dass die Patientin sich selbst mit Ketoconazol-Vaginalzäpfchen gegen vaginalen Pilzbefall behandelt hat. Ketoconazol ist ein Inhibitor von CYP3A4, über welches Terfenadin verstoffwechselt wird. Die erhöhte Plasmakonzentration von Terfenadin hat zur QT-Zeit-Verlängerung geführt.

Pharmakokinetische renale Interaktionen

Die renale Clearance trägt zur Gesamt-Clearance eines Pharmakons bei, vgl. Dosisanpassung bei Niereninsuffizienz (S. 656). Arzneistoffe können die renale Elimination von anderen Arzneimitteln beschleunigen oder verlangsamen.

Veränderungen des Urin-pH-Wertes führen zum *Ion Trapping* (S. 34) schwacher Basen und Säuren und damit zu einer verminderten oder erhöhten passiven Rückresorption, abhängig vom pKa-Wert des Arzneistoffes und dem pH-Wert des Urins.

Auch die aktive Rückresorption kann inhibiert werden. Urikosurika wie Probenecid hemmen renale Transportsysteme (SLC22A12, syn. URAT1). In geringen Dosen vermindern sie deshalb die Sekretion von Harnsäure und führen zur Hyperurikämie. In hohen Dosen hemmen sie die tubuläre Rückresorption und fördern damit die Harnsäureausscheidung (S. 282).

Analog dazu konkurrieren organische Anionen wie Diuretika, Probenecid, COX-Inhibitoren (syn. NSAR), MTX, 5-Methylfolsäure, Penicillin, Anabolika und D-Penicillamin an diversen renalen Transportern wie SLC22A6/7 (syn. OAT1/3) und ABCC2/4 (syn. MRP2/4) um ihre aktive Sekretion. COX-Inhibitoren können daher die Plasmakonzentration von MTX bis in den toxischen Bereich erhöhen.

Eine Verringerung der renalen Clearance kann ebenfalls zu Interaktionen führen: COX-Inhibitoren senken die renale Prostaglandinsynthese und erhöhen darüber die Retention von Natrium und Lithium.

36.2.3 Pharmakodynamische Interaktionen an der Zielstruktur

Pharmaka können sich gegenseitig durch Interaktionen an der gleichen Zielstruktur verstärken (Agonismus, Synergismus) oder abschwächen (Antagonismus). Der interagierende zweite Arzneistoff kann dabei an dieselbe Bindungsstelle (orthosterisch) oder eine zweite Bindungsstelle (allosterisch) binden. Ausführliche Beschreibung s. Kap. Bindungsort (S. 52).

36.2.4 Funktionelle Interaktionen

Zwei Pharmaka können sich funktionell (indirekt) verstärken oder hemmen, ohne dass sie – im Unterschied zur direkten pharmakodynamischen Interaktion – an denselben Zielmolekülen angreifen. Die ursächlichen Mechanismen sind unterschiedlich. Beispiele sind in **Tab. 36.3** und nachfolgend am Beispiel des Kaliums erläutert. Geeignete und ungeeignete Kombinationstherapien ähnlich wirkender Pharmaka sind auch in den Kapiteln Antibiotika und arterieller Hypertonus beschrieben.

> **MERKE**
>
> Funktionelle Arzneimittelinteraktionen werden wegen ihrer Komplexität oft übersehen und sind auch oft schwierig zu erkennen.

Pharmakodynamische renale Interaktionen

Interaktionen über Elektrolyte. Bestimmte Pharmaka wie z.B. Diuretika können die Plasmakonzentrationen von Elektrolyten verändern (**Tab. 36.2**).

> **Praxistipp**
>
> Bei mit Digitalispräparaten behandelten Patienten muss immer engmaschig die Plasmakonzentration von Kalium kontrolliert werden. Dies gilt besonders, wenn zeitgleich Saluretika oder andere Diuretika eingesetzt werden.

Interaktionen über GFR. Die glomeruläre Filtrationsrate hängt v. a. vom Filtrationsdruck in den Glomeruli ab. Dieser wiederum wird vom Volumenstatus (*Cave*: Exsikkose!) des Patienten und durch die Blutflüsse zu und aus der Niere bestimmt. NSAR senken die Prostazyklinsynthese, weshalb das afferente Blutgefäß verengt wird und der Filtrationsdruck sinkt. ACE-Hemmer und AT$_1$-Rezeptor-Antagonisten sowie andere Antihypertensiva stellen das efferente Nierengefäß weit, sodass ebenfalls der Filtrationsdruck sinkt. In Kombination kann es also zum Nierenversagen kommen.

Tab. 36.2

Synergistische Wirkung von Arzneistoffen auf die Kaliumplasmakonzentration*, vgl. auch Kapitel Niere (S. 203)

Veränderung	Wirkstoffe
Alle Arzneistoffe dieser Gruppe verursachen einen Abfall der Kaliumplasmakonzentration mit Gefahr einer Hypokaliämie (< 3,5 mmol/l), insbesondere bei Kombination.	– β_2-Mimetika – nicht kaliumsparende Diuretika (Thiazide, Schleifendiuretika) – Laxanzien – Insulin – Prednisolon
Alle Arzneistoffe dieser Gruppe verursachen einen Anstieg der Kaliumplasmakonzentration mit Gefahr einer Hyperkaliämie (> 5,5 mmol/l), insbesondere bei Kombination.	– β-Blocker – kaliumsparende Diuretika – Succinylcholin – Arzneistoffe, die eine Hämolyse verursachen (z. B. Zytostatika) – ACE-Hemmer, AT_1-Blocker, Aldosteron-Antagonisten – COX-Inhibitoren (z. B. Diclofenac)

* Serumkalium-Referenzwert 3,8–5,2 mmol/l

36.2.5 Therapeutisch erwünschte Interaktionen

Viele Präparate enthalten mehrere Pharmaka, die sich sinnvoll, meistens durch einen funktionellen Synergismus, ergänzen (**Tab. 36.3**). Meist handelt es sich um Arzneimittel mit großer therapeutischer Breite.

Tab. 36.3

Erwünschte Arzneimittelinteraktionen

1. Pharmakon	2. Pharmakon		Wirkung
pharmazeutische/chemische Interaktion			
Toxin (z. B. Quecksilber)	Antidot (z. B. BAL)		Chelatbildung oder ähnliche Reaktion und dadurch Inaktivierung des Gifts (S. 695)
pharmakokinetische Interaktionen			
Ritonavir Kombipräparat: Kaletra®	andere Proteaseinhibitoren z. B. Lopinavir		P-gp- und CYP3A4-Inhibition durch Ritonavir („Ritonavir-Booster") ermöglicht Dosisreduktion und bessere Aufnahme des anderen Arzneistoffes (S. 641).
L-DOPA Kombipräparat: Stalevo®	DOPA-Decarboxylase-Inhibitor (z. B. Carbidopa)	COMT-Inhibitor (z. B. Entacapon)	L-DOPA wird zu Dopamin umgesetzt. Carbidopa verhindert diese Umsetzung in der Peripherie und reduziert so die Nebenwirkungen außerhalb des ZNS. Entacapon hemmt zusätzlich den Dopamin-Abbau (S. 504).
pharmakodynamische Interaktionen			
Opioide (z. B. Tilidin) Kombipräparat: Valoron N®	Naloxon		Naloxon wird bei oraler Aufnahme in der Leber abgebaut und nur das Opioid wirkt. Parenterale Aufnahme, z. B. missbräuchliche Injektion des Präparates durch Morphinsüchtige, ist sehr unangenehm, da Naloxon als inverser Agonist die Opioid-Rezeptoren blockiert (S. 384).
funktionelle Interaktionen			
Thiaziddiuretikum (z. B. Hydrochlorothiazid) Kombipräparate: Dytide H® bzw. Delix plus®	kaliumsparendes Diuretikum (Triamteren) oder ACE-Hemmer (z. B. Ramipril)		Funktioneller Synergismus bzgl. Diurese, aber Antagonismus im Hinblick auf die Kaliumausscheidung, sodass die diuretische Wirkung verstärkt wird, aber Kalium- und Natriumplasmakonzentrationen stabilisiert werden (S. 209).
Schleifendiuretikum (z. B. Torasemid) „sequenzielle Nephronblockade" (stationär!)	Thiaziddiuretikum (z. B. HCT)		funktioneller Synergismus durch Blockade verschiedener Transporter und dadurch besserer diuretischer Effekt (S. 209)
Kombinationen von verschiedenen Antihypertensiva			funktioneller Synergismus (S. 121), bessere Blutdrucksenkung bei meist geringeren Nebenwirkungen
Trimethoprim Kombipräparat: Cotrim®	Sulfamethoxazol		funktioneller Synergismus durch Blockade des Folsäuremetabolismus an zwei verschiedenen Stellen (S. 593), dadurch bei einigen Mikroben stärkere antibiotische Wirkung
ASS Kombipräparat: Thomapyrin®	Paracetamol	Koffein	Analgesie durch verschiedene, synergistische Mechanismen (COX-Hemmung, 5-HT-Modulation u. a.), dadurch geringere Dosierung der einzelnen Arzneistoffe bei weiterhin guter Wirkung

36.3 Dosisanpassung bei Leber- und Niereninsuffizienz

Key Point
Eine Funktionsminderung von Organen, die Arzneimittel eliminieren, also vor allem der metabolisierenden Leber und der ausscheidenden Nieren, führen oft zu Überdosierungen. Im Alter nimmt insbesondere die Nierenfunktion stark ab.

Patienten mit Funktionsstörungen der Leber oder der Nieren stellen besondere Anforderungen an die Pharmakotherapie. Pharmaka werden zum allergrößten Teil hepatisch oder renal eliminiert. Starke Funktionseinschränkungen dieser Organe führen daher zur langsameren Elimination und damit zur Gefahr einer Akkumulation und Intoxikation (**Abb. 36.3**). Umgekehrt können Pharmaka selbst wiederum sowohl die Leber- als auch die Nierenfunktion belasten oder stören (**Tab. 36.4**).

Ein Medikament muss in seiner Dosis (D) und/oder seinem Dosierungsintervall (τ) an eine verschlechterte Elimination angepasst werden. Beide Anpas-

Tab. 36.4
Veränderung der Eigenschaften eines Arzneimittels bei Leber- oder Niereninsuffizienz

Teilbereich	Veränderung	Folge für die Arzneimittelwirkung
Resorption	Unterbrechung des enterohepatischen Kreislaufs	↓ verminderte Rückresorption
Verteilung	Veränderungen der Plasmaproteine bei Leberkrankheiten	↑ erhöhte Konzentration des freien Arzneimittels
Metabolismus	Abnahme der hepatischen Metabolisierung	↑ verminderte Elimination (↓ für Prodrugs verminderte Giftung)
Exkretion	Abnahme der renalen Exkretion	↑ verminderte Elimination

36.3.1 Dosisanpassung bei Niereninsuffizienz

Für Xenobiotika, die auch hepatisch eliminiert werden, verlangsamt sich die Elimination proportional zur verschlechterten renalen Elimination (S. 42), bis sie Q_0 (S. 38) erreicht (**Abb. 36.4**).
Die Dettli-Formel ermöglicht, aus dem für ein Medikament bekannten Q_0 und der Kreatinin-Clearance in erster Näherung eine individuelle Eliminationskapazität Q zu errechnen. Dabei werden 100 ml/min als normale Kreatinin-Clearance angenommen:

$$Q = (1 - Q_0) \cdot \left(\frac{Cl_{Kreatinin}}{100\,ml/min}\right) + Q_0$$

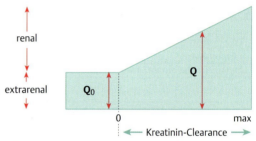

Abb. 36.4 Modifiziertes Dettli-Normogramm. Die Gesamt-Clearance ist abhängig von der extrarenalen Clearance Q_0 und proportional zur Kreatinin-Clearance. (mit freundlicher Genehmigung von V. V. Pham, Prof. Dr. D. O. Stichtenoth, www.mh-hannover.de)

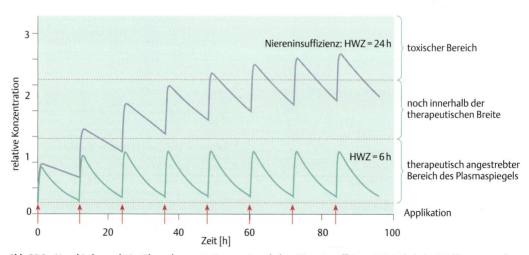

Abb. 36.3 Verschiedene relative Plasmakonzentrationen mit und ohne Niereninsuffizienz. Bei wiederholter Medikamentengabe wird nach ca. 5 HWZ ein steady state um eine bestimmte Plasmakonzentration erreicht. Verlängert sich die HWZ (hier von 6 h auf 24 h), erhöht sich die Plasmakonzentration, sodass die therapeutische Breite überschritten wird und starke Nebenwirkungen auftreten. (mit freundlicher Genehmigung von V. V. Pham, Prof. Dr. D. O. Stichtenoth, www.mh-hannover.de)

sungen werden durch die Dettli-Regeln beschrieben (NI = Niereninsuffizienz):
- Anpassung der Dosis, Dosierungsintervall bleibt gleich: DNI = D · Q
- Anpassung des Dosierungsintervalls, Dosis bleibt gleich: TNI = T/Q

Eventuelle Ladungsdosen (S. 47) bleiben immer gleich (Ladungsdosis = höher dosierte Erstdosis). Um sowohl subtherapeutische Spitzenkonzentration, d. h. max. Plasmakonzentration (S. 33) < *minimum effective/inhibitory concentration* (MEC bzw. MIC), als auch subtherapeutische Plasmakonzentrationen nach Verlängerung des Dosisintervalls zu minimieren, sollten nach Möglichkeit beide Parameter verändert werden. Dies ist besonders für Antibiotika wichtig.

Exkurs

Ein Patient soll auf Digitoxin eingestellt werden (Q_0 für Digitoxin ist 0,3). Die Kreatinin-Clearance beträgt 50 ml/min, die Dosis für einen nierengesunden Patienten beträgt 0,2 mg alle 24 h. Nach der Dettli-Formel ergibt sich
Q = 0,7 · (50/100) + 0,3 = 0,35 + 0,3 = 0,65.
Will man nur die Dosis an die eingeschränkte Clearance anpassen, gilt nun
0,2 mg · 0,65 = 0,13 mg.
Will man nur das Dosierungsintervall an die eingeschränkte Clearance anpassen, gilt
24 h/0,65 = 36,92 h.

BEACHTE

Bei Patienten mit Niereninsuffizienz werden im Rahmen der Dialyse Pharmaka mit geringer Plasmaproteinbindung und niedrigem Verteilungsvolumen stark eliminiert. Daher muss bei dialysepflichtigen Patienten und bei Gabe solcher Pharmaka die Dosis **erhöht** werden.

36.3.2 Dosisanpassung bei Leberinsuffizienz

Es existiert keine einfache Möglichkeit, die extrarenale Clearance zu bestimmen. In den Fachinformationen zu den entsprechenden Medikamenten sind in der Regel Hinweise dafür zu finden, wie bei vermuteter Leberinsuffizienz zu verfahren ist.
Zur Kontrolle und Korrektur der Therapie kann die Plasmakonzentration von Pharmaka bestimmt werden, sog. therapeutic drug monitoring (S. 658).

36.4 Chronopharmakologie

Die optimale Wirkung einer Pharmakotherapie hängt auch vom optimalen Zeitpunkt ab. Die pharmakotherapeutischen Zielmoleküle haben ebenso eine maximale wie minimale Sensitivität gegenüber Medikamenten wie Krankheiten. So tritt die nächtliche Dyspnoe bei Asthma zwischen 3 und 5 Uhr morgens auf, wenn Adrenalin und Cortisol niedrig, aber Acetylcholin und Histamin hoch sind. Die Morgensteifigkeit bei Arthritiden beginnt nach 5 Uhr, wenn die Plasmakonzentration von IL-6 hoch ist. Schlaganfall und Herzinfarkt haben ihr Maximum morgens zwischen 6 und 9, wenn der Sympathikus am aktivsten ist. Histamin hat sein Freisetzungsmaximum vor Mitternacht, ebenso die HMG-CoA-Reduktase ihr Synthesemaximum. Eine effektive Pharmakotherapie berücksichtigt diese **Akrophase** von Krankheiten und pathophysiologischen Prozessen.

36.5 Pharmakogenetik

Key Point
Genetische Polymorphismen von Enzymen, Transportproteinen und Rezeptoren können Auslöser für das Auftreten unerwünschter Arzneimittelwirkungen oder für das Ausbleiben der therapeutischen Wirkung sein.

Die Pharmakogenetik befasst sich mit der Modulation der Wirkung von Arzneimitteln durch genetische Faktoren. So können genetische Polymorphismen von arzneistoffmetabolisierenden Enzymen, Transportproteinen und Rezeptoren die Wirkung eines Arzneistoffes erheblich abschwächen oder verstärken (**Tab. 36.5**). Unter einem genetischen Polymorphismus bzw. *Single Nucleotide Polymorphism* (SNP) versteht man eine genetische Variante, die bei mehr als 1 % der Bevölkerung vorkommt. Klinische Relevanz besitzen diese Polymorphismen in erster Linie bei Arzneistoffen mit enger therapeutischer Breite, z. B. Antikoagulanzien, Zytostatika, Immunsuppressiva, Theophyllin, Herzglykosiden, Psychopharmaka.

Die Analyse der genetischen Varianten eines Patienten erlaubt eine Prädiktion von pharmakologisch relevanten Phänotypen und somit die Empfehlung von Behandlungsstrategien. In der Onkologie werden beispielsweise Expression und Mutationen von phar-

Tab. 36.5

Veränderung der pharmakodynamischen und pharmakokinetischen Eigenschaften eines Arzneimittels bedingt durch genetische Varianten

Teilbereich	Veränderung	Folge für die Arzneimittelwirkung
Verteilung	genetische Varianten (v. a. SLC oder ABC-Transporter)	↕ beschleunigte oder verlangsamte Exkretion
Metabolismus	genetische Varianten (v. a. CYP, TPMT, Esterasen)	↕ beschleunigter oder verlangsamter Metabolismus
Affinität	verminderte Affinität für Arzneistoffe	↓ Therapieresistenz

makodynamischen Zielstrukturen wie EGF oder RAF von Tumoren bestimmt, um prinzipiell wirksame Chemotherapeutika zu ermitteln. Analoge Ansätze existieren bei der Voraussage von Hypersensitivitäten (Typ B-UAW wie *drug-induced liver injury* (DILI) und Metabolisierungsstatus (z. B. CYP2D6 *poor metabolizer*). Hier ist die Vorhersagekraft beschränkt. Statistische Maßzahlen wie Sensitivität, Spezifität, *positive/negative predictive value* (PPV/NPV) und *number needed to treat/harm* (NNT/NNH) ermöglichen eine Abschätzung u. a. des ökonomischen Nutzens von genetischen Testungen.

36.5.1 Pharmakogenetik von arzneistoffmetabolisierenden Enzymen und Transportern

Am besten untersucht ist die Beeinflussung der Proteinexpression und -aktivität durch pharmakogenetische Faktoren bei den Phase-I-metabolisierenden Cytochrom-P450-Enzymen. Für den Metabolismus von Arzneistoffen sind nur verhältnismäßig wenige CYP-Enzyme verantwortlich, von denen die Isoenzyme CYP2C9, CYP2C19, CYP2D6 und CYP3A5 klinisch relevanten genetischen Polymorphismen unterliegen.
Darüber hinaus werden aus der Gruppe der Phase-II-metabolisierenden Enzyme die klinisch relevanten Thiopurin-Methyltransferase (TPMT), N-Acetyltransferase (NAT 1/2) und UDP-Glucuronosyltransferase (UGT1A1) genetisch polymorph exprimiert.
Solche genetischen Polymorphismen können zur Ausprägung folgender metabolischer Phänotypen führen:
- langsame Metabolisierer: *poor metabolizers* (PM)
- intermediäre Metabolisierer: *intermediate metabolizers* (IM)
- extensive bzw. normale Metabolisierer: *extensive metabolizers* (EM)
- ultraschnelle Metabolisierer: *ultrarapid metabolizers* (UM)

Betroffene Substrate und Häufigkeiten der verschiedenen Phänotypen sind in **Tab. 2.7** aufgeführt.
Die phänotypische Charakterisierung der individuellen Aktivität eines CYP-Enzyms kann durch die Verabreichung eines spezifisch durch das Isoenzym metabolisierten Arzneistoffes (*probe drug*) vorgenommen werden. Man berechnet dazu die metabolische Ratio (*metabolic ratio*) aus der Konzentration des unveränderten Arzneistoffes und des gebildeten Metaboliten in Plasma oder Urin.

36.5.2 Pharmakogenetik von Rezeptoren und Zielstrukturen

Genetische Polymorphismen von Rezeptoren bzw. Zielstrukturen (*drug targets*) sind oft die Ursache für einen ungenügenden Therapieerfolg aufgrund behinderter Rezeptorbindung des Arzneistoffs oder Funktionsstörungen der nachrangigen Signalkaskade. Eine Bedeutung dieser Polymorphismen ist z. B. bekannt bei Anwendung von:
- Vitamin-K-Antagonisten: verminderter Dosisbedarf bei Polymorphismen der Vitamin-K-Epoxidreduktase
- Opioiden: erhöhter Dosisbedarf von Morphin bei Polymorphismen des μ-Opioid-Rezeptors
- Trastuzumab: Wirkverlust bei fehlender Expression des HER-2-Rezeptors auf den Krebszellen

Trotz der Vielzahl von Rezeptoren und assoziierten Polymorphismen wird im klinischen Alltag bis auf wenige Ausnahmen keine entsprechende genetische Diagnostik durchgeführt, da häufig keine ausreichend gute Prädiktion möglich ist.

36.6 Therapeutisches Drug Monitoring (TDM)

Key Point
Aufgrund zweifelhafter Compliance und vereinzelt erheblicher interindividueller Unterschiede in der Pharmakokinetik ist es bei Arzneistoffen mit enger therapeutischer Breite sinnvoll, die Plasmakonzentration zu kontrollieren und ggf. den individuell erforderlichen Dosisbedarf gemäß der gemessenen Plasmakonzentration anzupassen.

Das Auftreten von unerwünschten Arzneimittelwirkungen oder das Ausbleiben der therapeutischen Wirkung von Arzneimitteln ist ein häufiges Phänomen. So kommt es nach gegenwärtigem Kenntnisstand nur bei etwa 40–60 % aller Patienten zu einem adäquaten Ansprechen auf Antidepressiva, Neuroleptika und Antikonvulsiva. Häufig beruht ein fehlendes Ansprechen auf zu niedrigen Plasma- bzw. Gewebskonzentrationen aufgrund interindividueller Unterschiede der Pharmakokinetik. Andererseits kann das verstärkte Auftreten unerwünschter Wirkungen auf dem Überschreiten therapeutischer Konzentrationen beruhen.
Die Messung der Plasmakonzentration ist daher insbesondere bei der Anwendung von Psychopharmaka oder Immunsuppressiva aufgrund ihrer geringen therapeutischen Breite sinnvoll. Die Quantifizierung der Arzneistoffe und ggf. ihrer biologisch aktiven Metaboliten sollte in diesem Zusammenhang aufgrund der hohen Sensitivität und vor allem Spezifität der Analyseverfahren nach Möglichkeit mittels Hochdruckflüssigkeitschromatografie (HPLC) oder HPLC mit massenspektrometrischer Kopplung (HPLC-MS) erfolgen. In Verbindung mit einer entsprechenden Befundung unter Berücksichtigung der

Komedikation und evtl. genetischer Merkmale spricht man vom therapeutischen Drug Monitoring (TDM).
Es gibt zwei wichtige Referenzbereiche, in deren Kontext die absolute Plasmakonzentration interpretiert werden muss:
- **therapeutischer Referenzbereich:** Ist die gemessene Plasmakonzentration im empfohlenen Bereich? Daraus ergeben sich Wirkverlust, regelrechte Wirkung oder toxische Wirkung.
- **dosisbezogener Referenzbereich:** Ist die gemessene Plasmakonzentration in dem Bereich, den man aufgrund der bekannten pharmakokinetischen Parameter (Dosis, Körpergewicht) erwarten würde? Abweichungen deuten z. B. auf Compliance-Mangel, Arzneimittelinteraktionen oder pharmakogenetische Varianten hin.

Diese Referenzbereiche können als 9-Felder-Tafel (**Abb. 36.5**) dargestellt werden.

Fallbeispiel

Induktion von CYP3A4

Ein 39-jähriger, 110 kg schwerer Patient, Raucher, mit bipolarer Persönlichkeitsstörung erhält 600 mg Quetiapin täglich zur Stimmungsstabilisierung. Im Blutplasma wurde eine Quetiapinkonzentration von 80,7 ng/ml gemessen, was unterhalb des therapeutischen Referenzbereiches liegt (**Abb. 36.5**). Die gemessene Plasmakonzentration liegt auch unterhalb des in Relation zur Dosis erwarteten Fensters (sog. dosisbezogener Referenzbereich, **Abb. 36.5**).

Außer Quetiapin erhält der Patient noch weitere Medikamente (**Tab. 36.6**). Quetiapin hat mit Clonazepam und Carbamazepin gemeinsame Stoffwechselwege (CYP2D6, CYP3A4/5/7), die durch Carbamazepin teilweise induziert werden.

Das Resultat kann im Einzelfall natürlich sehr stark variieren.

Wie ist also diese geringe Plasmakonzentration zu erklären? Neben der Noncompliance, welche grundsätzlich eine häufige Ursache ist, ist hier eine Enzyminduktion von CYP3A4 durch Carbamazepin sehr wahrscheinlich.

Bei eventuellen Dosisänderungen ist zu beachten, dass der Patient unter der angegebenen Komedikation eine flachere Dosis-Konzentrations-Beziehung zeigt. Anstieg oder Abfall der Plasmakonzentration bei Änderungen der Dosis wird also schwächer ausfallen.

	therapeutischer Referenzbereich		
	zu niedrig	passend (100–500 ng/ml)	zu hoch
dosisbezogener Referenzbereich — zu niedrig	X 80,7 ng/ml		
passend (168–360 ng/ml bei 600 mg Quetiapin)			
zu hoch			

Abb. 36.5 9-Felder-Tafel (zum Fallbeispiel)

Tab. 36.6

Aktuelle Medikation, Abbauwege und mögliche Interaktionen (zum Fallbeispiel)

Wirkstoff	CYP1A2	CYP2C9	CYP2C19	CYP2D6	CYP3A4	UGT
Quetiapin				X	*X*	
Carbamazepin					**X** *I*	I
Clonazepam					X	
Zigarettenrauch	X I					

X = Substrat/Eliminationsweg, I = Induktion
kursiv: interagierende Wirkstoffe und Hauptabbauwege bei mehreren Eliminationswegen
fett gedruckt: die in diesem Fall als ursächlich erachtete Interaktion
Datenquelle: modifiziert nach Flockhart (2007) sowie nach Fachinformationen (Zugriff jeweils am 2.7.2012).

36.7 Pharmakotherapie bei besonderen Lebensumständen

Key Point
Die Physiologie von Neugeborenen, älteren Menschen und Schwangeren unterscheidet sich substanziell von der junger oder mittelalter Erwachsener, die bei Studien üblicherweise als Referenzprobanden bzw. -patienten dienen. Dementsprechend unterscheiden sich das Wirkprofil und das Risiko für Nebenwirkungen, sodass Medikamente in diesen Lebensphasen anders dosiert werden müssen.

Die altersabhängigen Änderungen von Körperfunktionen beeinflussen das Profil von Arzneistoffen auf allen wichtigen Ebenen wie Pharmakokinetik und Pharmakodynamik, therapeutischer Wirkung, Nebenwirkungen und Arzneimittelinteraktionen (**Tab. 36.7**). Dadurch drohen der Verlust der therapeutischen Wirkung, die Zunahme von Nebenwirkungen sowie schädliche Arzneimittelinteraktionen. Besonders wichtig für die Dosierung sind
– das Körpergewicht (v. a. bei Säuglingen und Kindern) sowie
– das Alter (v. a. bei Älteren).

Noch genauer korreliert die **Körperoberfläche** (KOF) mit dem **Verteilungsvolumen** (Tab. 36.8). Die KOF wird mit der **Dubois-Formel** berechnet:
KOF $[m^2] = 0{,}007184 \cdot$ Körpergröße $[cm]^{0{,}725} \cdot$ Gewicht $[kg]^{0{,}425}$

In Jugend, Schwangerschaft und Alter ist neben der Veränderung des Körpergewichts auch zu achten auf
– Veränderungen der Kompartimente, z. B. Fettgewebe und extravasale Flüssigkeit,
– veränderte Elimination (renale und hepatische Clearance, Leber- und Niereninsuffizienz),
– Begleiterkrankungen, die typisch für die jeweiligen Lebensumstände sind.

Fachinformation und Beipackzettel informieren in der Regel auch darüber, ob der Wirkstoff sich für Kleinkinder, Schwangere oder ältere Menschen eignet. Da die Studienlage für diese Zielgruppen jedoch oft ungenügend ist, wird als Information meist vereinfachend mitgeteilt, dass der Gebrauch „kontraindiziert" ist. Kontraindikation bedeutet daher oftmals „nicht untersucht" bzw. „Risikoprofil nicht abzuschätzen". Damit werden juristische Konsequenzen abgewehrt. Es liegt dann allein in der Verantwortung des Arztes, ob und wie er das Medikament verschreibt.

Der Gebrauch von Medikamenten außerhalb des zugelassenen Rahmens wird als *off-label-use* bezeichnet.

Leitlinien und spezielle Informationsangebote wie die **PRICUS-Liste** (potenziell inadäquate Medikation für ältere Menschen) oder **Embryotox** (Arzneimittelsicherheit in Schwangerschaft und Stillzeit) geben Empfehlungen für eine möglichst sichere Arzneimitteltherapie.

Praxistipp
Bei *off-label-use* sollten Sie den Patienten darüber informieren und diese Information dokumentieren. Leitlinien, PRICUS-Liste und Embryotox geben Empfehlungen zum sicheren Off-Label-Einsatz.

36.7.1 Schwangerschaft und Teratogenität
Neben der pharmakodynamischen Wirkung von Arzneistoffen auf das ungeborene Kind (u. a. embryo- und fetotoxische Wirkungen) ist auch eine Verände-

Tab. 36.8

Körperoberfläche (KOF)	
Alter	Durchschnittswert
6 Monate	0,40 m²
5 Jahre	0,73 m²
9 Jahre	1,07 m²
12 Jahre	1,33 m²
erwachsene Frau	1,6 m²
erwachsener Mann	1,9 m²

Tab. 36.7

Einfluss von körperlichen Veränderungen auf die Pharmakokinetik und -dynamik		
Teilbereich	Veränderung	Änderung der Arzneimittelwirkung/-konzentration (Ursache für die Veränderung)
Resorption	verzögerte Magen-Darm-Passage, erhöhter Magen-pH	↓ (geringere Spitzenplasmakonzentrationen (C_{max}), verminderte Aufnahme)
Verteilung	Plasmaproteine, relative Größen der Verteilungskompartimente	↕ (Wirkung)
Metabolismus	verminderte hepatische Metabolisierung	↑ (verminderte Elimination)
Exkretion	verminderte renale und biliäre Exkretion	↑ (verminderte Elimination)
Kompensationsvermögen	verminderte physiologische Reserven	↑ (verstärkte Wirkung), ↑↑ (Nebenwirkungen)

rung der Pharmakokinetik von Arzneistoffen im mütterlichen Organismus zu beobachten. Bei Schwangeren und Stillenden steigen die Volumina des Extrazellulärraums und der Gehalt an Fettgewebe, die Eliminations-HWZ von Arzneistoffen verlängert sich. Auch peripartal können Pharmaka Komplikationen bedingen: COX-Inhibitoren (NSAR) und Mutterkornalkaloide beeinflussen unter anderem die Wehentätigkeit und die (post-)partalen Blutungen; Opioide und Benzodiazepine können eine Atemdepression oder Entzugssymptomatik beim Neugeborenen verursachen.

> **MERKE**
>
> Bei der Verordnung von Medikamenten ist jede Frau im gebärfähigen Alter als schwanger zu betrachten. Arzneistoffe mit erhöhtem teratogenem Risiko sollten nur unter Konzeptionsschutz verschrieben werden.

WHO-Definition der **Teratogenität**: „Einflüsse, die zu morphologischen und biochemischen Anomalien sowie zu Verhaltensstörungen führen, die durch exogene Faktoren intrauterin induziert und unmittelbar nach der Geburt oder auch noch später diagnostiziert werden."

Die direkte teratogene Wirkung hängt dabei vom **Entwicklungsstadium** des Embryos ab. Noxen in den ersten Wochen der Schwangerschaft führen meist zum Absterben des Embryos. Spezifische Fehlbildungen werden in der sensiblen Phase der Organogenese (15.–60. Tag post conceptionem, p. c.) hervorgerufen. In der Fetalperiode (> 60 Tage p. c.) stehen Ausreifungsstörungen im Vordergrund, z. B. ZNS-Defekte.

Arzneimittel werden in verschiedene Kategorien unterteilt, die die Gefährdung des Embryos beschreiben. Die FDA teilt in 5 Kategorien ein. Die Kategorien A, B und C geben dabei das Risiko, die Kategorien D und X das Verhältnis von Risiko zu Nutzen an (**Tab. 36.9**). Dem entsprechen in Deutschland z. B. die 11 Gruppen in der Roten Liste.

Starke Teratogene (10-fach erhöhtes Fehlbildungsrisiko) sind Retinoide, Thalidomid, Mycophenolatmofetil. **Mittelstarke Teratogene** (2- bis 3-fach erhöhtes Fehlbildungsrisiko) sind Androgene, Cumarine, Vitamin A sowie Antikonvulsiva (Phenobarbital/Primidon, Phenytoin, Valproinsäure). **Tab. 36.10** gibt einen Überblick über Arzneistoffe, die eine nachgewiesene embryo-/fetotoxische Wirkung haben oder peripartale Störungen verursachen können.

Wie bereits erwähnt, beruhen Warnungen wie „Schwangerschaft: kontraindiziert" oder „von Gebrauch ist abzuraten" oft auf fehlenden Daten und nicht auf dem Nachweis von Teratogenität. Dies ist besonders dann zu bedenken, wenn eine Schwangere **aus Versehen** ein Medikament kurzzeitig eingenommen hat und nun unnötigerweise über einen Abbruch nachgedacht wird. Eine echte Indikation für einen Schwangerschaftsabbruch stellt sich jedoch nur nach der Einnahme weniger Arzneimittel während der **sensiblen Phase** der Organogenese. Biochemische Marker wie α-Fetoprotein oder radiologische Untersuchungen wie die Sonografie helfen in dieser Situation, die Auswirkung der Arzneimittelgabe zu bewerten.

Tab. 36.9
Risikoklassifizierung für Arzneimittel in der Schwangerschaft nach der Food and Drug Administration (FDA)

Kategorie	Bedeutung
A	kein Risiko, getestet in kontrollierten Studien am Menschen
B	Risiko im Tierversuch, aber nicht beim Menschen oder kein Risiko im Tierversuch, aber noch keine ausreichenden Daten am Menschen
C	keine Studien am Menschen, Studien am Tier fehlen ebenfalls oder zeigen ein Risiko
D	bekanntes Risiko am Menschen; Nutzen des Arzneimittels mag größer als das Risiko sein
X	bekanntes Risiko; kein Nutzen im Verhältnis zum Risiko

Exkurs

Vitamin-A-Derivate werden gegen Akne eingesetzt. Sie sind sehr effektiv, aber auch stark teratogen. Studien haben gezeigt, dass ca. 60 % der damit behandelten Patientinnen trotz eindringlicher Aufklärung über die Wichtigkeit der Verhütung keinen adäquaten Konzeptionsschutz betreiben.

> **MERKE**
>
> Die Gesundheit der Schwangeren hat allerhöchste Priorität. Das Beste für eine optimale Schwangerschaft ist eine gesunde Mutter. Die insuffiziente Therapie einer Krankheit der Mutter (Asthma, Epilepsie) kann ebenfalls schädlich für das Ungeborene sein.

36.7.2 Stillzeit

Bei der Medikation von stillenden Müttern sind sowohl die Wirkungen des Arzneimittels auf die Mutter als auch auf den Säugling zu bedenken.

Wirkung des Arzneimittels auf die Mutter. Die prolaktinvermittelte **Milchproduktion** der Mutter kann durch Dopamin-Agonisten wie Pramipexol (Indikation bei *restless legs*) oder Cabergolin gehemmt und durch Dopamin-Antagonisten wie Neuroleptika, z. B. Amisulprid (S. 491), oder Antiemetika, z. B. Metoclopramid (S. 232), gesteigert werden.

Wirkung des Arzneimittels auf den Säugling. Die Wirkung des Arzneimittels auf den Säugling hängt ab

Tab. 36.10

Auswahl von Arzneimitteln, die eine nachgewiesene embryo-/fetotoxische Wirkung haben oder peripartale Störungen verursachen (SW = Schwangerschaftswoche)

Wirkstoff	Bewertung, Besonderheiten
COX-Inhibitoren	Spätschwangerschaft: vorzeitiger Verschluss des Ductus arteriosus Botalli, Oligohydramnium. Frühschwangerschaft: evtl. Nidationsstörung; peripartal Blutungsrisiko
Antibiotika	
Aminoglykoside	hohe fetale Toxizität
Chloramphenicol	Grey-Syndrom (Glukuronidierungsstörung bei unreifen Leberenzymen)
Tetrazykline	Zahn- und Knochenschäden
Antikonvulsiva: Antikonvulsiva-Syndrom	
Carbamazepin	Spina bifida
Phenytoin	Fehlbildungen des Herzens und anderer Organe
Phenobarbital	Wachstumsretardierung und Fehlbildung
Valproinsäure	Neuralrohrdefekte, Extremitätenfehlbildung; höchste Fehlbildungsrate aller Antikonvulsiva (gleichzeitig sehr gute therapeutische Wirkung)
Antihypertensiva	
ACE-Hemmer, Sartane	V. a. nach dem 1. Trimenon: Minderung der Nierenfunktion (evtl. reversibel), Hydramnium, Minderperfusion der Plazenta, Organschäden
Cumarinderivate	
Phenprocoumon, Warfarin	Cumarinembryopathie nach der 8. SW: Skelettanomalie, Nasenhypoplasie u. a.
Hormone	
Androgene/Anabolika	Virilisierung des weiblichen Genitales
Antiandrogene	theoretisch: Verweiblichung des männlichen Genitales
Antiestrogene (Danazol)	nach der 8. SW: Virilisierung weiblicher Feten
Gestagene	fraglich: Harnwegsanomalien
Zytostatika, Immunsuppressiva: multiple Organfehlbildungen	
Leflunomid	tierexperimentell teratogen, keine teratogenen Fallberichte beim Menschen. Nach Einnahme in der Schwangerschaft: Binden mit Aktivkohle und Colestyramin
Methotrexat	niedrige Dosis (< 10 mg/Wo) wie bei rheumatoider Arthritis: keine Hinweise auf teratogenes Risiko hohe Dosis als Zytostatikum: ZNS- und Schädelfehlbildungen, Kleinwüchsigkeit
Thalidomid, Lenalidomid u. ä.	Phokomelie; nur über T-Rezept zu verordnen
Weitere	
Benzodiazepine	Entzugs- und Floppy-Infant-Syndrom beim Neugeborenen
Vit. A, Retinoide	Orale Retinoide sind die gegenwärtig am stärksten teratogenen Arzneistoffe. Äußerliche Anwendung (kontraindiziert in der Schwangerschaft) geringer Dosen und kleinerer Flächen indiziert aber keinen risikobegründeten Schwangerschaftsabbruch.

- vom Ausmaß, in dem das Arzneimittel in die Muttermilch übertritt, und
- von der Wirkung auf den Organismus des Säuglings sowie
- von der Kinetik im Säugling: Alle Arzneistoffe unterliegen dem First-pass-Effekt des Säuglings, der eine relativ hohe Clearance-Kapazität besitzt.

Der Übertritt in die Muttermilch wird von den pharmakokinetischen Eigenschaften des Arzneimittels bestimmt.

> **MERKE**
>
> Nur freie, nicht an Plasmaproteine gebundene Arzneimittel treten in die Muttermilch über.

Pharmaka mit niedrigem Molekulargewicht (< 200 Da) gelangen durch Diffusion in die Muttermilch, Pharmaka mit höherem Molekulargewicht müssen durch interzelluläre Spalten penetrieren. Diese Schranken passieren lipophile, ungeladene Substanzen besser als geladene Wirkstoffe.

Blut und Muttermilch unterscheiden sich im **pH-Wert** (Blut 7,4; Muttermilch 7,1). Arzneistoffe können ihre Ladung beim Übertritt ändern und dadurch sekundär ihre Verteilungseigenschaften dermaßen verändern, dass sie in einem Kompartiment gezielt angereichert werden, sog. ion trapping (S. 34).

Saure Substanzen wie **ASS** gelangen selten in die Milch, da sie überwiegend geladen im Blutplasma vorliegen. Diejenige ungeladene Fraktion, die dennoch dorthin gelangt, wird nicht so stark deprotoniert wie im Blut und kann ungehindert die Schranke abermals passieren und ins maternale Blut zurückkehren (*ion trapping* im Blut). Basische Substanzen wie β-Blocker gelangen ungeladen in die Milch, wo sie ionisiert werden und somit in diesem Kompartiment gefangen sind (*ion trapping* in der Milch).

Die vom Säugling konsumierte Menge ist abhängig von der maternalen Plasmakonzentration ($C_{maternal}$), dem **Milch-Plasma-Quotient**, welcher angibt, wie gut eine Substanz in die Milch übertritt, sowie der vom Säugling aufgenommenen Milchmenge (etwa 150 ml/kg $KG_{Säugling}$/d):

$$D_{Säugling}\,[mg/d] = C_{maternal}\,[mg/ml] \\ \cdot \text{Milch-Plasma-Quotient} \\ \cdot 150\,ml/kg\,KG_{Säugling}/d$$

Der Milch-Plasma-Quotient ist für viele Pharmaka kleiner als 1, d. h., das Pharmakon akkumuliert nicht in der Muttermilch (**Tab. 36.11**). Er kann aber auch höhere Werte annehmen, was je nach pharmako- oder toxikodynamischer Wirkung zu einer relevanten Belastung des Säuglings führen kann.
Die **relative Dosis** ist das Verhältnis der von dem Säugling aufgenommenen Menge zu der von der Mutter aufgenommenen (**Tab. 36.11**):

$$\text{Relative Dosis}\,[\%] = \frac{D_{Säugling}/kg\,KG}{D_{maternal}/kg\,KG}$$

Der Einsatz von Arzneistoffen mit einer relativen Dosis unter 3 % ist i. d. R. unkritisch.

> **MERKE**
>
> Bei jedem Arzneimittel, das eine stillende Frau erhält, muss der Arzt zuvor die Möglichkeit der Penetration in die Muttermilch überprüfen.

36.7.3 Säuglinge und Kleinkinder

Säuglinge, Kleinkinder und jüngere Kinder sind nicht einfach nur „Miniaturausgaben" eines erwachsenen Menschen. In ihren pharmakokinetischen und -dynamischen Eigenschaften unterscheiden sie sich von Erwachsenen durch
- eine verlangsamte Magenentleerung und einen höheren pH-Wert im Magen,
- eine andere Darmflora und ein anderer enterohepatischer Kreislauf,
- eine unreife Leber,
- eine verminderte renale Exkretion,
- eine unreife und damit leichter penetrierbare Blut-Hirn-Schranke.

Dosierung. Bei der Dosierung von Arzneistoffen bei Kindern ist den Fachinformationen zu folgen. Sind keine Angaben verfügbar, wie beim *off-label-use*, kann man durch Multiplikation mit dem Verhältnis von Körperoberfläche (**Tab. 36.8**) und normaler Körperoberfläche (1,8 m²) die geeignete Dosis errechnen:

$$\text{neue Dosis} = \frac{\text{KOF}(m^2) \cdot \text{Erwachsenendosis}}{1,8\,m^2}$$

Tab. 36.11
Milch-Plasma-Quotienten einiger ausgewählter Arzneistoffe und Toxine

Arzneistoff	Milch-Plasma-Quotient	relative Dosis (bezogen auf 100 % der therapeutischen Dosis beim Säugling)
Ibuprofen	0,008	< 1 %
Penicilline/Cephalosporine	< 0,1	< 4 %
Loratidin	1,17	0,6 %
Citalopram	2	5 %
Paracetamol	1	6–12 %
Codein	2	8 %
Metronidazol	0,9	20 %
Jod	20	50 %
Lithium	1	80 %
Ethanol	1	
Nikotin	2,9	

Elimination und erhöhte Clearance. Die Nieren- und Leberfunktion erreicht erst nach Jahren die absolute Effizienz des Erwachsenen.
- **Niere:** Die volle Leistung der renalen Eliminationsrate wird erst nach ca. 12 Monaten erreicht. Neugeborene haben nur ca. 30 % der GFR eines Erwachsenen.
- **Leber:** Die CYP450-Enzyme sind bei Kindern unter 6 Monaten in ihrer Aktivität verringert. Arzneimittel wie Sulfonamide oder NO-Donoren (z. B. ISDN) verursachen eine stärkere Bildung von Methämoglobin.

Aber dennoch ist die Gesamt-Clearance im Verhältnis zum Körpervolumen viel höher als beim Erwachsenen. In anderen Worten: Auch die noch nicht ganz maximale Clearance eines Säuglings und Kleinkindes reicht aus, um das gegenüber dem Erwachsenen viel kleinere Körpervolumen effektiv zu „klären".

 Praxistipp

Im Vergleich zum Erwachsenen muss bei Kindern bis 10 Jahren pro kg KG höher dosiert werden; ist der *steady state* erreicht, kann das Dosierungsintervall verlängert werden.

Veränderung der Pharmakodynamik. Bei Säuglingen wirken aufgrund veränderter Rezeptoraffinitäten manche Arzneistoffe anders, z. B. β-Sympathomimetika weniger stark und Neuroleptika stärker. Dies erklärt auch die bei Kindern erhöhte Neigung zu Dyskinesien bei D_2-Hemmstoffen wie Metoclopramid. Daher benötigen Kinder eine andere Dosierung eines Arzneimittels pro kg Körpergewicht als Erwachsene (**Abb. 36.6**).

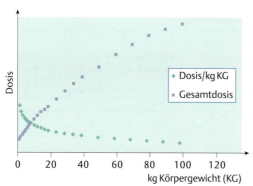

Abb. 36.6 Dosis eines α_2-Agonisten in Abhängigkeit vom Körpergewicht. Bei höherem Gewicht ist eine immer niedrigere Dosis pro kg Körpergewicht notwendig. Multipliziert mit dem Körpergewicht zeigt sich kein linearer, sondern ein hyperboler Anstieg der Gesamtdosis.

MERKE

- Die Pharmakotherapie von Neugeborenen und Säuglingen gehört in die Hand von Spezialisten.
- Die Dosierung richtet sich nach der Fachinformation, sofern vorhanden.

36.7.4 Alter

Die **Pharmakotherapie im Alter** wird von 3 Aspekten bestimmt:
- verminderte renale Ausscheidung von Arzneistoffen
- altersentsprechend eingeschränkte Funktion von Organen
- Komorbiditäten

Besonders relevant ist die **Häufung von Risikofaktoren.** So wird z. B. die **Sturzgefahr** durch ein Zusammenspiel zahlreicher Faktoren verstärkt, die sich im Alter häufig ausbilden:
- Visusminderung
- Arthrose mit Gelenkschmerzen und Bewegungseinschränkung
- Gleichgewichtsstörungen
- Exsikkose mit Verwirrtheit und niedrigem Blutdruck
- motorische Einschränkungen (z. B. durch Morbus Parkinson)
- Unsicherheit und Ängstlichkeit bei Bewegungen
- nächtliches Wasserlassen (Nykturie) mit Gleichgewichtsstörungen beim nächtlichen Aufstehen, oft unter dem Einfluss von Schlafmitteln

Diese Faktoren werden durch **viele Arzneistoffe verstärkt.** Bis zu 20 % aller Krankenhauseinweisungen älterer Patienten beruhen auf Nebenwirkungen, Arzneimittelinteraktionen oder mangelhafter therapeutischer Wirkung. Die Dunkelziffer ist für den häuslichen Bereich wahrscheinlich wesentlich höher. Eine adäquate Pharmakotherapie des älteren Menschen muss daher eine Reihe von Aspekten berücksichtigen (**Tab. 36.12**).

 Praxistipp

Wenn ein Arzneistoff indiziert ist, dann muss er auch im Alter ausreichend hoch dosiert werden. Dosierungen unter der Wirksamkeitsschwelle sind therapeutisch nutzlos, aber können dennoch Nebenwirkungen verursachen.

Polypharmazie

Ab dem 7. Lebensjahrzehnt nehmen die Patienten im Durchschnitt 4–5 verschiedene Arzneimittel regelmäßig ein (Polypharmazie). Weitere Arzneimittel werden zusätzlich oft noch als Bedarfsmedikation verschrieben. Ab 4 verschiedenen Medikamenten steigt das Risiko von Arzneimittelinteraktionen exponentiell an. Daher sind die verschriebenen Medikamente in regelmäßigen Abständen immer wieder kritisch auf ihre Indikation zu prüfen (*medication review*).

 Praxistipp

Im Alter ist es sinnvoll, auf eine maximale (leitliniengerechte) Pharmakotherapie einer Krankheit zu verzichten, um die Zahl der Medikamente bei Multimorbidität zu begrenzen.
Das Vermeiden von Nebenwirkungen und v. a. von Krankenhauseinweisungen wegen Nebenwirkungen besitzt die gleiche Priorität wie das Therapieziel.

Komorbiditäten

Die Zunahme von Komorbiditäten im Alter erfordert eine sorgfältige Dosierung, die Empfindlichkeit gegenüber Nebenwirkungen ist erhöht. Dies gilt besonders für folgende Organe:
- Niere
- ZNS
- Bewegungsapparat
- vegetatives Nervensystem

Hier machen sich Nebenwirkungen und Arzneimittelinteraktionen verstärkt bemerkbar, vor allem, wenn bestimmte Vorerkrankungen wie Arthrose, Demenz, Morbus Parkinson, Inkontinenz etc. bestehen.

Pharmakokinetische Veränderungen

Absorption: Der erhöhte Magen-pH und die verlangsamte Magen-Darm-Passage verlangsamen die Resorption; eine verlängerte Passage erhöht jedoch ggf. die Extraktion und damit die aufgenommene Gesamtmenge.

Verteilung: Die Größe der einzelnen Kompartimente ändert sich. Der Körper im Senium enthält
- mehr Fettgewebe (bis zu 35 % mehr) und weniger Muskelmasse und damit auch weniger Kreatinin (S. 42),

Tab. 36.12

Besondere Nebenwirkungsrisiken (Auswahl) von Arzneistoffen im Alter

Wirkstoffe	Risiko	therapeutische Konsequenzen
Diuretika	Exsikkose – Verwirrung – orthostatische Dysregulation	ausreichende Flüssigkeitszufuhr
	Elektrolytverschiebung (Hypo-/Hyperkaliämie)	Elektrolyte kontrollieren
	Nykturie	abends keine Einnahme
Antihypertensiva	orthostatische Dysregulation	Blutdruckkontrolle und Dosisreduktion
Antidepressiva	serotonerge, noradrenerge, antihistaminerge oder anticholinerge Nebenwirkungen; QT-Zeit-Verlängerungen	Auswahl nebenwirkungsarmer Wirkstoffe (Escitalopram)
Neuroleptika	Bewegungsstörung	atypische Neuroleptika
Schlafmittel	Sedierung, Verwirrung, körperliche Abhängigkeit (Rebound)	Auslassversuche und Pausen
COX-Inhibitoren	gastrointestinale Läsionen und Blutungen, Verwirrung, Minderung der Nierenfunktion	Magenschutz: PPI und Coxibe, kurze Einnahmedauer
Opioide	Sedierung	Dosis reduzieren
	Entzug	frühzeitiges Absetzen bei Non-Respondern
	Obstipation	immer mit Laxanzien bzw. Nahrungsumstellung kombinieren
Medikamente mit anticholinergen Effekten	Obstipation, Harnverhalt, Verwirrung, Visusverlust, Mundtrockenheit	
Glukokortikoide	Magenläsionen mit COX-Inhibitoren oder Magenblutungen mit Gerinnungshemmstoffen	PPI
	Osteoporose	Vitamin D, Calcium
Herzglykoside	Arrhythmien	Plasmakonzentration bestimmen, auf Bradykardisierung achten

- weniger extravasale Flüssigkeit (bis zu 40 % weniger),
- weniger Plasmaproteine.

Damit haben **lipophile** Pharmaka ein **höheres** und **hydrophile** Pharmaka ein **kleineres** Verteilungsvolumen. Aus diesem Grund kann z. B. Diazepam bei Älteren in gleicher Dosierung

- langsamer anfluten und verspätet wirken,
- lange im Fettgewebe gespeichert werden und zu einem *Hangover* führen.

Elimination und Kompensationsvermögen

Die physiologischen Reserven, wie z. B. Entgiftungsvermögen oder Kompensationsmechanismen bei Nebenwirkungen, sind beim alten Patienten vermindert. Phase-I-Enzyme der Leber sind in ihrer Metabolisierungsrate etwas verlangsamt, dies kann aber durch eine erhöhte Synthese bei intakter Leber kompensiert werden. Im Alter bzw. bei Verdacht auf Leberinsuffizienz sollte die Dosis von sog. *High Extraction Drugs* reduziert werden.

> **MERKE**
>
> Der ältere Patient (> 75 Jahre) ist grundsätzlich als niereninsuffizient zu betrachten.

Veränderung der Pharmakodynamik

Ältere Menschen reagieren nicht nur sensibler, sondern auch anders auf Medikamente. So werden regelmäßig paradoxe Reaktionen wie Unruhe und Agitiertheit nach Gabe von sedierenden Wirkstoffen beschrieben (Benzodiazepine, Z-Substanzen u. a.).

Compliance (*Patient adherence*)

Alte Menschen nehmen ihre Medikamente oft nicht korrekt ein. Die Ursachen hierfür können kognitiver Art sein, wie Vergesslichkeit oder Verständnisschwierigkeiten, aber auch den Umgang mit den Arzneimitteln betreffen:

- feinmotorische Probleme beim Öffnen der Medikamentenpackung
- Schluckbeschwerden
- schlecht sitzendes Gebiss mit Schmerzen und nachfolgender Nahrungs- und Trinkverweigerung
- Visusverlust

Exkurs

Beers-Kriterien und andere Listen

2003 wurde in „*Archives of Internal Medicine*" eine Liste von Wirkstoffen veröffentlicht (update 2012), die im Alter nur bedingt oder gar nicht geeignet sind (*PIM, potentially inadequate medications*; Beers-Kriterien). Als ungeeignet gelten hier u. a.: Amitriptylin, Barbiturate, Diazepam, Doxepin, Dipyridamol, Flurazepam, Indometacin, Pentazocin und Ticlopidin. Hier sieht man schon einen Schwachpunkt: Viele der Substanzen werden nicht oder nur selten verordnet (Barbiturate, Dipyridamol, Indometacin, Pentazocin, Ticlopidin) oder es gibt keine Vorschläge für einen adäquaten Ersatz ihrer spezifischen Wirkung (Indometacin bei schwerem Morbus Bechterew, Doxepin bei Neurodermitis mit Schlafstörung).

In Deutschland und anderen Ländern wurden inzwischen ähnliche Listen von Arzneimitteln erstellt, die
- im Alter zu meiden sind, wie die PRISCUS-Liste (Deutschland),
- Hilfestellungen für den Arzt entwickeln wie START und STOPP (Irland) oder FORTA-Liste oder
- die Qualität für die Anwendung von Medikamenten in der Psychiatrie optimieren wollen, wie die AGATE-Liste.

Auch hier gilt: Ist die Verordnung eines potenziell ungeeigneten Wirkstoffes erforderlich, dann soll er auch (unter enger Kontrolle und Berücksichtigung der Kontraindikation) verordnet werden.

MERKE

Im Alter müssen Medikamente niedriger dosiert und langsamer eingeschlichen werden (*start low, go slow*).

36.8 Informationsquellen zu Arzneimitteln

Das vorliegende Lehrbuch fokussiert sich in den ersten Kapiteln vor allem auf die Grundlagen der Pharmakotherapie wie Pharmakodynamik und Pharmakokinetik. Die folgenden Kapitel sind zwar klinisch orientiert, decken aber natürlich nicht alle Aspekte und Probleme ab, vor denen der praktisch tätige Arzt am Krankenbett steht. Heilberufler sind also auf Informationsquellen angewiesen, die über den Inhalt dieses Lehrbuches hinausgehen. Insbesondere Dinge wie die konkrete Applikation eines Arzneimittels (z. B. Bedienung eines Inhalators oder eines Autoinjektionspens) oder rechtliche Aspekte (z. B. Erstattung durch die Kasse oder Besonderheiten der Verordnungsfähigkeit) kann und will das vorliegende Kurzlehrbuch nicht klären.

36.8.1 Informationsquellen im Internet

Das Internet erlaubt es heutzutage, eine **Vielzahl von Informationsquellen** zu nutzen (**Tab. 36.13**). Der Arzt muss diese Informationsquellen, mit denen er vielleicht auch vom Patienten konfrontiert wird, kennen und die Relevanz und Zuverlässigkeit des Inhalts bewerten können.

Das **HON-Code-Siegel** auf einem Großteil dieser Seiten soll einige basale Qualitätsmerkmale wie z. B. Belegbarkeit von Aussagen oder Offenlegung der Finanzierung garantieren (**Abb. 36.7**). Aufgrund des Heilmittelwerbegesetzes sind deutsche Internetseiten zu Arzneimitteln häufig mit einem **DocCheck-Passwort** (www.doccheck.com/de/) das jeder Heilberufler (und auch Medizinstudent) kostenlos beantragen kann, gesichert.

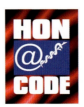

Abb. 36.7 HON-Code-Siegel (s. auch www.hon.ch/).

36.8.2 Fachinformationen richtig lesen

In Deutschland sind die **Fachinformationen** (engl. *summary of product characteristics, SmPC*) eine ausführliche und juristisch verbindliche Informationsquelle. Im Folgenden ist die Fachinformation für ein **fiktives Arzneimittel Citalopram-Thieme®** mit Erläuterungen und Kommentaren dargestellt (**Tab. 36.14**).

Tab. 36.13

Informationen zu Pharmakologie, Arzneistoffen und –mitteln im Internet (Auswahl)

Internetadresse	Inhalt der Website
Grundlagen: Pharmakodynamik und -kinetik	
www.boomer.org	frei verfügbares Skript der Pharmakokinetik und entsprechende Rechenprogramme
http://journals.sfu.ca/coactionbks/index.php/Bindslev/index	frei verfügbares Lehrbuch der Pharmakodynamik
Arzneistoffinformationen	
www.iuphar-db.org	Pharmakodynamik: Rezeptoren, Liganden und Wirkung
www.drugbank.ca	Kurzprofile zu zahlreichen Pharmaka (Pharmakodynamik, -kinetik und -genetik)
www.vetpharm.uzh.ch	umfangreiches Portal mit Arzneimittel- und Giftinformationen, allerdings konzipiert für die Veterinärmedizin
www.drugbase.de	kostenpflichtige, regelmäßig aktualisierte Datenbank mit Interaktionscheck der ABDA; Grundlage vieler Apotheken-Informationen
www.wikipedia.org	freie Enzyklopädie, u. a. mit Einträgen zu Arzneistoffen und weiteren Links, z. B. zu Drugbank, Pubchem etc.
Arzneimittelinformationen	
www.fachinfo.de	Downloadportal für Fachinformationen (s. Text)
www.rote-liste.de www.gelbe-liste.de	Register für Medikamente mit Preisangaben, Beschreibung der Form des Arzneimittels, Kurzübersicht von Anwendungsgebiet und Warnhinweisen
www.pharmazie.de	überwiegend kostenpflichtiges Informationsportal, u. a. mit automatisierter Überprüfung von Arzneimittelinteraktionen (s. u.) und Anpassung z. B. an Alter und Nierenfunktion
pharmatrix.de	Arzneimittelinformationen, u. a. Sondengängigkeit und Teilbarkeit
Arzneimittelinteraktionen	
www.kardiolab.ch/CYP450_2JSI.html http://medicine.iupui.edu/clinpharm/ddis/ClinicalTable.aspx	Tabellen zu pharmakokinetischen Wechselwirkungen
www.drugs.com/drug_interactions.php	kostenloser US-amerikanischer Interaktions-Checker (Pharmakodynamik und -kinetik)
www.scholz-datenbank.de	kostenpflichtige Datenbank mit Interaktionscheck
www.mediq.ch	kostenpflichtiger Interaktions-Checker (Pharmakodynamik und -kinetik)
www.stabilis.org/RechercheIncompatibilites.php	Instabilitäten und Inkompatibilitäten
Besondere Patientenpopulationen	
www.priscus.net	Warnhinweise und alternative Behandlungsoptionen für ältere Patienten
www.pmvforschungsgruppe.de/pdf/03_publikationen/multimedikation_ll.pdf	hausärztliche Leitlinie Multimedikation für Erwachsene und geriatrische Patienten
www.dosing.de	Anpassung der Pharmakotherapie an die Nierenfunktion
embryotox.de	Arzneimittel in Schwangerschaft und Stillzeit
Weitere Quellen	
www.ncbi.nlm.nih.gov/pubmed	internationale Datenbank für Publikationen im Life-Science-Bereich sowie weitere Tools für die Grundlagenforschung
www.leitlinien.de	Leitlinien für die Behandlung zahlreicher Krankheitsbilder
www.kbv.de/html/ais.php/43280.html	vertragsärztliche Verschreibungsaspekte
www.cochrane.de	kostenpflichtige Datenbank für evidenzbasierte Medizin (Nutzen-Risiko-Bewertungen, u. a. für Arzneimittel)

Tab. 36.14

Fachinformationen – erläutert am Beispiel des fiktiven Medikaments Citalopram-Thieme® 20 mg (fiktiver Hersteller: Thieme Pharma). Für jedes in Deutschland zugelassene Arzneimittel müssen vom Hersteller Informationen für Fachkreise (u. a. Ärzte) kostenfrei bereitgestellt werden. Neben dem Hersteller ist www.fachinfo.de eine mögliche Bezugsquelle.

Fachinformationen Thieme Pharma Citalopram-Thieme® 20 mg	Was sagt der jeweilige Abschnitt aus?
1. Bezeichnung des Arzneimittels	
Citalopram-Thieme® 20 mg Filmtablette	Arzneimittel enthalten Arzneistoffe und Hilfsstoffe. Jedes Arzneimittel hat einen eindeutigen Handelsnamen.
2. Qualitative und quantitative Zusammensetzung	
Citalopram-Salz 26,096 mg entspricht Citalopram 20 mg	
Sonstige Bestandteile: Jede Filmtablette enthält 23 mg Laktosemonohydrat (entspricht 21,8 mg Laktose). Bestandteile siehe Kap. 6.1.	Sind neben der Wirksubstanz (Arzneistoff) noch kritische Hilfsstoffe enthalten, auf die Anwender allergisch reagieren können?
3. Darreichungsform	
Filmtablette	Um welche Arzneiform (Filmtablette, Schmelztablette, Lösung zum Einnehmen, Injektionslösung, Rektiole, ...) handelt es sich? Und wie kann das Arzneimittel, wenn es ohne Verpackung vorliegt, eindeutig identifiziert werden? (vgl. https://www.gelbe-liste.de/identa) Ist es teilbar oder zerfällt dann der Wirkstoff?
Weiße, längliche, beidseitig gewölbte Filmtablette mit zweiseitiger Bruchrille und der Prägung THIEME.	
Die Tablette kann in gleiche Hälften geteilt werden.	
4. Klinische Angaben	
	Punkt 4 ist die praktische Umsetzung der pharmakologischen Eigenschaften des Medikaments, s. Punkt 5 (S. 668).
4.1 Anwendungsgebiete	
Episoden einer Major Depression, Panikstörungen, insbesondere vor Pharmakologieklausuren.	Indikationen. Hierfür liegen bei allen nach 1978 zugelassenen Medikamenten gesicherte Wirkungsnachweise aus Studien vor. Wird ein Medikament außerhalb dieser Indikationen angewendet (*off-label*), werden i. d. R. die Kosten nicht erstattet und es können weitere juristische Probleme entstehen.
4.2 Dosierung, Art und Dauer der Anwendung	
Citalopram-Thieme® sollte als eine orale Einmaldosis entweder morgens oder abends eingenommen werden. Die Einnahme kann zu den Mahlzeiten oder nahrungsunabhängig erfolgen, jedoch mit Flüssigkeit.	Zerfällt das Medikament im Magen? Muss es mit Fett eingenommen werden? Kann es mit zweiwertigen Kationen wie z. B. Calcium aus der Milch interagieren? Beeinflusst der pH-Wert im Magen die Resorption? Reizt das Medikament die Magenschleimhaut? Dieser Einnahmehinweis beantwortet solche Fragen.
Erwachsene Citalopram sollte in einer Einzeldosis von 20 mg pro Tag eingenommen werden. Abhängig vom individuellen Ansprechen des Patienten kann die Dosis auf maximal 40 mg pro Tag erhöht werden.	Dosierungsempfehlung für den „Normalpatienten" und die o. g. Indikationen.
Ältere Patienten (>65 Jahre) Bei älteren Patienten sollte die Dosis auf die Hälfte der empfohlenen Dosis gesenkt werden, z. B. 10 – 20 mg pro Tag. Die empfohlene maximale Dosis für ältere Patienten beträgt 20 mg pro Tag.	Der ältere Mensch (S.664) hat eine stark veränderte Pharmakokinetik (z. B. anteilig mehr Körperfett und weniger Körperwasser) und auch einige pharmakodynamische Besonderheiten (z. B. erhöhte Sensibilität für anticholinerge Nebenwirkungen (S. 78)). Die Auswirkung auf die Pharmakotherapie wird hier manchmal erläutert. In jedem Fall stehen hier Empfehlungen, wie anders zu dosieren ist.
Kinder und Jugendliche unter 18 Jahren Citalopram sollte nicht zur Behandlung von Kindern und Jugendlichen unter 18 Jahren angewendet werden (siehe Abschnitt 4.4).	Dürfen Kinder das Medikament nehmen? Falls klinische Daten fehlen oder besondere Nebenwirkungen beobachtet wurden, wird – wie hier – von der Einnahme abgeraten.
Niereninsuffizienz Eine Dosisanpassung ist bei leichter bis mittelschwerer Einschränkung der Nierenfunktion nicht erforderlich. Daten zur Behandlung von Patienten mit schwerer Einschränkung der Nierenfunktion (Kreatinin-Clearance < 20 ml/min) stehen nicht zur Verfügung.	Viele Patienten, v. a. ältere, sind niereninsuffizient. Ggf. notwendige Dosisänderungen in Abhängigkeit von der glomerulären Filtrationsrate (GFR) sind hier beschrieben (S.42). Bereits unter einer GFR von 60 ml/min (normal: 100) muss bei einigen Medikamenten mit einer Dosisanpassung gerechnet werden, unter 30 ml/min sind die meisten nierenpflichtigen Arzneimittel kontraindiziert.
Leberinsuffizienz Bei Patienten mit leichter bis mittelschwerer Leberinsuffizienz wird eine Anfangsdosis von 10 mg pro Tag in den ersten beiden Behandlungswochen empfohlen. Abhängig vom individuellen Ansprechen des Patienten kann die Dosis auf maximal 20 mg pro Tag erhöht werden. Bei Patienten mit stark eingeschränkter Leberfunktion ist Vorsicht geboten und die Dosis sollte besonders vorsichtig gesteigert werden (siehe Kap. 5.2).	Pharmakologisch relevante Leberinsuffizienzen kommen seltener vor als Niereninsuffizienzen. Die Leberfunktion kann durch einzelne Werte (z. B. AST oder AP über dem Fünffachen des oberen Referenzbereiches (5-mal UNL = five times upper limit) für einen pharmakologisch relevanten Leberschaden) oder durch Scoring-Systeme wie Child-Pugh (S.43) (relevanter Schaden ab Child-Pugh B) abgeschätzt werden.

36 Aspekte der Pharmakotherapie — Pharmakotherapie in der Praxis

Fachinformationen Thieme Pharma Citalopram-Thieme® 20 mg	Was sagt der jeweilige Abschnitt aus?
Verringerte Verstoffwechselung über CYP2C19 Für Patienten, von denen eine verringerte Verstoffwechselung über CYP2C19 bekannt ist, wird in den ersten zwei Wochen eine Anfangsdosis von 10 mg täglich empfohlen. Abhängig vom individuellen Ansprechen des Patienten kann die Dosis auf maximal 20 mg pro Tag erhöht werden (siehe Kap. 5.2).	Die Pharmakogenetik (S. 657) beschäftigt sich mit der Auswirkung von Varianten von Zielstrukturen von Arzneistoffen und Varianten von Arzneistoff-metabolisierenden Enzymen und Transportern. Für Pharmaka mit enger therapeutischer Breite, die nur einen Abbauweg haben, sollten der Variante entsprechend benötigte Dosierungen gewählt werden. Einige Pharmaka verlieren vielleicht auch ihre Wirkung bei bestimmten Varianten (z. B. resistente Tumoren).
Absetzsymptome bei Beendigung der Behandlung Ein plötzliches Absetzen sollte vermieden werden. Die Dosis sollte über einen Zeitraum von mindestens 1–2 Wochen schrittweise reduziert werden.	Kardiovaskulär wirksame Pharmaka und Neuropharmaka erfordern häufig ein langsames Ein- und Ausschleichen, um Nebenwirkungen und Rebound-Phänomene zu vermeiden. Insbesondere kardiovaskuläre Probleme (z. B. Orthostase) kann man damit vermeiden.
4.3 Gegenanzeigen Citalopram ist kontraindiziert bei Patienten mit bekannter Verlängerung des QT-Intervalls oder angeborenem Long-QT-Syndrom. Überempfindlichkeit gegen Citalopram oder einen der sonstigen Bestandteile. Citalopram darf nicht an Patienten gegeben werden, die gleichzeitig MAO-Hemmer erhalten; Citalopram darf frühestens 14 Tage nach Absetzen eines MAO-Hemmers gegeben werden.	Bei welchen Krankheiten und welcher Komedikation sollte das Arzneimittel nicht oder nur unter Beachtung bestimmter Vorsichtsmaßnahmen (siehe Punkt 4.4) (S. 668) eingesetzt werden?
4.4 Besondere Warnhinweise und Vorsichtsmaßnahmen für die Anwendung	Die meisten Medikamente erfordern besondere Aufmerksamkeit, da sie in bestimmten Situationen oder bei Subpopulationen einige typische Nebenwirkungen zeigen und/oder besonders überwacht werden müssen.
Anwendung bei Kindern und Jugendlichen unter 18 Jahren Citalopram-Thieme® sollte nicht zur Behandlung von Kindern und Jugendlichen unter 18 Jahren angewendet werden. Suizidgedanken wurden beobachtet.	
Verlängerung des QT-Intervalls Es wurde gezeigt, dass Citalopram eine dosisabhängige Verlängerung des QT-Intervalls verursachen kann. Seit der Markteinführung wurden Fälle von Verlängerung des QT-Intervalls und ventrikulären Arrhythmien, einschließlich Torsades de pointes, berichtet, und zwar überwiegend bei weiblichen Patienten, Patienten mit Hypokaliämie, vorbestehender QT-Zeit-Verlängerung oder anderen Herzerkrankungen, siehe Punkt 4.3 (S. 669), 4.5 (S. 668), 4.8 (S. 668), 4.9 (S. 668) und Kap. 5.1.	Das Gros der Arzneistoffe bindet an mehrere Zielstrukturen, sog. „dirty drugs" (S. 49). Daraus resultieren Nebenwirkungen. Die (unabsichtliche) Blockade von Ionenkanälen kann zu zerebralen Krämpfen und kardialen Arrhythmien führen. Insbesondere Psychopharmaka sind oft Hemmstoffe von Kalium-Kanälen vom hERG-Typ und führen so im EKG zu Verlängerungen der QT-Zeit und möglicherweise Kammerflimmern (S. 148)
Citalopram muss bei allen Patienten, bei denen Krampfanfälle auftreten, sofort abgesetzt werden. Bei Hypomanie in der Anamnese muss Citalopram vorsichtig angewendet werden.	
Bei gleichzeitiger Anwendung von Citalopram und Johanniskraut (Hypericum perforatum)-haltigen Phytotherapeutika können Nebenwirkungen möglicherweise häufiger auftreten, siehe Punkt 4.5.	Hier wird Punkt 4.5 (Wechselwirkungen) vorgegriffen, da häufig das Bewusstsein dafür fehlt, dass auch Substanzen, die nicht als Arzneimittel deklariert werden, solche Wechselwirkungen verursachen können.
4.5 Wechselwirkungen mit anderen Arzneimitteln und sonstige Wechselwirkungen	Arzneistoffe können sich gegenseitig beeinflussen und ihre Wirkung(en) aufheben, abschwächen, verstärken oder in anderer Form beeinflussen. Diese sog. Arzneimittelwechselwirkungen (S. 652) können auf pharmakodynamischer oder pharmakokinetischer Ebene stattfinden.
Pharmakodynamische Interaktionen Citalopram-Thieme® ist in Kombination mit Arzneistoffen, die die QT-Zeit verlängern, z. B. Antiarrhythmika der Klasse IA und III, Antipsychotika (z. B. Phenothiazin-Derivate, Pimozid, Haloperidol), trizyklischen Antidepressiva, bestimmten antimikrobiellen Substanzen (z. B. Sparfloxacin, Moxifloxacin, Erythromycin IV, Pentamidin, Antimalaria-Mittel, insbesondere Halofantrin) und bestimmten Antihistaminika (Astemizol, Mizolastin usw.) kontraindiziert.	Dieser Arzneistoff blockiert Kalium-Kanäle vom hERG-Typ und wirkt (indirekt) serotonerg. Beides Eigenschaften, die auch viele andere Pharmaka teilen. Werden sie zusammen eingesetzt, können die hier aufgeführten typischen klinischen Symptome wie z. B. kardiale Arrhythmien (s. o.), ein Serotoninsyndrom (S. 464) oder eine verstärkte Hemmung der Thrombozytenaggregation (S. 154) auftreten.
Pharmakodynamische Wechselwirkungen mit anderen Serotoninagonisten (MAO-Hemmer, Sumatriptan, Tryptophan) mit Gefahr eines Serotoninsyndroms.	
Bei Gabe oraler Antikoagulantien ist mit einer Verstärkung der Gerinnungshemmung zu rechnen.	

Fachinformationen Thieme Pharma Citalopram-Thieme® 20 mg	Was sagt der jeweilige Abschnitt aus?
Pharmakokinetische Interaktionen Escitalopram (das aktive Enantiomer von Citalopram) ist ein Inhibitor von CYP2D6. Vorsicht ist geboten, wenn Citalopram zusammen mit Arzneimitteln angewendet wird, die durch dieses Enzym metabolisiert werden und die einen engen therapeutischen Index besitzen (z. B. Metoprolol). Die gleichzeitige Anwendung von Metoprolol führte zu einem zweifachen Anstieg der Plasmakonzentration von Metoprolol.	Hier stehen etwaige Wechselwirkungen mit Hemmstoffen oder Aktivatoren wichtiger Proteine der Pharmakokinetik, z. B. Cytochrom P450-Enzyme (**Tab. 2.7**) oder Transporter.
Die Metabolisierung von Citalopram erfolgt hauptsächlich durch CYP2C19. Die gleichzeitige Anwendung von Citalopram und 30 mg Omeprazol täglich (einem CYP2C19-Hemmer) führte zu einem mäßigen Anstieg der Plasmakonzentrationen von Citalopram (ca. 50 %).	
Es gibt keine Berichte über eine Beeinflussung der Resorption und anderer pharmakokinetischer Eigenschaften von Citalopram durch Nahrung.	Neben Wechselwirkungen mit Arzneimitteln nach AMG bestehen auch Wechselwirkungen mit potenziell allen anderen chemischen Verbindungen, also Nahrungsergänzungsmitteln, diätetischen Lebensmitteln und Nahrungsmitteln. Die Dauer der Magen-Darm-Passage, die sich u. a. aus dem Füllungsgrad des Magens ergibt, kann auch die Aufnahme und damit Wirkung verändern.
4.6 Fertilität, Schwangerschaft und Stillzeit **Fertilität:** Tierexperimentelle Studien zeigten, dass Citalopram die Spermienqualität beeinträchtigen kann, siehe Punkt 5.3 (S. 668). Ein Einfluss auf die Fertilität beim Menschen wurde bislang nicht beobachtet. **Schwangerschaft:** Es gibt begrenzte Daten zur Anwendung von Citalopram bei schwangeren Frauen. Studien an Ratten zeigten teratogene Wirkungen bei hohen maternal-toxischen Dosen, siehe Punkt 5.3 (S. 668). Das potenzielle Risiko für den Menschen ist nicht bekannt.	Alle Medikamente sind am Tier auf ihre Auswirkung auf die Reproduktion (S. 660) getestet. Diese Informationen sind hier und weiter unten (Punkt. 5.3) aufgeführt. Oft liegen auch humane Daten vor. In der Roten Liste (www.rote-liste.de) wird zwischen 11 Kategorien zur Risikobewertung unterschieden, je nachdem, welche Daten für Tier und Mensch vorliegen.
Stillzeit: Es ist bekannt, dass Citalopram in geringen Mengen in die Muttermilch übergeht. Die Vorteile des Stillens sollten die möglichen Nebenwirkungen beim Kind überwiegen.	Pharmakobasen werden in der Muttermilch protoniert und verbleiben dort – Prinzip der Ionenfalle (S. 34). Sie sollten in der Stillzeit nicht oder mit entsprechender Vorsicht eingesetzt werden.
4.7 Auswirkungen auf die Verkehrstüchtigkeit und die Fähigkeit zum Bedienen von Maschinen	
Citalopram hat geringen oder mäßigen Einfluss auf die Verkehrstüchtigkeit und das Bedienen von Maschinen.	V. a. bei Langzeittherapien stellt sich die Frage, ob der Patient noch uneingeschränkt verkehrstüchtig ist. Dieser Abschnitt erklärt, wie der Patient diesbezüglich zu beraten ist.
Psychoaktive Arzneimittel können die Urteils- und die Reaktionsfähigkeit in Notfallsituationen einschränken. Die Patienten sollten auf diese Wirkungen hingewiesen und vor einer Beeinträchtigung ihrer Verkehrstüchtigkeit und ihrer Fähigkeit zum Bedienen von Maschinen gewarnt werden.	
4.8 Nebenwirkungen	
Die unter der Therapie mit Citalopram beobachteten Nebenwirkungen sind in der Regel leicht und vorübergehend.	„Nebenwirkungen" (besser: unerwünschte Arzneimittelwirkungen, UAW) gehören leider zum pharmakologischen Alltag. Jede pharmakologische Beeinflussung unseres Körpers führt in aller Zwangsläufigkeit auch zu unerwünschten Effekten. Nach Häufigkeiten und Organsystem sortiert sind sie i. d. R. als Tabelle in den Fachinformationen enthalten. Die Häufigkeitsangaben sind dabei semiquantifiziert (von „häufig" bis „nicht abschätzbar", siehe **Tab. 36.15**).
Nebenwirkungen, die in klinischen Studien beobachtet wurden: siehe **Tab. 36.15**.	
Absetzreaktionen bei Beendigung einer Behandlung mit Citalopram-Thieme® Das Absetzen führt, insbesondere wenn es abrupt geschieht, häufig zu Absetzreaktionen: Schwindelgefühl, Empfindungsstörungen. Es wird daher geraten, wenn eine Behandlung mit Citalopram-Thieme® nicht mehr erforderlich ist, die Dosis schrittweise zu reduzieren, siehe Punkt 4.2 (S. 668) und Punkt 4.4 (S. 669).	

36 Aspekte der Pharmakotherapie — Pharmakotherapie in der Praxis

Fachinformationen Thieme Pharma Citalopram-Thieme® 20 mg	Was sagt der jeweilige Abschnitt aus?
4.9 Überdosierung	
Toxizität Die letale Dosis ist nicht bekannt. Es gibt Patienten, die eine Aufnahme von bis zu 2 g Citalopram überlebt haben **Symptome** Typische Symptome einer Überdosierung sind Myoklonien, Diarrhö und Herzrhythmusstörungen. **Therapie** Es ist kein spezifisches Antidot bekannt. Aktivkohle und Laxanzien (Natriumsulfat) zur Resorptionsverminderung. Kontrolle der Vitalfunktionen und symptomatische Therapie sind indiziert.	Die Toxizität des Medikamentes ist hier aufgeführt. Die Beschreibung der Symptome dient dem Arzt, herauszufinden ob die Symptome des Patienten auf eine Vergiftung mit diesem Medikament zurückgeführt werden können (oder vielleicht eine andere Vergiftung vorliegt) und welcher Schweregrade der Vergiftung vorliegt. Ebenfalls sind hier mögliche Therapieoptionen und – falls existent – das Antidot (S. 683) erwähnt.
5. Pharmakologische Eigenschaften	
	Die zum Verständnis dieses Textabschnitts notwendigen Begriffe werden in diesem Buch in den Kapiteln zu den Grundlagen erläutert. Aus diesen Eigenschaften ergibt sich automatisch, welche Indikationen denkbar sind und welche Probleme und Besonderheiten bei diesem Medikament zu erwarten sind – also alle Aspekte, die unter Punkt 4 für den ärztlichen Alltag aufgeführt sind.
5.1 Pharmakodynamische Eigenschaften	
Pharmakotherapeutische Gruppe: Hauptgruppe/Untergruppe ATC-Code: N06AB04	**Pharmakodynamik – „Was macht das Medikament mit dem Körper?"** Zielstruktur – hier: Serotonin-Wiederaufnahme-Transporter (S. 86), und Mechanismus – hier: Hemmung) sind hier dargestellt. In diesen Fachinformationen ist auch der ATC-Code hinterlegt, ein sprechender Code, der eine strukturierte Klassifikation von Arzneistoffen versucht: N – Nervensystem, 06 – Psychoanaleptika, A – Antidepressiva, B – SERT, 04 – Citalopram.
Citalopram hemmt die Wiederaufnahme von Serotonin in Nervenzellen.	
Citalopram weist keine oder nur sehr geringe Affinität zu cholinergen, histaminergen und verschiedenen adrenergen, serotonergen und dopaminergen Rezeptoren auf.	
Die Hauptmetaboliten von Citalopram sind ebenfalls selektive Serotonin-Wiederaufnahme-Hemmer, allerdings in geringerem Ausmaß. Die Metaboliten scheinen keinen Beitrag zur allgemeinen antidepressiven Wirkung zu leisten.	
In einer doppelblinden, placebokontrollierten EKG-Studie an gesunden Probanden betrug die QTc-Änderung gegenüber dem Ausgangswert (Fridericia-Korrektur) 7,5 ms (90 % CI 5,9 – 9,1) bei einer Dosis von 20 mg/Tag und 16,7 ms (90 % CI 15,0 – 18,4) bei einer Dosis von 60 mg/Tag, siehe Punkt 4.3 (S. 669), 4.4 (S. 669), 4.5 (S. 669), 4.8 (S. 670) und 4.9 (S. 671).	Unter Punkt. 4.4 wurde bereits auf die Besonderheit der QT-Zeit-Verlängerung eingegangen. Die hier präsentierten zusätzlichen Daten ermöglichen dem Arzt, die Stärke dieser potentiellen Nebenwirkung und damit die klinische Konsequenz im individuellen Fall besser zu beurteilen.
5.2 Pharmakokinetische Eigenschaften	**Pharmakokinetik – „Was macht der Körper mit dem Medikament?"** Wie nimmt der Körper das Medikament auf, wie wird es ausgeschieden? Diese Eigenschaften bestimmen z. B., wie häufig ein Arzneimittel eingenommen werden muss oder welche pharmakokinetischen Arzneimittelinteraktionen denkbar sind.
Allgemeine Charakteristika des Citaloprams	
Resorption Citalopram wird nach oraler Gabe rasch resorbiert: Die maximale Plasmakonzentration wird im Durchschnitt nach 4 (1–7) Stunden erreicht. Die Resorption ist unabhängig von der Nahrungsaufnahme. Die orale Bioverfügbarkeit beträgt etwa 80 %.	Wann ist der Wirkeintritt zu erwarten? Sind Wirkeintritt und Wirkstärke durch Nahrungsaufnahme oder bestimmte Nahrungsbestandteile (z. B. Calciumionen oder Fett) beeinflussbar?
Verteilung Das Verteilungsvolumen beträgt 12 – 17 l/kg. Die Plasmaproteinbindung von Citalopram und seinen Metaboliten liegt unter 80 %.	Das Verteilungsvolumen (S. 35) beschreibt das Verhältnis von eingesetzter Dosis zu Plasmakonzentration und deutet an, wo im Körper das Medikament sich bevorzugt aufhält. Ein starke Plasmaproteinbindung (S. 35) kann bei alten Patienten, kachektischen Patienten und bei Komedikation mit anderen stark gebundenen Arzneistoffen zu Wirkverstärkungen führen.
Biotransformation Citalopram wird zu Demethylcitalopram, Didemethylcitalopram, Citalopram-N-Oxid und einem desaminierten Propionsäurederivat verstoffwechselt. Das Propionsäurederivat ist pharmakologisch inaktiv. Demethylcitalopram, Didemethylcitalopram und Citalopram-N-Oxid sind selektive Serotonin-Wiederaufnahme-Hemmer, wenn auch schwächer als die Muttersubstanz. Das hauptsächliche metabolisierende Enzym ist CYP2C19. Eine gewisse Beteiligung von CYP3A4 und CYP2D6 ist möglich.	Welche Enzyme sind ggf. an der Verstoffwechselung beteiligt? Sind die entstehenden Metaboliten pharmakologisch und/oder toxikologisch wirksam? Dieser Absatz zeigt, ob Arzneimittelwechselwirkungen auftreten könnten und welche Rolle der Nierenfunktion (S. 40) zukommt (Ausscheidung toxischer Metaboliten).

Fachinformationen Thieme Pharma Citalopram-Thieme® 20 mg	Was sagt der jeweilige Abschnitt aus?
Elimination Die Plasmahalbwertszeit beträgt etwa 1½ Tage. Nach systemischer Verabreichung beträgt die Plasma-Clearance etwa 0,3 – 0,4 l/min, nach oraler Verabreichung etwa 0,4 l/min. Citalopram wird vorwiegend über die Leber eliminiert (85 %), teilweise aber auch über die Nieren (15 %). 12–23 % des zugeführten Citalopram werden unverändert mit dem Urin ausgeschieden. Die hepatische Clearance beträgt etwa 0,3 l/min, die renale etwa 0,05 – 0,08 l/min.	Wie schnell – Halbwertszeit, HWZ (S. 47) – wird der Arzneistoff wieder ausgeschieden? Geschieht dies nur durch einen oder durch mehrere Prozesse, z. B. erst Umverteilung ins Fettgewebe, dann später Ausscheidung (S. 45)?
Steady-state-Konzentrationen werden nach 1–2 Wochen erreicht. Die Steady-state-Plasmakonzentration und die verabreichte Dosis verhalten sich zueinander linear. Bei einer Dosis von 40 mg pro Tag wird eine durchschnittliche Plasmakonzentration von etwa 300 nmol/l erreicht. Es ist keine klare Beziehung zwischen der Citalopram-Plasmakonzentration und der therapeutischen Wirkung oder den Nebenwirkungen erkennbar.	Dosis-Linearität – 1 Tablette = 150 nmol/l → 2 Tabletten = 300 nmol/l (S. 56) – erscheint uns oft selbstverständlich, ist es aber nicht immer. Besonderheiten der Pharmakokinetik, z. B. Eliminationskinetik 0. Ordnung (S. 45), werden hier erklärt.
Spezielle Patientengruppen Bei älteren Patienten wurden aufgrund des verminderten Metabolismus längere Plasmahalbwertszeiten und eine geringere Clearance beobachtet.	
5.3 Präklinische Daten zur Sicherheit	
In Tierversuchen wurden, basierend auf den konventionellen Studien zur Sicherheitspharmakologie, chronischen Toxizität, Genotoxizität und Karzinogenität, keine Hinweise für ein spezielles Risiko für den Menschen nachgewiesen.	
6. Pharmazeutische Angaben	
6.1 Liste der sonstigen Bestandteile Kern: Cellulose, Magnesiumstearat, Maisstärke, Laktose, Povidon Filmüberzug: Macrogol 6000, Hypromellose, Talkum, Titandioxid (E 171).	Diese vollständige Auflistung weiterer Bestandteile (Hilfsstoffe) ist für Apotheker informativ: Kann die Tablette – trotz fehlender Angaben oben – ohne Wirkverlust geteilt oder gemörsert werden? Enthält sie Allergene wie Gluten und Laktose?
6.2 Inkompatibilitäten Nicht zutreffend.	Arzneimittelinteraktionen in Infusionssystemen werden als „Inkompatibilitäten" bezeichnet. Dieser Passus ist nur bei Lösungen zur Injektion oder Infusion zutreffend.
6.3 Dauer der Haltbarkeit 5 Jahre	
6.4 Besondere Vorsichtsmaßnahmen für die Aufbewahrung Keine besonderen Anforderungen an die Lagerung.	Vor allem flüssige Arzneimittel (z. B. Adrenalinampullen) können zerfallen. Details zur Aufbewahrung und die Haltbarkeit sind hier angegeben.
6.5 Art und Inhalt des Behältnisses Die Filmtabletten sind in PVC/PVDC/Aluminium-Blister verpackt und in einen Umkarton eingelegt.	Ist es eine akute Therapie (üblicherweise 1–8 Tabletten)? Oder muss das Arzneimittel dauerhaft eingenommen werden? Die Angaben zu Packungsgrößen helfen hier, die entsprechend geeignete Menge (Packungsgrößenbezeichnung N1, N2 und N3) zu finden. Preisangaben dazu findet man in der Roten Liste (www.rote-liste.de).
Packungsgrößen: 20 Filmtabletten N 1 50 Filmtabletten N 2 100 Filmtabletten N 3	
6.6 Besondere Vorsichtsmaßnahmen für die Beseitigung Keine besonderen Anforderungen.	
7. Inhaber der Zulassung	
Georg Thieme Verlag KG Rüdigerstraße 14 70469 Stuttgart Tel: + 49-(0)711–8931-XXX Fax: + 49-(0)711–8931-XXX	An wen kann man sich bei Problemen oder Rückfragen zu diesem Medikament wenden?
8. Zulassungsnummer	
Citalopram-Thieme® 20 mg Filmtabletten: 12345.67.89	Jedes Arzneimittel erhält, wenn Wirkung und ein vertretbares Risikoprofil ermittelt sind, eine Zulassungsnummer für Deutschland (9-stellig). Alle apothekenüblichen Produkte haben i. d. R. eine Pharma-Zentral-Nummer (PZN, 6-stellig). Das Vorhandensein einer PZN ist kein Qualitätsmerkmal; jeder kann eine PZN beantragen.
9. Datum der Erteilung der Zulassung/Verlängerung der Zulassung	
01.01.2011 / 01.01.2016	
10. Stand der Information	
Oktober 2019	

Fachinformationen Thieme Pharma Citalopram-Thieme® 20 mg	Was sagt der jeweilige Abschnitt aus?
11. Verkaufsabgrenzung	
Verschreibungspflichtig	Unter welchen Bedingungen darf das Präparat verschrieben und verkauft werden? Auch Nahrungsergänzungsmittel und diätetische Lebensmittel werden heute mit Fachinformations-ähnlichen Beilagen ausgeliefert. Sie unterliegen jedoch nicht dem Arzneimittelgesetz und den dadurch vorgeschriebenen strengen Kontrollen zu Wirksamkeit und Gefahrenpotential. Arzneimittel können unter verschiedenen Voraussetzungen abgegeben werden, z. B. frei in der Apotheke („apothekenpflichtig"), nur auf Rezept („verschreibungspflichtig") oder nur durch ein spezielles Betäubungsmittelrezept erwerbbar („BtM").

Tab. 36.15

Häufigkeit von Nebenwirkungen des fiktiven Medikaments Citalopram-Thieme®

Häufigkeit	sehr häufig (≥ 1/10)	häufig (≥ 1/100 bis < 1/10)	gelegentlich (≥ 1/1000 bis < 1/100)	selten (≥ 1/10000 bis < 1/1.000)	sehr selten (< 1/10000)	Nicht bekannt*
Erkrankungen des Gastrointestinaltraktes	Übelkeit, Mundtrockenheit, Obstipation, Diarrhö	Dyspepsie, Erbrechen, Bauchschmerzen, Flatulenz, erhöhter Speichelfluss		Gastrointestinale Blutungen		
Augenerkrankungen	anormale Akkommodation	Mydriasis				Sehstörungen

*(Häufigkeit auf Grundlage der verfügbaren Datensätze nicht abschätzbar)

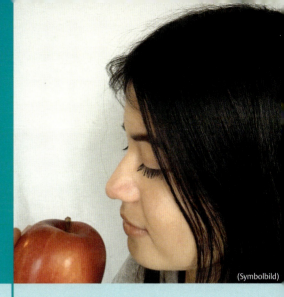
(Symbolbild)

Kapitel 37

Toxikologie

Gerd Luippold

- 37.1 Grundlagen 677
- 37.2 Sachgebiete der Toxikologie 677
- 37.3 Allgemeines zu akuten Vergiftungen: Epidemiologie, Diagnostik und Maßnahmen 679
- 37.4 Vergiftungen durch Arzneimittel 685
- 37.5 Vergiftungen durch Drogen 690
- 37.6 Vergiftungen durch Schwermetalle 693
- 37.7 Verätzungen durch Säuren und Laugen 695
- 37.8 Vergiftungen durch organische Lösungsmittel 696
- 37.9 Vergiftungen durch schaumbildende Tenside 698
- 37.10 Vergiftungen durch Gase und Atemgifte 698
- 37.11 Vergiftung durch Methämoglobinbildner 700
- 37.12 Vergiftungen durch Pflanzen-, Tier- und Pilzgifte 701
- 37.13 Vergiftungen durch Pestizide 702
- 37.14 Vergiftungen durch Bakterientoxine 703

Party mit Folgen

Glücksgefühle

So gut hat sie sich schon lange nicht mehr amüsiert. Die Tanzfläche bebt, die Lichter flimmern, weißer Rauch steigt in die Höhe. Dabei hatte Frieda anfangs überhaupt keine Lust, auf die Technoparty zu gehen. Erst nach langem Hin und Her hat sie sich schließlich von ihrer Freundin Clara dazu überreden lassen. Jetzt tanzt und lacht sie am meisten von allen und ist bei jedem Drink dabei. „Willst Du mal was ausprobieren?" zwinkert Leon Frieda zu. „Was ist es denn?" fragt die 17-Jährige abweisend und neugierig zugleich. „Das ist ein Geheimnis. Vertrau mir einfach", sagt ihr Freund Leon lachend, nimmt Friedas Hand und legt zwei kleine Tabletten hinein. Frieda überlegt nicht lange, nimmt die zwei Pillen in den Mund und spült sie mit ihrem Getränk hinunter.

Zunächst bemerkt sie nichts. Doch nach etwa einer Stunde fühlt sie sich voller Kraft, mächtig und geradezu euphorisch. Nichts scheint unmöglich. Sie fühlt sich, als wäre sie die schönste Frau der Welt. Die Technoparty, auf die sie eigentlich nicht gehen wollte, wird auf einmal zur besten Party ihres Lebens.

Vitale Gefährdung

Als Frieda zwei Stunden später per Notarzt in der Notaufnahme der medizinischen Klinik eintrifft, ist die Euphorie längst verflogen. Die 17-Jährige zittert am ganzen Leib, ist agitiert und behauptet, dass alle sie umgebenden Personen ihr Böses wollen. Bei der klinischen Untersuchung stellt der aufnehmende Arzt trockene Haut, weite Pupillen, eine Tachykardie (120/min) und Blutdruckwerte um 150/90 mmHg fest. Die Körpertemperatur ist mit 40,1°C deutlich erhöht. Die Laborwerte ergeben eine erhöhte Kreatinkinase, einen Hämoglobinwert von 17 g/dl, ein Serumnatrium von 152 mmol/l und ein Serumkalium von 3,7 mmol/l.

Wichtig: Fremdanamnese

Aufgrund der Anamnese und der Symptome denkt der aufnehmende Arzt gleich an eine Intoxikation mit einer Designerdroge. Fremdanamnestisch erfährt er über Friedas Freund Leon, dass Frieda Ecstasy konsumiert hat. Ecstasy, Methylendioxymethamphetamin (MDMA), weist vor allem sympathomimetische und halluzinogene Effekte auf.

Die Therapie ist symptomatisch: Die Exsikkose wird durch Infusion von Ringer-Laktatlösung beseitigt. Die Hyperthermie lässt der Arzt durch physikalische Methoden wie Wadenwickel kurieren. Bei starker Agitiertheit wird ein Benzodiazepin verabreicht. Unter der symptomatischen Therapie geht es Frieda zunehmend besser.

37.1 Grundlagen

Key Point
Die Toxikologie (von griech. *„toxikon"* Gift und *„logos"* Lehre) ist im engeren Sinne die Lehre von den Giften. In der Humanmedizin ist es Aufgabe der Toxikologie, schädliche Wirkungen chemischer Substanzen (darunter synthetische und natürliche Verbindungen) auf biologische Systeme, insbesondere den Menschen, zu beschreiben und zu erforschen.

Gifte (Toxine) sind Stoffe, die bei lebenden Organismen gesundheitliche Schäden hervorrufen können. Die Wirkung eines Giftes ist immer von der Spezies und der Dosis abhängig. Schon Paracelsus erkannte, dass ein und derselbe Stoff Gift und Nichtgift sein kann und dass „allein die Dosis macht, dass ein Ding kein Gift" ist. Man kennt entsprechend der Herkunft synthetische Gifte und natürliche Gifte aus Mikroorganismen, Pflanzen oder Tieren. Bei der Beurteilung von Giftstoffen unterscheidet man das Risiko (Wahrscheinlichkeit des Schadenseintritts) und die Gefährlichkeit (*Toxizität,* engl. *„hazard"*). Die Gefährlichkeit ist eine Stoffeigenschaft, die z. B. durch die LD_{50} im Tierversuch beschrieben wird: LD_{50} ist die Dosis in mg/kg KG, bei der bei 1-maliger Aufnahme innerhalb von 14 Tagen 50% der Versuchstiere sterben (LD = letale Dosis).

Im Mittelpunkt der modernen Toxikologie steht die Beschreibung des toxischen Wirkprofils, der Wirkungsmechanismen sowie die Abschätzung der Wahrscheinlichkeit, mit der Gesundheitsrisiken bei bestimmter Exposition auftreten. Neben der Dosis und der **Gefährlichkeit** der toxisch wirkenden Substanz (s. o.) ist für die Risikoermittlung die Verweildauer im Körper und die Art, Häufigkeit und Dauer der Exposition entscheidend. So kann beispielsweise eine giftige Substanz in niedriger Konzentration bei langer Einwirkungszeit denselben toxischen Effekt (E_{tox}) hervorrufen wie eine höhere Konzentration bei kurzer Einwirkungsdauer.

Für die meisten toxischen Stoffe gilt, dass das Produkt aus Konzentration (c) und Einwirkzeit (t) konstant ist. Es gilt die Haber-Regel:

$$E_{tox} = c \cdot t$$

Manche Stoffe lösen unterhalb einer bestimmten Konzentration (Schwellenkonzentration) auch bei beliebig langer Einwirkzeit keine toxische Wirkung aus. Jeder Vergiftung geht die Exposition mit einer toxischen Substanz voraus. Als äußere Exposition wird die Gifteinwirkung aus Umweltmedien (Wasser, Boden, Luft) oder Lebensmitteln bezeichnet. Auf die äußere Exposition folgt die Giftaufnahme durch die Haut, die Verdauungsorgane oder die Atemwege mit innerer Exposition, die mit der Verweildauer des Gifts im Organismus zusammenfällt.

Ebenso wie in der Pharmakologie zwischen Pharmakokinetik und Pharmakodynamik unterschieden wird, lässt sich in der Toxikologie eine toxikokinetische von einer toxikodynamischen Phase trennen:
– toxikokinetische Phase: umfasst Vorgänge wie Aufnahme, Verteilung, Biotransformation und Ausscheidung eines Gifts.
– toxikodynamische Phase: beschreibt die toxischen Effekte und deren Mechanismen am Wirkort.

Hierbei können akute und chronische Vergiftungen unterschieden werden:
– akute Vergiftung: alle spezifischen Vorgänge und Symptome, die unmittelbar oder relativ kurz nach der Aufnahme der toxischen Substanz einsetzen und in der Regel bei 1-maliger Giftaufnahme auftreten.
– chronische Vergiftung: tritt üblicherweise nach Verabreichung mehrerer, nicht letaler Dosen auf. Die Giftstoffe kumulieren und führen zu einem schleichenden Beginn der Vergiftungssymptome. Meist gilt die Haber-Regel.

37.2 Sachgebiete der Toxikologie

Zweckmäßigerweise wird die Toxikologie in verschiedene Sachgebiete mit oftmals fließenden Grenzen unterteilt (**Abb. 37.1**).

37.2.1 Arzneimitteltoxikologie und toxikologische Prüfungen

Für den klinisch tätigen Arzt ist das Wissen um unerwünschte Arzneimittelwirkungen und Vergiftungssymptome bei Arzneimittelüberdosierungen wichtig. Nur wenn er die Qualität und die Quantität der Nebenwirkungen der Arzneimittel kennt, kann er das therapeutische Risiko abschätzen, d. h. das Verhältnis

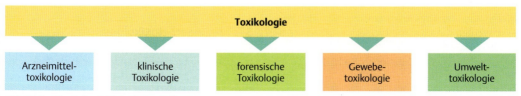

Abb. 37.1 Klassische Gebiete der Toxikologie.

der Gefährdung durch die Krankheit zur Gefährdung durch die Therapie.

> **MERKE**
>
> Die Nutzen-Risiko-Abwägung ist essenzieller Bestandteil des ärztlichen Denkens.

Die Arzneimitteltoxikologie beschäftigt sich nicht nur mit unerwünschten Wirkungen zugelassener Arzneimittel, sondern umfasst auch die Prüfung potenzieller neuer Arzneistoffe auf Toxizität und Verträglichkeit. Hier schreibt das Arzneimittelgesetz für neue Arzneimittel vor der Anwendung am Menschen pharmakologisch-toxikologische Prüfungen (S. 64) vor. In **toxikologischen Prüfungen** werden neue Arzneistoffe im Tierversuch auf Verträglichkeit und Nebenwirkungen getestet. Dazu gehören auch Untersuchungen zu möglichen krebsauslösenden Eigenschaften (Kanzerogenität), Veränderungen des Erbmaterials (Mutagenität) und zur Beeinflussung der Nachkommenschaft im Mutterleib (Teratogenität).

Prüfung der akuten Toxizität. Hierbei wird die Substanz dem Versuchstier (meist Nager) 1-malig verabreicht. Die Applikationsweise der Prüfsubstanz sollte der für den Menschen vorgesehenen Verabreichungsform entsprechen. Innerhalb des Beobachtungszeitraums der Studien (üblicherweise 14 Tage nach Applikation) werden Organveränderungen und Veränderungen der Organfunktionen untersucht. Die Bestimmung der früher üblichen LD_{50}-Dosis mit einer Vielzahl von Tieren erfolgt nur noch in Ausnahmefällen. Mittlerweile werden von den regulatorischen Behörden Konzepte anerkannt, die die Anzahl der für die LD_{50} Bestimmung benötigten Tiere vermindert.

Prüfung der chronischen Toxizität. Die chronische Toxizität wird nach wiederholter Applikation meist an zwei Tierarten (Nager und Nichtnager) geprüft. Die Dauer der toxikologischen Prüfung neuer Arzneistoffe hängt hier von der angestrebten Indikation beim Menschen (Kurzzeittherapie oder Langzeittherapie) und dem Stand der klinischen Entwicklung ab, vgl. Phasen I–III (S. 64). Während der Behandlungsperiode werden bei den Tieren regelmäßig hämatologische, klinisch-chemische, ophthalmologische und neurologische Untersuchungen durchgeführt. Im Anschluss an die Versuche ist eine pathologisch-anatomische Untersuchung auf makroskopisch sichtbare Organveränderungen und eine histologische Aufarbeitung der Organe vorgeschrieben. Üblicherweise werden diese Langzeitversuche mit Kanzerogenitätsstudien kombiniert.

Mutagenitätstest. Da Mutationen Krebs induzieren können, werden die schnell und billig durchzuführenden In-vitro-Mutagenitätstests zum Screening von Substanzen auf mögliche Kanzerogenität eingesetzt. Am bekanntesten ist der Ames-Test, bei dem eine Mutante von Salmonella typhimurium, die nur auf Nährmedien mit der Aminosäure Histidin wächst, unter der Einwirkung eines Mutagens zur Normalform rückmutieren kann. Durch die Rückmutation erlangt ein Teil der Bakterien die ursprüngliche Fähigkeit zurück, auf normalem Agar zu wachsen. In Langzeit-Kanzerogenitätsstudien wird im Ganztier geprüft, ob die Substanzen eine Erhöhung der Krebshäufigkeit hervorrufen.

Teratogenitätstest. Untersuchungen neuer Arzneistoffe auf Teratogenität, d. h. das Vermögen, irreversible Anomalien während der intrauterinen Entwicklung hervorzurufen, dienen zur Überprüfung schädlicher Einflüsse auf den Reproduktionszyklus. Diese reproduktionstoxischen Prüfungen werden meist an zwei Tierarten, einem Nager (Ratte, Maus) und einem Nichtnager (z. B. Kaninchen) durchgeführt. Wesentliche Punkte sind dabei die Konzeptionsrate, der männliche Fertilitätsindex, der Geburtsindex und der Überlebensindex. Zusätzlich werden embryo- und fetotoxische Wirkungen neuer Arzneistoffe geprüft. Die Verabreichung der Prüfsubstanz erfolgt an trächtigen Tieren ab dem Zeitpunkt der Implantation bis zum Ende der Embryonalentwicklung. Wichtige Untersuchungsziele sind die Bestimmung der Abortraten, der Fehlbildungspotenz und des Schädigungsmusters.

> **MERKE**
>
> Die Prüfung neuer Arzneistoffe beinhaltet Untersuchungen zur akuten und chronischen Toxizität, Kanzerogenität, Mutagenität und Teratogenität.

37.2.2 Klinische und forensische Toxikologie

Die klinische Toxikologie umfasst die Diagnose und Therapie akuter und chronischer Vergiftungserscheinungen. Beratungstätigkeit für Ärzte und Laien in Vergiftungsnotfällen sowie das Führen eines Giftstoffregisters und einer Vergiftungsstatistik sind weitere Aufgaben. Die forensische Toxikologie befasst sich mit dem Nachweis von Vergiftungen im Rahmen von polizeilichen Ermittlungsverfahren durch qualitative und quantitative Bestimmung von Giften oder Arzneistoffen bzw. deren Metaboliten in unterschiedlichen Asservaten, wie z. B. Blut, Urin oder Mageninhalt.

37.2.3 Gewerbetoxikologie

Die Gewerbetoxikologie beschäftigt sich mit schädlichen Stoffen am Arbeitsplatz. Die Arbeitsstoffe können am Arbeitsplatz erfasst und die Exposition der Beschäftigten kontrolliert werden. Eine wesentliche

37 Toxikologie — Allgemeines zu akuten Vergiftungen

Tab. 37.1 Toleranzgrenzen in der Toxikologie

Abk.	Bedeutung
MAK	*maximale Arbeitsplatzkonzentration*: höchste zulässige Konzentration eines Stoffes in der Luft am Arbeitsplatz, die nicht zu Gesundheitsbeeinträchtigungen führt
BAT	*biologischer Arbeitsplatztoleranzwert*: maximal zulässige Konzentration eines Arbeitsstoffes oder seiner Metaboliten im Blut
TRK	*technische Richtkonzentration*: niedrigste Konzentration eines Arbeitsstoffes ohne MAK-Wert (z. B. kanzerogen), die durch technische Vorkehrungen erreicht werden kann
NOEL	*No observed Effect Level*: Dosis, die unter den gewählten Bedingungen keinen Effekt auslöst
ADI	*Acceptable daily Intake*: tolerierbare tägliche Aufnahme eines Schadstoffes über die Nahrung

Aufgabe dieses Gebietes liegt in der Ermittlung von Toleranzgrenzen für Arbeitsstoffe (**Tab. 37.1**) und der Ausarbeitung von Schutz- und Verhütungsmaßnahmen zur Verhinderung gewerblicher Intoxikationen. In diesem Bereich besteht eine enge Zusammenarbeit zwischen Toxikologie und Arbeitsmedizin.

37.2.4 Umwelttoxikologie

In der Umwelttoxikologie werden, neben direkten Schadwirkungen von Umweltchemikalien auf den Menschen, Einflüsse auf verschiedene Ökosysteme und deren Rückwirkungen auf die menschliche Gesundheit untersucht. Durch die Zunahme der Umweltverschmutzung und den technisch-zivilisatorischen Fortschritt ist der Mensch wachsenden Gefahren ausgesetzt. Die Gefährdung betrifft nicht nur Bewohner industrieller Schwerpunkte, sondern auch Menschen in entlegenen Gebieten. Wichtig und schwer durchschaubar sind die Langzeitwirkungen und die Bedeutung der Umweltgifte für die Entstehung chronischer Erkrankungen und für das Auftreten kanzerogener, mutagener und teratogener Effekte.

Tab. 37.2 Altersunabhängige Angabe der Häufigkeit verschiedener Giftgruppen als Ursache für akute Vergiftungsfälle

Giftgruppe	Häufigkeit
Haushaltsmittel (Reinigungsmittel, Lösemittel, Bleichmittel)	35 %
Arzneimittel (Psychopharmaka, Hypnotika, Analgetika)	30 %
Pflanzen (Tollkirsche, Stechapfel)	14 %
Schädlingsbekämpfungsmittel (Phosphorsäureester)	7 %
chemische Substanzen (Säuren, Laugen)	4 %
Drogen (Alkohol, Heroin, Tabak)	3 %
Verschiedenes (Nahrungsmittel, Pilze)	7 %

37.3 Allgemeines zu akuten Vergiftungen: Epidemiologie, Diagnostik und Maßnahmen

Key Point
Neben der Behandlung von Erkrankungen, die aufgrund chronischer Schadwirkungen entstehen, ist das ärztliche Wissen bei Notfallmaßnahmen im Rahmen von akuten Vergiftungen gefordert. Es ist wichtig, die Symptome und Wirkmechanismen der wichtigsten akuten Vergiftungen zu kennen und über symptomatische und – falls vorhanden – spezifische Therapieformen dieser Vergiftungen Bescheid zu wissen.

37.3.1 Epidemiologie

Unter Berücksichtigung einer großen Dunkelziffer wird für Deutschland die Zahl der klinisch behandlungsbedürftigen akuten Vergiftungen auf 100 000–200 000 Patienten pro Jahr geschätzt. In über der Hälfte der Vergiftungsfälle sind Kinder betroffen, insbesondere Kleinkinder zwischen dem 1. und 4. Lebensjahr. Als Giftstoffe dominieren Haushaltsmittel, Pflanzen und Medikamente (**Tab. 37.2**). Bei Erwachsenen sind Arzneimittel die häufigste Ursache für Vergiftungen. Die Zahl tödlicher Vergiftungen liegt bei ungefähr 3000 Fällen pro Jahr.

MERKE
Im Vordergrund akuter Vergiftungen stehen Haushaltschemikalien (v. a. bei Kindern) und Arzneimittel (bei Erwachsenen häufigste Ursache, bei Kindern ebenfalls sehr häufig). Die Hälfte aller Vergiftungen betrifft Kinder.

37.3.2 Diagnostisches Vorgehen

Anamnese. Anamnestisch lassen sich durch W-Fragen erste wichtige Hinweise auf die Vergiftungssituation erhalten (**Tab. 37.3**). Diese Fragen helfen auch bei der Kontaktaufnahme mit einer Vergiftungszentrale (S. 708).

Leitsymptome. Zeichen einer akuten Vergiftung sind meist uncharakteristische Beschwerden wie Kopfschmerzen, Übelkeit, Erbrechen, Bauchschmerzen, Durchfall, Kreislaufschwäche bis hin zum Kreislaufkollaps. Zu achten ist auf zusätzliche Symptome, die den Verdacht auf eine bestimmte Vergiftungsursache lenken. Beispielsweise kann eine ausgeprägte Miosis

Tab. 37.3

W-Fragen

Frage	beinhaltet
Wer?	Alter, Geschlecht, Gewicht, gesundheitliche Verfassung (z. B. ansprechbar, komatös)
Womit?	Angabe des Giftstoffes (z. B. Produktname, Bestandteile, Firma)
Wie?	Aufnahme oral, durch Inhalation oder über Hautkontakt
Wann?	möglichst genaue Zeitangabe der Einnahme und der ersten Symptome
Wie viel?	möglichst genaue Mengenangabe (z. B. Anzahl der Tabletten oder Flüssigkeitsmenge)
Weshalb?	Selbstmordabsicht, Sucht, irrtümliche Einnahme

auf eine Intoxikation mit Opiaten oder Phosphorsäureestern hinweisen. Eine Mydriasis tritt dagegen bei Intoxikationen mit Fliegenpilzen, Tollkirsche oder bei Antidepressiva mit anticholinerger Wirkung auf. Darmspasmen kommen bei Vergiftungen mit Opiaten oder Blei vor. Auch Umgebungsgerüche, z. B. nach bitteren Mandeln (Cyanwasserstoff) oder chemischen Substanzen (Ammoniak, Chlor), können die Diagnose erleichtern.

Giftnachweis. Letztendlich wird die definitive Diagnose durch Giftnachweis in Asservaten wie Blut, Urin, Erbrochenem, Stuhl oder durch Auffinden von Giftresten gestellt.

> **MERKE**
> Die Diagnose von akuten Vergiftungen ergibt sich aus der Anamnese, Symptomatik und der toxikologischen Analytik.

37.3.3 Maßnahmen

Die Hilfe von Laien bis zum Eintreffen des Rettungsdienstes kann für den Vergifteten von entscheidender Bedeutung sein. Folgende Maßnahmen sind zu ergreifen:
- seitliche Lagerung des Patienten bei Bewusstlosigkeit
- Entfernung von kontaminierter Kleidung
- Spülung der Haut mit Wasser bei giftigen oder ätzenden Substanzen
- Waschen der Augen unter fließendem Wasser bei Säure- oder Laugenspritzern
- bei Bedarf Einschalten einer Vergiftungszentrale

Fünf-Finger-Regel. Nach Eintreffen des Arztes oder des ärztlichen Assistenzpersonals orientiert sich die Versorgung von Vergifteten an der Fünf-Finger-Regel (Elementarhilfe, Giftentfernung, Antidottherapie, Transport, Asservierung).
- Die Elementarhilfe besteht in der Aufrechterhaltung der **Vitalfunktionen**. Es gilt die ABC-Regel (A = Atemwege freimachen; B = Beatmung; C = Circulation, d. h. Stabilisierung des Kreislaufs). Die Kreislaufverhältnisse können zusätzlich durch Volumengabe oder Katecholamine unterstützt werden. Im ungünstigen Fall muss eine Herz-Lungen-Wiederbelebung nach der DEF-Regel erfolgen (D = *drugs*, d. h. Medikamente zur Kreislaufunterstützung; E = EKG zur Diagnose von Asystolie oder Kammerflimmern; F = (De-)Fibrillationsbehandlung bei Kammerflimmern).
- Bei der Giftentfernung wird zwischen einer primären und einer sekundären Giftentfernung unterschieden.
- Falls möglich, sollte eine Antidottherapie mit einem Gegengift begonnen werden.
- Nach Stabilisierung des Vergifteten ist der schnellstmögliche Transport in die nächstgelegene Klinik vorzunehmen.
- Wichtig für die Sicherung der Diagnose einer Vergiftung ist die Asservierung z. B. von Blut, Urin oder Giftresten.

> **MERKE**
> Laienhelfer können die Prognose von Vergifteten deutlich verbessern. Die fachliche Hilfe orientiert sich an der Fünf-Finger-Regel.

Abb. 37.2 zeigt den Algorithmus für Notfallmaßnahmen bei akuten peroralen Vergiftungen.

Eine Intensivüberwachung ist bei Vergiftungen immer dann nötig, wenn akute oder lebensbedrohliche Störungen vitaler Organfunktionen drohen oder schon aufgetreten sind. Es erfolgt eine permanente klinische Beobachtung durch das Pflegepersonal und regelmäßige klinische Untersuchungen durch den Arzt.

Primäre Giftentfernung

Die primäre Giftentfernung dient der schnellen **Beseitigung noch nicht resorbierter** Giftstoffe und der Verminderung der Giftaufnahme. Die aufgeführten Maßnahmen hängen von der Art der Giftaufnahme ab.

Orale Giftaufnahme. Eine primäre Giftentfernung nach oraler Giftaufnahme wird heute nur noch dann durchgeführt, wenn eine toxisch relevante Giftmenge aufgenommen wurde und die Giftaufnahme nicht länger als 1 Stunde zurückliegt (1-Stunden-Regel). Ausnahmen sind Vergiftungen mit anticholinerg

37 Toxikologie   Allgemeines zu akuten Vergiftungen

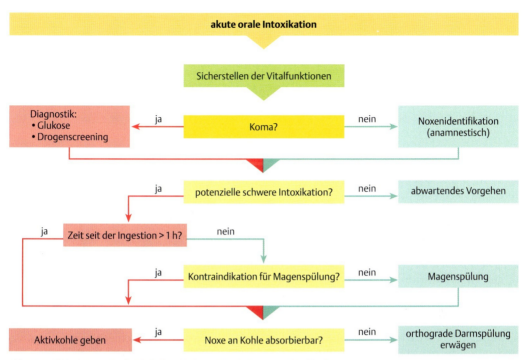

Abb. 37.2   **Algorithmus für die Notfallmaßnahmen bei akuten peroralen Vergiftungen.**

wirkenden Stoffen (durch die verlangsamte Magenentleerung) und hohe Dosen von Retardpräparaten. Eine Elimination kann durch Erbrechen, Magen- oder Darmspülung sowie Aktivkohle per os erreicht werden.

Das **Erbrechen** wird mit geringerer Versagerquote medikamentös provoziert. Insbesondere bei Kleinkindern, aber auch bei Kindern und Erwachsenen bietet sich die Gabe von Ipecacuanha-Sirup an. Apomorphin sollte wegen erheblicher Nebenwirkungen (Blutdruckabfall, Atemdepression, Somnolenz) nicht mehr eingesetzt werden. Kontraindikationen für das induzierte Erbrechen sind Ateminsuffizienz, Krämpfe, Bewusstlosigkeit (Aspirationsgefahr) und Vergiftungen mit schäumenden Substanzen, wie z. B. Waschmitteln (Gefahr der Aspiration von Schaum, die zu einer Pneumonie führen kann).

Die Magenspülung ist eine Methode, in den Magen gelangtes, nicht resorbiertes Gift wieder aus dem Körper zu entfernen. Gegenüber früheren Jahren wird die Indikation zur Magenspülung nur noch selten gestellt. Wichtig ist, dass die Prozedur von versierten Fachkräften durchgeführt wird (**Abb. 37.3**, **Tab. 37.4**).

> **MERKE**
> Bei oraler Giftaufnahme wird eine primäre Giftentfernung nur innerhalb der 1. Stunde durchgeführt.

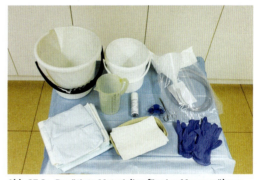

Abb. 37.3   **Benötigte Materialien für eine Magenspülung.**
(Kirschnick O, Pflegetechniken von A-Z, Thieme, 2016; Fotograf: O. Kirschnick)

Eine beschleunigte Darmentleerung kann ebenfalls die Resorption von Giftstoffen im Darm vermindern und wird durch anterograde Darmspülung oder hohe Dickdarmeinläufe erreicht. Kontraindiziert sind die Maßnahmen aufgrund der hohen Flüssigkeitszufuhr bei Patienten mit Nieren- oder Herzinsuffizienz. Auch die Gabe osmotischer Laxanzien (Glaubersalz, Bittersalz) ist möglich.

Die weitere Giftaufnahme nach oraler Ingestion kann durch die Gabe von Adsorbenzien verhindert werden. Adsorbenzien können durch ihre große innere Oberfläche gasförmige oder gelöste Stoffe binden.

Tab. 37.4

Magenspülung

Indikationen	Durchführung	Kontraindikationen
– Vergiftungen mit sehr toxischen Substanzen, z. B. Phosphorsäureestern – Patienten ohne Erbrechen oder bei Bewusstseinstrübung	– 1 mg Atropin i. m. zur Verhinderung eines Laryngospasmus – endotracheale Intubation bei Bewusstlosigkeit – Bauchlagerung mit Kopftieflage – Einführen eines großlumigen Magenschlauchs – Spülen mit lauwarmer physiologischer Kochsalzlösung in Einzelportionen von 10 ml/kg Körpergewicht, Gesamtmenge mindestens 20 Liter – zum Abschluss Gabe von Aktivkohle – nach Instillation Abklemmen des Schlauches und Herausziehen	– Schocksymptomatik – Krampfbereitschaft – fortgeschrittene Säuren- und Laugenvergiftung (Perforationsgefahr)

Als Universalantidot wird bei wachen Patienten mit Schluckreflex Aktivkohle (Carbo medicinalis) eingesetzt. Wichtig ist, dass sie rasch nach der Giftaufnahme verabreicht wird. Die Dosierung beträgt 0,5–1 g/kg KG, dies entspricht einer Einmalgabe von 30–90 g beim Erwachsenen (bei einem KG zwischen 45–90 kg). Nicht geeignet ist die Gabe von Aktivkohle aufgrund schlechter Adsorption bei Vergiftungen mit Ethanol und Methanol, Schwermetallen, organischen Lösungsmitteln sowie Säuren und Laugen. Paraffinöle können bei Vergiftungen durch Benzin, Simeticon (wirkt der Schaumbildung entgegen, z. B. Lefax®) kann bei oraler Aufnahme von Schaumbildnern eingesetzt werden.

> **MERKE**
>
> – Maßnahmen zur primären Giftentfernung (Erbrechen, Magen- und Darmspülung, Gabe von Adsorbenzien) erfordern die Kenntnis der Indikation, der Durchführung und der Kontraindikationen.
> – Als Universalantidot wird heutzutage meist Aktivkohle eingesetzt.
> – Falls nötig, sollte die Magenspülung innerhalb der 1. Stunde nach Gifteinnahme erfolgen.

Inhalative Giftaufnahme. Bei der inhalativen Giftaufnahme sind das Entfernen des Patienten aus der belasteten Umgebung und die Zufuhr von Sauerstoff oder frischer Luft die wichtigsten Erstmaßnahmen. Schutzmaßnahmen für das Rettungspersonal und eine mögliche Explosionsgefahr müssen bedacht werden.

Kutane Giftaufnahme. Tritt eine Vergiftung über die Haut auf, sind zunächst kontaminierte Kleider zu entfernen. Die betroffene Hautpartie wird mit reichlich Wasser abgespült und danach mit Seife gewaschen. Bei Verätzungen mit Laugen und Säuren sollte keine Seife verwendet werden.

Giftaufnahme über die Augen. Sollten ätzende oder giftige Lösungen in die Augen gelangt sein, darf nur mit klarem Wasser (mindestens 1 Liter) gespült werden. Dazu werden die Augenlider mit den Fingern gespreizt. Da die Augen meist krampfhaft geschlossen werden, können Lokalanästhetika das Spülen erleichtern. Gut geeignet sind auch spezielle Augenduschen, wie sie in neueren Laboreinheiten zu finden sind. Anschließend ist eine Vorstellung beim Augenarzt obligatorisch.

Sekundäre Giftentfernung

Unter sekundärer Giftentfernung versteht man die Elimination von Giftstoffen nach der Resorption.

Zu den wichtigsten Maßnahmen zählt auch hier die Gabe von Aktivkohle, die risikoarm und äußerst wirksam ist: Gerade bei biliär ausgeschiedenen Giftstoffen kann durch wiederholte Verabreichung von Aktivkohle der enterohepatische Kreislauf unterbrochen werden. Zur sekundären Giftentfernung wird als Dosierung bei Kindern 0,5 g/kg Körpergewicht, bei Erwachsenen 20–50 g Aktivkohle als Suspension alle 2–4 Stunden empfohlen.

Die forcierte Diurese (6–12 l Urin/d) durch Gabe großer Flüssigkeitsmengen und evtl. gleichzeitiger Verabreichung von Osmo- oder Schleifendiuretika ist nur bei Giftstoffen sinnvoll, die über die Nieren ausgeschieden werden (z. B. Ethanol, Methanol, Ethylenglykol, Salicylate, Lithium). Durch den erhöhten Harnfluss wird die tubuläre Rückresorption aufgenommener Giftstoffe als Folge der verkürzten Kontaktzeit mit dem Tubulusepithel beschleunigt. Voraussetzung ist eine normale Nierenfunktion. Zusätzlich kann durch alkalisierende (Natriumhydrogencarbonat) oder azidifizierende (L-Argininhydrochlorid) Substanzen der Urin-pH-Wert verändert werden, um die Ionisation der zu eliminierenden Giftstoffe und damit die Ausscheidung zu erhöhen.

Sekundäre extrakorporale Entgiftungsverfahren sind die **Hämodialyse**, die **Hämoperfusion** und die **Plasmapherese** (Tab. 37.5).

Tab. 37.5

Sekundäre extrakorporale Entgiftungsverfahren

	Hämodialyse	Hämoperfusion	Plasmapherese
Funktionsweise	Überführung von Stoffen aus dem Blut bzw. dem Plasma über eine semipermeable Membran in eine Dialyselösung	Blut wird über Adsorbenzien geleitet	Separation von Plasma und Plasmaproteinen
Indikationen und Besonderheiten	– schnelle Entfernung dialysierbarer Gifte – Giftstoffe mit niedrigem Molekulargewicht, geringem Verteilungsvolumen, geringer Plasmaeiweißbindung, langer Halbwertszeit und hoher Wasserlöslichkeit – Anwendung bei Niereninsuffizienz	– sehr effektives extrakorporales Eliminationsverfahren – im Vergleich zur Hämodialyse weniger aufwendig – effektiv auch bei lipophilen Substanzen	– sinnvoll bei Giftstoffen mit hoher Proteinbindung, hohem Molekulargewicht und ausgeprägter tubulärer Rückresorption – nur bei schweren Vergiftungen indiziert
kann angewendet werden bei	Bromid, Chloralhydrat, Ethanol, Methanol, Ethylenglykol, Isopropylalkohol, Schwermetallen, Lithium, Salicylaten	organische Lösungsmittel (z. B. Tetrachlorkohlenstoff), Insektizide, Pilzgifte	Digitoxin, Phenprocoumon

MERKE

Das wichtigste sekundäre Entgiftungsverfahren ist die wiederholte Gabe von Aktivkohle. Die forcierte Diurese und die extrakorporalen Verfahren (z. B. Hämodialyse, Hämoperfusion) sind nur bei wenigen Intoxikationen indiziert.

Hyperventilation wird bei Vergiftungen mit leicht flüchtigen Verbindungen (z. B. Kohlenmonoxid), die über die Atemwege ausgeschieden werden können, angewendet. Zur Intensivierung des Gasaustauschs wird das Atemminutenvolumen durch CO_2-Beimischung gesteigert.

Antidotbehandlung

Antidote sind Substanzen, die die Toxizität resorbierter Gifte vermindern oder aufheben. Grundlegende Wirkmechanismen sind chemische Reaktionen, pharmakologisch-antagonistische Wirkungen und die Beeinflussung des enzymatischen Umsatzes. Antidote können selbst toxisch wirken und stehen nur für wenige Vergiftungen zur Verfügung (**Tab. 37.6**).
Die Antidote werden in den Therapieabschnitten der einzelnen Vergiftungen behandelt. Ein ausführliches Antidotarium mit Wirkmechanismus, Indikation und Dosierung findet sich in der „Roten Liste". Dort ist ebenfalls ein Vorschlag für eine toxikologische Notfallausrüstung im Notarztwagen aufgeführt (s. auch **Tab. 37.7**).

Praxistipp
Die „Rote Liste" kann bei Fragen zur Antidottherapie hilfreich sein.

Tab. 37.6

Arzneimittel und Gifte mit den zugehörigen Antidoten

Arzneimittel und Gifte	Antidot
Benzodiazepine	Flumazenil
Digitalis	Digitalis-Antitoxin
Eisenverbindungen	Deferoxamin
Neuroleptika	Biperiden
Opiate	Naloxon
Paracetamol	N-Acetylcystein
trizyklische Antidepressiva	Physostigmin
Ethylenglykol	Ethanol, Fomepizol
Kohlenmonoxid	Sauerstoff
Methanol	Ethanol, Fomepizol
Methämoglobinbildner	Toluidinblau
Organophosphate	Atropin, Obidoxim
Schwermetalle	Dimercaptopropansulfonsäure (DMPS)
Cyanide	Dimethylaminophenol (4-DMAP), Hydroxocobalamin

In der folgenden **Tab. 37.7** sind wichtige Antidote und Mittel zur primären und sekundären Giftentfernung im Sinne einer toxikologischen Notfallausrüstung zur Behandlung von Vergiftungsfällen zusammengefasst.

Tab. 37.7

Toxikologische Notfallausrüstung

Antidot	Menge	Gifte	Dosis
Alkylphosphate-Notfallpäckchen			
Atropinsulfat	10 Amp. (100 mg/10 ml)	Alkylphosphate	5–100 mg i. v.
Obidoximchlorid	5 Amp. (250 mg/ml)	Alkylphosphate	4 mg/kg KG i. v.
Blausäure-Notfallpäckchen			
4-Dimethylaminophenol	5 Amp. (250 mg/5 ml)	Cyanide	3–4 mg/kg KG i. v.
Hydroxocobalamin	2 × 1 Inj.-Fl. (2,5 g) + 200 ml 0,9 % NaCl	Cyanide	5 g in 200 ml NaCl lösen über 30 min. i. v.
Natriumthiosulfat	3 × 100 ml Inf.-Fl. (10 %ige Lsg.)	Cyanide	1 ml/kg KG i. v.
Ampullen-Antidote			
Atropinsulfat	5 Amp. (0,25–2 mg/ml)	muskarinhaltige Pilze, Carbamat-Insektizide	1–2 mg i. v.
Biperiden	2 Amp. (5 mg/ml)	Neuroleptika	5 mg i. v.
Diazepam	10 Amp. (10 mg/2 ml)	Chloroquin	1–2 mg/kg KG i. v.
Ethanol	10 Amp. à 20 ml (96 %ige Lsg.)	Methanol, Ethylenglykol	0,7 ml/kg KG
Flumazenil	2 Amp. (1 mg/10 ml)	Benzodiazepine	0,5 mg i. v.
Naloxon	5 Amp. (0,4 mg/ml)	Opiate	0,4–0,8 mg i. v.
Physostigminsalicylat	2 Amp. (2 mg/5 ml)	Atropin	1–2 mg i. v.
Prednisolon	3 × 1 Inj.-Fl. (250 mg)	Reizgase	250–750 mg i. v.
Theophyllin	4 Amp. (200 mg/10 ml)	Reizgase	5 mg/kg KG i. v. über 30 min.
Toloniumchlorid	2 Amp. (300 mg/10 ml)	Methämoglobinbildner	2–4 mg/kg KG i. v.
sonstige Antidote			
Glukokortikoide, inhalativ (Beclometasondipropionat)	5 Stück (Autohaler oder Dosieraerosol)	Reizgase	2 Hübe alle 5 min.
weitere Mittel zur Giftentfernung			
Ipecacuanha	2 Fl. à 30 ml	verschiedene	10–30 ml
Kohle	2 × 50 Stück	verschiedene	50 Kompretten
Macrogol 400	100 ml	fettlösliche Gifte auf der Haut	nach Bedarf zur äußerlichen Anwendung
Simethicon	1 Fl. à 30 ml	Tenside	1–2 Teelöffel

37.3.4 Giftnotrufzentralen und Informationssysteme

Dank verbesserter Informationstechniken sind wichtige Daten und Fakten der Toxikologie heute prinzipiell jedermann zugänglich.

In Deutschland bieten Giftnotrufzentralen, die rund um die Uhr telefonisch erreichbar sind, Hilfe bei toxikologischen Problemen durch Lebensmittel und Giftstoffe, am Arbeitsplatz, durch Umwelteinflüsse oder Arzneimittel. Bei weniger akuten Fragestellungen findet man Fakten zur Gefährlichkeit chemischer Stoffe, ihren Wirkungen und den erforderlichen Gegenmaßnahmen in umfangreichen Datensammlungen. Sie stehen in gedruckter Form, auf Datenträgern (CD-ROM) oder online zur Verfügung. Ausführliche Informationen zu Adressen und Telefonnummern aller Vergiftungszentren in Deutschland und Europa sowie zu den deutschen Notfalldepots für Sera und Plasmaprodukte finden sich im Anhang der „Roten Liste".

> **MERKE**
>
> Bei Vergiftungen ist die Rücksprache mit einer Giftnotrufzentrale empfehlenswert, um auf mögliche Komplikationen vorbereitet zu sein und um spezielle Maßnahmen gezielt einleiten zu können.

Eine Liste der Giftnotrufzentralen findet sich in **Tab. 37.8**.

Tab. 37.8

Giftnotrufzentralen in Deutschland

Stadt und Adresse	Telefon (Fax)	Internet
13437 BERLIN Giftnotruf Berlin Oranienburger Straße 285	030/19240	http://giftnotruf.charite.de
37075 GÖTTINGEN Giftinformationszentrum-Nord, Zentrum Pharmakologie und Toxikologie der Universitätsmedizin Göttingen, Georg-August-Universität Robert-Koch-Straße 40	0551/19240 (0551/3831881)	Giznord@giz-nord.de www.giz-nord.de
53113 BONN Informationszentrale gegen Vergiftungen, Zentrum für Kinderheilkunde, Universitätsklinikum Bonn Adenauerallee 119	0228/19240	gizbn@ukb.uni-bonn.de www.gizbonn.de
55131 MAINZ Giftinformationszentrum (GIZ) der Länder Rheinland-Pfalz und Hessen – Klinische Toxikologie, Universitätsklinikum Langenbeckstraße 1	06131/19240	Mail@giftinfo.uni-mainz.de www.giftinfo.uni-mainz.de
66421 HOMBURG/SAAR Informations- und Behandlungszentrum für Vergiftungen des Saarlands Kirrberger Straße, Gebäude 9	06841/19240	kigift@med.rz.uni-sb.de www.uniklinikum-saarland.de/giftzentrale
79106 FREIBURG Vergiftungs-Informationszentrale Freiburg Mathildenstraße 1	0761/19240 (0761/270–44570)	giftinfo@uniklinik-freiburg.de www.giftberatung.de
81675 MÜNCHEN Giftnotruf München, Toxikologische Abt. der II. Med. Klinik rechts der Isar der Technischen Universität München Ismaninger Straße 22	089/19240	tox@lrz.tum.de www.toxinfo.med.tum.de/
90419 NÜRNBERG Giftnotruf Klinikum Nürnberg Prof.-Ernst-Nathan-Straße 1	0911/398–2451	übers Internet Weiterleitung nach München zu www.toxinfo.med.tum.de/
99098 ERFURT Giftnotruf Erfurt, Gemeinsames Giftinformationszentrum der Länder Mecklenburg-Vorpommern, Sachsen, Sachsen-Anhalt u. Thüringen c/o HELIOS Klinikum Erfurt Nordhäuser Straße 74	0361/730–730 (0361/730–7317)	www.ggiz-erfurt.de

37.4 Vergiftungen durch Arzneimittel

Key Point

Arzneimittel gehören in Mitteleuropa zu den häufigsten Ursachen für Vergiftungen. Während bei Kindern die unbeabsichtigte Einnahme von Arzneimitteln führend ist, spielen bei Erwachsenen Suizidversuche die größte Rolle.

37.4.1 Acetylsalicylsäure

Intoxikationen durch Acetylsalicylsäure treten bei Suizidversuchen mit Dosen von 10–20 g auf. Selten kommt es im Verlauf einer Schmerztherapie zu einem Anstieg der Salizylatkonzentration in toxikologische Bereiche, vgl. Acetylsalicylsäure (S. 367).

Symptomatik. Die beginnende Salicylatintoxikation („Salicylismus") ist durch Hyperventilation gekennzeichnet, da Salicylate in der Medulla oblongata den Atemantrieb steigern. Durch den atembedingten Verlust von CO_2 entsteht eine respiratorische Alkalose, die zu einer kompensatorischen Steigerung der Bicarbonatausscheidung führt. Nachfolgend tritt eine Natrium- und Wasserdiurese mit **Dehydratation** auf. Vonseiten des ZNS kommt es zu Kopfschmerzen sowie zentraler Erregung mit Unruhe und Verwirrtheit. Weitere Symptome betreffen den Gastrointestinaltrakt mit **Übelkeit, Erbrechen** und **Magenbeschwerden**. Eine beginnende Ototoxizität ist durch **Tinnitus, Schwindel** und **Hörstörungen** gekennzeichnet.

Hohe Salicylatdosen können die erhöhte Blutungsbereitschaft aufgrund der Hemmung der Thrombozytenfunktion durch zusätzliche Hemmung der Prothrombin-Synthese (Vitamin-K-Antagonismus) verstärken. Eine schwere Salicylatintoxikation führt zu **Hyperthermie**, **akutem Nierenversagen** und **Lungenödem**. Durch die zunehmende Salicylatkonzentration werden Säureäquivalente angehäuft, die **Bewusstseinsstörungen** bis hin zum Koma sowie eine Depression von Atmung und Kreislauffunktion induzieren.

Therapie. Hohe Dosen von Acetylsalicylsäure führen meist spontan zu Erbrechen. Zur primären Giftentfernung kann Aktivkohle als Adsorbens verabreicht werden. Eine rasche Magenspülung nach Intoxikation kann ggf. in Intubationsnarkose (bei Bewusstlosigkeit) vorgenommen werden.

Der Wasser-, Elektrolyt- und Säure-Basen-Haushalt wird durch Volumenersatz, Kaliumsubstitution und Infusion von Natriumhydrogencarbonat ausgeglichen. Natriumhydrogencarbonat führt zu einer Alkalisierung des Urins und verbessert die Salicylatausscheidung über eine verminderte Resorption der geladenen Salicylat-Ionen. Bei Hyperthermie wird die Wärme durch physikalische Methoden abgeleitet, ein Antipyretikum ist nicht indiziert. Die Hämodialyse gilt als effektive Methode bei schweren Salicylatintoxikationen.

> **MERKE**
>
> Bei der Salicylatintoxikation kann die forcierte alkalische Diurese oder die Hämodialyse mit gutem Erfolg eingesetzt werden.

37.4.2 Trizyklische Antidepressiva

Bei Einnahme von trizyklischen Antidepressiva kann die Suizidgefahr zunächst erhöht sein. Die antidepressive und stimmungsaufhellende Wirkung tritt erst mit einer langen Latenz von mehreren Wochen ein, in der Regel erst nach den psychomotorisch aktivierenden Effekten. Die Vergiftung mit trizyklischen Antidepressiva (S. 460) hat eine hohe Mortalität von 70–80 %.

Symptomatik. Das Vergiftungsbild ähnelt dem einer Atropinvergiftung (S. 75) und ist oft durch zentrale Symptome wie Lethargie und Desorientiertheit und kardiovaskuläre Symptome wie Tachykardien, Arrhythmien, Hypotonie und Schock gekennzeichnet. Die Patienten zeigen zudem ausgeprägte anticholinerge Symptome mit Mydriasis, verminderter Speichel- und Schweißsekretion, Hautrötung bis hin zu Hyperthermie und Harnretention. Kennzeichen der lebensbedrohlichen Vergiftung sind Bewusstlosigkeit und Krämpfe sowie die Gefahr des Herz- und Atemstillstandes.

Therapie. Abhängig vom Zeitpunkt der Arzneimittelaufnahme ist ggf. eine Magenspülung vorzunehmen. Die forcierte Diurese ist wenig effektiv, da trizyklische Antidepressiva weitgehend hepatisch verstoffwechselt werden. Eine Hämodialyse oder Hämoperfusion ist aufgrund des großen Verteilungsvolumens ebenfalls nicht wirksam. Dagegen sollte auf jeden Fall wiederholt Aktivkohle gegeben werden, wegen möglicher Passageverzögerung durch die anticholinerge Wirkung der trizyklischen Antidepressiva über längere Zeit. Beispielsweise binden 100 g Aktivkohle ungefähr 4 g trizyklische Antidepressiva.

Bei leichter Hypotension ist die Volumengabe, bei katecholaminpflichtigen Hypotonien die Gabe von Noradrenalin bzw. Dopamin indiziert. Durch Infusion von Natriumhydrogencarbonat werden die kardiotoxischen Effekte abgemildert. Hohe Na^+-Konzentrationen im Blut wirken den chinidinartigen Effekten der Antidepressiva (Natrium-Kanalblockade) entgegen. Als Antidot kann Physostigmin, ein ZNS-gängiger reversibler Cholinesterasehemmer, bei zentralem anticholinergem Syndrom (z. B. Delir) eingesetzt werden. Wegen der Verstärkung von Reizleitungsstörungen und der krampfauslösenden Wirkung ist Physostigmin aber umstritten. Zusätzlich können zur Behandlung der Tachykardie und der Rhythmusstörungen β-Blocker sowie bei Krampfbereitschaft Diazepam gegeben werden.

> **MERKE**
>
> Durch die anticholinerge Wirkung der trizyklischen Antidepressiva kann Aktivkohle über einen längeren Zeitraum (> 1 Stunde) zur sekundären Giftelimination verwendet werden. Natriumhydrogencarbonat mildert die kardiotoxischen Effekte der Antidepressiva ab.

Die akute Toxizität der SSRI (S. 462) ist geringer als die der trizyklischen Antidepressiva.

37.4.3 Atropin

Atropin und atropinähnliche Substanzen sind Inhaltsstoffe von Tollkirsche (Atropa belladonna) (S. 76), Stechapfel (Datura stramonium) und Bilsenkraut (Hyoscyamus niger). Die Atropinvergiftung kommt durch Aufnahme von Pflanzenbestandteilen (10–20 Tollkirschen sind beim Erwachsenen letal), aber auch durch Trinken von atropinhaltigen Augentropfen, insbesondere bei Kindern, vor.

Symptomatik. Im Vordergrund steht ein anticholinerges Syndrom mit Mundtrockenheit, Mydriasis, Akkommodationsstörungen, Heiserkeit, Schluckbeschwerden, Durst, Tachykardie, trockener, heißer und scharlachroter Haut, Störungen der Blasenentleerung sowie einer Verminderung der Darmgeräusche. Es kommt zu zentralen Störungen mit Erregungszuständen („Toll"-Kirsche), einem Delir mit starker motorischer Unruhe, psychoseähnlichen Bildern und auch Depressionen. Hohe Dosen gehen mit Koma, Krampfanfällen und Atemlähmung einher.

Therapie. Aufgrund der großen therapeutischen Breite und guter Behandlungsmöglichkeiten sind Atropinvergiftungen mit letalem Ausgang selten. Durch die herabgesetzte Darmmotilität kann eine Magenspülung bei Aufnahme von potenziell toxischen Dosen noch nach längerer Zeit sinnvoll sein. Alternativ kann durch Gabe von Ipecacuanha-Sirup Erbrechen provoziert werden. Die wiederholte Gabe von Aktivkohle verhindert eine weitere Giftresorption. Bei schweren Intoxikationen kann Physostigmin

(S. 75) gegeben werden. Hier ist die Aufhebung der Symptome innerhalb weniger Minuten (mit Ausnahme der Mydriasis) auch von diagnostischem Wert.

Praxistipp
Das anticholinerge Syndrom ist durch trockene, gerötete Haut, Fieber, Exsikkose, Mydriasis, Tachykardie, Harnverhalt, Obstipation, Delir und Krampfbereitschaft gekennzeichnet.

37.4.4 Benzodiazepine

Benzodiazepine sind zahlenmäßig bei den Medikamentenvergiftungen führend. Aufgrund der großen therapeutischen Breite der Benzodiazepine (S. 412) führen Intoxikationen jedoch selten zum Tod. Bei vitaler Bedrohung handelt es sich meist um Mischintoxikationen mit anderen zentral dämpfenden Pharmaka oder Ethanol.
Symptomatik. Es werden Ataxie, verwaschene Sprache und Verwirrtheit beobachtet. Bei höheren Dosen tritt in der Regel ein nicht sehr tiefes Koma auf. Durch Hemmung des Atemzentrums kommt es zur Atemdepression, ein Atemstillstand ist selten.
Therapie. Wegen der zentralen Dämpfung wird die Auslösung von Erbrechen nicht mehr empfohlen. Bei hohen Dosen bis zu 1 Stunde nach Ingestion kann eine **Magenspülung** durchgeführt werden. Als sehr effektiv hat sich die Gabe von Aktivkohle erwiesen. Die zentral dämpfende Wirkung der Benzodiazepine kann mit dem spezifischen Antagonisten Flumazenil aufgehoben werden. Die Wirkung setzt rasch ein. Aufgrund der kurzen Halbwertszeit von Flumazenil (ca. 60 min) muss bei Intoxikationen mit lang wirkenden Benzodiazepinen häufiger nachinjiziert oder eine Dauerinfusion verwendet werden.

MERKE

Benzodiazepine sind bei den Medikamentenvergiftungen führend.

37.4.5 β-Blocker

Schwere Vergiftungen mit **β-Blockern** (S. 117) weisen eine hohe Sterblichkeit auf. Generell gilt das 2- bis 3-Fache der maximalen therapeutischen Dosis als lebensbedrohlich.
Symptomatik. Die Symptomatik beruht auf einer exzessiven Blockade der β-adrenergen Rezeptoren und betrifft verschiedene Organsysteme. Die kardiodepressive Wirkung geht mit Bradykardie, AV-Blockierung und Blutdruckabfall bis hin zum kardiogenen Schock einher. Insbesondere bei unspezifischen β-Blockern tritt über eine Blockierung von β$_2$-Rezeptoren zudem Dyspnoe mit Ateminsuffizienz auf. Passieren die β-Blocker die Blut-Hirn-Schranke, kommt es zu Sedierung mit Schwindel und Benommenheit, teilweise auch zu Erregungszuständen mit Erbrechen, Krämpfen und halluzinatorischen Psychosen. Insbesondere bei Kindern zeigt sich oft eine Hypoglykämie durch Hemmung der β-adrenerg vermittelten Glykogenolyse.
Therapie. Neben der intensivmedizinischen Überwachung steht die Giftentfernung mittels Aktivkohle im Vordergrund. Bei schweren Intoxikationen kann ggf. eine Magenspülung erfolgen. Bradykarde Herzrhythmusstörungen werden mit Atropin behandelt. Die Gabe von Glukagon aktiviert unabhängig vom β-Rezeptor die Adenylatcyclase und weist positiv inotrope, chronotrope und dromotrope Effekte auf. Gleichzeitig werden die Blutglukosespiegel angehoben. Bei schweren Vergiftungen wird eine kompetitive Antagonisierung durch eine hoch dosierte Katecholamintherapie mit Dopamin, Noradrenalin oder Adrenalin vorgeschlagen. Ein temporärer Schrittmacher kann die kardiale Symptomatik bessern.

MERKE

Bei schweren Intoxikationen mit β-Blockern ist das Myokard unempfindlicher gegenüber pharmakologischer oder elektrischer Stimulation.

37.4.6 Digitalis

Zu den Symptomen und der Therapie der Digitalisintoxikation (S. 139).

> **Fallbeispiel**
>
> Ein 45-jähriger Mann wird gegen 4 Uhr morgens von seiner Frau in ein peripheres Krankenhaus gebracht. Er klagt über Übelkeit, Durchfall, starken Schwindel und Kopfschmerzen. Laut Eigenanamnese war der Patient bisher völlig gesund.
>
> Die **körperliche Untersuchung** zeigt einen reduzierten Allgemein- und normalen Ernährungszustand. Der Blutdruck beträgt 120/75 mmHg, der Puls ist langsam und liegt um 45/min. Der Patient ist bewusstseinsklar und bei der orientierenden neurologischen Untersuchung unauffällig. Bei der Herz- und Lungenauskultation sind keine pathologischen Geräusche feststellbar. Die Abdomen- und Extremitätenuntersuchung ist unauffällig. Das EKG zeigt eine Bradyarrhythmia absoluta mit einer Kammerfrequenz um 45/min. Weiterhin sind muldenförmige ST-Streckensenkungen zu sehen (**Abb. 37.4**).
>
> Im **Labor** ergeben sich Normalwerte für die Kreatinkinase, Lactat-Dehydrogenase und die Leberenzyme. Die Elektrolyte und Nierenretentionsparameter sind unauffällig. Rotes und weißes Blutbild liegen im Normbereich.
>
> **Diagnose:** Die Symptomatik und die Herzrhythmusstörungen weisen auf eine Digitalisintoxikation hin. Die Bestimmung des Serumdigitoxinspiegels ergibt einen Wert von 10,2 µg/dl (Norm: 1,2–2,5 µg/dl). Nach anfänglichem Zögern wird vom Patienten ein Suizidversuch mit Herztabletten des Vaters zugegeben.
>
> Die **Therapie** besteht in der Gabe von Atropin oder passagerer Schrittmacherversorgung. Um Digitoxin zu binden, wird Aktivkohle, Colestyramin und Digitalis-Antitoxin gegeben.

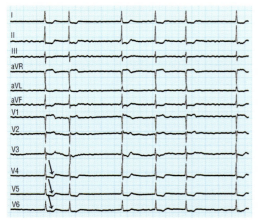

Abb. 37.4 EKG des Patienten aus dem Fallbeispiel. Zu erkennen ist eine Bradyarrhythmia absoluta und eine muldenförmige ST-Senkung. (Hamm C, Willems S. Checkliste EKG. Thieme; 2014)

37.4.7 Eisen

Intoxikationen durch Eisenverbindungen kommen insbesondere bei Kindern durch akzidentelle Einnahme von Eisentabletten vor. Mit einer beginnenden Vergiftungssymptomatik ist ab 20 mg/kg KG zu rechnen. Die letale Dosis für Kleinkinder liegt bei 2 g (berechnet als Eisensulfat). Für Erwachsene sind Dosen von 10–50 g tödlich.

Symptomatik. Die akute Vergiftung läuft in verschiedenen Stadien ab (**Tab. 37.9**). Im ersten Stadium sind Todesfälle häufig. Überlebt der Patient, folgt eine kurze Erholungsphase. Danach kommt es zu einem starken Blutdruckabfall, zu Krämpfen und zu einer schweren Leberentzündung. Die Phase der Rekonvaleszenz ist durch Defektheilung gekennzeichnet.

Therapie. Um die Resorption von Eisen zu vermindern, sollte möglichst innerhalb der 1. Stunde nach Einnahme mit Ipecacuanha-Sirup Erbrechen ausgelöst werden. Eine **Magenspülung mit Natriumhydrogencarbonat** führt zur Bildung von schwer löslichem Eisencarbonat (Resorptionsminderung), das über die Magensonde entfernt werden kann.

Als Antidot kann Deferoxamin eingesetzt werden, das Eisenionen aus Ferritin und Transferrin komplexiert, nicht aber aus Hämoglobin und Cytochromen. Da das Antidot selbst toxisch wirken kann, sollten Bolusinjektionen wegen der Gefahr einer plötzlichen Hypotonie vermieden werden. Eine orale Komplexierung von Eisen mit Deferoxamin ist wegen unsicherer Wirkung umstritten.

37.4.8 Lithium

Lithium besitzt eine geringe therapeutische Breite, sodass während der Behandlung wiederholte Blutspiegelbestimmungen erforderlich sind, vgl. Lithiumsalze (S. 466).

Symptomatik. Eine beginnende Intoxikation ist durch **gastrointestinale** (Übelkeit, Erbrechen, Durchfall) und **ZNS-Symptome** (Schwindel, Müdigkeit, Apathie, feinschlägiger Tremor) gekennzeichnet. In schweren Fällen kommt es zu Krampfanfällen und progredienter Bewusstseinsstörung bis hin zum Koma. Häufig wird die Lithiumvergiftung von einer akuten Niereninsuffizienz begleitet. Erste Anzeichen des Lithiumeffekts auf die renale Konzentrationsfähigkeit sind Polyurie und Nykturie.

Therapie. Möglichst **frühzeitige Magenspülung**. Aktivkohle ist unwirksam, da Lithium nicht daran gebunden wird. Wichtig ist die **Infusion physiologischer NaCl-Lösung** bis zur Normalisierung des Serumnatriums und des Urinvolumens. **Diuretika sind kontraindiziert**, da sie zu einer verminderten Lithiumausscheidung führen. Bei sehr hohen Dosen kann eine orthograde Darmspülung erwogen werden. Bei vitaler Bedrohung bzw. Serumlithiumkonzentratio-

Tab. 37.9

Stadien der akuten Toxizität von Eisen

Stadium	Zeitraum nach Einnahme	Symptome
Stadium 1	1–6 h	hämorrhagische Gastroenteritis, starkes Erbrechen, Magenschmerzen, Durchfall, Schock
Stadium 2	10–14 h	Erholung mit scheinbarer Besserung
Stadium 3	12–48 h	Fieber, Leukozytose, Gerinnungsstörungen, metabolische Azidose, Krampfanfälle, toxische Hepatitis und Nierentubulusnekrose
Stadium 4	2–5 Wochen	narbige Verwachsungen im Gastrointestinaltrakt, Leberzirrhose, ZNS-Schädigung

nen über 6 mmol/l ist die Hämodialyse Mittel der Wahl. Bei Konzentrationen unter 2,5 mmol/l ist die Hämodialyse nur bei Patienten mit terminaler Niereninsuffizienz erforderlich.

37.4.9 Neuroleptika

Tödliche Intoxikationen mit Neuroleptika beruhen meist auf der gleichzeitigen Einnahme von Alkohol oder Hypnotika.
Symptomatik. Die Vergiftungssymptome sind abhängig von der Wirkstoffgruppe.
– Bei den Phenothiazinderivaten sind **ZNS-Symptome** mit Sedierung, Sopor und Koma führend, dagegen sind extrapyramidal-motorische Nebenwirkungen (S. 486) sehr selten. Häufig sind **anticholinerge Symptome** wie Mundtrockenheit, Hautrötung, Ileus oder Harnverhalt und **antiadrenerge Symptome** wie z. B. eine orthostatische Hypotonie zu beobachten.
– Bei den Butyrophenonen spielen **paroxysmale Dyskinesien** im Kopf-Hals-Bereich eine wichtige Rolle, während kardiovaskuläre und anticholinerge Symptome kaum vorkommen, vgl. Hemmung muskarinerger ACh-, H_1- und α_1-Rezeptoren (S. 487).

Therapie. In den meisten Vergiftungsfällen ist die alleinige, wiederholte Verabreichung von Aktivkohle ausreichend. Selten ist bei gefährlichen Dosen als Frühmaßnahme eine Magenspülung nötig. Bei Hypotension ist die Gabe von Volumen angezeigt, eventuell ergänzt um Katecholamine (bevorzugt Noradrenalin). Das zentrale anticholinerge Syndrom kann mit Physostigmin als Antidot behandelt werden, auftretende extrapyramidal-motorische Störungen (S. 486) mit dem Anticholinergikum Biperiden.

37.4.10 Opioide

Tödliche Opioidvergiftungen kommen in der Drogenszene aufgrund wechselnder Zusammensetzung von Heroinpräparaten häufiger vor.
Symptomatik. Leitsymptome sind ausgeprägte Miosis, Somnolenz oder Koma und Atemdepression. Lebensbedrohlich ist hierbei nicht erst der Atemstillstand, sondern schon eine erhebliche Reduktion der Zahl der Atemzüge. Weitere Symptome sind Lungenödem, Bradykardie, Hypotonie, Hypothermie und Areflexie. Zustände von Schläfrigkeit und Bewusstseinstrübung können sich mit komatösen Phasen abwechseln. Insbesondere bei jüngeren Patienten können zerebrale Krampfanfälle auftreten. Gastrointestinale Symptome sind Übelkeit und Erbrechen, wobei die Entleerung des Magens und die Darmpassage meist verzögert sind. Bei Neugeborenen von opioidabhängigen Müttern können vital bedrohliche Situationen in Abhängigkeit von der HWZ des Opioids 12–72 h nach der Geburt auftreten.
Drogenabhängige entwickeln eine Toleranz gegenüber der atemdepressiven Wirkung der Opioide (S. 382), sodass die Toxizität nicht mit den aufgenommenen Dosen korreliert.

Therapie. Im Vordergrund steht die mechanische Sauerstoffbeatmung und Schockbehandlung. Die primäre Giftelimination bei oraler Opioideinnahme sollte nicht durch Auslösen von Erbrechen erfolgen, da schnell eine ZNS-Depression mit der Gefahr der Aspiration einsetzt. Lebensbedrohliche Mengen an Opioiden können durch **Magenspülung** innerhalb der ersten Stunde entfernt werden. Die Gabe von **Aktivkohle** ist angezeigt.
Durch i. v. Gabe von Naloxon (Narcanti®) als Antidot werden die zentral dämpfenden und peripheren Wirkungen der Opioide antagonisiert. Da Naloxon eine kürzere HWZ (< 1,5 h) als die meisten Opioide hat, kann nach erfolgreicher Behandlung mit Naloxon wieder eine Atemdepression eintreten. Die Ateminsuffizienz bei Kindern und Neugeborenen ist durch besonders vorsichtige Titration des Effektes bis zur Wiederherstellung der Spontanatmung zu therapieren.

> **MERKE**
>
> Leitsymptome der Opioidintoxikation sind ausgeprägte Miosis, Somnolenz und Atemdepression. Naloxon ist das Antidot bei der Opioidvergiftung.

Praxistipp

Bei Abhängigen können unter der Behandlung mit Naloxon lebensgefährliche Entzugserscheinungen auftreten, sodass eine Dosisreduktion von Naloxon mit verkürztem Dosisintervall empfohlen wird.

37.4.11 Paracetamol

Paracetamol (S. 368) ist ein weit verbreitetes, frei verkäufliches Analgetikum. Es wird in der Leber durch mikrosomale Monooxygenasen (CYP450) zum reaktiven toxischen Metaboliten N-Acetyl-p-benzochinonimin verstoffwechselt. Dieser wird durch Bindung an intrazelluläres Glutathion detoxifiziert. Da alle hepatischen Stoffwechselwege kapazitätslimitiert sind, tritt der reaktive Metabolit bei Überdosierung mit Paracetamol vermehrt auf und wirkt durch Bindung an lebenswichtige Leberproteine potenziell toxisch (S. 369). Sind die Glutathionreserven erschöpft, resultiert eine dosisabhängige Leberzellnekrose. Bei Erwachsenen beträgt die lebertoxische Dosis 10 g, Einzeldosen von 15 g sind letal, bei Kindern können erste Vergiftungssymptome ab 200 mg/kg Körpergewicht auftreten. Diese Dosen können bei vorgeschädigter Leber (z. B. Alkoholkonsum) deutlich niedriger ausfallen.

Symptomatik. Die Vergiftungssymptomatik läuft in verschiedenen Stadien ab (**Tab. 37.10**).

Therapie. Bei der Paracetamolvergiftung ist die **frühzeitige Auslösung von Erbrechen** und ggf. eine Magenspülung (Vergiftungsdauer < 1 h) wichtig. Anschließend sollte Aktivkohle gegeben werden. Insbesondere bei Niereninsuffizienz ist die Hämoperfusion eine sinnvolle zusätzliche Maßnahme. Als Antidot dient N-Acetylcystein (ACC), dessen SH-Gruppen den toxischen Metaboliten binden und inaktivieren. Die Indikation zur Anwendung des Antidots erfolgt großzügig, wobei das Zeitfenster für eine effiziente Antidotgabe bei 8–10 Stunden liegt. In Europa wird ACC i. v. verabreicht. Bei fortgeschrittenem Leberversagen wird die frühzeitige Verlegung in ein Transplantationszentrum zur Prüfung der Indikation für eine Lebertransplantation empfohlen.

MERKE

Bei der Paracetamolvergiftung ist N-Acetylcystein das Antidot der Wahl. Eine Hämoperfusion kann bei Patienten mit Niereninsuffizienz hilfreich sein.

37.5 Vergiftungen durch Drogen

Key Point

Die Reihe der missbräuchlich verwendeten Substanzen ist lang. Zugenommen haben in den letzten Jahren die Vergiftungsfälle mit Kokain, Designer-Drogen und Gammahydroxybutyrat („K.-o.-Tropfen"). Entsprechend den unterschiedlichen Wirkmechanismen sind die Vergiftungssymptome vielgestaltig.

Intoxikationen mit Rauschmitteln kommen insbesondere bei Jugendlichen und jungen Erwachsenen vor. Durch Mischintoxikationen sind die Vergiftungssymptome oft wenig charakteristisch. Die Therapie orientiert sich an den auftretenden Symptomen (**Tab. 37.11**) und besteht in der Anwendung von **Basismaßnahmen**.

MERKE

Die Therapie der Rauschmittelintoxikation ist meist unspezifisch und symptomorientiert. Nicht selten sind Drogennotfälle durch Mischintoxikationen begründet. Primäre und sekundäre Giftentfernung spielen eine untergeordnete Rolle.

Tab. 37.11

Allgemeine Therapieempfehlungen bei Rauschmittelintoxikationen

Klinik	Therapie
Schock	Volumen, ggf. Katecholamine; nicht bei „Schnüfflern" (S. 693)
Sedierung	beruhigen, Benzodiazepine (S. 412)
Krampfanfälle	Benzodiazepine
Hypertonie	Nitropräparate (S. 129)
supraventrikuläre Tachykardien	kurz wirksame β-Blocker (S. 145)
Psychosen	beruhigen, Benzodiazepine, Neuroleptika (S. 484)

Tab. 37.10

Stadien der Paracetamolvergiftung

Zeitraum nach Einnahme	Symptome
bis 24 h	gastrointestinale Beschwerden wie Appetitlosigkeit, Übelkeit, Erbrechen, Oberbauchschmerzen
nach 24 h	Leberzellschädigung, Abfall der Gerinnungsfaktoren, Bilirubinanstieg
3. bis 4. Tag	Leberversagen mit Ikterus, Hypoglykämie, hämorrhagischer Diathese, hepatische Enzephalopathie, z. T. auch Niereninsuffizienz
nach 5 Tagen	Leberfunktion bessert sich oder Auftreten eines fulminanten Leberversagens mit Krämpfen, Kollaps, Atemdepression und Tod im Coma hepaticum

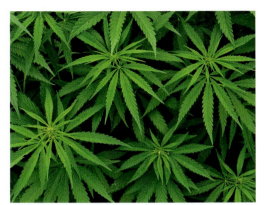

Abb. 37.5 **Cannabis sativa**. (© opra – stock.adobe.com)

Die Alkoholvergiftung wird bei den organischen Lösungsmitteln (S. 697) behandelt.

37.5.1 Cannabinoide

Cannabis ist die weltweit am häufigsten konsumierte illegale Droge. Ausgangspflanze von Cannabis-Produkten ist der indische Hanf (Cannabis sativa var. indica, **Abb. 37.5**). Überwiegend angewendet werden **Marihuana** (getrocknete und zerkleinerte Pflanzenteile) und **Haschisch** (Harz aus den Blüten der weiblichen Pflanze). Inhaltsstoff ist das **Tetrahydrocannabinol (THC)**, das über die Inhalation beim Rauchen aufgenommen wird.

Wirkmechanismus. Das Tetrahydrocannabinol aktiviert Cannabinoid (CB)-Rezeptoren, die zentral (CB_1-Subtyp) oder peripher (CB_2-Subtyp) lokalisiert sind. Die CB-Rezeptoren sind G-Protein-gekoppelt, eine Aktivierung hemmt die Adenylatcyclase.

Symptomatik. Akute Vergiftungssymptome äußern sich in Benommenheit, Euphorie, Gedächtnisstörungen, Depersonalisierung und Hypotonie. Schon in geringen Dosen tritt die typische verstärkte konjunktivale Durchblutung auf. Bei höheren Dosierungen treten motorische Koordinationsstörungen, Lethargie, verlangsamte Sprache und bei prädisponierten Patienten Krämpfe hinzu.

Therapie. Wichtig ist die Abschirmung des Patienten gegen äußere Reize. Benzodiazepine (Diazepam i. v.) helfen bei starker Agitation. Eine Hypotonie kann durch Volumenersatzstoffe behandelt werden.

37.5.2 Designer-Drogen (am Beispiel von Ecstasy)

Designer-Drogen entstehen durch chemische Abwandlung von verbotenen Muttermolekülen und unterliegen zunächst nicht der Betäubungsmittelgesetzgebung (z. B. Amphetamine, Ecstasy). Ecstasy ist ein methoxyliertes Amphetaminderivat, das ursprünglich als Appetitzügler entdeckt wurde. Es enthält vorwiegend 3,4-Methylendioxymethamphetamin (MDMA).

Ecstasy wird oral eingenommen. Es führt zu Euphorie, gesteigertem Selbstvertrauen, Zunahme der körperlichen Leistungsfähigkeit und einer Abnahme des Schlafbedürfnisses. Es schränkt die Wahrnehmung von körperlichen Alarmsymptomen wie Durst, Hunger, Müdigkeit, Schwindel und Schmerzen stark ein. Flüssigkeitsverluste durch körperliche Betätigung (z. B. Tanzen) führen dann ggf. zu Elektrolyt- und Flüssigkeitsstörungen, die bei fehlendem Ausgleich Körpertemperaturen über 41 °C und einen lebensbedrohlichen Zusammenbruch induzieren können.

Wirkmechanismus. Ecstasy ist sehr lipophil, kann die Blut-Hirn-Schranke leicht durchdringen und flutet nach kurzer Zeit im Zentralnervensystem an. Dort setzt es auch ohne einen Reiz biogene Amine (z. B. Noradrenalin, Dopamin, Serotonin) aus den Speichervesikeln frei, zusätzlich blockiert Ecstasy deren neuronale Wiederaufnahme.

Symptomatik. Leichte akute Vergiftungssymptome sind Agitation, Hypertonie, Tachykardie, Mydriasis und Schwitzen. Typisch sind Muskelkrämpfe, vor allem im Bereich des Kiefers. Schwere Vergiftungssymptome führen zu Exsikkose, Hyponatriämie, Hypertonie, Herzrhythmusstörungen und zerebralen Krampfanfällen. Selten tritt ein akutes Leberversagen, eine Rhabdomyolyse oder eine Verbrauchskoagulopathie mit Multiorganversagen auf.

Therapie. Die Gabe von Aktivkohle innerhalb einer Stunde nach Ecstasy-Einnahme wird angeraten. Bei Angstzuständen, Halluzinationen oder Krampfanfällen erfolgt die Gabe von Diazepam.

Praxistipp
Auf eine angemessene Hydrierung der Patienten ist zu achten. Cave: Überwässerung (Gefahr des Hirnödems).

Bei Angina pectoris werden Nitropräparate gegeben. Der Elektrolytstatus sowie die Leber- und Nierenfunktion sind zu überwachen. Eine alkalische Diurese kann bei ausgeprägten Vergiftungssymptomen, eine Hämodialyse bei akutem Nierenversagen durchgeführt werden.

MERKE
Symptomatische Patienten müssen unter Notarztbegleitung, externer Kühlung sowie Sedierung mit Diazepam in eine Klinik transportiert werden.

37.5.3 Gammahydroxybutyrat ("Liquid Ecstasy"/"K.-o.-Tropfen")

Gammahydroxybutyrat (GHB, Liquid Ecstasy) ist ein synthetisches Derivat des inhibitorischen endogenen Neurotransmitters GABA (S. 93). GHB ist flüssig und wird rasch aus dem Gastrointestinaltrakt resorbiert. Es wirkt in niedriger Dosierung entaktogen (intensive Wahrnehmung eigener Emotionen), in höherer Dosierung sedierend.

GHB gilt als Lifestyle-Droge. Früher wurde es vor allem in der Bodybuilderszene verwendet, da es unter Einnahme zu einer verstärkten Freisetzung von Wachstumshormonen kommt. Es ist Bestandteil von sog. K.-o.-Tropfen. In der Medizin wird GHB als intravenöses Narkotikum eingesetzt (Somsanit®).

Wirkmechanismus. Gammahydroxybutyrat kann enzymatisch in GABA umgewandelt werden. Es ist nicht klar, ob die Wirkung von GHB über einen eigenen Rezeptor oder nach Umwandlung über den GABA-Rezeptor vermittelt wird.

Symptomatik. Akut verursacht GHB hauptsächlich zentralnervöse Symptome wie Somnolenz, Delir, Koma und Krampfanfälle. Bei hohen Dosen treten auch Atemdepression und Apnoe sowie Bradykardie, Erbrechen und Hypothermie auf. Todesfälle sind im Zusammenhang mit einer Apnoe und Aspiration bekannt geworden. Gefährlich sind Mischintoxikationen mit anderen ZNS-dämpfenden Mitteln (Opiate, Alkohol, Benzodiazepine).

Therapie. Die Behandlung der GHB-Intoxikation erfolgt **symptomatisch** (Sicherstellung der Vitalfunktion, Schutz vor Aspiration). Bei Krampfanfällen können Benzodiazepine gegeben werden.

37.5.4 Kokain

Kokain ist das Hauptalkaloid des südamerikanischen Coca-Strauches (Erythroxylum coca) und ein starkes zentralnervöses und kardiales Stimulans.

Wirkmechanismus. Über eine Hemmung der Wiederaufnahme von Noradrenalin und Dopamin an den neuronalen Synapsen stimuliert Kokain eine übermäßige Erregung postsynaptischer Rezeptoren. Damit löst Kokain akut eine rasch ablaufende, dosisabhängige Katecholaminüberschwemmung aus. Innerhalb von Sekunden bis Minuten treten ausgeprägte Euphorie mit gesteigertem Selbstwertgefühl, intensiven Empfindungen und verminderter Angst auf. Mit abklingender Wirkung kommt es dann zu zunehmenden Angstgefühlen, Illusionen und Halluzinationen bis hin zu paranoiden Wahrnehmungen, mit intensivem Verlangen nach erneuter Applikation.

Symptomatik. Bei der akuten Intoxikation tritt wegen der massiven Stimulation des adrenergen Nervensystems eine Mydriasis, ausgeprägte Agitation, Hyperthermie, Schwitzen, Tachykardie und arterielle Hypertonie auf. Höhere Dosen können durch Induktion von Arrhythmien zu Todesfällen führen. Myokardischämien und Infarkte werden auch bei jungen, sonst gesunden Patienten beobachtet. Die ZNS-Symptomatik besteht in Bewusstseinsstörungen bis hin zum Koma, gesteigerten Reflexen und erhöhter Krampfbereitschaft. Massive Kokainvergiftungen können bei sog. Bodypackern (Drogenkuriere, die mit Drogen gefüllte Kondome verschlucken) nach intestinaler Ruptur eines Drogenpäckchens zum Tode durch Koma, Atemdepression oder im Status epilepticus führen.

Therapie. Bei leichten Intoxikationen reicht die Abschirmung gegen äußere Reize aus, ggf. können Benzodiazepine zur Beruhigung appliziert werden. Schwere Symptome mit Erregungszuständen oder Krampfanfällen müssen mit Benzodiazepinen therapiert werden. Bei hyperthermen Patienten ist die Absenkung der Körpertemperatur durch physikalische Kühlung (Eispackungen, Kühldecke) entscheidend. Der erhöhte Blutdruck sollte durch α-Blockade gesenkt werden. β-Blocker sind aufgrund eines verstärkten α-adrenergen Stimulus und einer Verstärkung des kokaininduzierten Koronarspasmus kontraindiziert. Zur Vasodilatation, auch bei Myokardischämie, sind Nitrate wirksam. Eine forcierte Diurese, Hämodialyse und Ansäuerung des Urins führt nicht zu einer signifikanten Steigerung der Kokainelimination.

> **MERKE**
> - Kokain führt durch die Erhöhung des Sympathikotonus zu Mydriasis, Tachykardie, Tachypnoe und Hypertonie.
> - Bei jungen Patienten mit akutem Thoraxschmerz ist auch an eine Kokainvergiftung zu denken.

37.5.5 Lysergsäurediethylamid (LSD)

Lysergsäurediethylamid (LSD) ist ein synthetisches Derivat der Lysergsäure, die als Bestandteil der Mutterkornalkaloide vorkommt. LSD zählt zu den Halluzinogenen und ruft einen veränderten Bewusstseinszustand hervor.

Wirkmechanismus. LSD zeigt eine Affinität zu verschiedenen Serotonin-Rezeptor-Subtypen. Eine agonistische Wirkung am $5HT_{2A}$-Rezeptor wird angenommen.

Symptomatik. LSD bewirkt optische und akustische Halluzinationen, Verhaltensveränderungen, Veränderungen der Stimmungslage, Verfolgungsideen und akute psychotische Reaktionen. Weitere Symptome sind veränderte Farbwahrnehmung und andere optische Verzerrungen sowie Kreislaufregulationsstörungen mit Tachykardie und Mydriasis. *Flashbacks* sind noch Tage bis Wochen nach der Einnahme möglich.

LSD führt nicht zu schweren Intoxikationen. Hohe Dosen bewirken Übelkeit, Erbrechen, vermehrten Speichelfluss, Tachypnoe mit Bronchokonstriktion, Unruhe, Angstzustände, Erlebnisse von Depersonalisation, Tremor und Koordinationsstörungen.

Therapie. Wegen der geringen Substanzmengen und der schnellen Resorption ist eine gastrointestinale Giftentfernung im Allgemeinen nicht notwendig. Die Therapie ist symptomatisch. Patienten mit Panikattacken sollten in ruhiger, von plötzlichen Außenreizen abgeschirmter Umgebung verbal beruhigt werden (*talking down*). Bei akuten Unruhe- oder Angstzuständen wird **Diazepam** gegeben. Bei extremer Agitation mit Halluzinationen kann **Haloperidol** verwendet werden.

> **MERKE**
> Schwere Vergiftungen durch LSD sind sehr selten.

37.5.6 Nikotin
Nikotin ist mit 0,2–5 % in Tabak enthalten und ein starkes Gift. Die tödliche Dosis beginnt beim Menschen bei 50 mg. Eine akute Nikotinvergiftung durch Rauchen ist selten, häufiger werden akute Vergiftungen durch nikotinhaltige Pflanzenschutzmittel hervorgerufen. Bei Kindern ruft bereits das Verschlucken einer Zigarette Vergiftungserscheinungen hervor.

Wirkmechanismus. Nikotin bindet an nikotinerge Acetylcholin-Rezeptoren und induziert die Freisetzung verschiedener Neurotransmitter und Hormone wie Katecholamine, Cortisol oder Serotonin. Hauptwirkungen sind eine Vasokonstriktion, Blutdruckanstieg, Herzfrequenzzunahme und eine Steigerung der psychomotorischen Leistungsfähigkeit.

Symptomatik. Vergiftungssymptome sind Kopfschmerzen, Hypersalivation, Übelkeit und Erbrechen, Durchfall, Tremor und Tachykardie. Schwere Vergiftungen sind durch Krämpfe, Schock, Koma, Atemlähmung und Herzstillstand charakterisiert.

Therapie. Die Therapie ist symptomatisch und besteht in der Gabe von Aktivkohle. Bei lebensbedrohlicher Ingestion ist eine frühzeitige Magenspülung wichtig. Die Gabe von Atropin ist bei starken cholinergen Symptomen angezeigt.

37.5.7 Schnüffelstoffe
Die Inhalation von flüchtigen organischen Lösemitteln (z. B. Reiniger, Farbverdünner, Klebstoffe), meist unter Zuhilfenahme von Plastiktüten oder Tüchern, ist hauptsächlich unter Jugendlichen verbreitet. Typischerweise wird das Gas schnell pulmonal resorbiert.

Wirkmechanismus. Der Mechanismus der euphorisierenden Wirkung niedriger Konzentrationen von organischen Lösungsmitteln ist bisher nicht vollständig verstanden. Parallelen zu den Narkotika wie Ether oder Chloroform sind gegeben.

Symptomatik. Akute Vergiftungssymptome sind Erbrechen mit Aspirationsgefahr, Krämpfe, Koma und lebensbedrohliche Arrhythmien. Immer wieder kommt es zum plötzlichen Herztod in Stresssituationen durch eine erhöhte Katecholaminempfindlichkeit des Myokards. Weitere mögliche Todesursache ist eine Hypoxie durch CO_2-Rückatmung in die Tüte und zentrale Atemstörung.

Therapie. **Symptomatisch.** Neben den Intensivmaßnahmen kann Lidocain bei Herzrhythmusstörungen eingesetzt werden. Ein Blutdruckabfall wird durch Volumengabe behandelt.

> **Praxistipp**
> Aufgrund der erhöhten Katecholaminempfindlichkeit dürfen keine Katecholamine verabreicht werden.

37.6 Vergiftungen durch Schwermetalle

> **Key Point**
> Schwermetallionen besitzen eine hohe Affinität zu SH-Gruppen, verdrängen andere Kationen aus deren Komplexbindung mit Proteinen und beeinflussen dadurch katalytische Zentren in Enzymen.

Viele Schwermetalle sind als Elemente ungiftig, da sie nicht resorbiert werden. Dagegen sind anorganische Salze von Schwermetallen leicht resorbierbar. Sehr gefährlich sind auch organische Komplexe von Schwermetallen, da sie lipophil sind und gut über die Haut aufgenommen werden können. Bei der Therapie von Schwermetallvergiftungen wird die Fähigkeit zur Komplexbildung genutzt und Komplexbildner wie **Ethylendiamintetraacetat** (EDTA), **Dimercaptopropansulfonsäure** (DMPS) oder **D-Penicillamin** verwendet (**Tab. 37.12**).

37.6.1 Blei
Im Normalfall sind Bleivergiftungen typische gewerbliche Vergiftungen und führen über einen längeren Expositionszeitraum zu einer chronischen Bleiintoxikation. Dagegen sind akute Bleivergiftungen von geringer Bedeutung.

Wirkmechanismus.
- **chronische Bleiintoxikation**: Blei hemmt drei an der Blutbildung beteiligte Enzyme, nämlich δ-Aminolävulinsäure-(ALA)Dehydratase, Koprogenase und Ferrochelatase, was dazu führt, dass einerseits die Blutbildung insgesamt gestört ist und sich andererseits Zwischenprodukte anreichern.
- **akute Bleiintoxikation**: Hauptwirkorte sind die glatte Muskulatur, die peripheren Nerven und das blutbildende System. Für die beiden ersten

Tab. 37.12

Auswahl an Schwermetallen mit toxikologischer Bedeutung

Metall	Vorkommen	Wirkmechanismus	akute Vergiftungssymptome	Ablagerung v. a. in	Antidot
Arsen	Pflanzenschutzmittel, Rattengift		Kapillargift mit Permeabilitätsstörungen, Ödemen, Gastroenteritis mit reiswasserähnlichen Durchfällen. Bei chronischer Vergiftung Hyperpigmentierung und Hyperkeratose, kanzerogen.	Haut, Haare.	DMPS
Blei	Bleiverhüttung, alte Wasserrohre, Batterien und Akkus, Bleifarben, Glasuren, Kraftstoffe		Koliken, Bleienzephalopathie	Knochen	EDTA, D-Penicillamin, DMPS
Cadmium	metallurgische Prozesse, Legierungen, Farben, Glasuren, Batterien		Brechdurchfälle, Lungenödem	Niere	EDTA
Quecksilber	Chloralkalielektrolyse, Elektrotechnik, Pigmente, Fungizide, Laboratorien, Zahnheilkunde		Ätzwirkung (anorganisches Hg), Gastroenteritis, Koliken, Nierenschäden, Kolitis, Stomatitis	Niere Knochen Leber	DMPS, D-Penicillamin
Thallium	Rattengift, Herstellung von Spezialglas		abwechselnd Durchfälle und Verstopfung, Haarausfall	Haare, Nägel Niere Muskel	Eisen-(III)-hexacyanoferrat (II) („Berliner Blau")*

*Thallium wird zu 55% über den Darm ausgeschieden und unterliegt einem enterohepatischen Kreislauf, daher ist Eisen-(III)-hexacyanoferrat (II) auch noch nach Aufnahme in den Blutkreislauf wirksam.

Läsionsorte scheint eine Interaktion mit der Calciumhomöostase verantwortlich zu sein. Die gestörte Erythropoese hängt mit einer Hemmung verschiedener Enzyme (siehe chronische Bleiintoxikation) zusammen.

Symptomatik.
- **chronische Bleiintoxikation:** Hier ist die Trias **Anämie, Darmkoliken und Fallhand** (Lähmung des N. radialis) typisch. Im Blut fällt die **basophile Tüpfelung** der Erythrozyten auf sowie eine **hypochrome Anämie**. Zwischenprodukte der Blutbildung (u. a. Delta-Aminolävulinsäure, Koproporphyrin) reichern sich im Blut an, der **ALA-Gehalt im Urin** ist **erhöht**. Das braune **Koproporphyrin** lässt sich ebenfalls ab einer bestimmten Blutbleikonzentration im Urin vermehrt nachweisen und färbt ihn in schwereren Fällen dunkelbraun. Es trägt auch zur blassen graugelben Färbung der Haut bei chronischer Bleivergiftung bei. Blei lagert sich analog zum Calcium vorwiegend als Bleiphosphat in **Knochen, Haaren und Zähnen** ab.
- **akute Bleiintoxikation:** Typische Symptome der akuten Bleiintoxikation sind Metallgeschmack, Erbrechen, Bauchschmerzen mit Durchfällen, renale Tubulusschäden und Kreislaufkollaps bis hin zum Koma. An neurologischen Symptomen können Schlaflosigkeit, Apathie, Stupor oder Aggressivität sowie eine Bleienzephalopathie mit motorischen und sensorischen Störungen auftreten.

Therapie.
- **chronische Bleiintoxikation:** Einsatz des Komplexbildners Dimercaptopropansulfonsäure (DMPS).

> **MERKE**
>
> DMPS bildet mit Bleiionen stabile Chelatkomplexe und beschleunigt so deren Ausscheidung. Die Bleiionen können sich durch die Komplexbildung nicht mehr an die zur Blutbildung benötigten Enzyme anlagern. DMPS wirkt so unter anderem auch bei Vergiftungen mit Arsen und Quecksilber.

- **akute Bleiintoxikation:** Bei akuter oraler Aufnahme potenziell toxischer Mengen wird eine **Magenspülung** empfohlen. Die Gabe von Aktivkohle bindet organische Bleiverbindungen nach oraler Aufnahme. Bei akuten Intoxikationen wird Na_2Ca-EDTA oder D-Penicillamin empfohlen: Blei verdrängt Calcium aus dem Komplex und wird dann renal ausgeschieden. Da EDTA Blei vor allem im Extrazellulärraum und D-Penicillamin im Intrazellulärraum bindet, ist die kombinierte Gabe sinnvoll.

Auf eine ausreichende Flüssigkeitszufuhr und Diurese ist zu achten.

> **MERKE**
>
> Akute Vergiftungen mit Bleiverbindungen sind selten. Therapeutisch werden Komplexbildner eingesetzt.

37.6.2 Quecksilber

> **MERKE**
>
> Die toxikokinetischen Eigenschaften von Quecksilber und somit die Vergiftungssymptomatik hängen von der Bindungsart ab.

Dampfförmiges metallisches Quecksilber
Wirkmechanismus. Dampfförmiges metallisches Quecksilber, z. B. aus zerbrochenen Quecksilberthermometern, wird über die Lunge sehr gut resorbiert, während es bei oraler Einnahme und intaktem Magen-Darm-Epithel praktisch nicht aufgenommen wird. Ungeladenes Quecksilber reichert sich im ZNS an. Es wird im Körper durch Katalasen in Hg^{2+} umgewandelt, das die Blut-Hirn-Schranke nicht mehr überwinden kann. Die Ausscheidung findet sowohl renal (Urin) als auch enteral über den Stuhl statt.
Symptomatik. Typische Symptome einer akuten Vergiftung entsprechen einer Lungenentzündung mit **Atemnot, Husten und Fieber**. Bei chronischer Langzeitexposition mit Quecksilber entwickelt sich ein Tremor, Paradontose, erhöhter Speichelfluss und Metallgeschmack.
Therapie. Ein geeignetes Antidot bei Vergiftungen mit metallischem Quecksilber ist der Chelatbildner DMPS (Dimercaptopropansulfonat).

Anorganische Quecksilbersalze
Wirkmechanismus. Anorganische Quecksilbersalze (Hg^+/Hg^{2+}) werden bei oraler Aufnahme zu 10 % im Gastrointestinaltrakt resorbiert. Geladene Quecksilberionen können die Plazenta- und Blut-Hirn-Schranke nur unvollständig durchdringen. Quecksilberionen binden an Enzyme mit SH-Gruppen und können diese inaktivieren. Die Elimination erfolgt ebenfalls über den Darm (Stuhl) und die Nieren (Urin).
Symptomatik. Im Vordergrund der Symptome stehen Verätzungen der Mundhöhle, des Rachens und der Speiseröhre mit gastrointestinalen Beschwerden wie Übelkeit und Erbrechen. In der Folge treten **Nierenschäden** durch Tubulusnekrosen zunächst mit Polyurie und später mit **Oligurie bis** Anurie auf. Darmkoliken mit heftigen Durchfällen können die akute Intoxikation begleiten.
Therapie. Bei akuter oraler Aufnahme potenziell toxischer Mengen wird eine gastrointestinale Giftentfernung mit Magenspülung unter gastroskopischer Sicht (*Cave* Verätzungen!) und der Gabe von Aktivkohle vorgenommen. **Eiweißpulver** kann durch die vielen schwefelhaltigen Aminosäuren über die SH-Gruppen Quecksilberionen binden.
Als Antidot für Vergiftungen mit anorganischen Quecksilbersalzen kommen neuere Chelatbildner wie **Dimercaptopropansulfonsäure (DMPS)** oder **D-Penicillamin** infrage.

Organische Quecksilbersalze
Wirkmechanismus. Organische Quecksilbersalze sind lipophil und werden bei oraler Aufnahme zu 90 % im GIT resorbiert. Organische Hg-Salze überschreiten leicht die Blut-Hirn-Schranke und reichern sich im ZNS an.
Symptomatik. Es überwiegen **zentralnervöse Symptome**. Akute Vergiftungszeichen sind Erregung, Parästhesien, Tremor und Krämpfe.
Therapie. Magenspülung, Aktivkohle, Eiweißpulver wie bei den anorganischen Quecksilbersalzen. Akute Vergiftungen mit organischen Quecksilberverbindungen sollten mit neueren Chelatbildnern wie DMPS oder bei zerebralem Befall Dimercaptobernsteinsäure (DMSA) behandelt werden.

> **MERKE**
>
> Bei akuten Intoxikation mit Quecksilbersalzen ist schnelles Handeln erforderlich. Neben der Magenspülung werden neuere Komplexbildner wie DMPS angewendet.

Exkurs

Amalgamvergiftung
Amalgam enthält metallisches Quecksilber. Über die Jahre werden nur geringe Mengen von Quecksilber aus Amalgamplomben freigesetzt, d. h., der Beitrag von Quecksilber aus Amalgam zum Quecksilberspiegel im Blut ist gering. Erhöhte Werte können bei Entfernung von Amalgamplomben durch die feine Dispergierung beim Bohren auftreten. Eine kurzzeitige Ausleitung mit DMPS kann sinnvoll sein.

37.7 Verätzungen durch Säuren und Laugen

Key Point
Verätzungen durch Säuren oder Laugen sind typische Vergiftungen im Kindesalter.

Pathophysiologie und Symptomatik. Durch Trinken kommt es zu lokalen Schädigungen im Bereich von Mund, Rachen, Speiseröhre und Magen.
– Säuren führen zu einer Koagulationsnekrose, die durch Verschorfung vor einer tieferen Schädigung schützt.
– Bei Laugen tritt eine Kolliquationsnekrose auf, die zu einer Gewebeverflüssigung führt und ein Vordringen in die Tiefe mit Perforationsgefahr begünstigt.

Je nach Schwere der Verätzungen können Infektionen oder Strikturen zu sekundären Erkrankungen

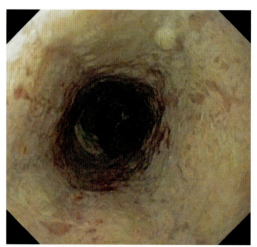

Abb. 37.6 Läsionen im Ösophagus nach Laugeningestion.
Endoskopischer Befund nach Laugenverätzung Grad IIb. (Probst A. Erstversorgung und Diagnostik. In: Messmann H, Hrsg. Klinische Gastroenterologie. Thieme; 2011)

führen. Akute Symptome bestehen in **starken Schmerzen** mit **Erbrechen** sowie selten Störungen des Säure-Basen-Haushalts. Schwere Verätzungen treten auch bei kutaner Exposition auf.
Therapie. Die Therapie der oralen Verätzung besteht in der schnellen Verdünnung durch Trinken von reichlich Wasser. Eine Neutralisation der Säure- oder Laugenvergiftung wird nicht mehr empfohlen.

> **MERKE**
> Bei oralen Säure- oder Laugenverätzungen keine Provokation von Erbrechen und keine Magenspülung.

Das Auslösen von Erbrechen sollte wegen des Zweitkontaktes mit der Schleimhaut von Ösophagus und Mund unterbleiben, auf eine Magenspülung ist aufgrund der Perforationsgefahr zu verzichten. Die Gabe von Aktivkohle ist aufgrund geringer Adsorptionsfähigkeit für Säuren und Laugen nicht indiziert und erschwert ein akut-chirurgisches Vorgehen.
Zur Beurteilung der Schleimhautschäden kann 12–24 h nach Ingestion vorsichtig eine **Ösophagoskopie** erfolgen (**Abb. 37.6**). Zur Strikturprophylaxe können bei nicht zu ausgedehnten Schäden **Glukokortikoide** verabreicht werden.
Säureverätzungen der Haut werden mit Natriumhydroxid- oder Natriumhydrogencarbonatlösung gewaschen, Laugenverätzungen mit Essigsäure.
Augenverätzungen erfordern eine sehr sorgfältige Behandlung durch langes Spülen mit klarem Wasser und die Konsultation eines Augenarztes.

37.8 Vergiftungen durch organische Lösungsmittel

Key Point
Alkohol (Ethanol) ist das häufigste Suchtmittel in Deutschland, er spielt daneben eine wichtige Rolle bei Mischintoxikationen.

Organische Lösungsmittel werden für eine Vielzahl industrieller Prozesse wie zum Lösen von Fetten, zur chemischen Reinigung und zur Extraktion bei der Herstellung von Chemikalien verwendet. Trotz verschiedener chemischer Struktur ist allen Lösungsmitteln ihre Fettlöslichkeit und gute Resorbierbarkeit gemeinsam. Sie können durch Inhalation, peroral, aber auch über die Haut aufgenommen werden.
Die häufig auftretenden zentralnervösen Wirkungen werden in **narkotische** (Schwindel, Unsicherheit, Kopfschmerzen, Übelkeit, Erbrechen, Koma, Atemlähmung) oder **erregende** (Unruhe bis hin zu schweren Krampfanfällen) Effekte eingeteilt. **Organschädigende** Wirkungen treten nach Bildung toxischer Metaboliten auf (**Tab. 37.13**). Schwere Intoxikationen können zu Lungenödem und Herzrhythmusstörungen führen.
Bei Lösungsmittelvergiftungen handelt es sich oft um Gemische, die eine Diagnose und Therapie erschweren. Die Therapie ist meist nur symptomatisch (Ausnahmen sind Methanol und Ethylenglykol) und beruht auf einer ausreichenden **Oxygenierung**, ggf. durch Intubation und Beatmung. Eine Katecholamingabe verbietet sich v. a. bei halogenierten Kohlenwasserstoffen, die zu einer Sensibilisierung des Myokards gegenüber Katecholaminen führen.

> **MERKE**
> Das Induzieren von Erbrechen ist nach oraler Vergiftung mit organischen Lösungsmitteln kontraindiziert.

37.8.1 Methanol
Vergiftungen durch Methanol waren früher durch Trinken von vergälltem Brennspiritus oder methanolhaltigem Branntwein häufig. Seit einigen Jahren wird Methanol in Deutschland nicht mehr als Vergällungsmittel eingesetzt. Heute dient es in der chemischen Industrie als Lösungsmittel.
Wirkmechanismus. Methanol besitzt eine stärkere Toxizität als Ethanol, da es durch die Alkoholdehydrogenase in die toxischen Metaboliten Formaldehyd und Ameisensäure umgewandelt wird. Die Ameisensäure ist für die auftretende Azidose mit Hyperventilation verantwortlich.
Symptomatik. Die Vergiftungssymptome treten häufig mit einer Verzögerung von 18–24 Stunden auf. Zunächst kommt es zur narkotischen Phase, wobei

Tab. 37.13

Auswahl an organischen Lösungsmitteln

Gruppe	Lösungsmittel	Vorkommen	akute Vergiftungssymptome
aliphatische Kohlenwasserstoffe	Benzin, Heptan, Oktan	Industrie, Reinigungsbetriebe, Haushalt, Farben, Lacke, Kraft- und Heizstoffe	Sedierung, Übelkeit, Atemlähmung
halogenierte aliphatische Kohlenwasserstoffe	Methylenchlorid, Chloroform, Tetrachlorkohlenstoff	Metallentfettung, Textilreinigung, Klebstoffe, Farben, Lacke, Gummiindustrie	Exzitation, Übelkeit, Kopfschmerzen, Bewusstlosigkeit, Atemlähmung, Leberversagen
aromatische Kohlenwasserstoffe (Aromate)	Benzol, Toluol,	chemische Industrie, Laboratorien, Otto-Kraftstoffe, Reinigungsmittel	Fieber, Sehstörungen, Sedierung. Bei chronischer Benzolvergiftung: Aplastische Anämie durch toxische Knochenmarksschädigung
chlorierte aromatische Kohlenwasserstoffe	TCDD (2,3,7,8-Tetrachlordibenzodioxin)	Nebenprodukt der chemischen Industrie	Chlorakne (Entzündung der Talgdrüsen), schwere Leberschäden, Beeinträchtigung der Nervenzellen
Alkohole	Methanol, Ethanol	Desinfektions- u. Reinigungsmittel, Farben, Lacke, alkoholische Getränke	Exzitation, Rauschzustände, Sehstörungen, Sedierung, Koma
Glykole	Ethylenglykol	Frostschutz- u. Reinigungsmittel	Bewusstseinsstörungen, Koma, Nierenversagen

die Rauschwirkung von Methanol weniger ausgeprägt ist als bei Ethanol. Übelkeit, Erbrechen und neurologische Symptome stehen im Vordergrund. Im Verlauf entsteht eine metabolische Azidose, die zu Tachypnoe sowie Hirn- und Lungenödem führt. Sehstörungen bis hin zur Erblindung als Folge einer irreversiblen, toxischen Optikusatrophie können bereits durch geringe Mengen von Methanol hervorgerufen werden.

Therapie. Als erste Therapiemaßnahme wird bei Vergiftungsdauer < 1 Stunde die **schnelle Magenentleerung** mit einer weichen Magensonde durchgeführt. Die Provokation von Erbrechen und die Gabe von Aktivkohle wird nicht empfohlen. Die unverzügliche **Gabe von Ethanol** vermindert die Toxizität von Methanol (Zielwert 1–1,3 ‰). Ethanol blockiert den Methanolmetabolismus aufgrund einer höheren Affinität zur Alkoholdehydrogenase. Dadurch wird Methanol langsamer metabolisiert und kann vermehrt abgeatmet werden. Mittels Hämodialyse lassen sich Methanol und seine toxischen Abbauprodukte entfernen, daneben ist eine Korrektur der Azidose nötig. **Folsäure** beschleunigt den Abbau von Formaldehyd zu CO_2 und Wasser und dient der Vorbeugung und Behandlung von Augenschäden. Fomepizol, das die Alkoholdehydrogenase hemmt, ist zur Behandlung einer Methanolvergiftung geeignet, in Deutschland derzeit aber nicht zugelassen.

37.8.2 Ethanol (Alkoholvergiftung)

Ethanol ist das in Deutschland am häufigsten gebrauchte Suchtmittel. Bei Kindern ist die akute Alkoholvergiftung besonders gefährlich, da Vergiftungserscheinungen schon bei geringen Blutkonzentrationen auftreten. Als Bestandteil von Mischintoxikationen hat Ethanol außerdem eine wichtige Bedeutung bei suizidalen Medikamentenvergiftungen. Ethanol wird zu 100 % im Gastrointestinaltrakt resorbiert, kann aber auch über die Haut (Alkoholumschläge) aufgenommen werden. Es verteilt sich in Geweben mit hohem Wasseranteil.

Die Berechnung der aufgenommenen Alkoholmenge wird nach Widmark durchgeführt:

Aufgenommene Menge Ethanol [g] = Körpergewicht [kg] · 0,7 · Blutalkohol [‰].

Für Frauen wird (statt wie für Männer 0,7) der Verteilungsfaktor 0,6 verwendet.

Wirkmechanismus und Symptomatik. Ethanol wird in der Leber unter dem Einfluss der Alkoholdehydrogenase zu Acetaldehyd und durch die Acetaldehyd-Dehydrogenase zu Acetat (Essigsäure) abgebaut. Ethanol blockiert unspezifisch hemmende Neurone im ZNS und führt zu den Rauschzuständen. Im Verlauf wird die Aktivität der Formatio reticularis (Wachzentrum) unterdrückt und Schlaf induziert. Ethanol hemmt die hepatische Gluconeogenese aus Aminosäuren. Durch die Unterdrückung der Sekretion des antidiuretischen Hormons wird die Wasserdiurese gesteigert, was zu einer Dehydratation mit Kopfschmerzen und Durst (Katersymptomatik) führen kann. Bei akuter Vergiftung stehen Übelkeit, Erbrechen, Bauchschmerzen, heiße und trockene Haut, Ataxie, Bewusstseinsstörungen, Koma und Krämpfe im Vordergrund. Bei Kindern tritt häufig zusätzlich eine Hypoglykämie auf.

Therapie. Einer Auskühlung muss vorgebeugt werden, da Ethanol die Blutgefäße erweitert und die Wärmeabgabe verstärkt. Bei Hypoglykämie wird

Glukose, bei Krampfbereitschaft Diazepam verabreicht. Bei schwerer Ethanolintoxikation ist eine Intensivüberwachung nötig. Die Hämodialyse kann sehr effektiv bei kritischen Ethanolintoxikationen angewendet werden. Die Provokation von Erbrechen wird wegen der schnell einsetzenden zentralen Dämpfung nicht empfohlen, die Durchführung eine Magenspülung ist möglich, die Gabe von Aktivkohle ist wenig effektiv.

37.8.3 Ethylenglykol

Ethylenglykol kommt als Lösungsmittel in zahlreichen Produkten vor und ist aufgrund des süßen Geschmacks besonders für Kinder gefährlich.

Wirkmechanismus. Ethylenglykol ist per se ungiftig, wird aber in der Leber durch die Alkoholdehydrogenase zu giftigen Metaboliten (Glykoaldehyd, Glykolsäure, Glyoxylat) verstoffwechselt. Aus dem Abbau von Glyoxylat resultiert die Oxalsäure, die mit Calciumionen ein schwer lösliches Salz bildet, das bei der Harnkonzentrierung in der Niere ausgefällt wird.

> **MERKE**
>
> Die Giftigkeit von Ethylenglykol wird meist unterschätzt, bereits 60 ml können tödlich sein.

Symptomatik. Tab. 37.14.

Therapie. Fomepizol hemmt rasch und kompetitiv die Alkoholdehydrogenase und ist wirksamer und sicherer als Ethanol. Die Plasmahalbwertszeit von Ethylenglykol wird durch Fomepizol von 4 auf 10–16 h verlängert. Ethylenglykol wird dann unverändert über die Nieren ausgeschieden und verursacht eine Polyurie. Deshalb ist auf eine ausreichende Hydrierung zu achten. Auch eine Ethanoltherapie kann durchgeführt werden (entsprechend der Methanolvergiftung). Ethanol blockiert die Bildung giftiger Ethylenglykolmetaboliten über eine erhöhte Affinität zur Alkoholdehydrogenase. Die **Hämodialyse** kann helfen, giftige Metaboliten zu entfernen. Auslösen von Erbrechen und die Gabe von Aktivkohle wird nicht empfohlen.

37.9 Vergiftungen durch schaumbildende Tenside

Meist werden **Detergenzien** (Spülmittel oder Waschmittel), die **anionische Tenside** enthalten, versehentlich von Kleinkindern getrunken.

Symptomatik. Schaum tritt aus dem Mund aus, der Speichelfluss ist verstärkt, die Kinder haben Schmerzen in Mund, Rachen und Hals und leiden an Atemnot bis hin zum Atemstillstand. Weitere Symptome sind RR-Abfall und Oligurie bis hin zu Schock und Hämolyse.

Therapie. Die **Aspiration von Schaum** muss auf jeden Fall verhindert werden, da sie Atemnot und schwere Pneumonien verursacht. **Silikonöl** oder **Simeticon** (Lefax®) haben eine entschäumende Wirkung. Die Gabe von reichlich **Flüssigkeit** trägt zur Verdünnung der Substanz bei, **Aktivkohle** dient der sekundären Giftentfernung.

> **MERKE**
>
> Vergiftung mit Schaumbildnern: kein provoziertes Erbrechen, keine Magenspülung!

37.10 Vergiftungen durch Gase und Atemgifte

Key Point
Giftige Gase sind sehr gefährlich, da sie oft unsichtbar und geruchlos sind. (Erst-)Helfer müssen unbedingt auf Selbstschutz achten! Häufigste Ursache für Vergiftungen sind Rauch- und Brandgase (Tab. 37.15).

37.10.1 Blausäure

Durch Verbrennen von stickstoffhaltigen Kunststoffen oder Säureeinwirkung auf Cyanide kann Blausäure (HCN) entstehen. Typisch bei der Freisetzung von Blausäure ist der Geruch nach bittern Mandeln.

Wirkmechanismus. Blausäure blockiert in der Atmungskette das Fe^{3+} der Cytochromoxidase reversibel. Dadurch kann der angebotene Sauerstoff nicht aktiviert werden. Es kommt zum inneren Ersticken durch Blockade der Zellatmung.

Tab. 37.14		
Stadien der akuten Toxizität von Ethylenglykol		
Stadium	**Zeitraum nach Einnahme**	**Symptome***
Stadium 1	bis 12 h	Ataxie, verwaschene Sprache, Krämpfe, Bewusstlosigkeit, metabolische Azidose, Ausscheidung von Calciumoxalat
Stadium 2	12–36 h	Tachypnoe, Zyanose, kardiale Störungen
Stadium 3	2.–3. Tag	Niereninsuffizienz

* Todesfälle treten häufig im Stadium 2 auf. Im Stadium 3 ist eine Niereninsuffizienz durch Ausfällung von Calciumoxalatkristallen im Tubulussystem zu beobachten.

Tab. 37.15

Gase und Atemgifte

Gas	Vorkommen	Wirkmechanismus	Symptome	Antidot
Blausäure (Cyanidvergiftung)	Brände mit stickstoffhaltigem Material, Nitroprussid-Natrium	Blockierung der Zellatmung durch Hemmung der Cytochromoxidase	Hyperpnoe, Erregung, Angstgefühl, zentrale Atemlähmung	Dimethylaminophenol (4-DMAP), Hydroxocobalamin, Natriumthiosulfat Cobalt-EDTA
Kohlenmonoxid	Automobilabgase (z. B. Tiefgaragen), schlecht ziehende Öfen, Schwelbrände	Verdrängung des Sauerstoffs aus dem Hämoglobin mit Entstehung von Met-Hb	Schwindel, Bewusstlosigkeit, flache Atmung, Krämpfe, Schock	Sauerstoff
Kohlendioxid	Weinkeller, Brunnenschächte, Futtersilos	respiratorische Azidose	Schwindel, Tinnitus, Herzklopfen, Blutdruckanstieg, Narkose, Krämpfe, Atemstillstand	–
Schwefelwasserstoff	Abwassertanks, Kanalisationsschächte, Jauchegruben, chemische Labors	Enzymblockade durch Bildung von Disulfiden und Hemmung der Cytochromoxidase	Atemwegsreizung, Atemlähmung, Dyspnoe, Azidose, Lungenödem	–
Reizgase	Brände, chemische Labors, Haushalt	Schädigung des Schleimhautepithels von Atemtrakt und Augen	Schleimhautreizung (Augen-, Nasen- u. -Rachenraum), Husten, Bronchokonstriktion, Lungenödem	–

Symptomatik. Bei Inhalation treten innerhalb von Sekunden Vergiftungssymptome wie Schwindel, Kopfschmerzen, Erbrechen, Sehstörungen gefolgt von Bewusstlosigkeit, Krämpfen und Atemlähmung auf. Anfangs färbt sich die Haut durch Arterialisierung des venösen Blutes rötlich. **Die orale Aufnahme von Cyaniden führt im sauren Milieu des Magens zur Bildung von Blausäure, die dann resorbiert wird.**

Therapie. Bei einer Blausäurevergiftung ist die schnelle Diagnose und Antidotbehandlung lebensrettend. Als Antidot wird der Methämoglobinbildner (Met-Hb) 4-Dimethylaminophenol (4-DMAP) verwendet. Cyanide binden unter Aufgabe der Bindung an die Cytochromoxidase mit hoher Affinität an das Fe^{3+} des Met-Hb.

Im Anschluss an 4-DMAP wird Natriumthiosulfat zur Steigerung der Entgiftungskapazität durch die mitochondriale Rhodanase als zweites Antidot infundiert. Dabei wird das Cyanidion durch den Schwefel zu unschädlichem Thiocyanat (Rhodanid) verstoffwechselt. Geringe Vergiftungssymptome, wie sie bei der Behandlung einer hypertensiven Krise (S. 125) mit Nitroprussid-Natrium auftreten können, werden durch alleinige Natriumthiosulfatgabe behandelt. Bei schweren Intoxikationen mit Blausäure wird unterstützend eine künstliche Beatmung mit Sauerstoff durchgeführt. Eine Beatmung durch den Ersthelfer sollte unterbleiben. Die Gabe von Aktivkohle wird bei oraler Ingestion von Cyanidverbindungen empfohlen.

> **MERKE**
>
> Bei Blausäurevergiftung steht die schnelle Gabe von 4-DMAP im Vordergrund.

37.10.2 Kohlenmonoxid

Kohlenmonoxid (CO) ist ein farb-, geruch- und geschmackloses Gas. Bei hohen Brandtemperaturen oder mangelnder Sauerstoffzufuhr enthalten Brandgase viel CO, das nach Einatmen zu Vergiftungssymptomen führen kann. Auch defekte Gaswassererhitzer kommen als Ursache von CO-Vergiftungen infrage.

Wirkmechanismus. CO wird mit **200-mal höherer Affinität** an 2-wertiges Hämoglobineisen gebunden als Sauerstoff, es verdrängt daher den Sauerstoff aus der Hämoglobinbindung.

Symptomatik. Die Symptomatik ist durch Hypoxie und metabolische Azidose geprägt. Ab 15 % CO-Hämoglobin treten erste Vergiftungserscheinungen auf. Typische Symptome sind Schwindel, Kopfschmerzen, Ohrensausen, Übelkeit und zyanotische Hautfarbe. Bei hohen CO-Konzentrationen treten rote Hautfärbung, Tachykardie, Bewusstlosigkeit, Koma und Krämpfe auf. Spätschäden sind durch Parkinson-Syndrom und Demenz bis hin zum apallischen Syndrom charakterisiert.

Therapie. Bei Verdacht auf eine CO-Vergiftung ist zunächst für Frischluftzufuhr zu sorgen. Dabei ist auf ausreichenden Selbstschutz zu achten. Der Patient sollte mit 100 % Sauerstoff für mindestens 12–24 Stunden über Maske oder nach Intubation beatmet werden. Sauerstoff verdrängt CO aus der Hämoglobinbindung. Bei schweren Vergiftungen ist eine schnelle CO-Verdrängung durch hyperbare Sauerstofftherapie in einer Druckkammer erforderlich. Bei schwerer Azidose wird eine Korrektur mit Natriumbikarbonat durchgeführt.

> **MERKE**
>
> Bei schweren CO-Vergiftungen ist eine hyperbare Sauerstoffbehandlung in Druckkammern zu erwägen. Giftinformationszentren verfügen über Informationen zu nahe gelegenen Druckkammerzentren.

37.10.3 Reizgase

Lungenreizstoffe schädigen bei Inhalation die Schleimhaut der Atemwege und der Lunge. Entscheidend für die Lokalisation der Schädigung ist die Wasserlöslichkeit der Gase, die die Eindringtiefe in das Gewebe bestimmt.

Symptomatik. Tab. 37.16.
Hydrophile Stoffe (Reizgase vom Soforttyp) reizen die Augen (**Konjunktivitis**) und den oberen Respirationstrakt (**Brennen, Husten, Laryngospasmus**). Weniger hydrophile Gase beeinträchtigen die Bronchien (**Bronchokonstriktion**). Lipophile Stoffe (Reizgase vom Latenz- oder Spättyp) sind schädlich für Bronchiolen, Alveolen und Kapillaren; akute Symptome sind hierbei initial kaum zu beobachten, mit Verzögerung tritt ein toxisches Lungenödem auf.

Praxistipp

Auch bei den anderen Reizgasen ist abhängig von Gaskonzentration und Inhalationsdauer mit einem toxischen Lungenödem zu rechnen.

Therapie.

> **MERKE**
>
> Pulmonale Schädigungen durch Reizgas sind frühestmöglich durch Inhalation von Glukokortikoiden zu behandeln.

Daneben wird die Gabe von **Sauerstoff** empfohlen. Ateminsuffiziente Patienten werden intubiert und beatmet. Bei Bronchokonstriktion können β_2-Sympathomimetika gegeben werden.

37.11 Vergiftung durch Methämoglobinbildner

Beispiele für Methämoglobinbildner sind Perchlorate, Nitrite, Nitrate oder Nitroverbindungen, die z. B. in Feuerwerkskörpern und als Konservierungsmittel verwendet werden oder als Abfallprodukte bei der Galvanisierung entstehen.

Wirkmechanismus. Methämoglobinbildner können Vergiftungserscheinungen verursachen, indem sie das Fe^{2+} des Hämoglobins zu Fe^{3+} (Methämoglobin) oxidieren. Methämoglobin ist nicht in der Lage, Sauerstoff zu transportieren, die Sauerstofftransportkapazität nimmt ab, und es tritt eine **zunehmende innere Erstickung** ein.

Symptomatik. Symptomatisch werden Patienten bei 15–20 % Methämoglobingehalt im Blut durch eine **Zyanose**, **Kopfschmerzen, Müdigkeit, Dyspnoe** und **Tachykardie**. Höhere Methämoglobinkonzentrationen führen zu Bewusstseinsstörungen, Schock und schließlich zum Tod.

Therapie. Zum Einsatz kommen Substanzen, die eine Reduktion von Methämoglobin zu Hämoglobin induzieren. Als Antidot gebräuchlich ist Toloniumchlorid (Toluidinblau), alternativ kann **Methylenblau** oder **Thionin** verwendet werden. In leichten Fällen genügt **Ascorbinsäure**, in sehr schweren Fällen ist eine Blutaustauschtransfusion nötig.

Tab. 37.16

Symptomatik bei Reizgasvergiftung

Wasserlöslichkeit des Reizgases	Beispiele	Ort der Schädigung	Symptome
stark hydrophil (Soforttyp)	Ammoniak, Formaldehyd, Chlorwasserstoff	Augen, oberer Respirationstrakt (Larynx und Trachea)	Konjunktivitis, Brennen im Mund, Husten, Laryngospasmus
weniger hydrophil	Chlor, Brom, Schwefeldioxid	mittlerer Respirationstrakt	Bronchokonstriktion
lipophil (Latenz- oder Spättyp)	Nitrosegase, Phosgen, Ozon	unterer Respirationstrakt (Bronchiolen, Alveolen und Kapillaren)	initial kaum akute Symptome, mit Verzögerung toxisches Lungenödem

37.12 Vergiftungen durch Pflanzen-, Tier- und Pilzgifte

Key Point

Vergiftungen durch Pflanzen kommen häufig bei Kindern vor. Bei Erwachsenen steht als wichtiges Pflanzengift Nikotin (v. a. der chronische Nikotinabusus) im Vordergrund. In der Drogenszene sind atropinhaltige Pflanzen wie Tollkirsche, Stechapfel oder Bilsenkraut gefragt. Siehe näheres zur Intoxikation mit Belladonna-Alkaloiden (S. 76) oder Digitalis-Glykosiden (S. 139).
Bei den Tiergiften sind in Europa die Stiche von Bienen und Wespen führend. Aber auch Vergiftungen mit Toxinen exotischer Tiere nehmen durch vermehrte Reisetätigkeit und private Tierhaltung zu.
Die verschiedenen Pilzgifte sind chemisch und pharmakologisch gesehen sehr unterschiedlich (Tab. 37.17). Meist kommen Vergiftungen durch Verwechslung von Giftpilzen mit essbaren Pilzen zustande. Es kann zu vorübergehenden Funktionsstörungen bis hin zum akuten Organversagen kommen.

37.12.1 Strychnin

Strychnin ist Inhaltsstoff der Brechnuss (Strychni semen). Vergiftungen kommen durch **Streckung von Rauschmitteln** (z. B. Kokain) vor.
Wirkmechanismus. Nach oraler Aufnahme wird Strychnin gut resorbiert und wirkt als kompetitiver Antagonist am Glycin-Rezeptor. Dadurch wird die inhibierende Wirkung der Rezeptoren vermindert und die Reflexerregbarkeit gesteigert.
Symptomatik. Strychnin ist ein **typisches Krampfgift**. Niedrige Dosen führen zu gesteigerten Reflexen, höhere Dosen lösen Unruhe, Angst, Atemnot und tetanische Krämpfe aus.

Therapie. Schnellstmögliche Gabe von Aktivkohle. Krämpfe werden mit **Diazepam** behandelt. Falls erforderlich, kann eine Muskelrelaxation mit stabilisierenden Muskelrelaxanzien und nach Intubation eine künstliche Beatmung durchgeführt werden. Die Patienten sind gegen äußere Reize abzuschirmen.

37.12.2 Knollenblätterpilz

Mit Abstand die giftigsten Pilze sind der grüne (Amanita phalloides, Abb. 37.7) und der weiße Knollenblätterpilz (Amanita verna), die von unerfahrenen Pilzsuchern mit dem Wiesenchampignon verwechselt werden.
Wirkmechanismus. Giftige Inhaltsstoffe sind Amatoxine (z. B. **α–Amanitin**) und die weniger giftigen Phallotoxine. Beide Toxine sind hitzestabil und werden beim Kochen, d. h. Zubereiten des Pilzgerichtes, nicht zerstört. Amatoxine hemmen die DNA-abhängige RNA-Polymerase und blockieren die Nukleinsäuresynthese. Als Folge wird die Proteinbiosynthese, insbesondere in parenchymatösen Organen wie

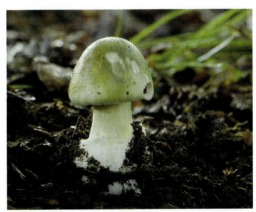

Abb. 37.7 Grüner Knollenblätterpilz (Amanita phalloides, engl. *death cap*). (© Alexander Limbach – stock.adobe.com)

Tab. 37.17

Pilzgifte

Syndrom	Latenzzeit	Symptomatik	verursachende Giftpilze	Verwechslung mit (essbaren) Pilzen
Phalloides-Syndrom	6–24 h	gastrointestinale Symptome, Leberschädigung	Knollenblätterpilz	Wiesenchampignon
			fleischrosa Schirmling	Egerlingsschirmling
Pantherina-Syndrom	0,5–3 h	zentralnervöse Effekte (anfangs ähnlich wie bei Alkohol)	Pantherpilz	Perlpilz
			Fliegenpilz	Kaiserling
Gyromitra-Syndrom	2–25 h	Leberschädigung, Hämolyse	Riesenmorchel	Morcheln
			Frühjahrslorchel	Morcheln
Psilocybin-Syndrom	15 min–2 h	Rauschzustände	Rauschpilze wie z. B. Kahlköpfe, Düngerlinge	i. d. R. Intoxikation durch Abusus!
Muscarin-Syndrom	wenige min–2 h	vegetative Störungen	Risspilze	Hallimasch
			Trichterlinge	Mehlpilz

Leber und Niere, gestört. Phallotoxine führen zu Membranschäden der Leberzellen.

Symptomatik. Mit einer Latenzzeit von 6–24 Stunden beginnt die Symptomatik mit Erbrechen, schweren Durchfällen und Bauchkrämpfen, verbunden mit Schocksymptomatik (gastrointestinale Phase). Nach einer zweiten Latenzphase folgt die hepatorenale Phase mit Leberschwellung, Ikterus, Leberzellnekrose, Hämorrhagien und renalen Tubulusnekrosen.

> **MERKE**
>
> Die Intoxikation mit Knollenblätterpilzen ist aufgrund des verzögerten Wirkungseintritts der Amatoxine durch eine Latenzzeit charakterisiert.

Therapie. Der frühzeitige Beginn der Therapie ist lebensentscheidend. Folgende Maßnahmen sind durchzuführen:
- Magenspülung (diese sollte auch noch nach Stunden durchgeführt werden, da Pilze schwer verdaulich sind)
- Gabe von Aktivkohle (unterbricht den enterohepatischen Kreislauf) und von **osmotischen Laxanzien**
- **Substitution von Elektrolyten**
- **Hämoperfusion** (vor Erreichen der hepatorenalen Phase)
- Gabe von **Silibinin** (Inhaltsstoff der Mariendistel): Ein spezifisches Antidot gibt es nicht, Silibinin soll allerdings die Aufnahme der Amatoxine in die Leberzelle hemmen. Ist Silibinin nicht verfügbar, wird die hoch dosierte Penicillin-G-Gabe empfohlen.

Bei akutem Nierenversagen ist die Hämodialyse indiziert (nicht wirksam zur Giftentfernung). Eventuell muss eine Lebertransplantation erwogen werden.

Exkurs

Aflatoxine

Schimmelpilze (z. B. Aspergillus flavus) können Aflatoxine enthalten, die schon bei geringer Konzentration karzinogen wirken: Sie werden in Hepatozyten aufgenommen und oxidativ umgewandelt in reaktionsfähige Epoxide. Bei oraler Aufnahme sind häufig Neoplasien der Leber und des Magens zu beobachten.

37.12.3 Tetrodotoxin (Gift des Kugelfisches)

Tetrodotoxin kommt als Gift des Kugelfisches (Fugu) sowie bei bestimmten Salamanderarten und südamerikanischen Fröschen vor. Das Fleisch des Kugelfisches gilt in Japan als Delikatesse und darf nur von lizenzierten Köchen zubereitet werden. Das hochpotente Gift blockiert spannungsabhängige Natrium-Kanäle und somit die Weiterleitung von Aktionspotenzialen. 10 μg/kg KG können tödlich sein, der Tod tritt durch Lähmung der Atemmuskulatur ein. Die **Therapie** besteht in sofortiger künstlicher Beatmung, Magenspülung und Stabilisierung des Blutdrucks.

37.13 Vergiftungen durch Pestizide

Pestizide umfassen verschiedene Wirkstoffgruppen, die zur Bekämpfung schädlicher Organismen außerhalb des menschlichen Körpers eingesetzt werden. Die wichtigsten Anwendungsgebiete erstrecken sich auf die Bekämpfung von Insekten (Insektizide), Unkraut (Herbizide), Pilzen (Fungizide) und Nagern (Rodentizide). Obwohl auf eine möglichst selektive Toxizität gegenüber den Zielorganismen geachtet wird, können bei Aufnahme hoher Dosen, z. B. durch unsachgemäßen Umgang oder suizidale Absicht, akute Vergiftungen beim Menschen auftreten.

37.13.1 Organophosphate

Beispiele sind **Parathion (E605)** und **Dichlorvos**. Organophosphate haben insektizide Wirkungen. Der Vorteil der Wirkstoffe liegt im schnellen Zerfall nach Anwendung und in der fehlenden Anreicherung in der Nahrungskette. Nachteil ist die hohe Toxizität für Menschen und Tiere nach inhalativer, peroraler und transkutaner Aufnahme, die auch zu einer großen Zahl von akuten Vergiftungen in suizidaler oder krimineller Absicht geführt haben.

Wirkmechanismus. Organophosphate hemmen die Acetylcholinesterase durch Veresterung des Serins im katalytischen Zentrum. Der Komplex ist stabil, d. h., die Cholinesterase-Aktivität kann nur durch Neusynthese des Enzyms wiederhergestellt werden. Die Blockade der Acetylcholinesterase führt zu einer inneren Acetylcholinvergiftung mit Überstimulation der Muskarin-Rezeptoren, die für die vielfältigen Symptome verantwortlich ist.

Symptomatik. Die irreversible Hemmung der Acetylcholinesterase führt zu **cholinergen Symptomen** wie Schwitzen, Übelkeit, Durchfall, gesteigerter Bronchialsekretion und schließlich zu **zentraler Atemlähmung** und **Koma**. Weiterhin treten gesteigerter Speichelfluss, RR-Abfall, Bradykardie, Faszikulationen, Miosis und Knoblauchgeruch auf.

Die Symptomatik dominiert zunächst an den parasympathisch innervierten Organen, da muskarinerge Cholinozeptoren gegenüber Acetylcholin empfindlicher sind als die nikotinergen Rezeptoren (S. 74).

Therapie. Zunächst ist auf Selbstschutz zu achten, d. h. kein direkter Haut- und Schleimhautkontakt. Bei peroraler Aufnahme wird die Giftentfernung unter Intubationsschutz durch Magenspülung und durch Gabe von Aktivkohle vorgenommen. Bei Vergiftungen über die Haut erfolgt die Reinigung mit **Seife** und 1 %iger **Natriumhydroxidlösung**. Die Patienten sollten **ausreichend oxygeniert** werden (Intubation und Sauerstoffbeatmung), Sekrete müssen abgesaugt werden.

Die wichtigste spezifische Maßnahme ist die Blockade von muskarinergen Rezeptoren durch **hoch dosiertes** Atropin. Die Dosis wird unter Beachtung von Herzfrequenz, Bronchialsekretion und Pupillenweite titriert. Als Reaktivator der Acetylcholinesterase kann bei frischen Intoxikationen Obidoxim (Toxogonin®) gegeben werden. Dadurch wird das katalytische Zentrum der Acetylcholinesterase dephosphoryliert und reaktiviert. Spalten sich im Verlauf der Blockade Alkylreste ab, ist Obidoxim nicht mehr wirksam.

| MERKE

Starke Bronchialsekretion, Knoblauchgeruch und ZNS-Symptomatik sind typisch für eine Organophosphatintoxikation. Für eine erfolgreiche Therapie ist die kombinierte Gabe von Atropin und Obidoxim entscheidend.

37.13.2 Carbamate

Die Carbaminsäureester (Carbamate), wie z. B. Pyridostigmin oder Neostigmin, sind häufig verwendete Insektizide, Fungizide und Herbizide.

Wirkmechanismus und Symptomatik. Carbamate verursachen eine **reversible** Blockierung der Acetylcholinesterase, die Symptomatik entspricht damit der der Organophosphate.

Therapie. Therapeutisch wird ebenfalls hoch dosiert **Atropin** eingesetzt. Die Gabe von Obidoxim ist nicht indiziert, da die Hemmung der Acetylcholinesterase durch Carbamate reversibel verläuft.

| Fallbeispiel

Der Notarzt wird zu einer jungen Frau gerufen. Die Patientin wurde vom Ehemann im Keller eines Miethauses bewusstlos aufgefunden. Die Frau liegt in Erbrochenem, das teilweise eine blaugrüne Farbe aufweist. Im Keller riecht es nach Knoblauch.

Körperliche Untersuchung. Die Untersuchung zeigt eine Bradyarrhythmie, über der Lunge sind grobblasige Rasselgeräusche, Giemen und Brummen auskultierbar. Die Atemfrequenz ist erhöht, die Pupillen sind eng, es besteht ein deutlicher Speichelfluss, außerdem sind die Reflexe gesteigert und Faszikulationen an der Muskulatur zu sehen.

Diagnose. Aufgrund der cholinergen Symptomatik und der Umgebungssituation ist an eine Organophosphatvergiftung zu denken. Insbesondere der Knoblauchgeruch und die blaugrüne Farbe (Warnfarbe) des Erbrochenen weist auf eine Intoxikation mit dem Insektizid Parathion (E605) hin.

Therapie. Zunächst ist der Selbstschutz zu beachten: Kein direkter Haut- und Schleimhautkontakt: keine Mund-zu-Mund/Nase-Beatmung, Latexhandschuhe. Eine ausreichende Oxygenierung mit Intubation und Sauerstoffbeatmung sowie Sekretabsaugung ist einzuleiten. Hoch dosiertes Atropin dient der kompetitiven Hemmung der Acetylcholin-Rezeptoren. Als Antidot wird Obidoxim gegeben. Bei peroraler Aufnahme wird eine Giftentfernung mit Magenspülung unter Intubationsschutz und der Gabe von Aktivkohle vorgenommen.

37.14 Vergiftungen durch Bakterientoxine

Tab. 37.18 gibt einen Überblick über wichtige Vergiftungen mit Bakterientoxinen.

Tab. 37.18

Vergiftungen durch Bakterientoxine

Gift	Vorkommen	Wirkungsweise	Symptome und Therapie
Botulinustoxin	Toxin von Clostridium botulinum, über Nahrungsmittel, z. B. verdorbene Konserven	hemmt an der präsynaptischen Membran die Freisetzung von Acetylcholin	Vom Kopf absteigende Lähmungen, unbehandelt Tod durch Herz- oder Atemstillstand. Therapeutisch primäre Giftentfernung und Gabe von Antiseren. Daneben symptomatische Behandlung.
Tetanustoxin	Toxin von Clostridium tetani, in infizierten Wunden	bindet an ZNS-Neurone und hemmt dort die Freisetzung von Glycin und GABA (Beseitigung der postsynaptischen Hemmung)	Krämpfe (tonische Muskelanspannungen v. a. in der Nacken- und Rückenmuskulatur), Kieferklemme, unbehandelt Tod durch Ersticken. Therapeutisch gründliche Wundrevision, Beatmung und Muskelrelaxanzien über einen längeren Zeitraum.
Diphtherietoxin	Corynebacterium diphtheriae	Hemmung der Proteinbiosynthese	Je nach Lokalisation und Alter des Patienten als Nasen-, Mandel-/Rachen-, Kehlkopfdiphtherie (Echter Krupp), selten auch Hautdiphtherie; mit Bildung pseudomembranöser Membranen. Erstickungsgefahr durch Schwellung in der Larynxregion. Therapeutisch Antiserum (Antitoxin) und Penicillin.
Choleratoxin	Vibrio cholerae, meist über kontaminiertes Trinkwasser, Meeresfrüchte oder andere Lebensmittel	Choleratoxin bewirkt eine Hypermotilität des Dünndarms und eine Hypersekretion der Schleimhaut durch ADP-Ribosylierung eines G-Proteins: Eine Adenylatcyclase wird irreversibel aktiviert und intrazellulär cAMP gebildet.	Es gibt leichte bis schwere Formen; z. T. bis zu 20–30 Reiswasserstühle pro Tag mit Exsikkose und Anurie, die Patienten können in Extremfällen innerhalb von Stunden versterben. Therapeutisch wird der Verlust von Wasser und Elektrolyten ausgeglichen, außerdem Tetrazyklin oder Cotrimoxazol.

Kapitel 38

Anhang

38.1 Abkürzungsverzeichnis 706

38.1 Abkürzungsverzeichnis

AA	Antiarrhythmika
ABL	*abelson murine leukemia viral oncogene*
ACAT	Cholesterin-Acyltransferasen
ACE	*angiotensin converting enzyme*
ACh	Acetylcholin
AChE	Acetylcholinesterase
ACS	akutes Koronarsyndrom
ACTH	adrenocorticotropes Hormon, Corticotropin
ADH	antidiuretisches Hormon, Vasopressin
ADP	Adenosindiphosphat
AK	Antikörper
AMI	Arzneimittelinteraktionen
AMP	Adenosin-Monophosphat
AMPA-R	Amino-3-Hydroxy-5-Metyl-Propion-Säure (niederschwelliger Glutamat-Rezeptor)
ANP	*atrial natriuretic peptide*
ApoLP	Apolipoprotein
APZ	antigenpräsentierende Zelle
ASS	Acetylsalicylsäure
AT-III	Antithrombin III
ATP	Adenosintriphosphat
AZT	Azathioprin
BChE	Butyrylcholinesterase
BDNF	*brain-derived neurotrophic factor*
BDZ	Benzodiazepine
BNP	*brain natriuretic peptide*
BPH	benigne Prostatahyperplasie
BtM	Betäubungsmittel
CA	Carboanhydrase
cAMP	cyclisches Adenosinmonophosphat
CB1	Cannabinoid-Rezeptor 1
CBG	cortisolbindendes Globulin
CED	chronisch entzündliche Darmerkrankungen
ChE	Cholinesterase
CK	Kreatinkinase
CMV	Cytomegalievirus
COMT	Catechol-O-Methyltransferase
COX	Cyclooxygenase
COX-I	Cyclooxygenase-Inhibitoren
CRF	*corticotropin releasing factor*
CRH	*corticotropin releasing hormone*
CRP	C-reaktives Protein
CSE	*cholesterol synthetizing enzyme*
CTZ	Chemorezeptortriggerzone
DAB	Ductus arteriosus Botalli
DAG	Diacylglycerol
DAO	Diaminooxidase
DAT	Dopamin-Transporter
DDC	Dopa-Decarboxylase
DNCG	Dinatriumchromoglicicum (Cromoglicinsäure)
DPP-4	Dipeptidyl-Peptidase 4
dUMP	Desoxyuridinmonophosphat
DXA	Dualenergie-Röntgenabsorptionsmetrie
EBV	Epstein-Barr-Virus
EDHF	*endothelial-derived hyperpolarizing factor*
EGF	*epidermal growth factor*
EMA	*european medicines agency* (Europäische Arzneimittelagentur)
EMT	extraneuronaler Monoamintransporter
env	*envelope*
EPS	extrapyramidal-motorische Störung
ESBL	*extended-spectrum beta-lactamase*
FDA	*food and drug administration (USA)*
FEV	forciertes endexspiratorisches Volumen
FKBP	*FK506 binding protein*
FSH	follikelstimulierendes Hormon
5-FU	5-Fluorouracil
FVC	forcierte Vitalkapazität
GABA	*gamma-amino-butter-acid*
gag	*group antigen*
GFR	glomeruläre Filtrationsrate
GH	*growth hormone* (Somatostatin)
GHIH	*growth hormone inhibiting hormone*
GIRK	G-Protein-gekoppelter Kalium-Kanal
GLUT	Glukose-Transporter
GLP-1	*glucagon-like peptide 1*
GnRH	*gonadotropin releasing hormone*
GOLD	*global initiative for chronic obstructive lung disease*
GP	Glykoprotein
GR	Glukokortikoid-Rezeptor
GRH	*growth-hormone releasing hormone*
HAART	*highly active antiretroviral therapy*
HBV	Hepatitis-B-Virus
β-HCG	*β-human chorionic gonadotropin*
HCN	hyperpolarisationsaktiviert, durch ein zyklisches Nukleotid gesteuert
HCV	Hepatitis-C-Virus
HER	*human epidermal growth factor*
HER2	*human epidermal growth factor receptor 2*
HES	Hydroxy-Ethyl-Stärke
HDL	*high density lipoprotein*
HIT	heparininduzierte Thrombozytopenie
HSV	Herpes-simplex-Virus
5-HT-R	Serotonin-Rezeptor
HWZ	Halbwertszeit
ICD	*international classification of disease*
IDL	*intermediate density lipoprotein*
IE	internationale Einheiten
IFN	Interferon
IG	Immunglobulin
IGF-1	*insulin-like growth factor 1*
IL	Interleukin
i. m.	intramuskulär
INN	*international non-proprietary name*

ISA	intrinsische sympathomimetische Aktivität	*PD*	Pharmakodynamik
ISDN	Isosorbiddinitrat	*PDE*	Phosphodiesterase
ISMN	Isosorbidmononitrat	*PDGF*	*platelet-derived growth factor*
i. v.	intravenös	*PEPCK*	Phosphoenolpyruvat-Carboxykinase
KHK	koronare Herzkrankheit	*PETN*	Pentaerythrityltetranitrat
KI	Kontraindikation	*PG*	Prostaglandin
Kir	*inward rectifying K^+ channel*	*PG-I_2*	Prostazyklin
LCAT	Lecithin-Cholesterin-Acyltransferase	*PIF*	*prolactin inhibiting factor* (= Dopamin)
LDL	*low density lipoprotein*	*PK*	Pharmakokinetik
LH	luteinisierendes Hormon	*PKA*	Proteinkinase A
LP	Lipoprotein	*RNA*	Ribonukleinsäure
LPL	Lipoproteinlipase	*pol*	Polymerase
MAO	Monoaminoxidase	*POMC*	Pro-Opiomelanocortin
MHC	*major histocompatibility complex*	*PPAR*	*peroxisomal proliferator-activated receptor*
MDMA	3,4-Methylendioxy-N-Methylamphetamin, Ecstasy	*PPB*	Plasmaproteinbindung
MDR	*multiple drug resistance*	*PPI*	Protonenpumpeninhibitor
MESNA	2-Mercaptoethansulfonat-Natrium	*PRL*	Prolaktin
MLCK	*myosin light chain kinase*	*PTH*	Parathormon
MR	Mineralokortikoid-Rezeptor	*R*	Rezeptor
MRP	*multidrug resistance protein*	*RA*	rheumatoide Arthritis
MRSA	methicillinresistenter Staphylococcus aureus	*RAAS*	Renin-Angiotensin-Aldosteron-System
		RAS	Proto-Onkogen aus Ratten-Sarkoma-Viren
MSH	melanozytenstimulierendes Hormon	*REM*	*rapid eye movement*
mTOR	*mammalian target of rapamycin*	*RES*	retikuloendotheliales System
MTX	Methotrexat	*RET*	*rearranged during transfection*
NA	Noradrenalin	*s. c.*	subkutan
NBA	Nicht-Benzodiazepin-GABA-A-Agonist	*SERM*	selektiver Estrogen-Rezeptor-Modulator
NET	Norepinephrin-Transporter	*SERT*	Serotonin-Transporter
NFAT	*nuclear factor of activated t-cells*	*SH*	Sulfonylharnstoff
NFκB	*nuclear factor kappa b*	*SHBG*	sexualhormonbindendes Globulin
NIA	nicht insulinerge Antidiabetika	*SIN-1*	Linsidomin, aktiver Metabolit von Molsidomin
NK1-R	Substanz P-Rezeptor	*STH*	somatotropes Hormon, Somatotropin
NMDA	N-Methyl-D-Aspartat	*NRI*	(selektiver) Noradrenalin-Reuptake-Inhibitor
NMDA-R	N-Methyl-D-Aspartat-Rezeptor (Glutamat-Rezeptor)	*SRI*	(selektiver) Serotonin-Reuptake-Inhibitor
NMH	*niedermolekulares Heparin*	*STH*	somatotropes Hormon (= Somatotropin)
NNH	*number needed to harm*	*SUR*	Sulfonylharnstoff-Rezeptor
NNT	*number needed to treat*	T_3	Triiodthyronin
NO	Stickstoffmonoxid	T_4	Thyroxin
NPC 1L 1	*Niemann-Pick-C 1-like-1-transporter*	*TAH*	Trombozytenaggregationshemmung
NPH-Insulin	neutrales Protamin Hagedorn-Insulin	*TBG*	thyroxinbindendes Globulin
NSA	nichtsteroidale Analgetika (siehe COX-Inhibitoren)	*TCA*	trizyklische Antidepressiva
		THC	Tetrahydrocannabinol
NSAIDs	*non-steroidal antiinflammatory drugs* (siehe COX-Inhibitoren)	*Th 1*	T-Helfer-Lymphozyt 1
		TIA	transitorisch ischämische Attacke
NSRI	Noradrenalin- und Serotonin-Reuptake-Inhibitor	*TIVA*	totale intravenöse Anästhesie
		TKI	Tyrosinkinase-Inhibitor
OTC	*over the counter*	*TNFα*	Tumornekrose-Faktor α
PAF	plättchenaktivierender Faktor	*t-PA*	*tissue-plasminogen-activator*
PAI-1	Plasminogen-Aktivator-Inhibitor 1	*TPO*	Thyroidperoxidase
pAVK	periphere arterielle Verschlusskrankheit	*TRAK*	TSH-Rezeptor-Antikörper
PCA	*patient-controlled analgesia*	*TRH*	*thyreotropin releasing hormone*
PCI	perkutane Koronarintervention	*TRPV$_1$*	*transient receptor potentiated vanilloid receptor type 1*
PCP	Phencyclidin		

TSH	thryeoideastimulierendes Hormon (= Thyreotropin)
TTS	transdermales therapeutisches System
UAW	unerwünschte Arzneimittelwirkung
UE	Untereinheiten
UFH	unfraktioniertes Heparin
UGT	UDP-Glucuronosyltransferase
VAT	vesikulärer Monoamin-Transporter
VEGF	*vascular endothelial growth factor*
VLDL	*very low density lipoprotein*
VRE	vancomycinresistente Enterokokken
VZV	Varicella-Zoster-Virus
ZOK	*Zero-order*-Kinetik

Sachverzeichnis

A

Abacavir 639
Abatacept 546
– Biologics 62
ABC-Transporter 35
Abhängigkeit
– Benzodiazepine 415
– GABA-A-Agonisten 412
– Opioide 382
– physische 416
Abortivum 297
Absorption 29, 32
Acarbose 254
ACAT (Cholesterin-Acyltransferase) 269
ACE-Hemmer 112
– AT_1-Rezeptor-Antagonisten 261
– Differenzialtherapie der Hypertonie 124
– Elimination 115
– GFR-Wirkung 202
– Halbwertszeit 115
– Herzinsuffizienz 135
– Hyperkaliämie 115, 655
– Hypertonie, diabetische 262
– Kombinationen 209
– LV-Dysfunktion 135
– Renin-Angiotensin-System 116
– Symptome, diabetesassoziierte 262
– Teratogenität 662
Acenocoumarol 167
Acerbon® 115
Acetazolamid 205
– Höhenkrankheit 205
Acetylcholin 72
– Adenosin-Rezeptor 96
– Antagonisten, muskarinerge 508
– Asthma 179
– Funktionen, zentralnervöse 514
– Gedächtnis 514
– Morbus Parkinson 502
– Parasympathikus 72
– Peristaltik, gastrointestinale 231
– Schizophrenie 483
– System, cholinerges 72
– Vasodilatation 110
Acetylcholinesterase 74, 518
– Hemmstoffe 517
– Hemmung 75
– Organophosphatvergiftung 702
Acetylcholin-Rezeptor 74
– Agonisten 74
– Analgetika 351
– Antagonisten, muskarinerge 238
– Antidepressiva 458
– M_1-Familie 73
– M_2-Familie 73
– muskarinerger 76
– Neuroleptika 487
– nikotinerger 76
Acetylsalicylsäure 367
– COX-2 367
– Kopfschmerzen 404
– Metabolisierung 367
– Pharmakokinetik 367
– Plasmaproteinbindung 37
– Thrombozytenaggregationshemmung 158
– Vergiftung 685
– Vitamin C 343
– Wirkmechanismus 367
AChE-Inhibitoren, Diarrhö 235
Aciclovir 634, 636
Acipimox 279
Acrolein 562

ACTH (adrenocorticotropes Hormon), Nebennierenrindeninsuffizienz 534
Actilyse® 169
Actinomycin D 569
Actos® 259
Actosolv® 170
Acularl® 366
Acylaminopenicilline 587
– Eigenschaften 586
– Indikationen 587
Adalat® 120
Adalimumab 546
Adefovir 644
Adenohypophyse, Prolaktinfreisetzung 316
Adenoscan® 148
Adenosin
– Halbwertszeit 96
– Herzrhythmusstörungen 148
– Morbus Parkinson 502
Adenosin-Rezeptor 96
Adenylatcyclase 100
ADH (antidiuretisches Hormon) 316
– Blutgerinnung 317
– Freisetzung 317
– Hormon-Rezeptor 314
– Niere 200
– Wirkungen 316
ADHS (Aufmerksamkeitsdefizit-Hyperaktivitätsstörung) 468
– Psychostimulanzien 477
ADI (acceptable daily intake) 679
Adiponectin 248
– PPARγ-Agonisten 259
Adipositas
– Gefäßrisiko 271
– Pharmakotherapie 279
ADP-Rezeptor 97
– Hemmung 97
ADP-Rezeptor-Antagonisten 159
Adrenalin 78
– Blutdruck 81
– Dosisabhängigkeit 81
– Gefäße 81
– Herzrhythmusstörungen 142
– Lokalanästhetika 81
– Peristaltik, gastrointestinale 231
– Rezeptor 80
– Stereoisomere 60
– Synthese 78
– Vasokonstriktion 111
– Wiederaufnahme 80
Adrenalinumkehr 81
$α_1$-Adrenomimetika, Rhinitis, allergische 194
α-Adrenozeptor, Analgetika 351
Adriamycin 569
Adsorbenzien, Giftentfernung 681
Aeromax® 182
Affinität 51, 651
– Dissoziationskonstante 52
Aggression
– 5-HT_1-Rezeptor 87
– GABA-Rezeptor 94
Agitation
– Ecstasy 691
– Kokainvergiftung 692
– LSD-Intoxikationen 693
Agomelatin 465
$α_2$-Agonisten
– Hypertonie 122
– Injektionsnarkotika 427
Agranulozytose
– Clozapin 493
– Neuroleptika 488

– Perchlorat 322
– Thioamide 322
Ajmalin 144
– Angriffspunkte 149
– Indikationen 144
Akathisie 487
– Amisulprid 491
Akinesie, L-DOPA 505
Akineton® 509
Akkommodationsstörung, Antidepressiva 458
Akrophase 657
Aktivierung, neuroendokrine 135
Aktivität
– intrinsische 50, 53
– intrinsische sympathomimetische 118
Aktivkohle
– Acetylsalicylsäure-Vergiftung 685
– Antidepressivavergiftung 686
– Atropinvergiftung 686
– Benzodiazepinvergiftung 687
– Blausäurevergiftung 699
– Bleivergiftung 694
– Ecstasy 691
– Giftentfernung 680, 682
– Knollenblätterpilzvergiftung 702
– Neuroleptikavergiftung 689
– Nikotinvergiftung 693
– Notfallausrüstung 684
– Paracetamolvergiftung 690
– Quecksilbervergiftung 695
– Strychninvergiftung 701
Albendazol 629
– Nematoden 630
Aldactone® 208
Aldosteron 535
– Angiotensin II 201
– GFR-Wirkung 202
Aldosteron-Antagonisten 208
– Herzinsuffizienz 138
– Kaliumausscheidung 204
– Kombinationen 209
– LV-Dysfunktion 135
– Natriumausscheidung 204
– Wirkungen, klinische 210
Alemtuzumab 555, 573
Alendronat 330
Alfacalcidol 329
Alfentanil 390
– Anflutung 378
– Verteilungsvolumen 378
Algeldrat 230
Alkalose 220
– Kaliumspiegel 220
– respiratorische
– Acetazolamid 205
– Acetylsalicylsäure-Vergiftung 685
Alkohol
– Ethylenglykolvergiftung 683
– GFR-Wirkung 202
– Rebound-Epilepsie 436
– Typ-2-Diabetes 265
– Vergiftung 679, 697
– Wirkung, antidiabetogene 264
Alkylanzien 561
– Alkylsulfonate 562
– monofunktionelle 563
– Nitrosoharnstoffe 563
– Platinverbindungen 563
– Stickstofflost-Verbindung 561
Alkylsulfonate 562
Allegro® 406
Allergie
– Histamin-Rezeptor 90
– mykogene 610

Sachverzeichnis

Allergische Rhinitis 194
Allopurinol 281, 566
– Azathioprin 541
Allylamine 611
– Ergosterol 611
– Wirkmechanismus 610
Almogran® 406
Almotriptan 406
Alprazolam 413
– Strukturformel 413
Alprostadil 170
Alteplase 169
Alter
– Hypnotika 421
– Schlafstörungen 421
Alzheimer-Demenz 514
Amantadin 509
– Influenza-Viren 634
Amaryl® 256
Amatoxine 701
Ambene® 366
Amenorrhö, Glukokortikoide 531
Ames-Test 678
Amfepramon 280
Amidinopenicilline, Eigenschaften 586
Amikacin 597
– Daten, klinische 607
Amine
– biogene, Freisetzung 90
– tertiäre, Cholinesterasehemmstoffe 518
γ-Aminobuttersäure 93
– Antikonvulsiva 445
– Bindungsorte 52
– Transaminase 95
Aminogluthetimid 307
– Indikationen 289
– Mammakarzinom 307
Aminoglykoside 597
– Nebenwirkungen 583
– Teratogenität 662
Aminopenicilline 587
– Eigenschaften 586
– Indikationen 587
– Nebenwirkungen 583
5-Aminosalicylsäure
– Colitis ulcerosa 554
– Morbus Crohn 554
Amiodaron 146
– CYP2D6 41
– Dosierung 146
– Halbwertszeit 146
Amisulprid 491
– Pharmakodynamik 492
– Wirkprofil 492
Amitriptylin 399, 460
– Acetylcholin-Rezeptor 458
– Alter 666
– CYP2D6 41
Amlodipin 120
Ammoniak 700
Amöbiasis 622
– Erreger 618
Amorolfin 612
Amoxicillin 587
– Daten, klinische 604, 606
– Schwangerschaft 603
– Wirkspektrum 585
AMPA-Rezeptor, Noziception 353
Amphetamine 469
– Monoamintransporter 81
– Psychostimulanzien 469
– Stereoisomere 60
– Suchtentwicklung 472
Amphotericin B 612
– Arzneimittelinteraktion, pharmazeutische 653
– Daten, klinische 615
– Interaktionen 613

– Nephrotoxizität 612
Ampicillin 587
– Daten, klinische 604, 606
– Wirkspektrum 585
AMPK (AMP-abhängige Proteinkinase) 254
Amuno® 366
Anabolika 310
Anakinra 546
Analgesie
– Opioide 379
– patientenkontrollierte 391
Analgetika
– Placebo 402
– Schmerzen, neuropathische 353
Analgetika-Asthma 363
Analgetikakopfschmerz 364
Analgetika-Nephropathie 362
Anämie
– Bleivergiftung 694
– Eisenmangel 171
– Hypovitaminose 338
– renale 171
– Vitamin B_{12} 342
– Vitamintherapie 347
– Zytostatika 560
Anandamide 98
Anästhetika 426
– Opioide 389
Anastrazol 306
Androgene
– Anabolika 310
– Synthese 308
– Teratogenität 662
– Testosteron 308
– Wirkungen 309
Androgenisierungserscheinungen 311
Androgen-Rezeptor 308
– Antagonisten 310
Androstendion 308
Anexate® 418
Anfall, epileptischer 436
Angina pectoris 128
– Calcium-Kanal-Blocker 131
– Glyceroltrinitrat 129
– instabile 128
– Ivabradin 131, 148
– Molsidomin 130
– Nitrate 129
– stabile 128
Angiotensin Converting Enzyme
– ACE-Hemmer 112
– Endothel 114
– Renin-Angiotensin-System 116
Angiotensin I, Renin-Angiotensin-System 116
Angiotensin II
– Aldosteron 201
– AT_1-Rezeptor 201
– GFR-Wirkung 202
– Nierenfunktion 201
– Renin-Angiotensin-System 116
– Vasokonstriktion 111
Angiotensin-Rezeptor-Neprilysin-Inhibitor (ARNI) 137
Angiox® 164
Angst
– 5-HT_1-Rezeptor 87
– Serotonintransmission 419
Angststörungen 419
Anidulafungin 614
– Daten, klinische 615
Anionenaustauscherharze 274
– Kontraindikationen 275
– Mechanismus 274
– Wirkmechanismus 274
– Wirkungen 274
Anistreplase 170
Anorektika 279

ANP (atriales natriuretisches Peptid)
– GFR-Wirkung 202
– Vasokonstriktion 110
Anpassungsstörung, depressive 453
Ansamycine 594
– Interaktionen 583
– Nebenwirkungen 583
Antagonismus, inverser 256
$α_2$-Antagonisten 461
– Daten, klinische 478
– Rezeptorenhemmung 458
Antazida 89, 230
– Gastrointestinaltrakt 242
Anthrazykline 569
– Kardiomyopathie 570
– Wirkprinzip 561
Antiadiposita 279
– Anorektika 280
– Appetitzügler 280
– biogene Amine 280
– Lipasehemmung 280
– Lipidsenker 284
Anti-Aging 310
Antiallergika 89
Antiandrogene 310
– Cyproteronacetat 310
– Teratogenität 662
Antiarrhythmika
– β-Blocker 145
– Kalium-Kanal-Blocker 146
– Nachdepolarisation 142
– Natrium-Kanal-Blocker 142
– Nebenwirkungen 142
– Schmerztherapie 399
– Vaughan-Williams-Klassifikation 142
– Wirkprinzip 141
– Wirkung, arrhythmogene 142
Antiasthmatika 188
– IgE-Antikörper 187
– Status asthmaticus 190
– $β_2$-Sympathomimetika 180
– Theophyllin 183
Antibiotika
– Angriffspunkte 581
– Diarrhö 235
– Kombinationen 583
– Nebenwirkungen 583
– orale, Daten, klinische 604
– parenterale, Daten, klinische 606
– Persistenz 582
– Resistenzen 581
– Schwangerschaft 603
– Wirkprinzip 561
– Wirkspektrum 581
– zytostatische 568
Antibiotikatherapie
– Dauer 582
– Grundbegriffe 582
– kalkulierte 582
– Pilzinfektionen 610
Anticholinerges Syndrom
– Antidepressivavergiftung 686
– Atropinvergiftung 686
Anticholinergika
– Antiasthmatika 188
– Augeninnendruck 83
– Harninkontinenz 212
– quartäre 182
Antidementiva 516
– Daten, klinische 521
– Demenz 521
Antidepressiva
– ADH-Wirkung 201
– Agomelatin 465
– Alter 665
– Analgetika 400
– Antrieb 473
– Bupropion 466
– Daten, klinische 478

Sachverzeichnis

- Dopamin 457
- Indikationen 475
- Johanniskraut 464
- Kopfschmerzen 407
- Monoaminoxidasehemmstoffe 464
- Nebenwirkungen 457
- Noradrenalin 456, 460
- Noradrenalin-Serotonin-Wiederaufnahmehemmer 462
- Noradrenalinwiederaufnahmehemmer 462
- Pharmakodynamik 455
- Schmerzen, neuropathische 353
- Schmerztherapie 398
- Sedierung 419, 459
- Serotoninwiederaufnahmehemmer 462
- Suizidgefahr 475
- tetrazyklische 461
- Tianeptin 466
- trizyklische 460, 686
- – ADH-Freisetzung 317
- – Angststörung 420
- – Antidot 683
- – Daten, klinische 478
- – Harninkontinenz 213
- – Kontraindikationen 461
- – Krampfschwelle 437
- – Rezeptorenhemmung 458
Antidiabetika
- Arzneimittelinteraktionen 265
- Daten, klinische 266
Antidiabetika, orale 253
- Glukosidasehemmer 254
- insulinotrope 255
- – ATP-sensitiver Kalium-Kanal 255
- – Glinide 256
- – Inkretinmimetika 257
- – Struktur 256
- – Sulfonylharnstoffe 256
Antidiarrhoika 235
Antidot
- Blausäurevergiftung 699
- Definition 683
- Gasvergiftung 699
- Giftentfernung 683
- Knollenblätterpilzvergiftung 702
- Notfallausrüstung 684
- Paracetamolvergiftung 690
- Quecksilbervergiftung 695
- Schwermetallvergiftung 694
Antiemetika 236
- Gastrointestinaltrakt 242
- Kopfschmerzen 407
Antiepileptika 439
- CYP3A4 41
- Schmerzen, neuropathische 353
Antiestrogene 304
- Teratogenität 662
Antifibrinolytika 170
Antihistaminika
- Fahrtüchtigkeit 550
- Indikationen 551
Antihypertensiva
- ACE-Hemmer 112
- Alter 665
- β-Blocker 117
- Diuretika 121
- Herzrhythmusstörungen 148
- Reserve-Antihypertensiva 121
- Schwangerschaft 125
Antikoagulanzien
- Daten, klinische 176
- orale 164
- – neue 167, 169
- Vorhofflimmern 173
Antikoagulation, Prophylaxe 172
Antikonvulsiva 436
- Alter 449

- Arzneimittelinteraktion 438
- Autoinduktion 438
- Barbiturate 444
- Benzodiazepine 444
- CYPP450 438
- Daten, klinische 449
- Folsäure 341
- Nebenwirkungen 438
- Resistenz 439
- Schmerztherapie 399
- Schwangerschaft 448
- Sedierung 438
- Therapieversagen 439
- Wirkprinzip 439
Antikörper
- Aufbau 61
- monoklonaler 61, 545
- – Zytostatika 572
- polyklonaler 61
- rekombinanter 62
Antimetabolite 564
Antimykotika 610
- CYP3A4 41
- Daten, klinische 615
- Ergosterol-Synthese 611
Antineoplastika 558
Antiosteoporotika 328, 333
- Bisphosphonate 329
- Daten, klinische 335
- Teriparatid 332
- Therapiedauer 334
Anti-Parkinson-Mittel, Daten, klinische 512
Antiphlogistika, nichtsteroidale, Gichtanfall 282
Antitrypsin
- COPD 193
- α_1- 193
Antituberkulotika 601
- Erstrang- 601
- Zweitrang- 602
Antitussiva 380
Antrieb
- Antidepressiva 473
- Depression 453
Anxiolyse
- Alprazolam 413
- Bromazepam 413
- Chlordiazepoxid 413
- Clobazepam 413
- GABA-A-Agonisten 411
- GABA-A-Rezeptor 412
- GABA-Rezeptor 94
- Lorazepam 413
- Oxazepam 413
- Serotoninwiederaufnahmehemmer 456, 462
Anxiolytika, Daten, klinische 423
APC (aktiviertes Protein C) 291
APC-Resistenz, Estrogene 291
Aβ-Peptid 514, 516
Apixaban 168
Apo-Go® 507
Apolipoproteine, Blutfettstoffwechsel 268
Apomorphin 507
Aponal® 461
Appetitzügler 279
Applikationswege 32
Aprepitant 238
Aprovel® 117
Aptamere 63
Aquaphor® 207
Arachidonsäure 357
- Endocannabinoide 98
- Icosanoide 357
Arava® 543
Arbeitsplatzkonzentration, maximale 679

Arbeitsplatztoleranzwert, biologischer 679
Arcoxia® 368
Arelix® 206
Argatra® 164
Argatroban 164
Ariboflavinose 339
Aricept® 518
Arimidex® 306
Aripiprazol 491
- Pharmakodynamik 492
- Struktur 491
- Wirkprofil 492
Arixtra® 164
ARNI (Angiotensin-Rezeptor-Neprilysin-Inhibitor) 137
Aromatase, Sexualhormone 286
Aromatasehemmer 306
- Mammakarzinom 307
- Wirkstoffe 289
ARR (absolute Risikoreduktion) 66
Arsenvergiftung 694
ART 638
Artemether 624, 626
Artesunat 626
Arthritis, rheumatoide
- Chloroquin 548
- Goldverbindungen 549
- Immunmodulatoren 547
- Pharmakotherapie 551
- Vitamin E 346
Articain 433
Arzneimittelinteraktion 652
- Alter 664
- Antidiabetika 265
- Antikonvulsiva 438
- Antiosteoporotika 334
- COX-Inhibitoren 364
- Estrogene 312
- funktionelle 654
- Gichttherapeutika 283
- Glukokortikoide 537
- Immuntherapeutika 556
- Lipidsenker 283
- Lithium 467
- Opioide 383
- pharmakodynamische 654
- pharmakokinetische 653
- pharmazeutische 652
- Sedativa 411
- therapeutisch erwünschte 655
Arzneimitteltoxikologie 677
Arzneimittelwirkung, unerwünschte (UAW) 66
Arzneistoff
- Affinität 50
- Bioäquivalenz 33
- Clearance 38
- Definition 28
- Distribution 37
- Elimination 29, 38
- – renale 654
- Eliminationsfraktionen 38
- Eliminationsrate 38
- Halbwertszeit 38
- Herzrhythmusstörungen 148
- Invasion 29
- Kanzerogenität 678
- Kompartimente 45
- Löslichkeitsverhalten 37
- Modulation, nicht kompetitive 53
- Mutagenität 678
- Mutagenitätstest 678
- Nebenwirkung 66
- Osteoporose 333
- Pharmakodynamik 28
- Pharmakokinetik 28
- Plasmakonzentration 44
- Plasmaproteinbindung 37

- Potenz 56
- QT-Zeit-Verlängerung 148
- Schizophrenie 483
- Teratogenität 661, 678
- Teratogenitätstest 678
- Torsade-de-pointes-Arrhythmie 148
- Verteilungskoeffizient 33
- Verteilungsvolumen 35
- Wirkung, maximale 56

Asco Top® 406
Askariasis 627
Aspirin® 367
ASS 367
Astemizol, CYP3A4 41
Asthma bronchiale 178
- Bedarfsmedikation 188
- β-Blocker 119
- Dauertherapie 188
- Histamin-Rezeptor 90
- Hyposensibilisierung 187
- Maßnahmen, nichtmedikamentöse 187
- Pharmakotherapie 187
- Prävention 187
- Sensitivierung 178
- Stufentherapie 188
- Theophyllin 98

AT_1-Rezeptor
- Angiotensin II 201
AT_1-Rezeptor-Antagonisten 116
- ADH-Wirkung 201
- diabetische Nephropathie 261
- Differenzialtherapie der Hypertonie 124
- GFR-Wirkung 202
- Herzinsuffizienz 136
- Hyperkaliämie 655
- LV-Dysfunktion 135
- Renin-Angiotensin-System 116
AT_2-Rezeptor 113

Atacand® 117
Ataraktika 410
Atarax® 418
Atazanavir 641
Atemdepression
- Benzodiazepine 415
- - Vergiftung 687
- Gammahydroxybutyrat 692
- Opioide 382
- - Vergiftung 689
Atemwegserkrankungen, obstruktive 178
Atenolol
- Antihypertensiva 118
- Eigenschaften, pharmakologische 118
Atezolizumab 573
Atherosklerose
- Diabetes mellitus 247
- Dysfunktion, endotheliale 273
- Estrogene 273
- Gestagene 273
- Hormone 273
- Hypercholesterinämie, familiäre 271
- Hypertriglyzeridämie 271
- Lipidkern 272
- Makrophagen 272
- Pathogenese 271
- Plaqueruptur 272

Atomoxetin 472
Atorvastatin 277
- Schlaganfallprävention 278
Atosiban 308, 316
Atosil® 489
Atovaquon 624, 626
ATP 96
- Glukose 245
Atriales natriuretisches Peptid (ANP)
- GFR-Wirkung 202
- Vasokonstriktion 110

Atropin 75
- Herzrhythmusstörungen 141
- Magenspülung 682
- Nikotinvergiftung 693
- Notfallausrüstung 684
- Organophosphatvergiftung 683, 703
- Stereoisomere 60
- Vergiftung 686
Attentin® 470
Aufmerksamkeitsdefizit-Hyperaktivitätsstörung 468
- Psychostimulanzien 477
Aufsättigungsdosis 47
Augeninnendruck
- Glukokortikoide 531
- Regulation 83
Auranofin 549
Aurorix® 464
Aurothioglukose 549
Ausscheidung, siehe Exkretion 38
Autoantikörper, Typ-1-Diabetes 247
Autorezeptor 83
Avandia® 259
Avastin® 573
Avibactam 587
AVP siehe ANP
Axitinib 577
Axura® 516
Azathioprin 541
- Wirkmechanismus 541
Azidose 220
- metabolische
- - Kohlenmonoxidvergiftung 699
- - Methanolvergiftung 697
- Therapie 220
Azithromycin 599
- Daten, klinische 605, 607
Azole 611
- Ergosterol 611
- Indikationen 612
- Pharmakokinetik 612
- Wirkmechanismus 610
Aztreonam 590
- Nebenwirkungen 590
- Wirkspektrum 585

B

Bacitracin 591
Baclofen
- Analgetika 400
- GABA-B-Rezeptor 95
Bakeriostase 581
Bakterien 581
- 70S-Ribosomen 596
- DNA 593
- gramnegative 584
- grampositive 584
- Resistenzen 581
- tolerante 582
Bakterientoxine 703
Bakterizidie 581
Balantidiose 623
Bambuterol 180, 182
Barbiturate 417
- Alter 666
- Antikonvusliva 444
- CYP2C9 41
- GABA-A-Rezeptor 94, 417
- Injektionsnarkotika 427
- Wirkprofile 412
Basaltemperatur, Progesteron 293
Basiliximab 546
Basistherapeutika 540
BAT (biologischer Arbeitsplatztoleranzwert) 679
Bateman-Funktion 44
Bayotensin® 120
Beclometason 185

Bedaquilin 602
Bedarfsmedikation, Tumorschmerzen 401
Beers-Kriterien 666
Belastungsinkontinenz 211
Belok-Zok® 118
Benazapril 115
Benperidol 490
Benralizumab 187
Benserazid 504
ben-u-ron® 368
Benzathin-Penicillin G, Wirkspektrum 586
Benzatropin 509
Benzbromaron 282
Benzin, Vergiftungssymptome 697
Benznidazol 621
Benzodiazepine 412
- Abhängigkeit 415
- Akathisie 486
- Alkohol 94
- Analgetika 400
- Angsterkrankung 420
- Antagonisierung 95
- Antidot 683
- Antikonvulsiva 444
- Atemdepression 415
- Cannabinoidvergiftung 691
- Entzug 415
- GABA-A-Rezeptor 94, 411
- Hangover 415
- Indikationen 415
- Injektionsnarkotika 426
- Kokainvergiftung 692
- Kontraindikationen 416
- Krampfschwelle 437
- Missbrauch 415
- Muskelrelaxierung 415
- Nebenwirkungen 415
- Rebound 416
- Schmerztherapie 399
- Status asthmaticus 190
- Strukturformeln 413
- Teratogenität 662
- Toleranzentwicklung 416
- UGT2B7 41
- Vergiftung 687
- Wirkprofile 412
Benzol, Vergiftungssymptome 697
Benzothiadiazine siehe Thiaziddiuretika 207
Benzothiazepine 119
Benzylpenicillin 586
- Eigenschaften 586
- Indikationen 587
Benzylpenicillin-Benzathin, Daten, klinische 606
Benzylpenicillin-Procain, Daten, klinische 606
Beri-Beri 339
Berotec® 182
Beruhigungsmittel siehe Sedativa 410
Bespar® 420
Betamethason 528
Betaxolol, Eigenschaften, pharmakologische 118
Bethanechol 75
Bevacizumab 573
Bewusstlosigkeit
- Antidepressivavergiftung 686
- Ethylenglykol 698
- Kohlenmonoxidvergiftung 699
- Lösungsmittel 697
Bewusstseinsstörung
- Acetylsalicylsäure-Vergiftung 685
- Kokainvergiftung 692
- Krampfanfälle 436
Bezafibrat 278
Bifiteral® 234

Sachverzeichnis

Bifonazol 611
Biguanide
– Antidiabetika 266
– Nicht-Insulin-Antidiabetika 260
Bikarbonat, Thiaziddiuretika 207
Biltricide® 628
Bindung
– allosterische 52
– orthosterische 52
Biologics 60, 540
– Arthritis, rheumatoide 553
Biosimilar 33
Bioverfügbarkeit
– Androgene 308
– Arzneistoff 33
– AT_1-Rezeptor-Antagonisten 116
– β-Blocker 118
– Calcium-Kanal-Blocker 120
– Digitoxin 139
– Digoxin 139
– Gabapentin 442
– Glukokortikoide 184
– Schleifendiuretika 206
– Statine 276
Biperiden 509
– Akathisie 486
– Frühdyskinesien 486
– Harninkontinenz 211
– Neuroleptikavergiftung 683, 689
– Notfallausrüstung 684
Bisacodyl 234
Bismut 231
Bisoprolol
– Eigenschaften, pharmakologische 118
– Herzinsuffizienz 136
Bisphosphonate 329
– Analgetika 400
– Arzneimittelinteraktion, pharmazeutische 653
– Osteoporose 334
– Tumorschmerzen 401
Bivalirudin 164
Blasenatonie, Bethanechol 75
Blasenbilharziose 627
Blasenentleerungsstörung 210
Blausäurevergiftung 698
– Antidot 683
Bleivergiftung 693
– Enzephalopathie 694
Bleomycin 570
– Wirkprinzip 561
$α_1$-Blocker
– Differenzialtherapie der Hypertonie 124
– Harninkontinenz 211, 213
– Hypertonie 122
β-Blocker 117, 687
– Aktivität, intrinsische sympathomimetische 118
– Augeninnendruck 83
– Differenzialtherapie der Hypertonie 124
– Dyslipoproteinämie 271
– Halbwertszeit 118
– Herzinsuffizienz 136
– – Dosissteigerung 136
– Herzkrankheit, koronare 128, 131
– Herzrhythmusstörungen 145, 148
– Hyperkaliämie 655
– Hypertonie, diabetische 262
– Indikationen 118
– Lipophilie 118
– LV-Dysfunktion 135
– Membranstabilisierung 118
– Migräneprophylaxe 407
– Rebound-Effekt 119
– Rezeptor
– – adrenerger 83
– – $β_1$- 117

– – $β_2$- 119
– $β_1$-Selektivität 118
– Symptome, diabetesassoziierte 262
– Vasodilatation 118
– Wirkung, antidiabetogene 263
Blutdruck
– Adrenalin 81
– Amphetamine 471
– Calcium-Kanal-Blocker 120
– diabetische Nephropathie 261
– Estrogene 287, 291
– Herzkrankheit, koronare 129
– Sollwerte 110
Blutdruckabfall
– β-Blocker-Vergiftung 687
– Zytostatika 560
Blutdrucksenkung
– Calcium-Kanal-Blocker 120
– Estrogene 287
– Notfall, hypertensiver 125
– Opioide 383
Blutfette
– erhöhte 268
– Leber 269
– Statine 278
– Stoffwechsel 268
– Stress 272
Blutgefäße
– Estrogene 287
– Ethanol 697
Blutgerinnung
– ADH 317
– Androgene 309
– Estrogene 287
– Hemmstoffe 157, 172
– – ambulante 164
– – Arzneimittelinteraktionen 175
– Hemmung 155
– – Schwangerschaft 174
Blut-Hirn-Schranke 35
– Cholinesterasehemmstoffe 518
– Methylphenidat 470
Blutschizontozide 625
Blutverlust, Reninfreisetzung 201
Blutzucker, Diabetes mellitus 245
Blutzuckerspiegel
– Coma diabeticum 263
– Glukagon 246
– Insulin 245
BNP, GFR-Wirkung 202
Bondiol® 329
Boostern 641
Bortezomib 578
Bosutinib 576
Botulinumtoxin 77, 214, 704
Bradykardie
– β-Blocker 119
– – Vergiftung 687
– Hypothyreose 318
– Opioide 383
– paradoxe 76
Bradykinese, Morbus Parkinson 500
Bradykinin
– ACE-Hemmer 112, 114, 135
– AT_1-Rezeptor-Antagonisten 116, 136
– Renin-Angiotensin-System 116
– Vasodilatation 110
Brentuximab vedotin 573, 575
Brevimytal® 427
Bricanyl® 182
Bridging 172
Brilique® 159
Brivudin 636
Bromazepam 413
Bromocriptin, Prolaktinfreisetzung 316
Bronchodilatation, $β_2$-Sympathomimetika 180
Bronchokonstriktion
– Adenosin-Rezeptor 97

– Leukotrien-Hemmstoffe 186
– Leukotriene 363
Brotizolam 413
Brustdrüse
– Estrogene 287
– Prolaktin 316
budding 632
Budecort® 186
Budesonid 186
Budipin 509
Bupivacain 433
Buprenorphin 388
– Antagonisierung 390
– Applikation, transdermale 391
– Rezeptoraffinität 378
Bupropion 466
– CYP2D6 41
Buserelin, Indikationen 305
Buspiron 420
Busulfan 562
Busulfan-Lunge 563
Butylscopolamin 230
Butyrophenone 490
– Daten, klinische 498
– Vergiftung 689
Butyrylcholinesterase 74, 518
– Succinylcholin 76

C

Cabergolin, Prolaktinfreisetzung 316
Cadmiumvergiftung 694
Calciferol 344
Calcineurin 543
Calcitonin
– Knochenaufbau 332
– Knochenwirkung 327
– Osteoklasten 332
– Osteoporose 334
Calcitriol 329
– Osteoporose 333
Calcium
– Bisphosphonate 330
– Calcitoninwirkung 332
– Fluorinteraktion 332
– Hydrocortisoneinfluss 525
– Indikationen 221
– Knochen 326
– Knochenwirkung 327
– Konzentration, intrazelluläre, Calcium-Kanal-Blocker 119
– Parathormonwirkung 332
– Substitution 328
– – Darreichungsformen 328
– – Kontraindikationen 328
– – Osteoporose 333
– Vitamin-D_3-Substitution 329
Calcium Sandoz® 221
Calcium-Kanal 102
– Amiodaron 146
– Analgetika 351
– Antiarrhythmika 147
– Erregung, neuronale 437
– Lamotrigin 441
– Schmerztherapie 399
– Ziconotid 396
Calcium-Kanal-Blocker 119, 147
– CYP3A4 41
– diabetische Nephropathie 262
– Diltiazem-Typ 119
– First-pass-Metabolismus 121
– Flush 121
– Gruppen 119
– Herzkrankheit, koronare 128, 131
– Herzrhythmusstörungen 148
– Hypertonie, diabetische 262
– Migräneprophylaxe 407
– Nifedipin-Typ 119
– Symptome, diabetesassoziierte 262

- Vasodilatation 120
- Verapamil-Typ 119
Calmodulin 102
Ca-Mg-Carbonat 230
cAMP 100
- Wirkung, zelltypabhängige 101
- β$_2$-Sympathomimetika 180
Candesartan 117
- Herzinsuffizienz 136
- Wirkung 116
Cannabidiol 447
Cannabinoide 98, 691
- Antiemetika 238
- Augeninnendruck 83
- medizinische 396
- - Wirkstoffe 397
- Vergiftung 691
Cannabinoid-Rezeptor 99
- Analgetika 351
- Stimulation 99
Capecitabin 566
Capreomycin 602
Capsaicin 396
- Analgetika 400
Captopril, Halbwertszeit 115
Capval® 380
Carbachol
- Augeninnendruck 83
- Prokinetika 233
Carbamatvergiftung 703
Carbamazepin 440
- Analgetika 400
- CYP2C9 41
- Dyslipoproteinämie 271
- Schmerztherapie 399
- Struktur 441
- Teratogenität 662
- Wirkprofil 440
Carbapeneme 589
- Überblick 585
Carbidopa 504
Carbimazol 322
Carboanhydrase 205
Carboanhydrasehemmer 205
- Alkalose 220
- Angriffspunkte 200
- Augeninnendruck 83
- Wirkstoffe 205
- Wirkungen, klinische 210
Carboplatin 563
Carboxymethylzellulose 234
Carfilzomib 578
β-Carotin 343
Carvedilol
- Eigenschaften, pharmakologische 118
- First-pass-Effekt 118
- Herzinsuffizienz 136
- Hypertonie, diabetische 262
Caspofungin 614
- Daten, klinische 615
- Indikationen 614
Cassadan® 413
Catapresan® 122, 399, 427
Catechol-O-Methyl-Transferase 80, 91, 483
- Dopamin 504
- Hemmstoffe 504
- L-DOPA 504
- Morbus Parkinson 503
CB$_1$-Cannabinoid-Rezeptor 99
CB$_2$-Cannabinoid-Rezeptor 99
CEE (conjugated equine estrogens) 289
Cefaclor 588
- Daten, klinische 604
- Indikationen 588
- Wirkspektrum 585
Cefadroxil 589
- Daten, klinische 604
Cefalexin 589
- Daten, klinische 604

Cefazolin 588
- Daten, klinische 606
- Indikationen 588
- Wirkspektrum 585
Cefepim 588
- Daten, klinische 606
- Indikationen 588
- Wirkspektrum 585
Cefixim 589
- Daten, klinische 604
- Indikationen 588
- Wirkspektrum 585
Cefotaxim 588
- Daten, klinische 606
- Indikationen 588
- Pharmakokinetik 588
- Wirkspektrum 585
Cefpodoxim-Proxetil 589
- Daten, klinische 604
- Indikationen 588
- Wirkspektrum 585
Ceftarolin 589
- Daten, klinische 606
Ceftazidim 588
- Daten, klinische 606
- Indikationen 588
- Wirkspektrum 585
Ceftobiprol 589
Ceftolozan 589
Ceftriaxon 588
- Daten, klinische 606
- Indikationen 588
- Pharmakokinetik 588
- Wirkspektrum 585
Cefuroxim 588
- Daten, klinische 606
- Indikationen 588
- Wirkspektrum 585
Cefuroxim-Axetil 589
- Daten, klinische 604
- Indikationen 588
- Wirkspektrum 585
Ceiling-Effekt, Buprenorphin 389
Celebrex® 368
Celecoxib 368
Celiprolol, Eigenschaften, pharmakologische 118
CellCept® 542
Centrorelix, Indikationen 305
Cephalosporine 588
- Interaktionen 583
- Pharmakokinetik 588
- Resistenz 588
- Schwangerschaft 603
- Überblick 585
CER (control even rate) 66
Certoparin 163
Ceruletid 233
Cetirizin 551
CETP (Cholesterinester-Transferprotein) 269
Cetuximab 573
cGMP 100
- Molsidomin 129
- Nitrate 129
Chagas-Krankheit 621
- Erreger 618
Chemorezeptor-Triggerzone 84
- D$_2$-Antagonismus 86
Chemotherapie 558
- Frühreaktion 560
- Nebenwirkungen 560
- Resistenz 559
- Sofortreaktion 560
- Verdopplungszeiten 559
Child-Pugh-Klassifikation 43
Chinidin 144
- Harninkontinenz 211
- Indikationen 144

- Wechselwirkungen 145
Chinin 624
- Halbwertszeit 626
Chloraldurat blau® 419
Chloralhydrat 419
Chloramphenicol 600
- Interaktionen 583
- Nebenwirkungen 583
- Teratogenität 662
Chlordiazepoxid 413
Chlorid-Kanal 104
Chloroquin 548, 624
- Krampfschwelle 437
- Verteilungsvolumen 36
Chlorpromazin 489
Chlorprothixen 489
- Struktur 489
Chlortalidon 207
- Hypertonie 121
Chlorwasserstoff 700
Choleratoxin 704
Cholesterin
- ACAT 269
- Ausscheidung 271
- Ezetimib 274
- Funktion 268
- Gefäßrisiko 271
- Herzkrankheit, koronare 129
- Hypercholesterinämie, familiäre 271
- LCAT 269
- Lipidsenker 274
- Lipidstoffwechsel 270
- Lipoproteine 268
- Schaumzelle 272
- Statine 275
- Sterine 279
- Synthesehemmung 275
- Transport, reverser 270
Cholesterin-Acyltransferase 269
Cholesterinester-Transferprotein 269
Cholesterol, Sexualhormone 286
Cholezystokininmimetika 233
Cholinacetyltransferase 72
Cholinesterasehemmstoffe 517
- Nebenwirkungen 518
Chronisch-obstruktive Lungenerkrankung 179
Chronopharmakologie 657
Chylomikronen
- Lipidstoffwechsel 270
- Lipoproteinlipasen 269
- Remnants 269
- Zusammensetzung 268
Cibacen® 115
Ciclesonid 185
Ciclopirox 614
Ciclosporin 543
- CYP3A4 41
Cilastatin 589
Cilazapril 115
Cilostazol 170
Cimetidin 229
- CYP2C9 41
- CYP2D6 41
Cinchonismus 145
Cipramil® 462
Ciprofloxacin
- CYP1A2 41
- Daten, klinische 604, 607
- Eigenschaften 594
Circadin® 419
Cisplatin 563
Citalopram 462
- Stereoisomere 60
Cladribin 566
- Indikationen 565
- Wirkprinzip 565

Sachverzeichnis

Clarithromycin 599
- CYP3A4 41
- Daten, klinische 605, 607
Clarium® 507
Clavulansäure 587
Clearance 38
Clemastin 551
Clindamycin 600
- Daten, klinische 605, 607
- Pharmakokinetik 600
Clobazam 413
- Strukturformel 413
- Wirkprofil, antikonvulsives 445
Clofarabin 567
Clomethiazol 419
- Vitamin B_1 339
Clomifen 304
- Indikationen 289
- Wirkmechanismus 304
- Wirkprofil 306
Clomipramin 461
Clonazepam 413
- Wirkprofil, antikonvulsives 445
Clonidin 399
- Analgetika 400
- Hypertonie 122
- Injektionsnarkotikum 427
- Notfall, hypertensiver 125
- α_{2A}-Rezeptor 83
Clopidogrel
- ADP-Rezeptor 97
- P_2Y_{12}-R-Rezeptor-Antagonist 159
- Resistenz 159
Clostridium-difficile-Infektion 595
Clotrimazol 611
Clozapin 492
- CYP1A2 41
- Nebenwirkungen 493
- Pharmakodynamik 492
- Struktur 491
- Wirkprofil 492
- Wirkung, diabetogene 263
Cobalamin 341
Cockroft-Gault-Formel 43
Codein 380, 385
- CYP2D6 41
- Giftung 42
- Mischung mit COX-Inhibitoren 372
- Tumorschmerzen 400
- Wirkung, antitussive 380
Codipront® 380, 385
Cogentin® 509
Colchicin 282
Colesevelam 274
Colestagel® 274
Colestyramin 274
- Herzglykosidvergiftung 140
Colistin 591
- Daten, klinische 607
Colitis ulcerosa 547
- Pharmakotherapie 553
Colon irritabile, Therapie 240
Coma diabeticum 263
- Therapie 263
Compliance
- Alter 665
- Bisphosphonate 331
- Hypertonie 125
- Kontrazeptiva 299
COMT siehe Catechol-O-Methyl-Transferase 80
Comtess® 504
Concor® 118
Conivaptan 317
Conotoxine 396
Contergan® 422
Contergan-Skandal 422
Controller 187

COPD (chronisch-obstruktive Atemwegserkrankung) 178
- β-Blocker 119
- Exazerbation 193
- Stufentherapie, medikamentöse 192
- Theophyllin 98
- Therapie, nicht medikamentöse 191
Corangin Nitrospray® 130
Cordarex® 146
Cortisol
- Rhythmik, zirkadiane 526
- Transcortin 526
Corvaton® 130
Cotrimoxazol 593
- Daten, klinische 607
Coumadin® 167
Coversum® 115
COX-1 356
- Gastrointestinaltrakt 361
- Piroxicam 366
COX-2 357
- Acetylsalicylsäure 367
- Meloxicam 366
- PG-I_2 362
COX-Inhibitoren 356, 365
- Alter 665
- Diarrhö 235
- Flurbiprofen 366
- Hyperkaliämie 362
- Ibuprofen 366
- Indometacin 366
- Leber 364
- Lunge 363
- Meloxicam 366
- Mischpräparate 372
- Naproxen 366
- Nebenwirkungen 361
- Neuropathie, diabetische 401
- nicht antiinflammatorische 368
- Niere 362
- Oxicame 366
- Phenylbutazon 366
- Protonenpumpenhemmer 361
- Schwangerschaft 373
- Teratogenität 662
- Transaminasen 364
- Tumorschmerzen 400
- Wirkprofil 360
- Wirkung 360
Coxibe 359, 368
- GFR-Wirkung 202
C-Peptid 245
Cranoc® 277
Cromoglicinsäure 186, 190
Cromone 188
CSE-Hemmstoffe 275
Cumarin-Nekrose 167
Cumarine 164
- Nebenwirkung 167
Cushing-Symptomatik 529
Cyanocobalamin 341
Cyclokapron® 170
Cyclooxygenase 356
- Analgetika 351
Cyclophosphamid 562
- CYP2C9 41
Cymbalta® 462
Cynt® 122
CYP1A2, Arzneimittelinteraktion 41
CYP2C9
- Arzneimittelinteraktion 41
- Polymorphismen 658
CYP2C19, Arzneimittelinteraktion 41
CYP2D6
- Anticholinergika 213
- Antidepressiva, trizyklische 460
- Arzneimittelinteraktion 41
- Klasse-I-Antiarrhythmika 145
- Polymorphismen 658

- Zonisamid 444
CYP3A4
- Amiodaron 147
- Anticholinergika 213
- Arzneimittelinteraktion 41
- Calcium-Kanal-Blocker 121
- Ciclosporin 543
- Inhibitoren 41
- Johanniskraut 465
- Levomethadon 388
- Montelukast 186
- Oxcarbazepin 441
- Phenytoin 443
- Quetiapin 493
- Sirolimus 545
- Zonisamid 444
CYP3A5, Polymorphismen 658
CYP450
- Estrogene 312
- Valproinsäure 442
Cyproteronacetat 310
Cystatin C 42
Cysticide® 628
Cytarabin 564
- Indikationen 565
- Wirkprinzip 565
Cytochrom-P450-Enzyme (CYP) 653
Cytochrom-P450-System 39

D

D_2-Agonisten 506
- Anwendung 511
- Impulskontrolle 507
- Kontraindikationen 507
D_1-Rezeptor 85
D_2-Rezeptor 85
- Agonisten 86, 506
- Antagonismus 86
- Antagonisten
- - Antiemetika 236
- - Gastrointestinaltrakt 242
- - Prokinetika 232
- konventionelle Neuroleptika 489
- Neuroleptika 484, 491
- Neuroleptika, atypische 484
- Prolaktin 316
D_3-Rezeptor 85
D_4-Rezeptor 85
D_5-Rezeptor 85
Dabigatran 167
Dabrafenib 577
Dacarbazin 563
Dactinomycin 569
Dalbavancin 590
- Daten, klinische 606
Dalmadorm® 413
Dalteparin 163
Dämpfung
- dissoziative 489
- zentrale 410
Danaparoid 164
Danazol, Teratogenität 662
Dantrolen 429
Dapagliflozin 260
Dapotum® 489
Daptomycin 591
- Daten, klinische 607
Darifenacin 213
Darmatonie, Bethanechol 75
Darmbilharziose 627
Darmerkrankung, chronisch-entzündliche, Pharmakotherapie 553
Darunavir 641
Dasatinib 576
Daunorubicin 569
dC&K-Modell 54
DDT 619
Decentan® 489

Decitabin 566
DEET 618
Deferoxamin 171
– Eisenvergiftung 683, 688
Deflazacort 528
Dehydratation 219
– Salicylismus 685
– Therapie 219
Dehydroepiandrosteron, Anti-Aging 310
Delamanid 602
Delir
– Antidepressivavergiftung 686
– Atropinvergiftung 686
– DIAPPERS 212
Delix® 115
Demenz
– Acetylcholin 514
– Antidementiva 521
– Definition 514
– Depression 520
– Donepezil 75
– Ginkgo biloba 517
– Hormonersatztherapie 303
– Kernsymptome 514
– Memantin 516
– mit Lewy-Körperchen 520
– Morbus Parkinson 510
– Neuroleptika 495
– Pathogenese 514
– Rivastigmin 75
– vaskuläre 515
Denileukin, Biologics 62
Denosumab 331
– Osteoporose 334
Depotpenicilline, Wirkspektrum 585
Depression 453
– Antikonvulsiva 439
– Chronifizierung 453
– Demenz 520
– Glukokortikoide 455
– larvierte 453
– MAO-A-Hemmung 88
– Monoamin-Hypothese 454
– Morbus Parkinson 510
– Multimorbidität 453
– Neuroneogenesestörung 455
– Noradrenalin 454
– Pathogenese 454
– Phasenprophylaktika 466
– reaktive 453
– saisonale 453
– Serotonin 454
– Serotoninwiederaufnahmehemmer 456
– Somatisierung 453
– Symptomatik 453
– Therapie, bei Schizophrenie 495
– Thyroxinsubstitution 320
Dermatitis
– Kortikoide 533
– Zytostatika 560
Desfluran 429
Desibuprofen 366
Designer-Drogen 691
Desipramin 460
Deslansoprazol 228
Desmethyldiazepam 42
Desmopressin 317
– Biologics 62
Desogestrel, Wirkprofil 295
Dexamethason 528
– Eigenschaften 527
Dexamfetamin 470
Dexdor® 427
Dexmedetomidin, Injektionsnarkotikum 427
Dextrane 219
Dextromethorphan 380

Diabetes insipidus 316
– centralis 317
– Lithium 467
– renalis 317
Diabetes mellitus 245
– Atherosklerose 247
– Blutzucker 245
– Coma diabeticum 263
– Folgeschäden 261
– Gefäßrisiko 271
– Hyperglykämie 263
– Hyperlipidämie 262
– Hypertonie 262
– Klassifikation 246
– Makroangiopathie 261
– Mikroangiopathie 261
– Nephropathie 261
– Neuropathie 262
– Retinopathie 261
– Symptome 247
– Vitamintherapie 347
Diacetylmorphin 389
Diaminooxidase 88
Diaminopyrimidine 592
Diamox® 205
DIAPPERS 212
Diarrhö 235
– Therapie 240
Diastabol® 254
Diazepam 413
– Alkohol 94
– Alkoholvergiftung 698
– Alter 666
– Antidepressivavergiftung 686
– Cannabinoidvergiftung 691
– Ecstasy 691
– LSD-Intoxikationen 693
– Metaboliten 42
– Notfallausrüstung 684
– Status asthmaticus 190
– Strychninvergiftung 701
– Wirkprofil, antikonvulsives 445
Diazoxid, Wirkung, diabetogene 263
Diblocin® 122
Diclofenac 366
– CYP2C9 41
– Hyperkaliämie 655
– Kopfschmerzen 404
– Lebertoxizität 44
Digimerck® 139
Digitalis
– Antidot 683
– Fall, klinischer 688
– Herzglykoside 139
– Hyperkaliämie 205
– Hypokaliämie 205
Digitoxin 139
– Dosisanpassung 657
– Herzinsuffizienz 139
– Herzrhythmusstörungen 147, 149
Digoxin 139
– Herzinsuffizienz 139
– Herzrhythmusstörungen 147, 149
Dihydergot® 407
Dihydralazin
– Hypertonie 122
– Notfall, hypertensiver 125
Dihydroartemisinin 627
Dihydrocodein 380, 385
– Retardpräparat 391
Dihydroergotamin 407
Dihydrofolsäurereduktase 564
Dihydropyridine 119
5α-Dihydrotestosteron 308
– 5α-Reduktase-Hemmstoffe 310
Dilatation, Mediatoren 110
Dilatrend® 118

Diltiazem 120, 147
– Herzrhythmusstörungen 149
Dilzem® 120
Dimebolin 519
Dimenhydrinat 237
Dimercaptopropansulfonsäure
– Bleivergiftung 694
– Quecksilbervergiftung 695
– Schwermetallvergiftung 683, 693
4-Dimethylaminophenol
– Blausäurevergiftung 683, 699
– Notfallausrüstung 684
Dimethylfumarat 555
Dimetinden 551
Dinoprost 308
Dinoproston 308
Diovan® 117
Diphenhydramin 238, 418, 551
Diphenylbutylpiperidine 490
Diphtherietoxin 704
Dipidolor® 386
Diplopten 591
Dipyridamol 160
– Alter 666
Disoprivan® 428
Dissoziationskonstante 51
Distraneurin® 419
Distribution 29, 33
– Ionenfalle 34
– Niereninsuffizienz 656
– Veränderung, körperliche 660
Diurese
– Androgene 309
– Antidepressivavergiftung 686
– Giftentfernung 682
Diuretika
– Aldosteronantagonisten 208
– Alter 665
– Arzneimittelinteraktionen 214
– Carboanhydrasehemmer 205
– Daten, klinische 215
– Differentialtherapie der Hypertonie 124
– Escape-Phänomen 203, 206
– Harninkontinenz 211
– Herzinsuffizienz 138
– Hyperglykämie 204
– Hypertonie 121
– Hyperurikämie 204
– Indikationen 202
– kaliumsparende 208
– – Angriffspunkte 200
– – Kombinationen 210
– Kombinationen 209
– LV-Dysfunktion 135
– Nebenwirkungen 203
– osmotisch wirksame 205
– Rebound-Effekt 203, 206
– Thiazide 207
– Tubulussystem 200
– Wirksamkeit 203
– Wirkung 203
DMARDS (disease modifying anti-rheumatic drugs) 540
DNA-Polymerase 593
– Hemmstoffe 634, 636
DNA-Wirkung, Kortikoide 524
Dobendan Strepsils® 366
Docetaxel 567
Dociton® 118
Dogmatil® 494
Dokosahexaensäure 279
Dolantin® 386
Dolutegravir 640
Dominal® 489
Domperidon 232
– Diarrhö 235
Donepezil 518
– Daten, klinische 521

Dopamin 84
– Abbau 84
– Adenosin-Rezeptor 96
– ADHS 469
– Adipositastherapie 280
– Antidepressiva 457
– Clozapin 493
– Depression 454
– Drogen 84
– Kokainwirkung 692
– Morbus Parkinson 500, 502
– Neuroleptika 484
– Peristaltik, gastrointestinale 232
– Prolaktinfreisetzung 316
– Schizophrenie 483
– Suchtentwicklung 472
– Synthese 84
– Wiederaufnahme 80, 84
– Wirkprofil 504
Dopamin-Antagonisten 509
Dopamindecarboxylase 86, 504
Dopamin-Rezeptor 84
– Agonisten 86
– Aripiprazol 491
– Neuroleptika 484
– Neuroleptikanebenwirkungen 486
Dopamintransporter 80, 91
– ADHS 469
– Hemmung 81
– Selegilin 508
Doravirin 640
Dormicum® 413
Dorzolamid 205
Dosieraerosol 180
Dosisanpassung
– Leberinsuffizienz 657
– Niereninsuffizienz 656
Dosis-Bindungs-Kurve 53
– Ligandeninteraktion 53
Dosis-Wirkungs-Kurve 57
– Schleifendiuretika 206
– Thiazide 206
Doxazosin 213
– Hypertonie 122
Doxepin 461
– Alter 666
– Schlafmittel 419
Doxorubicin 569
Doxylamin 418, 551
Doxyzyklin 598, 624
– Daten, klinische 605, 607
D-Penicillamin 549
– Bleivergiftung 694
– Quecksilbervergiftung 695
– Schwermetallvergiftung 693
DPP-4-Hemmer 258
Dranginkontinenz 212
Dreiphasenpräparate 298, 300
Drogenintoxikation
– Cannabinoide 691
– Designer-Drogen 691
– Gammahydroxybutyrat 692
– Häufigkeit 679
– Kokain 692
– Lysergsäurediethylamid 692
Drogenpsychose 483
Dronabinol
– Analgetika 400
– Antiemetika 238
Drospirenon 295
drug monitoring 658
drug targeting 31
Dubois-Formel 660
Dulaglutid 258
Duloxetin 213, 399, 462
– CYP2D6 41
Durchblutungsförderung 170
Dusodril® 170
Dutasterid 310

Dynorm® 115
Dynorphin 377
Dysfunktion
– endotheliale 273
– – Statine 276
– erektile 206
Dyskinesie 486
– Butyrophenone 490
– D_2-Agonisten 507
– L-DOPA 505
Dyskrinie 179
Dyslipoproteinämie 271
– sekundäre 271
– Thiaziddiuretika 207
Dyssomnie 410

E

E605 75, 702
EBM (evidenzbasierte Medizin) 65
Ebrantil® 122
Echinocandine 614
– Wirkmechanismus 610
Echinokokkose 627
Ecstasy 691
– CYP2D6 41
ED_{50} 57
Edoxaban 168
Edronax® 462
Edrophonium, Indikationen 75
Efavirenz 640
Effekt
– pleiotroper, Statine 276
– postantibiotischer 581
Effektorhormone 314
efficacy dose 50% 57
Effient® 159
Eflornithin 620
Eikosanoide 357
– Leukotriene 359
– Prostaglandine 357
Eikosapentaensäure 279
Einphasenpräparate 298, 300
Eisen 171
– Antidot 683
– Vergiftung 688
– Vitamin C 343
Eisenmangelanämie, Therapie 171
Eldisine® 567
Elektrolytlösungen 218
Elektrolytstörungen 220
Elektrolytsubstitution 240
Elephantiasis 627
Eletriptan 406
Elimination 38
– ACE-Hemmer 115
– Alter 665
– Bateman-Funktion 44
– Säuglinge 663
– Zwei-Kompartiment-Modell 46
Eliminationsrate 38
Eliquis® 168
Elvanse® 470
Elvitegravir 640
Eminase® 170
Empagliflozin 260
Emtricitabin 639
Enalapril 115
– Giftung 42
– Herzinsuffizienz 135
Enantiomer 59
Endharn 499
Endocannabinoide 98
– Rezeptoren 99
– Schizophrenie 483
Endometriose 311
Endometriumkarzinom
– Estradiol 306
– SERM 306

β-Endorphin 377
Endorphine 377
– Begriffsbestimmung 376
Endothel
– Angiotensin Converting Enzyme 114
– Atherosklerose 272
– Prostaglandine 357
– Thromboxane 357
Endotheldysfunktion, Gefäßtonus 110
Endothelin
– Vasodilatation 110
– Vasokonstriktion 111
Endoxan® 562
Enkephalin 377
Enkephalinasen, Hemmung 236
Enoxaparin 163
Enoximon, Herzinsuffizienz 139
Entacapon 504
Entamoeba histolytica 618
Entecavir 644
Enterobiasis 627
Entzugssymptome
– Benzodiazepine 415
– Opioide 381
Enuresis nocturna 212
Enzephalopathie
– Bleivergiftung 694
– Hypovitaminose 338
– Vitamin B_1 339
Enzymregulation 31
Ephedrin 473
EPI-cell® 569
Epilepsie 436
– Calcium-Kanal 102
– Natrium-Kanal 102
– Natriumkonzentration, intrazelluläre 104
– Vitamintherapie 347
Epiphyse
– Androgene 309
– Estrogene 287
Epipodophyllotoxine 568
Epirubicin 569
Eplerenon 209
– Herzinsuffizienz 138
EPO 171
Eprosartan 117
Epstein-Barr-Virus 634
Eradikationstherapie 238
Erbrechen 236
– L-DOPA 506
– Gestagene 296
– Giftentfernung 681
– Herzglykoside 140
– Histamin-Rezeptor 89
– 5-HT$_3$-Rezeptor 87
– Opioide 382
– Opioidentzug 381
– Zytostatika 560
ERE (estrogen response elements) 288
Ergosanol® 407
Ergosterol 611
Ergotamin 407
Ergotamin(tartrat), Methylergometrin 307
Erhaltungsdosis 47
Eribulin 570
Erlotinib 576
Erregung
– Acetylsalicylsäure-Vergiftung 685
– neuronale
– – Calcium-Kanäle 437
– – GABA-Rezeptor 438
– – Glutamatrezeptor 437
– – Kalium-Kanäle 437
– – Natrium-Kanäle 437
Erstrang-Antituberkulotika 601

Ertapenem 589
– Daten, klinische 606
– Wirkspektrum 585
Ertugliflozin 260
Erythromycin 599
– Daten, klinische 605, 607
– Diarrhö 235
– Schwangerschaft 603
Erythropoetin (EPO) 171
– Psychose 496
Erythrozyt, Androgene 309
Erythrozytenkonzentrat 219
Escape-Phänomen
– Diuretika 203, 206
– Thiaziddiuretika 207
Escitalopram 462
– CYP2C9 41
Esidrix® 207
Eslicarbazepin 441
– Wirkprofil 440
Esmolol, Herzrhythmusstörungen 145
Esomeprazol 228
Estradiol 286
– Endometriumkarzinom 306
– GnRH-Rezeptor-Agonisten 304
– Hormonersatztherapie 289, 301
– Indikationen 289
– Mammakarzinom 306
– Osteoporose 306
– Wirkprofil 306
Estradiolvalerat, Hormonersatztherapie 301
Estriol 286, 289
– Hormonersatztherapie 289, 301
– Indikationen 289
Estrogene 286
– Abbau 288
– Applikation 290
– Aromatasehemmer 306
– Atherosklerose 273
– CYP450-Enzyme 312
– Dyslipoproteinämie 271
– ethinylierte 290
– Hormonersatztherapie 290, 301, 303
– Indikationen 290
– Knochenwirkung 327
– konjugierte 289
– Kontrazeption 298
– Kontrazeptiva 300
– körpereigene 288
– natürliche 288
– Nebenwirkungen 291
– Osteoporose 331
– stabilisierte 289
– Thromboembolie 291
– veresterte 289
– Wechselwirkungen 312
– Wirkungen 287
– Zyklusstörung 291
Estrogenmangel, Osteoklasten 333
Estrogen-Rezeptor 286, 288
– Agonisten 289
– Antagonisten 289, 306
– Antiestrogene 304
– ERα 288
– ERβ 288
– Estrogenwirkung, zelluläre 288
– Hemmung 305
– Modulatoren 305
– Progesteron 293
Estrogenvalerat 290
Estron 286
Etablierung 582
Etanercept 546
– Biologics 62
Ethambutol 602
– Schwangerschaft 603
Ethanol
– ADH-Freisetzung 317

– Blutalkoholmenge 697
– Ethylenglykolvergiftung 683, 698
– GABA-A-Rezeptor 411
– Methanolvergiftung 683, 697
– Notfallausrüstung 684
– Vergiftung 697
– Vergiftungssymptome 697
– Verteilungsvolumen 36
Ethinylestradiol 290
– CYP3A4 41
Ethisteron 294
Ethosuximid 442
– Wirkprofil 440
Ethylendiamintetraacetat
– Bleivergiftung 694
– Schwermetallvergiftung 693
Ethylenglykol
– Antidot 683
– Vergiftung 698
– Vergiftungssymptome 697
Ethylenimine 562
Etilefrin 459
Etomidat 427
– Injektionsnarkotikum 427
Etoposid 568
Etorixocib 368
Etravirin 640
Euglucon® 256
Euphorie, Ecstasy 691
Euphyllin® 183
Euthyrox® 319
Everolimus 545
Exelon® 518
Exemestan 306
– Indikationen 289
Exenatid 258
Exkretion 29, 651
– biliäre 43
– Niereninsuffizienz 656
– renale 40
– Veränderung, körperliche 660
Exposition
– äußere 677
– Gifte 677
– innere 677
extensive metabolizer 658
Externa, kortikoidhaltige 532
Exzitotoxizität 93
Ezetimib
– Indikationen 274
– Nebenwirkungen 274
– Wirkmechanismus 274
– Wirkungen 274

F

FAAH (fatty acid-amidohydrolase) 98
Fadenpilze 610
Famciclovir 635
Famotidin 229
Farmorubicin® 569
Faslodex® 306
Fatty-acid-Amidohydrolase 98
Favismus 343
Favistan® 322
Felbamat 442
– Wirkprofil 440
Felden® 366
Felodipin 120
– Q_0-Wert 39
Fenetyllin 470
Fenofibrat 278
Fenoterol 182
– Tokolyse 308
Fentanyl 389
– Applikation, transdermale 391
– Atemdepression 382
– Rezeptoraffinität 378
– Schwangerschaft 393

– Strukturformel 389
– Tumorschmerzen 401
Fenticonazol 611
Ferritin, Deferoxamin 688
Fertilitätsstörungen 304
Fesoterodin 213
Fettresorption, Hemmstoffe 284
Fettsäuren
– freie
– – Funktion 268
– – LCAT 269
– – Lipidstoffwechsel 270
– – Nikotinsäure 279
– Lipidstoffwechsel 270
– Stoffwechsel 268
Fettstoffwechsel
– Estrogene 287
– Progesteron 293
Fevarin® 462
Fexofenadin 551
FFP (gefrorenes Frischplasma) 219
Fibrate 278
– Indikationen 278
– Lipidsenker 284
– Lipoproteinlipase 278
– Wirkung 274
– – antidiabetogene 264
Fibrinolyse 155
– Hemmstoffe 170
Fibrinolytika 169
Fidaxomicin 595
– Daten, klinische 604
Fiebersenkung, COX-Inhibitoren 360
Filtrationsrate, glomeruläre 199
Finasterid 310
Fingolimod 555
First-order-Kinetik 45
First-pass-Metabolismus
– β-Blocker 118
– Buprenorphin 388
– Calcium-Kanal-Blocker 121
– Estrogene 288
– Progesteron 293
– Statine 275
Flare-Phänomen 304
Flecainid 145
– CYP2D6 41
– Indikationen 144
Fliegenpilz 701
Fließgleichgewicht 47
Flohsamen, indischer 234
Floppy-Infant-Syndrom 421
Flucloxacillin 587
– Daten, klinische 604, 606
– Wirkspektrum 585
Fluconazol 612
– CYP2C9 41
– Daten, klinische 615
Fluctin® 462
Flucytosin 613
– Daten, klinische 615
– Interaktionen 613
– Wirkmechanismus 610
Fludarabin 566
– Indikationen 565
– Wirkprinzip 565
Fludrocortison
– Eigenschaften 527
– Nebennierenrindeninsuffizienz 534
Flumazenil 95, 418
– Benzodiazepinvergiftung 683, 687
– Notfallausrüstung 684
– Strukturformel 413
Flunarizin, Migräneprophylaxe 407
Flunitrazepam 413
– Missbrauch 415
Fluocortolon 528

Fluor 332
- Kariesprophylaxe 332
- Knochenwirkung 327
Fluorchinolone 593
- Arzneimittelinteraktion, pharmazeutische 653
- Elimination 594
- Indikationen 594
- Interaktionen 583
- Krampfschwelle 437
- Nebenwirkungen 583
- Wirkstoffe 594
5-Fluorouracil 564
- Indikationen 565
- Wirkprinzip 565
Fluoxetin 462
- CYP2C9 41
- CYP2D6 41
Fluphenazin 489
Flupirtin 396
Flurazepam 413
- Alter 666
Flurbiprofen 366
Flush
- Calcium-Kanal-Blocker 121
- Nitrate 131
Fluspirilen 490
Flutamid 310
Fluticason 185
Fluvastatin 277
Fluvoxamin 462
- CYP1A2 41
- CYP2C9 41
Folinsäure, Toxoplasmose 623
Folsäure 340
- Methanolvergiftung 697
Folsäureanaloga 564
Folsäureantagonisten
- Interaktionen 583
- Nebenwirkungen 583
Folsäuresynthesehemmer 592
Fomepizol
- Ethylenglykolvergiftung 683, 698
- Methanolvergiftung 683
Fondaparinux 164
Foradil® 182
Forene® 430
Formaldehyd 700
Formestan 306
Formoterol 182
5-Formyl-Tetrahydrofolsäure 565
Fortral® 386
Forxiga® 260
Fosamprenavir 641
Foscarnet 636
Foscavir® 637
Fosfomycin 590
- Daten, klinische 604, 607
Fosinopril 115
Fosinorm® 115
Fotosensibilisierung
- Makrolide 600
- Tetrazykline 598
Fractional-Cell-kill-Hypothese 559
Framycetin 597
Frisium® 413
Frovatriptan 406
Frühdyskinesie 486
Frühjahrslorchel 701
Füllstoff 234
Fulvestrant 306
Funny-Ionenkanäle siehe I$_f$-Kanal 131
Furosemid 206
- Lebertoxizität 44
- Notfall, hypertensiver 125
Fusidinsäure 600

G

G$_1$-Phase 558
G$_2$-Phase 558
GABA siehe γ-Aminobuttersäure 92
GABA-A-Agonisten, Benzodiazepine 412
GABA-A-Rezeptor 93, 411
- Agonisten, Benzodiazepine 412
- Antikonvulsiva 444
- Barbiturate 417
- Enhancer 94
- Erregung, neuronale 438
- Ethanol 411
GABA-A-Rezeptor-Agonisten 411
GABA-B-Rezeptor 94
- Agonisten 95
- Erregung, neuronale 438
Gabapentin 442
- Analgetika 400
- Schmerztherapie 399
- Struktur 446
- Wirkprofil 440
Galantamin 518
- Daten, klinische 521
Galenik 28
Gallensäuren
- Anionenaustauscherharze 274
- Cholesterin 268, 271
- Lipidsenker 274
- Vitamine, fettlösliche 338
Gallopamil 147
Gammahydroxybuttersäure
- Narkotikum 428
- Vergiftung 692
Ganciclovir 636
Ganirelix, Indikationen 305
Gastritis 225
- COX-I 361
Gastrointestinaltrakt
- Arzneimittelinteraktionen 241
- cAMP-Wirkung 100
- Herzglykosidwirkungen 140
- 5-HT$_3$-Rezeptor 87
- 5-HT$_4$-Rezeptor 87
- Paracetamol 369
- Pharmakotherapeutika 238, 240
- Resorption 37
- Therapeutika 224
Gastroösophageale Refluxkrankheit (GERD) 226
Gasvergiftung 698
Geburtshilfe 307
Gefäßdilatation
- Calcium-Kanal-Blocker 119
- Mediatoren 110
Gefäße, Adrenalin 81
Gefäßtonus
- ADH 316
- Regulation 110
Gefitinib 576
Gelatinelösungen 219
Gemcitabin 566
- Indikationen 565
- Wirkprinzip 565
Gemeprost 297, 308
Gemfibrozil 278
- Nutzen-Risiko-Abwägung 65
gene silencing 63
Generalisation 582
Gentamicin 597
- Arzneimittelinteraktion, pharmazeutische 653
- Daten, klinische 607
- Q$_0$-Wert 39
Gentherapie 63
Gerinnung
- 5-HT$_2$-Rezeptor 87
- plasmatische, Hemmstoffe 161
- Progesteron 293

Gerinnungshemmer, Koronarsyndrom, akutes 132
Gerinnungshemmung, Hemmung 155
Gesamtclearance 38
Gestagene 293
- Atherosklerose 273
- C$_{19}$- 294
- - Hormonersatztherapie 301
- - Wirkprofil 294
- C$_{21}$-, Hormonersatztherapie 301
- Dyslipoproteinämie 271
- Hormonersatztherapie 301
- 17α-Hydroxy-Progesterone 294
- Indikationen 295
- Kontraindikationen 296
- Kontrazeption 298
- Kontrazeptiva 300
- Minipille 298
- Nebenwirkungen 296
- Nortestosteron-Derivate 294
- synthetische 295
- Teratogenität 662
- Wechselwirkungen 312
- Wirkprofil 294
Gestationsdiabetes 247
- Definition 264
- Insulin 264
Gewebsplasminogen-Aktivatoren (t-PA) 169
Gewerbetoxikologie 678
Gewichtszunahme
- Antidepressiva 459
- β-Blocker 262
- Carbamazepin 441
- Clozapin 493
- Estrogene 291, 302
- Gestagene 296
- Glitazone 259
- Insulin 248
- Lithium 467
- Neuroleptika 488
- Olanzapin 493
- Valproinsäure 442
GFR (glomeruläre Filtrationsrate) 42, 199
GHIH siehe Somatostatin 315
Giardia lamblia 618
Giardiasis 620
- Erreger 618
Gicht siehe Hyperurikämie 280
Gichtanfall 282
- Antiphlogistika, nichtsteroidale 366
Gichttherapeutika, Arzneimittelinteraktionen 283
Gifte 677
- Definition 28, 677
- Dosis 677
- Einwirkzeit 677
- Epidemiologie 679
- Exposition 677
- Gefährlichkeit 677
- LD$_{50}$ 677
- Phase
- - toxikodynamische 677
- - toxikokinetische 677
- Risiko 677
- Verweildauer 677
Giftentfernung
 primäre 680
- sekundäre 682
Giftnotrufzentralen 684
Giftung 40
Gilurytmal® 144
Ginkgo biloba 517
GIRK (G-protein-coupled inwardly rectifying K$^+$-channels) 71
Glatirameracetat 555
Glaukom
- Acetazolamid 205
- Carbachol 75

- Dipivefrin 82
- Edrophonium 75
- Neostigmin 75
- Pilocarpin 75
Glibenclamid 256
Gliflozine 259
- Antidiabetika 266
- Nicht-Insulin-Antidiabetika 260
Glimepirid 256
Glinide 256
- Antidiabetika 266
- Nicht-Insulin-Antidiabetika 260
Gliptine 258
- Antidiabetika 266
- Nicht-Insulin-Antidiabetika 260
Gliquidon 256
Glitazone 258
- Antidiabetika 266
- Nicht-Insulin-Antidiabetika 260
- Symptome, diabetesassoziierte 262
Glivec® 576
Glucagon-like Peptide 1 245
Glucobay® 254
Glucophage® 254
α-Glucosidase
- Diabetes mellitus 254
- Diarrhö 235
Glucosidasehemmer 254
α-Glucosidasehemmer 254
- Antidiabetika 266
- Nicht-Insulin-Antidiabetika 260
Glukagon 246
- Inkretinmimetika 257
Glukokortikoide 524
- ADH-Freisetzung 317
- Alter 665
- Antiasthmatika 188
- Antiemetika 238
- Applikation 528
- - lokale 532
- Arthritis, rheumatoide 552
- Asthma bei Kindern 191
- Asthmatherapie 190
- Ausschleichen 535
- Colitis ulcerosa 554
- COPD 193
- Depression 454
- Diabetes mellitus 248
- Dosierungsschema 534
- Dyslipoproteinämie 271
- externe 532
- - Nebenwirkungen 533
- Halbwertszeit 527
- Hyperlipoproteinämie 530
- Hypertonie 530
- Indikationen 534
- Infektanfälligkeit 532
- inhalative 184
- Injektion, intraartikuläre 533
- Katarakt 530
- Knochenwirkung 327
- Kontraindikationen 532
- Laugenverätzung 696
- Lipoproteinlipase 269
- Membranstabilisierung 525
- Morbus Crohn 554
- Nebenwirkungen 529
- Notfallausrüstung 684
- Osteoporose 529
- pharmakologische 526
- Pharmakotherapie 534
- Pulse Therapy 535
- Reizgasvergiftung 700
- Rezeptoraffinität 526
- Rhinitis, allergische 194
- Rhythmik, zirkadiane 526
- Schwangerschaft 191, 536
- Status asthmaticus 190
- Struktur, chemische 526

- Strukturformeln 185
- Substitutionstherapie 534
- β$_2$-Sympathomimetika 181
- Tumorschmerzen 401
- Wirkung
- - diabetogene 263
- - genomische 524
- - nichtgenomische 525
Glukoneogenese, Metformin 254
Glukose, Insulinfreisetzung 245
Glukoselösung 219
Glukose-6-phosphat-Dehydrogenase-
 Mangel 343
Glukosetoleranztest, Diabetes
 mellitus 245
Glurenorm® 256
Glutamat 92
- Morbus Parkinson 502, 509
- Nozizeption 353
- Schizophrenie 483
Glutamatrezeptor 92
- Erregung, neuronale 437
Glutamylcarboxylierung 346
Glutathion, Paracetamolvergiftung 690
Glyceroltrinitrat 129
- Herzkrankheit, koronare 129
- Notfall, hypertensiver 125
- Stickstoffmonoxid 129
- Strukturformel 129
- Toleranzentwicklung 129
Glycylcycline 599
Glykopeptide 590
- Nebenwirkungen 583
GnRH 304
- Progesteron 293
GnRH-Rezeptor-Agonisten 304
- Indikationen 289, 305
GnRH-Rezeptor-Antagonisten 304
- Indikationen 289, 305
Gompertz-Kinetik 559
Gonadorelin, Indikationen 305
Gonadotropine 304
- Antiestrogene 305
- Indikationen 305
- Progesteron 293
Goserelin, Indikationen 305
GPCR (G-protein-coupled receptor) 71
G-protein coupled Receptor 71
G-protein-coupled inwardly rectifying
 K$^+$-Channels 71
GPIIa/IIIb-Inhibitoren 160
Grand-mal-Anfall 436
Granisetron 238
Griseofulvin 613
- Daten, klinische 615
- Wirkmechanismus 610
growth hormone inhibiting hormone
 siehe Somatostatin 315
growth hormone releasing factor siehe
 Somatoliberin 315
Guanfacin 472
Guanylatcyclase 100
- Nitrate 129
Gynäkomastie, Herzglykoside 140
Gyrasehemmer siehe Fluorchino-
 lone 593
Gyrasen 593
Gyromitra-Syndrom 701

H

H$_1$-Blocker, bei Kindern 555
H$_2$-Blocker 229
H$_1$-Rezeptor 89
- Antidepressiva 459
H$_1$-Rezeptor-Antagonisten 418, 550
- Antiemetika 237
- Fahrtüchtigkeit 550
- Indikationen 551

- Rhinitis, allergische 194
H$_2$-Rezeptor 89
H$_2$-Rezeptor-Antagonisten, Gastrointesti-
 naltrakt 242
Haarwuchs, Androgene 309
Haber-Regel 677
Habituation 72
HAES 219
Halbwertszeit 38
- β-Blocker 118
- ACE-Hemmer 115
- Amiodaron 146
- Benzodiazepine 413
- Opioide 378
Halcion® 413
Haldol® 490
Halluzinationen
- Antidepressiva 458
- Herzglykoside 140
- Kokainwirkung 692
- L-DOPA 506
- LSD-Intoxikationen 692
- Memantin 517
- Morbus Parkinson 510
- κ-Rezeptor 377
- Schizophrenie 483
Haloperidol 490
- CYP2D6 41
- Schizophrenie 494
Halothan 429
Hämagglutinin 633
Hämodialyse
- Acetylsalicylsäure-Vergiftung 686
- Alkoholvergiftung 698
- Giftentfernung 683
- Knollenblätterpilzvergiftung 702
- Lithiumvergiftung 689
Hämoperfusion, Giftentfernung 683
Hangover
- Alter 665
- Benzodiazepine 415
Harninkontinenz 210
- Anticholinergika 212
- α$_1$-Blocker 213
- Pharmakotherapie 212
- Typen 210
Harnsäure 280
- Stoffwechselweg 281
- Urikostatika 281
Harnsäurestoffwechsel 268
HAS-BLED-Score 173
Hautatrophie, Glukokortikoide 531
HbA$_{1c}$
- Diabetes mellitus 245
- Herzkrankheit, koronare 129
- PPAR-Agonisten 259
HCN-Kanal 148
HDL (high density lipoprotein) 269
- KHK-Risiko 271
- Lipidsenker 274
- Lipidstoffwechsel 271
- Nikotinsäure 279
- Statine 275, 277
- Zusammensetzung 268
HDL-Rezeptor 269
Helicobacter-pylori-Eradikationsthe-
 rapie 238
Helmintheninfektion 627
Hemmkonzentration, minimale 581
Hemmung, kompetitive 53
Henle-Schleife 200
Heparine
- Gerinnung, plasmatische, Hemm-
 stoffe 161
- niedermolekulare 163
- unfraktionierte 163
- Verteilungsvolumen 36
Heparininduzierte Thrombozytopenie
 (HIT) 163

Sachverzeichnis

Heparinoide 164
Hepatitis B 643
– Therapie 643
Hepatitis C 645
Hepatitis-Viren 643
Heptan, Vergiftungssymptome 697
HER2-Rezeptor 574
Herceptin® 573
hERG-Kalium-Kanal 103
Heroin 389
Herzfrequenz
– Calcium-Kanal-Blocker 120
– Herzglykoside 140
Herzfunktionen, Störungen 149
Herzglykoside
– Alter 665
– Herzinsuffizienz 139
– Herzrhythmusstörungen 149
– LV-Dysfunktion 135
– Nebenwirkungen 140
– Vergiftung 140
– Wirkmechanismus 139
Herzinsuffizienz 133
– ACE-Hemmer 135
– Aldosteronantagonisten 138
– AT_1-Rezeptor-Antagonisten 136
– β-Blocker 119, 136
– Differenzialtherapie der Hypertonie 124
– Diuretika 138
– Ivabradin 148
– NYHA-Klassifikation 133
– Pathomechanismen 134
– Therapie 150
– Therapieprinzipien 133
– TNFα-Antikörper 545
Herzkrankheit, koronare (KHK) 128
– β-Blocker 131
– Calcium-Kanal-Blocker 131
– HDL-Spiegel 271
– Langzeittherapie 150
Herzrhythmusstörung 141
– Arzneistoffe 148
– bradykarde 141
– Ecstasy 691
– tachykarde 142, 148
Herztherapeutika 149
HES 219
HET (Hormonersatztherapie) 301
hGH siehe Somatropin 315
High-Ceiling-Diuretika 203
High-Ceiling-Pharmakon 57
Hirninfarkt, Kontrazeptiva 300
Hirsutismus, Gestagene 296
Hirudin 164
Histamin 88, 550
– Opioide 383
Histaminliberatoren 550
Histamin-Rezeptor 89
Histamin-Rezeptor-2-Antagonisten 229
HIV (human immunodeficiency virus) 637
HMG-CoA-Reduktase 275
Hopanoide 591
Hormone 314
– Atherosklerose 273
– glandotrope 314
Hormonersatztherapie 301
– Applikation
– – topische 302
– – transdermale 302
– Demenz 303
– Depotpräparat 302
– Estrogene 290, 301, 303
– Gestagene 301
– Hysterektomie 302
– Indikationen 301
– Karzinome, kolorektale 303
– Kontraindikationen 302
– Mammakarzinom 303

– Nebenwirkungen 302
– Osteoporose 331
– Risiko-Abwägung 303
– Thromboembolie 303
– Tibolon 302
– Wirkstoffe 301
5-HT_1-Rezeptor 87
– Triptane 405
– Urapidil 122
5-HT_{1A}-Rezeptor, Angsterkrankung 420
5-HT_2-Rezeptor 87
– Angsterkrankung 420
– Mirtazapin 461
– Neuroleptika, atypische 484
5-HT_3-Rezeptor 87
– Mirtazapin 461
5-HT_3-Rezeptor-Antagonisten
– Antiemetika 236
– Gastrointestinaltrakt 242
5-HT_4-Rezeptor 87
5-HT_4-Rezeptor-Agonisten 233
– Gastrointestinaltrakt 242
Humalog® 251
Human Growth Hormone siehe Somatropin 315
Human-Immundeficiency-Viren 637
– Primärtherapie 642
– Replikationszyklus 638
– Struktur 638
– Therapieschemata 638
Humaninsulin 250
Hydrochlorothiazid 207
– Arzneimittelaktion, erwünschte 655
– Hypertonie 121
– Q_0-Wert 39
Hydrocortison 528
– Eigenschaften 527
– 11β-Hydroxysteroid-Dehydrogenase 526
– Nebennierenrindeninsuffizienz 534
– Regulierung 528
– Schwangerschaft 536
Hydromorphin, Retardpräparat 391
Hydromorphon 388
Hydrotalcit 230
Hydroxocobalamin 341
– Blausäurevergiftung 683
– Notfallausrüstung 684
γ-Hydroxybuttersäure
– Narkotikum 428
– Vergiftung 692
Hydroxychloroquin 548
Hydroxyethylstärkederivate 219
Hydroxyharnstoff 571
– Wirkprinzip 561
17α-Hydroxy-(C_{21})-Progesteron 294
– Wirkprofil 294
11β-Hydroxysteroid-Dehydrogenase 526
Hyoscyamus niger 76
[S-]L-Hyoscin siehe Scopolamin 76
Hypercholesterinämie
– familiäre 271
– LDL-Rezeptor 269
Hyperforin 464
Hyperglykämie 263
– Diabetes mellitus 245
– Diuretika 204
– Neuroleptika 488
– Therapie 263
– Thiazide 204
Hyperhomocysteinämie, Vitamintherapie 347
Hyperhydratation 219
– Therapie 219
Hyperkaliämie
– ACE-Hemmer 115
– Aldosteronantagonisten 138
– COX-Inhibitoren 362

– Diuretika, kaliumsparende 208
– Therapie 221
Hyperkalzämie
– Bisphosphonate 330
– Therapie 221
– Vitamin-D_3-Substitution 329
Hyperkrinie 179
Hyperlipidämie 262
Hyperlipoproteinämie, Glukokortikoide 530
Hypermagnesiämie, Therapie 221
Hypernatriämie, Therapie 221
Hyperparathyreoidismus, Vitamin-D-Substitution 329
Hyperprolaktinämie, D_2-Antagonismus 86
Hypersomnie 410
Hyperthermie
– Antidepressivavergiftung 686
– Ecstasy 691
– Kokainvergiftung 692
– maligne 76, 429
Hyperthyreose 318
– Amiodaron 147
– iodinduzierte 320
– Schwangerschaft 322
Hypertonie 109
– ACE-Hemmer 112
– Allgemeinmaßnahmen 110
– AT_1-Rezeptor-Antagonisten 116
– Behandlungsstrategie 110
– β-Blocker 117
– Calcium-Kanal 102
– Diabetes mellitus 262
– Differenzialtherapie 124
– Diuretika 121
– Ecstasy 691
– essenzielle 109
– Gefäßrisiko 271
– Glukokortikoide 530
– isolierte systolische 109
– Kombinationstherapie 122
– Lakritze 530
– Notfall, hypertensiver 125
– primäre 109
– Schwangerschaft 125
– sekundäre 110
– therapieresistente 123
– Therapieresistenz 123
– verdeckte 110
Hypertriglyzeridämie 271
Hyperurikämie 280, 566
– Definition 281
– Diuretika 204
– sekundäre 281
– Therapie 221
– Zytostatika 560
Hyperventilation
– Acetylsalicylsäure-Vergiftung 685
– Giftentfernung 683
Hypervitaminose 339
Hypnomidate® 427
Hypnosedierung, Opioide 382
Hypnotika
– Alter 421
– Daten, klinische 423
– H_1-Hemmstoffe 423
– Schwangerschaft 421
Hypoglykämie
– Alkoholvergiftung 697
– β-Blocker 119
– – Vergiftung 687
– Sulfonylharnstoffe 256
– Typ-1-Diabetes 253
– Typ-2-Diabetes 265
Hypokaliämie
– Diuretika 121, 139
– pH-Regulation 220
– Therapie 221

Hypokalzämie, Therapie 221
Hypomagnesiämie, Therapie 221
Hyponatriämie, Therapie 221
Hypophysenhormone 314
Hypothermie, Gammahydroxybu-
 tyrat 692
Hypothyreose 318
– Lipidstoffwechsel 273
– Thyroxinsubstitution 319
Hypotonie, Cannabinoidvergiftung 691
Hypovitaminose 338
– Ursachen 338
Hypoxie, Kohlenmonoxidvergiftung 699
Hysterektomie, Hormonersatzthe-
 rapie 302

I

Ibandronat 330
Ibritumomab-Tiuxetan 573, 575
Ibuprofen 366
– Acetylsalicylsäurewirkung 158
– Bindung, reversible 53
– Kopfschmerzen 404
– Schwangerschaft 373
– Stereoisomere 60
Icaridin 619
Icosanoide 357
Idarubicin 569
IDL (intermediate density lipoprotein)
– Lipidstoffwechsel 271
– Zusammensetzung 268
Idoxuridin 636
IFNα, Hepatitis B 644
I_f-Kanal, Ivabradin 131
Ifosfamid 562
I_f-Strom 102, 104
IgE-Antikörper 187
Ilomedin® 170
Iloprost 170
Imatinib 575
I_1-Imidazolin-Rezeptor 80
– Wirkungen 79
Imigran® 406
Imipenem 589
– Daten, klinische 606
– Wirkspektrum 585
Imipramin 213, 460
Imiquimod 647
Immun-Check-Point-Inhibitor 574
Immunmodulatoren 540
– Daten, klinische 556
– Virusinfektionen 647
Immunophiline 543
Immunreaktion, Immunmodula-
 toren 540
Immunsuppression
– Alemtuzumab 573
– Immunophiline 543
– Rituximab 573
– Zytostatika 560
Immunsuppressiva 540
– Colitis ulcerosa 554
– Daten, klinische 556
– Morbus Crohn 554
Immunsystem
– Histamin 88
– Hydrocortisoneinfluss 525
– Kortikoide 524
– Opioide 383
Imodium® 385
Impotenz, Glukokortikoide 531
Impulskontrolle, D_2-Agonisten 507
Imurek® 541
Index
– Pearl-Index 298
– therapeutischer 57
Indometacin 366
– Alter 666

Infektion
– Charakteristika 582
– Definition 582
– Generalisation 582
– Inkubation 582
– lokale 582
– Organmanifestation 582
– Phasen 582
Infertilität
– Gonadotropine 305
– Oligospermie 310
– Testosteron 308
Influenza-Viren 633
– Hämagglutinin 633
– Neuraminidase 633
Inhalationsanästhetika 428
Inhalationsnarkotika 428
Initialdosis 47
Injektionsnarkotika 426
Inkretin-Mimetika 257
– Antidiabetika 266
– Nicht-Insulin-Antidiabetika 260
Inkubation 582
Inositoltriphosphat 102
Insidon® 461
Insomnie 410
Insulin 245, 266
– Biologics 62
– Gestationsdiabetes 264
– Hormon-Rezeptor 314
– Hyperglykämie 263
– Hypokaliämie 655
– Lipoproteinlipase 269
– Progesteron 293
– Tagesbedarf 250
– Wirkungen 246
Insulinanaloga 251
– rasch wirksame 251
Insulinfreisetzung
– Hautdepot 249
– Inkretinmimetika 257
– Typ-2-Diabetes 248
Insulinpumpe 252
Insulinresistenz
– Diabetes mellitus 247
– Metformin 255
– Thyroxinsubstitution 320
– Typ-2-Diabetes 248
Insulinsekretion
– Glinide 256
– Inkretin-Mimetika 257
– Steigerung, medikamentöse 255
– Typ-2-Diabetes 247
Insulinsensitizer 258
Insulintherapie 249
– angewandte 252
– Basis-Bolus-Prinzip 252
– Humaninsulin 250
– Injektionsstellen 249
– Insulinanaloga 251
– Sport 253
Insult, zerebrovaskulärer thromboembo-
 lischer 173
Interferon 549
– α 549
– – 2a 644
– – 2b 644
– β 550
– – – Multiple Sklerose 555
– γ 550
Interleukin-1-Rezeptorhemmung 545
intermediate metabolizer 658
Intoxikation siehe Vergiftung 685
Intrauterinpessar 299
Intrinsic Factor 341
Intuniv® 472
Invasion 31, 582
– Bateman-Funktion 44
– Plasmakonzentration 44

In-vitro-Wechselwirkung 652
Iodination 318
– Perchlorat 322
Iodisation 318
– Thioamide 321
Iodmangel 320
Iodsalzsubstitution 320
Ionenfalle 34
Ionenkanäle
– ligandengesteuerte 70
– Regulation 101
Ipecacuanha-Sirup
– Atropinvergiftung 686
– Eisenvergiftung 688
– Giftentfernung 681
– Notfallausrüstung 684
Ipilimumab 573
Ipratropium 182
– Herzrhythmusstörungen 141, 149
Irbesartan 117
– Q_0-Wert 39
Irenat® 322
Irinotecan, GT1A1 41
ISA (intrinsische sympathomimetische
 Aktivität) 118
Isavuconazol 612
ISDN siehe Isosorbitdinitrat 129
Isoconazol 611
Isofluran 429
Isoket® 130
Isoniazid 601
– Lebertoxizität 44
– Nebenwirkungen 583
– Schwangerschaft 603
Isoprenalin 180
Isoptin® 120
Isoretinoin 344
Isosorbitdinitrat 129
– Herzkrankheit, koronare 129
– Metabolismus 129
– Stickstoffmonoxid 129
Isosorbitmononitrat 130
– Stickstoffmonoxid 129
Isoxazolylpenicilline 586
– Wirkstoffe 587
Isradipin 120
Itraconazol 612
– Daten, klinische 615
Ivabradin 104, 131
– Herzinsuffizienz 140
– Herzkrankheit, koronare 128
– Wirkmechanismus 148

J

Januvia® 258
Johanniskraut 464
Johanniskraut-Extrakt 464
– Pharmakovigilanz 465

K

Kalinor® 221
Kalium 103
– Herzglykosidvergiftung 140
– Lithium 467
– Schleifendiuretika 206
– $β_2$-Sympathomimetika 182
– Thiaziddiuretika 207
Kaliumiodid 320
Kalium-Kanal 102
– Adenosin 148
– Amiodaron 146
– Analgetika 351
– Antiarrhythmika 146
– ATP-sensitiver 255
– Chinidin 144
– Erregung, neuronale 437
– Flupirtin 396
– Glinide 256

Sachverzeichnis

– Insulin 245
– Sotalol 147
Kalium-Kanal-Blocker 146
– Indikationen 146
Kalium-Kanal-Öffner, Hypertonie 122
Kaliumleitfähigkeit
– Klasse-III-Antiarrhythmika 146
– Phenytoin 145
Kammerwasser 83
Kanamycin 597
Kapsid 632
Kardiomyopathie
– Anthrazykline 570
– Zytostatika 560
Karil® 332
Kastration, chemische 304
Katadolon® 396
Katarakt, Glukokortikoide 530
Katecholamine
– Blutfette 272
– Diabetes mellitus 248
– Herzinsuffizienz 136, 139
– Kokainwirkung 692
– Monoamintransporter 80
– Schnüffelstoffe 693
– Wiederaufnahme 80
Ketamin
– Analgetika 400
– Injektionsnarkotikum 428
– Stereoisomere 60
– Wirkung 93
Ketanest® 428
Ketoconazol 611
– UGT1A1 41
Ketolide 599
Ketoprofen 366
Ketorolac 366
Kinder
– Asthma 191
– Ethylenglykol 698
– Folsäure 340
– Glukokortikoide 186
– Krampfanfall 436
– Migräne 408
– Vergiftung 679
– Vitamin D 329
Kinetik
– 0. Ordnung 45
– 1. Ordnung 45
Kinetose, Histamin-Rezeptor 90
Kir6.2-Proteine 255
Klasse-I-Antiarrhythmika 142
– Angriffspunkte 149
– Chinidintyp 143
– Eingenschaften 144
– Indikationen 143, 149
– Lidocaintyp 145
– Nebenwirkungen 143
– Unterklassen 143
– use dependence 142
Klasse-IA-Antiarrhythmika 143
Klasse-IB-Antiarrhythmika 145
Klasse-IC-Antiarrhythmika 145
Klasse-II-Antiarrhythmika 145
– Angriffspunkte 149
– Indikationen 149
Klasse-III-Antiarrhythmika 146
– Angriffspunkte 149
– Indikationen 146, 149
Klasse-IV-Antiarrhythmika 147
– Angriffspunkte 149
– Indikationen 149
Klassifikation
– Antiarrhythmika 142
– Diabetes mellitus 246
Klimakterium 301
– Hormonersatztherapie 301
Knoblauchgeruch, Organophosphatvergiftung 702

Knochen
– Basistherapie 328
– Calcitoninwirkung 332
– Estrogene 287
– kortikaler 326
– spongiös-trabekulärer 326
Knochenaufbau
– Calcitonin 332
– Fluor 332
Knochenbilanz 332
Knochenmarksuppression
– Methotrexat 564
– Nitrosoharnstoffe 563
Knochenstoffwechsel 326
– Bisphosphonate 329
– Calcitonin 332
– RANKL-Antikörper 331
– Sexualhormone 331
– Testosteron 331
Knochenwachstum, COX-Inhibitoren 360
Knollenblätterpilz 701
Koagulationsnekrose 695
Koanalgetika 398
– Tumorschmerzen 401
Koffein
– Adenosin-Rezeptor 97
– ED$_{50}$-Werte 98
– Kopfschmerzen 405
– Mischung mit COX-Inhibitoren 372
Kohlendioxidvergiftung 699
Kohlenmonoxid
– Antidot 683
– Vergiftung 699
Kohlenwasserstoffe, Vergiftung 697
Kokain 473
– Lokalanästhetika 433
– Vergiftung 692
Kolliquationsnekrose 695
Kolonisation 582
Koma
– hyperosmolares 263
– hypothyreotisches 319
– ketoazidotisches 263
Kombinationstherapie
– Antiepileptika 447
– Antihypertensiva 122
– Glukokortikoide 186
Kompartiment, Distribution 33
Konakion® 346
Kontraktilität
– Calcium-Kanal-Blocker 120
– Herzglykoside 140
Kontrazeption 297
– Antikonvulsiva 448
– Estrogene 290
– Intrauterinpessar 299
– Kombinationspräparate 298
– Notfall 296
– parenterale 299
– postkoitale 296
Kontrazeptiva
– Applikation, transdermale 299
– Arzneimittelinteraktionen 301
– Depot-Injektion 299
– Folsäure 341
– Hirninfarkte 300
– Implantat, subdermales 299
– Kombinationspräparate 298
– Kontraindikationen 301
– Nebenwirkungen 300
– orale 298
– parenterale 299
– Risiko, thromboembolisches 301
– Vaginalring 299
– Zervixkarzinom 300
Konversion (T_4 zu T_3) 318
– Amiodaron 147
– Propylthiouracil 322

Konzentration, minimale bakterizide 581
Kopfschmerzen
– Antidepressiva 407
– Antiemetika 407
– $α_1$-Blocker 122
– Calcium-Kanal-Blocker 121
– Gestagene 296
– Herzglykoside 140
– Koffein 405
– medikamenteninduzierte 406
– Migräne 404
– Mutterkornalkaloide 407
– opioidrefraktäre 380
– Schwangerschaft 408
– Therapie 404
KOR 377
Koronare Herzkrankheit (KHK) 128
– β-Blocker 131
– Calcium-Kanal-Blocker 131
– HDL-Spiegel 271
– Langzeittherapie 150
Koronarintervention, perkutane 132
Koronarsyndrom, akutes 132
– Therapie 172
Körperoberfläche, Verteilungsvolumen 660
Kortikoide 524
– Applikation 528
– Halbwertszeit 527
– Membranstabilisierung 525
– Wirkung, nichtgenomische 525
Kortikoid-Entzugssyndrom 535
Kortikosteroide, Multiple Sklerose 555
K.O.-Tropfen 692
Krampfanfall
– fokaler 436
– Gammahydroxybutyrat 692
– generalisierter 436
KRAS-Protein 574
Kreatinin
– Alter 42
– Nierenfunktion 43
Kreislauf, enterohepatischer 43
Kreuzresistenz 582
Kreuztoleranz, $β_2$-Sympathomimetika 181
Krise
– hypertensive 699
– thyreotoxische 323

L

Lachgas 429
Lacidipin 120
Lacosamid 443
– Wirkprofil 440
Lactulose 234
LADME-Schema 28
– Distribution 33
– Liberation 31
β-Laktam-Antibiotika 585
– Arzneimittelinteraktion, pharmazeutische 653
– Carbapeneme 589
– Cephalosporine 588
– Penicilline 586
β-Laktamase-Inhibitoren 587
β-Laktamasen 580
Laktatazidose, Metformin 255, 260
Laktation
– Bromocriptin 316
– Estrogene 291
– Prolaktin 316
Lamivudin 639
– Hepatitis B 644
Lamotrigin 441
– Schmerztherapie 399
– UGT2B7 41
– Wirkprofil 440

Lanicor® 139
Lansoprazol 228
Lantarel® 541
Lantus® 251
Lasix® 206
L-Asparaginase 571
Laugenverätzung 695
– Häufigkeit 679
Laxanzien 234
– Diarrhö 235
– Hypokaliämie 655
– osmotische 234
– sekretagoge 234
LCAT (Lecithin-Cholesterin-Acyltransferase) 269
LD_{50} 57
– Gifte 677
– Toxizitätsprüfung 678
LDL (low density lipoprotein) 268
– Atherosklerose 271
– Hypercholesterinämie, familiäre 271
– Lipidsenker 274
– oxidiertes 271
– Statine 277
– Zusammensetzung 268
LDL-Receptor-related Protein 269
LDL-Rezeptor 269
– Expression 269
– Funktion 269
– Hypercholesterinämie, familiäre 271
– Statine 275
L-DOPA 86, 503
– Akinesie 505
– Anwendung 511
– Arzneimittelaktion, erwünschte 655
– Catechol-O-Methyl-Transferase 504
– Dyskinesie 505
– Giftung 42
– Kontraindikationen 506
– Nebenwirkungen 505
– Störungen, motorische 505
– Wirkprofil 504
Leber
– Blutfette 269
– COX-Inhibitoren 364
– Paracetamolvergiftung 690
Leberinsuffizienz 43
Lecithin-Cholesterin-Acyltransferase 269
Leflunomid 543
– Nebenwirkungen 543
– Teratogenität 662
Leinsamen 234
Leishmania
– brasiliensis 618
– donovani 618
– major 618
Leishmaniose 621
– Erreger 618
– Megluminantimonat 622
– Natriumantimonglukonat 622
Lenalidomid 578
– Teratogenität 662
Leponex® 492
Leptin, Knochenwirkung 327
Lercanidipin 120
Letermovir 637
lethal dose 50% 57
Letrozol 306
– Indikationen 289
Leukotriene 359
– Bronchokonstriktion 363
Leukotrienhemmstoffe 188
Leukozytenantigen, humanes 67
Leuprorelin, Indikationen 305
Levemir® 251
Levetiracetam 442
– Wirkprofil 440

Levofloxacin
– Daten, klinische 604, 607
– Eigenschaften 594
Levomepromazin 489
Levomethadon 387
– Heroinentzug 388
Levonorgestrel 295
– Pflasterapplikation 299
– Wirkprofil 294
Levothyroxin 319
Lewy-Körperchen 501
Lexotanil® 413
Liberation 29, 31, 651
– dose dumping 31
– Multiple Units Pellet Systeme 32
– Retardpräparate 31
– Schmelztablette 32
– Systeme, transdermale therapeutische 31
Liberine 314
Libido
– Antiandrogene 310
– Gestagene 300
– Opioide 383
– Progesteron 293
– Testosteron 309
Librium® 413
Lidocain, Lokalanästhetika 433
Lidocain-Pflaster, Analgetika 400
ligand-gated ion channel 70
Ligand-Zielstruktur-Bindung 51
Linaclotid 235
Lincosamide 600
Linezolid 597
– Daten, klinische 605, 607
– Interaktionen 583
– Nebenwirkungen 583, 597
Linksherzinsuffizienz 133
α-Linolensäure 279
Lipidsenker 273
– Anionenaustauscherharze 274
– Arzneimittelinteraktionen 283
– Eigenschaften 275
– Ezetimib 274
– Fibrate 278
– Nikotinsäure 279
– Omega-3-Fettsäuren 279
– Statine 275
Lipidstoffwechsel
– endogener 270
– exogener 270
– Hypothyreose 273
Lipopeptide 591
Lipophilie
– Amiodaron 146
– Bisphosphonate 329
– β-Blocker 118
– Estradiol 289
– Herzglykoside 139
– Opioide 378
Lipoproteine
– Blutfettstoffwechsel 268
– Fraktionen 268
– HDL 269
– LDL 268
– Scavenger-Rezeptor 269
– Zusammensetzung 268
Lipoproteinlipase 269
– Diabetes mellitus 248
– Fibrate 278
Lipoprotein-Rezeptor 269
Lipoxygenasen 359
Liraglutid 258
Lisdexamfetamin 470
Lisinopril 115
Lisurid, Prolaktinfreisetzung 316
Lithium 466
– ADH-Freisetzung 317
– ADH-Wirkung 201

– GFR-Wirkung 202
– Kompartimentmodell 45
– Krampfschwelle 437
– Schilddrüse 322
– Vergiftung 688
Lithiumsalze 466
Lixiana® 168
loading dose 47
Log-Cell-kill-Hypothese 559
Lokalanästhetika 430
– Adrenalin 81
– Ester-Typ 433
– Säureamid-Typ 433
– Schmerztherapie 399
Lokalinfektion 582
Lomustin 563
Lonolox® 122
Loperamid 385
Lopinavir 641
Lopirin® 115
Loratadin 194, 551
Lorazepam 413
– Status epilepticus 447
– Wirkprofil, antikonvulsives 445
Lormetazepam 413
Lornoxicam 366
Lorzaar® 117
Losartan 116
– CYP2C9 41
– Herzinsuffizienz 136
Lösung
– kolloidale 219
– kristalloide 218
Lösungsmittel, organische 696
– Ethylenglykol 698
– flüchtige 695
– Methanol 696
Lovastatin 277
Low-Ceiling-Diuretika 203
Low-Ceiling-Pharmakon 57
LPL (Lipoproteinlipase) 269
LSD (Lysergsäurediethylamid), Dopamin 84
L-Thyroxin 319
– Wirkung, antidiabetogene 263
L-Tyrosin 319
Lumefantrin 624, 626
Lunge
– COX-Inhibitoren 363
– Hydrocortisoneinfluss 525
Lungenembolie 172
Lungenerkrankung, chronisch-obstruktive 179
Lungenödem
– Acetylsalicylsäure-Vergiftung 685
– Linksherzinsuffizienz 133
– Methanolvergiftung 697
– Opioidvergiftung 689
– Oxytocin 307
– Reizgasvergiftung 699
Lysergsäurediethylamid 692

M

M_3-Rezeptor, Atherosklerose 273
MabThera® 573
Macrogol 235
Macula densa 201
Madopar® 504
Magaldrat 230
Magen-Darm-Trakt
– Herzglykosidwirkungen 140
– 5-HT_3-Rezeptor 87
– 5-HT_4-Rezeptor 87
– Paracetamol 369
Magensaft 224
Magensäuresekretion 224
– Hemmstoffe 226
Magenschleim 224

Sachverzeichnis

Magenspülung
– Acetylsalicylsäure-Vergiftung 686
– Antidepressivavergiftung 686
– Atropinvergiftung 686
– Benzodiazepinvergiftung 687
– Bleivergiftung 694
– Giftentfernung 681
– Knollenblätterpilzvergiftung 702
– Lithiumvergiftung 688
– Methanolvergiftung 697
– Nikotinvergiftung 693
– Organophosphatvergiftung 702
– Paracetamolvergiftung 690
– Quecksilbervergiftung 695
Magenulkus, COX-I 361
Magnesium
– Bisphosphonate 330
– Herzrhythmusstörungen 148
– Indikationen 221
– Knochen 326
Magnesium Verla® 221
Magnesiumsulfat 308
maintenance dose 47
MAK (maximale Arbeitsplatzkonzentration) 679
Makroangiopathie, Diabetes mellitus 261
Makrolide 599
– CYP3A4 41
– Interaktionen 583
– Nebenwirkungen 583
Makrophagen, Atherosklerose 272
Makrozykline 595
Malaria
– Erreger 618
– Inkubationszeit 624
– Prophylaxe 625
– quartana 624
– tertiana 624
– tropica 624
– – Pharmakokinetik 626
Mammakarzinom
– Aminogluthetimid 307
– Aromatasehemmer 307
– Estradiol 306
– Fulvestrant 306
– Hormonersatztherapie 303
– SERM 306
– Switch-Therapie 307
– Tamoxifen 305, 307
– Vitamintherapie 347
Mannit 205
MAO-A 91
MAO-B 91
– Hemmstoffe 508
MAP-Kinase-Signalweg, Inhibitor 577
Maprotilin 461
Maraviroc 642
Marcumar® 166
Masern, Vitamintherapie 347
Maxalt® 406
MDRD-Formel 43
Mebendazol 629
– Nematoden 630
medication appropiateness index (MAI) 651
Medizin
– individualisierte 651
– personalisierte 651
Medroxyprogesteron, Depot-Injektion 299
Mefloquin 624
– Pharmakokinetik 625
Megluminantimonat 622
– Leishmaniose 622
Mehrkompartiment-Modell 47
Melarsoprol 621
Melatonin, Sedierung 418
Meloxicam 366

Melperon 490
– CYP2D6 41
Memantin 516
– Daten, klinische 521
– Harninkontinenz 211
Membranstabilisierung
– β-Blocker 118
– Glukokortikoide 525
Menstruation, Estrogene 287
Menstruationszyklus, Progesteron 293
Mepivacain 433
Mepolizumab 187
6-Mercaptopurin 566
– Indikationen 565
– Wirkprinzip 565
Meropenem 589
– Daten, klinische 606
– Wirkspektrum 585
MESNA 562
Metaanalyse 65
Metabolisches Syndrom 155
Metabolismus 29, 39, 651
– Niereninsuffizienz 656
– Veränderung, körperliche 660
Metalyse® 169
Metamizol 370
– Kopfschmerzen 404
– Niereninsuffizienz 402
Metamphetamin 470
– Symptome, diabetesassoziierte 262
Methadon 387
– Antagonisierung 390
– Halbwertszeit 378
– Heroinentzug 388
– Rezeptoraffinität 378
– Stereoisomere 60
Methämoglobin 700
Methämoglobinbildner 700
– Antidot 683
Methamphetamin, Stereoisomere 60
Methanol
– Antidot 683
– Vergiftung 696
– Vergiftungssymptome 696
Metherghin® 307
Methohexital 427
Methotrexat 541
– Arthritis, rheumatoide 552
– Folsäure 341
– Indikationen 565
– Teratogenität 662
– Wirkprinzip 561, 565
– Zytostatika 564
α-Methyl-DOPA 125
– Hypertonie 122
– α$_{2A}$-Rezeptor 83
Methylenchlorid, Vergiftungssymptome 697
3,4-Methylendioxymethamphetamin 691
Methylergometrin 307
Methylnaltrexon 390
Methylphenidat 470
– Metaboliten 42
Methylprednisolon 528
– Multiple Sklerose 555
– Pulse Therapy 535
Methylxanthine
– Adenosin-Rezeptor 97
– GFR-Wirkung 202
Metoclopramid 232
– Diarrhö 235
– Kopfschmerzen 407
– Opioiderbrechen 382
Metoprolol
– CYP2D6 41
– Eigenschaften, pharmakologische 118
– First-pass-Effekt 118
– Herzinsuffizienz 136

– Migräneprophylaxe 407
– Stereoisomere 60
Metronidazol 595
– Amöbiasis 623
– Daten, klinische 604, 607
– Trichomoniasis 620
Mevinacor® 277
Mexiletin 145, 399
– Indikationen 144
Mexitil® 144
Mezlocillin 587
– Daten, klinische 606
– Schwangerschaft 603
– Wirkspektrum 585
MHK (minimale Hemmkonzentration) 581
Mianserin 461
Micafungin 614
– Daten, klinische 615
Miconazol 611
Microdosing 64
Midazolam 413
– Wirkprofil, antikonvulsives 445
Midodrin 459
Mifepriston 297
Miglitol 254
Migräne 404
– 5-HT$_1$-Rezeptor 88
– Pathogenese 405
– Prophylaxe 407
– Schwangerschaft 408
– Vitamintherapie 347
Mikroangiopathie, Diabetes mellitus 261
Miktion, Acetylcholin-Rezeptor 73
Milchdrüse, Progesteron 293
Milnacipran 462
Milnaneurax® 462
Milrinon, Herzinsuffizienz 139
Miltefosin, Leishmaniose 622
Mineralokortikoide 535
– Hormonrezeptor 314
Minipille 300
Minipress® 122
Minoxidil, Hypertonie 122
Minozyklin 598
– Daten, klinische 605
Miosis
– Acetylcholin-Rezeptor 73
– Opioide 383
– Opioidvergiftung 689
– Organophosphatvergiftung 702
– Vergiftung 679
Mirtazapin 399, 461
– Demenz 520
– Wirkprinzip 457
Misoprostol 231, 297, 308
– Diarrhö 235
Missbrauch
– Appetitzügler 280
– Benzodiazepine 415
– Clomethiazol 419
– Flunitrazepam 415
– Opioide 381
Mitomycin C 570
Mitosehemmstoffe 567
Mitoxantron 555, 570
MLCK (Myosin-Leichtketten-Kinase) 101
Mobec® 366
Moclobemid 464
Modafinil 472
Modip® 120
Modulator
– agoallosterischer 53
– allosterischer 53
Moexipril 115
Molsidomin 130
– Guanylatcyclase 129
– Strukturformel 130
Mometason 185

Monoamine 90
Monoamin-Hypothese 454
Monoaminooxidase 90
Monoaminoxidasehemmstoffe 464
– Daten, klinische 478
Monoamintransporter 80, 92
– Amphetamine 81
– Hemmung 81
– vesikulärer 80, 83, 92
Monobactame, Überblick 585
Montelukast 186, 190
Morbus Alzheimer 63, 514
Morbus Basedow, Radioiod 322
Morbus Bechterew
– COX-Inhibitoren 366
– Phenylbutazon 366
Morbus Crohn 547
– Pharmakotherapie 553
Morbus Parkinson
– Anticholinergika 213
– D_2-Agonisten 506
– Demenz 510
– Depression 510
– Dopaminagonisten 503
– Dopamin-Rezeptoren 86
– Dopamintherapie 502
– L-DOPA 503
– L-DOPA-Therapie 503
– MAO-B-Hemmstoffe 508
– mit Demenz 520
– Neuroleptika 495
– Neuromelanin 501
– Neuroprotektion 502
– NMDA-Antagonisten 509
– Pathogenese 500
– Psychose 510
– Responsibilität 502
– Störungen, psychotische 510
– α-Synuklein 501
Morbus Raynaud
– Calcium-Kanal-Blocker 120
– Triptane 406
Morbus Wilson, D-Penicillamin 549
Morphin 386
– ADH-Freisetzung 317
– Ausscheidung 379
– First-pass-Metabolismus 386
– Hyperalgesie 386
– Nebenwirkungen 386
– Retardpräparat 391
– Rezeptoraffinität 378
– Tumorschmerzen 401
Morphium 376
Morpholine 612
– Ergosterol 611
– Wirkmechanismus 610
Motilin-Rezeptor-Agonisten 233
Motilitätsstörungen, gastrointestinale 231
Motilium® 232
Movergan® 508
Moxifloxacin 594
– Daten, klinische 604, 607
Moxonidin, Hypertonie 122
M-Phase 558
Multimorbidität, Depression 453
Multiple Sklerose 553
– Therapeutika 555
– – Daten, klinische 556
Mundtrockenheit 458
– Acetylcholin-Rezeptor 73
– α$_2$-Agonisten 122
– Anticholinergika 183
– Antidepressiva 458
– Atropinvergiftung 686
– Neuroleptikavergiftung 689
Mupirocin 600
Murein 584
Muscarin-Syndrom 701

Musculus
– ciliaris 73
– – Augeninnendruck 83
– dilatator pupillae, Augeninnendruck 83
– sphincter pupillae 73
– – Augeninnendruck 83
– vocalis 186
Muskarin-Rezeptor-Antagonisten 229
Muskelrelaxanzien
– depolarisierende 76
– nicht depolarisierende 77
Muskelrelaxierung
– Benzodiazepine 415
– GABA-A-Rezeptor 412
– GABA-Rezeptor 94
– Natrium-Kanal 102
– Sedativa 411
Mutagenitätstest 678
Mutterkornalkaloide 407
Muzine 224
Myasthenia gravis
– Edrophonium 75
– Neostigmin 75
Myasthenie, Glukokortikoide 531
Mycophenolat 542
Mydriasis
– Acetylcholin-Rezeptor 73
– Antidepressiva 458
– Antidepressivavergiftung 686
– Atropinvergiftung 686
– Ecstasy 691
– Kokainvergiftung 692
– LSD-Intoxikationen 692
– Opioidentzug 381
– Vergiftung 680
Mykobakterien 601
Mykose 610
Mykotoxikose 610
Myokardinfarkt 132
– Differenzialtherapie der Hypertonie 124
– Statine 277
Myopathie, statinassoziierte 276
Myosin-Leichtketten-Kinase 101
Myxödemkoma 319
Myzetismus 610

N

N_2O 429
N-Acetylcystein, Paracetamolvergiftung 683, 690
Nachdepolarisation
– frühe 142
– späte 142
Nachlast, Calcium-Kanal-Blocker 131
Nacom® 504
Nadroparin 163
Naftidrofuryl 170
Naftifin 611
Nalbuphin 385
Naloxon 390
– Notfallausrüstung 684
– Opioidvergiftung 683, 689
– Rezeptoraffinität 378
– Tumorschmerzen 400
Naltrexon 390
– Rezeptoraffinität 378
Naphazolin 194
Naproxen 366
– Kopfschmerzen 404
Naramig® 406
Naratriptan 406
Narcanti® 390
Narkose
– Fentanyl 389
– Remifentanil 390
– Sufentanil 389

Narkotika 426
Natalizumab 555
Nateglinid 257
Natrium
– Estrogene 287, 291
– Lithium 467
– – Vergiftung 688
– Progesteron 293
– Schleifendiuretika 206
Natriumalginat 230
Natriumantimonglukonat 622
Natriumhydrogencarbonat
– Acetylsalicylsäure-Vergiftung 686
– Antidepressivavergiftung 686
Natrium-Kanal 104
– Amiodaron 146
– Amitriptylin 399
– Analgetika 351
– Antiarrhythmika 142
– Diuretika, kaliumsparende 208
– Epilepsie 437
– Erholungszeiten 144
– Erregung, neuronale 437
– Kokain 473
– Lamotrigin 441
– Schmerzen, neuropathische 352
– Schmerztherapie 399
– Use Dependence 143
Natrium-Kanal-Blocker 142
– Indikationen 143
– Nebenwirkungen 143
– Unterklassen 143
– use dependence 142
Natriumnitroprussid, Notfall, hypertensiver 125
Natriumpicosulfat 234
Natriumstibogluconat, Leishmaniose 622
Natriumthiosulfat
– Blausäurevergiftung 699
– Notfallausrüstung 684
Nebennierenrinde
– cAMP-Wirkung 100
– Sexualhormone 286
Nebennierenrindeninsuffizienz 531
– Hydrocortison 534
– sekundäre 534
Nebenwirkung, anticholinerge 78
Nebilet® 118
Nebivolol
– Eigenschaften, pharmakologische 118
– First-pass-Effekt 118
– Herzinsuffizienz 136
Nedocromil 186
Negativsymptome Schizophrenie 482
– Neuroleptika, atypische 491
Nelarabin 567
Nemathelminthen 629
Nematoden 629
Nemexin® 390
Neomycin 597
Neostigmin, Prokinetika 233
Neostigminvergiftung 703
Nepafenac 366
Nephropathie, diabetische 261
Nephrotoxizität
– Aminoglykoside 598
– Pentamidin 620
– Polyene 612
Neprilysin 137
Nervensystem
– Acetylcholin 72
– Hyperkaliämie 205
– Natrium-Kanalblockade 104
Neupro® 507
Neuraminidase 633
Neurocil® 489
Neurofibrillen 514

Neuroleptika 484
– Agranulozytose 488
– Akathisie 487
– Alter 665
– Antidot 683
– atypische 484, 491
– – Amisulprid 491
– – Aripiprazol 491
– – Clozapin 492
– – Daten, klinische 498
– – Olanzapin 493
– – Paliperidon 493
– – Quetiapin 493
– – Risperidon 493
– – Sertindol 494
– – Struktur 491
– – Sulpirid 494
– – Ziprasidon 494
– Daten, klinische 498
– Demenz 495
– Depot-Neuroleptika 496
– Diarrhö 235
– Dopamin-Rezeptor 484
– Dyslipoproteinämie 271
– Frühdyskinesien 486
– Hyperglykämie 488
– Indikation 485
– – differentialtherapeutische 497
– – Kontraindikationen 488
– – konventionelle 484, 489
– – Butyrophenone 490
– – Diphenylbutylpiperidine 490
– – Kontraindikationen 489
– – Nebenwirkungen 489
– – Phenothiazine 490
– – Thioxanthene 490
– Krampfschwelle 437
– Morbus Parkinson 495
– Nebenwirkungen 486
– Parkinsonoid 487
– Prolaktin 487
– Psychose bei Demenz 520
– Schizophrenie 494
– Schwangerschaft 495
– Sedierung 419, 487
– Serotonin-Rezeptor 484
– Spätdyskinesien 487
– Status asthmaticus 190
– Störungen, extrapyramidal-motorische 483
– Tranquilizer 486
– Vergiftung 689
– Wirkprofile 484
Neuromelanin 501
Neuroneogenesestörung, Depression 455
Neuropathie, diabetische 262
– Schmerztherapie 401
Neuropeptide
– Migräne 405
– Nozizeption 353
Neuropharmaka 519
Neuroprotektion
– Demenz 516
– Morbus Parkinson 502
Neurotransmitter
– Acetylcholin 72, 74
– γ-Aminobuttersäure 92
– Glutamat 92
– Histamin 88
Nevirapin 640
Niacin 339
Nicht-Insulin-Antidiabetika 253, 260
Nichtsteroidale Analgetika 356
Nicht-ST-Hebungsinfarkt (NSTEMI) 132
Niclosamid 629
Nidation
– Gestagene 298
– Progesteron 293

– Prostaglandine 357
Niemann-Pick-C1-like-1-Transporter 274
Niere
– Acetylsalicylsäure 367
– cAMP-Wirkung 100
– COX-Inhibitoren 362
– Durchblutung 199
– Hypertonie, sekundäre 110
– Physiologie 199
– Prostaglandine 357
– Tubulussystem 199
Niereninsuffizienz 42
– Diuretika 203
– Dosisanpassung 656
– Pharmakotherapie 210
Nifedipin 120
– Notfall, hypertensiver 125
Nifurtimox 621
– Chagas-Krankheit 621
Nikotin 75
– ADH-Freisetzung 317
– Gefäßrisiko 271
– Vergiftung 679, 693
Nikotinsäure 279, 339
– retardierte 279
– Wirkungen 274
Nilotinib 576
Nimustin 563
Nintedanib 576
Nitrate
– Flush 131
– Guanylatcyclase 129
– Herzkrankheit, koronare 129, 152
– Toleranzentwicklung 131
Nitratkopfschmerz 131
Nitrattoleranz 131
Nitrazepam 413
Nitrendipin 120
– Notfall, hypertensiver 125
Nitrofural 596
Nitrofurane 596
Nitrofurantoin 596
– Daten, klinische 604
Nitroimidazole 595
– Interaktionen 583
– Nebenwirkungen 583
Nitrolingual® 130
Nitrosoharnstoffe 563
Nivolumab 573
NK$_1$-Rezeptor-Antagonisten 238
– Gastrointestinaltrakt 242
NMDA-Antagonisten 509
– Morbus Parkinson 509
– Nebenwirkungen 509
NMDA-Rezeptor 92
– Analgetika 351
– Flupirtin 396
– Memantin 516
– Nozizeption 353
NNH (number needed to harm) 66
NN-Rezeptor 73
NNRTI (nichtnukleosidische Hemmstoffe der reversen Transkriptase) 639
NNT (number needed to treat) 66
NNV (number needed to vaccinate) 66
Nocebo 59
Noctamid® 413
NOEL (no observed effect level) 679
non-steroidal antiinflammatory drugs 356
non-steroidal antirheumatic drugs 356
Nootropikum 442
Noradrenalin 78
– Adenosin-Rezeptor 96
– Adipositastherapie 280
– Antidepressiva 455, 460
– Depression 454
– Funktionen 454

– Herzinsuffizienz 137
– Kokainwirkung 692
– Rezeptor 80
– Sympathikus 72
– Synthese 78
– Wiederaufnahme 80
Noradrenalinmimetika 213
Noradrenalin-Serotonin-Wiederaufnahmehemmer (Noradrenalin-Serotonin-Reuptake-Inhibitor) 462
– Daten, klinische 478
– Rezeptorenhemmung 458
Noradrenalintransporter 80, 91
Noradrenalinwiederaufnahme 456
Noradrenalinwiederaufnahmehemmer 457, 462
– Atomoxetin 472
Norelgestromin 299
Norethisteron 294
Norfloxacin
– Daten, klinische 604
– Eigenschaften 594
– Pharmakokinetik 593
Normalinsulin 250
– Charakteristika 250
Nortestosteron-Derivate 294
– Wirkprofil 294
Nortriptylin 460
Norvasc® 120
Noscapin 380
Notfall
– Elektrolytstörungen 221
– hypertensiver 125
– Krise, thyreotoxische 322
– Status epilepticus 447
Notfallkontrazeptivum 296
Novalgin® 370
NovoRapid® 251
Nozizeption 351
– Hemmung 352
– PG-E$_2$ 358
– Strukturen 353
NPH-Insulin 250
– Charakteristika 250
N$_M$-Rezeptor 73
NRTI (nukleosidische Hemmstoffe der reversen Transkriptase) 639
– Hepatitis B 644
– Wirkstoffe 639
NS3-Proteaseinhibitoren 646
NSA (nichtsteroidale Antiphlogistika) 356
– Gichtanfall 282
– Kontraindikationen 361
NSAID (non-steroidal antiinflammatory drugs) 356
NSAR (nichtsteroidales Antirheumatikum) 356
NSRI (Noradrenalin- und Serotonin-Reuptake-Inhibitoren) 458, 462
NSTEMI (Nicht-ST-Hebungsinfarkt) 132
Nubain® 385
Nucynta® 386
NYHA-Klassifikation 133
Nystatin 612

O

Obidoxim
– Notfallausrüstung 684
– Organophosphatvergiftung 683, 703
Obstipation 233
– Calcium-Kanal-Blocker 121
– Opioide 382
– Therapie 239
Octreotid 315
– Analgetika 400
– Indikationen 315

Ödeme
- Diuretika 203
- Rechtsherzinsuffizienz 133
- Schleifendiuretika 206
Ofloxacin
- Daten, klinische 604
- Eigenschaften 594
- Stereoisomere 60
Okkupationstheorie 53
Oktan, Vergiftungssymptome 697
Olanzapin 493
- Gewichtszunahme 493
- Pharmakodynamik 492
- Struktur 491
- Wirkprofil 492
Olmesartan 117
- Wirkung 116
Omalizumab 187
Omega-3-Fettsäuren 279
Omeprazol 228
- CYP2C9 41
- Stereoisomere 60
Onchozerkose 627
Ondansetron
- Antiemetika 238
- CYP2D6 41
Onglyza® 258
On-off-Fluktuation, L-DOPA 505
Opiate 376
- Antidot 683
Opioide 376
- Alter 665
- Antagonisten 390
- Applikation, transdermale 391
- Applikationsformen 390
- Arzneimittelaktion, erwünschte 655
- BtM-pflichtige 386
- Harninkontinenz 211
- Injektionsnarkotika 427
- Interaktionen 383
- Kontraindikationen 383
- Narkotika 389
- Nebenwirkungen 380
- Neuropathie, diabetische 401
- Pankreatitis 401
- retardierte 391
- Schwangerschaft 393
- Suchtpotenzial 381
- Tumorschmerzen 400
- UGT2B7 41
- Vergiftung 689
- WHO-Stufe 3 386
- Wirkung, antitussive 380
Opioid-Rezeptor 376
- Affinität von Opioiden 378
- Analgetika 351
- Antagonisten 390
Opioid-Rezeptor-Agonisten, Diarrhö 235
Opipramol 461
- Schlafmittel 419
Opium 376
Optikusatrophie, Methanolvergiftung 697
Oralpenicilline 586
- Eigenschaften 586
Orciprenalin, Herzrhythmusstörungen 141, 149
Organmanifestation 582
Organophosphate
- Antidot 683
- Vergiftung 75, 702
Orgaran® 164
Oritavancin 590
- Daten, klinische 606
Orlistat 280
OROS (osmotic-controlled release oral-delivery system) 31
Oseltamivir 634

Osmodiuretika 205
- Wirkungen, klinische 210
Ösophagusvarizenblutung 316
Osteoblasten 326
- cAMP-Wirkung 100
- Fluorwirkung 332
Osteoklasten 326
- Bisphosphonate 329
- Calcitonin 332
- Osteoporose, postmenopausale 333
- Östrogenmangel 333
Osteomalazie 344
Osteoporose
- Arzneistoffe 333
- Bisphosphonate 330
- Diuretika 203
- Estradiol 306
- Estrogene 331
- Glukokortikoide 529
- Pharmakotherapie 333
- postmenopausale 301, 333
- primäre 333
- senile 333
- SERM 306
- Vitamintherapie 347
Osteoprotegerin 331
Östrogene siehe Estrogene 327
Ototoxizität
- Acetylsalicylsäure-Vergiftung 685
- Schleifendiuretika 210
Oxaliplatin 563
Oxazepam
- Indikationen 413
- Pharmakokinetik 413
Oxazolidinone 597
Oxcarbazepin 441
- Struktur 441
- Wirkprofil 440
Oxicame 366
Oxybutynin 213
Oxycodon 387
Oxygesic® 387
Oxymetazolin 194
Oxytetrazyklin 598
Oxytocin 307, 316
- Hormon-Rezeptor 314

P

Paclitaxel 567
Palbociclib 578
Paliperidon 493
Palladon® 388
Palonosetron 238
Pancuronium 77
Panitumumab 572
Pankreatitis
- Azathioprin 541
- Opioide 383, 401
- Schmerztherapie 401
Pantherina-Syndrom 701
Pantherpilz 701
Pantoprazol 227
Pantothensäure 339
Paraaminosalicylsäure 602
Paracetamol 368
- Antidot 683
- Dosis, lebertoxische 690
- Kopfschmerzen 404
- Lebertoxizität 44
- Niereninsuffizienz 402
- Schwangerschaft 373
- Vergiftung 690
Paracodin® 380, 385
Paraffinöle 682
Parasomnie 410
Parasympathomimetika 233
- Herzrhythmusstörungen 141, 148
- indirekte 74

Parathion, Vergiftung 702
Parathormon
- Hormon-Rezeptor 314
- Knochenwirkung 327
- Osteoporose, postmenopausale 333
Parkinson-Krankheit siehe Morbus Parkinson 500
Parkinsonoid 487
Parnate® 464
Paromomycin 597, 623
- Leishmaniose 622
Paroxetin 462
Paspertin® 232
PCSK9-Hemmer 278
- Wirkungen 274
Pearl-Index 298
PEG-Interferon-α-2a 644
Pegaspargase 571
Pegvisomant 315
Peitschenwurminfektion 627
Pembrolizumab 573
Pemetrexed 564
- Indikationen 565
- Wirkprinzip 565
Penciclovir 635
Penicillin 586
- Acylaminopenicilline 586
- Amidinopenicilline 586
- Aminopenicilline 586
- Benzylpenicillin 586
- Interaktionen 583
- Isoxazolylpenicilline 586
- Knollenblätterpilzvergiftung 702
- Krampfschwelle 437
- Nebenwirkungen 586
- Oralpenicilline 586
- Plasmaproteinbindung 37
- Schwangerschaft 603
- Überblick 585
- Wirkspektrum 586
- Wirkstoffe 586
Penicillin G 586
- Daten, klinische 606
- Indikationen 587
- Q_0-Wert 39
- Wirkspektrum 585
Penicillin V
- Daten, klinische 604
- Wirkspektrum 585
Pentaerithrityltetranitrat 130
- Strukturformel 129
Pentamidin 620
Pentazocin 386
- Alter 666
Pentostatin 566
- Indikationen 565
- Wirkprinzip 565
Pentoxifyllin 170
Pentoxyverin 380
Pepsinogen 224
Peptidomimetika 60
Perampanel 443
- Wirkprofil 440
Perchlorat 322
Perindopril 115
Periphere arterielle Verschlusskrankheit (pAVK) 174
Permethrin 619
Perphenazin 489
Persistenz 582
Pertuzumab 573
Pestizidvergiftung 702
- Carbamate 703
- Organophosphate 702
Pethidin 386
- Ausscheidung 379
- First-pass-Metabolismus 386
- Rezeptoraffinität 378
- Schwangerschaft 393

Petit-mal-Anfall 436
PETN siehe Pentaerithrityltetranitrat 130
Pflanzengifte 701
PG-E$_2$
- Fieber 359
- Gastrointestinaltrakt 361
- Niere 362
- Nozizeption 352, 358
- Zentralnervensystem 357
PG-I$_2$
- COX-2 362
- Entzündung 359
- Niere 362
Phalloides-Syndrom 701
Phäochromozytom 122
Pharmakodynamik 49
- Alter 665
- Ceiling-Effekt 56
- Dosis-Wirkungs-Beziehung 56
- Dosis-Wirkungs-Kurve darstellen 28
- Kleinkinder 663
- Placeboeffekt 58
- Säuglinge 663
- Schwangerschaft 660
Pharmakogenetik
- Enzyme 658
- Rezeptoren 658
Pharmakokinetik 29
- Absorption 32
- Alter 664
- area under the curve 33
- Gliederung 29
- Kleinkinder 663
- Kompartiment-Modelle 46
- LADME-Schema 28
- Phytopharmaka 58
- Plasmakonzentration-Zeit-Kurve 28, 44
- Säuglinge 663
- Schwangerschaft 660
- siRNA 63
Pharmakon siehe Arzneistoff 28
Pharmakotherapeutika, Gastrointestinaltrakt 240
Pharmakotherapie 651
- Alter 664
Pharmakovigilanz 64, 465
Phase
- toxikodynamische 677
- toxikokinetische 677
Phase-I-Enzym 653
- Cytochrom-P450-System 39
Phasenprophylaktika 466
Phenacetin-Niere 362
Phenazon 372
Phenhydan® 144
Phenobarbital
- Antikonvulsiva 444
- Teratogenität 662
- UGT1A1 41
- UGT2B7 41
Phenothiazinderivate, Vergiftung 689
Phenothiazine 490
- Daten, klinische 498
- Struktur 489
Phenprocoumon 166
- Bridging 172
- CYP2C9 41
- Q$_0$-Wert 39
- Teratogenität 662
Phenylalkylamine 119
Phenylbutazon 366
Phenytoin 145, 443
- ADH-Freisetzung 317
- Antikonvulsivum 440
- Arzneimittelinteraktion, pharmazeutische 653
- Autoinduktion 443
- Indikationen 144

- Schmerztherapie 399
- Struktur 441
- Teratogenität 662
- Wirkmechanismus 443
Phosphat
- Calcitoninwirkung 332
- Knochen 326
- Parathormonwirkung 332
Phosphodiesterase
- Hemmung 101, 170, 187
- Isoformen 100
Phosphodiesterasehemmer 101, 160
- Herzinsuffizienz 139
Phospholipide
- Androgene 309
- Funktion 268
pH-Regulation, Störungen 220
Physostigmin 75
- Antidepressivavergiftung 683, 686
- Atropinvergiftung 687
- Neuroleptikavergiftung 689
- Notfallausrüstung 684
Phytopharmaka 58
Pille danach 296
Pilocarpin, Augeninnendruck 83
Pilze 610
- Arten 610
- pathogene 610
Pilzinfektion 610
Pilzvergiftung 701
Pimecrolimus 544
Pimozid 490
Pioglitazon 259
Piperacillin 587
- Daten, klinische 606
- Wirkspektrum 585
Piperaquinphosphat 627
Pirenzepin 229
Piretanid 206
Piribedil 507
Piritramid 386
Piroxicam 366
Pitavastatin 277
Pivmecillinam 587
- Wirkspektrum 586
Pixantron 570
pK$_a$-Wert 34
PK/PD-Modelling 47
- physiology-based 47
Placebo 58
- Analgetika 402
Plaqueruptur, Atherosklerose 272
Plasmakonzentration
- Aufsättigung 47
- errechnete 44
- First-order-Kinetik 45
- Kinetiken 45
Plasmakonzentrations-Zeit-Kurve, Bioäquivalenz 33
Plasmalipide
- erhöhte 268
- Leber 269
- Statine 278
- Stoffwechsel 268
- Stress 272
Plasmapherese, Giftentfernung 683
Plasmaproteinbindung
- Arzneistoffe 37
- Herzglykoside 139
- Hydromorphon 388
Plasminogen-Aktivator-Inhibitor 1 (PAI-1) 155
- Diabetes mellitus 247
Plasmodium
- falciparum 618, 624
- Generationszyklus 624
- malariae 618, 624
- vivax 618, 624
Platinanaloga, Wirkprinzip 561

Platinverbindungen 563
Plavix® 159
Pletal® 170
Plummerung 320
Pneumonie, Zytostatika 560
Polyene 612
- Indikationen 612
- Wirkmechanismus 610
Polymorphismen
- Cytochrom P450-Enzyme 658
- genetische 657
- Rezeptoren 658
Polymyxin B 591
Polymyxine 591
Polyneuropathie, Zytostatika 560
Polypharmazie 664
Pomalidomid 578
poor metabolizer 658
Posaconazol 612
- Daten, klinische 615
Positivsymptome Schizophrenie 482
Postexpositionsprophylaxe 643
Potenz
- Bisphosphonate 330
- Glukokortikoide 528
- Opioide 377, 379
- Statine 277
Potenzial, prokonvulsives 437
Potenzstörung, β-Blocker 119
PPARγ-Agonisten 259
Pradaxa® 167
Prajmaliumbitartrat 144
Prämedikation, Midazolam 413
Pramipexol 457, 507
Prasugrel, P$_2$Y$_{12}$-R-Rezeptor-Antagonist 159
Pravasin® 277
Pravastatin 277
- Bioverfügbarkeit 276
Praziquantel 628
Präzisionsmedizin 651
Prazosin, Hypertonie 122
Prednisolon 528
- Eigenschaften 527
- GFR-Wirkung 202
- Multiple Sklerose 555
- Potenz 528
- Schwangerschaft 536
Prednison 528
- Giftung 42
Pregabalin 443
- Analgetika 400
- Schmerztherapie 399
- Wirkprofil 440
Presinol® 122
Prilocain 433
Primaquin 626
Primärharn 199
- Tubulussystem 200
Primidon 444
- Struktur 446
Probenecid 282
Procain-Penicillin G 586
Procarbazin 563
Procorolan® 131
Procyclidin 509
Prodrug
- ACE-Hemmer 114
- AT$_1$-Rezeptor-Antagonisten 117
- Azathioprin 541
- Bambuterol 180
- Carbimazol 322
- Ciclesonid 186
- Codein 385
- Cortison 528
- Ezetimib 274
- Mestranol 298
- Metamizol 370
- Prednison 528

Progesteron 292
– C$_{19}$-, Derivat 294
– C$_{21}$-, Derivat 294
– Synthese 292
– Wirkprofil 294
– Wirkungen 293
Progesteron-Rezeptor 292
– Estrogene 287
– Mifepriston 297
Progesteron-Rezeptor-Antagonisten 297
Prograf® 544
Proguanil 624, 626
Prokinetika 232
– Gastrointestinaltrakt 242
Prolaktin 316
– Amisulprid 491
– D$_2$-Agonisten 507
– Estrogene 287
– Hormon-Rezeptor 314
– Neuroleptika 487
Promethazin 238, 489, 551
– Status asthmaticus 190
Propafenon 145
– Indikationen 144
Propiverin 213
– Enuresis nocturna 212
Propofol
– Injektionsnarkotikum 428
– Mehrkompartiment-Modell 47
Propranolol
– Eigenschaften, pharmakologische 118
– Migräneprophylaxe 407
– Parkinsonoid 486
Propycil® 322
Propylthiouracil 322
Propyphenazon 372
Prostaglandin 357
– Embryogenese 373
– Geburtshilfe 307
– GFR-Wirkung 202
– Nierenfunktion 201
– Reninfreisetzung 201
Prostaglandin-Analoga 170
– H.-p.-assoziierte Erkrankungen 231
Prostaglandin-E$_2$
– Fieber 359
– Gastrointestinaltrakt 361
– Niere 362
– Nozizeption 352, 358
– Zentralnervensystem 357
Prostazyklin
– ACE-Hemmer 135
– COX-2 362
– Niere 362
– Vasodilatation 110
Proteaseinhibitoren 641
– Boostern 641
– CYP3A4 41
Proteasomen, Inhibitoren 578
Proteinkinase
– A 101, 246, 358
– AMP-abhängige 248, 254
Proteinsynthese, bakterielle 596
Proteinsynthesehemmer 597
– lokal wirksame 600
Prothipendyl 489
Protionamid 602
Protonenpumpeninhibitoren (PPI) 226
– COX-Inhibitoren 361
– Diarrhö 235
– Gastrointestinaltrakt 242
Protozoen 618
– Überträger 618
Proxen® 366
Prucaloprid 233
– Diarrhö 235
Pseudocholinesterase 74
Pseudoephedrin 194, 473
Psilocybin-Syndrom 701

Psychoedukation 494
Psychose
– drogeninduzierte 484
– Erythropoietin 496
– Morbus Parkinson 510
– Neuroleptika 485
Psychostimulanzien 469
– Daten, klinische 479
Pulverinhalator 180
Purin-Analoga 566
Purine 96, 280
Purin-Nukleotid-Synthese, Hemmstoffe 541
Purinorezeptor 96
– Bedeutung 97
– P$_1$- 96
– P$_2$- 97
P$_2$Y$_{12}$-Antagonisten 159
Pyrantelembonat 630
Pyrazinamid 602
Pyrethroide 619
Pyridostigmin, Vergiftung 703
Pyrimethamin 592
– Folsäure 341
– Toxoplasmose 623
Pyrimidin-Analoga 564
Pyrimidin-Nukleotid-Synthese, Hemmstoffe 541
Pyrviniumembonat 630

Q

QT-Zeit-Verlängerung
– Arzneistoffe 148
– Terfenadin 551
Quadrupel-Schema 239
Quantalan® 274
Quecksilbervergiftung 694
Quellstoff 234
Quetiapin 493
– Pharmakodynamik 492
– Wirkprofil 492
Quilonum® 322
Quinagolid, Prolaktinfreisetzung 316
Quinapril 115
Quinupristin/Dalfopristin 600
Quotient
– therapeutischer 57
– Verteilungskoeffizient 33
Q$_0$-Wert 38

R

Rabeprazol 228
Racecadotril 236
Racemat 59
Rachitis 344
Radedorm® 413
Radioiod 322
Raloxifen
– Indikationen 289
– Wirkprofil 306
Raltegravir 640
Ramelton 419
Ramipril 115
– Halbwertszeit 115
Ranexa® 132
Ranitidin 229
RANKL-Antikörper 331
Ranolazin 132
Rapamycin 545
rapid sequence induction 77
Rapifen® 390
Rapilysin® 169
Rasagilin 508
Rasburicase 282
Rauschmittelvergiftung 690
Rauschpilze 701
Reaktion, paradoxe
– Alter 665

– Sedativa 411
Reaktionskinetik 30
Rebound-Effekt
– α$_2$-Agonisten 122
– Appetitzügler 280
– Benzodiazepine 416
– β-Blocker 119
– Diuretika 203, 206
– GABA-A-Agonisten 412
Rebound-Epilepsie 436
Reboxetin 462
Rechtsherzinsuffizienz 133
Reductil® 280
5α-Reduktase-Hemmstoffe 310
Reflexinkontinenz 212
Rehydratation 240
Reizdarmsyndrom, Therapie 240
Reizgasvergiftung 699
Reliever 187
Relistor® 390
Relpax® 406
Remestan® 413
Remifentanil 390
– Abbau 379
– Verteilungsvolumen 378
Reminyl® 518
Remodeling
– ACE-Hemmer 135
– Aldosteronantagonisten 138
Renin, GFR-Wirkung 202
Renin-Angiotensin-Aldosteron-System 201
Renin-Angiotensin-System, Herzinsuffizienz 133
Reninhemmer 117
– Renin-Angiotensin-System 116
Repaglinid 257
Repellents 618
Replikation
– Human-Immundeficiency-Viren 638
– Viren 632
Requip® 507
Reserpin
– Hypertonie 122
– Monoamintransporter 83
Reserveantibiotika 582
– Fosfomycin 590
– Glykopeptide 590
– Oxazolidinone 597
– Quinupristin/Dalfopristin 600
Reserve-Antihypertensiva 121
Resistenz
– Antikonvulsiva 439
– bakterielle 581
– Insulin 248
– β-Laktam-Antibiotika 585
– primäre 582
– sekundäre 582
– Zytostatika 559
Reslizumab 187
Resorption 651
– Niereninsuffizienz 656
– Veränderung, körperliche 660
Restless-Legs-Syndrom 508
Retapamulin 600
Reteplase 169
Retigabin 446
Retinoide, Teratogenität 662
Retinol 343
Retinopathie, diabetische 261
Reviparin 163
Reye-Syndrom 367
Rezeptor
– Acetylcholin 74
– Adrenalin 80
– adrenerger 79
– – Agonisten 81
– – Antagonisten 83
– Aktivität 71

Sachverzeichnis

- cholinerger
- – muskarinerger 73
- – nikotinerger 73
- Dopamin 84
- dopaminerger 84
- Endocannabinoide 99
- G-Protein-gekoppelter 71, 314
- – Acetylcholin 74
- – adrenerger 79
- – Dopamin-Rezeptoren 84
- – Opioid-Rezeptor 376
- – P$_2$-Purinorezeptor 97
- GABAerger 93
- glutamaterger 92
- Histamin 89
- histaminerger 88
- ionotroper 70
- – NMDA-Rezeptor 92
- – P$_2$-Purinorezeptor 97
- metabotroper 71
- – Acetylcholin 74
- muskarinerger 73
- nikotinerger 73
- – NM-Rezeptor 73
- – NN-Rezeptor 73
- Noradrenalin 80
- purinerger 96
- serotonerger 87

α-Rezeptor
- Adrenalin 80
- Noradrenalin 80

α$_1$-Rezeptor
- Antidepressiva 459
- Antihypertensiva 122
- Carvedilol 118

α$_1$-Rezeptoren-Agonist, Harninkontinenz 211

α$_2$-Rezeptor
- Antihypertensiva 122
- Depression 457
- Mirtazapin 461
- Schmerztherapie 399

α$_{2A}$-Rezeptor 83

β-Rezeptor, Adrenalin 80

β$_1$-Rezeptor
- Reninfreisetzung 201
- β-Blocker 117

β$_2$-Rezeptor, β-Blocker 119

δ-Rezeptor, Affinität von Opioiden 378

κ-Rezeptor 377
- Affinität von Opioiden 378

µ-Rezeptor 376
- Affinität von Opioiden 378

Rhabdomyolyse
- Ecstasy 691
- Statine 276

Rheologikum 170

Rhinitis
- allergische 194
- medicamentosa 195

Rhodopsin 343
Ribavirin 645
Ribociclib 578
Riboflavin 339
Richtkonzentration, technische 679
Riesenmorchel 701
Riesenwuchs 316
Rifabutin 594
- Daten, klinische 604
Rifampicin 594
- CYP2C9 41
- Daten, klinische 604, 607
- UGT2B7 41
Rifapentin 594
- Daten, klinische 604
Rigor, Morbus Parkinson 500
Rilpivirin 640
Ringer-Laktat-Lösung 219
Risedronat 330

Risikofaktoren, kardiovaskuläre 109
Risperidon 493
- CYP2D6 41
- Pharmakodynamik 492
- Wirkprofil 492
Risspilze 701
Ritalin® 470
Ritalinsäure 42
Ritonavir
- Arzneimittelaktion, erwünschte 655
- Boostern 641
- CYP2D6 41
- Proteaseinhibitor 641
Rituximab 546, 573
- Indikationen 573
- Nebenwirkungen 573
Rivaroxaban 167
Rivastigmin 518
- Daten, klinische 521
- Struktur 518
Rivotril® 413
Rizatriptan 406
RNA-Polymerase
- Ansamycine 594
- DNA-abhängige 593
- Hemmstoffe 634
- Virusreplikation 632
Rocaltrol® 329
Rofecoxib, Arzneimittelentwicklung 64
Roflumilast 187, 193
Rohypnol® 413
Ropinirol 507
Ropivacain 433
Rosiglitazon 259
Rosuvastatin 277
Rotigotin 507
Roxithromycin 599
- Daten, klinische 605
Rozarem® 419
RRR (relative Risikoreduktion) 66
RSI (rapid sequence induction) 77
RU-486 297
Rückresorption
- passive 40
- tubuläre 42
Ruhetremor, Morbus Parkinson 500
Rytmonorm® 144

S

Sacubitril 137
Salazosulfapyridin 547
Salbutamol 182
- Tokolyse 308
Salicylismus 685
Salmeterol 182
Salvagetherapie 642
Salzsäure 224
Sammelrohr 200
Sandimmun A® 543
Sandostatin® 315
Saquinavir 641
- CYP3A4 41
Saroten® 460
Sartane
- Hypertonie, diabetische 262
- Teratogenität 662
Sättigungskinetik 45
Sauerstoff
- Kohlenmonoxidvergiftung 699
- Opioidvergiftung 689
Säuglingsskorbut 343
Säurenverätzung 679, 695
Saxagliptin 258
Scavenger-Rezeptor 269
- Atherosklerose 272
- Expression 269
- Funktion 269
Schaumzelle 272

Schilddrüse
- cAMP-Wirkung 100
- Thyroxinsubstitution 319
Schilddrüsenfunktion
- Iod 320
- Kalium-Kanal-Blocker 146
- Thyreostatika 321
Schilddrüsenhormone 317
- Diarrhö 235
- Freisetzung 318
- Konversion 318
- Regulation 319
- Synthese 318
Schizophrenie
- Depressionstherapie 495
- Kandidatengene 482
- Negativsymptome 482
- Positivsymptome 482
- Suizidalität 482
- Symptome 482
- Therapie 494
- Verlauf 482
Schlaf
- Histamin-Rezeptor 90
- 5-HT$_1$-Rezeptor 87
Schlafkrankheit 620
- Erreger 618
Schlafmittel siehe Sedativa 410
Schlafstörung 410
- Alter 421
- Benzodiazepine 414
- Bromazepam 413
- Brotizolam 413
- Flurazepam 413
- Lorazepam 413
- Nitrazepam 413
- Schwangerschaft 421
- Temazepam 413
- Triazolam 413
Schlaganfälle
- Atorvastatin 278
- Estrogene 301
Schleifendiuretika
- Angriffspunkte 200
- Arzneimittelaktion, erwünschte 655
- Herzinsuffizienz 138
- Hyperglykämie 204
- Hypokaliämie 655
- Kaliumausscheidung 204
- Kombinationen 209
- Natriumausscheidung 204
- Symptome, diabetesassoziierte 262
- Wirkmechanismus 206
- Wirksamkeit 203
- Wirkungen, klinische 210
Schmerzen
- Calcium-Kanal 102
- Entstehung 351
- myofasziale 380
- Natrium-Kanal 102
- Natriumkonzentration, intrazelluläre 104
- neuropathische 352, 380
- opioidrefraktäre 380
- opioidsensitive 379
- psychogene 380
- viszerale 380
Schmerzmediatoren 351
Schmerztherapie 353
- Analgesie, patientenkontrollierte 391
- Antidepressiva 398
- Antikonvulsiva 399
- Kopfschmerzen 404
- Migräne 404
- multimodale 402
- Neuropathie, diabetische 401
- Opioidabhängigkeit 381
- Opioidapplikation 390
- Pankreatitis 401

Sachverzeichnis

- postoperative 391
- Serotoninwiederaufnahmehemmer 399
- Spannungskopfschmerz 404
- Tumorschmerzen 400

Schnüffelstoffe 693
Schockindex 218
Schranke
- Blut-Hoden-Schranke 35
- Blut-Liquor-Schranke 35
- Blut-Milch-Schranke 35
- Plazentaschranke 35

Schwangerschaft
- Antibiotika 603
- Antihypertensiva 125
- Antikonvulsiva 448
- Bisphosphonate 330
- COX-Inhibitoren 373
- Diabetes 247
- Estrogene 287
- Gerinnungshemmung 174
- Glukokortikoide 191, 536
- Hypertonie 125
- Hypnotika 421
- Immunmodulatoren 555
- Kopfschmerztherapie 408
- Migräne 408
- Migränetherapie 408
- Neuroleptika 495
- Opioide 393
- Pharmakodynamik 660
- Pharmakokinetik 660
- Progesteron 293
- Schlafstörungen 421
- Serotoninwiederaufnahmehemmer 476
- β_2-Sympathomimetika 182
- Toxoplasmose 623
- Vitamin A 343
- Vitamin C 343
- Vitamin D 345

Schwangerschaftsabbruch
- Gemeprost 297
- Mifepriston 297

Schwangerschaftshyperthyreose 322
Schwefelwasserstoffvergiftung 699
Schwermetalle
- Antidot 683
- Vergiftung 693

Scopolamin 76, 238
Sedaplus® 418
Sedativa
- Alter 665
- Daten, klinische 423
- Nebenwirkungen 410

Sedierung
- α_2-Agonisten 122
- Antidepressiva 419, 459
- Antikonvulsiva 438
- β-Blocker-Vergiftung 687
- GABA-A-Rezeptor 412
- GABA-Rezeptor 94
- κ-Rezeptor 377
- Melatonin 418
- Neuroleptika 419, 487

Sedotussin® 380
Sekundärmetabolit 40
Selegilin 508
- Nebenwirkungen 508
- Wirkprinzip 508

Selektivität
- Arzneistoffe 60
- β-Blocker 118
- Coxibe 359

Sensitivierung, Asthma 178
Sepsis 582
Sequenzialpräparate 298
Serdolect® 494
Serendipität 464

SERM (selektive Estrogen-Rezeptormodulatoren, selective estrogene receptor modulators) 305
- Indikationen 289

Serotonin 86
- Adenosin-Rezeptor 96
- Adipositastherapie 280
- Angsterkrankung 420
- Antidepressiva 455
- Depression 454
- Funktionen 454
- Neuroleptika 484
- Peristaltik, gastrointestinale 232
- Schizophrenie 483
- Wiederaufnahme 80

Serotonin-Reuptake-Inhibitor siehe Serotoninwiederaufnahmehemmer 456
Serotonin-Rezeptor
- Antidepressiva 455
- Depression 454
- Neuroleptika 484

Serotoninsyndrom
- Serotoninwiederaufnahmehemmer 464
- Tramadol 384
- Triptane 406

Serotonintransporter 80, 87, 91
- Depression 454, 456

Serotoninwiederaufnahmehemmer 462
- Angsterkrankung 420
- Antiadiposita 280
- Anxiolyse 462
- CYP2D6 41
- Daten, klinische 478
- Depression 456
- Duloxetin 399
- Rezeptorenhemmung 458
- Schwangerschaft 476

Seroxat® 462
Sertindol® 494
- Pharmakodynamik 492
- Wirkprofil 492

Sertralin 462
Setrone 236
Sevofluran 429
Sevorane® 430
Sexualhormone 331
- Hormon-Rezeptor 314
- Regelkreis 287
- Synthese 286

Sexualverhalten, Androgene 309
SGLT-2-Hemmer 259
SHGB (sexualhormonbindendes Globulin) 289
Sibutramin 280
Sifrol® 507
Signaltransduktion
- adrenerge 82
- cholinerge, Stimulation 75
- dopaminerge
- – Hemmung 86
- – Stimulation 86
- glutamaterge 93
- Habituation 72
- histaminerge 90
- Insulinresistenz 248
- Rezeptor
- – ionotroper 70
- – metabotroper 71
- Rezeptoraktivität 71
- serotonerge, Hemmung 88
- Tachyphylaxie 72
- Toleranz 72
- transmittervermittelte 70

Sildenafil 170
- Nitrate 131

Silibinin 702
Silomat® 380

Simethicon 682
- Notfallausrüstung 684

Simvastatin 277
- Bioverfügbarkeit 276

single inhaler maintenance and reliever therapy (SMART) 187
Sintrom® 167
siRNA 63
Sirolimus 545
Sitagliptin 258
Sjögren-Syndrom, Pilocarpin 75
Skelettmuskulatur, cAMP-Wirkung 100
Skelettsystem, Mineraldepot 326
Skorbut 342
SLC-Transporter 35
Small-interfering-RNA 63
SMART (single inhaler maintenance and reliever therapy) 187
SNP (single nucleotide polymorphism) 657
Solifenacin 213
solvent drag 200
Somatostatin 315
- Analoga 315
- Hormon-Rezeptor 314
- Indikationen 315
- Wirkungen 315

Somatropin 315
- Hormon-Rezeptor 314
- Indikationen 315
- Mangel 316
- Nebenwirkungen 316
- Pharmakotherapie 315
- Wirkungen 316

Somnolenz
- Gammahydroxybutyrat 692
- Opioidvergiftung 689

Somsanit® 428
Sorafenib 576
Sorbit 205
Sortis® 277
Sotalex® 147
Sotalol 147
- Strukturformel 146

Spannungskopfschmerz 404
Spasmolyse, Metamizol 371
Spätdyskinesie 487
S-Phase 558
Sphingomyelin, Schaumzelle 272
Spiramycin 599
- Daten, klinische 605

Spirapril 115
Spiriva® 183
Spironolacton 208
- Herzinsuffizienz 138
- Nebenwirkungen 138

Spironolacton-Derivat, Wirkprofil 294
Splanchnikusdurchblutung
- ADH 316
- Somatostatin 315

Spondylon® 366
Sprosspilze 610
SSRI (selektive Serotonin-Reuptake-Inhibitoren) 458
ST-Hebungsinfarkt (STEMI) 132
Stalevo® 504
Standard-Heparin 163
Stangyl® 461
Statine 275, 314
- Bioverfügbarkeit 276
- Diskussion, kritische 278
- Effekte, pleiotrope 276
- Hypercholesterinämie, familiäre 271
- Indikationen 277
- Kontraindikationen 276
- Lipidsenker 284
- Metabolisierung 276
- Nebenwirkungen 276
- Pharmakodynamik 275

Sachverzeichnis

- Pharmakokinetik 275
- Potenz 277
- Schlaganfallprävention 278
- Strukturformel 275
- Wechselwirkungen 275
- Wirkmechanismus 274
- Wirkprofil 277
- Wirkungen 274
Status asthmaticus 190
Status epilepticus 447
Stavudin 639
STEMI (ST-Hebungsinfarkt) 132
Stereoisomere 59
Sterine, pflanzliche 279
Steroidakne 531
Steroiddiabetes 530
Steroide, Analgetika 400
STH siehe Somatropin 315
Stickstoff-Lostverbindungen 561
- Wirkprinzip 561
Stickstoffmonoxid
- ACE-Hemmer 135
- Atherosklerose 272
- Molsidomin 129
- Nitrate 129
- Vasodilatation 110
Stillzeit
- Arzneimittelwirkung 661
- Bisphosphonate 330
- Ionenfalle 34
Stilnox® 416
Stoffwechsel
- Blutfette 268
- Harnsäure 281
Störung
- affektive 453
- - Medikamente 455
- bipolar affektive 453
- extrapyramidal-motorische 486
- symptomatische affektive 453
- unipolar-depressive 453
- unipolar-manische 453
Streptase® 170
Streptogramine 600
Streptokinase 170
Streptomycin 597
Stress
- Blutfette 272
- Hydrocortison 525, 534
Stressinkontinenz 211
Stressulkusprophylaxe 239
Striae, Glukokortikoide 531
Strongyloidiasis 627
Struma
- Iodsalzsubstitution 320
- Therapie 321
Strychninvergiftung 701
Studie, Evidenzklasse 65
Stuhltransplantation 595
Substantia nigra, Morbus Parkinson 500
Substanz P, ACE-Hemmer 115
Substitutionstherapie
- Fludrocortison 527
- Glukokortikoide 534
- Hydrocortison 527
Succinylcholin 76
- Hyperkaliämie 655
- Nebenwirkungen 76
Sucht, Opioide 382
Sucralfat 231
Sufentanil 389
Suizidalität
- Depression 453
- Schizophrenie 482
Suizidativa, Barbiturate 417
Sulbactam 587
Sulfadiazin 592
- Toxoplasmose 623

Sulfamethoxazol 593
- CYP2C9 41
- Daten, klinische 604
Sulfasalazin 547
- Morbus Crohn 554
Sulfonamide 592
- Interaktionen 583
- Nebenwirkungen 583, 592
- Plasmaproteinbindung 37
Sulfonylharnstoffe 256
- Antidiabetika 266
- Nicht-Insulin-Antidiabetika 260
Sulpirid 494
- Pharmakodynamik 492
- Wirkprofil 492
Sulproston 308
Sultiam 444
- Wirkprofil 440
Sumatriptan 406
Sunitinib 576
Suprane® 430
Suramin 620
Suxamethonium siehe Succinylcholin 76
Switch-Therapie, Mammakarzinom 307
Sympatholytika, Augeninnendruck 83
Sympathomimetika
- Herzrhythmusstörung 141, 149
- indirekte 81
β_2-Sympathomimetika 180
- Hypokaliämie 655
- Indikationen 181
- Nebenwirkungen 182
- Schwangerschaft 182
- Status asthmaticus 190
- Stukturformel 180
- Tokolyse 308
- Wirkung, diabetogene 263
Syndrom
- malignes neuroleptisches 488
- metabolisches 249
Syntocinon 316
α-Synuklein 501
System
- adrenerges, Hemmung 82
- dopaminerges
- - Hemmung 86
- - Stimulation 85
- GABAerges
- - Hemmung 95
- - Stimulation 94
- glutamaterges
- - Hemmung 93
- - Stimulation 93
- histaminerges 88
- - Hemmung 89
- - Stimulation 89
- serotonerges
- - Hemmung 88
- - Stimulation 88

T

Tachykardie
- Amphetamine 471
- Antidepressiva 458
- Ecstasy 691
  Hyperthyreose 318
- Opioidentzug 381
Tacrin 518
Tacrolimus 544
- CYP3A4 41
Tadalafil 170
Taenia saginata 628
Taeniasis 627
Talgdrüsen
- Androgene 309
- Estrogene 287
Talking down 693
Talspiegel 597

Tambocor® 144
Tamoxifen 305
- Indikationen 289
- Mammakarzinom 307
- Wirkprofil 306
Tamsulosin 213
Tapentadol 386
Tasmar® 504
Tavor® 413
Taxane 567
- Wirkprinzip 561
Tazaroten 344
Tazobactam 587
TCA (trizyklischeAntidepressiva) 458
Technologie, pharmazeutische siehe
  Galenik
Tedizolid 597
- Daten, klinische 607
Tegafur 566
Tegretal® 440
Teicoplanin 590
- Daten, klinische 606
- Q_0-Wert 39
Telavancin 590
- Daten, klinische 606
Telbivudin 644
Telithromycin 599
Telmisartan 117
Temazepam 413
Temgesic® 388
Temozolomid 563
7TM-Rezeptor 71
Tenecteplase 169
Teniposid 568
Tenofovir 639
Tenofovir-Alafenamid, Hepatitis B 644
Tenofovir-Diproxil, Hepatitis B 644
Tenormin® 118
Tenside, Vergiftung 698
Teratogenität 661
- Arzneistoff 678
Teratogenitätstest 678
Terazosin 213
- Hypertonie 122
Terbinafin 611
- Daten, klinische 615
Terbutalin 180, 182
Terfenadin 551
Teriflunomid 555
Teriparatid 332
Terizidon 603
Terlipressin 316
- Indikationen 317
Testosteron 308
- Knochenschwund 331
- Knochenwirkung 327
- Oligospermie 310
Tetanustoxin 704
Tetrachlorkohlenstoff, Vergiftungssymptome 697
Tetrahydrobiopterin 340
Tetrahydrocannabinoid 397
Tetrahydrocannabinol 691
Tetrahydrofolat 340
Tetrazykline 598
- Arzneimittelinteraktion, pharmazeutische 653
- Interaktionen 583
- Nebenwirkungen 583
- Teratogenität 662
Tetrodotoxin 702
Teveten® 117
Thalidomid 422, 578
- Teratogenität 662
Thalliumvergiftung 694
Theobromin, Adenosin-Rezeptor 97
Theophyllin 183
- Adenosin-Rezeptor 97
- Antiasthmatika 188

- COPD 193
- CYP1A2 41
- ED_{50}-Werte 98
- Indikationen 183
- Krampfschwelle 437
- Notfallausrüstung 684
- Status asthmaticus 190
- Verteilungsvolumen 36
Therapieresistenz, Hypertonie 123
Thiamazol 322
- Indikationen 322
Thiamin 339
Thiaziddiuretika 207
- Angriffspunkte 200
- Dyslipoproteinämie 271
- Escape-Phänomen 207
- Hypertonie 121
- Kombinationen 210
- Symptome, diabetesassoziierte 262
- Wirkung
- - diabetogene 263
- - klinische 210
Thiazide
- Herzinsuffizienz 138
- Hyperglykämie 204
- Hypertonie 121
- Hypokaliämie 655
- Kaliumausscheidung 204
- Kombinationen 209
- Natriumausscheidung 204
Thienopiperidine 159
Thioamide 321
- Morbus Basedow 322
- Schwangerschaftshyperthyreose 322
Thiocarbamate 612
Thiopental 427
Thiotepa 562
Thioxanthene 490
- Daten, klinische 498
- Struktur 489
Thrombin-Hemmstoff 164
Thromboembolie
- Estrogene 291
- Hormonersatztherapie 303
- Kontrazeptiva 300
Thrombose, venöse 172
Thromboxan A_2 158, 359
- Vasokonstriktion 111
Thromboxane 357
Thrombozyten
- Adhäsion 154
- cAMP-Wirkung 100
Thrombozytenaggregation, Hemmstoffe 157
Thrombozytenaggregationshemmer, Koronarsyndrom, akutes 132
Thrombozytenaggregationshemmung
- Acetylsalicylsäure 367
- COX-Inhibitoren 361
- Indikation 159
Thrombozytenkonzentrat 219
Thrombus 157
Thryeoglobulin 318
Thymerese 473
Thymolepsie 473
thyreoidea stimulating hormone 319
Thyreostase, Iodsalzsubstitution 320
Thyreostatika 321
- Indikationen 322
Thyreotropin 319
thyreotropin releasing hormone 319
Thyroxin 317
- Hormon-Rezeptor 314
- Konversion 318
- Substitution 319
- Synthese 318
Tiagabin 446
Tianeptin 466
Tianeurx® 466

Tiaprid 509
Tibolon
- Hormonersatztherapie 302
- Indikationen 289
Ticagrelor, P_2Y_{12}-R-Rezeptor-Antagonist 159
Ticlopidin, Alter 666
Tigecyclin 599
- Daten, klinische 607
- Wirkspektrum 599
Tilidin 384
- Arzneimittelaktion, erwünschte 655
- Ausscheidung 379
- Tumorschmerzen 400
Tinzaparin 163
Tioguanin 565
Tiotropium 182
Tipranavir 641
Tissue-Plasminogen Activator (rt-PA) 169
Tizanidin, CYP1A2 41
T-Lymphozyten, Hydroxychloroquin 548
TNFα 545
- Antagonisten 545
- Antikörper
- - Colitis ulcerosa 554
- - Morbus Crohn 554
- Diabetes mellitus 247
- Knochenwirkung 327
Tobramycin 597
- Daten, klinische 607
Tofranil® 460
Tokolyse, Oxytocin 316
Tokolytika 308
Tolbutamid, CYP2C9 41
Tolcapon 504
Toleranzentwicklung
- Amphetamine 470
- Benzodiazepine 416
- GABA-A-Agonisten 412
- Habituation 72
- Nitrate 131
- Opioide 379
- Signaltransduktion 72
- $β_2$-Sympathomimetika 181
- Tachyphylaxie 72
Toleranzgrenzen, toxikologische 679
Tolnaftat 612
Toloniumchlorid 700
- Notfallausrüstung 684
Tolperison, Analgetika 400
Tolterodin 213
Toluol, Vergiftungssymptome 697
Topiramat 443
- Migräneprophylaxe 407
- Wirkprofil 440
Topoisomerase 593
- Hemmstoffe 568
Topotecan 568
Torasemid 206
- Arzneimittelaktion, erwünschte 655
Torem® 206
Toremifen, Wirkprofil 306
Torsade-de-pointes-Arrhythmie
- Antiarrhythmika 142
- Arzneistoffe 148
- Magnesium 148
Toxikologie
- Arzneimitteltoxikologie 677
- Exposition 677
- forensische 678
- Gewerbetoxikologie 678
- Gifte 677
- Giftnotrufzentralen 684
- Informationssysteme 684
- klinische 678
- Phase
- - toxikodynamische 677
- - toxikokinetische 677

- Sachgebiete 677
- Umwelttoxikologie 679
Toxine siehe Gifte 677
Toxizität
- akute 678
- chronische 678
Toxoplasma gondii 618
Toxoplasmose 623
- Erreger 618
Trabectedin 571
Tractocile® 316
Tramadol 384
- CYP2D6 41
- Giftung 42
- Stereoisomere 60
- Tumorschmerzen 400
- Übelkeit 384
Tramal® 384
Trametinib 577
Trandolapril 115
- Halbwertszeit 115
Tranexamsäure 170
Tranquilizer, Neuroleptika 486
Transaminasen, COX-Inhibitoren 364
Transcortin 526
Transferrin, Deferoxamin 688
Transkription, reverse 638
Transmitter
- Parasympathikus 72
- Sympathikus 72
- System, cholinerges 72
Transmittersystem
- dopaminerges 84
- Endocannabinoidsystem 98
- GABAerges 93
- glutamaterges 92
- histaminerges System 88
- Ionenkanäle 101
- Phosphodiesterasen 100
- purinerges 96
- serotonerges 86
Transportproteine 653
Transrepression, Kortikoide 525
Tranylcypromin 464
Trapanal® 427
Trastuzumab 572, 574
- Indikationen 573
- Nebenwirkungen 573
Trazodon 463
Trematoden 627
Tremor
- Antidepressiva 459
- Benzodiazepine 415
- Hyperthyreose 318
- Lithium 467
- Opioidentzug 381
- Parkinsonoid 487
Trental® 170
Tresiba® 252
Trevilor® 462
TRH 319
Triamcinolon 528
- Eigenschaften 527
Triapten® 637
Triazolam 413
Trichinose 627
Trichomonas vaginalis 618
Trichomoniasis 619
- Erreger 618
Trichterlinge 701
Trifluridin 636
Triglyzeride
- ACAT 269
- Androgene 309
- Fibrate 278
- Herzkrankheit, koronare 129
- Lipidsenker 274
- Lipidstoffwechsel 270
- Lipoproteine 268

Sachverzeichnis

– Lipoproteinlipasen 269
– Nikotinsäure 279
Triiodthyronin 317
– Synthese 318
Trimethoprim 592
– Daten, klinische 604
– Folsäure 341
Trimipramin 461
Tripletherapie 238
Triptane 405
– Halbwertszeit 405
Triptorelin, Indikationen 305
TRK (technische Richtkonzentration) 679
Trofosfamid 562
Tropisetron 238
Trospiumchlorid 213
TRPV$_1$-Rezeptor 352
Truxal® 489
Trypanosoma
– brucei
– – gambiense 618
– – rhodiense 618
– cruzi 618
Trypanosomiasis 620
TSH (thyreoidea stimulating hormone) 319
TSH-Rezeptor-Antikörper 322
TTS (transdermales therapeutisches System) 32
Tuberkulose 601
– TNFα-Antikörper 545
Tuberkulostatika 601
Tubulus
– frühdistaler 200
– proximaler 200
– spätdistaler 200
Tubulussystem 199
– Angriffspunkte 200
Tumornekrosefaktor α, Antikörper 545
Tumorschmerzen 400
– Bedarfsmedikation 401
– Koanalgetika 401
– Opioide 400
– – schwere 401
Tumorwachstum 559
– Zellzyklus 558
Turboinhaler 180
Typ-1-Diabetes 246
– Hypoglykämie 253
– Immunsuppression 247
– Insulintherapie 249
– Koma
– – hyperosmolares 263
– – ketoazidotisches 263
– Pathogenese 247
Typ-2-Diabetes 247
– Hypoglykämie 265
– Insulinfreisetzung 248
– Insulinresistenz 248
– Insulintherapie 249
– Pathogenese 247
Tyramin 90
Tyrosinkinase
– HER1 576
– Wachstumsfaktor, epidermaler 572
– Wachstumsfaktorrezeptor 573
T-Zell-Lymphom, Vitamintherapie 347
T-Zell-Rezeptor, Immunophiline 544

U

UAW (unerwünschte Arzneimittelwirkung) 66
Übelkeit 236
– Histamin-Rezeptor 90
– 5-HT$_3$-Rezeptor 87
– L-DOPA 506
– Opioide 382

Ubiquitin 578
Ulkus 226
– COX-Inhibitor-assoziiertes, Prophylaxe 239
Ulkusprophylaxe 239
ultrarapid metabolizer 658
Ulzera
– akute 226
– chronische 226
– Glukokortikoide 530
– peptische 225
Umwelttoxikologie 679
Urapidil
– Hypertonie 122
– Notfall, hypertensiver 125
Urge-Inkontinenz 212
Urikostatika 281
– Lipidsenker 284
Urikosurika 282
– Lipidsenker 284
Urokinase 170
use dependence 142
Uterus
– Oxytocin 316
– Progesteron 293
– Prostaglandine 357

V

Vagina
– Estrogene 287
– Gestagene 300
– Hormonersatztherapie 301
Vaginalring 299
Valaciclovir 636
– Giftung 42
Valdoxan® 419, 465
Valganciclovir 636
Valium® 413
Valoron® 384
Valproinsäure 442
– Struktur 446
– Teratogenität 662
– UGT2B7 41
– Wirkprofil 440
Valsartan 117, 137
Vancomycin 590
– Daten, klinische 606
Vandetanib 576
Vanilloid-Rezeptor 352
Varicella-Zoster-Virus 634
vascular endothelial growth factor 574
Vasodilatation
– Adrenalin 81
– β-Blocker 118
– Calcium-Kanal-Blocker 120
– Histamin 88
– 5-HT$_2$-Rezeptor 87
– Nitrate 129
– Prostaglandine 357
– Regulation 110
Vasokonstriktion
– Adrenalin 81
– Histamin 88
– 5-HT$_1$-Rezeptor 87
– 5-HT$_2$-Rezeptor 87
– Mutterkornalkaloide 407
– Regulation 111
Vasopressin 314
– Hormon-Rezeptor 314, 316
– – Diabetes insipidus 317
– – Pharmakotherapie 317
Vaughan-Williams-Klassifikation 142
Vemurafenib 572, 576
Venlafaxin 462
Vepesid® 568
Verapamil 120, 147
– Herzrhythmusstörungen 149

Verätzung
– Laugen 695
– Quecksilbervergiftung 695
– Säuren 695
Verdopplungszeit, Tumor 559
Verdünnungshyponatriämie 317
Vergiftung
– Acetylsalicylsäure 685
– akute 677
– Arzneistoff 685
– Atropin 686
– Bakterientoxine 703
– Benzodiazepine 687
– Blausäure 698
– Blei 693
– Cannabinoide 691
– chronische 677
– Diagnose 679
– Eisen 688
– Epidemiologie 679
– Ethanol 697
– Ethylenglykol 698
– Gammahydroxybutyrat 692
– Gase 698
– Kohlenmonoxid 699
– Kohlenwasserstoffe 697
– Kokain 692
– Lithium 688
– Maßnahmen 680
– Methämoglobinbildner 700
– Methanol 696
– Miosis 679
– Mydriasis 680
– Neuroleptika 689
– Nikotin 693
– Opioide 689
– organische Lösungsmittel 696
– Paracetamol 690
– Pestizide 702
– Pflanzengifte 701
– Pilze 701
– Quecksilber 695
– Reizgase 700
– Schwermetalle 693
– Strychnin 701
– Symptome 679
– Tenside 698
Verhütung, postkoitale 296
Verstoffwechselung, siehe Metabolismus 38
Verteilung 651
Verteilungskoeffizient 34
Verteilungsvolumen 35
– apparentes 36
– Bateman-Funktion 44
Verzögerungsanaloga 251
Vigabatrin 446
– Struktur 446
Vigil® 472
Vinblastin 567
Vinca-Alkaloide 567
– Wirkprinzip 561
Vincristin 567
Vindesin 567
Vinorelbin 567
Viren
– Andocken 632
– Replikation 632
– Struktur 632
– Vermehrungszyklus 632
Virilisierung
– Gestagene 296
– Testosteron 309
Virusinfektionen, Immunmodulatoren 647
Virustatika, Wirkprinzip 633
Vitamin
– aktiviertes 329
– Definition 338

- Einteilung 338
- fettlösliches 343
- - Resorption 338
- Indikation, therapeutische 347
- Pharmakotherapie 347
Vitamin A 343
- Indikation, therapeutische 347
- Schwangerschaft 343
- Teratogenität 662
Vitamin B_1 339
- Clomethiazol 339
- Enzephalopathie 339
- Funktion 339
Vitamin B_2 339, 342
- Funktionen 339
Vitamin B_3 339
Vitamin B_5 339
Vitamin B_6 339
- Funktionen 342
Vitamin B_9 340, 592
- Hypovitaminose 340
Vitamin B_{12} 341
- Funktionen 342
- Hypovitaminose 342
Vitamin C 342
- Knochenwirkung 327
- Schwangerschaft 343
- Überdosierung 343
Vitamin D 344
- aktiviertes 344
- Dosierung 345
- Funktionen 345
- Hypovitaminose 344
- Indikation, therapeutische 345, 347
- Knochenwirkung 327
- Osteoporose, senile 333
- Schwangerschaft 345
- Substitution 328
- - Hyperparathyreoidismus 329
- - Osteoporose 333
- Überdosierung 345
- UV-Licht 345
Vitamin E 346
Vitamin K 346
- Hemmstoffe 164
- Knochenwirkung 327
- Koagulationsvitamin 165
- Mangel 166
- Überschuss 166
Vitamin-K-Antagonisten, Wirkmechanismus 165
Vivinox® 418
VLDL (very low density lipoprotein)
- Lipidstoffwechsel 270
- Zusammensetzung 268
VLDL-Rezeptor 269
voltage-dependent calcium channel 102
voltage-dependent sodium channel 102, 104
Voltaren® 366

Volumenersatzmittel 218
- Blutkomponenten 219
- Kolloide 219
- Kristalloide 218
Von-Willebrand-Faktor 155
Vorhofflimmern 150
- Amiodaron 146
- Chinidin 144
- Herzglykoside 140, 148
- Klasse-I-Antiarrhythmika 144
- Therapie 173
Voriconazol 612
- CYP2C9 41
- Daten, klinische 615
Vorlast, Nitrate 129
Vumon® 568

W

Wachstumsfaktor
- endothelialer 574
- epidermaler 572
Wachstumsfraktion, Tumor 559
Wachstumshormon siehe Somatropin 315
Wachstumsstörung, Glukokortikoide 530
Warfarin 167
- CYP2C9 41
- Teratogenität 662
- Verteilungsvolumen 36
Wasserhaushalt 218
- Störungen 219
Wehentätigkeit
- Prostaglandine 373
- Stimulation 307
- Tokolytika 308
Weißkittelhypertonie 110
Weizenkleie 234
Widmark-Formel 697
Wirkmechanismus 651
Witwenbuckel 333

X

Xanef® 115
Xanthinoxidase 281
Xarelto® 167
Xenical® 280
Xenobiotika
- Exkretion 43
- Stoffwechsel 39
Xenon 429
Xerostomie 458
Ximovan® 416
Xipamid 207
Xylometazolin 194

Z

Zanamivir 634
- Eigenschaften 634
Zeldox® 494

Zellwand
- Bakterien 584
- Pilze 610
Zellwandsynthesehemmung 584
Zellzyklus 558
- Generationszeit 559
Zentralnervensystem, Progesteron 293
Zero-order-Kinetik 45
Zervixkarzinom, Kontrazeptiva 300
Zervixsekret
- Estrogene 287
- Progesteron 293
Zestoden 628
Ziconotid 396
Zidovudin 639
Zielblutdruck 110
Ziprasidon 494
- Pharmakodynamik 492
- Struktur 491
- Wirkprofil 492
ZNS (Zentralnervensystem)
- Acetylcholin 72
- Acetylcholin-Rezeptor 73
- Blut-Hirn-Schranke 35
- Endocannabinoidsystem 99
- Glutamatrezeptor 92
- Herzglykosidwirkungen 140
- Hydrocortisoneinfluss 525
- Kokainvergiftung 692
- Lithiumwirkung 688
- Neuroleptikavergiftung 689
- Opioid-Rezeptoren 376
- Serotonin-Rezeptor 87
- System, dopaminerges 85
Zocor® 277
ZOK (zero order kinetics) 31
Zoledronat 330
Zolmitriptan 406
Zoloft® 462
Zolpidem 416
Zonisamid 444
- Wirkprofil 440
Zopiclon 416
Z-Substanzen 416
Zweiphasenpräparate 298, 300
Zweitrang-Antituberkulotika 602
Zwei-Zustände-Modell 54
Zyloric® 281
Zyprexa® 492
Zytomegalievirus 634
Zytostatika 558
- alkylierende 561
- Frühreaktion 560
- Hyperkaliämie 655
- Nebenwirkungen 560
- phasenspezifische 558
- phasenunspezifische 558
- Resistenz 559
- Sofortreaktion 560
- Urikostatika 282
- Wirkprinzip 561